Tratado de Endoscopia Digestiva Avanzada

Sociedad Española de Endoscopia Digestiva (SEED)

Tratado de Endoscopia Digestiva Avanzada

Directores

Vicente Lorenzo-Zúñiga García

Facultativo Especialista de Área, Unidad de Endoscopia Digestiva, Servicio de
Medicina Digestiva, Hospital Universitari i Politècnic La Fe, València.
Profesor Asociado, Departamento de Medicina, Universidad Católica de Valencia
San Vicente Mártir, València.

Jesús García-Cano Lizcano

Facultativo Especialista de Área, Servicio de Aparato Digestivo, Hospital General
Universitario de Ciudad Real.

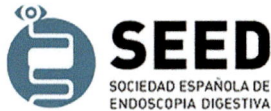

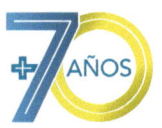
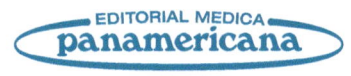

Desde 1953 formando Profesionales de la Salud

Buenos Aires - Bogotá - Madrid - México
www.medicapanamericana.com

Los editores han hecho todos los esfuerzos para localizar a los poseedores del copyright del material fuente utilizado. Si inadvertidamente hubieran omitido alguno, con gusto harán los arreglos necesarios en la primera oportunidad que se les presente para tal fin.

Gracias por comprar el original. Este libro es producto del esfuerzo de profesionales que, con su dedicación en el arte y la ciencia de curar o enseñar, han encontrado tiempo para escribir esta obra.

Respetar la propiedad intelectual es evitar reproducir, descargar, distribuir o compartir estos contenidos a través de cualquier medio sin el permiso del autor y del editor.

Las ciencias de la salud están en permanente cambio. A medida que las nuevas investigaciones y la experiencia clínica amplían nuestro conocimiento, se requieren modificaciones en las modalidades terapéuticas y en los tratamientos farmacológicos. Los autores de esta obra han verificado toda la información con fuentes confiables para asegurarse de que esta sea completa y acorde con los estándares aceptados en el momento de la publicación. Sin embargo, en vista de la posibilidad de un error humano o de cambios en las ciencias de la salud, ni los autores, ni la editorial o cualquier otra persona implicada en la preparación o la publicación de este trabajo, garantizan que la totalidad de la información aquí contenida sea exacta o completa y no se responsabilizan por errores u omisiones o por los resultados obtenidos del uso de esta información. Se aconseja a los lectores confirmarla con otras fuentes. Por ejemplo, y en particular, se recomienda a los lectores revisar el prospecto de cada fármaco que planean administrar para cerciorarse de que la información contenida en este libro sea correcta y que no se hayan producido cambios en las dosis sugeridas o en las contraindicaciones para su administración. Esta recomendación cobra especial importancia con relación a fármacos nuevos o de uso infrecuente.

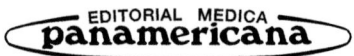

EDITORIAL MÉDICA
panamericana

Visite nuestra página web:
http://www.medicapanamericana.com

ARGENTINA
Maipú 1300, (C 1300 ACT)
Ciudad Autónoma de Buenos Aires, Argentina
Tel.: (54-11) 5031-6919
e-mail: cinfo@medicapanamericana.com

COLOMBIA
Carrera 7a A. N.º 69-19 - Bogotá DC - Colombia
Tel.: (57-1) 235-4068
e-mail: infomp@medicapanamericana.com.co

ESPAÑA
Sauceda, 10 - 5ª planta - 28050 Madrid, España
Tel.: (34-91) 131-78-00
e-mail: info@medicapanamericana.es

MÉXICO
Av. Miguel de Cervantes Saavedra, n.º 233, piso 8, oficina 801
Col. Granada, Alcaldía Miguel Hidalgo
CP 11520 Ciudad de México, México
Tel.: (52-55) 5250-0664
e-mail: infomp@medicapanamericana.com.mx

ISBN: 978-84-1106-241-1 (Versión impresa + Versión digital)
ISBN: 978-84-1106-242-8 (Versión digital)

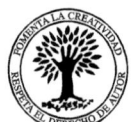
© 2026, EDITORIAL MÉDICA PANAMERICANA, S.A.U.
Sauceda, 10 - 5ª planta - 28050 Madrid - España
Depósito legal: M-16079-2025
Impreso en España

Coordinadores

Albéniz Arbizu, Eduardo
Facultativo Especialista de Área, Servicio de Aparato Digestivo, Hospital Universitario de Navarra, Pamplona, Navarra.

Argüello Viudez, Lidia
Facultativa Especialista de Área, Servicio de Medicina Digestiva, Hospital Universitari i Politècnic La Fe, València.

González Huix, Ferrán
Facultativo Especialista de Área, Unidad de Endoscopia Digestiva, Servicio de Aparato Digestivo, Hospital Universitari Arnau de Vilanova, Lleida.

González-Suárez, Begoña
Facultativa Especialista de Área, Servicio Gastroenterología, Hospital Clínic, Barcelona.
Profesora Asociada, Departamento de Medicina, Facultad de Medicina y Ciencias de la Salud, Universitat de Bercelona.

Guarner-Argente, Carlos
Jefe de la Unidad de Endoscopia, Servicio de Patología Digestiva, Hospital de la Santa Creu i Sant Pau, Barcelona.

Jiménez Pérez, Francisco Javier
Ex Facultativo Especialista de Área, Servicio de Aparato Digestivo, Hospital Universitario de Navarra, Pamplona, Navarra.

Marín Gabriel, José Carlos
Facultativo Especialista de Área, Servicio de Aparato Digestivo, Hospital Universitario 12 de Octubre, Madrid.
Profesor Asociado, Departamento de Medicina, Facultad de Medicina, Universidad Complutense de Madrid.

Pellisé Urquiza, María
Facultativa Especialista de Área, Servicio de Gastroenterología, Hospital Clínic, Barcelona.
Profesora Asociada, Departamento de Medicina, Facultad de Medicina y Ciencias de la Salud, Universitat de Bercelona.

Vila Costas, Juan José
Jefe de Sección de Endoscopia, Servicio de Aparato Digestivo, Hospital Universitario de Navarra, Pamplona, Navarra.

Colaboradores

Agudo Castillo, Belén
Facultativa Especialista de Área, Unidad de Endoscopias, Servicio de Gastroenterología y Hepatología, Hospital Universitario Puerta de Hierro, Majadahonda, Madrid.

Alberca de las Parras, Fernando
Jefe del Servicio de Aparato Digestivo, Hospital Clínico Universitario Virgen de la Arrixaca, El Palmar, Murcia.

Albines Fiestas, Gino
Facultativo Especialista de Área, Servicio de Aparato Digestivo, Complejo Hospitalario Universitario de Lugo.
Colaborador Docente, Facultad de Medicina y Odontología, Universidade de Santiago de Compostela, A Coruña.

Alonso Aguirre, Pedro
Jefe del Servicio de Aparato Digestivo, Complejo Hospitalario Universitario de A Coruña.

Alonso Lázaro, Noelia
Facultativa Especialista de Área, Unidad de Endoscopia Digestiva, Servicio de Medicina Digestiva, Hospital Universitari i Politècnic La Fe, València.

Álvarez Rubio, Manuel
Jefe del Servicio de Aparato Digestivo, Hospital Universitario de Araba, Vitoria-Gasteiz, Araba.
Profesor Asociado, Departamento de Medicina, Facultad de Medicina, Universidad del País Vasco, Vitoria-Gasteiz, Araba.

Álvarez Sánchez, María Victoria
Facultativa Especialista de Área en Aparato Digestivo, Hospital Central de la Defensa Gómez Ulla, Madrid.

Amorós Tenorio, Ana
Facultativa Especialista de Área, Unidad de Endoscopia Digestiva, Servicio de Aparato Digestivo, Hospital Universitario Nuestra Señora de Candelaria, Santa Cruz de Tenerife.

Andújar Murcia, Xavier
Facultativo Especialista de Área, Unidad de Endoscopia, Servicio de Aparato Digestivo, Consorci Corporació Sanitària Parc Taulí, Sabadell, Barcelona.

Aparicio Tormo, José Ramón
Jefe de Sección, Unidad de Endoscopia, Servicio de Aparato Digestivo, Hospital General Universitario Doctor Balmis, Alicante.

Aresté Anduaga, Irene
Facultativa Especialista de Área, Servicio de Aparato Digestivo, Hospital Universitario de Navarra, Pamplona, Navarra.

Argüello Viudez, Lidia
Facultativa Especialista de Área, Servicio de Medicina Digestiva, Hospital Universitari i Politècnic La Fe, València.

Barquero Declara, David
Facultativo Especialista de Área, Servicio de Digestología, Hospital Sant Joan Despí Moisès Broggi, Sant Joan Despí, Barcelona.

Barturen Barroso, Ángel
Médico Especialista, Unidad de Endoscopia, Hospital IMQ
Zorrotzaurre, Bilbao, Bizkaia.

Berrozpe López, Ana María
Facultativa Especialista de Área, Servicio de Aparato Digestivo,
Hospital Universitari de Bellvitge, L'Hospitalet de Llobregat,
Barcelona.

Bofill Diez-Cascon, Alex
Facultativo Especialista de Área, Servicio Gastroenterología,
Hospital Clínic, Barcelona.

Brotons García, Álvaro
Jefe del Servicio de Aparato Digestivo, Hospital Universitari
Son Llàtzer, Palma, Illes Balears.
Profesor Asociado, Departamento de Medicina, Facultad de
Medicina, Universitat de les Illes Balears, Palma, Illes Balears.

Bustamante Balén, Marco
Facultativo Especialista de Área, Unidad de Endoscopia
Digestiva, Servicio de Medicina Digestiva, Hospital Universitari
i Politècnic La Fe, València.

Cacho Acosta, Guillermo
Jefe de Sección, Servicio de Aparato Digestivo, Hospital
Universitario Fundación Alcorcón, Madrid.
Colaborador Docente, Facultad de Ciencias de la Salud,
Universidad Rey Juan Carlos, Alcorcón, Madrid.

Campos Ruiz, Amaia
Facultativa Especialista de Área, Servicio de Aparato Digestivo,
Hospital Universitario de Araba, Vitoria-Gasteiz, Araba.

Cárdenas Vasquez, Andrés
Facultativo Especialista de Área, Servicio Gastroenterología,
Hospital Clínic, Barcelona.
Profesor Asociado, Departamento de Medicina, Facultad de
Medicina y Ciencias de la Salud, Universitat de Barcelona.

Carretero Ribón, Cristina
Consultora Clínica, Servicio de Digestivo, Clínica Universidad
de Navarra, Pamplona, Navarra.
Profesora Contratada Doctora, Facultad de Medicina,
Universidad de Navarra, Pamplona, Navarra.

Castellot Martín, Ana
Jefa del Servicio de Aparato Digestivo, Complejo Hospitalario
Universitario Insular Materno Infantil, Las Palmas de Gran
Canaria, Las Palmas

Caunedo Álvarez, Ángel
Jefe del Servicio de Aparato Digestivo, Hospital Universitario
Virgen Macarena, Sevilla.

Cobreros del Caz, Marina
Facultativa Especialistas de Área, Servicio de Aparato
Digestivo, Hospital Universitario Río Hortega, Valladolid.

Colán Hernández, Juan
Facultativo Especialista de Área, Servicio de Aparato Digestivo,
Hospital Universitari Germans Trias i Pujol, Badalona, Barcelona.

Concepción Martín, María del Mar
Facultativa Especialista de Área, Unidad de Gastroenterología,
Servicio de Patología Digestiva, Hospital de la Santa Creu i
Sant Pau, Barcelona.

Dacal Rivas, Andrés
Facultativo Especialista de Área, Servicio de Aparato Digestivo,
Hospital Universitario Lucus Augusti, Lugo.

De Frutos Rosa, Diego
Facultativo Especialista de Área, Servicio de Gastroenterología
y Hepatología, Hospital Universitario Puerta de Hierro,
Majadahonda, Madrid.

De la Cruz Esteban, David Rafael
Facultativo Especialista de Área, Unidad de Endoscopia,
Servicio de Aparato Digestivo, Hospital Universitario
12 de Octubre, Madrid.

De la Morena Madrigal, Emilio Jesús
Jefe de Servicio de Medicina y Endoscopia Digestiva, Hospital
Universitario Sanitas La Zarzuela, Madrid.

De la Peña García, Joaquín
Ex Jefe de Sección, Servicio de Aparato Digestivo, Hospital
Universitario Marqués de Valdecilla, Santander, Cantabria

De la Serna Higuera, Carlos
Facultativo Especialista de Área, Servicio de Aparato Digestivo,
Hospital Universitario Río Hortega, Valladolid.

Del Pozo García, Andrés
Facultativo Especialista de Área, Unidad de Endoscopia,
Servicio de Aparato Digestivo, Hospital Universitario
12 de Octubre, Madrid.

Díez Redondo, Pilar
Jefa de Unidad de Endoscopia, Servicio de Aparato Digestivo,
Hospital Universitario Río Hortega, Valladolid.

Domínguez Muñoz, Juan Enrique
Catedrático, Facultad de Medicina y Odontología, Universidade
de Santiago de Compostela, A Coruña.
Jefe del Servicio de Aparato Digestivo, Hospital Clínico
Universitario de Santiago de Compostela, A Coruña.

Domínguez-Novoa, Yessica
Facultativa Especialista de Área, Unidad Biliopancreaática,
Servicio de Aparato Digestivo, Hospital Clínico Universitario de
Santiago de Compostela, A Coruña.

Domper Arnal, María José
Facultativa Especialista de Área, Servicio de Aparato Digestivo,
Hospital Clínico Universitario Lozano Blesa, Zaragoza.
Colaboradora Docente, Departamento de Medicina, Psiquiatría
y Dermatología, Facultad de Medicina, Universidad de
Zaragoza.

Egea Valenzuela, Juan
Jefe de Sección, Unidad de Pruebas Especiales,
Servicio de Aparato Digestivo, Hospital Clínico Universitario
Virgen de la Arrixaca, Murcia.
Profesor Asociado, Departamento de Medicina, Facultad de
Medicina, Universidad de Murcia.

Eizaguirre Ubegun, Maren
Médico Interno Residente, Servicio de Aparato Digestivo,
Hospital Universitario de Navarra, Pamplona, Navarra.

Espinel Diez, Jesús
Jefe de Unidad de Endoscopias, Servicio de Aparato Digestivo,
Hospital Universitario de León.

Espinel Pinedo, Pablo
Médico Interno Residente, Servicio de Aparato Digestivo, Complejo Asistencial Universitario de Palencia.

Espinos Pérez, Jorge Carlos
Facultativo Especialista de Área, Servicio de Gastroenterología, Centro Médico Teknon, Barcelona.

Esteban Delgado, Pilar
Facultativa Especialista de Área, Servicio de Aparato Digestivo, Hospital General Universitario Morales Meseguer, Murcia.
Profesora Asociada, Departamento de Medicina, Facultad de Medicina, Universidad de Murcia.

Estremera Arévalo, Fermín
Facultativo Especialista de Área, Sección de Endoscopia, Servicio de Aparato Digestivo, Hospital Universitario de Navarra, Pamplona, Navarra.

Fernández Bermejo, Miguel
Facultativo Especialista de Área, Unidad de Hepatología, Servicio de Aparato Digestivo, Hospital Universitario de Cáceres.

Fernández Font, Juan Manuel
Facultativo Especialista de Área, Servicio de Aparato Digestivo, Hospital Universitario Fundación Alcorcón, Madrid.

Fernández Molina, Julieta
Facultativa Especialista de Área, Servicio de Aparato Digestivo, Hospital Universitario Lucus Augusti, Lugo.
Colaboradora Docente, Facultad de Medicina y Odontología, Universidade de Santiago de Compostela, A Coruña.

Fernández-Urién Sainz, Ignacio
Facultativo Especialista de Área, Sección de Endoscopia, Servicio de Aparato Digestivo, Hospital Universitario de Navarra, Pamplona, Navarra.

Figa Francesch, Montserrat
Facultativa Especialista de Área, Unidad de Endoscopia Digestiva, Servicio de Digestología, Hospital Universitario Doctor Josep Trueta, Girona.

Fraile González, María
Facultativa Especialista de Área, Servicio de Aparato Digestivo, Hospital Universitario San Pedro, Logroño, La Rioja.

Gallego Rojo, Francisco Javier[†]
Responsable Unidad de Aparato Digestivo, Hospital Universitario Poniente, Almería.

García Romero , Diana
Facultativa Especialista de Área, Unidad de Endoscopia Digestiva, Servicio de Aparato Digestivo, Hospital Universitario Nuestra Señora de Candelaria, Santa Cruz de Tenerife.

González Lama, Yago
Jefe de la Sección de Gastroenterología, Unidad de Enfermedad Inflamatoria Intestinal, Servicio de Aparato Digestivo, Hospital Universitario 12 de Octubre, Madrid.

González Ramírez, José Abel
Facultativo Especialista de Área, Unidad de Endoscopia Digestiva, Servicio de Aparato Digestivo, Hospital Universitario Lucu Augusti, Lugo.
Colaborador Docente, Facultad de Medicina y Odontología, Universidade de Santiago de Compostela, A Coruña.

González-Haba Ruiz, Mariano
Facultativo Especialista de Área, Servicio de Gastroenterología y Hepatología, Hospital Universitario Puerta de Hierro, Majadahonda, Madrid.
Profesor Ayudante Doctor, Facultad de Medicina, Universidad Autónoma de Madrid.

Gotor Delso, Jesús
Facultativo Especialista de Área, Unidad de Endoscopias Digestivas, Servicio de Aparato Digestivo, Hospital Universitario Miguel Servet, Zaragoza.

Gornals Soler, Joan Berenguer
Jefe de Sección, Servicio de Aparato Digestivo, Hospital Universitari de Bellvitge, L'Hospitalet de Llobregat, Barcelona.
Profesor Asociado, Departamento de Ciencias Clínicas, Facultad de Medicina y Ciencias de la Salud, Universitat de Barcelona.

Guarner-Argente, Carlos
Jefe de la Unidad de Endoscopia, Servicio de Patología Digestiva, Hospital de la Santa Creu i Sant Pau, Barcelona.

Herreros de Tejada Echanojáuregui, Alberto
Facultativo Especialista de Área, Unidad de Endoscopias, Servicio de Gastroenterología y Hepatología, Hospital Universitario Puerta de Hierro, Majadahonda, Madrid.

Iglesias García, Julio
Jefe de Sección, Unidad de Endoscopias Digestivas, Servicio de Aparato Digestivo, Hospital Clínico Universitario de Santiago de Compostela, A Coruña.
Profesor Asociado, Departamento de Psiquiatría, Radiología, Salud Pública, Enfermería y medicina, Facultad de Medicina y Odontología, Universidade de Santiago de Compostela, A Coruña.

Jiménez García, Victoria Alejandra
Facultativa Especialista de Área, Servicio de Aparato Digestivo, Hospital Universitario Virgen Macarena, Sevilla.

Jiménez Rosales, Rita
Facultativa Especialista de Área, Servicio de Aparato Digestivo, Hospital Universitario Virgen de las Nieves, Granada.
Colaboradora Docente, Departamento de Medicina, Facultad de Medicina, Universidad de Granada.

Lariño Noia, José
Facultativo Especialista de Área, Servicio de Aparato Digestivo Hospital Clínico Universitario de Santiago de Compostela, A Coruña.
Colaborador Docente, Facultad de Medicina y Odontología, Universidade de Santiago de Compostela, A Coruña.

López Rosés, Leopoldo
Jefe del Servicio de Aparato Digestivo, Hospital Universitario Lucus Augusti, Lugo

López Serrano, Antonio
Jefe de Sección, Unidad de Endoscopia, Servicio de Medicina Digestiva, Hospital Universitari Dr. Peset, València.
Profesor Asociado, Departamento de Medicina y Odontología, Facultad de Medicina, Universitat de València.

López-Cerón Pinilla, María
Facultativa Especialista de Área, Unidad de Endoscopia, Servicio de Aparato Digestivo, Hospital Universitario 12 de Octubre, Madrid.

Loras Alastruey, Carme
Jefa de Sección, Unidad de Endoscopia, Servicio de Aparato Digestivo, Hospital Universitari Mútua Terrassa, Barcelona.

Lorenzo-Zúñiga García, Vicente
Facultativo Especialista de Área, Unidad de Endoscopia Digestiva, Servicio de Medicina Digestiva, Hospital Universitari i Politècnic La Fe, València.
Profesor Asociado, Departamento de Medicina, Universidad Católica de Valencia San Vicente Mártir, València

Luzón Solanas, Lara
Facultativa Especialista de Área, Unidad de Endoscopias Digestivas, Servicio de Aparato Digestivo, Hospital Universitario Miguel Servet, Zaragoza.

Marín Gabriel, José Carlos
Facultativo Especialista de Área, Servicio de Aparato Digestivo, Hospital Universitario 12 de Octubre, Madrid.
Profesor Asociado, Departamento de Medicina, Facultad de Medicina, Universidad Complutense de Madrid.

Marra-López Valenciano, Carlos Javier
Facultativo Especialista de Área, Servicio de Aparato Digestivo, Hospital Universitario Costa del Sol, Marbella, Málaga.

Martí Marqués, Eva
Facultativa Especialista de Área, Servicio de Aparato Digestivo, Hospital Universitario Lucus Augusti, Lugo.
Colaboradora Docente, Facultad de Medicina y Odontología, Universidade de Santiago de Compostela, A Coruña.

Martín Arriero Silvia
Facultativa Especialista de Área, Servicio de Aparato Digestivo, Hospital Universitario de Araba, Vitoria-Gasteiz, Araba.

Martínez Ares, David
Director Médico, Instituto Galego de Enfermedades Digestivas, A Coruña.

Martínez Moreno, Belén
Facultativa Especialista de Área, Unidad de Endoscopia, Servicio de Aparato Digestivo, Hospital General Universitario Doctor Balmis, Alicante

Mata Bilbao, Alfredo
Coordinador de la Unidad de Endoscopia Digestiva, Servicio de Aparato Digestivo, Hospital Sant Joan Despí Moisès Broggi, Sant Joan Despí, Barcelona.

Mateos Rodríguez, José María
Facultativo Especialista de Área, Unidad de Endoscopia Digestiva, Servicio de Aparato Digestivo, Hospital Universitario de Cáceres.

Mongil Poce, Leticia
Facultativa Especialista de Área, Servicio de Aparato Digestivo, Hospital Regional Universitario de Málaga.

Morís Felgueroso, María
Facultativa Especialista de Área, Servicio de Aparato Digestivo, Hospital Universitario Marqués de Valdecilla, Santander, Cantabria.

Muñoz García-Borruel, María
Facultativa Especialista de Área, Servicio de Aparato Digestivo, Hospital Universitario Virgen Macarena, Sevilla.

Muñoz López, Diego
Facultativo Especialista de Área, Servicio de Aparato Digestivo, Hospital Universitario de Toledo.

Murzi-Pulgar, Marianette
Facultativa Especialista de Área Unidad de Gastroenterología, Servicio de Patología Digestiva, Hospital de la Santa Creu i Sant Pau, Barcelona.

Nogales Rincón, Óscar
Facultativo Especialista de Área, Sección de Endoscopia Digestiva, Servicio de Aparato Digestivo, Hospital General Universitario Gregorio Marañón, Madrid.

Núñez Rodríguez, María Henar
Facultativa Especialista de Área Servicio de Aparato Digestivo, Hospital Universitario Río Hortega, Valladolid.

Oquiñena Legaz, Susana
Facultativa Especialista de Área, Servicio de Aparato Digestivo, Hospital Universitario de Navarra, Pamplona, Navarra.

Orive Calzada, Aitor
Jefe del Servicio de Aparato Digestivo, Hospital Universitario de Galdakao-Usansolo, Galdakao, Bizkaia.

Parada Vázquez, Pablo
Facultativo Especialista de Área, Servicio de Aparato Digestivo, Complejo Hospitalario Universitario de Pontevedra.

Pérez-Cuadrado Martínez, Enrique
Jefe de Sección, Servicio de Aparato Digestivo, Hospital General Universitario Morales Meseguer, Murcia.
Profesor Asociado, Departamento de Medicina, Facultad de Medicina, Universidad de Murcia.

Pérez-Miranda Castillo, Manuel
Jefe del Servicio de Aparato Digestivo, Hospital Universitario Río Hortega, Valladolid.
Profesor Asociado, Departamento de Medicina, Toxicología y Dermatología, Facultad de Medicina, Universidad de Valladolid.

Pinto García, Isabel
Facultativa Especialista de Área, Servicio de Aparato Digestivo, Hospital Regional Universitario de Málaga.

Pons Beltrán, Vicente
Jefe de Unidad de Endoscopia Digestiva, Servicio de Medicina Digestiva, Hospital Universitari i Politècnic La Fe, València.

Puga Giménez De Azcárate, Manuel
Facultativo Especialista de Área, Servicio de Aparato Digestivo, Complejo Hospitalario Universitario de Ourense.

Redondo Cerezo, Eduardo
Jefe del Servicio de Aparato Digestivo, Hospital Universitario Virgen de las Nieves, Granada.
Profesor Contratado Doctor, Departamento de Medicina, Facultad de Medicina, Universidad de Granada.

Repiso Ortega, Alejandro
Facultativo Especialista de Área, Servicio de Aparato Digestivo, Hospital Universitario de Toledo.

Rodríguez Castellot, Jonás
Facultativo Especialista de Área, Servicio de Aparato Digestivo, Complejo Hospitalario Universitario Insular Materno Infantil, Las Palmas de Gran Canaria, Las Palmas

Rodríguez Sánchez, Joaquín
Facultativo Especialista de Área, Unidad de Endoscopia, Servicio de Aparato Digestivo, Hospital Universitario 12 de Octubre, Madrid.

Rodríguez de Santiago, Enrique
Facultativo Especialista de Área, Unidad de Endoscopia Digestiva, Servicio de Gastroenterología y Hepatología, Hospital Universitario Ramón y Cajal, Madrid.

Rodríguez-Téllez, Manuel
Facultativo Especialista de Área, Servicio de Aparato Digestivo, Hospital Universitario Virgen Macarena, Sevilla.
Profesor Asociado, Departamento de Medicina, Facultad de Medicina, Universidad de Sevilla.

Romero Castro, Rafael
Facultativo Especialista de Área, Servicio de Aparato Digestivo, Hospital Universitario Virgen Macarena, Sevilla.

Romero Mascarell, Cristina
Facultativa Especialista de Área, Unidad de Gastroenterología, Servicio de Patología Digestiva, Hospital de la Santa Creu i Sant Pau, Barcelona.

Romero Sánchez-Miguel, Iván
Facultativo Especialista de Área, Unidad de Endoscopia, Servicio de Aparato Digestivo, Hospital Universitario 12 de Octubre, Madrid.

Rosón Rodríguez, Pedro José
Jefe del Servicio de Aparato Digestivo, Hospital Vithas Xanit Internacional, Benalmádena, Málaga.

Rullán Iriarte, María
Facultativa Especialista de Área, Servicio de Aparato Digestivo, Hospital Universitario de Navarra, Pamplona, Navarra.

Salagre García, Alejandro
Facultativo Especialista de Área, Servicio de Aparato Digestivo, Complejo Asistencial Universitario de León.

Salazar Rouger, Guillermo
Facultativo Especialista de Área, Servicio de Gastroeneterología, Instituto de Gastroenterología, San Miguel de Tucumán, Argentina.

Sánchez Hernández, Eloy
Jefe del Servicio de Aparato Digestivo, Complejo Hospitalario Universitario de Ourense.

Sánchez Montes, Cristina
Facultativa Especialista de Área, Unidad de Endoscopia Digestiva, Servicio de Medicina Digestiva, Hospital Universitari i Politècnic La Fe, València.
Colaboradora Docente, Departamento de Medicina, Facultad de Medicina y Odontología, Universitat de València.

Sánchez-Ocaña Hernández, Ramón
Facultativo Especialistas de Área Servicio de Aparato Digestivo, Hospital Universitario Río Hortega, Valladolid.
Colaborador Docente, Facultad de Medicina, Universidad de Valladolid.

Santiago García, José
Facultativo Especialista de Área, Servicio de Gastroenterología y Hepatología, Hospital Universitario Puerta de Hierro, Majadahonda, Madrid.

Simón Marco, Miguel Ángel
Jefe de Sección de Endoscopias, Servicio de Aparato Digestivo, Hospital Clínico Universitario Lozano Blesa, Zaragoza.
Profesor Asociado, Departamento de Medicina, Psiquiatría y Dermatología, Facultad de Medicina, Universidad de Zaragoza.

Soria San Teodoro, María Teresa
Jefa de Sección, Unidad de Endoscopias Digestivas, Servicio de Aparato Digestivo, Hospital Universitario Miguel Servet, Zaragoza.

Sostres Homedes, Carlos
Facultativo Especialista de Área, Servicio de Aparato Digestivo, Hospital Clínico Universitario Lozano Blesa, Zaragoza.
Colaborador Docente, Departamento de Medicina, Psiquiatría y Dermatología, Facultad de Medicina, Universidad de Zaragoza.

Súbtil Íñigo, José Carlos
Consultor Clínica, Servicio de Digestivo, Clínica Universidad de Navarra, Pamplona, Navarra.
Profesor Asociado, Facultad de Medicina, Universidad de Navarra, Pamplona, Navarra.

Sumalla García, Albert
Facultativo Especialista de Área, Servicio de Aparato Digestivo, Hospital Universitari de Bellvitge, L'Hospitalet de Llobregat, Barcelona.

Tejada Cabrera, María
Jefa de Departamento, Servicio de Aparato Digestivo, Hospital HLA La Salud, Cádiz.

Terán Lantarón, Álvaro
Facultativo Especialista de Área, Servicio de Aparato Digestivo, Hospital Universitario Marqués de Valdecilla, Santander, Cantabria.

Thomas Salom, Guiem
Facultativo Especialista de Área, Servicio de Aparato Digestivo, Hospital Universitari Son Llàtzer, Palma, Illes Balears.

Uchima Koecklin, Hugo Ikuo
Facultativo Especialista de Área, Servicio de Aparato Digestivo, Hospital Universitari Germans Trias i Pujol, Badalona, Barcelona.

Uribarrena Amezaba, Rafael
Facultativo Especialista de Área, Unidad de Endoscopias Digestivas, Servicio de Aparato Digestivo, Hospital Universitario Miguel Servet, Zaragoza.

Uribarri González, Laura
Facultativa Especialista de Área, Sección de Endoscopia, Servicio de Aparato Digestivo, Hospital Universitario de Navarra, Pamplona, Navarra.
Profesora Asociada, Facultad de Medicina, Universidad de Navarra, Pamplona, Navarra.

Valdés Lacasa, Teresa
Facultativa Especialista de Área, Servicio de Aparato Digestivo, Hospital Universitario Infanta Cristina, Parla, Madrid.

Valdivielso Cortázar, Eduardo
Facultativo Especialista de Área, Servicio de Aparato Digestivo, Complejo Hospitalario Universitario de A Coruña.

Valverde López, Francisco
Facultativo Especialista de Área, Servicio de Aparato Digestivo, Hospital Universitario Virgen de las Nieves, Granada. Colaborador Docente, Departamento de Medicina, Facultad de Medicina, Universidad de Granada.

Vázquez Pedreño, Luis
Facultativo Especialista de Área, Servicio de Aparato Digestivo, Hospital Regional Universitario de Málaga.

Vila Costas, Juan José
Jefe de Sección de Endoscopia, Servicio de Aparato Digestivo, Hospital Universitario de Navarra, Pamplona, Navarra.

Vilella Martorell, Àngels
Facultativa Especialista de Área, Servicio de Aparato Digestivo, Hospital Universitari Son Llàtzer, Palma, Illes Balears.

Villanueva Sánchez, Cándido
Jefe de la Unidad de Sangrantes, Servicio de Patología Digestiva, Hospital de la Santa Creu i Sant Pau, Barcelona. Profesor Asociado, Departamento de Medicina, Facultad de Medicina, Universitat Autónoma de Barcelona.

Prólogo

Es para mí un gran honor y, como expresidente de la Sociedad Española de Endoscopia Digestiva (SEED), también un gran orgullo el prologar este magnífico *Tratado de endoscopia digestiva avanzada* realizado por la SEED, y quiero agradecer muy sinceramente a los directores de esta obra, los doctores Jesús García-Cano Lizcano y Vicente Lorenzo-Zúñiga García, así como a la Junta Directiva de la SEED, que me hayan ofrecido la oportunidad de realizar el prólogo de este libro.

Como decía mi amigo el Dr. Jerome Waye, del Hospital Mount Sinai en Nueva York, «para muchos endoscopistas la endoscopia no es solo parte de su trabajo, sino más bien una pasión. Cada endoscopia representa una oportunidad para mejorar el estado de un paciente, para tranquilizarlo, para identificar nuevos problemas clínicos y para disfrutar de la aplicación de habilidades cognitivas y manuales que van a mejorar mucho su pronóstico».

Como referían los doctores Fred E. Silverstein, de Seattle, y Guido N. J. Tytgat, de Ámsterdam, en su magnífico libro Gastrointestinal Endoscopy, «La endoscopia digestiva es uno de los campos más emocionantes y en expansión de la medicina clínica. Proporciona información diagnóstica muy precisa y se utiliza cada día más para tratar las enfermedades digestivas. Además, es menos invasiva que otros enfoques diagnósticos y terapéuticos, y casi siempre se puede realizar de forma ambulatoria para obtener muy buena relación coste-beneficio».

La endoscopia digestiva, tanto la diagnóstica como la terapéutica, ha experimentado un avance vertiginoso en las últimas décadas, incrementándose el número de diferentes exploraciones y transformándose en una herramienta indispensable para el diagnóstico y tratamiento de muchas enfermedades digestivas. La endoscopia consigue visualizar directamente y tratar la inmensa mayoría de las lesiones de todo el tubo digestivo, así como de las vías biliares y el páncreas, e incluso de algunos órganos vecinos, lo que conlleva frecuentemente evitar intervenciones quirúrgicas que ahora resultan innecesarias.

La SEED ha conseguido reunir a más de un centenar de prominentes expertos, varios de los cuales, al menos seis, han sido mis alumnos en la Facultad de Medicina de la Universidad de Navarra, otros cuatro son de mis mejores discípulos en el Servicio de Digestivo de la Clínica Universidad de Navarra y muchos otros son muy buenos amigos. Todos ellos han sido seleccionados por su destreza clínica y sus contribuciones personales al desarrollo de los temas asignados.

Este *Tratado de endoscopia digestiva avanzada* refleja el compromiso de la SEED y de nuestra comunidad científica con la excelencia y la innovación.

El libro representa el «estado del arte» en endoscopia digestiva en nuestro país. En estas páginas, expertos, algunos de ellos de renombre internacional, comparten sus conocimientos sobre los avances recientes y sus experiencias en técnicas avanzadas de endoscopia, desde la detección temprana de lesiones premalignas hasta el tratamiento de patologías complejas. Este tratado no solo aborda los aspectos técnicos y procedimentales, sino que también profundiza en la evidencia científica más reciente y en las mejores prácticas clínicas.

Los 70 capítulos que lo componen se han elaborado meticulosamente, presentando actualizaciones sobre el tema con una serie de objetivos y puntos clave que, junto con las imágenes, diagramas e ilustraciones que resaltan algunos de los principales avances recientes, ayudarán a proporcionar una atención óptima a los pacientes.

El objetivo de este tratado es ofrecer a los profesionales de la salud una fuente de conocimiento fiable y actualizada, que puede convertirse en el libro de consulta habitual en todas las unidades de endoscopia y contribuir así a mejorar la calidad asistencial. Estoy convencido de que esta obra será un recurso valioso tanto para gastroenterólogos y endoscopistas expertos, como para aquellos en formación, así como para todos los profesionales dedicados al cuidado de las enfermedades digestivas, permitiéndoles adquirir nuevas habilidades e impulsando el avance continuo de nuestra especialidad.

Miguel Muñoz Navas
Profesor Titular de Medicina. Facultad de Medicina. Universidad de Navarra
Director del Servicio de Digestivo. Clínica Universidad de Navarra (1998-2020)
Presidente de la SEED (2005-2006)
Presidente de la SEPD (2012-2014)
Coordinador Nacional de la Alianza para la Prevención del Cáncer de Colon (2018-2021)

Prefacio

Los capítulos que conforman este libro recogen gran parte del contenido teórico desarrollado en el marco de una iniciativa docente de alto nivel: el Máster en Endoscopia Digestiva Avanzada de la Sociedad Española de Endoscopia Digestiva (SEED). Como directores de la segunda edición de este máster, nos complace presentar esta obra, que constituye un compendio actualizado y riguroso de la terapéutica endoscópica.

Este libro es fruto del trabajo colaborativo de mas de un centenar de expertos de reconocido prestigio y amplia experiencia en técnicas endoscópicas. Su objetivo es servir como herramienta útil y actualizada tanto para profesionales en formación como para especialistas que deseen profundizar o renovar sus conocimientos en el tratamiento endoscópico de las enfermedades del tubo digestivo, las vías biliares y el páncreas, con el fin de desarrollar y perfeccionar las técnicas propias de la endoscopia terapéutica avanzada.

La ASGE (American Society for Gastrointestinal Endoscopy) distingue entre el endoscopista «general» y el «avanzado», que realiza una terapéutica más compleja. Los límites para esta división quizás sean imprecisos en algunas técnicas, como la resección mucosa, pero la formación y los conocimientos de quienes realizan una endoscopia convencional, pueden permitirle afrontar lesiones de mayor dificultad y llevar a cabo un tratamiento completo que las resuelva en un solo procedimiento.

La información ofrecida en este compendio de endoscopia terapéutica, proporciona una base teórica sólida que ayudará a desarrollar y perfeccionar técnicas de terapéutica endoscópica avanzadas.

Con el propósito de estructurar la formación básica, teórica y práctica en endoscopia, la obra se organiza en nueve secciones que integran un total de 70 capítulos. Las cinco primeras secciones abordan el tratamiento endoscópico de la patología del tracto digestivo: introducción a la endoscopia avanzada (I), enfermedades del esófago (II), estómago (III), duodeno e intestino delgado (IV) y colon (V). Esta primera parte incluye también capítulos dedicados a los indicadores de calidad y a la práctica sostenible en endoscopia, un aspecto clave en la medicina actual. Como endoscopistas, debemos contribuir a la sostenibilidad global, reduciendo la considerable cantidad de residuos que se generan diariamente en nuestras salas.

En las cuatro secciones restantes se tratan el abordaje endoscópico de las enfermedades biliopancreáticas: la colangiopancreatografía retrógrada endoscópica (CPRE) en las secciones VI y VII, y la ultrasonografía endoscópica (USE) en las secciones VIII y IX. En este último bloque, además de la USE biliopancreática, se incluyen capítulos sobre su aplicación en el tracto digestivo, reflejando una visión más fiel a la práctica clínica real. Cabe destacar especialmente los capítulos dedicados al manejo de las complicaciones de la CPRE, el drenaje biliopancreático guiado por USE, la endohepatología —con la medición del gradiente de presión portal— y la biopsia hepática por ecoendoscopia.

La elaboración y la revisiónde cada uno de estos capítulos ha requerido una dedicación notable por parte de los autores y coordinadores, quienes han invertido generosamente su tiempo personal fuera del horario laboral. A todos ellos, nuestro más sincero agradecimiento.

Finalmente, agradecemos a la SEED la confianza depositada en nosotros para dirigir esta segunda edición del Máster en Endoscopia Digestiva Avanzada. Esperamos que esta obra sea de utilidad para muchos endoscopistas, tanto para iniciarse como para perfeccionar técnicas de terapéutica endoscópica, siempre con el propósito último de mejorar la atención a nuestros pacientes.

Los directores

Índice

SECCIÓN VII. TÉCNICAS DE COLANGIOPANCREATOGRAFÍA RETRÓGRADA ENDOSCÓPICA (CPRE) AVANZADA — 507

Coordinadores: J. García-Cano Lizcano, F. González Huix y F. J. Jiménez Pérez

SECCIÓN VIII. BASES DE LA ULTRASONOGRAFÍA ENDOSCÓPICA Y ECOENDOSCOPIA DIAGNÓSTICA — 589

Coordinadores: L. Argüello Viudez y J. J. Vila

SECCIÓN IX. ULTRASONOGRAFÍA ENDOSCÓPICA TERAPÉUTICA   719

Coordinadores: J. J. Vila, J. García-Cano Lizcano y L. Argüello Viudez

Introducción a la endoscopia avanzada

I

Sedación

1

L. López Rosés

OBJETIVOS

- Conocer los diferentes niveles de sedación y saber reconocer en cuál se encuentra el paciente.
- Fármacos empleados en la sedación. Su farmacocinética, dosis habituales, contraindicaciones y efectos secundarios posibles.
- Forma de administración de los fármacos, tanto en sedación con un único sedante como con la combinación de varios. Monitorización y controles necesarios durante el proceso de sedación.
- Conocer la infraestructura necesaria para poder administrar la sedación de forma eficaz y segura, tanto desde el punto de vista de los medios materiales como de los personales.
- Saber reconocer las complicaciones derivadas de la sedación y poseer los conocimientos necesarios para revertirlas.
- Aspectos legales de la sedación. Métodos de formación en las técnicas de sedación.

ASPECTOS HISTÓRICOS

El empleo de técnicas de sedación y analgesia durante procedimientos endoscópicos digestivos es algo muy antiguo, aunque su implementación ha sido muy desigual entre los diferentes países. Así, mientras que en el mundo anglosajón desde el comienzo de la endoscopia digestiva se usó sedación, en muchos países no ha sido hasta épocas recientes cuando se ha generalizado.

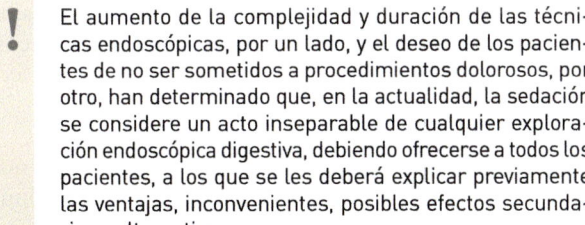
El aumento de la complejidad y duración de las técnicas endoscópicas, por un lado, y el deseo de los pacientes de no ser sometidos a procedimientos dolorosos, por otro, han determinado que, en la actualidad, la sedación se considere un acto inseparable de cualquier exploración endoscópica digestiva, debiendo ofrecerse a todos los pacientes, a los que se les deberá explicar previamente las ventajas, inconvenientes, posibles efectos secundarios y alternativas.

Si se revisa la literatura médica, se encontrará una enorme cantidad de trabajos publicados en los últimos 40 años, y sobre todo en los últimos 20, relacionados con diferentes aspectos de la sedación en endoscopia digestiva: tipos de fármacos, comparación entre ellos, eficacia, tolerancia, seguridad, etc. Hasta finales del siglo XX, los trabajos se referían a la sedación tradicional, basada en el empleo de benzodiacepinas y opiáceos. Posteriormente, ha sido cada vez mayor la publicación de estudios sobre sedación profunda en los que se empleaba, fundamentalmente, propofol.

Asimismo, las principales sociedades científicas relacionadas con la endoscopia digestiva han publicado guías de práctica clínica sobre sedación en las que se dan recomendaciones acerca de todos los aspectos involucrados en el proceso de sedación y analgesia durante las exploraciones endoscópicas.

CONCEPTO Y NIVELES DE SEDACIÓN

La sedación consiste en inducir una disminución del nivel de conciencia del paciente, con el objetivo de aliviar su ansiedad y evitar el malestar o el dolor durante el procedimiento, consiguiendo, además, que no guarde un recuerdo negativo de éste.

Además, y no menos importante, la sedación también facilita la eficacia y seguridad de la técnica endoscópica, al evitar movimientos intempestivos por parte del paciente que pudieran comprometer ambos aspectos. Esta sedación se conseguirá mediante la administración, habitualmente por vía intravenosa, de fármacos hipnóticos asociados o no a analgésicos. La intensidad o profundidad de la sedación dependerá de las indicaciones, duración y características de la exploración a realizar; asimismo, el nivel de la sedación se deberá ajustar a las condiciones del paciente, de manera que el proceso sea seguro.

La Asociación Americana de Anestesistas (ASA) estableció en su día cuatro niveles de sedación (Tabla 1-1):

Tabla 1-1. Niveles de sedación según la Asociación Americana de Anestesistas (ASA)				
	Ansiólisis	**Superficial**	**Profunda**	**Anestesia**
Grado de respuesta a estímulos	Normal	Verbales	Dolorosos	Ausencia
Intervención sobre la vía aérea	No	Habitualmente no	Posible	Habitual
Ventilación espontánea	Normal	Adecuada	Puede no ser adecuada	Inadecuada
Función cardiovascular	Normal	Normal	Habitualmente normal	Puede alterarse

1. Sedación mínima o ansiólisis: se refiere al estado en el cual, tras la administración de fármacos sedantes, el paciente está despierto, sus funciones cognitivas y su coordinación se ven afectadas, pero responde normalmente a órdenes verbales. Las funciones ventilatoria y cardiovascular no se modifican.
2. Sedación moderada o superficial (anteriormente denominada *sedación consciente*): supresión de la conciencia inducida por fármacos durante la cual el paciente está somnoliento y puede responder a órdenes sencillas y a estimulación táctil suave. No son necesarias maniobras para mantener la vía aérea permeable, la ventilación es adecuada y no se suele alterar la función cardiovascular.
3. Sedación profunda: depresión de la conciencia inducida por medicamentos, en la que el paciente está dormido y solamente responde a estímulos dolorosos o repetitivos. La función respiratoria puede verse afectada y pueden ser necesarias maniobras para mantener la permeabilidad de la vía aérea y una ventilación adecuada. La función cardiovascular generalmente se mantiene.
4. Anestesia: en este nivel, el paciente está dormido y no responde a ningún estímulo. La capacidad de mantener una función ventilatoria adecuada a menudo se deteriora y es frecuente tener que realizar maniobras para mantener la permeabilidad de la vía aérea. La ventilación con presión positiva suele ser necesaria debido a que la ventilación espontánea está deprimida o existe una depresión de la función neuromuscular. Además, la función cardiovascular puede verse afectada.

! Es muy importante tener en cuenta que estos niveles de sedación no suponen compartimentos estancos. A lo largo del proceso de sedación, el paciente puede pasar de forma espontánea de un nivel a otro. Por eso, es fundamental que el personal encargado de la sedación controle en todo momento la situación del paciente, valore exactamente el nivel de sedación en el que se encuentra y sea capaz de rescatarlo a niveles inferiores si está excesivamente sedado.

FÁRMACOS SEDANTES Y ANALGÉSICOS

Sedantes: benzodiacepinas y propofol

Benzodiacepinas

Son fármacos que deprimen el sistema nervioso central (SNC) y a dosis crecientes producen relajación muscular, ansiólisis, habla trabada, sueño y depresión respiratoria. Tienen efecto amnésico anterógrado y contribuyen a que el paciente no conserve un recuerdo desagradable de la exploración.

Reducen el flujo y el metabolismo cerebral, lo que les confiere un efecto protector en caso de isquemia cerebral. Reducen las resistencias vasculares sistémicas y la presión sanguínea especialmente a dosis altas y cuando existe una hipovolemia previa. Atraviesan la barrera placentaria. A dosis elevadas, producen agotamiento respiratorio y anulan el reflejo deglutorio y los reflejos de las vías aéreas superiores.

Facilitan la función inhibitoria del ácido γ-aminobutírico (GABA), lo que se asocia con el sueño y la sedación; a nivel periférico, interfieren con la transmisión neuronal y producen una acción relajante muscular. Interfieren con el sistema reticular y deprimen las estructuras límbicas, lo que produce una acción anticonvulsivante. Carecen de acción analgésica. Los más empleados en la práctica clínica son:

• Diazepam: se metaboliza en el hígado, y sus metabolitos activos —oxazepam, temazepam y nordiazepam— se eliminan por los riñones. Su efecto máximo se alcanza en 2-5 minutos. Tras la administración intravenosa, se observa una curva plasmática bifásica, con un incremento inicial rápido y una eliminación media de hasta 3 horas, y una segunda fase de eliminación de 20 a 70 horas. Se emplean dosis de 2,5-5 mg intravenosos y posteriormente 2,5 mg cada 3-4 minutos hasta lograr el nivel de sedación deseado. En mayores de 65 años, deben emplearse dosis más reducidas.

Efectos secundarios: la hipotensión se observa en raras ocasiones. Hay que tener especial cuidado en pacientes con insuficiencia hepática, renal y respiratoria. El resto de los efectos son similares a los del midazolam.

• Midazolam: se emplea habitualmente en ampollas de 5 mL con 1 mg/mL. Su efecto máximo se alcanza en 3-5 minutos, se elimina en 1-3 horas y tiene una potencia superior al diazepam. Se administra en dosis de 0,5 a 2 mg, hasta 5 mg intravenosos, y se pueden administrar dosis posteriores a partir de 3 minutos. Se puede administrar también por vía nasal, rectal o intramuscular y es uno de los fármacos más usados en la sedación de niños.
El diazepam y el midazolam tienen una eficacia similar, aunque el midazolam es más empleado por su rapidez de acción y su vida media más corta.
Efectos adversos: depresión respiratoria, con gran variabilidad farmacocinética y farmacodinámica en relación con la edad, tabaquismo, etc. Hipotensión, especialmente en asociación con opiáceos. Reacciones paradójicas con desorientación y disforia sobre todo en jóvenes, lo que hay

que reconocer con prontitud, ya que el aumento de dosis puede conducir a una sobresedación y apnea. Prolongación de efecto en ancianos, hepatópatas y pacientes con insuficiencia renal. Al cruzar la barrera placentaria, produce un efecto sedante en el feto. Su empleo está contraindicado en pacientes con miastenia, intoxicación alcohólica y en glaucomas. Dosis muy bajas pueden producir hipoventilación o apnea en pacientes debilitados o ancianos.

Midazolam:
- Dosis inicial: 1-2 mg.
- Dosis adicionales: 0,5-1 mg cada 2 minutos.
- Inicio de acción: 1-2 minutos.
- Efecto máximo: 2-5 minutos.
- Duración del efecto: 15-80 minutos.

Propofol

El 2-6 diisopropilfenol es un alquifenol, isotónico con el plasma. Se presenta en forma de emulsión lipídica con un 10 % de aceite de soja, un 2 % de fosfátidos de huevo, un 2,5 % de glicerol y propofol al 0,5, 1 o 2 %.

Su liposolubilidad le permite cruzar la barrera hematoencefálica, con un inicio de acción rápido que produce hipnosis en 30-40 segundos y alcanzando el equilibrio sangre-cerebro en 1-3 minutos, de ahí que la inducción sea sumamente rápida.

Es un hipnótico de acción ultrarrápida y efecto ultracorto, lo cual le confiere unas propiedades muy interesantes para su uso en endoscopia digestiva.

Se trata de un agente anestésico con propiedades amnésicas y una vida media de eliminación corta de 2 a 8 minutos. Además, los pacientes que emplean regularmente sedantes y narcóticos son con frecuencia insensibles a la sedación con benzodiacepinas y se pueden beneficiar de la sedación con propofol. Dada su rápida vida media de eliminación, los pacientes recuperan rápidamente la conciencia tras la administración de una dosis única, por lo que en exploraciones de larga duración se deben administrar bolos periódicamente con objeto de mantener el nivel de sedación. Presenta un rango terapéutico estrecho entre la sedación consciente y la sedación profunda y la anestesia, motivo por el que obliga a un buen ajuste de la dosis y a una monitorización del paciente más estrecha que con las benzodiacepinas. Carece de propiedades analgésicas. Como resultado de la vasodilatación periférica y de la disminución de la contractibilidad cardíaca, el propofol puede provocar una hipotensión marcada y bradicardia independientemente de la dosis.

En cuanto a la farmacocinética, tras la administración de propofol, se producen tres fases:

1ª Fase de distribución, muy rápida (vida media 2-4 minutos): se llega rápidamente al equilibrio entre el plasma y los tejidos cerebrales muy perfundidos, y se explica de esta manera el rápido comienzo de sus efectos.
2ª Fase de eliminación metabólica, rápida (vida media 30-60 minutos): metabolismo por conjugación hepática.
3ª Fase de redistribución, lenta desde los tejidos débilmente perfundidos (tejido adiposo) (vida media 6-10 horas).

Todos los metabolitos son inactivos y se eliminan por vía renal (88 %), pulmonar, fecal (1,8-2 %). Sólo el 0,3 % se elimina inalterado por orina.

Los niños requieren dosis de inducción y mantenimiento más altas, y los ancianos requieren dosis sensiblemente inferiores. Los pacientes obesos requieren dosis ligeramente superiores, presentan picos plasmáticos más altos que permanecen más tiempo y cursan con mayores efectos cardiorrespiratorios. Tienen una semivida de eliminación constante, mayor volumen de distribución, pero un aclaramiento total aumentado. En el alcohólico, las dosis de inducción hay que aumentarlas. La insuficiencia renal y la hepática no alteran la farmacocinética del propofol de manera significativa.

Se presenta en ampollas de 20 mL al 0,5 % (100 mg) o al 1 % (200 mg), y en frascos de 50 y 100 mL al 1 y 2 %, respectivamente. Una vez abierto, el envase debe utilizarse antes de 6 horas para evitar contaminaciones bacterianas. La dosis de inducción es de 0,5 a 1 mg/kg, y se administran posteriormente bolos de 10-20 mg cada 40-50 segundos hasta conseguir el grado de sedación deseado. El efecto pico se obtiene en 1-2 minutos. En perfusión continua se emplean dosis de 1,5-2,5 o de 4-6 mg/kg/h, según el grado de sedación deseado. Con la posología recomendada no se han observado acumulaciones de propofol de importancia clínica tras la inyección de bolos repetidos o tras la infusión.

Principales efectos farmacológicos: sedante-hipnótico, con efectos aditivos o sinérgicos con benzodiacepinas y opiáceos. Tiene acción anticonvulsionante y carece prácticamente de efecto analgésico y relajante muscular. Posee efecto antiemético, antipruriginoso y disminuye la presión intraocular. No desencadena cuadros de hipertermia maligna. Produce disminución de presión intracraneal, manteniendo la presión de perfusión cerebral con una reducción de la demanda metabólica de oxígeno. Puede emplearse en pacientes con presión intracraneal elevada, sin causar mayor deterioro.

No se han descrito interacciones graves con los fármacos anestésicos volátiles, analgésicos, relajantes musculares ni anestésicos locales. Algunos de ellos actúan a nivel central, por lo que sus efectos se potencian cuando se administran juntos, especialmente la depresión cardiovascular (con disminución de la presión arterial y gasto cardíaco) y la depresión respiratoria. Además, prolongan la anestesia y reducen la frecuencia respiratoria, especialmente cuando se asocian benzodiacepinas, anestésicos inhalados o analgésicos opiáceos. En estos casos, las dosis necesarias de propofol suelen ser inferiores a las habituales.

En pacientes con ingesta crónica aumentada de alcohol (40 g/día), se necesita aproximadamente un tercio más de propofol para la inducción. La administración de 10 mg de metoclopramida 5 minutos antes de la inducción reduce un 25 % los requerimientos de propofol. El tetrahidrocanabinol disminuye los efectos sedantes de forma dosis-dependiente. Los pacientes en tratamiento con litio pueden presentar una bradicardia resistente a atropina y que responde a isoproterenol. Se observa un efecto hipnótico reducido en los fumadores, en particular cuando se utiliza en dosis bajas. Estos efectos se deben a que la exposición crónica a la nicotina produce una desensibilización de los receptores nicotínicos del cerebro con un incremento de la neurotransmisión gabaérgica.

Efectos secundarios: produce depresión respiratoria con disminución del volumen corriente y apnea, dependiente de la dosis. La incidencia de hipoventilación es del 50-84 %, dependiendo, además, del tipo de premedicación (se incrementa con la asociación de opiáceos) y de la velocidad de administración. Por regla general, se recupera espontáneamente en varios minutos. Deprime la respuesta ventilatoria a la hipoxia e induce broncodilatación en pacientes con enfermedad pulmonar obstructiva crónica. Un elevado porcentaje de pacientes manifiesta dolor local cuando se administra por una vía de pequeño calibre; este efecto se ve mitigado al mezclarlo previamente en la jeringa de inyección con 1 mL de lidocaína al 1 %.

Contraindicaciones: alergia a la soja, al huevo (aunque estudios recientes parecen demostrar que puede utilizarse, siempre que no haya habido reacciones anafilácticas) o al propofol. Se han descrito casos de leucoencefalopatía con la administración de propofol en pacientes en tratamiento con ciclosporina.

La administración del propofol se puede llevar a cabo en forma de bolos sucesivos o bien, si el procedimiento se prevé que será prolongado (más de 15 minutos), utilizando una bomba de perfusión continua.

> **Propofol en bolos:**
> - Dosis inicial: 0,5-1 mg/kg.
> - Dosis sucesivas: 10-30 mg cada 40 segundos, hasta alcanzar el nivel de sedación deseado.
> - Dosis suplementarias: durante el procedimiento, si es necesario, se pueden administrar bolos de 20-40 mg.
>
> **Propofol en bomba:**
> - Dosis inicial: 0,5-1 mg/kg.
> - Dosis sucesivas: 10-30 mg cada 40 segundos, hasta alcanzar el nivel de sedación deseado.
> - Programar la bomba para una perfusión por hora de 3 a 6 mg/kg. Una regla práctica consiste en multiplicar por cuatro los miligramos que han sido necesarios para lograr el nivel de sedación deseado, y programar la bomba para perfundir por hora la cantidad resultante (es decir, si fueron necesarios 100 mg para lograr la sedación, programar la bomba a 400 mg/hora).

Analgésicos

Analgésicos opiáceos

Los analgésicos opioides realizan su función uniéndose a los receptores μ, δ, κ, que se localizan en el SNC y periférico, y pueden inhibir o estimular el SNC. Los más frecuentemente empleados para la sedación en endoscopia digestiva, solos o asociados a benzodiacepinas, son:

- Meperidina o petidina: se presenta en ampollas de 2 mL con 50 mg/mL. Suele emplearse en bolos de 50 mg intravenosos. Su efecto se inicia a los 2-4 minutos de su administración y tiene una vida media de eliminación de 3 horas, que aumenta al doble en pacientes con insuficiencia hepática. Su uso retrasa el alta domiciliaria tras la sedación endoscópica. Tiene efectos sedantes y analgésicos
- Efectos secundarios: puede disminuir la contractibilidad cardíaca, produce somnolencia, depresión respiratoria, hipotensión, náuseas, vómitos y tiene efecto atropínico, produciendo midriasis, taquicardia y disminución de secreciones salivares y bronquiales. La normeperidina, uno de sus metabolitos, puede tener efectos sobre el SNC y producir mioclonías, delirio y convulsiones, especialmente en pacientes con insuficiencia renal y ancianos.
- Fentanilo: es un opiáceo sintético, muy liposoluble y con una acción analgésica 80 veces superior a la morfina. Es más rápido que la meperidina, alcanza su efecto máximo en 2 minutos y mantiene su acción de 30 a 60 minutos. A los 5 minutos de su administración, su concentración sérica disminuye al 20 %. Se metaboliza en el hígado y sus metabolitos activos se eliminan por la orina. Deben disminuirse las dosis en pacientes con insuficiencia hepática o renal. Debe emplearse con precaución en pacientes con enfermedad respiratoria. Se presenta en ampollas de 150 μg y se emplea en bolos de 50 μg (1 mL) intravenosos, que pueden seguirse de bolos posteriores de 0,5 mL hasta un máximo de 3 mL. Efectos secundarios: depresión respiratoria, incluso con dosis bajas y hasta 4 horas después de su administración, retención urinaria, bradicardia y rigidez torácica. Está contraindicado en asmáticos, ya que puede causar broncoespasmo grave. Es mejor tolerado que la meperidina, sobre todo por provocar menos náuseas y vómitos.

> **Meperidina:**
> - Dosis inicial: 25-50 mg.
> - Puede repetirse la dosis a los 2-3 minutos.
> - Inicio de acción: 5 minutos.
> - Efecto máximo: 6-7 minutos.
> - Duración del efecto: 60-180 minutos.
>
> **Fentanilo:**
> - Dosis inicial: 0,05-0,10 mg.
> - Puede repetirse la dosis a los 2 minutos.
> - Inicio de acción: 1-2 minutos.
> - Efecto máximo: 3-5 minutos.
> - Duración del efecto: 30-60 minutos.

Fármacos antagonistas

Son fármacos que contrarrestan los efectos de las benzodiacepinas o los opiáceos. Se deben emplear únicamente para revertir efectos adversos de los sedantes (depresión respiratoria, compromiso cardiovascular, etc.). No se aconseja su empleo rutinario para acortar el tiempo de recuperación tras el procedimiento endoscópico y de sedación.

Su vida media es superior a la de los fármacos que antagonizan, por lo que puede producirse un efecto de resedación pasados unos minutos tras su administración. Esta circunstancia hay que tenerla en cuenta en el caso de haberse administrado, para decidir el momento apropiado del alta de la unidad de endoscopia.

- Naloxona: es un fármaco antagonista puro de los opiáceos, indicado para tratar la intoxicación por agonistas opioides, revertir la depresión respiratoria y niveles de sedación excesivos. También puede emplearse para revertir sus efectos secundarios, como náuseas, vómitos, prurito, rigidez, espasmo biliar o retención urinaria. Su escasa duración de acción (1 hora) obliga a repetir la dosis con frecuencia, ya que puede desaparecer el efecto antagonista y reaparecer los efectos del agonista.

Se presenta en ampollas de 0,4 mg en 1 mL. Su efecto se inicia en 2 minutos y dura unos 45 minutos tras la administración intravenosa. Se emplea a dosis iniciales de 0,4 a 2 mg diluidos en 10 mL de suero fisiológico, que se administra cada 2-3 minutos hasta obtener respuesta clínica (máximo 10 mg). Posteriormente, puede administrarse una perfusión de 5 mg/kg/min durante el tiempo necesario de metabolización del opiáceo administrado.

Efectos secundarios: en pacientes con dependencia a opiáceos, puede precipitar un cuadro de abstinencia. La reversión rápida de los opiáceos puede provocar arritmia ventricular, disnea, excitación, convulsiones, hipotensión y edema agudo de pulmón en relación con la liberación de catecolaminas al revertir el efecto analgésico.

- Flumazenilo: es el antagonista competitivo de los receptores benzodiacepínicos en el SNC. Su efecto se inicia rápidamente, en 30-60 segundos, y su vida media de eliminación es de unos 53 minutos, menor que cualquier benzodiacepina, lo que puede justificar la repetición de dosis y la vigilancia monitorizada del paciente tras su administración, por la posibilidad de regresión de la depresión respiratoria. Se presenta en ampollas de 0,5 y 1 mg, en 5 mL. Se emplea una dosis inicial en el adulto de 0,2 mg, que suele ser suficiente incluso después de grandes dosis. Se pueden emplear dosis adicionales de 0,1-0,2 mg, cada minuto, hasta conseguir el estado de conciencia, hasta un máximo de 2-3 mg. Efectos secundarios: no está recomendado su empleo en epilépticos, insuficiencia hepática y en pacientes en tratamiento crónico con benzodiacepinas, ya que puede precipitar un cuadro de abstinencia o convulsiones. Si se ha producido una depresión respiratoria con la combinación de midazolam y opiáceos, se debe emplear primero naloxona y a continuación flumazenilo.

Otros fármacos

Se han empleado otros fármacos en el manejo de la sedación, tanto hipnóticos como analgésicos, pero su empleo no suele ser necesario, y aunque los endoscopistas pueden llegar a adquirir experiencia en su utilización, no se consideran objetivo de comentario en esta obra. Entre ellos, se encuentran el remifentanilo, la ketamina, el etomidato, la difenilhidramina, el droperidol y otros. Mención especial merece el remimazolam, benzodiacepina de reciente aparición, que tiene una acción más rápida y un efecto más corto que el midazolam, y que podría ser una alternativa a éste e incluso al propofol, teniendo la ventaja frente al mismo de disponer de antagonista.

Anestesia tópica faríngea

Su utilización debe limitarse a la realización de endoscopias orales en pacientes despiertos, para disminuir el reflejo nauseoso y las molestias faríngeas. Supone una alternativa que se debe ofertar al paciente en endoscopias orales diagnósticas.

Se realizan dos o tres pulsiones sobre la laringe posterior, velo del paladar y base de la lengua, y su efecto máximo se produce en 2-5 minutos.

Se emplea benzocaína al 20 %, tetracaína al 2 % y lidocaína al 10 % en aerosoles, y tetracaína también en comprimido.

La tetracaína presenta una absorción en la zona traqueobronquial extremadamente rápida, y se han descrito algunas muertes tras su empleo en aerosol.

La lidocaína es el anestésico tópico más comúnmente empleado a causa de su potencia, el rápido inicio de acción y la moderada duración. Tras la exploración, el paciente no debe ingerir nada hasta confirmar la desaparición del efecto, en aproximadamente 1 hora.

Los efectos adversos son poco frecuentes, se asocian a dosis elevadas e incluyen arritmias, convulsiones y broncoaspiración. Se han descrito casos de metahemoglobinemia en niños y personas predispuestas, potencialmente letales.

Flumazenilo: antagonista de las benzodiacepinas.
- Dosis inicial: 0,1-0,2 mg.
- Si es necesario, se repetirá la dosis hasta un máximo de 1 mg.
- Inicio de acción: 1-2 minutos.
- Efecto máximo: 3 minutos.
- Duración del efecto: 10-120 minutos.
- No se empleará en pacientes con convulsiones tratadas con benzodiacepinas, presión intracraneal elevada o sobredosis de antidepresivos tricíclicos.

Naloxona: antagonista de los opiáceos.
- Dosis inicial: 0,4 mg.
- Si es necesario, se repetirá la dosis a los 3-5 minutos.
- Inicio de acción: 1-2 minutos.
- Efecto máximo: 5 minutos.
- Duración del efecto: 30-45 minutos.
- En caso de depresión respiratoria tras la administración de benzodiacepinas y opiáceos, se administrará la naloxona antes que el flumazenilo, ya que éste tiene un efecto más limitado para revertirla.

MODALIDADES DE SEDACIÓN EN ENDOSCOPIA DIGESTIVA. SEDACIÓN TRADICIONAL, CON PROPOFOL Y BALANCEADA

Básicamente, se distinguen tres tipos de protocolos de sedación: tradicional, monofármaco con propofol y balanceada.

- Sedación tradicional: emplea benzodiacepinas, generalmente midazolam, asociadas o no a opiáceos (fentanilo o meperidina). Las dosis se administran de forma progresiva hasta alcanzar el nivel de sedación deseado. Es un método adecuado para procedimientos de endoscopia básica o de corta duración. Puede emplearse contando con la única presencia de un endoscopista y un enfermero, y solamente con el empleo de un pulsioxímetro como monitorización. Tiene la ventaja de que se dispone de antagonistas (flumazenil y naloxona), que neutralizan su acción en caso de sobredosificación.
- Sedación con propofol como único fármaco: tiene la ventaja de poseer una acción más rápida que las benzodiacepi-

nas y una duración de su efecto más corta. Sin embargo, su rango terapéutico es más estrecho, lo cual obliga a calcular la dosis con mayor exactitud, y no existen antagonistas que reviertan su efecto, en caso de necesidad. Tampoco tiene poder analgésico. Puede emplearse en procedimientos de endoscopia básica, pero su principal indicación la constituyen los procedimientos complejos o de larga duración. Las guías recomiendan que una persona se encargue en exclusiva de la sedación y monitorización del paciente cuando se emplea esta modalidad; también recomiendan un nivel de monitorización más elevado, que incluya registros de tensión arterial, electrocardiográfico y de función respiratoria. Se puede administrar en forma de bolos o mediante bomba de perfusión continua.

- Sedación balanceada: consiste en la sedación inicial empleando benzodiacepinas y opiáceos, a la que se añade propofol en forma de bolos repetidos, según las necesidades que surjan durante el procedimiento. Es útil para disminuir el riesgo de sobresedación, ya que se evita tener que emplear dosis altas de propofol para lograr un nivel de sedación suficiente, sobre todo en procedimientos dolorosos o en pacientes de mayor riesgo anestésico (cardiópatas graves, broncópatas, apnea del sueño, etc.).

MEDIOS MATERIALES NECESARIOS PARA ADMINISTRAR SEDACIÓN

Las guías de práctica clínica recomiendan disponer de un mínimo de infraestructura para poder administrar la sedación con eficacia y seguridad. Esto incluye lo siguiente:

- Fármacos sedantes, analgésicos y sus antagonistas.
- Material de acceso intravenoso, cánulas, sistemas de infusión intravenosa, sueros, etc. Las bombas de infusión no son imprescindibles, pero se recomiendan si se va a emplear propofol en procedimientos de larga duración.
- Monitores de constantes que incluyan obligatoriamente pulsioximetría. En el caso de emplear sedación profunda, también se dispondrá de monitores de tensión arterial, registro electrocardiográfico y frecuencia respiratoria. Otros elementos que pueden ser útiles, aunque no imprescindibles, son los capnógrafos y sensores de actividad eléctrica cerebral (biespectral *index*).
- Equipo completo de resucitación cardiorrespiratoria, que incluya desfibrilador y todo el material y medicación necesarios para atender situaciones de parada cardíaca o respiratoria.
- Sistemas de administración de oxígeno y de aspiración.
- Sala de despertar, dotada de camillas, oxígeno y monitores de constantes. Se deberá disponer de 1,5-2 puestos por cada sala de exploraciones que esté operativa en la unidad.

MEDIOS PERSONALES NECESARIOS PARA ADMINISTRAR SEDACIÓN

Las guías también establecen recomendaciones sobre los conocimientos que deben poseer los profesionales que se ocupen

de la sedación y monitorización de los pacientes durante los procedimientos endoscópicos. También aconsejan qué personal y de qué cualificación es necesario que participe en el proceso de sedación.

Como norma general, los médicos responsables de la sedación deberán tener los siguientes conocimientos:

- Características de los fármacos que van a emplear, sus dosis, intervalo entre éstas, asociación entre ellos, antagonistas, contraindicaciones para su empleo y posibles efectos secundarios.
- Funcionamiento de los instrumentos de monitorización, de sus utilidades y limitaciones.
- Todo el personal que interviene en la sedación deberá disponer de una certificación en reanimación cardiorrespiratoria básica. Al menos una persona en la unidad de endoscopia deberá estar en posesión de una certificación en reanimación avanzada, o en su defecto, se deberá poder disponer de forma inmediata de un médico intensivista o anestesiólogo.
- El personal estará familiarizado con los niveles de sedación, deberá saber reconocer aquel en el que se encuentra el paciente y ser capaz de rescatarlo hasta niveles inferiores cuando esté excesivamente sedado.

Con respecto a los instrumentos de monitorización, es básico que el personal que los utilice conozca perfectamente qué es lo que miden, cómo lo hacen y cuáles son sus limitaciones. A continuación, se comentan aspectos importantes de dos instrumentos cuyo funcionamiento es vital conocer para evitar errores. El primer instrumento es el pulsioxímetro, un aparato que, mediante un sensor que se coloca generalmente en un dedo del paciente, calcula la saturación de oxígeno en la sangre arterial; también mide la frecuencia cardíaca.

! Dispone de una alarma que avisa cuando el nivel de saturación baja y debe ajustarse en el 90 % (**Fig. 1-1**). Hay dos aspectos muy importantes que se deben conocer respecto a su funcionamiento: *a)* la saturación que muestra el pulsioxímetro no refleja de forma inmediata la situación de la función respiratoria del paciente, sino que existe un retardo desde que ésta se deteriora hasta que el nivel detectado de oxígeno baja y se dispara la alarma; este retardo puede ser de hasta 1 minuto, sobre todo si al paciente se le está suministrando oxígeno. Por ello, no se debe confiar exclusivamente en el pulsioxímetro para la valoración del estado respiratorio del paciente, y se debe valorar también su coloración y el mantenimiento de las excursiones respiratorias de la caja torácica. Y *b)* no hay que confundir saturación arterial de oxígeno con presión arterial de oxígeno, pues la relación entre ambas no es lineal, sino que se expresa mediante una curva, de manera que un 90 % de saturación equivaldría aproximadamente a una PaO_2 de 75 mmHg, y un 60 %, a una situación de hipoxemia grave, por debajo de 40 mmHg de PaO_2 (**Fig. 1-2**).

El segundo instrumento es el capnógrafo, que, mediante un sensor que se coloca en los orificios nasales y la boca, y por el que, a su vez, se puede administrar oxígeno al paciente, mide la concentración de CO_2 del aire espirado y la frecuencia

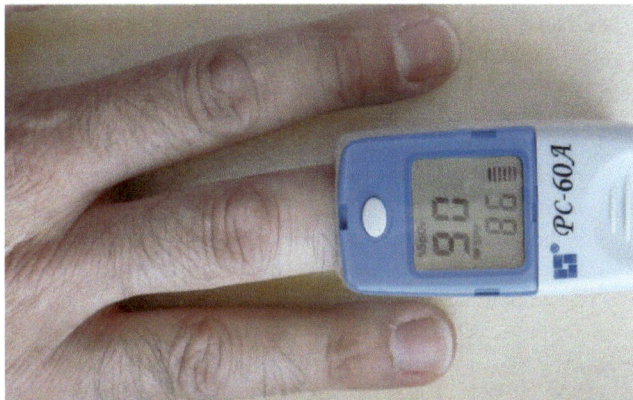

Figura 1-1. Pulsioxímetro. Mide la saturación de oxígeno de la sangre arterial y la frecuencia cardíaca.

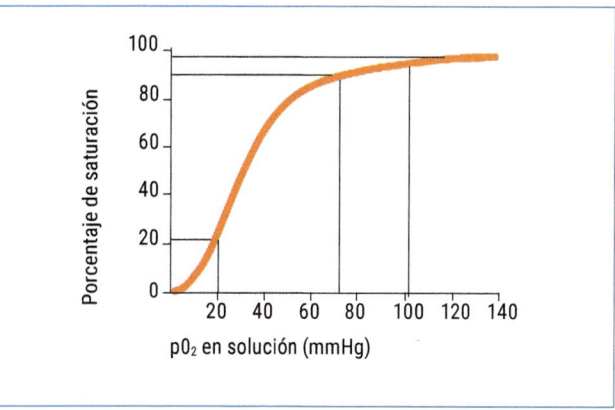

Figura 1-2. Curva de saturación de la oxihemoglobina y su relación con la presión arterial de O_2. O_2: oxígeno; pO_2: presión parcial de oxígeno.

respiratoria, y refleja ambos parámetros en una curva dinámica visible en una pantalla. Tiene la ventaja de que el retardo de su alarma respecto al deterioro de la función respiratoria es menor que en el caso del pulsioxímetro y salta a los pocos segundos de producirse una situación de bradipnea o de hipercapnia (**Fig. 1-3**).

CUALIFICACIÓN Y NÚMERO DE PROFESIONALES RECOMENDADO

Cuando el procedimiento endoscópico vaya a ser realizado bajo sedación superficial, únicamente será imprescindible la presencia de un médico endoscopista y un enfermero, quien administrará los fármacos siguiendo las instrucciones del médico y controlará las constantes del paciente. Circunstancialmente, podrá ayudar al endoscopista en la toma de muestras, extirpación de lesiones, etc.

Si se emplea sedación profunda, deberá disponerse de una persona, generalmente enfermera, dedicada en exclusiva a la sedación y monitorización del paciente.

Existe una controversia muy importante sobre si la sedación profunda exige la presencia de un médico anestesiólogo. Las principales sociedades científicas mundiales avalan que este tipo de sedación sea llevado a cabo por médicos no anestesistas, siempre y cuando acrediten una formación y experiencia adecuadas. En cualquier caso, existen situaciones en las que la participación de un anestesiólogo puede ser conveniente o incluso imprescindible.

Necesidad de anestesiólogo en sedación durante procedimientos endoscópicos:

- Endoscopia pediátrica.
- Pacientes embarazadas.
- Sedación profunda en pacientes de riesgo anestésico elevado (ASA superior a III).
- Pacientes con condiciones que dificulten una eventual intubación endotraqueal (malformaciones faciales, orofaríngeas, cervicales, mandibulares, etc.).
- Pacientes con antecedentes de reacciones adversas graves a la sedación o anestesia.
- Pacientes muy debilitados.
- Pacientes con síndrome de apnea del sueño grave.

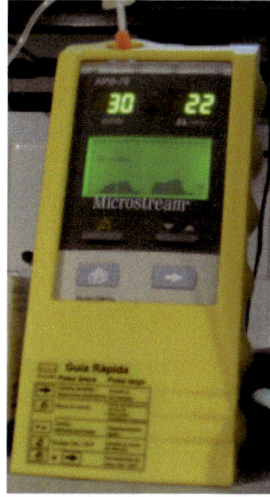

Figura 1-3. Capnógrafo. Se registra la concentración de CO_2 (dióxido de carbono) en el aire espirado y la frecuencia respiratoria del paciente.

- Condiciones de riesgo para una broncoaspiración (hemorragia digestiva alta masiva, estómago de retención, etc.). En estos casos, puede ser conveniente la intubación endotraqueal del paciente antes de comenzar el procedimiento endoscópico.
- Procedimientos endoscópicos especialmente complejos o prolongados.

NORMAS GENERALES PARA LA ADMINISTRACIÓN DE SEDACIÓN EN ENDOSCOPIA DIGESTIVA

- Se dispondrá de un consentimiento informado específico para la sedación, en el que se informe al paciente qué personal la administrará, las posibles complicaciones y las alternativas. Este consentimiento sobre sedación puede estar incorporado o no al propio del procedimiento endoscópico en cuestión.
- El paciente deberá estar en ayunas para sólidos 6-8 horas antes, y para líquidos desde 2 horas antes.
- El paciente deberá tener un acceso venoso permeable durante todo el proceso, así como aporte de oxígeno

mediante gafas nasales, mascarilla o abrebocas adaptado, a un flujo de 2-4 L por minuto.

• El sedante se administrará en dosis crecientes y sucesivas, respetando el tiempo de intervalo entre dosis de acuerdo con las propiedades farmacodinámicas de éste, hasta lograr el nivel de sedación deseado.

• Antes de administrar una nueva dosis, deberá confirmarse el nivel de sedación en el que se encuentra el paciente.

• La dosis apropiada y la dosis máxima dependerán del peso, edad, comorbilidades del paciente, de su consumo habitual de psicofármacos, drogas de abuso, alcohol o tabaco, de la administración simultánea de varios sedantes y, sobre todo, de la respuesta individual de éste a las dosis ya administradas. También dependerán de la complejidad y duración del procedimiento endoscópico.

CONTROLES Y REGISTROS DURANTE EL PROCESO DE SEDACIÓN

 La sedación constituye un proceso que comienza antes del procedimiento endoscópico, continúa durante éste y se prolonga durante un tiempo más o menos largo una vez que aquel ha finalizado. Es importante tener presente una serie de medidas, controles y registros durante todo este período.

• Controles previos a la endoscopia:
  – Valorar la situación clínica general del paciente, sus comorbilidades y sus hábitos tóxicos.
  – Investigar posibles reacciones alérgicas o acontecimientos adversos durante procedimientos previos de sedación o anestesia.
  – Registrar las alergias conocidas, tanto a medicamentos como a alimentos.
  – Registrar los medicamentos que el paciente esté consumiendo.
  – Anotar la hora de la última ingesta del paciente, asegurándose de que ha respetado el período de ayuno recomendado.
  – Realizar una exploración física somera, especialmente focalizada en la función cardiorrespiratoria y el nivel de conciencia.
  – Exploración de la vía aérea superior, para detectar posibles condiciones que aumenten el riesgo de hipoxemia o que puedan dificultar una eventual intubación endotraqueal (**Tabla 1-2** y **Fig. 1-4**).
  – Asignar el grado de riesgo anestésico del paciente, siguiendo la clasificación de la ASA (**Tabla 1-3**).
  – En las mujeres en edad fértil, descartar que se encuentren embarazadas.
  – Asegurarse de que el paciente ha firmado el consentimiento informado y resolver las dudas que pueda tener.
  – En los pacientes ambulantes, asegurarse de que han acudido acompañados de un adulto responsable.
• Controles durante la endoscopia:
  – Asegurarse de que el paciente dispone de un acceso venoso continuo.
  – Asegurarse de la administración continua de oxígeno.
  – Monitorización de la saturación de oxígeno de la sangre arterial y de la frecuencia del pulso, mediante un pulsioxímetro.

Tabla 1-2. Factores independientes de riesgo para una ventilación difícil

Presencia de barba
Historia de ronquidos
Ausencia de dentadura
Índice de masa corporal superior a 26 kg/m^2
Edad superior a 55 años

Tabla 1-3. Clasificación de la Asociación Americana de Anestesistas (ASA) de riesgo anestésico

ASA 1: Paciente sano
ASA 2: Enfermedad sistémica leve, que no limita sus actividades
ASA 3: Enfermedad sistémica moderada o grave que no limita sus actividades
ASA 4: Enfermedad sistémica grave que amenaza la vida
ASA 5: Paciente moribundo, con riesgo importante de fallecer en las siguientes 24 horas (con o sin intervención)
ASA 6: Paciente en muerte cerebral cuyos órganos van a ser extraídos para donación

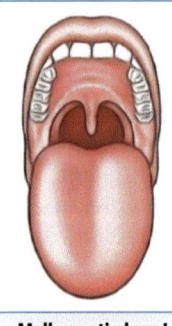 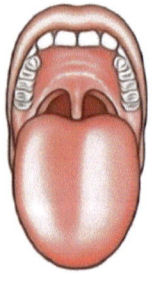 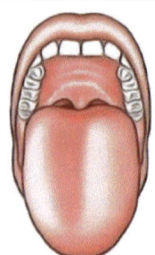 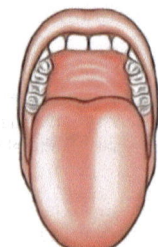

| **Mallampati clase I** Visibilidad de pilares amigdalinos, úvula, paladar blando y paladar duro | **Mallampati clase II** Visibilidad parcial de la úvula, paladar blando y paladar duro | **Mallampati clase III** Visibilidad de base de la úvula, paladar blando y paladar duro | **Mallampati clase IV** Visibilidad exclusiva del paladar duro |

Figura 1-4. Escala de Mallampati. La exploración de la vía aérea superior debe realizarse con el paciente en bipedestación o sedestación. Los grados III (no se ve la úvula y sí el paladar blando) y IV (no se ven la úvula ni el paladar blando) son de riesgo para intubación traqueal difícil.

- En los casos en los que se emplee sedación profunda, monitorizar la tensión arterial (mediciones cada 3-5 minutos) y el registro electrocardiográfico.
- Confirmar el mantenimiento de la función respiratoria del paciente, mediante la observación periódica de las excursiones respiratorias y la coloración de piel y mucosas. En algunos casos, sobre todo cuando la sala de exploraciones esté en oscuridad o el paciente colocado en posición de decúbito prono, puede ser muy útil el empleo de un capnógrafo. Los monitores de constantes actuales también disponen de una función que registra continuamente la frecuencia respiratoria.

- Controles tras la endoscopia:
  - No mover al paciente de la mesa de exploraciones hasta que haya recuperado los reflejos defensivos y pueda responder al menos a órdenes sencillas. En caso contrario, se puede facilitar una broncoaspiración si el paciente, por la causa que fuera, presentara un vómito.
  - Mantener al paciente vigilado y monitorizado hasta que recupere su situación basal.
  - El paciente se mantendrá en una sala de recuperación, vigilado, hasta que esté fuera de peligro, totalmente consciente y con sus funciones hemodinámicas y respiratorias conservadas. Se completará un cuestionario de valoración antes de proceder a su alta (Tabla 1-4).

- Registro del procedimiento de sedación: se deben registrar e incorporar a la historia clínica del paciente todos los datos obtenidos a lo largo del proceso:
  - Valoración previa al procedimiento.
  - Control de constantes antes, durante y después de la endoscopia.
  - Valoración al alta.
  - Asimismo, se deberán registrar las complicaciones y eventos adversos que hayan podido ocurrir:

- Complicaciones cardiorrespiratorias o de cualquier otro tipo.
- Procedimientos que hayan tenido que ser suspendidos antes de completarse.
- Intervenciones o maniobras no previstas que haya sido necesario efectuar (estimulación, ventilación, intubación, etc.).
- Ingresos no programados o traslados no previstos a la unidad de cuidados intensivos.
- Muerte del paciente.

COMPLICACIONES DE LA SEDACIÓN

Como todo procedimiento médico, la sedación puede presentar complicaciones. Se calcula que la incidencia de complicaciones relevantes relacionadas con la sedación aparece en el 0,2-0,9 % de los casos. Las más graves son las cardiorrespiratorias.

 Se han identificado factores de riesgo que aumentan las posibilidades de aparición de efectos secundarios indeseados durante la sedación; algunos dependen del paciente: cardiopatía, enfermedad pulmonar crónica, saturación arterial basal menor del 95 %, edad superior a 70 años, pacientes hospitalizados y grado ASA mayor de III. Otros se relacionan con el tipo de procedimiento, su duración y complejidad, así como con la clase de fármacos empleados y su dosificación.

Hipoxemia: es el incidente o complicación más común, definida como una saturación de oxígeno en sangre arterial menor del 90 %; aparece entre un 4 y 50 % de los casos, aunque generalmente es transitoria y se corrige sin dificultad. Ocurre con mayor frecuencia cuando la sedación se realiza asociando más de un fármaco, y su incidencia disminuye si se suministra al paciente oxígeno durante la exploración. Aunque se puede deber a depresión del centro respiratorio, en la mayoría de los casos se debe a obstrucción de la vía aérea superior y se soluciona con maniobras de hiperextensión mandibular, aumento del flujo de oxígeno o colocación de una cánula de Guedel. Es excepcional que se precise la ventilación o intubación del paciente.

Hipotensión: se define como tensión arterial sistólica inferior a 90 mmHg. Es más frecuente cuando se asocian fármacos, con el empleo de propofol y en pacientes cardiópatas con fracción de eyección ventricular disminuida. Por lo general, se revierte fácilmente mediante la infusión de soluciones cristaloides, aunque en casos refractarios puede ser necesaria la administración de efedrina intravenosa (5 mg).

Hipertensión: suele ser transitoria. En los casos en los que persista, se puede tratar mediante infusión intravenosa de uropidilo (10 mg).

Arritmias: aparecen en el 4-70 % de las sedaciones. La mayoría son taquicardias sinusales, con frecuencia relacionadas con la ansiedad previa del paciente. Son más frecuentes en pacientes cardiópatas. Pueden aparecer extrasistolias, bradicardias, ritmos ectópicos y alteraciones del ST en el electrocardiograma, aunque estas últimas no se suelen relacionar con isquemia miocárdica.

Tabla 1-4. Valoración para el alta

	Puntuación
Actividad	
Mueve voluntariamente o ante órdenes 4 extremidades	2
Mueve voluntariamente o ante órdenes 2 extremidades	1
Incapaz de mover las extremidades	0
Respiración	
Capaz de respirar profundamente y toser libremente	2
Disnea o respiración limitada	1
Apnea	0
Circulación	
Tensión arterial < 20 % del nivel presedación	2
Tensión arterial 20-49 % del nivel presedación	1
Tensión arterial > 50 % del nivel presedación	0
Conciencia	
Completamente despierto	2
Responde a la llamada	1
No responde	0
Saturación arterial de O_2	
Saturación del 95 % con aire ambiente	2
Necesita oxígeno para mantener saturación > 90 %	1
Saturación < 90 % con oxígeno	0

Se necesitan 9 o 10 puntos para proceder al alta del paciente.
Escala de Aldrete modificada

Broncoaspiración: es poco frecuente, pero hay que tener presente que, en ocasiones, inicialmente pasa desapercibida. El riesgo aumenta cuando el estómago presenta contenido (sangre, alimentos, líquido). Si se sospecha la existencia de retención gástrica, es recomendable realizar la exploración previa intubación endotraqueal del paciente. Como ya se ha comentado, no se debe movilizar al paciente, una vez concluida la endoscopia, mientras que se encuentre en nivel de sedación profunda y no haya recuperado los reflejos defensivos.

Flebitis: era más frecuente cuando se empleaba el diazepam. Algunos preparados de propofol pueden ser irritantes de la pared venosa, lo que puede evitarse si se añade lidocaína a la solución.

Transmisión de infecciones: se han comunicado casos de infecciones graves transmitidas por la contaminación del propofol, ya que éste, al ser oleoso, constituye un buen medio de cultivo para los gérmenes. Por dicho motivo, es muy importante extremar las medidas de asepsia, no mantener abiertos más de 6 horas los viales del propofol y desechar el sobrante de las jeringas y ampollas después de cada endoscopia.

Reacciones alérgicas: las reacciones alérgicas a los sedantes son muy raras. El propofol, al llevar en su composición lecitina, se había contraindicado en los pacientes con alergia al huevo, aunque estudios recientes señalan que puede ser empleado también en esos casos.

SEDACIÓN EN ENDOSCOPIA ANTE SITUACIONES ESPECIALES: EMBARAZO, LACTANCIA Y EDAD PEDIÁTRICA

Embarazo: los agentes sedantes y analgésicos empleados en la sedación carecen de potencial teratogénico; además, está demostrada la inocuidad a una exposición única a la anestesia, incluso durante el primer trimestre, que es el período del embarazo de mayor riesgo para el feto. Se dispone de una clasificación de riesgo de empleo de fármacos durante la gestación (Tabla 1-5), con una gradación de éste de menor a mayor; no existe contraindicación para el empleo de benzodiacepinas, opiáceos o propofol. De hecho, éste es teóricamente más seguro que el midazolam o el diazepam. No obstante, las guías de práctica clínica aconsejan realizar exploraciones endoscópicas a mujeres embarazadas únicamente en el caso de que estén absolutamente indicadas y, si es posible, después del primer trimestre (Tablas 1-6 y 1-7). La presencia de un obstetra durante la endoscopia ha sido recomendada por algunas sociedades científicas, pero, por lo general, no se

Tabla 1-5. Categorías de la Food and Drug Administration (FDA) para los fármacos usados durante el embarazo		
Categoría	Descripción	Fármacos usados durante la endoscopia y sedación
A	Estudios adecuados y bien controlados en mujeres embarazadas no han mostrado mayor riesgo de anomalías fetales	Ninguno
B	Estudios en animales no han mostrado riesgo para el feto; no se dispone de estudios adecuados y bien controlados en mujeres embarazadas, o bien estudios en animales han mostrado efectos adversos, pero estudios adecuados y bien controlados en mujeres embarazadas no han mostrado riesgo para el feto	Meperidina Propofol Naloxona
C	Estudios en animales han mostrado algún efecto adverso; no existen estudios adecuados en mujeres embarazadas, o bien no se dispone de estudios en animales, y tampoco hay estudios adecuados y bien diseñados en mujeres embarazadas	Midazolam Fentanilo Flumazenilo
D	Estudios adecuados y bien controlados, o estudios observacionales en animales y en mujeres embarazadas, han demostrado algún riesgo para el feto; sin embargo, los beneficios del tratamiento pueden superar el riesgo potencial	Diazepam
X	Estudios adecuados y bien controlados o estudios observacionales en animales o en mujeres embarazadas han aportado pruebas positivas de anomalías fetales. El uso de este producto se contraindica en mujeres que están, o podrían estar, embarazadas	

Tabla 1-6. Indicaciones de endoscopia durante el embarazo
Hemorragia digestiva significativa o continuada
Náuseas, vómitos o dolor abdominal, graves o refractarios al tratamiento
Disfagia u odinofagia
Sospecha importante de masa colónica
Diarrea grave sin diagnóstico tras evaluación inicial extensa
Coledocolitiasis o colangitis
Lesión ductal biliar o pancreática

Tabla 1-7. Principios generales de las endoscopias durante el embarazo
Indicación irrefutable, especialmente en embarazos de riesgo
Si es posible, retrasar la endoscopia hasta el segundo trimestre
Utilizar las dosis de sedantes efectivas, lo más bajas posibles
Si es posible, emplear sedantes de clase A o B
Minimizar la duración del procedimiento
Colocar a la paciente en decúbito lateral izquierdo, para minimizar la compresión sobre los grandes vasos abdominales
Un obstetra debe estar localizado, por si aparecen complicaciones
La endoscopia está contraindicada en abruptio placenta, parto inminente, eclampsia o rotura de membranas

considera necesario. Asimismo, en estos casos y sobre todo en procedimientos complejos, debe valorarse que la sedación la lleve a cabo un anestesista.

Lactancia: la lactación no modifica la respuesta de la mujer a los sedantes; sin embargo, los fármacos pueden excretarse en la leche, por lo que hay que conocer algunas normas. La meperidina se concentra en la leche y puede reducir el nivel de alerta del niño e interferir con su alimentación; por dicho motivo, es preferible no emplearla y utilizar como opiáceo el fentanilo, el cual se excreta en la leche materna a unos niveles muy bajos que no provocan efecto en el lactante. Respecto a las benzodiacepinas, el midazolam es preferible frente al diazepam, pero la lactancia deberá retrasarse 4 horas tras su administración, extrayéndose y desechándose la leche, antes de la nueva toma. Por último, el propofol es seguro, se excreta en la leche en cantidades pequeñas y, además, no tiene efecto en el niño al ser ingeridas por vía oral, por lo que no es necesario adoptar ninguna medida especial si se administra a una mujer lactante (Tabla 1-8).

Edad pediátrica: existen estudios que han demostrado que médicos no anestesistas pueden controlar la sedación en niños durante procedimientos endoscópicos. El midazolam por vía oral o intranasal puede ser una buena alternativa. El propofol puede ser empleado como único fármaco. No obstante, los niños, y especialmente los neonatos y durante la primera infancia, tienen una mayor tendencia a la hipoventilación al colocarles en prono o supino, sus vías respiratorias presentan una mayor resistencia al flujo y la hipertrofia de las amígdalas y adenoides puede disminuir el paso del aire desde la boca. Por dichos motivos, parece prudente que la sedación en niños pequeños, y probablemente en niños menores de 10 años, sea asumida por anestesistas o pediatras con experiencia en sedación.

CAPACITACIÓN EN SEDACIÓN. FORMACIÓN DE ENDOSCOPISTAS EN LAS TÉCNICAS DE SEDACIÓN

Las principales sociedades científicas relacionadas con la endoscopia digestiva coinciden en que los médicos endoscopistas que asuman la sedación y analgesia de los pacientes durante los procedimientos endoscópicos deben tener una serie de conocimientos y habilidades que les capaciten para llevarlas a cabo en condiciones de eficacia, eficiencia y seguridad. En realidad, la formación en sedación debería estar incluida en el programa de formación de médicos especialistas en aparato digestivo. Mientras queesto no suceda, las sociedades recomiendan una formación reglada mediante cursos teórico-prácticos, que incluyan el aprendizaje de los conocimientos necesarios en cuanto a infraestructura de las unidades, documentación necesaria (consentimiento informado, registros, etc.), valoración previa del paciente, niveles de sedación, características farmacológicas de los fármacos sedantes y analgésicos, reconocimiento y tratamiento de las posibles complicaciones, técnicas de reanimación cardiopulmonar, manejo de los instrumentos de monitorización, interpretación de sus datos y conocimiento de sus limitaciones, valoración del paciente previa al alta, etc. Además, esta formación teórica deberá complementarse con prácticas en unidades de endoscopia acreditadas para la sedación por no anestesistas, en pequeños grupos de entre 4 y 8 alumnos, en las que los endoscopistas adquieran las habilidades que les permitan emplear sedantes con seguridad y de forma eficaz. La Sociedad Europea de Endoscopia Gastrointestinal (ESGE) recomienda que, en estas prácticas, cada alumno asista al menos a 30 casos de sedación, incluidos los meramente observados, los tutelados y los llevados a cabo de forma individual. En estos cursos, cuyo contenido y duración recomendados varían de unas sociedades a otras, se hace hincapié en seguir las recomendaciones de las guías de práctica clínica publicadas sobre sedación en general, sedación con propofol e infraestructura necesaria para ello (Tabla 1-9).

Tabla 1-8. Sedantes y lactancia

Fármaco	Segregado en la leche	Recomendación
Midazolam	Sí	Retrasar la toma > 4 h
Fentanilo	Sí (mínimo)	No tomar medidas
Meperidina	Sí (hasta 24 h)	Compatible, pero mejor fentanilo
Propofol	Sí (hasta 4-5 h g)	No retrasar la toma

Tabla 1-9. Contenido teórico recomendado de los cursos de sedación para no anestesistas

Repaso de la anatomía de la vía aérea y de la fisiología cardiovascular, incluyendo definiciones de hipoxemia, hipercapnia e hipocapnia, y su relación con el riesgo individual de cada paciente
Farmacología básica, farmacocinética, indicaciones y contraindicaciones de los fármacos usados habitualmente en la sedación y el control del dolor
Diferentes métodos de sedación, incluyendo su potencialidad y limitaciones, posibles efectos secundarios, prevención y tratamiento de las complicaciones
Selección adecuada de los pacientes candidatos a ser sedados por no anestesistas y aquellos que necesitarán del concurso de un anestesiólogo
Medios materiales y humanos necesarios para administrar sedación de forma eficaz y segura, antes, durante y después de las endoscopias
Utilización de clasificaciones para valorar el riesgo de la sedación y dificultad para la intubación
Preparación y vigilancia del paciente, incluyendo su posición, acceso venoso, aplicación de oxígeno y monitorización de constantes
Niveles de sedación
Manejo de las complicaciones de la sedación
Documentación del proceso de sedación (constantes, fármacos y líquidos administrados, complicaciones y maniobras llevadas a cabo para su control, criterios para el alta)
Legislación nacional. Guías de práctica clínica

ASPECTOS LEGALES DE LA SEDACIÓN EN ENDOSCOPIA DIGESTIVA. CONSENTIMIENTO INFORMADO

La práctica de la medicina está sujeta a la legislación vigente de cada país. En España, la ley únicamente reconoce la profesión de médico, la cual capacita para la práctica de cualquier aspecto de la medicina, siempre que se demuestre la capacitación y la destreza necesarias y suficientes para ello. La ley española establece que no existen fronteras entre especialidades y que ningún acto médico, procedimiento o técnica es exclusivo de especialidad alguna. Además, el código deontológico médico español proclama que el médico tiene derecho a no ser limitado en su ejercicio profesional, salvo que éste no discurra por cauces éticos. Todo esto confiere al médico endoscopista la potestad para hacerse responsable del proceso de la sedación durante los procedimientos endoscópicos, siempre y cuando haya obtenido una formación suficiente y posea la experiencia necesaria. Todo profesional, además, debe ser consciente de sus limitaciones y solicitar ayuda a compañeros más expertos en el caso en que la situación lo aconseje.

Respecto al consentimiento informado, las sociedades científicas recomiendan disponer de uno específico para la sedación en endoscopia digestiva, que puede encontrarse incluido en el consentimiento de la técnica concreta a realizar (gastroscopia, colonoscopia, colangiopancreatografía retrógrada endoscópica, etc.) o constituir un documento independiente.

Este consentimiento debe ser facilitado al paciente por parte del médico que prescribe la exploración, pero esto no exime al endoscopista de la obligación de informar, aclarar las dudas del paciente y confirmar la obtención de éste. Esta función no puede ser delegada en el personal de enfermería ni de cualquier otra categoría. La información, tanto verbal como escrita, deberá ser veraz y fácilmente comprensible por el paciente. Se harán constar los beneficios y los riesgos de la sedación, incluidos aquellos relacionados con las actividades que el paciente no debe realizar durante las horas posteriores. Se incluirá la relación de las potenciales complicaciones, especialmente las más frecuentes y las más graves. Se ofrecerán alternativas a la sedación, incluida la opción de realizar la endoscopia sin recurrir a ella. Se debe explicitar también que la sedación será administrada por un médico capacitado para ello.

El paciente debe contar con tiempo suficiente para valorar la información recibida (en España, se establece que ese tiempo debería ser de al menos 24 horas) y debe tener la capacidad para revocar por escrito el consentimiento previamente otorgado.

En pacientes menores de edad o con sus capacidades cognitivas disminuidas, o en caso de concurrir cualquier otra situación que les incapacite para recibir la información o consentir el procedimiento, deberán ser sus tutores o representantes legales los que firmen el documento.

En situaciones de urgencia vital y en ausencia de representantes legales, no es obligado obtener el consentimiento informado, pero se tendrá que hacer constar en la historia clínica dicha circunstancia.

PUNTOS CLAVE

- La sedación es algo consustancial a la endoscopia digestiva, que debe ofrecerse a todos los pacientes. Su objetivo es evitar el dolor del paciente y los movimientos intempestivos de éste, que comprometan la eficacia y seguridad del procedimiento.
- Existen numerosas guías de práctica clínica, editadas por las principales sociedades científicas nacionales, que avalan la realización de sedación durante procedimientos endoscópicos por personal no anestesista debidamente entrenado.
- Existen diferentes niveles de sedación, desde la ansiólisis a la anestesia. En endoscopia digestiva, se busca el nivel superficial o el profundo, dependiendo del tipo de procedimiento a realizar.
- Los fármacos más utilizados son las benzodiacepinas, solas o asociadas a opiáceos, y el propofol. Los primeros tienen la ventaja de disponer de antagonistas, que revierten sus efectos de forma rápida en caso de sobresedación. El

propofol no dispone de antagonista, pero su punto fuerte es el de ser un hipnótico de efecto ultrarrápido y acción ultracorta, lo que lo hace muy útil para los procedimientos endoscópicos.
- Para administrar sedación, es imprescindible disponer de instrumentos de monitorización de constantes, así como de una sala de recuperación en la que el paciente se mantenga vigilado hasta que recupere sus funciones básicas y pueda ser dado de alta.
- El personal responsable de la sedación deberá estar formado en las técnicas de sedación, monitorización y soporte vital.
- Se deberá incorporar, a la historia clínica del paciente, un registro de la sedación en el que consten los fármacos y dosis administrados, las constantes durante el proceso de sedación y los efectos adversos que puedan haberse producido.

BIBLIOGRAFÍA

Anderson MA, Baron TH, Banerjee S et al. ASGE standards of practice committee. Modifications in endoscopic practice for pediatric patients. Gastrointest Endosc. 2008;67:1-9.

Dumonceau JM, Riphaus A, Schreiber F et al. Non-anesthesiologist administration of propofol for gastrointestinal endoscopy: European Society of Gastrointestinal Endoscopy, European Society of Gastroenterology and Endoscopy Nurses and Associates Guideline – Updated June 2015. Endoscopy. 2015;47:1175-89.

Early DS, Lightdale JR, Vargo JJ et al. Guidelines for sedation and anesthesia in GI endoscopy. Gastrointestinal Endoscopy. 2018;87(2):327-37.

Gottlieb KT, Banerjee S, Barth BA et al. Monitoring equipment for endoscopy. Gastrointest Endosc. 2013;77:175-80.

Hu Q, Liu X, Wen C, Li D, Lei X. Remimazolam: An Updated Review of a New Sedative and Anaesthetic. Drug Des Devel Ther. 2022;16:3957-74.

Igea F, Casellas JA, González-Huix F et al. Sedación en endoscopia digestiva. Guía de práctica clínica de la Sociedad Española de Endoscopia Digestiva. Rev Esp Enf Dig. 2014;16(3):195-211.

Jain R, Ikenberry SO, Anderson MA et al. ASGE Standards of Practice Committee. Minimum staffing requirements for the performance of GI endoscopy. Gastrointest Endosc. 2010;72:469-70.

Fuentes de electrocoagulación

2

J. C. Marín Gabriel

OBJETIVOS

- Conocer los principios físicos básicos de la electrocirugía.
- Identificar los diferentes componentes del circuito eléctrico.
- Relacionar el tipo de corriente eléctrica aplicada, las características del material empleado para la resección y los efectos tisulares.
- Conocer las recomendaciones de seguridad del paciente en el contexto del uso de fuentes electroquirúrgicas.
- Exponer las configuraciones más comúnmente empleadas para la resección de lesiones del tracto digestivo.
- Aplicar los conceptos expuestos en la resección de tumores digestivos y en la resolución de las incidencias que puedan aparecer durante el procedimiento.

INTRODUCCIÓN

Durante los años de formación en la especialidad, el autor pudo comprobar cómo, entre las tareas más frecuentes que se llevan a cabo en una sala de endoscopias, está la resección de lesiones neoplásicas en el tracto digestivo. En gran parte de estas resecciones, se precisa el empleo de fuentes de diatermia o unidades electroquirúrgicas (UEQ).

Sin embargo, cuando preguntaba a sus mentores cómo funcionan las UEQ o por qué se empleaban unas configuraciones u otras, la respuesta, salvo excepciones, solía ser mejorable. Esta situación no deja de ser preocupante teniendo en cuenta que cada día se realizan multitud de resecciones endoscópicas, esfinterotomías y procedimientos hemostáticos. De hecho, aunque en las unidades de endoscopia se programan cada vez más procedimientos terapéuticos, el conocimiento general de las UEQ por los endoscopistas aún presenta margen de mejora. ¿Es posible imaginarse a un traumatólogo con los mínimos conocimientos imprescindibles para seleccionar la prótesis más adecuada para resolver una fractura de cadera o para llevar a cabo la hemostasia más efectiva mientras opera?

En lo referente a las UEQ, la carencia de formación específica, una terminología confusa que depende de la empresa que la comercializa, la predisposición del estamento sanitario a considerar que para su comprensión se precisan complejos conocimientos de ingeniería o física y cuestiones referentes a patentes tecnológicas son importantes barreras para adquirir el conocimiento necesario.

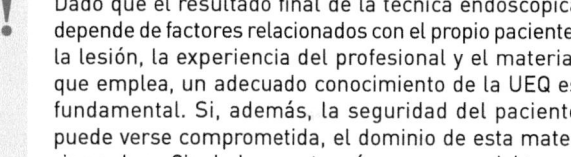

Dado que el resultado final de la técnica endoscópica depende de factores relacionados con el propio paciente, la lesión, la experiencia del profesional y el material que emplea, un adecuado conocimiento de la UEQ es fundamental. Si, además, la seguridad del paciente puede verse comprometida, el dominio de esta materia es clave. Sin duda, cuanto más se conozca del tema, mejor se desempeñará el trabajo.

PRINCIPIOS DE ELECTROCIRUGÍA

Física básica

La electrocirugía se basa en el empleo de corriente alterna de alta frecuencia que se transforma en energía térmica cuando se libera en los tejidos.

El incremento de temperatura que se produce en las células se emplea para cortar, coagular o inducir la ablación tisular según se modifiquen determinados parámetros.

Las asas de polipectomía, los endobisturíes, las pinzas de coagulación y los esfinterótomos son los electrodos activos del circuito eléctrico.

El principio básico de los circuitos eléctricos es la ley de Ohm ($V = I \times R$). Las tres variables que lo componen afectan a la temperatura que llega a alcanzar el tejido. El voltaje (V, medido en voltios = julios/culombio) es la fuerza que impulsa el flujo de electrones (I, intensidad de corriente medida en amperios = culombios/segundo) por medio de una resistencia (R, medida en ohmios) a través de un circuito. En la **figura 2-1** se presenta la clásica analogía hidráulica que representa esta fórmula.

El cumplimiento de esta fórmula implica que, a voltaje constante, cuando se incrementa la resistencia, la intensidad de la corriente disminuye. Esto explica una situación que pueden observar los endoscopistas ocasionalmente al intentar cortar el pedículo de un pólipo. Cuando el tejido se coagula en exceso, se incrementa su resistencia. Dado que en la mayoría de las UEQ el voltaje se mantiene constante, la intensidad de la corriente se reduce, lo que disminuye a su vez la efectividad del corte, y el asa puede quedar atrapada en el tejido.

> **!** Por otro lado, en otras ocasiones, puede ser más deseable un mayor efecto hemostático. Puesto que aumentar el voltaje incrementa la fuerza que impulsa los electrones, cuando éste se incrementa, se logra un mayor daño térmico que favorece la hemostasia. Sin embargo, se debe tener en cuenta que esta elevación del voltaje se asocia a su vez con mayor riesgo de quemaduras profundas en la pared y se incrementa el riesgo de serositis y perforación.

En cuanto a la potencia (W, medida en vatios = julios/segundo), ésta se define como el producto del voltaje (V) por la intensidad de corriente (I), $W = V \times I$. Los incrementos en el voltaje, por tanto, incrementan la capacidad de la corriente eléctrica para generar un arco desde el electrodo activo hasta el tejido cuando existe una solución de continuidad entre ambos. Cuando entre los dos puntos existe contacto físico, según la ecuación previa, el incremento del voltaje dispensa mayor cantidad de energía a los tejidos (se incrementa la potencia), lo que lleva a un daño térmico mayor y más profundo.

Si se sustituyen, en esta última fórmula, sus términos fundamentales por los de la ley de Ohm, se llega a la siguiente ecuación: $W = V$ ley de Ohm $(V/R) = V^2/R$.

> **!** Por tanto, la potencia es directamente proporcional al voltaje e inversamente proporcional a la resistencia del tejido (también denominada *impedancia*).

Así, cuando aumenta la impedancia, la potencia desciende, y sin embargo, se incrementa cuando lo hace el voltaje. Dicho de otra forma, si la potencia máxima se mantiene constante (la que se selecciona en la UEQ), cuando se incrementa la resistencia del tejido, el voltaje disminuirá y con él la potencia que se libera al tejido.

> **!** Esta sencilla fórmula explica el hecho de que las características de corte y coagulación del electrodo activo se modifican en función de las diferentes impedancias existentes en los tejidos que se van atravesando.

Para responder adecuadamente a las diferentes resistencias tisulares, las modernas UEQ monitorizan esas diferentes impedancias, de forma que, tanto si se incrementan como si se reducen, el voltaje se modifica para mantener la potencia deseada.

Finalmente, puesto que el efecto que se busca es el aumento de la temperatura en el tejido, se debe conocer que la energía térmica (Q) liberada cuando la corriente eléctrica fluye a través de una resistencia está gobernada por la ley de Joule y se define como el producto del trabajo (potencia) realizado por unidad de tiempo ($Q = W \times t$). De nuevo, si se sustituyen estos términos por los enunciados en la ley de Ohm, se obtendrá que $Q = (V \times I) \times t = (I \times R) \times I \times t = I^2 \times R \times t$. Esta ecuación explica por qué una resistencia (el material endoscópico: asa de diatermia, endobisturí o esfinterótomo) se calienta y emite energía. Esta energía térmica es directamente proporcional a la impedancia (R) y al tiempo durante el cual la intensidad de corriente se encuentra circulando. El ejemplo típico para comprender esta ecuación viene dado por el del aumento de temperatura que se produce en una bombilla. Cuando se toca una, se nota más el calor que desprende cuanto mayor sea el tiempo que se ha mantenido encendida, la intensidad de la corriente que pasa a su través y la resistencia que genera su filamento.

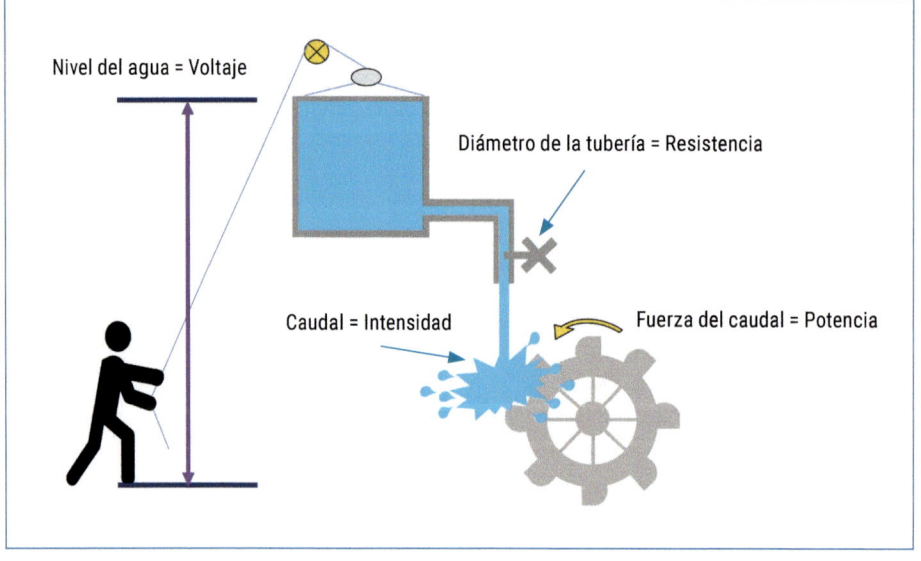

Figura 2-1. Analogía hidráulica para explicar la ley de Ohm en un circuito eléctrico. La altura del depósito de agua representa el voltaje (o fuerza) con el que son empujados los electrones por el circuito. La intensidad viene representada por el caudal de agua que fluye por la tubería de salida. El grifo en la tubería representa la resistencia (impedancia), que, cuando se incrementa, reduce la intensidad de salida del flujo de agua (o de la corriente eléctrica) cuando el voltaje permanece constante. Por este último motivo, las unidades electroquirúrgicas son menos eficientes con tejidos que tienen mayor impedancia.

Nivel del agua = Voltaje

Diámetro de la tubería = Resistencia

Caudal = Intensidad

Fuerza del caudal = Potencia

! Por tanto, es esta ley de Joule la que explica la transformación de una corriente eléctrica (I) en daño térmico (Q) y la que permite crear los efectos de corte y coagulación en los tejidos con las UEQ.

Asimismo, la resistencia o impedancia de esos mismos tejidos (la R en la ley de Joule) transforma a su vez la corriente eléctrica en energía calorífica (Q), lo que incrementa su temperatura y permite obtener los efectos deseados.

Unidades electroquirúrgicas controladas por microprocesador: potencia constante frente a voltaje constante

Las UEQ de las que se dispone actualmente en las unidades de endoscopia regulan automáticamente todos los parámetros físicos que se han comentado anteriormente. Esta tecnología controla la potencia de salida, ajusta el voltaje y la intensidad, según algoritmos predefinidos que monitorizan continuamente los cambios en la impedancia del tejido. Así, según se modifica esta impedancia, el *software* del microprocesador controla la energía que se libera al blanco.

! En realidad, cuando se ajusta la potencia de la UEQ, este valor únicamente funciona como techo. Las curvas de potencia-impedancia definidas por el diseño del algoritmo hacen el resto.
Los manuales del usuario de las UEQ incluyen siempre estas curvas de potencia para las diferentes configuraciones de la fuente. Estos diagramas muestran cómo se comporta la UEQ en respuesta a los incrementos de impedancia del tejido.

Las curvas de morfología estrecha son las que describen el comportamiento que se espera para una coagulación efectiva: al aumentar la impedancia del tejido debido a la hemostasia, la potencia se reduce rápidamente para limitar el daño térmico. Por otra parte, las curvas de morfología más amplia muestran el patrón que sigue la fuente cuando el efecto deseado requiere mayor función de corte (polipectomía o esfinterotomía), puesto que mantienen la potencia de dicho corte aunque se incremente la resistencia tisular (**Fig. 2-2**).

Los dos tipos principales de fuentes de diatermia que se emplean en la actualidad liberan energía de diferente manera. Los generadores convencionales, fundamentalmente empleados en cirugía, dispensan una potencia fija, predeterminada por el usuario en la UEQ. Puesto que esa potencia se mantiene constante, el voltaje fluctúa en función de los cambios en la impedancia del tejido ($W = V^2/R$) para mantener esa potencia seleccionada. Por ello, el efecto tisular resulta más impredecible, y puesto que el daño térmico depende especialmente del voltaje, el riesgo de lesiones en capas profundas de la pared se incrementa.

El otro tipo de UEQ son los generadores automáticos o controlados por microprocesador. Son los que se emplean actualmente en la mayoría de las unidades de endoscopia. Estas fuentes de diatermia mantienen el voltaje constante y permiten que la potencia liberada sea el valor que se modifique en función de los cambios de impedancia del tejido. El microprocesador integrado monitoriza en pocos milisegundos la resistencia tisular en la zona de contacto con el electrodo vactivo y ajusta, a demanda, la potencia dispensada. Como se ha mencionado previamente, cuando se selecciona la potencia deseada en este tipo de fuentes, esta configuración funciona como su techo máximo. Así, dado que el voltaje se mantiene constante, los efectos térmicos son más predecibles.

Cuando se han estudiado los factores relacionados con la aparición de sangrado pospolipectomía, una de las variables

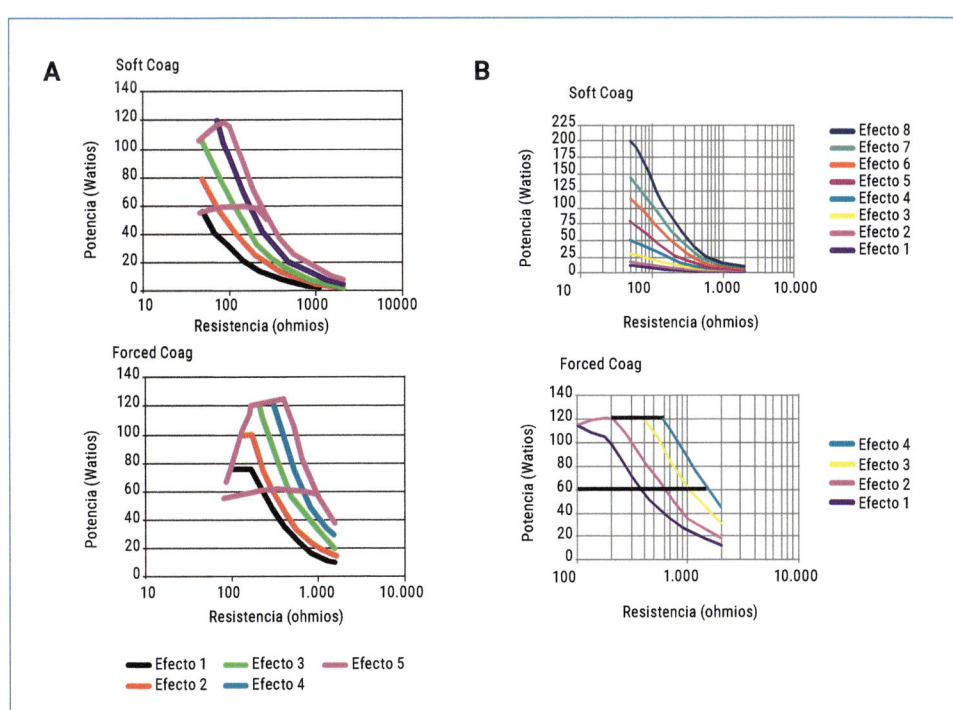

Figura 2-2. Ejemplos de curvas de potencia en las unidades electroquirúrgicas más usadas. **A)** Modos Soft Coag y Forced Coag en la fuente Olympus ESG-300. **B)** Los mismos modos en la fuente ERBE VIO-300D (reproducido con permiso de ERBE y Olympus).

que se ha correlacionado con una menor probabilidad de aparición de este evento ha sido el empleo de fuentes de diatermia controladas por microprocesador. Este tipo de UEQ podría suponer un menor efecto de coagulación en profundidad, debido a su capacidad para autorregularse a través de la monitorización de la impedancia tisular y, por tanto, llevar a una reducción del porcentaje de sangrado global sin, aparentemente, verse afectado el de hemorragia intraprocedimiento.

Circuito: sistemas monopolares y bipolares

Las UEQ pueden trabajar en configuración monopolar o bipolar. Cuando se emplea la diatermia, el tejido del paciente que se está tratando es una parte integral del circuito eléctrico. Los componentes de este circuito son la UEQ, el electrodo activo, el paciente y el electrodo de dispersión.

Los primeros generadores comercializados eran sistemas con una toma de tierra que cerraba el circuito. El problema con ellos era que la corriente eléctrica podía tomar rutas alternativas, como los electrodos del electrocardiógrafo u otros objetos metálicos, tanto portados por el propio paciente como en la camilla o mesa de operaciones. Con la llegada de los generadores aislados hace más de 40 años, la corriente sigue un camino de regreso a través del electrodo de dispersión hacia un transformador aislado en el interior de la UEQ. La seguridad, con estos sistemas, mejora drásticamente, puesto que, cuando la corriente eléctrica no encuentra su salida a través del electrodo de dispersión, el generador ni siquiera se activa.

> **!** La mayoría del material empleado en terapéutica endoscópica en la actualidad es monopolar.

Con estos instrumentos, la corriente eléctrica pasa a través del electrodo activo (asa, endobisturí, hilo de un esfinterótomo, etc.) al tejido diana y, desde ahí, al electrodo de dispersión para alcanzar el generador en el interior de la UEQ que cierra el circuito. Todo el paciente forma parte del sistema y se requiere una placa sobre la piel (el electrodo de dispersión) para que el sistema funcione.

> **!** Los modos bipolares se emplean con mayor frecuencia como métodos de coagulación de contacto.

En modo bipolar, tanto el electrodo activo como el de retorno se hallan muy próximos y localizados en su extremo más distal. La corriente, en este caso, pasa a través de una mínima cantidad de tejido (el incluido entre esos dos extremos) y el propio instrumental sirve de retorno para que la corriente eléctrica regrese al generador (**Fig. 2-3**). Con este tipo de materiales no se precisa, por tanto, el empleo de una placa sobre la piel del paciente, y por lo general, se utilizan con menores voltajes.

> **!** La desventaja con los sistemas bipolares es que se precisa más tiempo para lograr una coagulación efectiva y se incrementa el riesgo de adherencia del tejido en la zona de contacto con los electrodos.

Además, estos menores voltajes aplicados dificultan el diseño de instrumentales con capacidad de corte en modo bipolar.

> **!** Dado que, en teoría, estos dispositivos bipolares liberan menor cantidad de energía al tejido, la profundidad del daño térmico puede ser menor.

De hecho, en disección submucosa, se encuentra comercializado en Japón un endobisturí que funciona en modo bipolar para aprovechar esta última ventaja mencionada. En la **tabla 2-1** se muestran las diferentes características de ambos modos.

Corriente eléctrica: tipos y frecuencias

Puesto que la corriente eléctrica no es más que un flujo de electrones o iones, se debe crear un medio que favorezca este proceso. La manera de lograrlo es incluir un polo positivo y otro negativo en el circuito. En el caso de una batería o unas

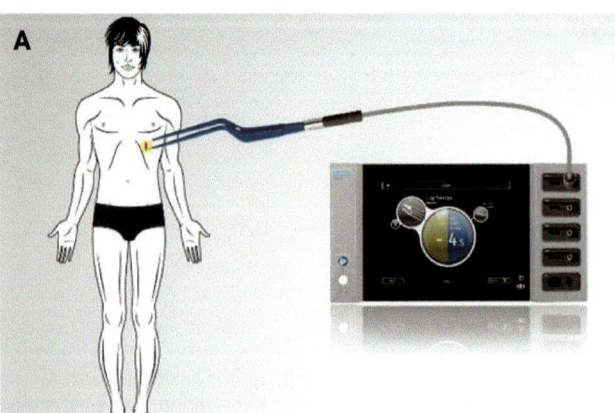
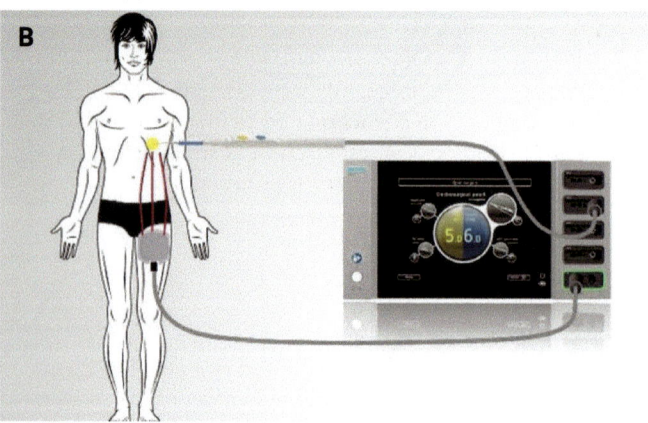

Figura 2-3. Sistemas bipolar y monopolar. **A)** Sistema bipolar. **B)** Monopolar. En los sistemas bipolares, no es preciso el empleo de una placa sobre la piel del paciente, puesto que el propio instrumento posee un electrodo activo y otro de dispersión. En configuración monopolar, es necesario el uso de una placa adherida a la superficie cutánea que actúe como electrodo de dispersión, puesto que el instrumental únicamente posee el electrodo activo y la corriente eléctrica debe retornar al generador a través de la placa que cierra el circuito (reproducido con permiso de ERBE).

UEQ	Modo	Voltaje	Ciclo de trabajo	Factor de cresta
Tabla 2-1. Características de los principales modos de electrocirugía en las fuentes ERBE VIO 300D y Olympus ESG-300				
ERBE VIO 300D	Soft Coag	55-199	100 %	1,4
	AutoCut	300-740	100 %	1,4
	EndoCut Q y I	0-400	100 %	1,4
	DryCut	650-1.450	30 %	3
	Swift Coag	660-2.500	8 %	5,4
	Forced Coag	880-1.800	8 %	6
	Spray Coag	3.800-4.300	4 %	7,4
Olympus ESG-300	Soft Coagulation	< 200	100 %	1,4
	PulseCut. Slow and fast	> 200	100 %	1,4
	Forced Coagulation 1,2	> 200	8 %	5

UEQ: unidad electroquirúrgica.

pilas, que generan corriente continua, la polaridad permanece constante y el flujo de electrones es unidireccional. Sin embargo, en el caso de la corriente alterna, como sucede con los enchufes de los hogares, la polaridad que genera la fuente de energía va cambiando de positiva a negativa en cada uno de sus dos polos. En realidad, lo que sucede en este último caso es una ausencia de flujo neto de electrones, y tienen lugar únicamente fenómenos oscilatorios no direccionales. Es esta última situación en la que trabajan las UEQ (**Fig. 2-4**).

Otro concepto importante es el de frecuencia de la corriente eléctrica, que refleja esos cambios en la polaridad de salida. Se mide en hercios (Hz = ciclos/segundo). En España, esta frecuencia es de 50 Hz para uso doméstico. Esta característica de la corriente, a esa frecuencia, permite la despolarización de las neuronas y los miocitos, y desencadena su estimulación. Por tanto, estas frecuencias no son útiles para el empleo en electrocirugía, puesto que tienen un efecto deletéreo en múltiples órganos, entre ellos, el miocardio.

> ! Con la intención de evitar esta estimulación neuromuscular, la frecuencia de las UEQ debe ser lo suficientemente elevada para no generar estas reacciones.

Por ello, en electrocirugía se emplean frecuencias elevadas, en un rango que va desde los 300 hasta los 1.000 kHz. Puesto que en este rango de frecuencias se encuentra la transmisión por ondas de radio de AM, este tipo de corriente eléctrica se ha dado también en denominar *radiofrecuencia*.

Efectos en los tejidos

Los diferentes efectos de la corriente eléctrica dependen en gran medida de la temperatura alcanzada en el tejido diana. Así, la temperatura en dicho tejido se incrementa de manera directamente proporcional al voltaje aplicado.

Cuando se tiene fiebre, la temperatura, que oscila entre los 36,5 °C en condiciones normales, puede elevarse hasta los 40 °C. Sin embargo, en este último caso, las células no sufren daño alguno. Si se llegara a alcanzar una temperatura superior

a los 50 °C, podrían desencadenarse fenómenos de muerte celular en pocos minutos debido a alteraciones moleculares tanto en el interior de las células como en sus proteínas de membrana. En torno a los 60 °C, estos efectos se producen casi instantáneamente. Con temperaturas inferiores a los 100 °C, tienen lugar dos procesos diferentes. Por un lado, la pérdida de agua intracelular a través de una membrana celular dañada lleva a la desecación y deshidratación celular, y provoca el colapso del tejido. Por otra parte, se rompen las uniones entre las proteínas, lo que induce su desnaturalización

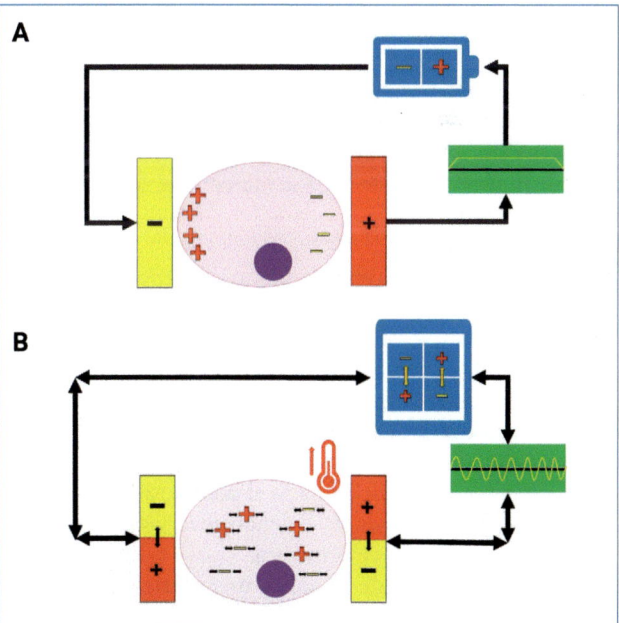

Figura 2-4. Corriente continua, corriente alterna y efectos celulares. Cuando se aplica en un tejido una corriente continua, los aniones o cargas negativas se dirigen hacia el polo positivo, mientras que los cationes o cargas positivas se desplazan hacia el polo negativo **(A)**. En el caso de la corriente alterna **(B)**, y con altas frecuencias (cambios muy rápidos en la polaridad), la energía electromecánica se convierte en energía térmica debido a oscilaciones en las moléculas a muy alta velocidad. La fricción que se genera provoca un incremento en la temperatura celular.

y el colágeno extracelular se coagula. Al enfriarse este material, se forma una estructura homogénea de consistencia gelatinosa. Este último proceso es tremendamente útil cuando se pretende un marcado efecto hemostático, puesto que se logra la oclusión de los vasos sanguíneos. Si la temperatura continúa ascendiendo por encima de los 100 °C, el agua intracelular comienza a hervir y las células se vaporizan en una nube de humo, materia orgánica e iones. Finalmente, entre los 150 y los 200 °C, los tejidos se desintegran en sus componentes esenciales de moléculas de carbono, lo que da lugar al fenómeno de carbonización, quedando el tejido ennegrecido. Este último efecto tiene escasa utilidad terapéutica, puesto que la impedancia se incrementa de forma muy importante y dificulta el paso de corriente eléctrica a través del tejido.

> **!** Generalizando, aquellos tejidos que se encuentran más hidratados contienen mayor carga iónica y, por tanto, poseen menor impedancia. Por el contrario, aquellos que se encuentran más desecados poseen menor contenido en iones (caso de la fibrosis o de la grasa) y, por ende, mayor impedancia (mayor resistencia al paso de la corriente eléctrica).

Efectos de la corriente alterna en las células

Existen dos mecanismos implicados en el incremento de la temperatura celular y tisular cuando se aplica sobre el tejido una onda eléctrica de radiofrecuencia. El más importante es la transformación de energía electromagnética en energía mecánica, y de esta última en energía térmica por fricción. El segundo mecanismo es el denominado *calentamiento resistivo*.

Este último se produce cuando, en una resistencia, el paso de una corriente eléctrica hace que se incremente su temperatura. Existe, además, un tercer mecanismo, indirecto, en el tejido adyacente que hace que se incremente su temperatura por conducción.

- Transformación de la energía electromagnética en mecánica. El citoplasma celular contiene átomos y moléculas con carga eléctrica: los denominados *iones*. Los cationes están cargados positivamente, caso del potasio o el sodio. Los aniones poseen carga negativa, como el cloro o la mayoría de las proteínas. Si se aplica una corriente continua, por tanto, de polaridad constante y unidireccional, las cargas negativas se movilizarían hacia el polo positivo y las positivas hacia el negativo. Es el denominado *efecto galvánico*, que carece de aplicación médica.
Sin embargo, cuando se aplica una corriente alterna, la polaridad se va modificando. Esto hace que los iones (aniones y cationes) oscilen en sincronía con el cambio de polaridad de la corriente eléctrica.

> **💡** Cuando la frecuencia de esta corriente alterna es relativamente baja (20-30 kHz), este proceso genera la despolarización de los nervios y músculos, y genera fasciculaciones y dolor.

Esto se denomina *efecto faradaico*, y se cree que se inicia a través de los canales de sodio y calcio existentes en las membranas de las neuronas y los miocitos.
Por otra parte, cuando la corriente aplicada posee frecuencias en el rango de las ondas de radio (radiofrecuencia: 100-3.000 kHz), la duración del pulso es tan corta que no da tiempo a que tenga lugar la apertura de esos canales de membrana y, por tanto, no se producen los fenómenos de despolarización. En su lugar, la energía electromagnética se transforma en energía mecánica debido a que los iones intracitoplasmáticos oscilan a alta velocidad. De forma inmediata, esta energía mecánica se convierte, por fricción, en energía térmica, que como resultado produce un incremento de la temperatura intracelular.
- Calentamiento resistivo.
Como se ha mencionado previamente, el paso de corriente eléctrica por una resistencia incrementa la temperatura de esta última, como sucede con el filamento de una bombilla. Dicho de otra manera, la resistencia que genera el tejido al paso del flujo eléctrico transforma la energía eléctrica aplicada por el generador en energía térmica, que incrementa la temperatura tisular. Esto se debe al efecto Joule, cuyo enunciado sostiene que, cuando por un conductor circula corriente eléctrica, parte de la energía cinética de los electrones se transforma en calor (energía térmica) debido a los choques (fricción) que sufren con los átomos del material conductor por el que circulan.

Densidad de corriente

Una de las variables más influyentes en lo que al efecto de la electricidad en los tejidos se refiere es la densidad de corriente. En los circuitos eléctricos, este término se define como la cantidad de corriente aplicada por unidad de superficie [$D =$ Intensidad (Amperios)/Área (cm^2)].

> **!** De esta ecuación se deduce que, cuando se incrementa la intensidad de la corriente eléctrica, la densidad de corriente lo hace de manera proporcional. Por el contrario, a mayor superficie de contacto, la densidad de corriente se reduce.

> Cuando el instrumento que se está empleando en terapéutica endoscópica posee una mayor área de contacto con el tejido, la densidad de corriente se reduce, lo que implica un mayor efecto coagulante.

Este concepto posee implicaciones prácticas muy relevantes (**Fig. 2-5**).
Por tanto, diferentes diseños del instrumental afectan a sus propiedades electroquirúrgicas. Generalizando, un asa de polipectomía trenzada posee mayor efecto coagulante que su contraparte monofilamento, puesto que la primera tiene una superficie de contacto con el tejido superior. De la misma manera, un endobisturí con punta en forma de bola empleado en disección submucosa posee mayor efecto hemostático que su versión en forma de aguja.

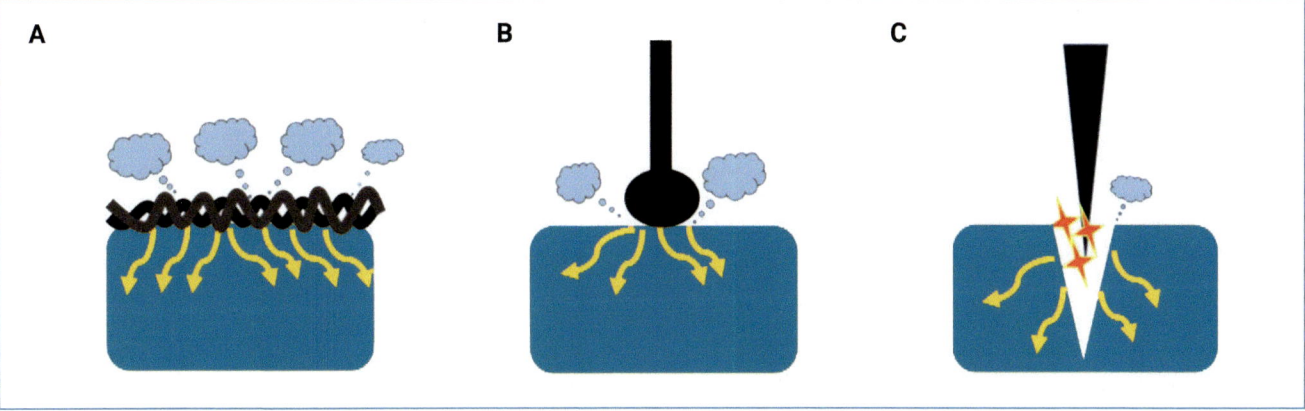

Figura 2-5. Densidad de corriente e instrumental endoscópico. **A** y **B)** Las asas trenzadas y los endobisturíes con punta de bola poseen una mayor zona de contacto [...]. **C)** Los endobisturíes con punta de aguja mantienen la corriente eléctrica muy enfocada en el tejido [...].

Otro elemento que posee implicaciones en esta variable es la cantidad de tejido capturado. A mayor cantidad de tejido, mayor efecto coagulante y reducción del efecto de corte. Este es el motivo por el cual, si se enlaza el tallo de un pólipo pediculado atrapando gran cantidad de tejido con un asa trenzada, o ésta comprime demasiado el pedículo incrementando su superficie de contacto con el asa, la densidad de corriente se reduce y se favorece la coagulación, reduciéndose en consecuencia la efectividad del corte. Este fenómeno, a su vez, puede inducir el atrapamiento del asa en el tejido.

Sin embargo, se utiliza este fenómeno físico a favor cuando se emplea para realizar coagulación con la punta de un asa trenzada para lograr la hemostasia durante una resección mucosa endoscópica, o para generar la ablación de microrremanentes adenomatosos tras completar dicha resección, en sus márgenes periféricos con intención de reducir el riesgo de recurrencia.

 Finalmente, este concepto de densidad de corriente explica el hecho de que las placas o electrodos de dispersión tengan una amplia superficie de contacto con la piel.

Esa morfología permite que la corriente eléctrica pase por un área de gran tamaño y, en consecuencia, la densidad de corriente se reduce drásticamente. De esta manera, las quemaduras en esa zona, cuando dicho electrodo se halla correctamente colocado, se pueden producir sólo muy excepcionalmente.

La onda eléctrica y sus morfologías

Como se ha mencionado previamente, los efectos de corte y coagulación dependen, entre otros, de la duración del paso de la corriente (porcentaje del tiempo total en que existe flujo eléctrico), así como de su voltaje. El término que se emplea para definirlo es *ciclo de trabajo (duty cycle)*.

La corriente eléctrica que se dispensa durante todo el tiempo en que ésta se aplica se dice que tiene un ciclo de trabajo del 100 %. La forma de la onda en este caso es continua y de relativo bajo voltaje. Estas son las denominadas *corrien-*

tes de corte puro. Puesto que no hay pausas en el paso de la corriente, el tejido no tiene la oportunidad de enfriarse (lo que induce el fenómeno de coagulación). En el otro extremo del espectro se encuentran las corrientes con mayor potencia de coagulación (**Fig. 2-6**). En ellas, los períodos en que no existe flujo eléctrico son prolongados (ciclos de trabajo reducidos), el tejido posee suficiente tiempo para enfriarse y, por tanto, su componente de coagulación se incrementa. Por lo general, son ondas de relativamente alto voltaje y discontinuas. En estas corrientes de coagulación, los ciclos de trabajo empleados se encuentran en el rango del 6-20 %. En el punto medio se encuentran las denominadas *corrientes de mezcla (blend current)* con ciclos de trabajo entre el 12 y el 80 %.

Otro concepto empleado en electrocirugía y que define el comportamiento de las ondas es el de *factor de cresta (crest factor)*, el cual hace referencia a la proporción entre la amplitud pico y la media de amplitud de la onda.

 Corrientes con factor de cresta más bajo (inferior a 2) se emplean para generar corte, mientras que aquellas con valores más elevados (entre 7 y 8) poseen mayor potencia de coagulación. En las corrientes de mezcla, el factor de cresta se encuentra entre 2 y 5 (**Tabla 2-2**).

En cuanto al voltaje, como se ha mencionado, se trata de uno de los parámetros clave en lo que se refiere al comportamiento de las ondas eléctricas. Las corrientes de alta frecuencia por encima de los 200 V generan chispa y, consecuentemente, un incremento rápido de la temperatura del tejido con un estallido inmediato de las células y, por tanto, un efecto de corte. Sin embargo, en la periferia de ese tejido diana en el que se aplica la corriente, el incremento de la temperatura es menor y más progresivo, lo que induce mayores fenómenos de coagulación en dichas áreas. Por este motivo, se dice que el concepto de corte puro no existe, salvo el producido por un corte en frío como el que se obtiene con la polipectomía con asa fría.

 En el otro extremo del espectro, las corrientes con ondas eléctricas de voltaje inferior a 200 V no son capaces de generar chispa ni, por ende, efecto de corte. Estos bajos voltajes son los empleados en los modos de coagulación Soft.

Figura 2-6. Modos de onda en electrocirugía. Los modos que emplean las unidades electroquirúrgicas pueden ser continuos (modos puros) o intermitentes (modos de mezcla). El porcentaje del tiempo total en que la corriente se libera al tejido se denomina *Duty cicle, ciclo de servicio* o *ciclo de trabajo*. La corriente que se libera de manera continua, sin pausas, se denomina *modos puros*. En ellos, el ciclo de servicio (*duty cicle*) es del 100 %. **A y B)** En los modos de mezcla, el ciclo de trabajo varía entre el 12 y el 80 %, lo que indica que se utilizan proporciones diferentes de corrientes de corte y coagulación. **C)** Los diversos fabricantes denominan a estos modos de manera diferente. La profundidad del daño térmico inducido por la coagulación se correlaciona de forma directa con el voltaje. Para producir efecto de corte en relación con la formación de un arco eléctrico suficiente, esta diferencia de potencial debe ser de al menos 200 V. En general, en los modos de corte más puros se emplean voltajes pico más bajos, y el efecto de coagulación en los márgenes del corte son mínimos **(B)**. Para las corrientes denominadas *de coagulación* se emplean mayores voltajes y existe marcado efecto coagulador en los márgenes **(C)**. Para generar un efecto coagulante puro (modo Soft), se emplean voltajes de < 200 V, en los que el arco eléctrico es insuficiente para generar chispa y, por tanto, carecen de efecto de corte **(A)**.

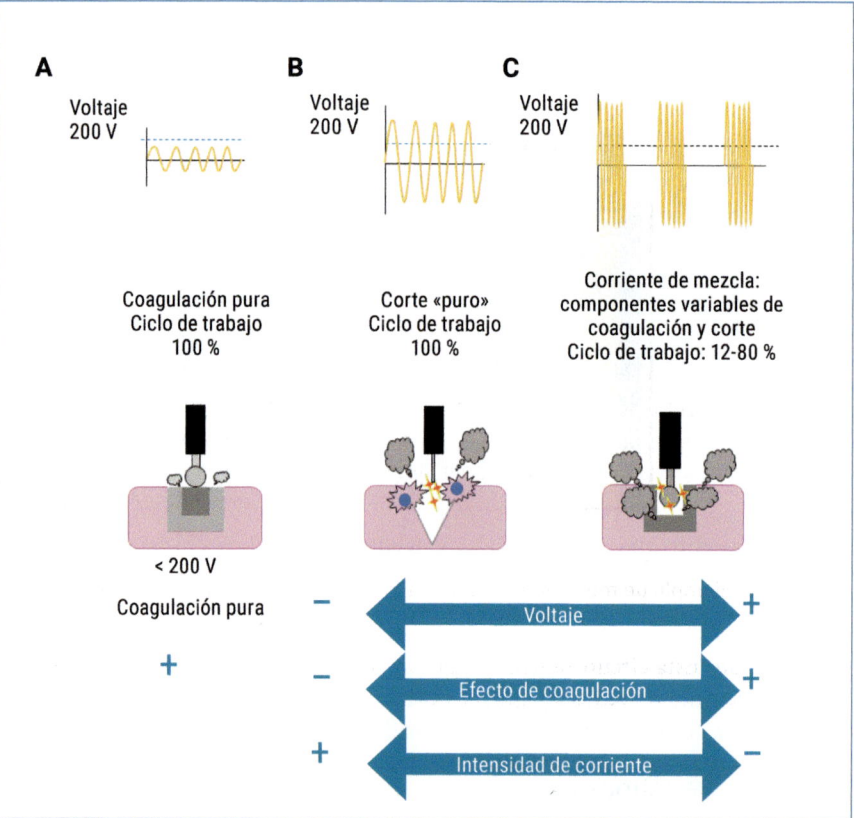

Cuando lo que se pretende es incrementar el componente de coagulación de la onda (y en paralelo, la profundidad del daño térmico), se pueden modificar dos elementos: *a)* la forma de la onda debe ser discontinua, en lugar de continua, y *b)* se debe incrementar el voltaje de manera progresiva (lo que aumenta la profundidad del efecto térmico). Esto último es debido a que, a lo largo de los márgenes del tejido diana, la impedancia se incrementa por la mayor coagulación del tejido y esta resistencia precisa ser vencida. El modo de coagulación forzada es un ejemplo de este tipo de configuración, cuya función principal es la hemostasia.

Actualmente, existen otros modos de coagulación con propiedades de corte mejoradas, como la coagulación Blend o Swift.

> ❗ Finalmente, se ha generalizado el uso de modos de corte fraccionados (EndoCut® o PulseCut®) para llevar a cabo polipectomías. Se trata de modos de corriente que mezclan pulsos de corriente de corte con fases de coagulación.

En el modo EndoCut® (**Fig. 2-7**) se pueden configurar tres parámetros: *a)* efecto: es el voltaje de la corriente de coagulación. A mayor efecto, mayor poder de coagulación; *b)* duración: limita la longitud de la fase de corte. A mayor duración, mayor amplitud del corte, y *c)* intervalo: que se define como el período de tiempo entre dos fases de corte consecutivas. A mayor intervalo, más lenta la velocidad del corte, y viceversa. En el modo EndoCut® existen dos versiones, I y Q, que se diferencian en el voltaje aplicado en ellas. Así, en el modo EndoCut I, el voltaje máximo es de 550 V, mientras que en el modo Q es de 770 V. Además, el tipo de corriente empleada varía con el efecto en cada uno de los 2 modos disponibles: EndoCut I efecto 1: nada; efecto 2: Soft 1; efecto 3: Soft 2, y efecto 4: Soft 3. Para el EndoCut Q: efecto 1: nada; efecto 2: Soft; efecto 3: Forced 1; efecto 4: Forced 2.

Desafortunadamente, este amplio rango de posibilidades lleva a un número muy amplio de configuraciones disponibles para los usuarios e incrementa la variabilidad de los resultados, dificultando la interpretación de los estudios clínicos y su

Tabla 2-2. Comparativa entre modos monopolar y bipolar

Configuración	Localización del electrodo activo	Localización del electrodo de dispersión	Requiere placa de dispersión	Empleo	Voltaje empleado	Riesgo de daño térmico profundo	Riesgo de adherencia del electrodo al tejido
Bipolar	Instrumental endoscópico	Instrumental endoscópico	No	Corte y coagulación	+	+	+++
Monopolar	Instrumental endoscópico	Sobre la piel del paciente	Sí	Coagulación > Corte	+++	+++++	+

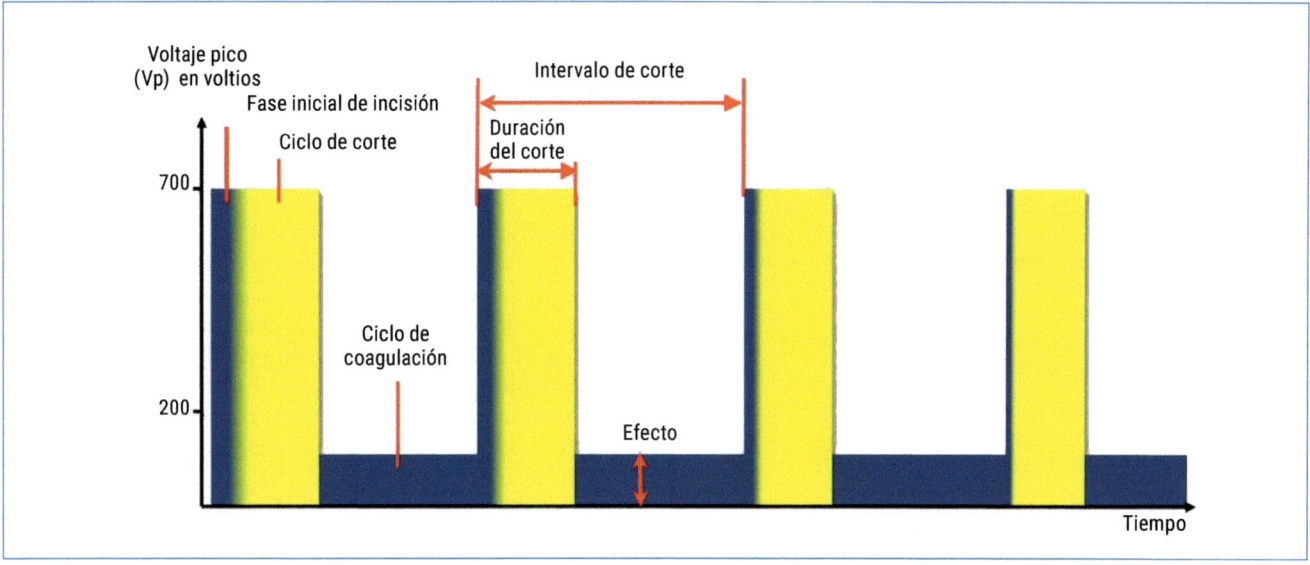

Figura 2-7. Ejemplo de modo de corriente fraccionada. ERBE EndoCut I (reproducido con permiso de ERBE).

comparación. Esta circunstancia complica la elaboración de recomendaciones específicas y guías clínicas.

Efectos de la electrocirugía en los tejidos

Los factores que influyen en el efecto que las ondas electromagnéticas poseen sobre los tejidos son los siguientes: potencia de salida de la UEQ, morfología de la onda, impedancia del tejido diana, área de contacto del electrodo con el tejido (densidad de corriente), proximidad del electrodo a la diana (contactando o no) y medio a través del cual se dispensa la corriente (aire, agua, etc.).

- Corte. Realizar una incisión en el tejido es un proceso de vaporización lineal.

> La mejor manera de vaporizar las células es emplear una corriente continua de relativo bajo voltaje. Con un instrumento monopolar, estrecho en su punta, en contacto mínimo o en ausencia de contacto con el tejido (el corte lo induce el arco eléctrico que se produce en la solución de continuidad entre el electrodo activo y el tejido).

En estas circunstancias, la temperatura intracelular se eleva rápidamente por encima de los 100 °C, dando lugar a una vaporización celular focal y a la creación de una nube de vapor, iones y materia orgánica. Para crear la incisión, se hace avanzar el electrodo extendiendo esta zona de vaporización manteniendo la punta del electrodo y el tejido diana en esa nube de vapor. El daño térmico en el tejido situado en cada una de las orillas del corte será mínimo, puesto que el voltaje aplicado es relativamente bajo y la corriente se disipa rápidamente a distancia del instrumento de corte, siempre que el equipo y la técnica quirúrgica sean adecuados. Si en estas mismas condiciones, la velocidad de incisión fuera demasiado lenta, el

componente de coagulación en esas dos vertientes de la zona incisa se incrementaría.

> La intensidad y la extensión de los fenómenos coagulativos adyacentes en esta zona dependen tanto de la habilidad del operador como de la potencia de salida de la corriente, el tamaño y morfología del instrumento de corte o electrodo activo, la morfología de la onda de la corriente y el voltaje pico empleado.

- Coagulación blanca y desecación. Como se ha descrito más arriba, entre 60 y 95 °C las proteínas celulares no se destruyen ni se vaporizan, sino que se alteran por fenómenos de deshidratación.

Este efecto se emplea habitualmente para sellar vasos, y para que sea efectivo se precisa contacto físico e incluso cierta compresión entre el tejido y el electrodo. La mayor eficacia de este proceso se logra con instrumentos de morfología plana o roma, de manera que la energía liberada por dicho electrodo se emplea casi por completo en incrementar la temperatura intracelular, pero no de manera tan intensa como para que ésta supere los 100 °C y se den los fenómenos de vaporización.

Paradójicamente, las denominadas *corrientes de coagulación* inducen la formación de enlaces heterogéneos entre las proteínas y limitan la capacidad para lograr un sellado completo de los vasos. Además, estos modos generan coagulación muy rápida de las capas de tejido más superficiales, incrementando su impedancia y reduciendo la cantidad de corriente que llega a capas más profundas. Por otra parte, la temperatura generada en la zona de contacto con el electrodo activo puede llegar a superar los 200 °C, dando lugar a fenómenos de carbonización con ruptura de las moléculas y generación de azúcares. Estos últimos pueden llegar a adherir el electrodo al tejido provocando que, al retirar el instrumento, se arranque la escara que se forma, lo que favorece el sangrado sobre un vaso cuyo sellado ya ha sido incompleto por el empleo de este tipo de corriente.

Cuando se emplean para sellar los vasos corrientes denominadas *de corte*, se produce, de forma aparentemente contradictoria, un sellado homogéneo del vaso debido al paso de una corriente continua de relativo bajo voltaje.

> La manera teóricamente ideal de inducir el sellado vascular es el empleo de instrumentos monopolares o bipolares que tengan un área de contacto relativamente amplia (baja densidad de corriente) y el uso de un modo de corriente continua y de relativo bajo voltaje (ondas de corte).

> Para lograr la mejor hemostasia posible es preciso, además, comprimir el vaso, ya sea con el tejido adyacente o entre las palas de una pinza de coagulación.

La maniobra de compresión pone en aposición las paredes del tejido y evita que el flujo sanguíneo disipe o enfríe el incremento de temperatura de la zona a tratar, lo que facilita el sellado.

- **Fulguración.** Se denomina así al proceso por el cual el tejido se coagula superficialmente debido a arcos eléctricos de alto voltaje, dispensados de forma repetida y que elevan la temperatura por calentamiento resistivo alcanzando los 200 °C o incluso más.

En estos casos, además de fenómenos de desecación y coagulación, las moléculas orgánicas se descomponen en sus componentes atómicos, entre los que se encuentra el carbono. Este proceso proporciona una coloración negruzca al tejido, y es lo que se conoce como *carbonización*.

La generación del arco voltaico entre el electrodo activo y el tejido se logra cuando se emplean corrientes moduladas denominadas *de coagulación*. Como se mencionó anteriormente, este tipo de corriente emplea ciclos de trabajo reducidos (en torno al 6 %) y voltajes muy altos. Para fulgurar, el electrodo se mantiene alejado unos pocos milímetros del tejido a tratar para lograr una ionización adecuada del medio en la solución de continuidad existente entre el instrumento y la diana tisular. Entre esas dos estructuras se puede visualizar el arco eléctrico que se produce. La descarga de corriente de alto voltaje de manera intermitente permite que dicho arco encuentre caminos por los que la resistencia del tejido es inferior, y esto da lugar al efecto *spray*. De esta forma, se tratan áreas de mayor tamaño que la punta del instrumento empleado. Además, dado que estos fenómenos de carbonización se producen en zonas muy superficiales del tejido (por lo general, hasta profundidades inferiores a 500 micras), éste aumenta su impedancia, lo que favorece que la corriente y su efecto térmico no afecten a capas más profundas.

Recomendaciones de seguridad

Riesgo de quemaduras

La corriente monopolar dificulta la aparición de lesiones cutáneas causadas por la dispersión de la electricidad.

> Sin embargo, debe ponerse especial cuidado respecto al momento en el cual se conecta el cable activo de la UEQ al instrumental. Y debe hacerse únicamente cuando éste ya se encuentra en la zona en que se va a realizar el tratamiento, con el electrodo activo (p. ej., asa de polipectomía) ya colocado en la lesión diana.

Si estuviera ya conectada esta asa y, por inatención, se encontrase sobre la piel del paciente o en la camilla en contacto con esta última, y se activara el pedal del generador por error, se produciría una quemadura en esa zona.

En lo que se refiere al electrodo de dispersión, las UEQ que se emplean actualmente disponen de sistemas de alarma visuales y auditivos, que detectan variaciones en la impedancia que alertan cuando existe riesgo de dispersión del arco eléctrico, para evitar la aparición de quemaduras.

Interacción con dispositivos implantados

Tanto los marcapasos como los desfibriladores (DAI) son dispositivos sensibles a la electricidad generada en el miocardio. Sin embargo, esta propiedad los hace sensibles a otros tipos de circuitos eléctricos. Las nuevas generaciones de marcapasos están diseñadas para no verse afectadas por estos impulsos eléctricos.

A pesar de ello, el riesgo de posibles interferencias no es nulo. En el caso de los marcapasos, la detección de un flujo eléctrico a partir de una UEQ puede ser interpretada por el dispositivo como una interferencia e inducir un ritmo asíncrono.

> En el caso de los desfibriladores, dicho impulso eléctrico puede inducir una descarga inapropiada del DAI. Dado que este riesgo es muy elevado, y siguiendo recomendaciones de las principales sociedades científicas, las unidades de endoscopias deben establecer protocolos con las unidades de arritmias de los servicios de cardiología para establecer las normas de actuación más apropiadas en cada caso.

> Aunque parezca, *a priori*, de escasa importancia, el posicionamiento de la placa es un aspecto clave en el empleo de las UEQ. Su correcto empleo debe asegurar que el flujo de corriente de regreso al generador sea uniforme.

Posición del electrodo de dispersión

> El lugar óptimo para colocar el electrodo de dispersión debe ser un área adecuadamente vascularizada y lo más cercana posible al lugar en el que va a encontrarse el electrodo activo.

De esta forma, se evita el incremento de temperatura en zonas concretas de la piel por mala orientación o posicionamiento de la placa. Algunos de los electrodos de dispersión comercializados tienen una configuración en anillo equipotencial que permite una distribución homogénea del flujo de corriente eléctrica independientemente de su orientación. En otros casos, el electrodo de dispersión tiene morfología bilobulada. En este último caso, su posicionamiento debe asegurar que el área de contacto con la piel que cierra el circuito de electricidad de vuelta al generador sea máxima.

La zona más favorable se correspondería teóricamente con la región lumbar, aproximadamente a la altura de los riñones, sobre el músculo dorsal ancho. En esa zona, el trayecto de la corriente para procedimientos realizados en el colon es lo suficientemente corto para que el circuito eléctrico se complete sin dificultad. Cuando se colocan sobre esta zona las placas de morfología bilobulada, el lado largo del rectángulo que forma debe quedar dirigido hacia la columna lumbar. Otras zonas alternativas donde se puede colocar la placa son la raíz del muslo, en el caso de empleo en colon, o en la raíz del brazo, para procedimientos que se vayan a realizar en el tracto digestivo alto. En estos dos últimos casos, la orientación de la placa debe posicionarse con su lado más largo dirigido hacia la cabeza del paciente. Debe evitarse su colocación en las nalgas, y puesto que se trata de un material autoadhesivo, su retirada debe hacerse de forma cuidadosa tras el procedimiento para evitar lesiones cutáneas.

En cuanto a otras recomendaciones que se han sugerido acerca del empleo de los electrodos de dispersión, se deben tener en cuenta las siguientes:

- Se deben emplear únicamente las placas recomendadas por el fabricante.
- Puesto que se trata de material de un único uso, no deben reutilizarse.
- Antes de su colocación, debe comprobarse que no estén dañadas, así como su fecha de caducidad, puesto que puede afectarse el adhesivo que incorporan y dar lugar a quemaduras cutáneas.
- Se debe evitar su colocación sobre estructuras anatómicas que puedan afectar a su correcto funcionamiento, como protuberancias óseas, prótesis metálicas, pliegues cutáneos, cicatrices, áreas ricas en vello, extremidades con compromiso vascular, en proximidad a electrodos electrocardiográficos o puntos de presión. Asimismo, se deben retirar las cremas que pueda haberse aplicado el paciente en la zona, puesto que pueden interferir con el paso de la corriente eléctrica, incrementar su resistencia y provocar quemaduras cutáneas.
- La piel sobre la que se coloca debe estar limpia, seca y libre de vello para evitar un mal contacto entre la piel y el electrodo de dispersión. Los extremos de éste no deben solaparse y se debe evitar que rodee por completo una extremidad.
- En ningún caso deben recortarse, y en caso de despegarse, deben reemplazarse por una nueva placa.

 La placa o electrodo de dispersión debe colocarse siempre correctamente posicionado y tan cerca como sea posible del electrodo activo (asa, esfinterótomo, etc.).

COAGULACIÓN CON PLASMA DE ARGÓN

La coagulación con plasma de argón (CPA) es un método de electrocoagulación monopolar que permite el paso de la corriente eléctrica a través de una nube de argón ionizado (plasma).

Este sistema utiliza las propiedades conductoras del plasma de gas argón para liberar la energía al tejido. El plasma se genera ionizando el gas argón con el voltaje que proporciona la UEQ. El catéter que se utiliza contiene un electrodo activo (cable de tungsteno) que libera una corriente eléctrica monopolar a la nube de gas argón inerte, que se ioniza (ese gas ionizado es el plasma). Para inducir esta ionización, es necesaria la aplicación de una diferencia de potencial en torno a los 4.000 V.

 Cuando se aplica CPA, la penetración del flujo eléctrico en el tejido es escasa, por lo que, usado en la forma adecuada, el riesgo de perforación es mínimo, puesto que la máxima profundidad alcanzada por este tipo de corriente de coagulación no excede los 3 mm.

Puesto que ésta es la medida aproximada del grosor de la pared del colon derecho, sobreelevar previamente la zona que se va a tratar cuando se realiza CPA en esa zona es una pauta recomendable.

 El correcto empleo de este modo de coagulación implica mantener una distancia de seguridad con el tejido que se vaya a tratar, puesto que, si su aplicación se lleva a cabo con contacto directo, existe la posibilidad de inyectar gas en la pared del intestino.

La corriente eléctrica, cuando se aplica CPA, sale de la punta de la sonda y sigue el camino de menor resistencia a su paso. De esta forma, las áreas de tejido que ya han sido coaguladas reciben menos energía que los tejidos periféricos no tratados, lo que favorece también que el efecto coagulante sea más superficial. Esta característica de seguir el trayecto hacia el tejido de menor oposición al paso de la corriente ofrece la ventaja de poder ser aplicable tanto cuando la lesión se encuentra enfrentada a la óptica del endoscopio, perpendicular a éste, como cuando su localización es tangencial, lo que permite tratar fácilmente áreas poco accesibles con métodos hemostáticos más convencionales.

 En comparación con métodos de coagulación de contacto, el empleo de CPA genera un efecto más homogéneo en el tejido y permite tratar áreas más amplias con mayor rapidez. De manera adicional, puesto que el tejido no se llega a vaporizar, el riesgo de perforación es inferior al de otras técnicas de hemostasia, y la rapidez con la que se reepiteliza la ulceración que se induce es mayor.

Finalmente, dado que la escara que se genera es menos profunda, el riesgo de sangrado también se reduce.

 Un factor relevante que se debe tener en cuenta es que, aunque el daño tisular que se induce mediante CPA es muy superficial, la probabilidad de provocar una perforación no es nula.

De hecho, la profundidad de daño tisular es función principalmente del tiempo de aplicación, de manera que la activación del sistema debe realizarse en proporción al efecto térmico deseado. Por tanto, se recomienda emplear el menor tiempo de aplicación posible al inicio y, de forma gradual, ir aumentando esta duración hasta lograr el efecto deseado. En las áreas donde la pared del tracto digestivo es más delgada, como en el caso del ciego o del intestino delgado, esta recomendación es de especial importancia. Otros factores de menor relevancia y que ejercen influencia sobre el efecto en tejidos son la potencia de salida y la distancia de la sonda a la zona que se va a tratar.

> Por lo que respecta a las condiciones de uso del modo de electrofulguración con CPA, se recomienda una adecuada limpieza del colon (cuando se emplea en este órgano) para evitar estallidos por la presencia de gases inflamables en el interior de esta víscera, así como procurar eludir su aplicación en proximidad de instrumentos metálicos, como es el caso de los hemoclips. Dado que, además, para emplearlo se precisa de un flujo determinado de gas argón endoluminal, debe aspirarse la luz intestinal de manera intermitente para evitar la distensión abdominal excesiva durante el procedimiento.

Las principales aplicaciones de la CPA incluyen el tratamiento de lesiones vasculares superficiales: angiodisplasias, ectasia vascular antral o proctitis actínica, la ablación paliativa de neoplasias con crecimiento endoluminal, en especial a través de *stent*, el tratamiento de tejido residual tras resección mucosa endoscópica (RME) o el recorte de prótesis metálicas, en especial las de localización intracoledociana, migradas al duodeno y que puedan inducir lesiones en la pared enfrentada a la papila.

Actualmente, las UEQ que incorporan módulos de CPA disponen de diferentes modos de empleo, lo que permite al endoscopista controlar de manera más rigurosa los resultados del daño térmico, reduciendo la aparición de carbonización, la profundidad de la lesión y creando una fulguración más homogénea. Así, el modo Forced tradicional trabaja emitiendo un flujo eléctrico constante; los modos Pulsed, como su nombre indica, generan una corriente eléctrica que se activa de forma intermitente, y los modos Precise o Smart emplean una menor potencia de salida, autorregulada en función de la distancia al tejido a tratar (se reduce o aumenta la intensidad del arco eléctrico cuando se mueve la sonda y se modifica

ese trayecto entre el electrodo activo y el tejido). Este último modo es muy recomendable para su empleo en las regiones del tracto digestivo con pared más delgada, como el colon derecho o el intestino delgado.

Las recomendaciones del fabricante para las indicaciones más frecuentes del empleo de CPA se muestran en la **tabla 2-3**.

CONFIGURACIÓN DE LAS UNIDADES ELECTROQUIRÚRGICAS PARA POLIPECTOMÍA Y RESECCIÓN MUCOSA ENDOSCÓPICA

La polipectomía es, probablemente, el procedimiento terapéutico más ampliamente empleado en endoscopia digestiva. Según la última guía de la Sociedad Europea de Endoscopia, se recomienda el empleo de asa de diatermia para los pólipos de >10 mm y para aquellos de entre 6 y 9 mm, cuando no sea factible emplear asa fría.

> Esta técnica de resección no está exenta de eventos adversos, a pesar de realizarse muy frecuentemente. De hecho, en algunos estudios publicados, la incidencia de complicaciones de la polipectomía se relaciona fundamentalmente con el empleo de las UEQ: el sangrado puede producirse hasta en un 0,1-0,6 %, la perforación en <0,1 % de los casos y el síndrome postelectrocoagulación en <0,2 %.

Todos estos eventos pueden deberse tanto a la propia UEQ como a un uso inadecuado de ésta.

Tipo de corriente eléctrica

La mayoría de las asas de polipectomía que se emplean en las unidades de endoscopia emplean corriente monopolar, como se ha mencionado previamente. Las posibles configuraciones de la UEQ para realizar polipectomía son tan diversas y existe tanta heterogeneidad en su empleo que no se han publicado recomendaciones específicas en este sentido.

Tabla 2-3. Recomendaciones de empleo de coagulación con plasma de argón para unidades electroquirúrgicas ERBE

Indicación		Modo	Efecto	Potencia (W)
Paliativa		Forced	2	30-50
Ablación en Barrett		Pulsed	2	30-50
Ectasia vascular antral		Pulsed	1-2	10-40
Angiodisplasias		Precise	3	10
		Pulsed	1-2	10
Hemostasia (sangrado babeante difuso)	Colon derecho	Pulsed	2	5-10
	Resto del colon y recto	Pulsed	2	20

Las únicas recomendaciones de algunas sociedades científicas son prevenir en contra del empleo de corrientes de corte puro, por el mayor riesgo de sangrado que suponen.

Esta heterogeneidad en el empleo de los parámetros usados en polipectomía se ha observado en encuestas realizadas a gastroenterólogos, en las que los encuestados referían el uso de diferentes tipos de corrientes para realizar estos procedimientos, de forma muy variable.

! Desde un punto de vista general, se podría decir que corrientes eléctricas en las que predomina el componente de corte presentan un mayor riesgo de sangrado intraprocedimiento y un menor riesgo de perforación diferida. Por el contrario, el empleo de corrientes con mayor componente de coagulación se correlaciona con un mayor riesgo de daño térmico profundo y, por tanto, de perforación, así como de sangrados diferidos.

Estos datos provienen, en su mayoría, de estudios retrospectivos, como es el caso del publicado por Van Gossum *et al.*, en el que detectaron, al comparar corrientes de coagulación con corrientes de mezcla, que el momento de aparición de sangrado era más precoz cuando se empleaban las últimas y podía darse de forma más tardía con las primeras.

Modos fraccionados de corriente en la polipectomía

Como se ha mencionado previamente, los modos fraccionados combinan, de forma alternante, ondas de corriente eléctrica de corte con otras de coagulación. Este es el caso de los modos EndoCut® o PulseCut®.

Al inicio de la resección se precisa de una mayor intensidad de corriente de corte, puesto que es el momento en que mayor cantidad de tejido se encuentra en contacto con el asa, y se reduce, a su vez, la densidad de corriente. Una vez iniciado el proceso, la corriente que se precisa para mantener la resección es inferior respecto a la empleada en la fase previa. Sin embargo, según avanza la polipectomía, la intensidad de corriente dispensada debe volver a incrementarse, puesto que la deshidratación del tejido incrementa su impedancia. Estos cambios son monitorizados por los microprocesadores que incorporan las actuales UEQ.

 Con los modos de corte fraccionado, al activar el pedal por primera vez se inicia una primera fase de corte que va seguida de un período de coagulación, de las características que se configuren, para continuar alternando ambos períodos de corte y coagulación hasta completar la resección.

La utilidad teórica de estos modos de corte vendría dada por dos motivos fundamentales: *a)*reducción del riesgo de sangrado, al evitar cortes excesivamente rápidos, y *b)*en cursiva descenso del riesgo de perforación o síndrome postelectrocoagulación, por el empleo de corriente de coagulación durante períodos de tiempo excesivamente prolongados.

Recomendaciones prácticas para polipectomía/ resección mucosa endoscópica

En la tabla 2-4 se muestran algunas de las recomendaciones avaladas por los fabricantes de UEQ.

Aunque, como ya se ha mencionado, no hay recomendaciones disponibles consensuadas científicamente, es factible realizar unas recomendaciones básicas teniendo en cuenta los conocimientos adquiridos hasta el momento:

 Elección del asa de polipectomía: de forma genérica, las asas monofilamento, puesto que tienen menor superficie de contacto, generarán mayor densidad de corriente en esas zonas, por lo que su componente de corte será superior y, por tanto, su riesgo de sangrado inmediato. Lo inverso es aplicable para asas trenzadas.

! Evitar en lo posible el riesgo de perforaciones: separar tanto el asa como la lesión de la pared intestinal y movilizarla mientras se realiza la resección es una maniobra recomendable. De esta manera, se evita que la capa muscular pueda quedar atrapada en el asa y se reduce la probabilidad de realizar quemaduras en zonas sanas de la pared (contraescaras).

- Se debe tener en cuenta que, en los pólipos pediculados, el corte final de la zona central suele ser más lento. Esto se debe a que, en esa zona, con las sucesivas fases de corte y coagulación, se deshidrata el tejido progresivamente y aumenta su impedancia.
- Atrapamiento del asa de polipectomía: en ocasiones, cuando para la configuración de la UEQ se seleccionan potencias bajas, puede darse este fenómeno. Asimismo, cuando el área de contacto asa-tejido es demasiado amplia (por excesivo estrangulamiento o por el gran tamaño de un pedículo), la reducción en la densidad de corriente eléctrica puede inducirlo, y no se logra seccionar el tallo de la lesión. En estos últimos casos, no se debe aumentar la tensión del asa, puesto que sólo se logra reducir aún más la densidad de corriente o, debido a una insuficiente coagulación, se puede inducir sangrado.

 Para resolver este atrapamiento, se recomienda ajustar lentamente los parámetros de la fuente de diatermia e incrementar discretamente la capacidad de corte de la corriente eléctrica. Esto último puede lograrse bien empleando ondas de radiofrecuencia en las que predomina el efecto corte o aumentando su potencia o, por el contrario, reduciendo el efecto de coagulación (por ejemplo, en el modo EndoCut, disminuir el valor del componente efecto).

Polipectomía con pinza caliente

Tradicionalmente, la pinza caliente se empleaba para la resección de pólipos diminutos (< 6 mm) en la mayoría de las unidades de endoscopia.

Sin embargo, recientemente, se han publicado estudios que desaconsejan su empleo debido a un incremento en el riesgo

Tabla 2-4. Ejemplos de configuraciones recomendadas para polipectomía, esfinterotomía y hemostasia en las fuentes electroquirúrgicas más empleadas

		VIO® 200/300 (ERBE)	ESG-300® (OLYMPUS)
Polipectomía (general)	Modo	EndoCut Q	PulseCut Slow
	Efecto	3	2
	Potencia	-	120
	Duración de corte/intervalo	1/6	-
Pólipos pediculados grandes o en recto	Modo	EndoCut Q	Forced Coag
	Efecto	4	4
	Potencia	-	20
	Duración de corte/intervalo	1/6	-
Localización en colon derecho o ciego	Modo	EndoCut Q	PulseCut Slow
	Efecto	1-2	2
	Potencia	-	120
	Duración de corte/intervalo	1/6	-
Resección mucosa endoscópica (RME)	Modo	EndoCut Q	PulseCut Slow
	Efecto	3	2
	Potencia	-	120
	Duración de corte/intervalo	1/6	-
Coagulación con punta de asa (reducir recidiva adenomatosa en RME fragmentada)	Modo	Soft Coag	
	Efecto	4	
	Potencia	80	
Esfinterotomía			
Papilotomo	Modo	EndoCut I	PulseCut Fast
	Efecto	2	2
	Potencia	-	120
	Duración de corte/intervalo	3/3	-
Needle-knife	Modo	EndoCut I	PulseCut Fast
	Efecto	1	2
	Potencia	-	120
	Duración de corte/intervalo	3/3	-
Hemostasia			
Coag-grasper®	Modo	Soft Coag	Soft Coag
	Efecto	5	3
	Potencia	100	50

de sangrado diferido, así como de daño térmico transmural en modelos animales.

Además, cuando se emplea este instrumento, la probabilidad de adenoma residual y de recidivas a lo largo del seguimiento se incrementa, y la calidad de la muestra tisular remitida para el correspondiente estudio histopatológico se reduce sustancialmente.

 La Sociedad Europea de Endoscopia se mostró en su guía clínica, publicada en el año 2017, en contra del empleo de pinza caliente (con calidad de evidencia alta y recomendación fuerte).

ESFINTEROTOMÍA Y FUENTE DE DIATERMIA

La mayoría de los esfinterótomos convencionales tienen un hilo de corte monofilamento, con la intención de que se logre un corte más limpio y un menor daño térmico por efecto de coagulación en la zona periampular.

 Corrientes de coagulación que inducen mayor lesión térmica profunda se han correlacionado con la aparición de edema local, que podría obstruir el flujo pancreático y, en consecuencia, incrementar el riesgo de pancreatitis poscolangiopancreatografía retrógrada endoscópica (PPCPRE).

Un corte efectivo de la papila se logra con alambres de corte de diámetro más fino, menor superficie de contacto entre el hilo y el tejido, una tensión adecuada entre ambos y una mayor potencia de corte.

Cuando se han comparado corrientes de mezcla con corrientes de corte puro para realizar la esfinterotomía, no se han demostrado diferencias en la incidencia o gravedad de las PPCPRE. La desventaja, en lo que se refiere a mayor riesgo de sangrado, del empleo de estas corrientes de corte puro, teóricamente se reduce con el empleo de corrientes de mezcla o fraccionadas. Estas últimas, además, proporcionan un mayor control del corte, que se realiza de forma más escalonada con intención de evitar el efecto *zipper* o de corte descontrolado. La corriente fraccionada tipo EndoCut posee un modo I, que emplea menor voltaje y está diseñado para llevar a cabo la esfinterotomía con seguridad; sin embargo, este modo de corte y para este uso concreto no ha sido validado en estudios clínicos.

EMPLEO DE LA UNIDAD ELECTROQUIRÚRGICA EN DISECCIÓN SUBMUCOSA ENDOSCÓPICA

Puesto que la realización de una disección submucosa endoscópica (DSE) implica diferentes pasos bien establecidos –marcado periférico, incisión de la capa mucosa y disección de la submucosa propiamente dicha–, cada uno de ellos precisa del empleo de diferentes tipos de corriente según el efecto que se desee lograr. Además, en esta técnica es fundamental el empleo de maniobras de precoagulación de los vasos submucosos. Esto puede realizarse tanto con el propio endobisturí, en caso de tratarse de estructuras vasculares de pequeño tamaño, como con pinzas de coagulación específicamente diseñadas para este fin.

Tanto por la diversidad de instrumentos susceptibles de empleo durante una DSE, como por otros factores que afectan a la configuración de la UEQ en estos procedimientos (localización de la lesión, presencia de fibrosis o tejido adiposo en la submucosa, preferencias del endoscopista, etc.), se hace prácticamente imprescindible disponer de fuentes de diatermia de última generación (ERBE VIO 200/300/VIO 3 u Olympus ESG-300).

Puesto que la DSE es una técnica de endoscopia avanzada y existe una amplia heterogeneidad en el empleo de las diversas configuraciones de la UEQ incluso entre expertos, no se tratará este asunto en el presente capítulo.

UTILIZACIÓN DE LA UNIDAD ELECTROQUIRÚRGICA EN OTRAS TÉCNICAS DE RESECCIÓN ENDOSCÓPICA

En los últimos años, han aparecido nuevas técnicas de resección de lesiones del tracto digestivo, como la RME *underwater* (UEMR) o la resección transmural endoscópica (RTMe), o de espesor completo con el kit FTR (OVESCO Endoscopy AG, en Tübingen [Alemania]).

Para realizar una UEMR se suele emplear marcaje periférico con la punta de la propia asa de polipectomía en modo Soft Coag (efecto 4, 40 W) o Forced Coag (efecto 1, 20 W). Posteriormente, para realizar la resección se suele emplear EndoCut Q (efecto 3, duración 1, intervalo 6).

En cuanto a la RTMe, también precisa de un marcado previo periférico, con la misma configuración que para UEMR, pero en la fase de resección se emplea EndoCut Q, efecto 1, duración 4, intervalo 1.

PUNTOS CLAVE

- Conocer los fundamentos físicos básicos y el funcionamiento de las UEQ es de vital importancia para los endoscopistas. Aunque la evidencia científica disponible carece, en la mayoría de las ocasiones, de la calidad metodológica deseable y la escasez de evidencia para el empleo de unas configuraciones u otras es la norma, esto no exime al endoscopista de la responsabilidad requerida para su manejo.

- Todo endoscopista debería conocer que la selección de una configuración u otra puede afectar tanto a la efectividad de la técnica como a los potenciales eventos adversos tanto inmediatos como diferidos y, en consecuencia, es una pieza clave en lo que a seguridad del paciente se refiere.

BIBLIOGRAFÍA

Brooker JC, Saunders BP, Shah SG, Thapar CJ, Suzuki N, Williams CB. Treatment with argon plasma coagulation reduces recurrence after piecemeal resection of large sessile colonic polyps: a randomized trial and recommendations. Gastrointest Endosc. 2002;55(3):371-5.

Burgess NG, Metz AJ, Williams SJ et al. Risk factors for intraprocedural and clinically significant delayed bleeding after wide-field endoscopic mucosal resection of large colonic lesions. Clin Gastroenterol Hepatol. 2014;12(4):651-61.e1-3.

Chandrasekhara V, Elmunzer BJ, Khashab MA, Muthusamy VR. Electrosurgery in Therapeutic Endoscopy. En: Clinical Gastrointestinal Endoscopy (Third Edition). Philadelphia: Elsevier; 2019. p. 69-80.e2.

Chino A, Karasawa T, Uragami N, Endo Y, Takahashi H, Fujita R. A comparison of depth of tissue injury caused by different modes of electrosurgical current in a pig colon model. Gastrointest Endosc. 2004;59(3):374-9.

Fahrtash-Bahin F, Holt BA, Jayasekeran V, Williams SJ, Sonson R, Bourke MJ. Snare tip soft coagulation achieves effective and safe endoscopic hemostasis during wide-field endoscopic resection of large colonic lesions (with videos). Gastrointest Endosc. 2013;78(1):158-63.e1.

Ferlitsch M, Moss A, Hassan C et al. Colorectal polypectomy and endoscopic mucosal resection (EMR): European Society of Gastrointestinal Endoscopy (ESGE) Clinical Guideline. Endoscopy. 2017;49(3):270-97.

Fukami N, Bults A. Electrocautery for ESD. En: Fukami N, editor. Endoscopic Submucosal Dissection: Principles and Practice. New York, NY: Springer New York; 2015. p. 75-83.

Helfmann J. Action Mechanisms of Laser Radiation in Biological Tissues: Thermal effects. En: Berlien HP, Müller JG, Breuer H, Krasner N, Okunata T, Sliney T, editors. Applied Laser Medicine: Springer-Verlag Berlin Heidelberg; 2003.

Kim HS, Kim TI, Kim WH et al. Risk factors for immediate postpolypectomy bleeding of the colon: a multicenter study. Am J Gastroenterol. 2006;101(6):1333-41.

Klein A, Tate DJ, Jayasekeran V et al. Thermal Ablation of Mucosal Defect Margins Reduces Adenoma Recurrence After Colonic Endoscopic Mucosal Resection. Gastroenterology. 2019;156(3):604-13.e3

Ko CW, Dominitz JA. Complications of colonoscopy: magnitude and management. Gastrointest Endosc Clin N Am. 2010;20(4):659-71.

Manner H. Argon plasma coagulation therapy. Curr Opin Gastroenterol. 2008;24(5):612-6.

Manner H, Neugebauer A, Scharpf M et al. The tissue effect of argon-plasma coagulation with prior submucosal injection (Hybrid-APC) versus standard APC: A randomized ex-vivo study. United European Gastroenterol J. 2014;2(5):383-90.

Manner H, Rabenstein T, Pech O et al. Ablation of residual Barrett's epithelium after endoscopic resection: a randomized long-term follow-up study of argon plasma coagulation vs. surveillance (APE study). Endoscopy. 2014;46(1):6-12.

Metz AJ, Moss A, McLeod D et al. A blinded comparison of the safety and efficacy of hot biopsy forceps electrocauterization and conventional snare polypectomy for diminutive colonic polypectomy in a porcine model. Gastrointest Endosc. 2013;77(3):484-90.

Morris ML. Electrosurgery in the gastroenterology suite: principles, practice, and safety. Gastroenterol Nurs. 2006;29(2):126-32; quiz 32-4.

Morris ML, Bowers WJ. Math, myth and the fundamentals of electrosurgery. Journal of Hepatology and Gastroenterology. 2016;1(1):1-5.

Morris ML, Tucker RD, Baron TH, Song LM. Electrosurgery in gastrointestinal endoscopy: principles to practice. Am J Gastroenterol. 2009;104(6):1563-74.

Munro MG. Fundamentals of Electrosurgery Part I: Principles of Radiofrequency Energy for Surgery. En: Feldman L, Fuchshuber P, Jones DB, editors. The SAGES Manual on the Fundamental Use of Surgical Energy (FUSE). New York, NY: Springer New York; 2012. p. 15-59.

Nelson G, Morris ML. Electrosurgery in the Gastrointestinal Suite: Knowledge Is Power. Gastroenterol Nurs. 2015;38(6):430-9.

Parra-Blanco A, Kaminaga N, Kojima T, Endo Y, Tajiri A, Fujita R. Colonoscopic polypectomy with cutting current: is it safe? Gastrointest Endosc. 2000;51(6):676-81.

Ratani RS, Mills TN, Ainley CC, Swain CP. Electrophysical factors influencing endoscopic sphincterotomy. Gastrointest Endosc. 1999;49(1):43-52.

Rey JF, Beilenhoff U, Neumann CS, Dumonceau JM, (ESGE) ESoGE. European Society of Gastrointestinal Endoscopy (ESGE) guideline: the use of electrosurgical units. Endoscopy. 2010;42(9):764-72.

Sano Y, Fu KI, Saito Y et al. A newly developed bipolar-current needle-knife for endoscopic submucosal dissection of large colorectal tumors. Endoscopy. 2006;38 Suppl 2:E95.

Savides TJ, See JA, Jensen DM, Jutabha R, Machicado GA, Hirabayashi K. Randomized controlled study of injury in the canine right colon from simultaneous biopsy and coagulation with different hot biopsy forceps. Gastrointest Endosc. 1995;42(6):573-8.

Singh N, Harrison M, Rex DK. A survey of colonoscopic polypectomy practices among clinical gastroenterologists. Gastrointest Endosc. 2004;60(3):414-8.

Slivka A, Bosco JJ, Barkun AN et al. Electrosurgical generators: MAY 2003. Gastrointest Endosc. 2003;58(5):656-60.

Tate DJ, Bahin FF, Desomer L, Sidhu M, Gupta V, Bourke MJ. Cold-forceps avulsion with adjuvant snare-tip soft coagulation (CAST) is an effective and safe strategy for the management of non-lifting large laterally spreading colonic lesions. Endoscopy. 2018;50(1):52-62.

Tavakoli Golpaygani A, Movahedi MM, Reza M. A Study on Performance and Safety Tests of Electrosurgical Equipment. J Biomed Phys Eng. 2016;6(3):175-82.

Tokar JL, Barth BA, Banerjee S et al. Electrosurgical generators. Gastrointest Endosc. 2013;78(2):197-208.

Toyonaga T, Man-I M, Fujita T et al. The performance of a novel ball-tipped Flush knife for endoscopic submucosal dissection: a case-control study. Aliment Pharmacol Ther. 2010;32(7):908-15.

Van Gossum A, Cozzoli A, Adler M, Taton G, Cremer M. Colonoscopic snare polypectomy: analysis of 1485 resections comparing two types of current. Gastrointest Endosc. 1992;38(4):472-5.

Requisitos necesarios para la endoscopia avanzada 3

E. Martí Marqués, A. Dacal Rivas, J. Fernández Molina y G. Albines Fiestas

OBJETIVOS

- Adquirir los conocimientos fundamentales sobre la organización e infraestructura de una unidad de endoscopia avanzada.
- Reconocer aquellos elementos imprescindibles en cada una de las salas para el correcto desempeño de la actividad, no sólo del personal facultativo, sino también del personal auxiliar y de enfermería.
- Aplicar este conocimiento en la actividad profesional para trabajar siempre con las mejores condiciones y garantías de seguridad, tanto personales como para los pacientes.

INTRODUCCIÓN

Es innegable que la endoscopia gastrointestinal ha sufrido enormes avances desde la expansión de la endoscopia flexible en la década de 1960.

En sus inicios, se practicaba en salas no diseñadas para este cometido: antiguos quirófanos, salas pequeñas de exploración adaptadas, etc. Pero actualmente, y en paralelo al crecimiento en el número de exploraciones, al empleo prácticamente universal de sedación y a un desarrollo tecnológico incesante, cualquier hospital que desee prestar este servicio precisa de una infraestructura especialmente pensada y dedicada a la endoscopia digestiva.

Una unidad de endoscopia que preste servicios de diagnóstico y tratamiento avanzados requiere una serie de elementos, que se irán desarrollando a continuación.

LOCALIZACIÓN DE LA UNIDAD

Es importante, a la hora de ubicar dentro del centro hospitalario el espacio dedicado a la realización de la actividad de endoscopia digestiva, entender que se va a recibir a pacientes con distintas necesidades y situaciones clínicas. Es por esto por lo que el gabinete de exploraciones digestivas debe estar integrado en el hospital, con el objetivo de facilitar la accesibilidad tanto a una circulación externa de pacientes ambulantes como a una circulación interna de pacientes hospitalizados. Y si las dimensiones y los recursos lo permiten, tener un acceso para pacientes ambulantes y otros dos accesos internos diferenciados para la llegada, por un lado, de pacientes hospitalizados y personal y, por otro, para suministros y servicios.

Disponer de varios accesos facilita mantener el área limpia y en las condiciones de asepsia deseables. Asimismo, una organización de forma secuencial en la disposición de las salas previene interferencias en el trabajo y ayuda en la gestión de los pacientes (**Fig. 3-1**).

INFRAESTRUCTURAS GENERALES

- Accesos y tránsito. Se recomienda que, en pasillos y áreas de tránsito por donde van a discurrir pacientes encamados, se mantenga un ancho mínimo de 2,20 m; si solamente transitan pacientes ambulantes, 1,60 m, y en caso de circulación exclusiva de personal, un ancho no inferior a 1,20 m.

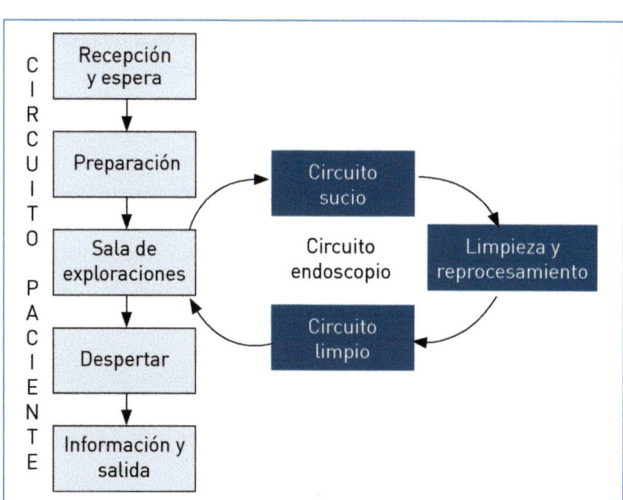

Figura 3-1. Organización secuencial de las salas.

- Por lo que respecta a las puertas, deben tener un ancho mínimo de 82 cm, lo que las hace accesibles a sillas de ruedas y, como se irá viendo más adelante, estos requisitos pueden ser mayores en caso de tránsito de camillas y en función del trabajo que se vaya a desempeñar en la sala.
- Iluminación. La luz natural debe priorizarse en los espacios ocupados de forma constante (salas de espera y admisión, despachos, etc.), con énfasis en la sala de recuperación del paciente, pues ayuda en la readaptación. En aquellos locales o zonas de tránsito que no tengan iluminación natural, se intentará al menos que cuenten con una referencia o pequeña ventana.
- En cuanto a la iluminación artificial, debe proyectarse en función del trabajo que se vaya a realizar, y debe ser más intensa en áreas de trabajo y suave en las zonas de espera del público. En las salas de exploración, se recomienda instalar un sistema de iluminación de intensidad regulable y destinar áreas de iluminación secundaria para el manejo de material, fármacos, etc.
- Instalación eléctrica. Las salas de exploración y su equipamiento deben tener asegurado su funcionamiento en caso de fallo eléctrico. Tal es así, que las principales guías de práctica clínica desaconsejan comenzar cualquier procedimiento sin contar con un sistema eléctrico secundario de emergencia.
- En cuanto a las tomas eléctricas, deben ser suficientes, y se recomienda que algunas se instalen en los brazos articulados fijos al techo (en caso de que la sala de exploraciones cuente con ellos). Todas las tomas eléctricas deben tener toma a tierra.
- Sistema de climatización. Los requerimientos, en cuanto a renovaciones del aire según la sala, son de 6 ciclos por hora en las salas técnicas y de 10 ciclos por hora en las salas de lavado y reprocesamiento de endoscopios. La temperatura se mantendrá en un rango de 20 a 23 ºC, con una humedad relativa entre el 30 y el 60 %.
- Acústica. En general, no deben superarse los 45 dB entre salas, con objeto de mantener el correcto desempeño de la actividad. En los locales donde se superen los umbrales de seguridad establecidos (p. ej., en la sala de lavado al soplar con pistola de aire a presión los canales del endoscopio) deben emplearse protectores auditivos de seguridad.
- Acabados. La unidad de endoscopia digestiva va a tener un uso intensivo y se necesitará mantener unas condiciones de asepsia; por ello, todo el material debe ser resistente tanto al uso como a los productos de limpieza.
- Las paredes deben tener un acabado liso y ser lavables y resistentes al empleo de químicos de limpieza. Los colores serán preferiblemente claros y mates, que impidan reflejos de la iluminación.
- Los suelos serán lavables y resistentes a químicos. Se recomienda que sean antideslizantes y continuos (sin juntas) para permitir el tránsito de equipamiento y de camillas sobre ruedas.
- Los techos —al menos los de las salas de exploración, lavado y reprocesamiento de endoscopios, así como los de la sala de despertar— deben ser estancos, no porosos, también lavables con productos químicos. No se recomienda el uso de paneles modulares rugosos ni perforados.

 Elementos como la luz natural y los brazos articulados desde el techo de la sala de exploración mejoran el desarrollo de la actividad y la ergonomía en la unidad de endoscopia digestiva.

ORGANIZACIÓN DE LAS SALAS

Sala de recepción y admisión del paciente

Situada a la entrada de la unidad y destinada al personal administrativo. No se precisa destinar un gran espacio a esta sala, pero debería ser fácilmente reconocible y accesible. Es el primer punto de contacto con los pacientes y es recomendable que se disponga abierta al público por una gran ventanilla acristalada, adaptada en altura al acceso de pacientes en silla de ruedas.

En este local se realiza el trabajo de recepción, admisión y registro del paciente y acompañante. Se recomienda que su actividad se asocie al trabajo de secretaría de la unidad.

Las dotaciones de este espacio deberían ser, como mínimo, de infraestructura para voz y datos, con conexión telefónica y por fax, para recibir las peticiones de otros profesionales o centros hospitalarios, y de sistema informático con acceso a la citación y programación de exploraciones.

Sala de espera

Está pensada para la espera general de los pacientes ambulantes y los acompañantes. Debe estar controlada desde el mostrador de recepción y admisión.

En cuanto al tamaño, debe ser acorde a la actividad de la unidad y, nuevamente, con un espacio destinado a la ubicación de pacientes en silla de ruedas. Es deseable que en esta área se disponga de una iluminación natural.

En su vecindad, deben existir aseos públicos adaptados para uso de pacientes y acompañantes.

Si la unidad presta servicio a población en edad pediátrica, es deseable que exista un área de espera diferenciada con un espacio lúdico para los niños.

Sala de preparación

En algunos centros, se emplea la misma sala para la recepción y recuperación del paciente, pero aquí se van a ver los elementos recomendados en caso de que fuesen áreas independientes.

En la unidad se va a recibir tanto a pacientes ambulantes como hospitalizados; por este motivo, esta sala debe contar tanto con sillas como con espacio para camillas. Como estimación general, se recomienda que al menos tenga un puesto de espera por sala de exploración y que la superficie sea la suficiente para permitir el libre giro y la entrada y salida de las camillas de hospitalización.

Pensando en la recepción de pacientes hospitalizados, habitualmente en un contexto de mayor gravedad e inestabilidad clínica, se aconseja que, por lo menos, cuente con un puesto para camilla con toma de oxígeno y monitorización. De todos modos, los autores consideran que lo más apropiado sería recibir a estos pacientes directamente en la sala de recuperación, donde además se va a poder tener un control directo por el personal de enfermería.

En la propia sala de preparación, o en un lugar próximo a ésta, se debe disponer de suficientes aseos con inodoro y lavamanos para aquellos pacientes que precisen usarlos antes de pasar a la sala de exploración.

Sala de exploración

Este es el elemento central de la unidad de endoscopias. Se va a diferenciar, en función de los procedimientos diagnósticos y terapéuticos que se lleven a cabo, entre unos requerimientos comunes, imprescindibles para toda técnica, y unos requerimientos específicos, sólo necesarios en algunas exploraciones.

Requerimientos comunes

Se recomienda una superficie mínima de 24 m^2 para una sala de colonoscopia o endoscopia digestiva alta sin entrar en otros procedimientos más específicos.

Dentro de las posibilidades, la sala debería contar con iluminación natural controlada. En cuanto a la iluminación artificial, debe ser de intensidad regulable y se deben crear áreas de iluminación indirecta adicionales, que no interfieran en la exploración pero faciliten el acceso e identificación durante la prueba del material fungible y la medicación. También sería deseable una fuente de iluminación indirecta hacia el área de manejo de las muestras para anatomía patológica o microbiología.

Por norma general, se intentará minimizar los cables expuestos y se montarán las pantallas y torres del endoscopio sobre brazos articulados fijados al forjado del techo.

En cada sala deben existir al menos dos tomas de vacío y 1-2 tomas de oxígeno. No es infrecuente la necesidad de una toma de aspiración adicional, independiente a la del endoscopio, para manejar las secreciones del paciente.

Debe disponer de un sistema de climatización que permita un mínimo de 6 renovaciones por hora, y como se está proyectando una unidad de endoscopia moderna, se considera que un requisito común de toda sala de exploración debería ser una toma de CO$_2$ para insuflación, un sistema de bomba de lavado y un equipo de electrocirugía.

Aunque se considera válido un único acceso en la sala para la entrada y salida de sus diferentes usuarios (paciente y personal sanitario), lo deseable sería un sistema de dos entradas con doble circulación, lo que ayudaría a la gestión de la actividad y a mantener la asepsia.

La entrada a la sala debe ser a través de una puerta amplia, que permita el paso de camillas y sillas de ruedas sin dificultad. Se recomiendan puertas de doble hoja de 82 cm por puerta o, en caso de puerta única, de al menos 120 cm. Si el espacio disponible no es mucho, pueden ser útiles las puertas correderas.

En caso de que en este local esté ubicado el almacenaje de los tubos de endoscopia, material fungible de valor o fármacos sedantes, se recomienda equipar las puertas con un sistema de seguridad para evitar sustracciones del equipamiento.

Cada una de las salas de exploración debe tener un puesto de lavado de manos; se recomienda situarlo a la entrada del personal sanitario, para ser usado al principio y al final de la endoscopia.

Dependiendo del diseño de la unidad, se podrá incorporar un pequeño vestidor en el interior de la sala, o bien situarlo fuera de la sala en un local independiente, que puede ser compartido por dos salas de exploración. En cualquier caso, tiene que estar dotado de un inodoro y un lavamanos, así como disponer de un pequeño armario para dejar los enseres del paciente y espacio suficiente para dar cabida a una silla de ruedas y a un acompañante, si se precisase. La puerta del vestidor debe permitir una correcta intimidad, pero al mismo tiempo tener un sistema de apertura de emergencia desde el exterior y un dispositivo de llamada de socorro en el interior.

En una posición central en la sala, se ubicará la camilla hidráulica. Se necesita un espacio mínimo de 120 cm alrededor de ésta que permita el desplazamiento del paciente y un correcto desempeño de la actividad del personal.

El área de trabajo para el personal de enfermería debe tener fácil acceso al paciente y al control de la monitorización, para una vigilancia constante del nivel de sedación, y también a los diferentes dispositivos y material fungible, así como a la medicación y material estéril para la sedación. El carro de parada cardiorrespiratoria, que puede ser común a varias salas de exploración, debe situarse en una ubicación constante y fácilmente reconocible y accesible.

Dentro del área de enfermería, se deben situar contenedores adecuados para desecho de material fungible cortante o punzante.

El área de trabajo para el personal facultativo médico debe disponerse para acceso al paciente y a su monitorización, así como a la torre del endoscopio y al sistema electroquirúrgico. Opcionalmente, puede incorporarse a la sala un puesto de trabajo con ordenador para la elaboración del informe diagnóstico.

El área del personal auxiliar tendrá acceso a la reposición de material y a los endoscopios, para incorporarlos al circuito de limpieza y reprocesamiento (**Fig. 3-2**).

Equipos de protección individual

Tras la pandemia por la enfermedad infecciosa causada por el coronavirus 2 del síndrome respiratorio agudo grave (COVID-19), que tuvo lugar en 2020, en nuestro país se revisaron los protocolos de protección laboral, implementándose el uso generalizado de equipos de protección individual (EPI) (previamente poco extendidos) en las unidades de endoscopia digestiva.

Así pues, hasta el momento, las últimas recomendaciones publicadas en materia de EPI son de 2020, en las que tanto la Sociedad Española de Endoscopia Digestiva (SEED) como la European Society of Gastrointestinal Endoscopy (ESGE) recomendaban el uso de forma generalizada de EPI, que, para la segunda (ESGE), variaba en función del riesgo de infección COVID-19 del paciente (recomendando FFP2-3 en pacientes de alto riesgo y mascarilla quirúrgica para los de bajo riesgo), mientras que, desde la SEED, se animaba al uso del mismo tipo de EPI en todos los procedimientos en la sala de

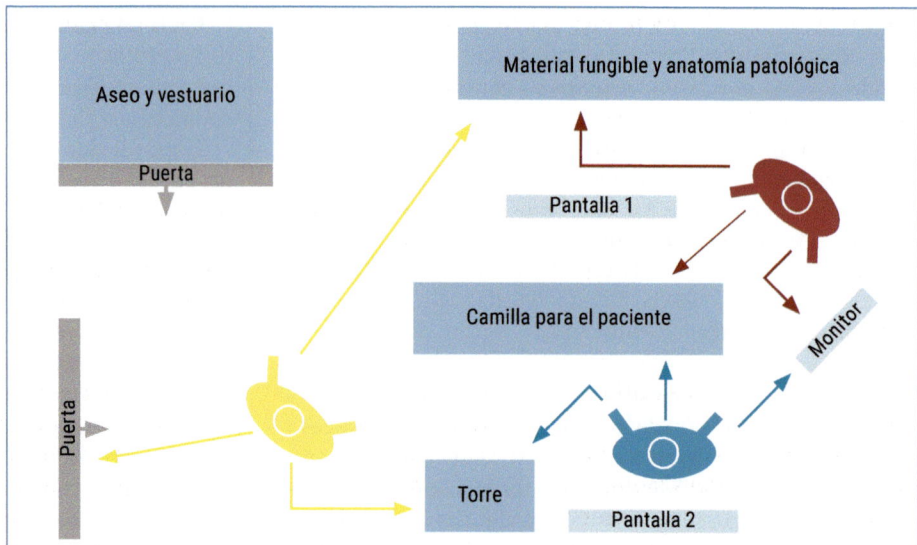

Figura 3-2. Distribución de la sala de exploración convencional. Azul: personal médico. Rojo: personal de enfermería. Amarillo: personal auxiliar.

endoscopia: mascarilla FFP2-FFP3/N95-N99/PAPR, gorro desechable, bata resistente a penetración de microorganismos, de manga larga y desechable, doble guante, protector ocular hermético o pantalla protectora facial, protector de zapatos desechable o calzado cerrado impermeable, fácilmente lavable. Es más, se posicionaban en contra de realizar la endoscopia si no se dispone de equipos de protección que garanticen la seguridad de ésta.

A continuación, se resumirán las recomendaciones publicadas por la SEED en materia de protección personal, para el reinicio de la actividad endoscópica tras la pandemia:

- Conviene garantizar una correcta higiene de manos.
- Se recomienda la utilización de EPI en todo el personal sanitario involucrado en la realización de un procedimiento endoscópico, habilitando, si es posible, una zona limpia para la colocación del EPI fuera de la sala de endoscopia. El Ministerio de Sanidad indica que el EPI deberá estar certificado con base en el Reglamento (UE) 2016/425, lo cual queda evidenciado por el marcado CE de conformidad.
- Mascarillas: en pacientes de bajo riesgo de infección, se recomienda la utilización de mascarillas FFP2-3/N95-N99. El uso de mascarillas FFP3 es preferible en pacientes con alta sospecha o infección confirmada. Éstas deben cumplir con la norma española-europea (UNE-EN) 149:2001 + A1:200950 y, si hay disponibilidad, se recomienda utilizar una por paciente, ya que la endoscopia genera aerosoles que pueden contaminar la superficie de la mascarilla.
- Bata protectora: se debe asegurar la protección del uniforme del trabajador de la posible salpicadura de fluidos biológicos o secreciones. Aunque las guías no especifican el tipo de bata de elección para la endoscopia, este material debe cumplir la norma UNE-EN 14126:2004, que contempla ensayos específicos de resistencia a la penetración de microorganismos. Las batas deberían ser desechables para evitar el potencial contagio entre pacientes.
- Protector ocular o facial: un estudio demostró que las salpicaduras inadvertidas a la cara del endoscopista son relativamente frecuentes, siendo la tasa de exposición a microorganismos con capacidad infectiva de 5,6 por cada 100 días de

endoscopia. Los dispositivos recomendados por la SEED son las gafas integrales (conforme a normativa UNE-EN 166:2002) y las pantallas faciales.
- Guantes: los guantes deben ser desechables y cumplir con la normativa UNE-EN Organización Internacional de Normalización (ISO) 374-5:2016. El uso de doble guante frente a guante único ha demostrado disminuir el riesgo de contaminación durante la retirada del EPI.

Requerimientos específicos

En este apartado se va a hacer referencia a las necesidades específicas que debe cubrir una sala de ultrasonografía endoscópica (USE) o colangiopancreatografía retrógrada endoscópica (CPRE), para finalizar con unas breves anotaciones sobre el equipo de protección radiológica.

La sala de USE, es decir, aquella en la que se va a realizar ultrasonografía endoscópica diagnóstica o terapéutica, en principio debe tener las mismas características que las detalladas previamente en los requerimientos comunes. De hecho, en algunos centros, esta sala es la misma que la utilizada para llevar a cabo procedimientos endoscópicos convencionales (gastroscopias y colonoscopias). De todos modos, es recomendable que contenga, en uno de los muebles accesorios (bien sea una mesa auxiliar, un mueble con cubierta o una mesa fija) un microscopio para permitir la evaluación *in situ* por parte de los patólogos de la muestra obtenida mediante punción con aguja. En caso de que se prevea que la técnica a realizar va a implicar una elevada complejidad o un alto riesgo para el paciente (por ejemplo, alto riesgo de broncoaspiración, en caso de drenaje transgástrico guiado por USE de una colección de gran tamaño), es aconsejable trasladar al paciente a quirófano, previa coordinación con el servicio de anestesia.

En aquellos hospitales en los que la USE se ejecute de forma habitual con el apoyo de un anestesista, la sala deberá contar con un espacio de trabajo para el equipo de anestesia (anestesista +/- enfermería específica) en el que exista un carro de medicación, dispositivos para el manejo de la vía aérea (mascarillas con/sin reservorio, laringoscopios, tubos endotraqueales, etc.) y monitores que incluyan detección de la saturación de O_2 y del CO_2 expirado (pulsioxímetro y capnógrafo), así como una máquina de anestesia (de alto caudal) que sólo utilice anestésicos no explosivos. La ubicación ideal de este equipo de trabajo se encuentra en la cabecera del paciente y debe tener un fácil acceso al material descrito.

En cuanto a la sala de CPRE, como requerimientos básicos (además de los requerimientos generales expuestos previamente) debe disponer de espacio para un equipo portátil con arco de radiología, lo que implica contar con una mayor superficie útil (el Ministerio de Sanidad recomienda un mínimo de 32 m²), y es imprescindible que la sala esté protegida contra radiaciones ionizantes. Esta sala puede variar desde una sala básica (es más, en instituciones pequeñas, las CPRE no tienen sala propia, sino que se realizan en el servicio de radiología o en quirófanos) a una de vanguardia.

Las principales innovaciones en el campo de la endoscopia intervencionista han llevado al desarrollo de salas multifunción, con capacidad para combinar USE, colangioscopia, pancreatoscopia o endomicroscopia confocal con la CPRE, lo que implica la necesidad de una sala bien diseñada para acomodarse a esta expansión. La potencial complejidad de la CPRE ha cambiado, sobre todo en centros de referencia de tercer nivel: se requiere disponer de imágenes radiológicas de alta calidad para patología muy concreta en un elevado número de pacientes, lo que ha llevado al desarrollo de equipos digitales de fluoroscopia con mayor resolución, reducción de la exposición a radiación y la capacidad de funcionar de forma continuada (en caso de procedimientos de larga duración) sin sobrecalentarse. Con todo, en una sala de endoscopia intervencionista avanzada debería haber espacio para los siguientes elementos:

- Un arco fijo o móvil que permita alterar el plano de examen para perfilar mejor los sistemas ductales implicados.
- Equipo de colangioscopia, USE, litotricia (por láser o electrohidráulica), enteroscopia, etc.
- Camas y camillas de gran tamaño (que admitan pacientes obesos).
- Equipo de anestesia (o para sedación profunda).

- Por estas razones, en algunos centros se ha incrementado el tamaño de este tipo de salas a más de 45 m².

Distribución de la sala

A la hora de diseñar la disposición de los distintos elementos en la sala, la clave es la colaboración entre el endoscopista, enfermería/auxiliares, el equipo de anestesia, radiólogos/técnicos de rayos, técnicos en seguridad radiológica, los arquitectos/diseñadores y los asesores de ergonomía.

Un ejemplo de distribución de una sala de CPRE (o USE) con anestesista se muestra en la **figura 3-3**. El epicentro de la sala es la mesa de fluoroscopia, y junto a la cabeza del paciente debería permanecer el endoscopista. En este diseño, el endoscopista también tiene acceso a los mandos del equipo radiológico que permiten mover el arco o la mesa de exploración para obtener una imagen óptima. El espacio de trabajo del primer asistente se encuentra inmediatamente a la derecha del endoscopista, mientras que el aprendiz se colocará preferiblemente a la izquierda de éste.

Junto al espacio de trabajo del primer asistente, se observa un área de preparación para un segundo asistente, con una mesa auxiliar que permite preparar el utillaje. Este espacio debería situarse próximo al sitio de almacenaje de la sala (donde se guarda de forma organizada el material más frecuentemente utilizado).

Sobre la cabeza del paciente se reserva la zona para los miembros del equipo de anestesia; aquí se debe incluir espacio para todas las medicaciones necesarias, el equipo de monitorización y el de reanimación cardiopulmonar. Al usar anestesia, a menudo hay dos carros: la máquina de anestesia en la cabeza del paciente y un carro accesorio para la medicación y almacenaje del material, al que se deberá poder llegar fácilmente en caso necesario.

Idealmente, debería disponerse de un espacio para la revisión de las imágenes y elaboración de informes, que puede situarse tras un cristal plomado o en un espacio paralelo.

Un diseño óptimo de la habitación permitirá que exista sitio para todo este material descrito, así como un fácil paso

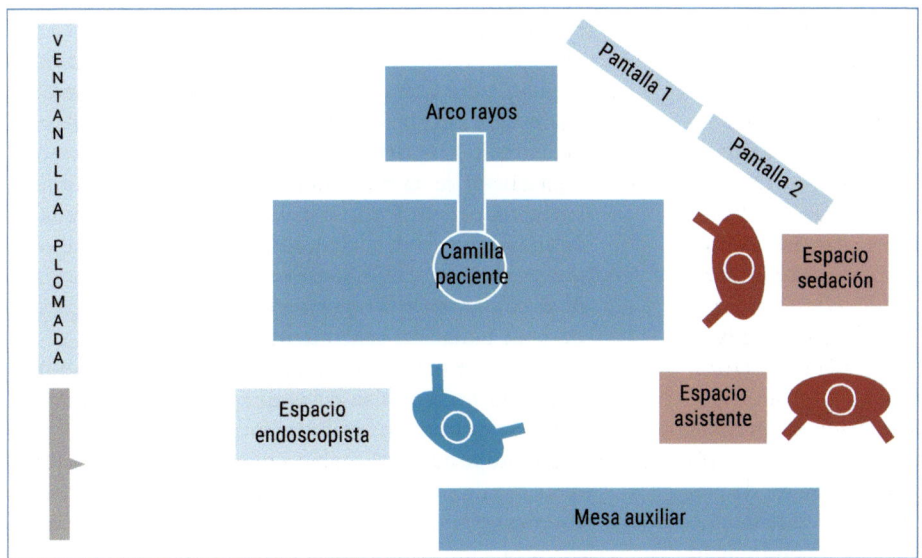

Figura 3-3. Distribución de la sala de colangiopancreatografía retrógrada endoscópica.

hacia todos los espacios durante el procedimiento. El uso de brazos articulados ayuda sobremanera a lograrlo y favorece el acceso a multitud de dispositivos mientras evitan que el cableado se distribuya por el suelo de la sala. Pueden albergar, aparte del procesador del endoscopio y fuente de luz, la unidad de electrocauterio, insuflación de CO_2, sistema de irrigación de agua y el equipo de USE (si es compacto).

Es recomendable que existan al menos dos pantallas, una para visualizar la imagen endoscópica y otra para la radiológica, aunque si se usan sistemas integrados de vídeo, estos permiten mostrar, en un mismo monitor, múltiples fuentes de imagen (como podría ser la historia clínica electrónica o las pruebas radiológicas realizadas, como tomografía computarizada o resonancia magnética nuclear). Los monitores deben situarse en la línea de visión tanto del endoscopista como del primer asistente, para facilitar una manipulación coordinada del material, guiada por la imagen endoscópica o fluoroscópica.

Sistemas de protección radiológica

La realización de CPRE implica contar con una sala protegida contra radiaciones ionizantes. A nivel estructural, se puede lograr una mejor protección radiológica con las siguientes medidas:

- Es recomendable realizar este blindaje estructural con el apoyo de un físico médico que calcule los requerimientos de la unidad.
- Elegir el sistema de rayos más adecuado. La exposición a radiación por parte del personal será mucho mayor si se usan unidades fijas con el tubo de rayos X situado sobre la mesa del paciente (*over-couch*) o unidades de arco móviles (en las que habitualmente este tubo de rayos se sitúa bajo la mesa del paciente [*under-couch*]) que con las unidades fijas con el sistema *under-couch*.
- La exposición de la plantilla a la radiación ionizante se puede reducir más del 90 % si se utilizan escudos de protección radiológica entre el tubo de rayos y el personal. Se deberían usar escudos equivalentes al espesor de ≥0,5 mm de plomo y su ubicación debería ser sobre la mesa del paciente en caso de sistemas *over-couch* y debajo de ésta en sistemas *under-couch*. Existen distintos tipos de escudos, desde los verticales que se unen a la mesa del paciente hasta los escudos móviles de cuerpo entero o los cristales plomados articulados.
- La aplicación de un filtro de cobre sobre el haz de rayos X puede reducir la dosis de radiación sobre el paciente aproximadamente un 50 %, con una disminución secundaria de la calidad de imagen.
- Los sistemas de rayos fijos deberían contar con una cabina de control comunicada mediante una ventana de cristal plomado, de modo que ningún operario sufra de una exposición a dosis de radiación mayores que las dosis efectivas recomendadas.
- Debería haber señales visibles (como la activación de una luz intermitente cuando esté la fluoroscopia en marcha o carteles que piden a las pacientes informar de posibilidad

de embarazo) cercanas a cada puerta de entrada a la sala de endoscopia en la que haya una unidad fija de rayos X.
- En cuanto al equipo de protección radiológica personal, se basa en:
  - Delantales/mandiles y collares plomados. Ambos de grosor equivalente al de ≥0,25 mm de plomo para reducir la radiación de forma efectiva. Se recomienda que los mandiles se almacenen colgados en vertical, a fin de evitar roturas, en un lugar accesible, preferiblemente situado tras un escudo de protección radiológica. Estos mandiles deberían revisarse anualmente para descartar deterioro. Hay que añadir que dichos delantales pueden incrementar las molestias osteomusculares que padecen los endoscopistas dedicados a la CPRE.
  - Por lo que respecta a los collares de protección radiológica, deben cubrir la circunferencia cervical, con la finalidad de proteger la glándula tiroides de la radiación (se recomiendan para todas las personas que se encuentren en la sala, a excepción del paciente y aquellos que se sitúen tras los escudos fijos de protección radiológica).
  - Gafas. La exposición a radiación ionizante de forma repetida puede ser causa de cataratas. Es por ello por lo que se recomienda el uso de gafas de radioprotección, y son obligatorias en caso de que la sala cuente con un sistema de rayos *over-couch*. Dichas gafas deben contar con paneles laterales que bloqueen la radiación dispersa; la mayoría de los modelos disponibles cuentan con lentes equivalentes al grosor de ≥0,5 mm de plomo, que son suficientes para prevenir la transmisión de la radiación a los ojos. Puesto que dicho sistema de protección radiológica puede ser pesado e incómodo, como alternativa existen las lentes fotocromáticas (cuya protección es menor), las máscaras protectoras o incluso una barrera/pantalla móvil de protección radiológica que evite que la radiación dispersa alcance al personal.
  - Dosímetros. La dosis efectiva (E) de radiación da una medida del daño causado al organismo por dicha radiación; existen tablas que resumen los límites recomendados para la gente con exposición a radiación en el trabajo, pero que no son objeto de estudio en el presente capítulo. Los dosímetros permiten medir esta E, por lo que se recomienda el uso de al menos uno de ellos, situado por debajo del mandil, aunque la mejor forma de medirla es mediante dos dosímetros: uno situado por encima de la protección del cuello y el otro en la cintura, por debajo del mandil. En principio, no es necesario medir la radiación a nivel de las extremidades, pero en caso de utilizar sistemas de rayos X *over-couch* sin una pantalla adecuada, habría que valorar dicha radiación mediante anillos o dosímetros de muñeca, así como medir la radiación a nivel ocular (ante la nueva recomendación de reducir la dosis de radiación ocular a unos 20 mSv/año).
  - Sistemas de medición de la radiación recibida por el paciente. La directiva europea recomienda estimar la dosis de radicación recibida por el paciente y algunas guías proponen realizar un registro de los datos dosimétricos de cada paciente, incluso cuando se utiliza un sistema de rayos de arco en C móvil. Otras guías consideran, sin embargo, que la dosis producida durante un

procedimiento de CPRE no supera los 1-2 Gy y que, por tanto, esto no sería necesario.

- Aunque el KAP (producto de kerma × área) es una medida indirecta de la E recibida por el paciente, es uno de los mejores parámetros para medir esta dosis recibida. Dicho producto se podría medir mediante aparatos específicos o un *software* que combina los datos de configuración del generador de rayos X con datos del colimador. Finalmente, algunos equipos de fluoroscopia pueden proporcionar una estimación de la dosis acumulada, aunque esto no está disponible en todos.

 Los elementos de protección radiológica personal deben mantenerse en buen estado y ubicarse, para su uso, en un lugar no expuesto a radiación.

Sala de recuperación

Tras la realización del procedimiento endoscópico, el paciente es llevado a esta sala. La característica principal de este espacio es que está bajo una supervisión constante por el personal de enfermería, con el objetivo de realizar un seguimiento estricto del paciente hasta que recupere su total autonomía. Dependiendo del diseño de la unidad, también se puede recibir en esta sala a los pacientes encamados y hospitalizados. Idealmente, la sala tendrá iluminación natural, que facilitará el proceso de despertar.

Aunque como recomendación general se requiere un mínimo de un puesto de recuperación por cada sala de exploración, la práctica clínica habitual pone de manifiesto una mayor fluidez en la actividad de dichas salas si se dispone de dos puestos de recuperación por cada una de ellas. Cada puesto debe tener una instalación de gases medicinales con toma de oxígeno y vacío, siendo además recomendable la monitorización de cada paciente, al menos mediante pulsioximetría.

La mayoría de los pacientes van a poder llevar a cabo este proceso en un sillón, que debe ser reclinable, pero también se debe contar con espacio suficiente para camillas. Se recomienda una superficie de 8 m² por cada sillón y 10 m² por cada camilla.

Dentro de la sala, con prioridad de la visualización sobre los diferentes puestos de recuperación, se ubicará el control de enfermería. El personal a cargo de esta sala debe tener fácil acceso al carro de parada cardiorrespiratoria y a fármacos de resucitación.

En la propia sala o en un local adyacente, se debe disponer de aseos adaptados para pacientes, y dentro de la sala, al menos de un puesto de lavado de manos.

Sala de limpieza y reprocesamiento del endoscopio

Control de infecciones durante la endoscopia gastrointestinal

Para entender las necesidades de la sala de limpieza (y de almacenaje), así como el circuito que debe seguir el endoscopio tras los procedimientos, es necesario introducir unos conceptos previos.

- Infecciones relacionadas con la endoscopia.
  La gran mayoría de los casos descritos de transmisión de infecciones a través de la utilización de endoscopios flexibles gastrointestinales son atribuibles a fallos en los protocolos de reprocesamiento endoscópico, que no sólo pueden provocar la transmisión de patógenos, sino que también pueden dar lugar a errores en el diagnóstico (debido a que se transmite material patológico de un paciente a otro), mal funcionamiento de los instrumentos y acortamiento de su vida útil. Se han reportado otros factores que contribuyen a esta transmisión, como son el daño ocasionado al endoscopio con el uso, las limitaciones en su diseño, el agua y la existencia de lavadoras contaminadas.
- Clasificación de Spaulding.
  Existe un sistema de clasificación creado en el año de 1968 por Earl Spaulding, quien estableció los criterios que permiten determinar el tipo de desinfección o de esterilización que requiere un instrumental médico antes de su uso. Las categorías de dispositivos médicos y los niveles asociados de desinfección para estos son los siguientes:
  - No críticos. Dispositivos que entran en contacto sólo con piel y mucosas (p. ej., protectores bucales, manguitos de presión arterial o electrodos). Estos artículos deben someterse a limpieza y desinfección, pero no necesitan ser esterilizados.
  - Semicríticos. Dispositivos como los endoscopios, que entran en contacto con las membranas mucosas intactas y no suelen penetrar en el tejido estéril. Estos artículos requieren limpieza y desinfección con actividad bactericida, fungicida, micobactericida y viricida.
  - Críticos. Dispositivos médicos como los accesorios endoscópicos (agujas para biopsia, guías, asas de polipectomía, etc.) que penetran en el tejido estéril o en los espacios vasculares y, por lo tanto, tienen un riesgo significativo de infección si se contaminan. El procesamiento para la reutilización de estos artículos requiere esterilización.
- Reprocesamiento endoscópico.
  Consiste en desinfectar los endoscopios para que cumplan con los requisitos de seguridad y calidad necesarios. La mejor protección contra la transmisión de infecciones mediante endoscopia es el cumplimiento cuidadoso de las pautas de reprocesamiento endoscópico, por lo que es importante definir y analizar conceptos clave:
  - Prelimpieza (limpieza a pie de cama). Enjuague y lavado de canales internos del endoscopio. Limpieza de las superficies externas de los tubos endoscópicos mediante un detergente especial, en la misma sala de exploración endoscópica.
  - Limpieza. Eliminación meticulosa de los residuos de los endoscopios y accesorios (sangre, secreciones y otros contaminantes).
  - Detergente. Compuesto o mezcla de compuestos destinados a ayudar en la limpieza de dispositivos médicos.
  - Desinfección. Reducción de microorganismos presentes a un nivel previamente especificado como apropiado.
  - Lavadora-desinfectadora del endoscopio (*Endoscope Washer Disinfector,* EWD): dispositivo destinado a la limpieza y desinfección de endoscopios termolábiles flexibles y sus componentes dentro de un sistema cerrado.

- Esterilización. Eliminación completa de todos los microbios, incluidas las esporas bacterianas.
- Aire comprimido para secar, utilizado para la etapa de secado, el cual deberá cumplir las siguientes especificaciones mínimas, que son no presentar contenido de aceite ni de polvo y tener baja humedad residual (punto de rocío inferior a –40 °C).

Consideraciones generales de la sala de limpieza y reprocesamiento

Las instalaciones de reprocesamiento deben diseñarse con atención al flujo óptimo de personal, endoscopios y dispositivos para evitar la contaminación cruzada entre la entrada de instrumentos sucios y la salida de instrumentos limpios reprocesados.

La sala destinada a dicho fin debe tener un tamaño e iluminación adecuados, un sistema de ventilación y extracción de humos para minimizar los riesgos de los vapores químicos, un equipo técnico apropiado y medidas de protección para garantizar un reprocesamiento seguro, una separación espacial estricta o, al menos, operativa, de áreas sucias y limpias (por ejemplo, separar los lavabos dedicados al lavado de manos y las instalaciones de desinfección), así como de almacenamiento, para evitar la contaminación de endoscopios reprocesados y de accesorios endoscópicos limpios.

Circuito de reprocesamiento de los endoscopios

El personal asignado al reprocesamiento de endoscopios debe conocer las instrucciones específicas del dispositivo según las instrucciones de uso del fabricante para garantizar una limpieza, desinfección y esterilización adecuadas.

Las guías de la Sociedad Europea de Endoscopia Gastrointestinal (ESGE) y la Sociedad Americana de Endoscopia Gastrointestinal (ASGE) recomiendan que el reprocesamiento de endoscopios se base en las siguientes etapas:

1. Prelimpieza (a pie de cama).
   El primero y uno de los pasos más importantes en la prevención de la transmisión de infecciones por endoscopia es la limpieza inmediata después de que el endoscopio haya sido retirado del paciente, permitiendo retirar los residuos de las superficies interna y externa, evitar el secado de material (fluidos corporales, como la sangre o los residuos) sobre la superficie del endoscopio y dentro de los canales, minimizar el desarrollo de biopelículas bacterianas dentro de los canales del endoscopio, garantizar un reprocesamiento efectivo de los componentes complejos de los endoscopios utilizados para procedimientos avanzados (duodenoscopio y ecoendoscopio) y realizar una primera comprobación del funcionamiento correcto de los canales del endoscopio.
   La limpieza debe iniciarse teniendo en cuenta siempre las instrucciones de uso del fabricante y, a su vez, cumpliendo con los siguientes pasos:
   - Antes de separar el endoscopio del procesador de vídeo/fuente de luz, se deben despejar los restos macroscópicos, aspirando la solución detergente a través del canal de trabajo (lavados con un volumen de 200-250 mL o durante 10-20 segundos como referencia).
   - Enjuague y cepillado de los canales de aire/agua, verificando que no hayan quedado atascados. Los cepillos diseñados específicamente para este fin deben ser útiles para la limpieza de los componentes complejos del endoscopio (como el elevador del duodenoscopio y del ecoendoscopio), de acuerdo con las instrucciones de uso del fabricante.
   - Expeler con dispositivos de limpieza (esponjas y paños) restos de sangre, mucosidad u otros materiales.
   - Secar el mango de colocación.
   Finalizado este primer paso, se debe transportar cada endoscopio a través de un contenedor cerrado, identificado como equipo contaminado, a la sala de reprocesamiento, lo que evitará la contaminación ambiental y de terceros.
   A continuación, realizar una prueba de fugas para verificar la integridad de todos los canales antes de finalizar todos los pasos del reprocesamiento. Este punto es fundamental, dado que las partes dañadas de un endoscopio pueden servir de reservorios para microorganismos patógenos. Por tanto, en el caso de que se detecte una fuga, el procedimiento de reprocesamiento debe interrumpirse inmediatamente y debe iniciarse la reparación del endoscopio, enviándolo al centro de reparación previo marcaje como «No desinfectado».

2. Aclaramiento intermedio.
   - El enjuague de las superficies externas y de todos los canales elimina los residuos y el detergente a un nivel que evita la interacción critica en las siguientes fases del reprocesamiento.
   - La solución de enjuague que se debe utilizar para esta etapa será agua potable de calidad definida. Además, se recomienda utilizar un fregadero adicional diferente.

3. Desinfección.
   - Reprocesamiento manual.
     En la desinfección manual, el endoscopio y sus componentes deben sumergirse completamente en el desinfectante de alto nivel o esterilizante, asegurando que todos los canales queden bien irrigados. Se deben seguir las recomendaciones del fabricante respecto a la concentración, temperatura y tiempo de contacto.
     Este tipo de reprocesamiento es más difícil de estandarizar y es propenso al error humano, por lo que supone un mayor riesgo de contaminación. Actualmente, su uso es aceptable sólo en caso de problemas técnicos con el reprocesamiento automatizado.
   - Reprocesamiento automatizado (lavadora-desinfectadora de endoscopios).
     El reprocesamiento automatizado consiste en colocar el endoscopio y sus componentes en un dispositivo destinado a la limpieza y a la desinfección de endoscopios termolábiles flexibles dentro de un sistema cerrado.
     Los dispositivos que cumplan, según la guía de la ESGE, con la serie estándar EN ISO 15883 deben ser la primera opción para la limpieza y desinfección de endoscopios, ya que su proceso de configuración está estandarizado y permite la documentación de todos los parámetros críticos del proceso. Dicha documentación permite verifi-

car la calidad del reprocesamiento y lograr altos niveles de seguridad para los pacientes. Además de lo descrito, también otorga otras ventajas, entre las que destaca minimizar el contacto del personal con productos químicos y equipos contaminados, facilitar el trabajo del personal involucrado y reducir el riesgo de daño a los endoscopios. Todos los usuarios de este tipo de dispositivos deben recibir capacitación antes del primer uso (la cual debe estar documentada por el proveedor del servicio clínico) y realizar posteriormente reciclajes regulares. Asimismo, es conveniente incorporar un sistema de trazabilidad que registre qué personal ha manipulado el endoscopio, número de serie de éste, fecha y hora.

En cuanto a la esterilización, se puede lograr utilizando una variedad de métodos, pero, debido a la complejidad del material y diseño de los endoscopios, la mayoría no son resistentes a temperaturas elevadas y, por tanto, los procesos de esterilización con vapor a altas temperaturas no son aplicables. Sin embargo, en caso de que las indicaciones médicas muestren que la esterilización de endoscopios flexibles puede ser apropiada, es posible aplicar un proceso de esterilización a baja temperatura (esterilización con gas de óxido de etileno, con gas de peróxido de hidrógeno con/sin plasma o esterilización con vapor a baja temperatura con formaldehído).

4. Aclaramiento final.
   - La solución desinfectante debe enjuagarse de las superficies internas y externas del endoscopio con agua estéril filtrada. El agua utilizada debe ser al menos de la calidad del agua potable.
   - El enjuague insuficiente puede causar complicaciones graves en los pacientes, como colitis, dolores abdominales y diarrea sanguinolenta.

5. Secado.
   El endoscopio y sus componentes deben secarse tras completar el proceso de limpieza y desinfección. La intensidad requerida del secado depende en gran medida del uso posterior del endoscopio. Si va a ser utilizado para el próximo examen dentro de un corto período de tiempo, será suficiente con la eliminación de los principales residuos de agua; sin embargo, si el endoscopio no se va a reutilizar de inmediato, se procederá a realizar un secado minucioso de éste después del aclaramiento final, dado que permite minimizar la proliferación de microorganismos durante el almacenaje, ya que la existencia de agua residual en estos podría proporcionar un entorno idóneo para la colonización de microorganismos y la formación de biopelículas.

Todas las partes externas y todos los canales del endoscopio deben secarse cuidadosamente con aire comprimido especialmente provisto para este secado.

No se recomienda el lavado de los canales del endoscopio con alcohol, dado que no existe información suficiente para establecer su eficacia respecto al secado de los endoscopios o a la prevención de la proliferación de bacterias, debido al riesgo potencial de fijación de proteínas. No obstante, la guía americana (ASGE) sobre el reprocesamiento de endoscopios aún recomienda el lavado con etanol al 70-90 % o alcohol isopropílico para facilitar el secado.

Control tras el reprocesamiento

- Transporte de endoscopios reprocesados listos para usar.
  Antes de manipular los endoscopios reprocesados, debería procederse a la desinfección de las manos, para evitar que sean contaminados de nuevo en caso de que la higiene de éstas sea insuficiente.
  Los endoscopios reprocesados deben transportarse en un contenedor cerrado y desinfectado, claramente marcado como «Equipo limpio listo para su uso», dado que de este modo se reduce el riesgo de contaminación y se previene cualquier daño al endoscopio durante la fase de transporte. Asimismo, los componentes del endoscopio también deben transportarse en este contenedor cerrado.
  Si se usan varios endoscopios durante un procedimiento, cada endoscopio debería transportarse en un contenedor separado para evitar cualquier daño.
- Inspección de rutina.
  La detección de microlesiones mediante pruebas de fugas de rutina puede ser difícil, por lo que las inspecciones visuales de los endoscopios reprocesados deben realizarse después de cada ciclo de reprocesamiento o antes de su uso, a fin de identificar pequeñas grietas y desgastes.
  Se deben tener en cuenta, para esta inspección de rutina, los programas de mantenimiento que ofrecen los fabricantes, para evitar así la consolidación de microlesiones de los componentes que están expuestos a un mayor estrés mecánico y desgaste.
- Controles microbiológicos.
  Se recomienda la obtención periódica de cultivos bacteriológicos de los endoscopios (la ESGE-ESGENA [Sociedad Europea de Endoscopia Gastrointestinal-Sociedad Europea de Enfermeras en Gastroenterología y Endoscopia y Asociados] recomendaba realizar controles al menos cada 3 meses). No hay que realizar cultivos de todos los endoscopios cada vez que se hace un control, sino una muestra de cada uno de los tipos de endoscopios y asegurar la rotación del muestreo para que a final de año se hayan tomado muestras de cada uno de los endoscopios al menos una vez. Además, se deben realizar cultivos siempre que se sospeche de la existencia de un brote relacionado con el procedimiento. Puntos de toma de muestra: todos los canales del endoscopio, las superficies externas del endoscopio, la botella de agua conectada al endoscopio y el agua de aclarado final.

 Seguir estrictamente el circuito de reprocesamiento de endoscopios, así como mantener inspecciones y controles microbiológicos periódicamente, permite su uso de forma segura para los pacientes.

Sala de almacenamiento

Los endoscopios deben almacenarse verticalmente en armarios bien ventilados y cerrados, o bien en gabinetes de almacenamiento diseñados específicamente, con o sin función de secado (el secado completo de un endoscopio en una lavadora-desinfectadora puede requerir un ciclo de tiempo prolongado, y el uso de un gabinete de almacenamiento que incluya una función de secado puede mejorar el rendimiento de los endoscopios).

Nunca deben ser almacenados húmedos o antes de que se haya completado la descontaminación, dado que hacerlo de este modo puede favorecer el crecimiento de microorganismos y biopelículas.

El almacenamiento en un ambiente controlado garantiza que no se deteriore la calidad microbiológica del endoscopio y, por tanto, ayuda a prevenir cualquier contaminación secundaria.

Durante el almacenamiento, los componentes del endoscopio, como las válvulas y los tapones, deben desconectarse de éste para evitar la retención de aire o humedad en los canales internos; asimismo, siempre que sea posible, estos componentes deben secarse y almacenarse asociados con el mismo endoscopio en el que se han utilizado como un conjunto, para permitir la trazabilidad completa y prevenir la infección cruzada. Por último, se debe reseñar que existe una tendencia creciente hacia el uso de componentes de un solo uso.

El tiempo de almacenamiento de los endoscopios reprocesados (vida útil) ha sido objeto de debate. Se deben establecer políticas locales con respecto a este tema, ya que la vida útil recomendada de los endoscopios depende de las condiciones de almacenamiento, las normas nacionales y las recomendaciones del fabricante para los gabinetes de almacenamiento que cumplen con la ley EN 16442. Si los endoscopios se almacenan verticalmente en gabinetes cerrados, las guías de recomendación británicas, holandesas y francesas definen un límite de tiempo que varía entre 3 y 12 horas. Si se excede este límite de tiempo, se debe repetir todo el ciclo de reprocesamiento. Las guías de recomendación estadounidense consideran que no existe información suficiente como para establecer cualquier vida útil máxima, la cual dependería de la calidad microbiológica del enjuague final dentro de las lavadoras-desinfectadoras, la efectividad del secado y, posiblemente, el riesgo de recontaminación. En una revisión sistemática, Schmelzer *et al.* concluyeron que los endoscopios adecuadamente desinfectados pueden almacenarse hasta 7 días, si la vigilancia microbiológica regular

confirma la efectividad del reprocesamiento. No obstante, este intervalo sigue siendo mal definido y requiere de más estudios para poder establecerlo.

 A la hora de almacenar los endoscopios, un proceso de secado correcto es fundamental para evitar el crecimiento de microorganismos.

Otras

Hasta aquí se han descrito los espacios imprescindibles, sin los cuales no se puede considerar bien diseñada la unidad. Para finalizar, se definen otros espacios que, si bien no son imprescindibles, sí son deseables:

- Despacho para la entrevista e información de resultados, destinado a la información personalizada previa a la exploración y a la comunicación de los resultados de ésta. Deberá estar dotado con sistema informático y espacio suficiente para la reunión de 3-4 personas.
- Sala de reuniones con retransmisión de imagen en directo desde las salas de exploración, sobre todo para centros hospitalarios con residentes u otra actividad docente. Esta sala podría disponer de una biblioteca con diversos atlas de imágenes y estar dotada con un sistema informático con acceso a las publicaciones más relevantes en la materia.
- Zona de personal con un área de descanso a modo de pequeña sala con frigorífico, fregadero y el menaje necesario para poder hacer un descanso y tomar algo. Además, que cuente con vestuarios y aseos para el personal.
- Sala de elaboración de informes. Si los informes de las exploraciones no se realizan en las mismas salas de endoscopia, deberá disponerse de un local con un puesto de ordenador por cada sala, con su respectiva silla, material de oficina, entre otros, en el que se elaboren los informes y se seleccione el material gráfico (fotos, vídeos, etc.).

 PUNTOS CLAVE

- Una unidad de endoscopia avanzada requiere una infraestructura específica, con circuitos diferenciados (limpio/sucio/paciente/endoscopio), accesos separados y una disposición secuencial de salas que favorezca la eficiencia, asepsia y seguridad del paciente.

- El correcto reprocesamiento de los endoscopios (prelimpieza, desinfección, secado y almacenamiento) es esencial para prevenir infecciones y garantizar la seguridad del paciente, siendo obligatorio seguir estrictamente las guías ESGE/ESGENA y ASGE.

BIBLIOGRAFÍA

Baron TH, Kozarek RA, Carr-Locke DL. ERCP. 3ª edición. Philadelphia: Ed. Elsevier; 2019.

Beilenhoff U, Biering H, Blum R et al. Reprocessing of flexible en Reprocessing of flexible endoscopes and endoscopic accessories used in gastrointestinal endoscopy: Position Statement of the European Society of Gastrointestinal Endoscopy (ESGE) and European Society of Gastroenterology Nurses and Associates (ESGENA) - Update 2018. Endoscopy. 2018;50(12):1205-34.

Calderwood AH, Day LW, Muthusamy VR et al. ASGE guideline for infection control during GI endoscopy. Gastrointest Endosc. 2018;87(5):1167-79.

Dumonceau JM, Garcia-Fernandez FJ, Verdun FR et al. Radiation protection in digestive endoscopy: European Society of Digestive Endoscopy (ESGE) Guideline. Endoscopy. 2012;44:408-24.

Ezpeleta-Baquedano C, Barrios-Andrés JL, Delgado-Iribarren A. Control microbiológico ambiental. Enferm Infecc Microbiol Clin. 2013;31(6):396-401.

Haycock A, Cohen J, Saunders BP, Cotton PB, Williams CB. Endoscopia gastrointestinal práctica de Cotton y Williams, fundamentos. 7ª edición. Venezuela: Ed. Amolca; 2015.

Ministerio de Sanidad, Servicios Sociales e Igualdad. Unidades asistenciales del aparato digestivo. Estándares y recomendaciones de calidad y seguridad [Internet]. Disponible en: http://www.mscbs.gob.es/en/organizacion/sns/planCalidadSNS/docs/Aparato_Digestivo_EyR.pdf.

The facility Guidelines Institute. Guidelines for Design and Construction of Hospitals and Outpatient Facilities. Ed. ASHE; 2014. Disponible en: https://www.fgiguidelines.org/guidelines/2014-fgi-guidelines/.

Vázquez-Iglesias JL. Endoscopia digestiva diagnóstica y terapéutica. Madrid: Editorial Médica Panamericana; 2008.

WGO, WEO. Desinfección de endoscopios - un enfoque sensible a los recursos [Internet]. Disponible en: http://www.worldgastroenterology.org/UserFiles/file/guidelines/endoscope-disinfection-spanish-2011.pdf.

Endoscopia digestiva y sostenibilidad

4

E. Rodríguez de Santiago

 OBJETIVOS

- Conocer el impacto medioambiental de la endoscopia digestiva.
- Reducir el impacto medioambiental de esta actividad profesional.

INTRODUCCIÓN

El cambio climático, definido como una alteración significativa y duradera en los patrones de temperatura y clima de la Tierra, representa uno de los principales retos para la humanidad a corto y medio plazo. Según el Panel Intergubernamental sobre Cambio Climático, es inequívoco que la causa del cambio climático actual es la emisión de gases de efecto invernadero (CO_2, N_2O, CH_4, N_2O y O_3) producida por las actividades humanas, especialmente la quema de combustibles fósiles. En la actualidad, la temperatura global ha aumentado 1,1 °C desde la época preindustrial, aunque se calcula que en países como el nuestro la temperatura media anual pueda incrementarse hasta 4-5 °C antes de finalizar el siglo XXI si no se adoptan medidas sustanciales a nivel global. Las consecuencias del cambio climático son ya una realidad en forma de episodios climáticos extremos más frecuentes y devastadores, como olas de calor, sequías prolongadas o inundaciones. Estos cambios no solo amenazan la biodiversidad y los ecosistemas, sino que tienen un impacto directo y relevante en la salud humana, y aumentan la inseguridad alimentaria, así como el riesgo de conflictos armados por unos recursos naturales cada vez más limitados.

En este contexto, el sector de la atención biosanitaria y, en particular, la endoscopia digestiva, se enfrenta al desafío de adaptarse y mitigar su contribución al cambio climático. Este capítulo analiza el impacto medioambiental de la endoscopia y expone estrategias concretas para reducirlo.

IMPACTO MEDIOAMBIENTAL DE LA ENDOSCOPIA DIGESTIVA

Los sistemas sanitarios de los distintos países generan una huella medioambiental considerable y contribuyen significativamente a las emisiones de gases de efecto invernadero y al uso de los recursos naturales. Se calcula que la atención biosanitaria es causante del 4-6 % de las emisiones humanas globales de gases de efecto invernadero. Si el sector sanitario fuera un país, sería el 5º país más contaminante de todo el mundo.

La endoscopia gastrointestinal requiere de un alto consumo de energía y recursos. Los materiales utilizados en la fabricación de endoscopios y otros productos fungibles raramente son detallados por los fabricantes, aunque los escasos datos disponibles indican que la utilización de plásticos con alto efecto invernadero es frecuente. De cara a analizar el impacto medioambiental global de la endoscopia, no solo debe contabilizarse el procedimiento endoscópico *per se*, sino que deben tenerse en cuenta otros contaminantes directos e indirectos (**Fig. 4-1**).

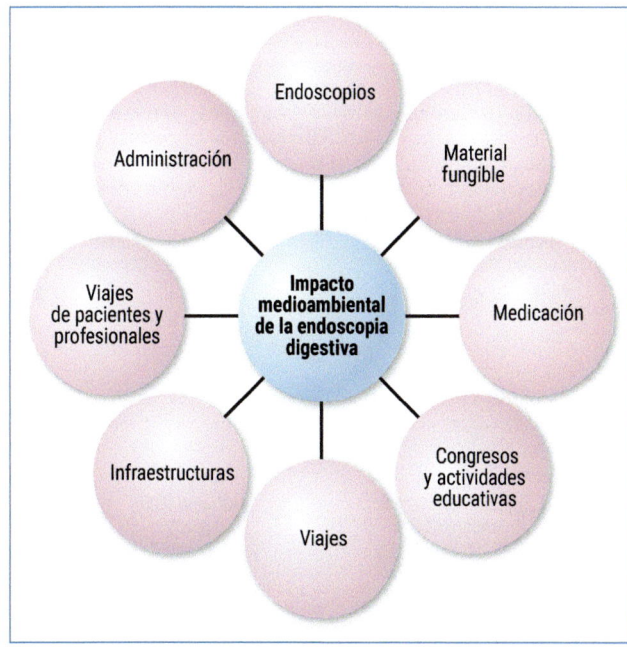

Figura 4-1. Impacto medioambiental de la endoscopia digestiva.

Dentro de las instituciones sanitarias, se calcula que las unidades de endoscopia son el segundo o el tercer departamento en el que más residuos sanitarios se generan. En la **tabla 4-1** se resumen las estimaciones realizadas hasta la fecha.

CÓMO REDUCIR EL IMPACTO MEDIOAMBIENTAL

Se analiza a continuación cómo reducir el impacto medioambiental.

Manejo clínico

Preprocedimiento

Aproximadamente el 20-30 % de los procedimientos endoscópicos no tienen una indicación clínica adecuada. Un estudio reciente señala que la endoscopia no indicada en toda Europa emite más de 30.000 toneladas de CO_2 equivalente al año.

> **!** Reducir el número de endoscopias no indicadas es la medida más efectiva y prioritaria para mejorar la sostenibilidad de nuestra actividad profesional. La adherencia a las recomendaciones de las guías de práctica clínica constituye el pilar para alcanzar esta meta.

Para ello, las sociedades científicas recomiendan reevaluar la indicación de la endoscopia de forma sistemática y establecer medidas educativas para mejorar los conocimientos de los médicos peticionarios.

Una medida adicional para disminuir el número de procedimientos endoscópicos es la utilización de métodos alternativos no invasivos (**Fig. 4-2**).

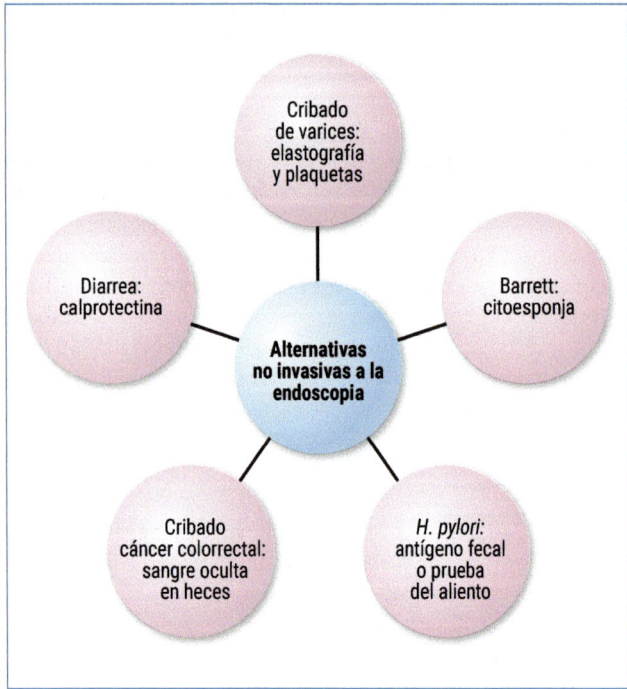

Figura 4-2. Alternativas no invasivas a la endoscopia.

Tabla 4-1. Impacto medioambiental de la endoscopia

Procedimiento	Impacto
1 endoscopia digestiva	28,4 kg de CO_2 equivalente. El 45 % es secundario al viaje de los profesionales sanitarios y de los pacientes 2-3 kg de residuos médicos
1 biopsia endoscópica	300 g CO_2 equivalente
1 duodenoscopio desechable	29,3 kg CO_2 equivalente (20 veces más que un duodenoscopio reutilizable)
1 pinza de biopsia	0,41 kg CO_2 equivalente
1 hemoclip	0,49 kg CO_2 equivalente
1 asa de polipectomía	0,41 kg CO_2 equivalente
Otras actividades rutinarias: 100 km en coche	22 kg de CO_2 equivalente
100 km en coche eléctrico	5 kg de CO_2 equivalente
100 km en tren	3 kg de CO_2 equivalente
1 kg de ternera	99 kg de CO_2 equivalente
1 kg de chocolate negro	47 kg de CO_2 equivalente
1 kg de pollo	10 kg de CO_2 equivalente
1 kg de arroz	4 kg de CO_2 equivalente
1 ordenador portátil	330 kg de CO_2 equivalente
1 teléfono inteligente	80 kg de CO_2 equivalente
1 correo electrónico	0,003 kg de CO_2 equivalente

Intraprocedimiento

La sostenibilidad durante el acto endoscópico se fundamenta en un uso racional del material fungible. Para ello, las principales medidas son:

- *Planificación.* Cuando está indicado más de un procedimiento endoscópico (por ejemplo, gastroscopia y colonoscopia o colangiopancreatografía retrógrada endoscópica y ecoendoscopia), se recomienda realizar ambas pruebas en un mismo acto. Asimismo, debe evitarse el ingreso hospitalario si no es estrictamente necesario, ya que implica un mayor consumo de recursos sanitarios.
- *Limitar el número de biopsias.* Solo se debe obtener una muestra histológica cuando esté claramente indicado y vaya a traducirse en un beneficio clínico para el paciente. Una biopsia endoscópica en un contenedor de plástico tiene una huella de carbono de unos 300 g de CO_2 equivalentes. Asimismo, se debe limitar el número de frascos que se remiten a anatomía patológica. Algunos ejemplos prácticos se detallan en la **tabla 4-2.**
- *Utilizar el mínimo imprescindible de material fungible.* Cuando existan diversas técnicas disponibles para un mismo fin, debe priorizarse aquella con menor impacto medioambiental. Por ejemplo, para la resección de un pólipo sésil de 8 mm, la polipectomía con asa fría se asocia a un menor impacto medioambiental que la polipectomía con asa caliente, ya que evita la utilización de la placa de diatermia, la inyección submucosa y el uso de la fuente de diatermia. En este sentido, un estudio reciente señala que utilizar una única asa de polipectomía por colonoscopia para todos los pólipos colónicos < 10 mm es una medida efectiva y segura, y evita la utilización de la pinza de biopsia para pólipos diminutos o asas de diferentes tamaños. Análogamente, para la resección de una lesión plana no

Tabla 4-2. Medidas prácticas para reducir el número de biopsias endoscópicas	
Entidad	**Medida**
Inlet patch	No obtener biopsias
Línea Z irregular	No obtener biopsias
Cáncer gástrico precoz	Obtener únicamente 1 o 2 biopsias de la zona más sospechosa
Enfermedad celíaca	Enviar todas las muestras a anatomía patológica en un solo frasco
Pólipos de colon	No tomar biopsias de lesiones resecables Estrategias basadas en diagnóstico óptico que evitan el análisis histopatológico: *diagnose and leave* y *resect and discard*

pediculada JNET2a de 18 mm, la mucosectomía convencional se postula como la mejor opción en términos de consumo de recursos, en comparación con la disección endoscópica submucosa o la resección *full-thickness*. Otros ejemplos de uso racional del material son evitar el sobreúso de hemoclips para prevenir la hemorragia tras la polipectomía o evitar la utilización de múltiples electrobisturíes en un procedimiento de disección endoscópica submucosa.

- *Utilizar la medicación estrictamente indicada.* Se calcula que la huella de carbono de 1 g de medicación puede multiplicarse por 1.000, es decir, puede suponer la liberación de 1 kg de CO_2 equivalente. Por ello, se debe evitar la utilización rutinaria de suero salino en todos los procedimientos endoscópicos, la sobreprescripción de inhibidores de la bomba de protones antes o después de algunos procedimientos endoscópicos, la intubación orotraqueal si el aislamiento de la vía aérea no es imprescindible y la sobreutilización de profilaxis antibiótica.
- *Endoscopios de un solo uso.* La justificación teórica que ha motivado la aparición de duodenoscopios y gastroscopios de un solo uso es reducir el riesgo de infección asociado a un procedimiento endoscópico. Sin embargo, es importante señalar que no existe una definición estandarizada de infección clínicamente relevante asociada a la endoscopia y que la colonización por microorganismos no suele traducirse en episodios de relevancia clínica. Los estudios hasta la fecha solo han demostrado que estos dispositivos tienen un éxito técnico similar, sin que se haya constatado el beneficio teórico en términos de reducción de infecciones clínicamente relevantes. En contraposición, se ha demostrado que el uso de duodenoscopios desechables emite hasta 20 veces más gases de efecto invernadero que los reutilizables. En consecuencia, la Sociedad Europea de Endoscopia Digestiva (ESGE) hace una recomendación en contra del empleo rutinario de los endoscopios de un solo uso: solo deben emplearse en casos muy seleccionados, a la espera de datos prospectivos que permitan delimitar la población en la que su empleo esté justificado.

Posprocedimiento

Las emisiones de CO_2 secundarias a los desplazamientos de los pacientes a su centro sanitario constituyen un porcentaje significativo de la huella de carbono de la endoscopia. De cara a evitar estas emisiones, la telemedicina se ha posicionado como una alternativa a la consulta presencial tradicional. En aquellos ámbitos sanitarios en los que sea factible desde un punto de vista logístico, debe considerarse para la comunicación de resultados histológicos benignos (por ejemplo, seguimiento de adenomas) o para la petición de pruebas endoscópicas durante el seguimiento de lesiones preneoplásicas.

Infraestructura de la unidad de endoscopia

Se debe considerar el principio de sostenibilidad en el diseño y funcionamiento de las unidades de endoscopia:

- *Localización.* El transporte de los pacientes supone una de las principales fuentes de emisión de CO_2 de la actividad endoscópica. Por ello, la unidad debe ser fácilmente accesible por transporte público y estar ubicada cerca de los pacientes, con el objetivo de minimizar la necesidad de transporte en vehículo privado.
- *Construcción.* Se debe priorizar el uso de materiales de construcción sostenibles, duraderos y no tóxicos. Es importante usar de forma eficiente los recursos naturales, priorizando la incorporación de luz natural en la medida de lo posible y garantizando un uso racional del agua.
- *Climatización.* Una adecuada ventilación, refrigeración y humedad relativa son fundamentales. Existen numerosos estudios que señalan que la mala regulación de los sistemas de climatización conlleva la emisión de miles de millones de toneladas de CO_2 en los países industrializados.
- *Uso de fuentes de energía renovables en la institución.*
- *Flujo de trabajo y uso del espacio eficientes.* Este concepto incluye una estructura que asegure un flujo óptimo de los pacientes, del personal de la unidad de endoscopia y de los suministros. Se debe evitar que existan espacios vacíos o sin uso. Las salas de endoscopia que no se utilicen deben apagarse para reducir el consumo de energía y planificar una mejora en el uso de este espacio. Un flujo de trabajo óptimo es crucial para optimizar la eficiencia de la unidad de endoscopia. Las siguientes medidas pueden mejorar la eficiencia:
  - Personal dedicado a hacer el acceso intravenoso y a obtener el consentimiento informado antes de que el paciente entre en la sala de endoscopia.
  - Programar a los pacientes por bloques y según el tipo de sedación que se les administrará antes de la prueba.
  - Minimizar los tiempos de cambio de sala.
  - Comunicación fluida entre el personal.
  - Actividad en turno de mañana y tarde para hacer frente a la creciente demanda de endoscopias digestivas sin aumentar el número de salas de endoscopia. Un metaa-

nálisis indica que la calidad de la colonoscopia no se ve afectada por la hora del día, siempre que los endoscopistas no realicen turnos de día completo.

– Educación en sostenibilidad de los profesionales. La formación periódica en sostenibilidad ha demostrado disminuir la huella de carbono relacionada con la actividad profesional.

• *Digitalización*. Es recomendable reducir el consumo de papel al mínimo posible y digitalizar todos los procesos.

Tabla 4-3. Lista para reducir el impacto medioambiental de un curso o congresos en endoscopia digestiva
Concienciación
• Medir la huella de carbono del congreso o acto
• Informar a los asistentes sobre el impacto medioambiental
• Informar a los asistentes sobre las medidas implementadas para minimizar este impacto
• Promover acciones ecorresponsables individuales antes, durante y después del congreso
Reducir emisiones secundarias al transporte
• Favorecer el formato en línea o mixto
• Evitar el uso del avión si es factible
• Favorecer el uso del transporte público en los desplazamientos
• Favorecer el uso del transporte público en la localidad de celebración (por ejemplo, transporte gratuito a los participantes)
Sede y alojamientos sostenibles
• Utilización de energía renovable
• Acreditación de la sede u hotel en prácticas sostenibles
• Catering sostenible (reducir los envases, envases reciclables, menor consumo de carne y lácteos, donación de excedente de comida, etc.)
• Habilitar puntos de agua para rellenar botellas reutilizables
Gestión de residuos
• Reducir el consumo de plásticos y materiales de un solo uso
• Habilitar papeleras y contenedores de reciclaje
• Evitar accesorios, recuerdos y obsequios innecesarios (bolsas, folletos, etc.)
Digitalización
• Aplicación virtual para el congreso
• Sección de pósteres electrónica
• Evitar la utilización de papel
Área de simuladores (*hands-on*)
• Reutilizar el material fungible
• Evitar la utilización de material estéril o de un solo uso si no es estrictamente necesario
• Educar en prácticas sostenibles a los participantes
Compensación de la huella de carbono
• Financiar proyectos auditados, preferiblemente de ámbito local, para compensar la huella de carbono del acto o congreso
• Habilitar la posibilidad de que asistentes y patrocinadores hagan una donación económica para este fin

Cuando sea preciso utilizarlo, se recomienda priorizar el uso de papel reciclado e imprimir a doble cara.

• *Sistemas de lavado*. La desinfección de los endoscopios acarrea un consumo relevante de energía, agua y productos químicos. Es fundamental garantizar un adecuado funcionamiento de los sistemas de desinfección y priorizar el uso de detergentes con menor toxicidad.

Gestión de residuos

La mala gestión de los residuos médicos es frecuente en nuestro medio, lo cual tiene un impacto económico y ecológico perjudicial. En una encuesta realizada a cerca de 800 trabajadores de distintas unidades de endoscopia, más de un tercio reconocieron separar inadecuadamente los residuos y la gran mayoría admitieron que es necesario una mayor formación en este sentido.

La mayoría de los residuos sanitarios (alrededor del 85 %) no son peligrosos desde el punto de vista biológico y son similares a los residuos domésticos, lo que significa que gran parte de ellos podrían reciclarse; sin embargo, es frecuente que los residuos se manejen de forma inapropiada. Datos recientes indican que menos de la mitad de las unidades de endoscopia disponen de contenedores de reciclaje y que menos del 10 % de los residuos son finalmente reciclados. Colocar etiquetas en los contenedores de residuos para facilitar la segregación e incorporar contenedores de reciclaje en todas las salas de endoscopia son acciones fáciles de incorporar.

Actividades formativas y educativas

Varias organizaciones e instituciones científicas abogan por integrar la salud planetaria y la sostenibilidad en la educación médica y clínica. Recientemente, la Asociación para la Educación Médica en Europa ha desarrollado un documento de consenso para promover y delinear los cambios estructurales requeridos. Es importante concienciar a las nuevas generaciones de residentes sobre la importancia de minimizar el impacto medioambiental de nuestra actividad profesional.

Los congresos y los cursos de formación tienen una huella de carbono no desdeñable, directamente relacionada con el medio de transporte utilizado por los participantes. En la tabla 4-3 se resumen las directrices para reducir esta huella.

Sostenibilidad como criterio de calidad de la endoscopia

La sostenibilidad puede y debe considerarse una parte integral de la atención sanitaria de calidad. De hecho, varias organizaciones sanitarias ya han incluido la sostenibilidad como un dominio crítico en sus marcos conceptuales de calidad. Este enfoque refleja un cambio significativo en la percepción de la calidad en el cuidado de la salud, al ampliarlo fuera de los parámetros clínicos tradicionales para abarcar un compromiso responsable con el medio ambiente y la sociedad.

Una endoscopia de calidad implica necesariamente una actividad profesional respetuosa con el medio ambiente.

La inclusión de la sostenibilidad en la endoscopia digestiva no es solo una respuesta a la creciente preocupación ambiental global, sino también una reconceptualización de la calidad en la atención médica. La sostenibilidad implica una práctica médica que minimice el impacto ambiental y maximice la eficiencia en el uso de recursos, sin comprometer la atención al paciente.

Aunque no existen datos directos, es esperable que ajustarse a los indicadores clásicos de calidad en endoscopia se traduzca en un menor impacto ambiental. Es decir, reducir el porcentaje de endoscopias no indicadas, hacer una colonoscopia de calidad o mejorar la adherencia a las guías de práctica clínica son medidas que redundan en un consumo eficiente de los recursos sanitarios.

Investigación

La investigación sobre sostenibilidad en endoscopia digestiva se encuentra en sus inicios. Es fundamental promover la investigación en este campo y animar a todos los profesionales a participar en ella.

Además, con frecuencia se pasa por alto que las actividades de investigación en sí mismas tienen una huella de carbono sustancial. Las recomendaciones de la ESGE para llevar a cabo una investigación más sostenible se resumen en la **tabla 4-4**.

Implicación de la industria, gestores sanitarios y agentes políticos

En la actualidad, muchas compañías no brindan información clara, accesible y verificable sobre cómo sus productos y prácticas afectan al medio ambiente. Es importante que la industria adopte prácticas que respeten el medio ambiente a lo largo de todo el ciclo de vida del producto.

Las sociedades científicas instan a las empresas a cumplir con los estándares establecidos por la Unión Europea y las Naciones Unidas. En este sentido, la iniciativa del Pacto Verde Europeo (*Green Deal*) de la Comisión Europea persigue políticas que lleven a un modelo industrial más respetuoso con el medio ambiente. Este plan busca una economía eficiente en el uso de los recursos, con una fuerte inclinación hacia tecnologías y productos sostenibles con el objetivo de no emitir gases de efecto invernadero en Europa en el año 2050. Asimismo, el Pacto Global de las Naciones Unidas exhorta a las empresas a que sus estrategias financieras y sus operaciones respeten principios universales en aspectos como derechos humanos y medio ambiente, promoviendo objetivos sociales.

La obsolescencia programada es un hecho demostrado en la industria biosanitaria. Este fenómeno limita la vida útil de los productos y entra en conflicto con los principios de sostenibilidad y ética, así como con la idea de la economía circular. Los dispositivos de alta tecnología como los endoscopios GI deberían tener una vida útil de entre 7 y 10 años. Reemplazar dispositivos avanzados antes de este período solo se justifica si ofrecen mejoras significativas en los resultados clínicos o para investigación. Las fechas de caducidad del

Tabla 4-4. Cómo hacer un proyecto de investigación más sostenible

Concepción del estudio
1. Reconocer la sostenibilidad como un elemento esencial en todo proyecto de investigación
2. Revisar sistemáticamente la evidencia y consultar registros públicos de estudios para evitar investigaciones duplicadas

Diseño
1. Estimar un tamaño muestral eficiente
2. Diseñar un plan de análisis estadístico antes del comienzo del estudio
3. Involucrar a metodólogos
4. Considerar la inclusión de parámetros ambientales como variables primarias o secundarias
5. Evaluar el impacto ambiental del proyecto
6. Considerar cuidadosamente los requisitos de recursos humanos y materiales
7. Minimizar la necesidad de desplazamientos del equipo de investigación y de la población del estudio. Fomentar el transporte público
8. Restringir las visitas y pruebas complementarias a lo estrictamente necesario para los fines del estudio
9. Considerar reemplazar las visitas presenciales por visitas telefónicas o virtuales
10. Considerar la pertinencia de responder a más de una pregunta de investigación (por ejemplo, diseño factorial o incluir una fase observacional después de un ensayo clínico aleatorizado)
11. Reducir la burocracia siempre que sea posible

Recolección de datos y monitorización
1. Evitar la recogida de datos innecesarios
2. Utilizar cuadernos electrónicos de recogida de datos
3. Usar sistemas electrónicos y centralizados para la auditoría y la monitorización
4. Evitar las visitas de monitorización innecesarias, priorizando las visitas virtuales
5. Considerar realizar una auditoría de la huella de carbono del estudio
6. Transferir actitudes ecológicas (reducir-reutilizar-reciclar) del hogar al proyecto de investigación

Difusión de resultados
1. Discutir el posible impacto ambiental de los resultados en la discusión del artículo
2. Difundir los resultados con rapidez para evitar la duplicación de investigaciones
3. Limitar el número de congresos presenciales en los que se exponga la investigación

material fungible deben basarse en evidencia científica, y no en intereses comerciales.

Por último, las sociedades científicas y la Unión Europea recomiendan que los gestores sanitarios y los gobiernos prioricen la compra de productos respetuosos con el medio ambiente. La Unión Europea ha denominado a esta estrategia *green preferably puchasing* e incentiva a las autoridades, incluyendo a los hospitales, a optar por bienes y servicios que generen una menor huella de carbono.

Pacientes

Involucrar a los pacientes en el movimiento hacia una atención sanitaria más sostenible es un aspecto clave para lograr cambios significativos. Al empoderar y educar a los pacientes sobre la importancia de la sostenibilidad en la atención sanitaria, se logran cambios significativos y duraderos que benefician tanto al medio ambiente como a la salud de la comunidad. Algunas de las estrategias propuestas son:

- *Educación y concienciación.* Proporcionar información a los pacientes sobre cómo las prácticas sostenibles en la atención médica no solo benefician al medio ambiente, sino también a su salud a largo plazo. Esto puede incluir folletos, charlas informativas o contenido en sitios web de las instituciones sanitarias. Fomentar la prevención primaria y secundaria para lograr una población sana es lograr un menor consumo de recursos sanitarios.

- *Participación en decisiones sostenibles.* Fomentar la participación de los pacientes en la toma de decisiones sobre tratamientos y procedimientos que sean más sostenibles, como la elección de aquellos con un menor impacto ambiental.

- *Promover la telemedicina.* Incentivar a los pacientes a utilizar servicios de telemedicina cuando sea apropiado reduce la necesidad de desplazamientos y, por ende, las emisiones de CO_2.

- *Instalaciones con compromiso en sostenibilidad.* Alentar a los pacientes a elegir proveedores de atención médica que demuestren un compromiso con la sostenibilidad, como hospitales que utilicen energía renovable, gestionen de manera eficiente los residuos o empleen tecnologías que minimizan el impacto ambiental.

- *Reducción de residuos.* Educar a los pacientes para reducir el desperdicio en sus tratamientos y medicaciones.

- *Incentivar el transporte sostenible.* Fomentar el uso de transporte público, de bicicletas o el caminar para asistir a citas médicas cuando sea posible.

- *Retroalimentación y participación social.* Invitar a los pacientes a participar en encuestas o reuniones para recabar opiniones sobre cómo mejorar la sostenibilidad en la atención médica.

PUNTOS CLAVE

- El sector sanitario y, en concreto, el de la endoscopia digestiva, tienen un impacto medioambiental significativo, que va desde la emisión de gases de efecto invernadero y el consumo de energía y agua, hasta la generación de una cuantía importante de residuos sanitarios.

- Desde el punto de vista individual, el endoscopista puede adoptar una serie de medidas para reducir su huella de carbono. Probablemente, la medida a título individual que tenga un mayor impacto es acudir al puesto de trabajo caminando o utilizando el transporte público, seguido por una mejora en la adecuación de la indicación de la endoscopia digestiva. No obstante, es esencial reconocer que los cambios requeridos trascienden la práctica individual y requieren de un esfuerzo colaborativo entre la industria, los proveedores de atención médica, los organismos gubernamentales y los propios pacientes. La implicación activa de todos los actores es crucial para impulsar una transición hacia prácticas más sostenibles.

- Mirando hacia el futuro, los avances en la sostenibilidad de la endoscopia digestiva deben ser medidos, monitorizados y adherirse a la filosofía de la mejora continua. La educación y formación en prácticas sostenibles deben ser parte integral de la formación médica, con el objetivo de incrustar estos principios desde el inicio de la carrera profesional de cada médico.

- En conclusión, la emergencia climática requiere medidas urgentes, de modo que, conocidas las consecuencias de continuar ignorando los avisos de la comunidad científica y conocidas las metas para evitar estas consecuencias, es hora de cambiar de paradigma en la actividad profesional y, mediante el compromiso individual y la acción colectiva, implementar una práctica endoscópica más respetuosa con el entorno.

BIBLIOGRAFÍA

Bortoluzzi F, Sorge A, Vassallo R, Montalbano LM, Monica F, La Mura S et al.; Italian Association of Hospital Gastroenterologists and Digestive Endoscopists (AIGO). Sustainability in gastroenterology and digestive endoscopy: Position Paper from the Italian Association of Hospital Gastroenterologists and Digestive Endoscopists (AIGO). Dig Liver Dis. 2022;54(12):1623-9.

Cunha Neves JA, Roseira J, Queirós P, Sousa HT, Pellino G, Cunha MF. Targeted intervention to achieve waste reduction in gastrointestinal endoscopy. Gut. 2023;72(2):306-13.

Desai M, Campbell C, Perisetti A, Srinivasan S, Radadiya D, Patel H et al. The environmental impact of gastrointestinal procedures: a prospective study of waste generation, energy consumption, and auditing in an endoscopy unit. Gastroenterology. 2024;166(3):496-502.e3.

Masson-Delmotte V, Zhai P, Pirani A, Connors SL, Péan C, Chen Y et al. IPCC, 2021: Climate Change 2021: The Physical Science Basis. Contribution of Working Group I to the Sixth Assessment Report of the Intergovernmental Panel on Climate Change. Cambridge (Reino Unido) y Nueva York (Estados Unidos): Cambridge University Press; 2021.

Namburar S, von Renteln D, Damianos J, Bradish L, Barrett J, Aguilera-Fish A et al. Estimating the environmental impact of disposable endoscopic equipment and endoscopes. Gut. 2022;71(7):1326-31.

Rex DK, Gallagher JA, Lahr RE, Vemulapalli KC, Sharma P, Hassan C. One-device colonoscopy: feasibility, cost savings, and plastic waste reduction by procedure indication, when performed by a high detecting colonoscopist. Endoscopy. 2024;56(2):102-7.

Ribeiro T, Morais R, Monteiro C, Carvalho A, Barros S, Fernando A et al. Estimating the environmental impact of endoscopic activity at a tertiary center: a pilot study. Eur J Gastroenterol Hepatol. 2024;36(1):39-44.

Rodríguez de Santiago E, Dinis-Ribeiro M, Pohl H, Agrawal D, Arvanitakis M, Baddeley R et al. Reducing the environmental footprint of gastrointestinal endoscopy: European Society of Gastrointestinal Endoscopy (ESGE) and European Society of Gastroenterology and Endoscopy Nurses and Associates (ESGENA) Position Statement. Endoscopy. 2022;54(8):797-826.

Sebastian S, Dhar A, Baddeley R, Donnelly L, Haddock R, Arasaradnam R et al. Green endoscopy: British Society of Gastroenterology (BSG), Joint Accreditation Group (JAG) and Centre for Sustainable Health (CSH) joint consensus on practical measures for environmental sustainability in endoscopy. Gut. 2023;72(1):12-26.

Zotova O, Pétrin-Desrosiers C, Gopfert A, van Hove M. Carbon-neutral medical conferences should be the norm. Lancet Planet Health. 2020;4(2):e48-e50.

Indicadores de calidad en la endoscopia digestiva

5

M. Bustamante Balén

OBJETIVOS

- Reconocer la importancia de la evaluación de calidad en la endoscopia digestiva.
- Comprender la terminología básica empleada en calidad: indicadores, proceso, ciclo PDSA, etc.
- Conocer las principales guías de práctica clínica relacionadas con la calidad y los indicadores básicos empleados en endoscopia digestiva.
- Entender que la recogida y la evaluación de indicadores mejoran la calidad de la endoscopia digestiva.
- Valorar el posible papel de la inteligencia artificial en la mejora de la calidad.

JUSTIFICACIÓN DE LA MONITORIZACIÓN DE LA CALIDAD

La posibilidad de errores y efectos no deseados es inherente a la práctica médica. Estos errores causan un enorme coste social y económico. Por ejemplo, en un estudio de la Universidad de Harvard se calculó que, anualmente, 43 millones de personas sufren algún daño por actos médicos que causan 23 millones de años de vida ajustados en función de la discapacidad (*disability-adjusted life years*, DALY). Otro estudio, también en Estados Unidos, mostró que al menos 210.000 muertes anuales en hospitales se asociaron a daños evitables.

En el área de la endoscopia digestiva no solo hay que pensar en los daños derivados de complicaciones directas por la técnica. Un estudio británico mostró una incidencia global de cáncer colorrectal a los 3 años de una colonoscopia en la que no se había diagnosticado un cáncer (cáncer colorrectal poscolonoscopia) del 7,4 %. Otro estudio también británico demostró que casi el 90 % de esos cánceres tras colonoscopia estaban relacionados con la no detección de lesiones, la mala preparación del colon o una resección defectuosa, causas todas ellas evitables. En un estudio de diseño similar se detectó un 6,8 % de cánceres digestivos altos entre 6 y 36 meses después de una gastroscopia en la que no se había diagnosticado un cáncer. En el análisis de los casos, el 71 % de estos cánceres hubieran sido potencialmente evitables y en el 45 % de ellos el pronóstico habría sido diferente si se hubieran diagnosticado en la endoscopia inicial. Por lo tanto, la actividad médica y, por ende, la actividad endoscópica tienen un impacto directo en la seguridad del paciente.

La Organización Mundial de la Salud define la seguridad del paciente como la prevención de errores y efectos adversos asociados a la atención sanitaria. El National Quality Forum en Estados Unidos da una definición más detallada y la describe como la prevención y reducción del daño causado por acción u omisión asociado con la atención sanitaria, incluyendo el establecimiento de sistemas operativos y procesos que minimicen la probabilidad de errores y maximicen la probabilidad de interrumpirlos cuando ocurren.

> Esta definición abarca los dos aspectos más importantes de la evaluación de la seguridad del paciente: el estudio sistemático de los errores, y el diseño y evaluación de las intervenciones de cambio.

¿CÓMO EVALUAR LA CALIDAD DE LA ASISTENCIA SANITARIA?

Para la evaluación efectiva de los sistemas sanitarios se ha importado del mundo empresarial el concepto de ingeniería de sistemas, que es el proceso de analizar, diseñar y gestionar sistemas complejos para optimizar la eficiencia, fiabilidad y productividad. Para que este proceso de análisis y gestión se realice de una forma sistemática y reproducible, también en el entorno sanitario, se han diseñado varios métodos que tienen el común denominador de un análisis exhaustivo de cómo surgen los errores en un sistema sanitario, la detección de debilidades en el sistema y el diseño de medidas para solucionarlas.

El método más conocido es el ciclo PDSA (*plan, do, study, act*) (Fig. 5-1). Su importancia se fundamenta en que proporciona un marco estructurado de análisis basado en una planificación cuidadosa, la realización de pequeñas pruebas piloto de cambio, el seguimiento minucioso de los resultados y, solo en caso de éxito, la extensión de la intervención a un entorno más amplio y, en última instancia, su difusión por toda una organización. Pero todo este ciclo de mejora se basa en un detallado análisis de la situación para detectar errores y debilidades en la asistencia.

Para hacer este análisis de una forma sistemática deben recogerse las medidas de rendimiento o indicadores (*perfor-*

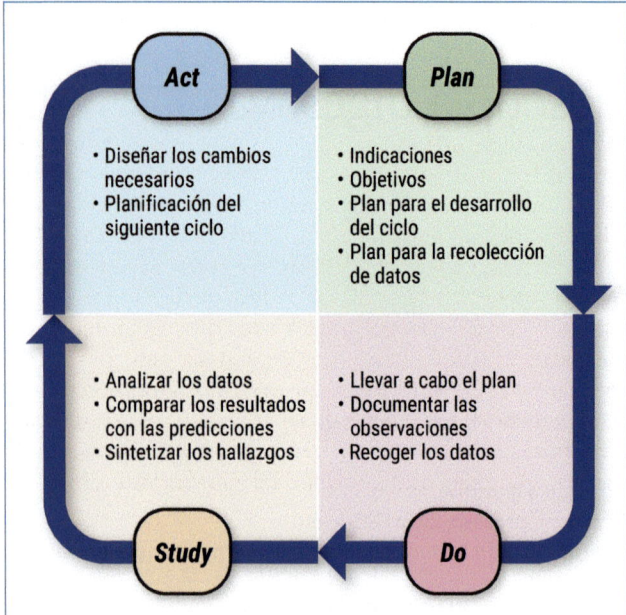

Figura 5-1. Ciclo PDSA: *plan, do, study, act.*

mance measures), mediciones que se toman para evaluar cómo funciona un servicio o determinados aspectos. Permiten evaluar al detalle los pasos clave en el proceso que se estudia y los resultados clave para detectar dónde el sistema no funciona óptimamente.

> **!** Los indicadores han de estar relacionados con un resultado de salud importante y, además, deben estar basados en la evidencia y ser claros, objetivos y reproducibles. Otro aspecto importante con vistas a los procesos de mejora es que estas medidas deben ir asociadas a unos estándares mínimos y a unos estándares objetivos a los que el sistema debe aspirar.

El ejemplo más claro de estas dos características que debe cumplir un indicador es la tasa de detección de adenomas para medir la calidad de la colonoscopia. Hay evidencia fuerte de que este indicador (proporción de pacientes con al menos un adenoma con relación a las colonoscopias realizadas) está directamente relacionado con el cáncer colorrectal de intervalo (aquel diagnosticado antes del siguiente intervalo de control colonoscópico programado). Es un indicador fácilmente extraíble a partir de los informes de endoscopia y anatomía patológica y existen estándares mínimos claros (≥ 25 % en todas las colonoscopias realizadas en pacientes mayores de 50 años).

> **!** La medición de los parámetros de calidad permite, además, la comparación (*benchmarking*) de los resultados de un endoscopista o de una unidad con los de otros, lo que también facilita la detección de áreas de pobre desempeño y el desarrollo de medidas correctoras.

Por ejemplo, en el Reino Unido se hizo una evaluación nacional de las colonoscopias realizadas durante 2 semanas en 2011, estudiando los principales indicadores de calidad

(tasa de intubación cecal, tasa de detección de pólipos, tasa de recuperación de pólipos, preparación adecuada del colon, etc.). De esta forma comprobaron que estos indicadores estaban por encima de los estándares recomendados y, además, que se había producido una mejora significativa desde un estudio previo de 2006.

En general, se han definido tres tipos de medidas de rendimiento, que serán las que se describen en todas las guías sobre calidad en la endoscopia digestiva: medidas estructurales, de proceso y de resultado.

- Medidas estructurales: las capacidades en activos de una organización que presumiblemente están relacionadas con la producción de una asistencia de alta calidad. Entre ellas está el equipamiento de las unidades o la capacitación del personal de endoscopias para las colonoscopias de cribado.
- Medidas de proceso: un proceso es una actividad de asistencia sanitaria ejecutada para un paciente, o en su nombre, o por él mismo. Proporcionan información sobre si una determinada acción se ha ejecutado, acción que, de no realizarse, puede dar lugar a un resultado deletéreo. Son las medidas más utilizadas en las guías de calidad en endoscopia. Por ejemplo, la tasa de intubación cecal, la tasa de detección de adenomas, la proporción de adecuada fotodocumentación o la proporción de pacientes con adecuada preparación para la colonoscopia.
- Medidas de resultado: se considera resultado el estado de salud de un paciente como consecuencia de la asistencia sanitaria. Entre ellas están la mortalidad, la morbilidad, la estancia hospitalaria, la satisfacción del paciente, etc. La proporción de detección de cáncer de colon en un programa de cribado también es una medida de resultado. A veces, la medición de resultados puede ser compleja, especialmente cuando ha pasado un período de tiempo entre la intervención y el resultado, como ocurre con el cáncer colorrectal poscolonoscopia.

EVALUACIÓN DE LA CALIDAD EN LA ENDOSCOPIA DIGESTIVA

La forma más obvia de evaluar la calidad en endoscopia digestiva es la detección de los llamados *eventos centinela*, que son desviaciones significativas de la asistencia óptima del paciente. Esto incluye desviaciones de los cuidados estándares aceptados o de la política del hospital, o la recogida de las complicaciones mayores. Sin embargo, la mayoría de los procedimientos endoscópicos son de bajo riesgo de complicaciones mayores, por lo que para evaluar la calidad de la asistencia es necesario medir indicadores específicos.

> **!** Estos indicadores deben cubrir los tres períodos en la asistencia endoscópica: preprocedimiento, intraprocedimiento y posprocedimiento, incluyendo las complicaciones diferidas.

Las sociedades científicas han diseñado indicadores de calidad para cualquier punto de la actividad endoscópica y los han recogido en diferentes guías publicadas. Algunos indicadores son aplicables a todos los procedimientos, mientras que otros solo lo son para procedimientos específicos (por ejemplo, gastroscopia, colonoscopia, colangiopancreatografía retrógrada endoscópica). Incluso puede haber indicadores de calidad para aspectos muy concretos de la actividad endoscópica, como la organización de las unidades de endoscopia, la actividad de los equipos de endoscopia avanzada o la documentación de los procedimientos (**Fig. 5-2**). Como se verá, la mayoría son indicadores de proceso y se pueden evaluar tanto en la unidad como en el endoscopista individual, según la intención de la auditoría. En general, para resultados poco frecuentes (por ejemplo, efectos adversos) o indicadores que reflejan la práctica habitual (la calidad de la preparación del colon) es mejor medir el indicador de forma agregada a nivel de la unidad. Sin embargo, para indicadores que evalúan preferentemente la habilidad del endoscopista (la tasa de detección de adenomas) es mejor medirlos de forma individual.

> **!** La medición de los indicadores debe ir asociada a un análisis de causas, en el caso de resultar la auditoría negativa, y a un plan de mejora con correcciones en el proceso. Por último, esas correcciones deben testarse en una nueva auditoría siguiendo el esquema del PDSA (v. **Fig. 5-1**).

El estudio de la calidad en endoscopia digestiva es un área relativamente nueva de investigación, por lo que la mayoría de los indicadores se basan en opiniones de expertos. Salvo en casos muy concretos, como la tasa de detección de adenomas en la colonoscopia de cribado, está por definir el rendimiento práctico de la mayoría de ellos y la correlación con parámetros clínicos relevantes que justifiquen su auditoría.

La European Society of Gastrointestinal Endoscopy (ESGE), a través de la *Quality Improvement Initiative,* ha desarrollado una metodología y estructura para el establecimiento de indicadores de calidad para los procedimientos endoscópicos. Considera varios dominios (preprocedimiento, finalización del procedimiento, identificación de patología, manejo de patología, complicaciones, número de procedimientos y posprocedimiento) que son comunes para todos

los procedimientos endoscópicos. Dentro de ellos cambian los indicadores según la exploración de que se trate (**Fig. 5-3**).

Esta sección estará basada fundamentalmente en las publicaciones de la ESGE, aunque se harán breves comentarios sobre otras guías relevantes. En todo caso, no se pretende en este capítulo describir con detalle todos los indicadores. Para una referencia completa de cada indicador se puede acudir a la bibliografía recomendada. La nomenclatura habitual en las guías de calidad en endoscopia se resume en la **tabla 5-1**. En general, en todas las guías se consideran indicadores principales o claves, que son los primeros que deben recogerse y evaluarse cuando una unidad de endoscopias comienza a trabajar en la calidad. Una vez la unidad y los endoscopistas están habituados a recoger datos de calidad, a evaluarlos y a realizar cambios en los procedimientos con intención de mejora, es el momento oportuno de abordar los indicadores secundarios o menores.

Indicadores comunes a todos los procedimientos endoscópicos

La American Society of Gastrointestinal Endoscopy ha diseñado unos indicadores comunes a todos los procedimientos endoscópicos digestivos (**Tabla 5-2**). Divididos en preprocedimiento, intraprocedimiento y posprocedimiento, la mayoría son indicadores de proceso.

Indicadores preprocedimiento

Casi todos estos indicadores, que se consideran indicadores de proceso, están basados en recomendaciones de expertos.

El único indicador para el que hay una evidencia fuerte es la frecuencia en la que la endoscopia se realiza debido a una indicación validada por criterios estándares (como serían, por ejemplo, los EPAGE II).

La American Society of Gastrointestinal Endoscopy escoge como indicadores prioritarios preprocedimiento la correcta indicación de la exploración, la correcta administración profi-

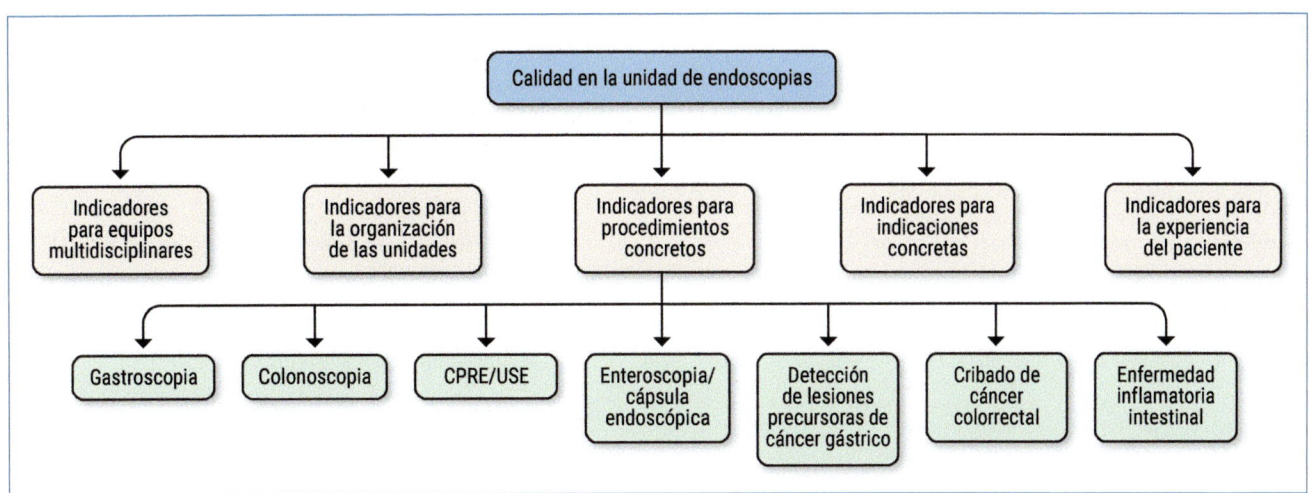

Figura 5-2. Enfoque de las principales guías de calidad en endoscopia. CPRE: colangiopancreatografía retrógrada endoscópica; USE: ultrasonografía endoscópica.

	Preprocedimiento	Finalización del procedimiento	Identificación de la patología	Manejo de la patología	Complicaciones	Número de procedimientos	Experiencia del paciente	Posprocedimiento
Gastroscopia	Porcentaje de pacientes con instrucciones adecuadas para el ayuno (> 95 %)	Porcentaje de informes que incluyen el tiempo del procedimiento (≥ 90 %)	Porcentaje de informes con uso de terminología estandarizada (≥ 95 %)	Proporción de uso del protocolo de biopsias de Seattle en el seguimiento del esófago de Barrett (≥ 95 %)	Proporción de registro de las complicaciones después de los procedimientos terapéuticos (≥ 95 %)	No definido	No definido	No definido
Gastroscopia		Porcentaje de informes con adecuada fotodocumentación (≥ 90 %)						
Colonoscopia	Proporción de colonoscopias con preparacion adecuada (≥ 90 %)	Tasa de intubación cecal (≥ 90 %)	Tasa de detección de adenomas (≥ 25 %)	Técnica de polipectomía adecuada (≥ 90 %)	Tasa de complicaciones (no estándar definido)		No definido	Indicación de intervalo de seguimiento adecuada (no estándar definido)
CPRE/USE	Adecuada profilaxis antibiótica antes de la CPRE	Tasa de canulación biliar (≥ 90 %)	Obtención de muestra de tejido durante la USE-PAAF (≥ 25 %)	Extracción completa de la litiasis del conducto biliar común (≥ 95 %)	Tasa de pancreatitis post-CPRE (< 16 %)		No definido	No definido
CPRE/USE	Adecuada profilaxis antibiótica antes de la USE (≥ 95 %)			Colocación de prótesis biliar en caso de obstrucción biliar (≥ 95%)				
Cápsula endoscópica (CE)	Proporción de cápsula endoscópica con indicación adecuada (≥ 95 %)	Visualización del ciego o del estoma (≥ 90 %)	Tasa de detección de lesiones (≥ 50 %)	Proporción de derivación adecuada a enteroscopia (≥ 75 %)	Proporción de retención de la cápsula (< 2 %)	No aplicable	No aplicable	No aplicable
Cápsula endoscópica (CE)			Proporción de cápsula endoscópica realizada en los 14 días posteriores a un sangrado visible (≥ 90 %)					
Enteroscopia	Proporción de enteroscopias con indicación adecuada (≥ 95 %)	Tatuaje de la profundidad de inserción (≥ 80 %)	Tasa de detección de lesiones (≥ 50 %)	Tatuaje de las lesiones (≥ 50 %)	Tasa de complicaciones (< 5 %)	No aplicable	Confort del paciente (no definido)	No aplicable

Figura 5-3. Esquema de desarrollo de indicadores de la European Society of Gastrointestinal Endoscopy. CPRE: colangiopancreatografía retrógrada endoscópica; USE: ultrasonografía endoscópica; USE-PAAF: ultrasonografía endoscópica con punción aspirativa con aguja fina.

Tabla 5-1. Nomenclatura general sobre indicadores en las guías de calidad en endoscopia

Dominio: área de práctica clínica que evaluar	**Medidas estructurales**: evalúan las características del entorno completo de la asistencia sanitaria	**Indicadores preprocedimiento**: medidas de rendimiento que incluyen todos los contactos de los miembros de la unidad de endoscopia con el paciente antes de la administración de la sedación o de la inserción del endoscopio
Medida de rendimiento: medida que ayuda a evaluar el rendimiento dentro de un dominio. Son sinónimos medida de calidad, indicador de calidad, indicador clave de rendimiento[1]. Puede evaluar una estructura, un proceso o un resultado	**Medidas de proceso**: evalúan el rendimiento durante la propia asistencia	**Indicadores intraprocedimiento**: medidas de rendimiento que incluyen desde la administración de la sedación o la inserción del endoscopio en procedimientos sin sedación hasta la extracción del endoscopio
Estándar mínimo: nivel definido mínimo de rendimiento dentro de una medida de rendimiento. Por ejemplo, una tasa de intubación cecal ≥ 90 %	**Medidas de resultado**: evalúan los resultados de la asistencia proporcionada	**Indicadores posprocedimiento**: medidas de rendimiento que incluyen desde la extracción del endoscopio hasta el seguimiento pertinente
Estándar objetivo: nivel de rendimiento deseable dentro de una medida de rendimiento. Por ejemplo, una tasa de intubación cecal ≥ 95 %		

[1]En alguna guía (Jover R. Endoscopy. 2012;44:444-51) se distingue entre indicador de calidad, cuando la característica que se mide viene apoyada por suficiente evidencia como para recomendarla como estándar de calidad, y resultado auditable, cuando es una característica que debe medirse, pero no está apoyada por suficiente evidencia.

Tabla 5-2. Indicadores comunes a todos los procedimientos endoscópicos (American Society of Gastrointestinal Endoscopy, ASGE)

Preprocedimiento		Intraprocedimiento		Posprocedimiento	
Indicador	Estándar mínimo (%)	Indicador	Estándar mínimo (%)	Indicador	Estándar mínimo (%)
Frecuencia con la que la endoscopia se ha realizado por una indicación validada[1]	>80	Frecuencia con la que se realiza la fotodocumentación del procedimiento	ND	Frecuencia con la que se documenta el alta del paciente de la unidad de endoscopia según criterios predeterminados	>98
Frecuencia con la que se ha obtenido el consentimiento informado	>98	Frecuencia con la que se monitoriza y documenta la monitorización del paciente durante la sedación	>98	Frecuencia con la que se le dan al paciente instrucciones posprocedimiento	>98
Frecuencia con la que se han hecho una historia clínica y una exploración física dirigidas antes del procedimiento	>98	Frecuencia con la que se documentan las dosis y rutas de administración de los fármacos	>98	Frecuencia con la que se especifica y documenta el plan para el seguimiento de la patología	>98
Frecuencia con la que se ha evaluado el riesgo de efectos adversos antes de sedar al paciente	>98	Frecuencia con la que se documenta el uso de agentes reversores de la sedación	>98	Frecuencia con la que se crea un informe de procedimiento completado	>98
Frecuencia con la que se ha administrado antibioterapia profiláctica siguiendo recomendaciones establecidas[2]	>98	Frecuencia con la que se documenta la interrupción y la finalización prematura del procedimiento debidas a problemas relacionados con la sedación	>98	Frecuencia con la que se documentan los efectos adversos	>98
Frecuencia con la que se ha establecido un plan de sedación previo	>98			Frecuencia con la que ocurren los efectos adversos[2]	ND
Frecuencia con la que se dan recomendaciones previas respecto al manejo de la medicación antitrombótica[3]	ND			Frecuencia con la que ocurren y se documentan los efectos adversos posprocedimiento y los efectos adversos tardíos[2]	ND
Frecuencia con la que el endoscopista está preparado y acreditado para hacer la exploración	>98			Frecuencia con la que se obtienen datos sobre la satisfacción del paciente	ND
				Frecuencia con la que se documenta la comunicación con los médicos que refieren al paciente	ND

ND: no disponible. [1]*ASGE Appropriate Use of GI Endoscopy guideline.* [2]Indicador prioritario. [3]Indicadores de resultado.

láctica de antibióticos y el adecuado manejo de la medicación antitrombótica.

Indicadores intraprocedimiento

Todos estos indicadores se refieren a la adecuada documentación del procedimiento, ya sea la adquisición de imágenes relevantes o el registro de la administración de medicación y de problemas con la sedación. La evidencia en que se basan es también débil.

Indicadores posprocedimiento

Se refieren a la frecuencia con la que las tareas habituales de después del procedimiento endoscópico se ejecutan de forma adecuada, como la entrega de instrucciones al paciente, el plan para el seguimiento del resultado de la patología, el registro de efectos adversos incluyendo los tardíos, etc.

En resumen, estos indicadores son medidas de rendimiento para actividades que deben llevarse a cabo en cualquier procedimiento endoscópico y son, en general, medidas de proceso.

Indicadores de calidad para la gastroscopia

La ESGE ha propuesto unos indicadores de calidad para la gastroscopia (**Tabla 5-3**). También en la mayoría de los casos la evidencia que apoya el diseño de estos indicadores es muy débil y se ha basado casi por completo en el acuerdo de expertos, por lo que se consideran más una propuesta inicial sobre la que basar futuras investigaciones respecto a su utilidad y desempeño en la práctica clínica.

La importancia de estos indicadores se basa en que la descripción de cada uno especifica qué condiciones se deben cumplir para satisfacer sus exigencias, lo que acaba constituyendo una descripción de cómo hacer una gastroscopia de calidad. Por ejemplo, para cumplir el indicador de fotodocumentación se deben describir los puntos de referencia anatómicos según la patología que se encuentre (por ejemplo, en el caso del esófago de Barrett o la enfermedad por reflujo gastroesofágico, se debe describir la distancia a los incisivos de hiato y al final de los pliegues gástricos). Además, se describe el número de fotografías que deben tomarse y de dónde deben tomarse para documentar la visualización de los puntos de referencia anatómicos que atestigüen que se ha completado la gastroscopia. También recomiendan las clasificaciones que deben usarse para cumplir con el indicador de uso de terminología estandarizada según la patología (clasificación de París, de Los Ángeles, de Praga, de Forrest, de Zargar, de Baveno y clasificación de Spigelman).

Como se ve en la tabla 5-3, hay dos dominios que no tienen indicador ni mínimo estándar, ya que están por definir. En el caso del número mínimo de procedimientos, la ESGE propone que investigaciones futuras determinen si este indicador tiene en realidad sentido clínico.

Indicadores de calidad para la colonoscopia

De forma similar, la ESGE ha desarrollado unos indicadores para la calidad en colonoscopia. Estos indicadores cubren varios aspectos del procedimiento colonoscópico, como algunos preprocedimientos (limpieza del colon, indicación de la colonoscopia), intraprocedimientos (identificación y manejo de la patología), complicaciones, experiencia del paciente y otros posprocedimientos como la asignación de intervalos de vigilancia pospolipectomía (Tabla 5-4). De nuevo, la evidencia que apoya la elección de estos indicadores es, salvo excepciones, débil o muy débil y se basa en recomendaciones de expertos.

En cada indicador se propone la forma de medición. Por ejemplo, en el indicador de porcentaje de complicaciones se señala que los sistemas de informe endoscópico deben permitir el registro de las complicaciones precoces, incluyendo el tipo

Tabla 5-3. Indicadores de calidad para la gastroscopia

Indicador	Estándar mínimo (%)	Indicador	Estándar mínimo (%)	Indicador	Estándar mínimo (%)	Indicador	Estándar mínimo (%)
Dominio: preprocedimiento		**Dominio: identificación de la patología**		**Dominio: manejo de la patología**		**Dominio: posprocedimiento**	
Porcentaje de pacientes que reciben adecuadamente las instrucciones para la dieta absoluta	>95	Porcentaje de primeras gastroscopias y de gastroscopias de seguimiento de MIG > 7 minutos[1]	⩾90	Porcentaje de endoscopias de seguimiento del esófago de Barrett con aplicación adecuada del protocolo de Seattle	⩾90	Porcentaje de pacientes con un diagnóstico confirmado de esófago de Barrett que entran en un registro para monitorizar la incidencia de displasia[1]	⩾85
Dominio: procedimiento completo		Porcentaje de informes de endoscopia en los que se usa la terminología estandarizada según la enfermedad	⩾95	Porcentaje de pacientes en los que se siguen las guías MAPS cuando está indicado[1]	⩾90	**Dominio: experiencia del paciente**	
Porcentaje de informes en los que se refleja la duración del procedimiento	⩾90					ND	ND
Porcentaje de fotodocumentación correcta de puntos de referencia y de hallazgos patológicos	⩾90	Porcentaje de endoscopias de seguimiento del esófago de Barrett, con al menos[1] minuto de tiempo de exploración por centímetro de porción circunferencial[1]	⩾90	**Dominio: complicaciones**			
				Porcentaje de pacientes monitorizados para complicaciones tras una gastroscopia terapéutica	⩾95		
		Porcentaje de procedimientos con adecuada realización de cromoendoscopia (Lugol) en pacientes remitidos para cribado del CEE[1]	⩾90	**Dominio: número de procedimientos**			
				ND	ND		

CEE: carcinoma escamoso de esófago; MAPS: *management of epithelial precancerous conditions and lesions in the stomach*; MIG: metaplasia intestinal gástrica; ND: no disponible.
[1]Indicadores menores.

Tabla 5-4. Indicadores de calidad para la colonoscopia

Indicador	Estándar mínimo (%)	Indicador	Estándar mínimo (%)	Indicador	Estándar mínimo (%)	Indicador	Estándar mínimo (%)
Dominio: preprocedimiento		**Dominio: identificación de la patología**		**Dominio: manejo de la patología**		**Dominio: complicaciones**	
Porcentaje de pacientes con una preparación adecuada del colon[1]	>90	Porcentaje de colonoscopias en pacientes > 50 años en las que se ha detectado al menos un adenoma[1]	>25	Porcentaje de pólipos > 3 mm extirpados con asa de polipectomía[1]	> 80	Porcentaje de pacientes en los que ocurren complicaciones (inmediatas, tasa de ingreso a los 7 días, tasa de mortalidad a los 30 días) después de una colonoscopia[4]	≤ 0,5 % para la tasa de ingreso a los 7 días; ND para el resto
Tiempo asignado a cada colonoscopia[2,3]	30 minutos para colonoscopia estándar y de cribado primario 45 minutos para cribado tras TSOH positivo	Tiempo medio de retirada desde el ciego hasta el ano en colonoscopias sin biopsias ni terapéutica[1,3]	6 minutos	Proporción de lesiones ≥ 2 cm resecadas en las que se tatúa el área de resección[1,3]	ND	**Dominio: experiencia del paciente**	
Porcentaje de informes que incluyen la indicación del procedimiento según las guías EPAGE o ASGE[1,3]	≥85	Porcentaje de colonoscopias en pacientes > 50 años en las que se ha detectado al menos un pólipo[1,3]	≥90	Porcentaje de pólipos > 5 mm resecados que se recuperan para análisis histológico[1,3]	≥ 90[3]	Porcentaje de pacientes en los que su experiencia se ha medido con una escala validada (*Global Rating Scale, Gastronet*, etc.)[4]	ND
Dominio: procedimiento completo				Porcentaje de lesiones resecadas con componente deprimido o LST-NG o LST-Gm evaluadas con técnicas de imagen avanzada para determinación de los márgenes o evaluación de la posibilidad de invasión submucosa profunda[3]	ND	**Dominio: posprocedimiento**	
Porcentaje de colonoscopias en las que se explora el ciego y sus puntos de referencia (TIC)[1]	> 90 %			Porcentaje de colonoscopias en las que la morfología de las lesiones no pediculadas se describe según la clasificación de París[1,3]	ND	Porcentaje de pacientes con polipectomía que reciben recomendaciones adecuadas para vigilancia posterior[1]	ND

LST-Gm: *mixed-granular lateral spreading tumor*; LST-NG: *non-granular lateral spreading tumor*; ND: no disponible; TDA: tasa de detección de adenomas; TIC: tasa de intubación cecal; TSOH: test de sangre oculta en heces.

de complicación, la descripción de las medidas correctoras adoptadas y el tiempo entre la endoscopia y la complicación. También en cada indicador se explica cómo hacer la evaluación de las medidas correctoras aplicadas tras la detección de una desviación en la práctica clínica (indicador en el que no se llega al estándar mínimo propuesto), siguiendo el esquema PDSA. Por ejemplo, si no se llega al 90 % de pacientes con preparación del colon adecuada, una vez evaluados todos los aspectos de dicho proceso y tomadas las medidas correctoras indicadas, se propone hacer una nueva auditoría a los 6 meses.

Las guías del American College of Gastroenterology para la calidad en colonoscopia son un poco más generales e incluyen también como criterios de calidad aspectos como el consentimiento informado, los intervalos de seguimiento adecuados tras una polipectomía o para el seguimiento de pacientes con enfermedad inflamatoria intestinal, la toma de biopsias en estos pacientes o en aquellos con diarrea crónica incluidos en programas de seguimiento para displasia. Los indicadores más relacionados con el procedimiento endoscópico (tiempo de retirada, detección de adenomas, etc.) son similares a los de la guía de la ESGE.

Indicadores de calidad para la colangiopancreatografía retrógrada endoscópica y ultrasonografía endoscópica

La ESGE ha diseñado los indicadores de calidad para la endoscopia biliopancreática siguiendo un esquema similar al desarrollado para la gastroscopia o la colonoscopia. Todos los indicadores son de proceso y, de nuevo, apoyados por una evidencia débil. También se indica a qué nivel hacer la auditoría de cada indicador (endoscopista o unidad) y cómo hacerlo (por ejemplo, evaluación anual de 100 exploraciones consecutivas) (**Tabla 5-5**).

Indicadores de calidad para el examen endoscópico del intestino delgado

Con el mismo esquema antes referido, la ESGE también ha diseñado indicadores para el examen endoscópico del intestino delgado. Estos indicadores son mayores o menores según su importancia y se han descrito de forma independiente para enteroscopia y para cápsula endoscópica (**Tablas 5-6** y **5-7**). Todos los indicadores son de proceso.

Indicadores de calidad para indicaciones concretas

Son los que se detallan a continuación.

Colonoscopia de cribado

Esta es el área donde más se desarrolló el concepto de calidad en endoscopia, al menos inicialmente. La mayoría de las sociedades científicas tienen guías de calidad en colonoscopia de cribado, incluyendo la Asociación Española de Gastroenterología y la Sociedad Española de Endoscopia Digestiva.

El Consejo de Europa auspició el diseño de una guía para la evaluación de la calidad en el cribado y diagnóstico del cáncer de colon, que fue el germen del interés generalizado por la calidad en colonoscopia y de la publicación de las sucesivas guías y recomendaciones sobre el tema. En esta guía se dan unas recomendaciones generales sobre el cribado poblacional de cáncer colorrectal (CCR) tanto organizativas como respecto de la exploración endoscópica. Se proponen posibles indicadores de calidad, pero en general no se recomiendan estándares concretos. Una vez se ha ido acumulando evidencia sobre el posible papel de estos indicadores y su relación

Tabla 5-5. Indicadores de calidad para la colangiopancreatografía retrógrada endoscópica y ultrasonografía endoscópica

Indicador	Estándar mínimo (%)	Indicador	Estándar mínimo (%)	Indicador	Estándar mínimo (%)	Indicador	Estándar mínimo (%)
Dominio: preprocedimiento		**Dominio: identificación de la patología**		**Dominio: manejo de la patología**		**Dominio: complicaciones**	
Porcentaje de pacientes con una adecuada administración de antibióticos profilácticos antes de la exploración[1]	>90	Porcentaje de pacientes en los que se obtiene una muestra de tejido diagnóstica en la USE-PAAF o USE-PB de lesiones sólidas[1]	≥85	Porcentaje de colocaciones exitosas de prótesis biliar para estenosis situadas por debajo del hilio hepático[1]	≥95	Porcentaje de pancreatitis post-CPRE según la definición de consenso[1,4]	<10 %
Porcentaje de pacientes con administración profiláctica de antibióticos antes de la punción de una lesión quística guiada por USE[1]	>90	Porcentaje de informes de USE que contienen una documentación adecuada de los puntos de referencia relevantes[1,2,3]	≥90	Proporción de extracción exitosa de coledocolitiasis < 10 mm[1]	≥90	**Dominio: experiencia del paciente**	
Dominio: procedimiento completo						ND	ND
Porcentaje de canulaciones exitosas en pacientes con anatomía normal y papila nativa[1]	>90					**Dominio: posprocedimiento**	
						ND	ND

ND: no disponible; TSOH: test de sangre oculta en heces; USE-PAAF: ultrasonografía endoscópica con punción aspirativa con aguja fina; USE-PB: ultrasonografía endoscópica con punción-biopsia. [1]Indicador de proceso. [2]Indicador menor. [3]Estos puntos de referencia dependen de la patología encontrada. [4]Cotton PB. *Gastrointest Endosc*. 1991;37:383-93.

Tabla 5-6. Indicadores de calidad para la cápsula endoscópica

Indicador	Estándar mínimo (%)	Indicador	Estándar mínimo (%)	Indicador	Estándar mínimo (%)	Indicador	Estándar mínimo (%)
Dominio: preprocedimiento		**Dominio: identificación de la patología**		**Dominio: manejo de la patología**		**Dominio: experiencia del paciente**	
Porcentaje de pacientes en los que se ha realizado la cápsula endoscópica por una indicación adecuada[1]	≥95	Tasa de detección de lesiones relevantes y relacionadas con la indicación[1]	≥50	Porcentaje de pacientes adecuadamente remitidos a enteroscopia[1]	≥75	No definido	
Porcentaje de pacientes con preparación adecuada del intestino delgado[1,2]	≥95	Porcentaje de pacientes con sangrado digestivo franco en los que se realiza la cápsula endoscópica en los primeros 14 días desde el episodio[1]	≥90	**Dominio: complicaciones**			
Identificación antes del procedimiento de los pacientes con alto riesgo de retención de la cápsula [1,2]	≥95			Porcentaje de pacientes que retuvieron la cápsula endoscópica más de 15 días o requirieron una intervención adicional[1]	<2 %		
Dominio: procedimiento completo		Uso de terminología estándar[1,3]	≥90				
Porcentaje de pacientes en los que se alcanza el ciego o el estoma[1]	≥80 %						
		Velocidad de lectura adecuada[1,2]	≥90				

ND: no disponible; TDA: tasa de detección de adenomas; TIC: tasa de intubación cecal; TSOH: test de sangre oculta en heces. [1]Indicador de proceso. [2]Indicador menor.
[3]Informe sistemático según ítems.

Tabla 5-7. Indicadores de calidad para la enteroscopia

Indicador	Estándar mínimo (%)	Indicador	Estándar mínimo (%)	Indicador	Estándar mínimo (%)	Indicador	Estándar mínimo (%)
Dominio: preprocedimiento		**Dominio: identificación de la patología**		**Dominio: manejo de la patología**		**Dominio: complicaciones**	
Porcentaje de pacientes en los que se ha realizado la enteroscopia por una indicación adecuada[1]	≥95	Tasa de detección de lesiones[1]	≥50	Porcentaje de pacientes en los que se marca la lesión para futuros tratamientos[1]	≥95	Porcentaje de pacientes que tienen una complicación[1]	<5
						Dominio: número de procedimientos	
						Número de procedimientos para alcanzar la competencia	ND
Porcentaje de pacientes a los que se han dado instrucciones adecuadas para la preparación intestinal [1,3]	≥95	Porcentaje de casos con adecuada fotodocumentación de las lesiones[1,2]	≥95	Porcentaje de pacientes en los que la enteroscopia terapéutica tuvo éxito[2]	≥80	**Dominio: experiencia del paciente**	
Dominio: procedimiento completo						Pacientes en los que se ha recogido una puntuación de satisfacción[1]	ND
Porcentaje de casos con tatuaje en el punto de máxima inserción[1]	≥80 %						
Porcentaje de pacientes en los que se estima y describe el punto de máxima inserción[2]	≥80 %						

ND: no disponible. [1]Indicador de proceso. [2]Indicador menor.

con resultados de salud relevantes, otras organizaciones han ido sugiriendo otros indicadores y proponiendo estándares mínimos.

Como es lógico, la mayoría de los indicadores de calidad en colonoscopia de cribado son similares a los descritos para la colonoscopia en general, ya que todo procedimiento endoscópico debe ser de calidad, independientemente de su indicación. Sin embargo, hay indicadores específicos, como los tiempos de espera, las tasas de detección tras una prueba de sangre oculta en heces, o la existencia de un programa de cribado independiente de las colonoscopias en pacientes sintomáticos (Tabla 5-8).

Tabla 5-8. Indicadores para la colonoscopia de cribado según las diferentes sociedades y organizaciones			
Indicador	**ESGE**	**Consejo Europeo**	**AEG/SEED**
Existencia de una hoja de información al paciente y de un consentimiento informado firmado	–	ND	100 %
Retirada del consentimiento el día del procedimiento e intraprocedimiento	< 5 % el día del procedimiento < 1 % durante el procedimiento	ND[5]	–
Personal, infraestructura y equipamiento	–	ND	≥2 endoscopistas que cumplen los requisitos
Programa de cribado independiente de las colonoscopias diagnósticas o terapéuticas en pacientes sintomáticos	–		100 %
Experiencia del endoscopista	ND	> 300 colonoscopias/año	> 400 colonoscopias, 200 en el último año
Tiempo de espera entre TSOH positivo y colonoscopia	–	90 % < 31 días	< 6 semanas
Tiempo de espera entre la colonoscopia y el resultado de patología	–	ND	–
Tiempo de espera entre el resultado de la patología y el tratamiento definitivo	–	ND	–
Proporción de colonoscopias en las que la preparación se considera al menos adecuada	≥90 %	ND	> 90 %
Proporción de colonoscopias realizadas bajo sedación	–		> 90 %
Sedación, analgesia o confort del paciente	<1 % pacientes hipóxicos[1] o que necesitan un agente reversor	ND	–
Tipo de insuflación (aire ambiente, CO_2)	–	ND	–
Tasa de intubación cecal no ajustada[2]	≥90 %	≥90 %	–
Tasa de intubación cecal ajustada[4]		–	> 95 %
Tasa de detección de adenomas	ND	ND	> 20 %
Tasa de detección de adenomas tras TSOH positivo	–	–	> 40 %
Tasa de detección de cáncer	ND	ND	–
Tiempo de retirada	≥6 minutos en las colonoscopias diagnósticas		> 6 minutos
Proporción de pólipos descritos adecuadamente en tamaño, localización y morfología según la clasificación de París	–	ND	100 %
Proporción de lesiones pediculadas y planas < 2 cm que son extirpadas endoscópicamente	–	ND	Intento: 100 % Extirpación: > 95 %
Tasa de recuperación de adenomas	≥90 % de los pólipos extirpados	ND	> 95 % para pólipos > 10 mm > 80 % para pólipos < 10 mm
Lesiones de intervalo significativas[3]	ND	–	
Remisión del paciente a un endoscopista experto ante lesiones más grandes	ND	< 1 %	
Limpieza y desinfección	Cultivos de vigilancia a intervalos ≤ 3 meses	ND	Cultivos de vigilancia a intervalos ≤ 3 meses
Tatuaje de pólipos grandes y cánceres	Tatuar después de la extirpación de pólipos ≥ 2 cm	–	
Existencia de un registro de complicaciones	–	ND	100 %
Reingresos no programados (30 días)	ND	–	–
Tasa de perforaciones que requieren cirugía	< 1 % de las colonoscopias diagnósticas o terapéuticas	–	–

(Continúa)

Tabla 5-8. Indicadores para la colonoscopia de cribado según las diferentes sociedades y organizaciones (*Cont.*)

Indicador	ESGE	Consejo Europeo	AEG/SEED
Proporción de complicaciones debidas al desconocimiento de los antecedentes del paciente o de su uso de medicación antitrombótica	-	ND	< 10 %
Opinión del paciente acerca de la información proporcionada, consentimiento, entorno, comodidad y cuidados posprocedimiento	-	ND	-
Existencia de un programa de mejora de la calidad	-	-	Evaluación anual

ND: indicador que hay que medir, pero para el que no hay disponible una recomendación clara sobre el estándar mínimo; TSOH: test de sangre oculta en heces.
[1] Sat O_2 < 85 % durante > 30 segundos.
[2] Incluyendo todas las colonoscopias.
[3] Pólipos > 1 cm y cánceres encontrados antes de la siguiente colonoscopia de vigilancia.
[4] Excluyendo endoscopias con estenosis, colitis grave o terapéuticas.
[5] Debe contabilizarse como efecto adverso.

A diferencia de los indicadores diseñados para exploraciones endoscópicas concretas, en las guías sobre colonoscopia de cribado se recogen también varios indicadores estructurales, que afectan a la organización de las unidades de endoscopia, como los tiempos de espera, el manejo de medicaciones periprocedimiento o la misma existencia de un programa de mejora de la calidad.

Colonoscopia en pacientes con enfermedad inflamatoria intestinal

Los indicadores de calidad en la enfermedad inflamatoria intestinal dependen de la indicación con la que se haga la colonoscopia, en función de si se realiza por sospecha de dicha enfermedad, para valorar su actividad o en el marco de un programa de cribado de displasia.

Partiendo del esquema habitual, la ESGE desarrolla indicadores sobre el mismo procedimiento, la identificación de patología y su manejo. También se clasifican en indicadores clave y en indicadores menores (Tabla 5-9). Estos indicadores son los considerados relevantes para la enfermedad inflamatoria intestinal, pero su evaluación no excluye la aplicación añadida de los indicadores generales para la colonoscopia.

Para cada uno de estos indicadores, la ESGE propone que la medición se realice sobre 100 colonoscopias consecutivas y que dicha evaluación se haga, en general, respecto a cada endoscopista individual.

Tabla 5-9. Indicadores de calidad para la colonoscopia en la enfermedad inflamatoria intestinal

Categoría clínica	Colonoscopia general en enfermedad inflamatoria intestinal				Sospecha de enfermedad inflamatoria intestinal				Evaluación de actividad		Cribado de lesiones displásicas	
Dominio	Procedimiento		Finalización del procedimiento e identificación de la patología		Finalización del procedimiento		Identificación de la patología		Identificación de la patología		Identificación de la patología	
	Indicador	Estándar mínimo (%)	Indicador	Estándar mínimo (%)	Indicador	Estándar mínimo (%)	Indicador	Estándar mínimo (%)	Indicador	Estándar mínimo (%)	Indicador	Estándar mínimo (%)
Indicadores clave	Tasa de descripción de la indicación para la colonoscopia	≥95	Tasa de adecuada fotodocumentación	≥90	Tasa de intubación ileal	≥80	Tasa de biopsias adecuadas	≥80	Tasa de uso de escalas de actividad	≥90	Tasa de uso de endoscopios de alta definición	≥90
	Tasa de preparación adecuada para la colonoscopia	≥95									Tasa de uso de cromoendoscopia	≥70
Indicadores menores											Tasa de detección de neoplasia	ND

ND: no disponible.

Indicadores para la detección de lesiones precursoras del cáncer gástrico

La Asociación Española de Gastroenterología, la Sociedad Española de Endoscopia Digestiva y la Sociedad Española de Anatomía Patológica han descrito una serie de recomendaciones relacionadas con la calidad de la gastroscopia para la detección de lesiones precursoras gástricas.

Son recomendaciones, más que indicadores de calidad, para las que se describe un estándar, aunque pueden servir de base para el futuro desarrollo de una evaluación por indicadores de la calidad en la gastroscopia, cuantificando en qué proporción se han seguido estas recomendaciones, una vez estén definidos los estándares mínimos. Como ocurre, en general, con estas recomendaciones, la fuerza de la evidencia es débil. En este caso, solo hay evidencia alta para el uso de simeticona y N-acetilcisteína antes de la gastroscopia para mejorar la visualización de la mucosa y para el uso de endoscopios de alta definición e imagenología con banda estrecha, *narrow band imaging* (NBI), para evaluación de la metaplasia intestinal y de las lesiones encontradas (**Tabla 5-10**).

MEDIDAS PARA MEJORAR LA CALIDAD EN LA ENDOSCOPIA DIGESTIVA

El objetivo fundamental del desarrollo de indicadores medibles, con estándares mínimos, es la auditoría de la actividad endoscópica para la detección de áreas de pobre rendimiento y el diseño de intervenciones correctoras. La evaluación de indicadores de calidad pone de manifiesto de forma objetiva fallos en el rendimiento de los procesos. Por ejemplo, un estudio italiano revisó retrospectivamente 3.219 gastroscopias realizadas por 172 endoscopistas. Si bien el diseño retrospectivo restringe el número de indicadores posibles para evaluar, en este caso solo se emplearon técnicas de mejora de imagen (alta definición, cromoendoscopia) en el 15,5 % de los procedimientos y la toma de biopsias fue adecuada, según las guías, solo en el 50,5 % de los casos.

Detectar estos problemas permite diseñar intervenciones para corregir los fallos en los procesos. Estas intervenciones pueden ser muy eficaces sin una excesiva complicación. Por ejemplo, en un estudio portugués se realizó una auditoría de la calidad de los informes de endoscopia y posteriormente se evaluó la mejora en dichos informes tras exponer los resultados a los endoscopistas participantes. Antes de la intervención, solo el 64 % de los informes se consideraron de alta calidad, solo el 80 % de las gastroscopias fueron completas y en el 52 % de ellas no se especificaba la causa de la interrupción del procedimiento. En el 64 % de los casos la fotodocumentación se consideró inadecuada y solo en el 36 % de las lesiones superficiales la descripción era correcta. Tras la intervención, aumentó significativamente la calidad global de los informes (64 frente a 78 %), así como del resto de los indicadores.

Un estudio similar, sobre informes de colonoscopia, mostró una mejora significativa en la documentación de la prepara-

Tabla 5-10. Recomendaciones sobre calidad en gastroscopia para detección de lesiones precursoras del cáncer gástrico		
Recomendación	**Grado de evidencia**	**Posible estándar**
La gastroscopia deben efectuarla endoscopistas con capacitación adecuada	Baja	100-200 gastroscopias anuales
Fotodocumentación adecuada utilizando alguno de los protocolos existentes (SSS o WEO)	Baja	ND
Descripción de la lesión encontrada según la clasificación de París y fotodocumentación	Baja	ND
Registro del grado de limpieza de la cavidad gástrica y de la calidad de visualización de la mucosa	Baja	ND
Registro prospectivo de complicaciones y mortalidad relacionada con la gastroscopia	Baja	ND
Tiempo mínimo de exploración 7 minutos (4 para cavidad gástrica)	Baja	ND
Administración oral de simeticona + N-acetilcisteína previa a la exploración	Alta	ND
Uso de sedación	Baja	ND
Uso de endoscopios de alta definición y cromoendoscopia convencional o virtual	Alta	ND
Uso de NBI para la detección de metaplasia intestinal	Alta	ND
Biopsia en antro (incluyendo incisura) y cuerpo usando NBI para dirigir las biopsias a las zonas más sospechosas de metaplasia intestinal	Baja	ND
Evaluación de los márgenes horizontales de las lesiones visibles y evaluación del riesgo de invasión submucosa por endoscopistas con experiencia, y usando endoscopios de magnificación y cromoendoscopia	Alta	ND
Toma de biopsias (1-2) de las lesiones visibles susceptibles de resección endoscópica	Baja	ND
Toma de biopsias (mínimo 6) de las lesiones visibles no susceptibles de resección endoscópica por sospecha de invasión submucosa profunda	Baja	ND
Extirpación endoscópica como tratamiento de elección de las lesiones neoplásicas visibles sin datos de invasión submucosa profunda	Baja	ND
Disección submucosa endoscópica como técnica de resección de elección	Baja	ND
La resección mucosa endoscópica puede ser una alternativa válida para lesiones < 10 mm con bajo riesgo de invasión submucosa	Baja	ND

NBI: *narrow band imaging*; ND: no disponible.

ción adecuada del colon y del orificio apendicular, en fotografía del ciego y en la descripción adecuada de la morfología de los pólipos tras haber evaluado los indicadores y haber expuesto los resultados a los endoscopistas.

> **!** Un punto clave para la evaluación de la calidad es la recogida de los datos necesarios para evaluar los indicadores. Esta recogida puede resultar tediosa y representar una importante carga para el personal de las unidades. Para facilitar la extracción de datos de calidad, el informe de endoscopia tiene que estar adaptado.

La ESGE ha publicado unas recomendaciones para facilitar la extracción posterior de datos a partir de los informes, que suponen una guía para su diseño e integración en la historia clínica del paciente.

Son puntos clave de estas recomendaciones: que el sistema de elaboración de informes sea electrónico y que esté integrado en el sistema de registro de pacientes del centro hospitalario; que incluya identificadores del paciente para permitir su enlace con otras fuentes de información médica; que estén basados en una introducción estandarizada de datos evitando, en lo posible, la introducción de texto libre; que faciliten la transmisión automática de datos para evaluación de calidad y para investigación; que incluyan campos para los indicadores clave de calidad recomendados por las sociedades científicas y, por último, que permitan incluir información sobre la anatomía patológica de las lesiones encontradas, los efectos adversos, las recomendaciones de seguimiento y la satisfacción del paciente.

Una vez detectadas las áreas de peor rendimiento, deben diseñarse los métodos de mejora, que estarán enfocados a los indicadores concretos que se busca mejorar. Luego, estas mejoras deben testarse para ver su eficacia en la mejora de los indicadores. El indicador más estudiado, la tasa de detección de adenomas (TDA) de colon, es un buen ejemplo de este proceso. Como ya se ha explicado, es un indicador objetivo, fácilmente medible y, además, relacionado con un resultado clínico relevante como es el cáncer de intervalo. Para este indicador hay, además, evidencia de la eficacia de modificar algunos aspectos concretos de los procesos endoscópicos para la mejora en los resultados. Recientemente, la American Society of Gastrointestinal Endoscopy ha resumido las principales modificaciones dirigidas a aumentar la calidad de la colonoscopia. De ellas, las modificaciones particularmente dirigidas a mejorar la TDA son el uso de la dosis dividida (*split dose*) para la preparación del colon, la mejora en las instrucciones de preparación dadas al paciente, la medición de la tasa de intubación cecal, el tiempo de retirada ≥ 6 minutos, la medición periódica de la TDA con informes para los endoscopistas de la unidad y el uso de métodos educativos para los endoscopistas con TDA baja.

La auditoría de los datos clínicos supone una carga de trabajo añadida a las, ya de por sí, ocupadas unidades de endoscopia. La mayoría de los informes carecen de forma estructurada, por lo que obtener los datos necesarios es difícil y lleva tiempo. Diseñar sistemas automáticos de recogida de datos es, por lo tanto, esencial para asegurar la eficacia del proceso de evaluación.

Un intento de automatizar el proceso de recogida de indicadores ha sido la creación del *Dutch Gastrointestinal Endoscopy Audit*, un registro central con extracción automática de los datos de calidad de la colonoscopia. Este registro ha supuesto la estandarización de los informes de endoscopia para adaptarlos a los requerimientos del registro. Estos informes se envían a una entidad externa a los hospitales, que convierte los datos para hacerlos compatibles con el registro. Con este sistema se ha conseguido que el porcentaje de datos ausentes sea inferior al 1 %. Sin embargo, aún requiere cierto trabajo manual para introducir los datos en el registro.

INTELIGENCIA ARTIFICIAL Y CALIDAD

La aplicación más desarrollada de la inteligencia artificial en la endoscopia digestiva es la detección y caracterización de lesiones epiteliales del aparato digestivo. Las exploraciones endoscópicas son muy dependientes del observador, de tal manera que, según quién haga la exploración, se detectan más o menos lesiones. Por ejemplo, en un estudio que relacionaba la TDA con el riesgo de CCR, la TDA de los 136 endoscopistas participantes osciló entre el 7,4 y el 52,5 %. Esta variación tuvo repercusión clínica, ya que por cada aumento del 1 % en la TDA disminuía un 3 % el riesgo de CCR. En el caso concreto de la TDA, la inteligencia artificial ha demostrado que la aumenta hasta el 40 %. Esto permitiría equiparar la TDA de cualquier endoscopista a la de un endoscopista experto. Se han diseñado sistemas de detección de lesiones (CADe) y de caracterización (CADx) para el esófago de Barrett, carcinoma escamoso de esófago, cáncer gástrico y pólipos de colon, entre otros. En la actualidad están comercializados sistemas de inteligencia artificial para la detección y caracterización de los pólipos del colon.

La inteligencia artificial puede, además, ser útil para mejorar la calidad de las exploraciones endoscópicas y los indicadores evaluados. Por ejemplo, podría mejorarse la TDA mediante la detección de áreas ciegas en la exploración endoscópica (áreas que se han dejado sin explorar, probablemente por mala técnica endoscópica) tanto en gastroscopia como en colonoscopia. También sirve para evaluar la calidad de la preparación a partir de una foto de la última deposición del paciente y para darle instrucciones sobre la preparación, si es preciso, lo que mejoraría la proporción de colonoscopias con preparación adecuada y, por tanto, la TDA.

Otra aplicación para mejorar los indicadores de calidad de las exploraciones endoscópicas pueden ser la evaluación de la calidad de la fotodocumentación según las indicaciones de las guías de práctica clínica para detectar las áreas no fotografiadas, o la asignación automática de intervalos de seguimiento.

Un estudio en el que un sistema de inteligencia artificial suministra durante la exploración información al endoscopista sobre el tiempo de retirada, la estabilidad del endoscopio durante la retirada, la preparación del colon y, además, detecta lesiones, ha demostrado aumentar significativamente la TDA, la tasa de detección de pólipos y el número medio de pólipos por colonoscopia.

Por último, la inteligencia artificial ayuda al proceso de recopilación de datos de indicadores para hacerlo completamente automático. En este sentido, se ha diseñado un sistema utilizando el procesamiento del lenguaje natural y la inteligencia artificial generativa para extraer automáticamente datos de calidad de la disección submucosa endoscópica. Otros sistemas crean de forma automática informes con la evaluación de indicadores de calidad relevantes para la colonoscopia, gastroscopia y colangiopancreatografía retrógrada endoscópica que luego son utilizados como retroalimentación para los endoscopistas.

UN PASO MÁS: LA ACREDITACIÓN EN CALIDAD

Parece lógico pensar que las unidades de endoscopia o los endoscopistas que evalúan periódicamente sus indicadores y hacen las modificaciones de la práctica clínica necesarias para mejorar sean, en general, más fiables en las endoscopias.

> ! Para asegurar que este proceso de autoevaluación y mejora se realiza adecuadamente, y que los indicadores obtenidos son adecuados en comparación con los valores estándar, existen los procesos de acreditación. El más desarrollado y que ha servido de modelo para otros sistemas es el Joint Advisory Group on Gastrointestinal Endoscopy (JAG) del Reino Unido.

En el modelo JAG, el proceso de acreditación es voluntario. Las unidades tienen acceso a los estándares de acreditación a través de una herramienta de autoevaluación que permite identificar las áreas de mejora. Una vez que la unidad, tras los procesos de mejora, cumple los indicadores principales, puede solicitar la acreditación (Fig. 5-4). Un equipo evaluador revisa la documentación aportada y hace una visita a la unidad para comprobar que se cumplen todos los requerimientos. Los indicadores evaluados están agrupados en cuatro dominios: calidad clínica (diagnóstico, tratamiento, seguimientos, liderazgo, etc.); experiencia del paciente (lista de espera, instalaciones, etc.); fuerza de trabajo (reclutamiento de personal, entrenamiento, etc.) y aprendizaje (desarrollo de endoscopistas en formación, incluyendo evaluación de competencias).

La Asociación Española Gastroenterología y la Sociedad Española de Endoscopia Digestiva han desarrollado una herramienta de autoevaluación de la calidad de la colonoscopia de cribado de CCR en la que se recogen los principales indicadores recomendados, estructurales, de proceso y de resultado, tanto para endoscopistas individuales como para unidades de endoscopias. Los datos extraídos de la evaluación de estos indicadores servirían para la certificación externa de la calidad de las unidades de endoscopia.

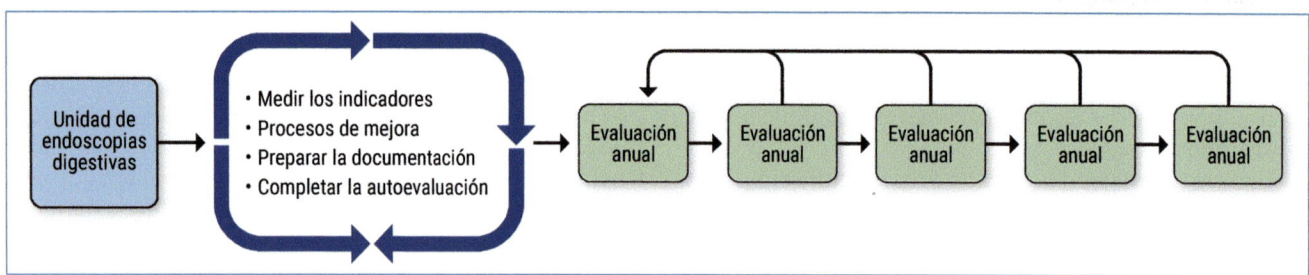

Figura 5-4. Proceso de acreditación según el Joint Advisory Group on Gastrointestinal Endoscopy.

PUNTOS CLAVE

- La asistencia sanitaria lleva aparejada la existencia de errores y efectos adversos. Con el fin de conseguir el máximo grado de seguridad para el paciente es necesario el establecimiento de procesos de evaluación y mejora continua.

- Estos procesos de mejora se basan en un análisis exhaustivo de la calidad de la asistencia a partir de la recogida de medidas de rendimiento (indicadores). Los indicadores deben ser objetivos, fácilmente medibles y relacionados con un resultado clínico relevante.

- Los indicadores, según el aspecto del proceso que se esté midiendo, pueden ser estructurales, de proceso o de resultado. Para cada indicador se debe dar un valor mínimo esperado y un valor deseable. La auditoría comparará los valores obtenidos en la práctica real con los valores esperados y deseables para detectar las áreas de mejora.

- En el caso concreto de la actividad endoscópica, cabe clasificar los indicadores de calidad en preprocedimiento, intraprocedimiento y posprocedimiento, cada uno de los cuales puede ser estructural, de proceso o de resultado. Es posible diseñar indicadores para todas las diferentes técnicas endoscópicas y para indicaciones concretas.

- La European Society of Gastrointestinal Endoscopy ha diseñado indicadores para los principales procedimientos endoscópicos siguiendo el mismo esquema basado en

dominios (preprocedimiento, finalización del procedimiento, identificación de la patología, manejo de la patología, complicaciones, experiencia del paciente, posprocedimiento). Para cada uno de estos dominios se establecen indicadores principales y menores.

- Una vez identificadas las áreas de mejora, se diseñan las soluciones y modificaciones para mejorar los resultados. Una vez introducidas estas modificaciones, se volverán a auditar los indicadores, siguiendo el esquema del ciclo PDSA. Aquellas modificaciones que demuestren eficacia serán incorporadas a la estructura de la organización.

- El punto clave del proceso de mejora de calidad es la recogida de los datos que permiten medir los indicadores. La estructura de la organización debe favorecer esta recogida (informes estructurados de endoscopia, historia clínica electrónica, relaciones entre registros, etc.). La inteligencia artificial facilita tanto la recogida de los datos como la mejora misma de los indicadores.

- Idealmente, una recogida sistemática de indicadores y su comparación con estándares de calidad (benchmarking) podría conducir a un proceso de certificación tanto de unidades de endoscopia como de endoscopistas individuales, para acreditar que las exploraciones endoscópicas son de calidad.

BIBLIOGRAFÍA

Asociación Española de Gastroenterología y Sociedad Española de Endoscopia Digestiva. Programa Qualiscopia de calidad de la colonoscopia [consultado en marzo de 2024]. Disponible en: https://qualiscopia.org.

Bisschops R, Areia M, Coron E, Dobru D, Kaskas B, Kuvaev R et al. Performance measures for upper gastrointestinal endoscopy: a European Society of Gastrointestinal Endoscopy (ESGE) Quality Improvement Initiative. Endoscopy. 2016;48(9):843-64.

Bretthauer M, Aabakken L, Dekker E, Kaminski MF, Rosch T, Hultcrantz R et al. Reporting systems in gastrointestinal endoscopy: Requirements and standards facilitating quality improvement: European Society of Gastrointestinal Endoscopy position statement. United European Gastroenterol J. 2016;4(2):172-6.

Dekker E, Nass KJ, Iacucci M, Murino A, Sabino J, Bugajski M et al. Performance measures for colonoscopy in inflammatory bowel disease patients: European Society of Gastrointestinal Endoscopy (ESGE) Quality Improvement Initiative. Endoscopy. 2022;54(9):904-15.

Faigel DO, Cotton PB, World Organization of Digestive E. The London OMED position statement for credentialing and quality assurance in digestive endoscopy. Endoscopy. 2009;41(12):1069-74.

Fernández-Esparrach G, Marín-Gabriel JC, Díez Redondo P, Núñez H, Rodríguez de Santiago E, Roson P et al. Quality in diagnostic upper gastrointestinal endoscopy for the detection and surveillance of gastric cancer precursor lesions: Position paper of AEG, SEED and SEAP. Gastroenterol Hepatol. 2021;44(6):448-64.

Jover R, Herráiz M, Alarcón O, Brullet E, Bujanda L, Bustamante M et al. Clinical practice guidelines: quality of colonoscopy in colorectal cancer screening. Endoscopy. 2012;44(4):444-51.

Kaminski MF, Thomas-Gibson S, Bugajski M, Bretthauer M, Rees CJ, Dekker E et al. Performance measures for lower gastrointestinal endoscopy: an European Society of Gastrointestinal Endoscopy (ESGE) quality improvement initiative. United European Gastroenterol J. 2017;5(3):309-34.

Keswani RN, Crockett SD, Calderwood AH. AGA Clinical practice update on strategies to improve quality of screening and surveillance colonoscopy: Expert review. Gastroenterology. 2021;161(2):701-11.

Rembacken B, Hassan C, Riemann JF, Chilton A, Rutter M, Dumonceau JM et al. Quality in screening colonoscopy: position statement of the European Society of Gastrointestinal Endoscopy (ESGE). Endoscopy. 2012;44(10):957-68.

Rex DK, Schoenfeld PS, Cohen J, Pike IM, Adler DG, Fennerty MB et al. Quality indicators for colonoscopy. Gastrointest Endosc. 2015;81(1):31-53.

Rizk MK, Sawhney MS, Cohen J, Pike IM, Adler DG, Dominitz JA et al. Quality indicators common to all GI endoscopic procedures. Gastrointest Endosc. 2015;81(1):3-16.

Royal College of Physicians. Joint Advisory Group on Gastrointestinal Endoscopy [consultado en marzo de 2024]. Disponible en: https://www.thejag.org.uk/about-accreditation.

Rutter MD, Senore C, Bisschops R, Domagk D, Valori R, Kaminski MF et al. The European Society of Gastrointestinal Endoscopy Quality Improvement Initiative: developing performance measures. Endoscopy. 2016;48(1):81-9.

Sinonquel P, Eelbode T, Bossuyt P, Maes F, Bisschops R. Artificial intelligence and its impact on quality improvement in upper and lower gastrointestinal endoscopy. Dig Endosc. 2021;33(2):242-53.

Valori R, Cortas G, de Lange T, Salem Balfaqih O, de Pater M, Eisendrath P et al. Performance measures for endoscopy services: An European Society of Gastrointestinal Endoscopy (ESGE) quality improvement initiative. United European Gastroenterol J. 2019;7(1):21-44.

Valori R, Rey JF, Atkin WS, Bretthauer M, Senore C, Hoff G, et al. European guidelines for quality assurance in colorectal cancer screening and diagnosis. First edition. Quality assurance in endoscopy in colorectal cancer screening and diagnosis. Endoscopy. 2012;44 Suppl 3:SE88-SE105.

Enfermedades del esófago

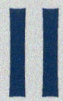

Tratamiento del divertículo de Zenker

6

P. Díez Redondo y H. Núñez Rodríguez

OBJETIVOS

- Recordar qué es un divertículo de Zenker y cómo se diagnostica.
- Conocer a qué pacientes con divertículo de Zenker debe ofrecerse un tratamiento.
- Revisar las distintas opciones de tratamiento de esta entidad, y valorar las ventajas y desventajas de cada una de ellas.
- Evaluar diferentes dispositivos y técnicas endoscópicas para el tratamiento del divertículo de Zenker.

DEFINICIÓN Y DIAGNÓSTICO DEL DIVERTÍCULO DE ZENKER

El divertículo de Zenker (DZ) es una formación sacular que protruye en la pared posterior de la unión faringoesofágica en un área anatómicamente débil, conocida como *triángulo de Killian*, que se sitúa entre los músculos constrictor inferior de la faringe y cricofaríngeo.

Fue descrito por Zenker en 1878, aunque ya había sido identificado previamente como un hallazgo en las necropsias. Se le considera un falso divertículo al no contener todas las capas esofágicas, sino únicamente mucosa y submucosa. Hay tres tipos de divertículos esofágicos: hipofaríngeo, de tracción y epifrénico. El hipofaríngeo o DZ es el más frecuente, aunque su prevalencia es muy baja y está presente entre el 0,01 y el 0,11 % de la población general.

Suele diagnosticarse en adultos mayores, generalmente en las décadas de los 70 u 80 años, y es el doble de frecuente en los hombres que en las mujeres y más prevalente en la raza blanca.

Su mecanismo de producción no está totalmente aclarado, pero la teoría más aceptada es que se trata de un divertículo de pulsión provocado por la hiperpresión intraluminal secundaria al impulso del bolo alimenticio hacia la hipofaringe en pacientes con un trastorno motor del esfínter esofágico superior, habitualmente con una falta de relajación de éste. En algunos estudios, también se ha implicado al reflujo gastroesofágico como causa predisponente del DZ.

El DZ suele encontrarse de forma incidental en individuos sometidos a una endoscopia digestiva alta por diferentes motivos. Otras veces, la gastroscopia confirma la existencia del divertículo en pacientes estudiados por disfagia a los que ya se había realizado una exploración radiológica con contraste (Fig. 6-1), y menos frecuentemente es diagnosticado por otras técnicas, por ejemplo, una tomografía computarizada.

La exploración endoscópica, además de confirmar la presencia del divertículo, es necesaria para valorar su tamaño, conocer el estado de su mucosa y descartar malignización, valorar la coexistencia de otras lesiones esofágicas y planificar el tratamiento más adecuado, en caso necesario. Con el gastroscopio, tras pasar el seno piriforme, se entra en un receso sacular, a la derecha de la imagen endoscópica (que corresponde anatómicamente con la cara faringoesofágica posterior) y se debe buscar cuidadosamente, siempre con visión directa para evitar la perforación del divertículo, el paso a

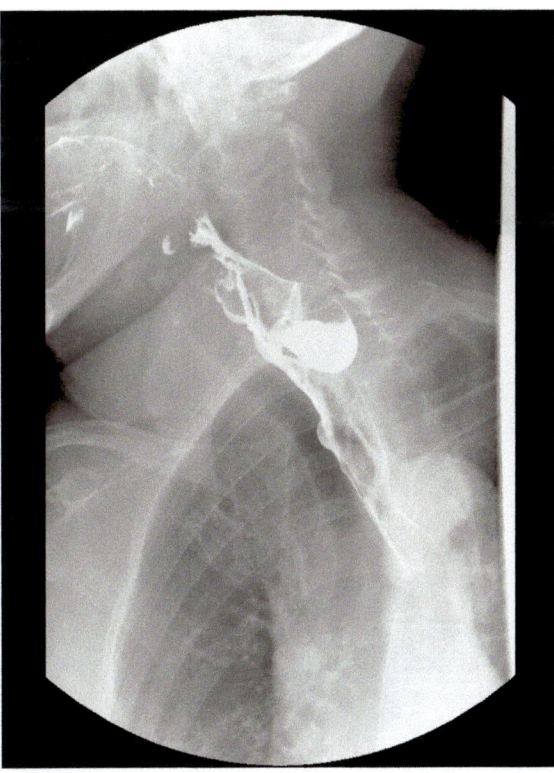

Figura 6-1. Imagen radiológica con contraste de un divertículo faringoesofágico posterior o divertículo de Zenker.

la luz esofágica situada en la parte superior e izquierda de la imagen (anatómicamente la anterosuperior). La entrada en el esófago puede ser en ocasiones muy dificultosa, dependiendo del tamaño del DZ, la existencia de restos alimenticios dentro de éste y las características cervicales del paciente, por lo que en determinadas situaciones es posible ayudarse con el paso previo de una guía hacia el esófago o utilizar un endoscopio ultrafino (**Fig. 6-2**).

Habitualmente, los DZ se clasifican por su tamaño en pequeños (menores de 2 cm), medios (entre 2 y 4 cm) y grandes (mayores de 4 cm).

> El divertículo de Zenker es un falso divertículo por pulsión que se sitúa en la cara posterior de la unión faringoesofágica.
> Generalmente, se asocia con un trastorno motor del esfínter esofágico superior.
> Es más frecuente en hombres que en mujeres y suele diagnosticarse en adultos ancianos.

INDICACIONES Y CONTRAINDICACIONES DEL TRATAMIENTO DEL DIVERTÍCULO DE ZENKER

El DZ suele ser asintomático y se descubre de forma casual durante una gastroscopia indicada por diferentes motivos. Sin embargo, sobre todo en pacientes mayores, puede ocasionar múltiples síntomas como disfagia, halitosis, regurgitaciones alimenticias, borborigmos en el cuello, tos y, en casos más avanzados, desnutrición y neumonías por aspiración.

Estos síntomas pueden ser padecidos por los pacientes muchos años antes del diagnóstico y habitualmente se relacionan con el tamaño del divertículo, aunque esto no siempre es así, y divertículos pequeños pueden ser muy sintomáticos. Una rara complicación del DZ es el desarrollo de un carcinoma epidermoide, descrito en un 0,3-7 % de los casos.

El tratamiento del DZ debe reservarse para pacientes sintomáticos, pero sin esperar que dichos síntomas sean

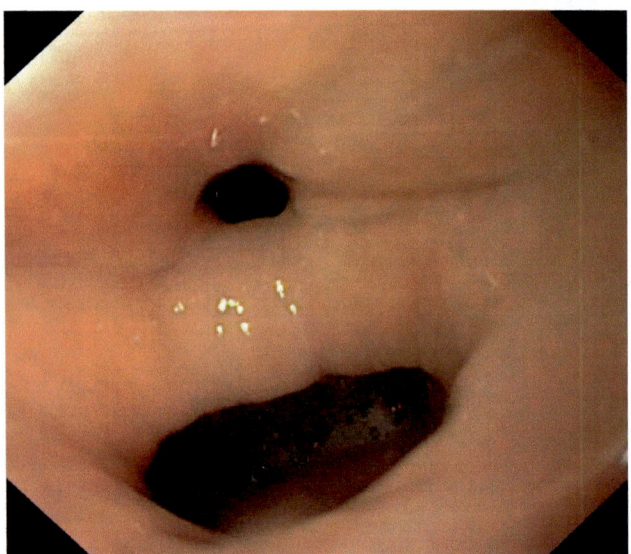
Figura 6-2. Imagen endoscópica de un divertículo de Zenker. En el centro se puede ver el septo de unión entre la luz esofágica, arriba a la izquierda, y el divertículo, a la derecha.

invalidantes o asociados con complicaciones como la desnutrición o las neumonías por aspiración. Además, antes de realizar un tratamiento del DZ se deben excluir otras posibles causas que sean las responsables más probables de la sintomatología que presenta el paciente (por ejemplo, reflujo esofagogástrico complicado, estenosis esofágicas, presbiesófago, etc.), puesto que no se obtendría mejoría con el tratamiento aislado de éste.

Las contraindicaciones de tratamiento del DZ son las habituales para la técnica quirúrgica o endoscópica, lo que puede hacer que se desestime un procedimiento quirúrgico, pero se indique uno endoscópico. De forma general, las contraindicaciones absolutas de tratamiento serían la coagulopatía grave no subsanable, insuficiencia cardiorrespiratoria grave, infección actual no controlada, una corta esperanza de vida o la negativa del paciente.

> • Habitualmente, el divertículo de Zenker es una entidad asintomática.
> • Sin embargo, puede producir síntomas muy invalidantes, sobre todo disfagia, y asociarse con complicaciones como desnutrición y neumonías por aspiración.
> • El tratamiento del DZ debe realizarse en pacientes sintomáticos, una vez excluidas otras causas de dicha sintomatología.

OPCIONES TERAPÉUTICAS DEL DIVERTÍCULO DE ZENKER: PROCEDIMIENTO QUIRÚRGICO, CON ENDOSCOPIA RÍGIDA Y CON ENDOSCOPIA FLEXIBLE. VENTAJAS Y DESVENTAJAS DE CADA TIPO DE TÉCNICA

El tratamiento convencional ha sido, hasta hace pocas décadas, la cirugía abierta mediante diferentes técnicas, como la diverticulectomía, la diverticulopexia con miotomía del cricofaríngeo o la inversión del divertículo. La morbilidad postoperatoria global descrita es de un 11 %, incluyendo mediastinitis o perforación (3 %), parálisis de cuerda vocal, fístulas faringocutáneas, estenosis esofágica y lesión del nervio recurrente, mientras que la mortalidad alcanza el 3 %. Las recidivas posquirúrgicas aparecen en el 3-19 % de los casos, y pueden ser mayores (15-35 %) si no se asocia la miotomía cricofaríngea. En pacientes con elevado riesgo quirúrgico o DZ pequeños, una alternativa puede ser la miotomía cricofaríngea junto con diverticulopexia.

A mediados de la década de 1960, con la introducción de diverticuloscopios rígidos, el electrocauterio, el láser de CO_2 y las grapadoras quirúrgicas, se retomó la técnica endoscópica rígida, descrita y abandonada en décadas anteriores por su elevada mortalidad. Las mayores limitaciones de la endoscopia rígida (ER) son su difícil maniobrabilidad en pacientes con DZ pequeños (menores de 3 cm) o muy grandes, así como la necesidad de obtener una hiperextensión cervical máxima, lo que se asocia con un importante número de casos fallidos debido a un cuello corto, una distancia hiomental disminuida o un elevado índice de masa corporal. Por estos motivos, se ha descrito una imposibilidad de realizar el tratamiento hasta en el 7,7 % de los casos programados. La tasa de recurrencia de la ER es del 10-12 %, y su tasa de complicaciones, del 7 %.

Desde que en 1995 se describiesen las primeras secciones con endoscopio flexible del septo de unión entre el esófago y el divertículo (SED), que contiene el músculo cricofaríngeo, se han desarrollado diferentes técnicas endoscópicas con buenos resultados y menor morbimortalidad que la cirugía. Se han empleado bisturíes tipo *needle-knife*, *hook-knife* o más recientemente *SB-knife*, pinzas de coagulación monopolar, láser, argón plasma y diversos sistemas de sellado tisular importados de la cirugía laparoscópica, como el Ligasure, y se ha mejorado la visualización del SED con el uso de capuchones transparentes y diverticuloscopios flexibles.

En los últimos años, la miotomía peroral endoscópica (POEM), utilizada en el tratamiento endoscópico de la acalasia mediante la creación de un túnel submucoso y dejando intacta la mucosa, se ha adaptado al tratamiento del DZ (Z-POEM). Esta técnica, que fue descrita por primera vez en 2016, permite la realización de una miotomía completa del músculo cricofaríngeo tras la creación de un túnel submucoso, con el fin de diseccionar y exponer por completo las fibras musculares para su posterior sección.

Por lo tanto, actualmente, el tratamiento de los pacientes con DZ sintomático puede realizarse mediante cirugía abierta (CA), endoscopia rígida (ER) o endoscopia flexible (EF). Globalmente, se ha comunicado una tasa de éxito comparable entre las tres opciones: CA, 80-100 %; ER, 90-100 %, y EF, 43-100 %, con tasas de recurrencia sintomática del 19, 12,8 y 20 %, respectivamente, pero la morbimortalidad es claramente menor en la EF (mortalidad: CA, 3 %; ER, 1,2 %, y EF, 0 %; morbilidad: 30, 8-12 y 1,5 %, respectivamente).

Si bien, tradicionalmente, las técnicas endoscópicas se reservaban a pacientes con elevada comorbilidad para evitarles una cirugía, en la actualidad la endoscopia flexible es la primera opción para el tratamiento del DZ, como recomienda, desde 2020, la Sociedad Europea de Endoscopia Gastrointestinal, independientemente del tamaño del divertículo.

Adicionalmente, la EF cuenta con otras importantes ventajas, como poder realizarse bajo sedación sin necesidad de intubación orotraqueal, ser un procedimiento ambulatorio, más corto (con una media inferior a 25 minutos), con menor tiempo para reanudar la ingesta y con un menor coste global.

En la **tabla 6-1** se recogen las diferentes modalidades de tratamiento con sus indicaciones y contraindicaciones.

- En la actualidad, el tratamiento del DZ puede hacerse mediante cirugía abierta, endoscopia rígida o endoscopia flexible.
- Dada la importancia de evitar terapéuticas agresivas, sobre todo en pacientes ancianos, que son la mayoría de los pacientes con DZ sintomático, la endoscopia flexible puede considerarse como la primera opción terapéutica al tener menor morbimortalidad, (recomendación ESGE).
- Otras ventajas de la endoscopia flexible son no precisar intubación orotraqueal, no requerir una hiperextensión cervical máxima, menor tiempo de duración del procedimiento, posibilidad de tratamiento ambulatorio o menor estancia hospitalaria, menor tiempo hasta reanudar la ingesta y ser más costoeficiente.

PROCEDIMIENTOS DE ENDOSCOPIA FLEXIBLE PARA EL TRATAMIENTO DEL DIVERTÍCULO DE ZENKER

Objetivos y pertinencia del tratamiento endoscópico

Con la técnica endoscópica no se elimina el divertículo, es decir, no se realiza una diverticulectomía como con la técnica quirúrgica convencional, sino que se realiza una sección del SED, en cuyo interior se encuentra el músculo cricofaríngeo, o bien directamente una miotomía del propio músculo cricofaríngeo en las técnicas de tunelización submucosa. Con ello, se abre la estructura sacular a la luz esofágica y se facilita el paso de los alimentos y de la saliva al esófago, evitando así los problemas secundarios a su acúmulo en el divertículo. La sección del SED debe ser lo suficientemente amplia para hacer desaparecer o, al menos, mejorar la sintomatología del paciente de forma duradera, pero evitando la perforación esofágica, por lo que habitualmente se recomienda no seccionar los 5 mm inferiores del septo.

La seguridad y la eficacia de las técnicas endoscópicas flexibles han sido confirmadas en un metaanálisis realizado por Ishaq *et al.* en 2016, que describe una tasa de éxito del 91 % y de efectos adversos del 11,3 %.

Los buenos resultados de un procedimiento mínimamente invasivo han aumentado el interés por éste y han propiciado la aparición de nuevos dispositivos y técnicas, con los que se pretende mejorar aún más la utilidad y seguridad del tratamiento endoscópico.

Tabla 6-1. Modalidades de tratamiento: indicaciones

	Indicación de cirugía abierta/ endoscopio rígido	Indicación de endoscopio flexible
Síntomas	Contraindicado en ausencia de síntomas	
Tamaño del divertículo	< 3 cm	Preferible > 2 cm
Las derivadas de la anestesia general	Precisa IOT	Sedación profunda, no precisa IOT
Hiperextensión cervical limitada	Contraindicado	Puede realizarse en pacientes con movilidad cervical reducida
Otros: cuello corto, una distancia hiomental disminuida o un elevado índice de masa corporal	Difícil maniobrabilidad con el endoscopio rígido o cirugía abierta	Manejo más sencillo con endoscopio flexible

IOT: intubación orotraqueal.

Habitualmente, los procedimientos se realizan con sedación profunda sin necesidad de intubación orotraqueal, si bien en algunos centros se practican con anestesia general. Es recomendable que el paciente permanezca con dieta líquida las 24-48 horas previas al procedimiento para evitar encontrar restos alimenticios abundantes dentro del DZ, que pueden dificultar la visualización. Además, el procedimiento endoscópico debe realizarse con insuflación con CO_2. Tampoco es uniforme la indicación de antibioterapia profiláctica, que es empleada en algunas series, aunque su eficacia no ha sido sólidamente demostrada y cuyo empleo rutinario ha sido recientemente desconsejado por la ESGE.

- El objetivo del tratamiento con endoscopia flexible del divertículo de Zenker es la miotomía del músculo cricofaríngeo, bien mediante la sección del septo de unión entre el divertículo y el esófago, en cuyo interior está dicho músculo, o mediante su sección directa en las técnicas de tunelización submucosa.
- Esta sección debe ser lo suficientemente amplia para disminuir el tamaño del divertículo de forma que no se acumulen restos alimenticios en su interior, pero evitando perforar la pared esofágica.
- La seguridad y eficacia de las técnicas endoscópicas para el tratamiento de esta entidad han sido demostradas en diferentes estudios y metaanálisis, y se han alcanzado globalmente unas tasas de éxito del 91 % y de efectos adversos del 11,3 %.

Material empleado en la diverticulotomía de Zenker con endoscopia flexible

La diverticulotomía con EF se realiza habitualmente con un elemento que permita estabilizar y mejorar la visión del SED, junto con un dispositivo de corte o disección de la mucosa y de las fibras musculares que lo componen.

Con el fin de mejorar la visualización del SED y proteger la pared esofágica durante el corte, se ha empleado la colocación de una sonda nasogástrica, la inserción en el extremo del gastroscopio de un capuchón transparente o el uso de un diverticuloscopio flexible (DF) que, una vez lubricado, se introduce oralmente hasta alcanzar el septo y permite trabajar a través de éste, como se hace con otros tipos de sobretubos (Fig. 6-3). El DF ofrece una seguridad extra al posibilitar la sujeción del SED entre sus extremos distales, lo que permite

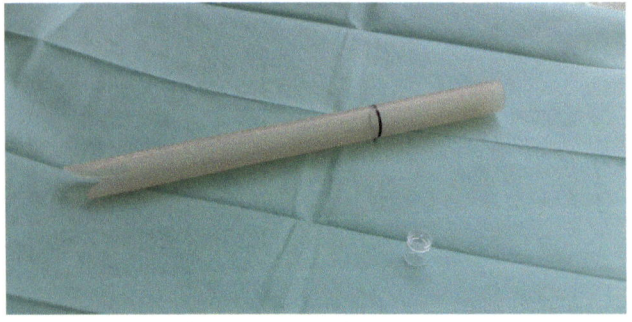

Figura 6-3. Capuchón de plástico transparente (SB Hood, Sumitomo Bakelite, Tokyo [Japón]) y diverticuloscopio flexible bivalvo (Cook Medical, Limeric [Irlanda]).

un control más preciso del corte. Además, resulta muy útil para dirigir la colocación de un clip tras la sección en los casos necesarios y para disminuir el riesgo de broncoaspiraciones durante el procedimiento. El DF más empleado (Cook Medical, Limeric [Irlanda]) tiene un extremo distal con dos palas o valvas, de forma que la valva corta debe encajarse en el divertículo, y la más larga, en la luz esofágica, quedando así el septo sujeto entre ambas. En algunos DZ pequeños puede que no sea posible encajar el DF, por lo que se debe optar por el uso de un capuchón. Sin embargo, un estudio comparativo del uso del capuchón con el DF encuentra un éxito clínico significativamente mayor en los pacientes en los que se empleó DF con un mayor número de efectos adversos y un tiempo de intervención más prolongado con el capuchón, aunque con una tasa de éxito técnico similar.

El primer bisturí empleado para seccionar el SED mediante diatermia fue el *Needle-knife* (Wilson Cook, Blomington, IN [EE. UU.]). Se trata de un instrumento barato y con amplia disponibilidad, pero su empleo puede ser difícil debido al desplazamiento hacia abajo del septo que se produce durante la sección y también por la contracción muscular secundaria a la corriente monopolar, y se han descrito perforaciones hasta en un 23 % de los casos.

También se han empleado el argón plasma y el láser de dióxido de carbono (CO_2), aunque no siempre es sencillo lograr una sección precisa con estos instrumentos y, además, tienen riesgo de provocar un daño térmico que puede asociarse con enfisema y perforación tardía, y se han descrito complicaciones hasta en el 25 % de los casos en relación con fiebre (17 %), hemorragia (6 %) y enfisema (2 %).

El *Hook-knife* (Olympus CO, Tokyo [Japón]) es otro bisturí con una ingeniosa forma de gancho que permite ejercer una tracción hacia arriba, favoreciendo una miotomía completa con seguridad. Se han descrito unas tasas de éxito del 91,7 %, de complicación del 8,4 % y de recurrencia del 12,5 % con este instrumento.

Recientemente, se ha descrito el uso del *Stag Beetle* (SB) *Knife* (Sumitomo Bakelite Co, Tokyo, [Japón]) o una variante de éste de menor tamaño, el *SB Knife junior*. Consiste en una herramienta de corte monopolar con forma de tijera rotatoria, aislada por su cara externa, que puede usarse con un capuchón transparente o con un diverticuloscopio y permite ir seccionando el septo, desde su parte superior hasta la base, traccionando del tejido hacia el endoscopio mientras se va cortando con gran precisión. Con este dispositivo, se acorta el tiempo de sección del SED y se han descrito muy buenos resultados técnicos y clínicos, y además presenta un adecuado perfil de seguridad.

En una revisión de 23 artículos publicados entre 1995 y 2016 que describen los resultados del tratamiento del DZ con las diferentes técnicas endoscópicas previamente reseñadas, con 997 pacientes, se comunica unas tasas de éxito técnico del 99,4 %, de éxito clínico del 87,9 % (tras realizar 1-3 sesiones de tratamiento), de fracaso por persistencia de los síntomas del 10 % y de recurrencia del 13,5 %, con una media/mediana de seguimiento de 7 a 43 meses. Más de la mitad de las recurrencias se rescataron con un segundo procedimiento.

Otros instrumentos que pueden emplearse con un endoscopio flexible provienen de la cirugía laparoscópica, como el bisturí armónico que emplea ultrasonidos (Ethicon Endo-Surgery, Cincinnati, OH [EE. UU.]) y el Ligasure (LS1500, Covidien; Medtronic, Minneapolis, MN [EE. UU.]). Estos instrumentos aportan una gran seguridad al ser capaces de realizar una coagulación del tejido con un sellado vascular previo al corte, lo que minimiza el sangrado. Una de sus limitaciones es que no son flexibles, por lo que no pueden emplearse a través del canal de trabajo del endoscopio, así que se emplean junto a un DF realizando el control endoscópico con un gastroscopio en paralelo. Sin embargo, y especialmente en el caso del Ligasure, no precisa una hiperextensión cervical máxima y, con entrenamiento, puede emplearse con facilidad. La serie de pacientes de las autoras con DZ tratados con Ligasure, que es la más larga de las publicadas, recoge un éxito técnico del 95,83 %, debido a que en tres de 72 casos no pudo realizarse el procedimiento al no poderse colocar el DF debido a ser DZ pequeños de ≤1,5 cm. Una vez colocado el DF, no hubo ningún fracaso por imposibilidad de manipular el Ligasure. Además, se obtuvo un 96,7 % de éxito clínico con un 84 % de pacientes asintomáticos a los 34,6 meses (24-64 meses). La tasa de recurrencia fue del 10,4 % a los 20,3 meses (10-64 meses), con una buena respuesta a un segundo procedimiento a los 12 meses (intervalo intercuartílico [IQR]: 11,5-17). El tratamiento fue realizado sin precisar intubación orotraqueal y de forma totalmente ambulatoria.

En la actualidad, existe otra serie de dispositivos que están siendo probados para el tratamiento endoscópico del DZ, aunque la mayoría todavía están en fases de desarrollo y se han comunicado sus resultados mediante pequeñas series de casos con seguimientos cortos. Sólo a modo de ejemplo, entre ellos se puede citar el *Clutch Cutter knife* (DP2618DT-35 Fujifilm, Tokyo [Japón]), un instrumento dentado con forma de pinza rotatoria con aislamiento exterior que permite atrapar y cortar el SED con precisión; grapadoras que han sido modificadas para poder ser usadas con endoscopios flexibles, como el MicroCutter Xchange 30 (Cardica Inc., Redwood City, CA [EE. UU.]), aunque una serie de 17 pacientes comunica una tasa de éxito de sólo un 64,7 % y la imposibilidad de realizar la técnica en pacientes con rigidez cervical o SED gruesos; y también se están probando novedosos sistemas endoscópicos flexibles asistidos por ordenador, como el Sistema Flex (Medrobotics, Raynham, MA [EE. UU.]), que cuenta con un monitor de pantalla táctil y una base para la fijación del endoscopio que puede ser maniobrada con un *joystick* 3D, aunque su eficacia deberá ser superior a sus desventajas, entre las que están la necesidad de anestesia general, su curva de aprendizaje y sus elevados costes.

Entre los abordajes más recientes, destaca la miotomía del cricofaríngeo tras la creación de un túnel submucoso (Z-POEM). En un reciente metaanálisis, en el que se incluyen 11 estudios y en el que se compara Z-POEM con las otras técnicas de endoscopia flexible, se observa un éxito clínico mayor para Z-POEM (93 vs. 87,9 %), mientras que el éxito técnico, la recurrencia clínica y los episodios adversos son similares en ambos grupos. Se ha descrito una incidencia de episodios adversos del 12,4 % para Z-POEM y una tasa de recurrencia clínica del 11,2 %.

En la **tabla 6-2** se resumen los dispositivos que se pueden emplear para realizar el corte o disección del SED.

En el tratamiento con endoscopia flexible del DZ, se utilizan dos tipos de instrumentos:
- Con el fin de mejorar la visualización del SED y lograr mayor estabilidad, se emplean sonda nasogástrica, capuchones transparentes o diverticuloscopios flexibles.
- Para realizar la sección del SED, pueden emplearse bisturíes endoscópicos (*Needle-knife*, *Hook-knife*, etc.), argón plasma, selladores tisulares (Ligasure, bisturí armónico, etc.), diversos tipos de pinzas bipolares o grapadoras modificadas, o incluso sistemas controlados por ordenador.

Recientemente, también se ha descrito la miotomía submucosa completa del cricofaríngeo, sin realizar la mucosotomía del septo, inspirada en la miotomía peroral submucosa endoscópica que emplea instrumentos que proceden de la disección submucosa.

Técnica de la diverticulotomía con Ligasure

El Ligasure es un dispositivo bipolar, con forma de pinza rotatoria, empleado habitualmente en la cirugía laparoscópica. Conectado a un generador eléctrico, libera una energía de alta corriente y bajo voltaje que produce una disección tisular y un sellado de los vasos sanguíneos ≤7 mm, por la desnaturalización del colágeno y la elastina presentes en estos, lo que asegura la hemostasia antes del corte del tejido mediante una cuchilla que lleva incorporada y que se acciona desde la empuñadura del dispositivo. La combinación de DF y Ligasure, junto con un gastroscopio ultrafino introducido en paralelo dentro del DF, resulta sencillo y permite, con buena visibilidad, abrir y recolocar la pinza las veces necesarias antes del corte para poder practicarlo con precisión y con la longitud adecuada.

Mediante una gastroscopia, se identifica el DZ y se deja una guía de 0,035 in (Jagwire HPG, Boston Scientific, Natick, MA [EE. UU.]) alojada en la cavidad gástrica, se extrae a continuación el gastroscopio y se procede a insertar el extremo externo de la guía, a través de un orificio practicado con un catéter de 18 G en el extremo de la pala larga del DF bivalvo (Cook Medical, Limeric [Irlanda]) (**Fig. 6-4**). Posteriormente, tras retirar el mordedor, se introduce el DF en la cavidad oral, y dentro de éste, para tener visión endoscópica, un gastroscopio convencional (GIFQ 180, Olympus Optical Co. Tokyo [Japón]). El DF se va avanzando con suavidad hasta introducir la valva larga en la luz esofágica y la corta dentro del divertículo, lo que permite tener aislado el SED entre ambas. Se extrae entonces el gastroscopio y se introduce el dispositivo Ligasure, 5 mm y 35 mm de longitud, conectado al generador (**Fig. 6-5**) dentro del DF junto con un gastroscopio transnasal de 4,5 mm (GIF-XP150N Olympus) en paralelo, para guiar su avance y poder medir el DZ desde su fondo hasta la parte superior del SED. Cuando el Ligasure alcanza la zona media del SED, se abren y cierran sus palas sobre el tejido y se acciona su función de coagulación-sellado tisular y, a continuación, se realiza el corte. Esta doble maniobra se repite las veces necesarias, en función del tamaño del septo, para dejar un tabique residual de unos 5 mm. En los casos en que se crea conveniente, se puede colocar uno o más clips con un gastroscopio convencional antes de extraer el DF para prevenir perforaciones diferidas (**Fig. 6-6**). Finalizada la

Tabla 6-2. Dispositivos empleados en la diverticulotomía de Zenker con endoscopia flexible

Dispositivo	Mecanismo	Ventajas	Desventajas	Complicaciones
Needle-knife (Cook)	Diatermia	Bajo coste Disponibilidad	Difícil precisión de la punta	Perforación y mediastinitis (> 23 %)
Argón plasma y láser CO_2	Gas argón y láser de dióxido de carbono	Bajo coste Disponibilidad	Difícil precisión Potencial daño mucoso por calor	Láser: enfisema y perforación. Argón: fiebre, 17 %; hemorragia, 6 %; enfisema, 2 %
Hook-knife (Olympus)	Forma de gancho, giratorio Medida 1,3 mm	Agarrar y tirar de las fibras musculares del cricofaríngeo Éxitos: 90-91,7 %	Recurren: 12,5 %	Complicaciones: 6,3-8,4 %
Stag Beetle (SB) knife	Tijera rotatoria, corte monopolar Se utiliza con capuchón	Permite cortar desde la punta hacia la base del divertículo Gira 360°: mayor precisión	Recurren: 9,6-16 %	Complicaciones no descritas Seguimiento corto, 6-7 meses
Bisturí armónico	Cortar y cauterizar simultáneamente el tejido Utiliza vibraciones ultrasónicas	Exposición del septo Menor sangrado por el sellado vascular Éxito técnico:80-100 %	Rígido, precisa de un DF para exponer el septo	Enfisema (4 %) Dolor torácico (8 %)
Ligasure	Corta y coagula el tejido con un sellado vascular previo al corte	Menor sangrado por el sellado vascular No precisa IOT Tratamiento ambulatorio	Rígido, precisa de DF Recurrencia: 10,4 % Éxito: 95,8 %	Hemorragia leve intraprocedimiento): 2,5 % Odinofagia (21 %) y dolor cervical (5 %) resuelto < 72 h Perforación: 2,5 % (tratamiento conservador)
Clutch Cutter knife (Fujifilm)	Corta en forma de sierra y giratorio 0,4 mm × 3,5 mm	Revestimiento de aislamiento Gran precisión	Sólo estudios aislados de casos	

DF: diverticuloscopio flexible; IOT: intubación orotraqueal.

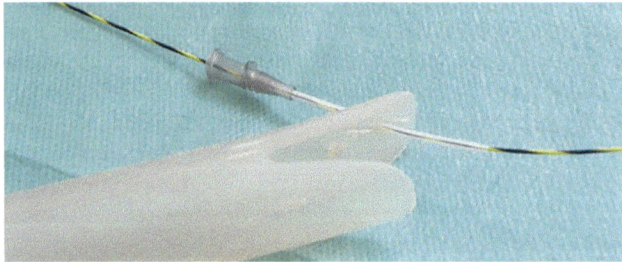

Figura 6-4. En el extremo largo del diverticuloscopio flexible, se inserta una guía de 0,035 in (Jagwire HPG, Boston Scientific, Natick, MA [EE. UU.]) para facilitar su entrada al esófago.

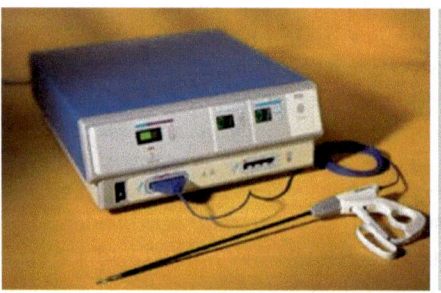
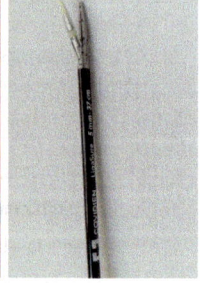

Figura 6-5. Sistema Ligasure (LS1500, Covidien, Medtronic, Minneapolis, MN [EE. UU.]).

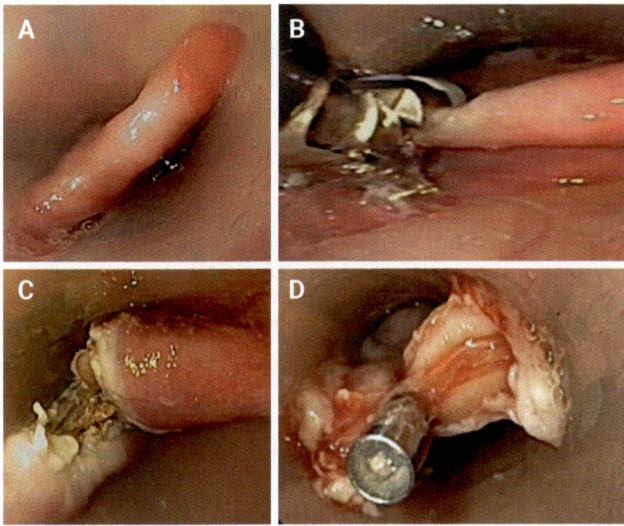

Figura 6-6. Diverticulotomía con Ligasure. **A)** Septo de unión entre el esófago y el divertículo aislado entre las valvas del diverticulosco-pio. **B)** Momento del corte del septo con Ligasure. **C)** Septo de unión entre el esófago y el divertículo seccionado. **D)** Colocación de un clip endoscópico tras el corte del septo para evitar perforación diferida.

técnica, el paciente es monitorizado en la sala de recuperación, se le administra analgesia a demanda y se le da de alta a su domicilio en unos 60 minutos. En la **tabla 6-3** se recogen las recomendaciones escritas que se le entregan al alta.

Tratamiento endoscópico con *SB-knife*

En los últimos años está ganando popularidad el *SB-knife* (Sumitomo Bakelite Ltd., Tokio, Japón) para realizar la diver-ticulotomía debido a su sencillez de uso y buenos resultados. Las primeras experiencias con este dispositivo para el trata-miento del DZ fueron descritas por Rieder *et al.* en animales y por Ramchandrani *et al.* en humanos en 2011 y 2013, respectivamente.

Se trata de un dispositivo flexible, monopolar, con capaci-dad de rotación de 360º, que tiene forma de tijera compuesta de dos palas aisladas externamente. Existen tres tamaños de *SB-knife*, que pueden emplearse de forma indistinta para el tratamiento del DZ según la preferencia del endoscopista: estándar (7 mm), corto (6 mm) y júnior (3,5 mm); este último es el más empleado.

El dispositivo permite, primero, cortar la mucosa del septo y, después, ir diseccionando con cuidado las fibras musculares internas mientras se tracciona de ellas hacia el endoscopio, lo que disminuye el riesgo de perforación. Su tamaño, sobre todo el del modelo júnior, facilita introducirlo y avanzar bajo la submucosa del septo para ir ampliando la miotomía sin producir daño mucoso y, así, evitar la perfora-ción. Su capacidad de coagulación ayuda a evitar el sangrado intraprocedimiento.

Frente a la rigidez del Ligasure, este dispositivo es flexible, por lo que se introduce por el canal de trabajo del endoscopio sin hiperextensión cervical del paciente, lo que hace más sen-cillo posicionarse y elegir el lugar de corte del septo.

Tras finalizar la miotomía, la apertura mucosa se cierra con clips (**Fig. 6-7**).

En opinión de los autores, es recomendable usar el *SB-knife* junto con el diverticuloscopio, que se coloca antes de iniciar la sección del septo, según se ha descrito en el apartado anterior, donde se explica el empleo del Ligasure®, o junto con un capuchón transparente insertado en la punta del gastroscopio para visualizar mejor el septo y las fibras musculares.

En casos de recidiva sintomática, en los que hay que ampliar la diverticulotomía pero aislar el septo con el diverticulosco-pio, el menor tamaño y la deformidad cicatricial secundaria a su sección previa dificultan el procedimiento; es en estos casos en los que el capuchón tiene un papel importante.

Tratamiento endoscópico mediante túnel submucoso: Z-POEM

Consiste en crear un túnel submucoso para diseccionar el músculo cricofaríngeo y seccionarlo sin dañar la mucosa.

En los últimos años, el abordaje mediante la creación de un tercer espacio ha revolucionado el manejo endoscópico del DZ con resultados muy prometedores debido a las ventajas que ofrece, al trasladar la experiencia obtenida en el tratamiento de la acalasia esofágica mediante la realización de una miotomía peroral endoscópica (POEM). La adaptación al DZ fue descrita por primera vez por Li en 2016. Entre las ventajas del Z-POEM destaca el hecho de que permite profundizar y ampliar la sec-ción del músculo cricofaríngeo en la base del septo, ya que está protegido por la mucosa, lo que podría asociarse a una menor tasa de recurrencia clínica. Además, es una técnica empleable sin tener en cuenta el tamaño del divertículo, solo con ciertas variaciones que se describen más adelante.

Es habitual la intubación orotraqueal para su abordaje. Con un endoscopio flexible y con la ayuda de un capuchón colocado en la punta del endoscopio, se comienza con la inyección submucosa de suero salino y azul de metileno direc-tamente sobre el septo o a 1-2 cm proximal. Se hace una

Tabla 6-3. Recomendaciones al alta tras diverticulotomía endoscópica de divertículo de Zenker

Recomendaciones al alta tras diverticulotomía endoscópica de divertículo de Zenker
Primeras 24-48 horas, paracetamol 1 g/8 h o metamizol 500 mg/8 h si presenta dolor al tragar o en el cuello o febrícula
No tomar antiinflamatorios no esteroideos
Iniciar dieta líquida a las 8 horas tras el procedimiento
A las 24 horas, si todo va bien, dieta blanda e ir progresivamente añadiendo alimentos más sólidos
Si presenta dolor más intenso que no cede con la analgesia o sangrado, acudir a urgencias

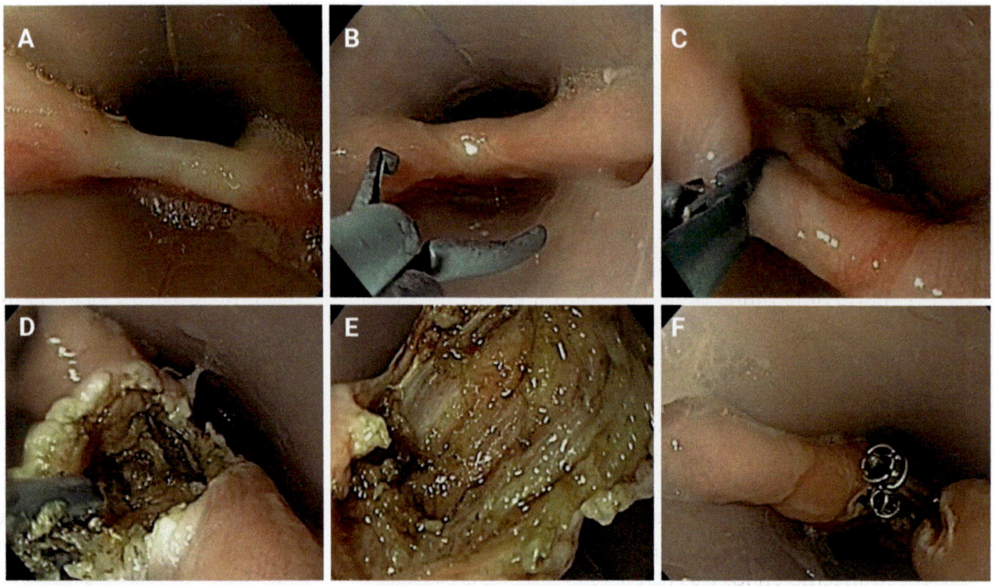

Figura 6-7. Diverticulotomía con *SB-knife*. **A)** Septo residual aislado con diverticuloscopio tras recidiva sintomática por diverticulotomía de Zenker con Ligasure. **B)** Pinza de *SB-knife* estándar. **C)** Mucosectomía con *SB-knife* estándar. **D)** Disección de las fibras musculares del cricofaríngeo. **E)** Fibras musculares seccionadas y otras pendientes de seccionar. **F)** Cierre de la mucosa con clips.

incisión de la mucosa de 1-2 cm para crear la entrada al túnel submucoso. El endoscopio avanza a través del túnel mucoso ayudado del capuchón, diseccionando las fibras submucosas hasta identificar el músculo. Es muy importante preservar la capa mucosa sin dañarla, ya que es la única capa que separa el mediastino de la luz esofágica después de la miotomía.

El túnel se crea en paralelo, tanto en el lado del divertículo como en el lado esofágico, hasta el final del divertículo, y de esta forma el músculo queda expuesto. Las fibras musculares se cortan por completo utilizando corte y coagulación, al menos 2 cm en sentido distal para asegurar la completa división del cricofaríngeo.

Tras salir desde la submucosa a la luz esofágica y asegurar una correcta hemostasia, se cierra el defecto mucoso con clips comenzando desde la parte más distal de la incisión hacia la zona más proximal.

Se han descrito diferentes modificaciones:

- Técnica híbrida: en caso de fibrosis submucosa secundaria a un tratamiento previo, se puede realizar una septotomía tradicional hasta localizar el tejido submucoso y entonces comenzar el túnel submucoso.
- Z-POEM con mucosotomía: en DZ grandes, en los que el flap mucoso residual puede contribuir a persistencia de la disfagia, se reseca la mucosa excedente.
- La septotomía peroral endoscópica (POES): cuando el túnel mucoso se crea en el septo. Es útil, sobre todo, en los DZ con un septo menor a 20 mm.

El Z-POEM es una técnica eficaz en el manejo del DZ, cuyo éxito clínico es del 89,5-100 %, y el éxito técnico, del 96,3 %.

Como desventajas tiene que es un procedimiento complejo para la mayoría de los endoscopistas, salvo que tengan experiencia en otras técnicas de tunelización submucosa, y que suele requerir mayor tiempo que otras técnicas EF. En un estudio comparativo se han comunicado 46,1 frente a 33,7 minutos; en otros estudios se han comunicado tiempos con EF aún menores, con medias de 23,2 minutos (rango: 10,6-37 minutos).

Complicaciones del tratamiento endoscópico del divertículo de Zenker

Las complicaciones más frecuentes en relación con el tratamiento con EF del DZ, y que a su vez podrían ser las más graves, son la hemorragia intraprocedimiento o en las 2 semanas posteriores (6,6 %) y la perforación/enfisema (5,3 %). Habitualmente, es suficiente un manejo conservador de éstas, y precisa un tratamiento quirúrgico sólo el 0,9 % de las perforaciones, sin que se haya descrito ningún caso de fallecimiento. Otras complicaciones descritas han sido odinofagia, dolor cervical, neumonía, fiebre, enfisema y absceso cervical. Sin embargo, existe una amplia variabilidad entre los diferentes estudios publicados en cuanto a la tasa de complicaciones (5-36 %), con una tasa global del 11,3 %. Los análisis de regresión no encuentran asociación entre la existencia de complicaciones y el tipo de dispositivo empleado (no incluyen datos de Ligasure), el tamaño del divertículo o el tipo de sedación, aunque se ha comunicado que la utilización de DF, que tiene un riesgo comparable de riesgo hemorrágico con el uso de capuchón, tiene mucho menor riesgo de perforación (2,3 frente al 10,3 %).

La serie de las autoras con Ligasure y diverticuloscopio flexible muestra pocas complicaciones, acorde con lo publicado previamente con esta técnica. El sangrado intraprocedimiento, que fue de un 2,5 %, es mucho menor que el descrito con otros dispositivos endoscópicos. Así, la tasa de sangrado intraprocedimiento con diferentes tipos de *needle-knife* llega al 33 % y precisa del empleo de argón plasma o electrocoagulación monopolar para su resolución, e impide, en ocasiones, completar la terapéutica por falta de visibilidad. Los escasísimos episodios de sangrado, leves y autolimitados, más que efectos adversos, pueden ser considerados como eventos intraprocedimiento sin repercusión técnica ni clínica. Además, hubo un sangrado diferido leve a los 10 días tras la terapéutica, resuelto endoscópicamente con un clip.

La tasa de perforaciones con Ligasure, 2,53 %, es pequeña y menor que la media de las descritas con otras técnicas de EF (5,3 %), mientras que en algunas series con *needle-knife* es alarmantemente superior, mayor del 20 %, y puede requerir tratamiento quirúrgico o inserción de prótesis endoscópicas.

En el estudio multicéntrico retrospectivo publicado por Ghamdi *et al.* en 2022, se analizaron las complicaciones asociadas al tratamiento del DZ mediante endoscopia rígida, flexible y Z-POEM y se encontró una tasa de complicaciones global del 13,9 %: 16,8, 2,3 y 30 % para el Z-POEM, la endoscopia flexible y la rígida, respectivamente.

Suelen ser complicaciones leves o moderadas, pero entre las de la endoscopia rígida se describieron dos perforaciones esofágicas, una de las cuales desencadenó el fallecimiento del paciente.

Los dos casos de microperforación acontecidos en la serie de las autoras fueron resueltos de forma conservadora.

La colocación de clips tras la septotomía, inicialmente descrita por Tang, puede ayudar a prevenir las perforaciones, y algunos autores la recomiendan rutinariamente, aunque también se han descrito casos de perforación pese al sellado con clips, como sucedió en los dos casos de la serie de las autoras. La ESGE, en su guía clínica sobre manejo endoscópico de trastornos motores gastrointestinales de 2020, deja la posibilidad de colocar clips a la preferencia del endoscopista o a la necesidad del control de complicaciones, como la sospecha de perforación o el sangrado.

- Las complicaciones más frecuentes tras el tratamiento con endoscopia flexible del divertículo de Zenker pueden ser:
  - Leves: odinofagia, dolor cervical, febrícula.
  - Potencialmente más graves:
    - Hemorragia digestiva (intraprocedimiento o diferida).
    - Perforación esofágica.
- Menos frecuentemente, se han descrito abscesos cervicales o neumonía.
- Habitualmente, el manejo de las complicaciones, aun las más graves, es conservador sin que se precise cirugía.
- Aunque no hay estudios aleatorizados que lo confirmen, alguno de los dispositivos empleados más recientemente, como Ligasure y *SB-knife*, podrían tener tasas menores de sangrado y perforación.
- Los episodios adversos con Z-POEM efectuado por endoscopistas expertos son comparables a los de otras técnicas de EF, y se resuelven con tratamiento conservador y endoscópico en la mayoría de las ocasiones.

Recidivas sintomáticas tras el tratamiento endoscópico

Tras un tratamiento endoscópico del DZ, puede haber casos en los que la mejoría clínica sea inicialmente pobre u otros en los que la sintomatología recidive meses o incluso años después del tratamiento.

Un artículo de revisión de 23 series de pacientes con DZ tratados con EF (sin incluir Ligasure) comunica una tasa global de fracaso por persistencia de los síntomas del 10 % y de recurrencia del 13,5 %, con una media/mediana de seguimiento de 7 a 43 meses. La serie de las autoras con Ligasure recoge 3/69 pacientes con pobre mejoría inicial. Uno de ellos

permaneció asintomático tras un segundo tratamiento, por lo que se consideró un tratamiento incompleto, mientras que, en los otros dos casos, dos ancianas con demencia, se identificaron otras causas responsables de la disfagia que coexistían con el DZ y podían explicar la falta de respuesta al tratamiento. Además, se recogieron siete casos de recidivas sintomáticas durante los 34,6 meses de media (rango: 24-64 meses) de seguimiento, es decir, un 10,4 %.

En cuanto a los resultados con el uso de *SB-knife*, en una revisión sistemática de la literatura médica y metaanálisis de 2023, que incluyó siete estudios observacionales con 268 pacientes, se describió que el tratamiento del DZ con *SB-knife* alcanza un éxito técnico del 98 % (IC 95 %: 92,3-99,5; I2 0) y un éxito clínico del 87,9 % (IC 95 %: 81,6-92,3; I2 19), con una tasa de recidiva del 13,5 % (IC 95 %: 9,6-18,6; I2 2). Al finalizar el seguimiento (cuyo tiempo máximo fue de 6,2 años), la tasa de remisión clínica de los síntomas fue del 96,2 % (IC 95 %: 91-98,4; I2 30,6) y la de fracaso del 3,6 % (IC 95 %: 1,6-8,1; I2 0) por persistencia de los síntomas.

Estos resultados resultan similares a los obtenidos con Ligasure, con un ligero aumento en el éxito técnico debido, probablemente, a que la técnica puede hacerse incluso en aquellos DZ más pequeños (<1,5-2 cm), en los que no se logra colocar el diverticuloscopio. Esto impide el empleo del Ligasure, pero puede utilizarse el *SB-knife* con capuchón.

Por tanto, los resultados con este dispositivo parecen muy alentadores, si bien, como la mayoría de las técnicas endoscópicas, la experiencia del endoscopista es fundamental para un procedimiento exitoso y para minimizar las recidivas.

En el caso del Z-POEM, en un metaanálisis reciente del grupo de Zhang *et al.*, se comparó Z-POEM con las técnicas de EF y se encontró un éxito clínico y técnico de entre el 90 y el 96 %, y una tasa de recurrencias del 11,2 % para el primer procedimiento, lo que se corresponde con un éxito clínico significativamente mejor en el grupo de Z-POEM, con resultados similares en ambos grupos en cuanto al éxito técnico, las tasas de recurrencia clínica y los episodios adversos.

Además, en otro reciente estudio en el que se comparan la endoscopia flexible, la rígida y el Z-POEM, se describe un éxito clínico del 86,7, 89,2 y 92,7 %, respectivamente, aunque sin alcanzar significación estadística. Las tasas de recurrencia descritas fueron del 9,2 , 9,1 y 14,7 %, respectivamente.

La tasa de recurrencia con el Z-POEM es mucho menor en uno de los estudios con un tiempo de seguimiento más prolongado (superior a 3 años), publicado en 2023, que la cifra en el 6,7 %.

Por tanto, la bibliografía parece apuntar a un mejor éxito clínico y a una mejor tasa de recurrencia con el Z-POEM que con otras técnicas endoscópicas, aunque la calidad de los estudios y su heterogeneidad no permiten aún sacar conclusiones definitivas, por lo que sería deseable contar con estudios comparativos directos de mayor calidad metodológica.

Tanto el mantenimiento como la reaparición de los síntomas pueden deberse a un corte incompleto del SED, sin sección suficiente del músculo cricofaríngeo, o deberse a su cicatrización posterior. Los factores de riesgo que se han asociado con la recidiva son un tamaño del DZ ≥5 cm, una longitud de corte del SED ≤25 mm y un DZ postratamiento ≥1 cm.

En la mayoría de los casos de tratamiento incompleto o recidiva, un segundo procedimiento endoscópico se ha mostrado exitoso, siempre que se haga en pacientes bien seleccionados, lo que probablemente exija excluir a aquellos con comorbilidades graves o con otros trastornos de la deglución o de la motilidad esofágica. Las recidivas posquirúrgicas o tras tratamiento con endoscopia rígida también han sido adecuadamente resueltas mediante diversas técnicas de EF, que se han mostrado superiores para el rescate frente al tratamiento con cirugía o endoscopio rígido. Esto es debido principalmente a que un segundo procedimiento sobre divertículos residuales con estas otras técnicas es a menudo muy dificultoso o imposible de realizar, e incluye un mayor riesgo de complicaciones como perforación o formación de cicatrices que produzcan estenosis y disfagia.

Además, con el fin de disminuir las recidivas, recientemente se han propuesto variantes de la técnica habitual consistentes en realizar un único corte lineal del septo. Así, se ha descrito realizar con un *SB-knife* o *SB-knife junior* dos incisiones longitudinales de 1 cm, separadas aproximadamente 1 cm una de la otra, y resecar con un asa el tejido delimitado entre ambas incisiones. De esta forma, se teoriza que, al eliminar una mayor cantidad de tejido, se asegura la resección del músculo cricofaríngeo y se evita la nueva formación del divertículo al disminuir la retracción cicatricial del septo residual. La eficacia clínica comunicada en estas pequeñas series es elevada, pero, mientras su eficacia parece confirmarse en algunos estudios, que comparan esta técnica con la estándar de un solo corte,

otros estudios no encuentran diferencias en la tasa de recurrencias entre ambas técnicas. Con el mismo fin, otros autores han descrito una técnica de escisión volumétrica en forma de cuña del SED en la que, tras fijarla con una sutura, realizan una disección inferomedial en cuña a ambos lados de la sutura y resecan a continuación una amplia porción de tejido con buenos resultados.

Finalmente, también se han desarrollado variaciones en la técnica convencional del Z-POEM, como asociar la mucosotomía (exéresis del flap mucoso) en los DZ muy grandes, lo que se ha asociado con una drástica disminución de las recurrencias hasta del 1,4 %.

- La recidiva sintomática se ha descrito globalmente en un 10-20 % de los casos tratados con EF.
- Los factores de riesgo que se han asociado con la recidiva son:
  - Tamaño del DZ ≥5 cm.
  - Longitud de corte del SED ≤25 mm.
  - DZ postratamiento ≥1 cm.
- En la mayoría de los casos bien seleccionados de tratamiento incompleto o recidiva, un segundo procedimiento endoscópico flexible es eficaz.
- El tratamiento con EF también es eficaz y seguro en el rescate de las recidivas sintomáticas posquirúrgicas o tras endoscopia rígida.
- La realización de un túnel submucoso en los DZ tratados previamente es más compleja debido a la fibrosis y suele precisar el empleo de técnicas híbridas.

PUNTOS CLAVE

- El tratamiento del DZ con endoscopia flexible es una opción eficaz, segura y mínimamente invasiva, por lo que puede considerarse como la primera opción terapéutica.
- Las complicaciones potencialmente más graves son la hemorragia y la perforación, pero de producirse, habitualmente pueden resolverse con un manejo conservador, sin que precisen cirugía.
- En los casos de mejoría sintomática incompleta o de recidiva, un segundo tratamiento endoscópico suele ser exitoso.
- El tratamiento con EF también es útil para resolver las recidivas tras cirugía o ER, y tiene menos complicaciones que un segundo tratamiento quirúrgico abierto o con grapadoras.

- En la actualidad, hay disponibles múltiples opciones de tratamiento con EF, pero el hecho de que no se hayan realizado estudios comparativos directos entre unas y otras técnicas impide recomendar una frente a otras, ni conocer en qué tipo de pacientes sería mejor cada una de ellas. Por tanto, esta elección recae en cada endoscopista con base en su accesibilidad y experiencia con cada dispositivo o procedimiento.
- Debido a la relativa infrecuencia de esta patología, su tratamiento debe concentrarse en centros de referencia que reciban un adecuado número de pacientes que permita adquirir suficiente competencia a sus endoscopistas.

BIBLIOGRAFÍA

Aiolfi A, Scolari F, Saino G, Bonavina L. Current status of minimally invasive endoscopic management for Zenker's diverticulum. World J Gastrointest Endosc. 2015;7:87-93.

Al Ghamdi SS, Farha J, Moran RA, Pioche M, Moll F, Yang DJ et al. Zenker's peroral endoscopic myotomy, or flexible or rigid septotomy for Zenker's diverticulum: a multicenter retrospective comparison. Endoscopy. 2022;54(4):345-51.

Antonello A, Ishaq S, Zanatta L, Cesarotto M, Costantini M, Battaglia G. The role of flexible endotherapy for the treatment of recurrent Zenker's diverticula after surgery and endoscopic stapling. Surg Endosc. 2016;30:2351-7.

Battaglia G, Antonello A, Realdon S, Cesarotto M, Zanatta L, Ishaq S. Flexible endoscopic treatment for Zenker's diverticulum with the SB knife. Preliminary results from a single center experience. Dig Endosc. 2015;27:728:33.

Bizzotto A, Iacopini F, Landi R, Costamagna G. Zenker's diverticulum: Exploring treatments options. Acta Otorhinolaryngol. 2013;33:219-29.

Brahmbhatt B, Bartel MJ, Bhurwal A, Patel K, Woodward TA. Novel technique for flexible endoscopic repair of Zenker's diverticulum. videoGIE. 2016;1:51-2.

Brieau B, Leblanc S, Bordacahar B et al. Submucosal tunneling endoscopic septum division for Zenker's diverticulum: A reproducible procedure for endoscopist who perform peroral endoscopic myotomy. Endoscopy. 2017;49:613-4.

Case DJ, Baron TH. Flexible endoscopic management of Zenker's diverticulum: The Mayo Clinic experience. Mayo Clinic Proc. Elsevier. 2010;85(8):719-22.

Costamagna G, Iacopini F, Bizzotto A et al. Pronostic variables for the clinical success of flexible endoscopic septotomy of Zenker's diverticulum. Gastrointest Endosc. 2016;84:765-73.

Costamagna G, Iacopini F, Tringali A et al. Flexible endoscopic Zenker's diverticulotomy: cap- assisted technique vs. diverticuloscope-assisted technique. Endoscopy. 2007;39:146-52.

Dahiya DS, Deliwala S, Chandan S, Ramai D, Ali H, Kassab LL et al. Effectiveness and safety of stag beetle knife (SB knife) in management of Zenker's diverticulum: a systematic review and meta-analysis. Dis Esophagus. 2024;37(4):doad069.

De la Morena Madrigal E, Pérez-Arellano E, Rodríguez-García I. Flexible endoscopic treatment of Zenker's diverticulum: thirteen years' experience in Spain. Rev Esp Enferm Dig. 2016;108:297-303.

Díez P, Núñez H, De Benito M, Pérez-Miranda M. Endoscopic treatment of Zenker's diverticulum with Ligasure: simple, safe and effective. Endosc Int Open. 2019;7(2):E203-8.

Dzeletoviv I, Ekbom DC, Baron TH. Flexible endoscopic and surgical management of Zenker's diverticulum. Expert Rev Gastroenterol Hepatol. 2012;6:449-65.

Goelder SK, Brueckner J, Messmann H. Endoscopic treatment of Zenker's diverticulum with the stag beetle knife (sb knife)-feasibility ans follow-up. Scand J Gastroenterol. 2016;51:1155-8.

Gölder SK, Brueckner J, Ebigbo A, Messmann H. Double incision and snare resection in syntomatic Zenker's diverticulum: a modification of the stag beetle knife technique. Endoscopy. 2018;50:137-41.

Hondo FY, Maluf-Filho F, Giordano-Nappi JH, Neves CZ, Cecconello I, Sakai P. Endoscopic treatment of Zenker's diverticulum by harmonic scalpel. Gastrointest Endosc. 2011;74:666-71.

Ishaq S, Hassan C, Antonello A et al. Flexible endoscopic treatment for Zenker's diverticulum: A systematic review and meta-analysis. Gastrointest Endosc. 2016;83:(1076-1089):e5.

Ishaq S, Sultan H, Siau K, Kuwai T, Mulder CJ, Neumann H. New and emerging techniques for endoscopic treatment of Zenker's diverticulum: state of-the-art review. Digestive Endoscopy. 2018;9. doi:10.1111/den.13035.

Ishioka S, Sakai P, Maluf Filho F, Melo JM. Endoscopic incision of Zenker's diverticula. Endoscopy. 1995;27:433-7.

Jain D, Sharma A, Shah M, Patel U, Thosani N, Singhal S. Efficacy and safety of flexible endoscopic management of Zenker's diverticulum. J Clin Gastroenterol. 2018;52(2):369-85.

Li QL, Chen WF, Zhang XC, Cai MY, Zhang YQ, Hu JW et al. Submucosal tunneling endoscopic septum division: A novel technique for treating Zenker's diverticulum. Gastroenterology. 2016;151(6):1071-4.

Lucas F, Ward M. Modern approaches to treating Zenker's diverticulum. Curr Opin Gastroenterol. 2023;39:333-9.

Manzeneder J, Römmele C, Manzeneder C, Ebigbo A, Messmann H, Goelder SK et al. Endoscopic treatment of Zenker's diverticulum: Comparable treatment outcomes in treatment-naïve and pretreated patients. Gastroenterol Res Pract. 2021;2021:9237617.

Rabenstein T, May A, Michel J et al. Argon plasma coagulation for flexible endoscopic Zenker's diverticulotomy. Endoscopy. 2007;39:141-5.

Repici A, Spadaccini M, Belletrutti PJ, Galtieri PA, Fugazza A, Anderloni A et al. Peroral endoscopic septotomy for short-septum Zenker's diverticulum. Endoscopy. 2020;52(7):563-8.

Rouquette O, Abergel A, Mulliez A, Poincloux L. Usefulness of the Hook knife in flexible endoscopic myotomy for Zenker's diverticulum. World J Gastrointest Endosc. 2017;9:411-6.

Steinway S, Zhang L, Amundson J, Nieto J, Desai P, Jacques J et al. Long-term outcomes of Zenker's peroral endoscopic myotomy (Z-POEM) for treatment of Zenker's diverticulum. Endosc Int Open. 2023;11(6):E607-12.

Tang SJ, Jazrawi SF, Chen E, Tang L, Myers L. Flexible endoscopic clip-assisted Zenker's diverticulotomy: the first case series. Laryngoscope. 2008;118:1199-205.

Weusten B, Barret M, Bredenoord AJ, Familiari P, González JM, van Hooft JE et al. Endoscopic management of gastrointestinal motility disorders - part 2: European Society of Gastrointestinal Endoscopy (ESGE) Guideline. Endoscopy. 2020;52(7):600-14.

Yuan Y, Zao YF, Hu Y, Chen LQ. Surgical treatment of Zenker's diverticulum. Dig Surg. 2013;30:207-18.

Zhang H, Huang S, Xia H, Shi L, Zeng X, Jiang J et al. The role of peroral endoscopic myotomy for Zenker's diverticulum: a systematic review and meta-analysis. Surg Endosc. 2022;36(5):2749-59.

Zhang LY, Hernández Mondragón O, Pioche M, Steinway SN, Nieto J, Ujiki MB et al. Zenker's peroral endoscopic myotomy for management of large Zenker's diverticulum. Endoscopy. 2023;55(6):501-7.

Tratamiento de estenosis benigna, membranas y anillos

7

C. Sánchez Montes y L. Argüello Viudez

 OBJETIVOS

- Conocer las técnicas que se utilizan para el estudio de las estenosis benignas en la práctica clínica diaria, cuáles son sus indicaciones principales, su utilidad y sus limitaciones.
- Aprender las posibilidades de tratamiento de dichas lesiones y sus complicaciones.
- Revisar las diversas lesiones estenosantes esofágicas benignas existentes, sus causas y opciones terapéuticas concretas, así como sus complicaciones.

INTRODUCCIÓN

Las estenosis esofágicas pueden ser de naturaleza orgánica o funcional. En el segundo grupo, se encuentran patologías como la acalasia, el espasmo esofágico difuso o el esfínter inferior hipertensivo, que no se tratarán en este capítulo.

Aproximadamente, el 75 % de las estenosis esofágicas orgánicas benignas se deben a enfermedad por reflujo gastroesofágico de larga evolución. Su tratamiento generalmente implica dilatación combinada con tratamiento médico (fármacos inhibidores de la bomba de protones [IBP]).

Otras causas de estenosis no relacionadas con el ácido incluyen las lesiones secundarias a la radioterapia, a la ingesta de cáusticos, anastomosis quirúrgica, enfermedades congénitas y compresiones extrínsecas. La esofagitis eosinofílica también puede cursar con estenosis (Tabla 7-1).

El principal componente de las estenosis orgánicas benignas es la fibrosis.

Los adultos pueden ser capaces de tolerar una dieta modificada si el diámetro luminal esofágico es de 15 mm y una dieta regular si es de 18 mm. Con 13 mm suelen presentar disfagia.

MÉTODOS DIAGNÓSTICOS DE LAS ESTENOSIS ESOFÁGICAS BENIGNAS

Anamnesis

La disfagia es el principal síntoma de una estenosis esofágica. Sin embargo, puede deberse a otras causas como la enfermedad por reflujo gastroesofágico sin estenosis, trastornos de la motilidad, infección, malignidad y membranas o anillos esofágicos.

Es importante el conocimiento de historia previa de radiación, ingesta de cáustico o antecedente de cirugía por cáncer esofágico o laríngeo, ya que puede orientar a otras causas de estenosis esofágicas.

Tabla 7-1. Etiología de lesiones estenosantes esofágicas orgánicas benignas

Congénitas	• Atresia esofágica • Estenosis esofágica congénita • Membrana esofágica
Inflamatorias	• Pépticas (estenosis, anillo de Schatzki) • Esofagitis eosinofílica • Enfermedades causantes de membranas mucosas (penfigoide, liquen plano, epidermiólisis bullosa) • Infecciosas (cándida, herpes, CMV, VIH) • Esofagitis disecante superficial (esofagitis desprendida) • Esofagitis necrotizante (*black esophagus*) • Enfermedad de Crohn • Enfermedad de Behçet
Yatrógenas	• Radioterapia • Quimioterapia • Intubación prolongada • Anastomosis quirúrgica • Procedimientos endoscópicos (resección mucosa endoscópica, disección submucosa endoscópica, escleroterapia, radiofrecuencia, crioterapia, terapia fotodinámica) • Enfermedad de injerto contra huésped • Relacionada con la ingesta • Medicamentos (antiinflamatorios no esteroideos, tetraciclinas, etc.) • Ingesta aguda de cáustico • Lesión térmica
Compresión	• Masa intramural (p. ej., lesión subepitelial) • Compresión extrínseca
Neuromuscular	• Anillo tipo A • Anillo tipo C

CMV: citomegalovirus; VIH: virus de la inmunodeficiencia humana.
Adaptación de la revisión de Ravich WJ. Endoscopic Manegement of Benign Strictures. Curr Gastroenterol Rep. 2017;19(10):50.

La principal sintomatología de una estenosis esofágica es la disfagia.

Endoscopia digestiva alta

Está indicada su realización en pacientes con disfagia o con cuadro clínico previo de reflujo de larga evolución.

! La endoscopia digestiva alta es útil para valorar adecuadamente la estenosis: localización, calibre, longitud, tortuosidad, apariencia de la mucosa, etiología, así como valoración de otras lesiones concomitantes que pueden influir en la técnica de dilatación o aumentar el riesgo de complicaciones (hernia de hiato, divertículos, etc.).

Deberán tomarse biopsias si existe sospecha de malignidad, en cuyo caso no se procederá a realizar ningún tratamiento (habitualmente dilatación) hasta disponer del resultado histológico. También se tomarán biopsias esofágicas en pacientes jóvenes con disfagia, sobre todo con episodios recurrentes de impactación, con o sin lesiones endoscópicas visibles, para valorar esofagitis eosinofílica. Cuando no se sospeche malignidad, la endoscopia diagnóstica y la dilatación se pueden realizar habitualmente durante la sesión inicial.

Si no es posible franquear la estenosis con el endoscopio convencional (los actuales tienen un diámetro de entre 9 y 11 mm), puede utilizarse un endoscopio ultrafino (diámetro menor de 6 mm), que en muchas ocasiones permitirá franquearla y completar la exploración diagnóstica. De lo contrario, deberá indicarse la realización de un esofagograma baritado.

Siempre que sea posible, deberá realizarse retroflexión del endoscopio para descartar con seguridad malignidad y varices en la región subcardial. Es importante para el diagnóstico y también para evitar complicaciones en caso de dilatación. Es, además, uno de los criterios de calidad de la endoscopia digestiva alta.

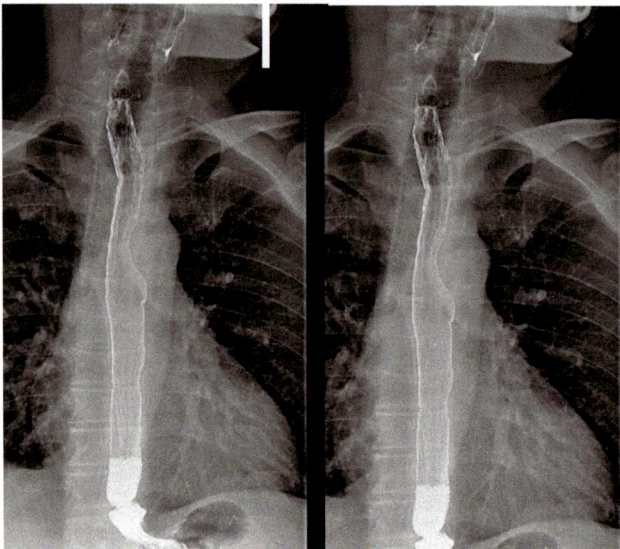

Figura 7-1. Paciente con anillo de Schatzki en dos fases diferentes de paso del contraste baritado.

Radiología baritada esofágica

No es necesaria su realización previa a la endoscopia en la mayoría de los pacientes con sospecha de estenosis esofágica. Sin embargo, normalmente se realiza en pacientes en los que existe probabilidad de que puedan presentar una estenosis esofágica proximal (o un divertículo de Zenker concomitante) o compleja (como las secundarias a radioterapia o a la ingesta de cáusticos). También debe realizarse cuando la estenosis impide el paso del endoscopio. Debería contemplarse, asimismo, en pacientes con disfagia de causa no identificada tras la endoscopia.

! La radiología baritada esofágica es útil para determinar la localización, el número de estenosis, la longitud, el diámetro de la luz esofágica, el grado de dilatación preestenótica y la excentricidad, y también se pueden detectar patologías asociadas, como divertículos esofágicos o una hernia de hiato (**Fig. 7-1**). Esta información es útil para seleccionar la técnica de dilatación, para determinar la cantidad de sesiones que se requerirán para aliviar los síntomas y para aconsejar al paciente sobre los riesgos esperados de la dilatación.

TIPOS DE ESTENOSIS

Mediante la endoscopia y/o esofagograma, se obtiene información de la morfología de la estenosis, que permite clasificarla en:

- **Estenosis simples.** Localizadas habitualmente en el esófago distal (etiología habitualmente péptica), de superficie lisa, cortas (menores de 2 cm), siguen el eje longitudinal del esófago (rectas) y permiten el paso de un endoscopio convencional de 9-11 mm libremente (estenosis > 1 mm).
- **Estenosis complejas.** Largas (mayores de 2 cm), anguladas o irregulares, de calibre estrecho (⩽10 mm) o asociadas a hernias hiatales grandes (>5 cm), divertículos esofágicos o una fístula traqueoesofágica.

OPCIONES TERAPÉUTICAS

 Los objetivos del tratamiento para las estenosis esofágicas benignas son el alivio de la disfagia y la prevención de la recurrencia de la estenosis.

En la mayoría de los pacientes, esto se puede lograr con dilatación esofágica, aunque en casos de estenosis refractarias puede ser necesaria una terapia adicional. No se dispone de estudios que evalúen la eficacia de las opciones de tratamiento inicial (por ejemplo, dilatación frente a colocación de prótesis), por lo que los algoritmos se basan principalmente en la experiencia de los centros de referencia. Tampoco existe un protocolo establecido en caso de estenosis refractaria a dilatación. No obstante, en la **figura 7-2** se propone un algoritmo terapéutico.

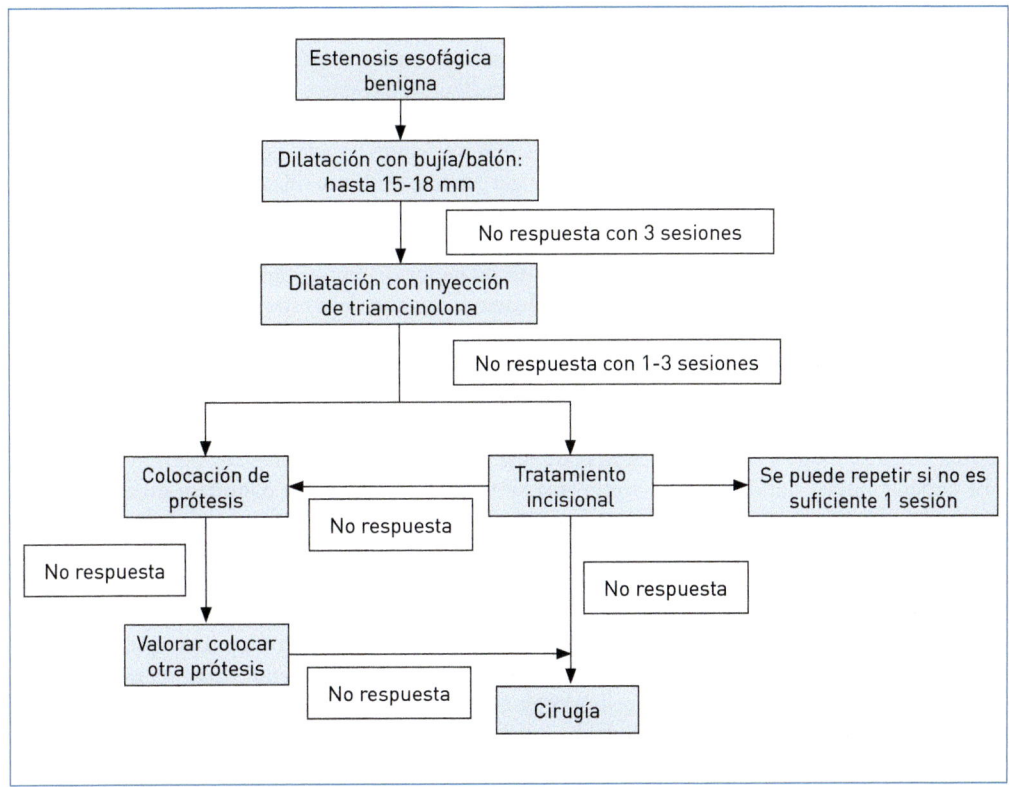

Figura 7-2. Algoritmo para el manejo de las estenosis esofágicas benignas. Adaptada de la revisión de Samanta J, Dhaka N, Sinha SK, Kochhar R. Endoscopic incisional therapy for benign esophageal strictures: Technique and results. World J Gastrointest Endosc. 2015;7(19):1318-26.

Kochman define la estenosis esofágica refractaria o recurrente del siguiente modo:

La estenosis refractaria o recurrente se define como:

- Tras realizar 5 dilataciones endoscópicas (mecánicas o de balón) sin respuesta clínica o endoscópica (alcanzar 14 mm) con un intervalo de 2 semanas (refractariedad).
- O cuando no se mantiene un diámetro satisfactorio durante 1 mes tras alcanzar el objetivo de dilatación de 14 mm (recurrencia).

En esta definición, se descartan las estenosis con componente inflamatorio o las estenosis con diámetro satisfactorio tras dilatación con persistencia de disfagia por disfunción neuromuscular concomitante.

A continuación, se describirán las diversas opciones terapéuticas, y en el siguiente apartado se detallarán las particularidades terapéuticas de los tipos de estenosis esofágica benigna más frecuentes.

Dilatación endoscópica

La dilatación endoscópica esofágica es un procedimiento relativamente frecuente en endoscopia digestiva.

Puede englobarse en dos grandes grupos de métodos: mecánicos o bujías y balones. Las bujías ejercen una fuerza radial y longitudinal, y dilatan progresivamente desde la extensión proximal a la distal de la estenosis. En cambio, los balones ejercen una fuerza exclusivamente radial y simultáneamente a lo largo de toda la estenosis, reduciéndose significativamente la tensión de cizallamiento. La cantidad de fuerza radial ejercida depende del calibre del dilatador en relación con el diámetro de la estenosis, la fricción de la superficie del dilatador, el ángulo de estrechamiento y las características intrínsecas de la estenosis.

Ambos métodos provocan un incremento progresivo del calibre mediante el uso de diámetros crecientes. El éxito de una técnica frente a otra depende en gran medida de la experiencia y la familiaridad del endoscopista con un sistema en particular.

Los pacientes deben ser informados del procedimiento y las alternativas terapéuticas, y ha de obtenerse su consentimiento. Sobre todo, deben conocer el riesgo de perforación y posibilidad de intervención quirúrgica para su resolución.

La mayoría se realiza mediante endoscopia y es necesario el ayuno de sólidos al menos 6 horas y de líquidos claros de 2 horas para tener una buena visibilidad y evitar la aspiración. Deberá prolongarse el ayuno en caso de estasis debida a divertículo concomitante o estenosis de calibre muy reducido. En general, dado que es un procedimiento con riesgo de sangrado, deben suspenderse los fármacos anticoagulantes o antiagregantes (excepto ácido acetilsalicílico 100 mg/día) antes del procedimiento, y si no es posible, debería posponerse la prueba; de cualquier modo, dada la aparición reciente de nuevos fármacos, se aconseja seguir las pautas específicas de retirada de cada uno, de acuerdo con el servicio de hematología/hemostasia del centro o el médico responsable del paciente en relación con dicho tratamiento (cardiólogo, etc.). Aunque el procedimiento se puede realizar si el paciente toma ácido acetilsalicílico 100 mg/día o antiinflamatorios no esteroideos, en opinión de las autoras es preferible su retirada 1 semana antes, siempre que el riesgo trombótico del paciente lo permita. Actualmente, no está indicada la profilaxis antibiótica de rutina, incluso en pacientes con alto riesgo de endocarditis bacteriana. El procedimiento puede realizarse mediante sedación consciente (por ejemplo, midazolam y fentanilo) o profunda (por ejemplo, propofol), aunque los pacientes que requieren múltiples sesiones de dilatación pueden tolerarlo bien sin sedación. Incluso casos seleccionados con pacientes motivados que requieren dilataciones frecuentes pueden realizar la autodilatación en su domicilio. La posición adecuada del paciente para garantizar el paso del dilatador con seguridad es la de decúbito lateral izquierdo, aunque los dilatadores Maloney (se describen más adelante) se pueden pasar de manera segura con el paciente sentado.

El diámetro del dilatador debe elegirse en función del calibre de la estenosis al medirse en una radiografía baritada o durante la endoscopia mediante estimación visual, tomando como referencia el calibre del endoscopio o una pinza de biopsia abierta (habitualmente, mide 7 mm). El tamaño inicial del dilatador debe corresponder al diámetro estimado de la estenosis o 1-2 mm mayor que ésta.

No deben pasarse más de tres dilatadores de diámetro progresivamente creciente en una sola sesión (regla del 3), y la estenosis luminal no debe incrementarse en más de 6 French (2 mm [3 French equivalen a 1 mm]) sobre la dilatación inicial, especialmente si hay una resistencia moderada o importante al paso del dilatador. En estenosis simples, el uso de dilatadores progresivos hasta alcanzar los 15 mm no parece asociarse a un mayor número de complicaciones. Por otra parte, en caso de estenosis de calibre muy reducido o largas, sólo se deben realizar una o dos dilataciones por sesión. Sin embargo, los endoscopistas más experimentados pueden realizar una dilatación más agresiva, ya que la experiencia ayuda a determinar la resistencia máxima tolerable de modo seguro.

Cuando es efectiva la dilatación, la disfagia suele mejorar inmediatamente tras ésta. No hay consenso sobre cuánta dilatación es suficiente. Como regla general, el tamaño de la luz después de la dilatación corresponde al alivio de los síntomas y la necesidad de dilatación recurrente. La dilatación a 18 mm (54 French) permite ingerir una dieta regular a menos que exista una alteración de la motilidad coexistente. La dilatación endoscópica de más de 16 mm se asocia con una prolongación significativa del período sin dilatación en comparación con la dilatación de hasta 16 mm. Los pacientes con una luz esofágica de menos de 13 mm (39 French) generalmente experimentarán disfagia alimentaria sólida. Algunas estenosis son más difíciles de dilatar y es posible que se deban aceptar diámetros luminales más estrechos. Los pacientes con dilatación hasta un diámetro de 15 mm (45 French) generalmente pueden comer una dieta regular modificada. Tales pacientes deben ser instruidos para masticar bien la comida.

Alrededor del 70 % de las estenosis simples se resuelven en 1-3 sesiones, y es variable la recurrencia de la disfagia con necesidad de redilatación (mayor si precisó más sesiones de dilatación para lograr la desaparición inicial de la disfagia y la etiología no péptica de la estenosis).

La frecuencia de las sesiones de dilatación depende del éxito técnico y clínico inicial, habitualmente cada 2-4 semanas. Una vez alcanzado el calibre máximo marcado como objetivo para un paciente, dicho intervalo puede alargarse según la evolución clínica, y se aconseja al paciente que consulte si reaparece la disfagia. Si la estenosis es muy estrecha y con resistencia significativa durante la dilatación, puede requerir sesiones repetidas cada 5-7 días hasta que se logre un mayor calibre que permita espaciar más las sesiones. En algunos pacientes, los síntomas tienden a recurrir rápidamente después de la dilatación, por lo que requieren dilataciones más frecuentes basadas en los síntomas.

Como regla general, el último dilatador utilizado en la sesión anterior se puede pasar primero en la siguiente sesión, aunque en ocasiones la estenosis se ha vuelto a reducir en parte y puede requerirse un dilatador de menor tamaño. Por tanto, siempre debe reevaluarse el tamaño de la estenosis antes de cada dilatación. La experiencia durante las sesiones de dilatación anteriores en un paciente individual también puede influir en la elección del tamaño del dilatador.

Se considera una dilatación eficaz la que consigue la remisión completa y prolongada de la disfagia y permite al paciente seguir una alimentación normal; se considera ineficaz cuando no se consigue alcanzar un calibre suficiente de la luz estenosada para la remisión de la disfagia o por necesidad de sesiones muy frecuentes para lograrla.

El tratamiento dilatador consigue buenos resultados terapéuticos en un alto porcentaje de pacientes a corto plazo. No obstante, la buena respuesta inmediata no parece ser un adecuado indicador de eficacia a largo plazo, cuyos resultados son peores.

Se ha señalado una correlación entre el diámetro de la estenosis y la duración del tratamiento; cuanto menor es éste, más sesiones dilatadoras parecen ser necesarias para que el paciente quede asintomático. También los pacientes que necesitan más dilataciones durante el primer año de seguimiento tendrán más probabilidad de recidiva a largo plazo.

No se recomienda la realización de biopsia de la mucosa antes de la dilatación por el teórico riesgo de causar un punto de avance con desgarro excesivo de la mucosa durante la dilatación. Sin embargo, es una práctica frecuente y probablemente sea segura, aunque su riesgo no está bien establecido. Por ello, es preferible realizar la biopsia tras la dilatación.

Entre las contraindicaciones para la dilatación endoscópica, se incluyen:

- Perforación esofágica aguda (contraindicación absoluta, las restantes son relativas) o con cicatrización incompleta.
- Estenosis potencialmente maligna: la dilatación debe posponerse hasta que se confirme que la estenosis es benigna.
- Trastornos hemorrágicos o enfermedad pulmonar o cardiovascular grave, ya que estos pacientes no podrán tolerar la endoscopia con o sin dilatación.
- Cualquier otra contraindicación para la endoscopia digestiva alta.
- La dilatación debe realizarse con precaución en pacientes con deformidad faríngea o cervical, cirugía reciente, un gran aneurisma torácico o un bolo alimenticio impactado.

Las complicaciones de este tratamiento son:

- Perforación esofágica: es la más importante y ocurre en un 0,1-0,4 % en las estenosis orgánicas. En esta incidencia, influyen factores como la etiología de la estenosis, sus características o la experiencia del

endoscopista. Es más frecuente en estenosis complejas y causas como la esofagitis eosinofílica, cáustica o radioterapia. Tiene una mortalidad del 20 %. Puede ser intratorácica o intraabdominal, y puede desarrollar dolor torácico, abdominal, disnea, taquicardia o fiebre. Puede tratarse mediante prótesis metálica recubierta o plástica, o mediante cirugía.
- Hemorragia: la hemorragia significativa es poco frecuente.
- Aspiración.
- Dolor torácico inespecífico: puede producirse incluso sin perforación. Es normalmente leve, autolimitado y no requiere tratamiento específico. Si se prolonga 1-2 horas, se recomienda descartar perforación y mantener dieta absoluta. Tras descartarla, se puede indicar dieta líquida y analgesia. Es más frecuente en pacientes con esofagitis eosinofílica porque la dilatación puede conllevar un mayor desgarro mucoso. Es también frecuente si tras la dilatación se coloca una prótesis.
- Bacteriemia: tiene elevada incidencia de bacteriemia (45 %), pero las complicaciones derivadas de ésta, como endocarditis, son raras, por lo que actualmente no se recomienda la profilaxis antibiótica.
- Relacionadas con la endoscopia: sedación, aspiración, neumonía, arritmia cardíaca, depresión respiratoria.

Dilatadores mecánicos sin guía: tipo Maloney o Hurst con punta de tungsteno

Son suaves y blandos. Los de tipo Maloney tienen una punta más afilada o cónica (aunque menos afilada y también menos rígida que los de Savary y americano, que se detallan a continuación), y los Hurst más redondeada y se utilizan menos, ya que resultan más difíciles de pasar. Los calibres disponibles son de 16-60 French. Se rellenaban tradicionalmente con mercurio, lo que proporcionaba flexibilidad y peso. Debido a su toxicidad por la posibilidad de fuga y salida del mercurio, ambos están actualmente disponibles con relleno de tungsteno, que simula el peso y la sensación del mercurio. Se utilizan sin guía y se pueden pasar a ciegas o bajo control radiológico. Se recomienda su utilización únicamente en estenosis simples de calibre ≥ 12 mm dado su bajo control sobre la trayectoria. Debido a las ventajas de los otros sistemas, lo utilizan muy ocasionalmente algunos pacientes por su sencillez (autodilatación).

Técnica de dilatación mecánica sin guía

La posición del paciente puede ser decúbito lateral izquierdo o vertical (sentado). El dilatador Maloney, tras haberse elegido el tamaño adecuado y retirado el endoscopio, se pasa a ciegas. El dilatador se pasa lentamente hacia el esófago realizando movimientos de rotación horarios y antihorarios hasta que el diámetro más ancho alcanza la parte distal de la estenosis, y después se retira el dilatador en un solo movimiento lentamente. El endoscopista debe percibir resistencia al paso del dilatador y observarse sangre en éste al ser retirado. Si ambos signos están ausentes, sugiere que el tamaño del dilatador es demasiado pequeño y debe utilizarse uno más grande.

En caso de autodilatación, se precisa aprendizaje inicial supervisado por el médico. Suele utilizarse un diámetro único de 42, 45 o 48 French. Debe marcarse la profundidad a la que el paciente se lo debe introducir. Se lubrica con agua y se introduce en orofaringe con la mano izquierda y el final del dilatador se coge con la mano derecha. Se avanza lentamente el dilatador en el esófago hasta que la marca alcanza el nivel de los incisivos. Posteriormente, se retira lentamente el dilatador.

Dilatadores de polivinilo dirigidos mediante guía: Savary-Guilliard, americano, Eder-Puestow y Celestin

Los dilatadores de Savary-Guilliard son flexibles y con un trayecto central para el paso de una guía metálica de punta atraumática provista de marcas que ayudan a controlar la adecuada posición de las bujías. La punta se va afilando progresivamente (cónica), y este segmento es de 20 mm. Están marcados con una banda radioopaca en el nivel donde alcanza el máximo diámetro para su visualización radiológica (Fig. 7-3). Están fabricados de polivinilo (plástico). El calibre es de 16-60 French. Son reutilizables, lo que abarata el procedimiento. Sus desventajas son la necesidad de pasar varios dilatadores por la hipofaringe para conseguir un calibre óptimo del segmento estenosado y la longitud de su extremo distal, excesiva si el paciente es un niño o está gastrectomizado.

Otro sistema similar pero menos utilizado es el sistema de dilatación americano (o estadounidense), que tiene una punta cónica más corta y está impregnado con bario en toda su longitud.

Un sistema más antiguo es el dilatador de oliva Eder-Puestow, fabricado de metal elíptico progresivamente más grande que pasa por una guía metálica rígida, lo que puede dificultar su inserción en estenosis excéntricas. Están graduados de 20 a 60 French. Debido a que los dilatadores Savary son flexibles y fáciles de usar, han suplantado el uso de los dilatadores de oliva metálicos.

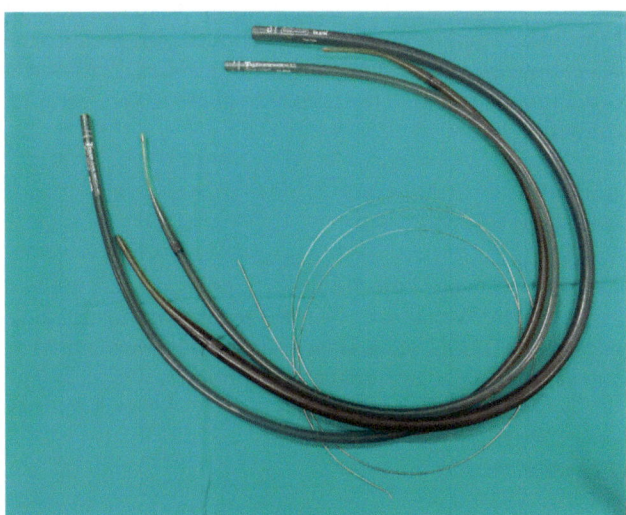

Figura 7-3. Tres dilatadores de Savary y guía metálica. En un extremo del dilatador está señalado su diámetro y el otro extremo tiene la punta afilada. En la zona donde se inicia el mayor calibre se puede observar una marca oscura que es radioopaca.

Los dilatadores tipo Celestin están constituidos por dos bujías radioopacas largas, cuyo calibre aumenta progresivamente hasta un diámetro máximo de 18 mm, lo que permite completar la dilatación con sólo dos pases. El mayor inconveniente es su longitud, que limita su uso en pacientes con estómago pequeño o con una gran hernia de hiato.

Técnica de dilatación con bujía y guía

Lo ideal es poder franquear la estenosis con el endoscopio y acceder al estómago, donde se avanza una guía metálica de punta atraumática que se introduce a través del canal de trabajo del gastroscopio. Si no es franqueable, la guía se introduce bajo control radiológico hasta alcanzar el antro gástrico (habitualmente se localiza a 60 cm desde los incisivos en un paciente sin cirugía gástrica). También es posible introducir la guía a través de la estenosis bajo visión endoscópica, y su correcta situación se puede calcular con ayuda de las marcas de que dispone la guía, lo que permite en un número elevado de casos realizar la dilatación con seguridad sin control radiológico. Sin embargo, dicho control es obligado en las estenosis complejas o en presencia de lesiones asociadas (grandes hernias de hiato o divertículos), así como cuando hay dificultades para el paso de la guía o inseguridad de su correcta colocación.

Después, se retira lentamente el endoscopio mientras se introduce la guía, de modo que su extremo distal conserva la posición original. A través de la guía, se pasan mediante un solo movimiento suave los dilatadores lubricados de calibre creciente, manteniendo tensa la guía, empezando por el calibre estimado más próximo a la estenosis. Tras percibir una resistencia moderada a la dilatación, se recomienda no introducir más de tres dilatadores consecutivos con incrementos de 1 mm. Para percibir mejor la sensación táctil de resistencia y evitar sobredilatar, se recomienda sujetar el dilatador con los dedos, y no con la mano cerrada. Al realizar la última dilatación, se retiran a la vez el dilatador y la guía.

En definitiva, la dilatación se puede realizar sin endoscopia, durante la endoscopia con o sin fluoroscopia, o con fluoroscopia sola, según las circunstancias clínicas y las preferencias del endoscopista. Por otra parte, se desconoce si la fluoroscopia mejora o no la efectividad de la dilatación (estudios contradictorios).

Bujía a través del endoscopio

También existe una bujía flexible y transparente que se ajusta a un endoscopio estándar y tiene tres medidas de dilatación, lo que permite la dilatación secuencial en visualización directa. La experiencia con este dilatador es limitada.

Dilatadores de balón

Los más frecuentemente utilizados se introducen a través del canal de trabajo del endoscopio (TTS, del inglés *through-the-scope*). Requieren un canal de trabajo de 2,8 mm y son compatibles con el endoscopio convencional, pero no con el ultrafino o pediátrico. Pueden ser de luz ciega o con un trayecto central para el paso de una guía corta muy flexible, que facilita su paso por la estenosis. Se hinchan con una pistola o dispositivo con manómetro y tienen 6-20 mm de calibre. Existen modelos de calibre único y otros que permiten alcanzar tres calibres de modo progresivo, que reducen el tiempo de exploración al disminuir el número de introducciones. Se hinchan con suero fisiológico, aunque también se pueden hinchar con agua, aire o contraste. Son de uso único (mayor coste) y existen múltiples fabricantes. Han mejorado en relación con los modelos previos que ejercían menor fuerza radial, retenían peor el diámetro máximo y los incrementos de tamaño eran de 2 mm (los actuales son de 1 o 1,5 mm).

También existe el dilatador de balón sobre una guía (OTW, del inglés *over-the-guidewire*) (múltiples fabricantes), pero su uso es menos frecuente porque los TTS son más seguros y fáciles de utilizar (visión directa).

Estudios prospectivos refieren un perfil de seguridad semejante en las dilataciones de estenosis esofágicas con balón y mecánicas. Asimismo, un estudio concluyó que la recurrencia de la estenosis podría ser menor durante el segundo año tras dilatación con balón TTS en comparación con la dilatación mecánica.

Los pacientes con estenosis esofágica proximal tradicionalmente se trataban con bujía y guía (por ejemplo, un dilatador Savary), pero en la experiencia de las autoras es segura la dilatación con balón.

Técnica de dilatación con balón

Se alcanza la estenosis e idealmente se franquea con el endoscopio convencional. En situación distal a la estenosis, se avanza el balón a través del canal de trabajo y se retira el conjunto hasta dejar el balón situado a nivel de la estenosis. Mediante una pistola o dispositivo acoplado a un manómetro, se hincha el balón con suero con la presión indicada por el fabricante, para alcanzar el calibre elegido; esta tarea no es realizada por el endoscopista, sino por un ayudante (habitualmente personal de enfermería). Generalmente, se mantiene unos 30-60 segundos por cada diámetro, con mayor frecuencia 1 minuto. Se repite la operación con diámetros de balón crecientes, habitualmente hasta tres medidas consecutivas en la misma sesión. Para evitar la migración proximal del balón durante el inflado, el endoscopio debe colocarse justo por encima del extremo proximal del globo, mientras se sostiene firmemente la funda de éste. La dilatación exitosa generalmente se puede inferir por la capacidad de mover el globo inflado libremente a través de la estenosis tratada.

Si el endoscopio no atraviesa la estenosis, se puede pasar el balón a través de ella, quedando el endoscopio en situación proximal, si la estenosis es no angulada, y resulta útil la información del estudio baritado previo. En caso de estenosis excéntricas o anguladas, es mejor utilizar la guía que lleva el kit del sistema y control fluoroscópico (menor riesgo de perforación). Y en caso de estenosis complejas francas y muy largas, será preferible utilizar una bujía con guía.

Para ser visible el balón mediante radiología, debe llenarse con un tercio de contraste hidrosoluble. La dilatación adecuada se ve como una obliteración o muesca de la «cintura» del globo, que se corresponde con el estiramiento o división de la estenosis.

Si se utiliza el balón OTW, debe pasarse una guía hasta el estómago y el balón se avanza mediante visión fluoroscópica. El dilatador se centra en la estenosis mediante visualización de los marcadores radioopacos localizados en el centro y extremos del balón. Se debe tener precaución de mantener la guía en posición aplicando una ligera fuerza de retracción.

En la **tabla 7-2** se describe un resumen de los dilatadores de uso más frecuente.

Inyección de corticoides

Es la técnica más utilizada en caso de estenosis esofágica refractaria a dilatación. Se utiliza para reducir la recurrencia de la estenosis tras la dilatación, posiblemente al impedir la formación de colágeno reduciendo la formación de cicatriz. Un metaanálisis con 11 artículos y 235 casos concluyó que esta terapia aumenta el tiempo entre dilataciones endoscópicas de pacientes con estenosis benignas esofágicas de diversas etiologías. También se ha confirmado, en otro metaanálisis posterior con seis artículos y 176 pacientes, menor riesgo de recurrencia de la estenosis y menor necesidad de sesiones de dilatación.

Incluso se ha utilizado una minisonda de ecoendoscopia que se inserta a través del canal de trabajo de un gastroscopio para ayudar a guiar la inyección en el segmento más grueso de la estenosis, pudiendo ser una opción en los pacientes que tampoco responden a la administración convencional de corticoide.

Los esteroides intralesionales también se han combinado con corticosteroides sistémicos.

Técnica de inyección de corticoides

Durante la sesión de dilatación para la inyección de corticoides sobre la estenosis, se utiliza una aguja de escleroterapia convencional y habitualmente se inyectan alícuotas de 0,5 mL de triamcinolona de 20-40 mg/mL (normalmente 40 mg) diluida en suero salino (1:1) en los cuatro cuadrantes. Para

facilitar la administración, también se puede diluir la solución y administrar alícuotas de 1 mL.

Prótesis esofágicas

Las prótesis esofágicas constituyen una opción para los pacientes con estenosis esofágicas benignas refractarias a dilatación.

Ninguna de los tipos de prótesis ha demostrado mayor efectividad, siendo ésta alrededor del 40 %. Se obtienen peores resultados cuando la estenosis es cervical, así como de una longitud mayor de 2 cm. Sin embargo, la etiología posquirúrgica y la radioterápica tienen una potencial mejor respuesta.

Las prótesis metálicas no recubiertas no son recomendables por su alta tasa de complicaciones. La más frecuente es la obstrucción por formación de tejido de granulación y fibrosis hasta en el 40 % de los casos con imposibilidad de retirada, y otras complicaciones son la migración y fistulización. También se debe evitar colocar las prótesis metálicas parcialmente recubiertas, ya que la retirada también puede ser difícil cuando la estenosis se ha resuelto. En caso de utilizarla, su retirada posterior puede facilitarse mediante el uso de la técnica de *stent-in-stent* en caso de prótesis incrustada en la pared esofágica, donde se coloca un *stent* plástico completamente expandido o metálico totalmente recubierto dentro del *stent* saliente. Esto induce necrosis tisular entre los alambres descubiertos y la endoprótesis recién colocada. Tras un período de unas 2 semanas, ambas endoprótesis se extraen endoscópicamente. La coagulación con argón también puede ser útil para la eliminación del tejido de granulación.

Las más utilizadas son las prótesis plásticas y las metálicas cubiertas, deben permanecer colocadas al menos 6-8 semanas y retirarse en un tiempo máximo de 3 meses, para obtener su máximo beneficio y minimizar la posibilidad de complicaciones (sobre todo la formación de tejido de granulación).

No se recomienda la terapia combinada (prótesis y otra terapia adicional como inyección de corticoides o mitomicina, terapia incisional, etc.) para mejorar el beneficio de la prótesis para esta indicación. En caso de fracaso del tratamiento con *stent*, puede colocarse otro, y si también es refractario a éste, otras alternativas son la autodilatación o la cirugía. Para prevenir la migración de las prótesis metálicas puede fijarse mediante métodos mecánicos, como los clips. El más

Tabla 7-2. Dilatación de estenosis orgánicas

	Dilatador de Maloney	Balón dilatador	Bujía Savary
Indicaciones	Estenosis simples >12 mm Autodilatación selectiva	Cualquier estenosis simple Estenosis compleja menor de 8 cm Si angulada, usar también guía	Cualquier estenosis, sobre todo largas, excéntricas o anguladas
Control posición/dirección	Escaso	Endoscópico Fluoroscópico con guía	Fluoroscópico con guía
Control de la dilatación	Sensación táctil	Diámetro del balón	Sensación táctil
Coste	Reutilizable Bajo coste	Uso único Mayor coste	Reutilizable Bajo coste
Fluoroscopia	Mejora el control	Ocasional	Habitual

Adaptada del capítulo 8 de la Guía de dilatación esofágica, en Actualizaciones en Endoscopia Digestiva 1, Fundación SEED.

novedoso y que parece de mayor utilidad es el clip StentFix OTSC®.

Se recomienda la lectura de la guía europea *Esophageal stenting for benign and malignant disease: European Society of Gastrointestinal Endoscopy (ESGE) Guideline - Update 2021* para profundizar en esta materia (estenosis benignas, así como malignas y otras indicaciones como fístulas, perforaciones y hemorragia variceal).

Prótesis esofágica plástica (tipo Poliflex®)

Prótesis autoexpandible, de material plástico (poliéster) y recubierta de silicona. Debe dejarse colocada durante al menos 6 semanas para permitir la remodelación del tejido cicatricial. Es posible que se requiera un período más prolongado en los pacientes con estenosis posradioterapia o con estenosis anastomótica, que tienen una mayor tendencia a recurrir. El éxito técnico es muy elevado (en torno al 95 %), pero el clínico es moderado (aproximadamente un 50 % no tiene disfagia al año de seguimiento). Su seguridad queda limitada por la frecuente tasa de migración (23-80 %). Otras complicaciones menos frecuentes son la perforación, hemorragia, compresión traqueal, fístula traqueal, dolor torácico e imposibilidad de retirar el *stent*.

El diámetro del sistema de suministro es mayor que en las endoprótesis metálicas. Por lo tanto, se necesita dilatación antes de la colocación del *stent* en algunos casos.

Prótesis esofágica biodegradable (tipo SX-ELLA®)

Esta prótesis se autorizó en Europa en 2007 y se desarrolló para reducir las complicaciones de crecimiento tisular, migración y retirada del *stent*. Está fabricada de polidioxanona y actualmente también está disponible recubierta de poliuretano; además, dispone de marcadores radioopacos de oro proximal, distal y en el centro de la prótesis. Previamente no eran recubiertas y se producía crecimiento de tejido hiperplásico, aunque limitado en el tiempo mediante la disolución del *stent*. Tiene los extremos ensanchados (5 y 6 mm más que el diámetro del cuerpo) para reducir la posibilidad de migración. La colocación del *stent* requiere el uso de un sistema de entrega de 9,4 mm (28 French), cuyo diámetro es mayor que el utilizado en los *stents* metálicos. Se monta manualmente inmediatamente antes de su colocación para evitar que sea dañado. Es radioopaco para facilitar la colocación mediante fluoroscopia. Ejerce una menor fuerza radial respecto a las otras prótesis. Es autoexpandible y se degrada/excreta íntegramente en unos 3 meses (las no recubiertas) y en 5-6 meses las recubiertas, determinado por el pH, la temperatura y los fluidos corporales. Por tanto, no requiere ser retirada incluso si migra.

Está disponible en cuatro diámetros (18, 20, 23 y 25 mm) con longitudes de 60-135 mm.

Parece que el uso de este *stent* disminuye a corto plazo la necesidad de dilataciones endoscópicas en pacientes con estenosis benignas refractarias; sin embargo, podría ser similar a largo plazo (6 meses-1 año). Un estudio observacional que comparó el *stent* biodegradable y el plástico obtuvo similares tasas de ausencia de disfagia en un seguimiento de 5 meses (33 frente al 30 %).

Prótesis metálica recubierta

Esta fue la primera en utilizarse para esta indicación. Las prótesis metálicas están fabricadas de nitinol (una aleación de níquel y titanio). Existen recubiertas, parcialmente recubiertas (extremos sin recubrir) y no recubiertas. El recubrimiento es de silicona y politetrafluoroetileno. El único *stent* indicado en Europa para el tratamiento de estenosis esofágica benigna es el totalmente recubierto (indicación no aprobada por la Administración de Fármacos y Alimentos [FDA], en EE. UU.). Tienen una longitud variable de 6-19,5 cm y un diámetro de 10-23 mm.

Técnica de colocación de las prótesis

Los *stent* metálicos autoexpandibles se pueden colocar bajo visión endoscópica con o sin la ayuda de fluoroscopia. Pueden necesitar de dilatación previa, aunque con menor frecuencia que otros tipos de prótesis (plásticas y biodegradables).

La longitud de la estenosis se debe medir con precisión y se debe elegir un *stent* que sea al menos 4 cm más largo que la estenosis. Se pueden utilizar marcadores internos (inyección submucosa de contraste, hemoclips) o externos (objeto radioopaco en la piel) para, mediante control fluoroscópico, tener localizada la estenosis y asegurar la correcta posición de la prótesis.

Una vez liberado, se expande progresivamente. Para evitar su migración, se han utilizado sistemas de sutura endoscópicos o clips. Para la colocación del *stent* en el esófago muy distal, es importante no dejar una longitud excesiva del *stent* dentro del estómago, ya que el *stent* puede entrar en contacto con la pared gástrica opuesta, lo que provoca obstrucción o ulceración.

Tras la colocación del *stent*, se debe recomendar a los pacientes que eviten los alimentos densos y fibrosos, como el brócoli y los trozos grandes de carne, y que consuman una dieta líquida/blanda para evitar la impactación de los alimentos. Además, si se coloca un *stent* abierto (sin mecanismo antirreflujo) a través de la unión esofagogástrica, se deben facilitar medidas higiénico-dietéticas antirreflujo e IBP a dosis altas para prevenir el reflujo y la aspiración del contenido gástrico.

Tratamiento incisional

Este tratamiento consiste en realizar incisiones radiales de la zona estenótica, habitualmente mediante un bisturí de aguja. Se requiere una delineación adecuada previa de la anatomía de la estenosis. Los mejores resultados se obtienen en estenosis cortas (<1 cm).

Se ha utilizado en estenosis anastomóticas cortas refractarias, anillos de Schatzki y estenosis pépticas con buenos resultados, aunque la literatura médica es limitada y la seguridad de dicha técnica es también incierta. También se ha realizado en pacientes *naive* con resultados equivalentes a la dilatación con balón, pero con mejores resultados a largo plazo en los casos refractarios.

Para profundizar en esta técnica, se recomienda la lectura de la revisión de Samanta J, Dhaka N, Sinha SK, Kochhar R. Endoscopic incisional therapy for benign esophageal strictures: technique and results. World J Gastrointest Endosc. 2015;7(19):1318-26.

Inyección de mitomicina

La mitomicina C es un agente quimioterápico de antraciclina, un derivado de algunas especies de *Streptomyces*. Tiene propiedades antifibroblásticas que pueden reducir la formación de cicatriz cuando se aplica tópicamente a una lesión quirúrgica.

La inyección o aplicación tópica de mitomicina C con una concentración de 0,1-1 mg/mL tras la dilatación también ha demostrado efectividad en pacientes pediátricos y adultos con estenosis esofágica refractaria a dilatación (sobre todo se ha utilizado en estenosis cáusticas y anastomóticas), al precisar menos sesiones de dilatación, mejorar significativamente la disfagia y sin aumentar el riesgo de complicaciones.

TIPOS DE ESTENOSIS ESOFÁGICAS BENIGNAS

A continuación, se describen los tipos de estenosis esofágicas benignas más frecuentes.

Estenosis esofágica péptica

Es la causa más frecuente de estenosis esofágica benigna (alrededor del 75 %). Sin embargo, su incidencia parece haber disminuido en los últimos 15 años debido al tratamiento con IBP. Es el resultado del proceso de curación de la esofagitis y se presenta en un 10 % de los pacientes con esofagitis, siendo el esófago distal la localización más frecuente. La forma de presentación más común se conoce también como *anillo de Schatzki* (v. el apartado *Membranas y anillos esofágicos*). En las fases iniciales, el estrechamiento de la luz esofágica se debe sobre todo al edema mucoso y al espasmo asociado, pero cuando el proceso inflamatorio alcanza la submucosa, se instaura una verdadera estenosis fibrótica. Ésta suele ser de corta longitud y estar situada en la proximidad de la unión esofagogástrica, aunque en ocasiones puede alcanzar los 3-4 cm. Las estenosis ubicadas en localizaciones atípicas deberían levantar sospechas sobre la posibilidad de otra etiología.

Clínicamente, se manifiesta por la aparición de disfagia o impactación alimentaria. Las estenosis tienden a ser más frecuentes en pacientes caucásicos, de edad avanzada, con duración prolongada de los síntomas y sin tratamiento previo. También se pueden ver en el contexto de una motilidad esofágica anómala.

El tratamiento implica el uso de terapias supresoras del ácido, y los IBP son claramente superiores a los anti-H_2 que se utilizaban inicialmente. En algunos casos, serán necesarias las dilataciones endoscópicas para conseguir su resolución.

El paso de los dilatadores de Maloney puede llevar a una dilatación efectiva y segura. Sin embargo, muchos endoscopistas tratarán la estenosis ya sea con un dilatador de balón o bujía, según las preferencias personales. En los pacientes con estenosis pépticas, la ausencia de pirosis y la pérdida de peso se han asociado con una mayor frecuencia de redilataciones y, además, los que precisan mayor número de dilataciones en el primer año parece que tienden a necesitar también más en el seguimiento a largo plazo. Los resultados de la dilatación son mejores cuando se alcanza un calibre de la luz de 15 mm, aunque se pueden utilizar diámetros superiores cuando el paciente permanece sintomático. La estenosis péptica necesita habitualmente un menor número de sesiones de dilatación (siempre que el reflujo gastroesofágico se controle correctamente) que las estenosis posradioterapia y las cáusticas. Si es eficaz, se indica tratamiento de mantenimiento con IBP y se valora la necesidad de cirugía antirreflujo. El tratamiento de mantenimiento con IBP disminuye el número de recaídas y la necesidad de redilatación a un 20-30 %.

Cuando el tratamiento fracasa, se debe confirmar el cumplimiento de la medicación antisecretora por parte del paciente y que la dosis administrada sea la adecuada; puede que se precise realizar una pH-metría para ajustar el tratamiento. Deberá también investigarse si hay factores que puedan perpetuar la estenosis, como la ingesta de antiinflamatorios no esteroideos, alteraciones del vaciamiento gástrico, presencia de reflujo alcalino, etc.

Si se produce recidiva frecuente de la estenosis, a pesar del control adecuado del reflujo, se puede ensayar la inyección endoscópica de esteroides; si fracasa, se puede colocar una prótesis, y si este tratamiento también falla, debería considerarse la resección quirúrgica del esófago.

Por otra parte, para aquellos que son candidatos quirúrgicos, la cirugía exitosa antirreflujo depende de una adecuada dilatación esofágica preoperatoria de la estenosis péptica.

Membranas y anillos esofágicos

Las membranas y anillos son finas estructuras que ocluyen parcialmente la luz esofágica, habitualmente asintomáticas. En caso de reducirse la luz por debajo de 12-15 mm, aparece disfagia, que es intermitente a sólidos, y muy ocasionalmente impactación. En casos aislados, pueden llegar a comprometer completamente la luz esofágica. Pueden ser solitarias o múltiples.

Las estenosis esofágicas son más largas en longitud axial en comparación con los anillos y membranas esofágicas, y tienen extremos cónicos.

Anillo esofágico

Los anillos esofágicos son anomalías relativamente frecuentes y casi siempre de tipo adquirido. Para la confirmación diagnóstica, puede bastar un estudio esofágico baritado. Para ello, es precisa la administración de una cantidad adecuada de contraste junto con la maniobra de Valsalva con el fin de distender el segmento esofágico inferior. El estrechamiento es uniforme y de corta longitud, pero hay que realizar el diagnóstico diferencial con estenosis pépticas cortas. Habitualmente, se identifica justo por debajo del anillo una hernia hiatal y es recomendable calcular el diámetro de la luz. La endoscopia es menos sensible que el esofagograma baritado en la detección de anillos esofágicos y se puede pasar por alto un anillo a menos que el esófago inferior esté muy distendido. Casi todos los pacientes con una luz esofágica inferior a 13 mm tendrán disfagia; entre 13 y 20 mm la disfagia es posible (sobre todo si asocian hernia de hiato), y con diámetros superiores a 20 mm no suele haberla. El tratamiento inicial se basa en medidas dietéticas (masticar bien y lentamente), manejo adecuado del reflujo, si lo hay, con tratamiento antisecretor, y si no es suficiente, se indica dilatación endoscópica, que no evita la recurrencia. Después de la dilatación esofágica, deben recibir tratamiento con un IBP a dosis estándar una vez al día durante 6 semanas en caso de que no asocien reflujo. Los pacientes con anillos esofágicos y evidencia de reflujo gastroesofágico (por ejemplo, pacientes con pirosis frecuente o esofagitis erosiva en la endoscopia) deberán continuar con la terapia con IBP de forma indefinida.

Existen tres tipos de anillos esofágicos:

- Anillo tipo A o muscular: son estructuras concéntricas blandas relativamente gruesas (4-5 mm de longitud axial) que aparecen en el tercio inferior esofágico cerca de la unión escamocolumnar (con frecuencia a 1,5 cm de ésta) y corresponden a un engrosamiento de la musculatura lisa del esfínter esofágico inferior. Histológicamente, presentan de forma característica un engrosamiento de la *muscularis* propia, lo que proporciona propiedades contráctiles intermitentes (por ello, el calibre cambia con la peristalsis a diferencia del calibre de una estenosis esofágica péptica). Si producen disfagia (más frecuente que en los anillos tipo B, y sobre todo a partir de la quinta década de la vida), se pueden tratar mediante dilatación o inyección de toxina botulínica. Se desconoce el origen de los anillos musculares, pero se han relacionado con el reflujo gastroesofágico o también podrían tratarse de la consecuencia final de un trastorno motor esofágico.

- Anillo tipo B o mucoso (anillo de Schatzki): también son estructuras concéntricas blandas y aparecen en la misma unión gastroesofágica asociados a la presencia de una hernia hiatal. Se han relacionado con la enfermedad por reflujo gastroesofágico y suelen aparecer a partir de los 40 años. Son anillos finos, de menos de 2 mm de longitud axial, sin capa muscular y que corresponden a un engrosamiento de la unión entre el epitelio escamoso del esófago y el epitelio columnar del estómago (están cubiertos de mucosa escamosa en sentido proximal y epitelio columnar en posición distal). Histológicamente, presentan tanto mucosa como submucosa. Microscópicamente, el tejido no demuestra alteraciones mayores, a excepción de proliferación del tejido conectivo. Se observan en hasta el 15 % de las endoscopias digestivas altas rutinarias. Si producen disfagia, se debe indicar tratamiento con IBP, y en caso de persistir la disfagia, está indicada la dilatación endoscópica, mediante balón o bujías. El objetivo es su disrupción, para lo cual se recomienda realizar una dila-

tación única con un balón de gran calibre (16-20 mm) o con una bujía de ≥50 French, y no tiene un mayor riesgo de complicaciones. En cambio, si un anillo de Schatzki no se puede distinguir de una estenosis péptica, se recomienda la dilatación gradual escalonada.

Tras la dilatación, es fundamental mantener tratamiento continuado con un IBP para evitar la recidiva precoz del anillo. Si la dilatación no resuelve la disfagia, además de mantener el IBP (por ejemplo, omeprazol 20 mg/día), puede realizarse con un dilatador diferente al previo (bujía o balón), tratamiento con corticoides durante la sesión de dilatación y, si también falla, puede seccionarse el anillo mediante tratamiento incisional u obliteración del anillo mediante biopsia en los cuatro cuadrantes.

En un estudio que evaluó a 33 pacientes tras la dilatación de un anillo esofágico con un diámetro ≥50 French, la disfagia recurrente a 1, 2 y 5 años después de la dilatación se informó en el 32, 65 y 89 % de los pacientes, respectivamente. Ni el tamaño del anillo inicial ni la presencia o ausencia de esofagitis se asociaron con recurrencia sintomática.

Estos anillos también se han asociado a la esofagitis eosinofílica, aunque es más frecuente la presencia de múltiples anillos a lo largo del esófago, estenosis fibrosas largas, surcos lineales en la mucosa y abscesos eosinófilos que aparecen como pápulas blancas. En pacientes con anillos que no responden a la terapia con IBP o que reaparecen tras la dilatación, se recomienda biopsiar la mucosa esofágica para descartar la presencia de un infiltrado eosinofílico. Si precisa una dilatación endoscópica, se ha de realizar de modo progresivo siguiendo el esquema general descrito en el apartado de dilatación endoscópica, porque se producen desgarros mucosos más profundos y el riesgo de perforación es mayor.

- Anillo tipo C o impresión diafragmática: no es reconocido por todos los autores y suele ser un hallazgo casual en estudios radiológicos. Se trata de una muesca en el esófago distal o estómago proximal secundaria a la inserción del diafragma crural, y es habitualmente asintomático.

Membrana esofágica

La membrana es más frecuente en el sexo femenino. Es una estructura a modo de pliegue delgado (<2 mm) de la mucosa que sobresale hacia la luz esofágica, está cubierta de epitelio escamoso e histológicamente se compone de mucosa y submucosa, con ocasionales infiltrados inflamatorios. Se localiza con mayor frecuencia en el esófago proximal anterior y causa un estrechamiento focal en el área poscricoidea. A diferencia de los anillos, es de morfología no concéntrica. El origen generalmente es congénito y suele ser asintomática, pero también puede ser causa de disfagia a sólidos en niños. La confirmación diagnóstica se puede realizar con un estudio radiológico esofágico con bario, y aunque puede indicarse un estudio endoscópico, es preciso realizarlo con mayor atención debido a la posibilidad de no detectarla por su posición alta en la luz esofágica. Es fácil de romper con el videogastroscopio durante una exploración convencional, aunque en algunos casos precisa de dilatación endoscópica. Una vez la membrana se ha roto, habitualmente no produce disfagia ni recidiva. Como en el caso del anillo de Schatzki, también se recomienda dilatación única con un balón grande (16-20 mm).

Existe una forma adquirida de membranas esofágicas denominada *síndrome de Plummer-Vinson* o *Patterson-Kelly*. Este síndrome se ha descrito en mujeres de mediana edad (40-70 años) con anemia ferropénica crónica, disfagia y membrana esofágica proximal. Otros hallazgos de estas pacientes son glositis, coiloniquia, queilitis angular, esplenomegalia, agrandamiento tiroideo y sintomatología secundaria a la anemia ferropénica. El tratamiento con hierro resuelve el cuadro clínico, con desaparición de las lesiones asociadas, incluidas las membranas esofágicas; incluso suele desaparecer antes la disfagia que se corrige la anemia. Sin embargo, las pacientes afectas de este síndrome precisan un seguimiento posterior (por ejemplo, anual) dada la elevada incidencia posterior de carcinomas de boca, hipofaringe o esófago (escamoso). No obstante, no siempre se presenta en relación con la deficiencia de hierro, y se sugieren otros factores como los ambientales, genéticos y autoinmunes.

Las membranas esofágicas también se han asociado con:

- Divertículos de Zenker: se desconoce la relación patogénica entre la hipertrofia del músculo cricofaríngeo y el divertículo de Zenker.
- Trastornos dermatológicos: epidermiólisis bullosa, penfigoide bulloso, pénfigo vulgar.
- Trastornos inmunológicos: enfermedad crónica de injerto contra huésped tras un trasplante de médula ósea, consecuencia de una esofagitis descamativa.

Las membranas esofágicas localizadas en el esófago medio e inferior son muy infrecuentes y no existen diferencias en su aparición entre hombres y mujeres. Suelen ser únicas, aunque se han descrito casos de membranas esofágicas múltiples. El síntoma principal es la disfagia y suelen responder bien al tratamiento endoscópico.

Estenosis posquirúrgicas

Se ha descrito un 9-48 % de estenosis en la anastomosis tras esofagectomía por neoplasia esofágica. Son factores de riesgo la existencia previa de fuga anastomótica, isquemia, uso de grapas en vez de suturas manuales, sutura a estómago en lugar de interposición colónica y comorbilidades como la enfermedad cardiovascular o la diabetes mellitus.

La endoscopia permite descartar recurrencia local neoplásica y dilatar si la estenosis cursa con disfagia. Se han utilizado balón y bujía con resultados similares (éxito >93 %), pero la recurrencia también es elevada y a menudo requieren frecuentes y múltiples sesiones (2-9 por paciente) hasta alcanzar una dilatación efectiva.

En caso de refractariedad, puede responder a tratamiento incisional con un bisturí de aguja. Si la estenosis es corta (<1 cm), puede ser suficiente una sesión, pero si es más larga, puede requerir varias sesiones. Otra alternativa es la colocación de una prótesis metálica recubierta o plástica temporalmente, o biodegradable.

Estenosis cáusticas

Pueden ser largas y excéntricas, por lo que es recomendable mucha precaución y realizar dilataciones secuenciales cada 2-3 semanas con pequeños incrementos de calibre en cada una de ellas. Pueden dilatarse con balón o bujías, pero si son largas (>8 cm), son preferibles las bujías.

Algunos estudios orientan a una mayor tasa de perforación al ser tratadas con balón. La recurrencia es elevada, y aproximadamente el 75 % de los pacientes necesitan más de una sesión. Se ha señalado que el grado de fibrosis transmural, expresado en la tomografía computarizada por el engrosamiento de la pared esofágica, es un buen predictor del número de dilataciones en las estenosis cáusticas.

Esofagitis eosinofílica

La esofagitis eosinofílica es una causa comúnmente reconocida de estenosis esofágicas, particularmente en hombres jóvenes. Su reconocimiento es importante, ya que la dilatación tiene más riesgo de perforación.

La dilatación en la esofagitis eosinofílica debe realizarse como terapia complementaria cuando el tratamiento médico falla. Cuando sea necesaria, debe realizarse con cuidado, ya que se ha asociado con una mayor frecuencia de desgarro mucoso, que puede alcanzar también la muscular, y mayor riesgo de perforación esofágica. No obstante, el resgo de perforación podría estar sobreestimado, ya que una revisión sistemática con 18 artículos y 671 dilataciones en 468 pacientes obtuvo un riesgo relativo de perforación del 0,1 %, que es similar a la de dilataciones endoscópicas por otras causas. También es más frecuente que presenten dolor tras el procedimiento. La dilatación se ha realizado con balones y dilatadores mecánicos, y ninguno ha demostrado ser superior. El diámetro máximo que se debe alcanzar ha de ser el que produce alivio sintomático, generalmente de 13 a 14 mm, y como máximo de 18 mm.

Estenosis posradioterapia

Ocurre en el 2-16 % de los pacientes que reciben radioterapia por cáncer de cabeza y cuello o pulmón. Las estenosis esofágicas son habitualmente complejas, por lo que se recomienda dilatación con bujías, requiriendo normalmente varias sesiones.

Compresiones extrínsecas

La estenosis puede ser secundaria a compresiones extríntesas benignas en esófago debidas, por ejemplo, a fibrosis mediastínica inducida por tuberculosis o mediastinitis idiopática fibrosante, pero son poco frecuentes.

En el caso de compresiones extrínsecas secundarias a procesos neoplásicos de vecindad (por ejemplo, neoplasia pulmonar), así como las neoplasias intrínsecas del esófago (carcinoma epidermoide o adenocarcinoma), la dilatación no suele ser un tratamiento exclusivo debido a la escasa duración del efecto, sino que generalmente es el paso previo a otros procedimientos, como colocar una prótesis o completar una ecoendoscopia. Además, la disfagia causada por compresión extrínseca del esófago responde pobremente a la dilatación endoscópica.

Malformaciones congénitas

Atresia esofágica

Es la malformación congénita esofágica más frecuente y grave, que habitualmente cursa con fístula esófago(distal)-traqueal y cuyo tratamiento es quirúrgico. La primera opción es corrección de la fístula esófago distal (si la hay) y anastomosis primaria de los dos segmentos esofágicos. Si la distancia entre ambos segmentos es mayor, se retrasa la cirugía 2-9 meses para permitir el crecimiento esofágico, y a menudo permite la reparación primaria. Si no es exitoso, las alternativas incluyen elongación del esófago, interposición de yeyuno o colon, o transposición gástrica. La complicación más frecuente es la estenosis de la anastomosis (35 %), que responde bien a dilatación endoscópica.

Estenosis esofágica congénita

Es extremadamente rara y con frecuencia acompaña otras malformaciones, de forma similar a la atresia esofágica. Se caracteriza por un engrosamiento fibromuscular o membranoso de la pared del esófago que produce un estrechamiento de la luz. En algunos pacientes, la zona estenótica contiene remanentes traqueobronquiales, que radiológicamente se observan como restos cartilaginosos en la pared esofágica. El cuadro clínico se caracteriza por disfagia en edad pediátrica, de debut más o menos precoz según el calibre remanente del esófago. En algunos pacientes, el primer síntoma es un episodio agudo de impactación alimentaria. El diagnóstico diferencial de la estenosis esofágica congénita es amplio y siempre deben considerarse en primer lugar otras enfermedades esofágicas más prevalentes, como la esofagitis eosinofílica y la estenosis péptica. En caso de estenosis distales, el cuadro clínico puede simular un trastorno en la relajación del esfínter esofágico inferior o una acalasia.

El tratamiento recomendado de las estenosis congénitas es la resección quirúrgica. En algunos casos, especialmente en el caso de estenosis membranosas, se pueden realizar dilataciones endoscópicas, pero con riesgo elevado de perforación y necesidad de cirugía. Tras la cirugía, a medio plazo puede reaparecer la disfagia por fibrosis de la anastomosis esofágica, pero en este caso, la dilatación endoscópica suele resolver el cuadro sin complicaciones.

Se recomienda la lectura de la revisión de Dall'Oglio L, Caldaro T, Foschia F *et al.* Endoscopic management of esophageal stenosis in children: new and traditional treatments (World J Gastrointest Endosc. 2016;8(4):212-9), para tener una noción más precisa del tema estudiado en esta unidad en la edad pediátrica.

Estenosis tras procedimientos endoscópicos

Los diversos procedimientos terapéuticos endoscópicos que se llevan a cabo habitualmente en el esófago —como la resección mucosa endoscópica, la disección submucosa endoscópica, la escleroterapia, etc.— pueden ocasionar estenosis esofágica, que suele responder bien a dilatación endoscópica.

 PUNTOS CLAVE

- Las causas más frecuentes de estenosis esofágica benigna son la estenosis péptica y el anillo de Schatzki.
- Se requiere un diagnóstico preciso (etiología y morfología de la estenosis) para determinar la estrategia de tratamiento adecuada. La radiología con contraste y la endoscopia son exploraciones útiles y con frecuencia complementarias. El esofagograma es obligado cuando la estenosis es infranqueable con el endoscopio. El estudio histológico es necesario en caso de sospecha de tumor y de esofagitis eosinofílica.
- Los objetivos del tratamiento para las estenosis esofágicas benignas son el alivio de la disfagia y la prevención de la recurrencia de la estenosis. El tratamiento de elección es la dilatación endoscópica.
- Previamente a la dilatación, el paciente debe ser informado de la técnica, de sus posibles complicaciones y de las alternativas terapéuticas, y firmar el consentimiento informado.
- Los anticoagulantes y antiagregantes deben suspenderse antes de la dilatación, siguiendo las recomendaciones de las guías actuales. No se recomienda actualmente profilaxis antibiótica.
- La sedación intravenosa con o sin analgesia debe administrarse durante la dilatación.

- Hay dos tipos principales de dilatadores: dilatadores mecánicos/bujías y de balón. Su eficacia terapéutica es similar y el éxito de una técnica frente a otra depende en gran medida de la experiencia y la familiaridad del endoscopista con un sistema en particular. Se aconseja el uso de guía y control fluoroscópico en las estenosis complejas o con lesiones asociadas. La dilatación con bujías de estenosis complejas debe ser progresiva, siguiendo la regla del 3.
- Tras la dilatación esofágica, los pacientes deben ser tratados con IBP en la mayoría de los casos para facilitar la curación y reducir el riesgo de recurrencia de la estenosis.
- Los resultados parecen mejores cuando se alcanza un diámetro de la luz de 15 mm.
- En pacientes con estenosis refractarias, se aconseja al menos una dilatación con inyección intralesional de triamcinolona. La colocación de un *stent* esofágico plástico, metálico recubierto o biodegradable puede ser una alternativa para tratar las estenosis refractarias; sin embargo, su beneficio a largo plazo es incierto.
- La complicación más grave de la dilatación endoscópica es la perforación esofágica, que ocurre en un 0,1-0,4 % de los casos. El diagnóstico precoz y el tratamiento inmediato son fundamentales para reducir la mortalidad.

BIBLIOGRAFÍA

Abele JE. The physics of esophageal dilatation. Hepatogastroenterology. 1992;39:486-9.

Aiolfi A, Bona D, Ceriani C, Porro M, Bonavina L. Stent-in-stent, a safe and effective technique to remove fully embedded esophageal metal stents: case series and literature review. Endosc Int Open. 2015;3:E296-9.

Álvarez A, Rey E, Díaz-Rubio M. Otras patologías estructurales esofágicas. Anillos y membranas esofágicas. Divertículos esofágicos. Rotura esofágica. Medicine. 2004;9(1):29-35.

Argüello L, Pertejo V. [Practical recommendations on indications and techniques for dilatation in esophageal stenoses]. Gastroenterol Hepatol. 2007;30(9):555-62.

ASGE Standards of Practice Committee, Pasha SF, Acosta RD et al. The role of endoscopy in the evaluation and management of dysphagia. Gastrointest Endosc. 2014;79(2):191-201.

Asociación Española de Gastroenterología. Documento de actualización de la Guía de Práctica Clínica sobre la Enfermedad por Reflujo Gastroesofágico en el adulto [Internet]. Madrid: IMC, International Marketing & Communication S.A.; 2019.

Baird R, Lal DR, Ricca RL et al. Management of long gap esophageal atresia: A systematic review and evidence-based guidelines from the APSA Outcomes and Evidence Based Practice Committee. J Pediatr Surg. 2019;54:675-87.

Bairdain S, Foker JE, Smithers CJ et al. Jejunal Interposition after Failed Esophageal Atresia Repair. J Am Coll Surg. 2016;222:1001-8.

Barkin JS, Taub S, Rogers AI. The safety of combined endoscopy, biopsy and dilation in esophageal strictures. Am J Gastroenterol. 1981;76:23-6.

Bhutani MS, Usman N, Shenoy V et al. Endoscopic ultrasound miniprobe-guided steroid injection for treatment of refractory esophageal strictures. Endoscopy. 1997;29:757-9.

Botoman VA, Surawicz CM. Bacteremia with gastrointestinal endoscopic procedures. Gastrointest Endosc. 1986;32:342-6.

Cook IJ, Kahrilas PJ. AGA technical review on management of oropharyngeal dysphagia. Gastroenterology. 1999;116(2):455-78.

Dall'Oglio L, Caldaro T, Foschia F et al. Endoscopic management of esophageal stenosis in children: new and traditional treatments. World J Gastrointest Endosc. 2016;8(4):212-9.

Dasari CS, Jegadeesan R, Patel HK et al. Intralesional steroids and endoscopic dilation for anastomotic strictures after esophagectomy: systematic review and meta-analysis. Endoscopy. 2020;52:721-6. doi: 10.1055/a-1172-5975. Epub 2020 May 25.

DaVee T, Irani S, Leggett CL et al. Stent-in-stent technique for removal of embedded partially covered self-expanding metal stents. Surg Endosc. 2016;30:2332-41.

Deng HY, Wang WP, Lin YD, Chen LQ. Can mitomycin facilitate endoscopic dilatation treatment of benign oesophageal stricture? Interact Cardiovasc Thorac Surg. 2017;24(1):112-4.

Eckardt VF, Kanzler G, Willems D. Single dilation of symptomatic Schatzki rings. A prospective evaluation of its effectiveness. Dig Dis Sci. 1992;37:577-82.

Everett SM. Endoscopic management of refractory benign oesophageal strictures. Ther Adv Gastrointest Endosc. 2019;12:2631774519862134. doi: 10.1177/2631774519862134. eCollection 2019 Jan-Dec.

Evrard S, Le Moine O, Lazaraki G, Dormann A, El Nakadi I, Devière J. Self-expanding plastic stents for benign esophageal lesions. Gastrointest Endosc. 2004;60:894-900.

Fiocca F, Cereatti F, Antypas P, Donatelli G. Argon plasma coagulation: a less-expensive alternative to the "stent-in-stent" technique for removal of embedded partially covered esophageal stents. Gastrointest Endosc. 2016;83:453.

Friedmacher F, Puri P. Delayed primary anastomosis for management of long-gap esophageal atresia: a meta-analysis of complications and long-term outcome. Pediatr Surg Int. 2012;28:899-906.

Fuccio L, Hassan C, Frazzoni L, Miglio R, Repici A. Clinical outcomes following stent placement in refractory benign esophageal stricture: a systematic review and meta-analysis. Endoscopy. 2016;48(2):141-8.

Gelbmann CM, Ratiu NL, Rath HC et al. Use of self-expandable plastic stents for the treatment of esophageal perforations and symptomatic anastomotic leaks. Endoscopy. 2004;36:695-9.

Goel A, Bakshi SS, Soni N, Chhavi N. Iron deficiency anemia and Plummer-Vinson syndrome: current insights. J Blood Med. 2017;8:175-84.

Gonzalez A, Sullivan MF, Bonder A, Allison HV, Bonis PA, Guelrud M. Obliteration of symptomatic Schatzki rings with jumbo biopsy forceps (with video). Dis Esophagus. 2014;27:607-10.

Grooteman KV, Wong Kee Song LM, Vleggaar FP, Siersema PD, Baron TH. Non-adherence to the rule of 3 does not increase the risk of adverse events in esophageal dilation. Gastrointest Endosc. 2017;85:332-7.

Guelrud M, Villasmil L, Mendez R. Late results in patients with Schatzki ring treated by endoscopic electrosurgical incision of the ring. Gastrointest Endosc. 1987;33:96-8.

Gyawali CP, Kahrilas PJ, Savarino E et al. Modern diagnosis of GERD: the Lyon Consensus. Gut. 2018;67(7):1351-62.

Hernandez LV, Jacobson JW, Harris MS. Comparison among the perforation rates of Maloney, balloon, and savary dilation of esophageal strictures. Gastrointest Endosc. 2000;51:460-2.

Hirano I, Gilliam J, Goyal RK. Clinical and manometric features of the lower esophageal muscular ring. Am J Gastroenterol. 2000;95:43-9.

Hirdes MM, Van Hooft JE, Koornstra JJ et al. Endoscopic corticosteroid injections do not reduce dysphagia after endoscopic dilation therapy in patients with benign esophagogastric anastomotic strictures. Clin Gastroenterol Hepatol. 2013;11:795-801.

Ho SB, Cass O, Katsman RJ et al. Fluoroscopy is not necessary for Maloney dilation of chronic esophageal strictures. Gastrointest Endosc. 1995;41:11-4.

Holm AN, De la Mora Levy JG, Gostout CJ, Topazian MD, Baron TH. Self-expanding plastic stents in treatment of benign esophageal conditions. Gastrointest Endosc. 2008;67:20-5.

Hünerbein M, Stroszczynski C, Moesta KT, Schlag PM. Treatment of thoracic anastomotic leaks after esophagectomy with self-expanding plastic stents. Ann Surg. 2004;240:801-7.

Imaz-Iglesia I, García-Pérez S, Nachtnebel A et al. Biodegradable stents for the treatment of refractory or recurrent benign esophageal stenosis. Expert Rev Med Devices. 2016;13(6):583-99.

Jacobs JW Jr, Spechler SJ. A systematic review of the risk of perforation during esophageal dilation for patients with eosinophilic esophagitis. Dig Dis Sci. 2010;55:1512-5.

Jena A, Chandnani S, Jain S, Sharma V, Rathi P. Efficacy of endoscopic over-the-scope clip fixation for preventing migration of self-expandable metal stents: a systematic review and meta-analysis. Surg Endosc. 2023;37(5):3410-4.

Jones MP, Bratten JR, McClave SA. The Optical Dilator: a clear, over-the-scope bougie with sequential dilating segments. Gastrointest Endosc. 2006;63:840-5.

Katz PO, Gerson LB, Vela MF. Guidelines for the Diagnosis and Management of Gastroesophageal Reflux Disease. Am J Gastroenterol. 2013;108:308-28.

Kochhar R, Makharia GK. Usefulness of intralesional triamcinolone in treatment of benign esophageal strictures. Gastrointest Endosc. 2002;56:829-34.

Kochman ML, McClave SA, Boyce HW. The refractory and the recurrent esophageal stricture: a definition. Gastrointest Endosc. 2005;62(3):474-5.

Kozarek RA, Patterson DJ, Ball TJ et al. Esophageal dilation can be done safely using selective fluoroscopy and single dilating sessions. J Clin Gastroenterol. 1995;20:184-8.

Langer FB, Wenzl E, Prager G et al. Management of postoperative esophageal leaks with the Polyflex self-expanding covered plastic stent. Ann Thorac Surg. 2005;79:398-403.

Marks RD, Richter JE. Peptic Strictures of the esophagus. Am J Gastroenterol. 1993;88:1160-73.

McDonald GB, Sullivan KM, Schuffler MD, Shulman HM, Thomas ED. Esophageal abnormalities in chronic graft-versus-host disease in humans. Gastroenterology. 1981;80:914-21.

McLean GK, LeVeen RF. Shear stress in the performance of esophageal dilation: comparison of balloon dilation and bougienage. Radiology. 1989;172:983-6.

Michaud L, Coutenier F, Podevin G et al. Characteristics and management of congenital esophageal stenosis: findings from a multicenter study. Orphanet J Rare Dis. 2013;8:186.

Moretó M, Zaballa M, Ibáñez S. Endoscopic incision as an alternative to bougienage in the treatment of peptic esophageal stricture. Endoscopy. 1990;22:105-9.

Morikawa N, Honna T, Kuroda T et al. High dose intravenous methylprednisolone resolves esophageal stricture resistant to balloon dilatation with intralesional injection of dexamethasone. Pediatr Surg Int. 2008;24:1161-4.

Müller M, Eckardt AJ, Fisseler-Eckhoff A, Haas S, Gockel I, Wehrmann T. Endoscopic findings in patients with Schatzki rings: evidence for an association with eosinophilic esophagitis. World J Gastroenterol. 2012;18(47):6960-6.

Naranjo Rodríguez A. Guía de dilatación esofágica. En: Actualizaciones en Endoscopia Digestiva 1, Fundación SEED: 1ª ed. Madrid. Edimsa Ed.; 2012. p. 89-93.

Novak SH, Shortsleeve MJ, Kantrowitz PA. Effective Treatment of Symptomatic Lower Esophageal (Schatzki) Rings With Acid Suppression Therapy: Confirmed on Barium Esophagography. AJR Am J Roentgenol. 2015;205:1182-7.

Oh YS, Kochman ML, Ahmad NA, Ginsberg GG. Clinical outcomes after self-expanding plastic stent placement for refractory benign esophageal strictures. Dig Dis Sci. 2010;55:1344-8.

Patterson DJ, Graham DY, Smith JL et al. Natural history of benign esophageal stricture treated by dilatation. Gastroenterology. 1983;85:346-50.

Pereira-Lima JC, Ramires RP, Zamin I Jr, Cassal AP, Marroni CA, Mattos AA. Endoscopic dilation of benign esophageal strictures: report on 1043 procedures. Am J Gastroenterol. 1999;94:1497-501.

Piotet E, Escher A, Monnier P. Esophageal and pharyngeal strictures: report on 1,862 endoscopic dilatations using the Savary-Gilliard technique. Eur Arch Otorhinolaryngol. 2008;265:357-64.

Ravich WJ. Endoscopic Management of Benign Esophageal Strictures. Curr Gastroenterol Rep. 2017;19(10):50.

Repici A, Hassan C, Sharma P, Conio M, Siersema P. Systematic review: the role of self-expanding plastic stents for benign oesophageal strictures. Aliment Pharmacol Ther. 2010;31:1268-75.

Russell SB, Trupin JS, Myers JC et al. Differential glucocorticoid regulation of collagen mRNAs in human dermal fibroblasts. Keloid-derived and fetal fibroblasts are refractory to down-regulation. J Biol Chem. 1989;264:13730-5.

Saeed ZA. Balloon dilatation of benign esophageal stenoses. Hepatogastroenterology. 1992;39:490-3.

Saeed ZA, Winchester CB, Ferro PS, Michaletz PA, Schwartz JT, Graham DY. Prospective randomized comparison of polyvinyl bougies and through-the-scope balloons for dilation of peptic strictures of the esophagus. Gastrointest Endosc. 1995;41:189-95.

Samanta J, Dhaka N, Sinha SK, Kochhar R. Endoscopic incisional therapy for benign esophageal strictures: Technique and results. World J Gastrointest Endosc. 2015;7(19):1318-26.

Schubert D, Scheidbach H, Kuhn R et al. Endoscopic treatment of thoracic esophageal anastomotic leaks by using silicone-covered, self-expanding polyester stents. Gastrointest Endosc. 2005;61:891-6.

Scolapio JS, Pasha TM, Gostout CJ et al. A randomized prospective study comparing rigid to balloon dilators for benign esophageal strictures and rings. Gastrointest Endosc. 1999;50:13-7.

Serra J. Puesta al día en el reflujo gastroesofágico. Gastroenterol Hepatol. 2014;37(2):73-82.

Sharma P, Kozarek R, Practice Parameters Committee of American College of Gastroenterology. Role of esophageal stents in benign and malignant diseases. Am J Gastroenterol. 2010;105:258-73.

Simmons DT, Baron TH. Electroincision of refractory esophagogastric anastomotic strictures. Dis Esophagus. 2006;19:410-4.

Spaander MC, Baron TH, Siersema PD et al. Esophageal stenting for benign and malignant disease: European Society of Gastrointestinal Endoscopy (ESGE) Clinical Guideline. Endoscopy. 2016;48(10):939-48.

Spaander MC, van der Bogt RD, Baron TH et al. Esophageal stenting for benign and malignant disease: European Society of Gastrointestinal Endoscopy (ESGE) Guideline - Update 2021. Endoscopy. 2021;53(7):751-62. doi: 10.1055/a-1475-0063. Epub 2021 Apr 30.

Standards of Practice Committee, Egan JV, Baron TH et al. Esophageal dilation. Gastrointest Endosc. 2006;63:755-60.

Szapáry L, Tinusz B, Farkas N et al. Intralesional steroid is beneficial in benign refractory esophageal strictures: A meta-analysis. World J Gastroenterol. 2018;24(21):2311-9.

Tulman AB, Boyce HW Jr. Complications of esophageal dilation and guidelines for their prevention. Gastrointest Endosc. 1981;27:229-34.

Van Boeckel PG, Vleggaar FP, Siersema PD. A comparison of temporary self-expanding plastic and biodegradable stents for refractory benign esophageal strictures. Clin Gastroenterol Hepatol. 2011;9:653-9.

Vermeulen BD, de Zwart M, Sijben J et al. Risk factors and clinical outcomes of endoscopic dilation in benign esophageal strictures: a long-term follow-up study. Gastrointest Endosc. 2020;91(5):1058-66. doi: 10.1016/j.gie.2019.12.040. Epub 2020 Jan 7.

Walter D, Van den Berg MW, Hirdes MM et al. Dilation or biodegradable stent placement for recurrent benign esophageal strictures: a randomized controlled trial. Endoscopy. 2018;50(12):1146-55.

Diagnóstico y tratamiento de la neoplasia de esófago precoz, y tratamientos paliativos de la neoplasia avanzada

8

A. Amorós Tenorio y D. García Romero

OBJETIVOS

- Comprender, describir e ilustrar los procesos y avances en la evaluación de lesiones esofágicas precoces, en especial el carcinoma escamoso esofágico (CEE).
- Revisar detalladamente las indicaciones y técnicas de resección endoscópica de lesiones en el esófago.
- Aprender a identificar endoscópicamente los cánceres esofágicos precoces, parámetros que permitan predecir la invasión profunda y planificar la estrategia terapéutica más adecuada para cada caso.
- Conocer las indicaciones y describir los tratamientos paliativos endoscópicos de las neoplasias avanzadas de esófago.

ASPECTO Y DETECCIÓN ENDOSCÓPICA DE LESIONES ESOFÁGICAS PRECOCES

Carcinoma escamoso esofágico

Las neoplasias escamosas de esófago son una patología poco prevalente en nuestro medio, al contrario que en Asia, donde son las neoplasias malignas esofágicas más frecuentes.

Como existe una incidencia baja, no resulta coste-efectivo el cribado poblacional, aunque sí puede tener un papel el cribado en grupos de riesgo, como son los pacientes con historia previa de carcinoma escamoso de cabeza o cuello, historia personal de quemaduras por cáusticos en esófago, radioterapia torácica previa o varones de más de 50 años bebedores crónicos de alcohol y fumadores.

La neoplasia esofágica precoz no produce síntomas específicos y suele ser un hallazgo casual cuando se investiga otro tipo de síntomas digestivos. Un porcentaje no desdeñable de pacientes con diagnóstico de neoplasia avanzada de esófago tenían una endoscopia alta en los tres años previos, lo que indica la dificultad para su diagnóstico en estadios precoces. El aspecto endoscópico con luz blanca es variable y es muy fácil que pase desapercibido en estadios muy iniciales, por lo que es recomendable realizar una exploración metódica.

Factores de riesgo de cáncer escamoso de esófago:
- Historia personal previa de tumores escamosos de cabeza y cuello.
- Consumo de altas cantidades de alcohol.
- Fumador.
- Sexo masculino.
- Edad mayor de 50 años.
- Historia previa de lesiones cáusticas esofágicas.
- Radioterapia (RT).

Aspecto de las lesiones según la clasificación de París

La clasificación de París permite clasificar las lesiones según su morfología. La determinación del tipo de lesión, junto con otros factores, tiene implicaciones en la previsión del estadiaje y el manejo terapéutico de la lesión. A continuación, se describen e ilustran los tipos más frecuentes en el carcinoma escamoso esofágico.

Lesiones 0-IIa

La exploración cuidadosa de la mucosa permite visualizar una lesión plana o levemente elevada, habitualmente de no más de 1 mm de grosor, de color levemente pálido (suelen ser de características histológicas más benignas) o lesiones levemente eritematosas (suelen ser más invasivas en la submucosa). Generalmente, se acompaña de una pérdida del patrón vascular normal. Es frecuente observar cierto desnivel en el centro de la lesión, pero de poca magnitud. En la cromoendoscopia con imagen de banda estrecha (NBI) sin magnificación se aprecia un área marronácea con bordes definidos. Al aplicar la magnificación, se puede ver una coloración marrón oscura en la lesión, con una densa proliferación de vasos aberrantes y dilatados.

En otros tipos de cromoendoscopia virtual, como el FICE o el i-scan, los colores pueden variar, pero la morfología vascular resulta similar. Con cromoendoscopia digital con magnificación se pueden observar bucles capilares intraepiteliales dilatados, serpentiformes de calibre irregular y con variaciones en su forma, que son hallazgos de neoplasia intraepitelial. También se puede observar un área deprimida con patrón capilar irregular, que, al observarlo con magnificación, revela capilares tortuosos y dilatados con diferentes calibres (**Fig. 8-1**).

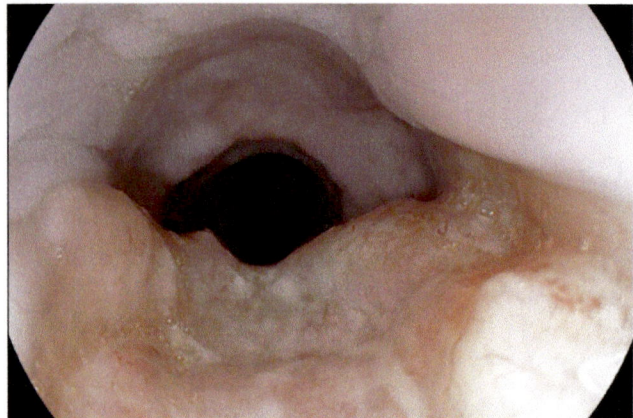

Figura 8-1. Imagen de carcinoma escamoso esofágico con morfología 0-IIa de París, con áreas avasculares, vasos capilares intrapapilares B2 y exudación fibrinosa.

Lesiones 0-IIb

En las lesiones planas (0-IIb), el examen con luz blanca revela un área de enrojecimiento pálido de la mucosa. La acantosis glucogénica de la mucosa adyacente puede hacer parecer que sea un área deprimida, cuando en realidad se trata de una lesión plana sin desniveles de superficie (**Fig. 8-2**). La NBI puede mostrar la lesión como marronácea, sin proliferación de vasos papilares intraepiteliales con o sin magnificación (**Fig. 8-3A**). La tinción con lugol la delineará como una lesión de bordes irregulares no teñida (**Fig. 8-3B**).

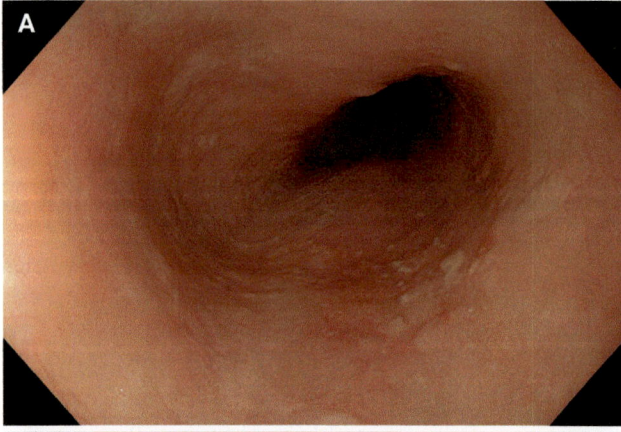

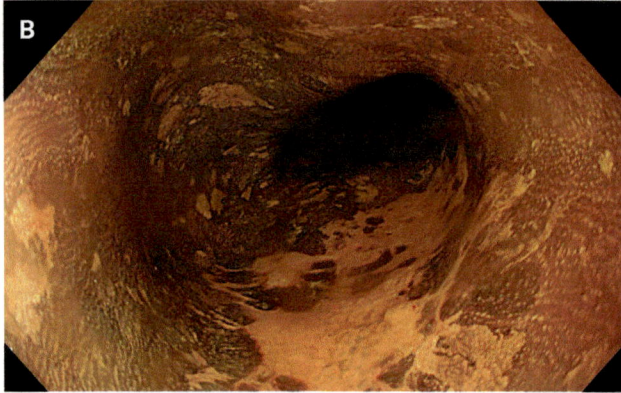

Figura 8-3. A) Carcinoma escamoso esofágico IIb visto con luz blanca. **B)** CEE IIb tinción con lugol 0,1%.

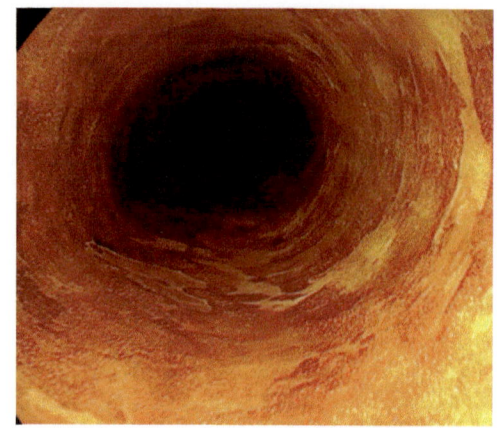

Figura 8-2. Imagen de esófago normal tras tinción de lugol al 0,1 % en paciente varón bebedor crónico de alcohol.

Lesiones (0-I)

Las lesiones que protruyen 2 mm o más se clasifican como 0-I, 0-Is si tienen una base amplia y 0-Ip si su base es estrecha. En general, la profundidad de invasión de las lesiones protruyentes se considera superior a las capas medias de la submucosa. Sin embargo, es conveniente ser cautos con respecto a la predicción de la profundidad, pues algunas son poco profundas. Es recomendable fijarse en la dureza de la protrusión. Se debe evaluar la protrusión para determinar su altura, tamaño, morfología, dureza y movilidad. Mientras más dura y poco móvil sea la lesión, más probabilidad de que esté adherida a planos submucosos profundos o que llegue incluso hasta la muscular propia. El patrón vascular observado con cromoendoscopia virtual va a revelar proliferación vascular de coloración marronácea, con la mayoría de los vasos en el área de protrusión. La tinción de lugol mostrará un área de no tinción.

Este tipo de lesiones se aprecia muy bien con luz blanca. La exploración con cromoendoscopia virtual con magnificación tiene cierta utilidad para predecir el grado de infiltración, pero los parámetros predictivos más útiles son la dureza y movilidad (**Figs. 8-4** y **8-5**).

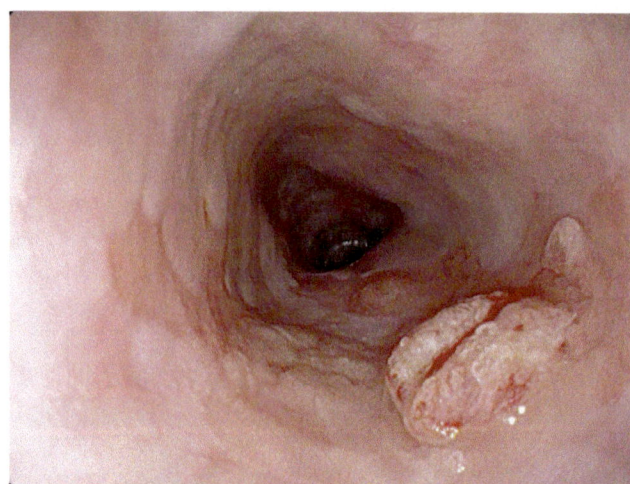

Figura 8-4. Carcinoma escamoso esofágico de morfología mayoritariamente 0-IIb, con un nódulo 0-IIa.

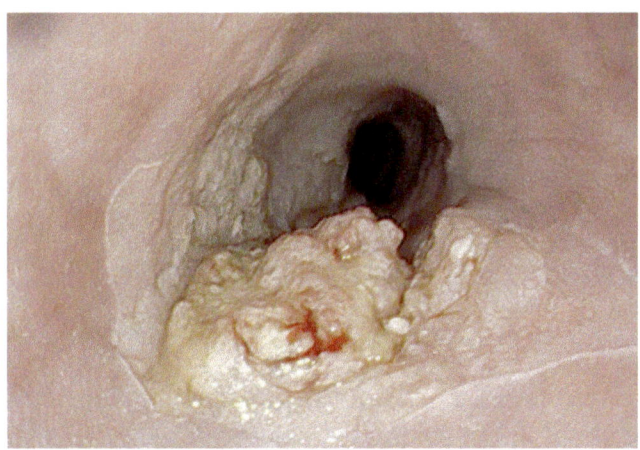

Figura 8-5. Carcinoma escamoso esofágico con morfología 0-Is, de superficie irregular, con aspecto de adherencia a planos profundos y sangrado espontáneo. Teñida con ácido acético.

Clasificación de vasos capilares intrapapilares según la Sociedad Japonesa de Esófago

La Sociedad Japonesa de Esófago (JES) ha unificado las dos clasificaciones principales existentes hasta el momento, la de Arima *et al.* y la de Inoue *et al.*, que estudian el patrón de superficie y el patrón vascular de los vasos capilares intrapapilares (IPCL), y su relación con la profundidad de invasión tumoral. Esta clasificación nace con la intención de simplificar las existentes hasta el momento. Es preciso el uso de cromoendoscopia virtual con magnificación para su aplicación.

La clasificación se basa principalmente en el tipo de IPCL, dividiéndolos en tipo A, no tumorales, y tipo B, tumorales. Los tipo B a su vez se subdividen en tres: B1, invasión superficial desde m1 a m2 (T1a); B2, invasión de m3 a sm1 (T1a-T1b); B3, invasión submucosa de sm2 o más (T1b) (**Fig. 8-6** y **Tabla 8-1**).

Además, la clasificación valora estos criterios auxiliares: la presencia o no de áreas avasculares, la presencia o no de vasos con patrón reticular (*Type R*), y la presencia o no de coloración del entorno intervascular.

 Esta clasificación ha demostrado un índice predictivo de más del 92 % para el grado de invasión en tumores escamosos de esófago.

> Conviene usar tanto la clasificación de París como la clasificación de la JES de IPCL para predecir el grado de infiltración en el carcinoma escamoso de esófago. Para ello, se deberá usar siempre endoscopio con cromoendoscopia virtual y magnificación.

Neoplasia sobre esófago de Barrett

La neoplasia esofágica más frecuente en Occidente es el adenocarcinoma esofágico (ADC). El esófago de Barrett es una condición preneoplásica con una incidencia en la literatura médica de aproximadamente un 0,5 % de cáncer de esófago anual, por lo que está indicada la vigilancia de esos pacientes.

Las recomendaciones clásicas de vigilancia han sido la toma de múltiples biopsias en los cuatro cuadrantes en intervalos de 2 cm.

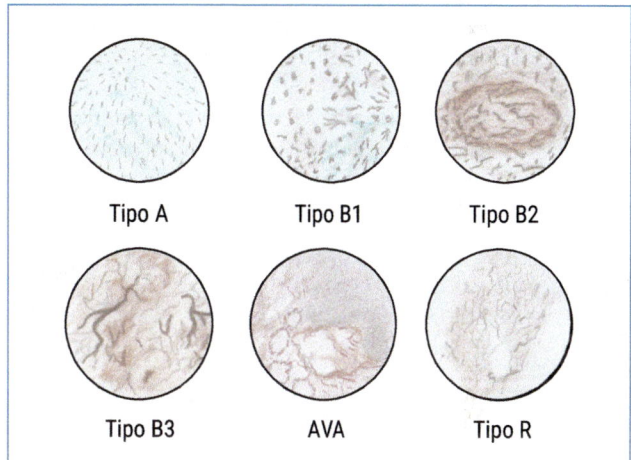

Figura 8-6. Dibujo esquemático que muestra los distintos tipos de vasos capilares intrapapilares en el carcinoma escamoso esofágico.

Tipo de vaso	Esquema	Definición	Profundidad de invasión	Histología
A		IPCL normal o microvasos anormales sin irregularidades agudas	No invasión	Epitelio normal, inflamación y displasia de bajo grado
B1		Microvasos con formaciones en bucles, serpenteantes, con cambios de calibre y varias formas	T1a-EP o T1a-LPM	Displasia de alto grado y cáncer invasivo
B2		Vasos marcadamente elongados, estirados y sin formaciones en bucle	T1a-Mm o T1b-SM1	
B3		Vasos muy dilatados, 3 veces mayores que los B2	T1b-SM2 o más profundo	

Tabla 8-1. Tabla resumen de los criterios de la clasificación con magnificación para el estudio del carcinoma escamoso de esófago de la Sociedad Japonesa de Esófago

IPCL: vaso capilar intrapapilar.

El uso de endoscopios de magnificación en los últimos años ha permitido una mejora en el diagnóstico precoz del adenocarcinoma sobre esófago de Barrett, y la cromoendoscopia virtual tiene actualmente un papel fundamental en su seguimiento.

La mayoría de los adenocarcinomas precoces sobre Barrett son bien diferenciados histológicamente. El aspecto endoscópico con luz blanca suele ser el de suaves protrusiones rojizas o áreas planas de mucosa rojiza. Se debe estar muy atentos a ligeros cambios en la coloración y a irregularidades de la superficie (**Fig. 8-7**).

Al observarlo con cromoendoscopia virtual (NBI) sin magnificación, se puede apreciar una superficie mucosa áspera con pérdida de la definición, y miniaturización del patrón mucoso y proliferación de microvasos irregulares, que se observan mejor con magnificación. Los márgenes de la lesión suelen ser poco definidos. Recientemente, se ha validado una clasificación de consenso para el aspecto del epitelio de Barrett observado con NBI (**Tabla 8-2**).

> ! Con ácido acético, la mucosa columnar se tiñe de color blanquecino. Las lesiones avanzadas volverán a su coloración normal de forma mucho más rápida que la mucosa columnar normal.

Es posible ayudarse de tinciones como el índigo carmín, que dará una mayor definición del patrón de superficie, o del ácido acético, que es la tinción más utilizada para cribaje en el seguimiento del Barrett (**Fig. 8-8**).

Es importante la toma de biopsias dirigidas para confirmar la sospecha diagnóstica. En las lesiones protruyentes, es frecuente la adhesión de sustancias necróticas, que reducen la visibilidad del patrón mucoso. En estos casos, resulta muy útil el ácido acético. El patrón vascular suele mostrarse como vasos de calibre variable y recorrido irregular.

ECOENDOSCOPIA PARA ESTADIAJE

La mayoría de los adenocarcinomas precoces sobre Barrett son bien diferenciados histológicamente. El aspecto endoscópico con luz blanca suele ser el de suaves protrusiones rojizas o áreas planas de mucosa rojiza. Se debe estar muy atentos a ligeros cambios en la coloración y a irregularidades de la superficie. La ecoendoscopia es la técnica de elección para el diagnóstico de extensión local de los tumores esofágicos, y ha demostrado en varias series una superioridad a la tomografía computarizada (TC) para la detección de metástasis linfáticas regionales, con una sensibilidad del 76 % y una especificidad del 72 %, y puede detectar ganglios desde 2-5 mm de diámetro.

Sin embargo, existen dudas sobre su superioridad diagnóstica para la predicción de invasión profunda. En varias revisiones sistemáticas y metaanálisis, la sensibilidad y especificidad de la ecoendoscopia para valorar lesiones T1a y T1b superan el 85 %, aunque en series más recientes se pone de manifiesto que existe un 15-25 % de casos en los que se infraestiman comparado con el estadiaje por resección endoscópica mucosa (REM), mientras que en otros 4-12 % se sobreestiman.

El ecoendoscopio convencional opera en frecuencias bajas (5-12 MHz), las cuales permiten dividir la pared del tracto gastrointestinal en cinco capas. Las minisondas de alta resolución poseen frecuencias más altas (15-30 Mhz) que permiten una descripción más detallada de la diferenciación de la pared del tracto gastrointestinal y lo dividen hasta en 7-9 capas.

El uso de minisondas de alta frecuencia no parece ser superior a la endoscopia de alta resolución para predecir la invasión submucosa en las lesiones precoces de esófago, aunque existen estudios en los que tiene un valor predictivo negativo para la invasión submucosa del 95 %. El principal factor limitante en la evaluación ecoendoscópica es la reacción desmoplásica causada por la respuesta inflamatoria subyacente a la neoplasia, que puede llevar a sobreestadiar la lesión.

Por todo esto, la guía de práctica clínica de la Sociedad Europea de Endoscopia Gastrointestinal (ESGE) refiere que

Tabla 8-2. Clasificación de consenso de epitelio de Barrett basada en NBI (BING)	
Características morfológicas	**Clasificación**
Superficie mucosa	
Patrón de superficie tubular o giro de vellosidades circulares	Regular
Ausencia de las características previas o patrón mucoso irregular	Irregular
Arquitectura vascular mucosa	
Vasos dirigidos regularmente a lo largo del patrón mucoso, con ramificaciones longitudinales normales	Regular
Vasos con ramificaciones cortas e irregulares, que no siguen la mucosa, con aspecto de sacacorchos, alargados; focales o difusos	Irregular

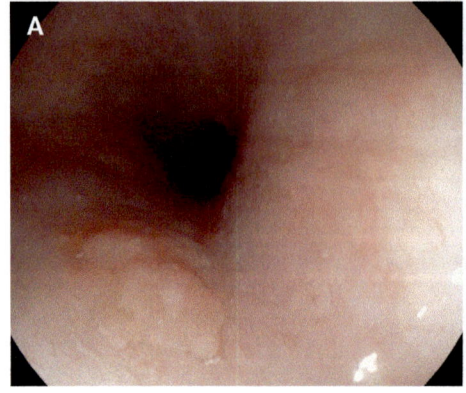
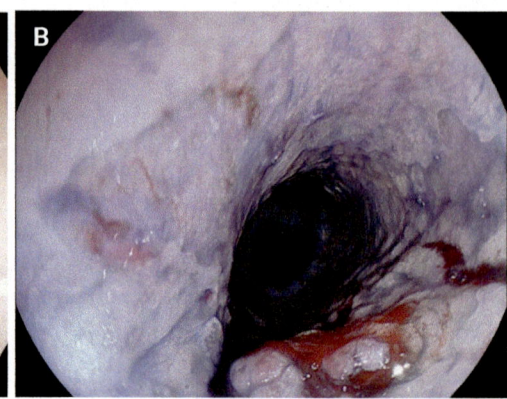

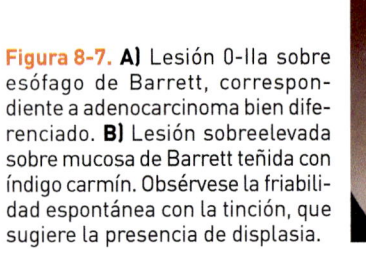

Figura 8-7. A) Lesión 0-IIa sobre esófago de Barrett, correspondiente a adenocarcinoma bien diferenciado. **B)** Lesión sobreelevada sobre mucosa de Barrett teñida con índigo carmín. Obsérvese la friabilidad espontánea con la tinción, que sugiere la presencia de displasia.

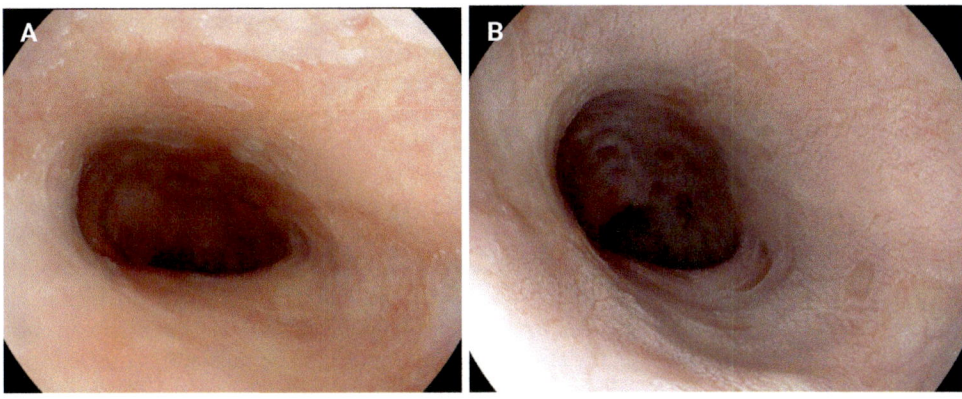

Figura 8-8. A) Esófago de Barrett observado con luz blanca. **B)** Esófago de Barrett tras tinción con ácido acético.

no existen datos suficientes para recomendar el uso sistemático de ecoendoscopia en el estadiaje de los tumores esofágicos precoces previo a la resección endoscópica. Sí que estaría recomendada para todas aquellas lesiones con sospecha de invasión submucosa, puesto que la presencia de ganglios o la infiltración clara cambia completamente el manejo terapéutico.

Es aconsejable realizar una gastroscopia inicial de localización de la lesión para precisar la distancia de los polos superior e inferior de ésta, precisar las caras esofágicas invadidas, la distancia entre el polo superior y la boca de Killian, y la distancia entre el polo inferior de la lesión y la línea Z. La obtención de todos estos datos permite disminuir el tiempo de la ecoendoscopia al definir con precisión la zona a estudio.

Los carcinomas esofágicos se presentan habitualmente como lesiones hipoecogénicas. Las capas normales del esófago tienen aspecto hiperecogénico, por lo que su rotura o indemnidad es lo que indicará el grado de invasión tumoral.

La detección de adenopatías necesita un estudio sistemático y minucioso de las cadenas periesofágicas y perigástricas subdiafragmáticas. Los ganglios metastásicos aparecen hipoecogénicos, heterogéneos, esféricos y de bordes nítidos, y suelen tener un tamaño mayor a 5 mm (**Fig. 8-9**).

El uso de minisondas a través del canal de trabajo del ecoendoscopio permite mejorar la sensibilidad y especificidad, ya que usan una longitud de onda mayor, lo que permite una mejor definición superficial. La minisonda también puede ser útil para el estudio de las neoplasias estenosantes si es capaz de superar la estenosis.

 La guía de práctica clínica de la ESGE refiere que no existen datos suficientes para recomendar el uso sistemático de ecoendoscopia en el estadiaje de los tumores esofágicos precoces previo a la resección endoscópica. Sí que estaría recomendada para todas aquellas lesiones con sospecha de invasión submucosa, puesto que puede cambiar el manejo terapéutico.

TÉCNICAS DE RESECCIÓN DE LESIONES ESOFÁGICAS PRECOCES

Carcinoma escamoso

La resección endoscópica del carcinoma escamoso esofágico precoz está indicada en aquellas lesiones sin riesgo o con riesgo mínimo de invasión linfática. Este riesgo se relaciona con la profundidad de invasión, el grado de diferenciación tumoral y la presencia o no de invasión linfovascular.

La profundidad de invasión viene determinada por el patrón endoscópico, el tamaño de la lesión y las características histológicas, y estas últimas sólo pueden determinarse de forma precisa mediante una resección en bloque.

El carcinoma escamoso de esófago tiene más riesgo de infiltración linfática que el adenocarcinoma, y presentan las lesiones con invasión de la *muscularis mucosae* (m3) un riesgo de afectación linfática del 8-18 %, que aumenta hasta un 11-53 % en caso de afectación de la submucosa superficial (sm1) (**Fig. 8-10**).

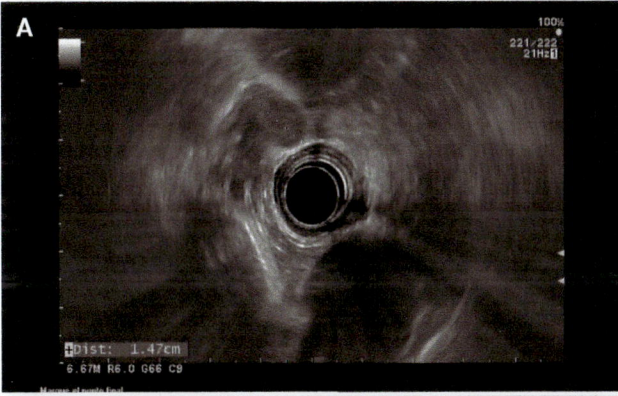

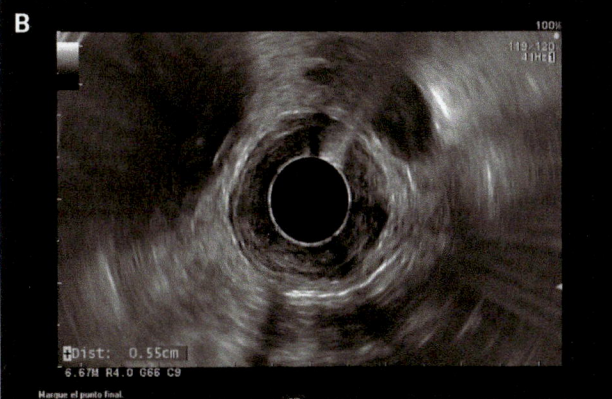

Figura 8-9. Imágenes ecoendoscópicas de carcinoma escamoso esofágico. **A)** Adenopatía mediastínica periesofágica valorada con ecoendoscopio convencional. **B)** Valoración de carcinoma escamoso circunferencial mediante ecoendoscopio convencional.

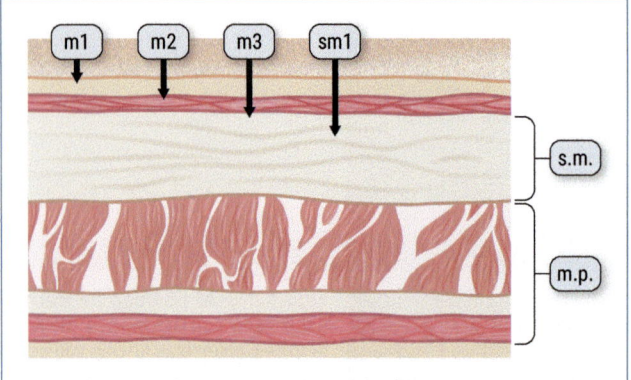

Figura 8-10. Esquema de criterios de resección del carcinoma escamoso esofágico según su profundidad. Las lesiones con afectación hasta m3 tienen indicación absoluta de resección endoscópica. Algunas lesiones sm1 (< 200 micras de afectación de la submucosa) serían resecables endoscópicamente solo en algunos casos (indicación relativa).

Como se ha visto previamente, las lesiones 0-IIa, 0-IIb y 0-IIc suelen ser intramucosas, mientras que las lesiones 0-I y 0-III suelen tener infiltración submucosa y, por tanto, no ser candidatas a tratamientos endoscópicos.

La indicación absoluta para tratamiento endoscópico según la guía de la Sociedad Japonesa de Esófago son aquellas lesiones 0-II según la clasificación de París, con invasión limitada a las capas intraepitelial (m1) o lámina propia (m2), que afecten a menos de 2/3 de la circunferencia. Las indicaciones relativas serían aquellos tumores que se extiendan a las capas m3 y sm1, sin que afecten a más de 3/4 de la circunferencia, aplicables a pacientes mayores, con comorbilidades asociadas o que no quieran someterse a una esofagectomía. Actualmente, se acepta también el tratamiento de lesiones circunferenciales limitadas a la mucosa con intención curativa (Tabla 8-3).

La técnica endoscópica a emplear puede ser la REM, normalmente asistida con capuchón o con bandas, para lesiones de pequeño tamaño que se puedan resecar en bloque, o la disección endoscópica submucosa (DES), que permite la resección en bloque de lesiones tanto pequeñas como grandes.

La REM se puede utilizar en lesiones menores de 10 mm, o incluso de 15 mm, siempre y cuando se pueda asegurar una resección completa en bloque (R0).

La DES ha tomado cada vez más importancia y se ha convertido en la técnica de elección para el tratamiento del carcinoma escamoso precoz, con exclusión de aquellos con clara afectación submucosa, pues permite un estadiaje histológico preciso. Ambas son técnicas seguras, aunque la DES presenta una tasa de complicaciones ligeramente mayor que la REM debido a la complejidad de la técnica. La incidencia de sangrado oscila entre el 0 y el 22,8 %, y la de perforación entre el 0 y el 10,7 %, sin ningún caso de mortalidad asociado a la técnica. La mayoría de los casos de sangrado y perforaciones se controlan endoscópicamente, requiriendo rescate quirúrgico algún caso de perforación de gran tamaño.

Otra de las complicaciones descritas de la DES es la aparición de estenosis esofágicas durante el seguimiento a corto plazo, normalmente relacionadas con lesiones que ocupan más del 60 % de la circunferencia. Estas estenosis se pueden manejar habitualmente mediante dilataciones endoscópicas seriadas. El uso de corticoides en inyección local u orales administrados de forma preventiva parece reducir la necesidad de tratamientos endoscópicos.

 Las indicaciones para tratamiento endoscópico del CEE son:
- Absoluta: lesiones 0-II según la clasificación de París, con invasión limitada a las capas intraepitelial (m1) o lámina propia (m2).
- Relativa: tumores que se extiendan a las capas m3 y sm1, sin que afecten a más de 3/4 de la circunferencia, aplicables a pacientes mayores, con comorbilidades asociadas o que no quieran someterse a una esofagectomía.

Adenocarcinoma sobre Barrett

Al igual que en el carcinoma escamoso, la indicación de tratamiento endoscópico en el adenocarcinoma esofágico

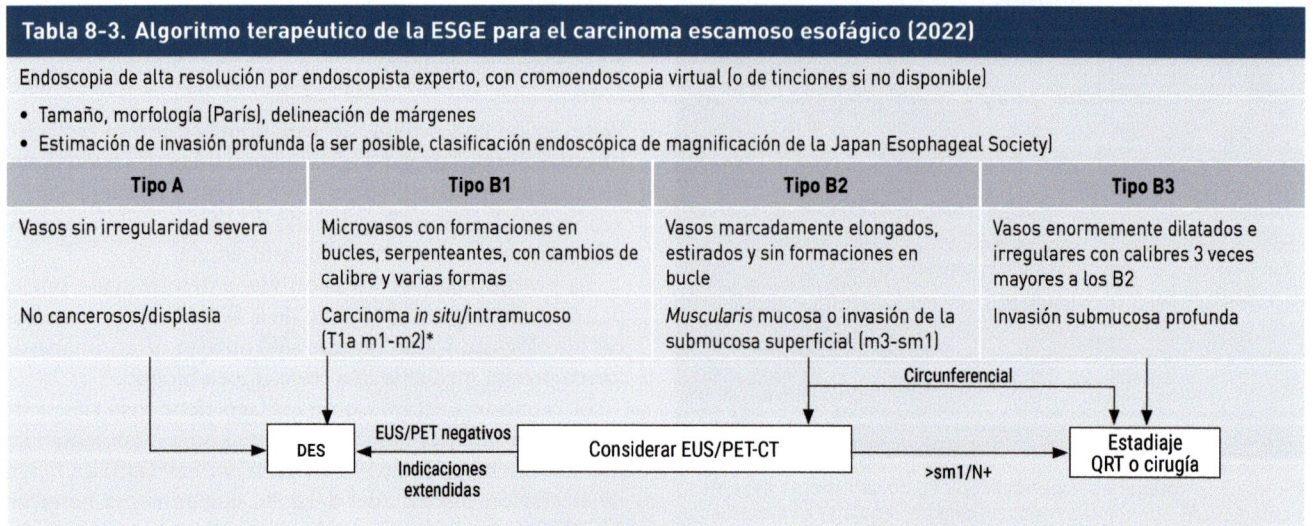

Tabla 8-3. Algoritmo terapéutico de la ESGE para el carcinoma escamoso esofágico (2022)

Endoscopia de alta resolución por endoscopista experto, con cromoendoscopia virtual (o de tinciones si no disponible)
- Tamaño, morfología (París), delineación de márgenes
- Estimación de invasión profunda (a ser posible, clasificación endoscópica de magnificación de la Japan Esophageal Society)

Tipo A	Tipo B1	Tipo B2	Tipo B3
Vasos sin irregularidad severa	Microvasos con formaciones en bucles, serpenteantes, con cambios de calibre y varias formas	Vasos marcadamente elongados, estirados y sin formaciones en bucle	Vasos enormemente dilatados e irregulares con calibres 3 veces mayores a los B2
No cancerosos/displasia	Carcinoma in situ/intramucoso (T1a m1-m2)*	*Muscularis* mucosa o invasión de la submucosa superficial (m3-sm1)	Invasión submucosa profunda

DES ← EUS/PET negativos / Indicaciones extendidas — Considerar EUS/PET-CT — >sm1/N+ → Estadiaje QRT o cirugía — Circunferencial

*Si circunferencial, indicación extendida. DES: disección endoscópica submucosa; EUS: ecoendoscopia; PET: tomografía de emisión de positrones; QRT: quimiorradioterapia.

va a depender del riesgo de metástasis linfática de la lesión, pero este riesgo parece ser menor en el adenocarcinoma sobre Barrett, que es aproximadamente del 0-10 % en T1a.

La mayoría de los estudios a este respecto son de baja calidad, pero indican una resección curativa en aquellos casos con adenocarcinoma intramucoso, bien o moderadamente diferenciados y sin invasión linfovascular. Manner *et al.* sugieren que estos criterios pueden extenderse a lesiones con invasión submucosa superficial (< 500 μm, sm1), con diferenciación buena o moderada, sin invasión vascular o linfática, y de tamaño inferior a 30 mm, puesto que el riesgo de metástasis linfáticas para estas lesiones es de aproximadamente el 1,4 %.

Actualmente, la REM es la técnica de elección debido a la gran experiencia existente en Europa, con buenas tasas de resección curativa, con una recurrencia a los 5 años del 0 % en los casos limitados a la mucosa y del 6 % en los casos en los que se afecta la submucosa sm1. La principal limitación es la fragmentación de la pieza histológica, que no permite una adecuada valoración de los márgenes de resección.

Se recomienda que los adenocarcinomas precoces sobre esófago de Barrett sean tratados mediante REM. La DES no ha demostrado ser mejor que la REM para la escisión del cáncer mucoso, y dado que la REM es técnicamente menos compleja y tiene menos tasa de complicaciones que la DES, es la técnica que se prefiere. La DES debe ser considerada en lesiones mayores de 15 mm, tumores con mala sobreelevación y lesiones con riesgo de invasión submucosa. Siempre habrá que completar posteriormente el tratamiento de la mucosa de Barrett que persista con radiofrecuencia (**Tabla 8-4**).

> La REM se considera curativa en adenocarcinoma intramucoso, bien o moderadamente diferenciado y sin invasión linfovascular. Criterios expandidos: lesiones con invasión submucosa superficial (<500 μm, sm1), con diferenciación buena o moderada, sin invasión vascular o linfática, y de tamaño inferior a 30 mm.

> La DES debe ser considerada en casos seleccionados como lesiones mayores de 15 mm, tumores con mala sobreelevación y lesiones con riesgo de invasión submucosa.

Descripción de la técnica

Resección endoscópica mucosa

La pared esofágica está formada por tres capas principales: la mucosa, la submucosa y la muscular propia, sin capa serosa. Las técnicas de resección mucosa y disección submucosa pretenden resecar la mucosa y parte de la submucosa, conservando la muscular; sin embargo, el espesor de la pared es de 3,5 a 4 mm, por lo que existe riesgo de perforación cuando se realizan terapéuticas complejas.

Existen distintas variaciones de la técnica de mucosectomía:

- Mucosectomía simple: consiste en la inyección submucosa para sobreelevación y seguidamente resección de la lesión con asa de diatermia.
- Mucosectomía asistida con capuchón: se basa en la inyección submucosa para sobreelevar la lesión, seguida del uso de la aspiración para atraer la lesión al interior del capuchón prefijado. En este momento, se realiza el corte con un asa de diatermia preposicionada en el interior del capuchón.
- Mucosectomía asistida con bandas: se basa en la colocación de una banda elástica con un sistema de bandas utilizando una aspiración, más o menos enérgica según la fibrosis existente. Posteriormente, se utiliza el asa de diatermia para realizar un corte por debajo de la banda. Se pueden realizar múltiples resecciones contiguas y obtener áreas de resección extensas. Se han diseñado sistemas multibanda específicos que permiten el paso del asa sin tener que desmontar el sistema multibanda, facilitando así la resección

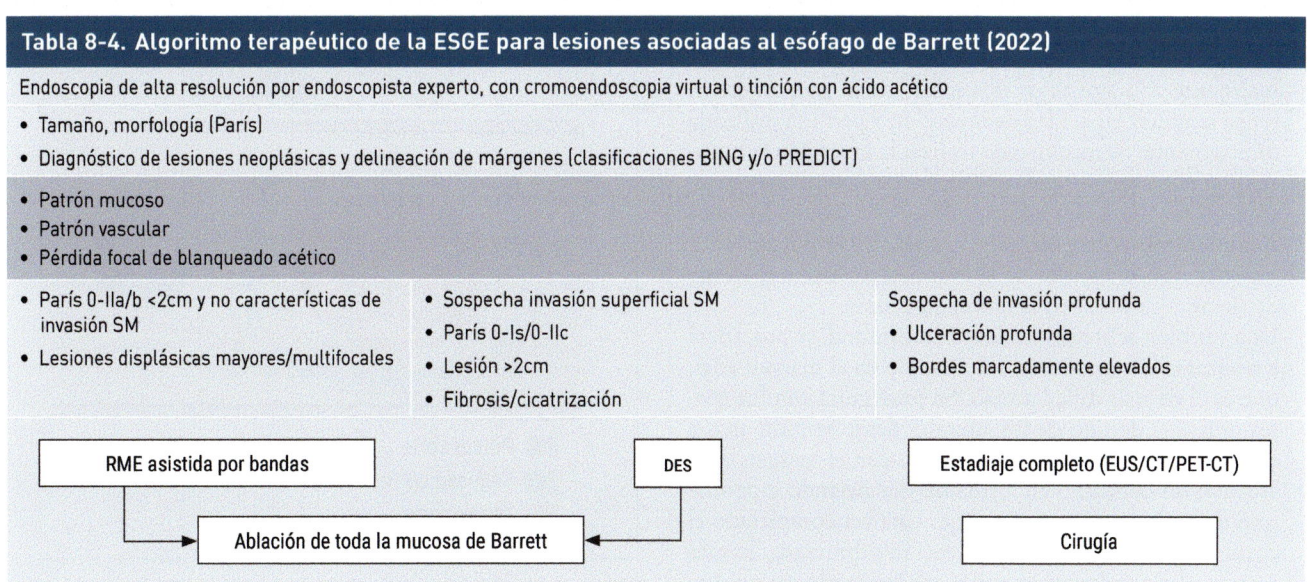

Tabla 8-4. Algoritmo terapéutico de la ESGE para lesiones asociadas al esófago de Barrett (2022)

Endoscopia de alta resolución por endoscopista experto, con cromoendoscopia virtual o tinción con ácido acético

- Tamaño, morfología (París)
- Diagnóstico de lesiones neoplásicas y delineación de márgenes (clasificaciones BING y/o PREDICT)

- Patrón mucoso
- Patrón vascular
- Pérdida focal de blanqueado acético

• París 0-IIa/b <2cm y no características de invasión SM • Lesiones displásicas mayores/multifocales	• Sospecha invasión superficial SM • París 0-Is/0-IIc • Lesión >2cm • Fibrosis/cicatrización	Sospecha de invasión profunda • Ulceración profunda • Bordes marcadamente elevados
RME asistida por bandas	DES	Estadiaje completo (EUS/CT/PET-CT)
Ablación de toda la mucosa de Barrett		Cirugía

CT: tomografía computarizada; EUS ecoendoscopia; PET: tomografía emisión de positrones - tomografía computarizada.

múltiple (por ejemplo, el Duette® o el Captivator® EMR). Aunque la técnica inicialmente descrita incluía la inyección submucosa, se ha observado que los resultados y la seguridad son similares sin ella, por lo que no es necesaria. Esta variación parece algo más segura que la mucosectomía asistida con capuchón (**Fig. 8-11**).

Disección endoscópica de la submucosa

La disección endoscópica de la submucosa permite la resección de lesiones más extensas en una sola pieza, lo que posibilita un análisis anatomopatológico en principio más adecuado. Esta técnica requiere de un material específico, y existen diferentes modelos de bisturí, que conllevan pequeñas modificaciones a la técnica. También se requiere la utilización de un capuchón o *cap*, que permite trabajar en el espacio submucoso.

Existen varias estrategias para enfrentarse a una lesión, y se deben tener en cuenta siempre la localización, el tamaño y si es o no circunferencial.

En general, se recomienda realizar una inspección de la lesión con endoscopio de magnificación y cromoendoscopia virtual, para establecer los márgenes de la lesión, que pueden ser poco visibles con luz blanca. Es muy útil la tinción con lugol para ayudar a visualizar con mayor nitidez. Se debe realizar un marcaje externo a los límites de la lesión de unos 5 mm en los márgenes proximal y distal, y se pueden reducir a unos 2 mm en los laterales para reducir en lo posible el riesgo de estenosis, con ayuda del argón plasma o con la punta del electrobisturí en modo coagulación.

Una vez que se tiene delimitada la lesión, se debe cambiar a un endoscopio convencional más flexible que el de magnificación, con el capuchón ya fijado. Aunque el espacio en el esófago es limitado, se recomienda el uso de capuchones rectos u oblicuos, puesto que los cónicos son más rígidos y tienen más riesgo de lesión por presión con el *cap*.

Dado que hay múltiples variantes técnicas, se explicarán las dos más utilizadas en el esófago:

- Técnica clásica: se realizará la inyección submucosa, normalmente con agujas de inyección, salvo que el bisturí tenga también capacidad de inyección y permita realizarla directamente. Se recomienda realizar la inyección submucosa en el margen oral y continuar con inyecciones sucesivas en los márgenes laterales derecho e izquierdo hasta finalmente inyectar el margen anal. Es importante no inyectar nunca a través de la lesión, pues existe el riesgo de siembra tumoral en la muscular propia.

  Una vez bien sobreelevada la lesión tumoral, se procederá a realizar el corte mucoso, iniciándolo en el margen anal, que es el de más difícil acceso. Se proseguirá con los cortes mucosos de uno de los laterales desde sentido anal a oral y se completará el corte mucoso con el margen oral, creando un contorno en forma de C y dejando indemne uno de los laterales como anclaje. Una vez completado el corte mucoso, se realizará la disección submucosa, lo más cercana al músculo que se pueda, sin lesionarlo, en sentido oral-anal (**Fig. 8-12**).

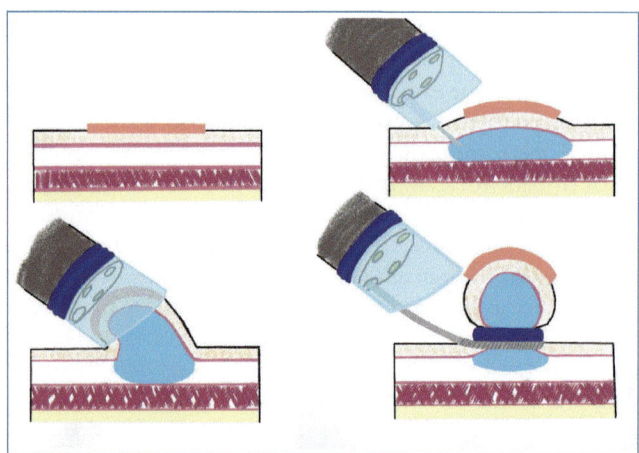

Figura 8-11. Dibujo esquemático de la técnica de mucosectomía con bandas o resección endoscópica mucosa asistida por banda. Actualmente se realiza sin necesidad de inyección submucosa en la mayoría de loscasos.

Existen muchas preferencias diferentes en cuanto al uso de las corrientes de corte y coagulación y los modos de éste, debiendo elegirse los parámetros que más se adapten a las necesidades según el procesador del que se disponga

- Es muy importante en la fase de disección submucosa evitar el uso repetido de la corriente en el mismo punto; se debe mover la punta del bisturí con cada toque de corriente para evitar el daño en la capa muscular. El movimiento del bisturí debe ser siempre paralelo al eje de la pared esofágica, y nunca perpendicular, dado que se aumenta el riesgo de perforación. También es fundamental identificar los vasos perforantes del esófago y coagularlos de forma preventiva con ayuda del propio bisturí o de las pinzas de coagulación (por ejemplo, Coagrasper® o Hemostat Y®).

  Una vez completada la disección, se realiza el corte mucoso del lateral que se ha dejado previamente sin resecar y finalmente se recupera la pieza.

  El corte mucoso final puede ser muy complejo debido a la falta de anclaje de la pieza, que se ha ido resecando, por lo que puede ser útil la ayuda de un método de tracción que expone el área a reseca.

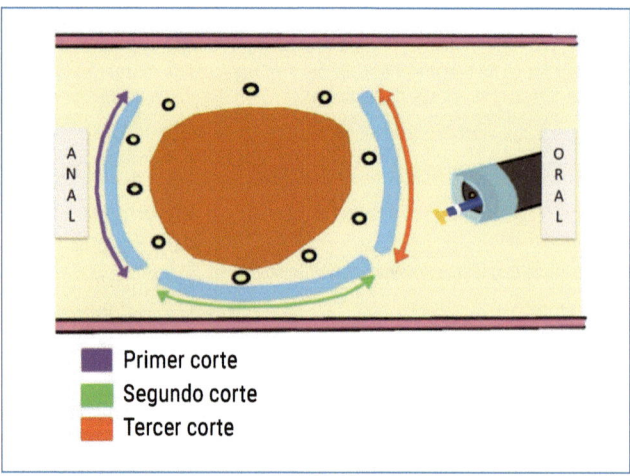

Figura 8-12. Dibujo esquemático de la técnica de disección submucosa endoscópica clásica.

Existen varios métodos de tracción, pero para esta variante técnica concreta el más utilizado es el clip-hilo (*clip with line*), que fue descrito inicialmente por Oyama *et al.* de la siguiente forma: para su adecuado posicionamiento, se debe sacar el endoscopio y pasar un clip a través del canal de trabajo. Una vez fuera, se abre y se ata un cordel, que puede ser un hilo normal, un hilo de sutura o un cordel de dentista, a la parte central del clip o a una de sus palas. Se requieren clips que permitan varios movimientos de apertura y cierre. Se vuelve a cerrar el clip y se introduce dentro del canal de trabajo, quedando el hilo paralelo al endoscopio. Se introduce el endoscopio nuevamente en el esófago y se coloca el clip en el medio del lateral de la lesión que ya se ha disecado. A continuación, se ejerce una ligera tracción con la parte del cordel externa, que permitirá fijar la pieza para poder completar el corte mucoso final y también facilitará su recuperación (**Fig. 8-13**).

- Técnica de tunelización: en esta modalidad, la inyección submucosa se inicia en el margen anal y se realiza seguidamente el corte mucoso transversal en dicho margen. Luego se realiza la inyección submucosa en el margen oral de la lesión, seguida del corte mucoso oral
- El siguiente paso es acceder al espacio submucoso desde el margen oral y comenzar la disección, de forma progresiva en sentido oral-anal creando un túnel, hasta alcanzar el corte anal previamente realizado. Posteriormente, se van ampliando los laterales del túnel a nivel submucoso hasta llegar a las marcas laterales, dejando un poco de espacio submucoso para facilitar el corte mucoso. Finalmente, se realiza el corte mucoso lateral tanto izquierdo como derecho en sentido oral-anal de forma progresiva. De esta manera, se mantendrán siempre dos puntos de fijación de la pieza, lo cual facilita el trabajo (**Fig. 8-14**)(meter una blanca y snagría de párrafo normal).Indistintamente de la técnica utilizada, una vez resecada.

Indistintamente de la técnica utilizada, una vez resecada y recuperada la pieza, se debe revisar la escara en busca de posibles daños a la capa muscular o de vasos cortados visibles para tratarlos adecuadamente, los primeros mediante aproximación con clips para cerrar pequeños defectos o para prevenir su formación, y los segundos mediante coagulación preventiva con pinzas de los vasos visibles para prevenir hemorragias tardías.

Para la prevención de las estenosis esofágicas en escaras que ocupan el 75 % o más de la circunferencia, se puede realizar una inyección de corticoides. El más empleado para esto es el acetato de triamcinolona, pudiéndose inyectar unos 4-10 mg/mL en microinyecciones de unos 0,2 mL cada una en los laterales y el centro de la escara, teniendo cuidado de inyectar solamente en la parte superficial de la muscular. También está estudiado el uso de corticoides orales como la prednisona 30 mg al día durante 8 semanas. Ambas actuaciones parecen prevenir la aparición de estenosis esofágica con baja calidad de evidencia, pero alto grado de recomendación.

TRATAMIENTO ENDOSCÓPICO DEL CÁNCER DE ESÓFAGO LOCALMENTE AVANZADO (NO METASTÁSICO), NO RESECABLE E INOPERABLE, DEL CÁNCER METASTÁSICO Y DE LA RECURRENCIA LOCAL

El tratamiento indicado para el CEE o ADC no metastásico, inoperable o no resecable, es la quimiorradioterapia en pacientes que vayan a poderla tolerar y que tengan una esperanza de vida estimada de más de unas pocas semanas.

Sin embargo, algunos pacientes, muy seleccionados, con enfermedad localmente avanzada (estadio T4, N1-N2) sean o no operables inicialmente, podrían responder a la quimiorradioterapia inicial y convertirse en candidatos a cirugía curativa posteriormente.

Para los pacientes cuya enfermedad recurre después de la quimiorradioterapia inicial definitiva, la esofagectomía de rescate puede ser factible sólo en pacientes cuidadosamente seleccionados, con enfermedad recurrente de pequeño volumen. Los mejores candidatos son aquellos que tienen una enfermedad recurrente en lugar de persistente (es decir, ganglios negativos o tumores T1 a T2). La evidencia patológica definitiva de una recidiva local aislada con la ausencia de enfermedad metastásica debe establecerse mediante tomografía por emisión de positrones (PET)/TC y laparoscopia diagnóstica (para adenocarcinomas distales) antes de tomar la decisión de realizar una esofagectomía de rescate.

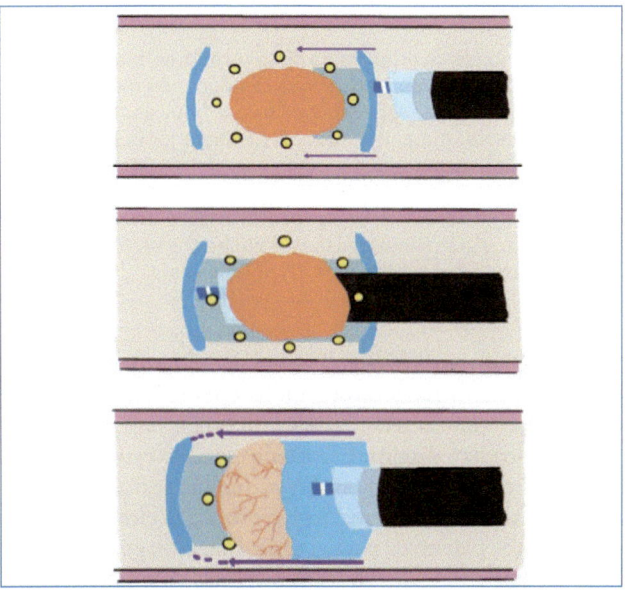

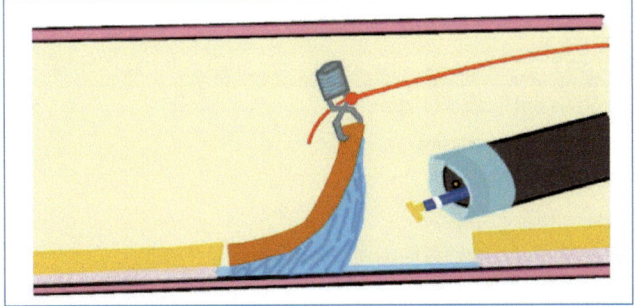

Figura 8-13. Dibujo esquemático de la técnica de tracción mediante clip-hilo para facilitar la técnica de disección endoscópica submucosa..

Figura 8-14. Dibujo esquemático explicando la técnica de disección endoscópica submucosa (DES) mediante tunelización.

Para los pacientes con tumores esofágicos que no pueden tolerar la quimiorradioterapia inicial o que tienen una expectativa de vida estimada corta, el tratamiento está dirigido a la paliación de la deglución, y es preferible la terapia endoscópica o la braquiterapia, en lugar de la quimiorradioterapia concurrente. En particular, las intervenciones endoscópicas son apropiadas para la paliación de la disfagia en las siguientes situaciones:

- Pacientes para quienes se plantea un tratamiento definitivo con quimiorradioterapia, pero que presentan disfagia grave en la presentación que requiere intervención antes de la terapia:
- Fallo en lograr la paliación adecuada de la disfagia con la terapia inicial.
- Disfagia recurrente por recidiva locorregional.
- Disfagia recurrente debida a estenosis benignas en pacientes tratados exitosamente con RT o cirugía (quimioterapia).
- Pacientes no candidatos para quimioterapia (QT) o RT.
- Disfagia asociada a una fístula traqueoesofágica.

La braquiterapia es una alternativa a la terapia endoscópica para la paliación de la disfagia, en particular cuando la extensión de la enfermedad extraluminal es limitada y es posible la paliación a largo plazo. Aunque la colocación de un *stent* tiene la ventaja de la paliación inmediata de la disfagia, el beneficio de la braquiterapia suele ser más duradero.

Los métodos quirúrgicos de paliación (por ejemplo, la esofagectomía paliativa y el *bypass* quirúrgico) proporcionan un beneficio limitado y se asocian con una morbilidad importante en pacientes con enfermedad claramente no resecable. Estos procedimientos rara vez están indicados, y el tratamiento preferido para pacientes inoperables con invasión local del tumor de la vía aérea o aorta, o metástasis abdominales extrarregionales, es la terapia endoscópica, la colocación de un *stent*, la RT o la quimiorradioterapia concurrente.

Los objetivos principales de la terapia en los tumores esofágicos avanzados son la restauración o el mantenimiento de la capacidad de tragar (muy asociado a la caquexia, molestias locales y la neumonía por aspiración), el manejo del dolor y la prevención del sangrado. El papel de la endoscopia, por tanto, es doble: como tratamiento inicial paliativo para un síntoma o como tratamiento de las complicaciones o fracaso de los tratamientos previos, QT/RT o cirugía.

Para lograr estos objetivos, se puede usar una variedad de terapias endoscópicas (**Tabla 8-5**). La prótesis autoexpandible es probablemente la técnica más utilizada.

El grado de paliación con cualquiera de estos métodos suele ser incompleto, lo que subraya que aún se necesita mejorar los tratamientos. Como regla general, la elección de los tratamientos paliativos para el cáncer de esófago inoperable debe basarse en las características del paciente y del tumor, los objetivos de la atención y las preferencias del paciente y del clínico.

Stent o prótesis esofágicas

Las prótesis esofágicas pueden ser útiles para la paliación de los síntomas en pacientes con cáncer de esófago localmente avanzado no resecable o cáncer de esófago avanzado y metastásico, ambos con un estado funcional deficiente que no pueden tolerar la cirugía o la quimiorradioterapia, o para aquellos con enfermedad recurrente local después del tratamiento primario. Además, también están indicados para el tratamiento de estenosis y fístula aéreo esofágica post-QT/RT.

Tipos de prótesis e indicaciones

Existen tres tipos de prótesis esofágicas: metálicas autoexpandibles (PMAE), plásticas y biodegradables.

Las prótesis plásticas autoexpandibles (como la Polyflex®) están compuestas por poliéster y están totalmente recubiertas con silicona. No disponen de válvula antirreflujo. En la patología maligna, sólo están indicadas en algunos casos como puente a la cirugía o RT, porque producen menos reacción hiperplásica del tejido, menos traumatismo local y menor desarrollo de fístulas que las metálicas, y facilitan una eventual anastomosis y su retirada durante el acto quirúrgico. Aunque también podrían usarse prótesis totalmente recubiertas o biodegradables, se prefieren las prótesis plásticas por su menor coste.

Las prótesis biodegradables están hechas de un material de sutura quirúrgica, polidioxanona. Están descubiertas y no tienen válvula antirreflujo. El *stent* se degrada completamente en aproximadamente 3 meses. Se han utilizado en las estenosis malignas para aliviar la disfagia durante la terapia neoadyuvante y como tratamiento para las estenosis refractarias benignas.

Las PMAE son el tratamiento de elección para el control de la disfagia en pacientes con neoplasia localmente avanzada no metastásica y metastásica, así como para el control de algunas complicaciones asociadas al tratamiento primario como las fístulas aéreo esofágicas y las estenosis, tanto benignas (secundarias a QT/RT) como malignas (por recidiva tumoral).

Existen múltiples tipos de *stents* metálicos autoexpandibles disponibles (**Tabla 8-6**). Difieren en términos de diseño, diámetro luminal, fuerza radial, flexibilidad y grado de acortamiento después del despliegue. En cuanto a la composición de las endoprótesis, pueden ser de tres tipos: no recubiertas, parcialmente recubiertas o totalmente recubiertas (**Fig. 8-15**).

Tabla 8-5. Tratamientos endoscópicos paliativos
Prótesis metálicas autoexpandibles
Tunelización con plasma
Terapia fotodinámica
Dilatación endoscópica
Inyección de sustancias (alcohol, etanolamina, etc.)
YAG-láser
Braquiterapia
Cauterización con bisturí monopolar o bipolar

Tabla 8-6. Tipos de prótesis esofágicas metálicas autoexpandibles

Tipo de prótesis	Material	Recubierta (sí/no)	Diámetro (mm)	Longitud (cm)	Observaciones
Z-Stent®	Acero	Sí	18	8-10-12-14	
Z-Stent DUA®	Acero	Sí	18	8-10-12-14	Con sistema antirreflujo
Wallstent esofágico®	Acero	Sí	20	10-15	
Wallstent Flamingo®	Acero	Sí	30-24	12-14	
Ultraflex®	Nitinol	Sí/no	17-23	7-10-12-15	Posibilidad de liberación proximal y distal
Choo and Hanaro stents®	Nitinol	Sí/no	18	8-9-11-12-14-16-17	Sistema lazo para facilitar la extracción en prótesis recubiertas
Dostent esofágica®	Nitinol	Sí	18	9-12-16	Con sistema antirreflujo y lazo para facilitar la extracción

Las endoprótesis parcialmente recubiertas están descubiertas en sus extremos, lo que permite que la endoprótesis se incruste en el tejido y ayuda a prevenir la migración. Los *stents* totalmente cubiertos ofrecen la ventaja de ser potencialmente removibles, pero están asociados con un mayor riesgo de migración. Las endoprótesis descubiertas tienen menos probabilidades de migrar, pero están sujetas al crecimiento interno del tumor y la obstrucción resultante. Además, algunos de estos *stents* tienen una válvula antirreflujo para tratar de prevenir el reflujo esofágico en pacientes con *stents* colocados a través de la unión esofagogástrica. Los *stents* varían en longitud de 6 a 19,5 cm, y en el diámetro del eje de 10 a 23 mm (se utilizan más los de diámetro entre 20 y 23 mm).

En Europa, las PMAE parcial o totalmente recubiertas son las que se usan habitualmente, porque las no recubiertas han presentado altas tasas de complicaciones debido a su enterramiento por el crecimiento tumoral. Las endoprótesis de diámetro más pequeño (traqueobronquial, biliar) pueden tolerarse mejor. Las prótesis son más eficaces en tumores malignos de esófago cervical y medio que en el distal, donde el riesgo de migración de éstas es mayor.

La elección de la prótesis dependerá de las características anatómicas y la localización del tumor, las preferencias del paciente, el lugar, la disponibilidad y la capacitación.

Para los pacientes con mayor esperanza de vida, se recomienda combinar la colocación de *stent* con la braquiterapia. La braquiterapia puede proporcionar una ventaja de supervivencia y posiblemente una mejor calidad de vida en comparación con la colocación de PMAE sola.

Las recomendaciones para los pacientes con fístula esofagorrespiratoria (fístula traqueoesofágica [TE] o bronquioesofágica) y estenosis esofágicas posradioterapia están bien establecidas:

• Fístula TE. Como ya se ha mencionado, no se recomienda la colocación de *stents* esofágicos como tratamiento puente a la cirugía o a la quimiorradioterapia para el control de la disfagia (es preferible colocar una sonda nasogástrica o sonda nasoyeyunal, o incluso una prótesis plástica recubierta de Polyflex®), debido a que se ha visto que el riesgo de fistulización es mayor cuando el tratamiento de QT/RT se realiza posterior a la colocación de las prótesis. Por eso, sólo está indicada la colocación de PMAE tras haber recibido dicho tratamiento. Según algunos expertos, las fístulas TE se producen con más frecuencia en el CEE que en el ADC, debido a que el primero asienta más próximo a las vías respiratorias. Entre un 5 y un 15 % de los cánceres de esófago se complican con una fístula TE o broncoesofágica. Muchos estudios demuestran resolución de fístulas esofagoaéreas con la colocación de PMAE, y se logra la recuperación de síntomas y el cierre de la fístula en un 75-100 % de los casos. En caso de riesgo de compresión de la vía aérea al colocar el *stent* esofágico (se verá más adelante cómo se puede valorar), la doble colocación de *stent* (esofágica y aérea) parece funcionar mejor que las prótesis únicas, tanto para la paliación como para la seguridad. Las alternativas endoscópicas a la colocación de *stent* en las fístulas TE son la gastrostomía y la yeyunostomía. Sin embargo, éstas han demostrado ser inferiores en el control de síntomas como la disnea, disfagia, sequedad de boca, tos o hipersalivación.

• Estenosis. Las estenosis posteriores a la RT pueden ser benignas o malignas, y pueden llevar a disfagia recurrente. La prevalencia de estenosis post-RT malignas y no malignas es similar. En la mayoría de los pacientes con estenosis benignas se dilata con éxito y tiene una tasa de superviven-

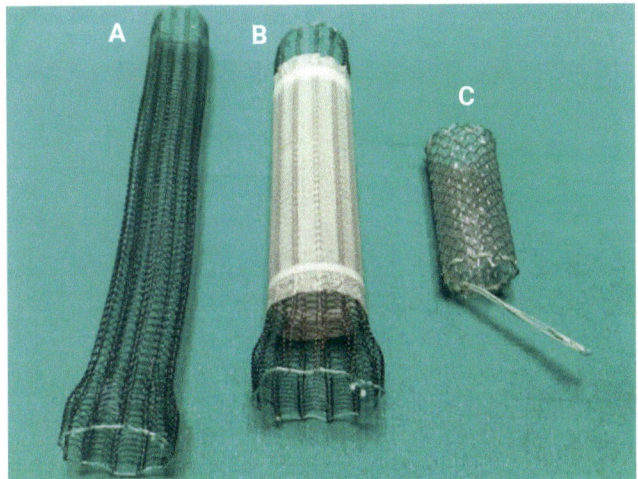

Figura 8-15. • Prótesis metálicas. **A)** No recubierta. **B)** Parcialmente recubierta. **C)** Totalmente recubierta.

cia de 12 meses del 88 %, en comparación con el 19 % de los pacientes con estenosis malignas.

> Las PMAE parcial o totalmente recubiertas son el tratamiento de elección para la paliación de la disfagia en pacientes que hayan recibido tratamiento previo con láser, terapia fotodinámica o *bypass* esofágico, o que presenten fístula. En aquellos sin fístula, el tratamiento de elección es más controvertido, aunque éstas parecen ofrecer una mejoría rápida y más prolongada de la disfagia frente a otros tratamientos endoscópicos, especialmente en combinación con la braquiterapia.

Técnica de colocación

Clásicamente, los *stents* se han colocado bajo control radiológico porque el diámetro de estos no permitía su paso a través del canal de trabajo terapéutico de un endoscopio convencional. Sin embargo, también se han desarrollado endoprótesis que permiten su colocación bajo visión directa a través del endoscopio (*through the scope*), debido a que se pueden introducir por un canal de 3,7 mm de diámetro. Otro método de colocación con control endoscópico es introduciendo el endoscopio en paralelo al sistema de liberación de la prótesis.

Algunas lesiones avanzadas no permiten el paso del endoscopio convencional o de la misma prótesis, por lo que requieren de una dilatación previa para poder colocar endoscópicamente las endoprótesis o de la colocación de una guía bajo control radiológico. De hecho, los fabricantes recomiendan la dilatación inicial de la estenosis a un diámetro luminal mínimo, generalmente de 6 a 10 mm para permitir el paso del *stent*. En algunos casos seleccionados, se puede valorar la colocación directa del *stent* en paralelo al endoscopio ultrafino, que sí permitiría sobrepasar la estenosis y la visión directa.

La longitud de la estenosis se debe medir con precisión utilizando como referencia las distancias proximal y distal desde la arcada dentaria, y se debe elegir un *stent* que sea al menos 4 cm más largo que la neoplasia o la estenosis, debido a que la prótesis se acorta cuando se expande por completo.

Para los pacientes con estenosis esofágicas malignas cerca del esfínter esofágico superior, la posición de la endoprótesis durante el despliegue se ajusta de manera que la extremidad superior de la endoprótesis se encuentre justo dentro del esfínter. La mayoría de las prótesis empiezan a liberarse (abrirse) por su extremo distal; sin embargo, el modelo Ultraflex® de prótesis esofágica incluye la posibilidad de liberación proximal, lo que puede resultar especialmente útil para controlar su posición en lesiones cercanas al esfínter esofágico superior. Su colocación puede ser algo más compleja, pero la tasa de éxito descrita es alta.

Aquellos pacientes con tumores en esófago medio y proximal grandes y voluminosos deben ser evaluados detenidamente por el elevado riesgo de compresión traqueal. Para ello, deben revisarse las imágenes de la TC para determinar si existe, ya antes de la colocación del *stent,* una compresión traqueal. Tales pacientes pueden beneficiarse de la colocación de un *stent* en las vías respiratorias antes de la colocación del *stent* esofágico. Durante la colocación de los *stents*, el endoscopista debe estar preparado para la posibilidad de compre-

sión traqueal y la necesidad de intubación endotraqueal, y la extracción del *stent* emergente si se desarrolla estridor.

La dilatación con balón antes del despliegue de la endoprótesis a nivel de la estenosis puede proporcionar pistas sobre el compromiso de la vía aérea. Una vez que se implementa una PMAE, se expande contra la estenosis y el tejido circundante. Esto ancla el *stent* y ayuda a prevenir su migración. Aun así, la migración distal no es infrecuente, por lo que se han utilizado métodos para fijar el *stent* utilizando sistemas de sutura endoscópicos o clips (**Fig. 8-16**). Para la colocación del *stent* en el esófago muy distal, es importante no dejar una longitud excesiva del *stent* dentro del estómago, ya que el *stent* puede entrar en contacto con la pared gástrica opuesta, lo que provoca obstrucción o ulceración.

Además, si se coloca un *stent* abierto (sin válvula antirreflujo) a través de la unión esofagogástrica, se necesita tomar medidas higiénico-dietéticas estrictas antirreflujo e inhibidores de la bomba de protones a dosis altas para prevenir el reflujo y la aspiración del contenido gástrico.

> Después de la colocación del *stent*, se debe recomendar a los pacientes que eviten los alimentos densos y fibrosos, como el brócoli y los trozos grandes de carne, y que consuman una dieta líquida/mecánica suave para evitar la impactación de los alimentos.

Eficacia

El tratamiento paliativo de elección para la disfagia, las PMAE total o parcialmente recubiertas, alcanza de manera general el alivio de la disfagia en más del 95 % de los casos. Hasta el 50 % de los pacientes pueden necesitar un segundo procedimiento endoscópico por crecimiento tumoral, rotura o migración de la prótesis. En las recidivas tumorales, la tasa de éxito llega al 98 %. En estos casos, se recomienda el uso de prótesis no recubierta y, si fuera preciso, posteriormente la tunelización con algún método de ablación. Esta decisión debe ser valorada en cada caso, ya que se deberá optar entre el riesgo de migración de una prótesis no recubierta y una obstrucción más precoz de la luz en el caso de las descubiertas.

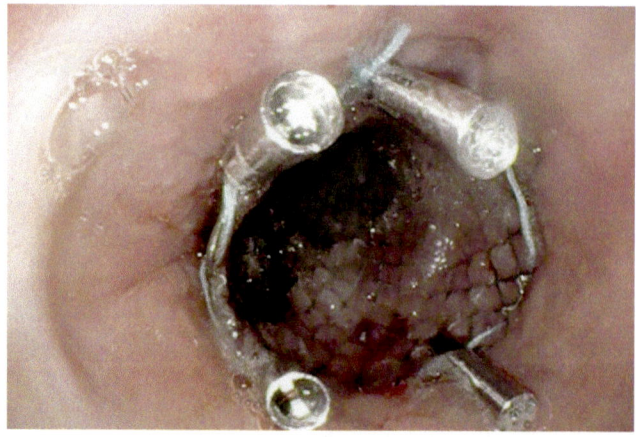

Figura 8-16. Prótesis metálica parcialmente recubierta, fijada en su extremo proximal con cuatro clips hemostáticos.

Cuando se comparan las prótesis con otros métodos de tratamiento disponibles para la paliación de neoplasias esofágicas avanzadas, se observa que todos tienen limitaciones, y los resultados son, a lo sumo, similares a los de las prótesis autoexpandibles. Como excepción, algunos trabajos han demostrado superioridad de la combinación de alguna de estas técnicas con la braquiterapia.

Seguridad

Cada tipo de *stent* puede tener diversos grados de problemas durante el despliegue o en el seguimiento, especialmente la migración, la obstrucción o la ulceración. Los acontecimientos adversos graves, como la mortalidad después de la colocación inicial del *stent* esofágico, son poco frecuentes, pero los acontecimientos adversos a largo plazo ocurren con más frecuencia. Aproximadamente del 0,5 al 2 % de los pacientes mueren como resultado directo de la colocación del *stent* debido a una variedad de acontecimientos adversos, incluidos los relacionados con la sedación, la aspiración, la mala posición del *stent* o la perforación esofágica. Los factores de riesgo para acontecimientos adversos se resumen en la **tabla 8-7**. Estos acontecimientos adversos se pueden clasificar según el momento en que se produjeron como intraprocedimiento, posprocedimiento o diferidos:

- Los acontecimientos adversos intraprocedimiento incluyen aquellos asociados con anestesia, aspiración, mala posición y perforación esofágica.
- Los acontecimientos adversos posprocedimiento incluyen dolor en el pecho, sensación de cuerpo extraño (especialmente para los *stents* colocados en el esófago proximal), sangrado, compresión traqueal y paro respiratorio.
- Los acontecimientos adversos tardíos son de especial preocupación en lospacientes con mayor supervivencia, e incluyen migración del *stent*, fístula traqueoesofágica o broncoesofágica, reflujo gastroesofágico, disfagia recurrente, sangrado, perforación y oclusión del *stent*.

 La eficacia de las prótesis metálicas autoexpandibles como tratamiento de estenosis neoplásicas esofágicas es superior al 90 %. La mitad requerirá retratamiento, con tasas de éxito también por encima del 90 %. Los pacientes portadores de prótesis esofágicas deben recibir recomendaciones dietéticas para evitar la impactación alimentaria.

Dilatación esofágica

La dilatación con balón a través del endoscopio o a través de guía puede resolver la disfagia temporalmente hasta que se realice un tratamiento más definitivo, ya que estas dilataciones duran poco en el tiempo y no van a suponer nunca un tratamiento definitivo. Puede servir también para posibilitar el paso del endoscopio para completar el estudio de extensión por ecoendoscopia. Esta técnica también puede permitir aplicar algún otro tratamiento como la inserción de prótesis o la colocación de una gastrostomía para alimentación.

La mayoría de las estenosis malignas se pueden dilatar de manera segura hasta 16-17 mm en varias sesiones. Suelen requerirse dilataciones cada 3-4 semanas. La dilatación esofágica también se asocia con un pequeño riesgo de perforación, especialmente si se realiza con bujías de mercurio sin guía (tipo Maloney®) durante la radioterapia.

Tratamientos ablativos

Terapia láser

La terapia láser con neodimio-itrio-aluminio-granate (Nd:-YAG) fue tradicionalmente el tratamiento paliativo estándar para la ablación del cáncer de esófago avanzado, pero estudios posteriores sugieren que la terapia fotodinámica ofrece ventajas sobre la terapia con láser, como se verá más adelante. Además, su disponibilidad es escasa y se requiere repetir sesiones cada 1-2 meses.

Inyección de alcohol

La inyección de alcohol absoluto en un tumor es un método químico para extirpar el cáncer esofágico. Las ventajas de esta técnica son que es el método menos costoso, utiliza equipos fácilmente disponibles y el método de inyección de alcohol es similar al utilizado para la esclerosis de varices esofágicas. Las desventajas son que hay relativamente poca experiencia con este método y posibles complicaciones, como dolor en el pecho, mediastinitis, fístulas traqueoesofágicas y perforación, que posiblemente se deba a la difusión incontrolada del esclerosante en los planos tisulares. La duración general de la paliación suele ser corta y, a menudo, se necesitan sesiones endoscópicas adicionales.

Tabla 8-7. Factores de riesgo asociados a eventos adversos en la colocación de PMAE	
Factor de riesgo	**Evento adverso**
Colocación del *stent* previo a la quimoradioterapia	Fístula
Quimiorradioterapia después de la colocación del *stent*	Migración de la prótesis
Stents de mayor longitud	Sangrado/estenosis
Etapa tumoral avanzada	Fístulas/estenosis/sangrado
Tumor que invade la aorta	Hemorragia masiva

PMAE: prótesis esofágica metálica autoexpandible.

Inyección intratumoral de cisplatino/epinefrina en gel

Se trata de la inyección local de un gel que contiene quimioterapia directamente en el tumor. En estudios piloto, se observó una respuesta tumoral objetiva y una mejoría en la disfagia después de múltiples inyecciones en algunos pacientes. La utilidad de este tratamiento podría mejorarse si se utiliza junto con otras opciones terapéuticas. Actualmente, es una estrategia que requiere de más estudios y por eso no se ha dado todavía una indicación de uso.

Terapia fotodinámica

Descripción de la técnica

La terapia fotodinámica (TFD) es una técnica de ablación de tejidos que utiliza un agente fotosensibilizante en combinación con la exposición endoscópica con láser de baja potencia. La TFD consta de dos etapas: la primera consiste en la administración al paciente de un fármaco sensible a la luz (llamado *fotosensibilizador*), que es absorbido selectivamente en mayores concentraciones por el tumor que por el tejido circundante; en la segunda etapa, el fotosensibilizador será activado mediante irradiación del tumor con luz láser de una determinada longitud de onda (**Fig. 8-17**). Existen distintos agentes fotosensibilizantes en Europa: hematoporfirina, sodio porfimer, ácido 5-aminolevulínico (5-ALA) y meta-tetrahidroxi-fenil clorin (mTHPC). El sodio porfimer es un derivado de la hematoporfirina, y es el más ampliamente empleado y estudiado. Las moléculas activadas de sodio porfimer reaccionan con el oxígeno y generan formas citotóxicas de oxígeno, produciéndose múltiples cambios intracelulares que finalmente causan apoptosis, necrosis, isquemia, inflamación y respuestas inmunes. Asimismo, el sodio porfimer activado también puede causar destrucción vascular local. Su administración es por vía intravenosa. Otro agente fotosensibilizador utilizado en Europa fundamentalmente es el 5-ALA. Se trata de un profármaco de administración por vía oral que se acumula en los tejidos epiteliales, donde se transforma en protoporfirina IX, sustancia fotoactiva que sirve como

fotosensibilizador. Otro fotosensibilizador de especial interés para los gastroenterólogos es el mTHPC, que requiere dosis de luz más pequeñas y con el que la fotosensibilidad cutánea dura 2-3 semanas. Es un potente fotosensibilizador cuyo uso se asocia frecuentemente a estenosis y necrosis de tejidos.

Indicaciones

La TFD se puede usar para ablación de la displasia del esófago de Barrett, cáncer esofágico precoz y en la neoplasia avanzada de esófago, pero sus principales indicaciones se detallan a continuación:

- Paliación de la disfagia en la enfermedad avanzada: la TFD se utiliza con menos frecuencia para la paliación de la disfagia maligna debido a la amplia disponibilidad y eficacia de los *stents* metálicos autoexpandibles. En cambio, se puede usar como rescate para tratar el crecimiento excesivo de tejidos en pacientes que ya se han sometido a un *stent* esofágico.
- Pacientes inoperables con enfermedad en etapa temprana: otro uso potencial de la TFD es para pacientes con enfermedad en etapa temprana que presentan un alto riesgo quirúrgico o aquellos que rechazan la cirugía. En la serie más grande de 123 de estos pacientes que fueron recomendados para tratamiento no quirúrgico, la tasa de respuesta completa a los 6 meses fue del 87 % con TFD solo o como un componente de la terapia multimodal, y la tasa de supervivencia específica de la enfermedad a los 5 años fue del 74 %.

Eficacia

Dos ensayos clínicos controlados y aleatorizados aportan evidencia sobre la efectividad de la TFD en comparación con el láser Nd:YAG para el tratamiento del cáncer esofágico avanzado. La efectividad a corto plazo, tanto en lo relativo a la mejora de síntomas como a la respuesta tumoral, fue superior con la TFD. No se encontraron diferencias esta-

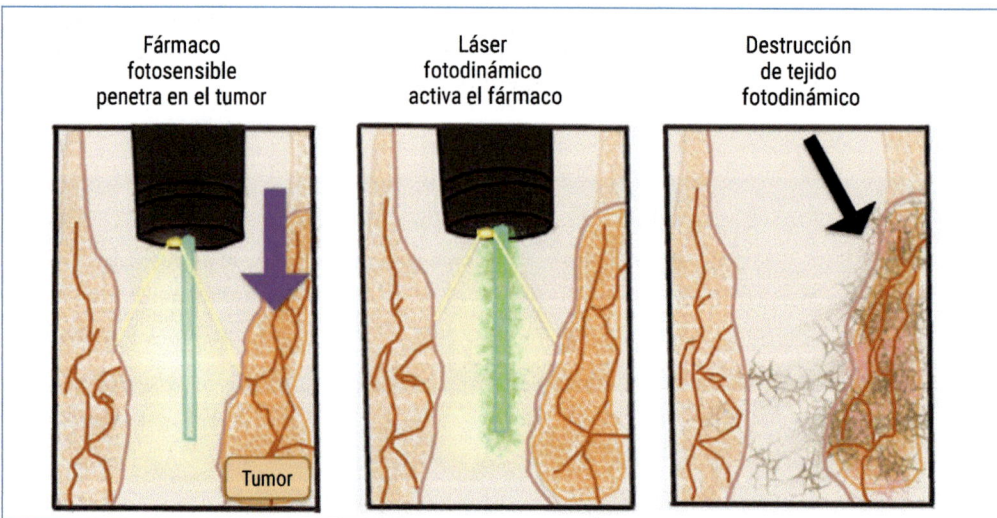

Figura 8-17. Descripción de la técnica de terapia fotodinámica.

dísticamente significativas en la supervivencia media de los pacientes. En cuanto a la seguridad de ambos tratamientos, aunque en general la TFD se asoció a mayor frecuencia de efectos adversos, algunos de estos, como las fístulas, estenosis, obstrucción y perforación esofágica fueron menos frecuentes que en los pacientes tratados con láser Nd:YAG.

 La TFD se utiliza con poca frecuencia para la paliación de la disfagia maligna debido a la amplia disponibilidad de los *stents* metálicos autoexpandibles. Se suele usar para tratar el crecimiento excesivo de tejidos en pacientes que ya se han sometido a un *stent* esofágico.

Seguridad

La TFD se asocia a efectos adversos con elevada frecuencia. En el caso del fotosensibilizador sodio porfímer, los más frecuentes fueron las estenosis esofágicas y la fotosensibilidad cutánea. El mTHPC también provocó reacciones cutáneas por fotosensibilidad (incidencia de hasta el 31 %) y fístulas, mientras que el 5-ALA causó con más frecuencia síntomas menores, como náuseas, vómitos, dolor torácico u odinofagia. En algunas series de casos, se han registrado muertes relacionadas con el tratamiento.

En comparación con otros tratamientos, la evidencia apunta a que la TFD se asocia a efectos adversos con mayor frecuencia que la coagulación con argón plasma, por lo que algunos expertos la prefieren como técnica de ablación del crecimiento tumoral sobre una prótesis previamente implantada.

Coagulación con argón plasma

La coagulación con argón plasma (APC) es una técnica de electrocauterio monopolar, sin contacto y de alta frecuencia que utiliza gas de argón cargado eléctricamente e ionizado para provocar la coagulación del tejido y la destrucción del tumor. Está indicada también para paliar la disfagia maligna. En un estudio de APC pulsada frente a forzada que incluyó a 51 pacientes con cáncer de esófago o esofagogástrico, se observó una respuesta general en el 85 %, y la disfagia mejoró en el 94 % de los pacientes. La complicación más frecuente fue el sangrado. Los datos de resultados para APC en comparación con la colocación de *stent* son limitados. En un

estudio observacional de 228 pacientes con cáncer de esófago inoperable, la APC se asoció con una mediana de supervivencia más larga en comparación con la colocación de un *stent* metálico autoexpandible (257 frente a 102 días), pero esta diferencia probablemente se debió a un sesgo de selección de los pacientes. La APC también se ha estudiado en combinación con braquiterapia y TFD. Un ensayo aleatorizado con 93 pacientes con disfagia maligna asignó a los pacientes el tratamiento con APC más braquiterapia, APC más TFD o APC sólo. Los pacientes tratados con APC sólo tuvieron tiempos medianos más cortos hasta la primera recurrencia de disfagia en comparación con los que también recibieron braquiterapia o TFD (35 frente a 88 y 59 días, respectivamente). No hubo diferencias en la supervivencia global.

Ablación con crioespray

La ablación con crioespray (crioterapia) es un método sin contacto que utiliza el sobreenfriamiento para causar crionecrosis y se utiliza también para paliar el cáncer de esófago. En una serie de 49 pacientes con cáncer esofágico inoperable, la crioterapia endoscópica se asoció con una mejoría en la disfagia. Los principales acontecimientos adversos incluyeron estenosis benigna, que requirió dilatación (un paciente), y perforación relacionada con la dilatación, que se produjo antes de una sesión de crioterapia (un paciente). En otra serie de 79 pacientes con cáncer de esófago, se observó una respuesta intraluminal completa en 31 de 49 pacientes (63 %) que completaron la terapia (30 pacientes aún recibían crioterapia al momento de la recopilación de datos). Se desarrollaron estenosis benignas en 10 pacientes (13 %).

Braquiterapia

La braquiterapia consiste en la colocación de una fuente radiactiva dentro o cerca de un tumor maligno para proporcionar radioterapia local. Esto permite proporcionar las dosis más altas de radiación cerca del tumor y, por lo tanto, ofrece una ventaja teórica sobre la radioterapia de haz externo. Puede proporcionar paliación a largo plazo de la disfagia tanto usándola de manera aislada como en asociación con otros tratamientos paliativos, aunque su papel aún no está bien definido.

 PUNTOS CLAVE

- El carcinoma escamoso de esófago precoz es de difícil diagnóstico endoscópico, por lo que se debe realizar una exploración minuciosa especialmente en grupos de riesgo (historia personal previa de tumores escamosos de cabeza y cuello, consumo de altas cantidades de alcohol, fumador, sexo masculino, edad mayor de 50 años).
- Es fundamental una adecuada descripción y caracterización tanto morfológica como del patrón vascular y de superficie, utilizando la clasificación de París y la clasifica-

ción de IPCL, pues esto va a permitir predecir el grado de infiltración submucosa y el manejo terapéutico.
- La ecoendoscopia es una técnica muy útil para determinar la invasión submucosa profunda o la diseminación adenopática, pero en los tumores superficiales no es necesario su uso sistemático.
- La DES es la técnica de elección para el tratamiento del CEE precoz, mientras que para la displasia de alto grado y el adenocarcinoma precoz sobre Barrett la técnica de

(Continúa)

PUNTOS CLAVE (*Cont.*)

elección es la REM, salvo excepciones, donde se debe valorar la DES.

- Existen dos métodos de DES en el esófago (clásica y tunelización) que, junto con métodos de tracción, permiten resecar lesiones en bloque de forma segura pese a tratarse de un espacio pequeño. Una de las principales complicaciones a medio y largo plazo del tratamiento endoscópico de lesiones neoplásicas precoces de esófago es la estenosis secundaria cuando la lesión resecada ocupa más de 2/3 de la circunferencia. Su incidencia puede disminuir con la administración de corticoides profilácticos o tratar con dilataciones esofágicas una vez establecida, con buenos resultados.

- La elección del método paliativo endoscópico debe basarse en las características anatómicas, las preferencias del paciente y la experiencia disponible.
- El control de la disfagia durante el mayor tiempo posible es el principal síntoma que se debe controlar en los pacientes con cáncer esofágico avanzado.
- Las PMAE son el tratamiento de elección para el control de la disfagia maligna, especialmente en presencia de fístula esófago-aérea. Es importante conocer la longitud de la estenosis y su localización, así como las posibilidades de tratamiento neoadyuvante, antes de decidir el tipo de prótesis a colocar. Tras un primer fracaso de la prótesis, es posible un segundo intento con elevadas tasas de éxito.

BIBLIOGRAFÍA

Arantes V, Forero E, Toyonaga T. Avances en el manejo del carcinoma precoz de esófago. Rev Col Gastroenterol. 2013;28:209-13.

ASGE Standards of Practice Committee, Evans JA, Early Ds, et al. The role of endoscopy in the assessment and treatment of esophageal cancer. Gastrointest Endosc 2013;77:328.

Gimeno AZ, Díaz JA. ¿Cuándo debemos utilizar las tinciones endoscópicas? Cromoendoscopia. GH Continuada. 2009;8:3-289.

González N, Parra A. Disección endoscópica de la submucosa esofágica y gástrica. En: Innovaciones Terapéuticas en Endoscopia Digestiva. Clínicas Iberoamericanas de Gastroenterología y Hepatología. Volumen 6. 1ª ed. Elsevier; 2016. p. 1-15.

Gotink AW, Spaander MCW, Doukas M et al. Exploring diagnostic and therapeutic implications of endoscopic mucosal resection in EUS-staged T2 esophageal adenocarcinoma. Endoscopy. 2017;49:941-8.

Iizuka T, Kikuchi D, Hoteya S et at. Outcomes of endoscopic submucosal dissection for superficial esophageal cancer in an elderly population: a retrospective single center cohort study. Endoscopy International Open. 2019;07:E355-60.

Lordick F, Mariette C, Haustermans K, Obermannová R, Arnold D; ESMO Guidelines Committee. Oesophageal cancer: ESMO Clinical Practice Guidelines for diagnosis, treatment and follow-up. Annals of Oncology. 2016;27:v50-7.

Muto M, Yao K, Sano Y. Part II: Pharynx to esophagus. 6. Atlas of Neoplastic Lesions En: Atlas of Endoscopy with Narrow Band Imaging. 1ª ed. Springer; 2011. p. 79-129. ISBN 978-4-431-543-1.

Oyama T. Counter traction makes endoscopic submucosal dissection easier. Clin Endosc. 2012;45:375-8.

Oyama T, Inoue H, Arima M et al. Prediction of the invasion depth of superficial squamous cell carcinoma based on microvessel morphology: magnifyign endoscopic classification of the Japan Esophageal Society. Esophagus. 2017;14:105-12.

Palazzo L, Roseau G. Esófago. En: Ecoendoscopia digestiva. Masson; 1992. p. 6-29. ISBN: 2225839123

Pimentel-Nunes P, Dinis-Ribeiro M, Ponchon T et al. Endoscopic submucosal dissection: European Society of Gastrointestinal Endoscopy (ESGE) Guideline. Endoscopy. 2015;47:829-54.

Pimentel-Nunes P, Libânio D, Bastiaansen B, Bhandari P, Bisschops R. Endoscopic Submucosal dissection for superficial gastrointestinal lesions:European Society of Gastrointestinal Endoscopy (ESGE) Guideline-Update 2022. Endoscopy. 2022;54(06):591-622.

Sánchez A, Reza N, Callejo D, Blasco JA. Efectividad, seguridad y coste-efectividad de la terapia fotodinámica en el tratamiento del cáncer de esófago y esófago de Barrett. Rev Clin Esp. 2017;217(9):1649-57.

Sharma P, Bergman JJ, Goda K. Development and Validation of a Classification System to Identify High-Grade Dysplasia and Esophageal Adenocarcinoma in Barrett's Esophagus Using Narrow-Band Imaging. Gastroenterology. 2016;150(3):591-8.

Zhang Y, He S, Doy L et al. Esophageal cancer N staging study with endoscopic ultrasonography. Oncolgy Letters. 2019;17:863-70.

Manejo de las fístulas, perforaciones, dehiscencias y cuerpos extraños

9

L. Mongil Poce, L. Vázquez Pedreño e I. Pinto García

OBJETIVOS

- Conocer las distintas opciones terapéuticas endoscópicas en el manejo de las perforaciones, fístulas y dehiscencias esofágicas.
- Repasar el algoritmo diagnóstico y terapéutico ante la ingesta de un cuerpo extraño esofágico.
- Conocer las distintas herramientas endoscópicas disponibles para la extracción de un cuerpo extraño esofágico.

TRATAMIENTO DE LAS FÍSTULAS, PERFORACIONES Y DEHISCENCIAS ESOFÁGICAS

Introducción

Tanto las perforaciones esofágicas, las fístulas y las fugas o dehiscencias anastomóticas son entidades raras pero que ponen en peligro de forma grave la vida del paciente. Tienen una alta morbimortalidad, por lo que un diagnóstico y tratamiento precoces son fundamentales para su manejo.

Aunque en algunos estudios estos términos se utilizan de forma indistinta, conceptualmente son diferentes:

- La perforación es un defecto agudo de la pared esofágica.
- La fuga o dehiscencia es una disrupción de una anastomosis quirúrgica que origina una colección líquida.
- La fístula es una comunicación anormal entre dos superficies epitelizadas.

La fuga suele ser el paso previo a una fístula y, de forma general, cicatriza mejor y de forma más temprana.

La perforación esofágica es una entidad rara, puesto que el número de casos publicados en centros de experiencia es menor de 100 pacientes/100.000 habitantes. Es una emergencia médica que históricamente se ha asociado a una mortalidad mayor del 80%. Los avances en las técnicas de imagen y en los cuidados críticos han contribuido a la mejora en la morbilidad y la supervivencia, con unas tasas de mortalidad actual del 2 al 20%. Un reciente metaanaálisis la cifra en torno al 13,3 %, más alta en perforaciones en la porción abdominal esofágica. Tanto la mortalidad como la morbilidad están directamente relacionadas con el retraso del diagnóstico y tratamiento por encima de las 24 horas desde su aparición.

Hay que tener en cuenta que el 25% de las perforaciones esofágicas se pueden manejar de forma conservadora instaurando dieta absoluta y antibioterapia de amplio espectro, si la perforación está contenida en un estudio tomográfico con gastrografin en ausencia de signos de infección con repercusión sistémica.

La causa más frecuente de perforación esofágica es la yatrogénica, que constituye el 60% de los casos, como consecuencia del aumento de estudios endoscópicos. Dentro de estos, las de mayor riesgo de yatrogenia son las provocadas tras las dilataciones de estenosis esofágicas complejas y de la acalasia. La rotura espontánea esofágica o síndrome de Boerhaave, como consecuencia del incremento de la presión en el esófago, constituye el 15-30% de los casos, y la perforación tras la ingesta de cuerpo extraño esofágico, el 12% de éstas. Otras causas secundarias a traumatismos, lesión operatoria, perforación tumoral, ingesta de cáusticos, etc. son más infrecuentes.

Las fugas o dehiscencias anastomóticas ocurren en el 3-25% de los casos tras esofagectomía y en el 3-11% tras gastrectomía total. La frecuencia de esta complicación varía dependiendo del hospital, del volumen quirúrgico y de la experiencia del cirujano. El diagnóstico precoz y el oportuno y adecuado tratamiento son esenciales en el manejo de estos pacientes. Esta complicación conlleva una gran morbilidad, con prolongación de estancia hospitalaria, admisión en la unidad de cuidados intensivos e incluso aumento de la mortalidad. Hasta hace 10 años, los dos métodos propuestos para su manejo eran la reintervención, con una mortalidad del 60 %, y el manejo conservador, con una mortalidad de hasta el 40 % de los casos. Actualmente, el manejo y el abordaje de esta complicación son controvertidos y no se han establecido unas pautas definitivas. Dependen de la condición clínica del paciente, del tamaño de la dehiscencia y de la vitalidad de los bordes de la anastomosis.

Las fístulas esofagorrespiratorias son una comunicación anormal entre el esófago y la vía aérea y representan una complicación devastadora principalmente de los tumores malignos mediastínicos. Se observa en el 5-15% de los pacientes con neoplasias mediastínicas o esofágicas, pero pueden ser secundarias también a etiologías benignas como cirugía, prótesis, traumatismos e intubación prolongada. Presentan una alta mortalidad y escasa supervivencia por la aspiración recurrente y las consecuentes infecciones pulmonares letales. La calidad de vida en estos pacientes está disminuida de forma significativa por la reducida disponibilidad de una ingesta oral segura. El sellado de la fístula puede reducir la aspiración, mejorar la calidad de vida e incluso mejorar la supervivencia.

 El tratamiento de la perforación, fístula y fuga anastomótica sigue siendo controvertido, ya que las indicaciones para el tratamiento conservador, quirúrgico y endoscópico no están estandarizadas.

Actualmente, existe en la literatura médica una mayor tendencia al manejo conservador endoscópico, implicando para ellas varias herramientas endoscópicas para sellar u obliterar el orificio en el esófago.

A continuación, se tratarán las herramientas endoscópicas.

Tratamiento endoscópico

El abordaje de la perforación esofágica se ha modificado de forma radical en las últimas décadas, pasando de ser una contraindicación para la realización de endoscopia a ser un pilar fundamental del tratamiento, todo ello de la mano de la generalización del uso de CO_2 en lugar de aire ambiente y del desarrollo de material endoscópico específico.

El manejo endoscópico es una alternativa terapéutica segura y eficaz que permite la cicatrización de la lesión y con menor morbimortalidad que la cirugía.

Existen distintos tipos de técnicas endoscópicas. Por un lado, las técnicas de cierre, fundamentalmente los clips convencionales (TTS *throught the scope*) y clips OVESCO (OTSC *over the scope clips*), que se montan sobre el endoscopio. En la actualidad también hay disponibles sistemas de sutura endoscópica; algunos se montan sobre el endoscopio (OTSS) y también se han comercializado sistemas de sutura que permiten su uso a través del canal del endoscopio (TTSS). (vacuum-asisted-clousure). Y por otro, las técnicas de sellado como las endoprótesis metálicas o la utilización del sistema VAC (*vacuum-asisted-clousure*) endoscópico.

No existen estudios clínicos aleatorizados y controlados que evalúen la efectividad de los distintos métodos endoscópicos, dado que la mayoría de los estudios disponibles se basan en estudios de animales y series de casos retrospectivos.

 El tratamiento endoscópico constituye una alternativa segura y eficaz frente a la cirugía.

Clips convencionales

Los clips son unos dispositivos metálicos de pequeño tamaño, entre 8 y 20 mm, que actúan a modo de grapa al ejercer una compresión directa (técnica mecánica) que facilita el cierre y la cicatrización de las lesiones. Se introducen por el canal del endoscopio y se deben aproximar de forma perpendicular a la lesión. Son útiles para perforaciones esofágicas pequeñas, menores de 2 cm, siempre que el tejido de los bordes sea viable, sin signos de infección o perforación contenida.

Un prerrequisito para obtener éxito en el cierre de la perforación es obtener suficiente captura de tejido en los bordes de la perforación. Como factor limitante, por tanto, está el ancho de la apertura de las palas.

En la mayoría de los casos es necesario aplicar un gran número de clips en el cierre, con una media de cinco clips, y se aconseja su colocación a intervalos de 0,5-1 cm.

La tasa de éxito del tratamiento con clips en perforaciones yatrogénicas se sitúa entre el 59 y el 83 %. La guía europea de la ESGE de 2020 recomienda el uso de clips TTS en perforaciones menores de 10 mm, de clips OTS en caso de ser mayores de 10 mm y la colocación de prótesis en caso de perforaciones mayores de 20 mm.

 Las perforaciones yatrogénicas que se reconocen de forma inmediata durante el procedimiento son las que mejores resultados presentan tras un cierre con clips convencionales.

Cuando los orificios se encuentran indurados o fibróticos, su utilidad es limitada por la dificultad de aproximar los bordes y porque la mayoría de las veces terminan en desgarros y agrandamientos de los mismos. Sin embargo, se pueden utilizar los clips en combinación con otras técnicas endoscópicas.

Clips OTSC (over the scope clip)

Los clips tipo OVESCO son unos clips redondeados, con forma de cepo y premontados sobre un capuchón de plástico en el extremo distal del endoscopio. Es necesario extraer el endoscopio para su colocación, mediante una técnica similar a la del dispositivo de bandas para ligaduras de varices esofágicas. Estos dispositivos también conocen como «*trampa de oso*» por su similitud (**Fig. 9-1**).

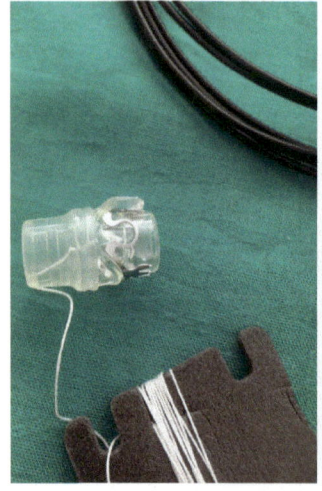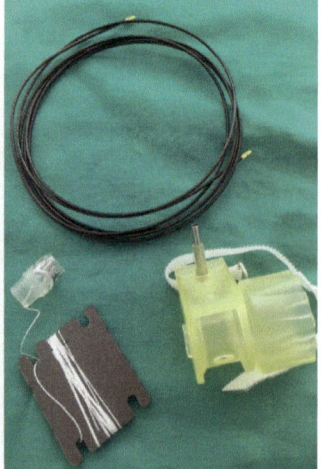

Figura 9-1. Clips OVESCO.

En cuanto a su manejo, una vez localizada la perforación, se aproxima el capuchón y se introducen los bordes de la perforación dentro del capuchón endoscópico. Para ello, se utilizan unas pinzas que tienen una parte central rígida y dos brazos separados que funcionan de forma autónoma. Estos clips permiten un cierre más eficaz que los convencionales al capturar dos o tres de las capas de la pared esofágica. Según los distintos estudios, no provocan adherencias. El tiempo empleado para el cierre de la perforación oscila en los diferentes estudios entre 3 y 7 minutos. Una de las limitaciones de estos clips es que existen zonas donde el endoscopio no puede alinearse frente a la perforación, lo que imposibilita la captura de los bordes y la liberación del clip. Esta limitación es habitual en el esófago.

El clip OVESCO permite el cierre de perforaciones de hasta 2-2,5 cm de diámetro. Existe abundante información sobre el uso de OTSC en la reparación de fugas y perforaciones gastrointestinales; sin embargo, los datos sobre el uso de OTSC para la reparación de fístulas esófagorrespiratorias sigue siendo escasa. Su eficacia terapéutica es baja en casos de fístulas crónicas y asociadas a fibrosis. También está descrito su uso asociado a otras técnicas endoscópicas.

 Se necesitan más estudios clínicos que evalúen la eficacia técnica y clínica a largo plazo del OVESCO en comparación con otras intervenciones endoscópicas.

Sistemas de sutura endoscópica

Con el creciente desarrollo de los procedimientos de resección mucosa y disección submucosa ha surgido una mayor exigencia sobre distintas técnicas que aseguren un adecuado cierre del defecto mucoso.

Hay comercializados múltiples sistemas de sutura endoscópica. En 2008 la Food and Drug Administration aprobó el *overstich* (Apollo Endosurgery), que consiste en un sistema de sutura continua transmural que se monta sobre el endoscopio, desarrollado exclusivamente para su uso con gastroscopios. Ya hay experiencia de su uso para cierre de perforaciones de gran calibre, dehiscencias y fístulas, además de amplia evidencia en endoscopia bariátrica.

La desventaja es que, al ir montado sobre el endoscopio, aumenta su calibre y disminuye su maniobrabilidad, en especial en áreas de pequeño calibre o marcada angulación; además, su curva de aprendizaje es larga.

En 2020 la Food and Drug Administration aprobó *X-Tack* (Apollo Endosurgery), un sistema de cierre mucoso que se puede usar sin necesidad de retirar el endoscopio una vez identificada el área que se va a tratar. Requiere un canal mínimo de 2,8 mm, si bien existe una longitud de 160 cm para gastroscopios y de 235 cm para colonoscopios. El sistema habitual contiene cuatro fijadores espirales con hilo de polipropileno precargado, que están diseñados para alcanzar la muscular propia de la pared sin atravesarla, por lo tanto no sirve para endoscopia bariátrica, y su uso puede estar limitado en defectos transmurales muy amplios o en fístulas crónicas.

Una vez colocadas las cuatro espirales, se tensa el hilo y se fija para dejarlas totalmente aproximadas. Es importante colocar las espirales unos 5-10 mm por fuera de la perforación para disponer de suficiente tejido sano con el que aproximar; también hay que tener cuidado con la tensión que se aplica al hilo, puesto que se puede romper si es excesiva.

Se recomienda un patrón de colocación en Z en defectos lineales y en 8 en defectos circulares o irregulares.

Actualmente está por determinar su papel en el uso en perforaciones, dehiscencias y cierre de fístulas. Se han publicado casos tratados con este sistema con buenos resultados clínicos (**Tabla 9-1**).

Endoprótesis esofágicas autoexpandibles

Inicialmente utilizadas para aliviar la disfagia maligna, hoy en día se emplean en una amplia variedad de patologías esofágicas y constituyen el tratamiento endoscópico de perforaciones, fístulas y fugas. De este dispositivo tenemos una mayor evidencia clínica sobre su efectividad.

La prótesis ejerce dos efectos en el esófago: por un lado, sella la fuga, y por otro, sirve de guía para la curación y rege-

---

Tabla 9-1. Ventajas, desventajas y comparación de coste entre distintos tratamientos endoscópicos

Material endoscópico	Ventajas	Inconvenientes	Costes
Clips TTS	Facilidad de uso	• Limitado por tamaño de palas • Poca fuerza de cierre • Precio elevado si se precisa elevado número	150-250 $
Clips OTS	Mayor diámetro que clips TTS Cierre robusto	• Precisa retirada de endoscopio para montaje • Defectos < 20 mm • Dificultad si estenosis o angulación del área que tratar	438-600 $
Sistema de sutura transmural (*overstich*)	No limitación por tamaño del defecto Cierre transmural	• Precisa retirada de endoscopio para montaje • Curva de aprendizaje larga • Endoscopio de doble canal	1.000 $
Sistema de sutura TTS	Defectos > 30 mm No precisa retirada del endoscopio	• Fuerza de cierre por determinar	695 $

OTS: *clip over the scope*; TTS: *throught the scope*.
Adaptada de: Mahmoud T, Wong Kee Song LM, Stavropoulos SN, Alansari TH, Ramberan H, Fukami N, et al. Initial multicenter experience using a novel endoscopic tack and suture system for challenging GI defect closure and stent fixation (with video). Gastrointest Endosc. 2022;95(2):373-82.

neración de la pared, facilitando el reinicio precoz de la alimentación.

En el cierre de perforaciones, fugas y fístulas esofágicas se utilizan tres tipos de prótesis autoexpandibles cubiertas:

1. Prótesis plásticas cubiertas.
2. Prótesis metálicas totalmente cubiertas.
3. Prótesis metálicas parcialmente cubiertas.

La parte cubierta de la prótesis debe cubrir la fuga y 1-2 cm tanto distal como proximal a ésta. Este recubrimiento de plástico proporciona estanqueidad y evita la adhesión de la prótesis a la pared del esófago, ya que minimiza la proliferación de hiperplasia mucosa e impide su crecimiento a través de la malla de la prótesis. Por ello, la gran ventaja de las prótesis totalmente recubiertas es su facilidad de retirada, pero conllevan un mayor riesgo de migración y de sellado incompleto por filtrado de líquidos entre el extremo y la pared digestiva. Por el contrario, las parcialmente cubiertas se fijan por los extremos libres a la pared mucosa al quedar embebida la malla por el tejido hiperplásico, lo que disminuye el riesgo de migración, pero también dificulta su retirada.

Existen distintos tipos de prótesis esofágicas cubiertas en el mercado cuyas características varían con respecto a lo siguiente:

- Propiedades mecánicas, como el material (metal, plástico o biodegradable).
- Fuerzas radial o axial que actúan sobre la luz esofágica.
- El tipo y diseño de una cubierta que rodea la malla de la prótesis.

Las implicaciones de las diferentes características de las prótesis en el resultado clínico no se conocen de forma completa debido a la falta de evidencia de alta calidad mediante ensayos clínicos aleatorizados, aunque sí existen metaanálisis en los que no existen diferencias significativas en los resultados clínicos entre los distintos tipos de prótesis recubiertas.

Las tasas de éxito de las prótesis metálicas autoexpandibles en las perforaciones se sitúan en el 76-97 % de los casos, en las fístulas en el 60-100 % y en las fugas en el 69-100 % de los casos.

En los casos en que no se logre un cierre primario de la fuga, puede colocarse una segunda prótesis y asociarse otras medidas endoscópicas como los clips o adhesivos. No se recomienda asociar clips OTS con las prótesis por el riesgo de complicaciones vasculares por decúbito del clip.

Los factores asociados al éxito clínico en el tratamiento de la prótesis son el tamaño del defecto, la etiología, la gravedad de la sepsis y el retraso entre diagnóstico e inserción de la prótesis. Es importante considerar que las perforaciones cercanas a la unión gastroesofágica pueden no quedar adecuadamente tratadas por falta de coaptación completa de la prótesis con la pared, debido a que el extremo distal de la prótesis quedaría liberado en el estómago. Con relación al momento preciso de la colocación de la prótesis, algunos autores defienden la colocación dentro de las 24 horas tras el diagnóstico de la fuga, con el fin de limitar la contaminación de la cavidad y promover la cicatrización.

¿Cuándo se deben retirar las prótesis? Tras un período de tiempo suficiente para lograr el cierre de la perforación, pero antes de que se produzca sobrecrecimiento por hiperplasia mucosa, lo que dificulta su extracción y puede ser causa de complicaciones. Estudios en animales sugieren que 4 semanas es tiempo suficiente para el cierre del orificio fistuloso.

 La mayoría de los expertos recomiendan su retirada en unas 6-8 semanas.

La mortalidad relacionada con las prótesis se sitúa en torno al 0-6 %, fundamentalmente secundaria a neumonías por aspiración, hemorragia masiva debida a la erosión de la malla metálica de un vaso importante y perforación. Las complicaciones menores se han descrito hasta en el 30 % de los casos como dolor torácico, tos, disfagia, náuseas y reflujo gastroesofágico, que son pasajeras y suelen responder al tratamiento sintomático. La migración de la prótesis es frecuente en estas situaciones (hasta el 40 %) al no existir una estenosis que fije la prótesis, a diferencia de lo que ocurre en otras situaciones como la paliación de la obstrucción neoplásica. La mayor parte de las migraciones se pueden solucionar mediante la recuperación endoscópica de ésta seguida de su recolocación o bien de su sustitución por otra prótesis. Sin embargo, en hasta un 8 % de los casos se produce una impactación distal que requiere extracción quirúrgica. Se han utilizado sistemas de fijación de las prótesis, como endoclips y sistemas de suturas endoscópicas, que disminuyen las tasas de migración y presentan resultados prometedores, pero sin datos suficientes como para recomendarlos de manera sistemática (sigue vigente según la guía europea de 2021).

 Las prótesis metálicas autoexpandibles son los dispositivos endoscópicos de los que se tienen mayor evidencia científica para el cierre de fístulas, perforaciones o dehiscencias. El objetivo que se persigue con las prótesis es el sellamiento de la fuga y la exclusión del contenido intraluminal para facilitar el reinicio de la alimentación precoz.

Terapia de vacío endoluminal

La terapia de vacío endoluminal (TVE) es una técnica emergente que ha evolucionado en los últimos años para el tratamiento endoscópico de fístulas, dehiscencias y perforaciones del esófago, con alta eficacia y baja tasa de efectos adversos.

Se fundamenta en la técnica de *vacuum-asisted-clousure* (VAC), modalidad de tratamiento cerrado para las heridas cutáneas infectadas, basado en la presión negativa aplicada a la herida a través de una esponja.

El principio en el que se sustenta la TVE es la producción de una presión negativa uniforme en el interior de la cavidad, generalmente de 75-125 mmHg. Esta presión produce un colapso en las paredes de la cavidad infectada, permite la formación de tejido de granulación, la remoción de las secreciones y de los detritus celulares. Asimismo, reduce el edema intersticial y mejora el flujo sanguíneo, permitiendo el drenaje activo del foco séptico y la reducción progresiva del tamaño de la cavidad hasta lograr su cierre por segunda intención.

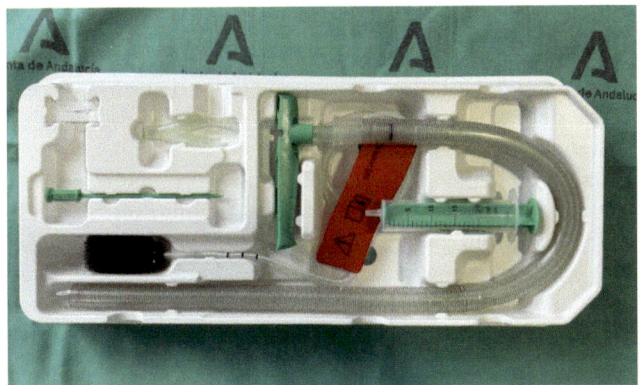

Figura 9-2. Kit completo de ESO-Sponge®.

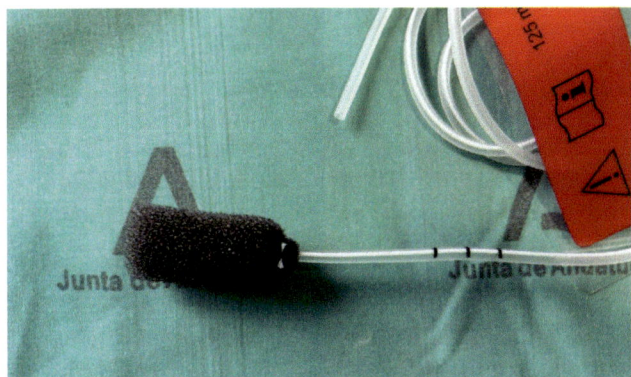

Figura 9-3. Esponja de poliuretano de poro abierto (2,4 × 5,5 cm) y drenaje de Redon (100 cm).

Para generar la presión negativa se debe colocar un material poroso sobre el defecto o la cavidad, generalmente esponjas de poliuretano, que se conecta a través de un tubo de plástico externalizado a una bomba de presión negativa. La colocación de la esponja se puede hacer en la zona intraluminal, en el caso de defectos pequeños, o de forma intracavitaria en el caso de defectos de mayor tamaño, introduciendo la esponja en la cavidad.

Hasta hace una década no existían dispositivos prefabricados para la TVE, por lo que era necesario fabricacarlos por cuenta propia. Esto cambió cuando Braun comercializó la primera esponja de vacío endoluminal ESO-Sponge® con unos kits con material preparado para el procedimiento. Estos kits están compuestos por una esponja de poliuretano de poro abierto, de 5,5 cm de longitud por 2,4 cm de diámetro, insertada en el extremo de un drenaje de Redon de 12 CH y100 cm de longitud. Para facilitar la colocación endoscópica de la esponja, se utiliza un sobretubo de silicona de 56 cm de largo y 13 o 15 mm de diámetro interno, y un empujador de 57 cm de largo (**Figs. 9-2, 9-3** y **9-4**).

No existe consenso sobre cuál es el valor de la presión negativa óptimo para el procedimiento. Distintos estudios han descrito una eficacia del procedimiento aplicando una presión negativa de 75 mmHg en los que se han alcanzando, en algunos casos, presiones de hasta 125 mmHg, sin complicaciones significativas.

Descripción del procedimiento

En primer lugar se confirma y se estudia, mediante gastroscopia y tomografía computarizada con contraste oral, el defecto esofágico candidato a tratamiento, midiendo de forma adecuada el tamaño de la cavidad.

A continuación, se procede al montaje del sobretubo en el endoscopio y se introduce en la cavidad. En el caso de orificios de pequeño calibre, es posible realizar la dilatación con balón hasta 12-15 mm, para facilitar el paso del sobretubo.

Una vez colocado el sobretubo, se retira el endoscopio y, por dentro del sobretubo, con ayuda del empujador que se encuentra incorporado en el sistema, se empuja la esponja hasta introducirla en el lugar escogido.

Se retiran finalmente de forma conjunta el sobretubo y el empujador, dejando colocada la esponja en la cavidad.

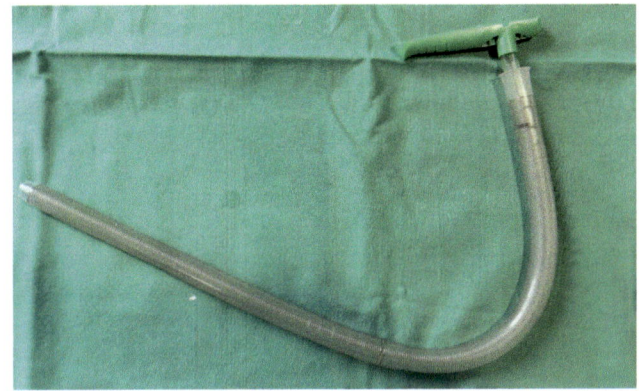

Figura 9-4. Sobretubo (56 cm) y emnpujador (57 cm).

Mediante endoscopia se comprueba la correcta colocación de la esponja y se pasa el drenaje de la esponja (Redon) desde la cavidad oral hasta la nariz, conectando en último lugar el sistema de bomba de vacío para obtener la presión negativa constante (**Fig. 9-5**).

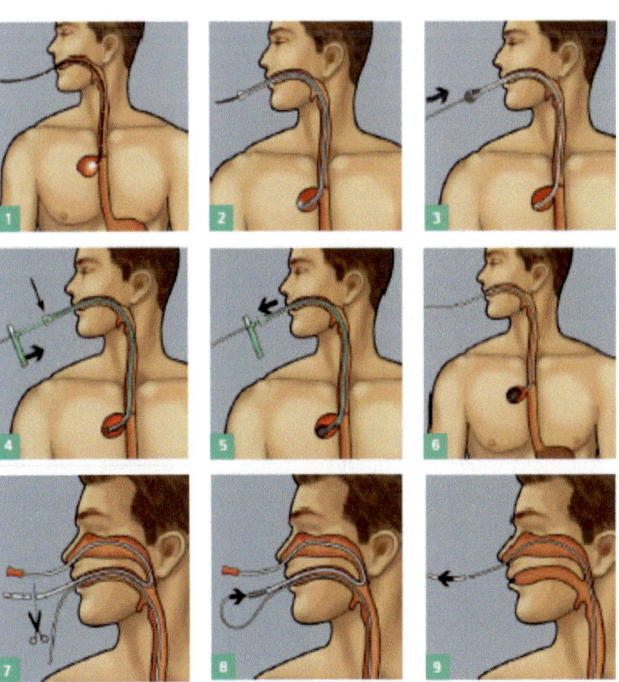

Figura 9-5. Pasos para la colocación de ESO-Sponge®.

El recambio de la esponja se hará cada 5 días (en el caso de colocación endoluminal) o cada 48-72 horas (si la colocación es intracavitaria), para evitar la adhesión del tejido, ya que dificultaría su recambio.

Para el recambio hay que desconectar el drenaje de la bomba de aspiración continua, irrigar la esponja con 10-20 mL de suero fisiológico a través del drenaje de Redon y retirarla de forma cuidadosa mediante tracción suave. En los casos en los que se observa resistencia en la retirada de la esponja, se puede utilizar una pinza endoscópica para despegarla del tejido adherido y facilitar su extracción. A medida que la cavidad está limpia y con tejido de granulación, se va recortando la esponja de forma manual para ajustarla a la cavidad.

El objetivo de la TVE en la mayoría de casos no es el cierre completo del defecto; es frecuente la persistencia de un remanente de escasos centímetros.

La duración promedio del tratamiento con TVE son 23 días (rango: 9-86 días). Entre los factores que se han asociado con mayor eficacia de la TVE está el inicio temprano de la terapia.

Indicaciones

De forma general, la aplicación de TVE está indicada en todo el espectro de defectos transmurales de la pared esofágica y de la unión esofagogástrica. En la mayoría de los estudios publicados se ha aplicado de forma segura y eficaz en dehiscencias de sutura tras cirugía oncológica del tracto gastrointestinal superior (esofaguectomías en tres tiempos McKeown o en dos tiempos Ivor-Lewis) y en perforaciones yatrogénicas o espontáneas.

 La TVE se ha utilizado en algunos estudios de forma profiláctica en pacientes seleccionados sometidos a cirugía oncológica esofágica de alto riesgo para la prevención de dehiscencias de la anastomosis.

Inconvenientes

Entre los inconvenientes que destacan a la hora de elegir este procedimiento como tratamiento de elección en estas patologías es la imposibilidad de alimentación oral del paciente, de tal manera que va a requerir alimentación por nutrición enteral a través de sonda nasal. Esta sonda, unida a la sonda de la propia TVE, conlleva un aumento del malestar del paciente, por lo que la mayoría de los estudios suelen decantarse por nutrición parenteral o incluso por yeyunostomías de alimentación.

 Otro de los inconvenientes es la necesidad de un recambio constante del dispositivo, en ocasiones durante períodos prolongados de tiempo, en pacientes en unidad de cuidados intensivos, lo que conlleva una gran servidumbre endoscópica y una gran sobrecarga para las unidades de endoscopias.

Complicaciones

La TVE ha demostrado un buen perfil de seguridad, con baja tasa de efectos adversos. La tasa global publicada es del 0-14 %. De todos ellos el más frecuente es la estenosis, con una frecuencia media del 7,6 %. No obstante, la mayoría de los casos descritos en revisiones y series de casos se resolvieron de forma definitiva mediante dilatación endoscópica convencional.

La complicación más temida está descrita en el 1 % de los casos en relación con la aparición de hemorragia grave o masiva secundaria al desarrollo de fístula entre la cavidad y grandes vasos, como la aorta. Por ello, algunos autores recomiendan la realización de una tomografía computarizada tras la colocación de la primera esponja para descartar que su extremo está cercano o adyacente a alguna de las estructuras vasculares mediastínicas. Por tanto, se considera una contraindicación llevar a cabo la TVE en pacientes con alteración de la coagulación, trombocitopenia grave y que estén bajo tratamiento con anticoagulantes o antiagregantes.

Como complicaciones menores se han descrito la migración de la esponja o su adherencia a las paredes de la cavidad. No obstante, estas se pueden prevenir mediante el recambio ajustado en el tiempo del dispositivo.

Recientemente se ha comercializado el VACStent®, que consiste en la combinación de prótesis metálica autoexpandibles y terapia de vacío endoluminal. El VACStent® está formado por un *stent* metálico autoexpandible recubierto de una esponja cilíndrica de poliuretano, que se conecta a través de un catéter de succión (diámetro de 10 Fr, longitud 1.000 mm) a una bomba de presión negativa (**Fig. 9-6**).

Las ventajas que presenta el VACStent® con respecto a la TVE es que se mantiene permeable la luz esofágica tras la inserción de la esponja, lo que permite la ingesta oral de forma temprana en estos pacientes. Además, la prótesis sella la esponja y asegura su posición, optimizando la dirección y el efecto de la presión negativa. Otra ventaja es que las prótesis cubiertas aíslan la espuma de poliuretano de la saliva y otras secreciones intestinales, que de otro modo obstruirían sus poros, con la consiguiente pérdida de función. Por último, la presión negativa entre la espuma de poliuretano y la prótesis también reduce el riesgo de migración.

Entre las limitaciones de esta técnica con respecto a las prótesis convencionales, por una parte, se encuentra el costo relativamente alto del procedimiento y la necesidad de realizar el cambio completo del sistema en unos 3-8 días (lo que aumenta el precio) y la necesidad de tener un catéter de succión nasal conectado a la bomba de vacío. Por otro lado, el VACStent® no es adecuado en anastomosis cervicales muy altas.

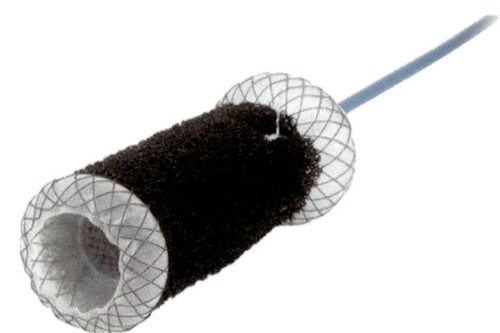

Figura 9-6. VACStent®.

En los últimos años, cada vez se publican más estudios, la mayoría de ellos series de casos o cohortes retrospectivas con series pequeñas, en los que se comparan la eficacia, la duración del tratamiento y los efectos adversos de la TVE y de los *stents* en el cierre de fugas y dehiscencias.

Cabe destacar el metaanálisis llevado a cabo por Jung *et al.*, que incluye 29 estudios con un total de 498 pacientes con todo tipo de defectos transmurales (sobre todo perforaciones y dehiscencias). Como objetivo primario evaluaron el éxito en el cierre, definido como la no evidencia de defecto en visualización endoscópica directa y ausencia de extravasación de contraste en pruebas de imagen, y demostraron unas tasas de éxito significativamente más alta en el grupo de la TVE. Como objetivos secundarios se recogieron las tasas de mortalidad, complicaciones y estenosis tras la TVE. Igualmente se recogieron los datos de los estudios que comparaban TVE con *stent*: éxito en el cierre del defecto, mortalidad, duración del tratamiento, estancia hospitalaria y número de endoscopias relacionadas con el *stent* y cambios de esponja. Determinan una menor mortalidad y duración del tratamiento de la TVE con respecto al *stent*. No se detectaron diferencias estadísticamente significativas en cuanto a la duración de la estancia hospitalaria, con un mayor número de intervenciones endoscópicas en el grupo de TVE.

En la tabla 9-2 se recoge un resumen de los distintos tratamientos endoscópicos.

CUERPOS EXTRAÑOS ESOFÁGICOS

La ingestión de cuerpos extraños esofágicos (CE) constituye una problemática recurrente y desafiante para los endoscopistas.

Se denomina *CE* a cualquier objeto que se ha originado fuera del cuerpo humano. La mayoría de los CE tienen su entrada a través de orificios naturales, siendo el tracto gastrointestinal una de las localizaciones más frecuentes.

La incidencia exacta de ingestión de CE en niños y adultos es desconocida, pero se estima que constituye la segunda causa de urgencias endoscópicas en nuestro medio, y son los niños la población más afectada (80 % del total).

Los CE más frecuentes ingeridos por adultos son: espinas de pescado (9-40 %), huesos (8-40 %) y dentaduras (4-18 %).

La impactación de bolo de comida es el CE gastrointestinal más frecuente, con una incidencia estimada de 16 por 100.000 persona/año.

La mayor parte de las impactaciones de alimentos (>75 %) ocurre en adultos a partir de la 4ª década de vida, y en la mayoría de ellas subyace una alteración en la motilidad esofágica o patología esofágica luminal como estenosis, anillos, membranas, divertículos, anastomosis y cáncer. Es de destacar que en los adultos jóvenes hay una mayor incidencia de esofagitis eosinofílica en el momento de la impactación de alimentos (10 %).

Se estima que el 80 % de los CE no alimenticios o verdaderos CE (principalmente monedas, pilas, juguetes pequeños y canicas) ocurren en población pediátrica entre los 6 meses y los 3 años a consecuencia de la curiosidad natural en estas edades.

En población adulta, la ingestión accidental ocurre con mayor frecuencia en aquellos que tienen prótesis dentales o les faltan piezas dentarias, o bien en aquellos con estado mental disminuido (ancianos, demencia o pacientes intoxicados).

Los CE yatrogénicos son un problema creciente y algunos de los objetos culpables son los dispositivos de cápsula endoscópica, migración de prótesis luminales, botones de gastrostomía, catéteres y material de odontología.

La ingestión de CE verdaderos intencionados suele ocurrir en pacientes psiquiátricos, prisioneros y traficantes de droga. Este grupo de pacientes a menudo ingiere objetos complejos, múltiples y muestra un patrón recurrente.

Topográficamente, el esófago es la localización anatómica donde más complicaciones ocurren. Estas incluyen perforación, mediastinitis, fístula y aspiración.

> ! La tasa de complicación del CE esofágico es directamente proporcional al tiempo que pasa en el esófago.

Las cuatro zonas de estrechamientos fisiológicos del esófago donde suelen ocurrir las impactaciones son el esfínter esofá-

Tabla 9-2. Resumen de los distintos tratamientos endoscópicos

	Indicaciones	Ventajas	Inconvenientes
Clips TTS	• Perforaciones agudas de pequeño tamaño (>10 mm)	• Buena disponibilidad • Procedimiento sencillo	• Escasa utilidad en defectos mayores • Solo aplicable en defectos agudos
Clips OTSC	• Perforaciones o fugas de pequeño tamaño (10-20 mm)	• Disponibilidad aceptable	• Dificultad en su colocación • No aplicable en defectos de mayor tamaño
Prótesis	• Defectos de mayor tamaño (>20 mm)	• Alimentación oral precoz • Tratamiento de elección en la mayoría de los casos (mayor evidencia científica)	• Migración de prótesis (> totalmente recubiertas) • Posibilidad de inclusión en mucosas (parcialmente recubiertas) • Cierre ineficaz en algunos casos
TVE	• Defectos de mayor tamaño	• Seguridad del procedimiento • Cierre en la mayoría de los defectos • Disminución de complicaciones (migración, estenosis, etc.)	• Necesidad de nutrición enteral/parenteral (ESO-Sponge® intracavitaria) • Escasa evidencia • Curva de aprendizaje • Servidumbre endoscópica, alto coste
Suturas endoscópicas			• Elevado coste • Curva de aprendizaje elevada

OSCT: *over the scope clips*; TTS: *throught the scope*; TVE: terapia de vacío endoluminal.

gico superior, el nivel del arco aórtico, el cruce del bronquio principal y el esfínter esofágico inferior.

 La ingestión accidental o intencionada de CE es una de las urgencias endoscópicas más prevalentes y supone un reto para el endoscopista.

Diagnóstico

En los adultos comunicativos, una buena historia clínica da información detallada sobre el tiempo y tipo de objeto que se ha ingerido. En la impactación de bolos de comida, es importante preguntar sobre la existencia de fragmentos de hueso o espinas.

Los síntomas pueden ayudar a orientar la presencia o no del CE e incluso sugerir la localización. Aquellos referidos por encima de la horquilla supraesternal suelen estar ubicados en la hipofaringe o en la boca de Killian, y pueden requerir valoración o tratamiento por otorrinolaringología.

Al contrario de los verdaderos CE, la impactación de bolos de comida suele ser sintomática por la obstrucción esofágica parcial o completa, y los pacientes suelen referir dolor torácico retroesternal, disfagia, arcadas y vómitos. En las obstrucciones completas existe sialorrea e imposibilidad para tragar secreciones orales.

Es importante destacar los adultos que ingieren verdaderos CE de forma intencionada, ya que en ocasiones no pueden relatar una historia fiable al tener disminuidas sus capacidades mentales o ingerirlos para obtener una ganancia secundaria.

El examen físico tiene poco que añadir en el diagnóstico, pero es importante para identificar cualquier complicación. En el caso de una impactación proximal al esófago con compromiso de la tráquea, puede existir disnea, estridor y sibilancias, por lo que es necesaria una intervención rápida del otorrinolaringólogo para asegurar una adecuada ventilación. En el caso de perforación esofágica, puede existir enfisema subcutáneo con crepitación a la palpación en el cuello.

En el caso de CE radioopacos, un simple estudio radiográfico puede proporcionar una información crucial, tanto en el número como en el tamaño, la localización y la dirección del CE.

! Es muy importante tener presente que los huesos de carne, las espinas de pescado, cristal, madera y metales delgados pueden no visualizarse en una radiografía simple. Dado que la tasa de falsos negativos con la radiografía es de hasta un 47 % en los casos de sospecha de CE y del 87 % en los casos de impactación de bolos de comida, a todo paciente en el que se sospeche ingestión de CE o impactación de bolo de comida se le debería realizar una endoscopia a pesar de los hallazgos negativos o no concluyentes en la imagen radiográfica.

En el caso de que se sospeche perforación y para la evaluación de objetos radioopacos o de alto riesgo, la tomografía computarizada debería ser la prueba elegida con respecto a la radiografía.

Los estudios de bario no están indicados por su mínimo valor diagnóstico, además de dificultar y demorar una posible endoscopia posterior.

La endoscopia es la modalidad de elección para el diagnóstico y manejo ante la sospecha de ingestión de CE por la visión directa, ya que proporciona información sobre la presencia de patología subyacente, daño mucoso por el CE y puede asistir en la resolución/desalojo del CE o bolo de comida.

En pacientes con síntomas persistentes, incluso si los estudios radiográficos son negativos, está indicada la realización de una endoscopia.

 Una buena historia clínica es fundamental tras la ingesta de CE esofágico, ya que da información muy valiosa sobre el tiempo y tipo de objeto ingerido.

Manejo endoscópico

La endoscopia es el método diagnóstico más exacto ante la sospecha de ingestión de CE e impactación de bolo de comida.

Las tasas de éxito de la endoscopia son mayores del 95 % y se asocian a unas tasas de morbilidad y mortalidad del 0-5 %.

La extracción de un CE conlleva un riesgo superior de complicaciones al de un procedimiento habitual, por lo que la extracción debe ser realizado por personal capacitado y con los medios fiables para poder atrapar y extraer el CE con seguridad.

Los factores predictores de fallo de tratamiento y de complicaciones incluyen la ingestión intencionada, ingestión de objetos múltiples y complejos, y la falta de colaboración del paciente.

Momento de la endoscopia

De forma general, todos los CE esofágicos e impactación de bolos de comida requieren una intervención endoscópica urgente o emergente. Dado que el tiempo en el que el CE permanece en el esófago está directamente relacionado con un incremento de las tasas de complicaciones, debe ser retirado en las primeras 24 horas, de forma preferible entre las 6 y 12 horas tras su presentación.

- Endoscopia emergente (preferiblemente en las primeras 2 horas, pero al menos en las 6 primeras) indicada en pacientes con:
  - Obstrucción esofágica completa manifestada con sialorrea e imposibilidad de tragar las secreciones.
  - Pilas de botón.
  - Objetos puntiagudos y cortantes.
- Endoscopia urgente (en las primeras 24 horas): cualquier CE localizado en el esófago debe ser retirado en las primeras 24 horas tras la ingestión, ya que, como se ha comentado anteriormente, el riesgo de complicaciones se incrementa de forma dramática con el tiempo.

Manejo de la vía aérea

La protección de la vía aérea es muy importante en todos los pacientes que se someten a la extracción de un CE por endoscopia. La succión orofaríngea se requiere para evitar la aspiración pulmonar.

La intubación endotraqueal para proteger la vía aérea puede ser necesaria en impactaciones en esófago superior, cuando los objetos son difíciles de extraer, múltiples, cuando no se conoce el tiempo exacto de la impactación, en pacientes con enfermedad psiquiátrica importante y cuando se requiere esofagoscopia rígida.

El uso de un sobretubo se debe considerar para evitar la caída accidental de un objeto en la vía aérea del paciente.

Endoscopia y equipamiento específico

- Los endoscopios flexibles son los preferidos por la alta tasa de éxito, bajas complicaciones asociadas y confort en el paciente. Tanto la endoscopia flexible como la rígida tienen altas tasas de éxito (>90 %); sin embargo, ésta última se asocia a altas tasas de perforación. En adultos, el gastroscopio estándar flexible (9,8 mm de diámetro externo con 2,8 mm de diámetro de canal simple) es ampliamente aceptado y eficaz. Los objetos pequeños puntiagudos a nivel de la hipofaringe pueden ser extraídos por otorrinolaringólogos con un laringoscopio con la ayuda de pinzas de Kelly o McGill.
- Dispositivos de recuperación. Toda manipulación endoscópica se debe realizar con insuflación de CO_2 bajo máxima distensión esofágica. Los dispositivos utilizados más frecuentes son las pinzas de ratón y pinzas de cocodrilo, asas de polipectomías, trípode (**Fig. 9-7**), cestas de Dormia y redes de recuperación. Los utilizados con mayor frecuencia son las pinzas de ratón y las asas de polipectomía, pero dependen del tipo y de la forma del CE. Antes de realizar la endoscopia, es útil practicar con los distintos accesorios sobre un objeto similar al ingerido, para determinar el dispositivo más apropiado de extracción.
- Sobretubo y capucha protectora de CE. Los sobretubos (**Fig. 9-8**) se utilizan para proteger la vía aérea cuando se extraen objetos difíciles de agarrar de forma segura y para facilitar el paso del endoscopio de forma repetida al extraer

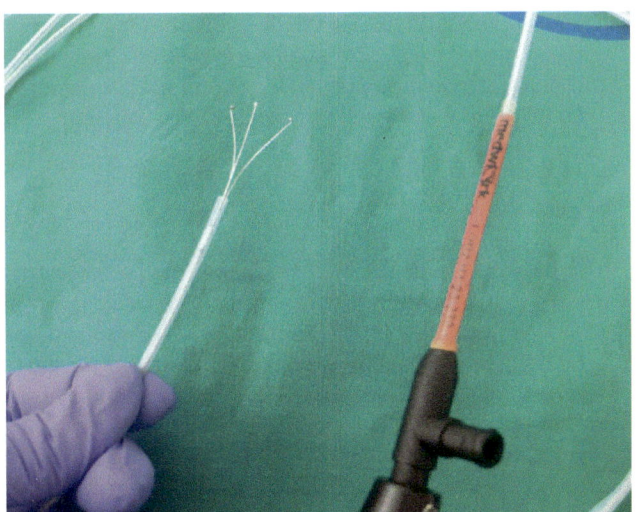

Figura 9-7. Trípode.

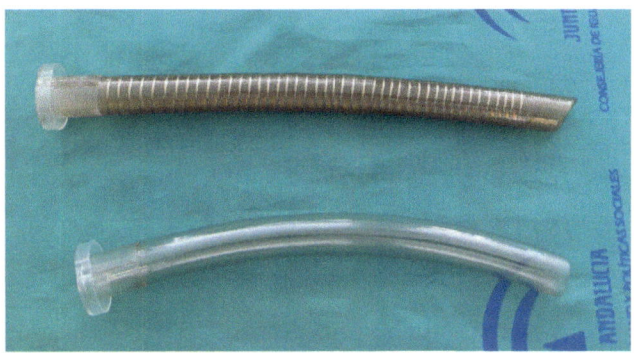

Figura 9-8. Modelos de sobretubos.

un bolo de comida por piezas o múltiples objetos. También se pueden utilizar para proteger la mucosa esofágica cuando se extraen objetos afilados o punzantes. El sobretubo se coloca antes del procedimiento sobre la porción más proximal del endoscopio, es decir, aquella parte que no se va a introducir en el esófago. Una vez localizado el CE, se desliza el sobretubo sobre el endoscopio de forma suave, se atrapa el CE con el instrumental necesario y se inicia el deslizamiento final del sobretubo. Una vez introducido el CE en el sobretubo, se retira el conjunto, procurando no soltar en ningún momento el CE. Cuando no hay disponible un sobretubo, se puede utilizar una campana protectora de CE para proteger la mucosa esofágica durante la extracción de objetos punzantes o afilados que se encuentran distales al esófago. La capucha se coloca o se ata al extremo del endoscopio y se dobla hacia sí misma para obtener visualización mucosa. Una vez que el CE es agarrado, a medida que se pasa a través del esfínter esofágico inferior, la capucha se voltea en el extremo del endoscopio y el CE agarrado va protegido dentro de la capucha. Para los sobretubos largos (60 cm) y para la capucha de látex, el CE punzante debe ser primero empujado al estómago antes de ser retirado.

> Antes de realizar una extracción de CE esofágico, es útil practicar con los distintos accesorios sobre un objeto similar, con el fin de poder determinar el dispositivo más apropiado de extracción.

Escenarios específicos

Impactación de bolo de comida

La impactación de bolo de comida constituye la causa más frecuente de impactación esofágica no intencionada en adultos. En la amplia mayoría de los casos hay una patología esofágica directamente relacionada con la impactación (75-100 %). Las principales causas predisponentes son el anillo de Schatzki, estenosis péptica y esofagitis eosinofílica. Otras causas menos frecuentes son la compresión extrínseca, anastomosis quirúrgica, envoltura de funduplicatura o cáncer esofágico. Los trastornos de la motilidad esofágica son una causa infrecuente. En los países occidentales, la carne es la causa más frecuente de impactación (dos tercios de los casos), mientras que en

Asia son más dominantes el pescado y las espinas de pescado. La mayoría de las impactaciones de comida se resuelven de forma espontánea, sin tratamiento.

 La administración de glucagón, en dosis de 0,5-2 mg (habitualmente 1 mg) intravenoso, puede inducir la relajación del músculo liso esofágico y del esfínter esofágico inferior, permitiendo así el paso del bolo al estómago.

La tasa de éxito del glucagón en la impactación del bolo de comida como terapia primaria es del 12 al 58 %, según los distintos estudios. Dado que el glucagón es relativamente seguro, continúa siendo una opción aceptable, pero no debe retrasar la extracción endoscópica definitiva.

En la desimpactación de un bolo de comida, las complicaciones son raras, pero son más frecuentes si existe un trastorno esofágico predisponente. Además, como se ha mencionado anteriormente, el riesgo de complicaciones se incrementa de forma proporcional a la duración de la impactación.

El momento de realizar la endoscopia viene definido por la gravedad de los síntomas.

Todos los pacientes con impactación sintomática deben ser evaluados y tratados con endoscopia en las primeras 12-24 horas tras su presentación.

La primera opción terapéutica es el método de presión, con un 90 % de éxito y mínimas complicaciones. Antes de empujar el bolo de comida al estómago, debe intentarse eludir el bolo con el endoscopio para intentar evaluar cualquier patología esofágica obstructiva más allá del alimento impactado. Incluso si esto no es posible, en la mayoría de los bolos puede ser seguro empujarlo al estómago con la insuflación de aire y suave presión del endoscopio. La colocación del endoscopio en el lado derecho del bolo puede permitir un paso más fácil y seguro hacia el estómago, ya que la unión gastroesofágica se angula hacia la izquierda del paciente. Si apareciera una resistencia significativa, no se debe continuar con la presión por la alta incidencia de patología esofágica subyacente. Entonces la comida se debe extraer en bloque o en fragmentos, utilizando distintos dispositivos como pinzas, asas de polipectomías, cestas de Dormia o redes de recuperación. Una vez agarrada, la comida debe apretarse contra el endoscopio y luego se deben retirar de forma simultánea el dispositivo utilizado y la comida.

Si tras la extracción se observa un anillo de Schatzki o estenosis esofágica, es seguro y efectivo dilatarla en el mismo momento. A menudo, tras la desimpactación puede existir abrasión o eritema mucoso como resultado de la permanencia del bolo en el esófago por un período de tiempo, por lo que en estos casos la dilatación puede demorarse en unas 2-4 semanas, en las que el paciente debería estar en tratamiento con inhibidores de la bomba de protones.

 La impactación de bolo de comida constituye la causa más frecuente de impactación esofágica en adultos.

Objetos afilados y puntiagudos

Los CE esofágicos afilados y puntiagudos son los más difíciles de extraer, ya que se asocian a altas tasas de complicaciones, tanto por la acción traumática del CE como por la dificultad asociada a su extracción.

Aquellos ingeridos de forma inadvertida suelen ser huesos, palillos de dientes y puentes dentales. Otros CE más complejos como cuchillas de afeitar, alfileres, agujas, clavos, instrumentos de escritura y alambres de metal son más frecuentes en pacientes psiquiátricos y reclusos.

Los CE afilados deben abordarse de una manera emergente, de tal manera que deben extraerse en las primeras 6 horas tras su ingestión.

La extracción ha de ser muy cuidadosa para evitar yatrogenia. Los CE deben ser atrapados en una posición en la cual el extremo afilado o puntiagudo se sitúe en el extremo distal al endoscopio, disminuyendo así la oportunidad del daño mucoso o de una posible perforación relacionada con el procedimiento. En el caso de que la parte afilada esté mirando al esófago superior (craneal), el CE puede ser empujado suavemente al estómago y, una vez allí, rotado para cogerlo por su extremo romo.

Los instrumentos más utilizados para su extracción son las asas de polipectomías, pinzas de ratón o cocodrilo o cestas de Dormia. Las cestas de recuperación tienden a cortarse durante la extracción de CE afilados y pueden comprometer la visualización endoscópica.

Si el tamaño y la forma del objeto no permiten su retirada rápida, puede ser necesario un sobretubo para proteger la vía aérea o la capucha de látex para proteger la mucosa.

Objetos largos

Los objetos largos, de aproximadamente 5-10 cm como cepillos de dientes, cucharas y tenedores, lápices y bolígrafos pueden quedar impactados en el esófago, siendo en ocasiones complicados de extraer a través del esfínter esofágico superior. El objeto debe ser agarrado por el extremo distal y así permitir su extracción retrógrada a través del esófago y del esfínter esofágico superior, ya que, si se agarran por el centro, se orientaría el objeto en un plano horizontal que impediría su extracción a través del esófago y del esfínter. Las herramientas recomendadas para su extracción son las asas de polipectomías y cestas de Dormia. En estos casos, el sobretubo y la anestesia general con intubación endotraqueal pueden ser de utilidad para ayudar a extraer el objeto a través del esfínter esofágico superior.

Pilas y monedas

En los países occidentales, las monedas son el tipo de CE más frecuentemente ingerido, particularmente en niños (hasta el 80 % de los CE ingeridos). Las monedas en el esófago que no se eliminan de forma precoz pueden originar una necrosis por presión de la pared esofágica con riesgo de perforación y fistulización.

En los adultos, las monedas pequeñas pasan a través del esófago sin necesidad de retirarlas, pero monedas de mayor tamaño (>25 mm) se pueden quedar alojadas, siendo el esófago superior el sitio más frecuente de impactación. Si una moneda está alojada en el esófago y el paciente está asintomático, un período corto de observación de 12-24 horas es aceptable para ver si pasa de forma espontánea al estómago. Pacientes con síntomas como sialorrea, dolor torácico y estridor deben tener una intervención endoscópica emergente para extraer la moneda. La mayoría de las monedas abandonarán el estómago y pasarán a través del tracto gastrointestinal sin provocar obstrucción.

Las cestas de recuperación son los dispositivos preferidos para extraer las monedas, ya que permiten cogerlas de forma fácil y protegen la vía aérea cuando pasan a través de la laringe.

Las pinzas de ratón y el trípode suelen ser suficientes para agarrar las monedas en la mayoría de los casos, pero en estos casos, se puede utilizar un sobretubo para proteger la vía aérea siempre que se pueda introducir la moneda dentro.

En los últimos años ha aumentado de forma significativa la incidencia de ingesta de pilas, en población pediátrica especialmente, por la accesibilidad a ellas en los juguetes y elementos electrónicos domésticos. El 3 % de los casos se complican con quemadura transmural, perforación o fístula, descritas incluso hasta varias semanas tras la extracción endoscópica.

Las pilas pueden provocar lesión de la pared, además de por presión, por quemadura eléctrica y por la fuga de las sustancias que contienen (hidróxido de sodio y potasio). Este contenido añade el riesgo potencial de intoxicación (mercurio, plata, litio, etc.). Las pilas de botón contienen elementos altamente cáusticos y pueden provocar perforación de la pared en pocas horas, dado que son muy lesivas. Por ello, en pacientes que tienen alteradas las capacidades mentales es importante diferenciar las monedas de las pilas de botón en una radiografía simple. Las pilas tienen dos bordes concéntricos, y las monedas, un borde irregular y suave.

 Las pilas deben ser retiradas del esófago de forma urgente, independientemente del tipo.

Las pilas, al igual que las monedas, se extraen habitualmente con cestas de Dormia o con asa de recuperación. En ocasiones, puede resultar más conveniente empujarlas hacia el estómago para facilitar su agarre. Una vez extraída la pila, se debe valorar atentamente la posible presencia de daño tisular.

 PUNTOS CLAVE

- Las perforaciones, fugas y dehiscencias anastomóticas son entidades raras, pero ponen en peligro de forma grave la vida del paciente.
- El tratamiento endoscópico en estas entidades constituye una alternativa segura y eficaz frente a la cirugía con una menor morbimortalidad.
- Tanto los clips convencionales como los clips OTSC ofrecen mejores resultados tras las perforaciones yatrogénicas, detectadas en el mismo procedimiento.
- Los dispositivos de los que se tiene mayor evidencia clínica en estas situaciones son las prótesis metálicas autoexpandibles recubiertas o parcialmente recubiertas.
- La TVE es una técnica emergente en el tratamiento de los defectos transmurales esofágicos y constituye una nueva opción en el abordaje de esta patología.

- La ingestión accidental o intencionada de CE esofágicos es una de las urgencias endoscópicas más prevalentes y constituye un reto para los endoscopistas.
- La tasa de complicación del CE esofágico es directamente proporcional al tiempo que pasa en el esófago.
- La historia clínica es fundamental tras la ingesta de CE esofágico, ya que da información muy valiosa sobre el tiempo y el tipo de objeto ingerido.
- La impactación de bolo de comida constituye la causa más frecuente de impactación esofágica en adultos.
- La endoscopia es el método diagnóstico más exacto ante la sospecha de ingestión de CE o impactación de bolo de comida.

BIBLIOGRAFÍA

ASGE Standards of Practice Committee; Ikenberry SO, Jue TL, Anderson MA, Appalaneni V, Banerjee S, Ben-Menachem T, et al. Management of ingested foreign bodies and food impactions. Gastrointest Endosc. 2011;73(6):1085-91.

Birk M, Bauerfeind P, Deprez PH, Häfner M, Hartmann D, Hassan C, et al. Removal of foreign bodies in the upper gastrointestinal tract un adults: European Society od Gastrointestinal Endoscopy (ESGE) Clinical Guideline. Endoscopy. 2016;48:1-8.

Carrott PW Jr, Low DE. Advances in the management of esophageal perforation. Thorac Surg Clin. 2011;21:541:55.

Dasari BV, Neely D, Kennedy A, Spence G, Rice P, Mackle E, et al. The role of esophageal stents in the management of esophageal anastomotic leaks and benign esophageal perforations. Ann Surg. 2014:259:852-60.

Fung BM, Sweetser S, Wong Kee Song LM, Tabibian JH. Foreign object ingestion and esophageal food impaction: An update and review on endoscopic management. World J Gastrointest Endosc. 2019;11:174.

Jung DH, Yun HR, Lee SJ, Kim NW, Huh CW. Endoscopic Vacuum Therapy in Patients with Transmural Defects of the Upper Gastrointestinal Tract: A Systematic Review with Meta-Analysis. J Clin Med. 2021;10(11):2346.

Khaitan PG, Famiglietti A, Watson TJ. The Etiology, Diagnosis, and Management of Esophageal Perforation. J Gastrointest Surg. 2022;26(12):2606-15.

Kramer RE, Lerner DG, Lin T, Manfredi M, Shah M, Stephen TC, et al.; North American Society for Pediatric Gastroenterology, Hepatology, and Nutrition Endoscopy Committee. Management of ingested foreign bodies in children: a clinical report of the NASPGHAN Endoscopy Committee. J Pediatr Gastroenterol Nutr. 2015;60(4):562-74.

Krishnan A, Shah-Khan SM, Hadi Y, Patel N, Thakkar S, Singh S. Endoscopic management of gastrointestinal wall defects, fistula closure, and stent fixation using through-the-scope tack and suture system. Endoscopy. 2023;55(8):766-72.

Lee JH, Kedia P, Stavropoulos SN, Carr-Locke D. AGA Clinical Practice Update on Endoscopic Management of Perforations in Gastrointestinal Tract: Expert Review. Clin Gastroenterol Hepatol. 2021;19(11):2252-61.e2.

Mahmoud T, Wong Kee Song LM, Stavropoulos SN, Alansari TH, Ramberan H, Fukami N, et al. Initial multicenter experience using a novel endoscopic tack and suture system for challenging GI defect closure and stent fixation (with video). Gastrointest Endosc. 2022;95(2):373-82.

Montminy EM, Jones B, Heller JC, Attwell A. Endoscopic iatrogenic esophageal perforation and management: a retrospective outcome analysis in the modern era. BMC Gastroenterol. 2023;23(1):371.

Mubarak A, Benninga MA, Broekaert I, Dolinsek J, Homan M, Mas E, et al. Diagnosis, Management, and Prevention of Button Battery Ingestion in Childhood: An European Society for Paediatric Gastroenterology Hepatology and Nutrition Position Paper. J Pediatr Gastroenterol Nutr. 2021;73(1):129-36.

Paspatis GA, Arvanitakis M, Dumonceau JM, Barthet M, Saunders B, Turino SY, et al. Diagnosis and management of iatrogenic endoscopic perforations: European Society of Gastrointestinal Endoscopy (ESGE) Position Statement - Update 2020. Endoscopy. 2020;52(9):792-810.

Persson S, Rouvelas I, Kumagai K, Song H, Lindblad M, Lundell L, et al. Treatment of esophageal anastomotic leakage with self-expanding metal stents: analysis of risk factor for treatment failure. Endosc In Open. 2016; 4:E420-6.

Sendino O, Loras C, Mata A, Momblán D, Andujar X, Cruz M et al. Safety and efficacy of endoscopic vacuum therapy for the treatment of perforations and anastomotic leaks of the upper gastrointestinal tract. Gastroenterol Hepatol. 2020;43(8):431-8.

Spaander MCW, van der Bogt RD, Baron TH, Albers D, Blero D, de Ceglie A, et al. Esophageal stenting for benign and malignant disease: European Society of Gastrointestinal Endoscopy (ESGE) Guideline - Update 2021. Endoscopy. 2021;53(7):751-62.

Tratamiento endoscópico de la acalasia

10

M. Murzi-Pulgar y C. Guarner-Argente

 OBJETIVOS

- Conocer y comprender la fisiopatología y las manifestaciones clínicas de la acalasia.
- Describir las técnicas diagnósticas disponibles en la actualidad.
- Explicar las diferentes opciones terapéuticas para el manejo de la patología, conocer sus indicaciones y comparar su efectividad.

ACALASIA

La acalasia es un trastorno motor esofágico caracterizado por la relajación insuficiente del esfínter esofágico inferior (EEI), acompañada de pérdida del peristaltismo normal en el resto del esófago. Estos fenómenos se manifiestan en un cuadro clínico de disfagia, regurgitación, pérdida de peso y dolor torácico. Se trata de un trastorno primario o idiopático del que se conoce su fisiopatología, mas no la etiología.

Por otro lado, varias condiciones pueden imitar la acalasia, tanto clínicamente como en los hallazgos en la manometría. Entre estas se encuentran: tumores de la unión esofagogástrica (UEG), infiltración del plexo mientérico por cáncer de pulmón, mama o páncreas, entre otros, procesos extrínsecos como fundoplicatura estrecha o procesos infecciosos como la enfermedad de Chagas.

Fisiopatología

La acalasia es una patología neurodegenerativa progresiva de etiología no filiada. Se caracteriza por la pérdida de las células ganglionares de los plexos mientéricos del cuerpo del esófago y del EEI. Como consecuencia se produce una alteración de la motilidad normal del cuerpo esofágico, insuficiente relajación del EEI y pérdida de la necesaria coordinación entre estos dos fenómenos. El hallazgo de infiltración inflamatoria linfocitaria en muestras de miotomía y esofaguectomía de pacientes con acalasia confirmada indica la participación de una respuesta autoinmune originada posiblemente por una infección vírica, aunque no existen reportes hasta el momento que demuestren esta relación causal. Entre los mecanismos fisiopatológicos que se han propuesto en la génesis de la acalasia se encuentran la predisposición genética, factores ambientales desencadenantes y fenómenos inflamatorios en los plexos mientéricos esofágicos.

Epidemiología

La acalasia es un trastorno infrecuente, con una incidencia anual de 1/100.000 en la población general y una prevalencia de 10/100.000 habitantes. Usualmente se presenta en edad adulta, con un pico entre los 20 y los 40 años, y luego en la séptima década de la vida. Si bien es rara la presentación antes de los 20 años, existen reportes de acalasia en población pediátrica con edad de inicio en la adolescencia. Afecta a hombres y mujeres por igual.

Manifestaciones clínicas

La disfagia progresiva tanto a sólidos como a líquidos es el principal síntoma que caracteriza la acalasia. La presentación clásica incluye disfagia, regurgitación, vómitos y pérdida de peso. Síntomas menos frecuentes son dolor urente epigástrico y dolor torácico. También se pueden presentar síntomas respiratorios como tos y afonía, o microaspiraciones crónicas. En ocasiones, el diagnóstico puede ser tardío, dada la similitud de síntomas con otras entidades más prevalentes.

 La puntuación de Eckardt (*Eckardt score*) es una medida simple para evaluar la gravedad clínica en la acalasia y considera cuatro síntomas: disfagia, regurgitación, dolor retroesternal y pérdida de peso; cada síntoma se puntúa de 0 a 3.

Los pacientes con una puntuación inferior a 3 tienen mejor pronóstico clínico, y los que tienen más de 3, peor pronóstico clínico (Tabla 10-1). Aunque no se trata de una escala validada, las últimas guías de práctica clínica recomiendan su uso en el diagnóstico y el seguimiento de los pacientes con acalasia.

Tabla 10-1. *Eckardt score*

Puntaje	Síntoma			
	Pérdida de peso (kg)	Disfagia	Dolor retroesternal	Regurgitación
0	No	No	No	No
1	< 5	Ocasional	Ocasional	Ocasional
2	5-10	Diaria	Diario	Diaria
3	> 10	Cada comida	Cada comida	Cada comida

Diagnóstico

Se exponen a continuación los métodos para su diagnóstico.

Endoscopia

La gastroscopia con obtención de biopsias de mucosa esofágica se hará en todo paciente con disfagia, ya que permite descartar patología obstructiva, ya sea mecánica o inflamatoria (tumores, estenosis, esofagitis, anillos esofágicos, membranas, esofagitis eosinofílica).

Los hallazgos endoscópicos en los pacientes con acalasia son variables e inespecíficos. En algunos casos, el estudio endoscópico es normal, sin que esto excluya el diagnóstico. En otros, el esófago está dilatado o es tortuoso (**Fig. 10-1**), muestra retención alimentaria, acumulación de líquido en el esófago y resistencia a la intubación de la UEG.

Esofagograma

El esofagograma fue durante años la primera prueba solicitada en el estudio del paciente con disfagia y en casos avanzados de acalasia puede, efectivamente, constituir una prueba diagnóstica.

En los pacientes con acalasia los hallazgos del esofagograma incluyen dilatación y tortuosidad esofágica, ausencia de peristalsis, estrechamiento progresivo distal en forma de pico de pájaro y retraso en el vaciamiento de la columna de contraste oral (**Fig. 10-2**).

No existe correlación entre las alteraciones del esofagograma y la clínica del paciente, aunque se ha señalado que todos los casos de acalasia presentarán al menos una de las características descritas.

Se trata de una técnica no invasiva complementaria en el estudio de estos pacientes, sobre todo en aquellos casos tributarios de miotomía endoscópica en quienes resulta valiosa la información anatómica del estudio contrastado para la planificación preoperatoria. Tras el tratamiento, proporciona una evaluación objetiva del vaciamiento esofágico y puede, en algunos casos, detectar fugas de contraste de forma precoz.

Manometría

La manometría de alta resolución (MAR) es la prueba de referencia para el diagnóstico de la acalasia, obstrucciones de la UEG y trastornos mayores del peristaltismo. El principio de la MAR es el mismo en el que se basa la manometría convencional, con las ventajas de ser un procedimiento más breve y cómodo para el paciente, con el que se obtienen datos más precisos de la función contráctil del esófago, reduciendo la variabilidad intraobservador e interobservador en el análisis de la información. Adicionalmente, es más sensible que la endoscopia en el diagnóstico tanto de diversos trastornos motores como de la hernia hiatal.

Para llevar a cabo la MAR se utiliza una sonda esofágica que atraviesa el EEI y cuenta con 36 sensores de presión ubicados a intervalos de 1 cm (el intervalo es de 3 a 5 cm en la manometría convencional). Con la información obtenida se genera una representación topográfica que permite caracterizar el peristaltismo del cuerpo esofágico así como la ubicación y presiones del EEI. La incorporación de la función de impedanciometría a la MAR, basada en la distinta resistencia eléctrica entre aire y líquido, permite medir objetivamente el

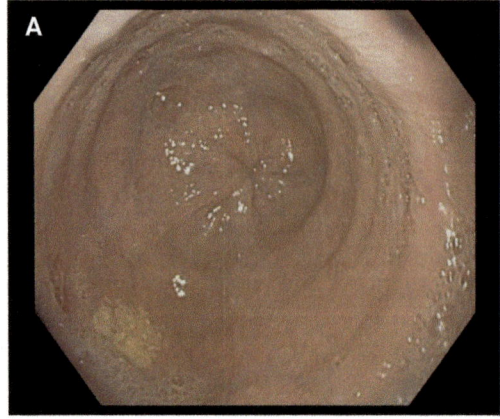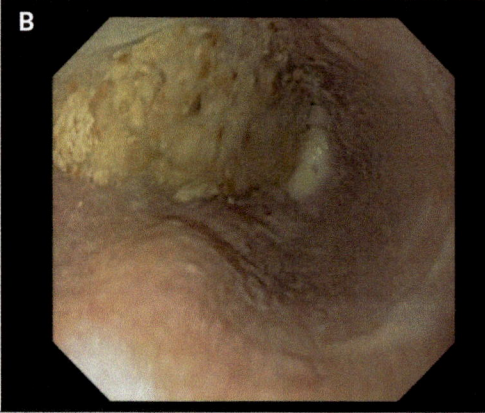

Figura 10-1. Hallazgos endoscópicos de la acalasia. **A)** Esófago dilatado con cardias espástico. **B)** Retención líquida o alimentaria.

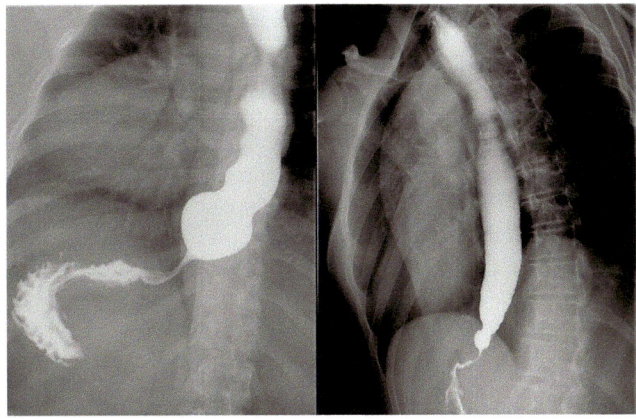

Figura 10-2. Hallazgos en el esofagograma en la acalasia.

movimiento del bolo alimentario a través del esófago y de esta manera evaluar el vaciamiento esofágico.

La innovación más relevante de la MAR es la representación de las presiones esofágicas en un diagrama topográfico. Se asignan colores fríos a las presiones bajas (azul y verde) y cálidos a las altas (rojo y amarillo), para integrar en un único diagrama las tres variables implicadas: tiempo, distancia y presión. El análisis de esta topografía esofágica de alta resolución comienza por evaluar la relajación del EEI, para luego, en una segunda etapa, evaluar los patrones de deglución.

El desarrollo de la MAR ha permitido estandarizar el diagnóstico de los trastornos motores esofágicos por medio de la clasificación de Chicago, un algoritmo de análisis e interpretación de la MAR que divide dichos trastornos en acalasia, alteraciones mayores y alteraciones menores de la motilidad.

Con la MAR se describen tres tipos de acalasia:

- Acalasia de tipo I: relajación incompleta del EEI, aperistalsis y ausencia de presurización esofágica.
- Acalasia de tipo II: relajación incompleta del EEI, aperistalsis y presurización panesofágica en al menos el 20 % de las degluciones.
- Acalasia de tipo III: relajación incompleta del EEI, contracciones prematuras en al menos el 20 % de las degluciones.

Endoflip

El endoflip (sonda de imagen endoluminal funcional) con planimetría es un balón con un transductor de presión y múltiples electrodos de planimetría de impedancia que miden el área de la sección transversal del esófago. Esto permite evaluar las propiedades biomecánicas del esófago, incluyendo la distensibilidad de la UEG, y la peristalsis secundaria inducida por distensión. Esta prueba proporciona información tanto para el diagnóstico como para evaluar el tipo de tratamiento. Puede tener un especial interés cuando los resultados de la MAR no son concluyentes. Sin embargo, su uso es básicamente experimental y, por el momento, está poco extendido. Una de sus principales ventajas es la posibilidad de estudiar los casos en los que el paciente no tolera la colocación de la sonda de manometría esofágica o cuando, por la dilatación esofágica, no se puede acceder a la cavidad gástrica para evaluar la UEG.

En los últimos años se ha estudiado esta técnica para valorar el resultado de la miotomía endoscópica por vía oral (POEM). A pesar de su eficacia en casos aislados, por el momento no se recomienda como técnica para comprobar la correcta miotomía de manera rutinaria.

Ecoendoscopia

La ecoendoscopia (USE) sirve para evaluar con gran precisión las capas musculares circular interna y longitudinal externa del esófago, tanto en cuerpo como en la UEG. Sin embargo, los reportes sobre el uso de esta técnica en acalasia suelen mostrar baja reproducibilidad y notable dificultad para obtener planos ecográficos adecuados en pacientes con gran dilatación y esófago sigmoideo. No se recomienda la ecoendoscopia en el estudio preoperatorio de acalasia, su uso se limita a los casos infrecuentes en los que la gastroscopia indique una lesión intramucosa o extraesofágica.

En cuanto a la evaluación postoperatoria, gracias a la posible visualización de los bordes musculares seccionados mediante esta técnica, se ha planteado que la USE podría ser útil en aquellos pacientes con escasa respuesta a la POEM, con el fin de confirmar la extensión y continuidad de la miotomía; sin embargo, su uso no es habitual.

TRATAMIENTO FARMACOLÓGICO DE LA ACALASIA

La acalasia es una enfermedad crónica e irreversible, para la que en la actualidad no existen tratamientos curativos.

Es muy importante informar al paciente de estas características de la enfermedad para evitar expectativas inadecuadas. Los tratamientos disponibles para la acalasia tienen como objetivo reducir la hipercontractilidad del EEI para favorecer el adecuado vaciamiento del esófago y, de esta manera, aliviar los síntomas de los pacientes y evitar una mayor dilatación del esófago. El tratamiento de la acalasia debe basarse en el diagnóstico precoz para preservar la estructura y función esofágica, así como prevenir complicaciones tardías. Sin embargo, es habitual una demora diagnóstica debida a su baja prevalencia y la inespecificidad de sus síntomas.

La edad, comorbilidades, grado de conformidad del paciente con procedimientos invasivos, así como la disponibilidad de terapias y la experiencia del equipo tratante, condicionarán en gran medida las recomendaciones terapéuticas.

Fármacos orales

El tratamiento médico con fármacos orales actúa a través de la relajación transitoria del músculo liso, que reduce la presión del EEI y facilita el vaciamiento esofágico. Entre los fármacos usados se han descrito: los calcioantagonistas, el más usado de los cuales es el nifedipino (10-30 mg, administrados 30-45 minutos antes de las comidas); el dinitrato de isosorbida (5-10 mg, administrado 15 minutos antes de las comidas) y los inhibidores de la 5'-fosfodiesterasa, como el sildenafilo. La respuesta clínica al uso de estos fármacos es de corta duración y los efectos secundarios, como dolor de cabeza o hipotensión ortostática, suelen limitar su uso. Además, habitualmente no proporcionan un alivio completo de los síntomas y no detienen la progresión de la enfermedad. Por ello, se reservan para pacientes que no son candidatos a terapia quirúrgica o endoscópica, o como tratamiento puente a una terapia más eficaz.

Inyección de toxina botulínica

La toxina botulínica (bótox) es un potente inhibidor presináptico de la liberación de acetilcolina de las terminaciones nerviosas. Su inyección por vía endoscópica directamente en el EEI ha demostrado ser útil en la acalasia, ya que genera parálisis temporal del músculo con posterior reducción de la presión basal del EEI. Esta reducción puede ser suficiente para permitir el vaciado esofágico, sobre todo cuando la presión del contenido esofágico aumenta hasta superar el tono del esfínter parcialmente paralizado. Sin embargo, su efecto es limitado y suele revertirse por regeneración axonal.

La dosis y la técnica varían en la publicaciones médicas. Las dosis oscilan entre 50 y 200 unidades, aunque la dosis mayor de 100 unidades no ha demostrado ser más efectiva. La recomendación es diluir 100 unidades de bótox en 5 mL de suero fisiológico e inyectar 1 mL en cada punto de los cuatro cuadrantes por encima de la unión escamocolumnar con una aguja de esclerosis. Otra técnica es hacer cuatro inyecciones en el esófago distal y una en el cardias en retroflexión.

La tasa de respuesta a 1 mes es alta (>75 %); sin embargo, la tasa de éxito a 1 año varía del 35 al 41 %. Es decir, la mayoría de los pacientes recaen y requieren un nuevo tratamiento en un período de 12 meses. Se ha demostrado que los tratamientos repetidos disminuyen su eficacia y dificultan las técnicas de miotomía. Por estos motivos, la inyección de bótox rara vez se utiliza como terapia de primera línea para la acalasia. Su uso se reserva como terapia puente a la intervención definitiva o como única terapia en pacientes no aptos para técnicas más invasivas, como ancianos o aquellos con comorbilidades graves

TRATAMIENTO QUIRÚRGICO DE LA ACALASIA: MIOTOMÍA

La miotomía es el tratamiento de elección y se puede ejecutar por diferentes técnicas, endoscópicas o quirúrgicas.

Dilatación neumática endoscópica

La dilatación neumática endoscópica (DNE) del EEI se considera un tratamiento no quirúrgico eficaz para la acalasia.

> **!** El objetivo de este tratamiento consiste en producir un desgarro que provoque una miotomía no controlada del EEI que alivie la obstrucción distal esofágica y, por tanto, mejore los síntomas.

El dilatador neumático es un balón de polietileno, cilíndrico, radiolúcido de tamaño graduado, que se hace pasar a través del EEI por medio de una guía controlada por radiología y endoscopia para su posterior insuflación con aire, usando un manómetro para el control de la presión. Existen dilatadores de tres diámetros diferentes (3, 3,5 y 4 cm). En el protocolo más aceptado actualmente se recomienda en la primera sesión de dilatación el uso de un balón de 3 cm con presiones de aire entre 8 y 15 psi que se mantienen entre 15 y 60 segundos. En caso de persistir los síntomas, a la semana se recomienda la dilatación con el balón de 3,5 cm. En caso de persistir los síntomas, a la tercera semana se recomienda nueva dilatación hasta 4 cm. Este protocolo parece aumentar la eficiencia y disminuir los episodios adversos importantes, como la perforación.

Las bujías y los balones dilatadores estándar tienen un diámetro máximo de 2 cm, por lo que no son capaces de causar la suficiente disrupción del músculo para el alivio de los síntomas en estos pacientes.

El procedimiento requiere sedación profunda, se realiza en régimen ambulatorio y el paciente puede ser dado de alta tras un período de observación.

Se ha descrito una tasa de respuesta al tratamiento del 90 % al año de seguimiento y del 82 % a los 5 años de seguimiento. El 25 % de estos pacientes requirieron dilataciones repetidas durante este período.

La respuesta a la terapia puede estar relacionada con parámetros clínicos preoperatorios, como: edad (favorable si > 45 años), sexo (más favorable en mujeres que en hombres), diámetro esofágico (inversamente relacionado con la respuesta) y el subtipo de acalasia (tipo II mejor que I y III).

La complicación más grave asociada con la DNE es la perforación esofágica, con una tasa media del 1,9 % (rango del 0-16 %). El diagnóstico precoz y el manejo temprano de la perforación son fundamentales para una favorable evolución del paciente.

El reflujo gastroesofágico (RGE) ocurre después de la DNE en el 15-35 % de los pacientes, por lo cual, en caso de recurrencia de la disfagia, se debe excluir la presencia de una estenosis esofágica distal relacionada con el RGE. La terapia con inhibidores de la bomba de protones está recomendada tras la DNE en pacientes con síntomas de reflujo o en aquellos con una pH-metría compatible con RGE.

Miotomía endoscópica por vía oral

La miotomía endoscópica por vía oral, más conocida como *POEM* por sus siglas en inglés, es un tratamiento relativamente reciente para la acalasia. Se trata de un procedimiento endoscópico mínimamente invasivo, con un concepto similar al de la miotomía quirúrgica de Heller, pero sin incisiones externas ni los cuidados postoperatorios relacionados con la cirugía.

Su origen se encuentra en el año 2004, cuando Gostout *et al*. describieron el *flap* submucoso como una técnica segura para el acceso transmural en la cirugía endoscópica transluminal a través de orificios naturales (NOTES). En 2007, Pashricha *et al*. aplicaron esta técnica a la miotomía del esfínter esofágico inferior en cuatro animales. Por último, en 2008, Haru Inoue, un cirujano endoscopista de Yokohama que contribuyó al desarrollo de la resección mucosa endoscópica y la disección submucosa endoscópica, presentó cuatro casos clínicos de miotomía submucosa para acalasia en la Digestive Disease Week y le asignó el acrónimo de POEM.

> ❗ La técnica de la POEM se basa en la creación de un túnel submucoso en el esófago distal hasta la zona subcardial, a través del cual se realiza la disección del músculo. Esta técnica, además de ser mínimamente invasiva, tiene como ventajas lograr el objetivo de la disrupción del EEI y ampliar la miotomía a la musculatura del cuerpo esofágico, lo que desde el punto de vista conceptual resulta beneficioso en función de la información que la MAR reporta respecto a la alteración contráctil de cada paciente.

Preparación para la POEM

Se debe incluir en la evaluación preoperatoria las comorbilidades y el riesgo anestésico, dado que la técnica requiere anestesia general con intubación orotraqueal.

Se recomienda dieta líquida desde 24 a 48 horas antes del tratamiento, individualizando según el grado de retención alimentaria de cada paciente. Los pacientes deben permanecer en ayunas por lo menos 8 horas antes del procedimiento.

Se recomienda profilaxis antibiótica (por ejemplo, cefazolina en dosis de 1 g por vía intravenosa) administrada al menos 30 minutos antes de la incisión de la mucosa. El uso de dosis posteriores como profilaxis es más controvertido.

Es obligado el uso de insuflación con CO_2, dado el riesgo de enfisema mediastínico y complicaciones graves como la embolia gaseosa.

Técnica endoscópica

La técnica de la POEM contempla cuatro partes (**Fig. 10-3**):

1. Incisión y acceso al plano submucoso.

2. Creación de un túnel submucoso.
3. Miotomía
4. Cierre de la incisión mucosa.

> El procedimiento se realiza con el paciente en decúbito supino, bajo anestesia general e intubación orotraqueal.

Se utiliza un gastroscopio de alta definición y calibre convencional con canal auxiliar de agua y un capuchón transparente. Antes de empezar el procedimiento, se deben limpiar el esófago y el estómago con irrigación de agua, y aspirar y extraer todo el contenido sólido.

1. A unos 10 cm del EEI se realiza una inyección submucosa de solución salina e índigo carmín o azul de metileno para expandir el espacio submucoso y crear separación entre la mucosa y la muscular propia del esófago. Se hace una incisión de unos 2 cm en sentido longitudinal, que permitirá el acceso del endoscopio al plano submucoso. Se inserta el gastroscopio con capuchón en el espacio submucoso.
2. La creación del túnel submucoso se lleva a cabo por medio de la inyección repetida de la solución elevadora y la disección, utilizando un bisturí endoscópico con electrocauterio, en un plano muy cercano a la muscular propia. Se debe tener especial cuidado para evitar la lesión de la capa mucosa, dado que constituirá la única barrera entre la luz del esófago y el mediastino. Se recomienda evaluar continuamente la orientación y longitud correcta del túnel retirando el endoscopio y empujándolo en la luz esofagogástrica. Es necesario extender el túnel al menos 2-3 cm distal a la UEG en el estómago proximal. En casos de sangrado significativo o presencia de vasos de gran calibre, se recomienda emplear las pinzas de coagulación.
3. La miotomía se inicia unos 2-3 cm por debajo de la incisión mucosa inicial y se dirige en sentido distal seccionando el plano muscular circunferencial. Se puede preservar el plano longitudinal, aunque no todos los autores lo consideran relevante. Se extiende hasta atravesar el segmento más estrecho correspondiente al EEI y unos 2-3 cm en el espacio subcardial. El reconocimiento del EEI en el túnel

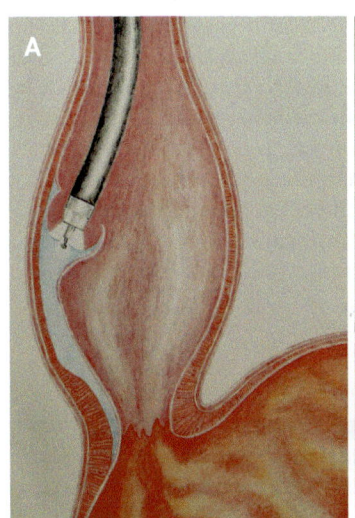
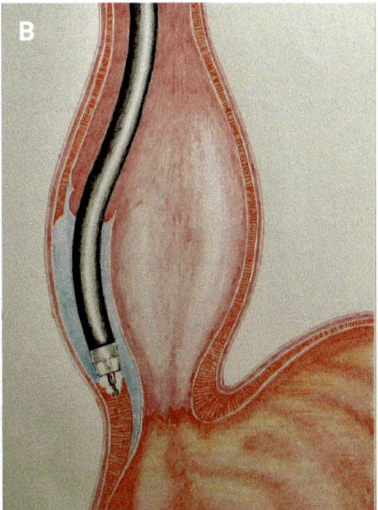
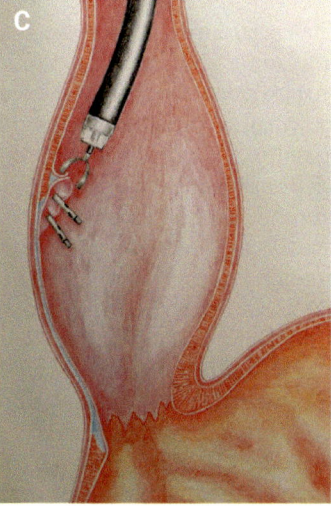

Figura 10-3. Técnica de la POEM. **A)** Incisión, acceso al plano submucoso y tunelización hasta el espacio subcardial. **B)** Miotomía. **C)** Cierre de la incisión mucosa.

puede resultar difícil. Algunos signos, como la profundidad de inserción del endoscopio desde los incisivos, el aumento en la resistencia al paso del endoscopio del EEI con el posterior ensanchamiento del espacio submucoso gástrico y el cambio en la vascularización de la submucosa con presencia de vasos perforantes en el espacio cardial ayudan a confirmar la adecuada extensión de la miotomía.

4. El cierre de la incisión mucosa se realiza generalmente con clips endoscópicos. Finalmente, tras el cierre, se debe verificar la indemnidad de toda la mucosa esofágica.

Variantes técnicas: orientación de la miotomía

El abordaje de la POEM puede hacerse por la cara anterior o por la posterior. La miotomía anterior (entre las 2 y las 3 horas en posición supina) fue descrita por primera vez por Ioune *et al.* Con este abordaje se buscaba imitar la miotomía de Heller, pues de esta manera se preservaba la parte posterior del músculo y, por tanto, las fibras musculares del ángulo de His, que sirven como mecanismo natural antirreflujo. La miotomía posterior (5-6 horas en posición supina) se presentó por primera vez en dos de los pacientes de la serie de Inoue *et al.* de 2010 y en la serie completa de Ren *et al.* Este enfoque permite una mejor alineación del bisturí para realizar la miotomía, ya que la mayoría de los endoscopios tienen el canal de trabajo entre las 5 y las 7 (horas). Sin embargo, es posible que con este abordaje se dañen las fibras musculares del ángulo de His, ubicado en las 8, y arriesgar perder el mecanismo natural antirreflujo.

Actualmente la elección entre un abordaje o el otro depende de la preferencia del operador. En los últimos años, en varios estudios se han intentado comparar ambas técnicas. En un reciente metaanálisis se ha señalado que ambos abordajes son igualmente efectivos para el tratamiento de la acalasia, sin presentar diferencias significativas en el RGE tras el procedimiento. El abordaje posterior se asoció con menos efectos adversos y con un menor tiempo en el cierre de la incisión mucosa.

Variantes técnicas: miotomía completa o selectiva circunferencial

Una de las principales diferencias entre endoscopistas durante la POEM es la profundidad de la disección del músculo. En la primera serie reportada por Inoue *et al.* se describe la disección solo de la capa circunferencial de la musculatura, preservando la capa longitudinal, con resultados óptimos. Sin embargo, algunos autores plantean que la miotomía completa (capa circular y longitudinal de la musculatura) podría ser la clave para mejores resultados, aunque la tasa de RGE podría ser más alta con este abordaje.

En un estudio reciente retrospectivo en el que se compara la miotomía completa del EEI con la miotomía selectiva de la capa circular, no se encontraron diferencias estadísticamente significativas en cuanto a eficacia o seguridad de ambas técnicas; sin embargo, en el grupo de disección completa existía una importante disminución en el tiempo de la miotomía.

Variantes técnicas: miotomía corta o larga

La técnica POEM plantea una miotomía esofágica de extensión variable (6-10 cm) y una miotomía gástrica de 2-3 cm. En varios estudios se ha evaluado el papel de la extensión de la miotomía gástrica tanto para el éxito clínico como en el desarrollo de posterior RGE o esofagitis.

Un estudio reciente que evaluaba la distensibilidad de la UEG con endoflip durante la POEM mostró una mayor distensibilidad del EEI cuando la miotomía gástrica se extiende de 1 a 2 cm, pero sin un aumento adicional cuando se extiende a 3 cm.

Por otro lado, en un reciente ensayo clínico japonés se concluyó que una miotomía gástrica mayor a 2,5 cm resulta en mayores tasas de esofagitis moderada sin mejorar la eficacia clínica. Con estos resultados se plantea que la extensión de la miotomía gástrica debe mantenerse en 2-3 cm.

La relevancia de la extensión de la miotomía esofágica no es clara: se recomienda miotomía larga en el caso de acalasia de tipo III, pero en el caso de acalasias tipo I y II se plantea que una miotomía corta podría ser suficiente para mantener la eficacia clínica y, quizás, disminuir las tasas de RGE posprocedimiento. En un metaanálisis reciente en el se compararon cinco estudios, entre ellos dos ensayos clínicos aleatorizados, se concluyó que una miotomía más corta es comparable en términos de eficacia y seguridad con la miotomía estándar; además, requiere menos tiempo de operación y podría reducir la incidencia de RGE postoperatorio.

Variantes técnicas: preservación de las fibras musculares oblicuas del ángulo de His (sling fibers)

Con la intención de disminuir las tasas de RGE tras la POEM, se han planteado diversas modificaciones en la técnica: miotomía anterior o posterior, larga o corta, completa o selectiva; sin embargo, en los estudios ninguna ha demostrado diferencias estadísticamente significativas. En los últimos años se ha planteado una nueva técnica en la que se preservan, intencionalmente, las fibras oblicuas del ángulo de His. En 2017, Tanaka *et al.* reportaron la presencia de dos vasos penetrantes ubicados en el límite entre las fibras oblicuas y circulares en la zona gástrica del cardias. Los autores señalaban que estos vasos podrían ser un buen indicador de la extensión óptima de la miotomía con el fin de preservar intencionadamente las fibras oblicuas. En 2019 publicaron los resultados de su serie, en la que observaron menores tasas de reflujo con la nueva técnica. Harán falta más estudios que confirmen los beneficios en la modificación de la técnica. Sin embargo, la variante de la técnica podría plantear un tratamiento individualizado a cada paciente según sus riesgos.

Postoperatorio

Tras el procedimiento, el paciente debe permanecer ingresado al menos 24 horas, se debe mantener en ayuno, con inhibidores de la bomba de protones intravenosos y analgesia a demanda. En un estudio se señaló la posibilidad de dar el alta el mismo día del procedimiento en pacientes con condiciones favorables. Inicialmente se recomendaba un tránsito esófago-gastroduodenal a las 24 horas del procedimiento con la intención de verificar la ausencia de fuga de contraste al mediastino; sin embargo, según la evidencia actual este estudio no es necesario si no hay incidencias durante el procedimiento o en el postoperatorio. Si existe buena evolución clínica, a las 24 horas se inicia dieta líquida y se progresa a sólidos en unos 5 días.

Resultados

En los estudios publicados, el éxito terapéutico se define como la disminución de la puntuación de Eckardt a < 3 puntos; en la POEM, el éxito terapéutico es del 82 al 100 % de los pacientes. En estudios publicados recientemente se reporta para la POEM una tasa de éxito de >90 % a los 2-3 años, que se mantiene >80 % a los 5 años.

Son pocos los efectos adversos reportados. En un reciente metaanálisis, que incluyó 22 estudios con 1.122 pacientes, se informó de efectos adversos menores como: neumoperitoneo en el 30,6 % de los pacientes, neumotórax en el 11 % y enfisema subcutáneo en el 31,6 %; sin embargo, solo el 8 % de los neumoperitoneos y el 2,7 % de los neumotórax requirieron descompresión en el período perioperatorio. Eventos adversos mayores, como fuga mediastínica o hemorragia postoperatoria, fueron reportados solo en el 0,3 y el 1,1 %, respectivamente, con una única muerte, que representaba el 0,09 %. Recientemente, en un estudio unicéntrico chino que evaluaba 3.135 procedimientos, se reportó una tasa de efectos adversos del 2,17 %, con el 0,28 % de perforaciones o fugas y el 0,19 % de hemorragias posprocedimiento. No hubo ninguna muerte.

La principal controversia sobre la técnica POEM es la incidencia de RGE, al no asociar una técnica antirreflujo. Estudios recientes tanto de Asia como de Occidente recogen tasas de RGE tras la POEM de entre el 9 y el 43 % si se refiere a RGE sintomático, del 13-68 % para la esofagitis por reflujo y del 38-57 % para pacientes con una pH-metría patológica. Este RGE generalmente se controla con dosis bajas de inhibidores de la bomba de protones y son raros los pacientes que desarrollan complicaciones relacionadas con el RGE, como estenosis o esófago de Barrett, complicaciones que suelen relacionarse con el incumplimiento del tratamiento.

Las guías actuales recomiendan informar al paciente del posible riesgo de RGE y de la posibilidad de tratamiento crónico con inhibidor de la bomba de protones tras el procedimiento.

Con el objetivo de mejorar la incidencia de RGE tras la POEM, en los últimos años se han planteado técnicas antirreflujo por vía endoscópica, que se pueden efectuar durante el mismo procedimiento o en una sesión posterior. Entre estas técnicas se ha descrito principalmente la fundoplicatura transoral sin incisiones (TIF, por sus siglas en inglés), que consiste en un dispositivo endoscópico que ayuda a crear un pliegue en la UEG que refuerza el EEI, y la POEF (POEM + fundoplicatura), donde se utiliza el túnel submucoso para acceder de forma segura a la cavidad peritoneal y crear una

fundoplicatura anterior similar al Dor. Hacen falta más estudios para evaluar la eficacia, seguridad e indicación de dichas técnicas en el manejo del RGE tras la técnica de POEM.

Miotomía de Heller

La miotomía de Heller se basa en la disección de las fibras musculares del esófago distal y de la zona subcardial. Inicialmente se describió el abordaje a través de toracotomía. En la actualidad, el abordaje de elección es la laparoscopia, que suele ofrecer mejor campo para la visualización de la capa muscular para la disección de la capa circular de la musculatura cardial, preservando la mucosa. Además, presenta menores tasas de morbilidad y menor tiempo de recuperación.

El desarrollo de síntomas de RGE después de la miotomía es un problema muy frecuente, con tasas superiores al 60 %, por lo que la técnica se asocia a una cirugía antirreflujo. La tasa de éxito promedio es del 89 % (rango: 76-100) a una mediana de seguimiento de 35 meses, que puede disminuir al 77 % a los 5 años.

Esofaguectomía

La esofaguectomía es el último recurso en pacientes seleccionados con fracaso de las terapias previas, pobre calidad de vida y ausencia de contraindicaciones para la cirugía; sin embargo, se asocia con una alta tasa de complicaciones. Son dos las técnicas más habituales para esta intervención: la interposición colónica o la interposición gástrica, considerada actualmente la primera opción.

RECURRENCIA TRAS EL TRATAMIENTO INICIAL

En la actualidad no existe tratamiento curativo para la acalasia. La recurrencia de los síntomas a mediano-largo plazo es frecuente.

La recurrencia de la acalasia se define como el desarrollo de síntomas compatibles con la enfermedad después de una mejoría clínica inicial tras un tratamiento endoscópico o quirúrgico. Ante la recurrencia de los síntomas, se hará un estudio completo (endoscopia, manometría y esofagograma), con el fin de descartar otras posibles causas de la recurrencia de los síntomas, como RGE, estenosis pépticas, alteraciones en la fundoplicatura, hernia de hiato o cicatrices de la miotomía.

Tras la recurrencia en pacientes tratados con inyección de toxina botulínica o dilatación neumática, la evidencia actual sugiere indicar un tratamiento mediante POEM o miotomía de Heller. En 2017, Nabi *et al.* compararon 502 pacientes sometidos a POEM, 260 sin tratamiento previo y 242 con tratamiento previo. Se observó un éxito técnico (98,1 vs. 97,1 %; *p* = 0,56) y éxito clínico (92,4 vs. 92,5 %; *p* = 0,95) similar en ambos grupos; sin embargo, el tiempo de intervención fue significativamente mayor en el grupo con tratamiento previo (74,9 ± 30,6 vs. 67,0 ± 27,1 minutos; *p* = 0,002). Los autores concluyeron que la POEM es una técnica efectiva, tanto como primera línea de tratamiento como en casos con fracaso de terapia previa, por lo que se puede considerar el tratamiento de elección.

La DNE se ha presentado en múltiples estudios como un tratamiento de segunda línea seguro y efectivo tras la miotomía de Heller. La mejor tasa de éxito (del 78 al 95 %) se reportó al implementar un protocolo de dilataciones a demanda, según la clínica del paciente. Una segunda miotomía quirúrgica es una técnica compleja. Sin embargo, en los casos en que la recidiva clínica sea secundaria a un exceso de tensión de la fundoplicatura o a una hernia hiatal, la cirugía es la técnica de elección.

Por último, estudios descriptivos recientes indican que la POEM representa un tratamiento eficaz y con mínimas complicaciones tras la miotomía de Heller. En 2017, Ngamrueng-phong *et al.* reportaron una tasa de éxito clínico del 81 % en 90 pacientes tratados con POEM tras una miotomía de Heller fallida.

La evidencia científica para el manejo de la recurrencia tras la POEM es de baja calidad, por lo que no hay un consenso establecido. Según los estudios, la terapia de segunda línea con una nueva POEM o una miotomía de Heller parece más eficaz que la DNE.

PUNTOS CLAVE

- La acalasia es un trastorno motor esofágico caracterizado por la relajación insuficiente del EEI, acompañada de pérdida del peristaltismo normal en el resto del esófago, se produce como consecuencia de la pérdida de las células ganglionares de los plexos mientéricos del cuerpo del esófago y del EEI.
- La presentación clínica clásica incluye disfagia, regurgitación, vómitos y pérdida de peso.
- La prueba de referencia para el diagnóstico de la acalasia es la manometría de alta resolución; sin embargo, el estudio completo del paciente con sospecha de acalasia debe incluir una gastroscopia y un esofagograma.
- No existe tratamiento curativo para la acalasia. Las terapias disponibles tienen como objetivo aliviar la sintomatología del paciente.

- La miotomía se considera el tratamiento de elección en la acalasia.
- Actualmente existen tres técnicas eficaces para el tratamiento de la acalasia con miotomía: la dilatación neumática endoscópica, la miotomía de Heller y la POEM.
- La recidiva clínica es frecuente, por lo que es aconsejable el seguimiento de estos pacientes.
- El tratamiento endoscópico mediante la técnica POEM tiene muy buenos resultados a corto y medio plazo. Es preciso el seguimiento del paciente para evaluar la incidencia y repercusión de reflujo gastroesofágico que, en caso de aparecer, se suele controlar con dosis bajas de inhibidores de la bomba de protones.

BIBLIOGRAFÍA

Boeckxstaens GE, Annese V, des Varannes SB, Chaussade S, Costantini M, Cuttitta A et al. Pneumatic dilation versus laparoscopic Heller's myotomy for idiopathic achalasia. N Engl J Med. 2011;364(19):1807-16.

Campos GM, Vittinghoff E, Rabl C, Takata M, Gadenstätter M, Lin F et al. Endoscopic and surgical treatments for achalasia: a systematic review and meta-analysis. Ann Surg. 2009;249(1):45-57.

Friedel D, Modayil R, Iqbal S, Grendell JH, Stavropoulos SN. Per-oral endoscopic myotomy for achalasia: An American perspective. World J Gastrointest Endosc. 2013;5(9):420-7.

Ghazaleh S, Beran A, Khader Y, Nehme C, Chuang J, Sharma S et al. Short versus standard peroral endoscopic myotomy for esophageal achalasia: a systematic review and meta-analysis. Ann Gastroenterol. 2021;34(5):634-42.

Grimes KL, Bechara R, Shimamura Y, Ikeda H, Inoue H. Gastric myotomy length affects severity but not rate of postprocedure reflux: 3-year follow-up of a prospective randomized controlled trial of double-scope per-oral endoscopic myotomy (POEM) for esophageal achalasia. Surg Endosc. 2020;34:2963-8.

Inoue H, Minami H, Kobayashi Y, Sato Y, Kaga M, Suzuki M et al. Peroral endoscopic myotomy (POEM) for esophageal achalasia. Endoscopy. 2010;42(4):265-71.

Jones EL, Meara MP, Schwartz JS, Hazey JW, Perry KA. Gastroesophageal reflux symptoms do not correlate with objective pH testing after peroral endoscopic myotomy. Surg Endosc. 2016;30(3):947-52.

Kahrilas PJ, Bredenoord AJ, Fox M, Gyawali CP, Roman S, Smout AJ et al.; International High Resolution Manometry Working Group. The Chicago Classification of esophageal motility disorders, v3.0. Neurogastroenterol Motil. 2015;27(2):160-74.

Li C, Gong A, Zhang J, Duan Z, Ge L, Xia N et al. Clinical outcomes and safety of partial full-thickness myotomy versus circular muscle myotomy in peroral endoscopic myotomy for achalasia patients. Gastroenterol Res Pract. 2017;2017:2676513.

Liu X, Yao L, Cheng J, Xu M, Chen S, Zhong Y. Landscape of adverse svents related to peroral endoscopic myotomy in 3135 patients and a risk-scoring system to predict major adverse events. Clin Gastroenterol Hepatol. 2021;19:1959-66.

Minami H, Inoue H, Isomoto H, Urabe S, Nakao K. Clinical application of endoscopic ultrasonography for esophageal achalasia. Dig Endosc. 2015;27 Suppl 1:11-16.

Moonen A, Annese V, Belmans A, Bredenoord AJ, Bruley des Varannes S, Costantini M, et al. Long-term results of the European achalasia trial: a multicentre randomised controlled trial comparing pneumatic dilation versus laparoscopic Heller myotomy. Gut. 2016;65(5):732-9.

NOSCAR POEM White Paper Committee; Stavropoulos SN, Desilets DJ, Fuchs KH, Gostout CJ, Haber G, Inoue H et al. Per-oral endoscopic myotomy white paper summary. Gastrointest Endosc. 2014;80(1):1-15.

Oude Nijhuis RAB, Zaninotto G, Roman S, Boeckxstaens GE, Fockens P, Langendam MW, et al. European guidelines on achalasia: United European Gastroenterology and European Society of Neurogastroenterology and Motility recommendations. United European Gastroenterol J. 2020;8(1):13-33.

Pandolfino JE, Gawron AJ. Achalasia a systematic review. JAMA. 2015;313(18):1841-52.

Patel K, Abbassi-Ghadi N, Markar S, Kumar S, Jethwa P, Zaninotto G. Peroral endoscopic myotomy for the treatment of esophageal achalasia: systematic review and pooled analysis. Dis Esophagus. 2016;29:807-19.

Ren Z, Zhong Y, Zhou P, Xu M, Cai M, Li L et al. Perioperative management and treatment for complications during and after peroral endoscopic myotomy (POEM) for esophageal achalasia (EA) (data from 119 cases). Surg Endosc. 2012;26(11):3267-72.

Repici A, Fuccio L, Maselli R, Mazza F, Correale L, Mandolesi D et al. GERD after per-oral endoscopic myotomy as compared with Heller's myotomy with fundoplication: a systematic review with meta-analysis. Gastrointest Endosc. 2018;87(4):934-43.e18.

Rodríguez de Santiago E, Mohammed N, Manolakis A, Shimamura Y, Onimaru M, Inoue H. Anterior versus posterior myotomy during POEM for the treatment of achalasia: Systematic review and meta-analysis of randomized clinical trials. J Gastrointestin Liver Dis. 2019;28(1):107-15.

Schlottmann F, Luckett DJ, Fine J, Shaheen NJ, Patti MG. Laparoscopic Heller myotomy versus peroral endoscopic myotomy (POEM) for achalasia: A systematic review and meta-analysis. Ann Surg. 2018;267(3):451-60.

Sharma P, Stavropoulos SN. Is peroral endoscopic myotomy the new gold standard for achalasia therapy? Dig Endosc. 2023;35:173-83.

Smith J, Kahaleh M. An update on current management strategies for achalasia and future perspectives. J Clin Gastroenterol. 2018;52(4):277-86.

Sterling J L, Schey, R, Zubair M. The role of botulinum toxin injections for esophageal motility disorders. Curr Treat Options Gastroenterol. 2018;16(4):528-40.

Swanstrom L, Kurian A, Dunst C, Sharata A, Bhayani N, Rieder E. Long-term outcomes of an endoscopic myotomy for achalasia: The POEM procedure. Ann Surg. 2012;256(4):659-67.

Tanaka S, Toyonaga T, Kawara F, Watanabe D, Hoshi N, Abe H et al. Novel per-oral endoscopic myotomy method preserving oblique muscle using two penetrating vessels as anatomic landmarks reduces postoperative gastroesophageal reflux. J Gastroenterol Hepatol. 2019;34(12):2158-63.

Teitelbaum EN, Sternbach JM, El Khoury R, Soper NJ, Pandolfino JE, Kahrilas PJ et al. The effect of incremental distal gastric myotomy lengths on EGJ distensibility during POEM for achalasia. Surg Endosc. 2016;30(2):745-50.

Vela MF, Richter JE, Khandwala F, Blackstone EH, Wachsberger D, Baker ME et al. The long-term efficacy of pneumatic dilatation and Heller myotomy for the treatment of achalasia. Clin Gastroenterol Hepatol. 2006;4(5):580-7.

Zaninotto G, Bennett C, Boeckxstaens G, Costantini M, Ferguson MK, Pandolfino JE et al. The 2018 ISDE achalasia guidelines. Dis Esophagus. 2018;31(9).

Zheng Z, Zhao C, Su S, Fan X, Zhao W, Wang B et al. Peroral endoscopic myotomy versus pneumatic dilation - result from a retrospective study with 1-year follow-up. Z Gastroenterol. 2019;57(3):304-11.

Tratamiento de las varices esofágicas

11

M. Concepción Martín y C. Villanueva Sánchez

OBJETIVOS

- Saber las indicaciones de la profilaxis primaria de la hemorragia por varices esofágicas y cuál es el tratamiento adecuado.
- Clasificar las varices esofágicas dependiendo de su tamaño.
- Conocer el valor normal del gradiente de presión portal y el valor a partir del cuál existe riesgo de hemorragia por varices.
- Aplicar las medidas adecuadas en el manejo inicial del paciente con hemorragia digestiva: valoración clínica, reposición de la volemia, transfusión.
- Conocer el tratamiento de elección en una hemorragia por varices esofágicas.
- Saber cuándo debe iniciarse el tratamiento médico y qué fármacos pueden utilizarse.
- Identificar el momento adecuado para el tratamiento endoscópico y cuáles son los signos de hemorragia por varices esofágicas.
- Conocer los diferentes tipos de tratamiento endoscópico de las varices esofágicas, cuál es el tratamiento de elección y saber aplicarlo.
- Identificar las principales complicaciones de los pacientes con hemorragia digestiva por varices, cómo tratarlas y cómo prevenirlas.
- Reconocer los factores de riesgo de recidiva hemorrágica y como evitarla
- Reconocer una recidiva hemorrágica y como tratarla
- Colocar una prótesis esofágica y una sonda de Sengstaken.
- Saber cuál es el tratamiento de elección como profilaxis secundaria de una hemorragia por varices esofágicas.

INTRODUCCIÓN

Las varices esofágicas se forman como consecuencia de la hipertensión portal, cuya causa fundamental es la cirrosis hepática. Para medir la presión portal se emplea, en la práctica clínica, la hemodinámica portal, que es un cateterismo de las venas suprahepáticas. Dicha técnica estima de manera indirecta la presión portal, calculando el gradiente entre la presión suprahepática enclavada y la presión suprahepática libre. El gradiente de presión portal (GPP) normal está entre 1 y 5 mmHg. Cuando el gradiente de presión portal aumenta por encima de 10 mmHg, aparece el riesgo de varices esofágicas y el de desarrollar otras complicaciones de la hipertensión portal (como hemorragia o ascitis). Por todo ello, se conoce como hipertensión portal clínicamente significativa un GPP ≥10 mmHg.

- GPP normal de 1 a 5 mmHg.
- GPP > 10 mmHg, hipertensión portal clínicamente significativa y riesgo de sangrado.

En la actualidad es posible identificar, con fiabilidad razonable, a los pacientes con hipertensión portal clínicamente significativa empleando solo procedimientos no invasivos, como la elastografía hepática y el recuento de plaquetas.

La supervivencia de los pacientes con hemorragia por varices ha aumentado gracias a la mejoría en el manejo y en el tratamiento médico, y al desarrollo de técnicas endoscópicas. Previamente se había descrito una mortalidad del 40 %, mientras que en la actualidad se sitúa entre el 15 y el 20 %. En cuanto a la recidiva hemorrágica, el riesgo se concentra en las primeras 6 semanas, sobre todo en los primeros 7 días. Por ello, en el tratamiento de la hemorragia aguda es de especial importancia conocer tanto las medidas de manejo como de prevención de la hemorragia y de su recidiva.

PROFILAXIS PRIMARIA DE HEMORRAGIA POR VARICES ESOFÁGICAS

El 50 % de los pacientes con cirrosis hepática desarrollarán varices esofágicas a lo largo de su evolución, que será más frecuente en los pacientes descompensados (85 %) que en los compensados (30-40 %).

Las varices esofágicas suelen afectar al tercio inferior esofágico, pero pueden extenderse al tercio medio o incluso al superior. Con respecto a su tamaño, las varices se clasifican de la siguiente manera:

- Varices esofágicas pequeñas: aquellas que desaparecen, es decir, que se aplanan por completo con la insuflación máxima durante la gastroscopia (**Fig. 11-1**).
- Varices esofágicas grandes: aquellas que no se aplanan por completo con la insuflación y pueden protruir hacia la luz esofágica (**Figs. 11-2** y **11-3**).

 Varices esofágicas pequeñas: se aplanan por completo. Varices esofágicas grandes: no se aplanan completamente y pueden protruir hacia la luz.

Cuando aparecen las varices, existe un riesgo estimado del 10 % al año de que progresen desde pequeñas hacia grandes. Las varices con mayor tamaño tienen más riesgo de sangrar. Además del tamaño, también las que presentan signos rojos en sus paredes (indican adelgazamiento) y las de los pacientes con mayor grado de insuficiencia hepática (Child-Pugh clase C) presentan riesgo de sangrar.

La profilaxis primaria de hemorragia varicosa está indicada en los siguientes casos:

- Pacientes con hipertensión portal clínicamente significativa (con independencia de si presentan o no varices esofágicas).
- Pacientes con varices esofágicas (pequeñas o grandes).

El tratamiento de elección como profilaxis primaria es con β-bloqueantes (propranolol o carvedilol). Se ha demostrado que dicho tratamiento reduce de forma significativa el riesgo de descompensación no solo hemorrágica, sino también la ascitis.

En caso de contraindicación o intolerancia a los β-bloqueantes, estaría indicada la profilaxis con ligadura endoscópica con bandas en pacientes:

- Con varices esofágicas pequeñas y signos de riesgo (signos rojos en sus paredes o Child-Pugh C).
- Con varices esofágicas grandes.

 Se hará tratamiento con β-bloqueantes como profilaxis primaria de hemorragia por varices en pacientes:
- Con hipertensión portal clínicamente significativa.
- Con varices esofágicas de cualquier tamaño.
- En caso de contraindicación o intolerancia a β-bloqueantes en pacientes con varices pequeñas y signos de riesgo (signos rojos o Child-Pugh C) o con varices grandes, se hará ligadura endoscópica.

HEMORRAGIA AGUDA POR VARICES ESOFÁGICAS

La hemorragia por varices esofágicas se produce por la rotura de la pared vascular, como consecuencia, sobre todo, de una tensión excesiva, que es una propiedad de la pared de la variz, que se opone a la fuerza expansiva que supone la presión

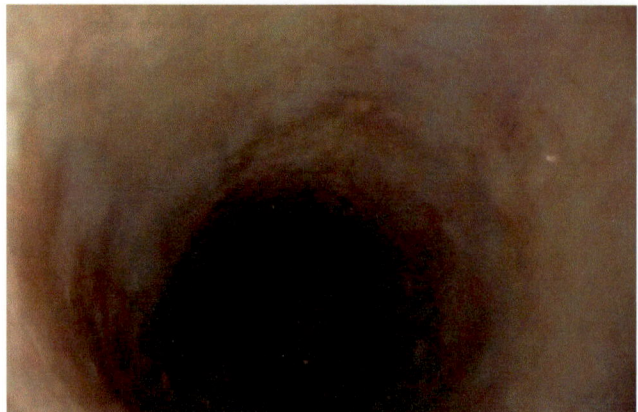

Figura 11-1. Varices esofágicas pequeñas.

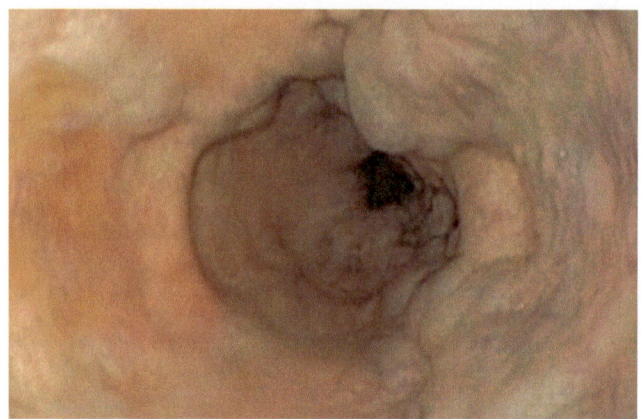

Figura 11-2. Varices esofágicas grandes.

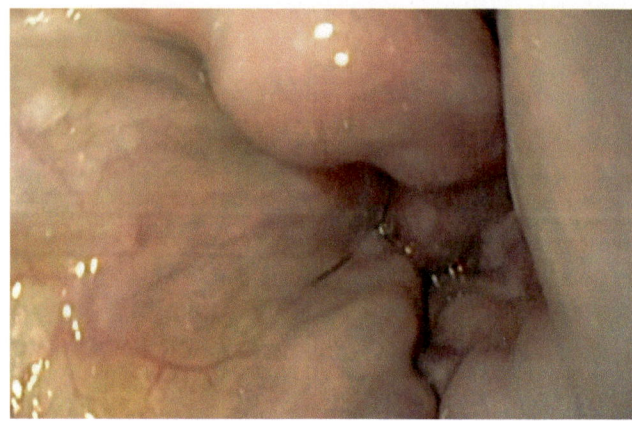

Figura 11-3. Varices esofágicas grandes que protuyen hacia la luz.

portal y al diámetro vascular. Tras la rotura de la variz, la magnitud de la hemorragia está relacionada con:

- La presión transmural, que depende de la presión portal.
- El área del orificio en la pared.
- Las alteraciones de la hemostasia.

El tratamiento farmacológico y los tratamientos derivativos (derivación portosistémica intrahepática transyugular o TIPS, cirugía) actúan reduciendo la presión portal y la presión varicosa, mientras que los tratamientos endoscópicos (ligadura) y mecánicos (taponamiento o prótesis esofágica) lo hacen obturando la lesión vascular.

El tratamiento de la hemorragia digestiva por varices esofágicas se basa en el manejo general y tratamiento médico o endoscópico.

Manejo general

La hemorragia por varices es una urgencia médica que precisa de un equipo experimentado. El objetivo inicial debe ser la restauración y el mantenimiento de un adecuado aporte de oxígeno a los tejidos, teniendo en cuenta el ABC (*airway, breathing, circulation*). Para la adecuada monitorización de estos pacientes es necesario valorar de forma repetida su presión arterial, frecuencia cardíaca, saturación de oxígeno y diuresis, con la colocación de al menos dos vías periféricas. También es aconsejable la colocación de una vía central. Por todo ello, es preferible ubicar a estos pacientes en unidades de críticos, con vigilancia intensiva o semiintensiva.

 El objetivo inicial del tratamiento de la hemorragia por varices es la restauración y el mantenimiento de un adecuado aporte de oxígeno a los tejidos.

La reposición de la volemia se hará de manera adecuada, alcanzando una presión arterial media > 65 mmHg mediante la administración de cristaloides o coloides, pero evitando una sobreexpansión que podría producir un aumento de la presión portal, alterar la formación del coágulo e incrementar el riesgo de recidiva hemorrágica.

En cuanto a la transfusión de unidades de concentrados de hematíes, se hará de manera restrictiva, ya que mejora la supervivencia. Los pacientes deben ser transfundidos cuando la hemoglobina caiga por debajo de 7 g/dL, con un objetivo de entre 7 y 9 g/dL. No debe indicarse la transfusión sanguínea para la reposición de la volemia.

Son excepciones a esta recomendación el caso de hemorragia masiva o patología isquémica relevante, como síndrome coronario agudo, accidente vascular cerebral, vasculopatía periférica sintomática o condiciones que impidan una adecuada respuesta a la anemia, en cuyo caso la transfusión se hará con cifras de hemoglobina mayores (transfundir con hemoglobina <8 g/dL para mantenerla en 9-10 g/dL).

 Transfusión si hemoglobina < 7 g/dL; objetivo: 7-9 g/dL.

Los pacientes con cirrosis hepática suelen presentar coagulopatía, aunque hay que tener en cuenta su déficit tanto de factores procoagulantes como de anticoagulantes. No debe usarse la *ratio* internacional normalizado (INR) para evaluar la coagulopatía en estos pacientes, ya que dicha *ratio* refleja el grado de insuficiencia hepática, y no la eficacia de la hemostasia. No se recomienda la transfusión de plasma fresco congelado, dado que no corrige la coagulopatía y puede producir una sobrecarga de volumen que aumente la hipertensión portal. No existe evidencia de que el recuento de plaquetas o los niveles de fibrinógeno se relacionen con el riesgo de fallo del trata-

miento o el riesgo de resangrado, por lo que parece razonable un uso restrictivo, que se valorará de forma individualizada. No se recomienda la administración de ácido tranexámico o factor VIIa recombinante. La transfusión de plaquetas está recomendada en pacientes con un recuento inferior a 20.000-30.000 plaquetas/mL y con hemorragia no controlada. No está recomendada en pacientes con hemorragia controlada.

 El INR refleja el grado de insuficiencia hepática, no el estado de coagulopatía en los pacientes cirróticos.

Actualmente se están implantando la tromboelastografía y la tromboelastografía rotacional, que pueden resultar más precisas que las pruebas de coagulación convencionales para la evaluación de la hemostasia. Dichas pruebas viscoelásticas evalúan en sangre total la cinética de la coagulación desde la formación del coágulo y proporcionan información sobre las interacciones entre las células sanguíneas, las plaquetas y el plasma. Por el momento, se necesitan más estudios para hacer recomendaciones sobre estas pruebas en la hemorragia por varices esofágicas.

Tratamiento médico

El tratamiento médico con fármacos vasoactivos debe instaurarse lo antes posible ante la sospecha de hemorragia digestiva por varices esofágicas, con la finalidad de disminuir la presión portal, controlar la hemorragia (que se logra en el 80 %) y disminuir la presencia de sangrado activo durante la endoscopia, lo que facilita tanto el diagnóstico como el tratamiento de la hemorragia.

El tratamiento con fármacos vasoactivos debe instaurarse lo antes posible ante la sospecha de hemorragia por varices.

Los fármacos empleados para el tratamiento médico están resumidos en la **tabla 11-1** y son:

- Terlipresina (análogo de la vasopresina) a dosis de 2 mg/4 h (si el paciente pesa entre 50 y 70 kg, la dosis es de 1,5 mg/4 h, y si pesa menos de 50 kg, la dosis es de 1 mg/4 h) con disminución de la dosis a 1 mg/4 h a las 24 horas del control de la hemorragia. Sus efectos secundarios principales son la hiponatremia (especialmente en pacientes con función hepática conservada), la isquemia periférica o de órganos, como cardíaca o intestinal, así como la bradicardia, la hipertensión, la arritmia y el fallo ventricular izquierdo.
- Somatostatina administrada en infusión continua de 250 µg/h con un bolo inicial de 250 µg que puede repetirse en caso necesario. Una dosis de 500 mg/h puede producir un descenso mayor de la hipertensión portal, por lo que podría considerarse esta dosis si se observara sangrado activo en la endoscopia inicial. Este fármaco produce, fundamentalmente, efecto vasopresor esplácnico, por lo que no presenta los efectos secundarios sistémicos ya referidos para la terlipresina.

Tabla 11-1. Fármacos empleados en hemorragia por varices	
Fármaco	**Dosis**
Terlipresina	Inicio: 2 mg/4 h Mantenimiento: 1 mg/4 h (tras 24 horas de control de la hemorragia) Duración: 5 días
Somatostatina	Inicio: bolo 250 µg Mantenimiento: 250 µg/h (infusión continua) 500 µg/h (si sangrado activo) Duración: 5 días
Octreotida	Inicio: bolo 50 µg Mantenimiento: 50 µg/h (infusión continua) Duración: 5 días
Vapreotidea	Inicio: bolo 50 µg Mantenimiento: 50 µg/h (infusión continua) Duración: 5 días

- Octreotida y vapreotida (análogos de la somatostatina) en dosis de 50 µg en bolo inicial, seguido de una perfusión continua de 50 µg/h pueden ser útiles también, aunque se han estudiado en combinación con el tratamiento endoscópico.

Estos tratamientos deben utilizarse en combinación con el tratamiento endoscópico y mantenerse durante 5 días. En pacientes con buena función hepática y con hemorragia leve puede ser suficiente un tratamiento de 2 días. La eficacia es similar entre terlipresina, somatostatina y octreotida cuando se usan en combinación con el tratamiento endoscópico.

Tratamiento endoscópico

Una vez se ha producido la estabilización hemodinámica del paciente y tras el inicio del tratamiento farmacológico, debe llevarse a cabo la endoscopia. Se recomienda hacerla en las primeras 12 horas. El tratamiento combinado farmacológico y endoscópico es más eficaz que cada uno de ellos por separado.

 La endoscopia debe realizarse en las primeras 12 horas de la hemorragia.

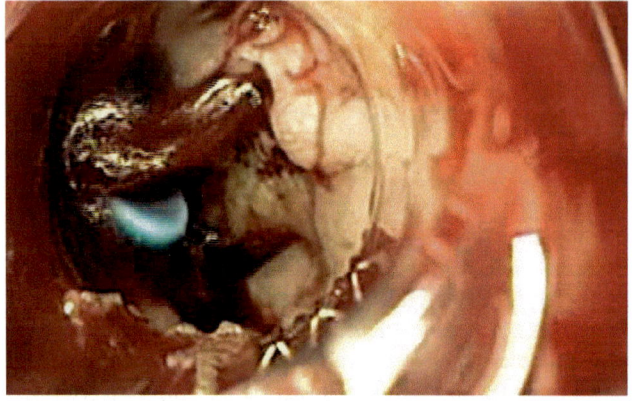

Figura 11-4. Varices esofágicas con sangrado activo en *jet*.

El diagnóstico endoscópico de la hemorragia por varices esofágicas se basa en los siguientes criterios:

- Sangrado activo en *jet*, en babeo o en sábana (**Fig. 11-4**).
- Presencia de un clavo plaquetario o de un coágulo, adheridos en la superficie de la variz (**Fig. 11-5**).
- Presencia de restos hemáticos en el estómago sin otras lesiones potencialmente sangrantes, además de las varices.

El tratamiento con esclerosis y la ligadura con bandas son muy efectivos en el control inicial de la hemorragia. La ligadura con bandas ha demostrado ser más efectiva que la esclerosis en el control de la hemorragia, con una menor tasa de complicaciones, por lo que la combinación de tratamiento vasoactivo y ligadura con bandas es el tratamiento de elección.

 El tratamiento de elección de la hemorragia por varices esofágicas es la combinación de tratamiento vasoactivo y ligadura con bandas.

Respecto a los tipos de tratamiento endoscópico, están la ligadura con bandas y la esclerosis.

Ligadura con bandas

La ligadura consiste en la colocación de bandas elásticas en las varices con la finalidad de ocluirlas y, como consecuencia, producir una trombosis y necrosis de la mucosa. Posteriormente, se produce la caída de las bandas, lo que provoca una ulceración superficial de la mucosa que después cura e induce una fibrosis que oblitera la variz; puede dejar cicatrices.

Para este tratamiento existen varios dispositivos de ligadura multibanda que contienen entre 4 y 10 bandas (**Figs. 11-6** y **11-7**). Se suele empezar la ligadura en el tercio distal esofágico y continuarla en sentido ascendente siguiendo una dirección en espiral. En caso de identificarse un signo de hemorragia al iniciar la endoscopia, se comenzará la ligadura en este punto.

Para comenzar el procedimiento, se hará una aspiración continua de la variz hacia el interior de un capuchón colocado en el extremo distal del endoscopio y luego se procederá a liberar la banda elástica. Una vez aspirada la variz, no debe soltarse antes de la liberación de la banda, por el riesgo de

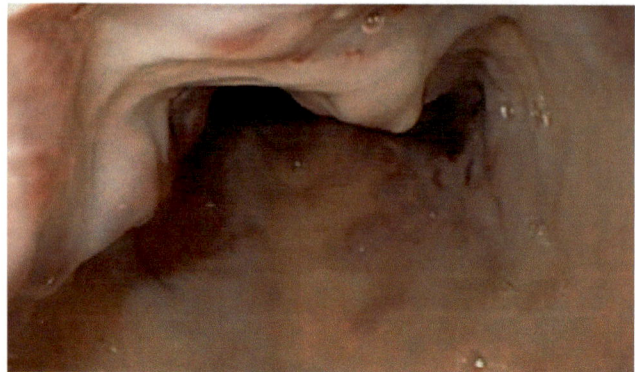

Figura 11-5. Clavo plaquetar sobre una variz esofágica con manchas rojas.

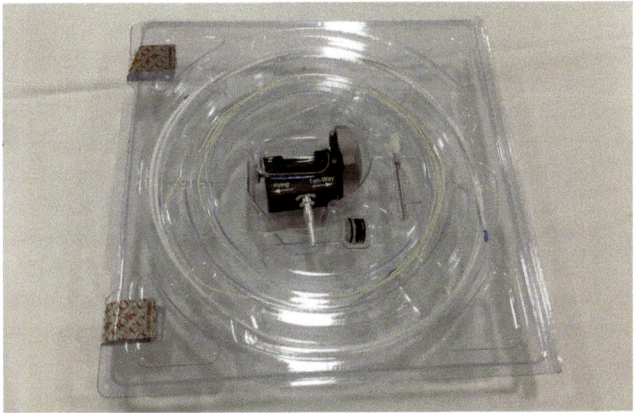

Figura 11-6. Dispositivo de ligadura multibanda.

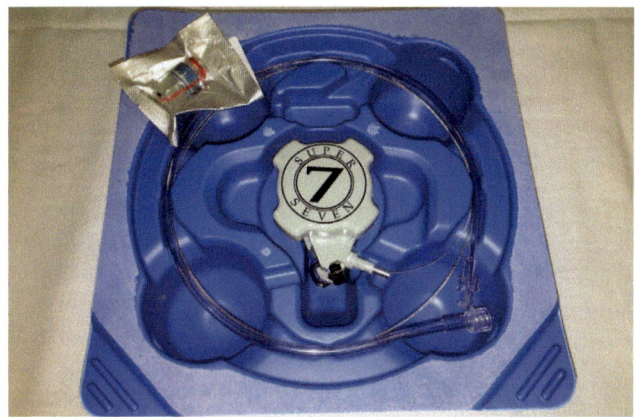

Figura 11-7. Dispositivo de ligadura multibanda.

rotura. A continuación, se seguirán colocando bandas en sentido proximal en espiral hasta conseguir la ligadura de todas las varices.

Las principales complicaciones de la ligadura son: disfagia transitoria, dolor torácico, hemorragia por escaras, rotura de variz, perforación esofágica, estenosis esofágica y alteración de la motilidad esofágica.

Esclerosis

La esclerosis de varices será útil en caso de dificultades en la ligadura, como es la fibrosis secundaria a ligaduras previas, las varices pequeñas o fracaso de la ligadura previa. En caso de hemorragia por escaras tras ligadura, lo que puede ocurrir en el 5-10 % de los pacientes, resultará útil el hemospray (junto a fármacos vasoactivos), aunque la evidencia es escasa (Fig. 11-8).

> ⚠ La esclerosis de varices será útil en casos de dificultad para realizar una ligadura, como la fibrosis secundaria a ligaduras previas, la presencia de varices pequeñas o fracaso de la ligadura previa.

La escleroterapia se puede efectuar mediante una técnica intravaricosa consistente en la inyección de un agente esclerosante en la luz de la variz, lo que produce su trombosis.

Otra es la técnica adyacente o paravaricosa, que ocluye la variz por taponamiento y produce una fibrosis submucosa a su alrededor. No existe evidencia de la superioridad de una técnica frente a la otra. Pueden ser necesarios unos 15-20 mL de esclerosante (etanolamina o polidocanol) para conseguir la hemostasia, pero no más de 3-5 mL por inyección; se desconoce la dosis óptima. La primera inyección se hará próxima a la zona de sangrado activo.

Las complicaciones de la escleroterapia son dolor torácico, fiebre, disfagia, derrame pleural, úlceras esofágicas, bacteriemia, estenosis esofágica, perforación, mediastinitis, pericarditis, quilotórax, alteración de la motilidad esofágica y síndrome de distrés respiratorio agudo.

El uso de fármacos procinéticos antes de la endoscopia posibilitará una endoscopia en mejores condiciones técnicas, al mitigar el artefacto inducido por la presencia de restos hemáticos abundantes. Es aconsejable, especialmente, en pacientes con hemorragia activa o con hematemesis reciente. Se recomienda utilizar un bolo de eritromicina de 250 mg entre 30 y 120 minutos antes de la endoscopia en pacientes sin contraindicaciones (como prolongación del QT) (Fig. 11-9).

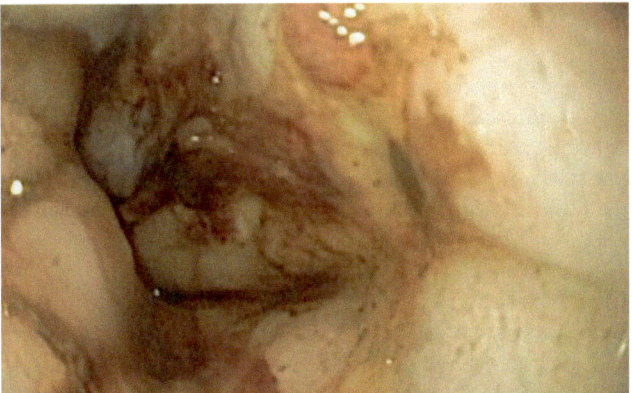

Figura 11-8. Vaso visible sobre una escara semanas después de una ligadura.

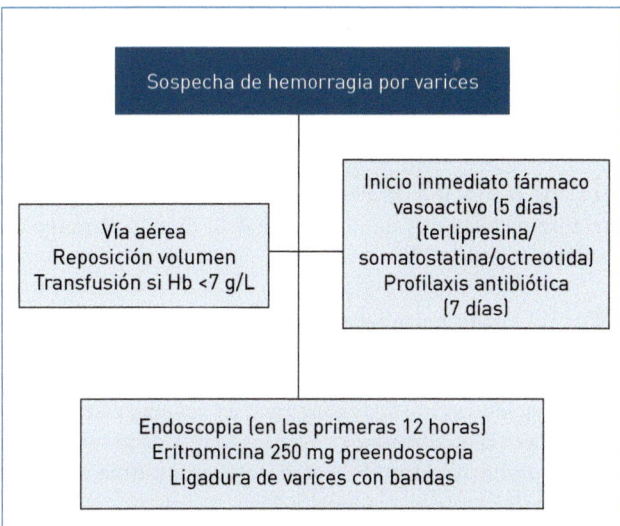

Figura 11-9. Manejo de la hemorragia por varices esofágicas. Hb: hemoglobina.

Se recomienda utilizar un bolo de eritromicina de 250 mg 30-120 minutos previos a la endoscopia.

Prevención de complicaciones de la cirrosis

La principal complicación de una hemorragia por varices en la cirrosis es la *infección bacteriana*, por lo que habrá que hacer un despistaje infeccioso al ingreso del paciente (radiografía de tórax, sedimento de orina, paracentesis, hemocultivo).

Es parte integral del tratamiento de la hemorragia aguda la profilaxis antibiótica (norfloxacino 400 mg/12 h por vía oral o ceftriaxona 1 g/día por vía intravenosa), que deberá mantenerse 7 días. La profilaxis antibiótica disminuye no solo la incidencia de infecciones bacterianas, sino también el riesgo de recidiva hemorrágica, y aumenta significativamente la supervivencia de los pacientes, por lo que forma parte consustancial del tratamiento de la hemorragia varicosa.

En pacientes con cirrosis avanzada (Child-Pugh B o C), en áreas con alta prevalencia de infecciones bacterianas resistentes a quinolonas y en pacientes en tratamiento profiláctico previo con quinolonas, es preferible la administración de ceftriaxona.

La neumonía por aspiración debe prevenirse considerando la intubación orotraqueal antes de practicar la endoscopia, en caso de pacientes con encefalopatía hepática de grados III-IV, o con inestabilidad hemodinámica y sospecha de hemorragia activa. La extubación debe ser lo más precoz posible tras la endoscopia.

Se recomienda la administración de disacáridos no absorbibles (lactulosa), no solo como tratamiento de la *encefalopatía hepática*, sino también para prevenir su aparición.

Otro fármaco que se debe considerar junto a la lactulosa es la rifaximina, sobre todo en el tratamiento de mantenimiento para prevenir la recurrencia de encefalopatía.

 Se recomienda la administración de lactulosa tras una hemorragia por varices para prevenir la aparición de encefalopatía hepática.

La *insuficiencia renal* es un factor independiente de mortalidad en pacientes con hemorragia por varices. Se deben evitar los fármacos nefrotóxicos y mantener una volemia adecuada. También se evitará la hipovolemia, que puede inducir insuficiencia renal, y una sobrecarga volémica excesiva, que podría inducir recidiva hemorrágica. Por ello, no se hará paracentesis con reposición de albúmina. De ser preciso, se pueden efectuar paracentesis de no más de 4 L, debido al riesgo de disfunción renal.

 La insuficiencia renal es un factor independiente de mortalidad en pacientes con hemorragia por varices.

Los pacientes cirróticos presentan, en general, cierto grado de sarcopenia o de *malnutrición*, por lo que debe iniciarse la ingesta oral lo antes posible, dado que esta última aumenta el riesgo de insuficiencia renal y de infecciones.

Tanto el Child-Pugh como el MELD (que incluye la medida de la función hepática, INR y bilirrubina, así como una medida de la función renal, creatinina) son eficaces para estratificar el riesgo de *mortalidad* en una hemorragia por varices. Un MELD > 19 puntos está asociado con una mortalidad superior al 20 %, mientras que un MELD < 11 puntos está asociado con una mortalidad inferior al 5 %.

Un Child-Pugh C, el MELD y el fallo en la hemostasia inicial son los principales predictores de mortalidad a las 6 semanas. El riesgo de mortalidad se concentra en pacientes que, además de hemorragia, presentan otras descompensaciones como ascitis o encefalopatía. En pacientes con ascitis y con un Child-Pugh de entre 8 y 13, se debe valorar tratamiento mediante un TIPS preventivo, ya que puede mejorar la supervivencia.

MANEJO DEL FRACASO DEL TRATAMIENTO DE LA HEMORRAGIA POR VARICES ESOFÁGICAS

El 10-15 % de los pacientes tratados con fármacos vasoactivos, tratamiento endoscópico y antibioterapia profiláctica presentan persistencia o recidiva hemorrágica precoz.

 Cabe definir el fracaso terapéutico o recidiva hemorrágica (durante los 5 primeros días) por la presencia de signos de hemorragia activa como hematemesis o melenas frescas (no resto melénico) junto con:
- Disminución de más de 2 g/dL de hemoglobina en un período <24 horas (o no aumento de hemoglobina de al menos 1 g/dL por concentrado, en caso de transfusión de concentrado de hematíes).
- O inestabilidad hemodinámica (presión arterial sistólica < 100 mmHg o frecuencia cardíaca >100 ppm).

Derivación portosistémica percutánea intrahepática

El fracaso del tratamiento se debe tratar con una derivación portosistémica percutánea intrahepática (TIPS), cuya efectividad es del 90-100 %. La TIPS ha desplazado a la cirugía derivativa por su menor morbilidad y complejidad. Demorar la implantación de la TIPS en pacientes con fracaso del tratamiento de primera línea puede empeorar el deterioro hemodinámico y la función hepática, e incrementa el riesgo de complicaciones.

Sin embargo, a pesar de su eficacia en el control de la hemorragia, cuando la TIPS se emplea como tratamiento de rescate, se asocia con un 50 % de mortalidad. Por el contrario, la TIPS preventiva en pacientes de alto riesgo mejora la supervivencia, por lo que es muy importante valorar su indicación en los casos adecuados, ya que, además de prevenir la recidiva hemorrágica, también puede controlar la ascitis, prevenir sus complicaciones y reducir el riesgo de mortalidad. Se debe valorar su indicación en pacientes que, además de hemorragia, presentan ascitis al ingreso (sobre todo, en aquellos que además tienen antecedentes previos de ascitis) y tienen un Child-Pugh B > 7 junto con sangrado activo durante la endoscopia, o un Child-Pugh C < 14. En pacientes con Child-Pugh C ≥ 14 puntos, o con un MELD > 30 y lactato > 12 mmol/L, la colocación de TIPS puede resultar fútil debido a la alta mortalidad (a no ser que se prevea un trasplante hepático en un corto plazo de tiempo). La decisión de colocar TIPS en estos pacientes debe ser evaluada caso por caso (**Fig. 11-10**).

 En pacientes con fracaso del tratamiento de primera línea, se debe valorar el uso de TIPS.

En ocasiones, no es posible colocar una TIPS de forma urgente por comorbilidades que constituyen contraindicaciones absolutas o relativas (como trombosis portal completa, hepatocarcinoma, insuficiencia cardíaca derecha, hipertensión pulmonar, insuficiencia hepática avanzada, encefalopatía hepática crónica recurrente). En estos casos, cabe intentar un segundo tratamiento endoscópico unido a una optimización del tratamiento farmacológico empleando dosis doble de somatostatina (500 µg/h) o, de forma empírica, añadiendo terlipresina. También cabe valorar esta opción en casos de recidiva hemorrágica leve.

En otras ocasiones, la gravedad de la recidiva hemorrágica precisa de un tratamiento puente hasta la disponibilidad de una TIPS urgente. Tanto el taponamiento esofágico con balón como la endoprótesis autoexpandible pueden cumplir esta función.

Balón de Sengstaken-Blakemore

En caso de hemorragia masiva o recidivante, es preciso plantear el taponamiento esofágico con balón de Sengstaken-Blakemore, que solo se puede mantener hinchado durante 24 horas, como puente a la posterior colocación de una TIPS como tratamiento definitivo. El balón consigue la hemostasia en el 80-90 % de los casos por compresión de las varices, pero con una recidiva de más del 50 % tras su deshinchado. Sin embargo, se asocia con el 30 % de complicaciones mayores, como la aspiración y la perforación esofágica, y puede ser fatal en el 6-24 % de los pacientes (**Fig. 11-11**).

El material necesario para la colocación de la sonda Sengstaken-Blakemore se recoge en la **tabla 11-2**. En cuanto a la técnica, habrá que empezar por comprobar que los balones de la sonda están íntegros hinchándolos con aire y asegurando que no existen fugas, para lo cual cabe sumergir la sonda en agua y observar si hay salida de aire, en caso de defectos en los balones.

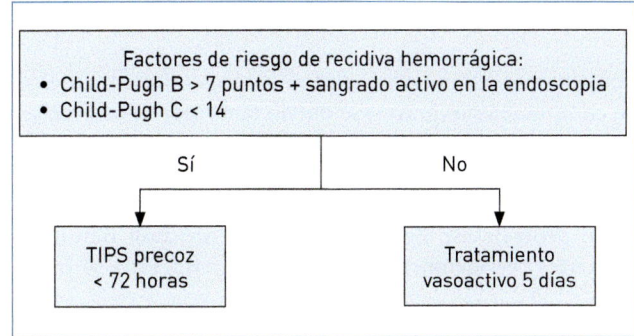

Figura 11-10. Manejo de la hemorragia por varices según la presencia de factores de riesgo de recidiva. TIPS: derivación portosistémica intrahepática transyugular.

Después, se lubrican de forma abundante los balones y la sonda, se insertan de forma similar a la de una sonda nasogástrica y se comprueba su correcta colocación mediante un fonendoscopio. A continuación, se hincha el balón gástrico con 200-250 mL de aire con una jeringa de 50 mL. Una vez hinchado el balón, se retira la sonda hasta que el balón se ancla sobre el cardias. Manteniendo la sonda en esta posición, se hincha el balón esofágico con 50-70 mL de aire o la cantidad necesaria para obtener una presión de 60-70 mmHg (medida con un manómetro). La presión del balón esofágico debe comprobarse con frecuencia para valorar posibles fugas de aire. Tras hinchar cada uno de los balones, se dejará colocada una pinza de Kocher sobre los pabellones de goma de cada una de las vías de la sonda. Los extremos dentados de las pinzas deben estar protegidos para no deteriorar la goma de la sonda. Luego se procede a fijar la sonda a un dispositivo externo que permita fijarla manteniendo la tracción (marcando la sonda a la altura de la nariz para valorar posibles desplazamientos). Por último, se hará una radiografía de tórax para comprobar la correcta colocación de la sonda.

A través de la sonda se realizarán lavados con la finalidad de observar si los restos hemáticos van disminuyendo o no, lo que ayudará a valorar la persistencia del sangrado (junto con el estado hemodinámico del paciente y sus analíticas).

Tabla 11-2. Material necesario para la colocación de la sonda de Sengstaken-Blakemore
Sonda de Sengstaken. Consta de tres vías: • Gástrica para realizar lavados y aspirar • Balón gástrico • Balón esofágico
Lubricante
Gasas estériles
Tira fijadora de sonda a la nariz
Malla elástica para tracción de la sonda
Manómetro
Dos pinzas Kocher con protección del área dentada
Jeringa de 50 mL

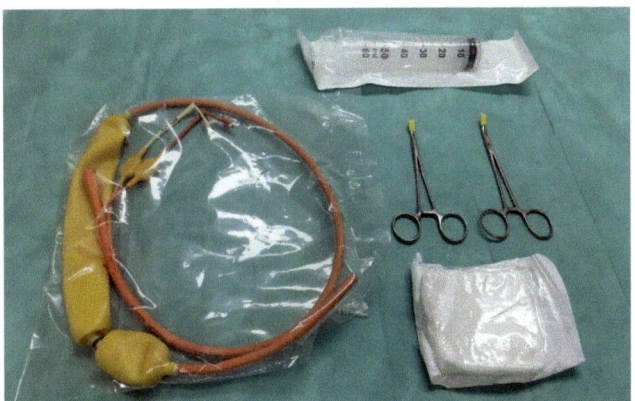

Figura 11-11. Sonda de Sengstaken-Blakemore.

Prótesis esofágica

Actualmente, como alternativa al balón, con menor riesgo de complicaciones graves, se puede optar por la colocación de una prótesis metálica, autoexpandible, cubierta y extraíble (ELLA).

En un estudio comparativo, aleatorizado y controlado entre prótesis esofágica y taponamiento con balón en pacientes con hemorragia por varices refractaria al trata-

miento médico y endoscópico, se observó que el éxito del tratamiento (supervivencia a los 15 días con hemorragia controlada) fue superior con la prótesis, con menos efectos adversos graves. Por lo tanto, ante un paciente con hemorragia por varices no controlada, es preferible emplear la prótesis esofágica como puente para la posterior colocación de una TIPS. Una ventaja importante de la prótesis es que puede mantenerse hasta 7 días (**Figs. 11-12**, **11-13**, **11-14**, **11-15**, **11-16** y **11-17**).

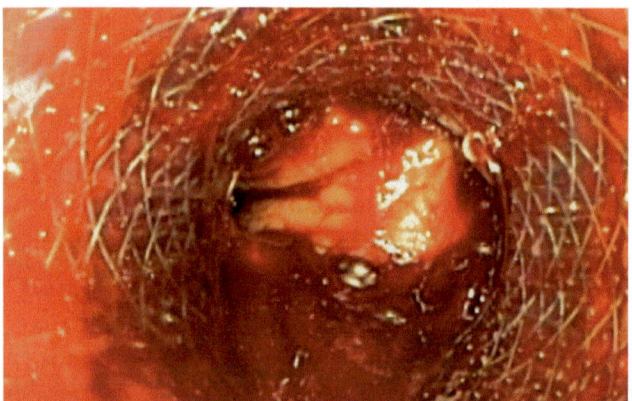

Figura 11-12. Prótesis esofágica colocada en recidiva de hemorragia por varices esofágicas.

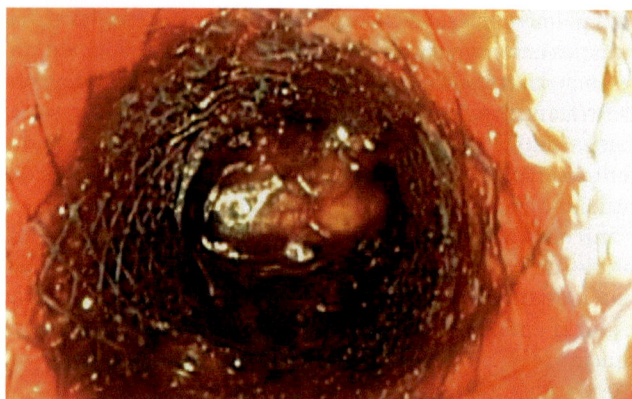

Figura 11-13. Prótesis esofágica colocada en recidiva de hemorragia por varices esofágicas.

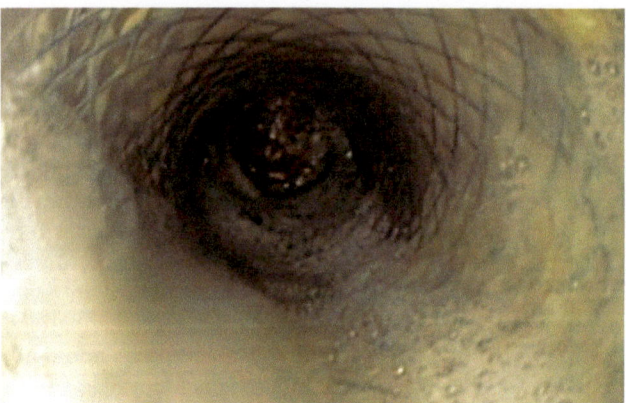

Figura 11-14. Retirada de prótesis esofágica. Imagen de la prótesis previa a su retirada.

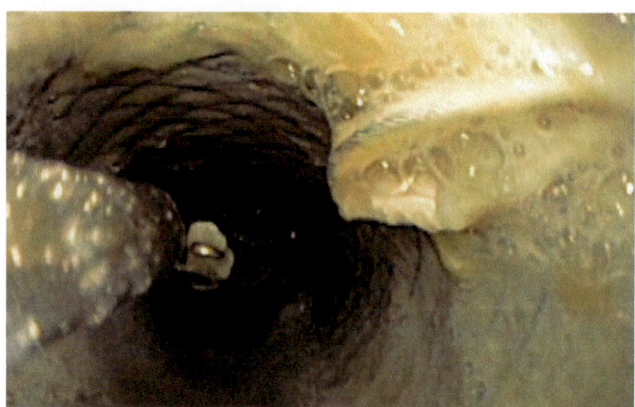

Figura 11-15. Retirada de prótesis esofágica. Asa para extracción de la prótesis situada en su extremo proximal. Saliendo del canal de trabajo del endoscopio se visualiza el gancho extractor de la prótesis.

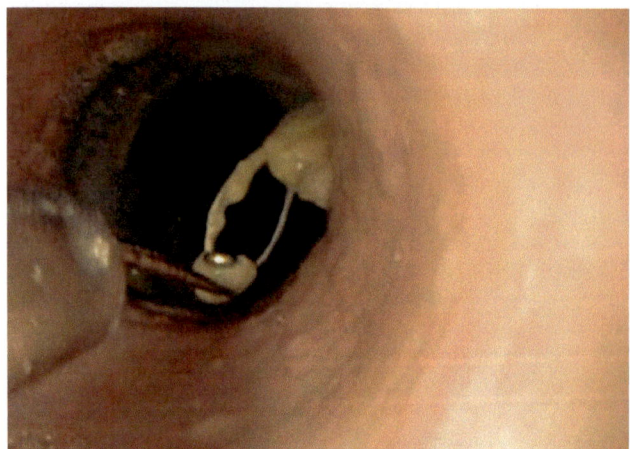

Figura 11-16. Retirada de prótesis esofágica. Asa atrapada con el gancho extractor.

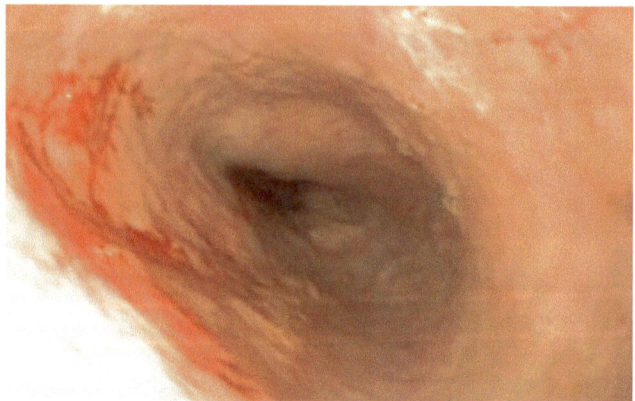

Figura 11-17. Retirada de prótesis esofágica. Aspecto del esófago tras la extracción de la prótesis.

Como puente a la colocación de una TIPS en un paciente con una hemorragia por varices no controlada, el tratamiento de elección es la colocación de una prótesis esofágica.

PROFILAXIS SECUNDARIA DE HEMORRAGIA POR VARICES ESOFÁGICAS

La combinación de β-bloqueantes no selectivos y ligadura endoscópica es el tratamiento de elección para prevenir la recidiva hemorrágica a medio-largo plazo, lo que sin tratamiento ocurre en más del 60 % de casos y se asocia con una elevada mortalidad.

El tratamiento con β-bloqueantes debe iniciarse inmediatamente al concluir los fármacos vasoactivos. La constatación de respuesta hemodinámica al tratamiento con β-bloqueantes con la medición del gradiente de presión portal permite estratificar el riesgo de recidiva hemorrágica. Asimismo, los pacientes que consiguen una reducción suficiente del gradiente de presión portal (>20 % respecto al basal o a <12 mmHg) presentan, además de menor riesgo de recidiva hemorrágica, un menor riesgo de otras descompensaciones de la cirrosis en comparación con los pacientes que no responden al tratamiento, y un menor riesgo de mortalidad.

La medición del gradiente de presión portal y de la respuesta hemodinámica al tratamiento con fármacos β-bloqueantes sirve para estratificar el riesgo de recidiva hemorrágica.

La combinación del tratamiento endoscópico mediante ligadura y el tratamiento farmacológico con β-bloqueantes optimiza la eficacia, al disminuir el riesgo de recidiva, y mejora la supervivencia Esta combinación terapéutica es imprescindible en pacientes sin respuesta hemodinámica, y debe emplearse en todos los casos cuando no es posible disponer de esta información. Se deben repetir las sesiones de ligadura endoscópica de varices cada 3-4 semanas, colocando al menos una banda en cada cordón varicoso remanente hasta conseguir la erradicación completa de las varices (Fig. 11-18).

La profilaxis secundaria se basa en la asociación de β-bloqueantes no cardioselectivos y ligadura endoscópica de varices realizada cada 3-4 semanas hasta conseguir su erradicación.

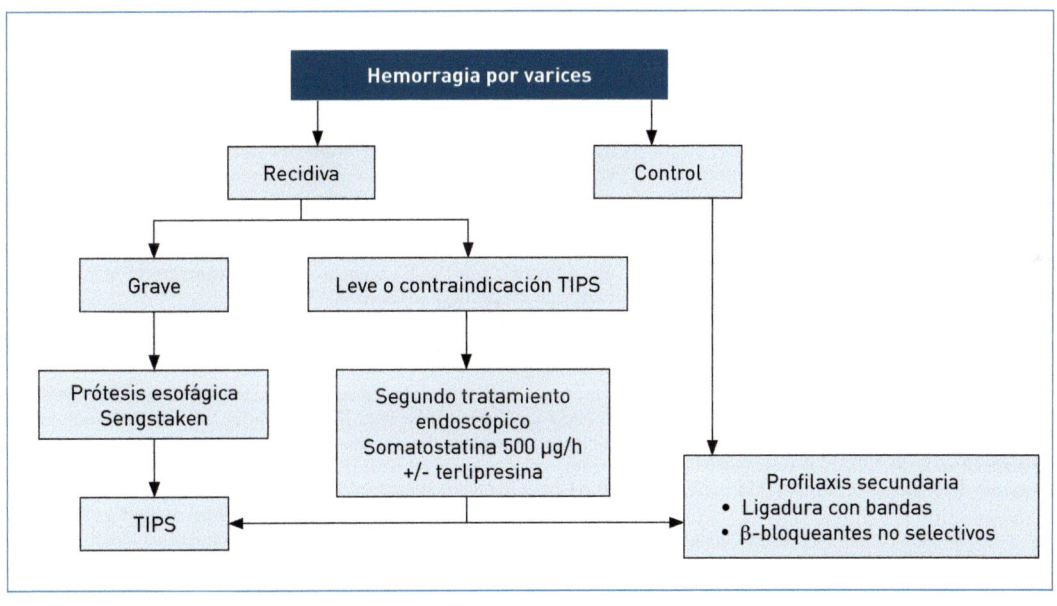

Figura 11-18. Manejo del paciente tras el tratamiento inicial de la hemorragia por varices. TIPS: derivación portosistémica intrahepática transyugular.

 PUNTOS CLAVE

- Las varices esofágicas se forman como consecuencia de la hipertensión portal, cuya causa fundamental es la cirrosis hepática. La hemorragia se produce como consecuencia de su rotura por una tensión excesiva de su pared.
- El GPP normal está entre 1 y 5 mmHg. Cuando el GPP aumenta por encima de 10 mmHg, los pacientes presentan riesgo de desarrollar varices esofágicas y de otras descompensaciones de la cirrosis: es lo que se conoce como *hipertensión portal clínicamente significativa*.
- Las varices esofágicas se clasifican, en pequeñas o grandes.

- El tratamiento con β-bloqueantes (preferentemente con carvedilol) está indicado en pacientes con hipertensión portal clínicamente significativa, ya que disminuye el riesgo de descompensación de la cirrosis.
- La profilaxis primaria de hemorragia varicosa está indicada en todos los pacientes con varices esofágicas (pequeñas o grandes). El tratamiento de elección son los β-bloqueantes. Se ha demostrado que dicho tratamiento reduce significativamente el riesgo de descompensación, no solo hemorrágica, sino también la ascitis.

(Continúa)

PUNTOS CLAVE *(Cont.)*

- La ligadura endoscópica como profilaxis primaria de hemorragia varicosa está indicada en pacientes con contraindicación o intolerancia a β-bloqueantes que presentan varices esofágicas de riesgo; es decir, varices grandes o pequeñas con signos rojos o en Child-Pugh C.
- El objetivo inicial del tratamiento de la hemorragia por varices debe ser la restauración y el mantenimiento de un adecuado aporte de oxígeno a los tejidos. Es importante una adecuada reposición de volemia y una transfusión restringida de concentrado de hematíes únicamente cuando la hemoglobina sea < 7 g/dL.
- El cociente internacional normalizado (INR) refleja el grado de insuficiencia hepática, no el estado de coagulopatía en los pacientes cirróticos.
- El tratamiento médico con agentes vasoactivos debe instaurarse lo antes posible ante la sospecha de hemorragia digestiva por varices esofágicas mediante la administración de somatostatina, terlipresina u octreotida. Deberá mantenerse 5 días.
- La endoscopia se hará en las primeras 12 horas de la hemorragia.
- El tratamiento con agentes vasoactivos unido a la ligadura endoscópica con bandas es el tratamiento de elección de la hemorragia por varices esofágicas.

- Ante toda hemorragia digestiva alta en pacientes con cirrosis se hará profilaxis antibiótica (norfloxacino 400 mg/12 h por vía oral o ceftriaxona 1 g/día por vía intravenosa), que deberá mantenerse 7 días.
- Tanto el MELD como el Child-Pugh son buenos predictores de mortalidad en una hemorragia varicosa.
- El fracaso del tratamiento de la hemorragia por varices esofágicas se trata mediante la realización de una TIPS de rescate.
- En pacientes que presentan alto riesgo de fracaso del tratamiento (es decir, con ascitis además del sangrado y con Child-Pugh B > 7 y sangrado activo durante la endoscopia o Child-Pugh C < 14) se debe valorar la colocación preventiva de una TIPS.
- Como puente a la colocación de una TIPS en un paciente con una hemorragia por varices no controlada, se hará un tratamiento puente mediante la colocación de una prótesis esofágica. En caso de imposibilidad o de falta de disponibilidad de una prótesis esofágica, se optará por el taponamiento con balón de Sengstaken.
- La profilaxis secundaria de la hemorragia por varices se basa en la asociación de β-bloqueantes no cardioselectivos y ligadura endoscópica de varices repetida cada 3-4 semanas hasta conseguir su erradicación.

BIBLIOGRAFÍA

Abraldes JG, Caraceni P, Ghabril G, García-Tsao G. Update in the treatment of the complications of cirrhosis. Clin Gastroenterol Hepatol. 2023;21(8):2100-9.

Albillos A, Bañares R, Hernández-Gea V; Grupo Español de Consenso en Hipertensión Portal. Hipertensión portal: recomendaciones de diagnóstico y tratamiento. Documento de consenso de la Asociación Española para el Estudio del Hígado (AEEH) y el Centro para la Investigación Biomédica en Red de Enfermedades Hepáticas y Digestivas (CIBERehd). Gastroenterol Hepatol. 2025 Jan;48(1):502208.a)

De Franchis R, Bosch J, Garcia-Tsao G, Reiberger T, Ripoll C; Baveno VII Faculty. Baveno VII - Renewing consensus in portal hypertension. J Hepatol. 2022;76(4):959-74. Erratum in: J Hepatol. 2022 Apr 14: PMID: 35120736.

Escorsell A, Pavel O, Cárdenas A, Morillas R, Llop E, Villanueva C et al. Esophageal balloon tamponade versus esophageal stent in controlling acute refractory variceal bleeding: A multicenter randomized, controlled trial. Hepatology (Baltimore). 2016;63(6):1957-67.

European Association for the Study of the Liver. EASL Clinical Practice Guidelines for the management of patients with decompensated cirrhosis. J Hepatol. 2018;69(2):406-60.

European Association for the Study of the Liver. EASL Clinical Practice Guidelines on prevention and management of bleeding and thrombosis in patients with cirrhosis. J Hepatol. 2022;76(5):1151-84.

Hernández-Gea V, Berbel C, Baiges A, García-Pagán JC. Acute variceal bleeding: risk stratification and management (including TIPS). Hepatol Int. 2018;12(Suppl 1):81-90.

Kaplan DE, Ripoll C, Thiele M, Fortune BE, Simonetto DA, Garcia-Tsao G et al. AASLD practice guidance on risk stratification and management of portal hypertension and varices in cirrhosis. Hepatology. 2024;79(5):1180-211.

Lee EW, Eghtesad B, García-Tsao G, Haskal ZJ, Hernández-Gea V, Jalaeian H et al. AASLD Practice guidance on the use of TIPS, variceal embolization, and retrograde transvenous obliteration in the management of variceal hemorrhage. Hepatology. 2024;79:224-50.

Tripathi D, Stanley AJ, Hayes PC, Travis S, Armstrong MJ, Tsochatzis EA et al. Transjugular intrahepatic portosystemic stent-shunt in the management of portal hypertension. Gut. 2020;69:1173-92.

Villanueva C. The hidden face of preemptive TIPS. Hepatology. 2024;79:535-7.

Villanueva C, Albillos A, Genescà J, García-Pagán J, Calleja JL, Bosch J et al. b-blockers to prevent decompensation of cirrhosis in patients with clinically significant portal hypertension (PREDESCI): a randomised, double-blind, placebo-controlled multicentre trial. Lancet. 2019;393:1597-608.

Villanueva C, Colomo A, Bosch A, Concepción M, Hernández-Gea V, Aracil C et al. Transfusion strategies for acute upper gastrointestinal bleeding. N Eng J Med. 2013;368(1):11-21.

Diagnóstico y tratamiento del esófago de Barrett 12

M. Muñoz García-Borruel y M. Rodríguez-Téllez

OBJETIVOS

- Identificar el esófago de Barrett y las lesiones que pueden aparecer en su seguimiento.
- Conocer las herramientas endoscópicas que ayudan a mejorar la detección de displasia en el esófago de Barrett.
- Aprender las indicaciones y las diferentes técnicas de resección de las lesiones visibles esofágicas.
- Manejar adecuadamente las técnicas ablativas, en especial la radiofrecuencia.
- Hacer el seguimiento del esófago de Barrett, en función del grado de displasia y la longitud del segmento de Barrett.

INTRODUCCIÓN

El esófago de Barrett es una lesión secundaria al reflujo gastroesofágico que consiste en la sustitución del epitelio escamoso estratificado del esófago distal por epitelio columnar metaplásico, visible endoscópicamente por encima de la unión gastroesofágica (≥1 cm) y confirmado desde el punto de vista histológico por biopsias esofágicas.

La prevalencia de esta patología es del 1-2 % y su importancia radica en que se considera el factor de riesgo más importante de adenocarcinoma esofágico, si bien el riesgo de progresión a displasia de alto grado o adenocarcinoma es bajo (0,3-0,8 % por año).

No se recomienda cribado en la población general, aunque se debe considerar en pacientes con síntomas de reflujo gastroesofágico de larga evolución (>5 años) y otros factores de riesgo como edad ≥ 50 años, raza blanca, sexo masculino, obesidad o historia familiar de esófago de Barrett o adenocarcinoma esofágico.

Tras su diagnóstico, los pacientes deben ser incluidos en un programa de vigilancia, ya que un seguimiento adecuado está correlacionado con la detección precoz de cáncer de esófago y el aumento de la supervivencia.

DIAGNÓSTICO ENDOSCÓPICO

La endoscopia desempeña un papel esencial en el diagnóstico y tratamiento del esófago de Barrett, por lo que una gastroscopia de calidad es fundamental para aumentar la tasa de detección de lesiones durante el seguimiento.

 Para una inspección adecuada, se recomienda programar a los pacientes en listas de endoscopia específicas, preferiblemente bajo sedación moderada o profunda, y dedicar un tiempo adecuado para la inspección del segmento de Barrett (la Sociedad Europea de Endoscopia Gastrointestinal, ESGE, recomienda al menos 1 minuto por cada centímetro).

Los pasos son los siguientes:

- Usar endoscopios de alta definición (el mejor endoscopio disponible).
- Limpiar el esófago para valorar la mucosa esofágica al completo: usar bomba de agua, mucolíticos u otros agentes antiespumantes (N-acetilcisteína, simeticona, etc.).
- Inspeccionar con luz blanca y reconocer los cambios mucosos.
- Hacer retroflexión en la unión gastroesofágica.
- Buscar áreas donde es más frecuente la aparición de lesiones (12-6 horarias).
- Usar cromoendoscopia virtual o tinción, si es posible.

Tras la evaluación endoscópica se recomienda redactar un informe que incluya:

- La localización de la unión gastroesofágica y la impronta diafragmática.
- La extensión del Barrett, usando la clasificación de Praga: extensión circunferencial (C) y máxima (M), y cualquier islote satélite (**Fig. 12-1**).

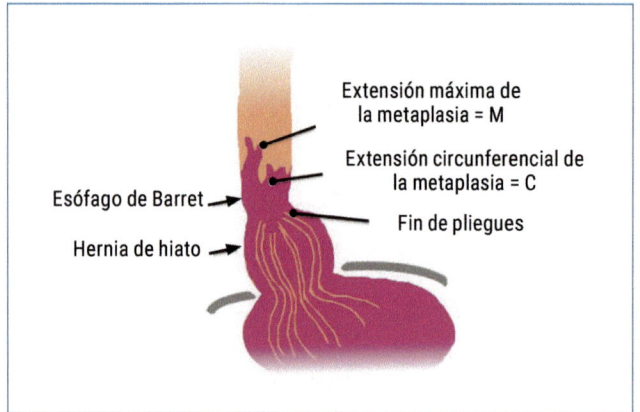

Figura 12-1. Clasificación de Praga.

- La descripción de las lesiones macroscópicas identificadas utilizando la clasificación de París, su tamaño en milímetros y su localización exacta, desde los incisivos (en centímetros) y con orientación en el sentido de las agujas del reloj.
- La descripción de la existencia o ausencia de esofagitis erosiva, según la clasificación de Los Ángeles.
- Las biopsias, según el protocolo de Seattle, y biopsiar/resecar todas las lesiones macroscópicas visibles.
- Relacionar las biopsias: su número y localización desde los incisivos (en centímetros) y remitirlas en frascos separados y numerados.
- Documentar con fotos todo el segmento de esófago de Barrett y las lesiones macroscópicas, incluyendo los puntos de referencia.

El protocolo de Seattle es el método recomendado para la toma de biopsias en todos los pacientes con esófago de Barrett. Consiste en biopsiar la mucosa metaplásica desde el final de los pliegues gástricos, en los cuatro cuadrantes y cada 2 cm en sentido proximal (cada 1 cm si existe displasia). Es un protocolo validado con alta detección de displasia, aunque aumenta el tiempo de exploración y los costes. A pesar de los progresos actuales en los métodos de imagen avanzada, las biopsias dirigidas no deben reemplazar el protocolo de Seattle.

Métodos de imagen avanzada

Los sistemas de imagen endoscópica avanzada se han convertido en una herramienta de uso rutinario en la mayoría de las unidades de endoscopia.

Respecto al esófago de Barrett, se han investigado nuevos sistemas para aumentar la detección de metaplasia y displasia con el objetivo de ayudar en la toma de biopsias dirigidas.

Basadas en los principios físicos de la espectrometría, hay disponibles distintas técnicas de mapeo y de contacto.

Las *técnicas de mapeo*, como la cromoendoscopia vital, la virtual y la fluorescencia, permiten estudiar un área amplia de mucosa (1 cm²) y, con ello, distinguir diferentes patrones mucosos y mejorar la rentabilidad de las biopsias.

Las *técnicas de contacto* obtienen información química y morfológica precisa de un área de mucosa de 1 mm², se uti-

lizan sondas flexibles formadas por una fibra emisora central y varias fibras periféricas receptoras que se introducen por el canal del endoscopio y se apoyan en el tejido a estudio. Hay múltiples técnicas de contacto, entre las que destaca la espectroscopia de Raman, la espectroscopia de fluorescencia, la tomografía de coherencia óptica, la endomicroscopia láser confocal y la volumétrica.

La combinación de varias técnicas, como el uso de ácido acético y la cromoendoscopia virtual, aumenta la tasa de detección de lesiones y, si están disponibles, se recomienda aplicarlas, ya que no incrementan significativamente los costes asociados a la endoscopia.

Además, cabe mencionar el desarrollo reciente de la inteligencia artificial en la medicina, con un papel importante en la obtención e interpretación de las imágenes.

Cromoendoscopia por tinción

Se requiere un equipo endoscópico estándar, un catéter espray o una aguja de inyección y colorantes, que suelen estar disponibles en las unidades de endoscopia. Existen colorantes vitales y de contraste. En el seguimiento del esófago de Barrett en nuestro medio se suelen utilizar los tres siguientes:

- Ácido acético al 1,5-3 %: es un colorante vital que produce desnaturalización reversible de las proteínas del citoplasma de las células al provocar una irritación de la superficie de la mucosa que define su estructura. Su uso se está extendiendo debido a su fácil aplicación y bajo coste; ya hay un gran número de estudios que han demostrado su utilidad para la detección de displasia en el esófago de Barrett. Se puede utilizar en combinación con magnificación y cromoendoscopia virtual. Se usa un catéter para inyectar 10 mL de ácido acético al 1,5-3 % en la mucosa esofágica, que se vuelve blanquecina y, tras 2-3 minutos, la mucosa esofágica normal se mantiene blanquecina y el segmento de Barrett adquiere un aspecto rojizo. El efecto es transitorio, por lo que suele requerir varias aplicaciones del colorante.
- Azul de metileno al 0,05-0,1 %: este colorante vital es absorbido por las células del epitelio columnar intestinal. Se aconseja aplicar mucolítico seguido del colorante y, después, lavar el exceso de colorante. La metaplasia intestinal se teñirá de azul y el resto de la mucosa esofágica normal no se teñirá; además, el patrón de tinción será diferente, según el grado de displasia.
- Índigo carmín al 0,1-0,4 %: es un colorante de contraste que no se absorbe y permite definir el patrón de la mucosa con el que se detectan lesiones pequeñas o planas e irregularidades (**Fig. 12-2**).

Cromoendoscopia virtual

En la actualidad, los endoscopios de alta definición tienen incorporados sistemas de cromoendoscopia virtual. Estos sistemas preprocesamiento y posprocesamiento son fáciles de usar y reversibles y, comparados con la cromoendoscopia

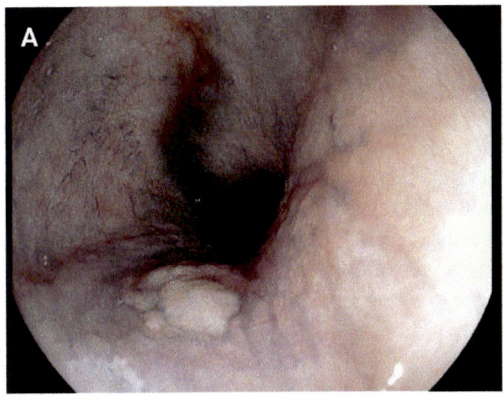
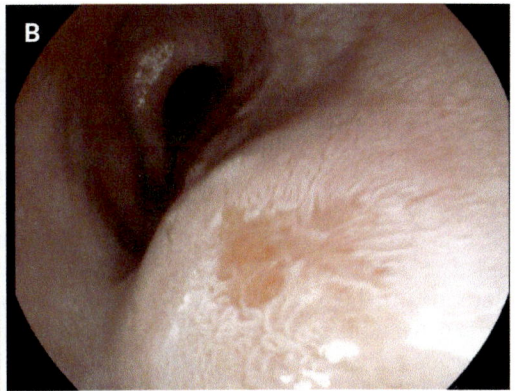

Figura 12-2. A) Tinción con índigo carmín de lesión visible sobre segmento de esófago de Barret. **B)** Tinción con ácido acético.

vital, permiten inspeccionar todo el campo endoscópico y visualizar el patrón vascular con mayor nitidez. En el estudio del esófago de Barrett no se ha demostrado que estos sistemas sean superiores a la endoscopia convencional con luz blanca, pero ayudan a la caracterización de las lesiones y la detección de displasia sin añadir costes a la endoscopia.

Dentro de los sistemas de cromoendoscopia virtual, el más empleado en el esófago de Barrett es el de banda estrecha (*narrow band imaging*, NBI, Olympus). Es un sistema preprocesamiento que se basa en que la capacidad de penetración de la luz en el tejido depende de la longitud de onda. Utiliza filtros de color rojo, verde y azul, que rotan frente a la lámpara de luz blanca convencional (**Fig. 12-3**). La luz azul (onda corta) penetra muy poco, por lo que permite la visualización de la red capilar mucosa superficial; la luz verde tiene mayor penetración y reproduce los vasos profundos, y la roja refleja las estructuras tisulares profundas.

Otras modalidades utilizadas en el seguimiento del esófago de Barrett son el *i-scan* (Pentax) y el *Fujinon spectral imaging color enhancement* (FICE, Fujifilm). Son sistemas posprocesamiento, por lo que no utilizan filtros ópticos dentro del endoscopio, como el NBI, sino que usan tecnología digital de intensificación de imagen gracias a un programa informático. Uno más reciente, el *blue light imaging* (BLI, Fujifilm) se basa en el mismo principio óptico que el NBI, aunque no hay publicados estudios que demuestren su papel en la detección de displasia en el esófago de Barrett.

Magnificación

Es la capacidad de aumentar el tamaño de la superficie mucosa de las lesiones en tiempo real, lo que facilita una visualización detallada. Junto a la cromoendoscopia, aumenta la detección de la metaplasia intestinal y la displasia.

Espectroscopia

Permite obtener información *in situ* y a tiempo real, ya que el haz de luz no distorsiona la arquitectura de los tejidos. Existen varios métodos, como la reflectancia difusa o la espectroscopia de Raman, que utilizan la luz dispersa para diferenciar los patrones vasculares, nucleares y tisulares de la mucosa esofágica.

Vídeo con autofluorescencia (AFI)

Se basa en las características espectroscópicas de la luz para inducir la fluorescencia de biomoléculas (aminoácidos aromáticos, flavinas, porfirinas, etc.), que sirven para detectar anomalías de la mucosa, ya que los cambios metabólicos secundarios a la inflamación o displasia producen modificaciones en el estado oxidativo celular, y esto provoca un cambio en la autofluorescencia del tejido.

Este sistema usa un endoscopio especial de alta resolución con dos chips *charge-couple-device* (CCD), uno para la luz blanca (con filtro rojo-verde-azul) y otro con autofluorescencia. En el modo de autofluorescencia, la imagen tiene tres componentes: autofluorescencia global tras excitación con luz azul, la reflectancia verde y la reflectancia roja. El esófago de Barrett sin displasia aparecerá verde y las áreas sospechosas de displasia o carcinoma se verán azules o violetas.

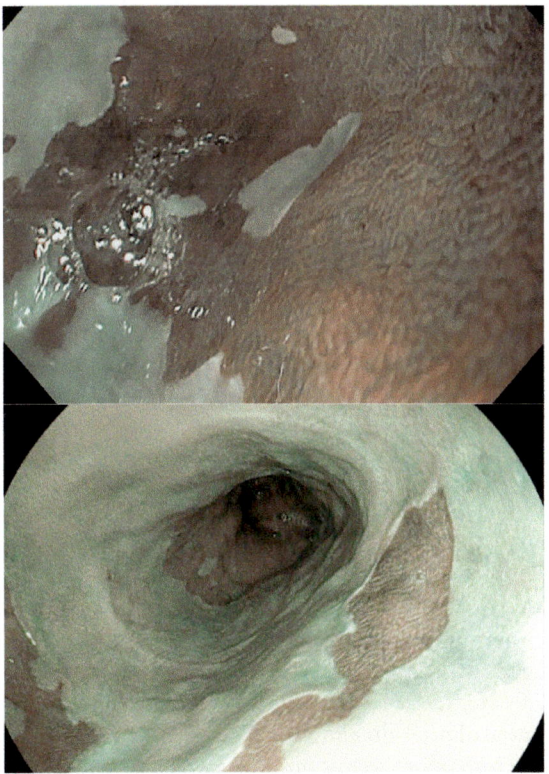

Figura 12-3. Imagen de banda estrecha (*narrow band imaging*, NBI).

En la actualidad está comercializado un sistema trimodal que incorpora luz blanca convencional, autofluorescencia y NBI (Lucera, Olympus).

Tomografía de coherencia óptica (OCT)

Se basa en la interferometría de baja coherencia, en la que la reflectividad de cada profundidad se discrimina en función del tiempo de respuesta a cada pulso (más profunda, más tiempo). Utiliza ondas de luz para generar imágenes de corte transversal de la arquitectura del tejido epitelial y subepitelial esofágico (alcanza 1-2 mm de profundidad).

La imagen que ofrece es similar a la de la ecoendoscopia, con mayor resolución, pero requiere tiempo para obtener las imágenes y se requieren conocimientos de anatomía patológica. Se han publicado estudios con un rendimiento alto de esta técnica para detectar displasia en el esófago de Barrett.

Endomicroscopia láser confocal (CLE)

Se obtienen cortes ópticos de muestra celular o tejido grueso usando marcadores fluorescentes capaces de identificar receptores específicos celulares. Es una técnica que permite captar la reflectancia y la fluorescencia, y ofrece imágenes de gran aumento (×1.000) de la mucosa esofágica a tiempo real similares a las imágenes histológicas.

En comparación con el epitelio esofágico normal, el epitelio de Barrett se caracteriza por una mucosa con forma más tubular, con un ancho regular y constante de la capa epitelial, y se pueden identificar las células caliciformes, que no se ven en el epitelio columnar normal.

Los hallazgos que indican neoplasia incluyen pérdida de la arquitectura epitelial normal, un ancho variable de la capa epitelial, un aspecto epitelial oscuro y la presencia de vascularización irregular con fugas de fluoresceína.

Endomicroscopia láser volumétrica (VLE)

Utiliza la OCT para producir imágenes rápidas y de alta resolución a una profundidad de 3 mm, y escanea 6 cm de esófago de Barrett en 90 segundos, por lo que puede escanear áreas de superficie más grandes que la propia OCT por sí sola.

Otras técnicas endoscópicas diagnósticas

Otras técnicas endoscópicas diagnósticas son las siguientes.

Muestreo transepitelial de área amplia (wide-area transepithelial sampling, WATS3D)

Es un cepillo rígido endoscópico con cerdas largas y duras para la toma de muestras profundas transepiteliales, a lo que se añade un análisis tridimensional asistido por un ordenador. Se obtiene un análisis computarizado de redes neuro-

nales de muestras citológicas transepiteliales para identificar signos de displasia, y las imágenes quedan guardadas para una posterior evaluación por un patólogo entrenado en esta técnica WATS.

Esta técnica podría tener la ventaja de abarcar más extensión del Barrett que la biopsia estándar, y así reducir el sesgo de muestreo y la falta de adherencia al protocolo de Seattle. Sin embargo, aunque hay publicados estudios con buenos resultados, actualmente las guías de práctica clínica no la recomiendan como alternativa a la biopsia estándar.

Ultrasonografía endoscópica (USE)

Se considera la técnica más precisa (**Fig. 12-4**) para la estadificación locorregional del cáncer esofágico, con un valor predictivo negativo superior al 95 % en el diagnóstico de infiltración submucosa profunda y de invasión linfática. En cambio, en la displasia de alto grado y el cáncer precoz tiene peores resultados que en el cáncer avanzado.

En el adenocarcinoma sobre esófago de Barrett la estadificación T es más complicada que en el cáncer escamoso debido a los posibles cambios inflamatorios significativos, a la doble capa *muscularis mucosae*, a que el patrón de criptas es más heterogéneo y a la frecuente localización de la neoplasia próxima al cardias, que dificulta la exploración ecoendoscópica.

Inteligencia artificial

La inteligencia artificial es un área en desarrollo muy prometedora en la endoscopia, tanto en el diagnóstico como en el tratamiento de diferentes patologías, incluido el esófago de Barrett. Con los datos actuales se puede decir que la inteligencia artificial ayudaría a mejorar la calidad de la endoscopia de rutina y a disminuir la tasa de lesiones que pasan desapercibidas. Existen algunos estudios recientes con unas cifras de sensibilidad altas (por encima del 85 %) en la detección de displasia y de adenocarcinoma en el esófago de Barrett.

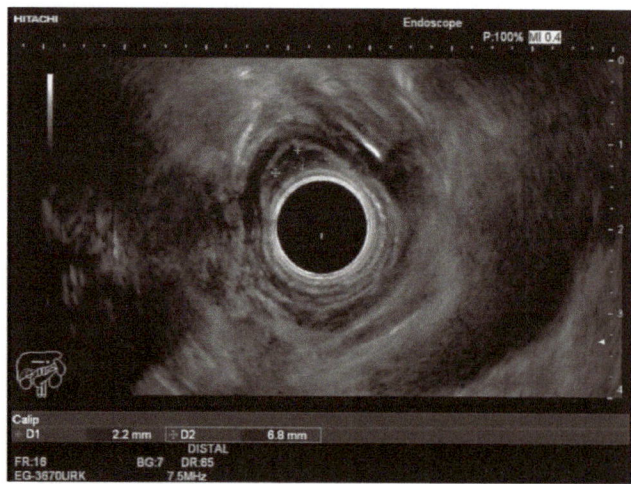

Figura 12-4. Ultrasonografía endoscópica de lesión esofágica.

Métodos no endoscópicos

Aunque en la actualidad la endoscopia es la base del cribado y seguimiento del esófago de Barrett, existen otros métodos mínimamente invasivos no endoscópicos como el Cytosponge, el EsophaCap y el EsoCheck, que son dispositivos para toma de muestras que se liberan en el estómago y se retiran oralmente. Estas muestras celulares se remiten para estudio de biomarcadores: hematoxilina-eosina combinada con *trefoil family factor-3* (TFF-3) (Cytosponge) y estudio citopatológico combinado con MUC2 (EsophaCap), ambos para identificar metaplasia; o proteína C-reactiva cuantitativa para la detección de panel de marcadores de metilación de ADN de cara a predecir la presencia de esófago de Barrett (EsophaCap y EsoCheck).

Estos dispositivos son prometedores; de ellos, el Cytosponge es el método con mayor evidencia hasta la fecha, con buenos resultados en recientes estudios publicados.

Existen también otros biomarcadores útiles en el manejo del esófago de Barrett, como el marcador inmunohistoquímico p53, que ayuda a la detección de displasia en esófago de Barrett, incluso en pacientes con biopsias «indefinidas para displasia», por lo que se recomienda su uso rutinario en la evaluación histopatológica.

TRATAMIENTO MÉDICO

El tratamiento médico se basa en medidas higiénico-dietéticas y tratamiento antisecretor para el reflujo gastroesofágico. Los inhibidores de la bomba de protones (IBP) son los fármacos de elección, necesarios como tratamiento de mantenimiento a pesar de la ausencia de síntomas. Además, se incrementarán las dosis, asociando otros agentes antisecretores tras terapias endoscópicas ablativas o resecciones mucosas. Los IBP, además del efecto antisecretor, parece que tienen un efecto antiinflamatorio y antioxidante, por lo que podrían prevenir la carcinogénesis.

> **!** El ácido acetilsalicílico y los antiinflamatorios no esteroideos parece que reducen el riesgo de adenocarcinoma en los pacientes con esófago de Barrett, según algunos estudios publicados, pero su uso rutinario como quimioprevención no está recomendado en la actualidad.

TRATAMIENTO QUIRÚRGICO

Aunque se han propuesto nuevas modalidades de cirugía mínimamente invasiva para disminuir la morbimortalidad asociada a la esofaguectomía convencional, en los últimos años las técnicas endoscópicas han ido sustituyendo a la cirugía, con tasas de supervivencia libres de enfermedad comparables.

En los casos de displasia de alto grado o adenocarcinoma, se optará por la *esofaguectomía* quirúrgica si fracasan las técnicas endoscópicas, si existe invasión submucosa profunda (T1b, sm 2-3) o si hay diseminación linfovascular.

La *fundoplicatura* en los pacientes con esófago de Barrett no ha demostrado reducir las tasas de degeneración maligna, aunque podría recomendarse en un subgrupo de pacientes en los que no hay un control adecuado de los síntomas o en los que se mantienen los signos de reflujo a pesar de tratamiento médico optimizado, tienen intolerancia o contraindicación de los IBP o hernias de hiato grandes o complicadas.

TRATAMIENTO ENDOSCÓPICO

En las últimas décadas se han producido avances significativos en el manejo endoscópico del esófago de Barrett. Las técnicas endoscópicas se han convertido en el tratamiento de elección debido a su buen perfil de seguridad y sus altas tasas de erradicación de la displasia y la neoplasia.

En el adenocarcinoma esofágico, el tratamiento endoscópico está indicado en la actualidad para tumores confinados a la mucosa (estadio T1a), debido al bajo riesgo de invasión linfática (0-1,8 %). También puede ser una alternativa a la cirugía para tumores T1b si el paciente tiene alto riesgo quirúrgico y si el espécimen resecado cumple los siguientes criterios de bajo riesgo: invasión submucosa < 500 mm, tumor bien diferenciado o moderadamente diferenciado, ausencia de invasión vascular o linfática y ausencia de invasión de márgenes profundos.

Después de la resección de las lesiones visibles que contengan cualquier grado de displasia o neoplasia se recomienda tratar todo el esófago de Barrett remanente, debido a que las tasas de recurrencia se calculan del 30 % a los 3 años y del 15 % a los 5 años. Para ello, se suelen combinar técnicas de resección seguidas de terapias ablativas; lo más frecuente es la resección mucosa seguida de la radiofrecuencia.

> **!** Las resecciones completas de todo el segmento de Barrett presentan un alto porcentaje de erradicación, pero no se recomiendan debido a la frecuente aparición de estenosis secundaria a la resección circunferencial.

Técnicas de resección

La presencia de lesiones sobreelevadas o mucosa nodular está asociada a mayores tasas de malignidad, por lo que se recomienda su resección para estadificar y seleccionar el tratamiento adicional posterior. Las técnicas de resección incluyen la resección mucosa (REM) y la disección endoscópica submucosa (DES).

Ambas técnicas son igual de efectivas para el tratamiento de lesiones displásicas o cáncer precoz; sin embargo, la DES no parece mejorar los resultados globales y es técnicamente más compleja, con mayor número de complicaciones, por lo que, de forma general, se recomienda la REM.

A diferencia de las técnicas ablativas, que destruyen el epitelio esofágico, la resección endoscópica permite un diagnóstico histológico definitivo, a la vez que puede ser tratamiento curativo.

Resección mucosa (REM)

Las modalidades de resección mucosa incluyen un sistema asistido con capuchón y asa, y sistemas de mucosectomía multibanda.

Resección submucosa con capuchón

Esta técnica requiere inyección submucosa previa. Tras poner un capuchón transparente en el extremo distal del endoscopio, se introduce el asa, que se coloca en el borde distal del capuchón. La lesión se succiona dentro del capuchón y se crea un seudopólipo, que es inmediatamente capturado con el asa preposicionada y resecado con electrocoagulación.

Existen diferentes tamaños de capuchón, con forma oblicua o recta. Esto permite la resección en bloque de lesiones de hasta 20 mm.

Mucosectomía multibanda

Son dispositivos modificados de ligadura de varices con seis bandas de goma precargadas y un mango para pasar un asa hexagonal junto al dispositivo de liberación de las bandas. Se succiona la mucosa y se libera la banda para crear un seudopólipo (**Fig. 12-5**). Después se reseca con electrocoagulación, colocando y cerrando el asa debajo de la banda.

La ventaja de estos dispositivos frente a la modalidad de resección con capuchón es que requieren una menor curva de aprendizaje y son menos costosos y más rápidos. Permiten realizar varias resecciones con la misma asa, no requieren la colocación previa del asa sobre el capuchón ni precisan de inyección submucosa, ya que la capa muscular se retrae al liberar la banda. Los sistemas multibanda comercializados más usados son el dispositivo Captivator® (Boston) y el Duette® (Cook).

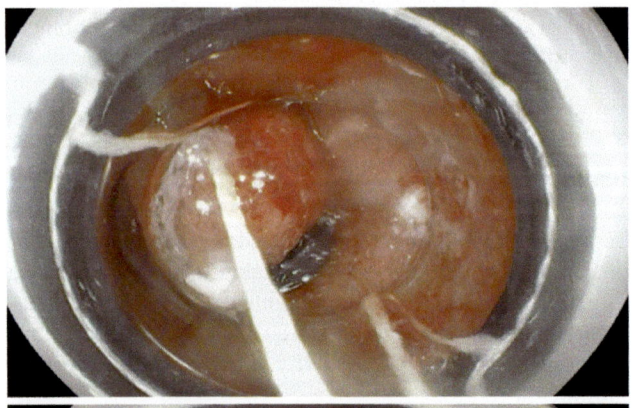
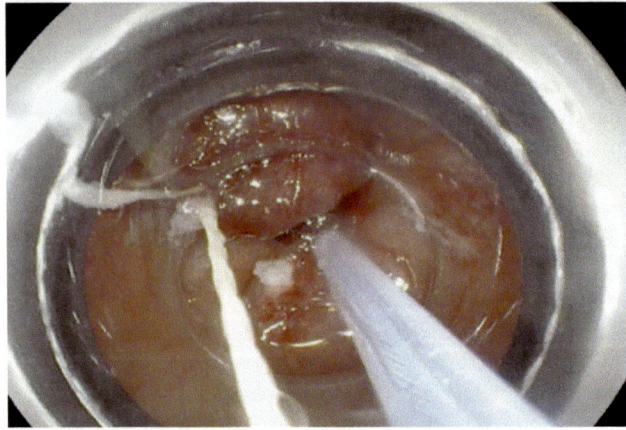

Figura 12-5. Resección mucosa con banda.

Disección endoscópica submucosa (DES)

Esta técnica permite al endoscopista una resección en bloque, independientemente del tamaño de la lesión (**Fig. 12-6**). En los últimos años este procedimiento se ha ido implantando en los países occidentales para el manejo de las lesiones neoplásicas precoces gastrointestinales, a pesar de que es técnicamente compleja, consume más tiempo y presenta mayor riesgo de complicaciones.

En el esófago de Barrett, como ya se ha descrito, se suele recomendar la REM, dejando la DES de primera elección en lesiones con importante componente luminal *(bulky lesions)* que no se pueden abordar mediante las técnicas de resección habituales y en las que se sospecha invasión submucosa (París 0-Is y 0-IIc). También las guías actuales recomiendan la DES como tratamiento endoscópico de elección en las neoplasias mayores a 20 mm y en las lesiones localizadas sobre escaras o áreas fibróticas.

Técnicas de ablación

Las técnicas ablativas usan energía térmica, fotoquímica o radiofrecuencia para eliminar el epitelio anormal plano en el esófago de Barrett: se aplican en la parte no nodular, combinadas con las resecciones. Son procedimientos seguros y presentan baja tasa de complicaciones. Tras ella, puede aparecer dolor torácico leve, náuseas, disfagia o sangrado; como complicación tardía puede aparecer estenosis.

Ablación por radiofrecuencia (RFA)

Es la técnica ablativa más usada en el esófago de Barrett. Los estudios publicados señalan que es muy efectiva para eliminar la mucosa de Barrett y la displasia asociada, y para prevenir la progresión de la enfermedad, al tiempo que minimiza los inconvenientes conocidos de la terapia fotodinámica y la coagulación con plasma argón, como la estenosis esofágica y los focos subescamosos de *buried Barrett*. Los datos publicados indican que la erradicación del esófago de Barrett se mantiene en más del 90 % de los pacientes a los 5 años de seguimiento.

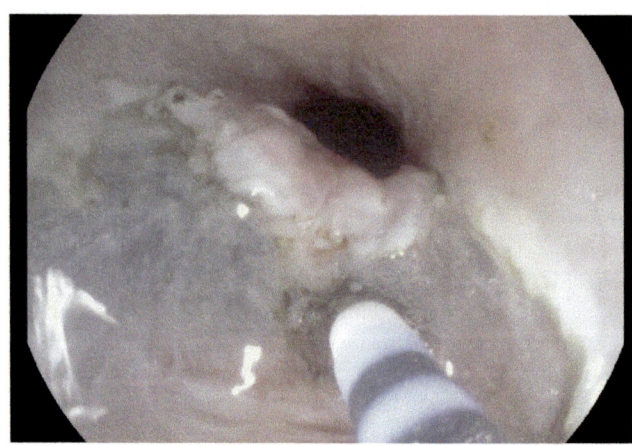

Figura 12-6. Disección endoscópica submucosa sobre adenocarcinoma precoz esofágico.

Tabla 12-1. Tipos de catéteres de ablación por radiofrecuencia focal

Tipos	Medidas (largo × ancho, mm)	Superficie de electrodo activa (mm)	Endoscopios (calibre, mm)
Barrx ™ 90	20,6 × 13,2	20 × 13	De 8,6 a 12,8
Barrx ™ 60	15 × 10	60 % menos que Barrx 90	De 8,6 a 9,8
Barrx ™ 90 Ultra Long	40 × 13	200 % más que Barrx 90	De 8,6 a 12,8
Barrx ™ Channel	15,7 × 2,7-5	Similar a Barrx 60	Dispositivo TTS (*through-the-scope*) canal ⩾2,8

Como se ha descrito, la RFA es la técnica de elección como terapia adicional a la REM. Se recomienda un intervalo de al menos 6 semanas para la primera sesión de RFA, aunque está contraindicada si existe inflamación de la mucosa esofágica.

En este procedimiento se aplica energía bipolar de forma uniforme y constante sobre la mucosa con la que contacta, sin llegar a la submucosa. Primero se suele hacer RFA circunferencial seguida de la ablación focal del esófago de Barrett residual. En casos de esófago de Barrett de 1-2 cm se puede tratar de primeras con RFA focal.

El sistema comercializado se denomina *Barrx*™ (Medtronic) y consta de generador (FLEX, anteriormente HALO) y electrodos de ablación (**Tabla 12-1**).

La ablación circunferencial (**Fig. 12-7B**) implica el inflado del catéter balón dentro del esófago en el segmento de Barrett. El catéter de ablación incluye una matriz de electrodos enrollados a través de los cuales se aplica la energía de radiofrecuencia. El catéter balón actualmente comercializado se denomina *Barrx*™ *360 Express RFA*, tiene un tamaño de 8 cm con un electrodo de 4 cm y se autoajusta al diámetro del esófago antes de aplicar la energía.

En la ablación focal (**Fig. 12-7A**) la corriente eléctrica se aplica a través de una matriz de electrodos adherida al extremo del endoscopio, que se monta en una plataforma articulada que permite la maniobrabilidad y garantiza un contacto óptimo con el tejido esofágico. No precisa de guía.

Estos son los regímenes de ablación recomendados:

- RFA circunferencial (potencia 300 W):
  - Estándar: dos aplicaciones de energía 10-12 J/cm^2 con una fase de lavado entre ambas, de unos 30-40 minutos de duración, dependiendo de la longitud del Barrett. Es el método recomendado.

  - Simplificada: dos aplicaciones sin fase de lavado, de unos 25 minutos de duración. Actualmente no se recomienda.
- RFA focal (potencia 40 W):
  - Estándar: dos aplicaciones dobles de energía 12-15 J/ cm^2 con fase de lavado entre ambas.
  - Simplificada: tres aplicaciones sin fase de limpieza, energía 12-15 J/cm^2 (recomendado).

Tras una sesión de RFA, se debe indicar tratamiento antisecretor dirigido a la reparación de la mucosa esofágica y la regeneración del epitelio escamoso. Una pauta recomendada es la siguiente:

- Dieta líquida fría 24-72 horas y la reintroducción progresiva de la dieta en función de los síntomas.
- Dosis altas de IBP, fármacos anti-H$_2$ y antiácidos (p. ej., 40 mg de esomeprazol cada 12 horas, 40 mg de famotidina cada 24 horas y ácido hialurónico/sulfato de condroitina), durante 2 semanas, dejando el IBP como tratamiento de mantenimiento.
- Analgésicos a demanda (paracetamol, metamizol, etc.).
- Evitar los antiinflamatorios no esteroideos, los antiagregantes y los anticoagulantes.

Tras la primera sesión de RFA se recomienda repetir la endoscopia a las 12 semanas. Si se objetiva esófago de Barrett residual, se puede repetir otra sesión de RFA, aunque si persisten lesiones visibles, es recomendable la resección endoscópica. Se repetirán las sesiones de ablación necesarias hasta erradicar completamente la metaplasia intestinal. Se ha descrito una media de 3-4 sesiones para una erradicación completa.

Si se objetiva esófago de Barrett circunferencial residual ≥ 2 cm o hay múltiples islotes o lengüetas de Barrett, se optará

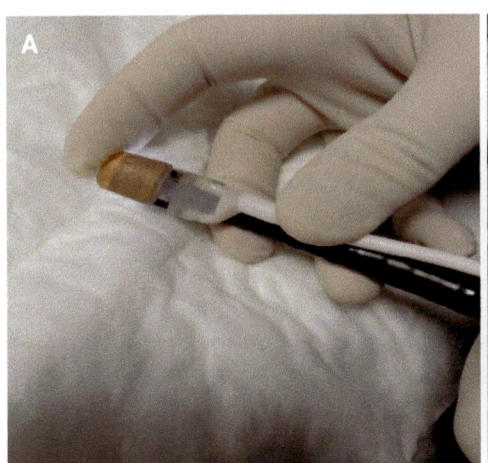
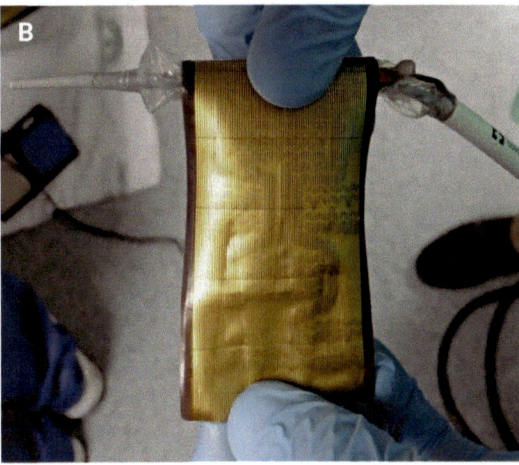

Figura 12-7. A) Catéter de ablación por radiofrecuencia focal. **B)** Catéter circunferencial.

por RFA circunferencial. Si el esófago de Barrett circunferencial residual es menor a 2 cm, persisten pequeños islotes o lengüetas de Barrett o se desea realizar tratamiento circular de la línea Z (al menos en una ocasión), se aplicará RFA focal.

Electrocoagulación con gas argón (APC híbrida)

Una aplicación más reciente, la electrocoagulación con gas argón, o APC híbrida, combina la inyección de solución salina submucosa con la ablación difusa de los tejidos utilizando una sonda de argón. Mediante un generador especial se libera fluido a través de la sonda que contacta con la mucosa. En la actualidad está comercializado por ERBE y requiere el sistema ERBEJET®.

En el tratamiento del esófago de Barrett, se aplica sobre las lesiones planas displásicas. Para ello, se eleva el área objetivo para tocar directamente con la sonda la mucosa y, presionando el pedal se aplica APC a 60 W solo en esa área. La mucosa coagulada se limpia con un capuchón y se repite el contacto, elevando de nuevo el área objetivo y aplicando 40 W para llegar a la submucosa.

Crioterapia

Esta técnica utiliza un sistema para aplicar un criógeno, como nitrógeno líquido u óxido nitroso líquido, sobre el esófago de Barrett. La congelación y descongelación resultantes del tejido de Barrett rompe las membranas celulares, induce la apoptosis y causa la trombosis de los vasos sanguíneos locales.

A diferencia de la RFA, que utiliza calor para desnaturalizar las proteínas celulares, la crioablación induce la formación de cristales de hielo intracelular sin causar un cambio permanente en la estructura de la proteína, con lo que se preserva la arquitectura de la matriz de colágeno extracelular. En teoría, esto podría resultar en una menor tasa de estenosis, pero no se ha establecido la ventaja clínica de la crioterapia en este sentido.

Algunos estudios observacionales presentan buenos resultados de esta técnica en la erradicación de displasia y metaplasia, pero existen pocos datos a largo plazo, por lo que actualmente no se considera una técnica superior a la RFA.

EndoRotor®

Es un sistema de resección endoscópica mecánica automática, no térmica, para la disección y resección de tejido con un dispositivo a través del canal de trabajo del endoscopio. Se han publicado algunos estudios en esófago de Barrett como terapia ablativa posterior a REM y en esófago de Barrett residual refractario a otras técnicas ablativas, con escasos datos aún para recomendar su uso.

Manejo endoscópico según el grado de displasia

El manejo del esófago de Barrett va a depender del grado de displasia. El esófago de Barrett sin displasia presenta un riesgo bajo de progresión a adenocarcinoma (se calcula el 0,3 % al año), por lo que no se recomiendan terapias ablativas preventivas y sí continuar la vigilancia endoscópica de estos pacientes.

> ! El diagnóstico de cualquier grado de displasia debe ser confirmado por un patólogo experto en esta área, ya que varios estudios han demostrado que diagnósticos previos de displasia de bajo grado por patólogos no expertos resultaron ser esófagos de Barrett sin displasia.

En la displasia de bajo grado (DBG) se recomienda confirmarla en una segunda endoscopia, debido a que un único diagnóstico no es suficiente para indicar terapia ablativa y en el 30 % de los casos el diagnóstico de DBG finalmente no se confirma. Si existe DBG, se recomienda tratamiento ablativo con la RFA como la técnica de elección. Si no se encuentra displasia en el control endoscópico a los 6 meses, se recomienda repetir la endoscopia al año y, tras dos gastroscopias con ausencia de displasia, volverá al seguimiento del esófago de Barrett sin displasia.

En la displasia de alto grado (DAG) o adenocarcinoma precoz, tras su confirmación, se deben resecar las lesiones visibles y biopsiar el resto del segmento de Barrett. Si se confirma la presencia de DAG sin lesión o persistencia de MI, se recomienda ablación (**Fig. 12-8**).

SEGUIMIENTO

Como ya se ha descrito, los pacientes con esófago de Barrett deben ser incluidos en un programa de vigilancia. El intervalo de seguimiento se fijará en la presencia o no de displasia y en la longitud del Barrett. Otros factores que hay que tener en cuenta serán la edad del paciente y la presencia de comorbilidades (**Tabla 12-2**).

Se considera que la terapia erradicadora endoscópica ha sido exitosa cuando el esófago no muestra mucosa compatible con esófago de Barrett (ausencia de lengüetas o esófago de Barrett circunferencial y de islotes residuales) y la línea Z es normal, sin ninguna lesión visible tras la aplicación de tratamiento endoscópico. El seguimiento en estos casos se basa en la histología previa al inicio del tratamiento. La ESGE recomienda:

- Pacientes con DBG: endoscopia al año, 3 y 5 años tras la última sesión de tratamiento.
- Pacientes con DAG o adenocarcinoma precoz: endoscopia al año, 2, 3, 4, 5, 7 y 10 años tras la última sesión de tratamiento.

Tabla 12-2. Intervalo de seguimiento recomendado según la longitud del esófago de Barrett				
Línea Z irregular	**Esófago de Barret <1 cm**	**≥ 1-3 cm**	**3-10 cm**	**>10 cm**
No seguimiento	No seguimiento	Cada 5 años	Cada 3 años	Remitir a centro experto (cada 1-2 años)

En las gastroscopias de seguimiento se recomienda tomar biopsias de los cuatro cuadrantes distales a la unión neoescamocolumnar.

La edad de corte para finalizar el seguimiento no está definida. De forma general, se recomienda no continuar la vigilancia en pacientes a partir de los 75 años sin historia previa de displasia.

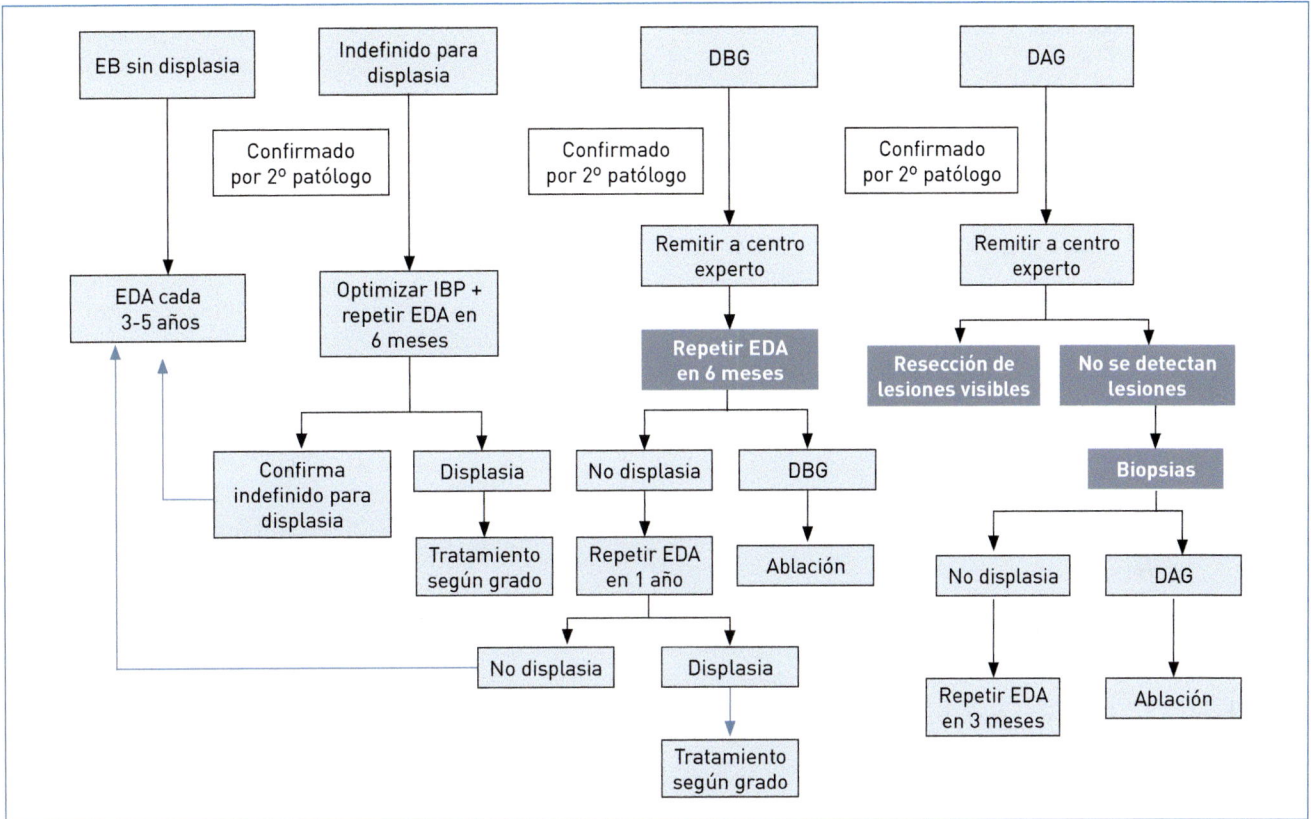

Figura 12-8. Algoritmo de tratamiento endoscópico de esófago de Barret según el grado de displasia. DAG: displasia de alto grado; DBG: displasia de bajo grado; EB: esófago de Barrett; EDA: endoscopia digestiva alta; IBP: inhibidor de la bomba de protones.

 PUNTOS CLAVE

- El esófago de Barrett tiene una prevalencia baja, pero su importancia radica en su riesgo de progresión a adenocarcinoma esofágico.
- En los últimos años se han producido cambios en el manejo del esófago de Barrett gracias al avance en la endoscopia diagnóstica y terapéutica.
- Se han desarrollado múltiples técnicas de imagen avanzada para mejorar la detección de displasia y hacer biopsias dirigidas, pero aún no hay suficiente consistencia para que sustituyan al protocolo de Seattle.
- Las técnicas de resección y de ablación actuales son eficaces y presentan un buen perfil de seguridad.

- La resección endoscópica y la ablación por radiofrecuencia son las técnicas de elección para el tratamiento del adenocarcinoma T1a y la displasia.
- La esofaguectomía quirúrgica se lleva a cabo cada vez con menos frecuencia. En la actualidad se indica en el adenocarcinoma con invasión submucosa profunda, invasión linfovascular o fracaso del tratamiento endoscópico.
- El manejo endoscópico del esófago de Barrett va a depender del grado de displasia, la longitud del segmento y la presencia de lesiones visibles.

BIBLIOGRAFÍA

Bergman JJ. Barrett´s esophagus: Treatment with radiofrecuency ablation. En: Saltzman JR, ed. UptoDate. Waltham, Mass.: UptoDate; 2019.

Bisschops R, Areia M, Coron E, Dobru D, Kaskas B, Kuvaev R et al. Performance measures for upper gastrointestinal endoscopy: an European Society of Gastrointestinal Endoscopy (ESGE) Quality Improvement Initiative. Endoscopy. 2016;48(9):843-64.

Eluri S, Shaheen NJ. Barrett's esophagus: diagnosis and management. Gastrointest Endosc. 2017;85(5):889-903.

Marqués de Sá I, Marcos P, Sharma P, Dinis-Ribeiro M. The global prevalence of Barrett's esophagus: A systematic review of the published literature. United European Gastroenterol J. 2020;8(9):1086-105.

Pimentel-Nunes P, Dinis-Ribeiro M, Ponchon T, Repici A, Vieth M, De Ceglie A et al. Endoscopic submucosal dissection: European Society of Gastrointestinal Endoscopy (ESGE) Guideline. Endoscopy. 2015;47(9):829-54.

Rubenstein JH, Inadomi JM. Cost-effectiveness of screening, surveillance, and endoscopic eradication therapies for managing the burden of esophageal adenocarcinoma. Gastrointest Endosc Clin N Am. 2021;31(1):77-90.

Sharma P, Bergman JJ, Goda K, Kato M, Messmann H, Alsop BR et al. Development and validation of a classification system to identify high-grade dysplasia and esophageal adenocarcinoma in Barrett's esophagus using narrow-band imaging. Gastroenterology. 2016;150(3):591-8.

Stawinski PM, Dziadkowiec KN, Kuo LA, Echavarria J, Saligram S. Barrett's esophagus: an updated review. Diagnostics (Basel). 2023;13(2):321.

Weusten B, Bisschops R, Coron E, Dinis-Ribeiro M, Dumonceau JM, Esteban JM et al. Endoscopic management of Barrett's esophagus: European Society of Gastrointestinal Endoscopy (ESGE) Position Statement. Endoscopy. 2017;49(2):191-8.

Weusten BLAM, Bisschops R, Dinis-Ribeiro M, di Pietro M, Pech O, Spaander MCW et al. Diagnosis and management of Barrett esophagus: European Society of Gastrointestinal Endoscopy (ESGE) Guideline. Endoscopy. 2023;55(12):1124-46.

Tratamiento del reflujo gastroesofágico, lesiones por cáusticos y agentes físicos

13

P. J. Rosón Rodríguez y F. J. Gallego Rojo[†]

 OBJETIVOS

- Aprender sobre la epidemiología y la importancia de la enfermedad por reflujo y de las lesiones esofágicas por cáusticos.
- Repasar todas las técnicas endoscópicas actualmente disponibles para el tratamiento del reflujo, sus indicaciones y sus resultados, incluidas las más modernas disponibles actualmente, para tener un conocimiento real de su utilidad.
- Describir las lesiones por cáusticos esofágicas, tanto su diagnóstico como su manejo inicial, y la resolución endoscópica de sus complicaciones posteriores.

TRATAMIENTO DE LA ENFERMEDAD POR REFLUJO GASTROESOFÁGICO

Introducción

La enfermedad por reflujo gastroesofágico (ERGE) se define como una condición que se desarrolla cuando el reflujo del contenido gástrico causa síntomas molestos o complicaciones para el paciente. En la reunión de consenso de Montreal, se clasificó la ERGE según sus manifestaciones en dos grupos: síndromes esofágicos y extraesofágicos.

Se trata de una enfermedad muy prevalente, entre un 10-20 % en los países occidentales y un 5 % en Asia, lo que supone unos 8 millones de personas en España, 120 millones en Europa y 60 millones solo en Estados Unidos, con lo que conlleva en gasto sanitario directo e indirecto, además de su impacto en la calidad de vida de los que la sufren y su historia natural hacia el adenocarcinoma esofágico.

Tratamiento de la enfermedad por reflujo gastroesofágico

Una vez diagnosticado clínicamente al paciente con síntomas clínicos de reflujo, se suele iniciar un tratamiento empírico con inhibidores de la bomba de protones (IBP) a dosis estándar y reevaluar posteriormente su eficacia. En la **figura 13-1** se reproduce el algoritmo de manejo propuesto por la Asociación Española de Gastroenterología.

El objetivo básico del tratamiento farmacológico de la ERGE es reducir la exposición del esófago al contenido gástrico. En el momento actual, la eficacia, la eficiencia y la seguridad de los fármacos que inhiben la secreción ácida gástrica (IBP y antagonistas de los receptores H_2 [anti-H_2]) son superiores a las de los fármacos procinéticos.

Es de elección indicar un IBP a la dosis convencional (omeprazol 20 mg, lansoprazol 30 mg, pantoprazol 40 mg, rabeprazol 20 mg, esomeprazol 40 mg) como primera línea terapéutica en la mayoría de los pacientes, incluso cuando se indican de forma empírica, obteniendo una remisión rápida de los síntomas y un aumento de las tasas globales de curación de la esofagitis. A las 8 semanas, si el paciente no mejora, se indica doble dosis de IBP o, si se identifican signos de alarma, se solicitan pruebas diagnósticas como una gastroscopia o una manometría y pH-metría, para valoración del índice de DeMeester.

Desde el punto de vista clínico, se considera un paciente como refractario el que presenta síntomas o esofagitis después de 12 semanas de tratamiento adecuado con IBP. Se pueden emplear cuestionarios validados para valorar la frecuencia de los síntomas y su incidencia sobre la calidad de vida, y el cuestionario gastrointestinal corto (GSFQ) adaptado al español (**Fig. 13-2**) es un buen instrumento de medida para valorar la interferencia de la ERGE en la vida diaria y discrimina a los pacientes con distintos niveles de ERGE.

La recidiva de los síntomas y de las lesiones esofágicas en la ERGE es elevada, lo que con frecuencia exige tratamiento de mantenimiento. Un buen indicador de la necesidad de este tratamiento es la precocidad de la recidiva, de tal forma que, cuando ésta se produce, habitualmente ocurre durante los 3 primeros meses tras el abandono del tratamiento de la fase aguda.

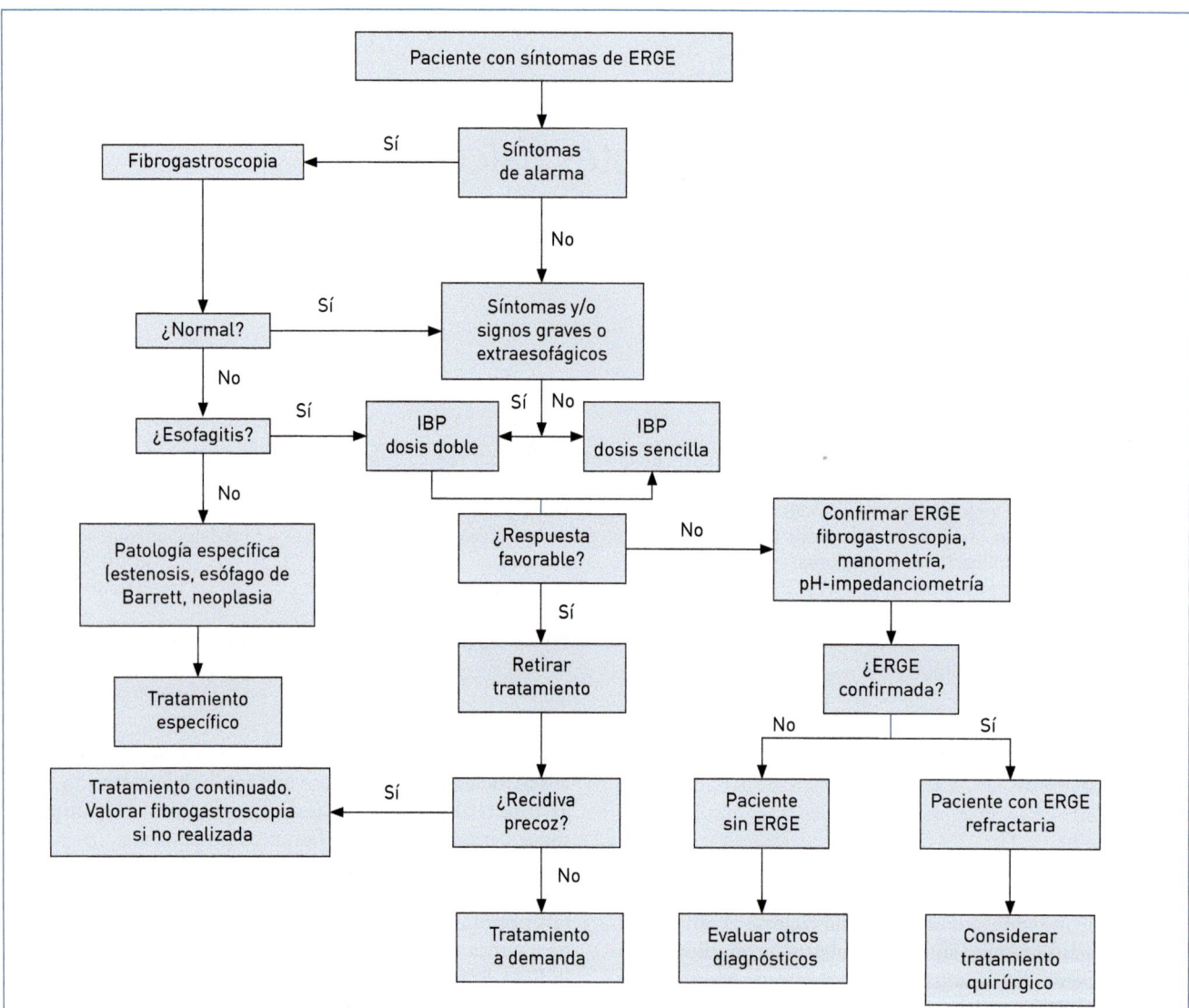

Figura 13-1. Algoritmo de manejo propuesto por la Asociación Española de Gastroenterología. ERGE: enfermedad por reflujo gastro-esofágico; IBP: inhibidores de la bomba de protones.

Instrucciones: responda a cada pregunta marcando una casilla. Si no está seguro de alguna de las respuestas, indique la que le parezca más adecuada. Estas preguntas se refieren a cómo le han afectado sus problemas de estómago en la última semana:

Durante la última semana ¿cuánto tiempo?	Todo el tiempo	La mayor parte del tiempo	A veces	Pocas veces	Nunca
1. Ha tenido dolor o molestias en el abdomen superior como: ardor (quemazón) de estómago, eructos-regurgitación o sensación de hinchazón	☐	☐	☐	☐	☐
2. Ha tenido dolor o molestias en la zona del esternón como: ardor, sensación de nudo o sensación de atasco	☐	☐	☐	☐	☐
3. Ha tenido que limitar una comida normal o la elección de la comida o la bebida debido a sus problemas digestivos	☐	☐	☐	☐	☐
4. Experimentó una sensación de ardor creciente que asciende por detrás del esternón (quemazón)	☐	☐	☐	☐	☐
5. Durante la última semana ¿se han visto afectadas sus actividades diarias normales por ardor de estómago o ardor detrás del esternón?	No ☐ Sí	En caso afirmativo, ¿cuántos días de la última semana se han visto afectados?			—(días)
6. En la última semana, ¿se ha visto afectado su sueño por ardor de estómago o ardor detrás del esternón?	☐ No ☐ Sí	En caso afirmativo, ¿cuántas noches de la última semana se han visto afectadas?			—(noches)

Figura 13-2. Cuestionario gastrointestinal corto (GSFQ) adaptado al español.

Los IBP han sido el pilar del tratamiento médico de la ERGE; sin embargo, aproximadamente del 20 al 30 % de los pacientes con enfermedad por reflujo erosiva y el 40 % de los pacientes con enfermedad por reflujo no erosiva no responden a los IBP.

Los posibles efectos adversos del uso de IBP a largo plazo también son motivo de preocupación. Estos efectos adversos incluyen infección por *Clostridium difficile*, fracturas óseas, hipomagnesemia y mayor incidencia de enfermedad renal crónica en poblaciones susceptibles.

> ! La cirugía antirreflujo (ARS: funduplicatura abierta o laparoscópica) ha sido la base del tratamiento para los pacientes que no responden a los IBP y el reflujo documentado en el análisis de la impedancia de pH; sin embargo, una cuarta parte de los pacientes requieren reiniciar los IBP en el seguimiento a largo plazo. Además, existe una necesidad de reintervención en aproximadamente el 15-30 % de los pacientes después de la funduplicatura laparoscópica o convencional, respectivamente.

Tratamiento endoscópico de la enfermedad por reflujo gastroesofágico

¿Y qué hay del tratamiento endoscópico del reflujo? Desde luego, es una enfermedad que cumple todos los requisitos para ser atractiva para el endoscopista: amplia prevalencia, demanda de solución en la práctica diaria y una solución quirúrgica subóptima, lastrada con bastantes efectos secundarios y molestias.

La historia del tratamiento endoscópico del reflujo es larga y llena de luces y sombras, y comienza en 2001 cuando empiezan a aparecer rápidamente diferentes técnicas que generaron una gran atención. Entre 2001 y 2009 aparecen el Stretta (tratamiento por radiofrecuencia del que se hablará más tarde), el Endocinch (sutura luminal), el Plicator (sutura transmural), el Gatekeeper (prótesis murales) y el Enteryx (inyección de polímeros submucosa).

> ! Todas las técnicas endoscópicas anteriores a 2013, a excepción del Stretta, que ha logrado sobrevivir, han caído en desuso bien por falta de eficacia, bien por complicaciones (ocasionalmente graves).

Posteriormente, se pasó a una época de falta de técnicas, con prototipos que se fueron quedaron en el camino y desapareciendo, a excepción de Medigus (actualmente MUSE), que ha visto la luz después de al menos ocho modificaciones.

Y es en 2013 cuando resurge Stretta, se publican los primeros resultados de funduplicatura transoral con Esophyx y MUSE, y el grupo de Inoue en Japón comienza a publicar los primeros resultados de la mucosectomía antirreflujo (ARMS).

Técnicas de funduplicatura endoscópica

Esophyx

El dispositivo Esophyx se lanzó en 2007 y ha sido modificado en múltiples ocasiones; el modelo EsophyX Z+ es el más reciente. El dispositivo (**Fig. 13-3**) se pasa sobre un gastroscopio de pequeño calibre a la cámara gástrica, se realiza una retroversión de éste y, utilizando un retractor helicoidal, se introduce el área subcardial dentro del aplicador, liberando posteriormente unas suturas en forma de H de polipropileno no absorbible. Se va rotando el dispositivo hasta liberar unas 20 suturas, y se completa así la funduplicación.

Hay bastante literatura médica acumulada del dispositivo, con resultados bastante irregulares. En 2017 se publica el metaanálisis de Huang, que recoge 943 pacientes y compara de manera cruzada Esophyx, funduplicatura, simulación e IBP. Los resultados muestran que Esophyx sólo es superior en los parámetros de calidad de vida de ERGE, y es superior la funduplicatura laparoscópica en el control de parámetros objetivos como pH-metría y presión de esfínter esofágico inferior. Se ve un 40 % de retirada de IBP, un 80 % de reducción en las dosis de IBP y una mejoría en la sintomatología de los pacientes, definida por mejoras en los cuestionarios de calidad de vida; sin embargo, la cuantificación por pH-metría del índice de DeMeester no logra ser significativa. Además, a lo largo del tiempo los datos empeoran y la gran mayoría de los pacientes vuelven a tomar IBP.

Otro metaanálisis recoge 32 estudios (1.475 pacientes) con unos resultados muy favorables a Esophyx por mejoría significativa de todos los parámetros subjetivos y objetivos. Se ve en este estudio una tasa de éxito de TIF (*transoral incisionless funduplication*) del 99 % y una tasa de eventos adversos del 2 %. La retirada de IBP fue del 89 %.

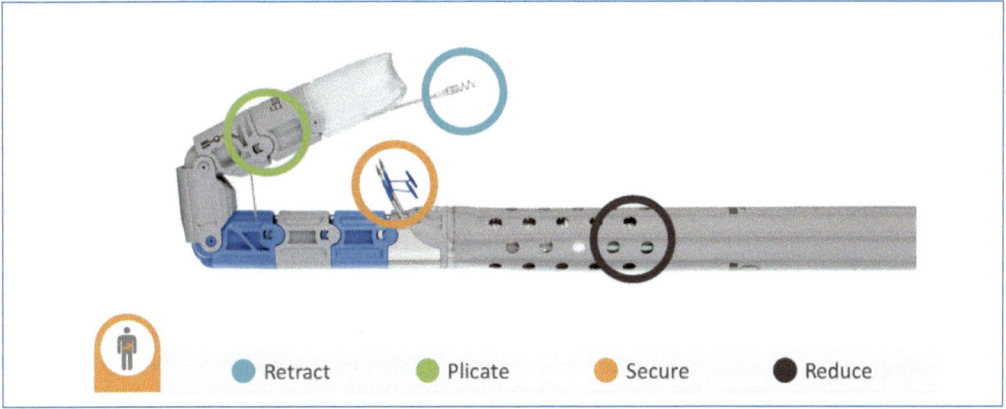

Retract Plicate Secure Reduce

Figura 13-3. Esophyx.

MUSE

La otra técnica de funduplicatura transoral disponible en la actualidad es MUSE, que corresponde a las iniciales de endograpadora quirúrgica guiada por ultrasonidos. Se trata de un dispositivo que es un endoscopio autónomo y que consta de dos partes principales: un dispensador de grapas y un receptor de éstas. Incluye además la óptica endoscópica, un canal de aspiración, otro de irrigación, así como un sensor de ultrasonidos que regulará la distancia para que unos tornillos de anclaje se adapten a una tensión adecuada antes de la liberación de las grapas. Lo más curioso de este sistema es que, una vez que se inicia la maniobra de retroversión, se pierde la visión endoscópica directa y todo el sistema es guiado por el ordenador, lo que minimiza la curva de aprendizaje y lo hace menos dependiente del operador. Cada disparo del sistema libera cinco grapas de forma simultánea, que van a unir el fundus con el esófago. Esta maniobra hay que realizarla tres veces más para crear la funduplicación (Fig. 13-4).

Los estudios disponibles de esta técnica MUSE son más escasos, únicamente dos publicados en 2015. Uno es un estudio prospectivo multicéntrico internacional, que incluye 66 pacientes seguidos durante 6 meses, en el que se observa que las dos terceras partes de los pacientes no toman IBP y que la pH-metría mejora significativamente, aunque no se normaliza. La continuación de este estudio se extiende hasta 4 años con 36 pacientes, manteniéndose los pacientes que no toman IBP, pero sin datos de pH-metría. Por otro lado, Familiari presentó en el Congreso Europeo de Gastroenterología (UEG) 2018 los resultados de 71 pacientes, de los cuales 47 se han seguido 1 año, y 15 de ellos, 2 años, con unos resultados similares a los descritos previamente respecto al abandono de IBP (un 70 %), pero con escasos datos de pH-metría, normalizándose un 15 % y mejorando un 70 %.

Pero, y no se debe perder esto de vista, el ensayo MUSE en 2014 también informó de ocho complicaciones graves en los primeros 24 pacientes, dos de los cuales requirieron intervención (un paciente necesitaba un tubo torácico por empiema secundario a una fuga esofágica espontáneamente cerrada y el otro paciente recibió dos unidades de sangre para una hemorragia gastrointestinal autolimitada con endoscopia normal).

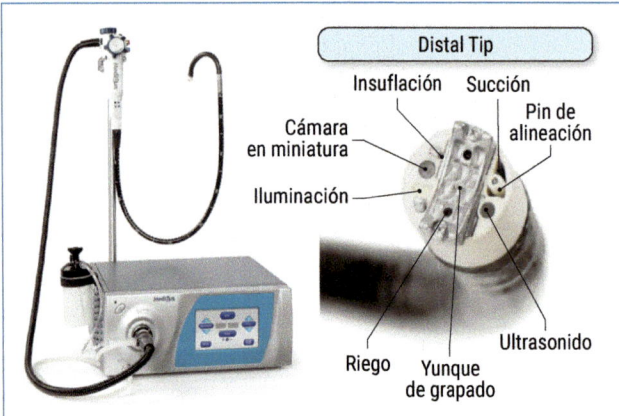

Figura 13-4. Técnica MUSE (endograpadora quirúrgica guiada por ultrasonidos).

Se puede concluir, con bastantes menos datos que para Esophix, que lo positivo de MUSE es que es al menos igual de eficaz o mejor que el resto de los dispositivos disponibles; y lo negativo, al igual que el resto, que no se dispone de estudios que lo comparen directamente con la funduplicatura quirúrgica.

Otras técnicas

Stretta

El sistema Stretta consiste en un balón desechable que se introduce en el esófago sobre una guía, se hincha y posteriormente clava unas agujas en la capa muscular esofágica, a través de las cuales se emite radiofrecuencia que produce calor. Esto genera un daño a nivel muscular que induce posteriormente hipertrofia. El sistema, en su última generación, es controlado por un generador digital.

Al revisar la literatura médica disponible, llama la atención que, si bien no es un dispositivo con demasiada buena prensa, los resultados no son malos y, de hecho, son bastantes superponibles a otras técnicas.

Se dispone de bastantes datos acumulados sobre Stretta en un reciente metaanálisis que incluyó 2.500 pacientes, con un tiempo medio de seguimiento para los 28 estudios analizados de 25,4 meses. Los resultados agrupados mostraron que Stretta mejoró la puntuación de calidad de vida relacionada con la salud en –14 puntos, y también mejoró la puntuación estandarizada de la acidez gástrica agrupada en –1,53. Después del tratamiento con Stretta, sólo el 49 % de los pacientes que utilizaron IBP al inicio del estudio los requirieron en el seguimiento. El tratamiento con Stretta redujo la incidencia de esofagitis erosiva en un 24 % (p <0,001) y redujo la exposición al ácido esofágico en una media de –3,01. La presión basal del esfínter esofágico inferior aumentó después de la terapia con Stretta en una media de 1,73 [–0,29, 3,74] mmHg.

ARMS (antireflux mucosectomy)

La historia y el desarrollo mundial de esta técnica viene de la mano del Dr. Inoue, y hasta el momento son muy escasos los datos disponibles en la literatura médica. Se inició hace ya 15 años, con el caso de un paciente con esófago de Barret con displasia de alto grado y reflujo muy grave, que se curó del reflujo tras una mucosectomía amplia para tratar el esófago de Barrett que incluía, además, 2 cm de mucosa gástrica. El paciente desarrolló una estenosis que se tuvo que dilatar posteriormente, pero fue el germen de la técnica. Posteriormente, Inoue publicó una serie de 10 pacientes en 2014 en los que preservaba una parte de la circunferencia mucosa con la intención de que en el proceso de cicatrización se creara una remodelación de la válvula de Hiss.

La técnica del ARMS se basa en el principio de que, tras una resección de la mucosa gástrica inmediatamente distal al cardias, la cicatrización de ésta da como resultado la formación de una retracción que, a su vez, resulta en la contracción y remodelación de la válvula cardial gástrica, y en una rectificación del ángulo de Hiss, reduciendo, por lo tanto, los eventos de reflujo.

> ! La técnica del procedimiento ARMS (según lo descrito por Inoue *et al.*) implica la resección de la mucosa gástrica (alrededor de 2 cm) y esofágica (aproximadamente 1 cm).

Para realizar el procedimiento, inicialmente se marca el área de mucosa subcardial a respetar, que debe ser aproximadamente 1,5 cm (un endoscopio y medio), se utiliza para ello la propia punta del asa de polipectomía. Posteriormente, se inyecta una solución salina mezclada con tinte de índigo-carmín a nivel submucoso para levantar un habón submucoso (**Fig. 13-5A**). En el siguiente paso, la resección de la mucosa se realiza a lo largo de la curvatura menor, ya sea por resección endoscópica de la mucosa o por disección submucosa (**Fig. 13-5B, C**). Dado que se está resecando un tejido sano, por lo que no se necesita una resección ecológicamente correcta, con tal de acortar el tiempo de la técnica y reducir al mínimo las complicaciones, como regla general se utiliza la técnica de mucosectomía con capuchón rígido oblicuo para la resección de la mucosa subcardial. Generalmente, se necesitan entre cinco y seis resecciones para eliminar la totalidad de la mucosa necesaria (**Fig. 13-5D-I**).

En 2018, el mismo autor presentó en la reunión de la ASGE una serie de 67 pacientes con ERGE refractaria, con unas tasas de retirada de IBP del 67 % al año y una mejoría significativa de los valores de reflujo medidos por pH-metría de 24 horas antes y después del procedimiento. Finalmente, en la reunión de la UEG de 2019, la Dra. Minami, del grupo de Inoue, presentó una serie de 108 pacientes, casi el 60 % sin necesitar tomar IBP al año, con mejoría significativa de los parámetros clínicos de RGE y de pH-metría. Sin embargo, aunque estos últimos no se normalizaron, los autores describen una tasa de estenosis del 13,5 %, por lo que proponen mejoras de la técnica mediante una mucosectomía en mariposa (respetando 1 cm de la mucosa contralateral a la ya respetada). Con ello, describen una reducción de la tasa de estenosis a la mitad.

La técnica está en evolución y será necesario determinar qué papel tiene finalmente en el tratamiento del reflujo.

Otros autores han descrito una destrucción del mismo tejido subcardial utilizando argón plasma (ARMA) o coagulación *spray*, que inicialmente se utilizó para casos de recidiva de la sintomatología tras el ARMS, pero que ya se ha utilizado puntualmente como tratamiento inicial con buenos resultados.

El grupo de los autores lleva intervenidos en el momento actual 16 pacientes con la técnica ARMS, y han observado un 70 % de retirada completa de IBP y un solo caso de estenosis sintomática. No se han observado complicaciones relevantes y se ha realizado un único caso de ARMA para un caso de no eficacia del ARMS con completa normalización sintomática y pH-métrica.

Sobre estas técnicas hay poquísimos datos publicados y se necesitan estudios multicéntricos como el que se está promoviendo en España.

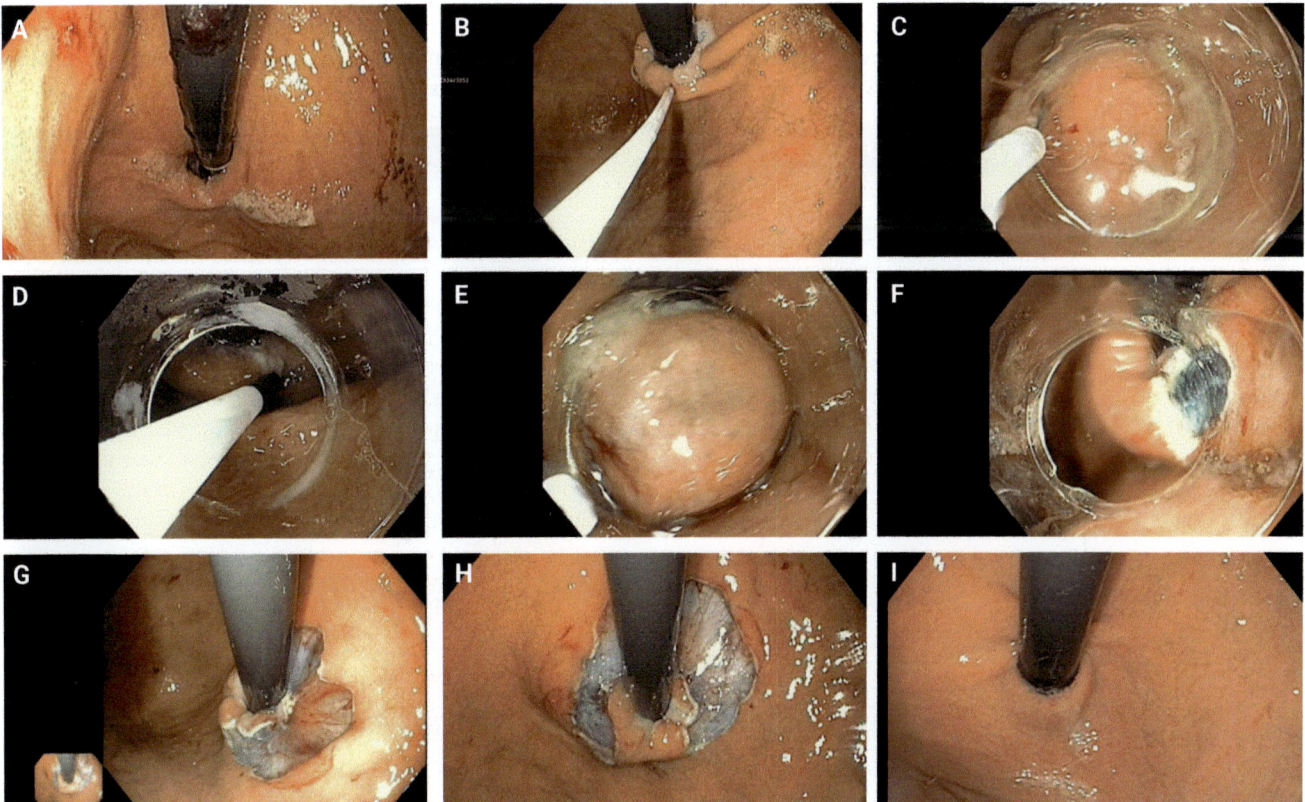

Figura 13-5. Técnica de mucosectomía antirreflujo. **A)** Cardias antes del tratamiento. **B)** Marcado de zona a respetar. **C-F)** Resecciones seriadas. **G-H)** Aspecto inmediatamente después de la técnica del área subcardial. **I)** Resultado al mes.

POEM-F

El último tratamiento que se debe comentar viene nuevamente de la mano Inoue y está especialmente indicado para pacientes a los que se les realiza una miotomía endoscópica peroral (POEM) para el tratamiento de la acalasia, por lo que se ha bautizado como POEM-F (POEM *plus funduplication*).

Una vez que se ha terminado la miotomía esofágica, se continúa disecando hasta entrar en la cámara peritoneal. Se posiciona un *endoloop* con un clip a nivel de la cara anterior gástrica desde el peritoneo y se fija con un total de cuatro clips. Posteriormente, el otro extremo del *endoloop* se fija a nivel de la miotomía en la unión esofagogástrica. Al cerrar el *endoloop* se consigue un cierre del cardias, prácticamente idéntico a la duplicación de Toupet. La técnica plantea dudas en cuanto a la durabilidad del cierre y al hecho de tener que dejar material metálico en el peritoneo del paciente.

El autor publicó un artículo en 2019 con 21 pacientes con un éxito técnico del 100 % y sin complicaciones inmediatas ni diferidas.

TRATAMIENTO DE LESIONES POR CÁUSTICOS Y AGENTES FÍSICOS

Introducción

Las lesiones del tracto digestivo superior por la ingesta de agentes cáusticos, principalmente esofágicas, son raras pero potencialmente devastadoras. Requieren un manejo multidisciplinar por parte de cirujanos, gastroenterólogos, intensivistas, radiólogos, especialistas en otorrinolaringología y psiquiatras. Existen variaciones significativas en el manejo de estos pacientes por parte del colectivo médico, por lo que es necesario estandarizar los esquemas terapéuticos y de seguimiento.

Aunque la incidencia real no es bien conocida, se estima una frecuencia cercana a los 40 casos por 100.000 habitantes, con una mortalidad del 1-4 % en los países occidentales.

De forma general, hay dos grandes grupos de riesgo: los niños, generalmente entre 2 y 6 años que ingieren accidentalmente productos de limpieza domésticos con lesiones generalmente leves y suponen el 80 % de los casos, y adultos, habitualmente en un rango de edad de los 30-40 años, que ingieren mayores cantidades del agente corrosivo con intención suicida. En este grupo, las lesiones son más graves y es mayor la incidencia de mortalidad. En algunos estudios y áreas geográficas como la India, las mujeres jóvenes (20-30 años) con un nivel socioeconómico y cultural bajo y residentes en zonas rurales tienen un mayor riesgo.

Agentes cáusticos implicados

Hay un amplio rango de sustancias químicas que causan lesiones en el tracto digestivo. Los agentes ácidos generalmente producen necrosis coagulativa con menor penetración tisular, generando lesiones más superficiales en el esófago y de mayor intensidad en el estómago debido a la retención gástrica por el piloroespasmo. Los agentes alcalinos, por el contrario, producen necrosis licuefactiva con lesiones más graves inmediatas a todos los niveles del tracto digestivo alto.

En la **tabla 13-1** se expone un listado de los cáusticos más comúnmente implicados en este tipo de lesiones, así como la cantidad media habitual de la ingesta según el producto. Destacan los productos de limpieza de uso doméstico: álcalis como el cloruro o hidróxido de amonio y ácidos como el ácido clorhídrico, ácido sulfúrico, etc.

Tabla 13-1. Listado de productos corrosivos más frecuentemente utilizados, su composición y volumen ingerido			
Tipo de producto corrosivo	**Composición**	**Porcentaje**
Limpieza del váter	Ácidos: ácido clorhídrico, ácido sulfúrico, ácido nítrico Álcalis: cloruro de amonio	> 60 %
Limpieza doméstica	Álcalis: cloruro e hidróxido de amonio	> 20 %
Cosméticos	Álcalis: hidróxido sódico, hidróxido de potasio	
Desatascador de tuberías	Álcalis: hidróxido sódico	
Lejía	Álcalis: hipoclorito sódico	
Pilas de botón	Álcalis: hidróxido sódico, hidróxido de potasio	
Antioxidantes	Ácidos: ácido clorhídrico, ácido sulfúrico	
Líquido de baterías	Ácidos: ácido sulfúrico	
Tintes	Ácidos: ácido nítrico	
Disolventes	Ácidos: ácido acético	
Lugar de acceso		
Domicilio		> 80 %
Lugar de trabajo		> 10 %
Otros		
Cantidad aproximada del producto ingerido (mL)		
10-50		> 80 %
51-100		> 15 %
101-150		

Manifestaciones clínicas y complicaciones

La intensidad y la localización de las lesiones provocadas por agentes cáusticos dependen del tipo de sustancia ingerida (generalmente los álcalis son más agresivos), el volumen (factor de mayor importancia), la concentración y estado físico (líquido o sólido), así como el tiempo de contacto del cáustico con la mucosa del tracto digestivo superior.

Como se ha expuesto antes, la ingesta con intención suicida tiene peor pronóstico debido a que se ingiere una mayor cantidad de cáustico.

Manifestaciones clínicas tempranas

> **!** En la fase aguda puede aparecer dolor orofaríngeo, sialorrea, disfonía, estridor, dolor torácico o epigástrico, hematemesis, etc. La existencia de un dolor retroesternal o epigástrico intenso acompañado de distrés respiratorio y signos de respuesta inflamatoria sistémica sugieren perforación esofágica o gástrica.

Raramente, en estas circunstancias, pueden aparecer complicaciones graves como mediastinitis, fístula traqueoesofágica o aortoesofágica por necrosis transmural esofágica, que presentan una alta mortalidad si no se realiza una cirugía urgente. También puede producirse neumonía aspirativa y manifestaciones sistémicas del propio agente químico, como hipocalcemia, hipocaliemia y acidosis.

Manifestaciones clínicas tardías

Pasados 10-15 días tras la ingesta, los fenómenos reparativos cicatriciales tras las lesiones inducidas por los cáusticos, con intensa actividad fibroblástica, pueden provocar estenosis, principalmente a nivel esofágico, aunque también pueden afectar al estómago y duodeno provocando una obstrucción de la salida gástrica. La presencia de disfagia y náuseas o vómitos de retención sugiere estas complicaciones. La clasificación endoscópica de Zargar tiene un valor pronóstico en la probabilidad del desarrollo de esta complicación (**Tabla 13-2**).

A largo plazo, se ha descrito en estos pacientes un riesgo aumentado de carcinoma esofágico epidermoide (1.000-3.000 veces) y hasta en un 30 % de los pacientes. Por ello, se recomienda un seguimiento endoscópico de estos pacientes cada 1-3 años.

Diagnóstico

Valoración inicial

En la fase prehospitalaria, es necesario confirmar la ingesta, identificar el agente corrosivo (es de gran ayuda contactar con el servicio de información toxicológica), si la ingesta ha sido accidental o con intento suicida, y el volumen ingerido aproximado. Debe evitarse el uso de fármacos emetizantes, la administración de sustancias con intención de contrarrestar el pH o el lavado gástrico, incluido el sondaje nasogástrico. En cambio, el uso de agentes analgésicos para contrarrestar el dolor es importante.

Una vez que el paciente se encuentre en el área de urgencias, debe permanecer en ayunas, se debe asegurar la vía aérea y estabilizar la situación hemodinámica. La existencia de distrés respiratorio exige una valoración laringoscópica, ya que puede indicar lesiones laríngeas graves que pueden requerir una traqueostomía. En general, la intubación orotraqueal suele estar contraindicada.

Si hay datos clínico-analíticos que sugieren perforación esofágica o gástrica, mediastinitis o distrés respiratorio, los pacientes deben ingresar en una unidad de cuidados intensivos. En estas situaciones, debe realizarse una radiografía de tórax y abdomen para valorar el neumomediastino y neumoperitoneo, así como un estudio de laboratorio completo que incluya hemograma, pH y lactato sérico, electrólitos, calcio, magnesio, urea y creatinina, transaminasas, bilirrubina y coagulación.

Valoración endoscópica

En la mayor parte de los algoritmos de actuación de las lesiones por cáusticos, la esofagogastroduodenoscopia es el método diagnóstico de elección (**Figs. 13-6** y **13-7**).

Como se ha dicho antes, la clasificación más utilizada para evaluar la gravedad de las lesiones mucosas es la de Zargar. Esta clasificación predice la incidencia de estenosis, complicaciones

Tabla 13-2. Grados de Zargar para valoración de la afectación mucosa esofágica en la ingesta de sustancias cáusticas y riesgo de complicaciones		
	Hallazgos endoscópicos	**Riesgo de complicaciones**
Grado 0	Mucosa normal	Sin morbilidad ni secuelas
Grado 1	Edema o eritema mucoso superficial	Prácticamente sin morbilidad ni secuelas
Grado 2 Grado 2a Grado 2b	Ulceraciones mucosas y submucosas Úlceras superficiales (con exudado, erosiones y hemorragias) Úlceras profundas o circunferenciales	Riesgo de estenosis del 20 % Riesgo de estenosis > 70 %
Grado 3 Grado 3a Grado 3b	Presencia de necrosis Necrosis focal Necrosis extensa	Riesgo de estenosis > 90 % Morbimortalidad > 65 %
Grado 4	Perforación	Morbimortalidad > 65 %

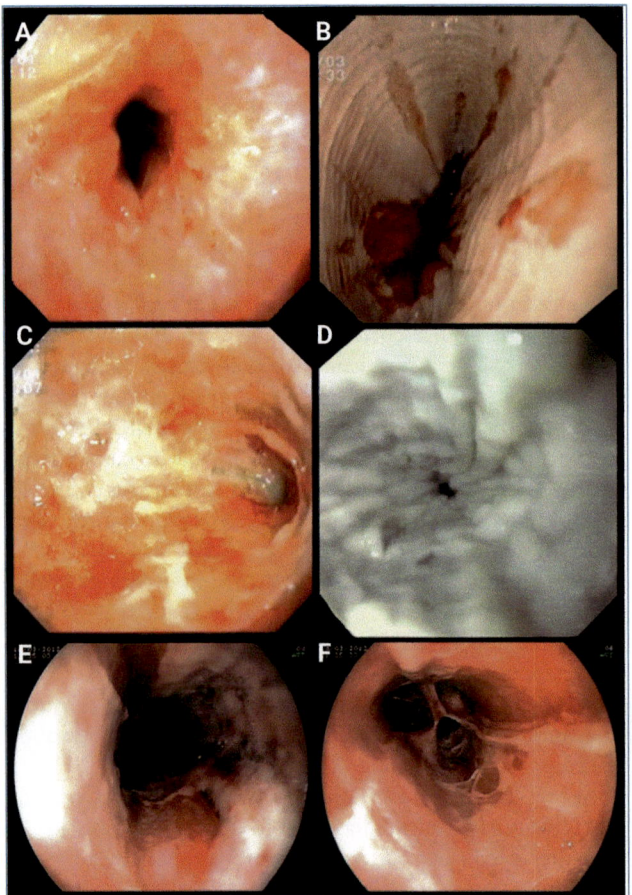

Figura 13-6. Aspecto endoscópico de lesiones esofágicas por cáusticos.

sistémicas, fallo respiratorio, la mortalidad y la supervivencia a largo plazo. Las estenosis son excepcionales en los grados leves (1-2a). De hecho, estos pacientes pueden ser dados de alta a las 24-48 horas con dieta blanda. Por el contrario, en los grados más graves (2b-3b) esta complicación es mucho más frecuente. En los casos con lesiones 3b puede llegar al 80 %.

La endoscopia está contraindicada en presencia de inestabilidad hemodinámica, alta sospecha o confirmación de perforación, distrés respiratorio o intenso edema de glotis.

Una limitación importante de la esofagogastroduodenoscopia es la incapacidad de predecir con seguridad la profundidad transmural de la necrosis, lo que puede llevar a realizar intervenciones quirúrgicas innecesarias.

Por último, se debe comentar que, según algunos autores, la endoscopia podría evitarse si se cumplen todas las siguientes condiciones: *a)* ingestión involuntaria, *b)* de escaso volumen y se trata de un álcali débil o un ácido en baja concentración, *c)* paciente asintomático y *d)* garantías de que el paciente acudirá a un centro sanitario si desarrolla síntomas. Es el típico caso del paciente que consulta por una ingesta accidental de lejía porque la tenía sin etiquetar, pero que asegura haber dado sólo un sorbo y en cuanto ha notado lo que era lo ha escupido. En estos casos, la ingesta suele ser de tan poco volumen que se puede obviar la endoscopia.

Tomografía axial computarizada urgente con contraste intravenoso

Debido a las limitaciones de la endoscopia referidas anteriormente, algunos grupos recomiendan la realización de una

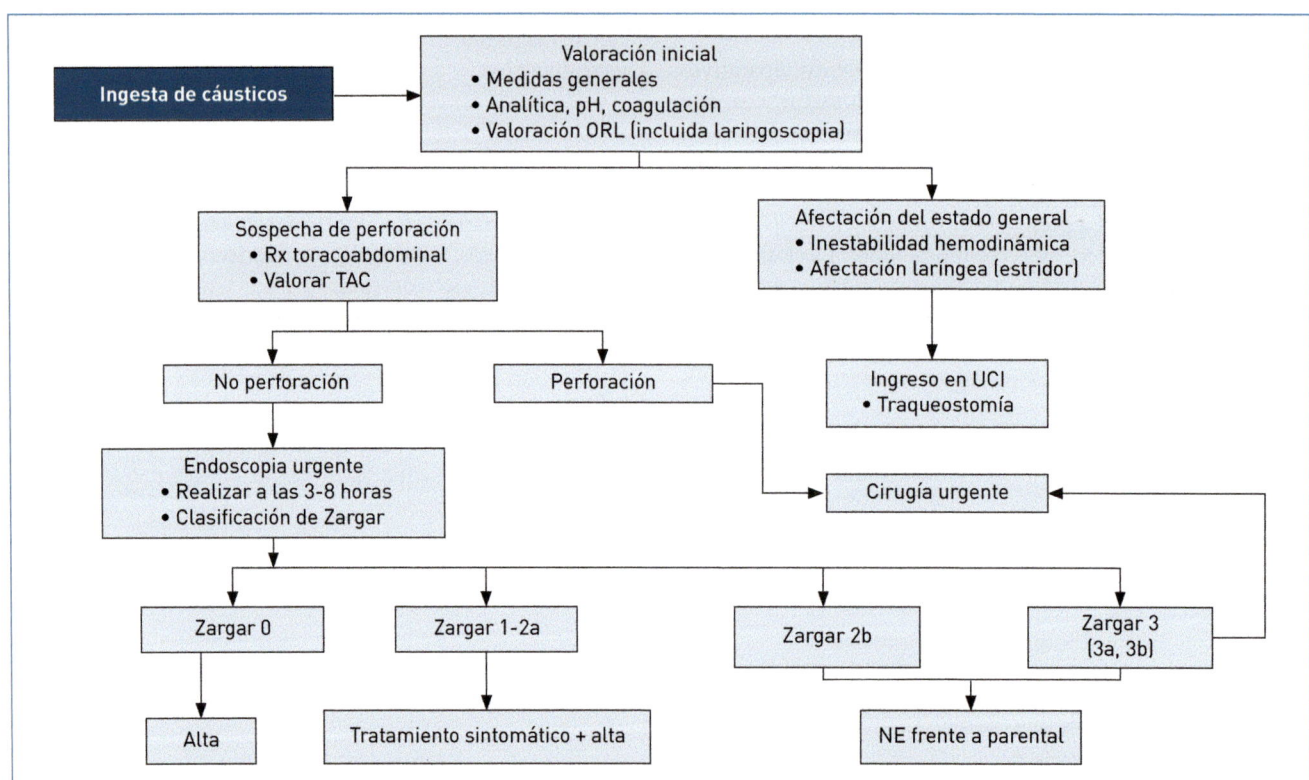

Figura 13-7. Actitud ante la ingesta de cáusticos basada en la endoscopia urgente (clasificación de Zargar). NE: nutrición enteral; ORL: otorrinolaringólogo; Rx: radiografía; TAC: tomografía axial computarizada; UCI: unidad de cuidados intensivos.

tomografía axial computarizada (TAC) urgente en combinación con la endoscopia. En este sentido, la Sociedad Mundial de Cirugía de Emergencia recomienda su uso en el manejo de las lesiones por ingesta de cáusticos. Se ha propuesto una clasificación de las lesiones por TAC (grados 1-3). En las lesiones de grado 1 no se aprecian alteraciones (se corresponde con las lesiones 0-2a de Zargar), en las de grado 2 se aprecia edema de la pared con cambios inflamatorios del tejido periesofágico/perigástrico y aumento tardío en la captación contraste de la pared sin necrosis (se corresponde con los grados 2b-3a de Zargar) y en las de grado 3 hay necrosis transmural con ausencia de la captación tardía de contraste de la pared (se corresponde con los grados 3b de Zargar).

En este otro algoritmo de actuación propuesto (**Fig. 13-8**), se recomienda endoscopia urgente sólo en el grado 2 y cirugía urgente en el grado 3 valorados en la TAC. La gran ventaja de este algoritmo, como se ha dicho antes, es que evita esofagectomías innecesarias cuando se usan los algoritmos basados en la endoscopia (grados 3b de Zargar).

Tratamiento

Tratamiento médico

Tras una valoración endoscópica, solamente requieren ingreso las lesiones 2b, 3a y 3b.

La nutrición es un pilar fundamental del tratamiento. Si se ha descartado una perforación, se prefiere la nutrición enteral por sonda o mediante yeyunostomía, y se indica la nutrición parenteral total sólo en los casos de intolerancia a la nutrición enteral o alto riesgo de perforación.

En cuanto al tratamiento médico, además de la analgesia, se recomienda el uso de inhibidores de la bomba de protones. En cambio, los corticoides no suelen estar indicados como prevención de la aparición de estenosis y aumentan el riesgo de infección.

Sólo se deberían usar por complicaciones respiratorias. Los antibióticos profilácticos sólo están indicados en las lesiones 3a-3b por el riesgo de perforación.

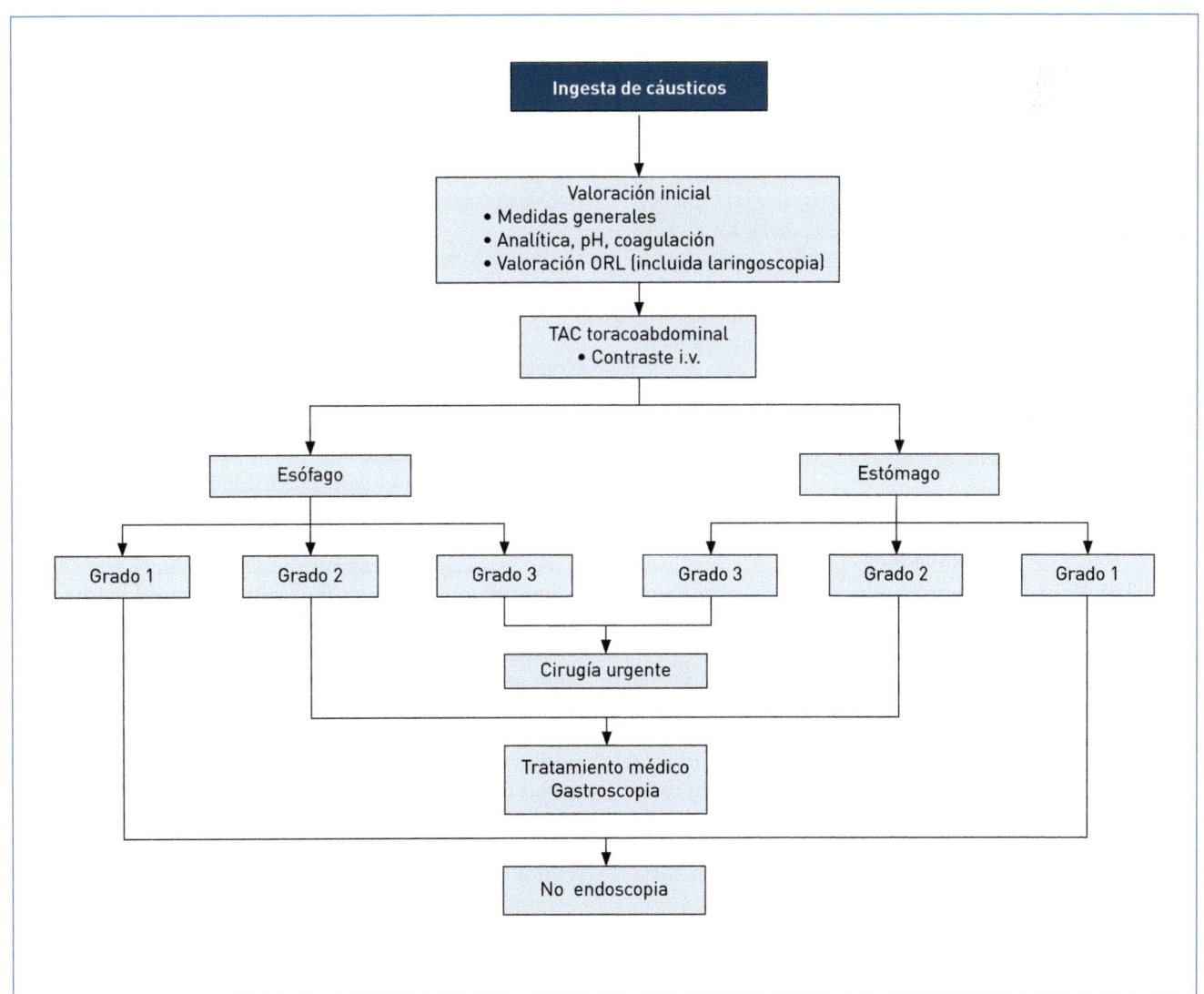

Figura 13-8. Actitud ante la ingesta de cáusticos basada en la TAC toracoabdominal. Grado 1: TAC normal; grado 2: edema parietal y aumento tadío en la captación de contraste sin necrosis; grado 3: necrosis transmural con ausencia de captación tardía de contraste. i.v.: intravenoso; ORL: otorrinolaringólogo; TAC: tomografía axial computarizada.

Otras medidas profilácticas para evitar la aparición de estenosis, como el uso de prótesis autoexpandibles, no han demostrado una utilidad clara y no se recomiendan.

Valoración y manejo de las estenosis cáusticas

Las estenosis del esófago y el estómago son la complicación tardía más común de la ingesta de cáusticos. Su frecuencia va del 15-30 % para los grados 2b y a más del 70-80 % para los grados 3a y 3b de Zargar.

Valoración de la estenosis

Para identificar las estenosis, se recomienda un estudio baritado o endoscopia a las 2-3 semanas de la ingesta de los cáusticos.

Las estenosis por cáusticos suelen ser más largas, irregulares y complejas que el resto de las estenosis benignas.

Manejo de la estenosis

El manejo de la estenosis por cáusticos suele ser similar al del resto de las esteosis benignas. Se suelen indicar dilataciones seriadas con balón o bujías tipo Savary. Los balones se utilizan generalmente en estenosis largas, y las bujías en estenosis cortas y rectas de localización esofágica alta. El uso de inyección intralesional de corticoides (generalmente triamcinolona) puede aumentar el efecto de la dilatación endoscópica. En caso de fracaso de la dilatación, una alternativa es el uso de prótesis autoexpandibles completamente recubiertas.

Dilatación endoscópica

El protocolo de actuación de la dilatación con balón contempla realizar dilataciones progresivas con un diámetro de 8-18 mm durante 1-3 minutos. Se ha propuesto la repetición de la dilatación cada 1-3 semanas y hasta un número máximo de 5-7 sesiones, con el objetivo de alcanzar un calibre superior a los 14 mm.

Las dilataciones con bujías de Savary se realizan previa colocación endoscópica de una guía a través de la estenosis. De forma secuencial, se usan calibres de 5-7-9 mm. En cada sesión se realizan 2-3 dilataciones. Es imprescindible realizar un control endoscópico posterior para evaluar posibles complicaciones (hemorragia y perforación). El paciente puede iniciar la ingesta tras un período de observación de 2 horas. El tratamiento se considera efectivo si puede comer dieta semisólida o sólida sin disfagia.

La eficacia de las dilataciones en estenosis provocadas por cáusticos es inferior al de otras estenosis (50 frente al 75-80 %) y el riesgo de perforación es mayor (4-17 frente al 0,1-0,4 %).

En ocasiones, para el mantenimiento del calibre adecuado del esófago tras las dilataciones seriadas, el uso de autodilataciones realizadas por el propio paciente ha resultado eficaz.

Prótesis

La colocación de prótesis autoexpandibles completamente recubiertas es una alternativa cada vez más usada cuando ha fracasado el tratamiento dilatador. Se suelen retirar antes de las 6 semanas para evitar la hiperplasia granular reactiva y su dificultad en la extracción, aunque en ocasiones se han mantenido hasta 12 semanas. La migración temprana de la prótesis es una de las complicaciones más comunes. La eficacia de las prótesis en la resolución de la estenosis no es bien conocida, aunque se han descrito tasas de éxito del 50-85 %.

Las prótesis biodegradables no han conseguido buenos resultados en adultos, probablemente por la poca fuerza radial que tienen en comparación con las metálicas.

En un estudio realizado en China en el año 2013, el tratamiento secuencial con dilataciones y prótesis metálicas completamente recubiertas consiguió la resolución mantenida de la disfagia en más de un 90 % de los casos.

Cuando ha fracasado el tratamiento endoscópico, se recomienda la reconstrucción quirúrgica, que se verá a continuación.

Tratamiento quirúrgico

Las indicaciones de tratamiento quirúrgico pueden ser urgentes o electivas.

Cirugía urgente

Las indicaciones urgentes se limitan a aquellas situaciones en las que hay datos clínico-analíticos y radiológicos evidentes de perforación esofágica o gástrica. Otra indicación, basada en los hallazgos endoscópicos (Zargar 3a-3b) o por TAC (grado 3), es la existencia de una necrosis transmural. En este sentido, ya se han explicado anteriormente las limitaciones que tiene la endoscopia sobrevalorando la necrosis transmural en los grados extremos de la clasificación de Zargar. Esto puede determinar la realización de cirugías innecesarias en un pequeño porcentaje de casos. La clasificación por TAC parece más sensible y específica en esta valoración. Se debe recordar que el tratamiento quirúrgico es bastante mutilante y no está exento de una considerable morbimortalidad. Un estudio francés demostró que la mortalidad posquirúrgica inicial en estos pacientes era del 21 %, y que en los 10 años siguientes casi la mitad de los pacientes que sobrevivieron murieron por problemas de malnutrición y pérdida de la autonomía respiratoria.

Cirugía electiva

Las indicaciones de cirugía electiva están relacionas con estenosis esofagogástricas que no responden al tratamiento endoscópico.

Técnicas quirúrgicas

Entre las intervenciones comúnmente realizadas destaca la esofagogastrectomía con abordaje mixto (abdominal y cervical asociada a técnica de *stripping*) cuando se ven afectados el esófago y el estómago conjuntamente. Esta intervención está asociada a una alta morbimortalidad con frecuentes complicaciones pulmonares.

En el caso de la afectación exclusiva del estómago, la gastrectomía total con preservación del esófago es la más realizada.

Cuando la necrosis se extiende a otros órganos (duodeno, páncreas, bazo, etc.), la intervención más realizada es la pancreatoduodenectomía cefálica (técnica de Whipple) con esofagogastrectomía si también se afectan esófago y estómago. La mortalidad y la morbilidad de esta técnica son muy altas (39-50 y 94-100 %, respectivamente).

En todos los casos se realiza una yeyunostomía adyuvante hasta la reconstrucción del tracto digestivo para nutrición enteral.

A largo plazo, la reconstrucción esofágica se realiza tras un mínimo de 6 meses del episodio inicial para evitar estenosis a nivel faríngeo y cervical.

La técnica más utilizada en estos casos es la esofagocoloplastia retroesternal.

PUNTOS CLAVE

- El tratamiento endoscópico para el reflujo está lejos de estar asentado y de existir una técnica de referencia.
- Nuevas técnicas como el ARMS son muy prometedoras, pero habrá que ver sus resultados a largo plazo.
- En la ingesta de cáusticos, una correcta anamnesis es la clave que nos dará la actitud más correcta a seguir con el paciente.
- La estenosis y el desarrollo de cáncer esofágico son los principales problemas a largo plazo de la ingesta de cáusticos.

BIBLIOGRAFÍA

Abraham NS. Proton pump inhibitors: potential adverse effects. Curr Opin Gastroenterol. 2012;28(6):615-20.

Bonavina L, Chirica M, Skrobic O, Kluger Y, Andreollo NA, Contini S, et al. Foregut caustic injuries: results of the world society of emergency surgery consensus conference. World J Emerg Surg. 2015;10:44.

Chirica M, Bonavina L, Kelly MD, Safarti E, Cattan P. Caustic ingestion. Lancet. 2017;389:2041-52.

Chirica M, Resche-Rigon M, Bongrand NM, Zohar S, Halimi B, Gornet JM, et al. Surgery for caustic injuries of the upper gastrointestinal tract. Ann Surg. 2012;256:994-1001.

Chirica M, Resche-Rigon M, Pariente B, Fieux F, Sabatier F, Loiseaux F, et al. Computed tomography evaluation of high-grade esophageal necrosis after corrosive ingestion to avoid unnecessary esophagectomy. Surg Endosc. 2015;29:1452-61.

Ciriza de Los Ríos C. Questionnaires for the diagnosis of gastroesophageal reflux disease: are they really useful? Rev Esp Enferm Dig. 2016;108(4):171-3.

Contini S, Scarpignato C. Caustic injury of the upper gastrointestinal tract: a comprehensive review. World J Gastroenterol. 2013;19:3918-30.

De la Coba Ortiz C, Argüelles Arias F, Martín de Argila de Prados C, Júdez Gutiérrez J, Linares Rodríguez A, Ortega Alonso A, et al. Proton-pump inhibitors adverse effects: a review of the evidence and position statement by the Sociedad Española de Patología Digestiva. Rev Esp Enferm Dig. 2016;108(4):207-24.

Fass R, Cahn F, Scotti DJ, Gregory DA. Systematic review and meta-analysis of controlled and prospective cohort efficacy studies of endoscopic radiofrequency for treatment of gastroesophageal reflux disease. Surg Endosc.2017;31(12):4865-82.

Gambardella C, Aliaria A, Siciliano G, Muriello C, Avenia N, Polistena A, et al. Recurrent esophageal stricture from previous caustic ingestion treated with 40 year self-dilation: case report and review of literature. BMC Gastroenterology. 2018;18:68.

Garrigues Gil V, Pons Beltrán V. Enfermedad por reflujo gastroesofágico y esófago de Barrett. En: Ponce García J, ed. Tratamiento de las enfermedades gastroenterológicas. 3ª ed. Barcelona: Elsevier; 2011. p. 19-29.

Hashmi M, Ali M, Ullah K, Aleem A, Khan IH. Clinico-epidemiological Characteristics of Corrosive Ingestion: A Cross sectional Study at a Tertiary Care Hospital of Multan, South-Punjab Pakistan. Cureus. 2018;10(5):e2704.

Huang X, Chen S, Zhao H, Zeng X, Lian J, Tseng Y, et al. Efficacy of transoral incisionless fundoplication (TIF) for the treatment of GERD: a systematic review with meta-analysis. Surgical endoscopy. 2017;31(3):1032-44.

Hugh TB, Kelly MD. Corrosive ingestion and the surgeon.J Am Coll Surg. 1999;189:508-22.

Inoue H, Ito H, Ikeda H, Sato C, Sato H, Phalanusitthepha C, et al. Anti-reflux mucosectomy for gastroesophageal reflux disease in the absence of hiatus hernia: a pilot study. Ann Gastroenterol. 2014;27(4):346-51.

Inoue H, Ueno A, Shimamura Y, Manolakis A, Sharma A, Kono S, et al. Peroral endoscopic myotomy and fundoplication: a novel NOTES procedure. Endoscopy.2019;51(2):161-4.

Johnson LF, DeMeester TR. Development of the 24-hour intraesophageal pH monitoring composite scoring system. J Clin Gastroenterol. 1986;8 Suppl 1:52-8.

Kochar R, Samanta J, Basha J, Verma A, Choudhuri G, Lakhtakia S, et al. Biodegradable stents for caustic esophageal strictures: do the work? Dysphagia. 2017;32:572-82.

Lazarus B, Chen Y, Wilson FP, Sang Y, Chang AR, Coresh J, et al. Proton Pump Inhibitor Use and the Risk of Chronic Kidney Disease. JAMA Intern Med. 2016;176(2):238-46.

Lebeau R, Coulibaly A, Kountele Gona S, Koffi Gnangoran M, Kouakou B, Yapo P, et al. Isolated gastric outlet obstruction due to corrosive ingestion. J Visc Surg. 2011;148:59-63.

McCarty TR, Itidiare M, Njei B, Rustagi T. Efficacy of transoral incisionless fundoplication for refractory gastroesophageal reflux disease: a systematic review and meta-analysis. Endoscopy. 2018;50:708-25.

Mamede RC, De Mello Filho FV. Treatment of caustic ingestion: an analysis of 239 cases. Dis Esophagus. 2002;15:210-3.

Millar AJ, Cox SG. Caustic injury of the oesophagus. Pediatr Surg Int. 2015;31:111-21.

Montoro M, Arroyo MT. Esofagitis por caústicos. En: Montoro MA, García Pagán JC, Castells A, Gomollón F, Mearín F, Panés J et al. Problemas comunes en la práctica clínica: gastroenterología y hepatología (2a edición). Madrid-Barcelona: Jarpyo Editores; 2012. p. 221-8.

Ruiz Díaz MA, Suárez Parga JM, Pardo Merino A, García Vargas M, Pascual Renedo V. [Cultural adaptation to Spanish and validation of the Gastrointestinal Short Form Questionnaire]. Gastroenterol Hepatol. 2009;32(1):9-21.

Schoenfeld AJ, Grady D. Adverse Effects Associated With Proton Pump Inhibitors. JAMA Intern Med. 2016;176(2):172-4.

Teruel Sánchez-Vegazo C, Faro Leal V, Muriel García A, Mañas Gallardo N. Sensitivity and specificity of the Gastrointestinal Short Form Questionnaire in diagnosis of gastroesophageal reflux disease. Rev Esp Enferm Dig. 2016;108(4):174-80.

Zacherl J, Roy-Shapira A, Bonavina L, Bapaye A, Kiesslich R, Schoppmann SF, et al. Endoscopic anterior fundoplication with the Medigus Ultrasonic Surgical Endostapler (MUSE) for gastro- esophageal reflux disease: 6-month results from a multicenter prospective trial. Surg Endosc. 2015;29:220-9.

Zargar SA, Kochhar R, Mehta S, Mehta SK. The role of fiberoptic endoscopy in the management of corrosive ingestion and modified endoscopic classification of burns. Gastrointest Endosc. 1991;37:165-9.

Zhang C, Zhou X, Yu L, Ding J, Shi R. Endoscopic therapy in the treatment of caustic esophageal stricture: a retrospective case series study. Dig Endosc. 2012;25:490-5.

Enfermedades del estómago

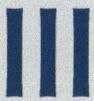

Cuerpos extraños gástricos. Tratamiento del bezoar

14

I. Romero Sánchez-Miguel y D. R. de la Cruz Esteban

OBJETIVOS

- Conocer las directrices en el manejo inicial ante una sospecha de ingesta de cuerpos extraños.
- Identificar datos de alarma que sugieran complicación asociada.
- Establecer la indicación de extracción endoscópica y su momento en función del tipo de cuerpo extraño ingerido y su localización en el tracto digestivo.
- Evaluar el tipo de sedación que aplicar durante la endoscopia en función del riesgo de broncoaspiración.
- Conocer los materiales endoscópicos empleados y los aspectos técnicos que ayudan a una extracción exitosa minimizando al máximo el riesgo de yatrogenia.
- Conocer los diferentes tipos de bezoares y su manejo.

INTRODUCCIÓN

Se denomina *cuerpo extraño* (CE) a cualquier objeto no comestible o alimento que queda retenido de forma anómala en el tubo digestivo. La variedad de CE deglutido puede ser muy diversa, desde los más comunes (bolos de carne, huesos de pollo, espinas de pescado, dentaduras o monedas) hasta prácticamente cualquier objeto imaginable que pueda ser ingerido.

La ingesta de CE representa la segunda causa de urgencia endoscópica en los hospitales españoles. Es especialmente frecuente en la población pediátrica. En los adultos, la incidencia es mayor en los pacientes con patología psiquiátrica o retraso mental, alcohólicos, ancianos y reclusos; estos últimos, con frecuencia de forma intencionada.

 La mayoría de los CE ingeridos (80-90 %) progresan espontáneamente en el tubo digestivo sin producir daños ni requerir actuación endoscópica. En el resto, la endoscopia desempeña un papel crucial para su extracción. En menos del 1 % de los casos es necesaria la cirugía, bien por fracaso endoscópico o por la presencia de complicaciones graves.

La perforación del tubo digestivo constituye la complicación de mayor gravedad y asocia una alta morbimortalidad. Afortunadamente, su incidencia es baja y se relaciona con las características del CE ingerido y la demora en la intervención endoscópica. En ocasiones, es consecuencia del procedimiento endoscópico, por lo que es necesario ser muy cuidadosos y cautos en la extracción para evitar yatrogenia. La sospecha clínica y el diagnóstico precoz son de vital importancia.

El manejo de los CE depende principalmente de sus características y localización. Ante un paciente que acude al servicio de urgencias refiriendo ingesta de CE, hay que plantearse tres objetivos clave: en primer lugar, descartar complicaciones asociadas; por otro lado, considerar si es necesaria la actuación endoscópica y, finalmente, en el caso de precisar extracción endoscópica, planificar cuándo y cómo se debe hacer.

En el presente capítulo, se abordarán estas tres consideraciones desde un punto de vista práctico.

EVALUACIÓN INICIAL. MANEJO NO ENDOSCÓPICO

La extracción de cuerpos extraños representa la segunda causa de urgencia endoscópica en los hospitales españoles. El manejo dependerá de las características y la localización del CE ingerido.

Anamnesis

La anamnesis dirigida permite concretar el tipo de CE ingerido (tamaño, consistencia, bordes) y predecir su capacidad lesiva, así como determinar el tiempo transcurrido desde su ingesta y definir si existe o no patología digestiva predisponente (enfermedad por reflujo gastroesofágico, esofagitis cáustica, esofagitis eosinofílica, trastorno motor esofágico o cirugía digestiva previa).

Sin embargo, en niños pequeños, enfermos psiquiátricos y reclusos, la información puede ser dificultosa y habrá que guiarse por la sintomatología.

Los síntomas pueden ser muy diversos, como odinofagia, disfagia súbita, dolor retroesternal, dolor de garganta, sensación de cuerpo extraño, náuseas o vómitos.

> • La sialorrea y la incapacidad para la deglución sugieren una obstrucción completa esofágica.
> • En aquellos pacientes en los que se sospecha una localización alta en la hipofaringe, se recomienda una valoración previa por el otorrinolaringólogo.

Si el CE ha pasado el esófago, los pacientes suelen estar asintomáticos. Los pacientes con impactación esofágica pueden localizar la zona de malestar, que no necesariamente coincide con la ubicación exacta.

Es primordial excluir cualquier compromiso de la vía aérea, manifestado por síntomas respiratorios como disnea, estridor y tiraje, y descartar complicaciones. La presencia de fiebre, taquicardia, peritonitis o enfisema subcutáneo debe hacer sospechar de la posibilidad de perforación del tubo digestivo, en cuyo caso habrá que abstenerse de cualquier maniobra endoscópica y solicitar valoración por cirugía.

Estudios radiológicos

Está indicada la realización de una radiografía simple cervical, torácica o abdominal como prueba de imagen inicial, con intención de confirmar la presencia, localización, tamaño y número de objetos ingeridos, así como descartar signos que sugieran perforación (neumomediastino, neumoperitoneo o enfisema subcutáneo).

La proporción de falsos negativos es alta (47 %) debido a que no todos los CE son radioopacos. Por tanto, la norma-lidad radiológica no excluye su presencia. Así ocurre con objetos metálicos finos, bolos alimentarios, espinas de pescado, huesos de pollo, madera, plástico o cristal, que pueden pasar desapercibidos en las pruebas radiológicas. Debido a ello, se puede obviar la realización de una radiografía simple en los casos de impactación esofágica sin sospecha clínica de perforación. La tomografía axial computarizada (TAC) constituye la técnica de elección para el diagnóstico de perforación del tubo digestivo.

Se desaconseja la realización de esofagograma con contraste debido al riesgo de broncoaspiración, mínimo valor diagnóstico y posibilidad de interferencia en la calidad de la imagen en la endoscopia que se debe realizar posteriormente (**Fig. 14-1**).

> • La valoración inicial ante la sospecha de ingesta de CE debe incluir como objetivos prioritarios evaluar la permeabilidad de la vía aérea, descartar complicación, y confirmar y localizar el CE mediante una anamnesis dirigida.
> • Está indicada la realización de una radiografía simple como prueba de imagen inicial a excepción de la impactación de bolo alimentario esofágico sin signos de complicación. La TAC es la prueba de elección ante la sospecha de perforación del tubo digestivo.
> • El bolo alimentario, los huesos de pollo, las espinas de pescado, la madera, el plástico, el cristal y los objetos metálicos finos pueden no ser identificados en una radiografía simple.

Tratamiento farmacológico

Se han empleado diversos fármacos para facilitar la progresión de los CE. Los resultados en los estudios en que se evalúa su

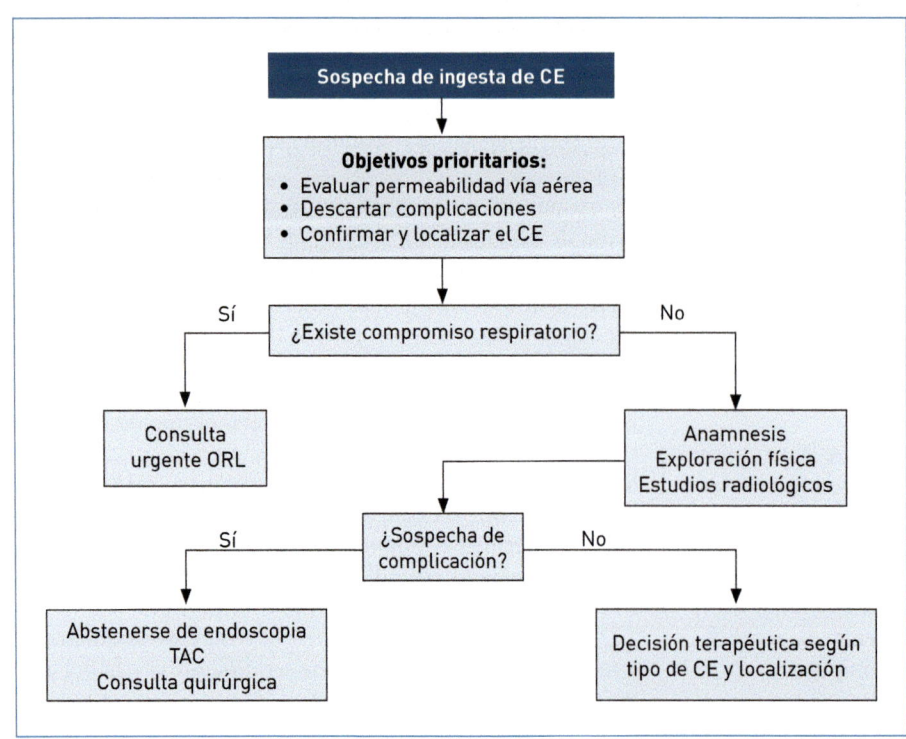

Figura 14-1. Algoritmo de evaluación inicial ante la sospecha de ingesta de cuerpo extraño. CE: cuerpo extraño; ORL: otorrinolaringología; TAC: tomografía axial computarizada.

eficacia son discordantes, por lo que su uso no es imprescindible y, menos aún, no deben retrasar el intento de extracción endoscópica cuando ésta está indicada.

El más estudiado es el glucagón, cuyo efecto teórico es el de relajar la musculatura esofágica, principalmente la del tercio distal. La dosis utilizada normalmente es de 0,5-1 mg i.v., administrada de 30 minutos a 1 hora antes de la endoscopia. En el momento actual, no está indicado su uso de rutina, debido a que, en una revisión sistemática reciente, su administración no se asoció con diferencias estadísticamente significativas en el éxito del tratamiento y, sin embargo, se observó una mayor proporción de eventos adversos.

Se han utilizado otros fármacos para relajar la musculatura esofágica (antagonistas del calcio, nitroglicerina, benzodiacepinas, butilescopolamina) y sustancias efervescentes que aumentan la presión esofágica haciendo de pistón para el avance del CE. En general, estos fármacos no han demostrado una mayor eficacia en la extracción del CE.

Para la extracción de CE complejos, puede ser útil la administración de butilescopolamina y disminuir así la peristalsis.

MANEJO ENDOSCÓPICO

Necesidad y momento de la endoscopia

La evidencia disponible sobre el manejo de los CE proviene, principalmente, de estudios retrospectivos y series de casos.

> La endoscopia flexible es el método más efectivo para el manejo de los casos con sospecha de CE.

Permite confirmar su presencia y, por supuesto, su extracción en la mayoría de las situaciones con un porcentaje mínimo de complicaciones. La endoscopia rígida es una opción válida, pero su uso está limitado por su escasa disponibilidad y la necesidad de anestesia general con intubación orotraqueal.

Como se mencionó al inicio del capítulo, la mayoría de los CE progresan en el tubo digestivo sin precisar ninguna actuación para su extracción y se requiere intervención endoscópica en una minoría de los casos (10-20 %).

> Por tanto, se debe conocer en qué situaciones se puede optar por un manejo conservador y en cuáles la extracción endoscópica es la preferida. También es importante determinar qué situaciones suponen un riesgo alto para el paciente y, por ello, será necesaria una extracción más prioritaria.

Además de las áreas estenóticas patológicas, el CE suele impactarse en las estrecheces fisiológicas del tracto gastrointestinal: esfínter esofágico superior, impronta esofágica del arco aórtico o del bronquio principal izquierdo, esfínter esofágico inferior, píloro, rodilla duodenal, válvula ileocecal y ano.

> Por su disposición anatómica, el esófago es la localización más frecuente donde se alojan los CE y también donde las complicaciones surgen con mayor frecuencia.

El menor diámetro que ofrece al paso del CE hace más probable su impactación y, secundariamente, la aparición de efectos deletéreos por contacto sobre la mucosa.

> • El motivo por el que ciertos CE deben ser extraídos es el posible desarrollo de complicaciones secundarias. Éstas dependen de su localización y de la naturaleza del objeto ingerido, lo que determina, además, una mayor o menor prioridad en su extracción.
> • Como norma general, los CE situados en el esófago requieren una extracción en las primeras 24 horas desde su ingesta.

Cuanto mayor es el tiempo transcurrido entre la ingesta y el intento de extracción, menor es la proporción de CE encontrados y la eficacia de la prueba, y mayor es la probabilidad de complicaciones locales. Además, en casos de impactación alimentaria, un mayor tiempo de exposición del bolo a la digestión por enzimas salivares hace que éste se disgregue más y que su extracción sea más compleja.

> Los objetos pequeños que llegan al estómago (< 2,5 cm de diámetro y < 5-6 cm de longitud) suelen atravesar sin incidencias el tracto gastrointestinal.

Si su naturaleza no implica una toxicidad directa como sí ocurre con las pilas, imanes y objetos afilados, los pacientes asintomáticos con este tipo de CE se pueden mantener en observación. En estos casos, se recomienda vigilar semanalmente con radiografía para comprobar la progresión y recurrir a su retirada si no supera el estómago en 3-4 semanas. Esta afirmación, basada en estudios previos al desarrollo de la endoscopia, puede contraponerse con la poca proporción de complicaciones de la endoscopia y, por tanto, optar por la retirada incluso en este tipo de CE. Esto es así, por ejemplo, en el caso de la ingesta de una moneda de 10 céntimos (<2,5 cm de diámetro) de pequeño tamaño: por sí misma, no es tóxica y, por el tamaño, es altamente probable que atraviese el tracto gastrointestinal sin complicaciones.

Para el resto de los CE (los de mayor tamaño o con toxicidad directa), se debe considerar de entrada la retirada endoscópica para evitar su progresión al intestino delgado, ya que en esta localización es más probable la aparición de complicaciones; si el CE sobrepasa la rodilla duodenal, se recomienda hacer controles radiográficos diarios y valorar su extracción mediante cirugía si no progresa a tramos distales.

Hay varias situaciones que determinan un mayor riesgo de complicaciones y, por tanto, hacen recomendable una extracción rápida del CE:

• Síntomas de obstrucción esofágica completa (hipersialorrea).
• Impactación en el esófago proximal.
• Cuerpo extraño cortante o pilas en el esófago.
• Cuerpos afilados en el estómago o el duodeno.

Las principales asociaciones de endoscopia, la American Society of Gastrointestinal Endoscopy (ASGE) en 2010 y la European Society of Gastrointestinal Endoscopy (ESGE) en

2015, disponen de guías clínicas para el manejo de los CE. En la literatura médica también se dispone de varias revisiones amplias sobre el tema. Todas ellas coinciden, con pequeños matices, en establecer tres grados de prioridad a la hora de valorar la extracción endoscópica.

Las prioridades de la guía clínica de la ESGE son:

- Inmediata (<6 horas desde la ingesta, preferiblemente <2 horas).
- Alta (<24 horas desde la ingesta).
- Moderada (<72 horas desde la ingesta).

Factores influyentes en la indicación de extracción endoscópica:
• Tipo y cantidad de cuerpo extraño.
• Localización.
• Tiempo de evolución desde la ingesta.
• Presencia de síntomas o signos de complicación.
• Comorbilidades del paciente.

Sedación

En muchas ocasiones, se suele optar por un primer abordaje endoscópico sin sedación, que sirve para hacer una valoración *in situ* del CE y, si el paciente es colaborador, para intentar directamente su extracción endoscópica. Hay que tener en cuenta que una mala tolerancia del procedimiento en un paciente no sedado puede producir náuseas intensas, que llevan a la movilización del objeto o de pequeños fragmentos alimentarios a tramos superiores, con el consiguiente riesgo de broncoaspiración.

No existe ningún consenso sobre la indicación de sedación, por lo que debe decidirse de manera individualizada, según el riesgo de broncoaspiración de cada situación. Este riesgo depende de varios factores: el tiempo previsto para el procedimiento (por el número de CE, el tipo y su localización), la colaboración del paciente y los antecedentes personales.

En los adultos, la mayoría de los procedimientos pueden realizarse con sedación consciente.

Los pacientes con obstrucción completa del esófago o impactación en el tercio proximal esofágico conllevan un mayor riesgo de broncoaspiración y, por tanto, se benefician más de una anestesia general.

En la población pediátrica, se opta generalmente por la anestesia general, ya que existe más riesgo de broncoaspiración por el menor calibre de la vía aérea y porque suelen ser menos colaboradores.

En la extracción de CE, hay que tener en cuenta la posibilidad de que algunos fragmentos se desprendan al pasar por la región orofaríngea en su retirada. Para estos casos, es útil el empleo del sobretubo, que, además de facilitar el acceso endoscópico, aísla la vía aérea (**Fig. 14-2**).

MANEJO SEGÚN EL TIPO DE CUERPO EXTRAÑO Y SU LOCALIZACIÓN

Impactación esofágica del bolo alimentario

La impactación alimentaria supone la mayoría de los CE gastrointestinales. Más del 75 % de los casos ocurren en adultos a partir de los 40 años y, en su mayoría, se detecta una anomalía motora o mecánica del esófago. Las principales condiciones

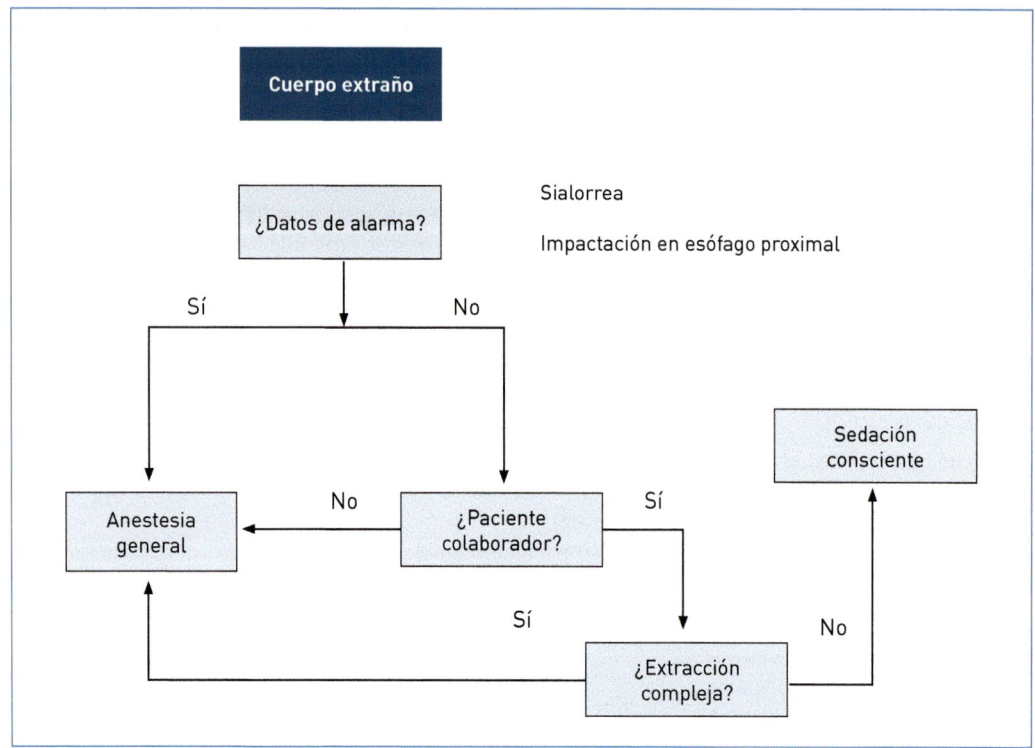
Figura 14-2. Recomendaciones de sedación en la extracción endoscópica de cuerpo extraño.

asociadas son las estenosis pépticas, los anillos esofágicos distales y, en los últimos años, la esofagitis eosinofílica.

> ! Dada la alta prevalencia de patología subyacente en estos casos, es recomendable hacer un estudio etiológico en el mismo acto endoscópico.

Además, se debe valorar la posibilidad de dilatar los anillos esofágicos si la impactación no ha provocado lesiones inflamatorias significativas que la contraindiquen, para prevenir nuevos episodios. Asimismo, una vez resuelto el episodio de impactación, el paciente debe ser evaluado para completar el estudio etiológico y, en casos necesarios, instaurar el tratamiento médico oportuno para disminuir el riesgo de una nueva impactación.

> ! La prevalencia de esofagitis eosinofílica ha aumentado en los últimos años. Supone una causa importante de impactación, especialmente en pacientes jóvenes con antecedentes atópicos.

Es importante sospechar la presencia de esofagitis eosinofílica por varios motivos. En primer lugar, en los pacientes sin diagnóstico previo, que no han sido tratados con inhibidores de la bomba de protones o corticoides tópicos, la mucosa esofágica es más frágil y, por tanto, se debe ser más cuidadosos con los accesorios utilizados. El sobretubo puede producir lesiones importantes en estos casos, por lo que, en opinión de los autores, su uso debe estar muy restringido. En segundo lugar, si no se hace un seguimiento adecuado del paciente, la probabilidad de un nuevo episodio de impactación es alta. Las características que hacen más probable la presencia de la esofagitis eosinofílica como causa de la impactación son una edad <50 años, sexo masculino, episodios previos de impactación, presentación en época primaveral y antecedentes de atopia.

Una vez localizado e identificado el bolo alimentario, se debe evaluar la técnica y el material que se deben emplear para su extracción. Existen varias técnicas para extraer los CE:

- Técnica de empuje. Consiste en la presión suave del bolo alimentario para guiarlo al estómago. Es especialmente segura si se puede sobrepasar el endoscopio para ver el esófago distal, si bien no es una condición obligatoria para poder efectuar esta técnica. Es preferible empujar el bolo alimentario por el lado derecho, ya que de esta forma se aprovecha la ligera desviación izquierda natural del esófago distal. En caso de encontrar resistencia al empuje, especialmente si no se ha podido sobrepasar el bolo, se debe desistir para evitar la aparición de complicaciones locales. Suele considerarse la primera técnica a emplear, dada su facilidad y seguridad, siempre que la presión ejercida no sea excesiva.
- Técnicas de extracción. En situaciones en las que se prevea que se van a requerir múltiples accesos por la disgregación del bolo alimentario, es útil el empleo del sobretubo. Además de proteger la vía aérea, permite el acceso del endoscopio sin producir microtraumas sobre la mucosa digestiva.
  - Método convencional. El material a emplear depende de la experiencia del endoscopista, de las características

del bolo y del tiempo que lleve impactado (un tiempo más prolongado implica mayor exposición a la digestión por enzimas salivares y, por tanto, disgregación del bolo). Se pueden emplear asas de polipectomía, redes, cestas o pinzas de extracción. Las asas de polipectomía pueden usarse para la extracción directa del bolo o para fragmentarlo y facilitar su retirada. Las redes tienen la ventaja de poder englobar por completo el bolo. Las pinzas, generalmente de cocodrilo por su mayor tamaño, son útiles para bolos de consistencia firme y escasamente digeridos por las enzimas salivares.
  - Método de succión. Mediante un capuchón colocado en la punta del endoscopio, se aspira el bolo alimentario y se retira en bloque con el endoscopio. Este método se utiliza principalmente para bolos de carne.

Cuerpo extraño romo

Conviene separar de este grupo las pilas y los imanes, ya que, por su naturaleza, tienen consideraciones particulares. Por tanto, en este apartado se hará referencia a las monedas y a otros objetos no afilados y sin efectos tóxicos directos (juguetes infantiles pequeños, cepillos dentales, cubiertos, lapiceros, etc.). De ellos, los más frecuentes son las monedas ingeridas accidentalmente por niños. En la población adulta, los grupos de riesgo para la ingesta de CE son los pacientes con alteraciones psiquiátricas o deterioro del estado cognitivo, y los institucionalizados en centros penitenciarios.

> ! Este tipo de objetos causa daño, principalmente, por contacto directo con la mucosa, y no por su propia naturaleza. La necesidad de extraerlos viene dada, entonces, por la localización y por su tamaño.

Los objetos impactados en el esófago deben ser retirados para evitar una lesión tisular por contacto. Por su menor diámetro, el riesgo de necrosis por presión, perforación y fistulización es mayor que en otras localizaciones.

El tamaño del objeto influye en el manejo de los localizados en el estómago. Los de pequeño tamaño (longitud ≤5-6 cm y diámetro ≤2,5 cm) suelen atravesar espontáneamente el tracto gastrointestinal, por lo que, en pacientes asintomáticos, se recomienda adoptar una actitud expectante. Los de mayor tamaño tienen un mayor riesgo de quedarse enclavados en cualquier punto del tracto gastrointestinal, especialmente en la primera rodilla duodenal y la válvula ileocecal, por lo que su extracción estaría indicada.

Los objetos localizados en el intestino delgado pueden retirarse mediante enteroscopia (monobalón o doble balón). Esto es necesario para la retirada de videocápsulas retenidas y de objetos que tienen un alto riesgo de perforación intestinal.

Si se conoce con antelación el tipo de objeto ingerido y se dispone de él en la unidad de endoscopia, puede ser útil hacer una simulación fuera del paciente con distintos accesorios para agilizar posteriormente su extracción.

Los materiales empleados para este tipo de objetos son, fundamentalmente, las pinzas de extracción (cocodrilo y ratón), las asas de polipectomía y la red. Como para cualquier CE, no existe un protocolo consensuado sobre el material o la técnica que se deben utilizar. Depende, entonces, del objeto en cuestión, de su localización y de la experiencia del endoscopista. Las pinzas de extracción suelen usarse para objetos pequeños duros. Las cestas pueden ser útiles para pequeños objetos redondeados, y las redes, para la retirada de objetos de consistencia blanda. Independientemente del accesorio utilizado, si el objeto no está completamente atrapado o se prevé que puede soltarse al pasar la región orofaríngea, es recomendable el uso del sobretubo. Para la retirada de objetos largos, es útil el asa de polipectomía. Ésta debe atrapar el objeto en uno de sus extremos para que, al retirarlo, se disponga en un eje longitudinal, en paralelo con el del esófago, y se facilite así su extracción.

En la población pediátrica, las monedas suponen el CE más frecuentemente ingerido. Las monedas que contienen cinc tienen un efecto corrosivo. En nuestro medio, las monedas de curso legal hoy en día no se fabrican con cinc (a excepción de un 5 % presente en la composición del oro nórdico, empleado para la fabricación de las monedas de 50, 20 y 10 céntimos). Su composición incluye cobre, aluminio, estaño, níquel o acero, sin efecto tóxico directo. En muchos casos, las monedas pasan espontáneamente, por lo que se puede considerar una actitud expectante durante 12-24 horas en pacientes asintomáticos, sobre todo si la moneda está localizada en el tercio distal esofágico. La red es el accesorio preferido para su extracción, al quedar englobada y minimizar el riesgo de caída a la vía aérea en la región orofaríngea.

Si el objeto no está enclavado en el esófago y es complicada su captura, se puede considerar avanzarlo hacia el estómago para reorientarlo y atraparlo con más facilidad.

Cuerpo extraño cortante/punzante

La extracción de este tipo de CE representa una emergencia endoscópica y condiciona un alto riesgo de complicaciones derivadas tanto de la propia acción traumática del CE como de las maniobras empleadas en su extracción. Los más frecuentes suelen ser huesos de animales y espinas de pescado que quedan enclavados en la mucosa esofágica.

La extracción endoscópica se debe considerar siempre que se sospeche (por manifestaciones clínicas o pruebas radiológicas) la localización del CE en un punto del tracto digestivo superior accesible por endoscopia. Ante la sospecha de enclavamiento en la hipofaringe, se recomienda valoración por el otorrinolaringólogo mediante laringoscopia. En los casos en los que el CE ha avanzado más allá del duodeno proximal, no accesible a la extracción por gastroscopia convencional, se realizará un seguimiento radiológico diario hasta comprobar su expulsión. La cirugía estaría indicada en casos de no progresión del CE en 3 días por enclavamiento o signos de complicación, principalmente perforación.

Este tipo de CE requiere una especial destreza por parte del endoscopista debido al alto riesgo de yatrogenia. En los CE enclavados en la mucosa, se intentará desenclavar con sumo cuidado empleando habitualmente una pinza de dientes. Para su extracción, es posible ayudarse de la misma pinza o de un asa de polipectomía, evitando maniobras bruscas e intentando alinear el CE en sentido axial al esófago, orientando las zonas punzantes en sentido contrario a la retirada con intención de proteger la mucosa. El sobretubo, la campana de látex o el capuchón pueden ser de utilidad para minimizar los daños durante la extracción (**Fig. 14-3**).

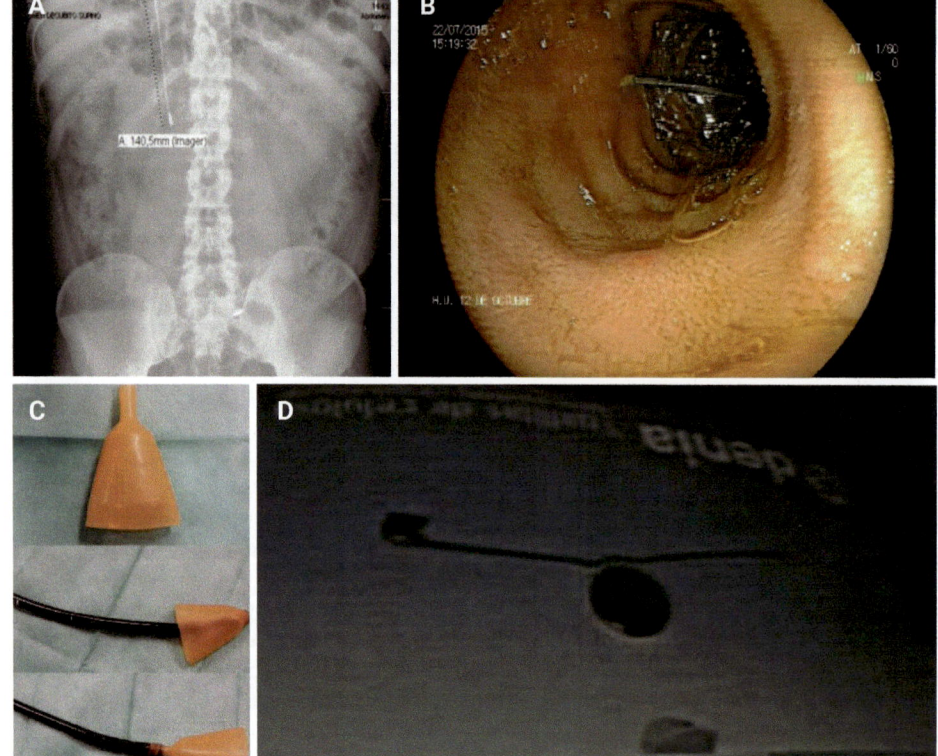

Figura 14-3. Cuerpo extraño afilado enclavado en el duodeno. **A)** Radiografía de abdomen con imperdible de 14 cm enclavado en el asa intestinal. **B)** Imagen endoscópica de cuerpo extraño afilado enclavado en la segunda porción duodenal. **C)** Campana de látex colocada en un endoscopio. **D)** Objeto tras extracción endoscópica.

Los CE cortantes/afilados constituyen una emergencia endoscópica por su alto riesgo de complicaciones. El sobretubo, la campana de látex o el capuchón pueden ser de utilidad para minimizar los daños durante la extracción.

Pilas

Las pilas pueden provocar lesión de la pared, además de por presión, por corriente eléctrica y fuga de las sustancias corrosivas que contienen (hidróxido potásico). También existe potencial riesgo de intoxicación, principalmente por su componente en mercurio. Las pilas de botón confieren mayor peligro debido a sus componentes cáusticos, que pueden producir perforación de la pared en pocas horas.

La actuación que se debe seguir dependerá del tipo de pila y de su localización. Así, cuando se alojan en el esófago, el riesgo de lesión de la mucosa es mayor por el contacto mantenido y está indicada su extracción endoscópica urgente en las primeras 6 horas. En los casos de localización gástrica, si se trata de una pila de botón, ésta debe extraerse de forma urgente mediante endoscopia, debido a su alto potencial lesivo (la necrosis transmural y la perforación pueden ocurrir en un período de tiempo tan corto como 2 horas después de la ingestión). Para el resto (pila convencional, pila alcalina), resulta razonable tanto una extracción precoz endoscópica como un manejo conservador con seguimiento radiológico, y se indica su extracción en caso de no progresión en 24-48 horas. En cuanto a los materiales empleados para su extracción, suelen ser de utilidad la red de Roth, la cesta de Dormia o el asa de polipectomía.

 Las pilas de botón son altamente peligrosas y deben ser extraídas siempre que sean accesibles por endoscopia. En cuanto a las pilas alcalinas alojadas en el estómago, resultan razonables tanto una extracción endoscópica como un manejo conservador.

Imanes

La ingesta de imanes puede causar daños graves. La atracción a consecuencia de la fuerza magnética entre dos imanes, o entre un imán y un objeto metálico ingerido, puede producir atrapamiento y necrosis de la mucosa gastrointestinal y precipitar la formación de fístula, perforación, obstrucción o peritonitis. Por lo tanto, su extracción urgente endoscópica está indicada siempre que se sospeche.

Paquetes de droga

Es relativamente frecuente el transporte ilegal de cocaína y otras sustancias en pequeños paquetes envueltos en plástico. Pueden detectarse por una radiografía simple. Está contraindicada su extracción endoscópica debido al riesgo de romper el continente y provocar la muerte por sobredosis, por lo que se recomienda un manejo conservador con seguimiento

radiológico. El uso de laxantes (polietilenglicol) y procinéticos (eritromicina, metoclopramida) puede acelerar la expulsión. En caso de no expulsión espontánea o aparición de síntomas que sugieran la liberación de la droga, estaría indicada la actuación quirúrgica.

En la **figura 14-4** se presenta un algoritmo que resume las pautas de actuación ante un CE.

- Está contraindicada la endoscopia para la extracción de paquetes de droga.
- Siempre y cuando se sospeche la ingesta de imanes, se debe plantear su extracción endoscópica.

Bezoares

Los bezoares son un conglomerado de sustancias no digeribles retenidas en cualquier tramo del tracto gastrointestinal. Su localización más frecuente es el estómago.

 Los bezoares suelen aparecer en pacientes con alteraciones anatómicas o motoras del tracto gastrointestinal, las cuales condicionan un retraso en el vaciamiento gastrointestinal (gastrectomía parcial, diabetes con gastroparesia secundaria, etc.).

Otros factores que predisponen a su formación son la ingesta excesiva de fibra, una mala masticación y los pacientes con enfermedades psiquiátricas o fibrosis quística.

Se clasifican según su composición en cuatro grandes grupos: fitobezoares (restos vegetales, como fibras, semillas, cáscaras, etc.), tricobezoares (conglomerados de pelo), lactobezoares (proteínas lácteas y moco) y farmacobezoares (agregados de medicamentos).

Los más frecuentes son los fitobezoares (suponen hasta el 40 % del total). Un subtipo especial de este grupo son los diospirobezoares, producidos por la ingesta de caquis sin madurar; estos son de una consistencia extremadamente dura, lo que les confiere una resistencia al tratamiento conservador con agentes disgregantes y presentan un color marrón oscuro-negro característico. Los tricobezoares se forman tras la ingesta de pelo y, generalmente, aparecen en mujeres jóvenes con trastornos psiquiátricos que les lleva a arrancarse el pelo y comérselo. Su formación es lenta, incluso de años de evolución. Cuando el tricobezoar alcanza el intestino delgado o el colon, se denomina *síndrome de Rapunzel*. Los lactobezoares aparecen, en su mayoría, en recién nacidos con alimentación exclusiva de leche. Se producen al consolidarse proteínas lácteas y restos mucosos. Los recién nacidos prematuros y la deshidratación suponen un factor de riesgo para su formación, si bien su incidencia ha disminuido por la mejora en la composición de las leches artificiales. Por último, los farmacobezoares se forman por conglomerados de medicaciones. Los fármacos que suelen producirlos son los laxantes formadores de masa (*Plantago psyllium,* goma guar), los compuestos de liberación retardada, dado que contienen celulosa en su cubierta, y las medicaciones con cubierta protectora gástrica.

Las manifestaciones clínicas son variadas, desde casos asintomáticos a casos complicados con hemorragia digestiva por

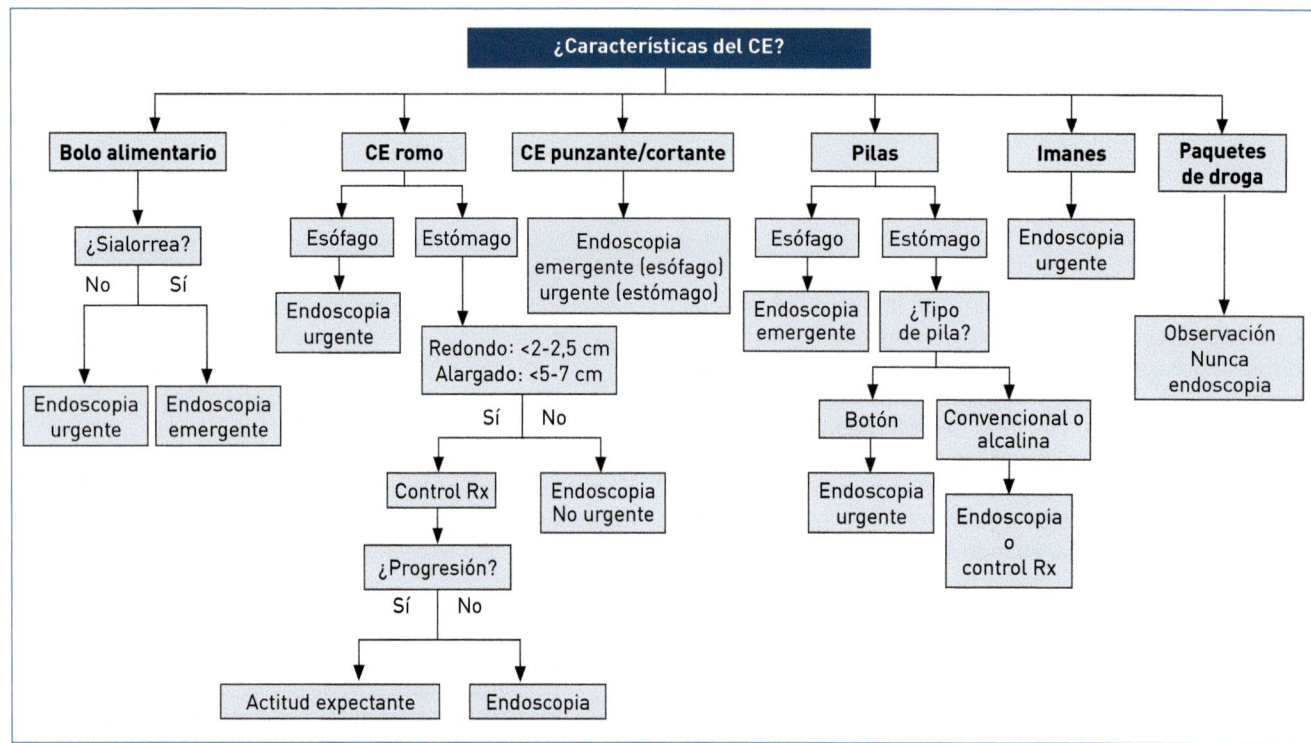

Figura 14-4. Algoritmo de manejo en función del tipo de cuerpo extraño y su localización. CE: cuerpo extraño; Rx: radiografía.

úlceras por decúbito u obstrucción intestinal. Otros síntomas de presentación son dolor abdominal, distensión abdominal, náuseas y vómitos o pirosis, entre otros.

El diagnóstico de un bezoar gastrointestinal comienza con una anamnesis que permita detectar a los pacientes con factores de riesgo. La presencia de halitosis puede deberse a la presencia en el estómago de restos putrefactos. La exploración física puede detectar una masa abdominal palpable o parches de alopecia en pacientes con tricofagia. Todos los métodos de imagen radiológica pueden, potencialmente, detectar la presencia de bezoares (radiografía simple o baritada, ecografía abdominal, TAC y resonancia magnética nuclear). Los métodos baritados deben evitarse para impedir la interferencia en otras pruebas de imagen o retrasar el tratamiento endoscópico o quirúrgico. La TAC es un método eficaz para el diagnóstico y para determinar el número de bezoares presentes; sin embargo, el método diagnóstico de elección es la endoscopia, ya que permite una visualización directa de la lesión y la toma de biopsias. Además, en ocasiones permite la extracción o fragmentación del bezoar.

> ! Las opciones de tratamiento de los bezoares dependen de su composición y de su localización.

Para el manejo de los fitobezoares se dispone de tres opciones de tratamiento, usadas individualmente o en combinación: disolución, fragmentación o extracción. Como agentes disolventes, se han utilizado diversas sustancias: la celulasa, generalmente empleada a dosis de 3-5 g diarios por vía oral o por sonda nasogástrica durante 5 días (actualmente no comercializada, pero disponible en algunos centros como fórmula

magistral) y la papaína (en desuso por su potencial formación de úlceras). En la actualidad, el tratamiento disolutivo más empleado es la Coca-Cola®. Ésta se puede administrar con sonda nasogástrica o directamente ingerida por el paciente. No hay ningún protocolo validado, aunque lo más utilizado es la administración de 3 L de la bebida en 12 horas. Los diospirobezoares presentan una menor eficacia de este método por la elevada resistencia de la cubierta externa. Para los casos refractarios a la disolución química, se deben considerar las otras dos técnicas.

La endoscopia permite la fragmentación o extracción del bezoar. Se puede usar de manera combinada con cualquier método de disolución mencionado anteriormente (incluso mediante inyección en el interior del bezoar). Los accesorios que se deben emplear son los mismos que para otro cuerpo extraño. La elección depende del tamaño y la consistencia del bezoar (asas de polipectomía con o sin diatermia, redes, cestas, bisturís eléctricos, etc.).

El tratamiento quirúrgico está indicado ante el fracaso de los tratamientos previos o la aparición de complicaciones mayores (obstrucción o perforación intestinal y hemorragia digestiva grave no controlable endoscópicamente).

El manejo de los otros tres tipos de bezoares es distinto. La extremada consistencia de los tricobezoares hace muy poco probable su disolución o fragmentación endoscópica, por lo que suelen requerir una extirpación quirúrgica o, si el tamaño lo permite, endoscópica. Los lactobezoares suelen manejarse de manera conservadora, con dieta absoluta en combinación o no con lavados gástricos. El tratamiento de los farmacobezoares es muy variado y va a depender de la situación clínica del paciente y de la posible aparición de efectos tóxicos del medicamento en cuestión.

PUNTOS CLAVE

- La ingesta de CE representa la segunda causa de urgencia endoscópica en los hospitales españoles.
- Una anamnesis dirigida constituye el pilar principal en el manejo inicial que permita conocer las características del CE ingerido y su localización para una estrategia terapéutica.
- La presencia de sialorrea debe hacer sospechar de una obstrucción completa esofágica y requiere una actitud endoscópica lo antes posible.
- En la evaluación inicial se deben descartar complicaciones y compromiso respiratorio, en cuyo caso se requerirá valoración por el otorrinolaringólogo.
- La perforación del tubo digestivo es una complicación infrecuente, pero con una elevada morbimortalidad. La TAC es la prueba de imagen de elección ante su sospecha.
- La indicación de endoscopia viene determinada por el tipo de CE ingerido y su localización en el tracto digestivo.
- La sedación en la endoscopia debe ser individualizada y se debe valorar el riesgo de broncoaspiración.
- El uso de glucagón, previo al procedimiento, no ha demostrado un mayor porcentaje de éxitos en la desimpactación, pero se ha asociado a un mayor número de eventos adversos.
- El éxito endoscópico en la extracción está en relación con el conocimiento del material endoscópico y la experiencia del endoscopista, minimizando en todo momento el riesgo de yatrogenia.

- En los casos de sospecha de impactación esofágica alimentaria, se debe actuar de forma precoz, conocer los materiales empleados en su extracción, y evaluar y tratar los factores predisponentes para evitar nuevos episodios.
- La esofagitis eosinofílica es una causa frecuente de impactación esofágica que se debe considerar en pacientes jóvenes.
- Los CE de localización esofágica requieren una extracción endoscópica precoz.
- En los CE de localización gastroduodenal, accesibles por endoscopia convencional, la actuación que se debe seguir dependerá del tipo de CE ingerido. Así, en los CE cortantes/punzantes, pilas de botón e imanes se indicará extracción endoscópica urgente debido a su potencial riesgo de complicaciones.
- Los CE de bordes romos de pequeño tamaño (longitud ≤5-6 cm y diámetro ≤2,5 cm) suelen atravesar espontáneamente el tracto gastrointestinal, por lo que en pacientes asintomáticos se recomienda adoptar una actitud expectante.
- Está contraindicada la endoscopia para la extracción de paquetes de droga.
- El manejo de los bezoares depende de su composición. Los más frecuentes son los fitobezoares, para los que se pueden emplear técnicas de disolución, fragmentación o extracción.

BIBLIOGRAFÍA

Birk M, Bauerfeind P, Deprez PH, Häfner M, Hartmann D, Hassan C et al. Removal or foreign bodies in the upper gastrointestinal tract in adults: European Society of Gastrointestinal Endoscopy (ESGE) Clinical Guideline. Endoscopy. 2016;48(5):489-96.

Eng K, Kay M. Gastrointestinal Bezoars: History and Current Treatment Paradigms. Gastroenterol Hepatol (N Y). 2012;8(11):776-8.

García-López S, Aspuru K. Cuerpos extraños. En: Miguel Montoro, Juan Carlos García Pagán. Gastroenterología y Hepatología, problemas comunes en la práctica clínica. 2ª edición. Madrid, Barcelona: Jarpyo Editores; 2012. p. 229-42.

Geng C, Li X, Luo R, Cai L, Lei X, Wang C. Endoscopic management of foreign bodies in the upper gastrointestinal tract: a retrospective study of 1294 cases. Scand J Gastroenterol. 2017;52(11):1286-91.

Ikemberry SO, Jue TL, Anderson MA, Appalaneni V, Banerjee S, Ben-Menachem T et al. Management of ingested foreign bodies and food impactions. ASGE Standards of Practice Committee. Gastrointest Endosc. 2011;73(6):1085-91.

Iwamuro M, Okada H, Matsueda K, Inaba T, Kusumoto C, Imagawa A et al. Review of the diagnosis and management of gastrointestinal bezoars. World J Gastrointest Endosc. 2015;7(4):336-45.

Jayachandra S, Eslick GD. A systematic review of paediatric foreign body ingestion: presentation, complications, and management. Int J Pediatr Otorhinolaryngol. 2013;77(3):311-7.

Lenz CJ, Leggett C, Katzka DA, Larson JJ, Enders FT, Alexander JA. Food impaction: etiology over 35 years and association with eosinophilic esophagitis. DIs Esophagus. 2019;32(4):doz010.

Libânio D, Garrido M, Jácome F, Dinis-Ribeiro M, Pedroto I, Marcos-Pinto R et al. Foregin body ingestion and food impaction in adults: better to scope tan to wait. United European Gastroenterol J. 2018;6(7):974-80.

Magalhães-Costa P, Carvalho L, Rodrigues JP, Túlio MA, Marques S, Carmo J et al. Endoscopic Management of Foreign Bodies in the Upper Gastrointestinal Tract: An Evidence-Based Review Article. GE Port J Gastroenterol. 2016;23(3):142-52

Melendez-Rosado J, Corral JE, Patel S, Badillo RJ, Francis D. Esophageal Food Impaction. Causes, Elective Intubation and Associated Adverse Events. J Clin Gastroenterol. 2019;53(3):179-83.

Peksa GD, DeMott JM, Slocum GW, Burkins J, Gottlieb M. Glucagon for Relief of Acute Esophageal Foreign Bodies and Food Impactions: A Systematic Review and Meta-Analysis. Pharmacotherapy. 2019;39(4):463-72.

Sengupta N, Tapper EB, Corban C, Sommers T, Leffler DA, Lembo AJ. The clinical predictors of aetiology and complications among 173 patients presenting to the Emergency Department with oesophageal food bolus impaction from 2004-2014. Aliment Pharmacol Ther. 2015;42(1):91-8.

Singh N, Chong J, Ho J, Jayachandra S, Cope D, Azimi F et al. Predictive factors associated with spontaneous passage of coins: A ten-year analysis of paediatric coin ingestion in Australia. Int J Pediatr Otorhinolaryngol. 2018;113:266-71.

Smith MT, Wong RK. Esophageal Foreign Bodies: Types and Techniques for Removal. Curr Treat Options Gastroenterol. 2006;9(1):75-84.

Sugawa C, Ono H, Taleb M, Lucas CE. Endoscopic management of foreign bodies in the upper gastrointestinal tract: a review. World J Gastrointest Endosc. 2014;6(10):475-81.

Yao CC, Wu IT, Lu SS, Lin SC, Liang CM, Kuo YH et al. Endoscopic Management of Foreign Bodies in the Upper Gastrointestinal Tract of Adults. Biomed Res Int. 2015;2015:658602.

Yuan F, Tang X, Gong W, Su L, Zhang Y. Endoscopic management of foreign bodies in the upper gastrointestinal tract: An analysis of 846 cases in China. Exp Ther Med. 2018;15(2):1257-62.

Zhang X, Jiang Y, Fu T, Zhang X, Li N, Tu C et al. Esophageal foreign bodies in adults with different durations of time from ingestion to effective treatment. J Int Med Res. 2017;45(4):1386-93.

Diagnóstico y tratamiento de los pólipos y cáncer precoz

15

M. López-Cerón Pinilla y A. Salagre García

OBJETIVOS

- Comprender la importancia de seguir una sistemática para el estudio de las lesiones gástricas.
- Reconocer a los pacientes con un mayor riesgo de presentar lesiones gástricas en la endoscopia.
- Aplicar las recomendaciones para una endoscopia de calidad en la práctica diaria.
- Discriminar entre mucosa gástrica normal y lesiones premalignas.
- Identificar lesiones neoplásicas gástricas precoces.
- Conocer las indicaciones de tratamiento endoscópico de lesiones neoplásicas gástricas precoces.

INTRODUCCIÓN

El diagnóstico endoscópico de las lesiones gástricas requiere de un esquema de razonamiento y estudio sistemático por parte del endoscopista, que engloban su conocimiento y experiencia, factores del paciente y aspectos técnicos del procedimiento.

El cáncer gástrico (CG) es uno de los más frecuentes a nivel mundial y uno de los más letales, pues causa alrededor del 8 % de las muertes por cáncer. En su patogenia está implicado el *Helicobacter pylori,* bacilo que infecta aproximadamente al 53 % de la población española y que juega un papel fundamental en el desarrollo del CG. El conocimiento de las lesiones precursoras está más desarrollado en áreas de mayor prevalencia, como los países orientales. En Japón y Corea existen desde hace años programas de cribado poblacional de CG establecidos. En nuestro medio, si bien la prevalencia del CG es menor, no existen programas de cribado y habitualmente se diagnostican lesiones ya avanzadas con escasas opciones curativas. Durante los últimos años se han publicado múltiples documentos de posicionamiento que sostienen posturas divergentes sobre aspectos importantes del cribado. Se requieren estudios que reflejen el coste-efectividad y el beneficio clínico en términos de mortalidad para establecer la necesidad de estos programas. El objetivo último es disminuir la morbimortalidad del paciente, diagnosticando idealmente condiciones premalignas o lesiones no avanzadas sobre las que sea factible establecer medidas terapéuticas. Para ello, es importante diferenciar la mucosa normal de la patológica, sobre la que es más probable que se asienten lesiones displásicas. Detectada una lesión, se ha de valorar su carácter neoplásico. Ello exige tener en cuenta el contexto del paciente antes de iniciar el procedimiento (Fig. 15-1).

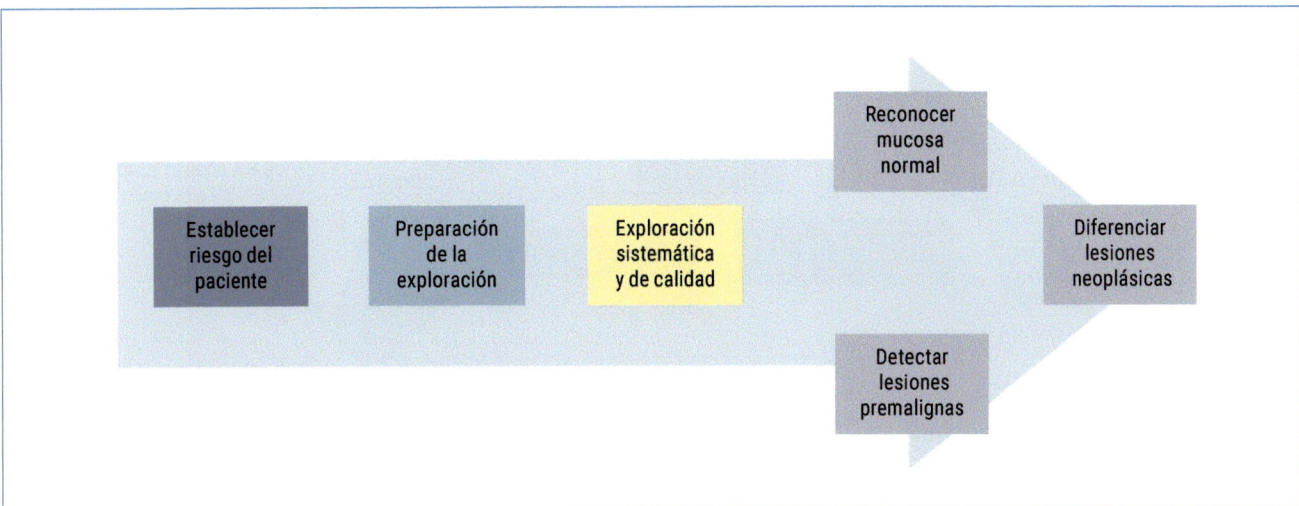

Figura 15-1. Antes de la endoscopia.

ANTES DE LA ENDOSCOPIA

Establecer el riesgo del paciente

El endoscopista ha de distinguir entre el cribado de lesiones en pacientes asintomáticos y el diagnóstico de pacientes con síntomas, en los que es más probable encontrar patología. Asimismo, se debe prestar atención a los factores epidemiológicos del paciente para estratificar su riesgo, estableciendo un nivel de sospecha que permita adecuar el procedimiento.

El CG es más frecuente en pacientes varones y el riesgo aumenta con la edad. Como se ha referido, la prevalencia del CG es variable geográficamente, con los países de Asia Oriental y algunas áreas de América Latina a la cabeza. En España, la incidencia es media, con unos 8.000 casos anuales. Las condiciones que aumentan el riesgo de CG y de encontrar lesiones en la endoscopia se resumen en la **tabla 15-1**. La historia de infección por *H. pylori* y su eventual erradicación es clave, ya que el bacilo es factor carcinogénico de tipo I según la Organización Mundial de la Salud. Se considera responsable directo de un alto porcentaje de los casos de CG, especialmente de su variante intestinal, que constituye más del 90 % de los casos. Aunque solamente el 1 % de los individuos infectados desarrollará CG, más del 95 % de los pacientes con CG tienen el antecedente de infección. En una revisión sistemática realizada por Kim *et al.*, el riesgo de CG fue casi tres veces mayor en pacientes infectados por *H. pylori*, al igual que en pacientes con historia familiar de CG. La cascada de carcinogénesis de Correa (**Fig. 15-2**) ilustra cómo la coexistencia de varios factores promueve el desarrollo de CG a partir de lesiones premalignas.

- Antes de la endoscopia, es importante conocer el riesgo de encontrar lesiones en cada paciente concreto. Ello permite establecer un nivel de sospecha y adecuar el procedimiento endoscópico.
- En la actualidad, se recomienda implantar programas de cribado poblacional de CG únicamente en poblaciones de alto riesgo.

Tabla 15-1. Factores de riesgo del cáncer gástrico
Resección gástrica previa por patología maligna o benigna (especialmente Billroth II)
Lesiones premalignas conocidas (atrofia gástrica, metaplasia intestinal)
Antecedentes familiares o personal de CG. Síndrome de Lynch, síndromes de poliposis
Historia de infección por Helicobacter *pylori*
Tabaquismo
Obesidad
Factores dietéticos (consumo de alcohol, alto consumo de sal y bajo de vegetales)
Paciente sintomático
Países orientales, América Latina u otras áreas de alta incidencia de CG

CG: cáncer gástrico.

Preparación de la exploración

Premedicación: la administración de mucolíticos orales y de agentes antiespumantes minutos antes del procedimiento facilita la valoración de la mucosa y disminuye el tiempo necesario para el lavado durante el procedimiento. Existen ensayos clínicos en los que se ha concluido que el uso de simeticona mejora la visibilidad de la mucosa, sin que la adición de otro agente antiespumante mejore los resultados. Sin embargo, la adición de mucolíticos (pronasa o N-acetilcisteína) a la simeticona parece mejorar la visibilidad de la mucosa con respecto a la simeticona empleada aisladamente. Según evidencia de alta calidad, el reciente documento de posicionamiento de la Asociación Española de Gastroenterología (AEG), la Sociedad Española de Endoscopia Digestiva (SEED) y la Sociedad Española de Anatomía Patológica (SEAP) sobre la calidad de la endoscopia digestiva alta recomienda la administración oral de simeticona 200 mg y N-acetilcisteína (500 o 1.000 mg), 15 o 20 minutos antes de la endoscopia, para mejorar la visualización de la mucosa gástrica. Hasta el momento, esta práctica no está

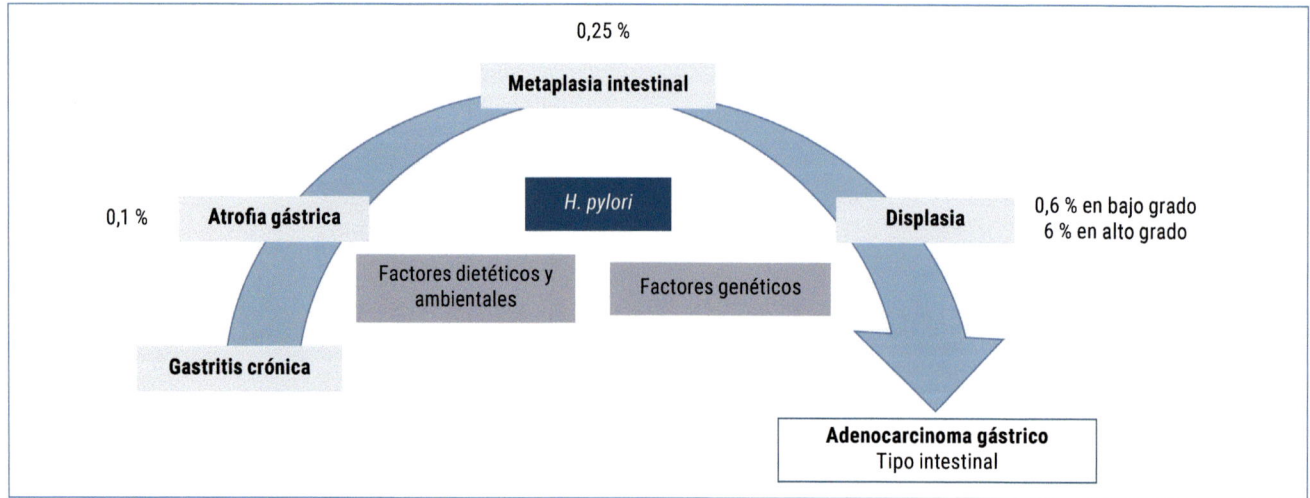

Figura 15-2. Cascada de carcinogénesis de Correa. La gastritis crónica es la lesión inicial que, en presencia de factores carcinogénicos, progresa a lesiones premalignas (atrofia gástrica, metaplasia intestinal) sobre las que se pueden desarrollar lesiones neoplásicas (displasia, adenocarcinoma gástrico).

extendida en nuestro medio, pues la ingesta de líquidos claros en un tiempo inferior a 2 horas antes del procedimiento ha suscitado controversia. Sin embargo, dos estudios recientes no han observado mayor riesgo de aspiración ni de hipoxemias durante el procedimiento tras administrar una combinación de antiespumante y mucolítico en los 20 minutos previos a la gastroscopia. La utilización de antiespasmódicos (butilescopolamina o glucagón intravenosos, aceite de menta o L-menthol tópico) con el fin de reducir el peristaltismo gástrico se ha sugerido en la literatura médica y se recomienda en el consenso asiático sobre los estándares de la endoscopia alta, aunque la evidencia que la sustenta es débil y su uso está limitado por los efectos adversos y el coste.

Sedación: aunque no existe hasta la fecha ningún estudio que demuestre un aumento en la detección de lesiones, la sedación aumenta la tolerabilidad y satisfacción del paciente. Además, ofrece al endoscopista un ambiente confortable para la exploración, permite una mejor valoración de la mucosa y disminuye el riesgo de daño físico. Actualmente, el fármaco preferido es el propofol, debido a su corto efecto y tiempo de recuperación, y se dispone de evidencia a su favor en cuanto a tolerabilidad y bajas tasas de complicaciones si la selección de los pacientes es adecuada.

> • La administración de un agente antiespumante y un mucolítico, previos al procedimiento, mejora la visibilidad de la mucosa.
> • Se recomienda realizar la endoscopia con el paciente sedado.

DURANTE LA ENDOSCOPIA: EXPLORACIÓN SISTEMÁTICA Y DE CALIDAD CON LUZ BLANCA

Los criterios de calidad en la endoscopia digestiva alta no están tan bien caracterizados como en la baja. En un metaanálisis, el porcentaje de CG no detectado (definido como el que se diagnostica en los 3 años siguientes a una endoscopia) respecto al total de CG fue del 8-10 %. Al menos en el 70 % de los casos se detectaron alteraciones en la endoscopia previa, siendo predictivos de fallo diagnóstico una edad menor de 55 años, sexo femenino, atrofia gástrica marcada, presencia de adenoma o úlcera gástrica y un inadecuado número de biopsias tomadas.

Las lesiones gástricas avanzadas, frecuentemente ulceradas o polipoides, se identifican fácilmente. No obstante, los cambios mucosos superficiales de las condiciones premalignas y las lesiones planas son difíciles de detectar si no se efectúa una exploración sistemática y minuciosa.

> ! Frecuentemente, las lesiones gástricas se muestran como cambios sutiles con respecto a la mucosa que las rodea.

Aunque la cromoendoscopia (CE) convencional y los sistemas de CE virtual y magnificación (MN) han revolucionado recientemente el diagnóstico endoscópico, la observación con luz blanca (LB) juega un papel fundamental y ha de ser el principio en la sistemática de exploración, preferiblemente

con equipos de alta definición (HD), que proporcionan una imagen con mayor resolución. Consiste en:

• Forma y distensibilidad: tras observar la unión gastroesofágica, se valoran con leve insuflación en el acceso a la cavidad gástrica.
• Lavar y aspirar el contenido gástrico: para poder valorar adecuadamente toda la superficie mucosa, ésta debe estar expuesta (**Fig. 15-3**). El empleo de premedicación oral antes de la endoscopia es útil a este respecto. Durante la exploración, son útiles el agua, los antiespumantes y los mucolíticos (por ejemplo, se puede usar 1 g de simeticona diluido en 1.000 mL de agua y 300 mg de acetilcisteína diluidos en 10 mL de agua). Posteriormente, se aspira todo el contenido. Recientemente, hay controversia sobre las dificultades que el empleo de estos fármacos puede conllevar en el procesamiento posterior de los endoscopios y en su adecuada desinfección cuando se emplean a través del canal auxiliar de agua en *jet*, por lo que solo deben usarse a través del canal de trabajo. Se ha propuesto la utilización de escalas que valoren la limpieza de la mucosa, si bien se precisan estudios para definir cuál es la más adecuada. La más utilizada ha sido la propuesta por Kuo y modificada por Chang, que divide el estómago en antro, cuerpo bajo, cuerpo alto y fundus. Para cada segmento, establece una puntuación entre 1 (limpieza perfecta) y 4 (gran cantidad de moco que requiere más de 50 mL de agua para eliminarlo), obteniéndose una puntuación entre 4 y 16. En el ya referido documento de posicionamiento de las principales sociedades españolas, se recomienda el empleo de estas escalas, si bien la evidencia que lo sustenta es débil.
• Distensión adecuada de los pliegues gástricos: con el fin de evitar áreas ciegas de mucosa. Una mala respuesta a la distensión puede sugerir lesiones difusas o infiltrativas.
• Exploración sistemática: se recomienda realizar un examen dirigido del antro gástrico, incisura angular, cuerpo distal, cuerpo medio y cuerpo proximal, en visión frontal y en retroflexión y con diferentes grados de insuflación. En cada parte se han de examinar los cuatro cuadrantes (cara anterior, curvadura menor, cara posterior y curvadura mayor) siguiendo un orden horario o antihorario.
• Captura de imágenes: la Sociedad Europea de Endoscopia Digestiva (ESGE) recomienda un mínimo de seis imágenes del estómago en una endoscopia diagnóstica: antro, incisura, cuerpo, *fundus* en retroflexión, impronta diafragmá-

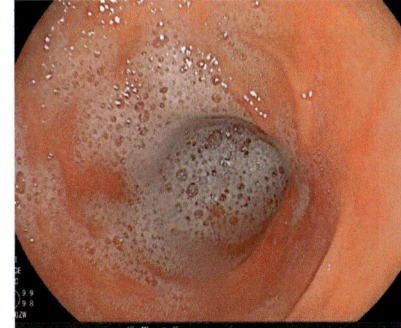
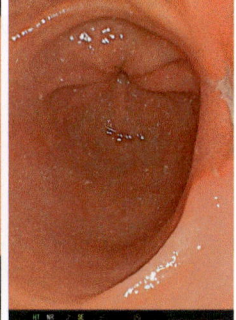

Figura 15-3. La limpieza de la superficie mucosa permite valorar adecuadamente una úlcera gástrica antral.

tica y pliegues gástricos en su porción proximal. Además, se han de tomar fotografías de los hallazgos patológicos. Se sugiere un número mayor de imágenes en pacientes con lesiones premalignas o mayor riesgo de CG, sin que se haya establecido una recomendación específica. Aunque no está demostrado que el número de capturas se relacione con una mejor calidad de la exploración, sí que se ha reportado una mayor detección de lesiones. Disponer de más imágenes permite además la revisión posterior. En Japón se recomienda la captura rutinaria de al menos 22 imágenes gástricas según el *Systematic Screening protocol for the Stomach* (SSS) propuesto por Yao *et al.* (**Fig. 15-4**). La diferencia de prevalencia de CG entre Europa y Asia podría hacer pensar que en nuestro medio no es necesaria una fotodocumentación tan exhaustiva, pero no se dispone de datos que comparen ambas rutinas en nuestro medio. Sin embargo, la concienciación sobre el examen sistemático del estómago es fundamental y la captura sistemática de imágenes es una buena manera de llevarlo a cabo.

- Tiempo de exploración: idealmente, a un mayor tiempo de exploración se le supone una mayor detección de lesiones, aunque se trata de un aspecto subjetivo y muy dependiente del operador. Actualmente, en una endoscopia diagnóstica se recomienda un tiempo mínimo de exploración de 7-8 minutos desde la intubación a la extubación, con 4 minutos dedicados al estómago. Kawamura *et al.* observaron en un estudio retrospectivo de 15.763 exploraciones que los endoscopistas que tardaban más de 7 minutos detectaban casi el doble de lesiones que los que tardaban 5 minutos o menos (0,97 y 0,57 %; razón de posibilidades [OR]: 1,90 [1,06-3,40]). Existen otros estudios que valoran la tasa de detección de lesiones en relación con el tiempo de exploración y, solamente en un estudio coreano, no se encontraron diferencias entre los grupos.

- La observación con LB en HD juega un papel fundamental y ha de ser el principio en la sistemática de exploración.
- Se recomienda realizar un examen sistemático de toda la cavidad gástrica y asegurar una correcta limpieza de la mucosa y distensión de los pliegues.
- En una endoscopia diagnóstica, se recomienda un tiempo mínimo de exploración de 7-8 minutos.

Además de la exploración sistemática con LB, la CE y los sistemas de MN son útiles para caracterizar la mucosa de una forma más precisa.

Cromoendoscopia convencional: la administración de colorantes facilita la evaluación de la morfología de la superficie. Para su aplicación, es necesaria una adecuada limpieza previa de la cavidad gástrica, ya que cualquier contenido puede llegar a interferir con la propia morfología de la mucosa (**Fig. 15-5**). El índigo carmín se acumula en los surcos de la mucosa y resalta lesiones sutiles. Su administración a una baja concentración facilita la detección de lesiones, mientras que su aplicación focal sobre lesiones ya detectadas y a concentraciones mayores permite su caracterización. El azul de metileno es otro colorante útil, pues tiñe la metaplasia intestinal gástrica; sin embargo, su empleo tiende a disminuir debido a su potencial riesgo de carcinogenicidad.

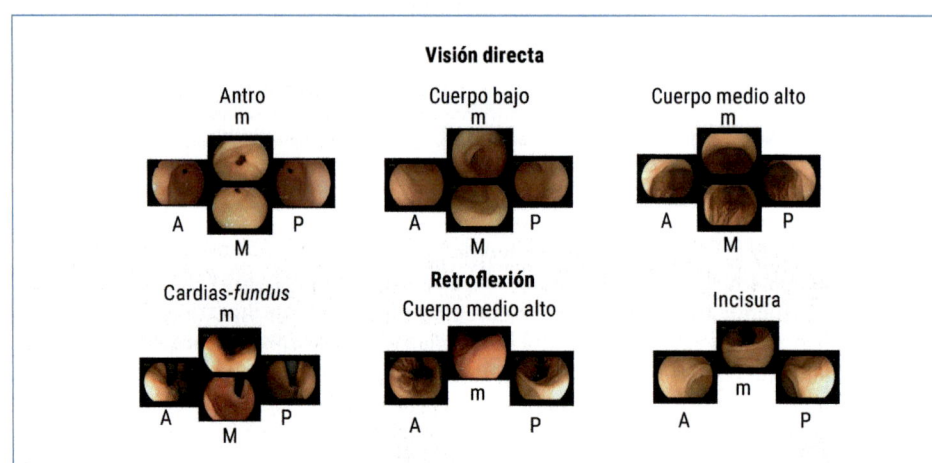

Figura 15-4. *Systematic Screening protocol for the Stomach* (SSS) propuesto por Yao *et al.* A: cara anterior; m: curvadura menor; M: curvadura mayor; P: cara posterior.

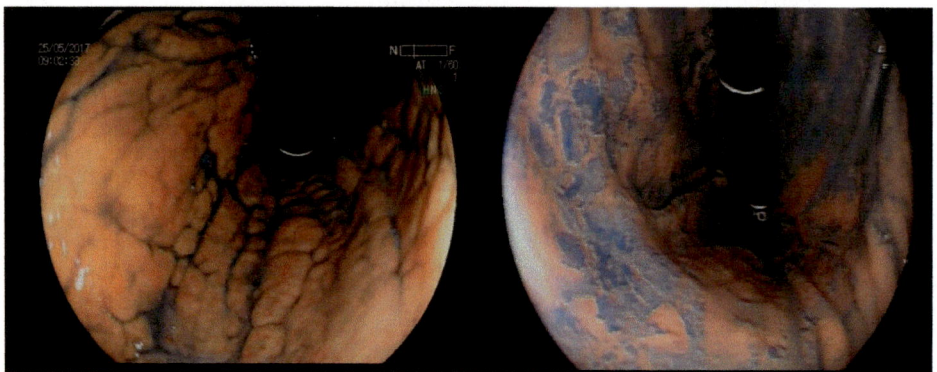

Figura 15-5. Cromoendoscopia convencional. En la imagen de la derecha, el moco adherido a la mucosa interfiere con el índigo carmín, limitando la valoración de una gran parte de la superficie.

Cromoendoscopia virtual: se basa en el procesamiento de la imagen mediante métodos ópticos y eléctricos. Están incluidos en el procesador del endoscopio y permiten ahorrar tiempo con respecto a la CE convencional. Los sistemas de preprocesamiento disponibles en la actualidad son *narrow band imaging* (NBI) de Olympus y *blue laser imaging* (BLI) de Fujifilm. Utilizan luz azul, que penetra menos en el tejido y resalta la morfología de la superficie. Además, su baja longitud de onda condiciona gran absorción por la hemoglobina y permite visualizar mejor las estructuras vasculares. El sistema *linked colour imaging* (LCI) de Fujifilm intensifica la coloración rojiza y blanquecina de la mucosa. Los sistemas de posprocesamiento, Fujifilm Intelligent Chromo Endoscopy (FICE) de Fujifilm e i-scan de Pentax se basan en algoritmos que reprocesan la imagen previamente obtenida con luz blanca.

Magnificación: permite una valoración más detallada de la mucosa y de la microestructura glandular en superficie. Junto con la CE virtual, se logra valorar además la estructura microvascular, lo que permite predecir el diagnóstico histológico y mejorar el rendimiento de las biopsias, cuando sean necesarias. Existen dos tipos de magnificación: la basada en métodos electrónicos, que aumenta en tamaño la imagen previamente obtenida reduciendo su resolución, y la MN óptica, que permite obtener una imagen de mayor tamaño sin perder resolución. Para la exploración con MN óptica se precisa fijar la distancia focal adecuada entre la mucosa y la lente, para lo que es necesario estabilizar la imagen. A tal efecto, es útil la colocación de un capuchón en la punta del endoscopio. Cuando no esté disponible, es posible estabilizarla tocando suavemente la mucosa, por ejemplo, con la pinza de biopsia.

RECONOCER LA MUCOSA NORMAL E IDENTIFICAR LESIONES PREMALIGNAS

Al realizar la inspección de la cavidad gástrica, se ha de diferenciar la mucosa normal de otras condiciones de riesgo para desarrollar CG, como son la gastritis asociada a *H. pylori*, la atrofia o la metaplasia intestinal (MI). Teniendo además en cuenta los factores de riesgo de CG descritos previamente, el endoscopista puede hacer un razonamiento y estimación del riesgo de encontrar otras lesiones. Conocer la mucosa no neoplásica permite, además, diferenciar las lesiones neoplásicas y delimitar su extensión con más exactitud:

- Mucosa gástrica normal (no afectada por *H. pylori*): se distinguen dos tipos de mucosa gástrica, según predominen las glándulas fúndicas (en el cuerpo y en el *fundus*) o las de tipo pilórico (en el antro y en zona cardial).
  - Mucosa fúndica y corporal. A la exploración con luz blanca, la mucosa fúndica normal tiene los pliegues lisos. En una visión cercana, es posible observar las vénulas colectoras dispuestas de forma regular, cuya presencia tiene una especificidad mayor del 95 % para la ausencia de *H. pylori*, aunque una sensibilidad menor del 50 %. Las glándulas fúndicas son rectas, con sus aberturas (fovéolas) visibles en superficie y rodeadas por epitelio marginal y capilares subepiteliales. Al observar con magnificación y CE virtual, su aspecto recuerda a un panal de abeja, con los capilares rodeando las fovéolas (Fig. 15-6).
  - Mucosa antral y pilórica. No forma pliegues. Las glándulas en este caso son oblicuas y se ramifican, lo que impide visualizar las fovéolas en superficie. A diferencia de la mucosa fúndica, al observar con MN y CE virtual, los capilares se encuentran en el interior de la estructura y están rodeados por el epitelio marginal, que les da un aspecto en dientes de sierra (Fig. 15-7).

> ! En la mucosa pilórica, los capilares subepiteliales se observan por dentro del epitelio marginal, mientras que en la mucosa foveolar corporofúndica se observan por fuera.

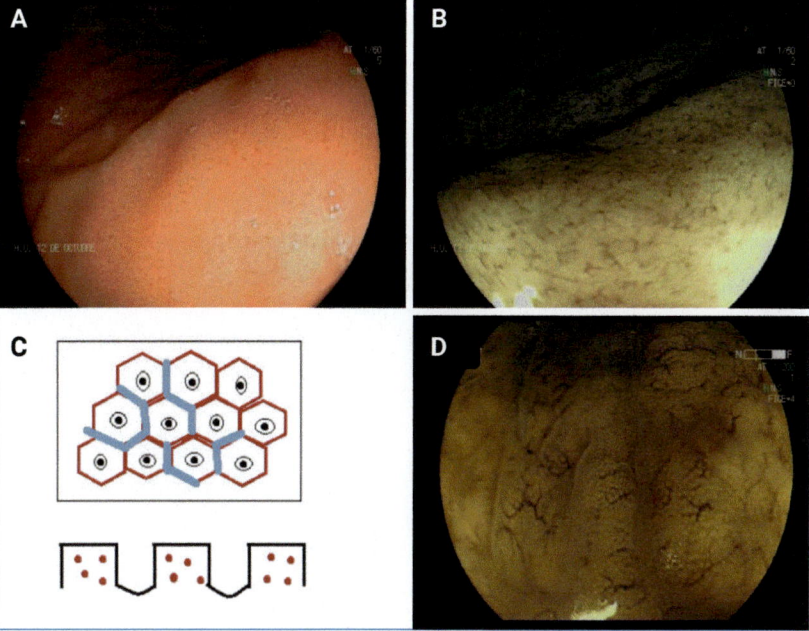

Figura 15-6. Mucosa fúndica. **A** y **B)** Visión cercana con luz blanca y FICE de mucosa fúndica normal, con disposición regular de las vénulas colectoras. **C)** Esquema de mucosa fúndica normal. Las criptas son rectas, lo que permite visualizar en superficie las fovéolas (puntos negros) rodeadas de capilares subepiteliales (rojo), recordando a un panal de abeja. Las vénulas colectoras (azul) se disponen regularmente alrededor de las fovéolas. **D)** Mucosa fúndica normal con MN/FICE. FICE: Fujifilm Intelligent Chromo Endoscopy; MN: magnificación.

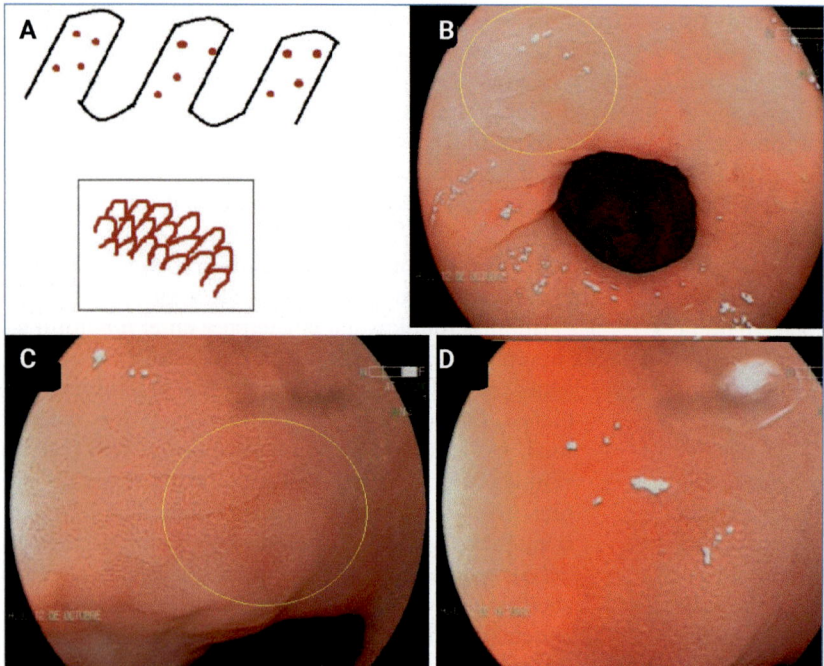

Figura 15-7. Mucosa pilórica. **A)** Esquema de mucosa pilórica normal. Las criptas son oblicuas, lo que no permite visualizar las fovéolas desde la superficie. Los capilares subepiteliales (rojo) se disponen bajo el epitelio, recordando a los dientes de una sierra. **B)** Visión de mucosa antral con luz blanca, en la que se observa un parcheado eritematoso. **C** y **D)** Magnificación en una de las áreas eritematosas, en la que se ven criptas elongadas y mayor densidad vascular (cambios inflamatorios) y mucosa pilórica normal rodeándola.

- La mucosa fúndica forma pliegues. Las glándulas fúndicas son rectas, con fovéolas que están rodeadas por epitelio marginal y capilares subepiteliales.
- La mucosa pilórica no forma pliegues. Las glándulas pilóricas son oblicuas y se ramifican. Los capilares están rodeados por el epitelio marginal, que forma una estructura en forma de dientes de sierra.
- La presencia de vénulas colectoras dispuestas de forma regular en la mucosa fúndica tiene una especificidad superior al 95 % para la ausencia de *H. pylori*.

- Gastritis crónica asociada a *H. pylori*: la infección por *H. pylori* asocia una reacción inflamatoria que, mantenida en el tiempo, condiciona la atrofia mucosa y el desarrollo de metaplasia intestinal.

Un alto porcentaje de casos de CG se desarrolla siguiendo la progresión gastritis crónica-atrofia-metaplasia intestinal-displasia, que ha de entenderse como un espectro continuo. Por ello, los cambios endoscópicos coexisten.

- Tanto en la mucosa fúndica como en la antral, inicialmente se observa un parcheado eritematoso que obedece a zonas con mayor densidad vascular y elongación de criptas (v. **Fig. 15-7**). En la mucosa fúndica, los vasos subepiteliales van perdiendo su estructura regular y las vénulas colectoras se ven irregulares o no se observan con claridad. Las fovéolas se elongan progresivamente, aunque inicialmente se mantiene la apariencia en panal de abeja de la mucosa fúndica normal. La gastritis nodular, que se caracteriza por múltiples nódulos milimétricos visibles en antro y cuerpo distal, se asocia frecuentemente a infección por *H. pylori* (**Fig. 15-8**). Asimismo, la presencia de xantomas sugiere exposición a *H. pylori*.
- Gastritis atrófica: en la exploración con luz blanca, la mucosa atrófica tiene un aspecto pálido. La ausencia de los pliegues gástricos normales tiene una sensibilidad del 67 % y una especificidad del 85 % para la atrofia moderada-grave, mientras que el incremento de la visualización de los vasos mucosos en el cuerpo posee el 48 y el 87 %, respectivamente. Los patrones glandular y vascular están distorsionados o incluso ausentes en las áreas más atróficas. A medida que se establecen la atrofia y la MI, los

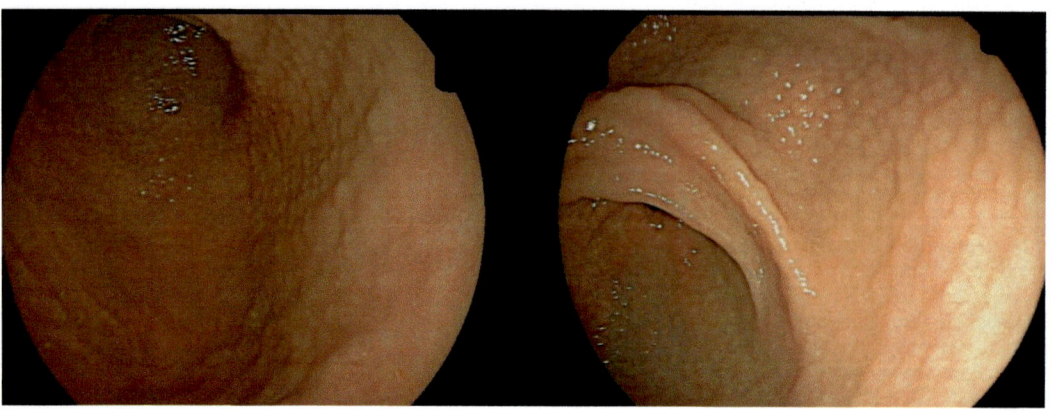

Figura 15-8. Gastritis nodular en cuerpo distal, antro e incisura.

Figura 15-9. Mucosa atrófica. **A)** Con luz blanca se observa un área pálida y con transparencia de vasos submucosos en la curvadura menor. **B)** Mediante FICE se constata una distorsión del patrón glandular y menor densidad vascular subepitelial en esa área. **C y D)** Con MN y MN/FICE se observa con mayor detalle el patrón glandular: distorsionado o ausente en el centro de las imágenes (atrofia marcada), fovéolas elongadas rodeándola (gastritis) y áreas que sugieren metaplasia intestinal en la parte superior izquierda e inferior derecha de las imágenes.
FICE: Fujifilm Intelligent Chromo Endoscopy; MN: magnificación.

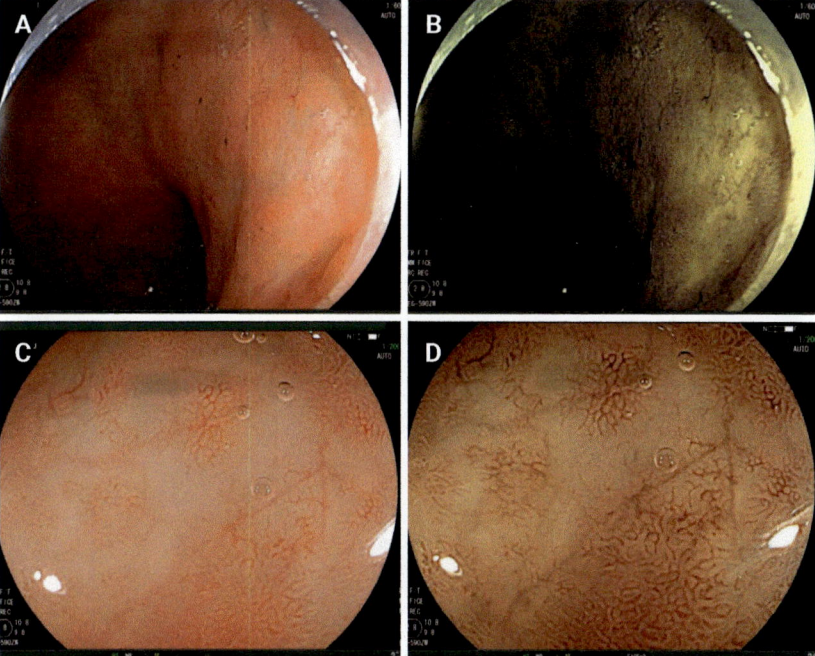

cambios endoscópicos se hacen más evidentes y pueden coexistir (**Fig. 15-9**).

> ❗ La extensión de la atrofia se asocia con el riesgo de CG, por lo que un adecuado examen permite estratificar a los pacientes según dicho riesgo y planificar su seguimiento. La clasificación de Kimura-Takemoto es una herramienta que se emplea para valorar la extensión de la atrofia (**Fig. 15-10**).

- Metaplasia intestinal: la progresión de la atrofia lleva consigo el progresivo desarrollo de MI, cambiando la estructura de la mucosa. En la exploración con magnificación, se observan dos patrones principales: el patrón foveolar y el patrón en forma de crestas. En el primero, las fovéolas redondeadas de la mucosa fúndica normal se elongan, adquieren una morfología ovalada o lineal y mantienen una estructura que recuerda al panal de abeja al mantenerse rodeadas por capilares subepiteliales. En el segundo tipo, la mucosa forma crestas viliformes, quedando los capilares subepiteliales bajo éstas. El patrón foveolar mantiene una estructura similar a la mucosa fúndica normal, mientras que el patrón en forma de crestas recuerda a la mucosa pilórica normal. Por ese motivo, la aparición de esta estructura en el cuerpo o en el *fundus* se ha denominado *antralización*. La mucosa antralizada alberga habitualmente mayor grado histológico de atrofia y metaplasia intestinal. En la **tabla 15-2** se recogen los principales cambios referidos.
- Con luz blanca, las áreas de MI se observan frecuentemente como parches plano-elevados de coloración blanquecina. A medida que progresa la MI, los parches van confluyendo y tapizando la mucosa (**Fig. 15-11**). La exploración con CE virtual facilita su reconocimiento al aumentar el contraste con la mucosa subyacente. Un signo característico con magnificación y NBI es la «cresta azul claro», que se observa como una línea azulada y brillante sobre las crestas epite

liales. Además, en ocasiones, el epitelio intestinal absorbe partículas lipídicas que ocasionalmente se pueden observar con magnificación como áreas blanquecinas, denominadas *sustancia blanca opaca*, que se localizan bajo las crestas del epitelio marginal. Su distribución de forma regular bajo la superficie epitelial sustituyendo a los capilares subepiteliales sugiere metaplasia intestinal, aunque también se observa en algunos adenomas. La progresión de la displasia condiciona una distorsión de este patrón regular. Con LCI y BLI, la metaplasia intestinal se identifica como áreas parcheadas violetas o verdosas, respectivamente.

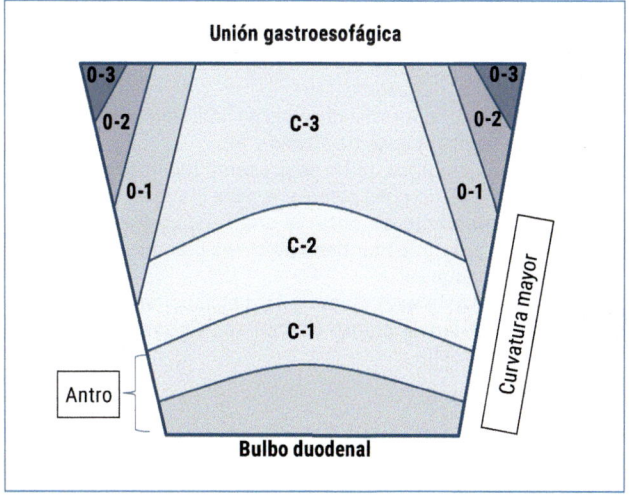

Figura 15-10. Clasificación de Kimura-Takemoto. C-1: no se observa atrofia en el cuerpo. C-2: el borde atrófico se observa en la curvadura menor del cuerpo distal. C-3: el borde atrófico se observa en la curvadura menor del cuerpo proximal. O-1: el borde atrófico se observa entre la curvadura menor y la pared anterior. O-2: el borde atrófico se observa entre la pared anterior y la curvadura mayor. O-3: el borde atrófico se observa en la curvadura mayor del cuerpo medio (o más proximal).

Tabla 15-2. Cambios mucosos en la secuencia gastritis, atrofia, metaplasia intestinal

	Normal	Gastritis *H. pylori*	Gastritis atrófica	Metaplasia intestinal
Patrón mucoso	Regular Circular (fúndica) Oval (antral)	Regular Elongación de fovéolas (fúndica)	Distorsionado ⟷	Regular Patrón foveolar (menor grado) Patrón en crestas (antralización de la mucosa fúndica)
Vasos subepiteliales	Regulares Rodeando las fovéolas (fúndica) Centrales (antral)	Regulares Densidad variable Parcheados eritematosos	Distorsionados o no visibles ⟷	Regulares Rodean las fovéolas (patrón foveolar) Bajo el epitelio (patrón en crestas)
Vénulas colectoras	Regulares (fúndica)	Irregulares o no visibles	No visibles	No visibles

Con las flechas se resalta el carácter progresivo de los cambios endoscópicos y su posible coexistencia.
Adaptada de: Pimentel-Nunes P et al., 2012.

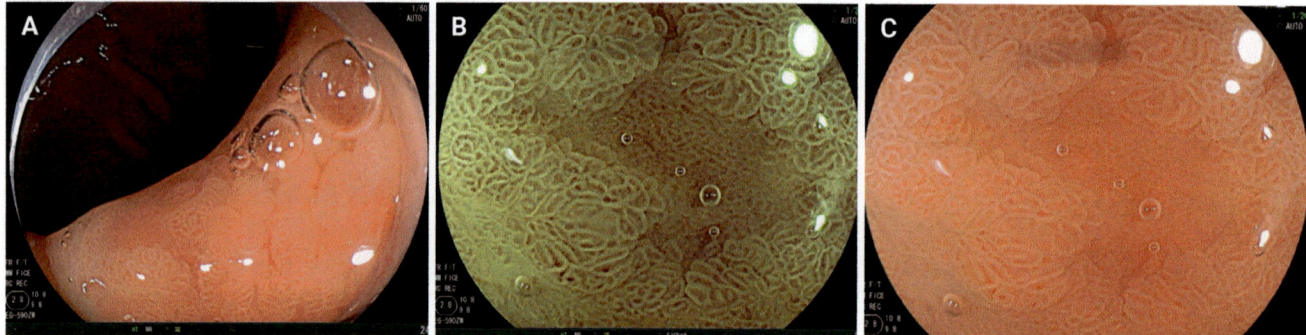

Figura 15-11. Metaplasia intestinal. **A)** Se observan áreas 0-IIa de metaplasia intestinal en la incisura. **B** y **C)** Frecuentemente se observan áreas demarcadas rojizas entre los parches de metaplasia intestinal o en forma de seudodepresión central, que en ausencia de displasia mantienen sus patrones glandular y vascular regulares a la exploración con MN/FICE.
FICE: Fujifilm Intelligent Chromo Endoscopy; MN: magnificación.

- La progresión de la gastritis conduce a la atrofia y lleva consigo el progresivo desarrollo de MI, cambiando la estructura de la mucosa. Ha de entenderse como un espectro continuo, y en él pueden coexistir los cambios mucosos.
- La extensión de la atrofia se relaciona con el riesgo de CG, y la clasificación de Kimura-Takemoto es una herramienta útil para homogeneizar la descripción de estos hallazgos.
- La mucosa antralizada alberga habitualmente mayor grado histológico de atrofia y MI.
- Con luz blanca, la MI se presenta habitualmente en forma de parches plano-elevados blanquecinos. Frecuentemente, se observa una seudodepresión central rojiza que mantiene patrones glandular y vascular regulares.
- La «cresta azul clara» y la distribución regular de la «sustancia blanca opaca» son signos característicos de MI.

ESTADIFICACIÓN DE LA ATROFIA Y LA METAPLASIA INTESTINAL

Conocer la apariencia endoscópica de la gastritis por *H. pylori*, y especialmente la atrofia y la MI, permite la toma de biopsias dirigidas para una estadificación más precisa del riesgo de CG. En estudios multicéntricos prospectivos, la exploración con LB en HD sin biopsias de mapeo muestra una especificidad mayor del 90 % para el diagnóstico de MI, pero una sensibilidad menor del 60 %. La adición de CE virtual o convencional y de MN parece mejorar la precisión diagnóstica. En un estudio reciente, prospectivo y multicéntrico, llevado a cabo en Occidente con el uso de NBI y en algunos casos MN óptica sin biopsias de mapeo en manos de endoscopistas entrenados, se obtuvieron una especificidad del 97 % y una sensibilidad del 87 %. En la última guía europea sobre el manejo de las condiciones epiteliales precancerosas gástricas, se considera que la mayoría de los endoscopistas occidentales no están aún familiarizados con el reconocimiento de patrones obtenidos mediante técnicas avanzadas de imagen, por lo que se desaconseja la estadificación sin biopsias de mapeo. Es interesante un estudio reciente de Januszewicz *et al.* en el que los endoscopistas que tomaban biopsias en más del 50 % de las gastroscopias detectaron más del doble de lesiones neoplásicas precoces que los que las tomaron en menos del 37 % de las exploraciones (OR: 2,5 [IC 95 %: 2,1-2,9]). Además de una exploración minuciosa, se recomienda la toma de biopsias según el protocolo de Sydney (dos muestras antrales en ambas curvaduras a 3 cm del píloro, una de la incisura y dos del cuerpo medio en ambas curvaduras) para clasificar el riesgo de CG del paciente. Además, se deben hacer biopsias por separado a las anomalías visibles, para lo que se empleará la CE virtual cuando esté disponible. Existe evidencia sólida para recomendar el uso de CE virtual para la detección de MI. La mayor parte de los estudios han sido con NBI, y aún no se pueden extraer conclusiones con otros sistemas más recientes como BLI o LCI. No obstante, los resultados son prometedores. Es evidente que con la toma de biopsias se obtiene una escasa representación de toda la mucosa gástrica; por ello, parece capital que los endoscopistas se familiaricen con una sistemática de exploración y con las nuevas técnicas disponibles, que les permitirá reconocer patrones y caracterizar mejor la mucosa, posiblemente con rumbo hacia un «mirar más y biopsiar menos». Es posible que, en el futuro próximo, nuevas técnicas como la espectroscopia Raman, la endocitoscopia o la integración de la inteligencia artificial, en las salas de endoscopia, tengan un papel en ese sentido.

> **!** El protocolo recomendado incluye una exploración con LB en HD y toma de biopsias de mapeo, además de otras dirigidas a las anomalías visibles, para lo que se recomienda utilizar técnicas de CE.

PÓLIPOS GÁSTRICOS

Menos prevalentes, pero de relativa frecuencia, son los pólipos fibroides inflamatorios y las lesiones subepiteliales de aspecto polipoideo.

- *Pólipos fibroides inflamatorios.* También llamados *tumores de Vanek*, son lesiones que se originan en la submucosa, con proliferación de células en huso, vasos pequeños e infiltración de células inflamatorias, predominantemente eosinófilos. Se desconoce la etiología exacta; se han relacionado con hipoclorhidria. Aproximadamente el 80 % se localizan en el antro. Suelen ser lesiones únicas, bien delimitadas, predominantemente sésiles y recubiertas de mucosa de apariencia normal. Cuando son grandes, pueden estar ulcerados y recuerdan a los pólipos hiperplásicos, o presentar una depresión central, lo que dificulta en ocasiones el diagnóstico. Al tener su origen en la submucosa, con frecuencia las biopsias no son diagnósticas. No tienen potencial maligno y no recurren tras la polipectomía, por lo que no precisan seguimiento.
- *Lesiones subepiteliales de aspecto polipoideo.* Se trata de lesiones que se originan en capas más profundas a la mucosa. Pueden tener un origen neoplásico o no:
  - Lesiones no neoplásicas. La más frecuente es la heterotopia pancreática (páncreas ectópico). Se trata habitualmente de lesiones únicas situadas en el antro y con forma de domo umbilicado, sin importancia clínica y cuyo diagnóstico endoscópico es suficiente cuando la apariencia es típica. También en este grupo se encuentran los quistes de duplicación y las varices aisladas.
  - Lesiones neoplásicas. Los tumores del estroma gastrointestinal son los tumores mesenquimales gastrointestinales más frecuentes y constituyen el 1-2 % de todas las neoplasias. No obstante, son lesiones raras, con una incidencia anual de 12,7-14,5 casos por millón. El 60-70 % de ellas se originan en el estómago. Presentan una diferenciación similar a las células intersticiales de Cajal y más del 95 % son positivos para c-kit. Se trata de lesiones neoplásicas con potencial maligno, por lo que inicialmente es importante diferenciarlas de otras lesiones subepiteliales benignas o no neoplásicas, tarea que no siempre es posible mediante la imagen endoscópica. Suelen presentarse como lesiones en forma de domo, elásticas, firmes y habitualmente bien delimitadas, que pueden estar ulceradas. Las biopsias habitualmente no son diagnósticas y se precisa una ecoendoscopia (USE) para el diagnóstico y la planificación del tratamiento. En ausencia de enfermedad diseminada, todas las lesiones mayores de 20 mm, o las que sean menores pero asocien estigmas de riesgo en la USE, son subsidiarias de tratamiento quirúrgico. Los estigmas de riesgo son ulceración, bordes irregulares, heterogeneidad interna, adenopatías regionales o aumento de tamaño en el seguimiento. Si bien no se dispone de evidencia suficiente para determinar el seguimiento óptimo en las lesiones menores de 20 mm sin signos de riesgo, las guías clínicas recomiendan un seguimiento anual con USE o gastroscopia en casos asintomáticos, y se puede alargar el intervalo en casos sin signos de riesgo. La resección quirúrgica se recomienda en los casos sintomáticos, aunque recientemente se han publicado estudios en los que la resección endoscópica mediante disección endoscópica submucosa (DSE) o resección transmural muestra buenos datos de eficacia y seguridad. Por otra parte, las lesiones neoplásicas benignas más frecuentes son los leiomiomas y los lipomas, que no presentan relevancia clínica.

CÁNCER GÁSTRICO PRECOZ

Se denomina *cáncer gástrico precoz* (CGP) a la lesión neoplásica gástrica con invasión de la capa mucosa o submucosa (T1), independientemente de su tamaño y de la presencia o no de metástasis linfáticas. Su identificación es de vital importancia, pues se trata de lesiones potencialmente curables. De hecho, los CGP que cumplen determinadas características, como se verá más adelante, son subsidiarios de resección endoscópica, pues la tasa de metástasis linfática en caso de que la pieza de resección cumpla ciertos criterios de buen pronóstico es próxima a cero.

En la clasificación de Viena revisada, el CGP correspondería a las categorías 4 (neoplasia mucosa de alto grado) y 5 (carcinoma submucoso). La categoría 4 incluye las lesiones con displasia de alto grado (categoría 4.1), donde las células neoplásicas de alto grado están confinadas al epitelio sin sobrepasar la membrana basal. Estas lesiones en Japón se denominan *cáncer* a pesar de su ausencia de potencial invasividad. Los patólogos occidentales prefieren por este motivo mantener la terminología de *adenoma*. A efectos prácticos, el manejo de estas lesiones, independientemente de cómo se las denomine, es el mismo. Una lesión gástrica neoplásica, sin datos de sospecha de invasión en profundidad, tiene indicación de resección endoscópica.

La clasificación TNM del American Joint Comitee on Cancer y Union for International Cancer Control establece el estadio en el que se encuentra un tumor, y en ella se basa gran parte de la estrategia terapéutica. La T se refiere al grado de invasión. En la **tabla 15-3** se muestra la correlación entre la clasificación TNM y la de Viena.

Más del 90 % de los cánceres gástricos son adenocarcinomas. En 2010, la Organización Mundial de la Salud definió una nueva clasificación para los tumores del tracto digestivo,

Tabla 15-3. Correlación entre la clasificación TNM y la clasificación de Viena

Clasificación TNM (8ª edición)	Clasificación revisada de Viena
T0: no evidencia de tumor primario Tx: indeterminado	1. Negativo para displasia 2. Indefinido para displasia

Tis: carcinoma *in situ*	3. Neoplasia mucosa de bajo grado (adenoma/displasia de bajo grado)
	4. Neoplasia mucosa de alto grado
	    4.1. Adenoma/displasia de alto grado
	    4.2. Carcinoma no invasivo (*in situ*)
	    4.3. Sospecha de carcinoma invasivo

T1a: invasión lámina propia +/- *muscularis mucosae*	4.4. Carcinoma intramucoso
T1b: invasión submucosa	5. Carcinoma submucoso
T2: invasión *muscularis* propia	
T3: invasión tejido conectivo subseroso	
T4a: invasión serosa/peritoneo visceral T4b: invasión estructuras adyacentes	

incluidos los gástricos; sin embargo, la clasificación clásica de Lauren se sigue utilizando en muchos artículos y en la práctica clínica. En la **tabla 15-4** se muestra la correlación entre las dos clasificaciones. El adenocarcinoma intestinal es más frecuente, se relaciona con factores ambientales y es más habitual en hombres mayores de 60 años. En cambio, el adenocarcinoma difuso se relaciona con factores genéticos, se da en personas más jóvenes, es igual de frecuente en ambos sexos y tiene peor pronóstico.

 El cáncer gástrico precoz es el que invade la mucosa o submucosa (T1a y T1b), independientemente de su tamaño y de si asocia o no invasión linfática.

Cómo reconocer el cáncer gástrico precoz

Las lesiones neoplásicas gástricas son en muchos casos sutiles y fácilmente soslayables si se hace una exploración rápida. Como se ha descrito previamente, es fundamental emplear una técnica de inspección meticulosa y sistemática, y tener un alto índice de sospecha. En el futuro, las herramientas de inteligencia artificial muy probablemente nos ayuden a mejorar la detección de estas lesiones. Los primeros estudios han mostrado resultados prometedores, que tendrán que ser validados.

Tabla 15-4. Clasificación histológica del cáncer gástrico

Clasificación de la OMS (2010)	Clasificación de Lauren (1965)
Adenocarcinoma papilar	Adenocarcinoma intestinal (diferenciado)
Adenocarcinoma tubular	
Adenocarcinoma mucinoso	
Carcinoma con células en anillo de sello	Adenocarcinoma difuso (indiferenciado)
Otros carcinomas pobremente cohesivos	
Carcinoma mixto	Indeterminado
Otros	

OMS: Organización Mundial de la Salud.

 Los hallazgos en la mucosa gástrica que deben alertar son:
- Cambios sutiles en el color: áreas rojizas o pálidas.
- Pérdida del patrón vascular de fondo o cambios en el brillo.
- Puntos de sangrado espontáneo.
- Erosiones, cicatrices.
- Lesiones con bordes irregulares o espiculados.
- Pliegues interrumpidos o que disminuyen de calibre.
- Lesiones asimétricas.

Por otro lado, es muy útil dedicar tiempo a revisar imágenes para familiarizarse con el aspecto de estas lesiones, pues no es posible identificar lo que no se conoce. Ante la duda, se deben biopsiar todas las áreas diferentes, incluidas las lesiones firmemente sospechosas. A diferencia del colon, un número limitado de biopsias (1-2) no debería dificultar el eventual tratamiento endoscópico posterior. El diagnóstico de neoplasia debe ser confirmado por dos patólogos expertos en el área gastrointestinal. Cuando se encuentra una lesión sospechosa, se debe inspeccionar con la mejor tecnología disponible. Es importante que el endoscopio sea HD. La CE convencional con índigo carmín ayuda a definir los límites de una lesión y a determinar su morfología (**Fig. 15-12**). Un área bien delimitada con irregularidad en la superficie o en el color es *a priori* sospechosa de CGP. Para afinar en su caracterización, especialmente en las lesiones planas, es más útil la CE virtual (NBI, FICE, BLI, LCI, i-scan), especialmente con MN, que permite una inspección detallada de la microestructura vascular y de superficie.

En primer lugar, se debe determinar la morfología de la lesión. La clasificación de París fue desarrollada en 2003 por un consorcio de endoscopistas orientales y occidentales, y tiene su origen en la clasificación japonesa del cáncer gástrico, en uso desde la década de 1960. En estas clasificaciones, se denomina *tipo 0* a las lesiones de aspecto superficial, en contraposición a las de tipo 1-4 de la clasificación japonesa, referidas a cánceres de aspecto avanzado. La clasificación de París se muestra en la **figura 15-13**. En caso de que una lesión contenga dos tipos morfológicos, se debe colocar primero el que tenga mayor extensión; por ejemplo, una lesión plana con centro depri-

Figura 15-12. Neoplasia gástrica con luz blanca (arriba) y tras tinción con índigo carmín (abajo), que permite delimitarla con mayor nitidez.

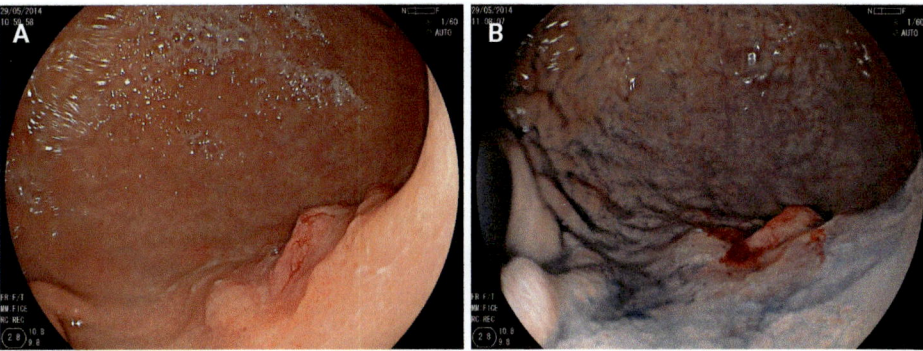

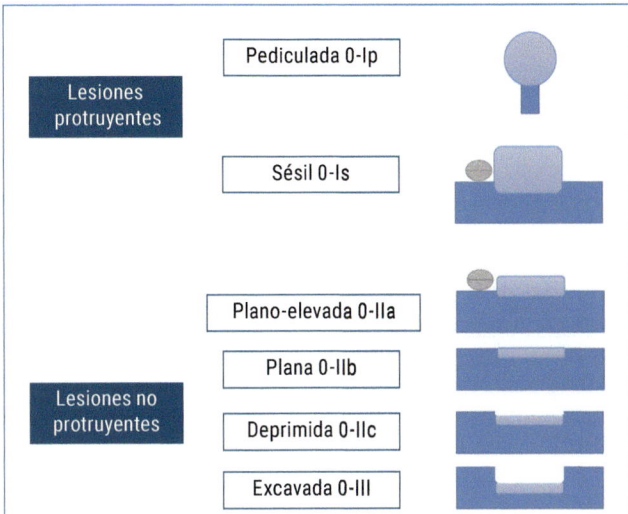

Figura 15-13. Clasificación de París de las neoplasias gastrointestinales. Las lesiones sésiles (0-Is) son más altas que la pinza de biopsia (gris), a diferencia de las plano-elevadas (0-IIa), que son más bajas que la pinza de biopsia.

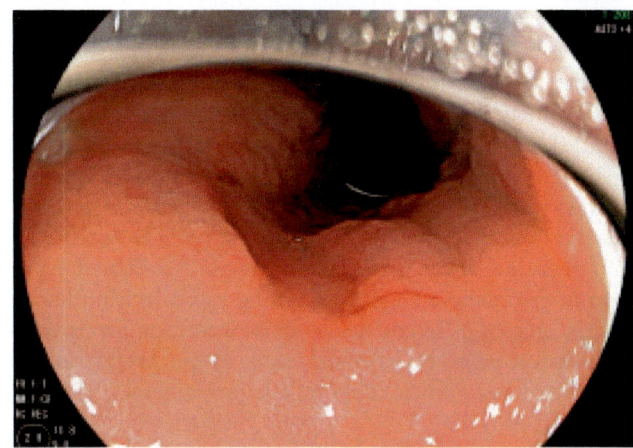

Figura 15-14. Neoplasia gástrica plano-elevada con centro deprimido (0-IIa+IIc).

mido sería clasificada como 0-IIa+IIc. El esfuerzo por unificar la terminología permite, además de establecer un idioma común entre centros, predecir la probabilidad de invasión y de metástasis linfáticas según la morfología. Ello proporciona información sobre el pronóstico y ayuda a establecer la mejor estrategia terapéutica. La mayor parte (78 %) de las lesiones neoplásicas gástricas son de morfología deprimida (0-IIc). La siguiente morfología por orden de frecuencia es la plano-elevada (0-IIa) (17 %) (**Fig. 15-14**). Los cánceres con morfología sésil (0-Is) o plano-elevada (0-IIa) son mayoritariamente bien diferenciados, mientras que en el caso de los planos (0-IIb) o deprimidos (0-IIc) es más orientativo el color: los tumores bien diferenciados son generalmente rojizos, mientras que los indiferenciados tienden a mostrarse más pálidos.

Ante una lesión bien delimitada, se debe hacer una inspección detallada de su superficie con técnicas de CE virtual y MN, si está disponible. La mayor parte de los estudios se han realizado con NBI y existe abundante literatura médica al respecto en países orientales, donde existe mayor disponibilidad de endoscopios con MN.

Posteriormente, se debe buscar una línea de demarcación, es decir, un borde en el que cambie de forma abrupta el patrón de superficie o de los vasos (**Fig. 15-15**). Si esta línea está ausente, es improbable que se esté ante una lesión neoplásica. En caso de identificar una línea de demarcación, se debe inspeccionar el patrón microvascular y de superficie (estructura glandular) de la mucosa dentro de la línea. Un patrón microvascular o de superficie irregular es indicativo de lesión neoplásica. En la **figura 15-16** se muestran varios ejemplos.

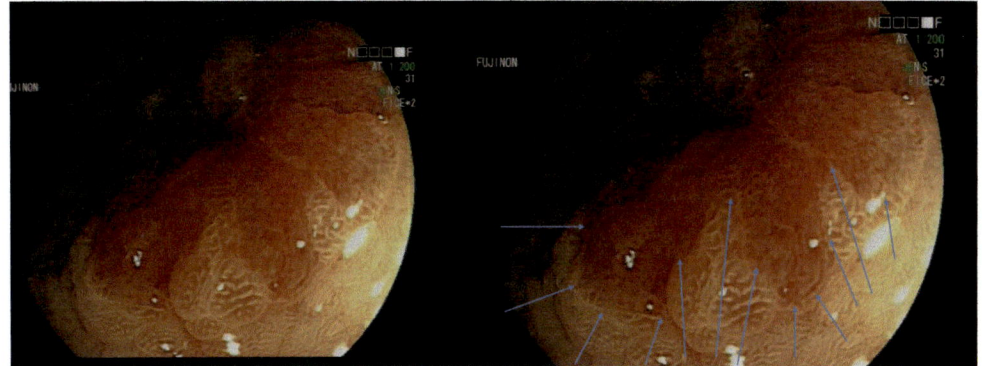

Figura 15-15. Las flechas azules indican la línea de demarcación de una lesión neoplásica, cuya histología tras la resección fue de adenocarcinoma intestinal con invasión submucosa.

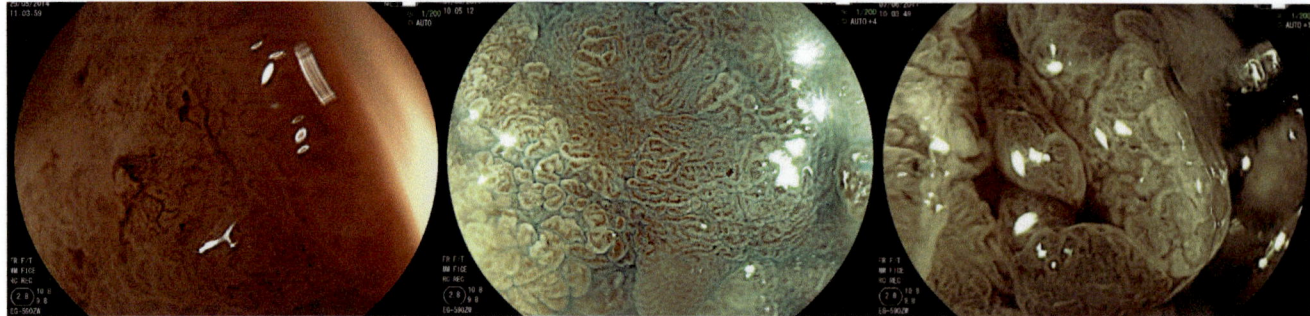

Figura 15-16. Patrones V+S. Patrón glandular y vascular irregulares (izquierda y centro). Patrón vascular oculto por sustancia blanca opaca y patrón glandular irregular (derecha).

En caso de que el patrón vascular o de superficie esté ausente, se debe basar el diagnóstico de sospecha en el patrón que sea identificable. También puede suceder que el patrón glandular o vascular estén ocultos por la sustancia blanca opaca. Este manejo está recogido en el algoritmo MESDA-G (*Magnifying Endoscopy Simple Diagnostic Algorithm for Early Gastric Cancer*) (**Fig. 15-17**), propuesto por la Asociación Japonesa de Cáncer Gástrico (AJCG), la Asociación Japonesa de Endoscopia Digestiva y la Organización Mundial de Endoscopia en 2016 con la intención de unificar los criterios diagnósticos de cáncer ya existentes. Se basa en la clasificación V+S (vasos + superficie) desarrollada previamente.

 Patrón vascular irregular:
- Vasos de mayor o menor calibre que los de la mucosa circundante.
- Vasos de diferente calibre entre sí o en distintos puntos del mismo vaso.
- Vasos tortuosos o con morfología «en sacacorchos».
- Vasos con morfología diferente entre sí o comparados con los de la mucosa circundante.
- Red vascular con diferente densidad que la de la mucosa circundante.

Patrón de superficie irregular:
- Glándulas más pequeñas que las de la mucosa circundante.
- Desaparición parcial de las glándulas.
- Glándulas con morfología heterogénea.

El uso de LB y NBI con MN en manos expertas tiene una fiabilidad muy alta. En un estudio multicéntrico, aleatorizado y controlado con endoscopistas japoneses, el empleo de LB junto con NBI y MN (usando como criterio diagnóstico de cáncer la presencia de bordes irregulares y espiculados, y la clasificación V+S) mostró una precisión diagnóstica del 96,6 % y un valor predictivo negativo del 99,3 %.

También se puede hacer una valoración aceptable con NBI sin MN. La clasificación desarrollada por el grupo de Dinis-Ribeiro en Portugal es la sugerida por las guías de imagen avanzada de la ESGE e incluye el patrón de mucosa normal, gastritis por *H. pylori* y MI, además del patrón de displasia. El patrón displásico consiste, como en la clasificación con MN, en una estructura irregular de los vasos o de la mucosa. En un estudio multicéntrico con endoscopistas con diferentes niveles de experiencia, el patrón de displasia mostró una precisión diagnóstica del 95 % con una buena concordancia interobservador.

La mayor parte de la literatura médica respecto a la valoración del CGP se ha realizado con NBI. No obstante, estudios preliminares con la tecnología LCI y BLI sugieren un alto rendimiento diagnóstico. El sistema LCI parece detectar lesiones precoces, de coloración anaranjada –en contraposición con la mucosa violeta circundante–, con mayor sensibilidad que la luz blanca, tanto en manos expertas como en inexpertas. Con BLI, el CGP se visualiza de color marrón en contraposición a la mucosa verde circundante y puede ser de ayuda si con LCI la imagen no es clara. Para la caracterización, el sistema BLI con magnificación usando la clasificación V+S ha obtenido resultados similares o incluso ligeramente superiores al NBI con magnificación, aunque estos resultados tendrán que ser validados en el futuro.

- Es fundamental estar familiarizado con el aspecto del CGP.
- Una vez identificada una lesión, se debe inspeccionar con la mejor tecnología al alcance, idealmente CE virtual y MN.
- Un patrón vascular o glandular irregular dentro de una línea de demarcación es indicativo de lesión neoplásica.

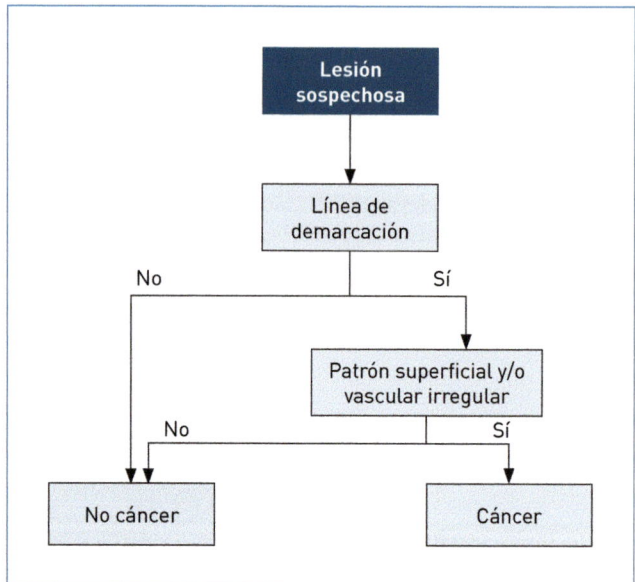

Figura 15-17. Algoritmo MESDA-G (*Magnifying Endoscopy Simple Diagnostic Algorithm for Early Gastric Cancer*) para la caracterización de lesiones gástricas.

Determinar la extensión del cáncer gástrico precoz (margen horizontal)

Existe una proporción de lesiones neoplásicas con bordes mal definidos que se puede reducir con el uso de técnicas auxiliares, que ayudan a delimitarlas. Sin embargo, todas son menos eficaces en los cánceres difusos o indiferenciados debido a su forma de crecimiento expansivo por la lámina propia sin afectar al epitelio. Las técnicas auxiliares son la CE convencional con índigo carmín (con o sin ácido acético, que según algunos estudios mejora la delimitación) y la CE virtual con MN. En caso de persistencia de bordes mal definidos a pesar del empleo de estas técnicas, o en el caso de tumores indiferenciados, se ha propuesto delimitar la lesión mediante biopsias. Las muestras deben ser suficientemente profundas para llegar al tercio medio de la mucosa, donde suelen crecer los tumores indiferenciados. Esta secuencia está resumida en la figura 15-18.

- En caso de adenocarcinomas difusos o de no poder determinar la extensión de una lesión con CE convencional, virtual ni MN, se recomienda tomar biopsias de la periferia de la lesión.
- El empleo de ecoendoscopia o tomografía axial computarizada para determinar el grado de invasión del CGP previamente a la resección no se recomienda de rutina porque con frecuencia sobreestadifica la lesión.

Determinar el grado de invasión del cáncer gástrico precoz (margen vertical)

Se han descrito varios signos endoscópicos asociados a la invasión submucosa (T1b), pero ninguno es totalmente satisfactorio para predecirla: superficie irregular, marcada elevación de los bordes, pliegues convergentes o cortados, tamaño mayor de 15-30 mm, morfología con componente depri-

mido (0-IIc), vasos heterogéneos, dilatados, tortuosos, áreas avasculares o áreas sin patrón de superficie reconocible. El signo de la no extensión se ha descrito en la literatura médica japonesa y se define como la ausencia de aplanamiento de la lesión con la cavidad gástrica distendida al máximo, teóricamente por la rigidez que confiere la invasión submucosa. En un estudio comparativo de lesiones neoplásicas intramucosas y submucosas, este signo mostró una sensibilidad del 90 % y una especificidad del 68 %.

Es importante destacar que el diagnóstico con biopsias se debe interpretar con precaución. Se ha descrito que hasta en un tercio de los casos se produce un aumento del estadio tras el examen histológico de la pieza completa, por lo que, ante una lesión bien identificada endoscópicamente y con biopsias diagnósticas de neoplasia, debe decidirse la resección para poder hacer una correcta estadificación.

Actualmente, no se recomienda en general hacer otras pruebas como la ecoendoscopia o la tomografía axial computarizada para determinar la extensión de los CGP, ya que con frecuencia sobreestadifican la lesión. En ocasiones, se detectan ganglios perigástricos de significado incierto que dificultan la toma de decisiones terapéuticas y que en la mayoría de los casos no son metastásicos. Las guías de DSE de la ESGE recomiendan basarse en rasgos endoscópicos para intentar determinar el grado de invasión y reservar la ecoendoscopia para casos seleccionados en los que existan dudas. En caso de resección no curativa, la pieza histológica completa habrá permitido hacer una estadificación adecuada y se podrá indicar un tratamiento o pruebas adicionales.

Decidir el tratamiento del cáncer gástrico precoz

La indicación para la resección endoscópica se debe establecer cuando la lesión tiene *a priori* un riesgo muy bajo de metástasis linfáticas y cuando es factible la resección en bloque. El criterio oficial de resección endoscópica considera el tipo

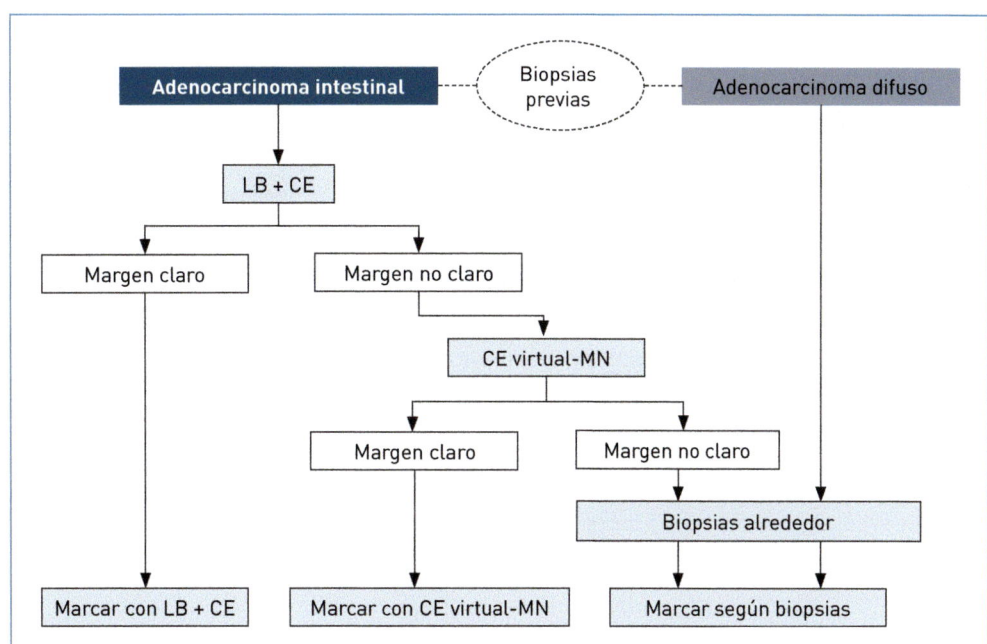

Figura 15-18. Estrategia para determinar la extensión (margen horizontal) del cáncer gástrico precoz. CE: cromoendoscopia; LB: luz blanca; MN: magnificción.

histológico, el tamaño de la lesión y la presencia de ulceración. Sin embargo, otros factores que hay que tener en cuenta son la edad, comorbilidades y preferencias del paciente. A este respecto, se le debe informar de la posibilidad de necesidad de cirugía posterior por resección no curativa (10-20 %) y del riesgo de lesiones metacrónicas (1-2 %/año), que requiere vigilancia con endoscopias periódicas.

La indicación de tratamiento endoscópico para el CGP se aplicó en un principio a lesiones muy estrictamente seleccionadas: tumores bien diferenciados, no ulcerados y menores de 2 cm. Sin embargo, actualmente se dispone de datos que señalan que la indicación con criterios más laxos tiene resultados similares a largo plazo que la indicación absoluta. La indicación según estos criterios se ha denominado *indicación expandida*. Se resumen en la **tabla 15-5**.

Para establecer la indicación de resección endoscópica de una lesión neoplásica gástrica, se debe tener en cuenta:
- El tipo histológico.
- El tamaño.
- La presencia o ausencia de ulceración.

El tratamiento endoscópico de elección para el CGP es la DSE. Aunque la resección mucosa endoscópica (RME) podría ser teóricamente una buena elección para lesiones pequeñas resecables en bloque, en los estudios que comparan ambas técnicas se constatan tasas de resección en bloque y con márgenes libres mayores con DSE, incluso para lesiones menores de 10 mm. El riesgo de complicaciones es similar, aunque se sugiere que la DSE podría tener mayor riesgo de perforación. Las sociedades científicas coinciden en que la RME sólo sería aceptable para lesiones menores de 10-15 mm, con una probabilidad *a priori* muy baja de histología avanzada (morfología 0-IIa de la clasificación de París).

En conclusión, una técnica minuciosa de inspección es fundamental para identificar el CGP. Una vez detectada un área sospechosa, se debe inspeccionar con la mejor técnica auxiliar disponible (preferentemente CE virtual y MN) en busca de una línea de demarcación que contenga un patrón vascular o de superficie irregular, que establece una sospecha firme de lesión neoplásica. La resecabilidad endoscópica está determinada por el tamaño, presencia de ulceración y tipo histológico. El modo de resección debe ser preferentemente la DSE, ya que la resección en bloque es precisa para hacer una adecuada estadificación y determinar el pronóstico.

Tabla 15-5. Indicaciones de tratamiento endoscópico de cáncer gástrico precoz

	Adenocarcinoma diferenciado		Adenocarcinoma indiferenciado	
Sin ulceración o cicatriz	≤ 2 cm	> 2 cm	≤ 2 cm	> 2 cm
	Absoluta	Expandida	Expandida	No indicado
Con ulceración o cicatriz	≤ 3 cm	> 3 cm		
	Expandida	No indicado	No indicado	No indicado

PUNTOS CLAVE
- El CG es uno de los tumores más frecuentes y está relacionado con la infección por *H. pylori*, entre otros factores.
- La infección por *H. pylori* promueve la secuencia de gastritis, atrofia, metaplasia intestinal y finalmente cáncer. La gastritis atrófica y la metaplasia intestinal son condiciones preneoplásicas.
- Una endoscopia de calidad con LB en HD es fundamental para establecer el riesgo de CG del paciente y para la detección de lesiones. Se recomienda lavar, distender, realizar una inspección sistemática, fotodocumentar ampliamente y emplear un mínimo de 7 minutos en la exploración.
- Se deben conocer los patrones mucosos normales de antro y cuerpo, además de la imagen característica de la gastritis, atrofia y metaplasia intestinal. El empleo de CE convencional o virtual y de MN facilita la identificación de estos patrones.
- Se recomienda tomar biopsias para mapeo histológico de antro y cuerpo en viales diferentes con el objetivo de estadificar el riego de CG, además de biopsiar por separado las

lesiones identificadas. La CE virtual y la MN ayudan a la toma de biopsias dirigidas.
- Se denomina CGP a las lesiones neoplásicas con invasión de la mucosa o submucosa (T1a y T1b) independientemente de su tamaño e invasión linfática.
- El CGP es frecuentemente difícil de identificar. Se debe sospechar ante cambios sutiles en el brillo o color de la mucosa, pérdida del patrón vascular de fondo, puntos de sangrado espontáneo o irregularidad.
- Una lesión sospechosa se debe inspeccionar con la mejor tecnología disponible (CE virtual o convencional, o MN). La presencia de un patrón vascular o de superficie irregular es indicativo de lesión neoplásica.
- La resecabilidad endoscópica está determinada por el tipo histológico, el tamaño y la presencia de ulceración.
- La resección endoscópica se debe realizar preferiblemente mediante DSE. La resección mediante RME se puede considerar para lesiones menores de 10-15 mm.

BIBLIOGRAFÍA

American Joint Committee on Cancer. Digestive System. Amin MB, Edge S, Greene F et al., eds. AJCC Cancer Staging Manual. 8ª ed. New York, NY: Springer; 2016.

Bisschops R, Areia M, Coron E et al. Performance measures for upper gastrointestinal endoscopy: a European Society of Gastrointestinal Endoscopy (ESGE) Quality Improvement Initiative. Endoscopy. 2016;48:843-64.

Blackstein ME, Blay JY, Corless C et al. Gastrointestinal stromal tumours: consensus statement on diagnosis and treatment. Can J Gastroenterol. 2006;20:157-63.

Casali PG, Jost L, Reichardt P, Schlemmer M, Blay JY; ESMO Guidelines Working Group. Gastrointestinal stromal tumours: ESMO clinical recommendations for diagnosis, treatment and follow-up. Ann Oncol. 2009;20:64-7.

Chang CC, Chen SH, Lin CP, Hsieh CR, Lou HY, Suk -M, et al. Premedication with pronase or N-acetylcysteine improves visibility during gastroendoscopy: An endoscopist-blinded, prospective, randomized study. World J Gastroenterol. 2007;13(3):444-7.

Chiu PWY, Uedo N, Singh R, Gotoda T, Ng EKW, Yao K, et al. An Asian consensus on standards of diagnostic upper endoscopy for neoplasia. Gut. 2019;68(2):186-97.

Correa P. A human model of gastric carcinogenesis. Cancer Res. 1988;48(13):3554-60.

De Vries AC, Van Grieken N, Looman CW et al. Gastric Cancer Risk in Patients With Premalignant Gastric Lesions: A Nationwide Cohort Study in the Netherlands. Gastroenterology. 2008;134:945-52.

Demetri GD, Von Mehren M, Antonescu CR et al. NCCN Task Force Report: Update on the Management of Patients with Gastrointestinal Stromal Tumors. J Natl Compr Canc Netw. 2010;8(Suppl. 2):S1-S44.

Dinis-Ribeiro M, Areia M, De Vries AC et al. Management of precancerous conditions and lesions in the stomach (MAPS): guideline from the European Society of Gastrointestinal Endoscopy (ESGE), European Helicobacter Study Group (EHSG), European Society of Pathology (ESP), and the Sociedade Portuguesa de Endoscopia Digestiva (SPED). Endoscopy. 2012;44:74-94.

Dixon MF. Gastrointestinal epithelial neoplasia: Vienna revisited. Gut. 2002;51:130-1.

Dohi O, Yagi N, Naito Y, et al. Bluelaser imaging-bright improves the real-time detection rate ofearly gastric cancer: A randomized controlled study. Gastrointest Endosc. 2019;89:47-57.

Dohi O, Yagi N, Naito Y, Fukui A, Gen Y, Iwai N, et al. Blue laser imaging-bright improves the real-time detection rate of early gastric cancer: a randomized controlled study. Gastrointest Endosc. 2019 Jan;89(1):47-57.

Dohi O, Yagi N, Yoshida S et al. Magnifying Blue Laser Imaging versus Magnifying Narrow-Band Imaging for the Diagnosis of Early Gastric Cancer: A Prospective, Multicenter, Comparative Study. Digestion. 2017;96(3):127-34.

East JE, Vleugels JL, Roelandt P et al. Advanced endoscopic imaging: European Society of Gastrointestinal Endoscopy (ESGE) Technology Review. Endoscopy. 2016;48:1029-45.

Ezoe Y, Muto M, Uedo N et al. Magnifying narrowband imaging is more accurate than conventional white-light imaging in diagnosis of gastric mucosal cancer. Gastroenterology. 2011;141(6):2017-25.

Fernández-Esparrach G, Marín-Gabriel JC, Díez Redondo P, Núñez H, Rodríguez de Santiago E, Rosón P, et al.; en representación de la Asociación Española de Gastroenterología, la Sociedad Española de Endoscopia Digestiva y la Sociedad Española de Anatomía Patológica. Quality in diagnostic upper gastrointestinal endoscopy for the detection and surveillance of gastric cancer precursor lesions: Position paper of AEG, SEED and SEAP. Gastroenterol Hepatol. 2021 Jun-Jul;44(6):448-64.

Frazzoni L, Arribas J, Antonelli G, Libanio D, Ebigbo A, van der Sommen F, et al. Endoscopists' diagnostic accuracy in detecting upper gastrointestinal neoplasia in the framework of artificial intelligence studies. Endoscopy. 2022 Apr;54(4):403-11.

Gao J, Zhang X, Meng Q, Jin H, Zhu Z, Wang Z, et al. Linked Color Imaging Can Improve Detection Rate of Early Gastric Cancer in a High-Risk Population: A Multi-Center Randomized Controlled Clinical Trial. Dig Dis Sci. 2021 Apr;66(4):1212-9.

Gotoda T, Uedo N, Yoshinaga S et al. Basic principles and practice of gastric cancer screening using high-definition white-light gastroscopy: Eyes can only see what the brain knows. Digestive Endoscopy. 2016;28(Suppl. 1):2-15.

Hu B, El Hajj N, Sittler S, Lammert N, Barnes R, Meloni-Ehrig A. Gastric cancer: Classification, histology and application of molecular pathology. J Gastrointest Oncol. 2012;3(3):251-61.

Januszewicz W, Wieszczy P, Bialek A, Karpinska K, Szlak J, Szymonik J, et al Endoscopist biopsy rate as a quality indicator for outpatient gastroscopy: a multicenter cohort study with validation. Gastrointest Endosc. 2019;89(6):1141-9.

Japanese Gastric Cancer Association. Japanese classification of gastric carcinoma: 3rd English edition. Gastric Cancer. 2011;14:101-12.

Japanese Gastric Cancer Association. Japanese gastric cancer treatment guidelines 2014 (ver. 4). Gastric Cancer. 2017;20(1):1-19.

Japanese Gastric Cancer Association. Japanese gastric cancer treatment guidelines 2018 (5th edition). Gastric Cancer. 2021 Jan;24(1):1-21.

Kawamura T, Wada H, Sakiyama N et al. Examination time as a quality indicator of screening upper gastrointestinal endoscopy for asymptomatic examinees. Dig Endosc. 2017;29:569-75.

Kimura K, Takemoto T. An endoscopic recognition of the atrophic border and its significance in chronic gastritis. Endoscopy. 1969;1(3):87-97.

Kimura-Tsuchiya R, Dohi O, Fujita Y et al. Magnifying Endoscopy with Blue Laser Imaging Improves the Microstructure Visualization in Early Gastric Cancer: Comparison of Magnifying Endoscopy with Narrow-Band Imaging. Gastroenterol Res Pract. 2017;2017:8303046.

Kitagawa Y, Suzuki T, Hara T et al. Linked color imaging improves the endoscopic visibility of gastric mucosal cancers. Endosc Int Open. 2019;7(2):E164-70.

Lian J, Chen S, Zhang Y, Qiu F. A meta-analysis of endoscopic submucosal dissection and EMR for early gastric cancer. Gastrointest Endosc. 2012;76(4):763-70.

Muto M, Yao K, Kaise M et al. Magnifying endoscopy simple diagnostic algorithm for early gastric cancer (MESDA-G). Dig Endosc. 2016;28(4):379-93.

Nishida T, Blay JY, Hirota S, Kitagawa Y, Kang YK. The standard diagnosis, treatment, and follow-up of gastrointestinal stromal tumors based on guidelines. Gastric Cancer. 2016;19(1):3-14.

Ono H, Yao K, Fujishiro M, Oda I, Nimura S, Yahagi N, et al. Guidelines for endoscopic submucosal dissection and endoscopic mucosal resection for early gastric cancer. Dig Endosc. 2016;28(1):3-15.

Osawa H, Miura Y, Takezawa T et al. Linked Color Imaging and Blue Laser Imaging for Upper Gastrointestinal Screening. Clin Endosc. 2018;51(6):513-26.

Participants in the Paris Workshop. The Paris endoscopic classification of superficial neoplasticlesions: esophagus, stomach, and colon: November 30 to December 1, 2002. Gastrointest Endosc. 2003;58(6 Suppl):S3-43.

Pimenta-Melo, Monteiro-Soares M, Libânio D, Dinis-Ribeiro M. Missing rate for gastric cancer during upper gastrointestinal endoscopy. Eur J Gastroenterol Hepatol. 2016;28(9):1041-9.

Pimentel-Nunes P, Dinis-Ribeiro M, Ponchon T et al. Endoscopic submucosal dissection: European Society of Gastrointestinal Endoscopy (ESGE) Guideline. Endoscopy. 2015;47(9):829-54.

Pimentel-Nunes P, Dinis-Ribeiro M, Soares JB et al. A multicenter validation of an endoscopic classification with narrow band imaging for gastricprecancerous and cancerous lesions. Endoscopy. 2012;44(3):236-46.

Pimentel-Nunes P, Libânio D, Marcos-Pinto R et al. Management of epithelial precancerous conditions and lesions in the stomach (MAPS II): European Society of Gastrointestinal Endoscopy (ESGE), European Helicobacter and Microbiota Study Group (EHMSG), European Society of Pathology (ESP), and Sociedade Portuguesa de Endoscopia Digestiva (SPED) guideline update 2019. Endoscopy. 2019;51:365-88.

Pimentel-Nunes P, Mourao F, Veloso N et al. Long-term follow-up after endoscopic resection of gastric superficial neoplastic lesions in Portugal. Endoscopy. 2014;46:933-40.

Rodríguez-Carrasco M, Esposito G, Libânio D, Pimentel-Nunes P, Dinis-Ribeiro M. Image-enhanced endoscopy for gastric preneoplastic conditions and neoplastic lesions: a systematic review and metaanalysis. Endoscopy. 2020 Dec;52(12):1048-65.

Uedo N, Yao K. Endoluminal diagnosis of early gastric cancer and its precursors: bridging the gap between endoscopy and pathology. Adv Exp Med Biol. 2016;908:293-316.

Wang M, Xue A, Yuan W et al. Clinicopathological Features and Prognosis of Small Gastric Gastrointestinal Stromal Tumors (GISTs). J Gastrointest Surg. 2019;23(11):2136-43.

Wu L, Xu M, Jiang X, He X, Zhang H, Ai Y, et al. Real-time artificial intelligence for detecting focal lesions and diagnosing neoplasms of the stomach by white-light endoscopy (with videos). Gastrointest Endosc. 2022 Feb;95(2):269-80.e6.

Yagi K, Nakamura A, Sekine A. Characteristic endoscopic and magnified endoscopy findings in the normal stomach without Helicobacter pylori infection. J Gastroenterol Hepatol. 2002;17:39-45.

Yao K. The endoscopic diagnosis of early gastric cancer. Ann Gastroenterol. 2013;26:11-22.

Yao K, Anagnostopoulos GK, Ragunath K. Magnifying endoscopy for diagnosing and delineating early gastric cancer. Endoscopy. 2009;41(5):462-7.

Yoshifuku Y, Sanomura Y, Oka S et al. Clinical Usefulness of the VS Classification System Using Magnifying Endoscopy with BlueLaser Imaging for Early Gastric Cancer. Gastroenterol Res Pract. 2017;2017:3649705.

Yoshifuku Y, Sanomura Y, Oka S et al. Evaluation of the visibility of early gastric cancer using linked color imaging and blue laser imaging. BMC Gastroenterol. 2017;17(1):150.

Zhu L, Khan S, Hui Y et al. Treatment recommendations for small gastric gastrointestinal stromal tumors: positive endoscopic resection. Scand J Gastroenterol. 2019;54(3):297-302.

Tratamiento de la hemorragia digestiva alta: úlcera péptica, varices, ectasia vascular antral y Dieulafoy

16

E. Redondo Cerezo y R. Jiménez Rosales

OBJETIVOS

- Recordar las medidas iniciales ante un paciente con hemorragia digestiva alta.
- Identificar el momento idóneo para la realización de gastroscopia.
- Diferenciar entre las distintas causas de hemorragia digestiva alta y conocer el tratamiento oportuno para cada una de ellas.

EVALUACIÓN Y TRATAMIENTO INICIAL

Historia clínica, exploración física y pruebas de laboratorio

En la anamnesis se debe averiguar si existen:

- Episodios previos de hemorragia digestiva alta (HDA): hasta un 60 % de los pacientes con historia previa de HDA sangrarán por la misma lesión, siendo además un factor de riesgo independiente de necesidad de intervención endoscópica.
- Comorbilidades, como insuficiencia cardíaca, enfermedad renal crónica, hepatopatía crónica o enfermedad vascular, ya que pueden orientar la causa de la HDA, al igual que influir en el manejo. Por ejemplo, los pacientes con historia de aneurisma de la aorta abdominal tienen mayor probabilidad de presentar una fístula aortoentérica, o los pacientes con antecedentes de cirugía del tubo digestivo pueden presentar un sangrado de la anastomosis. De igual modo, la presencia de comorbilidades no gastrointestinales es un factor de riesgo independiente de HDA.
- Tratamiento con fármacos que predisponen a la formación de úlceras o promueven el sangrado, como los antiinflamatorios no esteroideos (AINE), antiagregantes, anticoagulantes, inhibidores selectivos de la recaptación de serotonina y bifosfonatos.
- Consumo de tóxicos: el consumo de alcohol es un factor de riesgo ampliamente conocido de cirrosis, y un paciente con historia de abuso de alcohol debe hacer sospechar de la presencia de HDA por hipertensión portal. Igualmente, el consumo de tabaco es un factor de riesgo para el desarrollo de úlcera, dificulta la curación y aumenta la probabilidad de recidiva de ésta. El alcohol y el tabaco están también asociados con las neoplasias gastrointestinales.

- Síntomas acompañantes: es importante preguntar por estos, ya que pueden orientar en cuanto a la gravedad y el origen del sangrado. Los síntomas que sugieren la presencia de una hemorragia grave son: mareo ortostático, confusión, dolor torácico anginoso, palpitaciones y frialdad de las extremidades. Algunos síntomas pueden hacer sospechar de patologías específicas como, por ejemplo, los síntomas de reflujo se relacionan con esofagitis, el antecedente de vómitos con desgarro de Mallory-Weiss o la pérdida de peso con malignidad.

En cuanto a la exploración física, lo primero que se debe evaluar es la repercusión hemodinámica, mediante la determinación de tensión arterial y frecuencia cardíaca, valorando, además, los signos y síntomas de compromiso hemodinámico (sudoración, palidez, oliguria, etc.).
El color de las heces puede proporcionar pistas acerca de cuál es el origen del sangrado. Esto hace que en la evaluación inicial de un paciente con HDA sea de suma importancia incluir un tacto rectal.

En la mayoría de los casos, la presencia de melenas indica hemorragia gastrointestinal proximal al ligamento de Treitz.

La hematoquecia (presencia de sangre roja o granate en las heces) es generalmente expresión de una hemorragia digestiva baja, distal al ligamento de Treitz; sin embargo, también puede ocurrir en casos de sangrado masivo del tubo digestivo superior, que típicamente conllevan una inestabilidad hemodinámica asociada.

La exploración abdominal también es una pieza clave en la exploración física; por ejemplo, la presencia de signos de abdomen agudo hará sospechar perforación, la cual hay que descartar antes de la realización de la endoscopia.

De igual modo que en la historia clínica, en el examen físico se deberá prestar atención a evidencias de comorbilidad que ayuden en la aproximación diagnóstica. Por ejemplo, los estigmas de hepatopatía crónica en estadio cirrótico (esplenomegalia, ascitis, ginecomastia, ictericia, etc.) pondrán en la sospecha de una HDA secundaria a hipertensión portal.

 En todos los pacientes se deben solicitar pruebas de laboratorio que incluyan hemograma, coagulación, bioquímica general con perfil hepático y urea, al igual que pruebas cruzadas.

El valor de hematocrito y hemoglobina iniciales en pacientes con HDA pueden no reflejar la pérdida de sangre con precisión, ya que el paciente está perdiendo sangre completa (tanto plasma como eritrocitos). Con el tiempo (típicamente después de 24 horas o más), los valores de estos parámetros disminuirán a medida que la sangre se diluye por el paso de líquido desde el espacio extravascular al vascular y por el fluido administrado durante la reanimación. Debe tenerse en cuenta que el exceso de hidratación puede conducir a un valor de hemoglobina falsamente bajo. El volumen corpuscular medio en pacientes con HDA suele ser normal (anemia normocítica); la microcitosis sugiere hemorragia crónica.

! Debido a que la sangre se absorbe cuando pasa a través del intestino delgado y en su metabolización se generan productos nitrogenados, así como a que suele coexistir una perfusión renal disminuida, los pacientes con HDA suelen tener una relación urea:creatinina elevada (típicamente >100:1).

Cuanto mayor es la relación, más probable es que el sangrado provenga del tracto gastrointestinal alto. Se puede objetivar un recuento elevado de glóbulos blancos en más de la mitad de los pacientes con HDA, lo cual se ha asociado a una mayor gravedad del sangrado. Un recuento bajo de plaquetas puede contribuir a la gravedad de la hemorragia y sugiere una enfermedad hepática crónica o un trastorno hematológico. El tiempo de protrombina y el índice internacional normalizado (INR) evalúan si un paciente tiene deterioro de la vía de coagulación extrínseca. Los valores pueden estar elevados en el seno de una enfermedad hepática crónica o con el uso de anticoagulantes antivitamina K. Los niveles de las pruebas de bioquímica hepática pueden indicar la presencia de enfermedad hepática aguda o crónica; de igual modo, un bajo nivel de albúmina sérica sugiere una posible enfermedad hepática crónica.

Triaje y medidas de soporte

Como en todos los pacientes críticos, ante una HDA se debe realizar una evaluación temprana comenzando por el ABC, siglas en inglés de *Airway-Breathing-Circulation*.

! El control de la vía aérea es especialmente importante y se debe considerar la intubación endotraqueal electiva en pacientes con alto riesgo de aspiración (pues la aspiración de contenido hemático conlleva morbilidad y mortalidad importantes) y en aquellos con hematemesis activa o alteración del estado mental (por ejemplo, encefalopatía). En caso de realizar una intubación profiláctica, la extubación debe hacerse tan pronto como sea clínicamente segura, una vez terminada la gastroscopia.

La intubación no sólo reduce el riesgo de aspiración, sino que también facilita la realización de la gastroscopia.

La respiración se debe valorar mediante criterios clínicos: movimientos torácicos, ausencia de cianosis y saturación medida mediante pulsioxímetro. Los pacientes deben recibir oxígeno suplementario con cánulas nasales en caso de hipoxemia con el objetivo de mantener una adecuada oxigenación de los tejidos.

Para valorar el estado circulatorio se dispone de la presión arterial, la frecuencia cardíaca y los signos de hipoperfusión periférica (alteración del estado mental, retraso del relleno capilar, disminución del ritmo de diuresis y aumento del lactato). Se recomienda la colocación de dos vías periféricas de grueso calibre (18 o 16 G) o una vía venosa central (si el acceso periférico no es posible) para posibilitar la infusión de fluidos.

Todos aquellos pacientes con datos de inestabilidad hemodinámica que no responden a la reposición inicial de volumen o hematemesis activa con alteración del estado mental deberán ser ingresados en una unidad de cuidados intensivos para resucitación y monitorización estrecha de las constantes vitales.

Resucitación con fluidos

El objetivo de conseguir una adecuada resucitación y estabilización hemodinámica es asegurar una adecuada perfusión tisular y prevenir el fallo multiorgánico.

 La corrección precoz de la hipotensión reduce significativamente la mortalidad y es indiscutible previa a la endoscopia.

Para ello, se empleará la administración de fluidos intravenosos, y es preferible el uso de soluciones cristaloides (suero salino o Ringer lactato). El volumen a infundir se individualizará, teniendo en cuenta la comorbilidad del paciente, y se será especialmente precavido en cirróticos e insuficiencia cardíaca de no producir sobrecarga. El objetivo en los pacientes cirróticos será mantener la tensión arterial en 90-100 mmHg, con una frecuencia cardíaca <100 l.p.m.

Transfusión de concentrados de hematíes

El objetivo de la transfusión de concentrados de hematíes es restablecer el suministro de oxígeno y mantener una perfusión tisular adecuada.

La decisión de transfundir concentrados de hematíes debe ser individualizada.

En pacientes hemodinámicamente estables y sin antecedentes de enfermedad cardiovascular, se recomienda una estrategia restrictiva de transfusión, que se debe iniciar cuando el umbral de hemoglobina sea ≤ 7 g/dL, siendo el objetivo postransfusión una hemoglobina de 7-9 g/dL.

Por otro lado, para aquellos pacientes hemodinámicamente estables y antecedentes de enfermedad cardiovascular aguda o crónica, se recomienda una estrategia de transfusión más liberal, con un umbral de hemoglobina de ≤ 8 g/dL y con un objetivo posterior a la transfusión de ≥ 10 g/dL.

También se recomienda una política más liberal en aquellos pacientes con una rápida instauración de la hemorragia o hipovolemia.

 Adicionalmente, será preciso transfundir una unidad de plasma fresco congelado (PFC) por cada cuatro unidades de concentrados de hematíes, ya que estos no contienen factores de la coagulación.

No hay evidencia suficiente que permita recomendar un umbral para la transfusión de plaquetas. En caso de no conseguir controlar el sangrado, la decisión de transfundir plaquetas se debe valorar en cada caso.

Tratamiento farmacológico

El tratamiento farmacológico es el siguiente:

- Inhibidores de la bomba de protones (IBP): se recomienda que en todos aquellos pacientes con sospecha de HDA se inicie tratamiento empírico con IBP intravenosos a altas dosis (bolo inicial de 80 mg seguido de infusión continua de 8 mg/h o administración intermitente en bolos). Una vez se realice la endoscopia y se identifique la causa, se reevaluará la necesidad de continuar con dicho tratamiento. El tratamiento previo a la endoscopia digestiva alta (EDA) con IBP a dosis altas reduce de forma significativa la incidencia de estigmas endoscópicos de alto riesgo y la necesidad de aplicar terapéutica endoscópica. Sin embargo, estos fármacos no han demostrado reducir la mortalidad, el porcentaje de resangrado ni la necesidad de transfusión sanguínea o de cirugía. Por ello, esta medida no debe retrasar la gastroscopia, pero puede mejorar los resultados cuando se administran inmediatamente después del ingreso y antes de la endoscopia.
- Ácido tranexámico: no se recomienda su uso, ya que no ha demostrado un efecto beneficioso.
- Medicación vasoactiva (somatostatina, terlipresina, octreotrida): estos fármacos producen una vasoconstricción esplácnica, disminuyen el flujo sanguíneo visceral y la presión portal. Se recomienda su uso como terapia adyuvante en HDA varicosa, ya que están asociados a un descenso significativo de la mortalidad por todas las causas y de la necesidad de transfusión, mejoran el control del sangrado y acortan la estancia hospitalaria. No se puede hacer una recomendación acerca del fármaco concreto a emplear, ya que los estudios existentes que comparan los distintos vasoactivos no muestran diferencias en la eficacia, y la elección se hará de acuerdo con la disponibilidad local. En nuestro medio, la somatostatina es el fármaco más ampliamente usado, la dosis será de un bolo intravenoso inicial de 250 µg seguido de la infusión de 250 µg/h. La dosis recomendada de terlipresina es de 4 mg i.v. cada 4 horas. Al igual que en el caso de los IBP, deben iniciarse tan pronto como se sospeche el origen varicoso de la hemorragia y mantenerlos durante 2-5 días, pero no es un sustituto de la realización de una EDA urgente. No se recomienda su uso en HDA no varicosa, ya que los estudios existentes no muestran beneficio en términos de necesidad de terapéutica endoscópica o mortalidad.
- Antibioterapia en pacientes cirróticos: en pacientes con HDA y antecedente de cirrosis hepática, el uso de antibióticos ha demostrado disminuir la incidencia de infecciones, tasa de resangrado y mortalidad por todas las causas; este beneficio es más acusado en pacientes con un estadio más avanzado de la enfermedad. En consecuencia, en todos los pacientes con cirrosis y HDA se recomienda un ciclo corto (máximo 7 días) de antibioterapia empírica, que se debe iniciar idealmente antes de la EDA. Las cefalosporinas de tercera generación, especialmente la ceftriaxona 1 g/24 h, parecen ser superiores a las fluoroquinolonas, por lo que serán el tratamiento de elección, siempre teniendo en cuenta las resistencias locales y las alergias del paciente.
- La administración de un procinético, concretamente eritromicina a dosis de 250 mg antes de la endoscopia (30-120 minutos antes) se recomienda en pacientes seleccionados con alta probabilidad de tener restos hemáticos abundantes en el estómago, ya que, en estos casos seleccionados, mejora la visualización y comporta una disminución de la necesidad de repetir la gastroscopia, de requerimientos transfusionales, así como de la estancia hospitalaria. No se recomienda su uso sistemático en hemorragia no varicosa. Por el contrario, en caso de sospecha de hemorragia por varices, debería administrarse, salvo presencia de contraindicaciones. Este fármaco tiene como efecto adverso la prolongación del intervalo QT, por lo que idealmente debería realizarse un electrocardiograma previo a la administración en pacientes de riesgo. Está contraindicado su uso en pacientes con sensibilidad a macrólidos y prolongación del QT.

Manejo de anticoagulantes y antiagregantes plaquetarios

Los pacientes que se presentan con HDA son cada vez más complejos y presentan mayor comorbilidad, y es más probable que estén en tratamiento con fármacos antiagregantes plaquetarios o anticoagulantes, los cuales se asocian a un riesgo de hemorragia gastrointestinal. A la hora de realizar procedimientos endoscópicos en pacientes con estos tratamientos, los médicos, antes de tomar una decisión, deben hacer un balance entre el riesgo trombótico de interrupción temporal de los fármacos y el riesgo relativo de sangrado tras las maniobras endoscópicas, y es recomendable consultar con el médico prescriptor de la citada medicación.

Cuando haya sido preciso suspender algún fármaco, una vez que se ha asegurado la hemostasia, debe producirse la reanudación inmediata del agente, el mismo día del procedimiento en la mayoría de los casos.

- Anticoagulantes antivitamina K: la hemostasia endoscópica se puede realizar de forma segura en pacientes anticoagulados y sólo es preciso suspender el fármaco. Para aquellos pacientes con inestabilidad hemodinámica, además de suspender el fármaco, se recomienda administrar una dosis baja de vitamina K asociada a complejo protrombínico o, en su defecto, a plasma fresco congelado (es preferible el complejo protrombínico, puesto que tiene menos efectos adversos); sin embargo, esto no debería retrasar la endoscopia o, si es necesario, la hemostasia endoscópica. La anticoagulación debe reanudarse tan pronto como se haya controlado el sangrado y teniendo en cuenta el riesgo trombótico. Para aquellos pacientes de bajo riesgo trombótico, se recomienda reintroducirla a los 7 días; sin embargo, en pacientes de alto riesgo trombótico, se debería reintroducir de forma más precoz, así como considerar un tratamiento puente con heparina.
- Nuevos anticoagulantes (inhibidores de la trombina [dabigatrán] e inhibidores del factor Xa [rivaroxabán, apixabán, edoxabán]): los anticoagulantes orales de acción directa tienen una vida media relativamente corta, por lo que su efecto anticoagulante disminuye rápidamente en 12-24 horas. Por ello, para la mayoría de los pacientes es suficiente con suspender el fármaco, sin que esto retrase la hemostasia endoscópica, si ésta es necesaria. Sin embargo, en pacientes hemodinámicamente inestables o con hemorragia grave y continua, se debe considerar, además de la suspensión, la reversión de la anticoagulación mediante la administración del antídoto específico (idarucizumab revierte la coagulopatía relacionada con dabigatrán, y andexanet alfa neutraliza los inhibidores del factor Xa) o complejo protrombínico (en caso de que los anteriores no estén disponibles). Al igual que sucede con los antivitamina K, se deben reintroducir lo antes posible, a partir del día 7 desde su interrupción, o incluso antes si se trata de pacientes con alto riesgo trombótico.
- Antiagregantes plaquetarios (incluyen ácido acetilsalicílico [AAS] y tienopiridinas [clopidogrel, prasugrel, ticlopidina, ticagrelor]): la Sociedad Europea de Endoscopia Digestiva propone el algoritmo que se muestra en la **figura 16-1** a la hora del manejo de los antiagregantes.

Otras medidas previas a la gastroscopia

La sonda nasogástrica (SNG) ha sido ampliamente usada para intentar diferenciar si el origen del sangrado es alto o bajo. La sensibilidad de un aspirado sanguinolento para

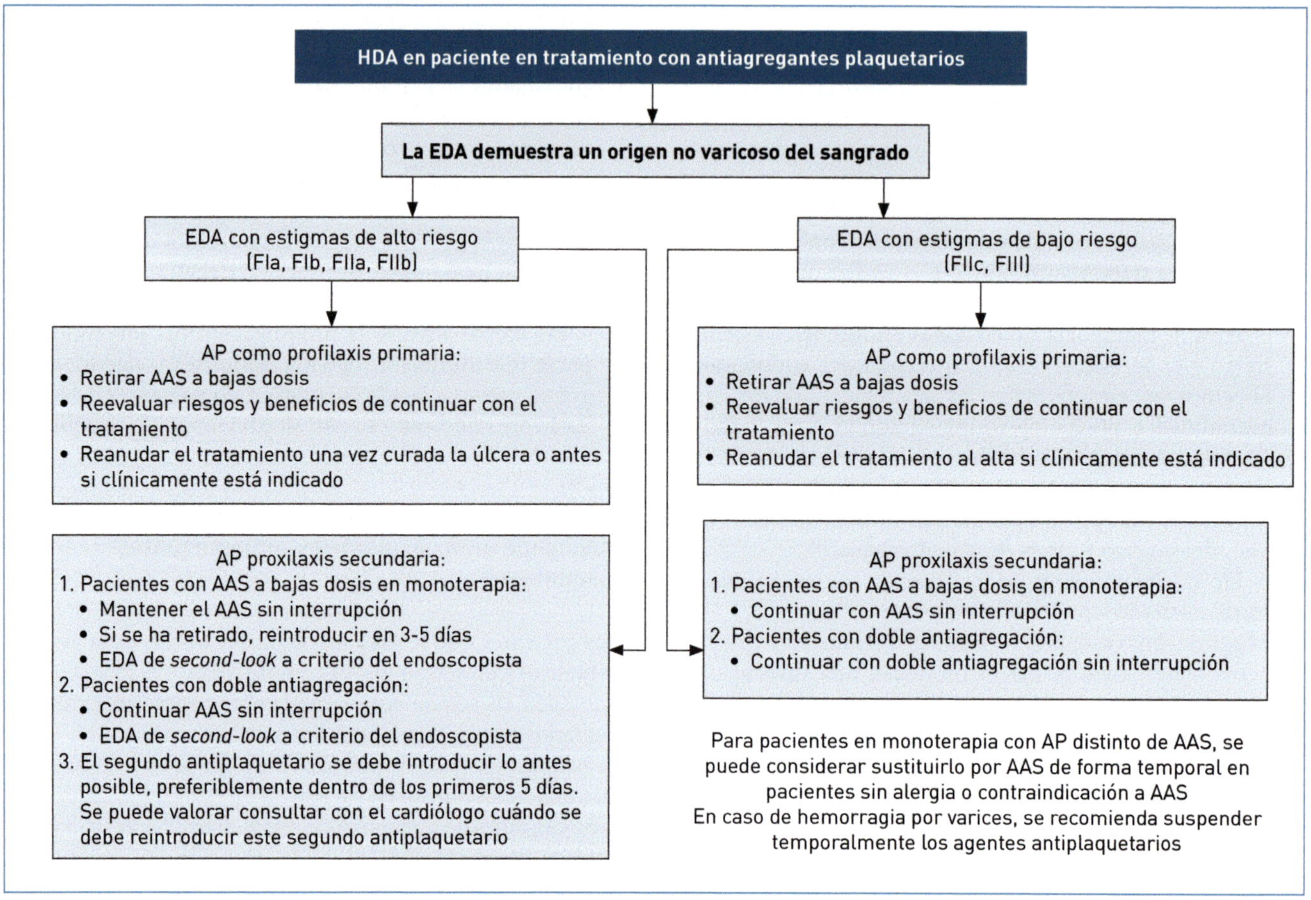

HDA en paciente en tratamiento con antiagregantes plaquetarios

La EDA demuestra un origen no varicoso del sangrado

EDA con estigmas de alto riesgo (FIa, FIb, FIIa, FIIb)

AP como profilaxis primaria:
- Retirar AAS a bajas dosis
- Reevaluar riesgos y beneficios de continuar con el tratamiento
- Reanudar el tratamiento una vez curada la úlcera o antes si clínicamente está indicado

AP proxilaxis secundaria:
1. Pacientes con AAS a bajas dosis en monoterapia:
   - Mantener el AAS sin interrupción
   - Si se ha retirado, reintroducir en 3-5 días
   - EDA de *second-look* a criterio del endoscopista
2. Pacientes con doble antiagregación:
   - Continuar AAS sin interrupción
   - EDA de *second-look* a criterio del endoscopista
3. El segundo antiplaquetario se debe introducir lo antes posible, preferiblemente dentro de los primeros 5 días. Se puede valorar consultar con el cardiólogo cuándo se debe reintroducir este segundo antiplaquetario

EDA con estigmas de bajo riesgo (FIIc, FIII)

AP como profilaxis primaria:
- Retirar AAS a bajas dosis
- Reevaluar riesgos y beneficios de continuar con el tratamiento
- Reanudar el tratamiento al alta si clínicamente está indicado

AP proxilaxis secundaria:
1. Pacientes con AAS a bajas dosis en monoterapia:
   - Continuar con AAS sin interrupción
2. Pacientes con doble antiagregación:
   - Continuar con doble antiagregación sin interrupción

Para pacientes en monoterapia con AP distinto de AAS, se puede considerar sustituirlo por AAS de forma temporal en pacientes sin alergia o contraindicación a AAS
En caso de hemorragia por varices, se recomienda suspender temporalmente los agentes antiplaquetarios

Figura 16-1. Algoritmo de manejo de antiagregantes plaquetarios. AAS: ácido acetilsalicílico; AP: antiplaquetarios; EDA: endoscopia digestiva alta; HDA: hemorragia digestiva alta.

predecir la presencia de estigmas de alto riesgo se estima en un 45 %, y la especificidad en un 72 %. Pueden producirse falsos positivos por epistaxis causada por la inserción del tubo, y falsos negativos cuando la lesión está en el duodeno o se trata de un vaso visible no sangrante. En general, un aspirado positivo es un buen indicador de la presencia de HDA, mientras que un aspirado negativo es insuficiente para descartarla. Además, la SNG no ha demostrado tener un efecto beneficioso en la evolución de la HDA, sin impacto en las tasas de mortalidad, cirugía, estancia hospitalaria o necesidad de transfusión sanguínea. Tampoco ha demostrado ser útil para la monitorización de la recidiva ni para la limpieza del estómago previa a la endoscopia, a lo que hay que añadir que se reconoce como el procedimiento más doloroso asociado al tratamiento de la HDA, por lo que las guías clínicas actuales no recomiendan su uso rutinario en el tratamiento de pacientes con HDA y, si se utiliza, debe retirarse tras valorar el aspirado gástrico.

DIAGNÓSTICO

La endoscopia digestiva alta es el método diagnóstico y terapéutico de elección en paciente con HDA.

Además, la EDA tiene un valor pronóstico crucial sobre el riesgo de recidiva hemorrágica mediante la evaluación de los estigmas de hemorragia reciente.

 Las guías de práctica clínica recomiendan realizar una EDA temprana (se define como aquella realizada en las primeras 24 horas) una vez conseguida la estabilidad hemodinámica para pacientes con hemorragia no varicosa.

Algunos pacientes de alto riesgo (síndrome coronario agudo o sospecha de perforación) se pueden beneficiar de diferir la endoscopia hasta que su situación clínica sea más estable. La endoscopia realizada entre las primeras 2-12 horas no ha demostrado ningún beneficio adicional o de alteración del pronóstico comparada con la endoscopia temprana.

La realización de la endoscopia en las primeras 24 horas ha demostrado un descenso del resangrado y la necesidad de cirugía en aquellos pacientes que requieren hemostasia, y acorta la estancia hospitalaria en todos los pacientes. El retraso de la endoscopia se ha relacionado con incremento de la mortalidad tanto en HDA varicosa como no varicosa. Por ello, realizar la endoscopia en las primeras 24 horas se considera un estándar de calidad.

 Sin embargo, para aquellos pacientes con sospecha de hemorragia por varices, se recomienda que la endoscopia se realice en las primeras 12 horas, igualmente, una vez conseguida la estabilidad hemodinámica.

Además, se recomienda la disponibilidad de un gastroenterólogo y un equipo de enfermería con experiencia en endoscopia que permita realizar el procedimiento en las primeras 24 horas los 365 días del año.

TRATAMIENTO DE LA HEMORRAGIA DIGESTIVA ALTA NO VARICOSA

Existe una gran variedad de modalidades de tratamiento endoscópico, y la decisión de cuál usar depende del origen del sangrado y la experiencia del clínico.

La *terapia de inyección* tiene por principal mecanismo de acción el taponamiento local resultante de un efecto de volumen; algunos de los compuestos, además, tendrán un efecto farmacológico secundario. La *adrenalina diluida* (1:10.000 o 1:20.000 con solución salina, inyectada en 0,5-2 mL dentro y alrededor de la base de la úlcera) tiene un efecto secundario de vasoconstricción local. No se conoce la dosis óptima y, en general, se recomienda inyectar hasta conseguir disminución o interrupción del sangrado. Los *agentes esclerosantes* como el etanol, la etanolamina y el polidocanol producen hemostasia, causando lesión tisular directa y trombosis. Se debe tener en cuenta que, cuando se utiliza un agente esclerosante, el volumen inyectado debe ser limitado para evitar la necrosis o perforación del tejido, así como la pancreatitis. Otra clase de agentes inyectables son los *adhesivos tisulares* —incluyen trombina, fibrina y cianoacrilato—, que se utilizan para crear un sello primario en el sitio del sangrado.

La *terapia térmica* emplea el principio de la transformación de energía eléctrica en energía calorífica; se distinguen dos modalidades: de contacto y sin contacto. El dispositivo térmico sin contacto habitualmente disponible es la coagulación por plasma de argón (*argon plasma coagulation* o APC).

Los *dispositivos mecánicos* incluyen clips (existiendo dos tipos, los usados a través del canal de trabajo del endoscopio y aquellos que se usan montados sobre el endoscopio [*Over The Scope Clip*, OTSC]) y dispositivos de ligadura con bandas. La hemostasia se logra por compresión mecánica del sitio de sangrado. El clip debe colocarse sobre el lugar de sangrado en un intento de sellar la arteria subyacente sangrante. Los dispositivos de ligadura con banda se usan normalmente en sangrado varicoso esofágico, aunque también se ha descrito su uso para el tratamiento de la HDA no varicosa (por ejemplo, para la lesión de Dieulafoy). La aplicación de bandas elásticas sobre el tejido produce compresión mecánica y taponamiento.

Los *tratamientos tópicos* consisten en hemostáticos administrados por pulverización a través de un catéter, con la principal ventaja de no precisar contacto con el tejido, lo que permite su uso en lesiones de difícil acceso o difusas. El método más utilizado son los polvos hemostáticos, cuya eficacia en hemostasia inmediata ronda el 100 %, y la presencia de resangrado registrada en la mayoría de los estudios fluctúa en el 20-30 %.

Otras modalidades terapéuticas son la crioterapia y la ablación por radiofrecuencia, probadas principalmente en el tratamiento de la ectasia vascular antral.

Hemorragia digestiva alta por úlcera péptica

La *clasificación de Forrest* es una escala utilizada para la estratificación de los pacientes según el riesgo de complicaciones (como el resangrado o la muerte). Emplea los hallazgos endoscópicos para predecir la probabilidad de sangrado persistente o recidiva hemorrágica y, en función de esto, plantear la necesidad o no de intervención endoscópica. Las lesiones se subdividen en seis categorías diferentes. Las úlceras de alto riesgo incluyen aquellas con sangrado en *jet* (Forrest Ia), sangrado babeante (Forrest Ib), vaso visible que no sangra (Forrest IIa) y coágulo adherido (Forrest IIb). Las lesiones de bajo riesgo incluyen la presencia de manchas planas, rojas o negras, en la base de la úlcera (Forrest IIc) y una base de úlcera limpia totalmente fibrinada (Forrest III) (**Figs. 16-2, 16-3, 16-4, 16-5, 16-6 y 16-7**). Además de la clasificación de Forrest, existen otras características de las úlceras que nos advierten de una posible mala evolución (fracaso del tratamiento endoscópico). Éstas incluyen úlcera de gran tamaño (> 2 cm), vaso visible de gran tamaño y úlcera localizada en la pared posterior duodenal o en la zona proximal de la curvatura menor del estómago.

En las guías de práctica clínica se recomienda que las úlceras pépticas con sangrado en *jet* o babeante (clasificación de Forrest Ia y Ib, respectivamente) o con un vaso visible (Forrest IIa) reciban hemostasia endoscópica. Igualmente, en casos de coágulo adherido (Forrest IIb) se recomienda intentar eliminarlo mediante irrigación intensa y tratar la

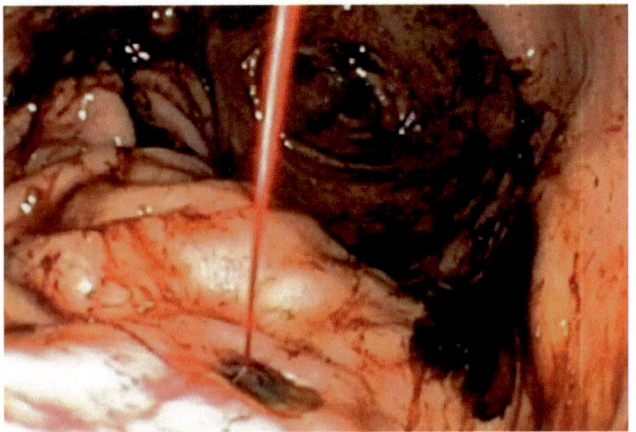

Figura 16-2. Úlcera Forrest Ia.

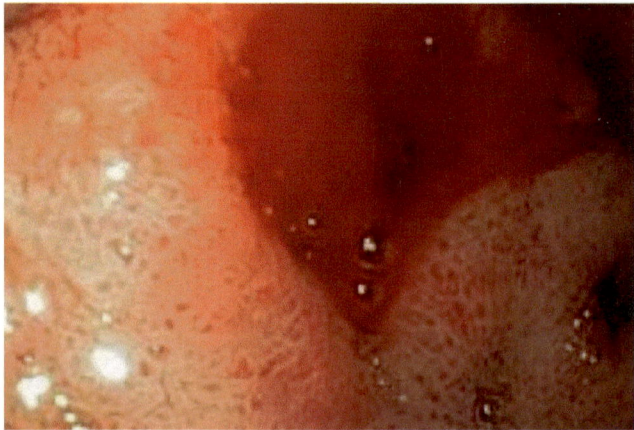

Figura 16-3. Úlcera Forrest Ib.

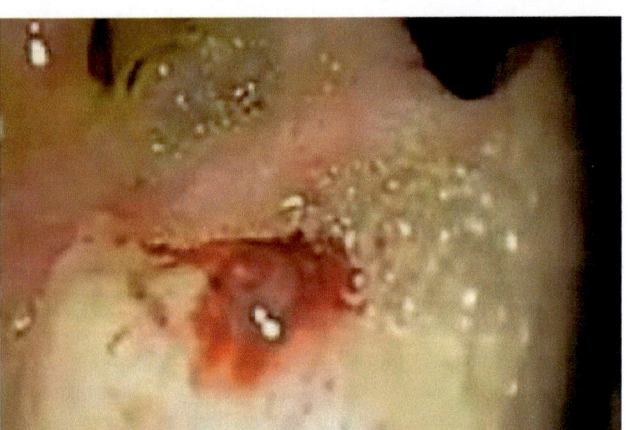

Figura 16-4. Úlcera Forrest IIa.

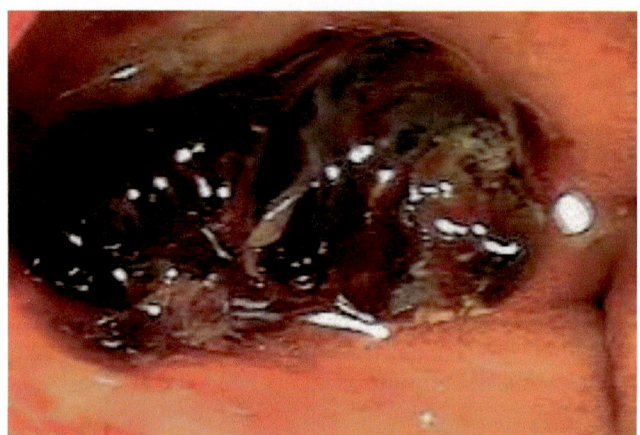

Figura 16-5. Úlcera Forrest IIb.

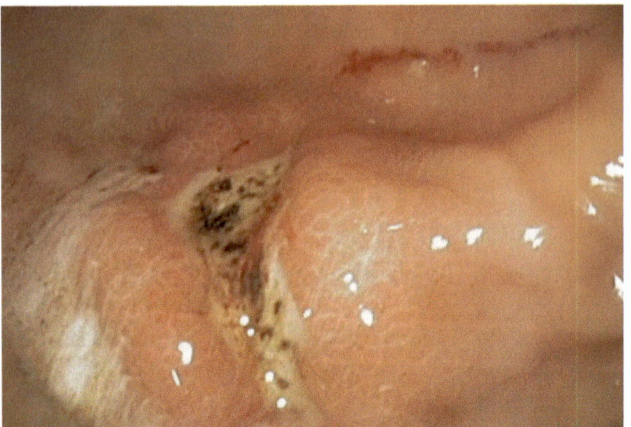

Figura 16-6. Úlcera Forrest IIc.

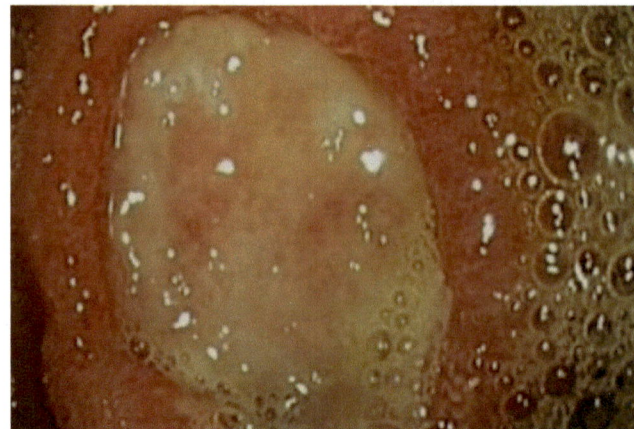

Figura 16-7. Úlcera Forrest III.

lesión subyacente según proceda. Cuando no sea posible desprenderlo mediante la irrigación, en pacientes con alto riesgo de resangrado puede resultar beneficioso el tratamiento endoscópico (preinyección con adrenalina y sección del coágulo con un asa fría, aplicando la terapia correspondiente a la lesión subyacente), mientras que el tratamiento con altas dosis de IBP intravenosos sin asociar terapia endoscópica puede ser suficiente en pacientes de bajo riesgo.

En pacientes con úlcera péptica Forrest IIc o Forrest III, no se recomienda la hemostasia endoscópica, ya que estos estigmas presentan un riesgo bajo de sangrado recurrente.
Para pacientes con sangrado activo (Forrest Ia y Ib), las guías de consenso internacional recomiendan combinar la inyección de adrenalina con una segunda modalidad de hemostasia (terapia térmica, mecánica o inyección de un agente esclerosante). En lesiones Forrest IIa, se recomienda el uso de terapia térmica, mecánica o inyección de un agente esclerosante en monoterapia o en combinación con epinefrina.
Recientemente, algunas guías de práctica clínica sugieren que, en casos seleccionados con sangrado activo (Forrest Ia y Ib), se puede plantear el tratamiento de primera línea con OTSC. Sería el caso de las úlceras de tamaño > 2 cm, con un vaso grande visible > 2 mm o ubicadas en un área vascular de alto riesgo (p. ej., arterias gastroduodenal o gástrica izquierda), o en úlceras excavadas/fibróticas.

Son distintos los metaanálisis que han puesto de manifiesto que tanto los dispositivos térmicos como los mecánicos y de inyección, diferentes a la adrenalina (sustancias esclerosantes), son todos efectivos en conseguir la hemostasia, sin que sea ninguna modalidad superior a las demás.

La inyección de adrenalina no debe usarse en monoterapia en ninguno de los casos.

La decisión de qué terapia usar suele ser a criterio del endoscopista que realiza la exploración. En general, preinyectar adrenalina diluida antes del uso de otras terapias es práctico, pues puede ralentizar o detener el sangrado y permitir una mejor visualización para la aplicación de la terapia posterior; además, en casos de coágulo adherido, la preinyección puede reducir la tasa de sangrado grave tras la eliminación del coágulo.

Los posibles efectos adversos en relación con la terapia endoscópica son infrecuentes e incluyen sangrado y perforación.

Hemorragia digestiva alta no ulcerosa-no varicosa

- Lesiones erosivas (esofagitis, gastritis, duodenitis): el tratamiento de elección es la supresión ácida con altas dosis de IBP. La hemostasia endoscópica generalmente no es necesaria y los pacientes pueden ser dados de alta de forma temprana, pues el curso es benigno y el pronóstico excelente.
- Angiodisplasias: el estándar de tratamiento es la terapia térmica. También puede contemplarse el uso de clips.

- Lesión de Dieulafoy: se requiere hemostasia endoscópica mediante terapia térmica, mecánica o una combinación de ambas con inyección de adrenalina. Se suelen emplear los clips y la ligadura con bandas.

Dada la dificultad de identificación de esta lesión en ausencia de sangrado activo, debería considerarse el tatuaje para facilitar la identificación y el tratamiento en caso de recurrencia del sangrado.

- Ectasia vascular antral: la primera línea de tratamiento es el APC, y con frecuencia se requieren múltiples sesiones. También se han descrito como efectivas la ligadura con bandas, terapia térmica de contacto, crioterapia y ablación mediante radiofrecuencia.
- Neoplasia gastrointestinal: es apropiado considerar la hemostasia endoscópica para evitar una cirugía urgente y reducir los requerimientos de transfusión sanguínea. Las posibilidades de control del sangrado con los tratamientos clásicos eran muy pobres debido a que generalmente son lesiones de gran tamaño con sangrado difuso. Se puede plantear el uso de tratamientos tópicos como terapia puente a un tratamiento definitivo con cirugía o radioterapia, debido a su alta tasa de hemostasia inmediata, pero con un riesgo de resangrado de un 20-30 %.
- Síndrome de Mallory-Weiss: el sangrado activo se debe tratar, pudiendo emplearse adrenalina combinada con clips, terapia térmica o ligadura con bandas.
- Las malformaciones vasculares típicamente causan una pérdida sanguínea crónica oculta, pero en ocasiones puede haber sangrado agudo. La ligadura endoscópica, APC, terapia térmica de contacto y escleroterapia pueden ser métodos efectivos en este tipo de lesiones; sin embargo, no hay ensayos prospectivos que comparen las distintas modalidades en el tratamiento de estas lesiones.

Es necesario diferenciar, una vez realizada la hemostasia endoscópica, entre dos escenarios clínicos distintos, el sangrado persistente y el resangrado, puesto que la actitud a seguir depende de ello.
El sangrado persistente se define como aquel sangrado que persiste tras la endoscopia índice y que es refractario a las modalidades de hemostasia estándar. Esto también se conoce como *hemostasia endoscópica primaria fallida*. En estos casos, se debe considerar el uso de polvos hemostáticos u OTSC como tratamientos alternativos de rescate. Si se trata de un sangrado persistente y refractario a todas las modalidades de hemostasia endoscópica, se debe considerar la embolización angiográfica. La cirugía estará indicada en caso de que la embolización angiográfica sea fallida o no esté disponible. Se habla de resangrado cuando aparece un sangrado tras haber conseguido una hemostasia endoscópica inicial exitosa. En estos pacientes, se recomienda repetir la EDA, aplicando terapéutica si está indicada. En caso de fracaso de este segundo intento de hemostasia endoscópica, se debe considerar la embolización angiográfica. Al igual que para los pacientes con sangrado persistente, la cirugía se contempla en caso de fracaso o no disponibilidad de la angiografía.

Después de la endoscopia digestiva alta

En aquellos pacientes que reciban hemostasia endoscópica y en úlceras Forrest IIc que no se hayan podido tratar, se recomienda la hospitalización al menos durante 3 días. Asimismo, deben recibir tratamiento con IBP intravenosos a dosis altas (administración de un bolo seguido de infusión continua o bien administración intermitente cada 12 horas) durante las siguientes 72 horas tras la EDA (período durante el cual aparece con mayor frecuencia el resangrado). Si el estado del paciente lo permite, se puede administrar la dosis equivalente por vía oral.

Se puede iniciar la tolerancia con líquidos de forma precoz tras la endoscopia y se prefiere la dieta líquida por la eventual posibilidad de recurrencia del sangrado y necesidad de terapia urgente (endoscópica, radiología intervencionista o quirúrgica), ya que ésta permite la anestesia o sedación a las 2 horas de la última ingesta.

Los pacientes con úlceras Forrest IIc y III pueden recibir dosis estándar de IBP por vía oral con alta precoz tras la realización de la endoscopia, siempre y cuando se encuentren hemodinámicamente estables, con cifras de hemoglobina mantenidas y sin comorbilidad importante. Todas aquellas lesiones no ulcerosas que no requieran de terapia endoscópica también pueden ser dadas de alta de forma precoz.

Tras un episodio de hemorragia digestiva alta, los pacientes deben ser dados de alta hospitalaria con tratamiento con un IBP por vía oral por un tiempo apropiado a su patología de base, pues, transcurridas 72 horas tras el tratamiento endoscópico, el riesgo de sangrado es bajo pero no nulo. Generalmente, un IBP a dosis estándar cada 24 horas es suficiente para la cicatrización de la úlcera, aunque, en este sentido, algunas guías recomiendan, para aquellos pacientes con alta probabilidad de resangrado (definidos como aquellos que necesitan hemostasia endoscópica), administrar el IBP dos veces al día los primeros 14 días.

No se recomienda EDA de *second-look* (endoscopia que se realiza a las 24 horas de la inicial de forma planeada y sistemática) de forma rutinaria. Se deberá repetir en situaciones concretas, como en aquellos casos donde se sospeche la recurrencia del sangrado, en casos de fracaso en identificar el origen del sangrado con la primera endoscopia o si existe la duda de que el tratamiento ha sido inadecuado.

En pacientes con HDA secundaria a úlcera péptica, será preciso investigar la presencia de *Helicobacter pylori* en el contexto agudo e iniciar una terapia antibiótica adecuada cuando éste se detecte, pues dicha estrategia ha demostrado ser significativamente más eficaz que la terapia con IBP aislada en la prevención del resangrado.

> **!** Si la prueba fuese negativa en el momento agudo, se debe repetir dentro de las 4 semanas posteriores al episodio de hemorragia aguda, debido al alto índice de falsos negativos en este contexto.

Tras la terapia, se debe documentar si ésta ha sido exitosa o no mediante las pruebas oportunas debido al mayor riesgo de recurrencia de sangrado en los casos de infección persistente por *H. pylori*. Una vez completada y documentada la eficacia de la terapia erradicadora, no es preciso continuar con IBP de mantenimiento salvo que el paciente lo requiera por estar en tratamiento crónico con AINE o antiagregantes. Recientemente, también se está comenzando a recomendar mantener el tratamiento con IBP en aquellos pacientes en tratamiento anticoagulante.

En paciente con HDA secundaria al uso de AINE, la necesidad de continuar con este tratamiento debe ser reevaluada y debe retirarse siempre que sea posible. Si el paciente precisa continuar con terapia antiinflamatoria, se prefiere el uso de un inhibidor selectivo de la ciclooxigenasa 2 (COX-2) asociado a IBP. El tratamiento con un AINE tradicional más IBP y la monoterapia con un inhibidor selectivo COX-2 reducen el riesgo de sangrado; sin embargo, la combinación de inhibidor de COX-2 con IBP es la que ha demostrado una mayor disminución del riesgo. Pero se debe tener en cuenta que los inhibidores de la COX-2 se asocian a un incremento de riesgo de episodios cardiovasculares.

En pacientes con úlcera idiopática, se recomienda terapia a largo plazo con IBP, pues de lo contrario el riesgo de recurrencia es alto.

Tratamiento no endoscópico

El tratamiento no endoscópico es el siguiente:

- Radiología intervencionista. En los pacientes en los que fracasa el tratamiento endoscópico, la embolización arterial por vía percutánea realizada por personal experto es segura y eficaz para controlar la hemorragia. Los resultados clínicos son comparables a los obtenidos con el tratamiento quirúrgico y con menor tasa de complicaciones, a pesar de que los pacientes sometidos a embolización son de edad más avanzada, y presentan mayor prevalencia y gravedad de enfermedades asociadas. Gracias a los avances técnicos (*microcoils* y microcatéteres), es posible realizar una embolización muy selectiva y focalizada, y como resultado las complicaciones de la embolización son poco frecuentes, con una tasa inferior al 7 %.
- Cirugía. En la actualidad, la cirugía en el tratamiento de la hemorragia digestiva ha quedado relegada. El tipo de procedimiento quirúrgico a realizar deberá individualizarse en función de la gravedad de la hemorragia, estabilidad hemodinámica, estado físico del paciente y experiencia y preferencia del cirujano. Para úlceras pequeñas, la sutura o la resección local pueden ser adecuadas. En caso de úlceras de gran tamaño, a menudo se requiere la realización de gastrectomía para asegurar la hemostasia. Con los avances en la endoscopia terapéutica, los pacientes en los que ésta fracasa suelen ser candidatos quirúrgicos deficientes con múltiples comorbilidades, y es por ello que el enfoque de la cirugía de rescate se inclina hacia la cirugía mínimamente invasiva en estos pacientes frágiles.

> En nuestro medio y tras el fracaso de la endoscopia, se debe utilizar la arteriografía como técnica de elección.

TRATAMIENTO DE LA HEMORRAGIA DIGESTIVA ALTA POR HIPERTENSIÓN PORTAL

Hemorragia digestiva alta por varices esofágicas

La endoscopia es la piedra angular en el tratamiento, pues permite confirmar el diagnóstico y realizar el tratamiento en la misma sesión. Deberá realizarse en las primeras 12 horas desde la presentación del cuadro.

 El diagnóstico de sangrado por varices esofágicas (VE) se considera certero si se observa sangrado activo procedente de una variz o cuando existen signos de sangrado reciente sobre ésta. En los casos en los que las VE son la única lesión hallada y se objetiva sangre en el estómago o la endoscopia se realiza después de las 24 horas, se debe sospechar que el origen del sangrado es varicoso.

Se dispone de dos modalidades terapéuticas: ligadura con bandas elásticas (LBE) y escleroterapia. La escleroterapia consiste en la inyección intravaricial de un agente esclerosante y es técnicamente más fácil, pero se relaciona con gran variedad de efectos adversos locales y sistémicos (fiebre, dolor/molestia retroesternal, disfagia, hemorragia inducida por inyección, ulceración esofágica con hemorragia tardía, estenosis esofágica, perforación esofágica, mediastinitis, derrame pleural, fístula broncoesofágica, síndrome de distrés respiratorio agudo e infección). La LBE consiste en colocar bandas elásticas sobre la variz con el objetivo de conseguir la oclusión y trombosis de ésta. Por lo general, se aplican de 5 a 10 bandas en las varices, comenzando por el punto de sangrado activo o reciente, si se identifica. A continuación, se tratan las varices restantes, comenzando desde la unión gastroesofágica y continuando, en forma de espiral, en sentido ascendente. Las complicaciones comunes incluyen disfagia y dolor torácico transitorios (las complicaciones graves como el sangrado de escara posligadura o por rotura de variz son raras). El tratamiento de elección es la LBE (durante la EDA inicial diagnóstica); es más efectiva que la escleroterapia en el control del sangrado, con menos efectos adversos y mejoría en la supervivencia. La combinación de la terapia endoscópica junto con la medicación vasoactiva es más eficaz que el uso aislado de cualquiera de las dos opciones. Por estos motivos, la escleroterapia por inyección ha sido reemplazada en gran medida por la LBE, pero podría ser una opción en casos en los que la ligadura no sea posible. Los aerosoles/polvos hemostáticos también pueden considerarse un puente hacia la terapia definitiva cuando el tratamiento endoscópico estándar no es efectivo o no está disponible quien sepa realizarlo.

El paciente debería comenzar con dieta líquida en las primeras 12 horas.

Una vez realizada la EDA, se recomienda la colocación de un TIPS (*transjugular intrahepatic porto-systemic shunt*) precoz en pacientes de alto riesgo de resangrado. Distintos estudios han demostrado que, en comparación con la terapia estándar, la colocación de un TIPS precoz (primeras 72 horas) se asocia a una menor tasa de resangrado y mortalidad en pacientes de riesgo (Child-Pugh C ≤13, Child-Pugh B >7 con hemorragia activa en el momento de la endoscopia, a pesar de los fármacos vasoactivos, gradiente de presión venosa hepática > 20 mmHg). No se ha demostrado en estos casos un incremento de la probabilidad de encefalopatía hepática, y la incidencia de efectos adversos graves no muestra diferencias significativas respecto al grupo de control. En estos pacientes, una vez colocado el TIPS, se puede retirar la medicación vasoactiva.

 Cuando no se realiza un TIPS precoz, los fármacos vasoactivos deben continuarse durante 2-5 días y se debe iniciar tratamiento con betabloqueantes no selectivos una vez se suspendan estos.

En caso de hemorragia masiva e incontrolable, o recidiva hemorrágica grave a pesar del tratamiento combinado farmacológico y endoscópico, será precisa la colocación de un TIPS de rescate como terapia definitiva. Hasta que se pueda colocar éste, será necesaria una terapia puente para controlar la hemorragia. La terapia puente estándar consistía en el taponamiento con un balón (balón de Sengstaken-Blakemore), el cual no podía permanecer colocado más de 24 horas.

En los últimos años, se ha extendido el uso de *stent* metálico totalmente recubierto y autoexpandible como terapia puente (se puede colocar a ciegas o con guía). Su uso no ha demostrado diferencias en la supervivencia comparado con el balón; sin embargo, el control de la hemorragia es significativamente mayor, y los efectos secundarios, significativamente menores. Además, estos pueden permanecer hasta 7 días en el esófago, lo que permite más tiempo para planear una terapia definitiva. Por este motivo, se prefiere el uso de *stents* metálicos autoexpandibles (cuando estén disponibles) al taponamiento con balón como puente al tratamiento definitivo.

 En caso de recidiva hemorrágica leve, se puede realizar un segundo intento endoscópico junto con optimización de la dosis de fármacos vasoactivos.

Los pacientes que se recuperan de un primer episodio de HDA por VE tienen un alto riesgo de resangrado (60 % en el primer año), con una mortalidad de hasta el 33 %. Por lo tanto, se debe realizar profilaxis secundaria de nuevas hemorragias y debe iniciarse antes de que los pacientes sean dados de alta del hospital. Los pacientes con colocación de TIPS en el episodio agudo no requieren terapia específica, pero deben derivarse para evaluación de trasplante. El tratamiento de primera línea para todos los demás pacientes (la mayoría) es la combinación de betabloqueantes (propranolol o carvedilol) no selectivos junto con LBE (se deberá repetir el tratamiento endoscópico hasta conseguir la erradicación de las VE; no se ha definido el intervalo óptimo entre LBE, el cual varía entre 2 y 8 semanas). En caso de fracaso en la terapia de primera línea, es de elección la colocación de un TIPS.

Hemorragia digestiva alta por varices gástricas

Las varices gástricas (VG) están presentes en alrededor del 20 % de los pacientes con cirrosis. La evidencia que respalda las recomendaciones para el manejo de las VG es mucho menos sólida que la de las VE.

La clasificación de Sarin es la más utilizada para la estratificación de riesgo y el tratamiento de las VG. Las varices gastroesofágicas tipo 1 (VGE1) son VE que se extienden bajo el cardias hacia la curvatura menor y son las más frecuentes (75 % del total). Las varices gastroesofágicas tipo 2 (VGE2) son aquellas que se extienden hacia el fundus. Las VG aisladas tipo 1 (VGA1) se localizan en el fundus.

> ❗ Las VGE2 y las VGA1 se conocen comúnmente como *varices cardiofúndicas*.

Las VG aisladas tipo 2 (VGA2) son aquellas que se localizan en otras partes del estómago distintas a las anteriores, pero son extremadamente infrecuentes en pacientes con cirrosis. Los principales factores asociados con un mayor riesgo de hemorragia son la localización (VGA1 > VGE2 > VGE1), gran tamaño, presencia de manchas rojas y gravedad de la disfunción hepática.

Las VGE1 se manejan de igual modo que las VE, aunque también se puede considerar la inyección de cianocrilato.

Las varices cardiofúndicas sangran menos frecuentemente; sin embargo, la hemorragia suele ser más grave, más difícil de controlar y muestra un mayor riesgo de recurrencia y mortalidad comparada con las VE. La inyección de cianocrilato es el tratamiento endoscópico de elección (se ha relacionado con efectos sistémicos graves como la embolización sistémica y la bacteriemia). En centros con experiencia, se puede contemplar la hemostasia primaria guiada por ecoendoscopia mediante la inyección de *coils* y cianoacrilato, dentro del vaso responsable del sangrado.

Para aquellos pacientes con sangrado persistente o recidivante, se recomienda el uso de TIPS u obliteración retrógrada transvenosa con balón (*balloon-occluded retrograde transvenous obliteration*, BRTO) como tratamiento de rescate.

La BRTO es una técnica endovascular para el tratamiento de VG asociadas a *shunt* gastrorrenal que implica la canulación retrógrada de la vena renal izquierda, seguida de oclusión con balón e infusión lenta de un esclerosante para obliterar el *shunt* portosistémico. Frente al TIPS, ofrece las ventajas de ser menos invasivo y que se puede realizar en pacientes con reserva hepática deficiente y encefalopatía, y puede incluso mejorar ambas (pues no desvía el flujo sanguíneo portal del hígado). La BRTO y TIPS tienen tasas de éxito técnico y de eventos adversos similares. El TIPS se asocia con tasas más altas de encefalopatía hepática, y la BRTO, con agravamiento a largo plazo de las varices esofágicas. La selección de pacientes para uno u otro tratamiento se debe hacer de forma cuidadosa, atendiendo a su situación basal.

En pacientes que se han recuperado de una hemorragia por VGE1, la combinación de betabloqueantes no selectivos y terapia endoscópica (LBE o cianoacrilato) es la terapia de primera línea para prevenir el sangrado.

En pacientes que se han recuperado de una hemorragia por VGE2 o VGA1, para la profilaxis secundaria se recomienda un enfoque individualizado, teniendo en cuenta las características del paciente y la experiencia local, debido a la ausencia de evidencia sólida que respalde un tratamiento en concreto. Las opciones disponibles son la inyección de cianoacrilato, asociada o no a betabloqueantes no selectivos, el tratamiento guiado por ecoendoscopia mediante la inyección de *coils* y cianoacrilato, TIPS y BRTO.

 PUNTOS CLAVE

- En pacientes con HDA, es fundamental valorar y corregir el estado hemodinámico mediante la colocación de dos vías de grueso calibre e infusión de soluciones cristaloides.
- La decisión de transfusión de concentrados de hematíes debe ser individualizada y siguiendo una política restrictiva.
- En todos aquellos pacientes con sospecha de HDA, se debe iniciar tratamiento empírico con IBP intravenosos a altas dosis. En caso de sospecha de origen varicoso, se iniciará tratamiento con fármacos vasoactivos.
- La EDA es el método diagnóstico y terapéutico de elección. Se realizará en las primeras 24 horas una vez conseguida la estabilidad hemodinámica. Será preciso realizarla en las primeras 12 horas en pacientes con sospecha de sangrado varicoso.
- En los pacientes con úlcera péptica, la decisión de realizar o no tratamiento endoscópico depende de la clasificación de Forrest. Los pacientes con Forrest Ia-IIb requieren de tratamiento endoscópico. Nunca se debe usar la adrenalina en monoterapia.

- En caso de lesión de Dieulafoy, se requiere hemostasia endoscópica mediante terapia térmica, mecánica o combinación de éstas con inyección de adrenalina. Se suelen emplear los clips y la ligadura con bandas.
- El tratamiento de elección para la ectasia vascular es el APC, y el de las varices esofágicas, la LBE. La primera línea de tratamiento para la profilaxis secundaria del sangrado es la combinación de betabloqueantes no selectivos y LBE.
- En los pacientes con sangrado refractario por varices esofágicas, la colocación de un *stent* metálico recubierto constituye el tratamiento puente recomendado antes de una terapia definitiva (TIPS).
- El tratamiento de las varices esofagogástricas tipo 1 es el mismo que el de las varices esofágicas.
- El tratamiento de primera línea para las varices fúndicas (esofagogástricas tipo 2 y gástricas aisladas tipo 1) es la inyección con cianocrilato. Para la profilaxis secundaria del sangrado se recomienda individualizar el tratamiento.

BIBLIOGRAFÍA

Abraham N. Management of antiplatelet agents and anticoagulants in patients with gastrointestinal bleeding. Gastrointest Endoscopy Clin N Am. 2015; 25: 449-62.

Acosta RD, Abraham NS, Chandrasekhara V, Chathadi KV, Early DS, Eloubeidi MA et al. The management of antithrombotic agents for patients undergoing endoscopy. Gastrointest Endosc. 2016;83:3-16.

Anglin R, Yuan Y, Moayyedi P, Tse F, Armstrong D, Leontiadis GI. Risk of upper gastrointestinal bleeding with selective serotonin reuptake inhibitors with or without concurrent nonsteroidal anti-inflammatory use: a systematic review and meta-analysis. Am J Gastroenterol. 2014;109(6):811-9.

Arena M, Masci E, Henry Eusebi L, Iabichino G, Mangiavillano B, Viaggi P et al. Hemospray for treatment of acute bleeding due to upper gastrointestinal tumours. Dig Liver Dis. 2017;49:514-7.

Asge Technology Committee, Conway JD, Adler DG, Diehl DL, Farraye FA, Kantsevoy SV et al. Endoscopic hemostatic devices. Gastrointest Endosc. 2009;69:987-96.

Banerjee S, Cash BD, Dominitz JA, Baron TH, Anderson MA, Ben-Menachem T et al. The role of endoscopy in the management of patients with peptic ulcer disease. Gastrointest Endosc. 2010;71:663-8.

Bañares R, Albillos A, Rincon D, Alonso S, González M, Ruiz-del-Arbol L et al. Endoscopic treatment versus endoscopic plus pharmacologic treatment for acute variceal bleeding: a meta-analysis. Hepatology. 2002;35:609-15.

Barkun AN, Almadi M, Kuipers EJ, Laine L, Sung J, Tse F, et al. Management of Nonvariceal Upper Gastrointestinal Bleeding: Guideline Recommendations From the International Consensus Group. Ann Intern Med. 2019 Dec 3;171(11):805-22.

Bhat YM, Weilert F, Fredrick RT, Kane SD, Shah JN, Hamerski CM et al. EUS-guided treatment of gastric fundal varices with combined injection of coils and cyanoacrylate glue: a large U.S. experience over 6 years (with video). Gastrointest Endosc. 2016;83:1164-72.

Cappell MS, Friedel D. Initial management of acute upper gastrointestinal bleeding: from initial evaluation up to gastrointestinal endoscopy. Med Clin North Am. 2008;92:491-509.

Cárdenas A, Baiges A, Hernández-Gea V, Garcia-Pagan JG. Endoscopic hemostasis in acute esophageal variceal bleeding. Gastroenterol Clin N Am. 2014;2014:795-806.

Chang MA, Savides TJ. Endoscopic Management of Nonvariceal, Nonulcer Upper Gastrointestinal Bleeding. Gastrointest Endosc Clin N Am. 2018 Jul;28(3):291-306.

Chavez-Tapia NC, Barrientos-Gutierrez T, Tellez-Avila F, Soares-Weiser K, Mendez-Sanchez N, Gluud C et al. Meta-analysis: antibiotic prophylaxis for cirrhotic patients with upper gastrointestinal bleeding? An updated Cochrane Review. Aliment Pharmacol Ther. 2011;34:509-18.

Chiu PW, Joeng HK, Choi CL, Tsoi KK, Kwong KH, Lam SH et al. High-dose omeprazole infusion compared with scheduled second-look endoscopy for prevention of peptic ulcer rebleeding: a randomized controlled trial. Endoscopy. 2016;48:717-22.

Chiu PW, Lau JY. What if endoscopic hemostasis fails?: Alternative treatment strategies: surgery. Gastroenterol Clin N Am. 2014;43:753-63.

Chiu PW, Ng EK, Wong SK, Teoh AY, Cheung FK, Yung MY et al. Surgical salvage of bleeding peptic ulcers after failed therapeutic endoscopy. Dig Surg. 2009;26:243-8.

Chiu PW, Sung JJ. High risk ulcer bleeding: when is second-look endoscopy recommended? Clin Gastroenterol Hepatol. 2010;8:651-4.

Cho S, Zanati S, Yong E, Cirocco M, Kandel G, Kortan P et al. Endoscopic cryotherapy for the management of gastric antral vascular ectasia. Gastrointest Endosc. 2008;68:895-902.

Chung SC. Surgery and gastrointestinal bleeding. Gastrointest Endosc Clin N Am. 1997;7:687-701.

De la Peña J, Brullet E, Sanchez-Hernández E, Rivero M, Vergara M, Martin-Lorente JL et al. Variceal ligation plus nadolol compared with ligation for prophylaxis of variceal rebleeding: a multicenter trial. Hepatology. 2005;41:572-8.

Eastwood GL. Is smoking still important in the pathogenesis of peptic ulcer disease? J Clin Gastroenterol. 1997;25:80-6.

Eisen GM, Baron TH, Dominitz JA, Faigel DO, Goldstein JL, Johanson JF et al. Complications of upper GI endoscopy. Gastrointest Endosc. 2002;55:784-93.

Escorsell A, Pavel O, Cardenas A, Morillas R, Llop E, Villanueva C et al. Esophageal balloon tamponade versus esophageal stent in controlling acute refractory variceal bleeding: A multicenter randomized, controlled trial. Hepatol. 2016;63:1957-67.

European Association for the Study of the Liver Disease. EASL Clinical Practice Guidelines for the management of patients with descompensate cirrosis. J Hepatol. 2018;69(2):406-60.

Forrest JA, Finlayson ND, Shearman DJ. Endoscopy in gastrointestinal bleeding. Lancet. 1974; 2: 394-7.

Garcia-Pagán JC, Barrufet M, Cárdenas A, Escorsell A. Management of gastric varices. Clin Gastroenterol Hepatol. 2014;12:919-28.

Garcia-Pagán JC, Caca K, Bureau C, Laleman W, Appenrodt B, Luca A et al. Early TIPS (Transjugular Intrahepatic Porto-systemic Shunt) Cooperative Study Group. Early use of TIPS in patients with cirrhosis and variceal bleeding. N Engl J Med. 2010;362:2370-9.

Garcia-Pagán JC, Di Pascoli M, Caca K, Laleman W, Bureau C, Appenrodt B et al. Use of early-TIPS for high-risk variceal bleeding: results of a post-RCT surveillance study. J Hepatol. 2013;58:45-50.

García-Tsao G, Abraldes Jg, Berzigotti A, Bosch J. Portal hypertensive bleeding in cirrhosis: risk estratification, diagnosis and management: 2016 Practice Guidance by the American Association for the Study of Liver Diseases. Hepatology. 2017;65:310-35.

Gisbert JP, Khorrami S, Carballo F, Calvet X, Gené E, Dominguez-Muñoz JE . H. pylori eradication therapy vs. antisecretory non-eradication therapy (with or without long-term maintenance antisecretory therapy) for the prevention of recurrent bleeding from peptic ulcer. Cochrane Database Syst Rev. 2004;2:CD004062.

Gralnek IM, Camus Duboc M, Garcia-Pagan JC, Fuccio L, Karstensen JG, Hucl T, et al. Endoscopic diagnosis and management of esophagogastric variceal hemorrhage: European Society of Gastrointestinal Endoscopy (ESGE) Guideline. Endoscopy. 2022 Nov;54(11):1094-120.

Gralnek IM, Stanley AJ, Morris AJ, Camus M, Lau J, Lanas A, et al. Endoscopic diagnosis and management of nonvariceal upper gastrointestinal hemorrhage (NVUGIH): European Society of Gastrointestinal Endoscopy (ESGE) Guideline - Update 2021. Endoscopy. 2021 Mar;53(3):300-32.

Haddara S, Jacques J, Lecleire S, Branche J, Leblanc S, Le Baleur Y, et al. A novel hemostatic powder for upper gastrointestinal bleeding: a multicenter study (the "GRAPHE" registry). Endoscopy. 2016;48:1084-95.

Herrington JL, Davidson J. Bleeding gastroduodenal ulcers: choice of operations. World J Surg. 1987;11:304-14.

Holster IL, Tjwa ET, Moelker A, Wils A, Hansen BE, Vermeijden JR et al. Covered transjugular intrahepatic porto-systemic shunt versus endoscopic therapy 1 beta-blocker for prevention of variceal rebleeding. Hepatol. 2016;63:581-9.

Hreinsson JP, Kalaitzakis E, Gudmundsson S, Björnsson ES. Upper gastrointestinal bleeding: incidence, etiology and outcomes in a population-based setting. Scand J Gastroenterol. 2013;48:439-47.

Hwang JH, Fisher DA, Ben-Menachem T, Chandrasekhara V, Chathadi K, Decker GA et al. The role of endoscopy in the management of acute non-variceal upper GI bleeding. Gastrointest Endosc. 2012;75:1132-8.

Hwang JH, Shergil AK, Acosta RD, Chandrasekhara V, Chathadi KV, Decker GA et al. The role of endoscopy in the management of variceal hemorrhage. Gastrointest Endosc. 2014;80:221-7.

Khamaysi I, Gralnek IM. Nonvariceal uUpper Ggastrointestinal bBleeding. Timing of endoscopy and ways to Iimprove endoscopic Vvisualization. Gastrointest Endoscopy Clin N Am. 2015;25:443-8.

Knopp-Sihota JA, Cummings GG, Homik J, Voaklander D. The association between serious upper gastrointestinal bleeding and incident bisphosphonate use: a population-based nested cohort study. BMC Geriatrics. 2013;13:36.

Kumar S, Asrani S, Kamath P. Epidemiology, diagnosis and early patient management of esophagogastric hemorrhage. Gastroenterol Clin N Am. 2014;43:765-82.

Laine L, Barkun AN, Saltzman JR, Martel M, Leontiadis GI. ACG Clinical Guideline: Upper Gastrointestinal and Ulcer Bleeding. Am J Gastroenterol. 2021 May 1;116(5):899-917.

Laine L, Jensen DM. Management of patients with ulcer bleeding. Am J Gastroenterol. 2012;107:345-60.

Laine L, McQuaid KR. Endoscopic therapy for bleeding ulcers: an evidence-based approach based on meta-analyses of randomized controlled trials. Clin Gastroenterol Hepatol. 2009;7:33-47.

Lanas A, Calvet X, Feu F, Ponce J, Gisbert JP. First spanish consensus on peptic ulcer bleeding management. Med Clin (Barc). 2010;135:608-16.

Larssen L, Moger T, Bjørnbeth BA, Lygren I, Kløw NE. Transcatheter arterial embolization in the management of bleeding duodenal ulcers: a 5.5-year retrospective study of treatment and outcome. Scand J Gastroenterol. 2008;43:217-22.

Ljubic N. Endoscopic detachable mini-loop ligation for treatment of gastroduodenal angiodysplasia: case study of 11 patients with long-term follow-up. Gastrointest Endosc. 2004;59:420-3.

Lo GH, Liang HL, Chen WC, Chen MH, Lai KH, Hsu PI et al. A prospective, randomized controlled trial of transjugular intrahepatic portosystemic shunt vs. cyanoacrylate injection in the prevention of gastric variceal rebleeding. Endoscopy. 2007;39:679-85.

Loffroy R, Guiu B, Cercueil JP, Lepage C, Latournerie M, Hillon P et al. Refractory bleeding from gastroduodenal ulcers: arterial embolization in high-operative-risk patients. J Clin Gastroenterol. 2008;42:361-7.

Lu Y, Chen Yi, Barkun A. Endoscopic Management of Acute Peptic Ulcer Bleeding. Gastroenterol Clin N Am. 2014;43:677-705.

Martín Rodríguez D, Vila Santos J, Alvarado Blasco M. Hemorragia Digestiva. En: Aguilar Rodríguez F, Bisbal Pardo O, Gómez Cuervo C, de Lagarde Sebastián M, Maestro de la Calle G, Pérez-Jacoiste Asín MA et al., editores. Manual de diagnóstico y terapéutica médica. Madrid: MSD; 2012. p. 699-722.

McGorisk T, Krishnan K, Keefer L, Komanduri S. Radiofrequency ablation for refractory gastric antral vascular ectasia (with video). Gastrointest Endosc. 2013;78:584-8.

Meltzer AC, Klein JC. Upper Gastrointestinal Bleeding: Patient Presentation, Risk Stratification, and Early Management. Gastroenterol Clin N Am. 2014;43:665-75.

Monteiro S, Gonçalves TC, Magalhães J, Cotter J. Upper gastrointestinal bleeding risk scores: Who, when and why? World Journal of Gastrointestinal Pathophysiology. 2016;7:86-96.

Musumba C, Jorgensen A, Sutton L, Van Eker D, Moorcroft J, Hopkins M et al. The relative contribution of NSAIDs and Helicobacter pylori to the aetiology of endoscopically-diagnosed peptic ulcer disease: observations from a tertiary referral hospital in the UK between 2005 and 2010. Aliment Pharmacol Ther. 2012;36:48-56.

Nagata N, Niikura R, Sekine K, Sakurai T, Shimbo T, Kishida Y et al. Risk of peptic ulcer bleeding associated with Helicobacter pylori infection, nonsteroidal anti-inflammatory drugs, low-dose aspirin, and antihypertensive drugs: a case-control study. J Gastroenterol Hepatol. 2015;30(2):292-8.

Nanavati SM. What if endoscopic hemostasis fails? alternative treatment strategies: interventional radiology. Gastroenterol Clin N Am. 2014;43:739-52.

O'Shea RS, Dasarathy S, McCullough AJ. Alcoholic liver disease. Am J Gastroenterol. 2010;105:14-32.

Odutayo A, Desborough MJ, Trivella M, Stanley AJ, Dorée C, Collins GS et al. Restrictive versus liberal blood trasnfusion for gastrointestinal bleeding: a systematic review and meta-analysis of randomised controlled trials. Lancet Gastroenterol Hepatol. 2017;2:354-60.

Poultsides GA, Kim CJ, Orlando R 3rd, Peros G, Hallisey MJ, Vignati PV. Angiographic embolization for gastroduodenal hemorrhage: safety, efficacy, and predictors of outcome. Arch Surg. 2008;143:457-61.

Rehm J, Taylor B, Mohapatra S, Irving H, Baliunas D, Patra J et al. Alcohol as a risk factor for liver cirrhosis: a systematic review and meta-analysis. Drug Alcohol Rev. 2010;29:437-45.

Ríos CE, Seron P, Gisbert JP, Bonfill Cosp X. Endoscopic injection of cyanoacrylate glue versus other endoscopic procedures for acute bleeding gastric varices in people with portal hypertension. Cochrane Database Syst Rev. 2015;5:CD010180.

Ripoll C, Banares R, Beceiro I, Menchén P, Catalina MV, Echenagusia A et al. Comparison of transcatheter arterial embolization and surgery for treatment of bleeding peptic ulcer after endoscopic treatment failure. J Vasc Interv Radiol. 2004;15:447-50.

Rostom A, Moayyedi P, Hunt R, Canadian Association of Gastroenterology Consensus Group. Canadian consensus guidelines on long-term nonsteroidal anti-inflammatory drug therapy and the need for gastroprotection: benefits versus risks. Aliment Pharmacol Ther. 2009;29:481-96.

Sarin SK, Lahoti D, Saxena SP, Murthy NS, Makwana UK. Prevalence, classification and natural history of gastric varices: a long-term follow-up study in 568 portal hypertension patients. Hepatol. 1992;16:1343-9.

Satapathy SK, Sanyal AJ. Nonendoscopic Management Strategies for Acute Esophagogastric Variceal Bleeding. Gastroenterol Clin N Am. 2014;43:819-33.

Sato T, Yamazaki K, Akaike J. Endoscopic band ligation versus argon plasma coagulation for gastric antral vascular ectasia associated with liver diseases. Dig Endosc. 2012;24:237-42.

Savides TJ, Jensen DM. Gastrointestinal Bleeding. En: Feldman M, Friedman S, Brandt L, editores. Sleisenger and Fordtran's Gastrointestinal and Liver Disease. Pathophisiology/Diagnosis/ Management. Philadelphia: Elsevier; 2010. p. 285-322.

Song LM, Levy MJ. Emerging endoscopic therapies for upper gastrointestinal bleeding. Gastroenterol Clin North Am. 2014;43:721-37.

Sreedharan A, Martin J, Leontiadis GI, Dorward S, Howden CW, Forman D et al. Proton pump inhibitor treatment initiated prior to endoscopic diagnosis in upper gastrointestinal bleeding. Cochrane Database Syst Rev. 2010;7:CD005415.

Theivanayagam S, Lim RG, Cobell WJ, Gowda JT, Matteson ML, Choudhary A et al. Administration of erythromycin before endoscopy in upper gastrointestinal bleeding: a meta-analysis of randomized controlled trials. Saudi J Gastroenterol. 2013;19:205-10.

Villanueva C, Piqueras M, Aracil C, Gómez C, López-Balaguer JM, Gonzalez B et al. A randomized controlled trial comparing ligation and sclerotherapy as emergency endoscopic treatment added to somatostatin in acute variceal bleeding. J Hepatol. 2006;45:560-7.

Weilert F, Binmoeller KF. Endoscopic Management of Gastric Variceal Bleeding. Gastroenterol Clin N Am. 2014;43:807-18.

Wells M, Chande N, Adams P, Beaton M, Levstik M, Boyce E et al. Meta-analysis: vasoactive medications for the management of acute variceal bleeds. Aliment Pharmacol Ther. 2012;35:1267-78.

Wong TC, Wong KT, Chiu PW, Teoh AY, Yu SC, Au KW et al. A comparison of angiographic embolization with surgery after failed endoscopic hemostasis to bleeding peptic ulcers. Gastrointest Endosc. 2011;73:900-8.

Estenosis pilórica y gastroparesia

17

J. M. Mateos Rodríguez y M. Fernández Bermejo

OBJETIVOS

- Conocer las principales causas de estenosis pilórica y gastroparesia.
- Diferenciar entre obstrucción al vaciado gástrico (OVG) y gastroparesia.
- Conocer los síntomas de la OVG.
- Diferenciar las técnicas de diagnóstico utilizadas en OVG y gastroparesia.
- Conocer los tratamientos de la gastroparesia.
- Reconocer las técnicas de tratamiento endoscópico en la OVG por patología benigna.
- Aplicar las técnicas de tratamiento endoscópico en la OVG por patología maligna.
- Conocer las técnicas de tratamiento endoscópico en la gastroparesia.

INTRODUCCIÓN

Los trastornos del vaciamiento gástrico constituyen un grupo heterogéneo de entidades que, al alterar la fisiología de la función motora del estómago, cursan con un retraso del vaciamiento que puede tener su origen en un trastorno motor propiamente dicho o en una estenosis mecánica de la región antropilórica o duodenal.

DEFINICIÓN DE ESTENOSIS PILÓRICA

La estenosis pilórica se puede asimilar al síndrome de obstrucción al vaciado gástrico, que se caracteriza por presentar dolor abdominal epigástrico y vómitos pospandriales debidos a una obstrucción mecánica. Se desconoce la verdadera incidencia de esta patología, aunque se cree que ha disminuido en los últimos años por la menor incidencia de la patología péptica.

Tabla 17-1. Causas de obstrucción al vaciado gástrico
Tumores
Enfermedad ulcerosa péptica
Enfermedad de Crohn
Pancreatitis
Cáusticos
Pólipos gástricos
Tuberculosis
Bezoar
Migración de sonda de gastrostomía
Vólvulo gástrico

ETIOLOGÍA DE LA ESTENOSIS PILÓRICA

Las causas han cambiado en los últimos años debido al descubrimiento del *Helicobacter pylori* y al uso de los inhibidores de la bomba de protones. Hasta finales de la década de 1970, la patología benigna era responsable de la mayoría de los casos, mientras que los tumores eran responsables de sólo el 10-40 % de los casos. En las últimas décadas, del 50 al 80 % de los casos se deben a tumores (Tabla 17-1). Las causas son:

- Tumores.
  El cáncer gástrico permanece como una causa común, llegando a ocasionar el 35 % de las OVG, aunque probablemente esté en descenso este porcentaje.

 El adenocarcinoma de páncreas con extensión al duodeno o estómago es una causa frecuente de OVG, lo cual ocurre en el 15-25 % de los pacientes con esta enfermedad.

Otras causas tumorales menos frecuentes serían linfoma gástrico, neoplasias del duodeno y de la ampolla de Vater, neoplasias de la vesícula y colangiocarcinomas, o el carcinoide gástrico.
- Enfermedad ulcerosa péptica. Como se ha dicho previamente, hace años era la principal causa de OVG. Actualmente, es la complicación menos frecuente de la patología ulcerosa péptica y aparece en aproximadamente el 2 % de los casos. Los lugares principales de afectación en los casos de obstrucción son el canal pilórico y el bulbo duodenal. Puede ocurrir tanto en el momento agudo como con las secuelas crónicas de la patología péptica.

- **Enfermedad de Crohn.** La enfermedad de Crohn gastroduodenal clínicamente significativa es poco frecuente y aparece en menos del 5 % de los pacientes. Cuando aparece, hasta el 60 % de los pacientes tienen enfermedad continua que afecta al antro, al píloro y al duodeno proximal. La obstrucción debida a las estenosis secundarias a la enfermedad de Crohn es la complicación más común de la afectación gastroduodenal.
- **Pancreatitis.** La pancreatitis crónica y, en menor medida, la pancreatitis aguda grave con afectación del duodeno pueden causar obstrucción duodenal. La patogenia de la OVG en la pancreatitis crónica no está claramente establecida. Una de las teorías es que la obstrucción se produce por la presencia de exudados inflamatorios en la superficie pancreática anterior, que lleva a la presencia de inflamación y fibrosis en las estructuras adyacentes, como pueden ser el duodeno, el yeyuno o el colon transverso.
- Los pacientes con pancreatitis aguda grave pueden desarrollar un estrechamiento del duodeno debido a la presencia de edema e inflamación en el páncreas. Sin embargo, la presencia de obstrucción del duodeno es poco frecuente, excepto en los casos con necrosis pancreática (*walled-off pancreatic necrosis,* WOPN) y grandes seudoquistes que pueden aparecer tanto en pancreatitis aguda como crónica.
- **Lesiones cáusticas.** La OVG aparece debido a la fibrosis tras la resolución de la inflamación aguda, más frecuentemente a las 6-12 semanas de la ingesta del cáustico. La lesión esofágica tras la ingesta de cáusticos líquidos, ya sean álcalis o ácidos, es más frecuente que la lesión gastroduodenal.
- **Pólipos gástricos grandes.** El prolapso de un gran pólipo gástrico pediculado a través del píloro puede raramente ocasionar OVG.
- **Tuberculosis gástrica.** La afectación gastroduodenal aparece únicamente en el 0,3-2,3 % de los pacientes con tuberculosis. Clínicamente, puede parecer una enfermedad ulcerosa péptica o incluso un tumor. La OVG es la complicación más frecuente de la tuberculosis gastroduodenal.
- **Bezoar gástrico.** El bezoar es una masa formada por la acumulación gradual de material ingerido, tanto inorgánico como orgánico, más frecuentemente localizada en el lumen gástrico. Aunque la OVG se ha descrito en adultos, la mayoría de los casos se han reportado en niños. La aparición de OVG en adultos puede estar en aumento como complicación de la cirugía bariátrica.
- **Migración de la sonda de gastrostomía endoscópica percutánea.** Es una complicación rara, que aparece como consecuencia de la migración de la sonda hasta el canal pilórico o el bulbo duodenal. Puede aparecer tras la colocación de sondas de gastrostomía sin tope externo o tras la colocación del orificio de la gastrostomía muy cerca del píloro.
- **Vólvulo gástrico.** La aparición de un vólvulo gástrico, definido como una rotación anormal del estómago, es una rara entidad que se diagnostica más frecuentemente en adultos de más de 70 años de edad. Predominan en esta patología dos factores etiológicos: defectos diafragmáticos como la hernia paraesofágica o la hernia diafragmática de origen traumático, y la pobre fijación del estómago debido a la laxitud o ausencia de los ligamentos gastrocólico o gastroesplénico. La rotación puede aparecer en el eje largo del estómago, llamado *organoaxial,* o en el eje perpendicular, llamado *mesenteroaxial.* En los casos en que aparecen de forma aguda, deben ser tratados con cirugía de forma urgente.
- **Otras causas:**
  - La OVG puede aparecer como consecuencia de intervenciones de Whipple con preservación del píloro u otras gastroyeyunostomías.
  - El síndrome de Bouveret se caracteriza por la impactación de una litiasis biliar de gran tamaño en el canal pilórico o en el duodeno. Dicho cuadro aparece con más frecuencia en mujeres mayores, que presentan una fístula colecistoduodenal secundaria a un cuadro de colecistitis.
  - Enfermedades infiltrativas como la gastroenteritis eosinofílica con afectación de la capa muscular, enfermedades granulomatosas crónicas o amiloidosis gastroduodenal.
  - El páncreas anular es una alteración congénita en la que la segunda porción duodenal está rodeada por un anillo de tejido pancreático, que puede ocasionar OVG en adultos.
  - Los hematomas intestinales intramurales se pueden desarrollar de forma espontánea en pacientes anticoagulados o con alteraciones de la coagulación, o se pueden apreciar tras traumatismos.

 En la actualidad, la principal causa de OVG son los tumores del área pancreática y, en segundo lugar, la patología ulcerosa péptica.

MANIFESTACIONES CLÍNICAS DE LA ESTENOSIS PILÓRICA

Los *síntomas* más frecuentes incluyen (Tabla 17-2) náuseas o vómitos, dolor epigástrico, saciedad precoz, distensión abdominal y pérdida de peso. Los síntomas varían lógicamente dependiendo de la causa que provoque la obstrucción. En una serie en la que la mayoría de los pacientes tenían un origen tumoral, los síntomas más frecuentes fueron dolor epigástrico, vómitos y pérdida de peso. Sin embargo, en otra serie con patología benigna, los principales síntomas fueron la saciedad precoz y la hinchazón abdominal.

El ritmo de aparición de los síntomas varía según la etiología de la obstrucción. Así, el cuadro aparece de forma repentina en los casos de impactación de litiasis biliar, prolapso de un pólipo gástrico, migración de una sonda de gastrostomía y en el vólvulo gástrico. Las causas tumorales suelen tener un

Tabla 17-2. Síntomas de la obstrucción al vaciado gástrico

Náuseas o vómitos
Dolor epigástrico
Saciedad precoz
Distensión abdominal
Pérdida de peso
Vólvulo gástrico

cuadro clínico más progresivo. La pérdida de peso aparece en las causas tumorales, pero también en la tuberculosis y cuando aparece malnutrición debida a la obstrucción crónica en los casos de patología benigna.

En cuanto a la *exploración física*, se apreciarán datos de pérdida de peso e incluso de depleción de volumen. Se podrá apreciar en la auscultación del abdomen una oleada o sonido de chapoteo (*succussion splash*) al mover bruscamente al paciente de decúbito supino a sentado.

DIAGNÓSTICO DE LA ESTENOSIS PILÓRICA

Con la sintomatología y la exploración física se puede sospechar el diagnóstico, pero se debe confirmar con estudios radiológicos y endoscópicos, realizándose inicialmente los estudios radiológicos.

En cuanto al *diagnóstico diferencial*, la OVG tiene que diferenciarse de la retención gástrica debida a dismotilidad, o también conocida como *gastroparesia*. Además, hay que conseguir conocer el origen del cuadro clínico, que, como se ha visto anteriormente, puede tener muy diferentes causas.

Los *resultados analíticos* pueden ser normales o con alteraciones inespecíficas. Los pacientes con vómitos recurrentes pueden tener hipopotasemia o alcalosis hipoclorémica. Pueden tener anemia los pacientes con lesiones ulcerosas pépticas, tumores o pólipos gástricos grandes. Los niveles de gastrina pueden estar elevados, probablemente debido a liberación de gastrina secundariamente a la distensión. Esto puede llevar a confundir el cuadro analítico con un síndrome de Zollinger-Ellison. Los marcadores tumorales CA 19.9 y CEA pueden estar elevados en los pacientes con adenocarcinoma de páncreas, pero no son específicos de este tipo de tumor. Pueden estar elevados en tumores de otro origen o incluso en enfermedades benignas.

En cuanto a las *técnicas de imagen radiológicas,* en la radiografía simple de abdomen se puede apreciar la distensión aérea gástrica con falta de imágenes aéreas en el intestino delgado. Los estudios de contraste se deben realizar con especial cuidado; debido a la obstrucción, se deben evitar los contrastes baritados o, en caso de utilizarlos, se debe extraer posteriormente el bario, ya que se solidifica y tapiza la mucosa, dificultando posteriores estudios. Por ello, si hay sospecha de este cuadro, se deberían utilizar contrastes hidrosolubles. Con ambos tipos de contraste, hay que vaciar previamente el estómago del líquido retenido, para evitar cuadros de broncoaspiración. En la tomografía computarizada se apreciará la distensión gástrica, con el material retenido en su interior y un nivel hidroaéreo. Puede aportar la información necesaria para conocer el origen de la obstrucción.

La *endoscopia digestiva alta* puede establecer el diagnóstico, identificar la causa y permitir la realización de diferentes técnicas terapéuticas. Se recomienda la aspiración del contenido gástrico por una sonda nasogástrica de gran calibre para extraer la mayor cantidad posible de líquido y minimizar el riesgo de broncoaspiración durante la endoscopia. Los pacientes deben estar en ayunas al menos 4 horas antes de la exploración o hasta que el líquido extraído por la sonda comienza a disminuir. Períodos de ayuno más prolongados no

son necesarios y pueden aumentar la presencia de líquido en el estómago, ya que éste, durante el ayuno, sigue produciendo secreciones abundantes. Los inhibidores de la bomba de protones por vía intravenosa pueden disminuir las secreciones gástricas y reducir la inflamación, independientemente de la causa que origine la obstrucción.

El estómago obstruido está típicamente ocupado por líquido y restos alimenticios sólidos, que se deben intentar aspirar para evitar la broncoaspiración. El paso del endoscopio a través de la estenosis que provoca el cuadro clínico la mayoría de las veces no es posible, y en muchas ocasiones tampoco es necesario. Si se plantea un tratamiento endoscópico, la inyección de contraste hidrosoluble, junto con el uso de fluoroscopia, va a permitir conocer mejor la forma y longitud de la estenosis. Las guías hidrofílicas serán imprescindibles en muchas de las técnicas terapéuticas a realizar. La biopsia endoscópica va a permitir la confirmación o la exclusión de una causa tumoral del cuadro, pero tiene poca sensibilidad diagnóstica, ya que los tumores pueden ser extraluminales. Por ello, en ocasiones hay que repetir las biopsias, o realizarlas con ecoendoscopia o incluso por cirugía. En la tuberculosis gastroduodenal, las biopsias endoscópicas tienen poco rendimiento y a veces es necesario obtener biopsias quirúrgicas.

 La endoscopia digestiva alta permite establecer el diagnóstico de OVG, identificar la causa y la realización de técnicas terapéuticas.

TRATAMIENTO DE LA ESTENOSIS PILÓRICA

Los pacientes en los que se sospeche la obstrucción al vaciado gástrico deben permanecer en ayunas, con una adecuada reposición hidroelectrolítica y con una sonda nasogástrica para conseguir vaciar el estómago de alimento y secreciones. Como se ha dicho antes, los inhibidores de la bomba de protones por vía intravenosa disminuyen la secreción gástrica y mejoran las causas inflamatorias de la obstrucción al vaciado gástrico, por lo que se recomienda su administración en esta situación a todos los pacientes, independientemente de la causa que origine el cuadro. Se debe administrar nutrición parenteral si el tratamiento definitivo no va a realizarse rápidamente.

El tratamiento definitivo de la obstrucción se realizará dependiendo de la causa que provoque el cuadro y podrá ser colocación de prótesis, quimioterapia, dilatación endoscópica con balón o incluso cirugía.

En las obstrucciones de origen benigno, el tratamiento dependerá de la causa subyacente:

• Enfermedad ulcerosa péptica: inicialmente se aplicarán tratamientos conservadores como la inhibición del ácido, la suspensión de los antiinflamatorios no esteroideos e incluso la erradicación de *H. pylori*, que se ha demostrado eficaz en la resolución del cuadro en series de casos. En cuanto al tratamiento médico, se iniciará con aspiración por sonda nasogástrica, inhibidores de la bomba de protones por vía intravenosa y nutrición parenteral. A los 3-7 días, se reevaluará al paciente para ver si este tratamiento ha sido efectivo, mediante ingesta de líquidos o con una prueba de contraste hidrosoluble. Si esto falla, se deberá valorar un tratamiento endoscópico.

 El tratamiento endoscópico inicial en esta situación será la dilatación con balones hidrostáticos de gran diámetro, que se introducen a través del canal de trabajo del endoscopio.

- Se recomienda realizar tanto el tratamiento médico como la dilatación con balón, en conjunto, siempre descartando un origen neoplásico de la OVG mediante la toma de biopsias de las zonas estenóticas. Si se identifica el canal pilórico y se consigue pasar un balón dilatador, se puede realizar la dilatación y continuar el tratamiento médico simultáneamente. La dilatación se puede realizar con balones dilatadores sin guía o con balones dilatadores que se usan sobre guía hidrofílica (Tabla 17-3). Estos balones sobre guía hidrofílica se utilizan cuando la estenosis es más compleja y se controla el paso de la guía con fluoroscopia. El tiempo de dilatación no está claramente establecido, pero habitualmente se mantiene inflado el balón durante 1 minuto. Pueden ser necesarias varias sesiones de dilatación, hasta alcanzar el calibre deseado o al menos 12 mm, con lo que los síntomas suelen mejorar claramente. Las estenosis duodenales largas son las más difíciles de dilatar. Debido al riesgo de perforación, los pacientes deben monitorizarse estrechamente tras dicha técnica, y si la dilatación ha sido especialmente dificultosa, puede ser necesario realizar un estudio con contraste hidrosoluble para descartar la perforación antes de administrar dieta líquida por vía oral.
- La colocación de prótesis metálicas autoexpandibles cubiertas temporales se ha reportado en casos aislados o en pequeñas series, en pacientes que no respondieron al tratamiento con dilatadores y rechazaron el tratamiento quirúrgico. Las prótesis metálicas autoexpandibles cubiertas se retiraron habitualmente tras 6-8 semanas.
- Se han publicado casos aislados de estenosis muy cortas tratadas con prótesis de aposición luminal (PAL), con su retirada posterior con buena respuesta.
- El tratamiento quirúrgico está indicado si la obstrucción no puede ser dilatada con seguridad o si persiste tras tratamiento médico y endoscópico correcto.
- Pancreatitis crónica: la OVG debida a esta causa normalmente requiere cirugía, aunque hay escasos datos con tratamientos más conservadores.
- Seudoquiste pancreático: hay diferentes tratamientos de la OVG ocasionada por esta alteración, como pueden ser drenaje percutáneo guiado por tomografía axial computarizada, drenaje endoscópico transpapilar, quistogastrostomía o duodenostomía por ecoendoscopia y drenaje quirúrgico interno, pero no hay ensayos controlados que comparen estos diferentes abordajes.
- Enfermedad de Crohn: se pueden realizar tratamientos médicos, endoscópicos o quirúrgicos, aunque la experiencia con todos ellos es limitada.
- El tratamiento médico incluye la inhibición del ácido y la erradicación de *H. pylori*, así como el uso de corticoides para disminuir la inflamación, pero son frecuentemente poco efectivos debido al componente fibroso presente.

Tabla 17-3. Tipos de dilatadores con balón	
Sin guía	Miden 8 cm de longitud
	Medidas de 6 a 20 mm de diámetro de dilatación
	Uso a través del canal de trabajo del endoscopio
	No permiten el uso de guía hidrofílica
Con guía	Miden 5,5 cm de longitud
	Medidas de 6 a 20 mm de diámetro de dilatación
	Uso a través del canal de trabajo del endoscopio
	Se usan con guía hidrofílica

- La dilatación endoscópica de estenosis relacionadas con la enfermedad de Crohn se puede intentar, pero se suele producir la recurrencia sintomática, por lo que se requieren tratamientos repetidos. En un estudio de nueve pacientes con OVG debida a enfermedad de Crohn, se consiguió la mejoría sintomática tras múltiples dilataciones endoscópicas (hasta 10). Casi todos los pacientes presentaron recurrencia de los síntomas durante el seguimiento de 8 años; sin embargo, nuevas dilataciones fueron efectivas en todos los pacientes. Otro estudio demostró que las estenosis cortas precisan menor número de dilataciones. Hasta el 40 % de los pacientes con enfermedad de Crohn gastroduodenal requerirán tratamiento quirúrgico, habitualmente debido a OVG.
- Ingestión de cáusticos: el tratamiento tradicional para la OVG relacionada con la ingestión de cáusticos ha sido la cirugía. La experiencia con dilatación endoscópica con balón en esta etiología es escasa. Un estudio incluyó a ocho pacientes que se trataron con balón de dilatación de 15 mm. Se requirieron varias sesiones de dilatación para conseguir la mejoría sintomática, aunque todos los pacientes consiguieron evitar la cirugía en un seguimiento de 12 a 30 meses.
- Síndrome de Bouveret: habitualmente se requiere tratamiento quirúrgico para extraer la litiasis impactada, reparar la fístula y realizar la colecistectomía. Se ha comunicado la retirada endoscópica de la litiasis mediante litotricia mecánica o de otro tipo.
- En las obstrucciones de origen neoplásico, el tratamiento dependerá igualmente de la causa subyacente. Las opciones de tratamiento paliativo para el cáncer pancreático localmente avanzado con obstrucción duodenal, así como en los adenocarcinomas gástricos obstructivos, serán el *bypass* quirúrgico mediante gastroyeyunostomía o la colocación de una prótesis endoscópica enteral. Últimamente se están publicando numerosas series de gastroyeyunostomía mediante prótesis de aposición luminal (Fig. 17-1).
- Mutignani ha establecido una clasificación de las estenosis bilioduodenales en tres tipos, teniendo en cuenta la localización anatómica de la estenosis duodenal en relación con la papila: la estenosis de tipo I aparece a nivel del bulbo duodenal o de la primera rodilla duodenal, pero sin afectación del área papilar; la estenosis de tipo II afecta a la segunda porción duodenal y a la papila, y la estenosis de tipo III afecta a la tercera porción del duodeno, distalmente y sin afectación de la papila. Según esta clasificación, las

Figura 17-1. Prótesis de aposición luminal.

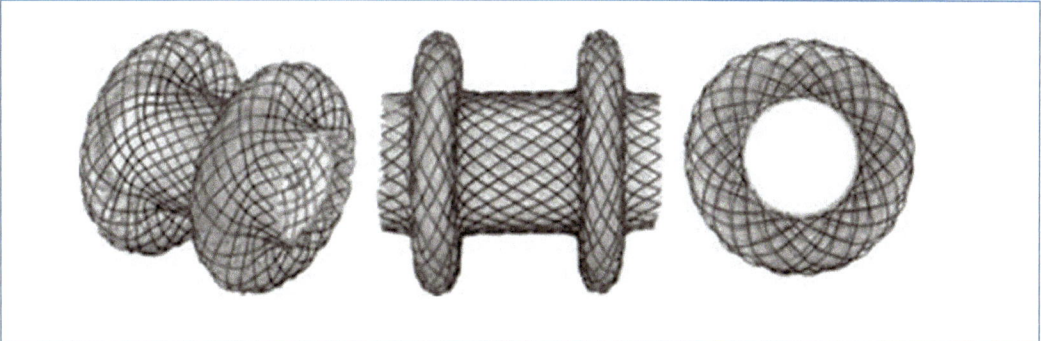

lesiones de tipo II requerirán un tratamiento combinado mediante una prótesis biliar y una duodenal.

- El objetivo de la colocación de prótesis metálicas autoexpandibles (PMA) (**Fig. 17-2**) es la resolución de los síntomas obstructivos para permitir al paciente retomar la nutrición oral, la hidratación y el uso de fármacos para mejorar la calidad de vida. La mejoría de los síntomas se mide por la GOO *score* (escala de OVG), que evalúa la gravedad de los síntomas, definida como saciedad, náuseas y vómitos como consecuencia de la ingesta oral del paciente (**Tabla 17-4**). El éxito técnico y el clínico son del 97 y el 89 %, respectivamente, según una revisión sistemática reciente. Los pacientes en los que se valore la colocación de PMA deberían tener una esperanza de vida inferior a 2-6 meses.
- La presencia de una obstrucción biliar es frecuente en los pacientes con OVG de origen maligno, por lo que se debería colocar inicialmente una PMA en la vía biliar y posteriormente una PMA duodenal, ya que el acceso a la vía biliar tras la colocación de la PMA duodenal será muy dificultoso.
- Las PMA no cubiertas se usan con más frecuencia porque generalmente migran menos y son más flexibles, pero el tumor puede crecer dentro de la PMA y provocar una nueva obstrucción. Además, las PMA no cubiertas permiten el flujo de la bilis en pacientes con previa colocación de PMA biliares. La migración de las PMA cubiertas en las primeras 8 semanas es significativamente mayor en comparación con las no cubiertas (28 frente al 3 %). Cuando una PMA migra distalmente, se puede reposicionar o retirar y, en ocasiones, cuando la recolocación falla, se puede colocar una nueva PMA. La PMA migrada puede provocar obstrucción intestinal que requiera un posterior tratamiento quirúrgico.

- Las PMA se pueden colocar con éxito técnico en más del 90 %, con éxito clínico superior al 80 %. El fallo técnico suele deberse a la imposibilidad de pasar una guía a través de la estenosis. Se han comparado la eficacia y la seguridad entre las PMA cubiertas y no cubiertas en tres metaanálisis. No se han encontrado diferencias en el éxito técnico y clínico ni en las complicaciones. El crecimiento tumoral intraprotésico se ha reportado en el 17,2 % de los pacientes tratados con PMA no cubiertas y en el 6,9 % de los tratados con PMA cubiertas. El manejo de esta complicación consiste en la colocación de una nueva prótesis por dentro de la anterior (técnica *stent-in-stent*), que tiene excelentes resultados técnicos y clínicos.
- Se han realizado varios estudios prospectivos aleatorizados comparando las PMA frente a la cirugía en la OVG de origen maligno. Los estudios muestran resultados similares en cuanto al éxito técnico y la mortalidad, con estancias hospitalarias más largas en el grupo de tratamiento quirúrgico y más reintervenciones en el grupo de las PMA. La colocación de PMA se asocia a una más rápida mejoría sintomática. También se han realizado estudios en cuanto al coste de los dos abordajes, y todos coinciden en que el abordaje endoscópico es más coste-efectivo.
- La gastroyeyunostomía con PAL guiada por ecoendoscopia (USE-GY) es una técnica de reciente implantación que permite el tratamiento paliativo en pacientes con OVG de origen maligno. Se crea un *bypass* por medio de la inserción de una PAL desde el estómago hasta el intestino delgado distal a la obstrucción, todo ello con control fluoroscópico y ecoendoscópico.
- Se puede colocar de tres formas diferentes (**Fig. 17-3**):

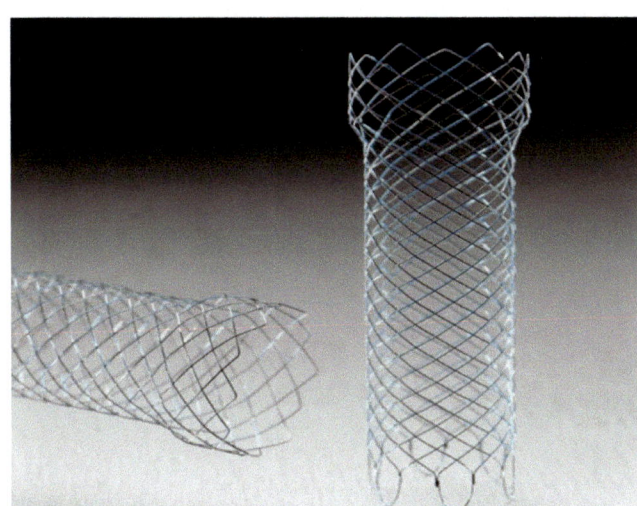

Figura 17-2. Prótesis gastroduodenal.

Tabla 17-4. GOO *score* (escala de OVG)	
Nivel de ingesta oral	**Puntuación**
Sin ingesta oral	0
Sólo líquidos	1
Dieta blanda	2
Dieta normal o baja en residuos	3

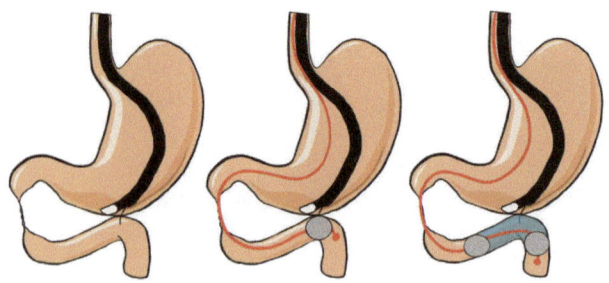

Figura 17-3. Gastroyeyunostomías por ecoendoscopia.

- Técnica directa, en la que se identifica un asa intestinal mediante ecoendoscopia y se punciona con una aguja de 19 o 22 G, confirmando mediante la inyección de contraste. En la actualidad, se utiliza la técnica manos libres, en la que se punciona directamente con el catéter liberador de la PAL que tiene cauterio en la punta.
- Técnica asistida por balón, en la que se usa un balón de dilatación, un sobretubo con balón, un drenaje nasobiliar o un endoscopio ultrafino. El área de estenosis se sobrepasa con el endoscopio ultrafino o con una guía con control fluoroscópico. Tras ello, se introduce un balón dilatador o un drenaje nasobiliar a través de la guía y se infla el balón con contraste para localizar el asa intestinal. El balón inflado o el asa dilatada con el líquido introducido a través del drenaje nasobiliar se localizan por ecoendoscopia y se realiza una punción del balón desde el estómago, con lo que ya queda establecida la gastroyeyunostomía.
- Técnica asistida por doble balón. Una sonda con doble balón especialmente diseñada se pasa hasta el yeyuno sobre una guía previamente colocada. Se inflan los dos balones y la luz intestinal entre los dos balones se rellena de contraste o suero salino para localizarlo mediante la ecoendoscopia. Tras ello, se punciona esa zona y se libera la PAL.
- La USE-GY se puede utilizar tanto en patología benigna como en patología maligna. Tres recientes series de casos han demostrado una alta tasa de éxito técnico (90-92 %) y clínico (85-92 %), con una variable tasa de efectos adversos (0-11,5 %). La USE-GY se asocia con menos efectos adversos (12 frente a 41 %) y con similar éxito técnico (88 frente a 100 %) en comparación con gastroyeyunostomía laparoscópica. Cuatro estudios comparativos entre USE-GY y colocación de PMA encontraron porcentajes similares de éxito técnico y clínico, estancia hospitalaria posprocedimiento, y porcentaje y gravedad de efectos adversos, aunque la USE-GY mostró menores recurrencias de OVG y de necesidad de reintervención. Por tanto, esta técnica es muy prometedora, aunque se necesitan estudios prospectivos y aleatorizados que permitan demostrar su superioridad en este escenario (Tabla 17-5).

GASTROPARESIA

La gastroparesia es un síndrome caracterizado por un retraso del vaciado gástrico en ausencia de una obstrucción mecánica. La función motora gastrointestinal normal requiere la coordinación de los sistemas nerviosos simpático y parasimpático, las neuronas y las células marcapasos (células intersticiales de Cajal) del estómago y el intestino, y las células del músculo liso del intestino. Las alteraciones de este proceso pueden conducir a un retraso en el vaciamiento gástrico.

ETIOLOGÍA DE LA GASTROPARESIA

Las causas más frecuentes de gastroparesia son (Tabla 17-6):

- Diabetes mellitus (DM). Los pacientes con DM tienen anormalidades en varios niveles en el proceso del vaciamiento gástrico por la disfunción autonómica asociada a la neuropatía, incluyendo alteraciones en la acomodación y contracción gástrica proximal posprandial y frecuencia reducida de contracciones antrales. Los síntomas de vaciamiento gástrico tardío son más pronunciados en pacientes con DM tipo 1 en comparación con pacientes con DM tipo 2, aunque la prevalencia de pacientes sintomáticos es mucho menor (1-18 %), en torno al 10 %. Las complicaciones gastrointestinales de la diabetes generalmente ocurren en pacientes con más de 5 años de evolución de su patología metabólica. La hiperglucemia (glucosa en sangre >200 mg/dL) también puede contribuir al retraso en el vaciamiento gástrico. Aunque la hiperglucemia aguda, asociada con diabetes mal controlada, generalmente tiene un efecto reversible sobre el vaciado gástrico, la hiperglucemia crónica se asocia con un mayor riesgo de neuropatía.

Tabla 17-5. Ventajas y desventajas de las diferentes técnicas para solucionar OVG

	USE-GY	PMA	GY quirúrgica
Ventajas	Mínima invasión	Mínima invasión	Resultados duraderos
	Menores complicaciones	Rápida y fácil	
	Rápida reintroducción de dieta	Rápida reintroducción de dieta	
Desventajas	Necesaria experiencia con USE	Recurrencia de síntomas	Anestesia general
			Complicaciones a corto plazo
			Costes elevados

GY quirúrgica: gastroyeyunostomía quirúrgica; OVG: obstrucción al vaciado gástrico; PMA: prótesis metálica autoexpandible; USE-GY: gastroyeyunostomía por ecoendoscopia.

Tabla 17-6. Causas de gastroparesia

Diabetes mellitus	
Medicamentos	Opioides Agonistas alfa-2-adrenérgicos Antidepresivos tricíclicos Bloqueantes de canales de calcio Agonistas de la dopamina Octreotida
Cirugías	Funduplicatura Vagotomía Esclerosis de varices Y de Roux
Enfermedades neurológicas	Enfermedad de Parkinson Esclerosis múltiple Accidente cerebrovascular Tumores del tronco encefálico Neuropatía amiloide
Infecciones virales	
Isquemia mesentérica	
Esclerodermia	
Idiopática	

 La DM es la enfermedad sistémica más frecuentemente asociada a la gastroparesia.

- Medicamentos. Existen múltiples medicamentos que pueden retrasar el vaciamiento gástrico. Estos incluyen opioides (oxicodona, tapentadol), agonistas alfa-2-adrenérgicos (clonidina), antidepresivos tricíclicos, bloqueantes de canales de calcio, agonistas de la dopamina, octreotida, antibióticos, etc.
- Posquirúrgico. La denervación vagal extrínseca o la pérdida del antro reducen la capacidad del estómago para vaciar sólidos no digeribles durante el ayuno. La funduplicatura es uno de los procedimientos quirúrgicos más comunes que conduce a una lesión del nervio vago reversible o permanente. La cirugía gástrica y torácica previa puede provocar dificultad del vaciamiento gástrico por lesión de los nervios vagos. Otras causas de lesión vagal incluyen la escleroterapia de varices y la inyección de toxina botulínica para el tratamiento médico de la acalasia y la ablación por radiofrecuencia para la fibrilación auricular. En la cirugía con anastomosis en Y de Roux se puede producir gastroparesia por las contracciones no coordinadas del resto gástrico o del asa eferente.
- Enfermedad neurológica. Varios trastornos neurológicos comunes están asociados con la dismotilidad del tracto gastrointestinal superior y la gastroparesia resultante por afectación a distintos niveles. El control neural extrínseco se afecta en la esclerosis múltiple, patología cerebrovascular o tumoral del tronco encefálico, la neuropatía diabética o amiloide, o las disautonomías primarias. La enfermedad de Parkinson afecta al plexo mientérico y provoca síntomas digestivos. Los medicamentos utilizados para tratar la enfermedad neurológica también pueden contribuir a la estasis gástrica, como los anticolinérgicos o los dopaminérgicos.
- Otras enfermedades. La dismotilidad gastrointestinal de origen autoinmune es una disautonomía que afecta al

tracto gastrointestinal de origen idiopático o en asociación con neoplasias como el cáncer de pulmón de células pequeñas. Se ha publicado la aparición de estasis gástrica en asociación con infecciones virales previas (virus de Norwalk, rotavirus), aunque los síntomas a menudo mejoran transcurrido 1 año. También se incluyen causas de gastroparesia de origen vascular (isquemia mesentérica) o esclerodermia (por infiltración o degeneración de la capa muscular del estómago). Se estima que hasta en un 36 % de los pacientes con vaciamiento gástrico tardío no se encuentra ninguna anomalía subyacente primaria detectable.

MANIFESTACIONES CLÍNICAS DE LA GASTROPARESIA

Los *síntomas* más frecuentes de los pacientes con gastroparesia son náuseas (93 %), vómitos (68-84 %), dolor abdominal (46-90 %), saciedad temprana (60-86 %), plenitud posprandial, hinchazón y, en casos graves, pérdida de peso. El síntoma predominante puede variar según la etiología subyacente. El vómito puede contener alimentos ingeridos varias horas antes. Aunque el dolor abdominal es un síntoma frecuente en pacientes con gastroparesia, rara vez es el síntoma predominante (18 %). El dolor generalmente se localiza en la parte superior del abdomen, con exacerbaciones después de comer; sin embargo, la gravedad del dolor abdominal no se correlaciona con el retraso en el vaciado gástrico, lo que sugiere que se deben buscar otras causas del dolor abdominal.

En la *exploración física* se pueden encontrar distensión abdominal epigástrica y otros signos del trastorno subyacente que provoca la gastroparesia. En pacientes diabéticos, las complicaciones gastrointestinales a menudo se asocian con otros signos de disfunción autonómica, como la hipotensión ortostática.

DIAGNÓSTICO DE LA GASTROPARESIA

El objetivo de la *evaluación diagnóstica* es excluir una obstrucción mecánica y establecer el diagnóstico de gastroparesia mediante una evaluación de la motilidad gástrica. La anamnesis y la exploración física son primordiales para determinar no sólo las características de los síntomas, sino aquellas enfermedades subyacentes que pueden cursar con gastroparesia. Una analítica general ayuda a identificar enfermedades asociadas y detectar alteraciones nutricionales.

Endoscopia alta

Todos los pacientes con sospecha de vaciamiento gástrico tardío y, en particular, los pacientes con dolor abdominal deben someterse a una endoscopia digestiva alta para excluir causas de obstrucción mecánica o enfermedad mucosa responsable de los síntomas. La presencia de alimentos retenidos tras un período de ayuno durante la noche, aunque apoya un diagnóstico de gastroparesia, no es diagnóstica.

Evaluación de la motilidad gástrica

En pacientes con sospecha de gastroparesia y sin evidencia de obstrucción mecánica en las imágenes o la endoscopia superior, es necesaria una evaluación de la motilidad gástrica para establecer el diagnóstico. La evaluación se realiza por:

- Vaciamiento gástrico por gammagrafía. El estudio del vaciamiento gástrico con radioisótopos es la técnica más rentable, simple y ampliamente disponible para confirmar la presencia de vaciado gástrico tardío de sólidos. Permite documentar la presencia de vaciado gástrico retardado y evaluar la gravedad del vaciado gástrico de sólidos. Cuando se realiza una prueba óptima de vaciado gástrico (comida sólida, suficientes calorías, evaluada durante al menos 3 horas), existe una buena correlación entre el vaciado gástrico tardío y los síntomas. Los medicamentos que afectan al vaciado gástrico deben suspenderse al menos 48 horas antes de las pruebas de diagnóstico. Se administra una comida de prueba estandarizada de 400 kcal (huevo batido marcado con Tc99m en sulfuro coloidal y zumo de fruta marcado con In-111-DTPA), obteniendo imágenes inmediatamente después de la ingestión de comida, y nuevamente 1, 2 y 4 horas después de la ingestión. La composición de la comida puede necesitar ser alterada dependiendo de los síntomas específicos del paciente. El vaciamiento gástrico tardío se define como la retención gástrica de más del 10 % a las 4 horas o más del 60 % a las 2 horas cuando se usa la harina estándar de huevo revuelto bajo en grasa, si bien la gravedad de los síntomas no siempre se correlaciona con la tasa de vaciamiento gástrico. Dado que el perfil de vaciamiento depende de las características de la ingesta (volumen, contenido calórico, composición), cada laboratorio debe establecer sus propios valores normales.
- Alternativas a la gammagrafía para la evaluación del vaciado gástrico son la prueba inalámbrica de la cápsula de la motilidad y la prueba del aliento 13C con octanoato o espirulina incorporados en una comida sólida, que evitan la radiación asociada con la gammagrafía, aunque no están totalmente validadas. Estas técnicas consisten en:
  - Cápsula de motilidad inalámbrica: una cápsula de motilidad inalámbrica puede medir simultáneamente amplitudes de presión fásica, temperatura y pH a medida que atraviesa diferentes segmentos del tracto gastrointestinal. El cambio característico en el pH entre el estómago y el intestino delgado proporciona una indicación del tiempo de vaciamiento gástrico para un sólido.
  - Prueba de aliento con 13C: se han utilizado acetato marcado con 13C, pruebas de aliento con ácido octanoico o espirulina (una fuente de proteína de origen vegetal) para evaluar el vaciado gástrico. Después de la ingestión de la comida de prueba marcada con isótopos estables, se mide la concentración espiratoria de 13-CO$_2$ por espectrometría de masas o espectroscopia infrarroja. La mayoría de los estudios actuales sugieren que la precisión de estas pruebas de aliento en condiciones normales y patológicas es menor que la de la gammagrafía.

Establecimiento de la etiología

Una vez que se establece el diagnóstico de gastroparesia, se debe determinar la etiología subyacente. En pacientes con gastroparesia en los que existe una enfermedad subyacente conocida, no es necesario realizar más investigaciones. En pacientes con gastroparesia y sin enfermedad subyacente conocida, se pueden realizar múltiples exploraciones:

- Estudios de laboratorio. Las pruebas de laboratorio pueden ayudar a identificar enfermedades asociadas con el vaciamiento gástrico tardío, incluyendo pruebas de laboratorio para detectar evidencia de infección viral o proceso autoinmune. En pacientes con diabetes, se obtiene una glucohemoglobina para evaluar su control glucémico.
- Manometría gastroduodenal. La manometría puede ayudar a diferenciar un proceso miopático de un proceso neuropático. Los trastornos miopáticos se asocian típicamente con contracciones de baja amplitud (media <40 mmHg en el antro), mientras que en los trastornos neuropáticos la amplitud de las contracciones suele ser normal, pero la organización de la respuesta contráctil es anormal y persisten los patrones motores en ayunas después de las comidas.
- Otras pruebas. Se han utilizado varias pruebas en pacientes con gastroparesia, como el electrogastrograma cutáneo, la tomografía con emisión de fotones, la ultrasonografía abdominal (2D y 3D) e incluso la resonancia magnética, pero como herramientas de investigación y su papel en la práctica clínica no se ha definido.
- Biopsia gástrica y del intestino delgado de espesor completo. El examen patológico de las biopsias gástricas y del intestino delgado de espesor completo puede proporcionar confirmación de la naturaleza orgánica de la estasis gástrica e información pronóstica. Las anormalidades histológicas en la gastroparesia son heterogéneas e incluyen inflamación mientérica, disminución de la inervación, reducción del número de células intersticiales de Cajal y raramente fibrosis muscular.
- En el *diagnóstico diferencial* de gastroparesia se deben excluir otras causas de náuseas y vómitos crónicos como son:
  - Enfermedad psiquiátrica: depresión, neurosis de ansiedad, trastornos alimentarios clásicos (anorexia nerviosa, bulimia), vómitos psicógenos o un efecto secundario de un medicamento psicotrópico.
  - Síndrome de la rumiación: consiste en una regurgitación diaria y sin esfuerzo de alimentos no digeridos a los pocos minutos de comenzar o completar la ingestión de una comida. La regurgitación no va precedida de náuseas. A diferencia de los pacientes con gastroparesia, los pacientes con síndrome de rumiación tienen un vaciado gástrico normal.
  - Dispepsia funcional: los síntomas de la gastroparesia se superponen con los de la dispepsia funcional; sin embargo, la saciedad temprana, la plenitud posprandial y el dolor o ardor epigástricos son los síntomas predominantes en pacientes con dispepsia funcional, y, en contraste, las náuseas, los vómitos y la pérdida de

peso son los síntomas predominantes en pacientes con gastroparesia. A diferencia de los pacientes con gastroparesia, el vaciado gástrico es normal en pacientes con dispepsia funcional, pero un tercio de los pacientes con dispepsia funcional tienen un vaciado lento. No está claro si las náuseas y vómitos crónicos inexplicables incluidos como una subcategoría en los criterios de Roma IV es una entidad distinta de la gastroparesia o la dispepsia funcional.

– Síndrome de vómitos cíclicos: episodios recurrentes de náuseas y vómitos intensos que duran de horas a días separados por períodos sin síntomas de duración variable. El vaciamiento gástrico puede ser rápido en algunos pacientes.

 El objetivo de la evaluación diagnóstica es excluir una obstrucción mecánica y establecer el diagnóstico mediante una evaluación de la motilidad gástrica. Todos los pacientes con sospecha de vaciamiento gástrico tardío deben someterse a una endoscopia digestiva alta para excluir causas de OVG.

TRATAMIENTO DE LA GASTROPARESIA

Tratamiento inicial

El tratamiento inicial de la gastroparesia consiste en la modificación de la dieta y la hidratación, así como en la mejora de nutrición y la optimización del control glucémico; y en pacientes con síntomas continuos, terapia farmacológica con procinéticos y antieméticos. Se describe a continuación:

• Modificación de la dieta, hidratación y nutrición. La modificación de la dieta se considera una terapia de primera línea en pacientes con gastroparesia leve, aunque en la práctica clínica se asocia con una mejora modesta en los síntomas. Se recomiendan ingestas frecuentes y poco copiosas, pobres en grasas y sin fibra. La grasa ralentiza el vaciado gástrico y la fibra no digerible requiere una motilidad antral interdigestiva efectiva. Para los pacientes que no pueden tolerar los alimentos sólidos, las comidas deben triturarse, ya que el vaciado gástrico de líquidos a menudo es normal incluso cuando se retrasa el vaciado de sólidos. También se debe aconsejar a los pacientes que eviten las bebidas carbonatadas, ya que pueden agravar la distensión gástrica. El alcohol y el tabaquismo también deben evitarse, ya que pueden disminuir la contractilidad antral y retrasar el vaciado gástrico.

• Los vómitos recurrentes y la ingesta oral reducida pueden provocar hipocalemia, alcalosis metabólica y deshidratación. Los pacientes con gastroparesia también pueden desarrollar deficiencias de micronutrientes y vitaminas. Los pacientes con cirugía gástrica previa son particularmente susceptibles a deficiencias de hierro, vitamina B_{12}, vitaminas liposolubles, tiamina y ácido fólico. Los pacientes con síntomas refractarios pueden requerir suplementos enterales o parenterales.

• Optimización del control glucémico. Se debe recomendar el control glucémico en pacientes con diabetes para mejorar la función motora gástrica y disminuir el riesgo de complicaciones microvasculares, aunque los datos son limitados y contradictorios. Sí se ha demostrado que la hiperglucemia aguda ralentiza el vaciamiento gástrico en pacientes con diabetes mellitus y controles sanos, y disminuye la eficacia de los fármacos procinéticos.

• Tratamiento farmacológico. Los procinéticos aumentan la velocidad de vaciado gástrico y deben administrarse antes de las comidas. El tratamiento farmacológico es necesario en los pacientes que presentan síntomas persistentes a pesar de la modificación de la dieta (Tabla 17-7). Son preferibles formulaciones líquidas. Las opciones son:

– Metoclopramida. Posee una acción antiemética y procinética. Se puede administrar en gotas, comprimido, jarabe o intravenosa a dosis de 10 mg, 30 minutos antes de las comidas y de acostarse, aunque se puede aumentar la dosis a 20 mg si no hay una respuesta adecuada. La metoclopramida también se puede administrar por vía intravenosa, intramuscular o subcutánea. La formulación intravenosa resulta adecuada para pacientes hospitalizados. Su utilización se ve limitada por sus posibles efectos secundarios extrapiramidales, especialmente frecuentes con su uso a largo plazo. Las reacciones distónicas agudas, como el espasmo facial o el trismo, aparecen en el 0,2-6 % de los pacientes, generalmente en las primeras 48 horas de tratamiento. Un tratamiento prolongado con metoclopramida puede acarrear también síntomas parkinsonianos, que habitualmente desaparecen a los 2-3 meses de cesar el tratamiento. La restricción de la dosis diaria de metoclopramida a 40 mg/día y el uso de la presentación líquida tienden a reducir los efectos secundarios centrales.

– Domperidona. La domperidona es una ortopramida con acción antidopaminérgica que presenta un efecto tanto procinético como antiemético, con menos efectos adversos neurológicos, ya que no atraviesa la barrera hematoencefálica. El efecto procinético del fármaco puede ser transitorio, y oscila entre 6 semanas y 1 año. La domperidona se administra en dosis de 10 mg antes de las comidas y antes de acostarse, en cápsulas, comprimidos, suspensión o supositorio infantil. No puede administrarse por vía intravenosa. Se ha demostrado una mejoría clínica tras su administración a largo plazo, aunque la mejoría sintomática no parece estar relacionada con su acción estimulante motora, sino con su efecto antiemético. La eficacia de la domperidona en la gastroparesia diabética es probablemente similar a la de la metoclopramida, con la ventaja de que no atraviesa bien la barrera

Tabla 17-7. Tratamiento médico de la gastroparesia
Metoclopramida
Domperidona
Eritromicina
Cisaprida
Cinitaprida
Levosulpirida

hematoencefálica y produce menos efectos extrapiramidales. Esto la convierte en el fármaco de elección en el tratamiento de la gastroparesia en pacientes con enfermedad de Parkinson u otras afecciones con predisposición a extrapiramidalismos. La domperidona puede aumentar el riesgo de arritmias cardíacas, por lo que se recomienda realizar un electrocardiograma al inicio del estudio y durante el tratamiento.

– Eritromicina. Es un antibiótico macrólido, agonista de la motilina, que induce contracciones propulsivas gástricas de gran amplitud que aumentan el vaciado gástrico y la contractilidad gastroduodenal. Puede utilizarse en el tratamiento de la gastroparesia diabética, idiopática y posvagotomía. Dado que el efecto procinético de la eritromicina es mucho mayor por vía intravenosa que por vía oral, y para evitar crear resistencias a los antibióticos, su uso se suele limitar al ámbito hospitalario. Se administra en dosis de 300-750 mg/día intravenosos, 3-4 veces al día o en perfusión continua. La taquifilaxia a la eritromicina y los posibles efectos secundarios limitan su uso en el tratamiento de la gastroparesia. Los efectos secundarios de la eritromicina son similares a los presentados por la propia gastroparesia (náuseas, vómitos y dolor abdominal), lo que limita su uso en dicho cuadro. La hiperglucemia puede reducir el efecto de la eritromicina. La eritromicina oral no debe administrarse durante más de 4 semanas. La administración crónica de eritromicina oral debe restringirse a los pacientes que no han respondido a otros procinéticos y que continúan demostrando una mejora en los síntomas y la tolerancia de la alimentación oral. La eritromicina intravenosa debe reservarse para exacerbaciones agudas de gastroparesia en las que no se tolera la ingesta oral. Los efectos secundarios de la eritromicina incluyen toxicidad gastrointestinal, ototoxicidad, inducción de cepas bacterianas resistentes, prolongación del intervalo QT y muerte súbita, particularmente cuando se usa en pacientes que toman medicamentos que inhiben el CYP3A4.

– Cisaprida. Es un agonista serotoninérgico 5HT$_4$ que estimula la motilidad antral y duodenal, y acelera el vaciado gástrico de sólidos y líquidos. Aunque la cisaprida se tolera mejor que la metoclopramida, su uso ha sido restringido por su potencial arritmogénico (prolongación el segmento QT) con importantes interacciones farmacológicas con otros medicamentos metabolizados por la isoenzima del citocromo P450-3A4, que producen arritmias cardíacas y muerte. La dosis de cisaprida no debe exceder de 1 mg/kg por día y sólo está indicada en casos graves de gastroparesia o seudoobstrucción intestinal que no han respondido a otras medidas. Su prescripción en España está restringida a un uso compasivo hospitalario.

– Una alternativa oral más segura es la cinitaprida, aunque se dispone de menos experiencia que con la cisaprida y los resultados no son claros. Se administra en dosis de 1 mg, 15 minutos antes de las comidas en comprimido, sobre o solución.

– Levosulpirida. Es un antagonista dopaminérgico y agonista serotoninérgico, con efecto procinético y antiemético, que acelera el vaciamiento gástrico y vesicular. Actúa como procinético a dosis bajas (25 mg antes de las comidas). Sus efectos secundarios incluyen la sedación y la ginecomastia. En dosis procinéticas presenta pocos efectos extrapiramidales, con un perfil de seguridad aceptable.

Tratamiento de síntomas refractarios de la gastroparesia

En pacientes con síntomas refractarios de gastroparesia a pesar de la modificación de la dieta, los procinéticos y los antieméticos, es importante reevaluar el cumplimiento de la modificación de la dieta y la farmacoterapia, y proporcionar apoyo nutricional. Sólo un 2-5 % de los pacientes con gastroparesia podrán considerarse refractarios al tratamiento farmacológico combinado y requerirán múltiples ingresos en el hospital (Tabla 17-8). El tratamiento consiste en:

• Gastrostomía endoscópica. En pacientes con trastornos de motilidad generalizada, la colocación de una sonda de gastrostomía endoscópica percutánea para descomprimir el tracto gastrointestinal superior de forma intermitente puede aliviar los síntomas. Permitiría la alimentación con la colocación de una sonda de yeyunostomía endoscópica percutánea para proporcionar nutrición enteral en pacientes con pérdida involuntaria del 10 % o más del peso corporal habitual. La alimentación enteral siempre es preferible a la parenteral. Los pacientes que reciben alimentación enteral pueden recibir comidas líquidas de pequeño volumen por vía oral durante el día. Se debe seleccionar una fórmula de nutrientes en consulta con un experto en nutrición, y guiada por las necesidades calóricas, grasas, proteicas y de suplementos del paciente individual, y la densidad calórica y la osmolaridad de la fórmula.

• Las sondas de gastrostomía se colocan por vía endoscópica (siempre que sea posible), quirúrgicamente o mediante radiología intervencionista, mientras que las de yeyunostomía se colocan por vía quirúrgica o endoscópica según los centros.

• Cirugía. La cirugía rara vez está indicada en pacientes con gastroparesia. La cirugía debe ser el último recurso en los pacientes con gastroparesia, y utilizarse en casos puntuales en los que haya un estómago de retención grave y de difícil manejo en un paciente con trastornos de nutrición graves que no se solventan con otros tratamientos. Las indicaciones para la cirugía incluyen la colocación de una

Tabla 17-8. Tratamiento de síntomas refractarios de la gastroparesia
Gastrostomía endoscópica percutánea (GEP)
Gastrostomía con yeyunostomía
Gastrectomía subtotal
Estimuladores eléctricos gástricos
Prótesis transpilórica
Piloromiotomía endoscópica (G-POEM)

sonda de gastrostomía o yeyunostomía que no se puede colocar endoscópicamente y completar con gastrectomía subtotal para aliviar las náuseas y vómitos refractarios en pacientes con gastrectomía parcial. La piloroplastia quirúrgica y la gastroyeyunostomía también se han realizado para tratar la gastroparesia refractaria. La experiencia en la literatura médica es muy limitada, parece que el procedimiento más eficaz es la gastrectomía subtotal, aunque la valoración quirúrgica de este tipo de pacientes debe ser individualizada y consensuada con el paciente, sin olvidar que muchos pacientes con trastornos motores gástricos pueden también presentar alteraciones de la motilidad intestinal.

- Estimuladores gástricos eléctricos. La estimulación eléctrica gástrica se puede considerar para el tratamiento compasivo en pacientes con síntomas refractarios, particularmente náuseas y vómitos. Se ha demostrado que la estimulación eléctrica gástrica, de alta frecuencia y con baja energía, mejora el vaciamiento gástrico y los síntomas, incluidos los vómitos, mejorando la calidad de vida, las alteraciones nutricionales y el control de la diabetes en pacientes con gastroparesia diabética, pero no idiopática o posquirúrgica. En Estados Unidos, el neuroestimulador eléctrico gástrico (sistema de terapia Enterra) ha sido aprobado como un dispositivo para la gastroparesia diabética e idiopática. La efectividad en la práctica clínica proviene de un solo centro, con una mejoría sintomática moderada en un 43 % de los pacientes, y la evidencia que respalda los estimuladores gástricos es limitada y de calidad heterogénea según un metaanálisis.

- Prótesis pilórica. La colocación endoscópica de una prótesis transpilórica, que se ancla mediante sutura en el lado gástrico para evitar la alta tasa de migración, se ha evaluado en pacientes con gastroparesia. En un ensayo abierto con 30 pacientes con gastroparesia refractaria que se sometieron a 48 procedimientos de prótesis transpilórica, se obtuvo respuesta clínica en el 75 % (21 de 28 pacientes), con mayor eficacia en aquellos con náuseas o vómitos que en los que padecíandolor.

- G-POEM. La piloromiotomía endoscópica por vía oral (miotomía endoscópica peroral gástrica) consigue mejorar la situación clínica de los pacientes de gastroparesia en más de un 55 % de los casos. El innovador sistema G-POEM consiste en la creación de un túnel en el interior de la pared del estómago a través del espacio submucoso hasta llegar al músculo pilórico. El procedimiento consiste en realizar una miotomía del píloro, en lugar de en el esfínter esofágico inferior (caso de la POEM).

- Incisión de la mucosa. Se realiza una incisión en la mucosa para permitir que el gastroscopio ingrese al espacio submucoso para crear el túnel submucoso. Usando una mezcla de 0,01 % de epinefrina y 0,25 % de índigo carmín en un 0,9 % de solución salina, primero se eleva una ampolla submucosa a un nivel que está 2-3 cm por encima del margen proximal de la miotomía deseada. Se realiza una incisión longitudinal de la mucosa de 1,5-2 cm usando el modo de corte. Luego, se introduce el gastroscopio en el espacio submucoso, después de diseccionar las fibras submucosas en la incisión de la mucosa con el endobisturí.

- Creación de un túnel submucoso. Se crea un túnel submucoso mediante una técnica similar a la disección submucosa endoscópica. Usando el endobisturí, la submucosa se diseca con una técnica sin contacto, usando el modo de coagulación, en un plano que se encuentra casi en la superficie de la *muscularis* propia. Cada vez que el plano de disección no está claro, se realiza una inyección repetida de la misma mezcla de epinefrina, índigo carmín y solución salina para mejorar la demarcación entre la capa submucosa y la *muscularis* propia. El gastroscopio debe estar correctamente orientado a medida que avanza a través del túnel submucoso para preservar la integridad de la capa mucosa.

- Miotomía. La miotomía selectiva de los haces musculares circulares internos se realiza comenzando 2 cm distales a la incisión de la mucosa. Los haces musculares circulares se levantan individualmente hacia el túnel submucoso por la punta afilada del cuchillo y se dividen con una corriente de coagulación.

- Cierre de la incisión de la mucosa. El cierre de la incisión de la mucosa se puede realizar con clips endoscópicos. El clip inicial se coloca en la parte más distal de la incisión para facilitar la aproximación de los bordes de la incisión. Los clips posteriores se colocan en una dirección distal a proximal hasta que la incisión de la mucosa esté completamente cerrada.

En múltiples estudios se ha demostrado que la G-POEM es segura para pacientes con gastroparesia con síntomas refractarios al tratamiento médico, tanto en los pacientes con gastroparesia diabética como en los no diabéticos. Se han realizado varios estudios que sugieren que la técnica G-POEM es segura y eficaz, y tiene un impacto tanto en los síntomas como en el vaciamiento gástrico. Aunque la evidencia actual sugiere eficacia, se necesitan ensayos clínicos más grandes y de alta calidad para establecer la eficacia de la G-POEM en pacientes con gastroparesia.

Cabe destacar que, recientemente, un ensayo clínico aleatorizado ha comparado la eficacia de la G-POEM frente a la inyección pilórica de toxina botulínica en pacientes con gastroparesia refractaria. En estudios previos, la eficacia de esta inyección no había demostrado resultados mejores que los obtenidos con placebo. Al comparar la G-POEM con la inyección pilórica de toxina botulínica no se demostraron diferencias estadísticamente significativas entre ambos tratamientos, ni en la respuesta clínica ni en la mejoría del vaciamiento gástrico.

> ❗ Los resultados de distintos estudios con la G-POEM para la gastroparesia demuestran que es un procedimiento seguro, factible y eficaz en el tratamiento de la gastroparesia refractaria grave. La respuesta clínica se observó en más de un 55 % de los casos.

PUNTOS CLAVE

- La dilatación endoscópica con balón es el tratamiento de elección en estenosis benignas.
- La colocación de PMA se recomienda para el tratamiento de la obstrucción gastroduodenal de origen maligno en pacientes con corta esperanza de vida, de acuerdo con su eficacia, seguridad y costes.
- Para pacientes con mayor esperanza de vida, la gastro-yeyunostomía quirúrgica tendrá mejores resultados. La USE-GY es una técnica prometedora, pero se necesitan más estudios y actualmente sólo se realiza en centros de tercer nivel por endoscopistas muy expertos.
- El tratamiento inicial de la gastroparesia consiste en la modificación de la dieta y la hidratación, así como en la mejora de la nutrición y la optimización del control glucémico; y en pacientes con síntomas continuos, terapia farmacológica con procinéticos y antieméticos.
- Los resultados con la G-POEM parecen muy prometedores en el tratamiento de la gastroparesia refractaria grave.

BIBLIOGRAFÍA

Abell TL, Camilleri M, Donohoe K, Hasler WL, Lin HC, Maurer AH, et al. Consensus recommendations for gastric emptying scintigraphy: a joint report of the American Neurogastroenterology and Motility Society and the Society of Nuclear Medicine. Am J Gastroenterol. 2008; 103: 753-63.

Agrawal NM, Gyr N, McDowell W, Font RG. Intestinal obstruction due to acute pancreatitis. Case report and review of literature. Am J Dig Dis. 1974; 19: 179-85.

Amarapurkar DN, Patel ND, Amarapurkar AD. Primary gastric tuberculosis--report of 5 cases. BMC Gastroenterol. 2003; 3: 6.

Arain J, Al-Dabbagh A. Gastric outlet obstruction secondary to spontaneous intramural haematoma as a complication of warfarin treatment. J Surg Case Rep. 2012; 2012: 13.

Awan A, Johnston DE, Jamal MM. Gastric outlet obstruction with benign endoscopic biopsy should be further explored for malignancy. Gastrointest Endosc. 1998; 48: 497-500.

Bakken DA, Abramo TJ. Gastric lactobezoar: a rare cause of gastric outlet obstruction. Pediatr Emerg Care. 1997; 13: 264-7.

Benjamin SB, Cattau EL, Glass RL. Balloon dilation of the pylorus: therapy for gastric outlet obstruction. Gastrointest Endosc. 1982; 28: 253-4.

Boylan JJ, Gradzka MI. Long-term results of endoscopic balloon dilatation for gastric outlet obstruction. Dig Dis Sci. 1999; 44: 1883-6.

Bradley EL 3rd, Clements JL Jr. Idiopathic duodenal obstruction: an unappreciated complication of pancreatitis. Ann Surg. 1981; 193: 638-48.

Bytzer P, Talley NJ, Leemon M, Young LJ, Jones MP, Horowitz M. Prevalence of gastrointestinal symptoms associated with diabetes mellitus: a population-based survey of 15,000 adults. Arch Intern Med. 2001; 161: 1989-96.

Camilleri M. Clinical practice. Diabetic gastroparesis. N Engl J Med. 2007; 356: 820-9.

Camilleri M, Parkman HP, Shafi MA, Abell TL, Gerson L; American College of Gastroenterology. Clinical guideline: management of gastroparesis. Am J Gastroenterol. 2013; 108: 18-37.

Canakis A, Irani SS. Endoscopic Treatment of Gastric Outlet Obstruction. Gastrointest Endosc Clin N Am. 2024 Jan;34(1):111-25.

Carter R, Brewer LA 3rd, Hinshaw DB. Acute gastric volvulus. A study of 25 cases. Am J Surg. 1980; 140: 99-106.

Chang J, Rayner CK, Jones KL, Horowitz M. Diabetic gastroparesis and its impact on glycemia. Endocrinol Metab Clin North Am. 2010; 39: 745-62.

Chen YI, Itoi T, Baron TH, Nieto J, Haito-Chavez Y, Grimm IS, et al. EUS-guided gastroenterostomy is comparable to enteral stenting with fewer re-interventions in malignant gastric outlet obstruction. Surg Endosc. 2017 Jul;31(7):2946-52.

Cherian D, Sachdeva P, Fisher RS, Parkman HP. Abdominal pain is a frequent symptom of gastroparesis. Clin Gastroenterol Hepatol. 2010; 8: 676-81.

Cherian PT, Cherian S, Singh P. Long-term follow-up of patients with gastric outlet obstruction related to peptic ulcer disease treated with endoscopic balloon dilatation and drug therapy. Gastrointest Endosc. 2007; 66: 491-7.

Cheung SLH, Teoh AYB. Optimal Management of Gastric Outlet Obstruction in Unresectable Malignancies. Gut Liver. 2022 Mar 15;16(2):190-7.

Chowdhury A, Dhali GK, Banerjee PK. Etiology of gastric outlet obstruction. Am J Gastroenterol. 1996; 91: 1679.

Clancy MJ, Hunter DC. Tube migration causing gastric outlet obstruction: an unusual complication of percutaneous endoscopic gastrostomy. Endoscopy. 2000; 32: S58.

Dacha S, Mekaroonkamol P, Li L, Shahnavaz N, Sakaria S, Keilin S, et al. Outcomes and quality-of-life assessment after gastric per-oral endoscopic pyloromyotomy (with video). Gastrointest Endosc. 2017; 86: 282-9.

Del Nero L, Sheijani AD, De Ceglie A, Bruzzone M, Ceppi M, Filiberti RA, et al. A Meta-Analysis of Endoscopic Stenting Versus Surgical Treatment for Malignant Gastric Outlet Obstruction. World J Surg. 2023 Jun;47(6):1519-29.

Didden P, Spaander MC, De Ridder R, Berk L, Van Tilburg AJ, Leeuwenburgh I. Efficacy and safety of a partially covered stent in malignant gastric outlet obstruction: a prospective Western series. Gastrointest Endosc. 2013; 77: 664-8.

DiSario JA, Fennerty MB, Tietze CC, Hutson WR, Burt RW. Endoscopic balloon dilation for ulcer-induced gastric outlet obstruction. Am J Gastroenterol. 1994; 89: 868-71.

Dormann A, Meisner S, Verin N, Wenk Lang A. Self-expanding metal stents for gastroduodenal malignancies: systematic review of their clinical effectiveness. Endoscopy. 2004; 36: 543-50.

Dormann AJ, Deppe H, Wigginghaus B. Self-expanding metallic stents for continuous dilatation of benign stenoses in gastrointestinal tract - first results of long-term follow-up in interim stent application in pyloric and colonic obstructions. Z Gastroenterol. 2001; 39: 957-60.

Fich A, Neri M, Camilleri M, Kelly KA, Phillips SF. Stasis syndromes following gastric surgery: clinical and motility features of 60 symptomatic patients. J Clin Gastroenterol. 1990; 12: 505-12.

Fiori E, Lamazza A, Volpino P, Burza A, Paparelli C, Cavallaro G, et al. Palliative management of malignant antro-pyloric strictures. Gastroenterostomy vs. endoscopic stenting. A randomized prospective trial. Anticancer Res. 2004; 24: 269-71.

Fitzgibbons TJ, Green G, Silberman H, Eliasoph J, Halls JM, Yellin AE. Management of Crohn's disease involving the duodenum, including duodenal cutaneous fistula. Arch Surg. 1980; 115: 1022-8.

Forstner-Barthell AW, Murr MM, Nitecki S, Camilleri M, Prather CM, Kelly KA, et al. Near-total completion gastrectomy for severe postvagotomy gastric stasis: analysis of early and long-term results in 62 patients. J Gastrointest Surg. 1999: 3: 15-21.

Ge PS, Young JY, Dong W, Thompson CC. EUS-guided gastroenterostomy versus enteral stent placement for palliation of malignant gastric outlet obstruction. Surg Endosc. 2019 Oct;33(10):3404-11.

Gemmel C, Weickert U, Eickhoff A, Schilling D, Riemann JF. Successful treatment of gallstone ileus (Bouveret's syndrome) by using extracorporal shock wave lithotripsy and argon plasma coagulation. Gastrointest Endosc. 2007; 65: 173-5.

Goldstein H, Boyle JD. The saline load test--a bedside evaluation of gastric retention. Gastroenterology. 1965; 49: 375-80.

Gonzalez JM, Mion F, Pioche M, Garbay V, Baumstarck K, Boucekine M, et al. Gastric peroral endoscopic myotomy versus botulinum toxin injection for the treatment of refractory gastroparesis: results of a double-blind randomized controlled study. Endoscopy. 2024 May;56(5):345-52.

Gonzalez JM, Vanbiervliet G, Vitton V, Benezech A, Lestelle V, Grimaud JC et al. First European human gastric peroral endoscopic myotomy, for treatment of refractory gastroparesis. Endoscopy. 2015;47 Suppl 1 UCTN:E135-6.

Hamada T, Hakuta R, Takahara N, Sasaki T, Nakai Y, Isayama H, et al. Covered versus uncovered metal stents for malignant gastric outlet obstruction: Systematic review and meta-analysis. Dig Endosc. 2017; 29: 259-71.

Heckert J, Sankineni A, Hughes WB, Harbison S, Parkman H. Gastric Electric Stimulation for Refractory Gastroparesis: A Prospective Analysis of 151 Patients at a Single Center. Dig Dis Sci. 2016; 61: 168-75.

Hoogerwerf WA, Pasricha PJ, Kalloo AN, Schuster MM. Pain: the overlooked symptom in gastroparesis. Am J Gastroenterol. 1999; 94: 1029-33.

Itoi T, Baron TH, Khashab MA, Tsuchiya T, Irani S, Dhir V, et al. Technical review of endoscopic ultrasonography-guided gastroenterostomy in 2017. Dig Endosc. 2017; 29: 495-502.

Itoi T, Itokawa F, Uraoka T, Gotoda T, Horii J, Goto O, et al. Novel EUS-guided gastrojejunostomy technique using a new double-balloon enteric tube and lumen-apposing metal stent (with videos). Gastrointest Endosc. 2013; 78: 934-9.

Jang JK, Song HY, Kim JH, Song M, Park JH, Kim EY. Tumor overgrowth after expandable metallic stent placement: experience in 583 patients with malignant gastroduodenal obstruction. AJR Am J Roentgenol. 2011; 196: W831-6.

Jeurnink SM, Steyerberg EW, Van Hooft JE, Van Eijck CH, Schwartz MP, Vleggaar FP, et al. Surgical gastrojejunostomy or endoscopic stent placement for the palliation of malignant gastric outlet obstruction (SUSTENT study): a multicenter randomized trial. Gastrointest Endosc. 2010; 71: 490-9.

Johnson CD, Ellis H. Gastric outlet obstruction now predicts malignancy. Br J Surg. 1990; 77: 1023-4.

Johnson CD. Gastric outlet obstruction malignant until proved otherwise. Am J Gastroenterol. 1995; 90: 1740.

Johnsson E, Thune A, Liedman B. Palliation of malignant gastroduodenal obstruction with open surgical bypass or endoscopic stenting: clinical outcome and health economic evaluation. World J Surg. 2004; 28: 812-7.

Jung HK, Choung RS, Locke GR 3rd, Schleck CD, Zinsmeister AR, Szarka LA, et al. The incidence, prevalence, and outcomes of patients with gastroparesis in Olmsted County, Minnesota, from 1996 to 2006. Gastroenterology. 2009; 136: 1225-33.

Kashyap P, Farrugia G. Diabetic gastroparesis: what we have learned and had to unlearn in the past 5 years. Gut. 2010; 59: 1716-26.

Kelly SM, Hunter JO. Endoscopic balloon dilatation of duodenal strictures in Crohn's disease. Postgrad Med J. 1995; 71: 623-4.

Khashab MA, Besharati S, Ngamruengphong S, Kumbhari V, El Zein M, Stein EM, et al. Refractory gastroparesis can be successfully managed with endoscopic transpyloric stent placement and fixation (with video). Gastrointest Endosc. 2015; 82: 1106-9.

Khashab MA, Bukhari M, Baron TH, Nieto J, El Zein M, Chen YI, et al. International multicenter comparative trial of endoscopic ultrasonography-guided gastroenterostomy versus surgical gastrojejunostomy for the treatment of malignant gastric outlet obstruction. Endosc Int Open. 2017; 5: E275-81.

Khashab MA, Kumbhari V, Grimm IS, Ngamruengphong S, Aguila G, El Zein M, et al. EUS-guided gastroenterostomy: the first U.S. clinical experience (with video). Gastrointest Endosc. 2015; 82: 932-8.

Khashab MA, Ngamruengphong S, Carr-Locke D, Bapaye A, Benias PC, Serouya S, et al. Gastric per-oral endoscopic myotomy for refractory gastroparesis: results from the first multicenter study on endoscopic pyloromyotomy (with video). Gastrointest Endosc. 2017 Jan;85(1):123-8.

Khashab MA, Stein E, Clarke JO, Saxena P, Kumbhari V, Chander Roland B, et al. Gastric peroral endoscopic myotomy for refractory gastroparesis: first human endoscopic pyloromyotomy (with video). Gastrointest Endosc. 2013; 78: 764-8.

Khashab MA, Wang AY, Cai Q. AGA Clinical Practice Update on Gastric Peroral Endoscopic Myotomy for Gastroparesis: Commentary. Gastroenterology. 2023 Jun;164(7):1329-35.e1.

Kim CG, Choi IJ, Lee JY, Cho SJ, Park SR, Lee JH, et al. Covered versus uncovered self-expandable metallic stents for palliation of malignant pyloric obstruction in gastric cancer patients: a randomized, prospective study. Gastrointest Endosc. 2010; 72: 25-32.

Kim JH, Song HY, Shin JH, Choi E, Kim TW, Jung HY, et al. Metallic stent placement in the palliative treatment of malignant gastroduodenal obstructions: prospective evaluation of results and factors influencing outcome in 213 patients. Gastrointest Endosc. 2007; 66: 256-64.

Kouanda A, Binmoeller K, Hamerski C, Nett A, Bernabe J, Watson R. Endoscopic ultrasound-guided gastroenterostomy versus open surgical gastrojejunostomy: clinical outcomes and cost effectiveness analysis. Surg Endosc. 2021 Dec;35(12):7058-67.

Krishnamoorthi R, Bomman S, Benias P, Kozarek RA, Peetermans JA, McMullen E, et al. Efficacy and safety of endoscopic duodenal stent versus endoscopic or surgical gastrojejunostomy to treat malignant gastric outlet obstruction: systematic review and meta-analysis. Endosc Int Open. 2022 Jun 10;10(6):E874-97.

Kumar A, Quick CR, Carr-Locke DL. Prolapsing gastric polyp, an unusual cause of gastric outlet obstruction: a review of the pathology and management of gastric polyps. Endoscopy. 1996; 28: 452-5.

Kuo B, McCallum RW, Koch KL, Sitrin MD, Wo JM, Chey WD, et al. Comparison of gastric emptying of a nondigestible capsule to a radio-labelled meal in healthy and gastroparetic subjects. Aliment Pharmacol Ther. 2008; 27: 186-96.

Lacy BE, Parkman HP, Camilleri M. Chronic nausea and vomiting: evaluation and treatment. Am J Gastroenterol. 2018; 113: 647-59.

Lacy BE, Tack J, Gyawali CP. AGA Clinical Practice Update on Management of Medically Refractory Gastroparesis: Expert Review. Clin Gastroenterol Hepatol. 2022 Mar;20(3):491-500.

Lal N, Livemore S, Dunne D, Khan I. Gastric Electrical Stimulation with the Enterra System: A Systematic Review. Gastroenterol Res Pract. 2015;2015:762972.

Landreneau JP, Strong AT, El-Hayek K, Tu C, Villamere J, Ponsky JL, et al. Laparoscopic pyloroplasty versus endoscopic per-oral pyloromyotomy for the treatment of gastroparesis. Surg Endosc. 2019; 33(3): 773-81.

Langhorst J, Schumacher B, Deselaers T, Neuhaus H. Successful endoscopic therapy of a gastric outlet obstruction due to a gallstone with intracorporeal laser lithotripsy: a case of Bouveret's syndrome. Gastrointest Endosc. 2000; 51: 209-13.

Lee CM, Changchien CS, Chen PC, Lin DY, Sheen IS, Wang CS, et al. Eosinophilic gastroenteritis: 10 years experience. Am J Gastroenterol. 1993; 88: 70-4.

Maganti K, Onyemere K, Jones MP. Oral erythromycin and symptomatic relief of gastroparesis: a systematic review. Am J Gastroenterol. 2003; 98: 259-63.

Maia Bosca M, Martí L, Mínguez M. Diagnostic and therapeutic approach to patients with gastroparesis. Gastroenterol Hepatol. 2007; 30: 351-9.

Majumder S, Buttar NS, Gostout C, Levy MJ, Martin J, Petersen B, et al. Lumen-apposing covered self-expanding metal stent for management of benign gastrointestinal strictures. Endosc Int Open. 2016; 4(1): E96-E101.

McCallum RW, Sarosiek I, Parkman HP, Snape W, Brody F, Wo J, et al. Gastric electrical stimulation with Enterra therapy improves symptoms of idiopathic gastroparesis. Neurogastroenterol Motil. 2013; 25(10): 815-e636.

McCarty TR, Garg R, Thompson CC, Rustagi T. Efficacy and safety of EUS-guided gastroenterostomy for benign and malignant gastric outlet obstruction: a systematic review and meta-analysis. Endosc Int Open. 2019 Nov;7(11):E1474-82.

McGovern R, Barkin JS, Goldberg RI, Phillips RS. Duodenal obstruction: a complication of percutaneous endoscopic gastrostomy tube migration. Am J Gastroenterol. 1990; 85: 1037-8.

Mehta S, Hindmarsh A, Cheong E, Cockburn J, Saada J, Tighe R, et al. Prospective randomized trial of laparoscopic gastrojejunostomy versus duodenal stenting for malignant gastric outflow obstruction. Surg Endosc. 2006; 20: 239-42.

Mohan BP, Chandan S, Jha LK, Khan SR, Kotagiri R, Kassab LL, et al. Clinical efficacy of gastric per-oral endoscopic myotomy (G-POEM) in the treatment of refractory gastroparesis and predictors of outcomes: a systematic review and meta-analysis using surgical pyloroplasty as a comparator group. Surg Endosc. 2020 Aug;34(8):3352-67.

Mutignani M, Tringali A, Shah SG, Perri V, Familiari P, Iacopini F, et al. Combined endoscopic stent insertion in malignant biliary and duodenal obstruction. Endoscopy. 2007; 39: 440-7.

Niramis R, Watanatittan S. Gastric outlet obstruction caused by trichobezoar. Thai J Surg. 2001; 22: 79.

Nugent FW, Roy MA. Duodenal Crohn's disease: an analysis of 89 cases. Am J Gastroenterol. 1989; 84: 249-54.

Pan YM, Pan J, Guo LK, Qiu M, Zhang JJ. Covered versus uncovered self-expandable metallic stents for palliation of malignant gastric outlet obstruction: a systematic review and meta-analysis. BMC Gastroenterol. 2014; 14: 170.

Papanikolaou IS, Siersema PD. Gastric Outlet Obstruction: Current Status and Future Directions. Gut Liver. 2022 Sep 15;16(5):667-75.

Parkman HP, Hasler WL, Fisher RS, American Gastroenterological Association. American Gastroenterological Association technical review on the diagnosis and treatment of gastroparesis. Gastroenterology. 2004; 127: 1592-622.

Parkman HP, Yates K, Hasler WL, Nguyen L, Pasricha PJ, Snape WJ, et al. Similarities and differences between diabetic and idiopathic gastroparesis. Clin Gastroenterol Hepatol. 2011; 9: 1056-64.

Patel NM. Chronic gastric volvulus: report of a case and review of literature. Am J Gastroenterol. 1985; 80: 170-3.

Patterson D, Abell T, Rothstein R, Koch K, Barnett J. A double-blind multicenter comparison of domperidone and metoclopramide in the treatment of diabetic patients with symptoms of gastroparesis. Am J Gastroenterol .1999; 94: 1230-4.

Perez-Miranda M, Tyberg A, Poletto D, Toscano E, Gaidhane M, Desai AP, et al. EUS-guided gastrojejunostomy versus laparoscopic gastrojejunostomy: an international collaborative study. J Clin Gastroenterol. 2017; 51: 896899.

Polistena A, Santi F, Tiberi R, Bagarani M. Endoscopic treatment of Bouveret's syndrome. Gastrointest Endosc. 2005; 65: 704-6.

Portincasa P, Mearin F, Robert M, Plazas MJ, Mas M, Heras J. Efficacy and tolerability of cinitapride in the treatment of functional dyspepsia and delayed gastric emptying. Gastroenterol Hepatol. 2009; 32: 669-76.

Rao YG, Pande GK, Sahni P, Chattopadhyay TK. Gastroduodenal tuberculosis management guidelines, based on a large experience and a review of the literature. Can J Surg. 2004; 47: 364-8.

Samad A, Khanzada TW, Shoukat I. Gastric Outlet Obstruction: Change in Etiology. Pakistan Journal of Surgery. 2007; 23: 29-32.

Shen S, Xu J, Lamm V, Vachaparambil CT, Chen H, Cai Q. Diabetic Gastroparesis and Nondiabetic Gastroparesis. Gastrointest Endosc Clin N Am. 2019 Jan;29(1):15-25.

Shone DN, Nikoomanesh P, Smith-Meek MM, Bender JS. Malignancy is the most common cause of gastric outlet obstruction in the era of H2 blockers. Am J Gastroenterol. 1995; 90: 1769-70.

Soffer E, Abell T, Lin Z, Lorincz A, McCallum R, Parkman H, et al. Review article: gastric electrical stimulation for gastroparesis physiological foundations, technical aspects and clinical implications. Aliment Pharmacol Ther. 2009; 30: 681-94.

Solt J, Bajor J, Szabó M, Horváth OP. Long-term results of balloon catheter dilation for benign gastric outlet stenosis. Endoscopy. 2003; 35: 490-5.

Song HY, Shin JH, Yoon CJ, Lee GH, Kim TW, Lee SK, et al. A dual expandable nitinol stent: experience in 102 patients with malignant gastroduodenal strictures. J Vasc Interv Radiol. 2004; 15: 1443-9.

Soykan I, Sivri B, Sarosiek I, Kiernan B, McCallum RW. Demography, clinical characteristics, psychological and abuse profiles, treatment, and long-term follow-up of patients with gastroparesis. Dig Dis Sci. 1998; 43: 2398-404.

Staub J, Siddiqui A, Taylor LJ, Loren D, Kowalski T, Adler DG. ERCP performed through previously placed duodenal stents: a multicenter retrospective study of outcomes and adverse events. Gastrointest Endosc. 2018; 87: 1499-504.

Sugumar A, Singh A, Pasricha PJ. A systematic review of the efficacy of domperidone for the treatment of diabetic gastroparesis. Clin Gastroenterol Hepatol. 2008; 6: 726-33.

Taskin V, Gurer I, Ozyilkan E, Sare M, Hilmioglu F. Effect of Helicobacter pylori eradication on peptic ulcer disease complicated with outlet obstruction. Helicobacter. 2000; 5: 38-40.

Tendler DA. Malignant gastric outlet obstruction: bridging another divide. Am J Gastroenterol. 2002; 97: 4-6.

Tierney W, Chuttani R, Croffie J, DiSario J, Liu J, Mishkin DS, et al. Enteral stents. Gastrointest Endosc. 2006; 63:920-6.

Tringali A, Giannetti A, Adler DG. Endoscopic management of gastric outlet obstruction disease. Ann Gastroenterol. 2019; 32: 330-7.

Tursi A, Cammarota G, Papa A, Montalto M, Fedeli G, Gasbarrini G. Helicobacter pylori eradication helps resolve pyloric and duodenal stenosis. J Clin Gastroenterol. 1996; 23: 157-8.

Tyberg A, Perez-Miranda M, Sanchez-Ocaña R, Peñas I, De la Serna C, Shah J, et al. Endoscopic ultrasound-guided gastrojejunostomy with a lumen-apposing metal stent: a multicenter, international experience. Endosc Int Open. 2016; 4: E276-81.

Urayama S, Kozarek R, Ball T, Brandabur J, Traverso L, Ryan J, et al. Presentation and treatment of annular pancreas in an adult population. Am J Gastroenterol. 1995; 90: 99599.

Vijayvargiya P, Jameie-Oskooei S, Camilleri M, Chedid V, Erwin PJ, Murad MH. Association between delayed gastric emptying and upper gastrointestinal symptoms: a systematic review and meta-analysis. Gut. 2019; 68: 804-13.

White NB, Gibbs KE, Goodwin A, Teixeira J. Gastric bezoar complicating laparoscopic adjustable gastric banding, and review of literature. Obes Surg. 2003; 13: 948-50.

Yadlapati R, Gyawali CP, Pandolfino JE; CGIT GERD Consensus Conference Participants. AGA Clinical Practice Update on the Personalized Approach to the Evaluation and Management of GERD: Expert Review. Clin Gastroenterol Hepatol. 2022 May;20(5):984-94.e1.

Yang Z, Wu Q, Wang F, Ye X, Qi X, Fan D. A systematic review and meta-analysis of randomized trials and prospective studies comparing covered and bare self-expandable metal stents for the treatment of malignant obstruction in the digestive tract. Int J Med Sci. 2013; 10: 825-35.

Youssef AS, Parkman HP, Nagar S. Drug-drug interactions in pharmacologic management of gastroparesis. Neurogastroenterol Motil. 2015; 27: 1528-41.

Zapata R, Castillo F, Córdova A. [Gastric food bezoar as a complication of bariatric surgery. Case report and review of the literature]. Gastroenterol Hepatol. 2006; 29: 77-80.

Zargar SA, Kochhar R, Nagi B, Mehta S, Mehta SK. Ingestion of strong corrosive alkalis: spectrum of injury to upper gastrointestinal tract and natural history. Am J Gastroenterol. 1992; 87: 337-41.

Endoscopia de las complicaciones de la cirugía bariátrica. Endoscopia bariátrica

18

A. del Pozo García y T. Valdés Lacasa

 OBJETIVOS

- Conocer e identificar las complicaciones más frecuentes derivadas de las intervenciones de cirugía bariátrica y las alternativas endoscópicas disponibles para su tratamiento.
- Repasar las técnicas endoscópicas disponibles para el tratamiento primario de la obesidad (endoscopia bariátrica), sus indicaciones, aplicabilidad y limitaciones.
- Facilitar una base teórica para afrontar el futuro entrenamiento práctico con un mayor conocimiento teórico y efectuar los procedimientos en el paciente con la mayor eficacia y seguridad.
- Identificar los problemas más comunes de dichas técnicas y cómo solventarlos.

INTRODUCCIÓN: LA OBESIDAD EN EL SIGLO XXI

La obesidad se ha convertido en una epidemia en los países desarrollados. Genera importantes costes económicos y humanos, debido a su decisiva participación en el desarrollo o evolución de diversas patologías que afectan a múltiples sistemas y que causan importante morbimortalidad (incluyendo problemas físicos, psicológicos y sociales).

Se trata de una enfermedad crónica multifactorial, progresiva y recurrente, que afecta a un alto porcentaje de la población en países desarrollados. En España, el porcentaje de obesidad en adultos es del 16,5 % entre los hombres y del 15,5 % entre las mujeres. En Estados Unidos es del 41,9 %. En la actualidad, los porcentajes van en aumento.

> ! Entre las comorbilidades más importantes relacionadas con la obesidad se enumeran las siguientes: diabetes tipo 2, hipertensión, dislipemia, síndrome de apneas-hipopneas del sueño, enfermedad cardiovascular y osteoartropatía grave en articulaciones de carga. Existen otras comorbilidades asociadas a la obesidad como la esteatosis hepática, la enfermedad por reflujo gastroesofágico, la hipertensión intracraneal benigna, el asma y la incontinencia urinaria grave, además de haberse demostrado su implicación en el desarrollo de varios cánceres.

Las sociedades científicas han establecido como umbral de éxito en el tratamiento de la obesidad una pérdida ponderal del 10 % del peso total, basándose en los beneficios clínicos que conlleva dicha pérdida para el paciente, en términos de mejoría de parámetros analíticos, presión arterial, glucemia, morbimortalidad relacionada con la obesidad (cardiovascular, pulmonar, oncológica) y calidad de vida (osteoarticular, sueño, estado anímico).

Los tratamientos no intervencionistas (dietas y modificación del estilo de vida) y los fármacos obtienen por sí solos unos pobres resultados a largo plazo. La cirugía bariátrica laparoscópica (especialmente el *bypass* gástrico en Y de Roux, la gastroplastia tubular o manga gástrica y, aunque está cayendo en desuso, la banda gástrica ajustable) es hoy el tratamiento de elección, ya que sí consigue resultados estables a largo plazo en un alto porcentaje de pacientes. Como contrapartida, la cirugía no resulta accesible a todos los pacientes debido a su elevado coste y a sus importantes complicaciones (aunque cada vez menos frecuentes), que la hacen escasamente atractiva. Se calcula que en la actualidad reciben tratamiento quirúrgico alrededor del 1-2 % de los pacientes que optarían a ella. En este contexto, durante la última década se han desarrollado estrategias de tratamiento endoscópico de la obesidad que buscan aportar al paciente resultados estables y duraderos con un perfil de mayor seguridad.

> ! Para que una técnica endoscópica se considere segura, las complicaciones mayores deben ser inferiores al 5 % (idealmente, menores del 1 %), y la mortalidad, inferior al 1 %. Para que se considere eficaz, debe conseguir una pérdida de peso total de más del 10 % o una pérdida del exceso de peso del 25 % al año de seguimiento.

En este capítulo se repasan las técnicas endoscópicas más populares en el manejo de la obesidad, divididas en dos bloques principales: el tratamiento endoscópico de las complicaciones de la cirugía bariátrica y las terapias endoscópicas bariátricas.

Existen técnicas primarias y secundarias. Los métodos primarios son aquellos que se emplean en pacientes que no tienen antecedentes de cirugía bariátrica; pueden realizarse, en ocasiones, como puente a la cirugía (por ejemplo, los balones intragástricos). Los métodos secundarios o de revisión son los que se utilizan para reintervenir a pacientes con cirugía bariátrica previa que han presentado reganancia ponderal o alguna complicación posquirúrgica (estenosis, reflujo o *dumping*, etc.). Estas técnicas secundarias se utilizan sobre todo en casos de *bypass* gástrico en los que se ha producido una dilatación del reservorio o de la anastomosis gastroyeyunal que ha provocado una reganancia ponderal.

 El tratamiento endoscópico de la obesidad se hará siempre en el seno de un equipo multidisciplinar que incluya a gastroenterólogos, cirujanos, nutricionistas y psicólogos, ya que se estará tratando un problema de salud. Siempre que se utilice, debe complementarse con una modificación del estilo de vida que incluya la reeducación dietética, la práctica de ejercicio físico y la terapia conductual.

Es importante que las técnicas endoscópicas permitan posteriores técnicas quirúrgicas si no se obtiene el resultado adecuado.

La tasa global de complicaciones de la endoscopia bariátrica es inferior al 1 %. Esto se ha confirmado en una serie multicéntrica con más de 6.000 pacientes, si bien existe alguna técnica cuya tasa de complicación fue mayor (por ejemplo, el Endobarrier presentó un 4,4 % de complicaciones). En dicha serie, solo el 0,07 % de los pacientes requirió la cirugía para resolverlas, sin que se describiera ningún caso de mortalidad.

Antes de cada procedimiento debe obtenerse el consentimiento informado oral y escrito, que será específico para cada técnica.

Se efectuará una endoscopia alta previa al procedimiento para confirmar que no existen contraindicaciones.

Algunos métodos no precisan ingreso y en otros puede ser aconsejable una observación hospitalaria de 24 horas, pero el paciente en la mayoría de los casos retomará sus actividades habituales en pocos días.

Indicaciones

En la **tabla 18-1** se muestran los tipos de obesidad según la Sociedad Española para el Estudio de la Obesidad (SEEDO).

Tabla 18-1. Tipos de obesidad según la Sociedad Española para el Estudio de la Obesidad (SEEDO)	
	IMC (kg/m²)
Peso insuficiente	< 18,5
Normopeso	18,5-24,9
Sobrepeso grado I	25-26,9
Sobrepeso grado II (preobesidad)	27-29,9
Obesidad de tipo I	30-34,9
Obesidad de tipo II	35-39,9
Obesidad de tipo III (mórbida)	40-49,9
Obesidad de tipo IV (extrema)	> 50

IMC: índice de masa corporal.

Se puede indicar el tratamiento endoscópico de la obesidad en los siguientes casos, solo si han fracasado las medidas higiénico-dietéticas (dieta, ejercicio y terapia conductual):

- Sobrepeso de grado II (índice de masa corporal [IMC] de 27-29,9) y obesidad de grados I-II (IMC=30-39,9).
- En la obesidad no mórbida (grados I y II) con comorbilidades asociadas a la obesidad hay que plantear la cirugía bariátrica en primer lugar, sobre todo en caso de mal control de la comorbilidad (fundamentalmente, la diabetes).
- Obesidad de tipo III o IV (IMC > 40) cuando el paciente rechace la cirugía bariátrica o esta esté contraindicada.
- Previo a la cirugía bariátrica para conseguir una pérdida de peso que disminuya la morbimortalidad. Se recurre a esta indicación sobre todo en la obesidad de tipo IV o extrema (IMC > 50).

 La principal indicación de la endoscopia bariátrica son los pacientes con obesidad de tipo I o de tipo II sin comorbilidades asociadas a la obesidad o si estas están bien controladas.

Contraindicaciones

Se recogen las contraindicaciones en la **tabla 18-2**, extraída de la primera parte del Documento español de consenso en endoscopia bariátrica, de Espinet Coll *et al*.

No se consideran contraindicaciones la infección por virus de la inmunodeficiencia humana (VIH), la gastritis, la infección por *Helicobacter pylori* ni los pólipos gástricos benignos (se considera contraindicación relativa la existencia de poliposis gástrica).

Resumen de posibilidades terapéuticas endoscópicas para el tratamiento de la obesidad

En la **tabla 18-3** se exponen las técnicas endoscópicas existentes en la actualidad para el tratamiento de la obesidad. En este tema se profundiza en las técnicas más extendidas en la práctica clínica actual (en negrita en la tabla).

ENDOSCOPIA DE LAS COMPLICACIONES DE LA CIRUGÍA BARIÁTRICA

La cirugía bariátrica nació hace más de 50 años. A pesar de la evolución tecnológica y su mejoría en seguridad, un número no desdeñable de pacientes presentan complicaciones postoperatorias de diversa gravedad. En concreto, el 68 % de los pacientes intervenidos mediante banda gástrica ajustable, por lo que esta técnica va quedando en desuso.

La sintomatología de presentación es variada, aunque destacan: dolor abdominal, náuseas o vómitos, disfagia y hemorragia digestiva, sin olvidar el *dumping* y la temida reganancia ponderal. Todas ellas pueden conllevar un manejo endoscópico.

Entre las complicaciones tempranas (<30 días) se incluyen la hemorragia y las fístulas anastomóticas, mientras que la estenosis, úlceras marginales, erosiones secundarias a las bandas, fracaso en la pérdida de peso o reganancia ponderal se consideran complicaciones tardías (>30 días).

Tabla 18-2. Contraindicaciones generales para el tratamiento endoscópico de la obesidad

Relacionadas con el paciente	Absolutas
	Pacientes no colaboradores o incapaces de comprender los objetivos y cumplir las medidas del protocolo
	Enfermedades sistémicas que impidan un correcto seguimiento
	Contraindicación psicológica o psiquiátrica en enfermedades psiquiátricas mayores
	Alcoholismo, toxicomanías o drogadicciones activos
	Embarazo (actual o en el siguiente año) y lactancia
	Contraindicación anestésica absoluta
	Negación del paciente a firmar el consentimiento informado
	Relativas
	Tratamiento con anticoagulantes que no puedan suspenderse; valorar en caso de toma de fármacos gastrolesivos o antiagregantes
	Alteración irreversible de la coagulación
	Contraindicación psicológica o psiquiátrica en enfermedades psiquiátricas menores
	Causas hormonales, endocrinas o genéticas de la obesidad
	Contexto sociofamiliar desfavorable
Digestivas específicas	**Absolutas**
	Patología esofagogástrica activa: • Inflamatoria: esofagitis graves (C-D de Los Ángeles), úlceras, etc. • Varices esofágicas • Neoplásica
	Alteraciones anatómicas: hernia de hiato grande (>5 cm), estenosis u oclusión digestiva
	Existencia de cirugía gástrica previa (en caso de balones intragástricos)
	Alergia a alguno de los componentes implantables
	Centros sin experiencia, acreditación ni capacidad para resolver complicaciones
	Las propias de una gastroscopia convencional y de la sedación o anestesia
	Relativas
	Algunas alteraciones anatómicas del tracto digestivo superior
	Angiodisplasias sin signos de sangrado activo, gastropatía de la hipertensión portal
	Esofagitis eosinofílica
	Radioterapia abdominal previa

Adaptada de: Espinet-Coll E, López-Nava-Breviere G, Nebreda-Durán J, Marra-López-Valenciano C, Turró-Arau R, López-Jamar J-M-E et al. Documento español de consenso en endoscopia bariátrica. Parte 1. Consideraciones generales. Rev Esp Enfer Dig. 2018;110(6):386-99.

Tabla 18-3. Técnicas endoscópicas actuales para el tratamiento de la obesidad

1. Balones y prótesis gástricos	1.1 Balones intragástricos estándares: • **Bioenterics-Allergan-Orbera-Apollo** • **Medsil** • Silimed • Balón intragástrico sucesivo
	1.2 Balones intragástricos con sistema antimigración: • **Balón dúo o doble de Reshape**
	1.3 Balones intragástricos ajustables: • **Spatz3 (Spatz)** • Bioflex • **Easy Life Balloon** (posibilidad de relleno con aire)
	1.4 Balones intragástricos rellenos de aire: • **Heliosphere Bag** • Endalis de Endball
	1.5 Balones intragástricos ingeribles: • **Elipse (Allurion)** • **Obalon** (relleno con aire)
	1.6 Otros balones: • Ullorex • Balón antral semiestacionario • Endogast-ATIIP (prótesis intragástrica implantable totalmente ajustable) • Sentinel Group – Full Sense Device • EndoSphere de SatiSphere • **Shuttle transpilórico** de BaroNova
2. Inyección de sustancias	2.1 **Toxina botulínica A** 2.2 Ácido hialurónico
3. Sistemas de suturas	3.1 Gastroplastia transoral (TOGa) 3.2 Gastroplastia vertical endoluminal (GVE) y variantes (Endocinch o RESTORe) 3.3 **Cirugía primaria endoluminal de la obesidad (POSE y POSE 2:0)** 3.4 **Gastroplastia vertical «en manga» (Endosleeve de Apollo)** 3.5 **Endomina** 3.6 TERIS (*transoral endoscopic restrictive implant system*) 3.7 *Articulating circular endoscopic stapler*
4. Técnicas malabsortivas	4.1 **Endobarrier** 4.2 **ValenTx** 4.3 *Duodenal mucosal resurfacing*
5. Otras	5.1 **Método Aspire** 5.2 Neuroelectroestimuladores – marcapasos gástrico 5.3 Sistema Butterfly 5.4 Membranas tubulares 5.5 NOTES 5.6 **Magnetic anastomosis** 5.7 Prótesis metálicas de aposición luminal
6. Reparaciones endoscópicas	6.1 **Método ROSE** (Usgi) 6.2 **Método TORe** (OverStitch-Apollo) 6.3 Otros: escleroterapia, APC (coagulación argón-plasma), expansores de tejido (polimetilmetacrilato), StomaphiX, OTSC-clip, EndoCinch, etc.

En negrita, las técnicas más empleadas en la actualidad, que se ven en el tema.
Adaptada de: Espinet Coll E, López-Nava Breviere G, Nebreda Durán J, Marra-López Valenciano C, Turró Arau R, Esteban López-Jamar JM et al. Spanish consensus document on bariatric endoscopy. Part 2: specific endoscopic treatments. Rev Esp Enferm Dig. 2019;111(2):140-54.

El tratamiento endoluminal de las complicaciones periprocedimiento en la cirugía bariátrica disminuye la morbilidad en el paciente.

 Las complicaciones de la cirugía bariátrica se dividen en tempranas (<30 días), que incluyen la hemorragia y las fístulas anastomóticas, y tardías (>30 días), como son las estenosis, las úlceras marginales, las erosiones secundarias a las bandas, el fracaso en la pérdida de peso o la reganancia ponderal.

En 2013, los procedimientos laparoscópicos bariátricos más usados eran el *bypass* gástrico en Y de Roux (RYGB) (45 %), la gastroplastia tubular o manga gástrica (*sleeve*) (37 %) y la banda gástrica ajustable (10 %).

! Las complicaciones periprocedimiento han disminuido gracias al desarrollo y universalización de las técnicas laparoscópicas, la mejora en la formación y acreditación, y el establecimiento de programas específicos de cirugía bariátrica. No obstante, sus efectos adversos siguen siendo un reto. Su manejo ha sido tradicionalmente quirúrgico o radiológico, pero en los últimos años diversas terapias endoscópicas han resultado una alternativa eficaz, mínimamente invasiva. Su empleo ayuda a minimizar la morbilidad del paciente con obesidad, si bien es recomendable que el endoscopista tenga un conocimiento exhaustivo de las diferentes técnicas quirúrgicas.

Complicaciones tempranas (<30 días postoperatorios)

Las complicaciones tempranas que se pueden presentar son las siguientes.

Hemorragia gastrointestinal

Suele presentarse en el postoperatorio inmediato, secundariamente a complicaciones técnicas y es generalmente intraluminal, aunque puede ser extraluminal. Los sitios más frecuentes de sangrado son: los vasos submucosos en la línea de sutura de la gastroyeyunostomía, la yeyuno-yeyunostomía o la línea de sutura del remanente gástrico. Los síntomas y signos de hemorragia son indicación de gastroscopia urgente, que, si es muy precoz, debe realizarse con cautela, valorando el riesgo-beneficio de manipular anastomosis recién hechas. Ante sangrados masivos o inestabilidad hemodinámica puede también contemplarse de entrada la exploración quirúrgica.

El aumento en la incidencia de RYGB ha incrementado el número de hemorragias en esta cohorte, que llega al 1-4 % durante las primeras 48 horas y requiere transfundir hemoderivados en el 30-63 % de los casos, aunque suelen autolimitarse. La persistencia conlleva una endoscopia terapéutica en el 6-85 % y el origen del sangrado es frecuentemente la anastomosis gastroyeyunal. Se han empleado diversos tratamientos, todos ellos eficaces según los metaanálisis, desde térmicos (sonda de calor, electrocoagulación monopolar o bipolar, argón-plasma o láser), hasta inyección de adrenalina y agentes esclerosantes, hemoclips y agentes coagulantes derivados de la trombina o de la fibrina.

- Terapia térmica: aplicación de energía de diatermia por distintos métodos. Hay que tener en cuenta que la aplicación de calor sobre la anastomosis puede inducir su estenosis.
- Terapia de inyección: el factor más importante para el control hemorrágico con el tratamiento de inyección es la compresión mecánica. En su metaanálisis, Marmo *et al.* han demostrado que la terapia dual con grandes volúmenes de fluido con adrenalina presenta mejores tasas de control, menores tasas de resangrado y menor necesidad de transfusión que la adrenalina en monoterapia. Del mismo modo, la adrenalina en combinación con electrocoagulación bipolar, inyección de esclerosantes o hemoclips.
- Clips: ofrecen la posibilidad de comprimir el tejido circundante, presionar directamente el vaso y colocar varios en el punto sangrante.

 Ante síntomas y signos de hemorragia tras una cirugía bariátrica debe plantearse una endoscopia diagnóstica y en ocasiones terapéutica (con terapia térmica, de inyección o con clips). Ante sangrado masivo o inestabilidad hemodinámica, debe contemplarse, de entrada, la cirugía.

Fugas anastomóticas y fístulas

Se desarrollan casi siempre a lo largo de las líneas de sutura (grapado) y suponen una de las complicaciones más graves tras la cirugía bariátrica, con hasta un 14 % de mortalidad. Los pacientes operados con *bypass* gástrico con gastroenteroanastomosis en Y de Roux (RYGB) son los más susceptibles de presentar fugas en la anastomosis gastroyeyunal debido al deficitario suministro de sangre al reservorio o *pouch* gástrico tras efectuar esta técnica. Las fístulas son menos frecuentes en el reservorio gástrico y en la anastomosis yeyuno-yeyunal. En la gastroplastia vertical o manga gástrica se producen generalmente en la zona proximal, en la unión esofagogástrica, y pueden ser secundarias a estenosis en la incisura. Mientras, en el cruce duodenal se produce normalmente en la línea de sutura duodeno-ileal.

Aunque la causa no está clara, se hipotetiza que las fugas se deben fundamentalmente a factores técnicos como el exceso de tensión en la anastomosis, la isquemia tisular, el tamaño inapropiado de la línea de sutura, el grosor del tejido y el grado de vascularización. Aunque por fortuna son infrecuentes (1-6 %), las fístulas presentan alta morbilidad y significativa mortalidad. El RYGB laparoscópico (LRYGB) se asocia a una incidencia de fístula anastomótica del 0,1 al 5,6 %, mientras que la de la manga gástrica esdel 0,6 al 7 %. Cuando se reconvierte de una técnica a otra, la incidencia llega al 8 %. Las fístulas pueden ser externas (gastrocutáneas), internas (gastrogástricas o gastroentéricas) o complejas, afectar al reservorio gástrico o a algún órgano adyacente o lejano.

La cirugía bariátrica es todo un reto para el cirujano novato, ya que, a medida que la experiencia aumenta, disminuye la incidencia de las fístulas: Schauer *et al.* han establecido el umbral de la curva de aprendizaje para la cirugía bariátrica en 100 casos, tras el cual disminuye significativamente el tiempo quirúrgico y las complicaciones técnicas.

Las fístulas se dividen, de acuerdo con el momento en que se producen, en tempranas (<14 días postoperatorias), intermedias (2-6 semanas) y tardías o diferidas (>6 semanas). No obstante, la mayoría de las fístulas se presentan de forma precoz.

En el postoperatorio temprano, las fístulas extraluminales producen un amplio espectro de secuelas, incluyendo la formación de abscesos, peritonitis, sepsis, fallo multiorgánico y muerte. Signos clínicos como taquicardia, dolor abdominal o fiebre exigen una exploración inmediata del cirujano para minimizar la morbilidad. Su manejo incluye: dieta absoluta, antibióticos, soporte nutricional y maniobras terapéuticas específicas, como limpieza y drenaje quirúrgico. No obstante, es imperativo acompañar el drenaje del cierre del defecto, para lo cual se ha generalizado la colocación endoscópica de prótesis autoexpandibles.

Por el contrario, en pacientes con estabilidad hemodinámica se recomienda la intervención endoscópica de entrada, dado que así se consigue minimizar el estrés adicional y el riesgo yatrogénico de la reintervención quirúrgica, que, no obstante, sí debe ser electiva ante el paciente crítico y en aquellos con pobre respuesta al tratamiento endoscópico.

Cuando las fístulas son diferidas, el drenaje no quirúrgico (endoscópico o percutáneo) también es una buena alternativa de entrada. La endoscopia ayuda con medidas generales, como pasar una sonda para nutrición enteral con la que excluir el tránsito del orificio fistuloso, retirar cuerpos extraños, posicionar o recolocar drenajes o tratar estenosis, generalmente distales a la fístula. No obstante, antes de indicarla hay que asegurarse de que el factor que hace que la fístula se perpetúe haya sido tratado, como infección, cuerpo extraño u obstrucción distal.

La posibilidad de resolver endoscópicamente una fuga o fístula pasa por diagnosticarla y tratarla antes de 6 semanas. Para ello están disponibles los siguientes procedimientos endoscópicos específicos en el tratamiento de las fístulas y fugas anastomóticas poscirugía bariátrica:

- *Prótesis endoscópicas autoexpandibles* (SEMS). Es la técnica más empleada en este contexto, de gran utilidad en el momento agudo. Existen muchos tipos en el mercado, entre los que destacan en esta indicación las prótesis cubiertas y las parcialmente cubiertas. Estas prótesis aíslan el lugar de la fuga de las secreciones esofagogástricas, protegen de la contaminación y facilitan la cicatrización y el cierre de la fístula. Los pacientes pueden reanudar la ingesta oral tras excluir la fístula, lo que mejora el estado nutricional y promociona el cierre más rápido del orificio fistuloso. Distintos estudios han evaluado diferentes tipos de prótesis (siliconadas, SEMS, etc.), y en ellos se ha encontrado mejoría sintomática en el 89 % y resolución completa en el 65-95 %, con solo un 9 % de revisiones quirúrgicas por persistencia de la fístula. Resulta claro que el éxito clínico se asocia en gran medida con la cercanía en el tiempo entre la cirugía y la colocación del *stent*, ya que su demora puede contribuir al desarrollo de fibrosis y su cronificación subsiguiente, que comporta un mayor fracaso en el cierre del defecto. Otro factor que limita el éxito en el cierre es un tamaño fistuloso superior

a 10 mm. Lo que aún no está resuelto es cuánto tiempo debe dejarse *in situ* el *stent*, si bien en un reciente metaanálisis que incluyó a 488 pacientes con una proporción de cierre del 85,8 %, el intervalo entre la colocación y la retirada resultó ser de 44 días (variando en los estudios entre 3 y 10 semanas). Esta ausencia de estandarización y el hecho de que esta intervención no esté exenta de complicaciones debe aumentar la cautela en estos pacientes, en quienes se individualizará su indicación. El efecto adverso más frecuente es la migración protésica (5-62 %, 17-18,6 % en metaanálisis), pero también se han descritootras más graves (como la perforación). La migración trata de minimizarse empleando prótesis parcialmente cubiertas (p-SEMS), que promueven el crecimiento e hipertrofia mucosa en los dos extremos no recubiertos que hacen que el *stent* se ancle a los tejidos. El problema es que dicha hiperplasia puede dificultar su extracción, que cabe resolver mediante la inserción telescopada de otra prótesis (*stent-in-stent strategy*). También se están empleando prótesis a medida con extremos proximal y distal de mayor tamaño para facilitar su anclaje. Otra opción es fijarlas al tubo digestivo mediante clips o sistemas de sutura.

La colocación de SEMS (total o parcialmente recubiertas) es la técnica más utilizada para las fugas o fístulas anastomóticas. El éxito clínico de este tratamiento se asocia con la cercanía entre la cirugía y la colocación del *stent*, y con un diámetro del orificio fistuloso menor de 10 mm.

- *Clips*. Existen pocos datos que evalúen el papel de los clips en el manejo de las fugas anastomóticas o de las líneas de sutura. En diversos estudios retrospectivos se ha reportado que la eficacia clínica del clip Ovesco (OTSC; Ovesco AG, Tübingen, Alemania) en los pacientes con fístulas o fugas tras la cirugía bariátrica oscila entre el 80 y el 100 %, con un escaso número de complicaciones. Un metaanálisis publicado en 2021 reduce el porcentaje de resolución completa del OTSC como único tratamiento al 67,1 %. En un estudio, el éxito llegó al 100 % en combinación con prótesis personalizadas de gran tamaño, emplazadas de manera secuencial o simultánea. El uso de otros clips (TTS) en esta indicación es infrecuente y los datos aún son escasos. Su eficacia real debe ser evaluada en estudios comparativos frente a los agentes sellantes y las prótesis autoexpandibles.
- *Sistemas de sutura*. El empleo de plataformas de sutura endoscópica está popularizándose en el manejo de las complicaciones posteriores a la cirugía bariátrica, incluyendo algunas como la dilatación del reservorio gástrico (*pouch*) y la reganancia ponderal, y puede tener un papel importante en la fase aguda y también a largo plazo. Los sistemas incluyen principalmente el empleo del OverStitch (Apollo, Austin, TX, EE. UU.), aunque se ha usado también con cierto éxito la plataforma intraoperatoria empleada para el procedimiento de cirugía endoscópica primaria de la obesidad (POSE) (USGI Medical, San Capistrano, CA, EE. UU.). Ambos dispositivos permiten la aproximación de tejidos en el tracto gastrointes-

tinal, pueden emplearse precozmente para el manejo de las úlceras marginales, para la reducción del calibre del estoma gastroyeyunal o para disminuir el tamaño del reservorio gástrico tras RYGB, además de para el cierre de fístulas. El empleo de suturas transmurales en un patrón continuo es capaz de cerrar la mayoría de las úlceras con escasos efectos adversos, pero hacen falta más estudios a largo plazo para avalar su eficacia.

- *Pegamentos de fibrina* (tisucol, hystoacril). Son elementos líquidos con dos componentes, hemostático y sellante, con capacidad de adhesión de tejidos, que se emplean para conseguir la oclusión no solo del orificio, sino de todo el trayecto fistuloso. El sellante de fibrina se compone de fibrinógeno y trombina. Una vez inyectado endoscópicamente en el lugar de la fístula, los constituyentes promueven la oclusión del defecto e interrumpen la progresión de la fístula. El tisucol suele emplearse en combinación con una prótesis, bien mediante su aplicación bajo visión directa a través de un catéter de doble luz, generando coagulación y un trombo que cierra el defecto, o bien mediante su inyección. Suele requerir de múltiples sesiones. Diversos estudios, aunque con pocos casos, avalan su eficacia, tanto en el tratamiento de fístulas agudas como de crónicas, que llega a ser del 100 % en combinación con el drenaje quirúrgico o endoscópico, o con la inserción de prótesis. En el caso de fístulas gastrocutáneas refractarias, el éxito reportado es mucho menor.
- *Drenaje endoscópico de colecciones posquirúrgicas.* Mediante el desbridamiento transluminal con aspiración endoscópica y colocación de drenaje nasoquístico y tracción endoluminal de una banda migrada en pacientes con abscesos. Existen series pequeñas de casos.
- *Esponjas de vacío* (Eso-SPONGE®, B. Braun Melsungen AG, Melsungen, Alemania). La experiencia inicial en fístulas poscirugía bariátrica aún es escasa, pero positiva. Se trata de una esponja de poliuretano con poros abiertos acoplada a una sonda gástrica insertada con la ayuda de un sobretubo suministrado por el fabricante. La esponja se coloca directamente en la cavidad fistulosa o el defecto mural, tras lo cual se aplica una presión negativa continua de 75 mmHg sobre el tubo de succión acoplado a la esponja mediante una conexión a un sistema de vacío (VAC Medela, Baar, Suiza). La aplicación de vacío sobre la esponja logra el cierre del defecto al disminuir la contaminación bacteriana, promover la neovascularización y generar la formación de tejido de granulación. Precisa múltiples sesiones y recambios de la esponja cada 3-5 días, que se va recortando y es cada vez más pequeña. El primer metaanálisis, publicado en 2022, reportó un éxito clínico de la terapia de vacío del 87,2 % y un 6 % de episodios adversos, con una media de 6,47 recambios cada 4,3 días.

Complicaciones tardías (>30 días postoperatorios)

Las más frecuentes son las estenosis, el fracaso en la pérdida ponderal o la reganancia, las úlceras marginales, la *vertical banded gastroplasty* (VBG) y la erosión, migración y deslizamiento de la banda.

Estenosis

La estenosis supone la complicación más frecuente de la cirugía bariátrica, generalmente se desarrolla en los 3 primeros meses y su incidencia oscila entre el 3 y el 28 %, aunque varía según la técnica bariátrica (es más frecuente tras LRYGB) por causas multifactoriales (isquemia tisular con la grapadora, tensión anastomótica excesiva, edema e incluso reacciones de cuerpo extraño). Sin embargo, muchos autores coinciden en que depende sobre todo de factores técnicos, como el empleo de un tubo demasiado estrecho para calibrar el tamaño de la manga o la sobresutura de la línea de grapado. Las grapadoras circulares presentan mayor incidencia de estenosis que las suturas manuales o las técnicas lineales.

> **!** Los síntomas que deben hacer sospechar una estenosis son: náuseas, vómitos, disfagia, desnutrición o pérdida ponderal en poco tiempo. Los hallazgos endoscópicos incluyen una luz estenosada, un reservorio gástrico dilatado o la presencia de partículas no digeridas.

Menos frecuentes son las estenosis provocadas por una manga gástrica (0,2-4 %), por lo que representan un reto endoscópico. Ocurren generalmente en la zona del estómago medio-proximal, en la incisura o en la unión esofagogástrica; entre sus causas se incluye el uso de una bujía pequeña.

Para el manejo de las estenosis, hay disponibles distintos métodos:

- Dilatación con balón: tratamiento electivo para el manejo de estenosis tras LRYGB. Es más eficaz dentro de los 3 primeros meses de la cirugía bariátrica. Se debe calcular el diámetro de la estenosis, valorar si existe paso con un endoscopio pediátrico y decidir después el calibre del balón, que se hinchará lentamente hasta lograr la dilatación. Es una técnica segura y reproducible, duradera a corto y largo plazo. El manejo de las estenosis tras la manga gástrica incluye observación, dilatación endoscópica con o sin prótesis, seromiotomía o reconversión a LRYGB si son refractarias. Hay que diferenciar las estenosis verdaderas de la rotación o torsión de la manga, que pueden simular síntomas obstructivos y precisar también dilatación, miotomía o revisión quirúrgica. La dilatación consigue el éxito clínico en más del 90 %, aunque muchos pacientes requerirán entre 2 y 7 sesiones para lograr el control de la estenosis. Se han reportado complicaciones graves entre el 2 y el 5 %, incluyendo la perforación, cuya incidencia aumenta dependiendo del número de sesiones de dilatación y de la presencia de segmentos isquémicos en la estenosis. La tasa de fracasos aumenta si existen zonas de isquemia y fístulas. Generalmente, la dilatación de estenosis de anastomosis gastroyeyunal con balones *controlled radial expansion* (CRE) de hasta 18 mm suele ser suficiente, aunque en caso de complicaciones, como estenosis del reservorio gástrico o manga gástrica, puede llegar a requerir llegar a 20 mm de modo progresivo o incluso a 30 mm con un balón de acalasia.

El manejo electivo de las estenosis tras un *bypass* gástrico en Y de Roux (LRYGB) es la dilatación endoscópica con balón. Este tratamiento es más eficaz en los 3 primeros meses tras la cirugía. En ocasiones, los pacientes requieren varias sesiones para conseguir el control de la estenosis.

- Prótesis: también muy usadas en el manejo de las estenosis, con tasas de éxito de tratamiento de hasta el 83 % en pacientes refractarios a las dilataciones. Sin embargo, hay que tener presentes las altas tasas de migración en este contexto, que rondan el 58-66 % según las series, y que parecen ser más frecuentes con las prótesis totalmente cubiertas, aunque existe controversia entre estudios.

Un método muy utilizado para el tratamiento de estenosis tras una cirugía bariátrica es la colocación de prótesis, pero destaca la alta tasa de migración del *stent* en este contexto.

Fracaso en la pérdida de peso o reganancia ponderal

El 20 % de los pacientes sometidos a LRYGB fracasan en el objetivo de perder un 50 % del porcentaje de exceso de peso a los 12 meses. Se acepta que muchos pacientes intervenidos recuperen un 5-10 % de su peso en 2-4 años tras la cirugía, pero se calcula que hasta el 18-30 % recuperan gran parte del peso perdido, lo que define el fracaso del tratamiento quirúrgico y condiciona un franco empeoramiento en su calidad de vida. Se sabe que con el tiempo se produce una regresión en la sensación de saciedad tras un *bypass* gástrico, con incremento del hambre, empeoramiento del comportamiento ante la ingesta y mayor tolerancia a comidas copiosas.

Los problemas técnicos desempeñan un papel en el desarrollo del fracaso inicial en la pérdida de peso tras la cirugía bariátrica. No obstante, otros condicionantes, como la ausencia de cumplimiento dietético, la dilatación de la anastomosis gastroyeyunal (el diámetro mayor de 10 mm es un factor predictivo independiente de reganancia ponderal), la dilatación o elongación del reservorio gástrico, y el desarrollo de una fístula gastrogástrica entre el reservorio y el estómago excluido contribuyen a la ausencia de pérdida de peso o a la reganancia ponderal.

Por tanto, la reparación de un remanente gástrico o una anastomosis gastroyeyunal dilatados es el factor determinante para conseguir mantener el efecto clínico beneficioso del *bypass*.

Las técnicas de cirugía bariátrica revisional suponen un reto quirúrgico que requieren un largo tiempo operatorio y una prolongada estancia hospitalaria, y acarrean una significativa morbilidad con una eficacia limitada. Ante este desalentador panorama, las técnicas endoscópicas para tratar la reganancia ponderal van ganando terreno porque permiten tanto visualizar en tiempo real el estado de la anatomía como, si es necesario, tratar el problema de manera mínimamente invasiva.

La endoscopia bariátrica de revisión actúa sobre el estoma de la anastomosis gastroyeyunal mediante técnicas diversas, como la aplicación de argón-plasma, la colocación de clips OTSC o la inyección de esclerosantes en los cuatro cuadrantes de la anastomosis, lo que induce el proceso de cicatrización subsiguiente y la reducción del calibre del estoma; esto redunda en que 2/3 de los pacientes pierdan hasta el 75 % del peso recuperado.

En este contexto ha aflorado una alternativa: la reducción del calibre de la anastomosis gastroyeyunal mediante la plicatura endoscópica del reservorio gástrico o del estoma a través de los sistemas de sutura endoscópica, de los que los más utilizados en nuestro medio son el TORe y el ROSE. Ambos sistemas permiten una revisión no quirúrgica de las anastomosis gastroyeyunales y, aunque difieren en varios aspectos, comparten las indicaciones y algunos conceptos. Si bien aún son escasos los datos de durabilidad y reproducibilidad en los pacientes intervenidos mediante TORe o ROSE a largo plazo, parece que consiguen que el 75 % de los pacientes vuelvan a perder peso con un perfil de mayor seguridad y probablemente más coste-efectiva, al precisar menos de 60 minutos de quirófano y efectuarse en régimen ambulatorio en casos seleccionados. Desde el punto de vista técnico, ambos procedimientos se realizan bajo profilaxis antibiótica y, previamente a aplicar las suturas, se recomienda ablacionar el tejido anastomótico con argón-plasma:

- ROSE (*Revision obesity surgery endolumenal*, USGI Medical Inc., San Clemente, CA, EE. UU.). Emplea la misma plataforma (IOP) que el POSE y permite la creación de plicaturas de todo el espesor de la pared empleando un aproximador de tejidos (*G-Prox*), una pinza de tracción (*G-Lix*) y un sistema de anclaje y sutura del tejido plicado (*G-Cath*). Los resultados a corto plazo han sido aceptables al reducir el diámetro de la anastomosis gastroyeyunal en el 50-70 % y conseguir una reducción del 36-55 % del tamaño del reservorio gástrico, con un 18-23 % de pérdida del exceso de peso y con mínimas complicaciones. El factor clave para el éxito más duradero es reducir el estoma a menos de 10 mm. Existen pocos datos a largo plazo.
- TORe (*Transoral outlet reduction endoscopy*, OverStitch *Endoscopic Suturing System*, Apollo Endosurgery, Austin, TX, EE. UU.). Emplea el sistema *OverStitch* de suturas de todo el espesor de la pared que se usa para la gastroplastia vertical endoscópica en obesidad primaria. En 2023 se publicó una serie retrospectiva de 284 pacientes sometidos a TORe, con una pérdida de peso de hasta un 17,3 %, un porcentaje de pérdida del exceso de peso del 53,3 % a los 12 meses y escasas complicaciones. Los estudios han descrito vómitos, intolerancia digestiva (que requirió en algún caso dilatación con balón) y hemorragias, aunque infrecuentes. En 2018 se publicó un estudio multicéntrico con 130 pacientes con una edad media de 47 años y un IMC de 36,8 kg/m^2 que habían experimentado una reganancia del 24,6 % desde el peso final conseguido tras RYGB. En esta revisión, se observó una pérdida media de peso de 9,31; 7,75 y 9,31 kg a los 6, 12 y 18 meses tras el TORe. En el mismo artículo se realizó un metaanálisis que incluyó a 330 pacientes con una pérdida de peso

media ponderada de 8,4 kg a los12 meses, con el 14 % de náuseas y el 18 % de dolor, sin reportarse efectos adversos mayores. Los autores concluyen que, en el contexto de una intervención multidisciplinar, TORe con el sistema OverStitch es un abordaje seguro, reproducible y efectivo en el manejo de la reganancia ponderal tras un *bypass* gástrico y que debería utilizarse precozmente en el manejo de estos pacientes. El metaanálisis ha demostrado superioridad del TORe a solas y de TORe asociado a argón-plasma frente a la ablación de la anastomosis gastroyeyunal con argón-plasma como único tratamiento.

 En caso de reganancia ponderal tras una cirugía bariátrica, se pueden utilizar sistemas de suturas para crear plicaturas endoscópicas en el reservorio o el estoma. Los dos más utilizados son el TORe, que utiliza el sistema OverStitch de Apollo, y el ROSE, que emplea la plataforma (IOP) del POSE.

Úlceras marginales

Las úlceras marginales en la anastomosis gastroyeyunal se producen en el 1-16 % tras RYGB, normalmente durante los primeros meses tras la cirugía. Sus causas son, entre otras: isquemia, toma de antiinflamatorios no esteroideos, erosión de la sutura o línea de grapado, fístula gastrogástrica, hiperacidez gástrica o tabaquismo. La asociación de *Helicobacter pylori* con el desarrollo de úlceras marginales permanece desconocida. Las úlceras marginales pueden ser causa de hemorragia digestiva alta (HDA) tardía. La morbimortalidad es atribuible a sangrado y perforación de úlceras marginales. Los síntomas más frecuentes son dolor epigástrico, hemorragia, náuseas, vómitos, anemia ferropénica y sangre oculta en heces. En ocasiones los pacientes están asintomáticos. Un estudio halló un 4,1 % en RYGB y un 12,3 % en LRYGB de úlceras marginales al mes de la cirugía y que el 28 % de las úlceras eran asintomáticas. El manejo puede incluir antiácidos, inhibidores de la bomba de protones y tamponadores como sucralfato, interrupción de fármacos gastroerosivos y erradicación de *Helicobacter pylori*. El papel de la endoscopia ante las úlceras marginales será ayudar a establecer el diagnóstico, para cortar los hilos de sutura y extraerlos, e identificar si hay fístulas añadidas.

Gastroplastia vertical con banda

La gastroplastia vertical con banda (VBG) es un procedimiento restrictivo que crea un remanente gástrico más pequeño con una banda no ajustable ubicada en su parte distal. Muy popular en la década de 1980, ha sido sustituido por la manga gástrica ajustable. La VBG no era efectiva a largo plazo y además presentaba abundantes complicaciones como la erosión de la banda, estenosis o fístulas gastrogástricas que causaban reganancia ponderal.

Aunque la endoscopia puede ser de utilidad, se opta por la revisión quirúrgica hacia RYGB o revertir la VBG vía gastrogastrostomía.

Erosión, migración y deslizamiento (slippage) de la banda

Un riesgo frecuente (del 0,1 al 7,7 %) de la VBG y la banda gástrica ajustable (ABG) es la erosión y ulceración de la mucosa por compresión de la banda, que puede migrar parcialmente, o llegar a atravesar la pared gástrica y penetrar en el interior del estómago, donde puede quedar encapsulada, por lo que una tomografía computarizada es de ayuda.

Su frecuencia es mayor en reintervenciones y llega a ser del 28,5 % en cirugías de reemplazamiento de la banda tras migración previa. Puede ser asintomática o presentar síntomas de obstrucción.

Existen diversos métodos endoscópicos no estandarizados para intentar su extracción, como cortar la banda con tijeras endoscópicas o con una guía rígida y un sistema de litotricia mecánica acoplado. Su retirada resulta más fácil en el caso de bandas no ajustables, dado que las ajustables presentan una tunelización subcutánea para su ajuste. No se debe olvidar que el 14 % de los pacientes a los que se extrae una banda en los primeros 6 meses tras la cirugía recuperan hasta el 75 % del peso perdido.

El deslizamiento (*slippage*) distal de la banda es bastante raro (<1 %), produce síntomas obstructivos y es más frecuente con la ABG. Se detecta mediante estudios baritados al observar un significativo aumento de tamaño del estómago con estrechamiento a nivel distal, donde se ha desplazado la banda. Ello condiciona una estenosis puntiforme infranqueable con el endoscopio, que se resuelve mediante una dilatación con balón de acalasia de 30 mm o la colocación de un *stent*, pero generalmente suele requerirse la extracción quirúrgica de la banda deslizada.

ENDOSCOPIA BARIÁTRICA: TÉCNICAS MÁS COMUNES EN NUESTRO MEDIO

Las técnicas más comunes son las siguientes.

Balón intragástrico

El primer balón intragástrico de la historia fue el balón Garren-Edwards Gastric Bubble, que se utilizó por primera vez en la década de 1980, pero quedó en desuso ya que presentaba baja eficacia, múltiples efectos secundarios y complicaciones.

A principios de la década de 1990 se comercializó el balón Bioenterics (actualmente llamado *Orbera* y comercializado por Apollo), que permanece desde entonces y hasta la actualidad como el balón de referencia, con numerosos estudios publicados sobre su eficacia y seguridad. Posteriormente se han desarrollado múltiples dispositivos de balón, con mayor o menor implantación, sin que existan diferencias significativas en la pérdida de peso entre los diferentes diseños.

Entre ellos destacan: el balón Heliosphere, único que se rellena con aire; el de 12 meses ajustable Spatz3, que permite el aumento o disminución del volumen de repleción en función de la tolerancia y la pérdida ponderal del paciente; el balón doble (ReShape Duo), con dos balones unidos y, por tanto, en caso de deflación de uno de ellos, impide la migración distal; los balones ingeribles (Elipse, Obalon); y otros como el Medsil con características muy similares a las del balón Orbera, o el Orbera365 (modelo de 12 meses).

Los más utilizados en España son los balones Medsil, Orbera y Spatz (suman el 95 % del total de los implantados).

Generalidades

El balón intragástrico es un dispositivo temporal (6-12 meses) y mínimamente invasivo para el tratamiento de la obesidad. Su objetivo es reducir el volumen de la cavidad gástrica, enlentecer el vaciamiento gástrico y provocar una saciedad precoz. Existen múltiples estudios que avalan su seguridad y eficacia en la pérdida de peso a corto plazo con significativa mejora de las comorbilidades asociadas a la obesidad.

Es un dispositivo que consta de uno o varios balones de silicona o poliuretano que se colocan en la cavidad gástrica y se rellenan de suero salino o gas para conseguir una sensación de ocupación y saciedad en el paciente. Según el modelo, son introducidos en el estómago a ciegas (como una sonda orogástrica, o acoplado al extremo de inserción del gastroscopio como en el caso del Spatz3) o mediante control endoscópico. Van unidos a una sonda a través de la que se hace el relleno y vaciado desde el exterior, que generalmente requiere de visión endoscópica. Para su extracción al finalizar el tratamiento todos los modelos requieren manejo endoscópico, salvo los biodegradables.

Para su implantación y explantación no es necesaria la profilaxis antibiótica. Sí se recomienda la profilaxis con inhibidores de la bomba de protones durante el tiempo de permanencia en el estómago para minimizar el riesgo de lesiones mucosas y prevenir el reflujo gastroesofágico, más intenso que sin el balón.

Su colocación no requiere ingreso, por lo que es posible hacer el procedimiento en régimen ambulatorio. Por regla general, se rellenan con 500-600 mL de volumen (los rellenos de líquido), volumen que es posible aumentar o disminuir *a posteriori* en los balones ajustables. Sin embargo, los estudios no han demostrado que con mayor volumen se produzca mayor pérdida de peso. Se recomienda ayunas de 8 horas previa a los procedimientos de colocación y explantación, además de 3 días de dieta líquida antes de la retirada.

Sus indicaciones son las generales ya descritas en la introducción del tema: se puede plantear en pacientes con IMC entre 27 y 40 siempre que hayan fracasado los tratamientos con dieta, ejercicio y modificaciones conductuales. En pacientes con obesidad mórbida se admite su uso como puente a la cirugía.

En el consenso español publicado en 2023 y basado en una serie de más de 20.000 casos se concluyó que la media de pérdida era de 17,7 % del peso total, lo que equivalía a una media de 17 kg. La media de IMC perdido resultó ser de 5,7 puntos. La tasa de eventos adversos fue del 0,7 y 6,4 % para complicaciones mayores y menores, respectivamente, y solo existió un caso de fallecimiento (debido a broncoaspiración durante la intubación previa a la retirada urgente del balón por vómitos incoercibles).

Existen múltiples tipos de balón intragástrico. Se expone a continuación el balón Orbera, que es el más utilizado, el que ha servido de modelo al resto y el que mayor número de estudios sobre eficacia y seguridad tiene publicados. Luego se comentarán algunas de las características más importantes del resto de los balones que actualmente existen en el mercado (**Figs. 18-1** y **18-2**).

Complicaciones

Se considera una técnica segura con escasas complicaciones graves. La mayor parte son efectos adversos menores que se resuelven con tratamiento médico (entre el 3 y 40%, según las series). No obstante, pueden ser graves en un pequeño porcentaje de pacientes (aproximadamente un 0,9 %) e incluso llegar al fallecimiento.

Por un lado, existen efectos adversos que reflejan la sintomatología defensiva gástrica. La mayor parte de ellos se limitan con tratamiento médico, pero en ocasiones requieren la extracción precoz del balón (3-7 %) o la cirugía.

Los más frecuentes son las náuseas, los vómitos, la pirosis y el dolor abdominal, que suelen observarse en los 3-7 primeros días. Otros efectos adversos poco frecuentes son el estreñimiento o la diarrea, la gastroparesia, la hemorragia digestiva,

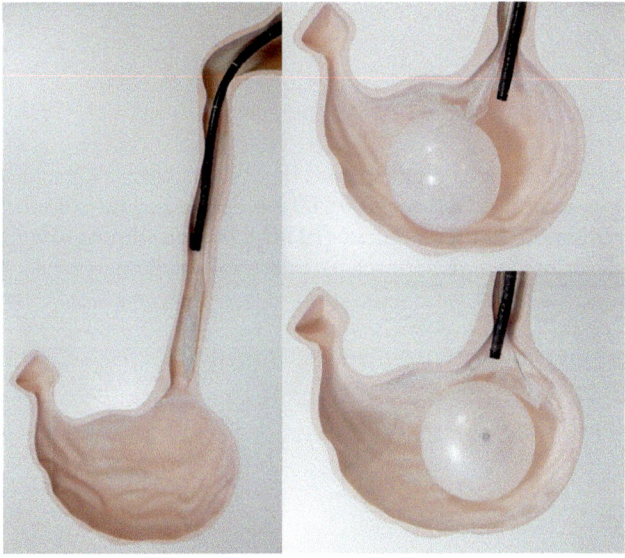

Figura 18-1. Inserción del balón intragástrico Endalis. Fuente: Imágenes cedidas por el laboratorio Endalis.

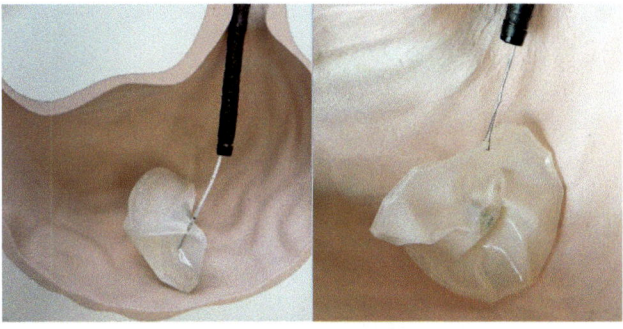

Figura 18-2. Extracción del balón intragástrico Endalis. Fuente: Imágenes cedidas por el laboratorio Endalis.

la regurgitación (con posible broncoaspiración), la pirosis o el meteorismo. Lógicamente, la existencia de vómitos puede producir cuadros de deshidratación de mayor o menor gravedad.

Por otro lado, están las posibles incidencias técnicas:

- Aquellas relacionadas con el procedimiento endoscópico de colocación y extracción del balón: laceración, sangrado, perforación, etc.
- Aquellas relacionadas con la permanencia del balón en la cámara gástrica, que pueden ser la rotura o la deflación del balón, con la consecuente migración, que podría causar obstrucción intestinal. El porcentaje de rotura o deflación es del 0-5 % en las últimas series. Este efecto adverso se detecta porque la orina se tiñe de azul (el azul de metileno se absorbe y se elimina por la orina) y exige la retirada del balón en escasas horas. También causa esofagitis, carditis y erosiones o úlceras gástricas por decúbito, especialmente cuando se abandona el tratamiento con inhibidores de la bomba de protones. Otros efectos excepcionales son la necrosis gástrica o esofágica, la perforación gástrica o intestinal y el fallecimiento.

 No es necesaria la profilaxis antibiótica cuando se coloca o se extrae un balón intragástrico, pero sí está recomendada la profilaxis con inhibidores de la bomba de protones durante el tiempo de permanencia en el estómago.

Balón intragástrico Orbera (Apollo)

Se trata de un balón de silicona de alta resistencia a los ácidos gástricos. Se rellena con 500-700 mL de suero salino isotónico teñido con azul de metileno (10 mL). Dispone de una válvula de autosellado radioopaca para detección radiológica.

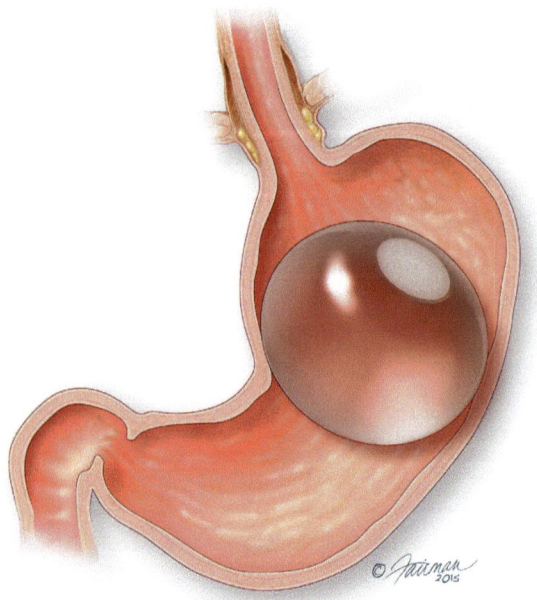

Figura 18-3. Balón intragástrico Orbera normoposicionado en la cámara gástrica. Fuente: Imagen cedida por el laboratorio Apollo Endosurgery.

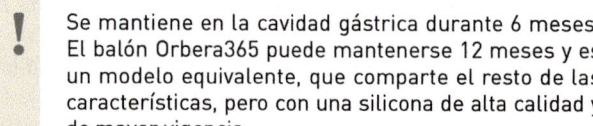 Se mantiene en la cavidad gástrica durante 6 meses. El balón Orbera365 puede mantenerse 12 meses y es un modelo equivalente, que comparte el resto de las características, pero con una silicona de alta calidad y de mayor vigencia.

Para su colocación y retirada, el balón se encuentra premontado en el extremo de un catéter y se introduce por vía oral a ciegas hasta la cavidad gástrica. El relleno del balón y su vaciado se realizan bajo visión endoscópica. Debe colocarse en el cuerpo gástrico. Una vez relleno, se retira el catéter traccionando hacia fuera, por lo que el balón queda estanco gracias a la válvula de autosellado.

El procedimiento de colocación se hace bajo anestesia general o sedación profunda. Se recomienda que la retirada se efectúe bajo anestesia general por el riesgo de broncoaspiración.

Respecto a los resultados, múltiples estudios aleatorizados y prospectivos concluyen que es efectivo para la pérdida de peso y para la mejoría de las patologías relacionadas con la obesidad. En un metaanálisis elaborado por la Sociedad Americana de Endoscopia Gastrointestinal (ASGE) se concluyó que el porcentaje de pérdida del exceso de peso era del 25 % y que la pérdida de peso total era del 13 % a los 6 meses de la colocación y del 11,3 % al año.

Se pueden utilizar balones intragástricos Orbera de forma secuencial para conseguir una mayor pérdida ponderal o prevenir la reganancia. Tras retirar el primero después de 6 meses de permanencia, se recomienda un período de espera (de aproximadamente 1 mes) hasta colocar un segundo balón intragástrico. De esta forma, se consigue una mayor pérdida ponderal o se previene la reganancia (**Figs. 18-3** y **18-4**).

Otros balones intragástricos menos utilizados

Los siguientes son balones menos utilizados y menos estudiados.

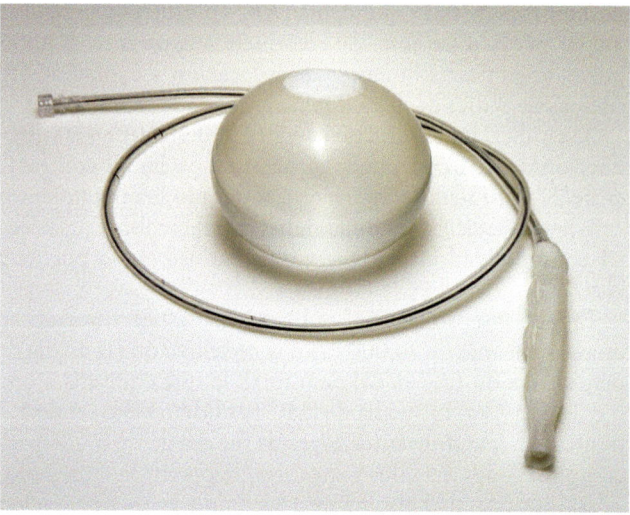

Figura 18-4. Balón intragástrico Orbera. Kit de colocación. Fuente: Imagen cedida por el laboratorio Apollo Endosurgery.

Balón intragástrico doble (ReShape Duo Intragastric Balloon)

Es el segundo balón con más estudios después del balón intragástrico Orbera. Consta de dos balones unidos, pero con volumen independiente, que se rellenan con 450 mL cada uno (suero salino con azul de metileno). También deben permanecer durante 6 meses.

La ventaja de este balón es que ocupa mayor espacio de la luz gástrica, se adapta a la morfología gástrica (teóricamente para disminuir la intolerancia) y disminuye el riesgo de migración y obstrucción (dado que, si uno se desinflara, el otro permanecería).

En 2018 fue adquirido por Apollo y ya no se comercializa, dado que el laboratorio dio prioridad al balón Orbera.

Balón intragástrico ajustable (Spatz3)

Es un balón de silicona de 12 meses de duración. Sus ventajas son que alarga el tiempo para la reeducación dietética y es posible modificar su volumen (en caso de pérdida de la sensación de saciedad o si existe intolerancia digestiva).

Los balones de 1 año (tanto Spatz3 como Orbera365) podrían usarse en los sobrepesos más elevados o en los pacientes en los que ha habido una reganancia con los dispositivos de 6 meses.

Del balón emerge un largo catéter con un tapón estanco que permite realizar ajustes del volumen del balón extrayéndolo por la cavidad oral mediante endoscopia; es el único que presenta esta característica. Se rellena con 400-500 mL de suero fisiológico con azul de metileno (pudiendo incrementarse hasta 700 mL).

En los modelos previos al Spatz3 se ha observado un exceso de complicaciones (por presentar un eje metálico en el catéter), por lo que se ha mejorado su diseño para disminuirlas. Es más difícil de extraer que otros balones debido a la existencia del catéter de llenado.

En los estudios pivotales para la aprobación del balón por parte de la Food and Drug Administration se concluyó que eran seguros y efectivos, con una pérdida de peso media del 15 %, comparado con el 3,3 % en los sujetos de control (diferencia significativa) (**Figs. 18-5**).

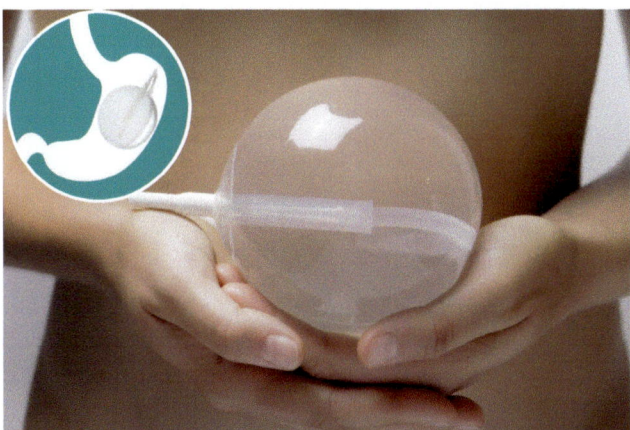

Figura 18-5. Balón intragástrico Spatz3. Fuente: Imagen cedida por el laboratorio Spatz Medical.

Balones rellenos de aire

Sus ventajas son que pesan menos y están compuestos de poliuretano, por lo que minimizan la sintomatología adversa digestiva.

Aparte del Easy Life Balloon, que puede rellenarse de líquido o aire, pero es poco utilizado, existe el balón Heliosphere, del que sí se dispone de literatura médica científica publicada, pero al que se atribuyen un número superior de efectos adversos mayores.

Balones ingeribles

Se trata de balones envueltos en una cápsula que se ingiere y se disuelve en el estómago. Van unidos a un catéter a través del cual se rellenan desde el exterior y del que posteriormente se desprenden al traccionar. Se debe comprobar mediante una radiografía o fluoroscopia que el balón se aloja en el estómago antes de su llenado. Destacan:

- Elipse (actualmente llamado *balón Allurion*): se rellena con 550 mL de suero. Tras aproximadamente 4 meses, la válvula del balón se degrada y el balón se elimina con las heces. No requiere endoscopia para su inserción ni para su extracción, pero hay que evaluar previamente que no existan contraindicaciones orgánicas digestivas. Aún está pendiente de más estudios de calidad que avalen su eficacia y seguridad.
- Obalon: se infla con nitrógeno hasta 250 mL y permite la introducción sucesiva de tres balones (con 1 mes de diferencia) que pueden mantenerse hasta 6 meses. Este tipo de balón sí requiere extracción endoscópica (**Figs. 18-6** y **18-7**).

Todos los balones mencionados están aprobados para su uso en Europa. Los únicos cuatro permitidos por la Food and Drug Administration son Orbera, Reshape Duo, Obalon y Spatz3 (este fue el último que recibió aprobación, en el año 2021).

En la **tabla 18-4** se muestran resumidas las características de los distintos balones.

Sistemas de suturas

Los sistemas de suturas se analizan a continuación.

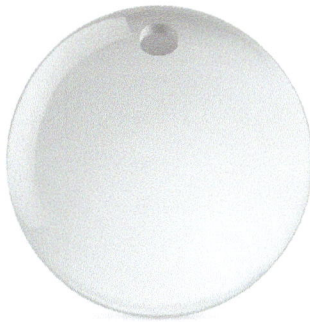

Figura 18-6. Balón intragástrico Obalon. Fuente: Imagen cedida por el laboratorio Obalon Therapeutics.

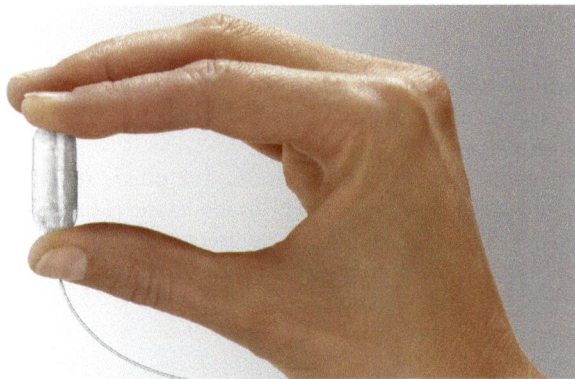

Figura 18-7. Cápsula del balón intragástrico Obalon. Fuente: Imagen cedida por el laboratorio Obalon Therapeutics.

Gastroplastia vertical endoscópica (endosleeve o endoscopic sleeve gastroplasty) con el sistema OverStitch de Apollo Endosurgery (Boston Scientific)

Consiste en la modificación de la morfología gástrica mediante la realización de varias suturas transmurales continuas a lo largo de la curvatura mayor gástrica, tubulizando el cuerpo del estómago a la manera de una gastrectomía vertical. Con este sistema de aproximación de tejidos se pretende modificar su anatomía sin asociar técnicas de resección, simulando una manga gástrica quirúrgica que consigue un significativo estrechamiento y acortamiento de la cavidad. Su mecanismo de acción incluye el retraso del vaciamiento gástrico y la inducción de saciedad precoz.

> **!** Se puede indicar en los pacientes con IMC entre 30 y 40 kg/m² sin historia de cirugía bariátrica previa. También está indicada en pacientes con IMC mayor de 40 en los que esté contraindicada la cirugía o en los que la rechacen.

Requiere la utilización de un sobretubo esofágico y un endoscopio de doble canal al que se acopla el sistema específico OverStitch, en el que se va cargando el hilo de sutura de polipropileno de 2 ceros mediante un catéter portaagujas para dar los puntos. Sirve de ayuda un instrumento que tracciona de la pared, genera un pliegue y acerca el tejido al sistema (Helix), y que posibilita que la sutura sea de todo el espesor de la pared.

La empresa Apollo ha desarrollado el sistema SX, que es compatible con endoscopios estándar de un solo canal de la mayoría de las marcas, con un canal auxiliar por fuera del endoscopio. Su funcionamiento es muy similar al del sistema clásico.

El procedimiento debe realizarse con CO_2. Requiere anestesia general e intubación endotraqueal. Es necesario administrar profilaxis antibiótica, dado que los puntos son transmurales.

Las suturas se hacen de distal a proximal, desde la altura de la incisura y en dirección al *fundus*; en sentido transversal (patrón en U) o longitudinal (patrón en Z) al eje del estómago, incluyendo pared anterior gástrica, curvatura mayor y pared posterior. Cada sutura continua consta de entre 3 y 12 puntos, que se fijan mediante un sistema automático que tracciona del hilo, aproxima los puntos y libera un tope (*cinch*) que produce el fruncimiento de la pared gástrica incluida. Suelen emplearse 4-6 hilos de sutura. El patrón de sutura no parece influir en la cuantía de la pérdida de peso.

El procedimiento dura entre 40 y 75 minutos y puede realizarse de manera ambulatoria, aunque es recomendable que el paciente se ingrese durante una noche. Se hará después una revisión de la cavidad gástrica para descartar hemorragias u otros efectos adversos.

Los síntomas más frecuentes tras el procedimiento son dolor abdominal (frecuente en las primeras horas, aunque de intensidad generalmente leve-moderada), dolor torácico, náuseas y vómitos (menos frecuentes).

Es un método seguro, con escaso número de complicaciones mayores en las series publicadas, aunque potencialmente graves, como hemorragia digestiva, neumoperitoneo, hematomas de órganos adyacentes, neumotórax, colecciones perigástricas o fugas. En los estudios publicados, la tasa de efectos adversos mayores osciló entre el 0 y el 1,05 %.

Tabla 18-4. Características resumidas de los distintos balones

Nombre	Duración	Relleno	Características	Aprobados por la FDA
Orbera	6 meses (12 meses: Orbera365)	Suero	Balón más utilizado	Sí
Doble (Reshape Duo)	6 meses	Suero	Dos balones con volumen independiente	Sí
Ajustable (Spatz3)	12 meses	Suero	Catéter que permite ajustes de volumen	Sí
Heliosphere	6 meses	Aire	Mayor dificultad de colocación y más riesgo de deflación	No
Elipse (Allurion)	4 meses	Suero	Ingerible No requiere endoscopia para extracción	No
Obalon	6 meses	Nitrógeno	Ingerible Requiere endoscopia para extracción Secuencial (tres balones)	Sí

FDA: Food and Drug Administration.

> ! El dispositivo OverStitch de Apollo es el único aprobado por la Food and Drug Administration para el tratamiento primario de la obesidad (desde 2023) y tiene marcaje CE en Europa para la aposición de tejidos, por lo que es posible utilizarlo para otras indicaciones como el anclaje de prótesis, la reducción de anastomosis tras cirugía bariátrica o la sutura de perforaciones.

Los estudios publicados han reportado un porcentaje de pérdida del peso total (*percentage of total body weight loss*, %TBWL) del 14-17 % y una pérdida media del porcentaje de exceso de peso (*percentage of excess weight loss*, %EWL) del 53-68 % a los 12 meses.

En un metaanálisis (Gys *et al.*) en el que se compararon los métodos Apollo y POSE, el %EWL a los 6 y 12 meses fue del 58 y 68 % con método Apollo frente al 44 y 45 % con POSE, con diferencias significativas a favor de la técnica Apollo. En otro metaanálisis (Khan *et al.*) el %EWL fue del 50 % a los 6 meses y del 53 % a los 12 meses con Apollo, y el %TBWL fue del 16 y del 17 % a los 6 y 12 meses, respectivamente. En este metaanálisis también se comparó el método Apollo con el POSE, con una mayor pérdida de peso observada con el primero. En un estudio multicéntrico prospectivo (Barrichello *et al.*) con más de 190 pacientes se observó un %TBWL del 14 % a los 6 meses y del 15 % a los 12 meses; el %EWL fue del 56 % a los 6 meses y del 59 % a los 12 meses. En un reciente ensayo clínico aleatorizado de 2022 (Abu Dayyeh *et al.*) en pacientes con obesidad I y II en el que se comparó la gastroplastia endoscópica con los cambios dietéticos, se demostró una significativa pérdida de peso (%TBWL) del 13,6 % al año, la cual se mantuvo hasta en el 70 % de los pacientes a los 2 años. Existen diversos estudios que han evaluado su eficacia a largo plazo, con cifras de hasta el 14,91 % de TBWL y el 47,1 % de EWL a 36 meses y de hasta el 15,9 % de TBWL a 5 años (**Figs. 18-8** y **18-9**).

POSE (Primary Obesity Surgery Endolumenal, USGI Medical)

Es un sistema diseñado para la aproximación de tejidos en el que se modifica la anatomía del estómago gracias a un sistema de suturas transmurales individuales (diferencia fundamental con el Apollo) que permite realizar grandes pli-caturas mediante la tracción interna de la pared gástrica y la aposición serosa con serosa. De esta forma, se consigue disminuir el volumen de la cavidad, además de procurar un enlentecimiento del vaciamiento gástrico. Las plicaturas se pueden hacer en el *fundus,* para limitar la acomodación fúndica, y en la transición corporoantral o la curvatura mayor, para comprometer el vaciamiento.

Sus indicaciones son las mismas que para el método Apollo: pacientes con IMC de entre 30 y 40 kg/m^2 que no han sido sometidos a cirugía bariátrica, o con IMC > 40 kg/m^2 cuando se rechace o haya contraindicación para la cirugía.

Para esta técnica se emplea una plataforma de trabajo (llamada *Intra-operative platform* o *Transport*) de 18 mm de diámetro y cuatro canales de gran calibre, uno de ellos auxiliar situado en el lateral por el que se introduce un endoscopio pediátrico de menos de 5 mm para la visión endoscópica. Por los otros tres canales se introducen: *a)* una pinza con el sistema de sutura (G-Prox); *b)* un dispositivo en forma de sacacorchos que tracciona la pared gástrica hacia la pinza de sutura, generando la plicatura (G-Lix), y *c)* el último canal sirve para conectar la insuflación de CO_2.

Las suturas se colocan de forma independiente e individual. En el POSE convencional se colocan formando dos líneas, habitualmente en número de entre 6 y 10 en el *fundus* (hasta dejar el ápex a nivel de la unión gastroesofágica) en retro-flexión. Se añaden unas 3-6 más en el cuerpo gástrico distal.

> ! En los últimos años se ha introducido una variante del método POSE convencional, llamado *POSE 2.0* o *POSE reforzado*, en el que se hacen las suturas a lo largo del cuerpo gástrico para acortar y estrechar el estómago y disminuir su motilidad. Esto se logra creando varias líneas de plicaturas simétricas en el cuerpo, de distal a proximal. En total, se utilizan entre 16 y 18 plicaturas. El *fundus* con esta versión no se modifica.

La técnica se lleva a cabo bajo anestesia general y es impres-cindible administrar antibioterapia profiláctica, al menos en monodosis, dada la transmuralidad de las suturas. No es necesario el ingreso hospitalario, aunque sí es recomendable si se interviene por la tarde. El tiempo quirúrgico puro oscila entre 15 y 30 minutos. Inmediatamente tras el procedimiento se hará una gastroscopia para descartar complicaciones.

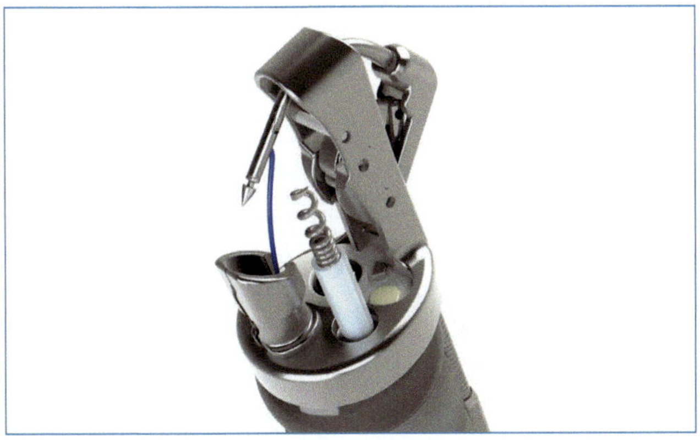

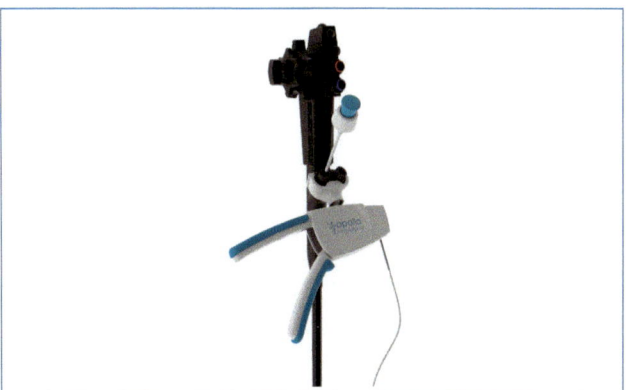

Figura 18-8. Sistema OverStitch® de Apollo®. Fuente: Imagen cedida por el laboratorio Apollo Endosurgery.

Figura 18-9. Sistema OverStitch® acoplado al endoscopio. Fuente: Imagen cedida por el laboratorio Apollo Endosurgery.

No es raro que se produzca sangrado intraprocedimiento al suturar (en ocasiones, en zona intraperitoneal) y no es infrecuente que se generen hematomas submucosos, pero la hemorragia suele autolimitarse con la presión que ejerce el punto de sutura. Las hemorragias clínicamente significativas son raras. Tras el procedimiento, se administran inhibidores de la bomba de protones durante al menos 6 semanas.

La mayor parte de las reacciones adversas son leves, se presentan en las primeras 24-72 horas y suelen resolverse con tratamiento médico: dolor torácico o abdominal hasta en el 90 %, generalmente leve o moderado; las náuseas o vómitos son poco frecuentes (algo más en el formato POSE 2.0); la febrícula es muy infrecuente. El porcentaje de efectos adversos mayores es bajo (menor del 1 %) e incluye hemorragias digestivas, neumotórax o neumoperitoneo. Existen complicaciones más graves, pero infrecuentes, descritas en algunos estudios, como el sangrado esplénico, hematoma hepático, contusiones esofágicas al introducir la plataforma de trabajo o absceso subfrénico.

Esta técnica permite la posterior reconversión a cirugía laparoscópica si no fuera eficaz, además de hacer el tratamiento de forma secuencial con la adición de nuevas suturas.

Los estudios publicados han reportado un porcentaje de pérdida del peso total (%TBWL) de entre el 12,6 y el 15,7 % y una pérdida del exceso de peso media (%EWL) del 30-50 % a los 12 meses. Hay pocos estudios a largo plazo.

Este método está aprobado por la Food and Drug Administration y por la Unión Europea para la aproximación de suturas (**Fig. 18-10**).

En el método POSE se hacen suturas individuales e independientes, mientras que en la gastroplastia vertical endoscópica con el método Apollo las suturas son continuas. En ambas técnicas los puntos son transmurales.

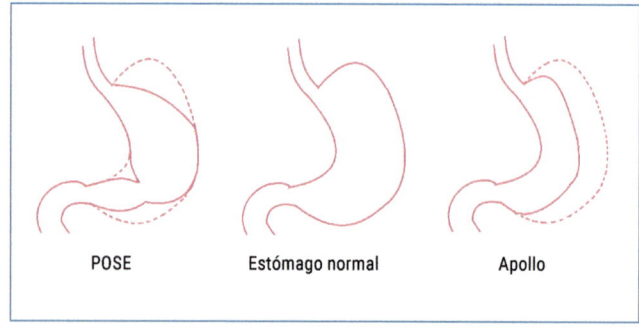

Figura 18-10. Diferencias entre los métodos POSE (convencional) y Apollo.

PUNTOS CLAVE

- La obesidad se ha convertido en una epidemia en los países desarrollados, y la endoscopia ha adquirido un papel esencial en el manejo de gran parte de los pacientes obesos, tanto para el tratamiento de las complicaciones de la cirugía bariátrica como para su tratamiento primario. Aunque no hay disponibles grandes estudios comparativos, existe suficiente evidencia para otorgar a las técnicas endoscópicas bariátricas un papel fundamental en el tratamiento de los pacientes obesos, especialmente en el rango de IMC de entre 30 y 40 kg/m².

- El manejo endoscópico permite la resolución de gran parte de las complicaciones de la cirugía bariátrica; debe ser de elección en muchas de ellas, dado su mejor perfil de seguridad frente a la reintervención quirúrgica.

- El balón intragástrico y las técnicas endoscópicas de sutura (gastroplastia endoscópica de Apollo y método POSE) deben considerarse en todos aquellos pacientes con IMC entre 30 y 40 kg/m² que hayan fracasado con tratamiento dietético y en aquellos entre 40 y 45 kg/m² que no sean buenos candidatos quirúrgicos o rechacen la cirugía.

BIBLIOGRAFÍA

Abdullah M, Mohammed N, AlQamish J. Overview on the endoscopic treatment for obesity: A review. World J Gastroenterol. 2023;29(40):5526-42.

Abu Dayyeh BK, Bazerbachi F, Vargas EJ, Sharaiha RZ, Thompson CC, Thaemert BC et al. Endoscopic sleeve gastroplasty for treatment of class 1 and 2 obesity (MERIT): A prospective, multicentre, randomised trial. Lancet. 2022;400(10350):441-451.

Abu Dayyeh BK, Edmundowicz SA, Jonnalagadda S, Kumar N, Larsen M, Sullivan S et al. Endoscopic bariatric therapies. Gastrointestinal Endoscopy. 2015;81(5):1073-86.

Alqahtani A, Al-Darwish A, Mahmoud AE, Alqahtani YA, Elahmedi M. Short-term outcomes of endoscopic sleeve gastroplasty in 1000 consecutive patients. Gastrointest Endosc. 2019;89(6):1132-8.

ASGE Bariatric Endoscopy Task Force and ASGE Technology Committee, Abu Dayyeh BK, Kumar N, Edmundowicz SA, Jonnalagadda S, Larsen M, Sullivan S et al. ASGE Bariatric Endoscopy Task Force systematic review and meta-analysis assessing the ASGE PIVI thresholds for adopting endoscopic bariatric therapies. Gastrointest Endosc. 2015;82(3):425-38.e5.

ASGE Bariatric Endoscopy Task Force, Sullivan S, Kumar N, Edmundowicz SA, Abu Dayyeh BK, Jonnalagadda SS, Larsen M et al. ASGE position statement on endoscopic bariatric therapies in clinical practice. Gastrointest Endosc. 2015;82(5):767-72.

Bazerbachi F, Vargas Valls EJ, Abu Dayyeh BK. Recent clinical results of endoscopic bariatric therapies as an obesity intervention. Clin Endosc. 2017;50(1):42-50.

Boules M, Chang J, Haskins IN, Sharma G, Froylich D, El-Hayek K et al. Endoscopic management of post-bariatric surgery complications. World J Gastrointest Endosc. 2016;8(17):591-9.

Choi HS, Chun HJ. Recent trends in endoscopic bariatric therapies. Clin Endosc. 2017;50(1):11-6.

Choi YI, Kim KO. Experimental gastric non-balloon devices. Clin Endosc. 2018;51(5):420-4.

DeAsis FJ, Denham W, Linn JG, Haggerty SP, Ujiki MB. Primary obesity surgery endoluminal. Surg Endosc. 2017;31(2):951.

Eisenberg D, Shikora SA, Aarts E, Aminian A, Angrisani L, Cohen RV et al. 2022 American Society for Metabolic and Bariatric Surgery (ASMBS) and International Federation for the Surgery of Obesity and Metabolic Disorders (IFSO): Indications for metabolic and bariatric surgery. Surg Obes Relat Dis. 2022;18(12):1345-56.

Encuesta Nacional de Salud del año 2017. Madrid: Instituto Nacional de Estadística; 2017.

Espinet Coll E, del Pozo García AJ, Turró Arau R, Nebreda Durán J, Cortés Rizo X, Serrano Jiménez A et al. Spanish Intragastric Balloon Consensus Statement (SIBC): Practical guidelines based on experience of over 20 000 cases. Rev Esp Enferm Dig. 2023;115(1):22-34.

Espinet Coll E, López-Nava Breviere G, Nebreda Durán J, Marra-López Valenciano C, Turró Arau R, Esteban López-Jamar JM et al. Spanish consensus document on bariatric endoscopy. Part 2: Specific endoscopic treatments. Rev Esp Enferm Dig. 2019;111(2):140-54.

Espinet Coll E, Nebreda Durán J, López-Nava Breviere G, Ducóns García J, Rodríguez-Téllez M, Crespo García J et al. Multicenter study on the safety of bariatric endoscopy. Rev Esp Enferm Dig. 2017;109(5):350-7.

Espinet Coll E, Nebreda Durán J, López-Nava Breviere G, Galvao Neto M, Gómez Valero JA, Bacchiddu S et al. Efficacy and safety of transoral outlet reduction via endoscopic suturing in patients with weight regain after a surgical Roux-en-Y gastric bypass. Rev Esp Enferm Dig. 2018;110(9):551-6.

Espinet-Coll E, López-Nava-Breviere G, Nebreda-Durán J, Marra-López-Valenciano C, Turró-Arau R, López-Jamar J-M-E et al. Documento Español de Consenso en Endoscopia Bariátrica. Parte 1. Consideraciones generales. Rev Esp Enfer Dig. 2018;110(6):386-99.

Frattini F, Borroni B, Lavazza M, Liu X, Kim HY, Liu R et al. New endoscopic procedures for diabetes mellitus type 2 and obesity treatment. Gland Surg. 2016;5(5):458-64.

Ge PS, Thompson CC. The use of the overstitch to close perforations and fistulas. Gastrointest Endosc Clin N Am. 2020;30(1):147-61.

Gribben JL, Ilonzo N, Neifert S, Michael Leitman I. Predictors of reoperation and failure to rescue in bariatric surgery. JSLS. 2018;22(1):e2017.00074.

Gys B, Plaeke P, Lamme B, Lafullarde T, Komen N, Beunis A et al. Endoscopic gastric plication for morbid obesity: A systematic review and meta-analysis of published data over time. Obes Surg. 2019;29(9):3021-9.

Hollenbach M, Prettin C, Gundling F, Schepp W, Seufert J, Stein J et al. Design of the Weight-loss Endoscopy Trial (WET): A multi-center, randomized, controlled trial comparing weight loss in endoscopically implanted duodenal-jejunal bypass liners vs. intragastric balloons vs. a sham procedure. BMC Gastroenterol. 2018;18(1):118.

Huberty V, Boskoski I, Bove V, Ouytsel PV, Costamagna G, Barthet MA et al. Endoscopic sutured gastroplasty in addition to lifestyle modification: Short-term efficacy in a controlled randomised trial. Gut. 2021;70(8):1479-85.

Intriago JMV, de Moura DTH, do Monte Junior ES, Proença IM, Ribeiro IB, Sánchez-Luna SA et al. Endoscopic vacuum therapy (EVT) for the treatment of post-bariatric surgery leaks and fistulas: A systematic review and meta-analysis. Obes Surg. 2022;32(10):3435-51.

Jaruvongvanich V, Vantanasiri K, Laoveeravat P, Matar RH, Vargas EJ, Maselli DB et al. Endoscopic full-thickness suturing plus argon plasma mucosal coagulation versus argon plasma mucosal coagulation alone for weight regain after gastric bypass: A systematic review and meta-analysis. Gastrointest Endosc. 2020;92(6):1164-75.e6.

Jirapinyo P, Abu Dayyeh BK, Thompson CC. Weight regain after Roux-en-Y gastric bypass has a large negative impact on the Bariatric Quality of Life Index. BMJ Open Gastroenterol. 2017;4(1):E000153.

Jirapinyo P, Thompson CC. Endoscopic bariatric and metabolic therapies: Surgical analogues and mechanisms of action. Clin Gastroenterol Hepatol. 2017;15(5):619-30.

Jirapinyo P, Thompson CC. Training in bariatric and metabolic endoscopic therapies. Clin Endosc. 2018;51(5):430-8.

Joo MK. Endoscopic approach for major complications of bariatric surgery. Clin Endosc. 2017;50(1):31-41.

Khan Z, Khan MA, Hajifathalian K, Shah S, Abdul M, Saumoy M et al. Efficacy of endoscopic interventions for the management of obesity: A meta-analysis to compare endoscopic sleeve gastroplasty, aspireassist, and primary obesity surgery endolumenal. Obes Surg. 2019;29(7):2287-98.

Krái J, Machytka E, Horká V, Selucká J, Doleček F, Špičák J et al. Endoscopic treatment of obesity and nutritional aspects of bariatric endoscopy. Nutrients. 2021;13(12):4268.

Kumar N. Weight loss endoscopy: Development, applications, and current status. World J Gastroenterol. 2016;22(31):7069-79.

Kumar N, Abu Dayyeh BK, Lopez-Nava Breviere G, Galvao Neto MP, Sahdala NP, Shaikh SN et al. Endoscopic sutured gastroplasty: Procedure evolution from first-in-man cases through current technique. Surg Endosc. 2018;32(4):2159-64.

Kumar N, Sullivan S, Thompson CC. The role of endoscopic therapy in obesity management: Intragastric balloons and aspiration therapy. Diabetes Metab Syndr Obes. 2017;10:311-6.

Kumbhari V, Hill C, Sullivan S. Bariatric endoscopy: State-of-the-art. Curr Opin Gastroenterol. 2017;33(5):358-65.

Kurian M, Kroh M, Chand B, Mikami D, Reavis K, Khaitan L. SAGES review of endoscopic and minimally invasive bariatric interventions: A review of endoscopic and non-surgical bariatric interventions. Surg Endosc. 2018;32(10):4063-7.

Lecube A, Monereo S, Rubio MÁ, Martínez-de-Icaya P, Martí A, Salvador J et al. Prevention, diagnosis, and treatment of obesity. 2016 position statement of the Spanish Society for the Study of Obesity. Endocrinol Diabetes Nutr. 2017;64 Suppl 1:15-22.

Lee HL. Currently available non-balloon devices. Clin Endosc. 2018;51(5):416-9.

López-Nava G, Asokkumar R, Turró Arau R, Neto MG, Dayyeh BA. Modified primary obesity surgery endoluminal (POSE-2) procedure for the treatment of obesity. VideoGIE. 2020;5(3):91-3.

López-Nava G, Sharaiha RZ, Vargas EJ, Bazerbachi F, Manoel GN, Bautista-Castaño I et al. Endoscopic sleeve gastroplasty for obesity: A multicenter study of 248 patients with 24 months follow-up. Obes Surg. 2017;27(10):2649-55.

Malli CP, Sioulas AD, Emmanouil T, Dimitriadis GD, Triantafyllou K. Endoscopy after bariatric surgery. Ann Gastroenterol. 2016;29(3):249-57.

Mauro A, Lusetti F, Scalvini D, Bardone M, De Grazia F, Mazza S et al. A comprehensive review on bariatric endoscopy: Where we are now and where we are going. Medicina (Kaunas). 2023;59(3):636.

Miller K, Turró R, Greve JW, Bakker CM, Buchwald JN, Espinós JC. MILEPOST multicenter randomized controlled trial: 12-month weight loss and satiety outcomes after pose SM vs. medical therapy. Obes Surg. 2017;27(2):310-22.

Miranda da Rocha LC, Ayub Pérez OA, Arantes V. Endoscopic management of bariatric surgery complications: What the gastroenterologist should know. Rev Gastroenterol Mex. 2016;81(1):35-47.

Muniraj T, Day LW, Teigen LM, Ho EY, Sultan S, Davitkov P et al. AGA clinical practice guidelines on intragastric balloons in the management of obesity. Gastroenterology. 2021;160(5):1799-808.

Qureshi H, Saeed N, Jovani M. Updates in endoscopic bariatric and metabolic therapies. J Clin Med. 2023;12(3):1126.

Raddatz D. Metabolic endoscopy: Development and perspectives. Digestion. 2019;100(3):147-51.

Reja D, Zhang C, Sarkar A. Endoscopic bariatrics: Current therapies and future directions. Transl Gastroenterol Hepatol. 2022;7:21.

Salas-Salvadó J, Rubio MA, Barbany M, Moreno B, Grupo Colaborativo de la SEEDO. [SEEDO 2007 Consensus for the evaluation of overweight and obesity and the establishment of therapeutic intervention criteria]. Med Clin (Barc). 2007;128(5):184-96; quiz 1 p following 200.

Saunders KH, Igel LI, Saumoy M, Sharaiha RZ, Aronne LJ. Devices and endoscopic bariatric therapies for obesity. Curr Obes Rep. 2018;7(2):162-71.

Stavrou G, Shrewsbury A, Kotzampassi K. Six intragastric balloons: Which to choose? World J Gastrointest Endosc. 2021;13(8):238-59.

Storm AC, Thompson CC. Endoscopic treatments following bariatric surgery. Gastrointest Endosc Clin N Am. 2017;27(2):233-44.

Sullivan S, Swain JM, Woodman G, Antonetti M, de la Cruz-Muñoz N, Jonnalagadda SS et al. Randomized sham-controlled trial evaluating efficacy and safety of endoscopic gastric plication for primary obesity: The Essential trial. Obesity (Silver Spring). 2017;25(2):294-301.

Vargas EJ, Bazerbachi F, Rizk M, Rustagi T, Acosta A, Wilson EB et al. Transoral outlet reduction with full thickness endoscopic suturing for weight regain after gastric bypass: A large multicenter international experience and meta-analysis. Surg Endosc. 2018;32(1):252-9.

Obtención de material histológico y resección de lesiones

19

J. Santiago García, D. de Frutos Rosa y A. Herreros de Tejada Echanojáuregui

 OBJETIVOS

- Describir tres técnicas de toma de muestras empleadas para el estudio de lesiones gástricas: biopsia estándar, biopsia sobre biopsia y técnica de apertura de la mucosa.
- Exponer las limitaciones de cada una de las técnicas de toma de muestras para estudio histológico.
- Revisar la técnica de apertura de la mucosa y las situaciones particulares en las que cobra especial valor diagnóstico.
- Conocer el procedimiento básico de resección mucosa endoscópica (RME) y algunas de sus variantes técnicas más extendidas.
- Conocer las indicaciones, ventajas e inconvenientes de la RME en patología gástrica.
- Entender en qué consiste el procedimiento de disección submucosa endoscópica (DSE) y sus principales ventajas frente a otras técnicas endoscópicas o quirúrgicas.
- Conocer las indicaciones de la DSE en las neoplasias gástricas.
- Conocer la forma en que se deben procesar para análisis los especímenes obtenidos mediante DSE.

INTRODUCCIÓN

A continuación se describirán las técnicas de obtención de muestras disponibles para el estudio de las lesiones gástricas, que en algunos casos suponen, en su propia naturaleza, una técnica terapéutica. Estas técnicas son válidas no sólo para lesiones dependientes de la capa mucosa superficial, sino también para lesiones submucosas (LSM) o los tumores infiltrativos gástricos, que suponen un gran reto a la hora de alcanzar un diagnóstico mediante las técnicas de obtención de muestras habituales.

En la primera parte se abordarán las técnicas basadas en el uso de la pinza de biopsia y las variantes que incluyen una apertura o exposición de la capa mucosa para la obtención de muestras de capas más profundas conocido como apertura de la mucosa en el término original en inglés. En los siguientes apartados se revisarán las técnicas de resección endoscópica como la RME y la DSE.

TÉCNICAS AVANZADAS DE BIOPSIA Y APERTURA DE LA MUCOSA

Técnica de biopsia estándar

Consiste en la toma de un número variable de muestras directamente de una lesión mediante el empleo de una pinza de biopsia convencional introducida a través del endoscopio (**Fig. 19-1**).

Lesiones mucosas gástricas

El muestreo de lesiones mucosas gástricas con una pinza de biopsia estándar permite una aproximación fiable al diagnóstico histológico de dichas entidades, hecho que facilitará la toma de decisiones terapéuticas en muchos casos. Sin embargo, es importante mencionar que el rendimiento diagnóstico de este método no es siempre certero cuando se consideran lesiones preneoplásicas gástricas (displasia leve o grave) o cánceres gástricos precoces, y puede existir una discrepancia superior al 30 % entre el resultado de las biopsias y la histología final tras la resección completa del espécimen. En

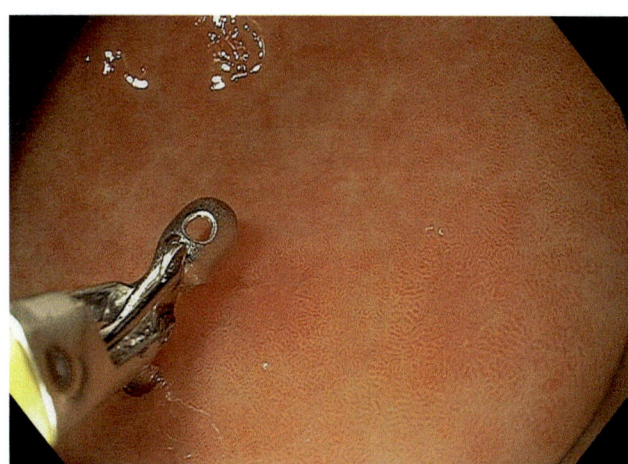

Figura 19-1. Técnica de biopsia estándar.

este sentido, un metaanálisis puso de manifiesto que hasta en un 25 % de los casos la histología final va a ser más avanzada que la inicialmente mostrada en las biopsias.

- Lesiones potencialmente resecables: pólipos hiperplásicos mayores de 1 cm, adenomas, lesiones preneoplásicas y/o adenocarcinoma precoz. Se recomienda la toma de 1-2 biopsias de la zona más sospechosa de la lesión.
- Neoplasias avanzadas: se recomienda la toma de seis biopsias, con vistas a obtener suficiente material histológico para el estudio de biomarcadores.

Además, la toma de biopsias aleatorias de la mucosa gástrica también juega un papel importante en aquellos pacientes con una imagen endoscópica de gastritis crónica sin lesiones visibles asociadas. Esto se debe a su capacidad para corroborar el diagnóstico endoscópico, así como estratificar su riesgo de progresión, el cual está determinado por la extensión de la afectación inflamatoria. El protocolo de Sydney supone la estrategia de muestreo aleatorio más extendida dado su alto rendimiento para el diagnóstico de la infección por *Helicobacter pylori* y la presencia de metaplasia intestinal. Se basa en la toma de dos biopsias en dos localizaciones específicas que deben ser etiquetadas por separado: antro (curvatura menor y mayor, a unos 3 cm del píloro) y cuerpo (curvatura menor 4 cm proximal a incisura y curvatura mayor media). La adición de un tercer bote correspondiente a la incisura *angularis* podría aumentar, además, la precisión de la estratificación del riesgo. El principal hándicap del protocolo de Sydney viene determinado por el error de muestreo atribuible a la toma de biopsias de un mínimo porcentaje de la superficie gástrica, así como a la evidente sobrecarga que supone para los servicios de anatomía patológica una estrategia basada en la toma de muestras aleatorias.

> ! El protocolo de Sydney, basado en la toma de cuatro biopsias aleatorias en dos localizaciones (antro y cuerpo gástrico), permite confirmar el diagnóstico de gastritis atrófica y evaluar su riesgo de progresión en base a su extensión.

En casos de individuos portadores de una mutación en el gen CDH1 o alta sospecha de cáncer gástrico hereditario difuso se debe considerar la toma de biopsias según protocolo de Cambridge durante las endoscopias de seguimiento/cribado. Este protocolo se basa en la toma de cinco biopsias de cada una de las siguientes áreas anatómicas: área prepilórica, antro, transición antro-cuerpo, cuerpo, fundus y cardias (30 biopsias en total). Esto busca maximizar la cantidad de área muestreada debido al riesgo de aparición de pequeños focos microscópicos de células en anillo de sello que pueden pasar fácilmente desapercibidos a la inspección endoscópica.

Tumores infiltrativos gástricos

Los tumores infiltrativos gástricos, como es el caso de la *linitis plástica* (adenocarcinoma gástrico infiltrante difuso) o el *linfoma*, tienen la particularidad de que asocian una afectación predominantemente submucosa y presentan una mucosa normal, o con cambios mínimos o inespecíficos, en muchos casos. Este hecho hace que el diagnóstico endoscópico de estas entidades en ocasiones se convierta en un verdadero desafío para el gastroenterólogo.

En el caso de la linitis plástica, el porcentaje de falsos negativos de la biopsia estándar se sitúa en torno al 55,9 %. Esto se debe a que estos tumores se localizan predominantemente en la capa submucosa y presentan en la superficie mucosa cambios inespecíficos como edema o engrosamiento de pliegues, pero sin asociar masas o úlceras evidentes, por lo que la toma de biopsias en superficie únicamente reflejará hallazgos inespecíficos en muchos casos.

De forma similar, los linfomas gástricos suponen un hándicap particularmente importante por presentar en la mayoría de los casos un origen submucoso y asociar un epitelio engrosado que, por lo general, impide el acceso a las células tumorales mediante el empleo de una técnica de biopsia estándar.

Lesiones submucosas gástricas

Las lesiones submucosas son lesiones de localización subepitelial que se encuentran con relativa frecuencia de forma fortuita durante la realización de una endoscopia digestiva alta o prueba de imagen. Entre los múltiples subtipos que pueden asentar en el estómago, es particularmente importante poder reconocer aquellas que presenten un potencial de malignidad, como los tumores estromales del tracto gastrointestinal (GIST) o los tumores neuroendocrinos, ya que su detección puede obligar a su resección en muchos casos. La precisión diagnóstica de la ecoendoscopia a la hora de identificar estas lesiones es relativamente baja, lo que obliga a la adquisición de tejido para confirmar el diagnóstico, si bien, como se verá posteriormente, el rendimiento de las pruebas de toma de biopsia convencionales es limitado. La toma de biopsias con pinza estándar ha demostrado ser de poca utilidad en el diagnóstico de las LSM debido a la limitada profundidad de penetración de la pinza de biopsia convencional.

Técnica de biopsia sobre biopsia

Convencional

La técnica de biopsia sobre biopsia se basa en el empleo de una pinza de biopsia estándar para, mediante la toma repetida de biopsias en un área a estudio, crear un defecto mucoso que permita acceder al espacio submucoso. Se trata, por tanto, de una técnica que puede ser empleada para el estudio de lesiones de localización subepitelial como las LSM o los tumores gástricos infiltrativos, ya que, teóricamente, al acceder al espacio donde asientan estas entidades, permitiría la toma de muestras directamente de la lesión (**Fig. 19-2**).

La rentabilidad diagnóstica global de la técnica de biopsia sobre biopsia en las LSM gástricas es menor del 30 %. Estas cifras son muy pobres comparadas con las técnicas de elección para el estudio de las LSM, como la punción por aspiración con aguja fina guiada por ecoendoscopia (ECO-PAAF), con

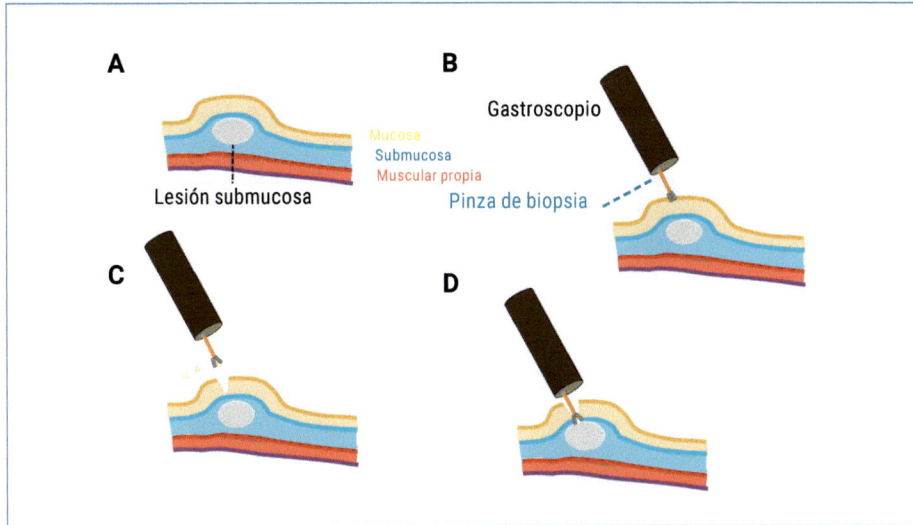

Figura 19-2. Esquema de técnica de biopsia sobre biopsia. **A)** Lesión submucosa dependiente de la capa submucosa. **B**, **C** y **D)** Toma de biopsias repetidas hasta alcanzar la capa submucosa y exponer la lesión a estudio.

cifras de rendimiento diagnóstico que oscilan entre el 46 y 93 % en el caso de los GIST o, fundamentalmente, la biopsia con aguja fina guiada por ecoendoscopia (ECO-BAF) con un rendimiento diagnóstico cercano al 75 %.

Los tumores infiltrativos gástricos suelen presentar un epitelio muy engrosado que limita enormemente la rentabilidad de la técnica de biopsia sobre biopsia para alcanzar un diagnóstico definitivo.

> **!** Se recomienda la toma de, al menos, 10 biopsias sobre biopsia de las áreas de apariencia más anormal, en casos de sospecha de linitis plástica. En caso de fracaso, se deben considerar otras alternativas.

Con pinza jumbo

Una alternativa es el empleo de una pinza de biopsia de gran tamaño (pinza *jumbo*), con un volumen de mordida de 12-13 mm³ frente a los 5-6 mm³ de una pinza estándar (**Fig. 19-3**). La toma de biopsia sobre biopsia con pinza *jumbo* puede desempeñar un papel relevante en el diagnóstico de las LSM localizadas en la segunda o tercera capa gástrica, permitiendo alcanzar el diagnóstico hasta en el 65 % de los casos. Un ejemplo clásico son los lipomas que asientan en la capa submucosa y donde, en muchas ocasiones, mediante la técnica de biopsia sobre biopsia con pinza *jumbo* se logra exponer con relativa facilidad el tejido adiposo que conforma estas lesiones, alcanzando así un diagnóstico definitivo. Por contra, su rentabilidad va a caer notablemente cuando se consideran lesiones más profundas (35-40 % de rentabilidad), asociándose además a un riesgo de sangrado no despreciable.

TÉCNICA DE APERTURA DE LA MUCOSA

La técnica de *apertura de la mucosa* se basa en la *resección* de la capa mucosa superficial para acceder a planos profundos de la pared gástrica y exponer así lesiones subyacentes. De esta manera, se puede proceder a la toma directa de biop-

sias o incluso a la resección parcial de la lesión con el fin de obtener un buen espécimen para realizar el estudio anatomopatológico.

> **!** La técnica de apertura de la mucosa constituye una herramienta que puede ser particularmente útil para el estudio de lesiones submucosas o lesiones infiltrativas gástricas.

- Conceptos clave de la técnica de apertura de la mucosa (**Fig. 19-4**):
  - Creación de colchón submucoso mediante inyección de salino/glicerol/Gelafundina®/etc. (se considera un paso opcional, no imprescindible desde el punto de vista de seguridad).
  - Resección de la capa mucosa ubicada sobre la lesión o área a estudio mediante el empleo de un asa de diatermia y corriente de electrocoagulación.
  - Exposición de la LSM o área a estudio.
  - Toma de múltiples biopsias (2-8) o incluso resección parcial de la LSM mediante el empleo de un asa de diatermia y corriente de electrocoagulación.
  - Cierre del defecto mucoso con clips (se considera un paso opcional).

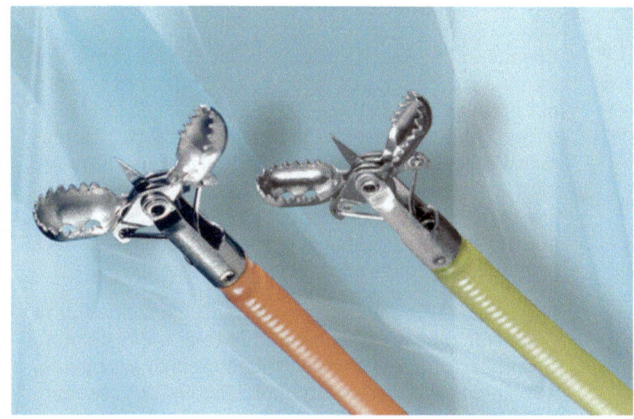

Figura 19-3. Pinza *jumbo*.

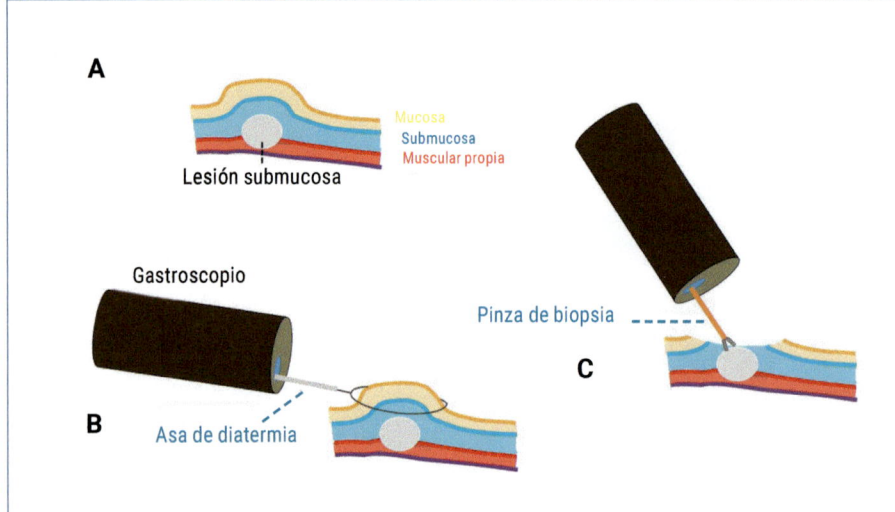

Figura 19-4. Esquema de técnica de apertura de la mucosa para toma de muestras de una lesión submucosa. **A)** Lesión submucosa dependiente de la capa muscular propia. **B)** Resección de las capas superficiales (mucosa y parte de la submucosa) dispuestas en la impronta de la lesión subyacente con asa de diatermia. **C)** Exposición de la lesión submucosa y toma directa de biopsias con pinza de biopsia convencional.

- Procesamiento de las muestras: las muestras obtenidas por técnica de biopsia deben ser fijadas en formol y procesadas de forma rutinaria. Las muestras obtenidas por resección parcial de la lesión deben ser fijadas en formol y, si éstas presentan un tamaño suficiente (al menos 10-15 mm), serán cortadas en secciones de 1 mm de forma previa a la tinción con hematoxilina-eosina. Complementariamente, se realizarán tinciones con métodos inmunohistoquímicos en caso de que fuera necesario para alcanzar un diagnóstico anatomopatológico definitivo.
- Seguridad: se trata de una técnica en general segura que puede asociar ocasionalmente sangrado intraprocedimiento que es fácilmente tratable en la mayoría de los casos con colocación de hemoclips o coagulación con pinza de hemostasia o argón plasma.
- Rendimiento diagnóstico: su rendimiento diagnóstico es superior al de la biopsia y la ECO-PAAF, y similar al de la ECO-BAF para el estudio de las LSM, especialmente cuando asientan en la capa submucosa. Presenta cifras de eficacia diagnóstica cercanas al 70-90 % y una capacidad para discriminar entre lesiones benignas y malignas de hasta el 92,7 %. En casos de sospecha de lesiones infiltrativas gástricas tipo linitis plástica o linfoma, logra alcanzar el diagnóstico definitivo en más de un 80 % de los casos sin asociar complicaciones significativas.

> **!** Cuando se considera la técnica de apertura de la mucosa frente a los métodos de obtención de muestras guiados por ecoendoscopia (ECO-PAAF y ECO-BAF) en LSM gástricas, cabe destacar dos principales ventajas. La técnica de apertura de la mucosa se utiliza principalmente para lesiones ubicadas en la capa submucosa, mientras que para lesiones que asientan en la muscular propia la punción/biopsia guiada por ecoendoscopia será la técnica de elección para obtención de muestras:
>
> - Tamaño de la muestra obtenida. Su capacidad para aportar muestras suficientemente grandes permite realizar un análisis anatomopatológico apropiado, incluidos estudios de inmunohistoquímica y recuento mitótico en el caso de los GIST.

> - Fácil ejecución. Es una técnica relativamente sencilla y fácil de llevar a cabo independientemente de la localización, el tamaño y las características de la lesión a estudio.

- Variante SINK: la SINK (*single-incision needle-knife*) es una variante del apertura de la mucosa que se basa en el empleo de un bisturí de disección tipo aguja para crear una incisión mucosa de 6-12 mm sobre la impronta de una lesión submucosa gástrica para así poder acceder al plano submucoso, exponer la lesión y proceder a la toma de biopsias múltiples con una pinza de biopsia convencional (**Fig. 19-5**). Su rentabilidad diagnóstica puede superar el 90 % en las LSM gástricas, y es posible realizar estudio inmunohistoquímico y recuento mitótico en más del 65-70 % de los GIST sin asociar episodios adversos serios.
- Variante STER: la STER (*submucosal tunneling endoscopic resection*) es una técnica inicialmente empleada para la resección endoscópica de LSM esofágicas y gástricas localizadas en la cuarta capa. Adicionalmente, se ha empleado con fines diagnósticos en el contexto del estudio de las LSM gástricas, y puede ser considerada en este sentido una variante de la técnica de apertura de la mucosa. La técnica consiste en la realización de una incisión mucosa controlada a distancia de la lesión diana mediante el empleo de un bisturí de disección tipo aguja. A continuación, se procede a la realización de un túnel submucoso mediante técnica de disección hasta alcanzar la lesión objeto de estudio. Una vez localizada, se procede a la toma de múltiples biopsias de ésta mediante pinza de biopsia estándar. Por último, se cerrará la puerta de entrada mediante la colocación de clips endoscópicos (**Fig. 19-6**). Se trata de un procedimiento muy seguro con cifras de rendimiento diagnóstico superiores al 85 % para el estudio de las LSM.

> **!** Una de las desventajas de la técnica de apertura de la mucosa es que, a consecuencia del abordaje empleado, se puede generar una importante fibrosis que dificulte un posterior intento de resección endoscópica de la LSM.

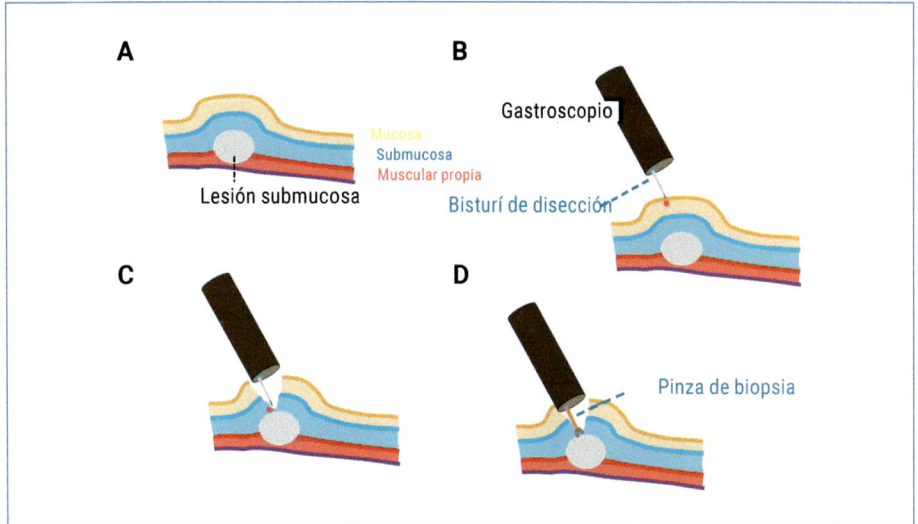

Figura 19-5. Esquema de técnica SINK para toma de muestras de una lesión submucosa. **A)** Lesión submucosa dependiente de la capa muscular propia. **B)** Incisión sobre la mucosa dispuesta en la impronta de la lesión subyacente con bisturí de disección. **C)** Disección de la capa submucosa hasta exponer la lesión submucosa. **D)** Toma directa de biopsias con pinza de biopsia convencional.

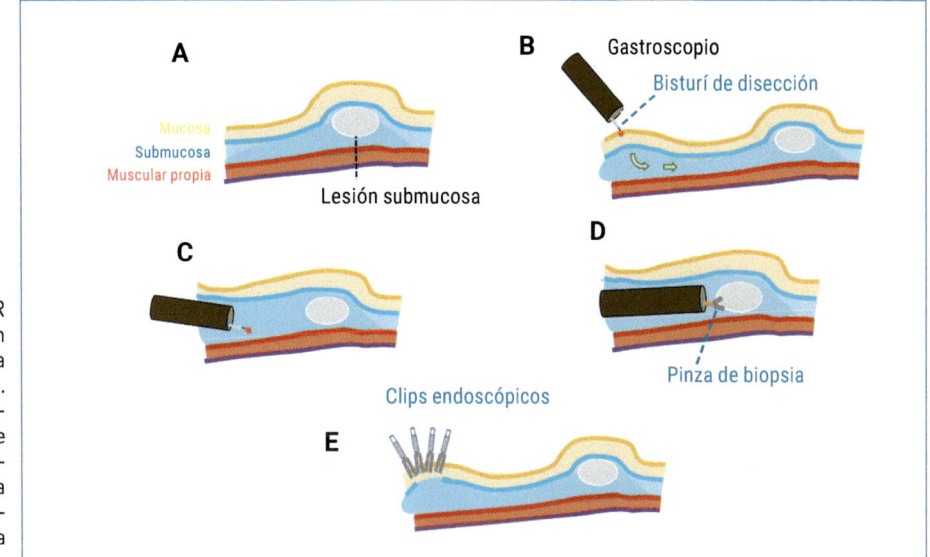

Figura 19-6. Esquema de técnica STER para toma de muestras de una lesión submucosa. **A)** Lesión submucosa dependiente de la capa submucosa. **B)** y **C)** Incisión mucosa en una localización distante a la lesión que permite acceder al plano submucoso y tunelización submucosa hasta alcanzar la lesión diana. **D)** Toma de biopsias repetidas de la lesión. **E)** Cierre de la puerta de entrada con clips.

RESECCIÓN MUCOSA ENDOSCÓPICA

La resección mucosa endoscópica constituye la evolución natural de las técnicas de polipectomía tradicionales. Fue descrita por primera vez en la década de 1980 y rápidamente se estableció como el estándar de tratamiento de las lesiones neoplásicas precoces del tracto digestivo.

Descripción de la técnica

Resección mucosa endoscópica convencional

La técnica básica de RME consiste en, una vez identificada y caracterizada la lesión diana, realizar con una aguja de esclerosis una inyección submucosa, bien con un cristaloide (normalmente solución salina fisiológica 0,9 %) o bien con un coloide (soluciones más viscosas [gelatina succinilada, glicerol, ácido hialurónico, etc.] para prolongar la duración del habón) con el objetivo de crear un colchón que permita incrementar el espacio virtual de la capa submucosa separando la capa mucosa (de la que depende la lesión en la mayoría de los casos) de la muscular (que define la integridad estructural del órgano). Posteriormente, se emplaza un asa de polipectomía y, por medio de la aplicación de una corriente eléctrica, se produce el corte del fragmento de tejido capturado. La consecución de la resección completa puede ser en una única pieza (RME bloque) o en múltiples fragmentos (RME fragmentada) (**Fig. 19-7**).

Resección mucosa endoscópica asistida con doble canal

Requiere el uso de un endoscopio de doble canal. A través de uno de los canales se introduce una pinza, y a través del otro, un asa de polipectomía. Una vez realizado el colchón submucoso, se emplaza el asa abierta alrededor de la lesión y con la pinza se tracciona de ésta hacia el endoscopio. Posteriormente, se cierra el asa atrapando el tejido y se aplica la corriente de corte (**Fig. 19-8**).

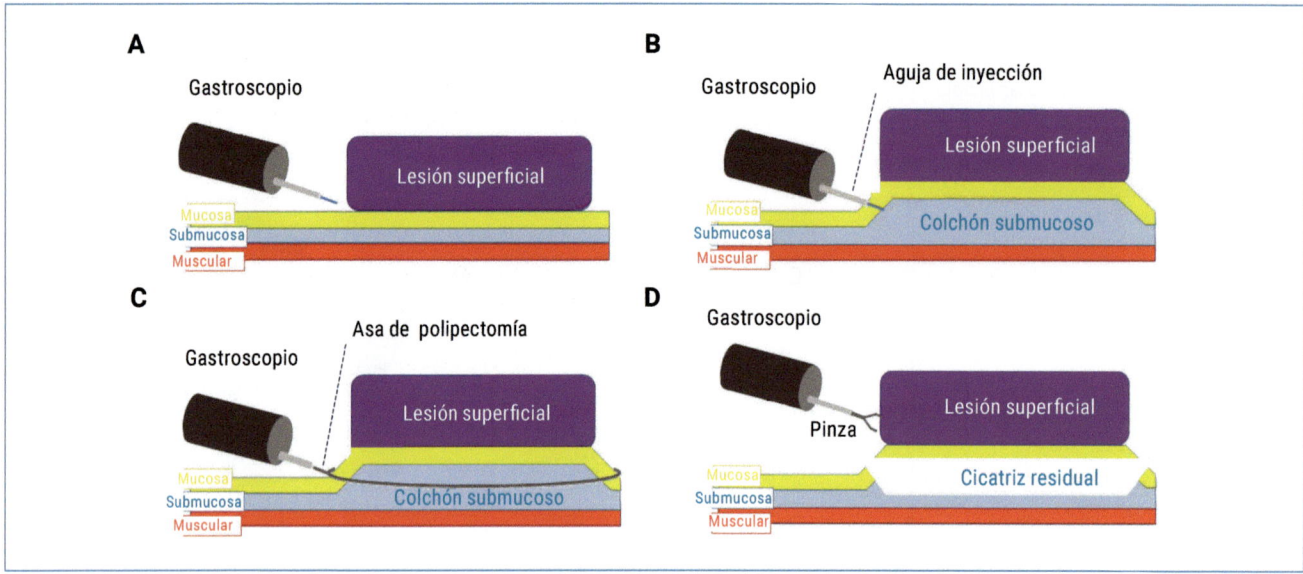

Figura 19-7. Esquema de realización de resección mucosa endoscópica básica. **A)** Localización de la lesión y caracterización. **B)** Realización de colchón submucoso. **C)** Emplazamiento del asa de polipectomía. **D)** Corte de la lesión y extracción.

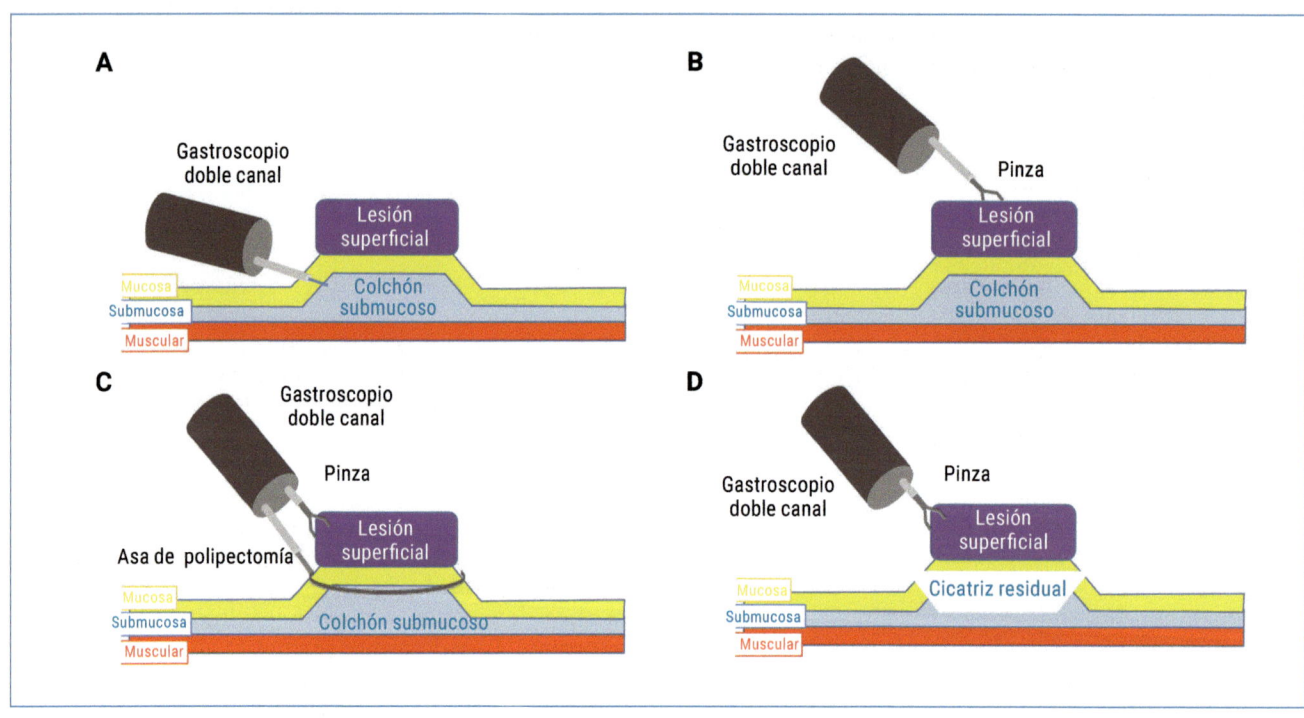

Figura 19-8. Esquema de realización de resección mucosa endoscópica asistida con endoscopio de doble canal. **A)** Realización de colchón submucoso. **B)** Tracción de la lesión con pinza introducida por canal accesorio. **C)** Emplazamiento del asa de diatermia introducida por el canal principal con la ayuda de la tracción de la lesión realizada con la pinza del canal accesorio. **D)** Corte de la lesión y extracción.

Resección mucosa endoscópica con capuchón
(CAP ASSITED EMR, EMR-C)

Variante técnica de la RME convencional descrita por Inoue en 1993. Se inserta en la punta del endoscopio un capuchón plástico transparente rígido que suele tener forma biselada y un pequeño reborde en el extremo distal, en el que se fija un asa de diatermia abierta que se precarga antes de la introducción del endoscopio. Tras realizar el colchón submucoso en la lesión, se aplica el capuchón hasta contactar con la mucosa y se aspira. Cuando la visión de la lente del endoscopio se interrumpe por el contacto con la lesión, se cierra el asa y se aplica la corriente de corte (**Fig. 19-9**). Entre sus ventajas, algunos estudios señalan la mayor facilidad que presenta esta variante técnica para su aplicación en zonas anatómicamente más difíciles para llevar a cabo una RME convencional (por ejemplo, *fundus*, región subcardial y esófago distal), la mayor calidad del espécimen obtenido tanto en diámetro como en profundidad y el menor tiempo por procedimiento.

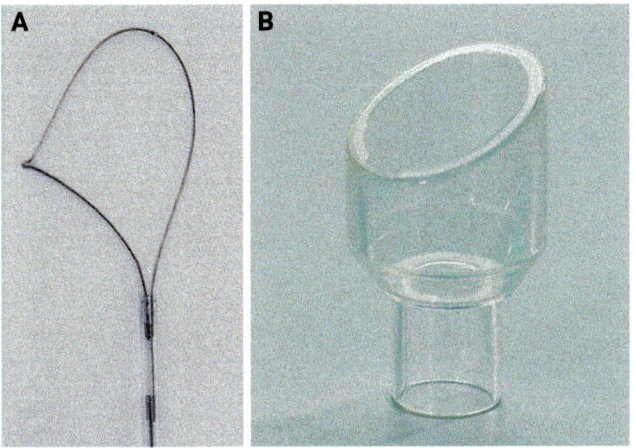

Figura 19-9. Material para resección mucosa endoscópica con capuchón. **A)** Asa de polipectomía asimétrica. **B)** Capuchón transparente biselado.

Resección mucosa endoscópica por inmersión (underwater EMR, UEMR)

En este caso, en lugar de crear un colchón submucoso mediante la inyección de cristaloides o coloides directamente en esta capa, se rellena la luz gástrica con agua destilada o suero salino y se extrae por completo el aire, de forma que la mucosa flote sobre la submucosa y muscular propia, expandiendo de forma natural la primera y separándose de la segunda. Se utiliza un asa de polipectomía convencional para enlazar la lesión. Una vez atrapado el tejido, se aplica la corriente de corte combinado (p. ej., en equipos ERBE función EndoCut Q efecto 3, duración 1, intervalo 6). Esta variante técnica se describió por primera vez en el colon y se ha expandido rápidamente a otras localizaciones del tracto gastrointestinal, por su mayor rapidez y menor tasa de efectos adversos, en comparación con la RME convencional, mostrando tasas de resección completa y recurrencia local similares. La experiencia en el estómago es menor, pero ya se empieza a acumular evidencia a favor de su utilidad.

Resección mucosa endoscópica con bandas

Se inserta en la punta del endoscopio un dispositivo que consta de un capuchón transparente con una serie de bandas elásticas circulares precargadas que disponen de un sistema de liberación. Es recomendable, previo a la colocación del capuchón y a realizar la resección, llevar a cabo un marcaje circunferencial alrededor de la lesión con argón plasma o utilizando la punta de un asa de diatermia (modo Soft Coagulation, efecto 4, 50 vatios, en unidades electroquirúrgicas ERBE VIO). Esto se debe a que, una vez se ha montado el kit en la punta del endoscopio, la longitud de éste empeora la visión endoscópica y puede dificultar la localización de la lesión diana. Con el dispositivo colocado, se localizan la lesión y las marcas previamente realizadas, se aplica el capuchón sobre ella, se aspira hasta introducir ésta dentro del capuchón (controlando que todas las marcas realizadas se encuentren dentro del dispositivo) y se libera la banda elástica formando

una especie de lesión seudopolipoidea. Tras la liberación de la banda, es importante distender generosamente el estómago para evitar atrapar la capa muscular dentro; de esta forma, al distender el estómago, la muscular tiende a volver a su forma circular escapando de la tracción de la banda si se hubiese producido, minimizando así el riesgo de perforación. Por último, se introduce un asa de polipectomía y se realiza el corte de la lesión seudopolipoidea generada inmediatamente por debajo de la banda elástica, sin necesidad de inyección submucosa previa (**Fig. 19-10**).

 Esta variante técnica de la RME es especialmente útil para el tratamiento endoscópico de los tumores neuroendocrinos de pequeño tamaño.

Indicaciones de la resección mucosa endoscópica

Lesiones gástricas no neoplásicas

Lesiones de la capa mucosa del estómago que no presentan potencial de malignización o bien el riesgo de que ocurra es muy pequeño:

- Pólipos de glándulas fúndicas.
- Pólipos hiperplásicos gástricos.
- Pólipos hamartomatosos gástricos.

Lesiones gástricas neoplásicas

- Lesiones de estirpe adenomatosa y cáncer gástrico precoz: Pólipos adenomatosos (adenomas gástricos): su resección está indicada siempre, independientemente de su tamaño. La RME constituye la primera opción de tratamiento para los de morfología pediculada y sésil siempre que sea factible su realización en bloque.
  - Neoplasia intraepitelial (cáncer gástrico precoz): el cáncer gástrico precoz presenta por definición muy bajo riesgo de afectación linfática y a distancia (las lesiones intramucosas gástricas tienen un riesgo de afectación linfática menor del 1 %); por esta razón, las técnicas de resección local se han postulado como el tratamiento de elección en estos casos por su menor morbimortalidad en relación con los tratamientos quirúrgicos.
- El punto clave en el tratamiento de estas lesiones es conseguir un espécimen de buena calidad que permita un diagnóstico histológico correcto, evitando infraestadiar una lesión y tratamientos subóptimos, puesto que la intención es curativa. La patología gástrica es en ocasiones difícil de estadificar con muestras pequeñas (como las que se obtienen tomando biopsias). Varios estudios han señalado el riesgo de infraestimación de una lesión gástrica al comparar las biopsias preextirpación con la pieza quirúrgica (fenómeno de *upstaging*). Es por ello por lo que la consecución de una única pieza íntegra que contenga la totalidad de la lesión se muestra vital, tanto para la correcta estadificación de la lesión como para obtener resultados oncológicos aceptables si las características de la pieza tras

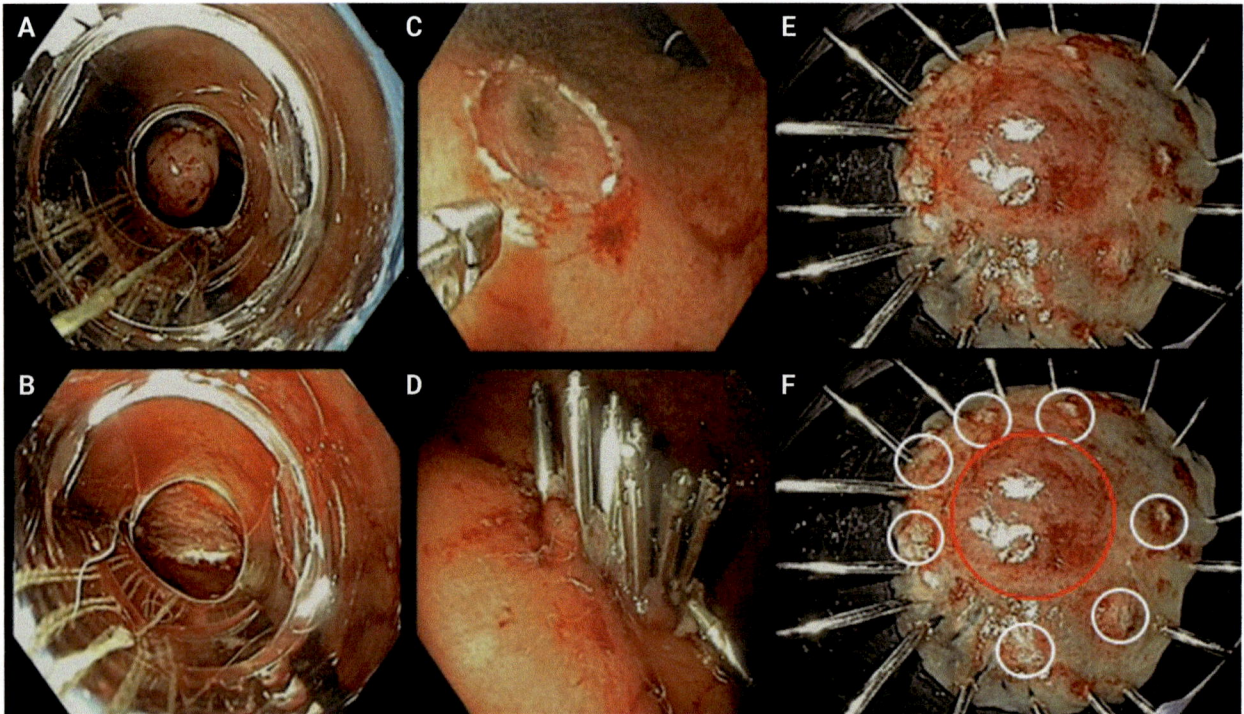

Figura 19-10. Lesión 0-IIa de 10 mm en cuerpo gástrico en paciente con gastropatía crónica atrófica que resultó ser un área de displasia de bajo grado con márgenes de resección libres. **A)** Visión de la lesión seudopolipoidea creada tras soltar la banda elástica a través del capuchón transparente fijado al extremo del endoscopio. **B)** Resección de la lesión. **C)** Valoración de la escara resultante y hemostasia preventiva de vasos visibles con pinza de hemostasia. **D)** Cierre profiláctico con endoclips. **E)** Pieza de resección recuperada y extendida con alfileres sobre superficie de goma negra. **F)** Se aprecian todos los puntos de marcaje circunferencial previo en la pieza (círculos blancos) y la lesión (círculo rojo).

el análisis histológico son favorables. La preferencia o no de resección mediante RME de un cáncer gástrico precoz se basa en la capacidad que se le presupone a esta técnica en distintos escenarios de conseguir una resección en bloque con margen de seguridad adecuado, lo que limita, como se verá a continuación en el desglose de las distintas guías clínicas, su indicación reglada (**Tabla 19-1**).

• Lesiones no adenomatosas: neoplasias neuroendocrinas.

Previamente conocidos como *tumores carcinoides*, se trata de lesiones neoplásicas procedentes de las *células enterocromafines* gástricas. Se distinguen tres tipos: tipo I, normalmente pequeños y múltiples, asociados a hipergastrinemia y gastropatía atrófica, con un buen pronóstico a largo plazo; tipo II, asociados a situación de hipergastrinemia secundaria a síndrome de Zollinger-Ellison (gastrinoma) y otras neoplasias endocrinas (MEN I), y tipo III, que no

Tabla 19-1. Indicaciones de resección mucosa endoscópica en cáncer gástrico precoz según las principales guías clínicas		
Guía de la Sociedad Japonesa de Endoscopia Digestiva y la Sociedad Japonesa de Cáncer Gástrico (2020)	**Guías de la Sociedad Europea de Endoscopia Digestiva (ESGE) para el manejo de las condiciones gástricas preneoplásicas (2019) y guía para RME/DSE (2022)**	**Guía de la Sociedad Americana de Endoscopia Gastrointestinal (ASGE) para el manejo de la patología gástrica premaligna (2015) y guía DSE para manejo de cáncer gástrico y esofágico (2023)**
Criterios absolutos de indicación de resección local en CGP (RME/DSE): • Estirpe diferenciada • Localización intramucosa (cT1a) • Menores de 20 mm • No debe existir ulceración activa o cicatricial	La RME es una opción aceptable en lesiones gástricas planas elevadas (París 0-IIa) menores o iguales a 10 mm con una probabilidad baja de presentar histología avanzada	Indicada la resección local (RME/DSE) en: • Lesiones de extirpe intestinal bien diferenciadas • Localización intramucosa (cT1a) • Menores de 20 mm • Sin ulceración
Existen criterios expandidos de indicación de tratamiento endoscópico de lesiones gástricas precoces, si bien la RME no se considera una técnica aceptable en ese escenario	La ESGE recomienda la DSE como tratamiento de elección para la mayor parte de las lesiones neoplásicas superficiales gástricas	Apunta que la DSE obtiene mejores resultados en resección en bloque y curativa, aunque destaca la mayor frecuencia de efectos adversos
La RME presenta tasas sensiblemente peores que la DSE para resección en bloque en lesiones gástricas mayores de 10 mm		

CGP: cáncer gástrico precoz; DSE: disección submucosa endoscópica; RME: resección mucosa endoscópica.

están relacionados con los estados de hipergastrinemia y presentan un peor pronóstico por su capacidad de diseminación a distancia (Tabla 19-2). El tratamiento endoscópico está contemplado principalmente en los de tipo I

- La RME convencional o sus variantes se constituyen como el tratamiento de elección, puesto que la mayoría de estas lesiones son menores de 10 mm y están confinadas a la capa mucosa o submucosa superficial. Las lesiones de mayor tamaño o con sospecha de afectación más profunda deben ser evaluadas individualmente, puesto que la DSE obtiene mejores porcentajes de resección R0 en estos casos.

Lesiones subepiteliales gástricas

A pesar de que en el pasado la RME se utilizó para el tratamiento de este tipo de lesiones, la proporción de resección en bloque y completa que se obtiene es baja. La aparición de nuevas técnicas como la DSE, la DSE tunelizada, la RTME (resección transmural endoscópica), etc. constituyen un tratamiento más efectivo, quedando relegada la RME a aquellas lesiones muy superficiales (submucosas exclusivamente) y menores de 20 mm. Las variantes técnicas de uso de endoscopio de doble canal + tracción con pinza, la resección submucosa endoscópica (SMER) asistida con capuchón (SMER-C) o con bandas elásticas (SMER-L, *ligation device*) podrían tener un papel en este escenario.

SEGURIDAD

La RME es un procedimiento endoscópico terapéutico muy seguro y contrastado. Las principales complicaciones asociadas a RME son la *perforación* y la *hemorragia*, tanto intraprocedimiento como diferida. El porcentaje de perforaciones descrita en RME gástrica se sitúa en torno al 1 %; la hemorragia significativa intraprodecimiento se produce en hasta el 11,5 % de los casos, si bien en la mayoría de ellos puede ser controlada endoscópicamente con técnicas de hemostasia

convencionales. El sangrado diferido ocurre hasta en el 5 % de los casos.

 La tasa de complicaciones global asociada a RME gástrica es sensiblemente inferior a la DSE en esta localización y se establece como un procedimiento terapéutico más seguro, si bien las tasas de resección en bloque, resección R0 y recurrencia local son más desfavorables.

DISECCIÓN SUBMUCOSA ENDOSCÓPICA

Descripción de la técnica

La disección submucosa endoscópica es una técnica endoscópica cuyo objetivo es la extirpación/resección en una sola pieza (en bloque) de lesiones precoces/superficiales del tracto digestivo (esófago, estómago, duodeno, colon y recto).

Para llevar a cabo la DSE, se utilizan a través del canal del endoscopio dispositivos especiales de corte y coagulación (bisturís endoscópicos de diatermia) conectados a un electrogenerador externo. La DSE permite la extirpación mediante la disección del tejido conectivo de la submucosa por encima de la capa muscular propia de la pared gastrointestinal (Fig. 19-11). La propia naturaleza de la DSE permite adaptarse de forma precisa al tamaño y contorno de la lesión objeto de la resección, de tal modo que es posible abordar lesiones de gran tamaño o forma irregular, que de otro modo sería difícil o imposible con otras técnicas.

La DSE se desarrolló inicialmente a finales de la década de 1990 en Japón como técnica endoscópica para el abordaje de neoplasias planas gástricas de pequeño tamaño. Desde entonces, ha experimentado un significativo desarrollo y expansión en todo el mundo, aplicándose no sólo a neoplasias gástricas, sino también a esofágicas, colorrectales y duodenales. Las neoplasias precoces gástricas siguen siendo una indicación fundamental de la DSE, y su utilización en países con programas de cribado y vigilancia de cáncer gástrico ha permitido reducir la morbimortalidad asociadas a él.

Tabla 19-2. Tumores neuroendocrinos gástricos			
	Tipo I	**Tipo II**	**Tipo III**
Frecuencia relativa	70-80	5-10	15-20
Patología asociada	Gastritis crónica atrófica	Gastrinomas (Zollinger-Ellison), MEN 1	Ninguna
Número de lesiones	Múltiple	Múltiple	Única
Localización	Fundus/cuerpo	Fundus/cuerpo	Fundus/cuerpo
Gastrina sérica	Elevada	Elevada	Normal
pH gástrico	Alto	Bajo	Normal
Tamaño	10-20 mm	10 mm	> 20 mm
Invasión	Muy raro	Raro	Frecuente
Metástasis Linfática	5-10 %	10-20 %	50-100 %
Sistémica	2-5 %	10 %	22-75 %
Pronóstico	Excelente	Muy bueno	Similar a adenocarcinoma gástrico

Adaptada: de Gluckman CR, Metz DC. Gastric Neuroendocrine Tumors (Carcinoids). Curr Gastroenterol Rep. 2019; 21(4):13.

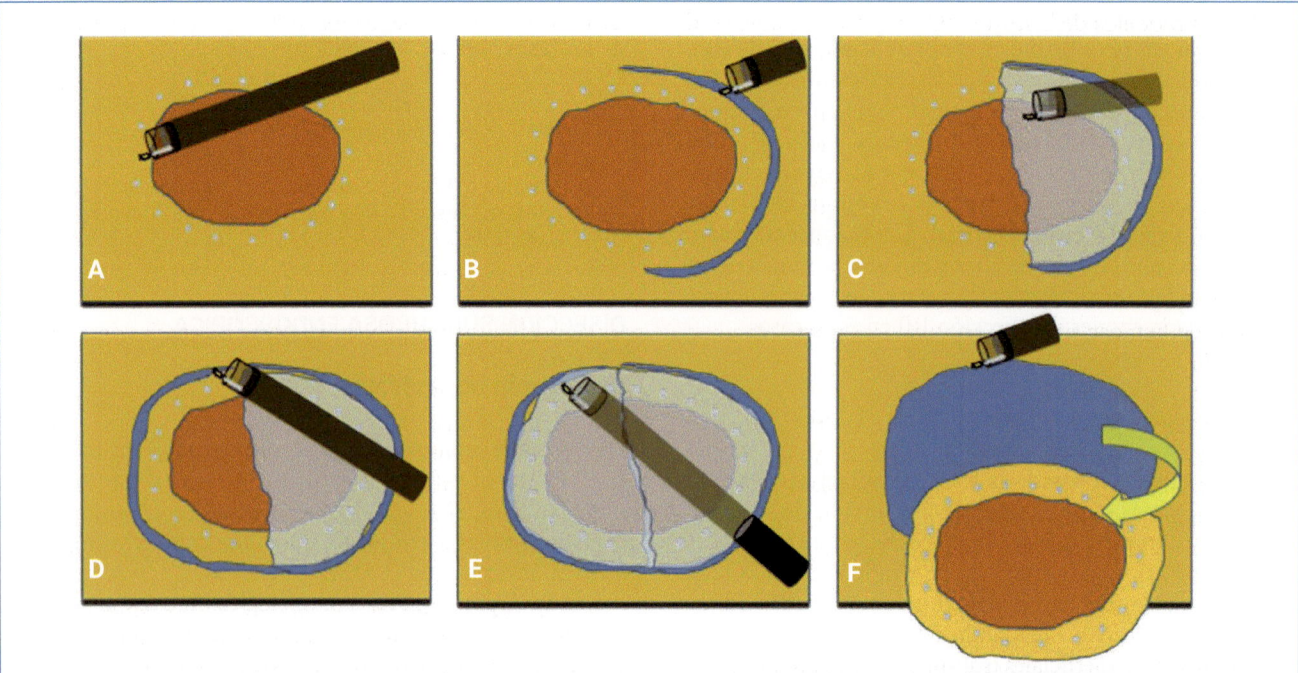

Figura 19-11. Estrategia de creación de bolsillo.Esquema de la disección submucosa endoscópica. **A)** Marcaje*. **B)** Corte circunferencial. **C)** Disección submucosa inicial. **D)** Extensión del corte circunferencial. **E)** Extensión de la disección submucosa. **F)** Corte final.
*Caso prescindible en el caso de muchas lesiones colorrectales, en las que los límites de la lesión son claramente visibles durante la DSE (v. **Cap. 32**).

Equipamiento y preparación del paciente

Se utilizan endoscopios de alta definición con canal auxiliar de agua y amplio radio de flexión y giro. Se usa CO_2 como gas de insuflación por su mejor difusión tisular, lo que reduce la distensión gastrointestinal en procedimientos prolongados, y en los casos de perforación facilita la reabsorción del neumoperitoneo/neumomediastino. El endoscopio lleva acoplado un capuchón de plástico transparente en la punta que facilita el acceso de ésta al espacio de disección en la capa submucosa, separando de forma roma las capas superior e inferior (**Fig. 19-12**).

La DSE aplicada a las lesiones gástricas se realiza con el paciente en decúbito lateral. Dados los requerimientos de seguridad de la vía aérea, lo prolongado del procedimiento y la necesidad de que el paciente esté estable sin realizar movimientos bruscos, es casi la norma realizar el procedimiento con anestesia general con el paciente intubado.

Instrumental fungible

Como instrumental fungible en la DSE gástrica se suelen usar:

- Bisturís endoscópicos: son el instrumento fundamental de la DSE. Tienen diferentes formas y diseños de las zonas de corte, pero habitualmente presentan un área metálica eléctricamente activa de 1,5-3 mm en combinación con un equipo electrogenerador externo con diferentes programas de corte y coagulación de alta frecuencia (**Fig. 19-13A**).

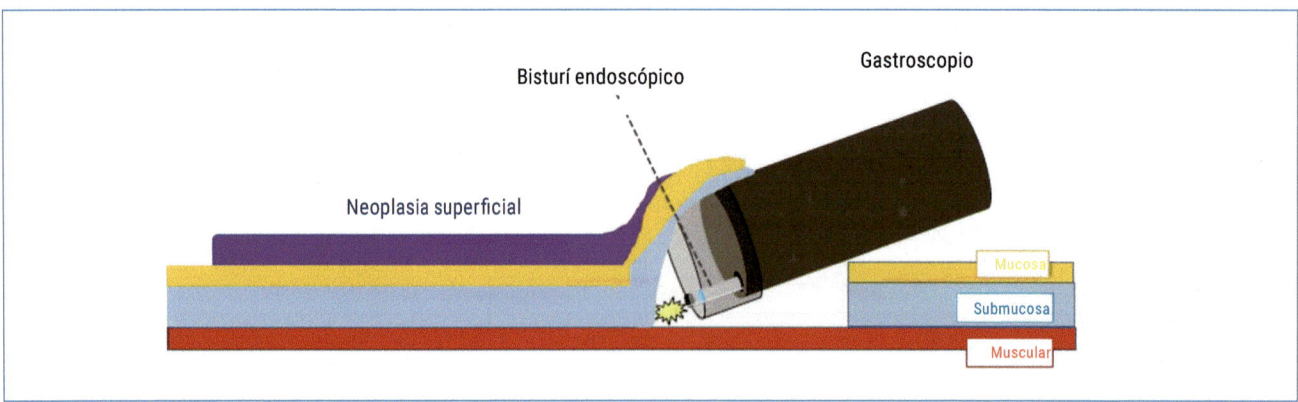

Figura 19-12. Esquema del endoscopio con capuchón de plástico que facilita el acceso a espacio de disección en la capa submucosa.

Muchos modelos de bisturí incluyen un canal interno de inyección de fluidos a presión para facilitar la distensión de la capa submucosa durante la DSE, que se conecta a una bomba externa. Recientemente se han introducido algunos modelos de bisturí bipolar que incluyen aguja de inyección combinada o que tienen forma de tijera, y cuya utilidad en lesiones gástricas debe ser investigada.

- Agujas de inyección: permiten la inyección inicial de fluidos en la capa submucosa para facilitar las fases iniciales de corte y disección con el bisturí.
- Pinzas de hemostasia: para el control del sangrado intra-procedimiento o hemostasia preventiva de grandes vasos perforantes (**Fig. 19-13B**).
- Clips endoscópicos: para el cierre de posibles puntos de perforación o ayuda en las técnicas auxiliares de tracción que facilitan el acceso del endoscopio al plano adecuado de la capa submucosa.

Disección submucosa endoscópica gástrica paso a paso

A continuación se enumeran los pasos fundamentales de la DSE gástrica (v. **Fig. 19-11**):

1. Limpieza, identificación y caracterización de la lesión usando técnicas de diagnóstico avanzado (cromoendoscopia y magnificación). Es esencial una cuidadosa delineación de los márgenes geográficos de la lesión para reducir la probabilidad de que los márgenes laterales se encuentren afectos en la pieza obtenida.

2. Marcaje externo de los márgenes de la lesión, dejando al menos 5 mm de distancia entre el borde la lesión y el punto de marcaje (v. **Fig. 19-11**). La distancia entre puntos a lo largo de la periferia oscila entre 5 y 10 mm. En el caso de neoplasias gástricas pobremente diferenciadas (anillo de sello), puede ser necesario un muestreo previo de los márgenes mediante biopsia y, en todo caso, es altamente recomendable la extensión lateral ampliada de los márgenes al menos 10-15 mm con respecto al borde de lesión visible.

3. Inyección submucosa de sustancia de alta viscosidad (coloide o cristaloide como Gelafundina®) con aguja de inyección para ensanchamiento de la capa submucosa antes de la incisión con bisturí. Se puede utilizar, en la propia sustancia de inyección, una mezcla con índigo carmín para facilitar la identificación de la capa submucosa.

4. Corte circunferencial alrededor de la lesión con bisturí para facilitar el acceso a la capa submucosa (v. **Fig. 19-12**).

5. Profundización y disección submucosa del tejido conectivo de la capa submucosa en un plano profundo. La capa muscular es identificada durante el procedimiento en el plano inferior, evitando en todo momento el contacto del bisturí con ésta para no producir perforación (v. **Fig. 19-13**).

6. Hemostasia preventiva de vasos visibles identificados o tratamiento hemostático de vasos sangrantes mediante el propio bisturí o con pinza de hemostasia.

7. Extensión del corte circunferencial de forma progresiva para ir desconectando la lesión del resto del tejido sano adyacente (**Fig. 19-14**).

8. Finalizar la disección submucosa y completar la desconexión del espécimen en bloque que incluya la lesión rodeada de los puntos de marcaje (**Fig. 19-15**).

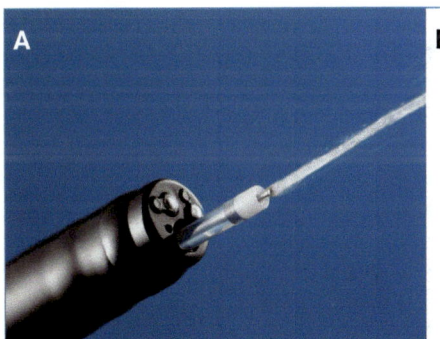
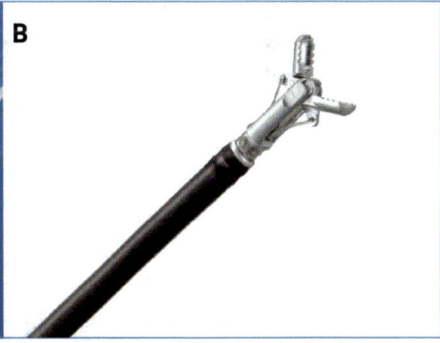

Figura 19-13. Ejemplo de bisturí de disección submucosa endoscópica con inyección de fluido a través de canal auxiliar.

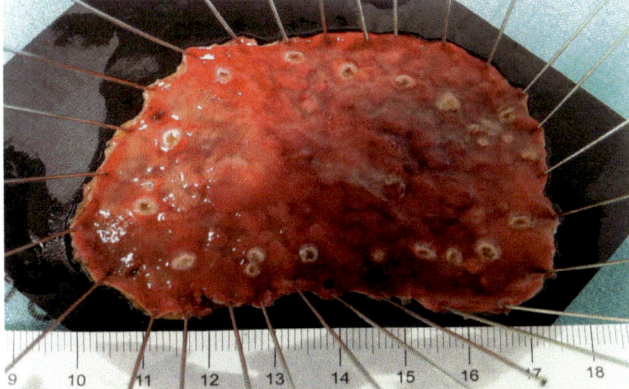

Figura 19-14. Neoplasia gástrica fijada en placa con alfileres tras disección submucosa endoscópica.

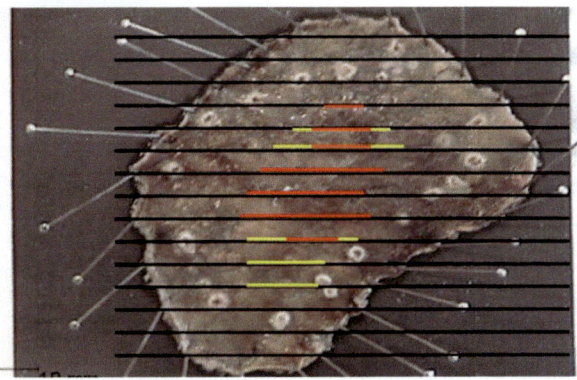

Figura 19-15. Esquema de cortes del espécimen de neoplasia gástrica y marcas en color de zonas de displasia de alto grado (amarillo) y adenocarcinoma (rojo).

9. Revisión del lecho del defecto mucoso y, en su caso, hemostasia preventiva de los vasos visibles.
10. Recuperación y fijación del espécimen mediante estiramiento y sujeción con alfileres.

En el caso de perforación identificada durante o al finalizar la DSE, el endoscopista debe abordar en la medida de lo posible el cierre endoscópico mediante el uso de clips seguido de un adecuado tratamiento médico y hospitalización. Si la perforación se produce durante la DSE y esta no se ha completado, puede ser recomendable no hacer un cierre inmediato para proseguir con la disección hasta el punto en el que la exposición de la perforación haga seguro el cierre con clips.

> ! En algunas ocasiones, se debe suspender el procedimiento de DSE sin haberlo finalizado o incluso reconvertirlo en un procedimiento quirúrgico cuando:
> • La dificultad técnica requerida sobrepasa la capacidad técnica del endoscopista: fibrosis submucosa grave, posicionamiento complejo de la lesión que impide adecuado abordaje.
> • Cuando se produce complicación grave no abordable con éxito por el endoscopista: hemorragia grave que no responde a tratamiento endoscópico, perforación de gran tamaño o que impide la progresión de la DSE en condiciones de seguridad favorable.

Vigilancia posdisección submucosa endoscópica

En ausencia de complicaciones, los pacientes sometidos a DSE gástrica permanecen ingresados durante 24-72 horas según los diferentes protocolos de los centros o factores de riesgo del paciente. Durante las primeras 24 horas, se recomienda mantener al paciente en dieta absoluta, para posteriormente reintroducir la ingesta de líquidos y dieta blanda progresiva. No se recomienda administrar tratamiento antibiótico preventivo, salvo caso de perforación intraprocedimiento. Tras el alta, se recomienda vigilancia domiciliaria, mantener tratamiento con inhibidores de la bomba de protones durante un tiempo no bien determinado, que puede oscilar entre 4 y 12 semanas, y una progresiva adaptación a la vida normal del paciente con dieta blanda progresiva.

Ventajas y limitaciones de la disección submucosa endoscópica

La capacidad de poder proporcionar un espécimen completo de la lesión con márgenes laterales y verticales permite una detallada evaluación histológica, que será esencial para poder evaluar todos los factores histológicos que permiten establecer el riesgo de diseminación a ganglios linfáticos de la neoplasia resecada.

> ! El riesgo de diseminación a ganglios linfáticos determinará la indicación/recomendación de llevar a cabo una intervención quirúrgica complementaria.

El espécimen de la DSE permite:

• Conocer el grado de diferenciación del carcinoma.
• Valorar la presencia o no de invasión vascular o linfática.
• Medir el tamaño máximo de la lesión en extensión horizontal y la profundidad de invasión en la capa submucosa en los casos de carcinoma invasivo.
• Conocer la presencia o ausencia de afectación de bordes laterales y profundo en la pieza.

La DSE, a diferencia de otras técnicas endoscópicas como la RME, permite obtener unas mayores tasas de resección en bloque (97-99% frente al 52 %) y curación histológica (bordes no afectos por neoplasia) (91-96 frente al 42 %). Ello tiene una gran importancia a la hora de reducir el riesgo de recurrencia de las lesiones tratadas (1 frente al 6 %), incluso en lesiones de tamaño menor de 2 cm.

Las ventajas referidas de la DSE frente a la RME se ven contrarrestadas con la mayor complejidad técnica y duración del procedimiento, así como con un mayor riesgo de complicaciones como la hemorragia (1,8-16 %) y perforación (1-6 %). Es por ello por lo que la curva de aprendizaje hasta alcanzar un adecuado nivel técnico es larga y difícil, lo que ha limitado la expansión de la DSE a un reducido subgrupo de especialistas en el campo de la endoscopia digestiva. Actualmente, se recomienda que aquellos endoscopistas que vayan a realizar DSE tengan sólidos conocimientos teóricos y habilidades técnicas en el diagnóstico, indicaciones, manejo de complicaciones, fundamentos histológicos y seguimiento tras la DSE.

Cuando se compara la DSE con la alternativa quirúrgica (gastrectomía), las ventajas a favor de la DSE son una menor morbimortalidad, menor estancia hospitalaria y tiempo de intervención, sin que la cirugía mejore el pronóstico oncológico en las neoplasias gástricas precoces con bajo riesgo de diseminación linfática. El tratamiento endoscópico está sujeto a la vigilancia posterior del estómago por el riesgo de lesiones metacrónicas, que puede oscilar entre el 10 y 22 % a 5-10 años según las series, con una incidencia anual estimada en un 3,5 %. El tratamiento quirúrgico reduce el riesgo de dichas lesiones significativamente, sobre todo cuando se extirpa la totalidad del órgano.

> La DSE gástrica permite alcanzar unas mayores tasas de resección en bloque, curación histológica y reducción de recurrencia comparada con la RME, a la vez que se asocia con una menor morbimortalidad que la cirugía.

Indicaciones de la disección submucosa endoscópica gástrica

La DSE gástrica es la técnica ideal para el abordaje de neoplasias gástricas precoces. Se revisarán a continuación los pasos y criterios de selección de lesiones candidatas a DSE.

> Es subsidiaria de tratamiento mediante DSE toda neoplasia precoz del estómago que cumpla las siguientes dos condiciones:
> • Que sea técnicamente accesible mediante endoscopia.

- Que su evaluación preliminar mediante técnicas diagnósticas avanzadas (cromoendoscopia, magnificación) haya descartado con alta probabilidad la presencia de un carcinoma invasivo profundo con riesgo de diseminación local linfática.

Neoplasia gástrica epitelial

La DSE se ha convertido en la técnica de referencia (*gold standard*) por las ventajas previamente explicadas de resección en bloque y sin límites de extensión horizontal, salvo los límites propiamente anatómicos. La Sociedad Europea de Endoscopia Digestiva (ESGE) y la Sociedad Japonesa de Endoscopia Digestiva (JGES) consideran la DSE como la técnica de elección para el tratamiento de las neoplasias gástricas precoces, incluso en aquellas menores de 10 mm en las que previamente se consideraba la RME como la mejor opción, dado que la DSE aventaja a la RME en menor recurrencia incluso en lesiones pequeñas.

Numerosos estudios a lo largo de las últimas décadas han recopilado extensas series quirúrgicas y endoscópicas que han permitido establecer unos criterios de DSE como tratamiento de primera elección frente a la cirugía cuando la eficacia obtenida en términos oncológicos es equivalente. Se considera que, cuando el riesgo de metástasis linfáticas es menor del 1 % en lesiones pT1a (no invasión submucosa) o menor del 3 % en lesiones pT1b (invasión submucosa superficial-SM1), la resección endoscópica es equivalente al tratamiento quirúrgico y, por tanto, es de elección.

Las indicaciones de tratamiento endoscópico de neoplasias gástricas se resumen en la **tabla 19-3**, que está basada en la guía clínica publicada por la JGES y la Asociación Japonesa de Cáncer Gástrico. Se considera que aquellas lesiones incluidas dentro de los criterios guía y criterios extendidos tienen un riesgo de diseminación linfática local menor del 1 %.

Conceptos clave

Antes de confrontar con los criterios de indicación de DSE, el endoscopista debe conocer cuatro aspectos fundamentales de la neoplasia gástrica:

- Tipo histológico, mediante la obtención previa de biopsia, idealmente en la zona periférica de la neoplasia, para poder incluir si es posible la zona de transición de ésta. El tipo histológico permitirá subclasificar según lesiones bien diferenciadas o pobremente diferenciadas. En caso de lesiones pobremente diferenciadas con dudas sobre sus márgenes de extensión, puede ser útil la toma de biopsias alrededor de la lesión visible para confirmar con la identificación visual de los márgenes.
- Tamaño. Se puede usar una pinza de biopsias o un asa de polipectomía de tamaño conocido para hacer una aproximación al tamaño. Del mismo modo, se puede utilizar el diámetro del capuchón aplicado al endoscopio para hacer una estimación, aplicando la punta del endoscopio a la lesión y haciendo un cálculo aproximado (el eje de capuchón del gastroscopio aproximadamente mide 10 mm). Recientemente se ha desarrollado tecnología en algunos endoscopios que permite hacer medición con exactitud utilizando luz láser.
- Presencia de ulceración, definida como la pérdida completa de capa mucosa y defecto profundo superando teóricamente la *muscularis mucosae*, con presencia de fibrina en caso de ulceración activa; alternativamente, se puede considerar presencia previa de ulceración cuando se identifica una cicatriz.
- Estimación de la profundidad de invasión, basada en los criterios endoscópicos sugestivos o no de invasión profunda. El patrón mucoso y vascular de la superficie de la lesión nos puede ayudar a hacer una estimación; la norma es que a mayor irregularidad de dichos patrones, mayor es el riesgo de histología avanzada.

Tabla 19-3. Indicaciones de tratamiento endoscópico de neoplasias gástricas precoces

Profundidad de invasión	Presencia de ulceración	Adenocarcinoma bien diferenciado		Adenocarcinoma pobremente diferenciado	
Mucosa	No	≤ 2 cm	> 2 cm	≤ 2 cm	> 2 cm
		🟩	🟩	🟧	🟥
	Sí	≤ 3 cm	> 3 cm	Cualquiera	
		🟩	🟥	🟥	🟥
SM1 (< 500 micras)		≤ 3 cm	> 3 cm	Cualquiera	
		🟧	🟥	🟥	🟥
SM2 (> 500 micras)		Cualquiera			
		🟥	🟥	🟥	🟥

Adaptada de: Ono H, Yao K, Fujishiro M, Oda I Nimura S, Yahagi N, et al. Guidelines for endoscopic submucosal dissection and endoscopic mucosal resection for early gastric cancer. Dig Endos. 2016;28:3-15.

🟩 Curativa (criterios guía).
🟧 Curativa (criterios extendidos).
🟥 No curativa.

Criterios histológicos curativos/no curativos

Se estima que entre un 10 y 30 % de las neoplasias gástricas sometidas a resección endoscópica no cumplen con los criterios curativos (guía o extendidos). El riesgo de afectación linfática locorregional oscila entre el 5 y el 10 % según tamaño, infiltración vascular o linfática, grado de diferenciación, presencia de ulceración y profundidad de invasión. Cuando el riesgo de afectación locorregional es significativo, nos puede llevar a indicar al paciente un tratamiento quirúrgico oncológico post-DSE.

> ! La evaluación histológica posresección de la lesión neoplásica debe cumplir los siguientes criterios para su consideración oncológica curativa:
> 1. Ausencia de invasión vascular y linfática.
> 2. Márgenes de resección negativos para neoplasia (≥ 1 mm).
> 3. Alto o medio grado de diferenciación para lesiones > 20 mm.
> 4. Ausencia de ulceración para lesiones > 30 mm.
> 5. Profundidad de invasión submucosa menor de 500 μm.

En los casos en que el único factor de riesgo es la afectación del borde lateral (HM+) o la presencia de resección fragmentada, se considera que es posible plantear el retratamiento de la lesión residual mediante DSE y posiblemente evitar la necesidad de cirugía post-DSE.

Recientemente se ha desarrollado el sistema de evaluación eCura para aquellos casos que no cumplen criterios de curación histológica tras la DSE. Se basa en un sistema de puntuación, conforme a cinco variables histológicas de la neoplasia gástrica, que permite establecer tres grupos de riesgo (bajo, medio e intermedio) en función de la probabilidad de metástasis linfáticas (**Tablas 19-4** y **19-5**). Aquellos pacientes que, aun no cumpliendo estrictamente todos los requisitos de curación histológica, puedan enmarcarse en el grupo eCura de bajo riesgo, deberían ser considerados subsidiarios de abstención quirúrgica y vigilancia como primera opción; los datos publicados hasta la fecha muestran un riesgo similar de recurrencia y supervivencia asociada al cáncer en dicho subgrupo de riesgo se realice cirugía o no (riesgo de afectación de ganglios locorregionales del 2,5 %; supervivencia a 5 años del 99,6 %).

Los factores de riesgo de recidiva local son la resección fragmentada y la presencia de borde lateral afecto. Los factores principales de dificultad de DSE gástrica son presencia de fibrosis, localización subcardial o pilórica, o tamaño mayor de 30 mm.

De forma general, se recomienda para aquellos casos de neoplasia resecada con criterios curativos estándar realizar un control mediante realización de gastroscopia a los 3-6 meses y posteriormente a los 12 meses, siguiendo con controles anuales en adelante. En caso de clasificarse la lesión conforme a criterios expandidos, se recomienda añadir a este control la realización de una tomografía axial computarizada basal y posteriores controles anuales. En caso de resección fragmentada o con márgenes laterales afectos, el primer control con gastroscopia debe ser a los 3 meses.

Lesiones subepiteliales

Aunque de forma menos extensa que en el caso de las neoplasias gástricas epiteliales, se ha descrito el uso de la DSE clásica o con variantes de tunelización submucosa para el abordaje de lesiones subepiteliales, como tumores neuroendocrinos o tumores mesenquimales tipo GIST. Su aceptación por las sociedades de endoscopia no es generalizada, y todavía es pronto para establecer unos criterios de selección. Los casos candidatos a tratamiento por DSE deben cumplir con unas características de estadiaje y un tamaño que permitan asegurar una potencial resección curativa con alta probabilidad, o considerarlo en casos seleccionados de alto riesgo quirúrgico.

Dado que el riesgo de perforación de la capa muscular es mayor que en las neoplasias epiteliales, el endoscopista debe contar con experiencia y material endoscópico para su abordaje endoscópico, o plantear procedimientos mixtos con especialistas de cirugía que faciliten el cierre de los defectos de la pared gástrica.

PROCESAMIENTO Y ESTUDIO HISTOLÓGICO

- Preparación y procesamiento del espécimen:
  - El espécimen obtenido por DSE es habitualmente una pieza única flexible que incluye tejido mucoso y submucoso de la pared gástrica con la lesión en la zona central de

Tabla 19-4. Factores de riesgo sistema eCura

Factor de riesgo	Puntuación
Tamaño neoplasia > 30 mm	1
Profundidad SM2 (> 500 micras)	1
Invasión venosa	1
Margen vertical +	1
Invasión linfática	3

Score eCura para neoplasia gástrica con criterios no curativos tras resección endoscópica. Adaptada de: Hatta W, Gotoda T, Oyama T, Kawata N, Takahashi A, Yoshifuku Y, et al. A Scoring System to Stratify Curability after Endoscopic Submucosal Dissection for Early Gastric Cancer: «eCura system». Am J Gastroenterol. 2017;112(6):874-81.

Tabla 19-5. Escala de riesgo sistema eCura

Categoría de riesgo eCura	Puntuación total	Riesgo NL +[#]	Supervivencia 5 años[*]
Bajo	0-1	2,5 %	99,6 %
Medio	2-4	6,7 %	96 %
Alto	5-7	22,7 %	90,1 %

Qx: quirúrgica.
[#]serie Qx inicial 1.100 pacientes; [*]serie validación no quirúrgica.
Score eCura para neoplasia gástrica con criterios no curativos tras resección endoscópica. Adaptada de: Hatta W, Gotoda T, Oyama T, Kawata N, Takahashi A, Yoshifuku Y, et al. A Scoring System to Stratify Curability after Endoscopic Submucosal Dissection for Early Gastric Cancer: «eCura system». Am J Gastroenterol. 2017;112(6):874-81.

ésta. La preparación de la pieza en la sala de endoscopia es un paso muy importante para un adecuado procesamiento y posterior estudio histológico. El espécimen es estirado y colocado sobre una superficie lisa con el borde inferior de resección hacia la superficie de fijación. Habitualmente se utilizan placas rectangulares de corcho o material de goma rígida para depositar el espécimen, y mediante el uso de alfileres cada 1-2 mm a una distancia de 0,5 mm se fija y estira en los bordes para que quede completamente firme (v. **Fig. 19-14**). Idealmente, se debe dejar una marca en la pieza indicando el borde oral (proximal), con el fin de facilitar al patólogo la orientación espacial de la lesión en relación con la cavidad gástrica. Se incluye el conjunto de placa y lesión fijada en un bote con formol al 4-10 %, que se cierra herméticamente, donde permanecerá un tiempo no inferior a 24-48 horas.

> **!** La adecuada preparación mediante estiramiento y fijación del espécimen obtenido tras la DSE es clave para facilitar la orientación de la lesión y los cortes a realizar, que facilitará la evaluación por parte del patólogo.

En el laboratorio de anatomía patológica, la pieza es fotografiada y manipulada para realizar cortes paralelos cada 2-3 mm (v. **Fig. 19-15**). Se recomienda que el primer corte se realice en la zona de menor distancia entre el borde de la lesión y el margen del espécimen, tomando como referencia una línea imaginaria tangencial a ese borde. Los bloques de tejido tras el corte del espécimen son incluidos en parafina para su posterior tallado en láminas y fijación en cristal, donde serán teñidos con hematoxilina-eosina.

- Estudio histológico: en el estudio histológico de la lesión, se valoran los siguientes aspectos:
  - Tamaño de la neoplasia: medición en su eje mayor conforme a la estructuración de cristales y estimación en plano anatómico.
  - Subtipo de neoplasia: adenocarcinoma intestinal (bien diferenciado-G1/G2) o difuso (pobremente diferenciado-G3).
  - Afectación de márgenes: se analiza la afectación de las neoplasias en márgenes laterales y profundo.
  - Profundidad de invasión: un elemento clave consiste en establecer si la lesión supera o no la capa muscular de

ésta. Si la lesión sobrepasa la capa muscular de la mucosa, y por tanto infiltra la capa submucosa, se debe medir la distancia máxima de profundidad en micras alcanzada por las células neoplásicas en referencia a la muscular de la mucosa (**Fig. 19-16**). El espécimen obtenido mediante DSE no incluye, por la propia naturaleza de la técnica, la capa muscular propia, y por tanto nunca va a incluir la totalidad de la capa submucosa. Se establece por consenso que las lesiones que no superen las 500 micras de profundidad dentro de la capa submucosa están limitadas al tercio superior (SM1; T1bsm1). Inversamente, las lesiones que superan esa distancia se consideran al menos SM2 (invasión submucosa profunda; T1bsm2). Cuando por presencia de ulceración o invasión no se puede identificar adecuadamente la capa muscular de la mucosa en la zona de mayor profundidad de invasión, se toma como referencia una línea imaginaria que una los bordes laterales de la muscular de la mucosa como punto de medida.

- Invasión de estructuras vasculares o linfáticas: en ocasiones pueden usarse tinciones específicas de inmunohistoquímica, que facilitan la identificación de vasos venosos y linfáticos.

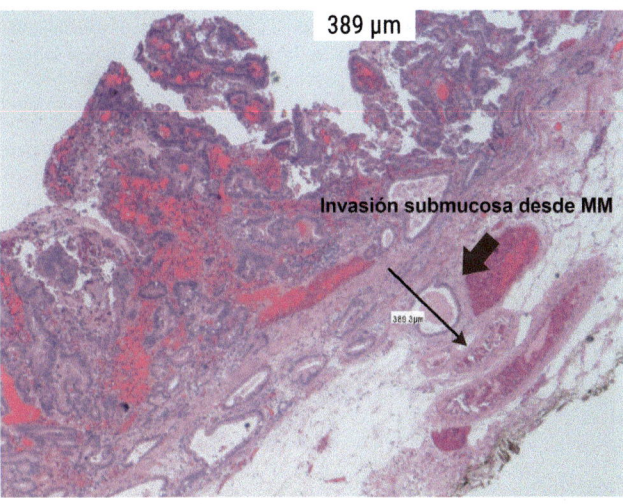

Figura 19-16. Imagen hematoxilina-eosina donde se aprecia la profundidad de invasión del adenocarcinoma gástrico en capa submucosa medido desde *muscularis mucosae* (MM) (389 micras).

PUNTOS CLAVE

- La técnica de biopsia estándar es el método de elección para el diagnóstico anatomopatológico preliminar de las lesiones mucosas gástricas. Sin embargo, la discrepancia entre la biopsia y la histología final del espécimen resecado puede ser de hasta el 30 % en el caso de lesiones preneoplásicas gástricas (displasia leve o de alto grado o carcinomas precoces).

- La técnica de biopsia sobre biopsia con pinza *jumbo* presenta un aceptable rendimiento diagnóstico para el estudio de lesiones submucosas gástricas dependientes de capas superficiales (segunda o tercera capa).

- La técnica de apertura de la mucosa es particularmente útil para el estudio de las lesiones submucosas (segunda-tercera capas) e incluso para procesos infiltrativos gástricos, debido a su capacidad para obtener buenas muestras tisulares y su relativamente fácil ejecución (principalmente de la variante clásica o la SINK) cuando se compara con otras técnicas diagnósticas alternativas, como la ECO-PAAF o ECO-BAF.

- La RME constituye la evolución natural de las técnicas tradicionales de polipectomía y ha sido el referente en el tratamiento de lesiones del tracto gastrointestinal desde hace

(Continúa)

PUNTOS CLAVE (*Cont.*)

más de 30 años. Existen múltiples modificaciones que permiten facilitar el procedimiento y mejorar sus resultados.

- Las indicaciones actuales de RME gástrica responden al binomio necesidad de resección en bloque (dado por el potencial degenerativo de la lesión a tratar) y seguridad del procedimiento. Es particularmente útil en lesiones con bajo potencial degenerativo en las que la resección en bloque no es obligada, con un elevado perfil de seguridad.

- La DSE es una técnica endoscópica endoluminal que permite resecar en bloque neoplasias precoces gástricas con una alta probabilidad de curación histológica y bajo riesgo de recurrencia. A cambio, es una técnica exigente, con requerimientos de anestesia y prolongada duración del procedimiento que limitan su difusión de forma generalizada.

- Es esencial una adecuada selección de lesiones candidatas a DSE gástrica, basada en una serie de criterios como son el tamaño, el grado de diferenciación, la presencia de

ulceración y la sospecha de invasión submucosa profunda; dichos factores determinarán el riesgo de diseminación a ganglios linfáticos, y derivado de ello, la capacidad curativa de una resección endoscópica.

- El mayor riesgo de complicaciones de la DSE respecto a otras técnicas endoscópicas se ve compensado cuando se compara favorablemente con la alternativa quirúrgica de abordaje, con una menor morbimortalidad y sin desventajas de curación oncológica en casos adecuadamente seleccionados.

- La preparación y el procesamiento para estudio histológico de los especímenes de DSE es fundamental para facilitar al patólogo la evaluación de elementos clave de las neoplasias gástricas que determinarán los criterios de curación histológica: tamaño de la lesión, grado de diferenciación, afectación de márgenes, profundidad de invasión submucosa e invasión linfovascular.

BIBLIOGRAFÍA

Chung IK, Lee JH, Lee SH, Kim SJ, Cho JY, Cho WY, et al. Therapeutic outcomes in 1000 cases of endoscopic submucosal dissection for early gastric neoplasms: Korean ESD Study Group multicenter study. Gastrointest Endosc. 2009;69(7):1228-35.

De la Serna-Higuera C, Pérez-Miranda M, Díez-Redondo P, Gil-Simón P, Herranz T, Pérez-Martín E, et al. EUS-guided single-incision needle-knife biopsy: description and results of a new method for tissue sampling of subepithelial GI tumors (with video). Gastrointest Endosc. 2011;74(3):672-6.

Dolak W, Beer A, Kristo I, Tribl B, Asari R, Schöniger-Hekele M, et al. A retrospective study on the safety, diagnostic yield, and therapeutic effects of endoscopic unroofing for small gastric subepithelial tumors. Gastrointest Endosc. 2016;84(6):924-9.

Evans JA, Chandrasekhara V, Chathadi KV, Decker GA, Early DS, Fisher DA, et al. The role of endoscopy in the management of premalignant and malignant conditions of the stomach. Gastrointest Endosc. 2015;82(1):1-8.

Faulx AL, Kothari S, Acosta RD, Agrawal D, Bruining DH, Chandrasekhara V, et al. The role of endoscopy in subepithelial lesions of the GI tract Prepared by: STANDARDS OF PRACTICE COMMITTEE. Gastrointest Endosc. 2017;85(6):1117-32.

Goddard AF, Badreldin R, Pritchard DM, Walker MM, Warren B. The management of gastric polyps. Gut. 2010;59(9):1270-6.

Hatta W, Gotoda T, Oyama T, Kawata N, Takahashi A, Yoshifuku Y, et al. A Scoring System to Stratify Curability after Endoscopic Submucosal Dissection for Early Gastric Cancer: "eCura system". Am J Gastroenterol. 2017;112(6):874-81.

Hwang JH, Konda V, Abu Dayyeh BK, Chauhan SS, Enestvedt BK, Fujii-Lau LL, et al. Endoscopic mucosal resection. Gastrointest Endosc. 2015;82(2):215-26.

Kato M, Nishida T, Yamamoto K, Hayashi S, Kitamura S, Yabuta T, et al. Scheduled endoscopic surveillance controls secondary cancer after curative endoscopic resection for early gastric cancer: a multicentre retrospective cohort study by Osaka University ESD study group. Gut. 2013;62(10):1425-32.

Kim SG, Park CM, Lee NR, Kim J, Lyu DH, Park SH, et al. Long-Term Clinical Outcomes of Endoscopic Submucosal Dissection in Patients with Early Gastric Cancer: A Prospective Multicenter Cohort Study. Gut Liver. 2018;12(4):402-10.

Libânio D, Pimentel-Nunes P, Bastiaansen B, Bisschops R, Bourke MJ, Deprez PH, et al. Endoscopic submucosal dissection techniques and technology: European Society of Gastrointestinal Endoscopy (ESGE) Technical Review. Endoscopy. 2023 Apr;55(4):361-89.

Park YM, Cho E, Kang HY, Kim JM. The effectiveness and safety of endoscopic submucosal dissection compared with endoscopic mucosal resection for early gastric cancer: a systematic review and metaanalysis. Surg Endosc. 2011;25(8):2666-77.

Pimentel-Nunes P, Libânio D, Bastiaansen BAJ, Bhandari P, Bisschops R, Bourke MJ, et al. Endoscopic submucosal dissection for superficial gastrointestinal lesions: European Society of Gastrointestinal Endoscopy (ESGE) Guideline - Update 2022. Endoscopy. 2022 Jun;54(6):591-622.

Pouw RE, Barret M, Biermann K, Bisschops R, Czakó L, Gecse KB, et al. Endoscopic tissue sampling - Part 1: Upper gastrointestinal and hepatopancreatobiliary tracts. European Society of Gastrointestinal Endoscopy (ESGE) Guideline. Endoscopy. 2021 Nov;53(11):1174-88.

Sato Y. Endoscopic diagnosis and management of type I neuroendocrine tumors. World J Gastrointest Endosc. 2015;7(4):346-53.

Sharzehi K, Sethi A, Savides T. AGA Clinical Practice Update on Management of Subepithelial Lesions Encountered During Routine Endoscopy: Expert Review. Clin Gastroenterol Hepatol. 2022 Nov;20(11):2435-43.e4.

Shimamoto Y, Takeuchi Y, Ishiguro S, Nakatsuka SI, Yunokizaki H, Ezoe Y, et al. Feasibility of underwater endoscopic mucosal resection for endoscopic management of gastric neoplasms in patients with familial adenomatous polyposis. Surg Endosc. 2023 Sep;37(9):6877-84.

Tae H J, Lee HL, Lee KN, Jun DW, Lee OY, Han DS et al. Deep biopsy via endoscopic submucosal dissection in upper gastrointestinal subepithelial tumors: a prospective study. Endoscopy. 2014;46:845-50.

Watanabe K, Ogata S, Kawazoe S, Koyama T, Kajiwara T, Shimoda Y, et al. Clinical outcomes of EMR for gastric tumors: historical pilot evaluation between endoscopic submucosal dissection and conventional mucosal resection. Gastrointest Endosc. 2006;63(6):776-82.

Zhou XX, Pan HH, Usman A, Ji F, Jin X, Zhong WX. et al. Endoscopic ultrasound-guided deep and large biopsy for diagnosis of gastric infiltrating tumors with negative malignant endoscopy biopsies. World J Gastroenterol. 2015;21:3607-13.

Gastrostomía y yeyunostomía endoscópicas

20

J. C. Espinos Pérez y H. I. Uchima Koecklin

OBJETIVOS

- Conocer las indicaciones y seleccionar adecuadamente a los pacientes que se beneficiarían de la colocación de una gastrostomía o yeyunostomía percutáneas (fase preprocedimiento).
- Comprender los detalles técnicos de la gastrostomía y yeyunostomía endoscópicas percutánasas para ganar autosuficiencia en la realización del procedimiento (fase intraprocedimiento).
- Identificar las potenciales complicaciones relacionadas con el procedimiento.
- Conocer otros tratamientos alternativos a la gastrostomía y yeyunostomía endoscópicas percutáneas.

GASTROSTOMÍA ENDOSCÓPICA PERCUTÁNEA. INTRODUCCIÓN

La gastrostomía endoscópica percutánea (GEP), también conocida por las siglas PEG (del inglés *percutaneous endoscopic gastrostomy*), consiste en la inserción de una sonda de larga duración a través de la pared abdominal a la cámara gástrica mediante control endoscópico, y es una alternativa menos agresiva y más económica a la gastrostomía quirúrgica abierta o laparoscópica, además de no requerir anestesia general.

Fue en 1980 cuando Gauderer y Ponsky publicaron una serie de 31 casos, incluidos 12 niños, en la que describieron la colocación percutánea y endoscópica de un tubo de Pezzer (punta en forma de hongo) de 14 French como sonda de gastrostomía. Desde entonces, la utilización y colocación de las GEP se ha extendido y ha llegado a ser un procedimiento habitual en las unidades de endoscopia.

> ! La indicación principal de la colocación de una sonda de gastrostomía es la de mantener una vía de nutrición enteral en pacientes que, manteniendo intacta la función del sistema digestivo, no puedan alimentarse por vía oral, o cuya alimentación sea insuficiente, y requieran soporte nutricional a largo plazo.

La gastrostomía percutánea es una técnica endoscópica básica que se debe ofrecer en todas las unidades de endoscopia hospitalarias debido a su escasa complejidad, ya que es un procedimiento mínimamente invasivo. Se puede realizar tanto con sedación consciente (p. ej., midazolam) como con sedación moderada (p. ej., propofol) teniendo los cuidados apropiados de la vía aérea de estos pacientes, siguiendo pautas de desinfección y administrando profilaxis antibiótica intravenosa. A continuación se revisan las principales indicaciones.

INDICACIONES

Clásicamente se ha utilizado la gastrostomía para realizar la nutrición enteral, por lo que la mayoría de las indicaciones están relacionadas con la necesidad de mantener un acceso de alimentación a través del estómago, y existen diversos tipos de indicaciones según la situación del enfermo y varias formas de clasificarlas, como se resume en la **tabla 20-1**.

Indicaciones habituales

Si se mira la indicación según la etiología de la enfermedad que produce la necesidad de colocar una vía de acceso para la nutrición, la causa más frecuente (90 % de las indicaciones) es la disminución de la capacidad de ingesta, e incluye procesos neurológicos que producen disfagia neuromotora (demencia senil, accidentes vasculares, enfermedad de Alzheimer, esclerosis lateral amiotrófica, esclerosis múltiple, enfermedad de

Tabla 20-1. Principales indicaciones

- Vía de alimentación enteral prolongada
- Pacientes con cuadros reversibles en los que se podrá retirar la GEP (tumores ORL que serán tratados, irradiados, entre otros)
- Pacientes con cuadros irreversibles y supervivencia prolongada (disfagia neuromotora por patología neurodegenerativa, disfagia obstructiva por estenosis malignas o benignas refractarias, etc.)
- Pacientes con enfermedades terminales debilitantes

Descompresión

Otras: administración de medicación mal tolerada por vía oral (niños), administración L-dopa, fijación de vólvulos gástricos, terapia de aspiración (endoscopia bariátrica), vía de acceso para procedimientos terapéuticos

GEP: gastrostomía endoscópica percutánea; ORL: otorrinolaringológicos.

Parkinson, encefalopatía postanoxia, tumores y traumatismos craneales o parálisis supranuclear progresiva), enfermedades de la cavidad orofaríngea (tumores, quemaduras, traumatismos), enfermedades del esófago (tumores, fístulas, estenosis) y cuadros de anorexia.

Un segundo grupo es el de los pacientes con requerimientos nutricionales aumentados o alterados que no se pueden suministrar por vía oral, como en politraumatismos, grandes quemados, enfermedad inflamatoria intestinal o fibrosis quística.

Un tercer grupo de indicaciones, aunque más bien históricas, serían las alteraciones del sistema digestivo y de la absorción que se benefician de una nutrición enteral (enfermedad de Crohn, enteritis actínica, pancreatitis crónica); sin embargo, en la actualidad, debido a la gran variedad de suplementos y alternativas dietéticas, no suele ser una indicación.

Un cuarto grupo de indicación de la nutrición es una miscelánea formada por pacientes con enfermedad cardíaca congénita, insuficiencia renal crónica, metabolopatías congénitas, vómitos incoercibles (hiperemesis gravídica), enfermos con virus de la inmunodeficiencia humana/síndrome de inmunodeficiencia adquirida con gran deterioro nutricional o epidermiólisis bullosa con afectación esofágica.

En todos los posibles grupos o clasificaciones se pueden distinguir, además, cuatro subgrupos según la intención de tratamiento. Un primer subgrupo de pacientes con enfermedad aguda, potencialmente recuperable, y en los que se prevé que el soporte nutricional se ha de mantener durante un período superior a las 3-4 semanas; éste sería el caso de traumatismos y hemorragias cerebrales, insuficiencias respiratorias que precisan traqueostomía e intubación por períodos prolongados, grandes quemados, procesos tumorales orofaríngeos que recibirán radioterapia o enfermedades del sistema digestivo que se benefician de dietas elementales por períodos prolongados, como enfermedad inflamatoria intestinal, síndrome de intestino corto o pancreatitis crónica. La expectativa en este grupo de pacientes es poder retirar la GEP al solucionarse el proceso que había motivado su colocación y reiniciar la dieta por vía oral.

Un segundo subgrupo, uno de los más numerosos, es el de los pacientes con enfermedades mayoritariamente neurológicas, progresivas y que producen disfagia neuromotora, en los que la GEP se coloca con carácter definitivo al ser procesos irreversibles. Serían los pacientes con esclerosis lateral amiotrófica, esclerosis múltiple, enfermedad de Alzheimer, arteriosclerosis, neoplasias faringoesofágicas, enfermedad de Parkinson, demencia senil o cuadros de caquexia terminal, en los que la gastrostomía contribuye a mantener los aportes nutricionales.

Un tercer subgrupo, quizás más conflictivo desde el punto de vista ético, es el de los pacientes con un proceso patológico crónico no evolutivo con estados vegetativos, como postaccidentes vasculares o postanoxia, o por encefalitis u otras causas, en los que la gastrostomía no sólo es definitiva, sino que contribuirá de forma significativa a mantener o alargar la expectativa de vida de estos enfermos. En estos casos, la indicación debe ser estudiada e individualizada, y la decisión consensuada con los familiares, enfermeras o cuidadores. La GEP es más cómoda, fácil de cuidar y con menos complicaciones a largo plazo que los otros sistemas.

El cuarto subgrupo sería el de los pacientes con enfermedad crónica estable, pero esperanza de vida larga y adecuada calidad de vida, como disfagias neuromotoras postaccidentes vasculares y estenosis esofágicas benignas refractarias a tratamiento. En este subgrupo, sin discusión, la GEP es la técnica de elección.

Otra indicación, que se debe comentar de forma individual, es la de los pacientes referidos por presentar neumonías de repetición por aspiración, habitualmente en el contexto de una demencia senil o alteración neurológica. En este grupo hay que diferenciar si la aspiración se produce durante la ingestión, en cuyo caso la GEP puede ayudar en algunos casos a mitigar el problema, aunque persistirá la aspiración de saliva, o si se trata de aspiraciones por reflujo o vómito, en cuyo caso la colocación de una GEP no las evitará. De hecho, existe evidencia de que la GEP favorece la retención gástrica. Debido a la falta de evidencia de prevención de neumonía aspirativa, esta indicación debe evaluarse cuidadosamente.

> **!** La alternativa de colocar una sonda de yeyunostomía a través de la GEP, como medida para evitar las aspiraciones, puede resultar útil si la sonda se coloca correctamente en yeyuno o duodeno distal. Sin embargo, en algunos estudios no ha demostrado una mejora significativa del riesgo de aspiración respecto a la GEP convencional.

Esto puede deberse a que, por dificultades en la colocación de la sonda, ésta puede quedar situada en el duodeno proximal, o bien por problemas de obstrucción y descolocación de la sonda que pueden llevar a su posterior migración al estómago o bulbo duodenal aunque se colocara adecuadamente.

La población pediátrica requiere mención especial, y la GEP es importante para mantener el desarrollo y crecimiento de los pacientes. Es el caso de pacientes con incapacidad para deglutir por anoxia cerebral, malformaciones orofaríngeas y laringotraqueales u otras alteraciones. En otros casos, se emplea para proporcionar suplementos alimenticios cuando la vía oral es insuficiente (p. ej., enfermedad cardíaca congénita, displasia broncopulmonar, fibrosis quística, alteraciones de la motilidad esofágica, etc.).

Una situación especial que precisa una evaluación multidisciplinar son los trastornos de la alimentación, como la anorexia nerviosa.

Otras indicaciones

Existen otras situaciones en las que una GEP puede plantearse para usos distintos a la alimentación enteral.

Por ejemplo, para administración de medicación (L-dopa) en pacientes con enfermedad de Parkinson. En estos casos, se coloca una sonda que llega a la segunda o tercera porción duodenal a través de una GEP convencional. De esta forma, se administra la medicación de forma continua con bomba de perfusión en duodeno y yeyuno directamente. En esa localización, la absorción del fármaco es más estable, en comparación con la administración intragástrica.

Otra indicación sería como sonda de descarga en obstrucciones intestinales por estenosis no resueltas (carcinomatosis peritoneal, por ejemplo) o íleo, de manera que mejore el cuadro clínico de náuseas o vómitos persistentes.

También puede ser de utilidad como sistema de fijación en vólvulos gástricos de repetición, sobre todo en pacientes de alto riesgo y con ingesta oral insuficiente. En casos de adecuada ingesta oral, se puede realizar una gastropexia, con una técnica similar a la colocación de GEP.

Un uso completamente opuesto al tradicional es el de la terapia de aspiración, en el campo de la endoscopia bariátrica, que es una alternativa de tratamiento en pacientes con obesidad mórbida, en la que se utiliza un dispositivo modificado llamado *AspireAssist*, el cual fue aprobado por la Food and Drug Administration (FDA) en el año 2016. Su indicación debe ser valorada por un equipo multidisciplinario bariátrico, y su uso y retirada consensuados con el equipo médico y el paciente de forma individualizada.

De forma anecdótica, se ha descrito su uso para ingerir otras medicaciones con mala tolerancia, para reinfusión de bilis o como vía de abordaje para algunos procedimientos endoscópicos terapéuticos, incluyendo la disección submucosa gástrica o radiofrecuencia del esófago de Barrett (HALO) retrógrada, y se pueden plantear incluso otras terapias de cirugía endoscópica como la miotomía endoscópica de forma retrógrada (para ampliar la miotomía hasta nivel cervical en una acalasia tipo III) o la tunelización por disección submucosa anterógrada y retrógrada en pacientes portadores de GEP con estenosis esofágica larga posradioterapia.

Contraindicaciones

Existe un grupo de pacientes en los cuales, debido al riesgo de complicaciones inmediatas y de fracaso de la técnica, se catalogan como contraindicaciones relativas por muchos autores la presencia de ascitis, obesidad mórbida, neumonía por aspiración secundaria a reflujo gastroesofágico, coagulopatía, hepatomegalia o esplenomegalia, úlceras gástricas en la zona a puncionar, hipertensión portal con varices gástricas, gran hernia hiatal, gastrectomía subtotal, cirugías que suban la cámara gástrica al tórax o múltiples cirugías abdominales previas. Sin embargo, endoscopistas expertos, siguiendo una técnica apropiada, podrían colocar la GEP en la mayoría de estas situaciones, después de evaluar la indicación apropiada para cada caso de forma individualizada.

! Las contraindicaciones absolutas serían expectativa de vida corta, estenosis pilórica, tracto digestivo no funcionante (intestino ultracorto que requiera nutrición parenteral total), peritonitis activa, infección activa o neoplasia que afecta a la pared abdominal que brinda el acceso y, obviamente, la gastrectomía total.

En un 2-8 % de los casos, la GEP no se puede realizar al no conseguir transiluminar o identificar el estómago situado directamente sobre pared anterior de abdomen, debido a interposición de otras vísceras (hepatomegalia, colon), situación anómala del estómago, cirugía previa, malformaciones,

ascitis u obesidad mórbida. La gastrostomía bajo control radiológico o quirúrgica son las alternativas en estos casos. En otras situaciones se debe valorar la colocación de una yeyunostomía, como se comentará más adelante. En la **tabla 20-2** se resumen las contraindicaciones.

Consideraciones especiales

En casos de ascitis, gastrectomía parcial, hernia hiatal grande y obesidad mórbida, situaciones de mayor riesgo y dificultad, la colocación de la GEP es posible siguiendo una técnica apropiada, pero debe considerarse sólo tras una adecuada valoración del caso.

 El endoscopista, y especialmente el especialista en formación, debe saber que no existe evidencia de que la GEP mejore la supervivencia, el estado funcional o que prevenga episodios de broncoaspiración en diversas indicaciones y grupos de pacientes.

 La colocación de una GEP se considera un procedimiento endoscópico de alto riesgo de sangrado. Por ello, le son aplicables las recomendaciones habituales de manejo de fármacos antiagregantes y anticoagulantes en los pacientes con riesgo de enfermedad tromboembólica.

EQUIPO Y MATERIALES

Para la colocación de una GEP se necesita un gastroscopio convencional y el kit específico. Desde la primera colocación de una GEP en 1980, han aparecido múltiples dispositivos comercializados con algunas variaciones en contenido y diseño de la sonda.

Tabla 20-2. Contraindicaciones y situaciones especiales

Absolutas

- Expectativa de vida corta
- Tracto digestivo no funcionante (intestino corto que requiera NPT)
- Peritonitis activa
- Infección activa o neoplasia que afecta a la pared abdominal que brinda el acceso
- Gastrectomía total

Relativas

- Ascitis
- Obesidad mórbida
- Neumonía por aspiración secundaria a reflujo gastroesofágico
- Coagulopatía
- Hepatomegalia o esplenomegalia
- Úlceras gástricas en la zona a puncionar
- Hipertensión portal con varices gástricas
- Gran hernia hiatal
- Gastrectomía subtotal
- Cirugías que suban la cámara gástrica al tórax
- Múltiples cirugías abdominales

NPT: nutrición parenteral total.

Por norma general, se incluye:

- Un trócar de punción (aguja hueca que permitirá el paso de la guía).
- Una guía de alambre, con la cual se posicionará la sonda. De doble cadena (color azul habitualmente) para la técnica por tracción o de cadena simple para la técnica de empuje.
- La sonda de gastrostomía.
- Un anillo de retención externa para la sonda.
- Un adaptador para alimentación y medicación.*

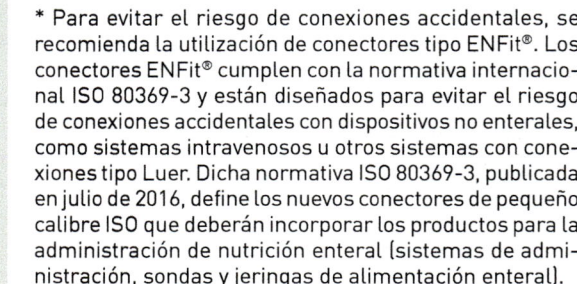

> * Para evitar el riesgo de conexiones accidentales, se recomienda la utilización de conectores tipo ENFit®. Los conectores ENFit® cumplen con la normativa internacional ISO 80369-3 y están diseñados para evitar el riesgo de conexiones accidentales con dispositivos no enterales, como sistemas intravenosos u otros sistemas con conexiones tipo Luer. Dicha normativa ISO 80369-3, publicada en julio de 2016, define los nuevos conectores de pequeño calibre ISO que deberán incorporar los productos para la administración de nutrición enteral (sistemas de administración, sondas y jeringas de alimentación enteral).

Para la técnica con introductor, también será necesario un dilatador con cubierta removible o un equipo de gastropexia con un trócar con cubierta removible. La mayoría de las sondas tienen un anillo flexible de retención interna, o un balón hinchable, que permiten su retirada por tracción a través de la pared abdominal sin necesidad de endoscopia. Existen otras sondas con un anillo rígido interno de forma que sólo pueden extraerse por endoscopia, tras realizar un corte de la fijación externa a ras de la piel.

La sonda suele ser de silicona o poliuretano, materiales inertes bien tolerados que no suelen provocar reacciones alérgicas ni de otro tipo, con diámetros que van de 9 a 24 French (3 Fr = 1 mm). Aunque la silicona puede deteriorarse más rápido que el poliuretano, a largo plazo ambos materiales son similares, con una vida media de aproximadamente 730 días, que podría extenderse más si los cuidados y el estado del material lo permiten, o mucho menos, requiriéndose un recambio. Se aconseja controlar el estado de la sonda cada 3 meses y recambiar al año. La mayoría de las sondas de recambio son de silicona con balón, el cual puede ser insuflado con agua, y el recambio puede realizarse en la cabecera del paciente, usualmente a partir de los 2-3 meses, que es cuando la fístula ya está consolidada. Estas sondas de recambio tienen una vida de uso más corta, de aproximadamente 3-4 meses.

Existen algunas sondas con un componente externo corto, al nivel de la piel, que resultan más estéticas.

También se comercializan sondas de gastrostomía con una sonda de yeyunostomía que se coloca a través de la GEP.

TÉCNICA

Consideraciones generales

La realización de la GEP habitualmente se realiza en una sala convencional de endoscopia. Aunque no hay un consenso sobre la pauta más apropiada.

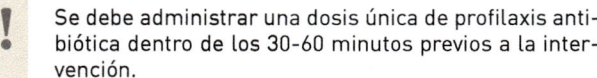

> ! Se debe administrar una dosis única de profilaxis antibiótica dentro de los 30-60 minutos previos a la intervención.

Para la profilaxis antibiótica se puede utilizar amoxicilina-clavulánico, cefalosporinas de segunda o tercera generación, clindamicina o teicoplanina. Otra alternativa que se debe tener en cuenta sería la administración tópica de cotrimoxazol, ya que en un estudio clínico aleatorizado del Hospital Universitario Karolinska se observó que la profilaxis con 20 mL de solución oral de trimetoprim-sulfametoxazol 160/800 mg a través de la sonda GEP inmediatamente tras su inserción resultó ser al menos tan efectiva como una dosis de 1,5 g de cefuroxima intravenosa preprocedimiento como profilaxis de la infección de la herida. En instituciones o áreas endémicas de *Staphylococcus aureus* meticilín-resistente es recomendable realizar un cribado preprocedimiento (p. ej., frotis nasal) e instaurar tratamiento específico en caso de colonización.

También, aunque con menos evidencia, puede considerarse añadir lubricación antibiótica tópica a la sonda o gasas antibacterianas en la zona de contacto del anillo de retención externa.

Es importante retirar la dentadura removible, aspirar las secreciones y aplicar también un antiséptico tópico en la cavidad oral (enjuague o con una gasa).

> ! Se debe rasurar y lavar el área donde se colocará la sonda en la pared abdominal.

No es necesaria la anestesia general, y la pauta de sedación varía según la práctica clínica habitual de cada unidad de endoscopia, siendo habitual la utilización de midazolam o propofol.

El paciente debe estar posicionado en decúbito supino, o según la preferencia del endoscopista, inicialmente en decúbito lateral izquierdo y después de la intubación gástrica cambiarse a decúbito supino.

La GEP es colocada por dos operadores, uno que realiza la endoscopia y otro que lleva a cabo la inserción abdominal. Inicialmente se realiza la exploración endoscópica habitual hasta el duodeno, para descartar lesiones que puedan contraindicar la colocación o que requieran tratamiento específico.

El operador debe tener planificado dónde colocar la GEP. Clásicamente se ha colocado en el cuadrante superior izquierdo, en el vértice formado por la línea media y el reborde costal izquierdo, o en un punto que va por la línea medioclavicular izquierda entre el ombligo y el reborde costal. Es más recomendable colocarla un poco más abajo, ligeramente por encima del ombligo, siguiendo la línea media o un poco a la derecha (del paciente) de la línea media, ya que a este nivel comúnmente se consigue un trayecto más corto y directo al estómago (cuerpo distal-antro), mientras que en el área del cuadrante superior izquierdo el trayecto es más largo y tangencial.

> ! Para localizar el punto de colocación de la GEP, el estómago debe estar bien insuflado y se debe buscar una

correcta transiluminación en el área deseada.

Para ello, es recomendable tener la iluminación del endoscopio a máxima potencia y disminuir la iluminación de la sala de trabajo; se puede utilizar un elemento sólido transparente (como el contenedor de una jeringa) para comprimir la pared abdominal y mejorar la transiluminación (**Fig. 20-1**), en caso de que sea difícil encontrarla. La digitopresión a este nivel se puede observar endoscópicamente en el estómago.

En casos de mayor dificultad en los que no se observe correctamente la transiluminación, puede realizarse insuflación máxima del estómago (500 mL de aire, aproximadamente) y luego una radiografía abdominal o escopia intraprocedimiento dejando una referencia, como una moneda, en el ombligo para valorar el sitio de punción. En general, en casos de duda, es recomendable realizar una prueba de seguridad del trayecto, cargando una jeringa con 1 o 2 mL de suero fisiológico y realizando una punción con ligera aspiración con una aguja de 22 o 23 G (con una de punción lumbar sobre todo si el paciente es obeso) hasta ver la salida de la aguja endoscópicamente. En el momento en el que la aguja entra al estómago, deben verse simultáneamente la entrada de burbujas a la jeringa y la aguja en la visión endoscópica (**Fig. 20-2**). Si, por el contrario, sólo se observa la entrada de burbujas, o éstas se observan antes de que la aguja entre a la cámara gástrica, o en el proceso de retirada cuando ya no está en el estómago, sería indicativo de que se ha puncionado un asa intestinal interpuesta por delante del estómago en este punto.

Una vez encontrado el punto de punción (transiluminación), se debe marcar, desinfectar la zona y montar el campo operatorio con los materiales a utilizar. El operador debe estar equipado con guantes estériles, bata y mascarilla.

Se debe inyectar anestésico local en el punto elegido y luego puede puncionarse perpendicularmente la pared gástrica, constatando el correcto punto de entrada con la técnica de seguridad del trayecto antes descrita. La incisión que se realizará en la piel debe ser de la longitud justa para el diámetro de la sonda de gastrostomía, habitualmente alrededor de 1 cm. El estómago debe estar bien insuflado para que se mantenga próximo a la pared abdominal.

A partir de aquí, la colocación de la sonda se puede realizar por tres técnicas habituales, que se comentan a continuación.

Técnica por tracción

La técnica por tracción (*pull technique*) es la más extendida, muy similar a la original descrita por Gauderer y Ponsky. Se

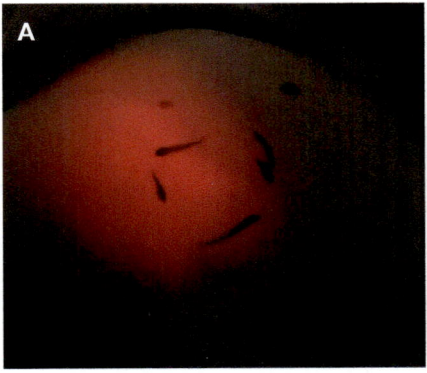
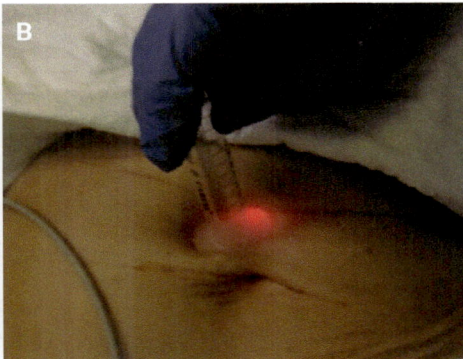

Figura 20-1. Transiluminación abdominal. **A)** Se puede apreciar una correcta transiluminación; para confirmar el punto adecuado, se realiza una digitopresión visualizada endoscópicamente. **B)** Se observa cómo la compresión con un objeto transparente (como el cuerpo de una jeringa) ayuda a detectar el punto adecuado cuando la pared abdominal es gruesa, y la transiluminación, difícil de percibir.

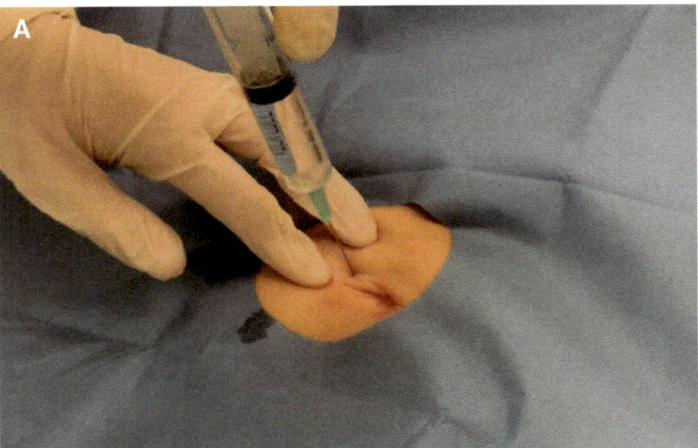
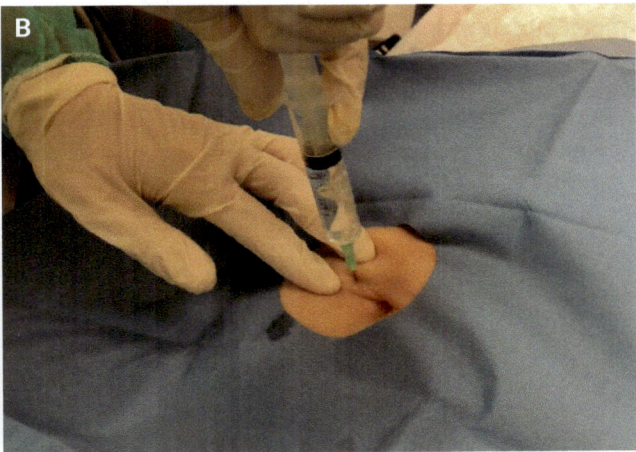

Figura 20-2. Técnica de confirmación del trayecto seguro. Con una jeringa cargada con suero fisiológico, o con la jeringa cargada con anestésico local, después de identificar el punto de punción por compresión visto endoscópicamente, se introduce manteniendo la aspiración hasta ver la entrada de burbujas de aire, que, de ser simultánea con la visualización endoscópica de la aguja, confirma que el trayecto es seguro. Si la entrada de burbujas de aire no se acompaña de la visualización endoscópica de la aguja, tanto de entrada como de salida de la aguja, se debe sospechar punción de otra víscera hueca, por ejemplo, por interposición de asa colónica. **A)** Punción manteniendo la aspiración. **B)** Visualización de salida de burbujas y visión endoscópica de la aguja en simultáneo.

realiza una punción con el trócar a través de la pared abdominal en el punto identificado previamente, hasta que ésta llega al interior del estómago y la visualiza el endoscopista. A través del trócar se introduce un alambre guía, que será retirado por vía endoscópica con la ayuda de un asa (habitualmente incluida en el kit) o pinza, será recuperado por la boca y atado al lazo que lleva la sonda de gastrostomía en la punta. Luego, estirando del cabo distal de la guía desde la pared anterior del abdomen, se pasa la sonda lubricada por la faringe, esófago, estómago, pared gástrica y abdominal, hasta que el anillo de retención interna se apoye en la mucosa gástrica. Para terminar, se coloca el anillo de retención externa, con una presión discreta, habitualmente a una distancia de 1-2 mm de la pared, ya que el ajuste excesivo se asocia a dolor y necrosis de la pared, con riesgo de migración de la sonda. Por otra parte, si queda demasiado móvil, puede asociar fuga periestomal.

> **!** El retenedor externo debe permitir la rotación de la sonda sobre sí misma, y es muy importante marcar y registrar la posición de dicho retenedor externo para los controles posteriores.

A continuación, se corta el tubo a la medida deseada, usualmente alrededor de 15 cm, y se coloca el adaptador para los sistemas de nutrición enteral. La visión endoscópica debe confirmar el correcto posicionamiento y la rotación del anillo de retención interna (Fig. 20-3).

> **!** La medicación y la administración de líquidos a través de la sonda se puede iniciar alrededor de las 3-8 horas; de la misma forma podría hacerse con la nutrición enteral, aunque habitualmente se inicia a las 24 horas confirmando previamente la presencia de peristaltismo y ausencia de retención a la aspiración por la sonda. Si el paciente ha ingresado sólo para la colocación de la GEP, se le puede dar el alta alrededor de las 24 horas tras observar tolerancia a la nutrición.

Técnica por empuje

La técnica por empuje (*push*) descrita por Sacks-Vine consiste en empujar la sonda por la guía hasta que aparece por la pared abdominal la punta del dilatador, estirando desde este punto, de forma similar a la técnica por tracción.

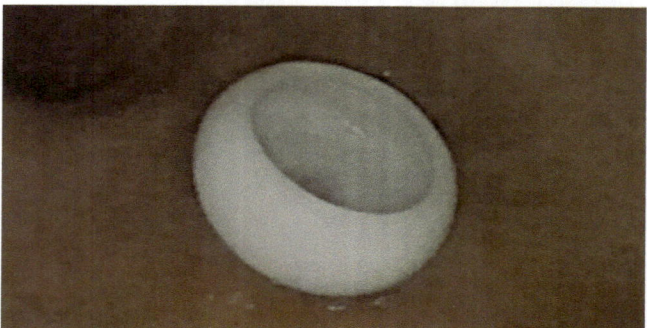

Figura 20-3. Anillo de retención interna tras la colocación de la gastrostomía.

Técnica con introductor

Descrita por Russell *et al.*, es una variación de la técnica de Seldinguer según la cual se introduce una guía en el estómago, se dilata el trayecto y posteriormente se pasa la sonda de balón.

No existen diferencias significativas en cuanto a resultados respecto a la utilización de las diferentes variaciones en estudios comparativos, aunque se ha publicado una mayor mortalidad en un estudio comparativo con la utilización de la técnica de Russell y la técnica de tracción. Se ha mejorado la técnica utilizando un sistema de pexias, puntos que se colocan bajo control endoscópico y mantienen la pared gástrica en contacto con la pared abdominal (Fig. 20-4).

Por otro lado, es posible que la incidencia de infecciones del lecho sea menor debido a que la sonda no se contamina con los patógenos orofaríngeos. En pacientes con carcinomas esofágicos u orofaríngeos exofíticos, la técnica de Russell con introductor debe considerarse para disminuir el riesgo de implantes tumorales en el sitio de la GEP, que ha sido reportado en casos de la colocación por la técnica de tracción, aunque este hecho es muy controvertido.

> **💡** Probablemente, la técnica de tracción es la de elección por su sencillez y facilidad de aplicación.

COMPLICACIONES

La incidencia de complicaciones menores es de un 4-25 %, y de las complicaciones más graves, de un 1-4 %. La mortalidad relacionada con la técnica es inferior al 1 %. En un estudio prospectivo realizado en Lombardía, publicado recientemente, se incluyeron 950 pacientes (la mayoría ASA 3 o 4) y se registró un 4,8 % de complicaciones asociadas al procedimiento cuando era la primera colocación (594 pacientes),

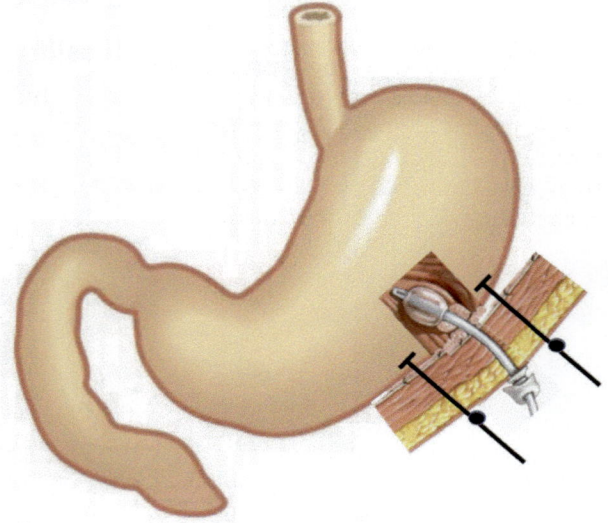

Figura 20-4. Esquema del método del introductor. Se colocan pexias, que ayudan a mantener fija la pared abdominal, y luego, con dilatadores, se crea el espacio para pasar la sonda de gastrostomía a través de la guía.

siendo la complicación más frecuente la infección (el 50 % de las complicaciones), seguida de la hemorragia (32 %), la migración y retirada de la sonda y el síndrome del retenedor enterrado (*buried bumper syndrome*).

 Las complicaciones asociadas a la GEP son en general leves y fácilmente tratables.

Las complicaciones más graves son la broncoaspiración, peritonitis, hemorragia, fascitis necrotizante y aparición de fístulas gastrocólicas. La aspiración broncopulmonar puede ocurrir en cualquier momento durante la colocación de la GEP o al iniciar la alimentación. La aspiración inmediata tiene una incidencia de un 0,7-1,6 % y asocia una mortalidad que puede llegar al 50 %. La prevención desempeña aquí un papel principal. La exploración debe realizarse en el menor tiempo posible, evitando la sedación excesiva y con aspiración de secreciones tanto durante la realización de la prueba como posteriormente. Si la sedación se realiza con midazolam, su reversión con flumazenilo favorece el período de recuperación del paciente. Es importante asegurarse de que no existe un íleo paralítico o retención gástrica antes de iniciar la dieta, y se debe mantener al paciente en una inclinación de 30 grados para evitar el reflujo. La neumonía por aspiración no inmediata ocurre hasta en un 35 % de los pacientes y es una de las causas principales de muerte. La presencia de neumonías previas y de esofagitis por reflujo son factores de riesgo.

La colocación de una sonda de yeyunostomía, tanto directa como a través de la GEP, son alternativas que se deben tener en cuenta cuando exista el antecedente de neumonía por aspiración.

La peritonitis ocurre en un 0-1,2 % y está relacionada con el momento de la colocación de la GEP o provocada por el arrancamiento precoz de la sonda antes de que se forme el trayecto fistuloso, sobre todo antes de los primeros 14-20 días.

La colocación endoscópica precoz de una nueva sonda de GEP (o en su defecto una sonda Foley transitoria) por el trayecto de la anterior, en los casos de autoextracción precoz de la sonda, previene la aparición de peritonitis y la necesidad de cirugía. En pacientes agitados, en los que existe el riesgo de arrancamiento de la sonda, ésta se debe mantener tapada durante los primeros días.

También es importante no confundir la presencia de un neumoperitoneo inicial asociado al procedimiento, que se resuelve espontáneamente, con un cuadro de peritonitis.

Si existen dudas, se debe realizar un estudio radiológico con contraste antes de intervenir al paciente.

La hemorragia es una complicación poco frecuente y se relaciona en general con la formación de úlceras en el lugar de la gastrostomía debidas a un exceso de tracción de la sonda. La endoscopia para confirmar el diagnóstico y terapéutica, además de aflojar el tope externo, suele ser suficiente en la mayoría de los casos.

La fascitis necrotizante, aunque infrecuente, es una complicación grave. Se caracteriza por necrosis importante de las capas superficiales de la fascia. Si no se diagnostica y se trata agresivamente mediante desbridamiento quirúrgico, conlleva una alta mortalidad. Aparece a los 4-14 días de la intervención con fiebre, dolor, celulitis, edema de piel y, ocasionalmente, crepitación. Se ha descrito en pacientes malnutridos o con diabetes, enfermedad cardíaca u obesidad. La falta de profilaxis antibiótica, dejar la GEP fijada con demasiada tensión y la obesidad se han descrito como otras posibles etiologías contribuyentes. Mantener 1-2 cm de distancia del retenedor externo a la piel podría prevenir esta complicación.

La fístula gastrocólica es otra complicación poco frecuente pero grave, debida a la inadvertida interposición del colon entre el estómago y la pared abdominal. No se detecta hasta meses después de la colocación de la GEP, con frecuencia con el primer recambio de sonda. Se manifiesta por diarrea o por aspiración de contenido fecaloide por la sonda. Normalmente, con la retirada de la sonda se soluciona el problema, y la mejor forma de evitarla es realizar todos los pasos de la técnica correctamente, en especial el mantenimiento de la máxima insuflación del estómago durante todo el proceso de punción.

Otra complicación se da en la incarceración subcutánea o en el tracto fistuloso del tope interno de la sonda debido a excesiva tracción, en ocasiones como consecuencia del aumento progresivo de peso y de grosor de la pared abdominal del paciente, sin que éste se acompañe de una disminución de presión entre los retenedores interno y externo. Es una complicación habitualmente tardía, pero que puede presentarse desde la tercera semana de la colocación de la sonda, y es conocida por su nombre en inglés *buried bumper syndrome* (síndrome del retenedor enterrado) (Fig. 20-5). La utilización de sondas extraíbles por tracción, sin endoscopia, hace que la solución de este problema sea fácil, pues basta retirar la sonda traccionándola y recambiarla. Esto se debe hacer lo antes posible, ya que puede asociarse a complicaciones más serias como peritonitis o fascitis necrotizante.

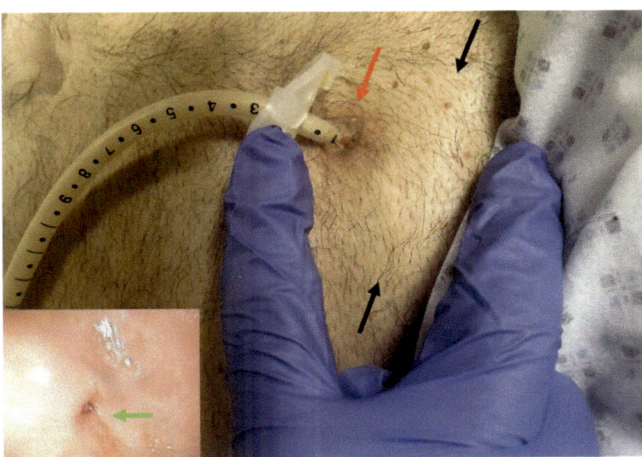

Figura 20-5. Retenedor interno de la gastrostomía migrada a la pared abdominal, incarcerada a nivel subcutáneo (*buried bumper*). La flecha roja muestra la fuga de nutrición enteral, que fue el motivo de consulta. Las flechas negras muestran el abultamiento producido por el retenedor migrado. En la esquina inferior izquierda, la flecha verde muestra la imagen endoscópica de la fístula tras la migración del retenedor.

Complicaciones leves

Entre las complicaciones leves se debe destacar la infección de la herida como la más frecuente. Su incidencia varía según las series del 0 al 30 %. La mayoría de las bacterias aisladas en los cultivos de la herida son estafilococos, seudomonas y otros bacilos grampositivos, que colonizan la faringe de los enfermos hospitalizados y son arrastrados por la sonda. Se puede considerar la utilización de una pomada antibiótica para lubrificar la sonda de gastrostomía a su paso por la faringe y realizar una incisión amplia para evitar acumulación o retención de secreciones. El tratamiento de la infección de la herida de la gastrostomía es médico, con antibióticos dirigidos por cultivos y antibiograma, disminuyendo la presión entre los retenedores de la sonda, limpiando bien la herida y, si es preciso, ampliando la incisión. El desbridamiento quirúrgico y la retirada de la sonda se realizan cuando con estas medidas no se puede solucionar la infección y existe celulitis o absceso de pared. La sonda de gastrostomía se ha identificado como lugar de colonización de *Staphylococcus aureus* meticilín-resistente.

La formación de granuloma también puede predisponer a la infección, a la hemorragia y a la formación de biofilms bacterianos. Puede tratarse con antibioticoterapia tópica, esteroides o nitrato de plata.

La migración de la sonda, sobre todo su retirada externa también es un motivo frecuente de consulta al departamento de urgencias o derivación a la unidad de endoscopia. En estos casos, es importante mantener abierta la fístula colocando una sonda de calibre similar —como una sonda Foley, para evitar el cierre de ésta— inmediatamente en casos de arrancamiento precoz (dentro de las 3 primeras semanas) en los que el riesgo de peritonitis es alto, y durante las primeras horas si la fístula ya está formada (a partir de la tercera semana), pues ésta se cierra en un período corto (24 horas). La migración interna puede provocar una obstrucción del tracto de salida gástrico, más frecuente con las sondas de sustitución con balón.

Otras complicaciones leves asociadas a la técnica son la presencia de íleo paralítico, que se resolverá espontáneamente en 48-72 horas, la fiebre, el dolor abdominal o la formación de un hematoma en la pared abdominal. Todas ellas ocurren en menos de un 1 % de los casos. Tardíamente, se describen con más frecuencia la obstrucción de la sonda y la salida de alimentación o secreción gástrica por los bordes de la herida, así como el deterioro de la sonda, que obligan a su recambio. La fuga periestomal puede verse también por deterioro de la sonda por el empleo de sustancias más corrosivas como vitamina C, lavados de la sonda con agua oxigenada o, posiblemente, la suspensión de la medicación que reduce la secreción ácida gástrica.

Se han comunicado casos de metástasis de tumores otorrinolaringológicos o esofágicos en el estómago o el trayecto de la gastrostomía con la técnica de tracción, aunque no queda claro si la vía fue por siembra tumoral durante la colocación de la GEP o si son implantes por metástasis linfática o hematógena de la lesión primaria. Se postula que las células tumorales metastásicas tienen preferencia por implantarse en heridas, debido a factores locales favorables. En un estudio alemán, se incluyeron 40 pacientes consecutivos (26 con tumores orofaríngeos, 13 con neoplasia esofágica y 1 con infiltración esofágica por neoplasia pulmonar) a quienes se les colocó una GEP por método de tracción y se les realizó un cepillado con citología de la sonda de gastrostomía y del sitio de incisión; se detectaron células malignas en 9 de los 40 pacientes (22,5 %), y en la citología de seguimiento obtenida de 32 de los 40 casos se observaron células malignas en tres citologías (9,4 %), aunque no había lesiones macroscópicas. Estos tres casos correspondían a carcinomas escamosos, dos de esófago y uno de cavidad oral. Es posible que en estos casos los pacientes puedan beneficiarse de la técnica con introductor.

MANEJO POSPROCEDIMIENTO Y CUIDADOS DE LA GASTROSTOMÍA ENDOSCÓPICA PERCUTÁNEA

Se deben realizar lavados con al menos 20 mL de agua antes y después de pasar la nutrición por la sonda, para evitar que se obstruya.

 Como se comentó previamente, la medicación y los líquidos a través de la sonda se pueden iniciar alrededor de las 3-8 horas; y de la misma forma podría hacerse con la nutrición enteral.

Ya que la evidencia muestra que la tasa de complicaciones es similar cuando se inicia la nutrición de forma precoz (3-8 horas), aunque en muchas ocasiones se inicia entre las 12 y 24 horas. Se deben administrar pequeñas cantidades de líquidos y nutrición enteral, y aumentar progresivamente durante 2-3 días hasta llegar al volumen total prescrito.

La sonda, los tapones y el anillo de retención deben limpiarse diariamente con un hisopo o gasa, jabón y agua tibia, enjuagando y secando bien después de usarlos, y de la misma manera debe limpiarse el área periestomal al menos las primeras 2 semanas, evitando sustancias irritantes como el peróxido de hidrógeno. Las tapas permanecerán cerradas cuando el tubo no esté en uso. En las sondas de balón (generalmente de recambio) es necesario verificar periódicamente el inflado correcto del globo.

Para evitar lesiones por decúbito sobre las paredes abdominal y gástrica, el tubo debe girarse diariamente en sentido horario y antihorario; además, debe verificarse que la presión sea la adecuada, ya que un retenedor externo muy apretado sobre la pared abdominal se asocia a riesgo de complicaciones como la fascitis necrotizante. Si no hay drenaje de secreciones, que en mínima cantidad puede ser normal durante las primeras semanas, no hace falta cubrir la fijación. El nitrato de plata puede utilizarse para remover pequeñas áreas de tejido de granulación.

Es recomendable que el paciente no use ropa que pueda hacer presión sobre el estoma. Al ducharse, es recomendable tener cuidado y proteger la zona de la GEP al menos la primera semana.

La nutrición enteral se puede administrar por jeringa o con una bomba de alimentación, y lo preferible es que el paciente tenga al menos una incorporación de 30 grados durante 1 hora para facilitar el vaciamiento.

Después de administrar nutrición o medicación, es importante lavar a través de la sonda con al menos 50 mL de agua, y si recibe nutrición continua, cada 4-6 horas. Si hay obstrucción de la sonda, se puede destapar con una solución de bicarbonato con enzimas pancreáticas o lavar con bebidas carbonatadas tipo Coca-Cola® y agua tibia.

Los medicamentos líquidos pueden administrarse directamente a través de la sonda. El resto de los medicamentos deben administrarse por separado diluidos en 5-30 mL de agua, salvo que tengan una cubierta para liberación sostenida.

En caso de que la GEP se haya deteriorado o dejado de funcionar, o ya no sea necesaria, se puede retirar a la cabecera del paciente simplemente traccionando de ella y ejerciendo una contrapresión en la pared abdominal. Sin embargo, hay algunos modelos de GEP que vienen con un retenedor interno rígido para evitar retiradas accidentales, que obliga a su retirada por vía endoscópica; esto se especifica en el etiquetado del producto y debe ser comentado al paciente y al cuidador, así como figurar en el informe endoscópico.

Los tubos de recambio generalmente son de balón (**Fig. 20-6**), lo cual facilita la colocación y el recambio, ya que pueden insertarse directamente en la cavidad gástrica insuflando el balón, que servirá como fijación interna, acompañado de otra fijación externa, que se desliza por la sonda hasta contactar externamente con la pared abdominal. Estas GEP de balón suelen recambiarse cada 3-6 meses debido a la rotura del balón.

TRATAMIENTOS ALTERNATIVOS

Las alternativas a la GEP son la gastrostomía quirúrgica, la gastrostomía percutánea no endoscópica y la utilización de la sonda nasogástrica. En casos de contraindicación, se puede valorar la colocación de una sonda de yeyunostomía, como se comentará más adelante.

Comparada con la gastrostomía quirúrgica, la utilización de la GEP es más económica, no precisa quirófano y disminuye el tiempo de intervención, las necesidades de anestesia y el tiempo de recuperación en la mayoría de los casos, con lo que, además, permite disminuir el tiempo de ingreso. La ventaja de la gastrostomía laparoscópica sería poder realizar cirugía antirreflujo asociada.

La colocación de la gastrostomía por vía percutánea sin la utilización de endoscopia y con control radiológico tiene como ventajas sobre la GEP el precisar menos sedación y evitar las molestias y riesgos de la endoscopia, con resultados similares. Es una alternativa en casos de estenosis faringoesofágicas infranqueables con un endoscopio de diámetro fino, aunque esto es infrecuente.

La otra vía para mantener una nutrición enteral prolongada es la utilización de una sonda nasogástrica, que puede asociar úlceras nasales, aspiración y, con relativa frecuencia, la movilización o retirada accidental de la sonda.

La gastrostomía endoscópica percutánea se utiliza como vía de acceso nutricional enteral para períodos prolongados (más de 3-4 semanas). Las indicaciones en general deben individualizarse de acuerdo con la situación y el contexto del paciente. El procedimiento puede realizarse en la sala de endoscopia o a la cabecera del paciente, manteniendo siempre las condiciones asépticas necesarias. Se trata de un procedimiento rápido, generalmente con una duración de 15 a 30 minutos. Aunque puede requerirse en algunas situaciones anestesia general, ésta no es necesaria y se utiliza frecuentemente una sedación superficial. El paciente debe estar en ayuno al menos 8 horas.
Antes de comenzar el procedimiento, se debe preparar el campo operatorio abdominal, y es recomendable también la desinfección oral con algún enjuague antiséptico, especialmente en casos de patología oral u otorrinolaringológica.
En caso de que el paciente no esté en tratamiento antibiótico, se debe administrar una dosis única preprocedimiento de profilaxis antibiótica cubriendo gérmenes de piel con penicilinas o derivados, por ejemplo, amoxicilina-clavulánico o cefalosporinas de tercera generación, o, en caso de alergia, con clindamicina o teicoplanina.

La nutrición enteral ayuda a mantener la integridad estructural del tracto digestivo estimulando la proliferación de las células epiteliales, promoviendo la producción de enzimas del borde en cepillo y manteniendo los linfocitos que producen inmunoglobulinas secretoras (que forman el tejido linfoide asociado al intestino, conocido como *GALT*). La alimentación enteral también mantiene la integridad funcional del tracto digestivo al mantener uniones estrechas entre las células intraepiteliales, estimulando el flujo sanguíneo e induciendo la producción y liberación de diversas sustancias como la gastrina, la colecistocinina, la bombesina o las sales biliares. Por otro lado, la nutrición enteral estimula la secreción de moco y el peristaltismo, que, junto con las enzimas pancreáticas y la lactoferrina, mantienen la carga bacteriana controlada, evitando el crecimiento excesivo de patógenos y disminuyendo el riesgo de traslocación.

YEYUNOSTOMÍA ENDOSCÓPICA PERCUTÁNEA

La yeyunostomía endoscópica percutánea permite alimentar al paciente cuando una gastrostomía está contraindicada o no es técnicamente factible, y cuando se desea una nutrición enteral, por ejemplo, en el postoperatorio de una esofagectomía o gastrectomía, o una fuga anastomótica esofagogástrica.

Hay dos métodos para su colocación: la gastroyeyunostomía endoscópica percutánea (extensión yeyunal a través de la GEP) y la yeyunostomía endoscópica percutánea directa.

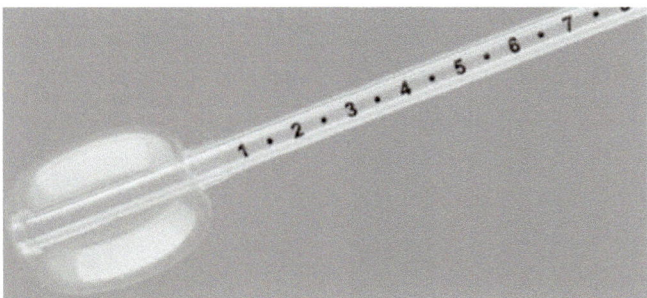
Figura 20-6. Sonda de balón.

En la gastroyeyunostomía endoscópica percutánea, para períodos más cortos de nutrición enteral y en pacientes con integridad gástrica, se coloca una GEP y posteriormente se pasa una sonda yeyunal de alimentación de 9 o 12 Fr a través de ella (**Fig. 20-7**). Hay varias técnicas para su colocación, por ejemplo, pasando una guía a través de la GEP que permite introducir la sonda o llevando directamente la sonda con el endoscopio, ambas mejor si son guiadas bajo control fluoroscópico. Estas sondas deben lavarse con frecuencia debido al riesgo de obstrucción y pueden fijarse con clips para evitar la migración retrógrada hacia el estómago.

La yeyunostomía endoscópica percutánea directa es una técnica más compleja que las anteriores y que debe ser realizada en centros con experiencia y por endoscopistas expertos. Se utilizan endoscopios largos (colonoscopio pediátrico, enteroscopio) para alcanzar el yeyuno y colocar directamente la sonda en éste, una vez pasado el ángulo de Treitz. La yeyunostomía no se asocia a reflujo hacia el estómago ni a alteración de la motilidad gástrica.

El éxito técnico varía entre un 72 y un 86 %, y es mayor en pacientes con anatomía alterada por cirugía e índice de masa corporal bajo. Se utiliza una técnica de tracción similar a la colocación de la GEP. Tiene que haber un mínimo de transiluminación que se corresponda con la zona observada por digitopresión externa, teniendo en cuenta que la luz puede reflejarse por el yeyuno a otro punto del abdomen. Se suele localizar en la fosa ilíaca izquierda. Se realiza una punción directa con una aguja y es recomendable una prueba de seguridad del trayecto, como se comentó previamente (aspirando en una jeringa cargada con suero fisiológico hasta ver la imagen endoscópica de la aguja al mismo tiempo que la salida de las burbujas de aire en la jeringa). La aguja se enlaza con un asa para mantener la posición mientras se realiza una pequeña incisión cutánea para pasar el trócar, en paralelo a la aguja colocada. Una vez introducido el trócar en el yeyuno, se pasa una guía a través de él, que es cogida con el asa, retirándola vía oral para luego pasar con ella la sonda de yeyunostomía (14 Fr) con una técnica de tracción.

Es importante no clampar inmediatamente la sonda, para permitir evacuar el aire acumulado. El manejo de estas sondas es similar al de la GEP, y la nutrición enteral debe administrarse preferentemente por bomba, en perfusión continua, en lugar de en bolos, para evitar el síndrome de *dumping*.

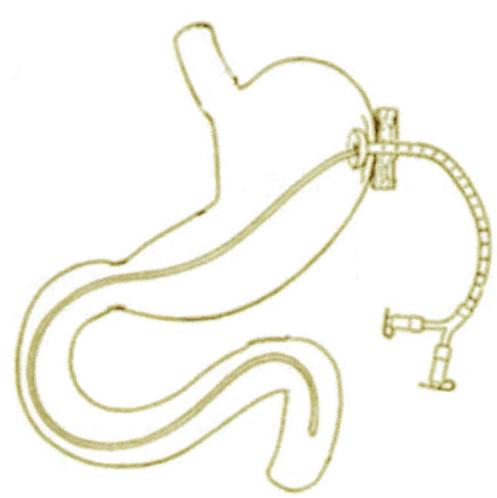

Figura 20-7. Esquema de una gastroyeyunostomía percutánea endoscópica.

Las complicaciones asociadas son más frecuentes que en las GEP y pueden alcanzar un 10 % de efectos indeseables graves, que incluyen hemorragia, absceso de pared abdominal, perforación colónica, infección periestoma, úlceras entéricas, vólvulo, fuga intraperitoneal y disfunción de la sonda. Para el recambio, se debe colocar otra sonda de yeyunostomía con retenedor interno y evitar el balón, ya que éste podría asociarse a fuga peritoneal u obstrucción intestinal.

La retirada de la sonda debe realizarse por vía endoscópica (cogiendo el retenedor interno con un asa) o por tracción directa de la sonda de yeyunostomía, la cual debe realizarse con cuidado teniendo en cuenta la delgadez de la pared yeyunal y la posibilidad de un cierre espontáneo más lento que al retirar una sonda de gastrostomía.

En el primer caso, existen los riesgos asociados a la sedación, endoscopia y posibilidad de no cierre de la fístula yeyuno-abdominal, y en los casos de extracción por tracción se han reportado casos de perforación yeyunal y hemorragia.

PUNTOS CLAVE

- La indicación principal de la GEP es mantener una vía de nutrición enteral por un período de tiempo prolongado.
- La yeyunostomía percutánea endoscópica es una alternativa cuando una gastrostomía está contraindicada o no es técnicamente viable, por ejemplo, en el postoperatorio de una esofaguectomía o gastrectomía, o una fuga anastomótica esofagogástrica.
- Tanto en niños como en adultos, la GEP es un procedimiento endoscópico efectivo y con baja tasa de complicaciones.

- Es fundamental localizar un punto seguro para la colocación de la GEP. El estómago debe estar bien insuflado y se debe buscar una correcta transiluminación . Es recomendable realizar la técnica de confirmación del trayecto seguro.
- La profilaxis antibiótica ha demostrado reducir las infecciones posprocedimiento.
- El síndrome de retenedor enterrado debe reconocerse rápidamente y solucionarse para evitar complicaciones mayores como peritonitis o fascitis necrotizante.

BIBLIOGRAFÍA

Alessandri F, Strisciuglio C, Borrazzo C, Cozzi D, Romano C, Betalli P, et al. Antibiotic Prophylaxis for Percutaneous Endoscopic Gastrostomy in Children: A Randomised Controlled Trial. J Pediatr Gastroenterol Nutr. 2021 Mar 1;72(3):366-71.

Anderloni A, Di Leo M, Barzaghi F, Semeraro R, Meucci G, Marino R, et al. Complications and early mortality in percutaneous endoscopic gastrostomy placement in lombardy: A multicenter prospective cohort study. Dig Liver Dis. 2019; 51(10): 1380-7.

Baringer DC. Indications for gastrostomy. En: Ponsky JL, editor. Techniques of percutanous Gastrostomy. Nueva York: Igaku-Shoin Medical Pub ; 1988. p. 6-13. ISBN 0-89640-139-l.

Baudet JS, Armengol-Miró JR, Medina C, Accarino AM, Vila- seca J, Malagelada JR. Percutaneous endoscopic gastrostomy as a treatment for chronic gastric volvulus. Endoscopy. 1997; 29: 147-8.

Ellrichmann M, Sergeev P, Bethge J, Arlt A, Topalidis T, Ambrosch P, et al. Prospective evaluation of malignant cell seeding after percutaneous endoscopic gastrostomy in patients with oropharyngeal/esophageal cancers. Endoscopy. 2013; 45: 526-31.

Espinós JC, Forné M, Porta G, Rius J, Viver JM. Gastrostomía endoscópica percutánea: estudio de 75 pacientes. Rev Esp En- ferm Digest. 1996;88 (Supl 1):161.

Finucane TE, Bynum JP. Use of tube feeding to prevent aspiration pneumonia. Lancet. 1996; 348: 1421-4.

Gauderer M. Percutaneous endoscopic gastrostomy: a 10 year experience with 220 children. J Pediatr Surg. 1991; 26: 288-94.

Gauderer MWL, Stellato TA. Gastrostomies: evolution, techniques, indications, and complications. Curr Prob Surg. 1986; 23: 661-719.

Homan M, Hauser B, Romano C, Tzivinikos C, Torroni F, Gottrand F, et al. Percutaneous Endoscopic Gastrostomy in Children: An Update to the ESPGHAN Position Paper. J Pediatr Gastroenterol Nutr. 2021 Sep 1;73(3):415-26.

Hoyer RJ, Arora AS, Baron TH. Complications after traction removal of direct percutaneous endoscopic jejunostomy: three case reports. Gastrointest Endosc. 2005; 62(5): 802-5.

Jafri NS, Mahid SS, Minor KS, Idstein SR, Hornung CA, Galandiuk S. Meta-analysis: antibiotic prophylaxis to prevent peristomal infection following percutaneous endoscopic gastrostomy. Aliment Pharmacol Ther. 2007; 25: 647-56.

Kadakia SC, Sullivan HO, Starnes E. Percutaneous endoscopic gastrostomy or jejunostomy and the incidence of aspiration in 79 patients. Am J Surg. 1992; 164: 114-8.

Lien HC, Chang CS, Chen GH. Can percutaneous endoscopic jejunostomy prevent gastroesophageal reflux in patients with preexisting esophagitis? Am J Gastroenterol. 2000; 95: 3439-43.

Maple JT, Petersen BT, Baron TH, Gostout CJ, Wong Kee Song LM, Buttar NS. Direct percutaneous endoscopic jejunostomy: outcomes in 307 consecutive attempts. Am J Gastroenterol. 2005; 100(12): 2681-8.

Marks WH, Perkal MF, Schwartz PE. Percutaneous endoscopic gastrostomy for gastric decompression in metastatic gynecologic malignancies. Surg Gynecol Obstet. 1993; 177: 573-6.

McGarr SE, Kirby DF. Percutaneous endoscopic gastrostomy (PEG) placement in the overweight and obese patient. JPEN J Parenter Enteral Nutr. 2007; 31: 212-6.

Mohamed Elfadil O, Linch FB, Seegmiller SL, Hurt RT, Mundi MS, Neisen MJ. Safety and effectiveness of radiologic and endoscopic percutaneous gastrostomy placement: A randomized study. JPEN J Parenter Enteral Nutr. 2022 Nov;46(8):1808-17.

Patel PH, Thomas E. Risk factors for pneumonia after percutaneous endoscopic gastrostomy. J Clin Gastroenterol. 1990; 12: 389-92.

Peveling-Oberhag J, Michael F, Tal A, Welsch C, Vermehren J, Farnik H, et al. Capnography monitoring of non-anesthesiologist provided sedation during percutaneous endoscopic gastrostomy placement: A prospective, controlled, randomized trial. J Gastroenterol Hepatol. 2020 Mar;35(3):401-7.

Ramirez FC, Grade AJ, Drewitz DJ, Shaukat MS. Diagnostic and therapeutic endoscopy through the gastrostomy site. J Clin Gastroenterol. 1997; 24: 113-5.

Strijbos D, Hofstede J, Keszthelyi D, Masclee AAM, Gilissen LPL. Percutaneous endoscopic gastrostomy under conscious sedation in patients with amyotrophic lateral sclerosis is safe: an observational study. Eur J Gastroenterol Hepatol. 2017; 29(11): 1303-8.

Sundbom M, Cabrera E, Nyman R, Barbier CE, Johnson U, Ljungdahl M. A randomized trial comparing percutaneous endoscopic gastrostomy (PEG) and radiologically inserted percutaneous gastrostomy (RIG). Scand J Surg. 2023 Jun;112(2):69-76.

Tokumo H, Ishida K, Komatsu H, Machino H, Morinaka K. External biliary jejunal drainage through a percuataneous en- doscopic gastrostomy for tube-fed patients with obstructive jaundice. J Clin Gastroenterol. 1997; 24: 103-5.

Tsai JK, Schattner M. Percutaneous endoscopic gastrostomy site metastasis. Gastrointest Endosc Clin North Am. 2007; 17: 777-86.

Wejda BU, Deppe H, Huchzermeyer H, Dormann AJ. PEG placement in patients with ascites: a new approach. Gastrointest Endosc. 2005; 61: 178-80.

Wolsen HC, Kozareck RA, Ball TJ, Patterson DJ, Botoman VA, Ryan JA. Long term survival in patients undergoing percutaneous endoscopic gastrostomy and jejunostomy. Am J Gastroenterol. 1990; 85: 1120-2.

Enfermedades del duodeno e intestino delgado

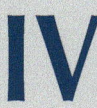

Tratamiento de la hemorragia de origen duodenal y sus complicaciones

21

C. Romero Mascarell

OBJETIVOS

- Repasar el algoritmo diagnóstico y terapéutico de la hemorragia digestiva alta de origen duodenal desde el ingreso del paciente en urgencias hasta el alta hospitalaria.
- Conocer las principales causas de hemorragia digestiva alta de origen duodenal.
- Reconocer los signos de hemostasia en las lesiones duodenales y su riesgo de recidiva.
- Conocer las diferentes técnicas hemostáticas endoscópicas y sus indicaciones.

INTRODUCCIÓN

La hemorragia digestiva alta (HDA) de origen duodenal es uno de los motivos más frecuentes de ingreso hospitalario en patología digestiva, y se asocia a una importante morbilidad y mortalidad.

Las causas más frecuentes de HDA de origen duodenal son úlcera péptica (17-37 %), duodenitis erosiva (1-47 %), tumores (2-4 %), otros diagnósticos (lesión de Dieaulafoy, angiodisplasias) (2-7 %) o causas no identificadas (7-27 %).

La úlcera duodenal de origen péptico es la causa más frecuente de HDA de origen duodenal, por lo que en este capítulo se hará referencia en su mayor parte a ésta.

MANEJO INICIAL DEL PACIENTE Y RESUCITACIÓN HEMODINÁMICA

Evaluación inicial

La anamnesis debe incluir la forma de presentación de la HDA (melenas, hematemesis) y la repercusión clínica (sudoración, síncope). Se debe también valorar la comorbilidad del paciente (estigmas de hepatopatía crónica, factores de riesgo cardiovascular) e interrogar sobre el uso de fármacos gastrolesivos, antiagregantes y anticoagulantes.

En la evaluación del estado hemodinámico, se deben registrar la tensión arterial sistólica y la frecuencia cardíaca, la saturación de oxígeno y los signos de hipoperfusión periférica. Con estos datos se establece la gravedad de la HDA.

Reanimación y estabilización hemodinámica

La corrección precoz de la repercusión hemodinámica es la medida inicial más eficaz para reducir la mortalidad en la HDA. Los objetivos de la resucitación hemodinámica son corregir la hipovolemia, restaurar una adecuada perfusión tisular y prevenir el fallo multiorgánico.

El paciente debe ser portador de dos vías periféricas que permitan la infusión rápida de cristaloides o derivaciones sanguíneas si es necesario. Se debe obtener una extracción sanguínea con hemograma, pruebas de coagulación, función renal e ionograma y función hepática, y se solicitará sangre en reserva. Se debe reponer la volemia con cristaloides; no hay evidencia de que los coloides sean superiores al suero fisiológico.

En pacientes con HDA grave y *shock* hipovolémico, el hematocrito no refleja el grado de pérdida hemática, por lo que en estos pacientes se aconseja transfusión liberal. En pacientes hemodinámicamente estables, sin patología cardiovascular ni HDA activa, que presenten hemoglobina inferior o igual a 7 g/dL se recomienda transfusión restrictiva con el objetivo de mantener niveles de hemoglobina entre 7 y 9 g/dL. En pacientes con patología cardiovascular o hemorragia activa se requiere transfusión para mantener los niveles de hemoglobina entre 9 y 10 g/dL.

 Para establecer la gravedad de la hemorragia, son imprescindibles una adecuada anamnesis y exploración física que permitan valorar el estado hemodinámico del paciente.

En la HDA grave se recomienda transfusión liberal. En pacientes hemodinámicamente estables, sin patología cardiovascular de base, se recomienda transfusión restrictiva.

Estratificación del riesgo preendoscopia

Se recomienda el uso de clasificaciones validadas para estratificar a los pacientes en grupos de alto o bajo riesgo. La estratificación del riesgo puede ayudar a la toma de decisiones clínicas con respecto al momento de la realización de la endoscopia y el alta hospitalaria.

La escala de Glasgow-Blatchford es la más recomendada (**Tabla 21-1**). Los pacientes con riesgo bajo o muy bajo (puntuación 0-1) pueden ser manejados de forma ambulatoria.

Se recomienda el uso de la escala de Glasgow-Blatchford para estratificar a los pacientes en grupos de alto o bajo riesgo, lo que ayudará a la toma de decisiones clínicas, incluido el momento de realizar la endoscopia.

MANEJO PREENDOSCÓPICO

Manejo de los fármacos antitrombóticos (anticoagulantes y antiagregantes)

La hemorragia digestiva es una complicación grave de los pacientes que se encuentran con tratamiento anticoagulante crónico, con una incidencia del 1-4 % anual.

Tabla 21-1. Escala de Glasgow-Blatchford

Variable	Marcador de riesgo	Puntuación
Urea sérica (mmol/L)	< 6,5	0
	6,5-7,9	2
	8-9,9	3
	10-24,9	4
	≥ 25	6
Hemoglobina varones (g/dL)	12-12,9	1
	10-11,9	3
	< 10	6
Hemoglobina mujeres (g/dL)	≥ 12	0
	10-11,9	1
	< 10	6
Tensión arterial sistólica (mmHg)	> 110	0
	100-109	1
	90-99	2
	< 90	3
Otros marcadores	Frecuencia cardíaca ≥ 100 l.p.m.	1
	Melenas	1
	Síncope	2
	Enfermedad hepática	2
	Insuficiencia cardíaca	2

El punto de corte para pacientes de bajo riesgo se sitúa entre 0 y 1.
l.p.m.: latidos por minuto.

Antagonistas de la vitamina K

En pacientes que presentan HDA y se encuentran en tratamiento con antagonistas de la vitamina K, se recomienda revertir la anticoagulación, teniendo en cuenta el riesgo cardiovascular que conlleva. Se debe consultar con los servicios de hematología o cardiología si se considera necesario.

En los pacientes que presentan hemorragia activa o inestabilidad hemodinámica, se recomienda la administración de vitamina K, concentrado de complejo protombínico o plasma congelado si no se dispone de complejo protombínico.

En pacientes en tratamiento crónico con antagonistas de la vitamina K que presentan un episodio de HDA, se recomienda la suspensión de éste y revertir en caso de inestabilidad hemodinámica.

Anticoagulantes de acción directa

En los últimos años, el uso de los anticoagulantes de acción directa ha ido aumentando, principalmente para la profilaxis en pacientes con fibrilación auricular no valvular y como profilaxis o tratamiento del tromboembolismo venoso. Estos fármacos presentan un riesgo de hemorragia digestiva similar o superior al de los antagonistas de la vitamina K. A pesar de que no se puede cuantificar su efecto mediante analítica sanguínea, en ausencia de insuficiencia renal su aclaramiento es rápido, con lo que la pérdida del efecto anticoagulante se produce en 12-24 horas. Por tanto, se puede decir que el tiempo es el mejor antídoto.

Ni la vitamina K ni el plasma fresco congelado han demostrado ser beneficiosos; el complejo protombínico sí puede ser útil en casos de HDA grave, sobre todo para los inhibidores del factor Xa.

Recientemente se han comercializado antídotos para el dabigatrán (idarucizumab) y para los inhibidores del factor Xa (andexanet alfa). Dado su riesgo trombótico, se deben reservar para pacientes con HDA grave con inestabilidad hemodinámica, sobre todo si la ingesta del fármaco ha sido reciente o el paciente presenta insuficiencia renal.

 En pacientes en tratamiento con anticoagulantes de acción directa, que presentan estabilidad hemodinámica y ausencia de deterioro de la función renal, se recomienda esperar 12-24 horas, sin necesidad de revertir el efecto. En caso de inestabilidad hemodinámica, se recomienda su reversión.

Antiagregantes

Se incluyen en este grupo el ácido acetilsalicílico (AAS) y las tienopiridinas (clopidogrel, prasugrel, ticlopidina) que inhiben de forma irreversible la agregación plaquetaria, así como el ticagrelor, antagonista reversible del receptor P2Y12. Se requiere la suspensión de estos fármacos 5-7 días para restaurar la agregación plaquetaria.

Las últimas guías de la European Society of Gastrointestinal Endoscopy (ESGE), publicadas en 2021, establecen las siguientes recomendaciones:

- Pacientes con AAS como profilaxis primaria: suspensión de esta.
- Pacientes con AAS como profilaxis secundaria: reintroducir tan pronto se haya logrado la hemostasia.
- Doble antiagregación: en pacientes con *stents* coronarios: mantener el tratamiento y valorar el riesgo/beneficio de su suspensión con cardiología. En caso de hemorragia grave, se recomienda continuar con AAS y reintroducir la tienopiridina o antagonista P2Y12 en los siguientes 5 días.

Mas recientemente, en 2022, el American College of Gastroenterology-Canadian Association of Gastroenterology ha publicado unas nuevas guías, en las que, a pesar de un grado de evidencia bajo y con escasos estudios, se recomienda no suspender la antiagregación con AAS en ningún caso.

Tratamiento farmacológico

Inhibidores de la bomba de protones

Se recomienda el tratamiento con dosis altas de inhibidores de la bomba de protones (IBP) (bolo de 80 mg) intravenoso, seguido de una perfusión de 8 mg/h en suero fisiológico.

Su administración previa a la realización de la endoscopia no ha demostrado una disminución del riesgo de recidiva, de necesidad de cirugía ni de mortalidad, pero sí disminuye el sangrado activo y los estigmas de alto riesgo, la necesidad de tratamiento endoscópico y la estancia hospitalaria.

Procinéticos

La eritromicina intravenosa es un fármaco seguro y bien tolerado. Está contraindicada en pacientes alérgicos a los macrólidos o aquellos que presenten prolongación del intervalo QT en el electrocardiograma. Administrada en dosis única (250 mg, 30-120 minutos antes de la endoscopia), es útil en pacientes en los que se sospecha HDA activa o con presencia de sangre en el estómago. Mejora el rendimiento diagnóstico por mejorar la visibilidad durante la endoscopia, reduce la necesidad de una segunda exploración, disminuye el número de concentrados de hematíes y reduce la estancia hospitalaria.

> ❗ Ante la sospecha de HDA de origen duodenal, se recomienda la administración de un bolo de IBP a dosis altas, seguido de infusión continua. Se recomienda también la administración de una dosis de eritromicina antes de la endoscopia.

Sonda nasogástrica

La colocación de una sonda nasogástrica antes de la realización de la endoscopia no ha demostrado mejorar la visualización durante ésta ni el impacto en los resultados (recidiva hemorrágica, necesidad de *second-look* o requerimientos transfusionales). Es incómoda para los pacientes y, además, puede asociarse a complicaciones. Por ello, no se recomienda su uso de forma sistemática.

Intubación orotraqueal

Se recomienda la protección de la vía aérea previa a la endoscopia en pacientes con encefalopatía, hematemesis activa o agitación, con el objetivo de minimizar el riesgo de broncoaspiración durante la gastroscopia. No se recomienda de forma sistemática.

Tiempo de la endoscopia

Tras la estabilización hemodinámica del paciente, la realización de la gastroscopia ha de ser de forma precoz (≤24 horas), ya que ésta posibilita estratificar el riesgo de recidiva hemorrágica. Ello permite el alta precoz de los pacientes de bajo riesgo y la realización del tratamiento endoscópico adecuado en los de alto riesgo.

Estudios observacionales sugieren que en pacientes de alto riesgo (inestabilidad hemodinámica que persiste a pesar de la reposición de volumen, hematemesis) la endoscopia muy precoz (<12 horas) permite reducir la estancia hospitalaria.

Se recomienda valorar la relación riesgo-beneficio antes de la endoscopia, sobre todo en pacientes con riesgo de sufrir complicaciones cardiovasculares o sospecha de perforación, y en aquellos con inestabilidad hemodinámica persistente.

> ❗ Realizar la endoscopia una vez conseguida la estabilización hemodinámica del paciente. Se recomienda realizarla en las primeras 24 horas o dentro de las primeras 12 horas en pacientes de alto riesgo.

MANEJO ENDOSCÓPICO

Al realizar la gastroscopia, se debe especificar la presencia y el tipo de estigma de hemorragia visualizado, ya que predicen el riesgo de persistencia o recidiva hemorrágica, y determinan la indicación o no de tratamiento endoscópico hemostático.

El objetivo del tratamiento endoscópico consiste en obtener la hemostasia permanente, lo que incluye el control inicial de la hemorragia y la prevención de la recidiva hemorrágica.

Métodos endoscópicos hemostáticos

Métodos de inyección

El principal mecanismo de acción de los métodos de inyección es el taponamiento local que resulta del efecto volumen. Se inyectan mediante agujas de esclerosis. Se inyectan:

- La *adrenalina* diluida (1:10.000 con suero salino inyectada en alícuotas de 0,5 a 2 mL en y alrededor de la base de la úlcera) puede tener un efecto secundario que produce vasoconstricción local.
- Los *agentes esclerosantes* como el *etanol absoluto*, la *etanolamina* y el *polidocanol* producen hemostasia al causar una

lesión tisular directa y trombosis. Se debe tener en cuenta que, cuando se usa un agente esclerosante, el volumen inyectado debe ser limitado y controlado debido a los efectos de éste, que pueden producir necrosis tisular, perforación o incluso pancreatitis aguda.

- Otro tipo de agentes inyectables son los *adhesivos tisulares* como la *trombina*, *fibrina* y *cianocrilato*, que provocan efecto de taponamiento en el lecho de la hemorragia. Se debe retraer la aguja dentro de la vaina para un paso seguro a través del canal de trabajo del endoscopio. Cuando el catéter sale del canal de trabajo y se coloca sobre la úlcera, la aguja se extiende fuera de la vaina y la solución se inyecta en la submucosa.

Métodos térmicos

- Los *dispositivos térmicos de contacto* incluyen sondas que generan calor directamente y sondas de electrocauterio bipolares que generan calor indirectamente al pasar una corriente eléctrica a través del tejido.
- Los *dispositivos térmicos sin contacto* incluyen herramientas de coagulación con plasma de argón. El calor generado por estos dispositivos conduce al edema, la coagulación del tejido, la contracción de los vasos y la activación indirecta de la cascada de coagulación, lo que resulta en un enlace hemostático.

Métodos mecánicos

- Los *clips endoscópicos* o *hemoclips* se despliegan directamente sobre el lugar de la hemorragia y, por lo general, se desprenden a los días-semanas tras su colocación. La hemostasia se logra por compresión mecánica.
- Los *dispositivos de ligadura endoscópica con banda* implican la colocación de bandas elásticas sobre el tejido para producir compresión mecánica y taponamiento.
- Los clips Ovesco® (*over the scope clip*, Tübingen) son clips más grandes que los clips estándar y pueden ser útiles en lesiones fibróticas o vasos de mayor tamaño.

Métodos tópicos

Los aerosoles hemostáticos tópicos se han utilizado en la HDA de origen duodenal con resultados prometedores, pero hasta el momento sólo se dispone de casos clínicos, y no de datos comparativos con las técnicas endoscópicas convencionales expuestas anteriormente. Las ventajas de la administración sin contacto con catéter rociador de los agentes hemostáticos incluyen la facilidad de uso, la falta de necesidad de una orientación precisa de la lesión, el acceso a las lesiones en lugares difíciles y la capacidad de tratar una gran área de superficie.

El TC-325 (Hemospray®, Endoclot, Inma University-Endoscopic Wound Dressing [UI-EWD]) es un polvo patentado, inorgánico y absorbente que concentra rápidamente los factores de coagulación en el lugar del sangrado y forma un coágulo. Viene en un dispositivo de mano que consiste en un cartucho de CO_2 presurizado, un catéter de administración a través del alcance y un depósito para el cartucho de polvo. El polvo se administra a través de un botón pulsador en ráfagas de 1-2 segundos hasta que se logra la hemostasia. El coágulo generalmente se desprende en 3 días.

Indicaciones de los tratamientos endoscópicos hemostáticos

Los agentes inyectables (excepto la adrenalina aislada), los métodos térmicos y los clips son igual de efectivos para obtener la hemostasia.

La monoterapia con inyección de adrenalina no consigue resultados óptimos. Debe asociarse a la inyección de un esclerosante o de un adhesivo tisular, o bien a un segundo método térmico o mecánico. En casos de sangrado activo, la inyección inicial de adrenalina puede ser útil para obtener la hemostasia inicial y mejorar la visualización de la lesión, lo que facilita el tratamiento definitivo posterior.

Los métodos térmicos y los mecánicos pueden utilizarse como monoterapia; en estudios comparativos, la terapia combinada no ha demostrado ser superior a su uso en monoterapia.

 La monoterapia con inyección de adrenalina no consigue resultados óptimos. Debe asociarse a la inyección de un esclerosante o de un adhesivo tisular, o a un segundo método térmico o mecánico.

En estudios comparativos, los clips han conseguido resultados similares a los métodos térmicos o la inyección de esclerosantes. Respecto a los métodos térmicos o de inyección, los clips ofrecen la ventaja de provocar menor daño tisular y son de elección en pacientes con tratamiento anticoagulante o antiagregante, pacientes con estigmas de alto riesgo de sangrado e INR elevado (>1,5-2) y en aquellos pacientes en los que se realiza un segundo tratamiento endoscópico por recidiva hemorrágica.

El gas argón, la electrocoagulación monopolar y la inyección de trombina o adhesivos tisulares no se consideran tratamientos de primera línea; no han demostrado ser más efectivos que los otros métodos hemostáticos y pueden asociarse a un aumento de las complicaciones como la perforación.

Las bandas utilizadas habitualmente en la HDA por varices esofágicas también pueden ser útiles para el tratamiento de la HDA de origen duodenal secundaria a lesión de Dieulafoy.

El papel del clip Ovesco® ha sido evaluado en los últimos años en el tratamiento de la HDA, demostrando su eficacia y seguridad como tratamiento de rescate, o como tratamiento de primera línea en casos seleccionados de HDA secundaria a úlcera duodenal.

No se dispone de estudios controlados que permitan hacer recomendaciones sobre el uso del Hemospray®, aunque se debe tener presente en situaciones concretas como fracaso del tratamiento convencional y como puente a un tratamiento definitivo, por ejemplo, en lesiones sangrantes difusas (isquemia, procesos neoproliferativos).

Diagnóstico y tratamiento endoscópico de la úlcera duodenal

Se recomienda el uso de la clasificación de Forrest en los pacientes con HDA por úlcera duodenal, ya que permite diferenciar los estigmas endoscópicos de alto y bajo riesgo, lo que determinará la indicación de tratamiento endoscópico hemostático (**Tabla 21-2** y **Fig. 21-1**).

> ❗ La clasificación de Forrest para la úlcera duodenal describe los estigmas endoscópicos de alto y bajo riesgo, lo que determina la indicación de tratamiento endoscópico hemostático.

Las úlceras duodenales pépticas con sangrado activo a chorro o sangrado babeante (Forrest Ia y Ib, respectivamente) o con un vaso visible (Forrest IIa) deben recibir tratamiento hemostático debido al alto riesgo de sangrado persistente.

En las úlceras Forrest Ia y Ib se recomienda la inyección de adrenalina combinada con otra técnica hemostática (de contacto térmica o mecánica).

En las úlceras Forrest IIa se recomienda un método térmico, mecánico o inyección de un agente esclerosante, en monoterapia o en combinación con inyección de adrenalina.

No se recomienda la inyección de adrenalina en monoterapia. Si se realiza, debe ser combinada con una segunda

Tabla 21-2. Clasificación de Forrest para úlcera duodenal	
Ia	Sangrado activo a chorro
Ib	Sangrado babeante
IIa	Vaso visible
IIb	Coágulo adherido
IIc	Mancha de hematina
III	Fondo limpio

técnica hemostática. En las úlceras que presenten coágulo adherido (Forrest IIb) se deben realizar lavados con agua para desprenderlo y poder explorar la base de la lesión; una vez extraído cualquier sangrado activo subyacente (Forrest Ia, Ib) o la presencia de un vaso visible sin sangrado activo (Forrest IIa), debe recibir tratamiento hemostático. Si el coágulo no se puede desprender, se recomienda el tratamiento endoscópico aplicado en la base de éste, ya que parece reducir la tasa de recidiva hemorrágica.

Las úlceras con mancha de hematina (Forrest IIc) o fondo limpio (Forrest III) no requieren tratamiento hemostático endoscópico, ya que son estigmas con bajo riesgo de recidiva (inferior al 5 %). Estos pacientes pueden ser dados de alta hospitalaria con tratamiento con IBP por vía oral una vez al día.

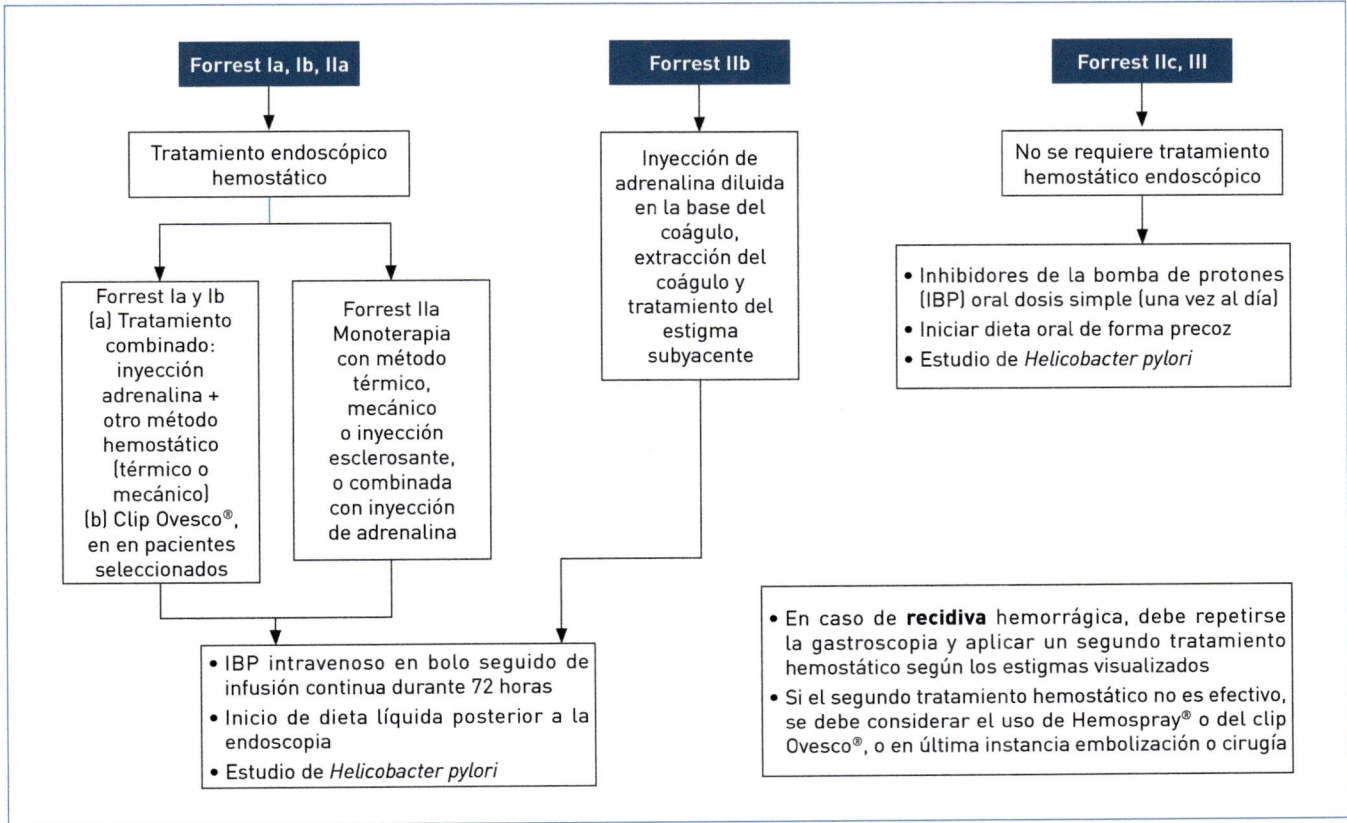

Figura 21-1. Manejo endoscópico de la hemorragia digestiva alta secundaria a úlcera duodenal. Adaptada de: Gralnek IM, Stanley AJ, Morris AJ, Camus M, Lau J, Lanas A, Laursen SB, et al. Endoscopic diagnosis and management of nonvariceal upper gastrointestinal hemorrhage (NVUGIH): European Society of Gastrointestinal Endoscopy (ESGE) Guideline - Update 2021. Endoscopy. 2021;53(3):300-32.

En los últimos años se han publicado distintos estudios que evalúan la eficacia del Hemospray® en la HDA. Los resultados deben ser interpretados con cautela, debido a sus diferentes diseños y tamaño de la muestra. Por ello, con los datos de los que se dispone, el tratamiento hemostático de la nuclear duodenal con Hemospray® debe valorarse solo cuando el tratamiento convencional no es efectivo.

En cambio, el papel del Ovesco® ha sido ampliamente evaluado en este escenario. En un reciente metaanálisis que incluye 21 estudios con mas de 800 pacientes, el uso de este dispositivo como tratamiento de primera línea mostró una alta tasa de hemostasia definitiva, éxito técnico y clínico, junto con bajas tasas de recidiva hemorrágica. Por ello, las últimas guías de la ESGE recomiendan la utilización del clip Ovesco® como tratamiento hemostático de primera línea en las úlceras duodenales con sangrado activo, especialmente en aquellas de > 2cm, con vaso visible de < 2mm, localizadas en áreas anatómicas de alto riesgo vascular (arteria gastroduodenal, arterias gástricas izquierdas) o en úlceras fibróticas/excavadas.

 Las úlceras duodenales Forrest IIc y Forrest III son las únicas que no precisan tratamiento hemostático endoscópico por el bajo riesgo de recidiva hemorrágica que presentan.

Otras causas de hemorragia digestiva alta de origen duodenal y tratamiento

Duodenitis erosiva

La duodenitis erosiva es una causa frecuente de HDA que presenta un excelente pronóstico. Diferentes metaanálisis han demostrado que el tratamiento farmacológico con IBP a dosis altas es efectivo, sin necesidad de tratamiento hemostático endoscópico.

Lesión de Dieulafoy

Estudios observacionales han demostrado la superioridad del tratamiento con métodos térmicos y mecánicos (hemoclip, banda) y del tratamiento combinado (inyección de adrenalina combinada con un método térmico o uno mecánico) sobre la monoterapia con métodos de inyección, tanto para lograr la hemostasia primaria como para evitar la recidiva. En caso de fracaso, se debe considerar la embolización radiológica o la cirugía.

Dada la dificultad en visualizar este tipo de lesiones en ausencia de sangrado activo y su riesgo de recidiva, debe valorarse realizar marcaje con tinta para poder visualizar la lesión en caso de recidiva o la colocación de un hemoclip para poder localizarla en la cirugía.

Angiodisplasias duodenales

Se dispone de pocos estudios, observaciones y con muestras pequeñas, que evalúan el tratamiento endoscópico sobre las angiodisplasias duodenales. Un metaanálisis muestra que cualquier tratamiento endoscópico es efectivo y seguro sobre este tipo de lesiones, a pesar de que la tasa de recidiva es alta.

Se recomienda, por tanto, la hemostasia endoscópica en pacientes con HDA secundaria a angiodisplasias duodenales, pero no se dispone de suficiente evidencia para una recomendación específica sobre la técnica endoscópica más efectiva.

Tumores duodenales

Se dispone de pocos datos sobre el papel del tratamiento hemostático endoscópico en la HDA secundaria a patología tumoral duodenal.

La hemostasia endoscópica en esta patología tiene un papel limitado, al no ser un tratamiento definitivo. Ningún tratamiento hemostático endoscópico ha demostrado ser eficaz en la obtención de la hemostasia primaria, en la prevención de un nuevo episodio de hemorragia ni en la mortalidad.

El tratamiento endoscópico puede evitar la cirugía urgente, reducir los requerimientos transfusionales o puede realizarse como puente al tratamiento oncológico definitivo o a la embolización.

MANEJO POSTENDOSCÓPICO

Escalas pronósticas

Se recomienda el uso de escalas pronósticas postendoscopia para estratificar el riesgo de recidiva y mortalidad. El índice de Rockall es el más utilizado (**Tabla 21-3**) y permite

Tabla 21-3. Índice de Rockall				
	0	**1**	**2**	**3**
Edad (años)	< 60	60-79	> 80	
Comorbilidad	No mayor		ICC, cardiopatía isquémica	Insuficiencia renal, enfermedad hepática, cáncer metastásico
Shock	No	Frecuencia cardíaca >100 l.p.m.	TA sistólica <100 mmHg	
Origen del sangrado	Mallory-Weiss	Esofagitis, gastritis, úlcera péptica, varices	Neoplásica	
Estigma del sangrado	Ninguno		Coágulo adherido, sangrado pulsátil	

Mortalidad baja (0-2), intermedia (3-4), alta (≥5).
ICC: insuficiencia cardíaca congestiva; l.p.m.: latidos por minuto; TA: tensión arterial.

identificar a los pacientes con bajo y alto riesgo de recidiva hemorrágica.

Los pacientes de bajo riesgo pueden darse de alta tras la endoscopia, con un correcto control ambulatorio.

Para los pacientes que presentan alto riesgo de recidiva hemorrágica, tanto por criterios clínicos como endoscópicos, se recomienda ingreso hospitalario mínimo de 72 horas y mantener en ayunas durante 24-48 horas por si fuera necesario un segundo tratamiento.

> ! Se recomienda utilizar el índice de Rockall tras la realización de la endoscopia, ya que permite estratificar el riesgo de recidiva hemorrágica.

Revisión endoscópica/*Second-look*

El concepto de revisión endoscópica o *second-look* se refiere a la realización de una segunda gastroscopia de forma electiva para revalorar las lesiones con alto riesgo de recidiva. Generalmente se realiza a las 24 horas de la primera. No se recomienda su realización sistémica, ya que en estudios controlados no se ha demostrado que aporte beneficios. No obstante, estos estudios sugieren que podría ser útil en pacientes seleccionados de muy alto riesgo.

Tratamiento farmacológico

Después de la endoscopia en pacientes con lesiones de alto riesgo de recidiva y tras un tratamiento endoscópico eficaz, la administración de un IBP (80 mg en bolo intravenoso seguido de perfusión continua de 8 mg/h durante 72 horas) ha demostrado reducir la recidiva hemorrágica, la necesidad de cirugía y la mortalidad. Si el estado clínico del paciente lo permite y se ha iniciado dieta oral, se puede administrar la misma dosis por vía oral.

En pacientes con lesiones de bajo riesgo se puede administrar un IBP a la dosis habitual una vez al día.

Tratamiento de la recidiva

La recidiva hemorrágica se define como la presencia de hematemesis o melena asociadas a hipovolemia (tensión arterial sistólica <100 mmHg o frecuencia cardíaca >100 p.p.m.) o anemización (descenso de hemoglobina [Hb] >2 g/L) en un período de <12 horas.

El tratamiento endoscópico es de primera elección, tanto si habían estado tratados previamente como si no.

El uso de los clips Ovesco® y del Hemospray® se debe considerar como tratamiento de rescate tras el fallo de un segundo tratamiento endoscópico. A pesar de que se dispone de pocos datos sobre su uso en este escenario, estudios recientes sugieren su eficacia y seguridad.

En caso de fracaso de un segundo tratamiento endoscópico, se debe considerar la arteriografía con embolización o la cirugía. Si no se dispone de radiología intervencionista, se debe considerar el traslado del paciente o el tratamiento quirúrgico.

> ! Ante la recidiva hemorrágica tras un adecuado tratamiento hemostático endoscópico, se recomienda un segundo tratamiento endoscópico. En esos casos, se puede tener presente el uso del clip Ovesco® o del Hemospray®, a pesar de que no se dispone de suficiente evidencia para hacer recomendaciones específicas.

Reintroducción de antiagregantes y anticoagulantes

Tras la endoscopia, se debe valorar individualmente el riesgo tromboembólico asociado a la suspensión del tratamiento anticoagulante.

El reinicio de la *anticoagulación* durante los primeros 7 días aumenta el riesgo de hemorragia y disminuye el de trombosis y la mortalidad por esta causa. Se recomienda reiniciar el tratamiento anticoagulante a los 7-14 días tras el episodio hemorrágico.

En los pacientes con un riesgo tromboembólico muy alto (fibrilación auricular embolígena, CHADS2 *score* ≥3, válvulas cardíacas mecánicas, tromboembolia pulmonar o trombosis venosa profunda reciente [<3 meses], trastornos de la coagulación protrombóticos), se recomienda el reinicio precoz de la anticoagulación en los primeros 7 días de la HDA. Durante el ingreso, se recomienda administrar heparina de bajo peso molecular, y sólo en casos excepcionales, la heparina sódica.

Para los nuevos anticoagulantes orales, parece razonable actuar de la misma forma porque no se dispone de datos para hacer una recomendación.

El reinicio precoz del tratamiento *antiagregante* tras el control de la hemorragia disminuye el riesgo de mortalidad cardiovascular sin aumentar significativamente el riesgo de resangrado.

- En los pacientes que reciben bajas dosis de ácido acetilsalicílico (AAS) como profilaxis primaria cardiovascular, se recomienda suspenderlas y revalorar el riesgo/beneficio de su reintroducción junto con cardiología.
- En los pacientes con tratamiento con dosis bajas de AAS como profilaxis secundaria cardiovascular, se recomienda su reintroducción tras la endoscopia si no presentan estigmas de hemostasia (Forrest IIc-III), y a partir del tercer día en casos de úlcera con estigmas de alto riesgo (Forrest Ia, Forrest Ib, Forrest IIa, Forrest IIb).
- Los pacientes con tratamiento antiagregante doble son un grupo de alto riesgo tromboembólico. Se recomienda mantener la antiagregación con AAS y suspender el clopidogrel durante el mínimo tiempo (consultando con cardiología), sin que aumente el riesgo de complicaciones cardiovasculares.

En los pacientes que precisan mantener el tratamiento con doble antiagregación tras la hemorragia, se recomienda asociar un IBP.

Infección por *Helicobacter pylori*

La HDA por úlcera duodenal es la causa más frecuente de HDA de origen duodenal, y la causa más frecuente de úlcera duodenal es la infección por *H. pylori* (HP). Por tanto, en todos los pacientes que presenten HDA secundaria a úlcera duodenal se debe estudiar la presencia de infección por HP. Algunos autores sugieren que podría realizarse tratamiento empírico, sin haber comprobado la presencia de HP, ya que éste es altamente coste-efectivo. A pesar de que el tratamiento empírico parece aceptable, falta validación en ensayos clínicos.

Las pruebas de detección de HP presentan una tasa elevada de falsos negativos en los casos de úlcera duodenal con hemorragia activa. La realización de la endoscopia en el episodio de HDA permite realizar la prueba rápida de la ureasa: la simplicidad y rapidez justificaría su uso, a pesar de que presenta una importante disminución de su sensibilidad diagnóstica. Algunos autores recomiendan realizar histología con menos pérdida de sensibilidad, o simultáneamente prueba de ureasa e histología. Cuando los resultados sean negativos, se recomienda realizar una prueba del aliento de ureasa a las 4-8 semanas del episodio hemorrágico agudo.

La erradicación de HP es muy eficaz para prevenir la recidiva hemorrágica. Por tanto, se debe prescribir siempre tratamiento erradicador de forma precoz en aquellos pacientes con un episodio de HDA por úlcera duodenal que estén infectados.

Igualmente, se recomienda comprobar la erradicación en todos los casos realizando una prueba del aliento, como mínimo 4 semanas después de haber finalizado el tratamiento antibiótico.

 PUNTOS CLAVE

- La úlcera duodenal es la causa más frecuente de HDA de origen duodenal y, a su vez, una de las causas más frecuentes de motivo de ingreso hospitalario en patología digestiva.
- Otras causas menos frecuentes son la duodenitis erosiva, lesión de Dieulafoy, angiodisplasias o tumores.
- Antes de valorar la realización de una endoscopia, es imprescindible una correcta valoración del estado clínico y hemodinámico del paciente.
- La escala de Glasgow-Blatchford permite estratificar a los pacientes en alto o bajo riesgo antes de realizar la endoscopia, lo cual ayuda en la toma de decisiones.
- Se recomienda el tratamiento con IBP intravenoso y la administración de un bolo de eritromicina previo a la endoscopia.
- Se dispone de diferentes métodos endoscópicos hemostáticos: métodos de inyección (adrenalina, esclerosantes), térmicos (con/sin contacto), mecánicos (hemoclips, bandas, Ovesco®) y tópicos (Hemospray®).
- La monoterapia con adrenalina no proporciona resultados óptimos. Debe asociarse a la inyección de un esclerosante o de un adhesivo tisular). Los métodos térmicos y mecánicos sí pueden utilizarse en monoterapia. El clip Ovesco® y el Hemospray® deben tenerse en cuenta en casos en los que el tratamiento convencional no sea eficaz.
- Se recomienda la utilización de la escala de Forrest para los pacientes con úlcera duodenal. Las úlceras con fondo limpio o mancha de hematina (Forrest IIc y III) son las únicas que no requieren tratamiento hemostático endoscópico.
- El índice de Rockall permite identificar a los pacientes de alto riesgo de recidiva hemorrágica tras la realización de la endoscopia.
- Se recomienda mantener el tratamiento con IBP tras el tratamiento hemostático endoscópico.
- En la recidiva hemorrágica, se recomienda un segundo tratamiento hemostático endoscópico. En caso de que éste no sea efectivo, se debe considerar la arteriografía con embolización o la cirugía.
- En todos los pacientes con HDA secundaria a úlcera duodenal se debe investigar la presencia de *H. pylori* y erradicarlo en caso de que esté presente.

BIBLIOGRAFÍA

Alzoubaidi D, Hussein M, Rusu R, Napier D, Dixon S, Rey JW, et al. Outcomes from an international multicenter registry of patients with acute gastrointestinal bleeding undergoing endoscopic treatment with Hemospray. Dig Endosc. 2020 Jan;32(1):96-105.

Baracat FI, de Moura DTH, Brunaldi VO, Tranquillini CV, Baracat R, Sakai P, et al. Randomized controlled trial of hemostatic powder versus endoscopic clipping for non-variceal upper gastrointestinal bleeding. Surg Endosc. 2020 Jan;34(1):317324.

Barkun AN, Moosavi S, Martel M. Topical hemostatic agents: a systematic review with particular emphasis on endoscopic application in GI bleeding. Gastrointest Endosc. 2013 May;77(5):692-700.

Beggs AD, Dilworth MP, Powell SL, Atherton H, Griffiths EA. A systematic review of transarterial embolization versus emergency surgery in treatment of major nonvariceal upper gastrointestinal bleeding. Clin Exp Gastroenterol. 2014 Apr 16;7:93-104.

Blatchford O, Murray WR, Blatchford M. A risk score to predict need for treatment for upper-gastrointestinal haemorrhage. Lancet. 2000 Oct 14;356(9238):1318-21.

Chandrasekar VT, Desai M, Aziz M, Patel HK, Gorrepati VS, Jegadeesan R, et al. Efficacy and safety of over-the-scope clips for gastrointestinal bleeding: a systematic review and meta-analysis. Endoscopy. 2019 Oct;51(10):941-9.

Chung IK, Kim EJ, Lee MS, Kim HS, Park SH, Lee MH, et al. Bleeding Dieulafoy's lesions and the choice of endoscopic method: comparing the hemostatic efficacy of mechanical and injection methods. Gastrointest Endosc. 2000 Dec;52(6):721-4.

El Ouali S, Barkun AN, Wyse J, Romagnuolo J, Sung JJ, Gralnek IM, et al. Is routine second-look endoscopy effective after endoscopic hemostasis in acute peptic ulcer bleeding? A meta-analysis. Gastrointest Endosc. 2012 Aug;76(2):283-92.

Forrest JA, Finlayson ND, Shearman DJ. Endoscopy in gastrointestinal bleeding. Lancet. 1974 Aug 17;2(7877):394-7.

García-Iglesias P, Botargues JM, Feu Caballé F, Villanueva Sánchez C, Calvet Calvo X, Brullet Benedi E, et al. Management of non variceal upper gastrointestinal bleeding: position statement of the Catalan Society of Gastroenterology. Gastroenterol Hepatol. 2017 May;40(5):363-74.

Gisbert JP, Abraira V. Accuracy of Helicobacter pylori diagnostic tests in patients with bleeding peptic ulcer: a systematic review and meta-analysis. Am J Gastroenterol. 2006 Apr;101(4):848-63.

Gisbert JP, Khorrami S, Carballo F, Calvet X, Gene E, Dominguez-Muñoz E. Meta-analysis: Helicobacter pylori eradication therapy vs. antisecretory non-eradication therapy for the prevention of recurrent bleeding from peptic ulcer. Aliment Pharmacol Ther. 2004 Mar 15;19(6):617-29.

Gölder S, Neuhas L, Freuer D, Probst A, Ebigbo A, Braun G, et al. Over-the-scope clip in peptic ulcer bleeding: clinical success in primary and secondary treatment and factors associated with treatment failure. Endosc Int Open. 2019 Jun;7(6):E846-54.

Gralnek IM, Stanley AJ, Morris AJ, Camus M, Lau J, Lanas A, et al. Endoscopic diagnosis and management of nonvariceal upper gastrointestinal hemorrhage (NVUGIH): European Society of Gastrointestinal Endoscopy (ESGE) Guideline - Update 2021. Endoscopy. 2021 Mar;53(3):300-32.

Heller SJ, Tokar JL, Nguyen MT, Haluszka O, Weinberg DS. Management of bleeding GI tumors. Gastrointest Endosc. 2010 Oct;72(4):817-24.

Holster IL, Valkhoff VE, Kuipers EJ, Tjwa ETTL. New oral anticoagulants increase risk for gastrointestinal bleeding: a systematic review and meta-analysis. Gastroenterology. 2013 Jul;145(1):105-12.e15.

Huang ES, Karsan S, Kanwal F, Singh I, Makhani M, Spiegel BM. Impact of nasogastric lavage on outcomes in acute GI bleeding. Gastrointest Endosc. 2011 Nov;74(5):971-80.

Hwang JH, Fisher DA, Ben-Menachem T, Chandrasekhara V, Chathadi K, Decker GA, et al.; Standards of Practice Committee of the American Society for Gastrointestinal Endoscopy. The role of endoscopy in the management of acute non-variceal upper GI bleeding. Gastrointest Endosc. 2012 Jun;75(6):1132-8.

Jackson CS, Gerson LB. Management of gastrointestinal angiodysplastic lesions (GIADs): a systematic review and meta-analysis. Am J Gastroenterol. 2014 Apr;109(4):474-83; quiz 484.

Jensen DM, Kovacs T, Ghassemi KA, Kaneshiro M, Gornbein J. Randomized Controlled Trial of Over-the-Scope Clip as Initial Treatment of Severe Nonvariceal Upper Gastrointestinal Bleeding. Clin Gastroenterol Hepatol. 2021 Nov;19(11):2315-23.e2.

Katsinelos P, Paroutoglou G, Mimidis K, Beltsis A, Papaziogas B, Gelas G, et al. Endoscopic treatment and follow-up of gastrointestinal Dieulafoy's lesions. World J Gastroenterol. 2005 Oct 14;11(38):6022-6.

Kwek BEA, Ang TL, Ong PLJ, Tan YLJ, Ang SWD, Law NM, Thurairajah PH, Fock KM. TC-325 versus the conventional combined technique for endoscopic treatment of peptic ulcers with high-risk bleeding stigmata: A randomized pilot study. J Dig Dis. 2017 Jun;18(6):323-9.

Lara LF, Sreenarasimhaiah J, Tang SJ, Afonso BB, Rockey DC. Dieulafoy lesions of the GI tract: localization and therapeutic outcomes. Dig Dis Sci. 2010 Dec;55(12):3436-41.

Machlab S, García-Iglesias P, Martínez-Bauer E, Campo R, Calvet X, Brullet E. Diagnostic utility of nasogastric tube aspiration and the ratio of blood urea nitrogen to creatinine for distinguishing upper and lower gastrointestinal tract bleeding. Emergencias. 2018 Dic;30(6):419-23.

Park JS, Kim HK, Shin YW, Kwon KS, Lee DH. Novel hemostatic adhesive powder for nonvariceal upper gastrointestinal bleeding. Endosc Int Open. 2019 Dec;7(12):E1763-7.

Qureshi W, Mittal C, Patsias I, Garikapati K, Kuchipudi A, Cheema G, et al. Restarting anticoagulation and outcomes after major gastrointestinal bleeding in atrial fibrillation. Am J Cardiol. 2014 Feb 15;113(4):662-8.

Rodríguez de Santiago E, Burgos-Santamaría D, Pérez-Carazo L, Brullet E, Ciriano L, Riu Pons F, et al.; TC-325 Collaboration Project, Endoscopy Group of the Spanish Association of Gastroenterology. Hemostatic spray powder TC-325 for GI bleeding in a nationwide study: survival and predictors of failure via competing risks analysis. Gastrointest Endosc. 2019 Oct;90(4):581-90.e6.

Sachar H, Vaidya K, Laine L. Intermittent vs continuous proton pump inhibitor therapy for high-risk bleeding ulcers: a systematic review and meta-analysis. JAMA Intern Med. 2014 Nov;174(11):1755-62.

Schmidt A, Gölder S, Goetz M, Meining A, Lau J, von Delius S, et al. Over-the-Scope Clips Are More Effective Than Standard Endoscopic Therapy for Patients With Recurrent Bleeding of Peptic Ulcers. Gastroenterology. 2018 Sep;155(3):674-86.e6.

Sheibani S, Kim JJ, Chen B, Park S, Saberi B, Keyashian K, et al. Natural history of acute upper GI bleeding due to tumours: short-term success and long-term recurrence with or without endoscopic therapy. Aliment Pharmacol Ther. 2013 Jul;38(2):144-50.

Sone Y, Kumada T, Toyoda H, Hisanaga Y, Kiriyama S, Tanikawa M. Endoscopic management and follow up of Dieulafoy lesion in the upper gastrointestinal tract. Endoscopy. 2005 May;37(5):449-53.

Theivanayagam S, Lim RG, Cobell WJ, Gowda JT, Matteson ML, Choudhary A, et al. Administration of erythromycin before endoscopy in upper gastrointestinal bleeding: a meta-analysis of randomized controlled trials. Saudi J Gastroenterol. 2013 Sep-Oct;19(5):205-10.

Veitch AM, Radaelli F, Alikhan R, Dumonceau JM, Eaton D, Jerrome J et al. Endoscopy in patients on antiplatelet or anticoagulant therapy: British Society of Gastroenterology (BSG) and European Society of Gastrointestinal Endoscopy (ESGE) guideline update. Gut. 2021 Sep;70(9):1611-28.

Villanueva C, Colomo A, Bosch A, Concepción M, Hernandez-Gea V, Aracil C, et al. Transfusion strategies for acute upper gastrointestinal bleeding. N Engl J Med. 2013 Jan 3;368(1):11-21.

Wysocki JD, Srivastav S, Winstead NS. A nationwide analysis of risk factors for mortality and time to endoscopy in upper gastrointestinal haemorrhage. Aliment Pharmacol Ther. 2012 Jul;36(1):30-6.

Diagnóstico y tratamiento de los pólipos duodenales, y manejo de la poliposis adenomatosa familiar

22

A. Mata Bilbao y D. Barquero Declara

OBJETIVOS

- Identificar y caracterizar los pólipos duodenales.
- Valorar y definir el tratamiento endoscópico de los pólipos duodenales, dependiendo de su tipo y localización.
- Diferenciar la caracterización y el tratamiento de los pólipos ampulares (que afectan a la papila mayor) y no ampulares.
- Conocer las diferentes técnicas y materiales para el tratamiento endoscópico de los pólipos duodenales.
- Conocer las complicaciones del tratamiento endoscópico de los pólipos duodenales y su posible resolución endoscópica.

INTRODUCCIÓN Y EPIDEMIOLOGÍA

Los pólipos duodenales son hallazgos poco frecuentes diagnosticados en el 1-5 % de los pacientes sometidos a una endoscopia digestiva superior por diversas indicaciones. La mayoría de los pólipos duodenales son asintomáticos y pueden encontrarse en el contexto de pacientes con síndromes genéticos de poliposis intestinales, así como en pacientes con otras patologías gastrointestinales (esporádicos).

Los adenomas son los pólipos duodenales más frecuentes, aunque también se pueden encontrar otros tipos de lesiones (p. ej., pólipos hiperplásicos, hamartomas), divididas histológicamente en dos grandes grupos: lesiones neoplásicas y no neoplásicas (**Tabla 22-1**). Asimismo, dependiendo de su localización, los adenomas duodenales se dividen en ampulares (si afectan a la papila mayor duodenal) y no ampulares. Esta clasificación y la presencia o no de síndromes genéticos son importantes para establecer el riesgo de estas lesiones y las estrategias diagnósticas y terapéuticas. Otro tipo de lesiones duodenales son los tumores subepiteliales (lipoma, tumores del estroma gastrointestinal y tumor carcinoide), que requieren una revisión específica.

La mayoría de los adenomas duodenales suelen ser ampulares y relacionados con pacientes con poliposis adenomatosa familiar (PAF), y son raros los adenomas esporádicos no ampulares, con una prevalencia menor al 0,5 %. Estos últimos se suelen encontrar en las paredes posterior y laterales de la segunda porción duodenal, a nivel de la papila mayor o distal a ésta, lo que puede dificultar su diagnóstico con los endoscopios de visión frontal convencionales.

Recientemente, varios estudios han sugerido dividir los adenomas duodenales no ampulares, también llamados *tumores epiteliales duodenales no ampulares superficiales* (SNADET, por sus siglas en inglés), en dos tipos: intestinal (tipo I) y gástrico (tipo G), basados en la expresión de marcadores biomoleculares.

Los adenomas tipo I se pueden encontrar a lo largo de todo el duodeno y tienen una progresión neoplásica más lenta. Los adenomas tipo G se localizan más proximales, tienen estructura vellosa y mayor potencial maligno. Asimismo, los adenomas duodenales esporádicos están asociados a una mayor incidencia de adenomas y adenocarcinomas colorrectales, por lo que se recomienda realizar una colonoscopia a los pacientes diagnosticados de adenomas duodenales.

Los adenomas son lesiones consideradas benignas, aunque está aceptado que la secuencia de progresión de adenoma a carcinoma postulada para los pólipos colorrectales es similar en los pólipos duodenales, aunque aparentemente más lenta (15-20 años). Según algunos estudios, la transformación maligna de los pólipos duodenales oscila entre el 35 y el 85 %, por lo que está recomendada su resección endoscópica o quirúrgica. Los pólipos mayores de 20 mm de diámetro, aquellos con displasia de alto grado y los adenomas ampulares son los que tienen mayor riesgo de albergar enfermedad invasiva.

La presencia de adenomas duodenales está asociada a múltiples síndromes genéticos, principalmente la PAF. Hasta el 90 % de estos pacientes pueden tener pólipos duodenales, localizados principalmente en la segunda porción duodenal (adyacente o distal a la papila mayor), aunque también pueden encontrarse en bulbo y tercera porción duodenal. El riesgo de progresión de los adenomas duodenales a carcinoma en pacientes con PAF es relativamente lento, y se estratifica de acuerdo a una clasificación específica para estas lesiones, el sistema de Spigelman, desarrollado para cuantificar la gravedad de la adenomatosis duodenal, que asocia el número y tamaño de los adenomas, tipo histológico y gravedad de la displasia (**Tabla 22-2**). El riesgo de cáncer duodenal, que es la principal causa de muerte en pacientes con PAF y colectomía previa, aumenta con la edad y el grado del adenoma. Los pacientes con enfermedad grado 4 tienen el riesgo más elevado de desarrollar carcinoma duodenal, un 2,1 % a los

Tabla 22-1. Clasificación histológica de los pólipos duodenales

No neoplásicos	Pólipo/nódulo hiperplásico de glándulas de Brunner	
	Hamartoma de glándula de Brunner	
	Quiste de glándula de Brunner	
	Mucosa gástrica ectópica	Metaplasia foveolar gástrica
		Heterotopia gástrica
	Heterotopia pancreática	
	Pólipo hiperplásico	
	Pólipo inflamatorio	
	Pólipos hamartomatosos	Pólipo de Peutz-Jeghers
		Pólipo juvenil
		Pólipo de síndrome de Cowden
		Pólipo de síndrome de Cronkhite-Canada
Neoplásicos	Adenoma tipo intestinal	Tubular
		Tubulovelloso
	Adenoma tipo gástrico	Adenoma de glándula pilórica
		Adenoma foveolar
	Adenoma serrado (con características de adenoma serrado convencional)	
	Tumores neuroendocrinos	Gastrinoma
		Somatostatinoma
		Paraganglioma gangliocítico

Tabla 22-2. Clasificación de Spigelman

	Puntos	**Puntos**	**Puntos**
	1	2	3
Número de pólipos	1-4	5-20	> 20
Tamaño del pólipo (mm)	1-4	5-10	> 10
Histología	Tubular	Tubulovelloso	Velloso
Displasia	Leve	Moderada	Grave

Grado 0: 0 puntos; grado 1: 1-4 puntos; grado 2: 5-6 puntos; grado 3: 7-8 puntos, y grado 4: 9-12 puntos.

15 años. Otro síndrome de poliposis asociado a adenomas duodenales es la poliposis asociada a *MUTYH*, con una prevalencia de adenomas entre el 17 y 25 % de los pacientes, y un riesgo de carcinoma duodenal de por vida alrededor del 4 %. El mayor tamaño del pólipo y la histología vellosa parecen también estar asociados a la progresión del adenoma a carcinoma.

DIAGNÓSTICO

La gran mayoría de los pólipos duodenales se diagnostican incidentalmente mediante una gastroscopia digestiva alta convencional, ya que son asintomáticos, aunque algunos de los adenomas ampulares pueden producir ictericia obstructiva, pancreatitis o hemorragia digestiva. Los avances en la endoscopia digestiva (endoscopios de luz blanca y alta definición,

cromoendoscopia digital [p. ej., BLI], magnificación) y la cromoendoscopia convencional con índigo carmín han mejorado la detección y caracterización endoscópica de los adenomas duodenales, pudiéndose así diferenciar las lesiones neoplásicas de aquellas sin potencial de malignización. El uso de un capuchón transparente en el extremo distal del endoscopio puede ser de utilidad para explorar las zonas más difíciles del duodeno, con la punta del bulbo duodenal, o detrás de los pliegues.

Para le exploración completa y exhaustiva del duodeno, sobre todo en el estudio de pacientes con PAF, es necesario explorar también la papila mayor y región peripapilar con un duodenoscopio de visión lateral. En el caso de diagnóstico de un adenoma en la papila mayor, muchas veces la visión endoscópica no es suficiente para distinguir los cambios adenomatosos de los no adematosos, así como áreas de histología más avanzada, por lo que se recomienda la obtención de biopsias de las lesiones sospechosas para su confirmación histológica. Asimismo, en estos casos se recomienda realizar una colangiopancreatografía mediante resonancia magnética (CRMN) para descartar la extensión intraductal del adenoma y la presencia de pánceas *divisum*.

El uso de la ecoendoscopia (USE) generalmente se reserva para el estadiaje local de la lesión y descartar la extensión intraductal de los adenomas papilares. La USE ha demostrado ser superior a la tomografía axial computarizada (TAC) y la CRMN en el estadiaje local del tumor de los casos sospechosos de malignidad, con una precisión entre el 75 y el 90 %. Sin embargo, la CRMN es mejor que la USE en el estadiaje ganglionar, y la TAC y la tomografía con emisión de positrones (PET-TAC) son más sensibles que la USE para detectar metástasis ganglionares. La USE intraductal parece ser superior a la USE en la visualización y estadiaje de las lesiones ampulares, pero su uso está restringido por su baja disponibilidad, fragilidad, costes y posibles complicaciones (p. ej., pancreatitis). Con la evidencia actual, algunas guías y opiniones de expertos recomiendan el uso de la USE en casos individualizados, generalmente en lesiones mayores de 20 mm de diámetro (siendo el tamaño de la lesión el principal factor pronóstico de malignidad) o con sospecha endoscópica de carcinoma.

TRATAMIENTO

Los adenomas duodenales deben ser resecados mediante endoscopia o cirugía debido a su potencial de malignización. La técnica de resección depende de su tamaño, localización (papila mayor o resto del duodeno), morfología, características del paciente y experiencia del endoscopista y cirujano implicados. La resección endoscópica representa una opción atractiva para el tratamiento de los pólipos duodenales en pacientes correctamente seleccionados, por sus buenos resultados y menores tasas de morbilidad y mortalidad en relación con la cirugía.

Por otra parte, hay que tener en cuenta algunas de las características anatómicas del duodeno que hacen más compleja la resección endoscópica de los pólipos duodenales, como son la luz intestinal más estrecha, la forma en «C» —que hace más difícil mantener estable la posición del endoscopio—, la presencia de las glándulas de Brunner en la capa submucosa —que endurecen la pared y dificultan la elevación de la mucosa—, y una capa muscular profunda fina —que aumenta el riesgo de perforación y su dificultad de acceso en caso de requerir cirugía urgente—. Asimismo, el duodeno tiene una red vascular extensa suministrada por la arteria gastroduodenal que aumenta el riesgo de hemorragia y puede llegar a ser potencialmente grave.

Por estas razones, algunos expertos sugieren aspectos prácticos que pueden ayudar a realizar una resección eficaz y segura de los pólipos duodenales:

- Por la morfología del duodeno, el acceso y visualización de todas las paredes es difícil con cualquier endoscopio. Las lesiones localizadas en las paredes anterior e interna del duodeno descendente (segunda porción duodenal) se orientan mejor utilizando un duodenoscopio de visión lateral. Las lesiones en las paredes posterior y externa se visualizan mejor con un endoscopio de visión frontal (gastroscopio o colonoscopio pediátrico, a juicio del endoscopista por posición y salida de canal de trabajo del endoscopio).
- Los pólipos planos de extensión lateral suelen tener márgenes mal definidos, difíciles de identificar por la morfología vellosa del duodeno, que asemeja la superficie del pólipo, incluso con endoscopios de luz blanca y alta definición. En estos casos, se recomienda realizar cromoendoscopia virtual o real (índigo carmín, en la superficie o en la inyección submucosa), ya que ayudan a delimitar mejor los márgenes del pólipo para su resección completa.
- En casos de pólipos extensos, algunas zonas pueden ser difíciles de acceder y resecar, por lo que a veces se requiere el uso del gastroscopio y duodenoscopio en la misma resección. También se recomienda en estos casos el uso de asas trenzadas de mediano tamaño (15 mm), ya que las asas de mayor tamaño son más difíciles de manipular en la luz duodenal y tienen más riesgo de incluir la capa muscular en su interior al incluir más tejido en su parte interna. Las zonas más fijadas, no elevadas y recidiva de los pólipos, se suelen resecar mejor con asas de menor tamaño (10 mm), de filamento fino y con polipectomía fría.

Cuando se decida realizar la resección endoscópica de los pólipos duodenales, el endoscopista debe asegurar su resección completa. En caso contrario, se debería referir al paciente a un centro con mayor experiencia en estos casos. Los intentos fallidos de resección producen fibrosis submucosa, que aumenta el riesgo de fracaso y la posibilidad de complicaciones en futuros intentos de completar el tratamiento. En caso de realizar tatuaje submucoso de la lesión para su referencia, se recomienda no realizarlo muy próximo ni por debajo de ésta, ya que el marcador endoscópico también puede causar fibrosis submucosa significativa.

Tratamiento endoscópico

Las técnicas endoscópicas utilizadas para la resección de pólipos duodenal son polipectomía con asa fría, polipectomía con asa caliente, mucosectomía (convencional o asistida con capuchón/banda), mucosectomía en inmersión (*underwater*) y disección submucosa (**Tabla 22-3**). La polipectomía convencional se reserva para los pólipos que no afectan a la papila mayor, e incluyen desde la polipectomía con asa fría para pólipos de pequeño tamaño (<10 mm) hasta la mucosectomía en fragmentos para lesiones de mayor tamaño. La disección submucosa se reserva para situaciones muy específicas y generalmente no se recomienda su aplicación en el duodeno por su alta tasa de perforación (hasta un 30 %), incluidas perforaciones tardías.

Adenomas no ampulares

Se recomienda resecar los adenomas de pequeño tamaño (<10 mm) mediante polipectomía fría, utilizando un asa rígida de filamento fino, incluso en pacientes con PAF, siendo esta técnica más efectiva que la electrocoagulación con argón y con menos efectos adversos. La polipectomía caliente (uso de electrocauterización) se utiliza en pólipos mayores de 10 mm. Aunque esta técnica está asociada a un mayor riesgo de complicaciones (hemorragia tardía, perforación, serositis), su éxito técnico es elevado y el margen de seguridad adecuado, incluida la polipectomía en fragmentos.

La mucosectomía endoscópica convencional (inyección submucosa y resección) ha sido la técnica más estudiada y está actualmente aceptada como una técnica eficaz y segura para la resección de adenomas duodenales mayores de 10 mm de diámetro, que tradicionalmente se enviaban a cirugía. En una de las series prospectivas publicadas de pólipos de gran tamaño resecados mediante mucosectomía, la tasa de resección com-

Tabla 22-3. Técnicas endoscópicas para resección de pólipos duodenales

Técnica	Tamaño lesión apropiada	Lesiones no ampulares	Lesiones ampulares Papilectomía	Posibilidad en fragmentos	Uso con duodenoscopio	Grado de dificultad
Polipectomía con asa (en bloque)	≤ 10 mm	Sí	Sí	No	Sí	+
Mucosectomía asistida con capuchón (elevación submucosa)	≤ 18 mm	Sí	No	Sí	No	+++
Mucosectomía asistida con capuchón/banda	≤ 11 mm	Sí	No	Sí	No	++
Mucosectomía convencional (elevación submucosa)	Cualquier tamaño	Sí	Sí	Sí	Sí	+++
Mucosectomía en inmersión	Cualquier tamaño	Sí	Sí	Sí	Sí	+++
Disección submucosa	Cualquier tamaño	Sí	No	No procede	No	++++

Grado de dificultad: + más fácil; ++++ mayor dificultad.

pleta fue del 96 %, con hemorragia clínica significativa en el 15 % de los casos (superior en pólipos mayores de 30 mm), tasa de perforación del 3 % y mortalidad del 0 %. La tasa de recurrencia de adenoma fue del 14 % a los 6 meses, todos ellos tratados endoscópicamente.

La mucosectomía en inmersión (*underwater* EMR, UEMR) para adenomas duodenales fue descrita hace unos años y utiliza la técnica similar a la usada para la resección de lesiones en colon, incluso para adenomas duodenales de gran tamaño, con buenos resultados iniciales. Esta técnica permite la resección en bloque de lesiones duodenales, así como la resección en fragmentos de lesiones de mayor tamaño, sin necesidad de inyección submucosa de sustancias, y con menor formación de puentes o pequeños islotes mucosos que pudieran generar recidivas. Asimismo, en caso de hemorragia durante el procedimiento, la presencia de agua evita la formación del coágulo y permite la correcta visualización del punto de hemorragia para su tratamiento. Para realizar esta técnica, se debe disponer de endoscopios de alta definición, con bomba de inyección de agua y un capuchón transparente corto, así como de ajustes específicos del electrocoagulador para resección con asa caliente.

Otras técnicas de mucosectomía, como la asistida con bandas y asistida con capuchón, para aspirar y cortar la lesión, pueden ser útiles en el tratamiento de estas lesiones, aunque todavía existen pocos datos acerca de sus resultados a largo plazo. Algunos autores advierten de la posibilidad de aspiración accidental de la capa muscular duodenal en el interior de la banda o capuchón, con el riesgo de perforación asociado al realizar el corte, por lo que se requiere de un buen conocimiento de esta técnica en caso de aplicarla. Para reducir este riesgo, se recomienda realizar una inyección submucosa con gran volumen y alinear el asa de polipectomía a lo largo de los pliegues duodenales, y no al eje duodenal.

Adenomas ampulares (afectación de la papila mayor)

Los adenomas ampulares deben ser resecados inicialmente mediante tratamiento endoscópico. Sólo se debe recomendar tratamiento quirúrgico en casos de sospecha de malignidad, crecimiento intracoledocal significativo (mayor de 10 mm), poca experiencia del endoscopista o decisión del paciente, ya que las técnicas quirúrgicas (pancreatoduodenectomía o ampulectomía quirúrgica) están asociadas a una tasa mayor de morbilidad y mortalidad. La tasas de curación a largo plazo de la resección endoscópica de estos adenomas es de alrededor del 80 %, con tasas de morbilidad entre el 9,7 y el 20 % y de mortalidad entre el 0,09 y el 0,3 %. A pesar de las ventajas del tratamiento endoscópico, los riesgos de la resección endoscópica de los adenomas ampulares son mayores que en los no ampulares, por lo que se recomienda realizarlos en hospitales de referencia que dispongan de un servicio de cirugía hepatobiliar y radiología intervencionista. Asimismo, la resección endoscópica puede ser útil para el estadiaje local definitivo y no imposibilita el tratamiento quirúrgico en caso de ser necesario.

Los adenomas ampulares tributarios de tratamiento endoscópico son aquellas lesiones con displasia de bajo grado e incluso con displasia de alto grado, debido a su bajo riesgo de metástasis linfática. En los casos de lesiones con carcinoma intramucoso (T1a), la invasión linfovascular y las metástasis ganglionares están presentes en hasta un 57 y un 11 %, respectivamente, por lo que deberían ser tributarias de tratamiento quirúrgico.

Debido a la complejidad del tratamiento endoscópico de las lesiones ampulares, algunos expertos han sugerido una serie de pasos que se deben seguir para lograr la mayor eficacia y seguridad de este procedimiento:

- Inspección exhaustiva del adenoma en búsqueda de úlceras y pérdida del patrón mucoso, que podrían indicar invasión profunda, así como delimitar bien los márgenes laterales y distales, y movilidad de la lesión. En caso de sospecha de invasión, se debe referir al paciente a cirugía.
- Realización de colangiografía y pancreatografía para descartar defectos de repleción que sugieran invasión intraductal. En algunos casos, el adenoma puede esconder los orificios papilares y requerir múltiples intentos de canulación. En estos casos, se debería limitar el número de intentos por el riesgo de pancreatitis que esto conlleva. Las imágenes

endoscópicas de la canulación podrán ayudar a encontrar nuevamente los conductos una vez realizada la papilectomía. La esfinterotomía endoscópica debe evitarse previa a la papilectomía para no ocasionar retracción del adenoma en esta zona y dificultar su resección completa.

- Se debe intentar siempre la resección en bloque de la lesión para lograr su curación; esto es factible para lesiones ≤20 mm de diámetro y ≤10 mm de extensión lateral. El asa de polipectomía utilizada más frecuentemente es la de 15 mm de diámetro, de filamento fino, para limitar el posible daño del conducto pancreático. Se coloca el asa parcialmente abierta en la mucosa sana proximal a la lesión, se va abriendo progresivamente a medida que se avanza lentamente hasta abarcar completamente la lesión, para después cerrarla y asegurar que se ha incluido completamente. Se comprueba su movilidad con respecto a la mucosa circundante y se completa el corte con electrocoagulación.
- En las lesiones con extensión lateral mayor de 10 mm, se utiliza la técnica de mucosectomía convencional para resecar estas zonas (limitando la cantidad de líquido submucoso para evitar la invaginación del centro de la lesión), comenzando por el margen más distal de la lesión y laterales, en fragmentos contiguos, hasta dejar aislada la zona central que incluye la papila mayor para su resección completa. Se recomienda movilizar los fragmentos resecados al bulbo o cavidad gástrica para su recuperación al finalizar el procedimiento.
- La base de resección se ha de revisar exhaustivamente para descartar puntos de hemorragia o perforación, realizar tratamiento específico, y localizar los conductos biliar y pancreático.
- La colocación de una prótesis pancreática profiláctica reduce el riesgo de pancreatitis pospapilectomía, por lo que se debe intentar colocar en todos los casos, excepto en paciente con páncreas *divisum* completo. La colocación de prótesis biliar no se recomienda de rutina, salvo en casos de tiempo prolongado de intervención, resección extensa en fragmentos y en pacientes con riesgo de hemorragia tardía. Sin embargo, la prótesis biliar puede reducir el riesgo de estenosis papilar, colangitis y obstrucción biliar por hemobilia en caso de hemorragia. Si la vía biliar no está dilatada, se utilizan prótesis biliares plásticas. También se pueden colocar prótesis metálicas recubiertas en casos de microperforación de la zona de la papilectomía, hemostasia y facilitar tratamientos posteriores en caso de crecimiento intraductal de la lesión.
- Al finalizar el procedimiento, se debe realizar una radiografía para comparar con la inicial (descartar aire extraluminal) y confirmar la colocación de las prótesis.

Complicaciones

La resección endoscópica avanzada de adenomas duodenales tiene hasta un 25 % de complicaciones para adenomas no ampulares y hasta un 35 % para la resección de lesiones ampulares, siendo principalmente la hemorragia, la perforación y la pancreatitis pospapilectomía. La mortalidad relacionada con esta técnica es rara, con tasas entre el 0 y el 0,9 %.

La hemorragia es la complicación más frecuente. La tasa general de hemorragia posmucosectomía de pólipos duodenales no ampulares es del 16 %, y de hemorragia tardía, del 5 %. En el caso de pólipos duodenales de gran tamaño, la tasa de hemorragia significativa es del 7,3 % para lesiones menores de 30 mm y del 23,5 % para pólipos mayores de 30 mm. Asimismo, el riesgo de hemorragia es mayor después de la resección de adenomas ampulares con extensión lateral de gran tamaño (≥30 mm), con una tasa del 30 %.

La hemorragia puede presentarse durante el procedimiento o de forma tardía. Durante el procedimiento es relativamente frecuente, y es más probable en lesiones de mayor tamaño, resecciones más largas y cuando se realiza mayor número de resecciones, y generalmente se puede controlar con tratamiento endoscópico, bien sea con el uso de la punta del asa y coagulación Soft como técnica inicial o con pinzas de coagulación. En el caso del duodeno, el uso de clips hemostáticos se debe reservar para hemorragias posmucosectomía refractaria de pólipo no ampulares, y se deben manejar con precisión pare evitar desgarros de la mucosa y pared duodenales que están más fijadas, sobre todo en la segunda porción duodenal.

La hemorragia tardía se puede presentar entre el 12 y el 15 % de los casos. El manejo suele ser conservador, pero en los casos de hemorragia persistente el tratamiento más utilizado son las pinzas de coagulación. En caso de hemorragia grave, se recomienda realización de embolización mediante angiografía. La administración de inhibidores de bomba de protones por vía intravenosa reduce el riesgo de resangrado en estos pacientes. Como medidas profilácticas de la hemorragia, algunos autores recomiendan cerrar la escara posmucosectomía con clips metálicos, y otros estudios sugieren que la aplicación de un gel péptido sobre la escara de resección puede actuar como una matriz extracelular para protegerla durante su proceso de curación.

La perforación duodenal es la complicación más grave. La pared duodenal es relativamente delgada, lo que aumenta el riesgo de perforación relacionada con la resección endoscópica de lesiones en esta zona. En casos de adenomas no ampulares esporádicos, la tasa general de perforación posmucosectomía es del 1 %. Si la perforación es pequeña y se detecta durante el procedimiento, el tratamiento de elección es el cierre con clips metálicos, con la dificultad de colocación y cierre de estos en la segunda porción duodenal, ya comentada para casos de hemostasia. Si la perforación es mayor, se ha de intentar el cierre con clips de mayor tamaño, que se colocan por fuera del endoscopio (*over-the-scope clips*), y si no es posible su colocación, se ha de referir el paciente a cirugía. En los casos de perforación tardía posmucosectomía, el tratamiento es quirúrgico en la mayoría de ellos, aunque en algunas situaciones, si no hay signos de peritonitis o toxicidad, se puede realizar tratamiento conservador.

En los casos de papilectomía endoscópica de adenomas ampulares, la tasa de perforación está entre el 0 y el 2,6 %, y la mayoría son retroperitoneales. Las perforaciones pequeñas adyacentes al orificio papilar se suelen tratar con colocación de prótesis metálicas completamente recubiertas y tratamiento conservador (reposo en cama, dieta absoluta, antibióticos). Se debe realizar una TAC abdominal para confirmar persistencia de fuga y presencia de colecciones intraabdominales que tengan que drenarse, y si aparecen signos de peritonitis o sepsis, se ha de referir el paciente a cirugía urgente.

La pancreatitis pospapilectomía de adenomas ampulares se puede presentar entre el 4 y el 12 % de los casos. Múltiples estudios prospectivos aleatorizados y revisiones recomiendan la colocación de prótesis pancreáticas profilácticas para reducir el riesgo y la gravedad de la pancreatitis, sobre todo en pacientes de alto riesgo, siendo más efectivas las prótesis de 5 Fr de diámetro en comparación con las de 3 Fr. La indometacina rectal también reduce el riesgo de pancreatitis pospapilectomía en pacientes de alto riesgo y en general, por lo que se debe utilizar en todos los casos, salvo si existe alguna contraindicación específica. La hidratación intravenosa, preferentemente con solución de Ringer-lactato, parece disminuir el riesgo de la pancreatitis poscolangiografía retrógrada endoscópica, y se puede aplicar en casos de papilectomía endoscópica, sobre todo en pacientes de riesgo.

La estenosis duodenal es una complicación poco frecuente que puede aparecer después de realizar mucosectomías de gran tamaño, que afecten a más del 80 % de la circunferencia duodenal. El tratamiento mediante dilatación endoscópica suele ser efectivo y requiere entre 1 y 3 dilataciones. Algunos autores también recomiendan realizar dilataciones preventivas en estos casos, a partir de las 3-4 semanas del procedimiento.

La colangitis pospapilectomía es poco frecuente y suele tratarse efectivamente mediante colocación de prótesis biliares y antibióticos intravenosos. La estenosis papilar es otra complicación poco frecuente, tardía, que puede ocurrir en el 1-2 % de los casos y que generalmente responde a dilatación y colocación de prótesis mediante colangiografía retrógrada endoscópica.

Disección submucosa

La disección submucosa (DSE) es una técnica de resección avanzada que se ha establecido desde hace unos años para el tratamiento de neoplasia esofágica de células escamosas, neoplasias gástricas y lesiones colorrectales, debido a su posibilidad de resección en bloque de las lesiones (independientemente del tamaño) y menor tasa de recidiva que otras técnicas endoscópicas, y al ser menos invasiva que la cirugía, con una mayor calidad de vida para los pacientes; sin embargo, es una técnica compleja que requiere un entrenamiento específico, con una curva de aprendizaje larga, lo que dificulta su expansión. Por otra parte, las características del duodeno hacen más compleja todavía la DSE de lesiones en esta zona, con una tasa de perforación elevada (hasta de un 30 %). Recientemente se ha publicado un metaanálisis acerca de la eficacia y seguridad de la DSE en pólipos duodenales no ampulares. Los resultados que presentan son resección en bloque del 87 %, hemorragia del 2 %, perforación durante el procedimiento del 15 % (entre el 6,7 y el 27 %), perforación tardía del 2 % y necesidad de cirugía en un 4 %. Los autores concluyen que, a pesar de unos resultados clínicos aceptables en cuanto a resección total de la lesión, la alta tasa de efectos adversos (principalmente la perforación) es inaceptable y debe mejorar para poder ser establecida como estrategia terapéutica segura de los adenomas duodenales.

> **!** En esta misma línea, algunos estudios retrospectivos de expertos en DSE duodenal muestran una tasa de resección en bloque desde el 75 al 100 %, sin recurrencia local, pero con una tasa de perforación entre el 8,8 y el 35,7 %, y una tasa de cirugía urgente entre el 2 y el 15,4 %. Considerando estos números reportados por equipos japoneses experimentados, la resección de pólipos duodenales mediante DSE no se ha difundido fuera de algunos centros especializados.

TRATAMIENTO QUIRÚRGICO

Considerando los progresos del tratamiento endoscópico de los pólipos duodenales y la morbilidad asociada a su resección quirúrgica, las indicaciones de la cirugía en estos casos es limitada. Estas indicaciones incluyen:

- Adenomas residuales, a pesar de múltiples tratamientos endoscópicos.
- Adenomas circunferenciales considerados no tributarios de tratamiento endoscópico.
- Complicaciones graves de la resección endoscópica, como la perforación tardía.

En estos casos se recomiendan técnicas de resección limitadas, dado el riesgo bajo o ausente de metástasis a ganglios linfáticos.

En presencia de adenocarcinoma con invasión submucosa (por resección endoscópica previa o USE), se recomienda realización de duodenopancreatectomía y resección de ganglios linfáticos.

RECOMENDACIONES POSPROCEDIMIENTO

Para lesiones de pequeño y mediano tamaño, se puede realizar tratamiento ambulatorio, salvo si ocurre alguna incidencia durante el procedimiento.

En caso de resección de lesiones de mayor tamaño (≥20 mm) (mucosectomía o papilectomía), se recomienda ingreso hospitalario al menos 24 horas, reposo en cama, dieta absoluta, infusión intravenosa de inhibidores de la bomba de protones y observación por enfermería. Si la evolución es correcta, se inicia dieta al día siguiente y alta hospitalaria con inhibidores de la bomba de protones por vía oral dos veces al día. En caso de dolor abdominal, fiebre o hemorragia digestiva, solicitar TAC abdominal y consultar al cirujano.

A los pacientes a los que se les haya colocado una prótesis pancreática se les deberá realizar una radiografía simple de abdomen a los 10 días para confirmar la migración espontánea de ésta. En caso contrario, se deberá realizar su extracción mediante endoscopia.

> **!** Según las guías de la European Society of Gastrointestinal Endoscopy (ESGE) de 2021, la endoscopia de control para los pólipos no ampulares se recomienda programar a los 3 meses posteriores al procedimiento, con inspección exhaustiva y biopsias de las cicatrices.

Si todo es negativo, se recomiendan controles sucesivos anuales, dependiendo del resultado histológico de la lesión, si ha sido resecado en bloque o no, y su localización. En los adenomas ampulares, se recomienda control mediante duodenoscopia a los 3, 6 y 12 meses, y luego anualmente durante al menos 5 años, así como mediante colangiografía, a fin de descartar crecimiento intraductal de la lesión en casos seleccionados. En caso de recurrencia de la lesión, descrito en el 0-37 % de los adenomas no ampulares y hasta en el 20 % de los adenomas ampulares, se puede realizar tratamiento endoscópico eficaz en la mayoría de ellos. La mayoría de las recidivas son pequeñas y se pueden tratar mediante polipectomía con asa de filamento fino y electrocauterización. En caso de fibrosis, se puede realizar resección con pinza fría y posterior ablación. En caso de que la recidiva esté en contacto con orificios biliar o pancreático, se recomienda colocación de prótesis plástica profiláctica.

MANEJO DE PÓLIPOS DUODENALES EN PACIENTE CON POLIPOSIS ADENOMATOSA FAMILIAR

Los pacientes con PAF tienen una mayor incidencia de adenomas duodenales con displasia de alto grado y riesgo aumentado de desarrollar cáncer duodenal, por lo que se recomienda fuertemente su vigilancia endoscópica. Para realizar estos controles, se tiene que explorar correctamente la mucosa duodenal con endoscopio de visión frontal y de visión lateral. Aunque la edad a la cual se ha de realizar la primera endoscopia no está aún bien definida, se recomienda comenzar entre los 25 y 30 años. El seguimiento endoscópico después de la endoscopia inicial se realiza de acuerdo con el grado de Spigelman: grado 0, cada 4 años; grados 1 y 2, cada 2-3 años; grado 3, cada 6-12 meses, considerando la cirugía, y grado 4, referir a cirujano hepatobiliar para valorar cirugía. A pesar de la apariencia normal de la papila mayor

en los controles endoscópicos, se ha descrito que entre un 12 % y un 54 % de las papilas «normales» pueden tener adenoma. Es por esto que algunos autores han sugerido la obtención de biopsias aleatorias de la papila, aunque es un tema todavía controvertido.

> **!** El seguimiento endoscópico, después de la endoscopia inicial, se realiza de acuerdo al estadio del sistema de Spigelman: si se detectan adenomas periampulares en estadios I y II, se recomienda vigilancia endoscópica con toma de biopsias cada 3-5 años, respectivamente, y en estadios III-IV, cada 6-12 meses, y plantear tratamiento endoscópico o quirúrgico según los hallazgos. A pesar de la apariencia normal de la papila mayor en los controles endoscópicos, se ha descrito que entre un 12 y un 54 % de las papilas normales pueden tener adenoma. Es por esto que algunos autores han sugerido la obtención de biopsias aleatorias de la papila, aunque es un tema todavía controvertido.

El manejo de los adenomas duodenales en pacientes con PAF es complejo, pero lo que sí se sabe actualmente es que el tratamiento endoscópico o quirúrgico de estas lesiones mejora la supervivencia y la calidad de vida de estos pacientes. Aunque se recomienda el tratamiento endoscópico (mucosectomía) de los pólipos duodenales en pacientes con grado 2 y 3 de Spigelman, este tratamiento no es suficiente para mantener el duodeno libre de pólipos, por lo que se debería individualizar cada paciente según sus comorbilidades, cantidad, tamaño y localización de los pólipos. El tratamiento quirúrgico se reserva para pacientes seleccionados con adenomatosis grave (grado 4 de Spigelman) y adenomas avanzados, mediante realización de una pancreatoduodenectomía (convencional o con preservación pilórica) o una duodenectomía con preservación pancreática. Las tasas de recurrencia posquirúrgicas son bajas, pero la morbilidad y la mortalidad son relativamente altas en estos pacientes.

PUNTOS CLAVE

- Los pólipos duodenales se encuentran en el 0,1-0,8 % de las endoscopias digestivas altas, correspondiendo entre un 10 y un 20 % a los adenomas duodenales. Los adenomas duodenales tienen potencial neoplásico, por lo que su detección y resección previenen la aparición de adenocarcinoma duodenal, particularmente en pacientes con síndromes hereditarios que predisponen a la aparición de neoplasias gastrointestinales.
- El diagnóstico se basa en una exhaustiva exploración endoscópica, con un gastroscopio de alta resolución y, en ocasiones, con un duodenoscopio de visión lateral, y obtención de biopsias para estudio histológico. En caso de adenomas

ampulares, se recomienda completar estudio mediante USE y CRMN.
- El tratamiento endoscópico está indicado en lesiones con afectación superficial (displasia de bajo grado, displasia de alto grado y Tis) y se debería realizar en centros de referencia por endoscopistas avanzados. El resto de lesiones (adenocarcinomas más avanzados) se deberían tratar quirúrgicamente.
- En pacientes con PAF, se debería realizar un estudio exhaustivo de la mucosa duodenal para determinar el estadio de sistema de Spigelman, y planificar el tratamiento y el seguimiento según los hallazgos.

BIBLIOGRAFÍA

Aelvoet A, Buttitta F, Ricciardiello L, Dekker E. Management of familial adenomatous polyposis and MUTYH-associated polyposis; new insights. Best Pract Res Clin Gastroenterol. 2022;58-59:1-6.

Amoyel M, Belle A, Dhooge M, Ali EA, Hallit R, Prat F, et al. Endoscopic management of non-ampullary duodenal adenomas. Endosc Int Open. 2022;10(1):E96-E108.

Basford PJ, Bhandari P. Endoscopic management of nonampullary duodenal polyps. Therap Adv Gastroenterol. 2012;5(2):127-38.

Chathadi KV, Khashab MA, Acosta RD, Chandrasekhara V, Eloubeidi MA, Faulx AL, et al. The role of endoscopy in ampullary and duodenal adenomas. Gastrointest Endosc. 2015;82(5):773-81.

Choi JH, Kim HJ, Lee BU, Kim TH, Song IH. Vigorous periprocedural hydration with lactated Ringer's solution reduces the risk of pancreatitis after retrograde cholangiopancreatography in hospitalized patients. Clin Gastroenterol Hepatol. 2017;15(1):86-92.

Collins K, Ligato S. Duodenal Epithelial Polyps: A Clinicopathologic Review. Arch Pathol Lab Med. 2019;143(3):370-85.

Cubiella J, Marzo-Castillejo M, Mascort-Roca JJ, Amador-Romero FJ, Bellas-Beceiro B, Clofent-Vilaplana J, et al. Guía de Práctica Clínica: Diagnóstico y prevención del cáncer colorrectal. Actualización 2018. Gastroenterol Hepatol. 2018;41(9):585-96.

Culver EL, McIntyre AS. Sporadic duodenal polyps: classification, investigation, and management. Endoscopy. 2011;43(2):144-55.

Farnell MB, Sakorafas GH, Sarr MG, Rowland CM, Tsiotos GG, Farley DR, et al. Villous tumors of the duodenum reappraisal of local vs. extended resection. J Gastrointest Surg. 2000;4(1):13-21.

Gaspar JP, Stelow EB, Wang AY. Approach to the endoscopic resection of duodenal lesions. World J Gastroenterol. 2016;14;22(2):600-17.

Ghazi A, Ferstenberg H, Shinya H. Endoscopic gastroduodenal polypectomy. Ann Surg. 1984;200(2):175-80.

Hochter W, Weingart J, Seib HJ, Ottenjann R. [Duodenal polyps. Incidence, histologic substrate and significance]. Dtsch Med Wochenschr. 1984:109(31-32):1183-6.

Jepsen JM, Persson M, Jakobsen NO, Christiansen T, Skoubo-Kristensen E, Funch-Jensen P, et al. Prospective study of prevalence and endoscopic and histopathologic characteristics of duodenal polyps in patients submitted to upper endoscopy. Scand J Gastroenterol. 1994;29(6):483-7.

Klein A, Ahlenstiel G, Tate DJ, Burgess N, Richardson A, Pang T, et al. Endoscopic resection of large duodenal and papillary lateral spreading lesions is clinically and economically advantageous compared to surgery. Endoscopy. 2017;49(7):659-67.

Klein A, Nayyar D, Bahin FF, Qi Z, Lee E, Williams SJ, et al. Endoscopic mucosal resection of large and giant lateral spreading lesions of the duodenum: success, adverse events, and long-term outcomes. Gastrointest Endosc. 2016;84(4):688-96.

Ma MX, Bourke MJ. Management of duodenal polyps. Best Pract Res Clin Gastroenterol. 2017;31(4):389-99.

Maruoka D, Matsumura T, Kasamatsu S, Ishigami H, Taida T, Okimoto K, et al. Cold polypectomy for duodenal adenomas: a prospective clinical trial. Endoscopy. 2017;49(8):776-83.

Sellner F. Investigations on the significance of the adenomacarcinoma sequence in the small bowel. Cancer. 1990;66(4):702-15.

Serrano PE, Grant RC, Berk TC, Kim D, Al-Ali H, Cohen Z, et al. Progression and management of duodenal neoplasia in familial adenomatous polyposis: a cohort study. Ann Surg. 2015;261(6):1138-44.

Vanbiervliet G, Strijker M, Arvanitakis M, Aelvoet A, Arnelo U, Beyna T, et al. Endoscopic management of ampullary tumors: European Society of Gastrointestinal Endoscopy (ESGE) Guideline. Endoscopy. 2021;53(4):429-48.

Wallace MH, Phillips RK. Upper gastrointestinal disease in patients with familial adenomatous polyposis. Br J Surg. 1998;85(6):742-50.

Watanabe D, Hayashi H, Kataoka Y, Hashimoto T, Ichimasa K, Miyachi H, et al. Efficacy and safety of endoscopic submucosal dissection for non-ampullary duodenal polyps: A systematic review and meta-analysis. Dig Liver Dis. 2019 Jun;51(6):774-81.

Cápsula endoscópica. Indicaciones, técnica, cápsula Agile© Patency

23

A. Berrozpe López

OBJETIVOS

- Revisar las indicaciones para la correcta realización de la cápsula endoscópica.
- Conocer el sistema y las aplicaciones de la cápsula reabsorbible Agile©.
- Repasar la técnica de realización de la cápsula endoscópica.
- Revisar los conceptos básicos de lectura y realización del informe de la cápsula.

INTRODUCCIÓN

La cápsula endoscópica (CE) es un método de diagnóstico por imagen endoluminal del intestino delgado (ID), mínimamente invasivo, que ha supuesto una revolución en el estudio de este segmento del tracto gastrointestinal.

Consiste en la ingestión de un dispositivo de pequeño tamaño provisto de una cámara, el cual avanza gracias al movimiento peristáltico a lo largo del tracto digestivo, adquiriendo imágenes en tiempo real que transmite mediante radiofrecuencia a unos sensores colocados en la pared abdominal del paciente y posteriormente a una grabadora externa. Al finalizar la exploración, dichas imágenes se transfieren a una estación de trabajo, donde serán revisadas y valoradas para la realización de un diagnóstico.

En el año 2000, se publicó en la revista *Nature* el primer artículo sobre el uso en humanos de la CE. Recibió la aprobación de la Food and Drug Administration (FDA) para su uso en Estados Unidos en 2001, y en 2003 se aprobó como método de primera línea para el estudio del intestino delgado, lo que supuso una revolución en el estudio de la patología a este nivel.

Given Imaging Ltd. desarrolló el primer sistema de cápsula endoscópica, denominado *M2A™ Given® Imaging Diagnostic System*, que se conoció como *cápsula endoscópica M2A (mouth to anus)* y que posteriormente se denominó *cápsula endoscópica PillCam SB*, de la que se comercializaron tres generaciones. La última de ellas y más utilizada actualmente es la PillCam SB3.

Además de la PillCam SB3, existen otros modelos de cápsula comercializados por diferentes casas (EndoCapsule, MiroCam, OMOM y NaviCAM SB). Todas ellas constan de tres componentes principales: la cápsula ingerible, un sistema de detección de imágenes con un registrador de datos, y una estación de trabajo con un *software* propio para la revisión e interpretación de las imágenes.

Todos los modelos de cápsula tienen medidas similares (11-11,8 mm de diámetro ×, 26-30 mm de longitud y 3-4 g de peso). Disponen de una cámara frontal que captura entre dos y seis imágenes por segundo, en función de la velocidad, y en la mayoría de los dispositivos la transmisión de las imágenes se realiza mediante radiofrecuencia. La duración de la batería oscila entre 11 y 15 horas, según el modelo, lo que permite la exploración completa del tracto intestinal (panendoscopia).

La mayoría de los sistemas disponen de un visor en tiempo real que permite monitorizar la progresión de la cápsula, siendo de utilidad en casos en los que pueda existir un retraso del vaciamiento gástrico (p. ej., pacientes hospitalizados).

La CapsoCam Plus® difiere del resto de los sistemas en varios aspectos: ofrece visión panorámica de 360° gracias a cuatro cámaras situadas en el cuerpo de la cápsula, en lugar de la visión frontal del resto de los sistemas; no realiza transmisión de datos, sino que almacena todas las imágenes en un microchip, por lo que los pacientes deben recuperar la cápsula después de la expulsión en las heces y enviarla de vuelta a la unidad de gastroenterología, y la revisión de las imágenes se realiza utilizando un visor de cuatro imágenes. En la **figura 23-1** se muestra la diferencia entre la visión frontal de la PillCam SB y la visión panorámica de la CapsoCam.

Respecto a otras técnicas endoscópicas para el estudio del ID, como son la enteroscopia de pulsión o la enteroscopia con balón, la CE presenta diferentes ventajas: no requiere sedación, no es invasiva, permite la realización de la exploración a nivel ambulatorio y ha demostrado mayor tasa de estudios completos de intestino delgado. Como limitación principal, respecto a estas técnicas, cabe destacar su imposibilidad de realización de terapéutica y toma de biopsias.

Respecto a los estudios radiológicos utilizados para el examen del ID, la CE presenta la ventaja clara de no irradiación y visión directa de la mucosa intestinal. Ello le confiere un mayor rendimiento diagnóstico en determi-

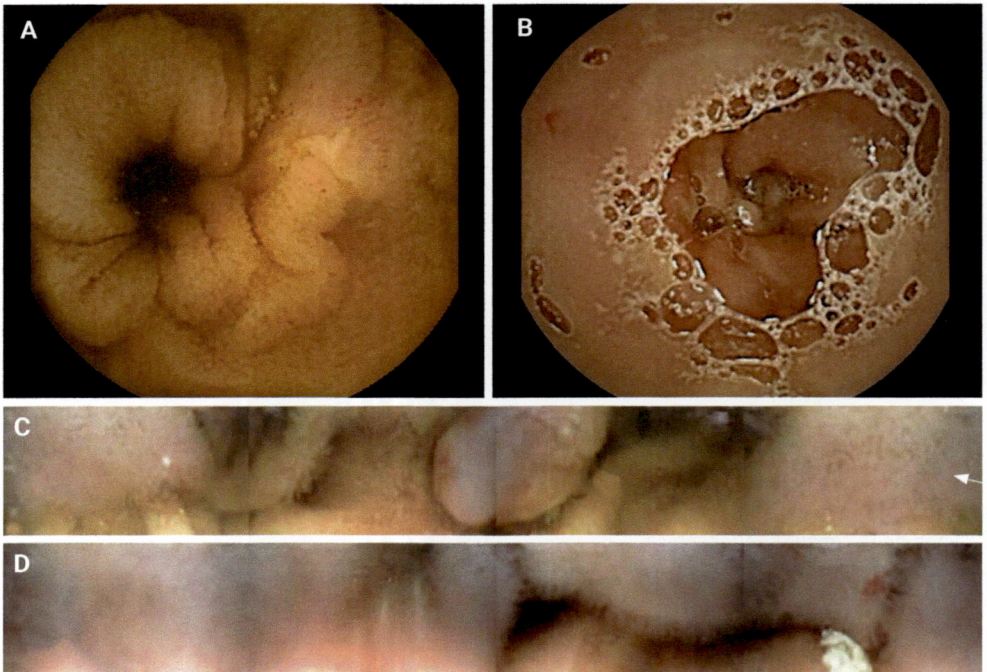

Figura 23-1. Diferencia entre visión frontal (PillCam SB3) y visión panorámica (CapsoCam). **A** y **B)** Visión frontal de la Pill-Cam SB 3; **C** y **D)** Visión panorámica con la CapsoCam. Imágenes **C** y **D** obtenidas de Pioche M, Vanbiervliet G, Jacob P, Duburque C, Gincul R, Filoche B, et al. Prospective randomized comparison between axial- and lateral-viewing capsule endoscopy systems in patients with obscure digestive bleeding. Endoscopy. 2014;6(6):79-84.

nadas situaciones, como se verá en apartados posteriores. Las ventajas de los estudios radiológicos actuales respecto a la CE es que estos permiten detectar lesiones o afectación extraintestinal.

INDICACIONES DE LA CÁPSULA ENDOSCÓPICA

Hemorragia digestiva de origen oscuro

La hemorragia digestiva de origen oscuro (HDOO) es la principal indicación de la CE.

La HDOO se define como la hemorragia gastrointestinal de origen desconocido que persiste o recidiva tras la realización de un estudio endoscópico alto y bajo de calidad con resultado negativo. Puede manifestarse como HDOO abierta u oculta.

Supone en torno al 5 % del total de los casos de hemorragia digestiva. La mayoría de las lesiones que causan HDOO se localizan en el ID, y raramente en el estómago, el colon, las vías biliares o el páncreas.

Desde la introducción de estudios que permiten la valoración completa del ID como la CE y la enteroscopia, se ha conseguido determinar con mayor frecuencia la causa de la HDOO.

Por ello, en la guía publicada en 2015 por el American College of Gastroenterology sobre el manejo de la hemorragia digestiva, se propuso cambiar el término de *HDOO* por el de *hemorragia digestiva media o de intestino delgado (HDM)* cuando la causa se identifica en este tramo intestinal y reservar el término de *HDOO* a aquellos casos en los que no se identifique la causa de la hemorragia tras la realización de un estudio completo, incluido el estudio del ID.

- La HDM se puede clasificar en dos formas clínicas:
- HDM abierta o manifiesta en forma de hematoquecia o melenas.
- HDM oculta, definida por la persistencia de anemia ferropénica recidivante o positividad repetida de sangre oculta en heces.

Etiología de la hemorragia digestiva media o de intestino delgado

La hemorragia digestiva media puede atribuirse a un gran número de patologías, que quedan resumidas en la **tabla 23-1**.

La edad del paciente permite hacer una aproximación diagnóstica inicial; los pacientes menores de 40 años son más susceptibles de presentar tumores de ID, enfermedad inflamatoria intestinal, divertículo de Meckel y lesiones polipoideas secundarias a síndromes poliposicos familiares, mientras que los pacientes mayores de 40 años presentan con mayor frecuencia lesiones vasculares y lesiones por consumo de antiinflamatorios no esteroideos (AINE).

La causa más frecuente de HDM son las angiodisplasias en intestino delgado. La edad avanzada, la estenosis aórtica, la insuficiencia renal crónica, los dispositivos de asistencia ventricular izquierda y síndromes hereditarios como el de Rendu-Osler-Weber son factores de riesgo para presentar dichas lesiones.

Cabe destacar que en un 25 % de los casos la causa de la hemorragia se localiza fuera del intestino delgado, incluyendo lesiones gástricas o colónicas que han pasado desapercibidas en los estudios endoscópicos previos. Con menor frecuencia, algunas entidades que se manifiestan como hemorragia digestiva tienen su origen fuera de él, como en la hemobilia, el *hemosuccus pancreaticus* y la fístula aortoentérica.

Tabla 23-1. Etiología de la hemorragia digestiva media

Causas en el intestino delgado (~75 %)	Causas fuera del intestino delgado (~25 %)
< 40 años • Tumores • Enfermedad inflamatoria intestinal • Divertículo de Meckel • Lesión de Dieulafoy • Síndromes poliposicos familiares	Lesiones esofagogástricas • Esofagitis • Úlceras de Cameron • Angiodisplasias • Ectasia vascular antral • Lesión de Dieulafoy • Varices fúndicas
> 40 años • Angiodisplasias (40 %) • Lesiones secundarias a AINE • Tumores intestinales	Lesiones colónicas • Angiodisplasias • Lesiones tumorales
• Varices ectópicas • Enteropatía de la hipertensión portal • Sarcoma de Kaposi • Síndromes hereditarios – Rendu-Osler-Weber – Plummer-Vinson – Ehlers-Danlos	Causas más infrecuentes • Hemobilia • *Hemosuccus pancreaticus* • Fístula aortoentérica

AINE: antiinflamatorios no esteroideos.

En la figura 23-2 se presentan algunos ejemplos de lesiones responsables de HDM diagnosticadas por CE.

Rentabilidad diagnóstica de la cápsula endoscópica

El examen con CE permite la evaluación completa del intestino en un 79-90 % de los pacientes, con un rendimiento diagnóstico en torno al 60 % en pacientes con sospecha de hemorragia del intestino delgado.

En el único ensayo que compara el uso de la CE con la enteroscopia intraoperatoria (considerada como el *gold standard*) en pacientes con HDM, se estableció una sensibilidad de la CE del 95 %, una especificidad del 75 % y unos valores predictivos positivo y negativo del 95 y 86 %, respectivamente.

La cronología de la CE respecto al episodio hemorrágico tiene un impacto en el rendimiento diagnóstico de esta técnica. En diferentes estudios retrospectivos se ha demostrado una mayor rentabilidad diagnóstica en aquellos pacientes con HDM abierta en los que se practicaba la CE de forma más precoz al episodio hemorrágico.

En los casos de HDM abierta activa, se ha demostrado que la realización de la CE en las primeras 24-72 horas es segura, tiene un rendimiento diagnóstico en torno al 70 % y presenta un impacto en el manejo de los pacientes.

> ! Las últimas guías clínicas recomiendan la realización de la CE en pacientes con HDM abierta lo antes posible, preferiblemente en las primeras 48 horas tras el episodio hemorrágico.

En pacientes con HDM oculta, es difícil determinar la duración de la historia clínica y no hay datos que demuestren un impacto claro del momento de la realización de la CE en el rendimiento diagnóstico, por lo que no existe una recomendación respecto a la cronología en estos casos.

Diferentes factores clínicos pueden asociarse a un mayor rendimiento diagnóstico de la CE. La presencia de sangrado manifiesto es el factor más fuertemente asociado al hallazgo de un diagnóstico definitivo. Existen múltiples estudios en los que se han descrito diferentes factores que pueden aumentar el rendimiento diagnóstico de la CE en el contexto de HDM, como son la edad avanzada, el uso de warfarina, el antecedente de enfermedad hepática y de conectivopatías, el mayor requerimiento transfusional o el bajo nivel de hemoglobina y el uso de AINE, entre otros.

Impacto clínico

En el seguimiento a corto plazo de pacientes con HDM, la realización de la CE ha demostrado un impacto clínico

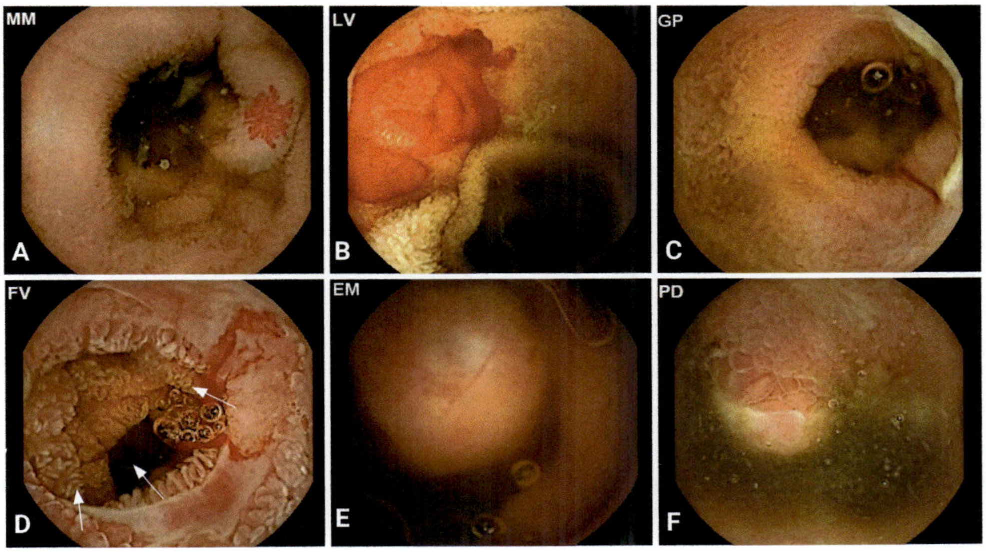

Figura 23-2. Causas de hemorragias digestivas medias diagnosticadas por cápsula endoscópica. **A)** Angiodisplasia ileal. **B)** Sangrado activo. **C)** Enteropatía por AINE. **D)** Estenosis ulcerada. EII. **E)** Tumor submucoso. GIST. **F)** Tumor ulcerado. AINE: antiinflamatorios no esteroideos; EII: enfermedad inflamatoria intestinal; GIST: tumor del estroma gastrointestinal.

favorable, dado que los hallazgos de la CE supusieron la realización de tratamientos dirigidos que resolvieron el episodio de sangrado en el 37-87 % de los casos. También se ha descrito que los hallazgos cambian el manejo clínico en el 61,4 % de los pacientes con HDM y reducen el tiempo de hospitalización, la realización de procedimientos adicionales y los requerimientos transfusionales.

Por otro lado, en el metaanálisis realizado por Yung DE *et al.*, en el que se incluyeron 26 estudios, en su mayoría de alta calidad, se observó que una CE negativa se relacionaba con una baja tasa de recidiva hemorrágica a corto plazo, de modo que se recomienda un manejo conservador en los pacientes con sospecha de hemorragia de intestino delgado que tengan una CE negativa de buena calidad.

Sin embargo, vale la pena señalar que el impacto clínico mencionado anteriormente no garantiza resultados favorables a largo plazo, dado que la recurrencia hemorrágica no es infrecuente. Se han descrito tasas de recidiva del 2,6 % en casos con CE negativa y del 16,4 % en pacientes con CE positiva. En aquellos con CE positiva, la tasa de recidiva depende de la lesión descrita, siendo más frecuente en las angiodisplasias.

Recientemente, Rui de Sousa *et al.*, han desarrollado y validado internamente un *score* (RHEMITT *Score*) que predice con precisión el riesgo individual de resangrado en pacientes con hemorragia de intestino delgado tras la realización de una CE.

Identificaron siete variables independientes asociadas a mayor riesgo de resangrado: insuficiencia renal, insuficiencia cardíaca, tabaco, lesiones en la CE, cápsula incompleta, tratamiento mediante endoscopia y hemorragia grave. La suma de las diferentes variables permite estratificar a los pacientes, en función del riesgo de resangrado, en: bajo (0-3 puntos); medio (4-10 puntos) y alto (> 11), y proponen un algoritmo de seguimiento en relación a ello.

> **!** Aunque la CE no mejora directamente los resultados clínicos a largo plazo en la HDM, desempeña un papel importante en la selección de los pacientes que pueden beneficiarse de una evaluación e intervención posteriores, así como en la identificación de los pacientes con un bajo riesgo de recidiva que pueden beneficiarse de un manejo conservador.

Comparación con otras técnicas de estudio del intestino delgado

Existen múltiples estudios que comparan la rentabilidad diagnóstica de la CE con otras técnicas radiológicas y endoscópicas para estudiar el intestino delgado en el contexto de la HDM.

Técnicas radiológicas

Las técnicas radiológicas son las siguientes:

- Cápsula endoscópica y tránsito intestinal/enteroclisis.
  En el metaanálisis realizado por Triester *et al.*, la rentabilidad diagnóstica del tránsito intestinal es del 6 % respecto al 56 % de la VCE. En la actualidad, no está indicada la realización de estos estudios baritados en el contexto de una HDM.
- Cápsula endoscópica y enterotomografía computarizada (entero-TC).
  Existe gran variabilidad metodológica entre los diferentes estudios que comparan ambas técnicas. En dos estudios retrospectivos, se observó la superioridad de la CE en pacientes con HDM respecto a la entero-TC, con rendimientos diagnósticos del 57 y 63 % para la CE y del 30 y 21 % para la entero-TC.
  Huprich *et al.*, al comparar prospectivamente la entero-TC y la CE, informaron que la sensibilidad de la entero-TC fue significativamente mayor que la de la CE (88 frente al 38 %, respectivamente; $p = 0,008$), en gran parte porque la entero-TC detectó más masas de intestino delgado. Otros estudios (series de casos prospectivos y retrospectivos) no demostraron diferencias estadísticamente significativas en la detección de lesiones entre ambas exploraciones.
  Los rendimientos diagnósticos de la CE y la entero-TC parecen depender de la etiología de la HDM. La combinación de ambas técnicas ha demostrado un mayor rendimiento diagnóstico en diferentes patologías como tumores, enfermedad de Crohn y divertículo de Meckel. Por tanto, la entero-TC podría ser útil principalmente en aquellos pacientes con HDM abierta y CE negativa.
- Cápsula endoscópica y enterorresonancia magnética.
  En un estudio comparativo de 38 pacientes con HDM, la CE fue significativamente superior a la enterografía por resonancia magnética nuclear (entero-RMN) para detectar lesiones.
- Cápsula endoscópica y arteriografía/angio-TAC.
  Los estudios realizados demuestran una superioridad diagnóstica de la CE frente a la arteriografía y la angio-TC. La arteriografía queda reservada a pacientes con HDM abierta de alto débito con el objetivo de realizar tratamiento mediante embolización.

Técnicas endoscópicas

Las técnicas endoscópicas son las siguientes:

- Cápsula endoscópica y enteroscopia por pulsión.
  La enteroscopia por pulsión consiste en la inserción de un endoscopio directamente en el yeyuno por vía oral, en ocasiones con la ayuda de un sobretubo que facilita su progresión. Tiene el inconveniente de que no alcanza la totalidad del intestino delgado.
  Las complicaciones descritas, aunque poco frecuentes, incluyen dolor abdominal, pancreatitis aguda, hemorragia por síndrome de Mallory-Weiss y desgarros faringoesofágicos.
  El rendimiento diagnóstico de esta técnica en el campo de la HDM es en torno al 24-26 %, frente al 50-56 % descrito para la VCE.
- Cápsula endoscópica y enteroscopia de doble balón.
  No se han realizado ensayos controlados aleatorizados que comparen la eficacia de la CE y la enteroscopia de doble balón (EDB) en la HDM.

Se han publicado cuatro metaanálisis que comparan ambas técnicas y en los que el rendimiento diagnóstico general fue similar entre las dos modalidades.

Cuando se analizan los resultados en el contexto de HDM, el rendimiento diagnóstico para la CE fue del 61,7 % y para la EDB del 55,5 %. La CE mostró una mayor tasa de enteroscopia completa y una menor tasa de complicaciones que la EDB.

El rendimiento diagnóstico y terapéutico de la EDB aumenta si se realiza tras una CE positiva, con la ventaja añadida de que la CE permite determinar la vía de abordaje más adecuada para alcanzar la lesión. Asimismo, el alto valor predictivo negativo de la CE permite evitar la realización de EDB en pacientes con HDM y CE negativa, dada la baja probabilidad de tener lesiones en el intestino delgado.

Por todo ello, es importante señalar que ambas técnicas aportan diferentes ventajas en el abordaje de pacientes con HDM y han de considerarse como exploraciones complementarias.

Algoritmo diagnóstico de la hemorragia digestiva media

Ante estos datos y las recomendaciones de las guías actuales sobre el manejo de la HDM, se puede establecer un algoritmo diagnóstico para estos pacientes, que queda reflejado en la **figura 23-3**.

Enfermedad inflamatoria intestinal

La enfermedad inflamatoria intestinal (EII) es un proceso inflamatorio crónico de etiología desconocida que afecta predominantemente al tracto gastrointestinal. Dentro de este término se incluyen varias entidades: colitis ulcerosa, cuya afectación se limita a la mucosa del colon; enfermedad de Crohn (EC), que puede afectar a cualquier segmento del tracto gastrointestinal; colitis inclasificada (CI), y colitis microscópica.

La CE, como se ha comentado previamente, permite una visualización directa y mínimamente invasiva de la mucosa del intestino delgado, por lo que desempeña un papel importante en la valoración de la EC, pasando a ser la segunda indicación aceptada tras la HDM. Ha demostrado un alto rendimiento diagnóstico en pacientes con sospecha de EC y en pacientes con EC conocida, y puede ser particularmente útil para identificar lesiones mucosas superficiales no detectadas en estudios radiológicos o mediante endoscopia convencional.

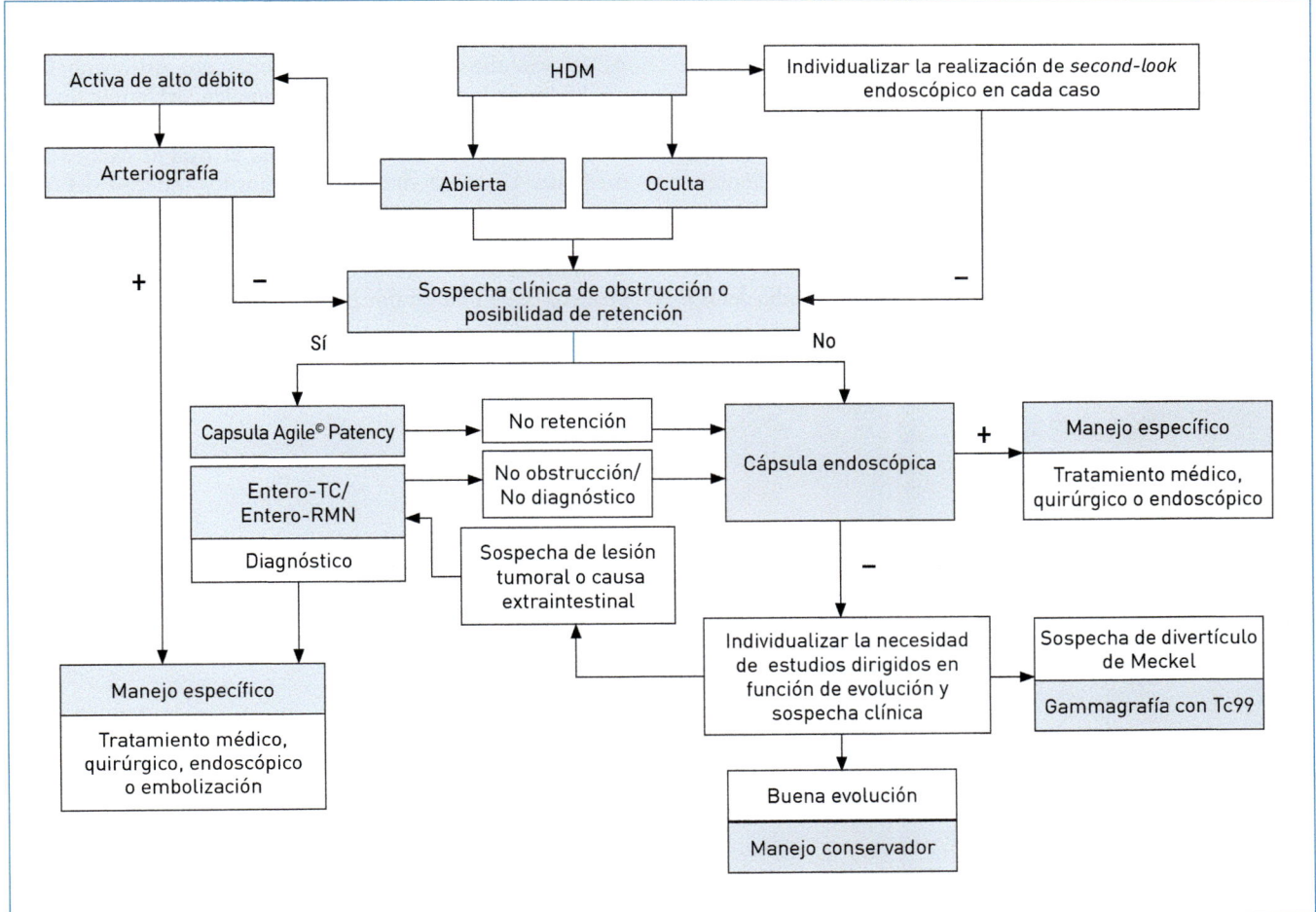

Figura 23-3. Algoritmo diagnóstico en hemorragia digestiva media. HDM: hemorragia digestiva media; RMN: resonancia magnética nuclear; TC: tomografía computarizada.

Actualmente, se dispone de una nueva cápsula endoscópica que permite realizar el estudio panentérico (intestino delgado y colon) en pacientes con EC, la cápsulaPillCam™ Crohn's (PCC; Medtronic; EE. UU.). La PCC dispone de dos cámaras, una batería de larga duración (> 14 horas) y un *software* de lectura específico (Rapid PillCam Reader v9.0) que permite una exploración simplificada en estos pacientes.

Actualmente se está llevando a cabo un ensayo clínico (*The CURE-CD trial*) cuyo objetivo es evaluar una estrategia *treat to target*, basada en PCC, para prevenir la recaída clínica en pacientes con EC en remisión. Se ha publicado un subestudio de dicho ensayo, en el que se describe el Eliakim *score*, que podría ofrecer una mejor valoración en cuanto a pronóstico y necesidad de intensificación de tratamiento en los pacientes.

En el contexto de la EII, la CE juega un papel importante en tres situaciones clínicas: sospecha de EC, seguimiento de EC ya diagnosticada y colitis inclasificada.

Papel de la cápsula endoscópica en la sospecha de enfermedad de Crohn

La EC es una enfermedad inflamatoria crónica que se caracteriza por la inflamación mucosa y transmural de cualquier segmento del tracto gastrointestinal. Hasta un 66 % de los casos presentan afectación del intestino delgado en el momento del diagnóstico, y un 30 % de los pacientes presentan afectación exclusiva de este segmento. Aproximadamente en el 90 % de los pacientes con EC de ID, la afectación engloba al íleon terminal, por lo que la ileocolonoscopia se considera la exploración de primera línea ante la sospecha de una EC y es suficiente para establecer el diagnóstico en la gran mayoría de los pacientes.

Sin embargo, la ausencia de lesiones en el íleon terminal no descarta el diagnóstico de EC, ya que en un 10 % de los pacientes la afectación es exclusiva de yeyuno/íleon proximal, lo que hace necesaria la utilización de otros métodos de estudio del ID.

El estudio con CE en pacientes con sospecha de EC presenta la ventaja de ofrecer una valoración completa de la mucosa del ID, incluyendo segmentos menos accesibles para otras técnicas diagnósticas. Aparte de las limitaciones generales de la CE, como es la imposibilidad de toma de biopsias, en el contexto de la EC cabe destacar la posibilidad más elevada de estenosis en estos pacientes, lo que podría aumentar la tasa de complicaciones.

Diagnóstico de enfermedad de Crohn por cápsula endoscópica

Actualmente no se dispone de un patrón de referencia para el diagnóstico de la EC. El diagnóstico se establece mediante la evaluación clínica y la combinación de datos analíticos, histológicos, endoscópicos y radiológicos.

Las lesiones compatibles con EC visualizadas por la CE incluyen, según la terminología estructurada de cápsula endoscópica (CEST): aftas, erosiones, úlceras, seudopólipos, fístulas y estenosis. Otras lesiones como el eritema, nodularidad, denudación o petequias no se consideran relacionadas con la inflamación de las membranas mucosas. En la **figura 23-4** se muestran ejemplos de lesiones de EC por CE.

Las lesiones visualizadas en el contexto de la EC no son específicas de esta entidad; otras patologías pueden presentar las mismas características endoscópicas: enteropatía por AINE, vasculitis, isquemia, infecciones, etc. Asimismo, hasta un 15 % de los controles sanos pueden presentar lesiones mucosas similares.

En la mayoría de los estudios, el diagnóstico de EC mediante CE viene determinado por los criterios definidos por Mow *et al.* en 2004: presencia de más de tres úlceras en ausencia de tratamiento con AINE; estos criterios tienen una sensibilidad del 77 %, especificidad del 89 %, valor predictivo positivo del 55 % y valor predictivo negativo del 96 %.

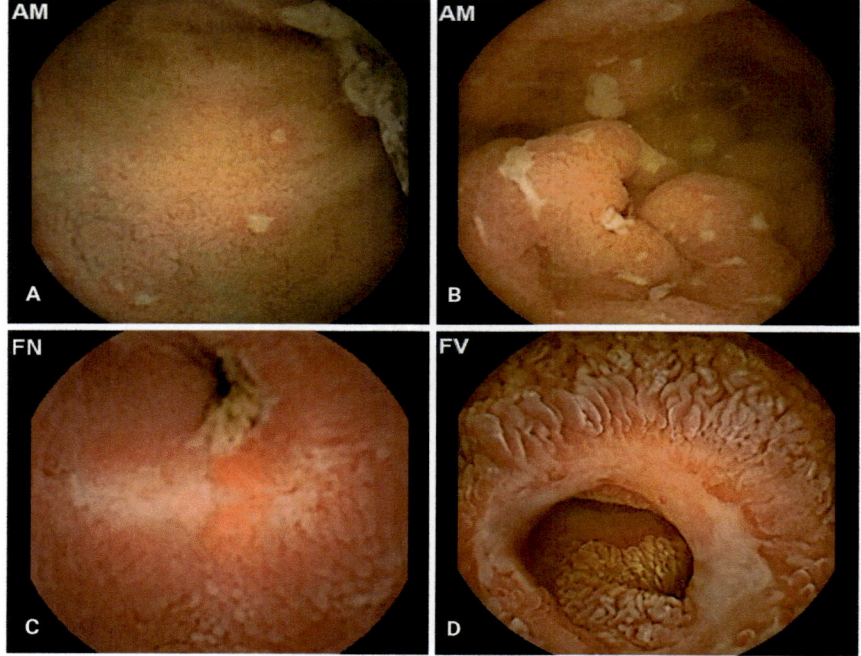

Figura 23-4. Imágenes de enfermedad de Crohn por cápsula endoscópica. **A)** Aftas en yeyuno. **B)** Edema y úlceras ileales. **C)** Estenosis inflamatoria infranqueable. **D)** Estenosis ulcerada franqueable.

Actualmente se dispone de dos índices de actividad validados prospectivamente que permiten cuantificar la actividad inflamatoria visualizada por CE: el CECDAI (*Capsule Endoscopy Crohn's Disease Activity Index*) y el índice de Lewis, que se desarrollarán con detalle más adelante.

La CE ha demostrado una elevada sensibilidad y un elevado valor predictivo negativo (96-100 %) para la visualización de lesiones mucosas sugestivas de EC, pero como se ha comentado previamente presenta una baja especificidad. Para aumentar el valor prepueba de la CE en este contexto, la Conferencia Internacional de Cápsula Endoscópica (ICCE) recomienda una adecuada selección de los pacientes con sospecha de EC candidatos a la realización de una CE. La sensibilidad es máxima en presencia de síntomas sugestivos de EC con marcadores inflamatorios elevados y/o manifestaciones extraintestinales, y muy baja en caso de calprotectina fecal < 50 μg/g.

Asimismo, se recomienda la retirada de los AINE tanto selectivos como no cardioselectivos, incluido su uso a corto plazo, así como el ácido acetilsalicílico en dosis bajas y/o con cubierta entérica (si el estado del paciente lo permite), durante al menos 4 semanas antes de la administración de la cápsula, ya que estos fármacos pueden inducir lesiones de la mucosa indistinguibles de las causadas por la EC.

> ! No existe un patrón de referencia para el diagnóstico de la EC. Los hallazgos endoscópicos visualizados por CE no son diagnósticos por sí mismos y deben ser correlacionados con el contexto clínico del paciente y el resto de las exploraciones complementarias realizadas.

Comparación de la cápsula endoscópica con otras técnicas diagnósticas en la enfermedad de Crohn

Ante la sospecha de EC, la CE ha demostrado mayor rendimiento diagnóstico respecto al tránsito intestinal (52 frente al 16 %), la entero-TC (70 frente al 31 %) y la enteroscopia de pulsión (66 frente al 9 %).

Respecto a la entero-RMN, presentan un rendimiento diagnóstico global similar. La CE presenta mayor tasa de detección de lesiones proximales a íleon terminal respecto a la entero-RMN y la entero-TC, principalmente en relación con la visualización de lesiones incipientes de la mucosa que pasan desapercibidas en los estudios radiológicos. Por su parte, la entero-RMN puede detectar inflamación transmural y complicaciones extraluminales, aspectos frecuentes en esta patología. Por todo ello, la CE y la entero-RMN deben considerarse exploraciones complementarias en el estudio de la EC.

La CE ha demostrado ser equivalente a la ileoscopia en la detección de lesiones en íleon terminal en pacientes con sospecha de EC y puede establecer el diagnóstico de EC proximal cuando la ileoscopia es negativa.

> ! En los casos con sospecha de obstrucción intestinal o estenosis conocida, se recomienda la realización de una prueba de imagen específica.
> Asimismo, se recomienda la realización de una cápsula Agile© Patency previa a la CE en pacientes con sospecha de EC y síntomas oclusivos.

Algoritmo diagnóstico en la sospecha de enfermedad de Crohn

En la figura 23-5 se muestra el algoritmo diagnóstico ante la sospecha de EC.

Papel de la cápsula endoscópica en la enfermedad de Crohn conocida

En el contexto de la EC conocida, en la última guía de la ESGE se sugiere que la CE puede ser útil para evaluar la extensión de la enfermedad, para su seguimiento y para guiar la estrategia *treat to target*.

Estudio de extensión

En pacientes con EC conocida, independientemente de los hallazgos en la ileocolonoscopia, se recomienda realizar estudios adicionales para evaluar la extensión de la enfermedad, ya que el hallazgo de lesiones a nivel más proximal tiene implicaciones pronósticas y de manejo en el seguimiento de estos pacientes.

En diferentes estudios y metaanálisis se ha demostrado un mayor rendimiento diagnóstico de la CE en pacientes con sospecha de EC y EC diagnosticada frente al tránsito intestinal (64 frente al 24 %), la enteroscopia de pulsión (50 frente al 8 %) y la entero-TC (70 frente al 31 %).

En cuanto a la entero-RMN, en el subgrupo de pacientes con EC conocida, la RMN presenta un mayor rendimiento diagnóstico que la CE (70 frente al 79 %). Como se ha comentado previamente, ambas exploraciones deben considerarse como complementarias, ya que aportan diferentes ventajas en la valoración de la EC.

En las diferentes guías se recomienda la realización inicial de estudios radiológicos como la entero-TC o la entero-RMN, y se reserva el uso de la CE a aquellos pacientes con hallazgos radiológicos no concluyentes.

Evaluación de la actividad en la enfermedad de Crohn

Se dispone de dos índices endoscópicos que cuantifican la actividad inflamatoria de la EC mediante CE: el CECDAI y el índice de Lewis. Ambos han sido validados prospectivamente y permiten la evaluación objetiva de la gravedad de la enfermedad.

El CECDAI divide el intestino delgado en dos segmentos: proximal y distal. En cada uno de ellos se evalúa la inflamación, la extensión de la afectación y la presencia de estenosis, como se muestra en la tabla 23-2. La puntuación total es la suma de ambos segmentos, que oscila entre 0 y 35. No tiene un umbral específico, sino que a mayor puntuación, mayor gravedad.

El índice de Lewis divide el intestino delgado en tres partes iguales. En cada una de ellas cuantifica la presencia de edema, úlceras y estenosis, como se muestra en la tabla 23-3. Con la puntuación obtenida se puede establecer un grado de actividad: <135 indica mucosa normal o inflamación no significativa,

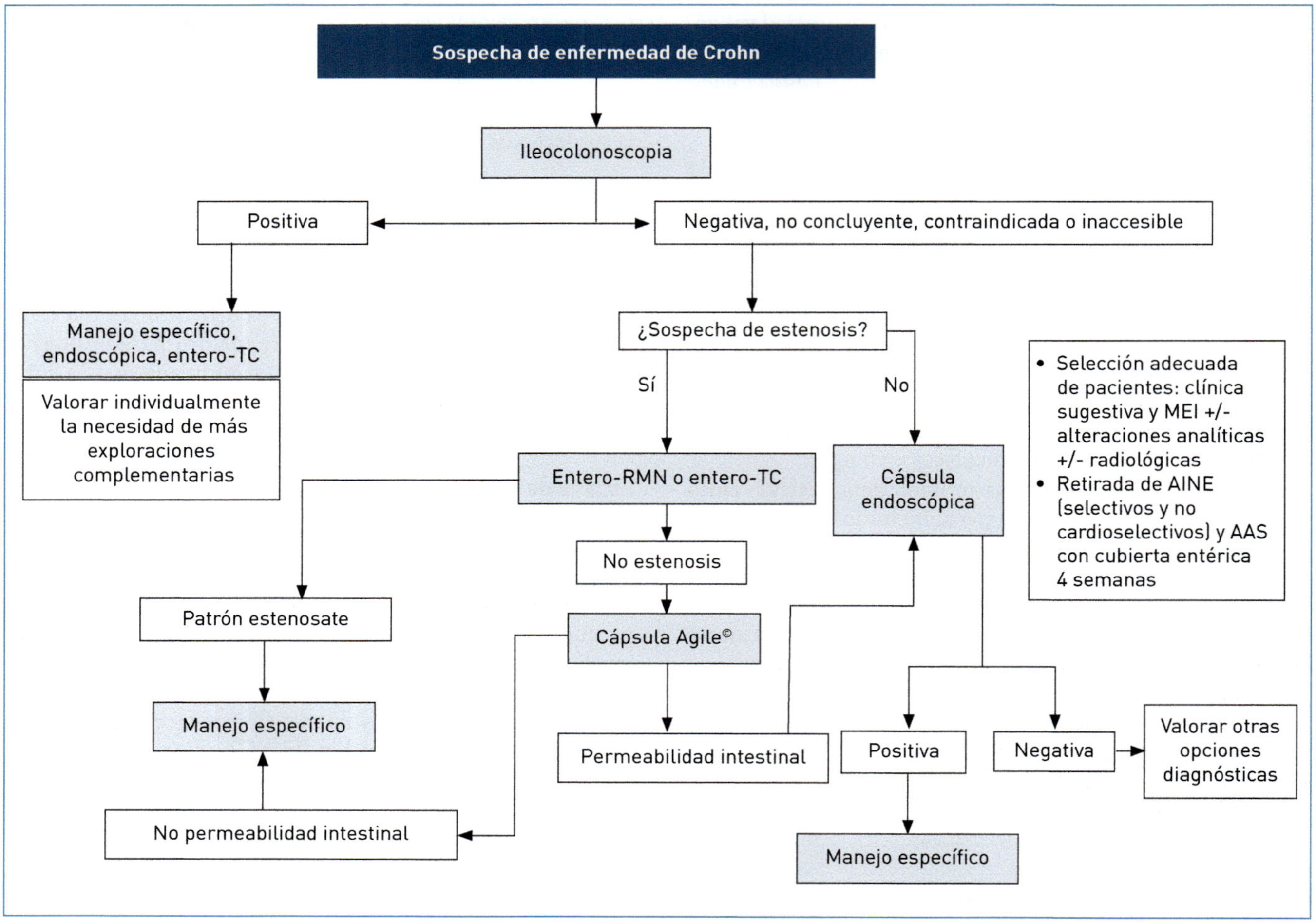

Sospecha de enfermedad de Crohn

```
Sospecha de enfermedad de Crohn
            ↓
      Ileocolonoscopia
        ↙          ↘
   Positiva      Negativa, no concluyente, contraindicada o inaccesible
```

Positiva:
- Manejo específico, endoscópica, entero-TC
- Valorar individualmente la necesidad de más exploraciones complementarias

Negativa, no concluyente, contraindicada o inaccesible:
- ¿Sospecha de estenosis?
  - Sí → Entero-RMN o entero-TC
  - No → Cápsula endoscópica

- Entero-RMN o entero-TC → No estenosis → Cápsula Agile© → Permeabilidad intestinal
- Cápsula Agile© → No permeabilidad intestinal
- Patrón estenosate → Manejo específico
- No permeabilidad intestinal → Manejo específico

- Selección adecuada de pacientes: clínica sugestiva y MEI +/- alteraciones analíticas +/- radiológicas
- Retirada de AINE (selectivos y no cardioselectivos) y AAS con cubierta entérica 4 semanas

- Cápsula endoscópica → Positiva → Manejo específico
- Cápsula endoscópica → Negativa → Valorar otras opciones diagnósticas

Figura 23-5. Algoritmo diagnóstico en la sospecha de enfermedad de Crohn. AAS: ácido acetilsalicílico; AINE: antiinflamatorio no esteroideo; MEI: manifestaciones extraintestinales; RMN: resonancia magnética nuclear; TC: tomografía computarizada.

Tabla 23-2. Índice de actividad CECDAI

Inflamación	0: Ninguna
	1: Leve-moderado edema/hiperemia/denudación
	2: Grave edema/hiperemia/denudación
	3: Sangrado, exudado, afta, erosión, úlcera pequeña (< 0,5 cm)
	4: Úlcera mediana (0,5-2 cm), seudopólipo
	5: Úlcera grande (> 2 cm)
Extensión	0: No afectación/exploración normal
	1: Enfermedad focal (segmento único afectado)
	2: Enfermedad parcheada (2-3 segmentos afectos)
	3: Enfermedad difusa (> 3 segmentos afectos)
Estenosis	0: Ninguna
	1: Única permeable
	2: Múltiples permeables
	3: Obstrucción

Puntuación en ambos segmentos (proximal y distal): (A × B) + C
Puntuación total: puntuación en segmento proximal + puntuación en segmento distal.

entre 135 y 790, inflamación moderada, y una puntuación ≥790 indica inflamación grave.

Este índice se ha utilizado más ampliamente en la práctica clínica que el CECDAI, ya que en la estación de trabajo Rapid Reader de las cápsulas PillCam existe una herramienta para calcularlo automáticamente.

Ambos índices mantienen una buena correlación entre sí, de tal forma que una puntuación en el CECDAI de 3,8 y 5,8 se corresponde con una puntuación en el índice de Lewis de 135 y 790, respectivamente.

Es importante recordar que los hallazgos endoscópicos en sí mismos no son diagnósticos de EC, y aunque estos índices pueden describir cuantitativamente el tipo, la distribución y la gravedad de las lesiones, no existe un valor en el cual el diagnóstico pueda establecerse firmemente. Los hallazgos de la cápsula deben ser correlacionados con el contexto clínico y el resto de las exploraciones complementarias realizadas.

 Se recomienda el uso de los índices de actividad endoscópica (índice de Lewis y CECDAI) para cuantificar de forma objetiva la afectación mucosa de los pacientes con EC, lo que permite el seguimiento endoscópico y la evaluación de la respuesta al tratamiento médico (utilizando la curación mucosa como objetivo final).

Tabla 23-3. Índice de Lewis

Lesiones valoradas en tercio proximal, medio y distal del intestino delgado
* Apariencia de las vellosidades - puntuación

A. Normal: 0	Edema: 1	
B. Segmento corto (< 10 %): 8	Segmento largo (11-50 %): 12	Todo el tercio (> 50 %): 20
C. Afectación simple: 1	Parcheada: 14	Difusa: 17

* Úlceras - puntuación

A. Ninguna: 0	Única: 3	Pocas (2-7): 5	Múltiples (≥ 8): 10
B. Segmento corto (<10 %): 5	Segmento largo (11-50 %): 10		Todo el tercio (> 50 %): 15
C. ¼ : 9	¼-½ : 12	> ½: 18	(Proporción de la imagen ocupada por la úlcera más grande)

Estenosis (valoración global de todo el intestino delgado)

A. Ninguna: 0	Única: 14	Múltiples: 20
B. No ulcerada: 2	Ulcerada: 24	
C. No estenosante: 7	Estenosante: 10	

Cálculo de la puntuación:
* Puntuación de cada tercio: Apariencia de vellosidades (A × B × C) + Úlceras (A × B × C)
* Puntuación de estenosis (A × B × C)

Puntuación final del índice de Lewis: Puntuación del tercio más afectado + Puntuación de estenosis

Curación mucosa

La curación mucosa (CM) se ha relacionado con un aumento en las tasas de remisión sin esteroides, un tiempo más prolongado para la recaída después de la retirada del fármaco y una menor tasa de hospitalizaciones y cirugía. Debido al impacto en el curso de la EC, es uno de los objetivos en el tratamiento y manejo en estos pacientes.

La ileocolonoscopia sigue siendo el *gold standard* para la valoración de la CM, ya que proporciona una valoración directa de ésta, pero tiene la limitación de la valoración de tramos proximales. Otros métodos no invasivos como la calprotectina fecal han demostrado una buena correlación con la actividad mucosa, pero ésta se ve disminuida en pacientes con afectación del intestino delgado. Asimismo, las pruebas de imagen para el estudio de ID como la entero-TC y la entero-RMN, como se ha comentado previamente, pueden no visualizar correctamente lesiones incipientes principalmente en tramos proximales. Por todo ello, la CE puede desempeñar un papel importante en la valoración de la CM en pacientes con EC.

En un estudio prospectivo de 28 pacientes con síntomas persistentes, la CE identificó una inflamación activa en el 82 %, en comparación con sólo el 49 % detectado por ileocolonoscopia.

Un reciente estudio en el que se compara el uso de biomarcadores (proteína C-reactiva y calprotectina fecal), entero-RMN y CE para la valoración de curación mucosa en pacientes en EC en remisión clínica demostró que la CE es más precisa para la detección de actividad. Los autores de este estudio también concluyen que sólo una pequeña minoría de los pacientes con EC en remisión clínica, o incluso en remisión de biomarcadores clínicos, logran curación mucosa. El impacto de estos hallazgos está por determinar.

Recurrencia posquirúrgica

La recurrencia posquirúrgica a nivel de la anastomosis o en tramos proximales a ésta es frecuente en pacientes con EC que han requerido una resección intestinal. El grado de recidiva endoscópica, valorado por el índice de Rutgeerts, se correlaciona con el riesgo de recidiva clínica y quirúrgica. La técnica referente para su valoración es la ileocolonoscopia.

En un reciente metaanálisis, la CE presentó una sensibilidad del 100 %, especificidad del 69 % y un área bajo la curva de 0,94 respecto a la ileocolonoscopia. Se ha observado que la CE es capaz de detectar lesiones proximales que pueden pasar desapercibidas en la ileocoloconospia, aunque la relevancia clínica de estos hallazgos requiere de más estudios prospectivos para su valoración.

 Con los datos actuales, las guías clínicas proponen la realización de la CE para valoración de la recidiva posquirúrgica en los casos en los que la ileocolonoscopia esté contraindicada o sea inviable por anastomosis de difícil acceso.

Papel de la cápsula endoscópica en la colitis inclasificada

La colitis inclasificada se define como una EII crónica limitada al colon sin características endoscópicas, radiológicas o histológicas sugestivas de EC ni de colitis ulcerosa. Hasta un 10 % de los pacientes con EII y un 30 % de los pacientes en edad pediátrica están diagnosticados de CI. El diagnóstico final se establece generalmente en los primeros 8 años de seguimiento. El uso de la CE ha demostrado que el 16-50 % de los pacientes con CI presentan un diagnóstico de EC dada la presencia de úlceras en el ID, lo que puede suponer un cambio en el manejo y pronóstico de estos pacientes, hecho especialmente importante en la edad pediátrica. Cabe destacar que el resultado negativo de la CE en pacientes con CI no excluye el diagnóstico futuro de una EC en dichos pacientes.

Tumores del intestino delgado

Los tumores del ID representan entre el 3 y 6 % de todos los tumores gastrointestinales y entre el 1 y 3 % de todas las neoplasias malignas a este nivel. Existen cuatro subtipos histológicos

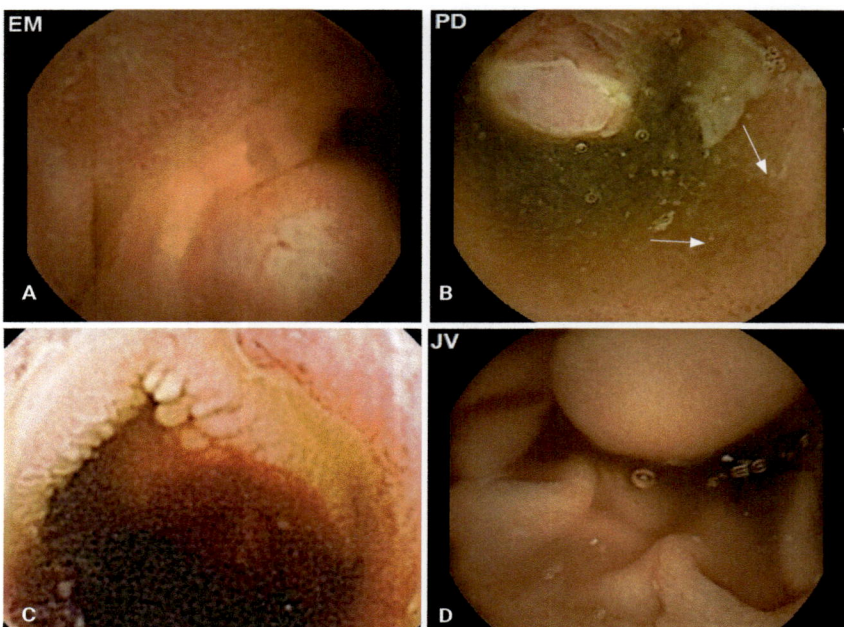

Figura 23-6. Imágenes de lesiones tumorales en intestino delgado. **A)** GIST yeyunal. **B)** Carcinoide ileal. **C)** Linfoma. **D)** Lesión submucosa duodenal. GIST: tumor del estroma gastrointestinal.

principales: adenocarcinomas (30-45 %), tumores neuroendocrinos (20-40 %), linfomas (10-20 %) y sarcomas (10-15 %).

Las manifestaciones clínicas de los tumores del ID, desafortunadamente, tienden a ser poco específicas, y esto puede retrasar el diagnóstico, especialmente en las etapas iniciales.

La mayoría se diagnostica durante el estudio de una HDM abierta u oculta, pero suponen la causa en torno al 3,5-5 % de los pacientes, por lo que hace que estos síntomas sean malos predictores.

La tasa de detección de tumores por CE varía entre un 1,5 y un 9 %, y es mayor en el contexto de una HDM abierta y en menores de 50 años.

En la figura 23-6 se muestran ejemplos de tumores diagnosticados en el contexto de HDM.

El bajo porcentaje de tumores del ID en comparación con otros hallazgos en el contexto de HDM hace muy difícil la realización de ensayos prospectivos. La mayoría de los datos son extraídos de subanálisis realizados dentro de los estudios de HDM.

En los pacientes con HDM, como se ha comentado previamente, la CE presenta un mayor rendimiento diagnóstico que la mayoría de las otras exploraciones del intestino delgado.

Al analizar el subgrupo de pacientes con tumores intestinales, se han reportado casos en los que no se detectaron con CE, pero sí con técnicas de imagen o EDB.

Los falsos negativos de la CE en estos casos pueden ser debidos a la mala preparación (10-15 % de las exploraciones); a un tránsito rápido, principalmente en el duodeno distal y yeyuno proximal, donde se localizan el 25-30 % de los tumores del ID, o a la menor capacidad de detección de tumores submucosos, que pueden ser confundidos con protuberancias benignas de la mucosa.

Para intentar diferenciar los tumores submucosos de los pliegues benignos y aumentar la tasa de detección de estas lesiones, se ha descrito el *score* SPICE (*Smooth, Protruding lesions Index on Capsule Endoscopy*), que se muestra en la tabla 23-4. El valor de SPICE ≥2 tuvo una sensibilidad del

83,3 %, una especificidad del 89,4 % y un área bajo la curva de 0,90 (p = 0,001) para la detección de tumores submucosos. Este índice ha sido validado en una cohorte externa recientemente.

Shyung *et al.* describieron un sistema de puntuación que puede ser útil en la detección de tumores del ID. Valora la presencia de cinco componentes en una lesión: sangrado, disrupción de la mucosa, superficie irregular, color y presencia de vellosidades blancas. Una puntuación ≤2 se relaciona con una baja probabilidad de lesión tumoral.

> **!**
> - El uso de la CE para la detección de tumores del intestino delgado se recomienda en el contexto de una HDM (principalmente en casos de HDM abierta y <50 años) o anemia ferropénica. En caso de sospecha de un tumor visualizado en pruebas de imagen previas, se debe considerar la realización de una enteroscopia asistida con balón.
> - En pacientes con alto riesgo familiar de tumores neuroendocrinos intestinales (≥ 2 familiares afectos), la CE ha demostrado la misma sensibilidad y especificidad que la tomografía por emisión de positrones con $_{18}$F-fluoro-L-dihidroxifenilalanina ($_{18}$F-DOPA PET/TC), por lo que podría estar indicada en estos casos.

Tabla 23-4. Índice SPICE

	No	Sí
Mala definición del límite con la mucosa circundante	1	0
Diámetro mayor que altura	1	0
Luz intestinal visible en las imágenes en las que aparece	0	1
La imagen de la lesión dura más de 10 minutos	0	1

Cálculo de SPICE: suma de las puntuaciones de los cuatro apartados.
SPICE ≥ 2 mayor, probabilidad de tumor submucoso.
SPICE: *Smooth, Protruding lesions Index on Capsule Endoscopy.*

Síndromes de poliposis hereditaria

Los síndromes de poliposis intestinal son relativamente raros. En función de la histología, se pueden dividir en poliposis adenomatosas (p. ej., poliposis adenomatosa familiar [PAF]) y poliposis hamartomatosa (p. ej., síndrome de Peutz-Jeghers).

Poliposis adenomatosa familiar

Entre un 40 y 70 % de los pacientes con PAF presentan pólipos yeyunales o ileales, y son más frecuentes en pacientes con pólipos duodenales.

Para el cribado y seguimiento de los pólipos duodenales, se recomienda la realización de endoscopia digestiva alta con visión frontal y lateral. La CE ha demostrado una baja tasa diagnóstica de lesiones a nivel duodenal y periampular, por lo que no se recomienda su uso en el seguimiento de pólipos en estas localizaciones.

En cuanto al diagnóstico de lesiones más distales, la entero-RMN y la CE han demostrado tasas de detección similares en pólipos >15 mm de diámetro en pacientes con síndromes poliposicos. No obstante, la CE presenta mayor tasa de detección de pólipos de 5 mm y la entero-RMN presentó la ventaja de una mejor localización y medición de las lesiones, así como información extramural que puede ser de interés en pacientes con PAF por la posibilidad de tumores desmoides.

En la **figura 23-7** se muestran ejemplos de pólipos de pequeño tamaño diagnosticados por CE. Dada la baja tasa de adenomas o adenocarcinoma de ID en estos pacientes, la relevancia clínica de la detección de pólipos distales al duodeno es incierta.

> ! En pacientes con PAF, cuando clínicamente esté indicado el estudio del ID, puede realizarse con CE o mediante estudio de imagen (entero-TC o entero-RMN).

Síndrome de Peutz-Jeghers

En los pacientes con síndrome de Peutz-Jeghers está indicado el cribado de lesiones en el ID con el objetivo principal de disminuir la tasa de complicaciones relacionadas con los pólipos a este nivel, especialmente la invaginación intestinal y la hemorragia.

> 💡 En pacientes con síndromes poliposicos, la tasa de detección de lesiones >1 cm es similar para la CE y la entero-RMN. La CE presenta una mayor detección de pólipos de pequeño tamaño, y la entero-RMN, mejor capacidad en la localización y medición del tamaño de las lesiones.

Se recomienda realizar la vigilancia de estos con CE o entero-RMN en función de la disponibilidad, preferencia del paciente y experiencia de cada centro cada 2-3 años.

Enfermedad celíaca

El *gold standard* para el diagnóstico de la enfermedad celíaca es la realización de una endoscopia digestiva alta (EDA) con biopsias duodenales para estudio histológico.

Respecto a la EDA, la CE presenta la ventaja de una mejor detección de los cambios macroscópicos en las vellosidades y la posibilidad de examinar la totalidad del ID, y puede ser útil en casos de atrofia vellositaria parcheada, aunque la imposibilidad de toma de biopsias y la subjetividad en la interpretación de los cambios mucosos en esta situación limitan claramente su rendimiento.

Se ha demostrado que la visualización por CE de signos de atrofia vellositaria hace muy probable el diagnóstico de enfermedad celíaca, pero al igual que en la EDA, la ausencia de estos no descarta el diagnóstico de la enfermedad.

El principal valor de la CE en el contexto de una enfermedad celíaca es detectar complicaciones en pacientes que presentan síntomas de alarma o persistencia de las manifestaciones clínicas a pesar de una dieta sin gluten estricta.

Actualmente, no se dispone de datos suficientes que demuestren la rentabilidad de la cápsula endoscópica en el estudio de extensión de la enfermedad celíaca ni en la valoración de la respuesta a la dieta sin gluten.

En el contexto de la enfermedad celíaca, se recomienda la realización de estudio con CE en diferentes escenarios:

• Pacientes con enfermedad celíaca y síntomas de alarma no justificados como anemia, pérdida de peso o hemorragia, y en aquellos pacientes con enfermedad celíaca refractaria,

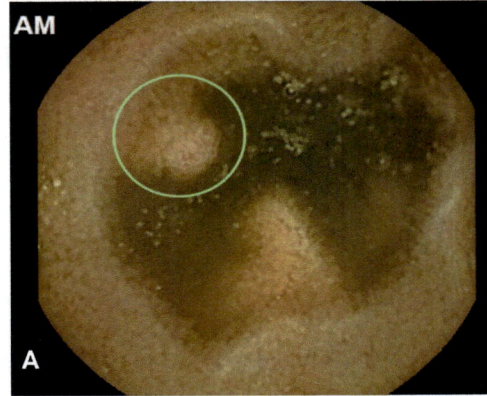
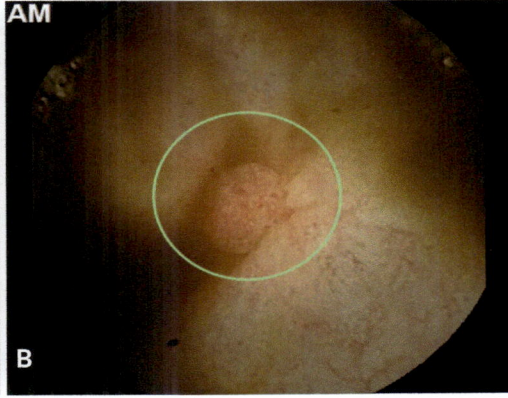

Figura 23-7. Pólipos de pequeño tamaño detectados por cápsula endoscópica. **A)** Pólipo en íleon. **B)** Pólipo en colon.

principalmente en tipo II, para descartar complicaciones como el linfoma y la yeyunitis ulcerosa, o la posible relación con otras enteropatías como la EC.

- Casos con serología positiva e histología normal, ya que permiten valorar tramos más distales en busca de atrofia vellositaria.
- Casos con atrofia vellositaria y serología negativa. En esta situación, la CE ha demostrado una alta tasa diagnóstica de otras entidades relacionadas con atrofia (p. ej., enfermedad de Crohn).

CÁPSULA REABSORBIBLE AGILE© PATENCY

La principal complicación de la CE es el riesgo de retención intestinal, que se define como la permanencia de la CE en el tubo digestivo durante más de 2 semanas tras su ingestión.

La tasa de retención varía en función de la indicación, como se muestra en la **tabla 23-5**.

 La resección intestinal previa, el antecedente de radioterapia abdominal y el uso crónico de AINE a dosis altas se consideran factores de riesgo de retención. Por ello, el adecuado conocimiento de la historia clínica es imprescindible para la detección de pacientes con mayor riesgo de retención, en los que estaría indicado el estudio previo de la permeabilidad intestinal.

La cápsula reabsorbible Agile© Patency tiene el mismo tamaño y forma que la cápsula convencional, y está diseñada para el estudio de la permeabilidad intestinal.

La cápsula Agile© Patency está formada por un cuerpo de lactosa con bario al 10% que permite su visualización por fluoroscopia. En cada uno de los extremos hay un contador temporal y una zona descubierta por donde se inicia la desintegración a las 36-40 horas, quedando exclusivamente la varilla central, que, dado su tamaño (1,6 mm de diámetro), es capaz de atravesar estenosis muy pequeñas (**Fig. 23-8**). No tiene capacidad para recogida de imágenes.

El sistema Agile© dispone de un escáner externo que es capaz de detectar el chip central mediante radiofrecuencia, lo que permite saber si la cápsula sigue en el interior del tubo digestivo en caso de no objetivar su expulsión, aunque su uso en la práctica clínica es limitado.

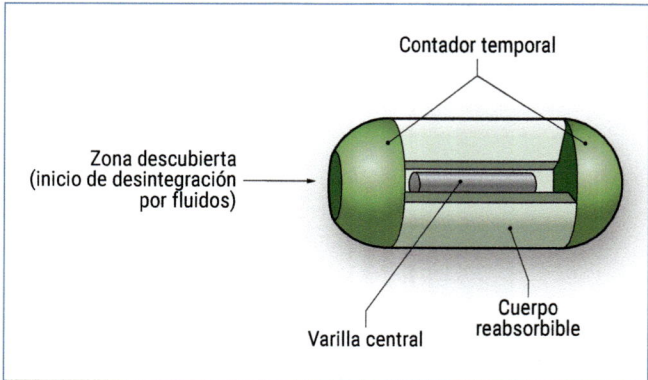

Figura 23-8. Cápsula reabsorbible Agile©.

Las indicaciones para su realización se muestran en la **tabla 23-6**.

Para la realización de la cápsula Agile© no es necesaria ninguna preparación previa. Tras su ingesta, se instruye al paciente para que observe las deposiciones y recoja la cápsula cuando sea expulsada, para la entrega al personal indicado para su valoración. Si es expulsada intacta, se considera que no hay contraindicación para la realización de la cápsula endoscópica convencional.

En varios estudios prospectivos se ha demostrado la eficacia de la cápsula reabsorbible en el estudio de la permeabilidad intestinal, tanto en pacientes con estenosis conocidas como en pacientes con sospecha de estenosis. En un reciente metaanálisis se ha confirmado esta eficacia con una sensibilidad del 97 %, especificidad del 83 % y área bajo la curva de 0,95.

Una de las limitaciones que se debe tener en cuenta es la baja especificidad, ya que un resultado positivo (no excreción o excreción fragmentada) no siempre se ha relacionado con una retención de la cápsula endoscópica posteriormente.

Tabla 23-5. Tasas de retención de la cápsula endoscópica en relación con la indicación	
Sujetos sanos	0 %
HDM	2 %
Sospecha de enfermedad de Crohn	3,5 %
Enfermedad de Crohn conocida	8 %
Suboclusión intestinal	10-20 %
Tumores intestinales	10-25 %

HDM: hemorragia digestiva media

Tabla 23-6. Indicaciones de la cápsula reabsorbible Agile©
Enfermedad de Crohn conocida*
Manifestaciones clínicas sugestivas de estenosis
Tratamiento crónico con AINE
Radioterapia abdominal previa
Historia de resección intestinal

*En las últimas guías de la ESGE, en los casos de sospecha de EC no está indicada de rutina, excepto en pacientes con síntomas de oclusión. AINE: antiinflamatorios no esteroideos; EC: enfermedad de Crohn; ESGE: European Society of Gastrointestinal Endoscopy.

La cápsula Agile© presenta las ventajas de la no irradiación y que es fácilmente reproducible.

En cuanto a las técnicas radiológicas para el estudio de la permeabilidad intestinal, el tránsito intestinal y la TC abdominal convencional no han demostrado eficacia en la valoración de estenosis, ya que en la mayoría de los pacientes con retención de CE los estudios previos con estas exploraciones eran normales.

En los estudios en los que se comprobó la permeabilidad intestinal con entero-TC o entero-RMN la tasa de retención de la CE disminuyó de forma significativa.

Aunque se ha objetivado que estas técnicas presentan una sensibilidad subóptima para la detección de estenosis cortas, incluso cuando se objetivan, no siempre implican una imposibilidad para el paso de la cápsula endoscópica.

Tienen la ventaja de la alta disponibilidad y la visión completa de la cavidad abdominal, lo que puede dar mucha información en determinadas circunstancias.

Una de las limitaciones importantes es que son pruebas explorador dependiente, hecho importante en la valoración de estenosis, principalmente de segmentos cortos.

No hay estudios aleatorizados que comparen la cápsula Agile© con estas pruebas de imagen (entero-TC y entero-RMN); los datos se basan en series de casos y estudios retrospectivos con resultados muy variables.

Ambas técnicas han demostrado disminuir la tasa de retención, aunque ninguna de ellas es capaz de eliminar completamente el riesgo.

PUNTOS CLAVE

• La cápsula endoscópica permite una exploración directa y no invasiva de la mucosa del intestino delgado, con una baja tasa de complicaciones, lo que ha supuesto un gran avance en el estudio de las patologías a este nivel y la ha posicionado como la exploración de elección en determinadas situaciones.

• Las principales indicaciones son el estudio de la hemorragia digestiva media y la enfermedad inflamatoria intestinal, donde cada vez parece tener un papel más importante no sólo en el diagnóstico, sino también en el seguimiento de estos pacientes.

• La detección de factores de riesgo de complicaciones permite realizar intervenciones específicas previas, reduciendo así la tasa de efectos adversos.

• La lectura de los resultados ha de hacerse de una forma sistemática, aplicando, en la medida de lo posible, términos y escalas objetivas, con el fin de realizar informes completos, reproducibles y útiles en la práctica clínica.

BIBLIOGRAFÍA

AGA Clinical Practice Update on Management of Refractory Celiac Disease: Expert Review. Gastroenterology 2022;163(5):1461-9.

Agrawal JR, Travis AC, Mortele KJ, Silverman SG, Maurer R, Reddy SI, et al. Diagnostic yield of dual-phase computed tomography enterography in patients with obscure gastrointestinal bleeding and a non-diagnostic capsule endoscopy. J Gastroenterol Hepatol. 2012; 27: 751-9.

Annese V, Daperno M, Rutter MD, Amiot A, Bossuyt P, East J, et al. European evidence based consensus for endoscopy in inflammatory bowel disease. J Crohns Colitis. 2013; 7(12): 982-1018.

Banerjee R, Bhargav P, Reddy P, Gupta R, Lakhtakia S, Tandan M, et al. Safety and efficacy of the M2A patency capsule for diagnosis of critical intestinal patency: results of a prospective clinical trial. J Gastroenterol Hepatol. 2007; 22(12): 2060-3.

Barkin JA, Barkin JS. Video Capsule Endoscopy: Technology, Reading, and Troubleshooting. Gastrointest Endosc Clin N Am. 2017; 27(1): 15-27.

Ben Soussan E, Antonietti M, Herve S, Savoye G, Ramirez S, Lecleire S, et al. Diagnostic yield and therapeutic implications of capsule endoscopy in obscure gastrointestinal bleeding. Gastroenterol Clin Biol. 2004; 28: 1068-73.

Boivin ML, Lochs H, Voderholzer WA. Does passage of a patency capsule indicate small-bowel patency? A prospective clinical trial? Endoscopy. 2005; 37(9): 808-15.

Carey EJ, Leighton JA, Heigh RI, Shiff AD, Sharma VK, Post JK, et al. A single-center experience of 260 consecutive patients undergoing capsule endoscopy for obscure gastrointestinal bleeding. Am J Gastroenterol. 2007; 102: 89-95.

Caunedo-Alvarez A, Romero-Vazquez J, Herrerias-Gutierrez JM. Patency and Agile capsules. World J Gastroenterol. 2008; 14(34): 5269-73.

Cotter J, Dias de Castro F, Magalhães J, Moreira MJ, Rosa B. Validation of the Lewis score for the evaluation of small-bowel Croh's disease activity. Endoscopy. 2015; 47(4): 330-5.

De Sousa Magalhães R, Cúrdia Gonçalves T, Rosa B, Moreira MJ, Sousa-Pinto B, Cotter J. de Sousa Magalhães R et al. RHEMITT score: Predicting the risk of mid gastrointestinal rebleeding after small bowel capsule endoscopy: A prospective validation. J Gastroenterol Hepatol. 2022 Feb;37(2):310-8.

Delvaux M, Fassler I, Gay G. Clinical usefulness of the endoscopic videocapsule as the initial intestinal investigation in patients with obscure digestive bleeding: validation of a diagnostic strategy based on the patient outcome after 12 months. Endoscopy. 2004; 36: 1067-73.

Delvaux M, Friedman S, Keuchel M, Hagenmüller F, Weinstein M, Cave D, et al. Structured terminology for capsule endoscopy: results of retrospective testing and validation in 766 small-bowel investigations. Endoscopy. 2005; 37: 945-50.

Dionisio PM, Gurudu SR, Leighton JA, Leontiadis GI, Fleischer DE, Hara AK, et al. Capsule endoscopy has a significantly higher diagnostic yield in patients with suspected and established small-bowel Crohn's disease: a metaanalysis. Am J Gastroenterol. 2010; 105: 1240-8.

Eliakim R, Yablecovitch D, Lahat A, Ungar B, Shachar E, Carter D, et al. A novel PillCam Crohn's capsule score (Eliakim score) for quantification of mucosal inflammation in Crohn's disease. United European Gastroenterol J. 2020 Jun;8(5):544-51.

Enns RA, Hookey L, Armstrong D, Bernstein CN, Heitman SJ, Teshima C, et al. Clinical Practice Guidelines for the Use of Video Capsule Endoscopy. Gastroenterology. 2017; 152(3): 497-514.

Gal E, Geller A, Fraser G, Levi Z, Niv Y. Assessment and validation of the new capsule endoscopy Crohn's disease activity index (CECDAI). Dig Dis Sci. 2008; 53: 1933-7.

Gerson LB, Fidler JL, Cave DR, Leighton JA. ACG Clinical Guideline: Diagnosis and Management of Small Bowel Bleeding. Am J Gastroenterol. 2015; 110(9): 1265-87.

Girelli CM, Porta P, Colombo E, Lesinigo E, Bernasconi G. Development of a novel index to discriminate bulge from mass on small-bowel capsule endoscopy. Gastrointest Endosc. 2011; 74(5): 1067-74.

Gomollón F, Dignass A, Annese V, Tilg H, Van Assche G, Lindsay JO, et al. 3rd European Evidence-based Consensus on the Diagnosis and Management of Crohn's Disease 2016: Part 1: Diagnosis and Medical Management. J Crohns Colitis. 2017; 11(1): 3-25.

González Suárez B, Dedeu Cuscó JM, Galter Copa S, Mata Bilbao A. Endoscopic capsule: position paper of the Catalan Society of Gastroenterology. Gastroenterol Hepatol. 2011; 34(8): 573-83.

Goran L, Negreanu AM, Stemate A, Negreau L. Capsule endoscopy: Current status and role in Crohn's disease. World J Gastrointest Endosc. 2018; 10(9): 184-92.

Gralnek IM, De Franchis R, Seidman E, Leighton JA, Legnani P, Lewis BS. Development of a capsule endoscopy scoring index for small bowel mucosal inflammatory change. Aliment Pharmacol Ther. 2008; 27: 146-54.

Green PHR, Paski S, Ko CW, Rubio-Tapia A, Kopylov U, Yung DE et al. Fecal calprotectin for the prediction of small-bowel Crohn's disease by capsule endoscopy: a systematic review and meta-analysis. Eur J Gastroenterol Hepatol. 2016;28(10):1137-44.

Hara AK, Leighton JA, Sharma VK, Fleischer DE. Small bowel: preliminary comparison of capsule endoscopy with barium study and CT. Radiology. 2004; 230: 260-5.

Hartmann D, Schmidt H, Bolz G, Schilling D, Kinzel F, Eickhoff A. A prospective two-center study comparing wireless capsule endoscopy with intraoperative enteroscopy in patients with obscure GI bleeding. Gastrointest Endosc. 2005; 61: 826-32.

Herrerias JM, Leighton JA, Costamagna G, Infantolino A, Eliakim R, Fischer D, et al. Agile patency system eliminates risk of capsule retention in patients with known intestinal strictures who undergo capsule endoscopy. Gastrointest Endosc. 2008; 67(6): 902-9.

Huprich JE, Fletcher JG, Fidler JL, Alexander JA, Guimarães LS, Siddiki HA, et al. Prospective blinded comparison of wireless capsule endoscopy and multiphase CT enterography in obscure gastrointestinal bleeding. Radiology. 2011; 260: 744-51.

Iddan G, Meron G, Glukhovsky A, Swain P. Wireless capsule endoscopy. Nature. 2000; 455: 417-8.

Jensen MD, Nathan T, Rafaelsen SR, Kjeldsen J. Diagnostic accuracy of capsule endoscopy for small bowel Crohn's disease is superior to that of MR enterography or CT enterography. Clin Gastroenterol Hepatol. 2011; 9: 124-9.

Khalife S, Soyer P, Alatawi A, Vahedi K, Hamzi L, Dray X, et al. Obscure gastrointestinal bleeding: preliminary comparison of 64-section CT enteroclysis with video capsule endoscopy. Eur Radiol. 2011; 21: 79-86.

Korman LY, Delvaux M, Gay G, Hagenmuller F, Keuchel M, Friedman S, et al. Capsule endoscopy structured terminology (CEST): proposal of a standardized and structured terminology for reporting capsule endoscopy procedures. Endoscopy. 2005; 37(10): 951-9.

Leighton JA, Gralnek IM, Cohen SA, Toth E, Cave DR, Wolf DC, et al. Capsule endoscopy is superior to small-bowel follow-through and equivalent to ileocolonoscopy in suspected Crohn's disease. Clin Gastroenterol Hepatol. 2014; 12: 609-15.

Leighton JA, Pasha SF. Inflammatory Disorders of the Small Bowel. Gastrointest Endosc Clin N Am. 2017; 27(1): 63-77.

Lepileur L, Dray X, Antonietti M, Iwanicki-Caron I, Grigioni S, Chaput U, et al. Factors associated with diagnosis of obscure gastrointestinal bleeding by video capsule enteroscopy. Clin Gastroenterol Hepatol. 2012; 10: 1376-80.

Lewis SK, Semrad C. Capsule Endoscopy and Enteroscopy in Celiac Disease. Gastroenterol Clin North Am. 2019; 48(1): 73-84.

Luján-Sanchis M, Sanchis-Artero L, Larrey-Ruiz L, Peño-Muñoz L, Núñez-Martínez P, Castillo-López P, et al. Current role of capsule endoscopy in Crohn's disease. World J Gastrointest Endosc. 2016; 8(17): 572-83.

Mandaliya R, Korenblit J, O'Hare B, Shnitser A, Kedika R, Matro R, et al. Spiral Enteroscopy Utilizing Capsule Location Index for Achieving High Diagnostic and Therapeutic Yield. Diagn Ther Endosc. 2015; 2015: 793516.

Min YW, Chang DK. The Role of Capsule Endoscopy in Patients with Obscure Gastrointestinal Bleeding. Clin Endosc. 2016; 49(1): 16-20.

Mishkin DS, Chuttani R, Croffie J, Disario J, Liu J, Shah R, et al. ASGE Technology Status Evaluation Report: wireless capsule endoscopy. Gastrointest Endosc. 2006; 63(4): 539-45.

Monteiro S, Dias de Castro F, Boal Carvalho P, Rosa B, Moreira MJ, Pinho R, et al. Essential role of small bowel capsule endoscopy in reclassification of colonic inflammatory bowel disease type unclassified. World J Gastrointest Endosc. 2017; 9(1): 34-40.

Niv Y, Ilani S, Levi Z, Hershkowitz M, Niv E, Fireman Z, et al. Validation of the Capsule Endoscopy Crohn's Disease Activity Index (CECDAI or Niv score): a multicenter prospective study. Endoscopy. 2012; 44: 21-6.

Penazzio M, Rondonotti E, Despott EJ, Dray X, Keuchel M, Moreels T, et al. Small-bowel capsule endoscopy and device-assisted enteroscopy for diagnosis and treatment of small-bowel disorders: European Society of Gastrointestinal Endoscopy (ESGE) Guideline – Update 2022. Endoscopy. 2023;55(1):58-95.

Pennazio M, Santucci R, Rondonotti E, Abbiati C, Beccari G, Rossini FP, et al. Outcome of patients with obscure gastrointestinal bleeding after capsule endoscopy: report of 100 consecutive cases. Gastroenterology. 2004; 126: 643-53.

Pennazio M, Spada C, Eliakim R, Keuchel M, May A, Mulder CJ, et al. Small-bowel capsule endoscopy and device-assisted enteroscopy for diagnosis and treatment of small-bowel disorders: European Society of Gastrointestinal Endoscopy (ESGE) Clinical Guideline. Endoscopy. 2015; 47(4): 352-76.

Perez-Cuadrado-Robles E, Lujan-Sanchis M, Elli L, Juanmartinena-Fernandez JF, Garcia-Lledo J, Ruano-Diaz L, et al. Role of capsule endoscopy in alarm features and non-responsive celiac disease: A European multicenter study. Dig Endosc. 2018; 30(4): 461-6.

Rajesh A, Sandrasegaran K, Jennings SG, Maglinte DD, McHenry L, Lappas JC, et al. Comparison of capsule endoscopy with enteroclysis in the investigation of small bowel disease. Abdom Imaging. 2009; 34: 459-66.

Rey JF, Gay G, Kruse A, Lambert R; ESGE Guidelines Committee.European Society of Gastrointestinal Endoscopy guideline for video capsule endoscopy. Endoscopy. 2004; 36(7): 656-8.

Rey JF, Ladas S, Alhassani A, Kuznetsov K; ESGE Guidelines Committee. European Society of Gastrointestinal Endoscopy (ESGE). Video capsule endoscopy: update to guidelines (May 2006). Endoscopy. 2006; 38(10): 1047-53.

Rezapour M, Amadi C, Gerson LB. Retention associated with video capsule endoscopy: systematic review and meta-analysis. Gastrointest Endosc. 2017; 85(6): 1157-68.

RHEMITT Score: Predicting the Risk of Rebleeding for Patients with Mid-Gastrointestinal Bleeding Submitted to Small Bowel Capsule Endoscopy. Dig Dis. 2020;38(4):299-309.

Ribeiro I, Pinho R, Rodrigues A, Marqués J, Fernandes C, Carvalho J. Obscure gastrointestinal bleeding: Which factors are associated with positive capsule endoscopy findings? Rev Esp Enferm Dig. 2015; 107(6): 334-9.

Rodrigues JP, Pinho R, Rodrigues A, Silva J, Ponte A, Sousa M, et al. Validation of SPICE, a method to differentiate small bowel submucosal lesions from innocent bulges on capsule endoscopy. Rev Esp Enferm Dig. 2017; 109(2): 106-11.

Rondonotti E, Koulaouzidis A, Yung DE, Reddy SN, Georgiou J, Pennazio M. Neoplastic Diseases of the Small Bowel. Gastrointest Endosc Clin N Am. 2017; 27(1): 93-112.

Rondonotti E, Spada C, Adler S, May A, Despott EJ, Koulaouzidis A, et al. Small-bowel capsule endoscopy and device-assisted enteroscopy for diagnosis and treatment of small-bowel disorders: European Society of Gastrointestinal Endoscopy (ESGE) Technical Review. Endoscopy. 2018; 50(4): 423-46.

Rondonotti E, Villa F, Mulder CJ, Jacobs MA, De Franchis R. Small bowel capsule endoscopy in 2007: indications, risks and limitations. World J Gastroenterol. 2007; 13: 6140-9.

Rondonotti E. Capsule retention: prevention, diagnosis and management. Ann Transl Med. 2017;(9): 198.

Shahidi NC, Ou G, Svarta S, Law JK, Kwok R, Tong J, et al. Factors associated with positive findings from capsule endoscopy in patients with obscure gastrointestinal bleeding. Clin Gastroenterol Hepatol. 2012; 10: 1381-5.

Shergill AK, Lightdale JR, Bruining DH, Acosta RD, Chandrasekhara V, Chathadi KV, et al. The role of endoscopy in inflammatory bowel disease. Gastrointest Endosc. 2015; 81: 1101-21.

Shimada S, Watanabe T, Nadatani Y, Otani K, Taira K, Hosomi S, et al. Clinical factors associated with positive capsule endoscopy findings in patients with obscure gastrointestinal bleeding: a single-center study. Scand J Gastroenterol. 2017; 52(11): 1219-23.

Sidhu R, Sanders DS, Kapur K, Leeds JS, McAlindon ME. Factors predicting the diagnostic yield and intervention in obscure gastrointestinal bleeding investigated using capsule endoscopy. J Gastrointest Liver Dis. 2009; 18: 273-8.

Tai FWD, Ellul P, Elosua A, Fernandez-Urien I, Tontini GE, Elli L, et al. Panenteric capsule endoscopy identifies proximal small bowel disease guiding upstaging and treatment intensification in Crohn's disease: A European multicentre observational cohort study. United European Gastroenterol J. 2021;9(2):248-55.

Tai FWD, Ellul P, Elosua A, Fernandez-Urien I, Tontini GE, Elli L, et al. Panenteric capsule endoscopy identifies proximal small bowel disease guiding upstaging and treatment intensification in Crohn's disease: A European multicentre observational cohort study. United European Gastroenterol J. 2021;9(2):248-55.

Tang D, Lim R, Korman L, Forbes J, Ellsbury K, Auh S, et al. Performance of capsule endoscopy for the detection of small intestinal neuroendocrine tumors in familial carcinoid: a prospective single-site study. Gastrointest Endosc. 2024 Feb;99(2):227-36.

Triester SL, Leighton JA, Leontiadis GI, Gurudu SR, Fleischer DE, Hara AK, et al. A meta-analysis of the yield of capsule endoscopy compared to other diagnostic modalities in patients with non-stricturing small bowel Crohn's disease. Am J Gastroenterol. 2006; 101: 954-64.

Voderholzer WA, Ortner M, Rogalla P, Beinhölzl J, Lochs H. Diagnostic yield of wireless capsule enteroscopy in comparison with computed tomography enteroclysis. Endoscopy. 2003; 35: 1009-14.

Wiarda BM, Heine DG, Mensink P, Stolk M, Dees J, Hazenberg HJ, et al. Comparison of magnetic resonance enteroclysis and capsule endoscopy with balloon-assisted enteroscopy in patients with obscure gastrointestinal bleeding. Endoscopy. 2012; 44: 668-73.

Yung DE, Har-Noy O, Tham YS, Ben-Horin S, Eliakim R, Koulaouzidis A, et al. Capsule Endoscopy, Magnetic Resonance Enterography, and Small Bowel Ultrasound for Evaluation of Postoperative Recurrence in Crohn's Disease: Systematic Review and Meta-Analysis. Inflamm Bowel Dis. 2017; 24(1): 93-100.

Yung DE, Koulaouzidis A, Avni T, Kopylov U, Giannakou A, Rondonotti E, et al. Clinical outcomes of negative small-bowel capsule endoscopy for small-bowel bleeding: a systematic review and meta-analysis. Gastrointest Endosc. 2017 Feb;85(2):305-17.e2.

Zhang BL, Jiang LL, Chen CX, Zhong BS, Li YM. Diagnosis of obscure gastrointestinal hemorrhage with capsule endoscopy in combination with multiple-detector computed tomography. J Gastroenterol Hepatol. 2010; 25: 75-9.

Enteroscopia por pulsión, con balón y espiral motorizada

24

N. Alonso Lázaro

OBJETIVOS

- Conocer los sistemas de enteroscopia disponible en la actualidad.
- Describir los pasos para realizar cada una de las exploraciones endoscópicas.
- Aprender las diferencias y similitudes de los sistemas de enteroscopia.
- Planificar una exploración: selección adecuada de los pacientes, indicaciones y contraindicaciones, preparación y material necesario para su realización.
- Identificar las complicaciones relacionadas con la enteroscopia y su abordaje más adecuado.

INTRODUCCIÓN

Hasta prácticamente el siglo xx el estudio del intestino delgado suponía un reto tanto para los clínicos como para los endoscopistas. Se disponía de dos tipos de técnicas diagnósticas para su estudio. Por una parte, las técnicas radiológicas, como el tránsito baritado, la enteroclisis, la enterografía por tomografía axial computarizada (entero-TAC) o la enterografía por resonancia magnética (entero-RM). Y, por otra, las técnicas endoscópicas, entre las cuales solo estaban disponibles la enteroscopia por pulsión y la enteroscopia intraoperatoria, con sus limitaciones y las complicaciones que suponían.

En 2001, con la introducción de la videocápsula endoscópica, se abrió un nuevo horizonte en el estudio del intestino delgado. No obstante, esta técnica era puramente diagnóstica y surgió la necesidad de desarrollar nuevas técnicas endoscópicas que permitieran alcanzar zonas distales del intestino delgado no accesibles por endoscopia convencional e incluso la posibilidad de una exploración completa. Estas técnicas de enteroscopia es lo que se conoce como *enteroscopia profunda* o *deep enteroscopy*.

El primer sistema de enteroscopia profunda disponible fue la enteroscopia de doble balón (EDB), introducido en 2003 por Yamamoto. Básicamente, consistía en añadir un sobretubo con balón a un endoscopio convencional. Con este sistema, mediante movimientos de tracción y pulsión, se conseguía plegar el intestino y avanzar hasta tramos más profundos.

Más tarde se desarrollaron otros tres sistemas, la enteroscopia monobalón (EMB) en 2007, la enteroscopia espiral manual (EE$_{man}$) en 2008 y la enteroscopia espiral motorizada (EE$_{mot}$) en 2016 (**Fig. 24-1**).

La enteroscopia profunda o *deep enteroscopy* se refiere a las técnicas endoscópicas que utilizan dispositivos de asistencia (*device-assisted enteroscopy*) para examinar los tramos más pro-

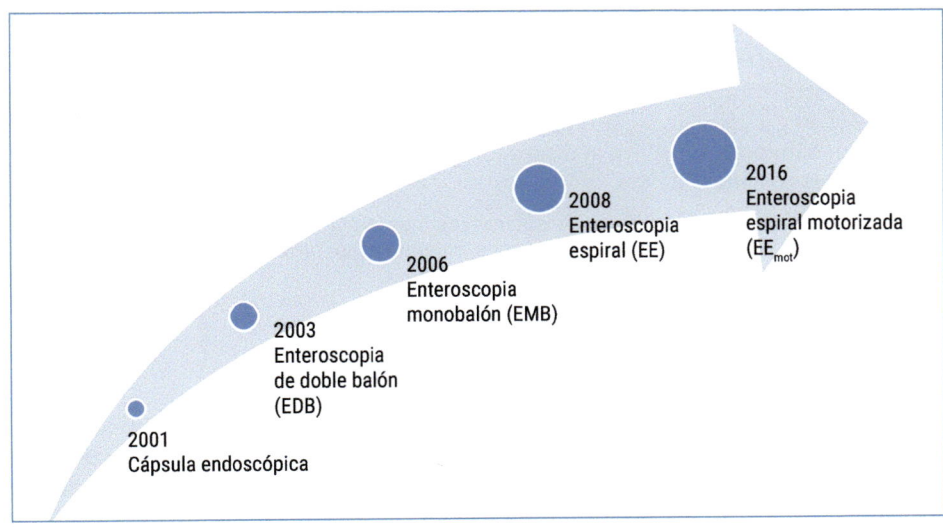

Figura 24-1. Evolución de las técnicas en el estudio del intestino delgado.

fundos del intestino delgado; queda excluida la enteroscopia por pulsión. Por tanto, se dispone de dos sistemas: los asistidos por balón (EDB y EMB), que siguen el principio de tracción y pulsión (*push-and-pull*), y la EE_{man} y la EE_{mot}, que no emplean balones y siguen el principio de rotación.

Indicaciones

Las indicaciones se podrían resumir en cualquier sospecha de patología localizada en el intestino delgado. No obstante, suele reservarse como herramienta terapéutica para cuando se identifican lesiones en técnicas radiológicas o endoscópicas que deban tratarse.

Aun así, cabe describir las indicaciones según los siguientes bloques:

Indicación diagnóstica:

- Hemorragia digestiva de origen intestinal medio.
- Diarrea crónica: enfermedad celíaca, enfermedad inflamatoria intestinal, otras enteropatías (radioterapia, infecciosas, etc.).
- Sospecha de tumores: en casos aislados o en pacientes con síndrome poliposico (poliposis adenomatosa familiar, Gardner, Peutz-Jeghers).
- Evaluación de estenosis primarias o secundarias (anastomosis).
- Otras alteraciones visualizadas en la cápsula endoscópica o con técnicas de imagen.
- Colonoscopia en los casos difíciles e incompletos.
- Valoración de estómago excluido tras cirugía.
- Cualquier patología biliopancreática que precise colangiopancreatografía retrógrada endoscópica (CPRE) en pacientes con anatomía alterada.

Indicación terapéutica (indicación mayoritaria):

- Hemostasia: inyección de esclerosantes, argón plasma, sonda bipolar, clips, agentes hemostásicos locales.
- Polipectomía.
- Tatuaje de una lesión previo a cirugía.
- Extracción de cuerpos extraños (por ejemplo, cápsula endoscópica).
- Tratamiento de estenosis: dilatación o colocación de prótesis.
- Yeyunostomía endoscópica percutánea, gastrostomía endoscópica percutánea en pacientes con *bypass* gástrico o incluso cierre de fístulas, aunque no son tan habituales.
- Toda las terapias incluidas en CPRE en pacientes con anatomía alterada: canulación/esfinterotomía o esfinteroplastia, extracción de litiasis, colocación o extracción de prótesis, dilatación de estenosis, cepillado, etc.

Contraindicaciones

Son contraindicaciones absolutas:

- Perforación.
- Cirugía intestinal con anastomosis reciente.

Son contraindicaciones relativas:

- Historia previa de pancreatitis.
- Cirugía abdominal.
- Coagulopatía.
- Obstrucción intestinal.
- Alergia al látex en EDB.
- Estenosis o varices esofágicas, sobre todo en la enteroscopia espiral.

Preparación

Para la preparación previa del paciente, resulta fundamental explicarle su patología y la indicación de la enteroscopia, ya sea por motivos diagnósticos o terapéuticos. Debe conocer las posibles complicaciones asociadas a la técnica y la preparación necesaria para realizarla. Una vez explicado el procedimiento, deberá firmar el consentimiento informado.

 La enteroscopia se puede realizar por vía oral, o anterógrada, o bien por vía anal, o retrógrada. La vía de acceso dependerá de dónde se localice la lesión que se quiere estudiar o tratar. Habitualmente, se dispone de una cápsula previa, o bien una técnica de imagen, que indica la localización aproximada.

En caso de disponer de una cápsula endoscópica, los hallazgos situados en los primeros 2/3 de la exploración indicarán que lo mejor es optar por una vía anterógrada, mientras que si queda en el tercio distal, será por vía retrógrada.

En caso de ser una hemorragia digestiva y no disponer de estudios previos, se prefiere iniciar la exploración por la vía anterógrada, ya que facilita explorar más tramo intestinal.

La preparación para cada una de las exploraciones es diferente:

- Enteroscopia oral o anterógrada: ayuno las 10-12 horas previas. Tener en cuenta los antecedentes del paciente, debido a que los trastornos de motilidad le harían beneficiarse de un tratamiento laxante oral o con procinéticos.
- Enteroscopia anal o retrógrada: habitualmente se utiliza la misma preparación que para colonoscopia con dosis partida para optimizar la preparación. No se ha demostrado que una preparación sea superior a otra, así que la decisión se tomará en función de las características de cada paciente y la disponibilidad del centro.

 La enteroscopia anterógrada habitualmente solo precisa ayuno, mientras que la retrógrada precisa preparación con laxantes.

Consideraciones

Hay determinados aspectos que se deben tener en cuenta antes de la exploración, tanto para reducir al máximo las complicaciones y tratarlas de forma adecuada en caso de que ocurran, como para mejorar la tolerancia de la exploración:

- Seleccionar a los pacientes revisando su historia clínica (antecedentes médicos, fármacos que toman, etc.) para minimizar el riesgo de complicaciones asociadas tanto con la técnica como con la sedación.
- Individualizar la retirada de fármacos antiagregantes o anticoagulantes en función del riesgo/beneficio, así como ajustar el resto de la medicación del paciente: antiepilépticos, antidiabéticos orales, etc.
- Revisar las exploraciones previas para estimar la localización aproximada de la lesión y valorar la vía de acceso (oral o anal).
- Ser muy cuidadoso con la técnica endoscópica para minimizar los riesgos más graves asociados a ella (perforación, hemorragia y pancreatitis).
- Explorar bajo sedación profunda, ya que son exploraciones prolongadas. En algunos casos se prefiere la intubación del paciente; no obstante, el tipo de sedación se elegirá de forma individualizada, tanto por las características del paciente como de la exploración.
- Utilizar CO_2 siempre que sea posible, ya que, comparado con el aire ambiente, se ha observado que minimiza el malestar del paciente posprocedimiento, incrementa la profundidad en la inserción, aumenta las tasas de exploración completa del intestino delgado y disminuye la cantidad de sedación necesaria.
- No emplear fluoroscopia de forma rutinaria. Su uso puede ser útil al principio de la curva de aprendizaje para conocer la posición del enteroscopio o del sobretubo y si se han formado bucles; sin embargo, no tiene impacto en la profundidad de inserción ni tampoco en la rentabilidad diagnóstica. Por ello, se recomienda al inicio de la curva de aprendizaje, en casos de bridas por cirugía previa o de estenosis, ya que permiten determinar su longitud y plantear el tratamiento más adecuado. Es un elemento imprescindible cuando se realiza CPRE con enteroscopia.
- Efectuar el tratamiento en retirada para evitar complicaciones.
- Utilizar espasmolíticos en casos seleccionados para reducir la motilidad intestinal.
- Lubricar bien los accesorios para facilitar su inserción por el canal de trabajo. No obstante, en algunos casos se deberá rectificar el endoscopio y deshacer los bucles para avanzar con el utillaje necesario.
- Ingresar al paciente para la exploración solo si las circunstancias o el tratamiento lo requieran por riesgo de complicaciones. El momento de reiniciar la ingesta de alimentos lo decide el endoscopista en función de la técnica.
- Ser consciente del nivel de experiencia del endoscopista y del equipo que le asiste, antes de cualquier procedimiento.

Cálculo de la profundidad de inserción

Resulta muy complejo determinar con exactitud el tramo de intestino delgado explorado. No obstante, existen varios métodos que, aunque se han desarrollado para la EDB, se han extrapolado a la EMB.

- Método de May (validado en modelo animal). Durante la introducción del enteroscopio, el endoscopista calcula los centímetros introducidos tras cada maniobra de pulsión-tracción y, al finalizar la exploración, los suma para tener una estimación de la distancia alcanzada. El inconveniente de este método son los retrocesos que se producen ocasionalmente durante la entrada, lo que dificulta estimar la medida. Los avances en cada ciclo suelen ser de 20-40 cm.
- Método de Li. Se basa en medir la introducción del sobretubo a partir de ligamento de Treitz; por cada 5 cm de sobretubo, 40 cm de avance del enteroscopio.
- Método de Efthymiou. Se mide la profundidad de la inserción contando los pliegues durante la retirada. Se basa en contabilizar en cinco ocasiones el número de pliegues cada 5 cm. Se calcula del siguiente modo: profundidad en centímetros = 0,9 × número de pliegues contabilizados en retirada. El problema es el mismo que con el primer método: si se desliza el enteroscopio, se pierde la referencia, y si por la patología no hay pliegues, como ocurre en las enteropatías, no se puede utilizar este método.

> ❗ No es necesario conocer con exactitud la distancia alcanzada. De los tres métodos, el más aceptado es el método de May para EDB y EMB, conociendo sus limitaciones y que las medidas son aproximadas.

TIPOS DE ENTEROSCOPIA

A partir de 2003 coexisten dos sistemas: los asistidos por balón (EDB y EMB, que siguen el principio de pulsión-tracción o *push-and-pull*) y la EE_man, que no emplea balones y que sigue el principio de rotación.

Enteroscopia por pulsión

Consiste en la exploración de tramos proximales de intestino delgado una vez franqueado el ángulo de Treitz; normalmente permite la exploración de unos 100 cm de yeyuno proximal. Comenzó a emplearse en la década de 1980 con la aparición de los colonoscopios pediátricos, aunque también se pueden utilizar otros endoscopios de mayor longitud (200-250 cm) con un diámetro externo de 10,5-11,7 mm y con canales de trabajo de 2,8-3,8 mm.

> ❗ Aunque puede utilizarse con un sobretubo flexible (80-120 cm), habitualmente se realiza la exploración sin él. Se introduce igual que un gastroscopio y se avanza por pulsión, con pequeñas maniobras de rectificación y de presión abdominal para evitar los bucles en la cavidad gástrica.

Se reserva para alcanzar lesiones identificadas por cápsula endoscópica en tramos distales duodenales o proximales de yeyuno, ya que según el metaanálisis de Triester la rentabilidad diagnóstica de esta exploración es inferior a la de la cápsula endoscópica (28 frente al 63 %).

Respecto a la técnica endoscópica, cabe decir que se introduce el endoscopio hasta que no se puede avanzar más con pequeños movimientos de giro y retirada para intentar rectificar la posición y evitar los bucles que se forman en la cavidad gástrica. Cuando no se puede avanzar más, hay varias opciones para reducir los bucles y progresar a tramos distales: cambiar de posición al paciente, ejercer cierta presión abdominal o incrementar la rigidez del endoscopio, bien modificando la caña del endoscopio si es de rigidez variable o introduciendo material por el canal de trabajo para incrementar dicha rigidez.

Se trata de una técnica que se utiliza sobre todo en el aparato digestivo superior y, aunque tiene como ventajas la facilidad y la rapidez, su mayor inconveniente es la profundidad de inserción, ya que solo permite explorar unos 40-60 cm distales al ángulo de Treitz. Si bien es posible incrementar la rigidez, al no llevar sobretubo, no es posible retraer el intestino delgado y avanzar a tramos más distales. En caso de enteroscopia retrógrada no ofrece ninguna ventaja en comparación con la ileocolonoscopia, ya que no es capaz de avanzar a tramos más proximales.

 La enteroscopia por pulsión no es la técnica de elección para el estudio del intestino delgado, por lo que queda relegada a lesiones localizadas en el duodeno distal o en el yeyuno proximal.

Enteroscopia asistida con dispositivos (*device assisted enteroscopy*)

Se diferencian en este grupo dos tipos de enteroscopia, que se muestran en la **figura 24-2**:

- Enteroscopia con balón, que a su vez se subdivide en:
  - Enteroscopia guiada por balón.
  - Enteroscopia asistida por balón: entre la que se encuentran la enteroscopia de doble balón (EDB) y la enteroscopia monobalón (EMB).
- Enteroscopia espiral:
  - Manual (EE$_{man}$).
  - Motorizada (EE$_{mot}$).

Respecto a la enteroscopia asistida por balón (*balloon assisted enteroscopy*), en la actualidad existen dos enteroscopios asistidos por balón, el de doble balón y el monobalón.

Enteroscopia de doble balón

La desarrolló en Japón Hironori Yamamoto en 2001 y llegó a Europa, concretamente a Alemania, en 2003. Fue la primera técnica endoscópica que permitió la exploración dirigida tanto del yeyuno como del íleon con intención diagnóstica y terapéutica, lo que revolucionó el estudio y el abordaje del intestino delgado.

Material

El sistema de EDB consta de un videoenteroscopio de 200 cm sobre el que se monta un sobretubo. Tanto en el extremo distal del enteroscopio como del sobretubo van incorporados dos balones de látex, que están conectados a un controlador externo manual que monitoriza el inflado y el desinflado y que, a su vez, lleva incorporado un sistema de regulación automática de presiones que permite el desinflado completo y rápido en caso de sobrepresión. Además, el extremo proximal del sobretubo dispone de otra conexión para lubricar el interior (**Fig. 24-3**).

El material necesario para realizar la exploración es el siguiente (**Tabla 24-1**):

- Enteroscopios (Fujinon, Inc., Saitama, Japón). Se diferencian varios tipos:
  - Diagnóstico (EN580XP): longitud de 200 cm, diámetro externo de 7,5 mm y canal accesorio de 2,2 mm.
  - Terapéutico (EN-580T): longitud de 200 cm, diámetro externo de 9,4 mm y canal accesorio de 3,2 mm.
  - EC450BI5/EI-580BT: longitud de 155 cm, diámetro externo de 9,4 mm y canal accesorio de 3,2 mm (utilizado para CPRE).
  - EN-840 T: recientemente se ha introducido este nuevo enteroscopio Fuji en el mercado que presenta dimensiones similares a los previos pero con canal de agua incorporado además de posibilidad de LCI/BLI.

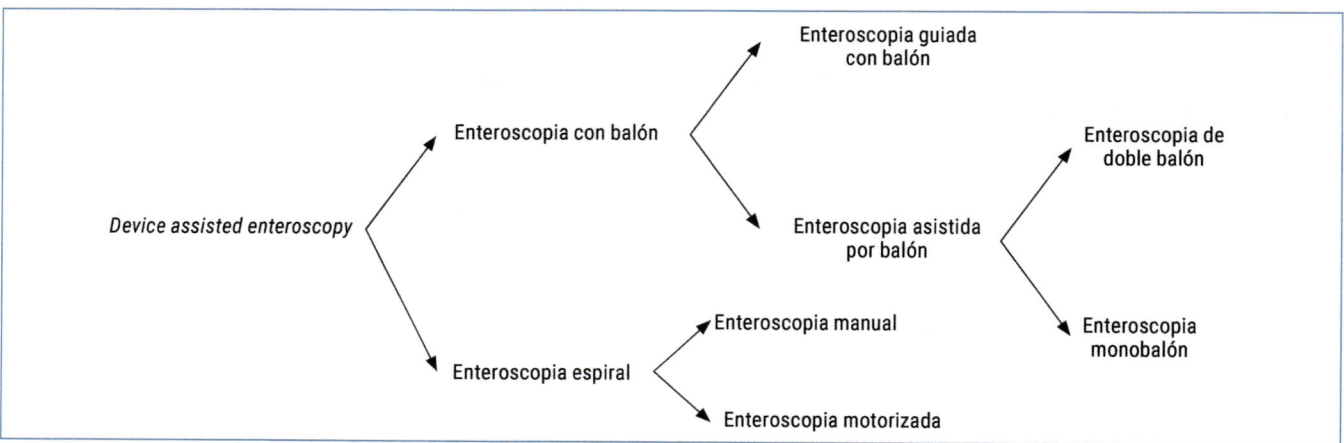

Figura 24-2. Tipos de enteroscopia profunda.

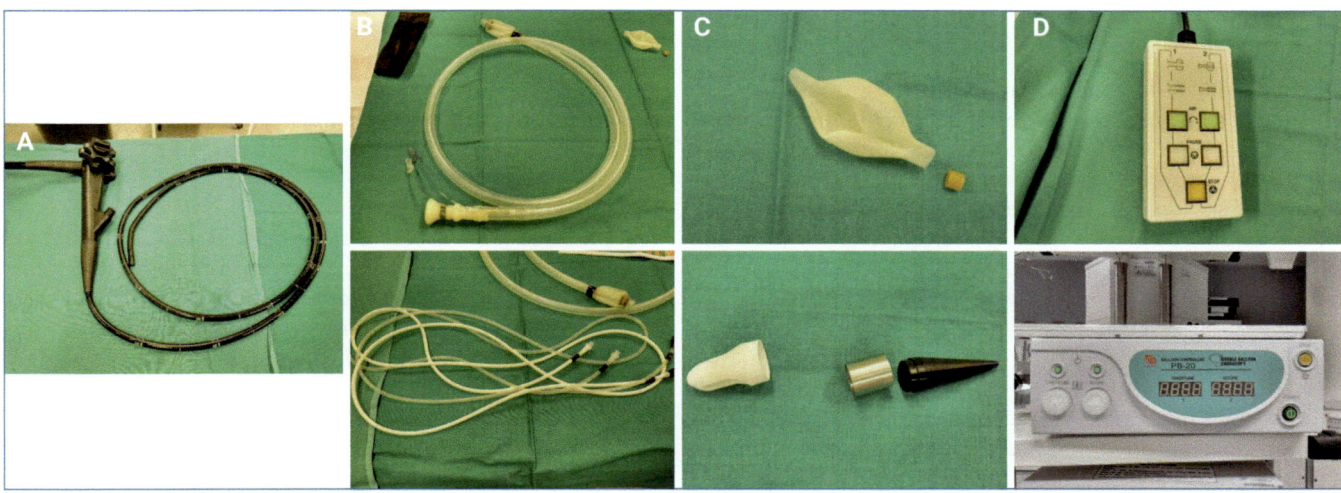

Figura 24-3. Enteroscopio de doble balón. **A)** Enteroscopio de doble balón Fuji. **B)** Sobretubo y conector. **C)** Balón del enteroscopio, goma y dispositivo de montaje. **D)** Controlador externo de presiones/mando.

- Sobretubo de poliuretano (TS-1114B/TS-1314B/TS-13140) de 145/105 cm de longitud con revestimiento interno y externo hidrofílico (es importante la instilación frecuente de suero fisiológico entre el sobretubo y el enteroscopio para evitar la fricción) con balón de látex de 40 mm de diámetro.
- Balón de látex en el extremo del enteroscopio de 40 mm de diámetro.
- Controlador de bomba de balón (PB-30, Fujinon, Inc., Saitama, Japón). Mide aproximadamente 140 × 170 × 410 mm y pesa 7 kg (0,4 kg el control remoto). La presión establecida

del balón suele ser de 5,6 kPa, con una exactitud de ±2 kPa. La velocidad de flujo máxima de la bomba es de 170 mL ± 50 mL cada 10 segundos.

- El material auxiliar que se utiliza en cada exploración dependerá de la indicación y del canal de trabajo del enteroscopio. Se aconseja utilizar espray de silicona en los instrumentos de trabajo antes de introducirlos por el canal para lubricarlos y facilitar su uso. En el enteroscopio terapéutico, se puede utilizar el utillaje propio de la colonoscopia, mientras que en el EC450BI5 será material específico para CPRE.

Tabla 24-1. Sistemas de enteroscopia y características

	Enteroscopio	Longitud del canal de trabajo	Calibre externo	Canal de trabajo	Campo de visión	Angulación de la punta	Sobretubo	Diámetro externo/interno	Longitud total	Diámetro del balón
EDB (Fufilm)	Diagnóstico (EN580XP)	200 cm	7,5 mm	2,2 mm	140°	Arriba/abajo 180° Derecha/izquierda 160°	TS-1114B	11,6 mm/ 10 mm	145 cm	40
	Terapéutico EN-580T	200 cm	9,4 mm	3,2 mm	140°	Arriba/abajo 180° Derecha/izquierda 160°	TS-13140/ TS-1314B	13,2 mm/ 10,8 mm	145 cm	40
	Corto (EI-580BT)	155 cm	9,4 mm	3,2 mm	140°	Arriba/abajo 180° Derecha/izquierda 160°	TS-13101	13,2 mm/ 10,8 mm	105 cm	40
Monobalón (Olympus)	SIF-H190	200 cm	9,2 mm	3,2 mm	140°	Arriba/abajo 180° Derecha/izquierda 160°	ST-SB1	13,2 mm/ 11 mm	140 cm	40
Espiral		200 cm	9,2-9,4 mm	2,8 mm			Endo-Ease Discovery SB Endo-Ease vista	16 mm/ 9,8 mm	118 cm	--
Espiral motorizado (Olympus)	SIF-Y0019	168 cm	11,3 mm	3,2	140°	Arriba/abajo 180° Derecha/izquierda 140°		18,1 mm (máx 31,1 mm)	24 cm	--

Adaptada de: Pennazio M, Venezia L, Cortegoso Valdivia P, Rondonotti E. Device-assisted enteroscopy: An update on techniques, clinical indications and safety. Dig Liver Dis. 2019;51(7):934-43.

Técnica

Se necesitan dos operadores: uno es el encargado de manejar el enteroscopio, y el otro, el sobretubo. El enteroscopio tiene una marca blanca a 155 cm que señala el punto que no puede sobrepasar el sobretubo en las maniobras de avance ni tampoco el endoscopio en las de retirada (**Fig. 24-4**).

 La técnica en EDB se basa en el principio de pulsión y tracción gracias a un sistema de dos balones de látex, uno localizado en el extremo del endoscopio y otro en el sobretubo.

La técnica para esta exploración se basa en el principio de pulsión-tracción (*push-and-pull*). En primer lugar, se introducen el endoscopio y el sobretubo con ambos balones desinflados hasta sobrepasar el área papilar y localizar el yeyuno. En ese punto, se infla el balón del sobretubo para mantener la estabilidad, se introduce el enteroscopio unos 40 cm distales al extremo del sobretubo y se infla el balón del enteroscopio para fijarlo. Se desinfla el balón del sobretubo y se empuja hacia el extremo distal del enteroscopio, sin sobrepasar la marca blanca situada a 155 cm para evitar el desplazamiento del balón localizado en el extremo distal del enteroscopio, y se vuelve a inflar el balón del sobretubo.

De esta manera el sistema estará fijo con los dos balones inflados. Este es el momento de retirar conjuntamente el enteroscopio y el sobretubo para plegar el intestino. Así, sucesivamente, se van repitiendo los ciclos de entrada y retirada hasta que se encuentre la lesión, la válvula ileocecal o bien no se pueda profundizar más por dificultades técnicas (bridas, angulaciones, etc.).

En caso de exploración anal o retrógrada, se avanzará hasta ciego tanto con el endoscopio como con el sobretubo directamente por pulsión o bien por la técnica pulsión-tracción. Con el balón del sobretubo inflado y el del enteroscopio desinflado, se avanza el enteroscopio a través de la válvula ileocecal hasta el íleon y se infla el balón del endoscopio para tener un punto fijo. Después, se desinfla el balón del sobretubo y se franquea la válvula. Una vez en el íleon, se infla el balón del sobretubo. En ese momento, se sigue la misma dinámica que en la exploración anterógrada.

La retirada siempre es lenta, ya que es el momento de explorar de forma minuciosa la mucosa. La retirada se hará de una de estas dos formas:

- Iniciar la retirada con el balón del endoscopio inflado y el del sobretubo desinflado. De esta forma, se retira el sobretubo y se infla el balón; posteriormente se desinfla el balón del endoscopio y se retira, visualizando la mucosa.
- Dejar ambos balones a media presión durante la retirada y sacarlos de forma conjunta.

Profundidad de la exploración

El rendimiento diagnóstico se sitúa en torno al 68,1-85,8 %, con bajas tasas de efectos adversos (9 % leves y 0,72 % graves), relacionados fundamentalmente con la técnica. Se suele acceder por vía anterógrada unos 220-360 cm una vez alcanzado el ángulo de Treitz y, en caso de la vía retrógrada, se avanzarán 120-140 cm una vez franqueada la válvula ileocecal.

La posibilidad de una enteroscopia completa, ya sea por una vía o combinando las dos anteriores, varía del 0 al 86 %, con unas cifras medias del 44 %. Las tasas más altas son las alcanzadas en Asia.

Los inconvenientes de esta exploración son las dificultades técnicas de montaje, la curva de aprendizaje, la necesidad de dos operadores y el tiempo que consume la exploración (60-120 minutos) (**Tabla 24-2**).

- La EDB es un procedimiento más prolongado en el tiempo y que consume más recursos, tanto de montaje del dispositivo como de curva de aprendizaje.
- En la EDB se emplean enteroscopios diagnósticos y terapéuticos, así como específicos para algunas técnicas como CPRE, mientras que para la EMB hay un único enteroscopio, tanto diagnóstico como terapéutico.

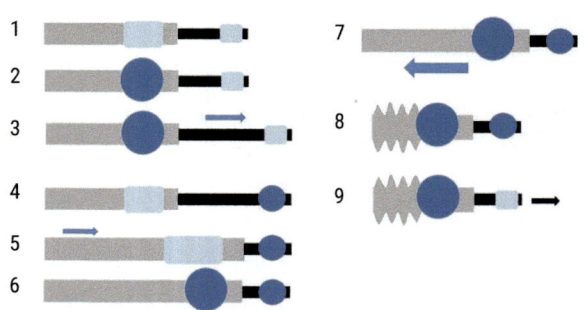

1. Se avanza juntamente con el sistema del endoscopio y sobretubo hasta que se sobrepasa el área papilar y nos localizamos en yeyuno.
2. Se infla el balón del sobretubo.
3. Se introduce el enteroscopio, unos 40 cm distal al extremo del sobretubo.
4. Se infla el balón del enteroscopio y se desinfla el balón del sobretubo.
5. Se avanza el sobretubo hacia el extremo distal del enteroscopio.
6. Se infla el balón del sobretubo.
7. Sistema fijo con los dos balones inflados.
8. Se retiren conjuntamente enteroscopio y sobretubo.
9. Se desinfla el balón del enteroscopio y se avanza con él.

Figura 24-4. Técnica de pulsión-tracción en la enteroscopia de doble balón.

Tabla 24-2. Comparación entre las técnicas de enteroscopia

	Enteroscopia por pulsión	Enteroscopia de doble balón	Enteroscopia monobalón	Espiral manual	Espiral motorizada
Ventajas	Disponibilidad/rapidez Facilidad de manejo/no precisa curva aprendizaje Bien tolerada		Fácil montaje Un operador	Reducción del tiempo del procedimiento	Un operador Menor tiempo
Inconvenientes	Escasa profundidad	Curva de aprendizaje Montaje Dos operadores Tolerancia	Estabilidad del enteroscopio	Dos operadores Dificultad de la enterosco-pia anal	Más efectos adversos
Profundidad de la exploración • Oral • Anal	25-80 cm --	220-360 cm 120-140 cm	130-256 cm 73-163 cm	175-272 cm 85 cm	383,6 (371,2-396,1) cm 141,4 (129,5-153,3) cm
Enteroscopia completa	0 %	66-86 % (44 % general)	0-25 %	--	43-61,2 % (70 %)
Tiempo de exploración	30 min	60-120 min	60-75 min	35-45 min (introducción 20 min)	53-72 min
Eficacia diagnóstica	15-40 %	68-85,8 %	47-60 %	33-65 %	69-85 %
Eficacia terapéutica	--	40 % (15-55 %)	7-50 %	30 %	38-60 %
Efectos adversos • Menores/leves • Mayores/graves		9,1 % 0,72 %	2,5 % 0,5 %		14,4-48,4 % 0,7-9 %

Enteroscopia monobalón

Se introdujo en 2007 y se basa en el mismo principio que la EDB, *push-pull*.

> ❗ Se trata de un enteroscopio cuyo extremo distal es más flexible y permite la maniobra de retroflexión para anclarse en la pared intestinal, sustituyendo así el balón localizado en el extremo del EDB.

Material

El sistema monobalón consta de un videoenteroscopio de alta resolución de 200 cm de longitud sobre el que se monta un sobretubo (v. **Tabla 24-1**). En este caso, solo es el sobretubo el que presenta en su extremo distal un balón de silicona, que está conectado mediante un catéter a una unidad externa que controla su inflado y desinflado. Además, dispone de un sistema automático de regulación de presión y, cuando alcanza presiones superiores, emite una señal acústica y se desinfla el balón de forma automática para evitar complicaciones (**Fig. 24-5**).

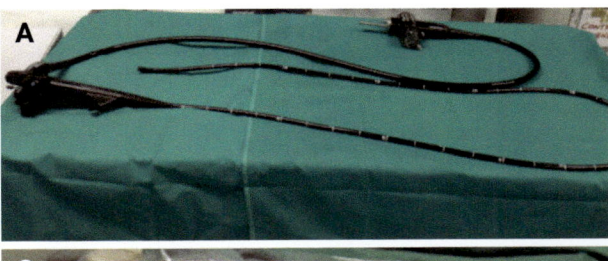
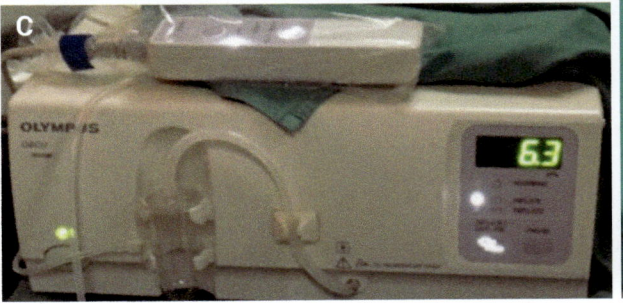
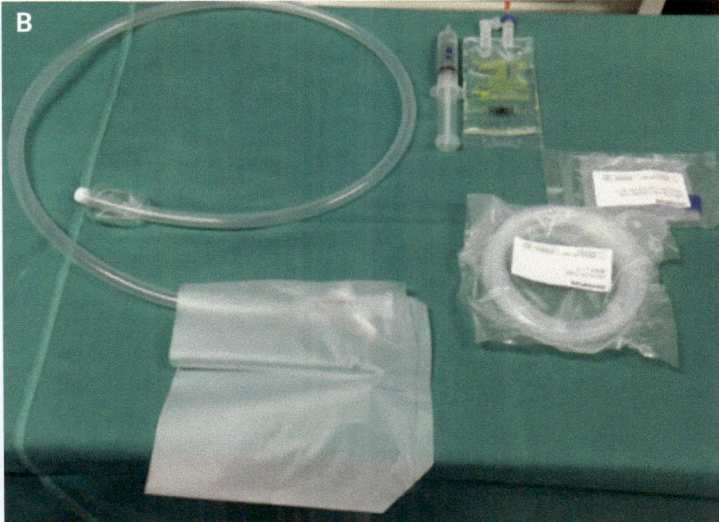

Figura 24-5. Enteroscopio monobalón. **A)** Enteroscopio monobalón SF-Olympus 180 (Olympus America Inc., Center Valley, PA [EE. UU.]). **B)** Sobretubo ST-SB1 y conector. **C)** Controlador externo de presiones.

La EMB también se basa en la pulsión-tracción. En este caso solo se dispone de un balón en el sobretubo y un extremo del endoscopio más flexible que permite la retroflexión y anclarse a la pared intestinal, simulando el efecto del balón de la EDB localizado en el extremo del endoscopio. Está formado por los siguientes elementos:

- Enteroscopio de alta resolución, SIF-H 190-Olympus (Olympus America Inc., Center Valley, PA, EE. UU.) de 200 cm de longitud, diámetro externo de 9,2 mm y canal de trabajo de 3,2 mm. La estabilidad durante la exploración se consigue gracias a la flexibilidad del extremo del endoscopio, que permite la retroflexión para anclarse en la pared intestinal.
- Sobretubo de silicona, al igual que su balón, de 140 cm de longitud y 13,2 mm de diámetro externo (ST-SB1). El extremo distal del sobretubo dispone de un anillo radio-opaco para el control por fluoroscopia. La superficie interna del sobretubo es hidrófila, por lo que es necesario lubricarla con suero fisiológico para evitar roces. También es necesario lubricar el revestimiento externo y el balón para evitar la fricción con la mucosa intestinal.
- Controlador externo de presiones. Mide 374 × 151 × 486 mm y pesa 11 kg (0,4 kg el control remoto). Las presiones medias del balón son de 5,4 kPa (0-2,6 kPa).
- El material auxiliar puede ser propio del enteroscopio o bien del colonoscopio. Al igual que en la EDB, se aconseja usar espray en el utillaje.

Técnica

Puede efectuarla un único operador. Técnicamente sigue la misma regla que la EDB, pulsión-tracción, pero se han descrito dos técnicas que pueden combinarse para incrementar la rentabilidad de la exploración (**Fig. 24-6**):

- Técnica pulsión-tracción convencional. Se inserta el enteroscopio hasta que no se pueda avanzar más en el yeyuno y allí se ancla haciendo retroflexión/succión con la punta del enteroscopio. Después se introduce el sobretubo con el balón desinflado hasta la marca de 155 cm del enteroscopio y se hincha el balón. Se deshace la retroflexión de la punta del endoscopio y se retira el sistema en conjunto. Una vez rectificado, se comienza de nuevo con las maniobras descritas.
- Técnica pulsión-tracción simultánea. Se inserta el enteroscopio hasta que no se pueda avanzar más, se introduce el sobretubo y se hincha el balón. En ese momento se retira el sobretubo y se avanza, al mismo tiempo, con el enteroscopio.

Esta maniobra de avance-retroceso, al igual que en la EDB, se repite tantas veces como sea necesario hasta identificar las lesiones, alcanzar la válvula o encontrar dificultades técnicas que impidan el avance. En cada maniobra, si resulta efectiva, se suele avanzar de 20 a 40 cm.

Profundidad de la exploración

La rentabilidad diagnóstica se sitúa en torno al 62,3 %, con tasas de efectos adversos bajas (2,5 % leves y 0,5 % graves), relacionadas sobre todo con la técnica endoscópica.

Por vía anterógrada se pueden explorar de 130 a 256 cm pasado el ángulo de Treitz y, por vía retrógrada, de 73 a 163 cm pasada la válvula ileocecal.

Las tasas de enteroscopia completa varían del 15 al 25 %. El tiempo de realización puede estimarse en 60-75 minutos (v. **Tabla 24-2**).

Enteroscopia espiral manual

En 2006 se desarrolló la enteroscopia espiral como una técnica de exploración más rápida y sencilla que las previas, con base en un nuevo concepto: la rotación y el avance. Dispone de un sobretubo específico de morfología espiral que está diseñado para ir plegando el intestino sobre un colonoscopio pediátrico o un enteroscopio convencional conforme se hacen pequeños movimientos de rotación.

 La enteroscopia espiral se basa en el principio de rotación y se efectúa gracias a un sobretubo específico con un elemento helicoidal en su extremo.

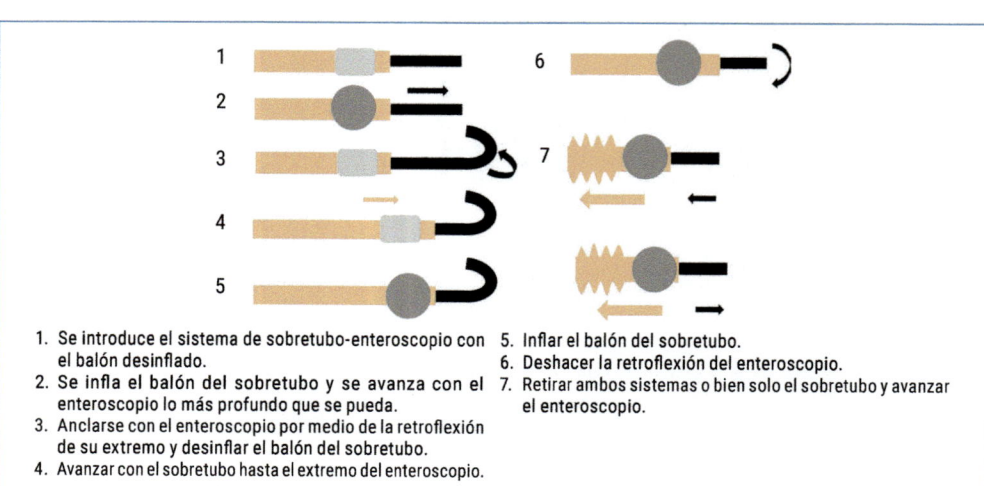

1. Se introduce el sistema de sobretubo-enteroscopio con el balón desinflado.
2. Se infla el balón del sobretubo y se avanza con el enteroscopio lo más profundo que se pueda.
3. Anclarse con el enteroscopio por medio de la retroflexión de su extremo y desinflar el balón del sobretubo.
4. Avanzar con el sobretubo hasta el extremo del enteroscopio.
5. Inflar el balón del sobretubo.
6. Deshacer la retroflexión del enteroscopio.
7. Retirar ambos sistemas o bien solo el sobretubo y avanzar el enteroscopio.

Figura 24-6. Técnica de pulsión-tracción en la enteroscopia de doble balón.

Material

El material es el siguiente:

- Enteroscopio (Spirus Medical Inc., Stoughton, MA, EE. UU.). Esta técnica se puede realizar con cualquiera de los enteroscopios descritos previamente, tanto EDB como EMB. En general, los enteroscopios compatibles son los de 200 cm de longitud y de diámetro externo entre 9,2 y 9,4 mm. Otros endoscopios de diámetro máximo 10,5-11,6 mm, como los pediátricos, también se pueden utilizar.
- Sobretubo. Inicialmente se desarrolló el Discovery Small Bowel (Spirus Medical Inc., Stoughton, MA, EE. UU.), pero actualmente se dispone de un sobretubo de segunda generación para enteroscopias anterógradas (Endo-Ease Discovery SB, DSN) y otro para retrógradas (Endo-easy vista), compuesto por cloruro de polivinilo de 118 cm de longitud y 16 mm de diámetro externo y 9,8 mm de interno, con un extremo cónico flexible y un elemento helicoidal en los 21 cm distales del endoscopio con un ancho de 5,5 mm. En su extremo proximal presenta dos mangos para la rotación manual, un canal para inyectar un lubricante específico, un dispositivo de bloqueo que permite acoplar el enteroscopio al sobretubo para que funcionen como un sistema único y un elemento que actúa como un sello para evitar el reflujo de líquido o aire.
- Material auxiliar, adaptado ya sea a un enteroscopio o a un colonoscopio pediátrico.

Técnica

Se necesitan dos operadores, uno de ellos que controle el enteroscopio, y el otro, el sobretubo. La rotación horaria permite la introducción y el avance del endoscopio, y la antihoraria, la retirada (**Fig. 24-7**).

Los pasos son los siguientes:

- Introducción. Se monta el sistema introduciendo el enteroscopio en el sobretubo. Se deja el extremo distal del sobretubo a 25 cm del extremo del endoscopio y se bloquea el sistema.
Se introduce por la boca con pequeños movimientos de rotación hasta el estómago, prácticamente sin insuflación para evitar la formación de bucles. En ese momento se desbloquea el sobretubo y se avanza hacia el extremo proximal y flexible del enteroscopio, dejándolo a unos 12 cm, y se bloquea de nuevo el sistema. Entonces es cuando se avanza con el enteroscopio y el sobretubo como si fuera un sistema único con técnica de pulsión y rotación hasta que se llega al ángulo de Treitz. En ese punto, se vuelve a desbloquear el sistema y se inician los movimientos de rotación o giro horario del sobretubo. En ocasiones, si se han formado bucles en la cavidad gástrica, se recomienda la maniobra de Cantero, que consiste en retirar el sobretubo a la vez que se rota en sentido horario, para deshacer los bucles formados en la cavidad gástrica.
Cuando el sobretubo se localiza a unos 50-60 cm de la boca, significa que se encuentra en una posición rectificada. Entonces es cuando se debe introducir el enteroscopio. Si no fuera posible, se intenta introducir el sobretubo con movimientos de pulsión y giro horario. Si aun así no es posible avanzar más, puede deberse a que el sobretubo no se encuentra en los tramos proximales de yeyuno o no se encuentra localizado proximal al ángulo de Treitz. En estos casos se realiza la maniobra *over-the-scope*, que consiste en introducir el enteroscopio fijándolo a la pared intestinal mediante succión y después el sobretubo hasta la marca de 130-140 cm del enteroscopio, bloqueando de nuevo el sistema.
- Avance. El avance se realiza con los movimientos de rotación horaria del sobretubo. Cuando esos movimientos se

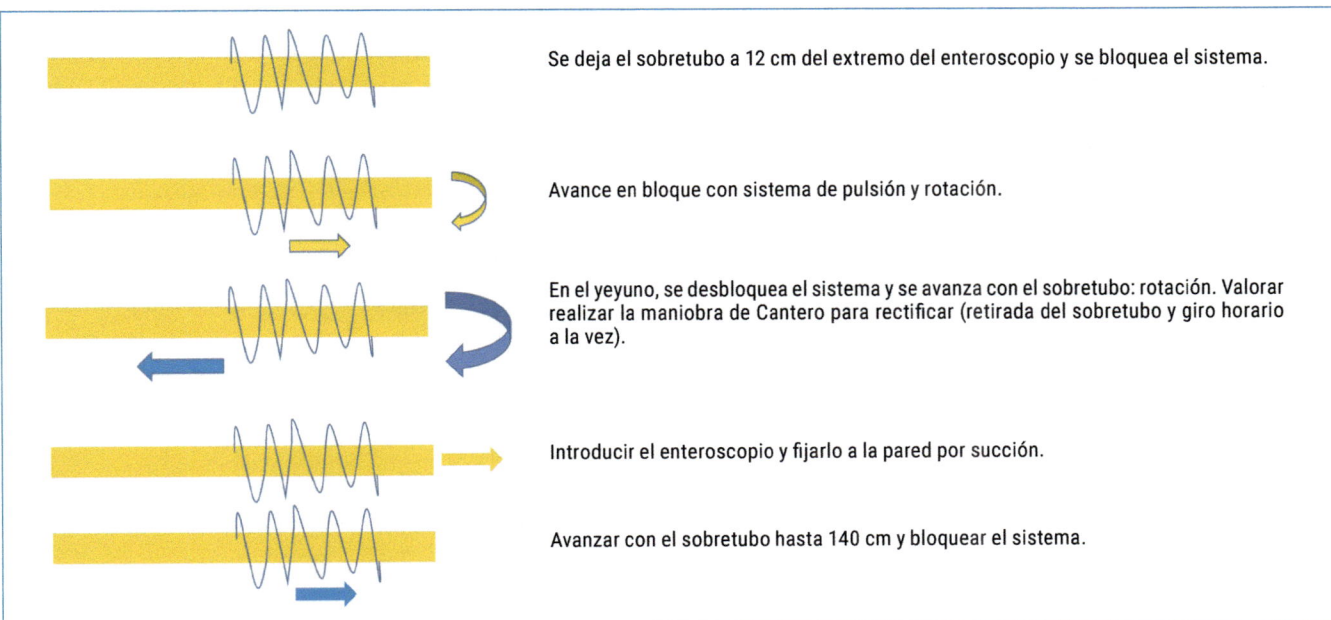

Figura 24-7. Técnica de rotación en enteroscopia espiral.

enlentecen y la rotación del sobretubo no permite avanzar más, es el momento de desbloquear el sistema e introducir el enteroscopio succionando para fijarlo en la pared intestinal. A la vez que se succiona, se rota el sobretubo en sentido horario para que se pliegue el intestino. Esta maniobra se repite hasta que el enteroscopio no pueda avanzar a tramos más proximales o hasta que resulte técnicamente difícil retirar el sobretubo.

- Retirada. En primer lugar, se desbloquea el sistema y se retira el enteroscopio hasta la marca de 140 cm; de esta forma, el extremo distal del enteroscopio sobresaldrá unos 22 cm del sobretubo. Después se retira el sobretubo con movimientos de giro antihorario. Cuando el sobretubo se localiza a 55 cm de la boca del paciente, el extremo distal (helicoidal) se localizará en la cavidad gástrica. Se desbloquea el sistema y se retira el enteroscopio explorando el yeyuno-duodeno hasta que llega a la marca de 130 cm. Entonces, se bloquea de nuevo y se retira en bloque.

Profundidad de la exploración

En general, se han realizado enteroscopias anterógradas en los estudios publicados y la profundidad que se alcanza es de 176-250 cm. El mayor inconveniente es que apenas se alcanzan exploraciones completas del intestino delgado por la dificultad de realizar la exploración por vía retrógrada.

Su exactitud diagnóstica varía del 33 al 65 %. El tiempo de realización es más corto que en las técnicas ya descritas; se calcula que la enteroscopia completa puede realizarse en 35-45 minutos y, si solo se considera la introducción del enteroscopio, en 20-25 minutos (v. **Tabla 24-2**).

Enteroscopia espiral motorizada (PowerSpiral®, Olympus)

A pesar de haber sido retirado del mercado en julio de 2023 por ciertos problemas, debido al progreso que ha supuesto en la exploración del intestino delgado se explican su funcionamiento y peculiaridades.

En 2015 se desarrolló un nuevo sistema de enteroscopia, la enteroscopia espiral motorizada (EE$_{mot}$), basado en el principio de rotación al igual que la EE$_{man}$, pero con movimiento automatizado.

 Este modelo lleva incorporado en el extremo proximal del enteroscopio un sistema motorizado que permite el movimiento automatizado del sobretubo (giro horario y antihorario) controlado mediante pedales por el endoscopista. Esto acorta el procedimiento al facilitar la inserción y hace posible que lo realice un único operador.

Las indicaciones son las mismas que para el resto de los sistemas de enteroscopia, pero, debido a sus peculiaridades técnicas, es un procedimiento con unas contraindicaciones concretas, que se recogen en la **tabla 24-3**.

Material

El material es el siguiente (**Fig. 24-8**):

- Enteroscopio PowerSpiral (PSF-1, Olympus Medical Systems, Tokyo, Japón). Enteroscopio reutilizable con una longitud total de 1.680 mm. Los 160 mm distales son flexibles y permiten el movimiento del enteroscopio, y van seguidos de un tramo de 240 mm rígidos, que es donde se inserta el sobretubo. Proximalmente, en la región inferior a los mandos es donde se localiza el motor que permite el movimiento del sobretubo espiral, que se maneja con unos pedales.
- El diámetro externo es de 11,3 mm, tiene un campo de visión de 140° y un rango de movimiento de arriba abajo de 180° y de derecha a izquierda de 140°. El canal de trabajo es de 3,2 mm, con un canal auxiliar de lavado y posibilidad de *narrow band imaging* (NBI).

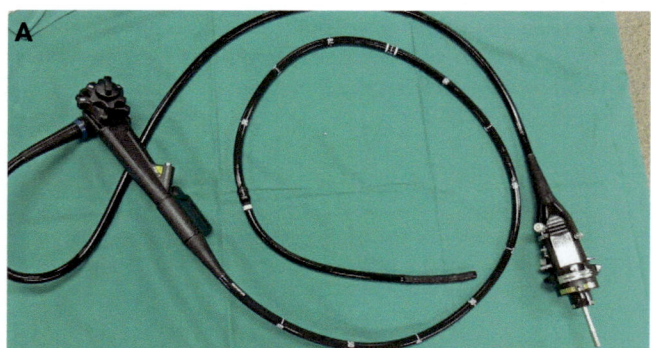

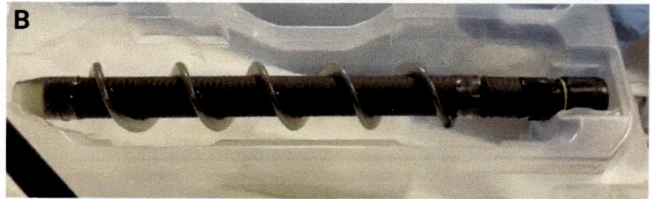

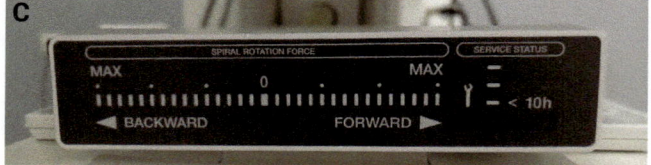

Figura 24-8. A) Enteroscopio espiral motorizado, PowerSpiral® (PSF-1, Olympus Medical Systems, Tokyo, Japón). **B)** Sobretubo espiral. **C)** Medidor de fuerza visual externo.

Tabla 24-3. Contraindicaciones concretas

Anterógrada	Retrógrada
Esofagitis eosinofílica (sospecha o diagnóstico)	Colitis grave del colon
Varices esofágicas y gástricas	Estenosis anal o de colon
Estenosis	
Yeyunostomía colocada recientemente	
Pacientes con colocación de prótesis enterales	
Pacientes pediátricos	
Imposibilidad de colocar abrebocas	

- Sobretubo PowerSpiral. Sobretubo de un solo uso con una longitud de 240 mm y un diámetro de 18,1 mm, pero con las espirales alcanza los 31,1 mm.
- Lubricante Endolan específico.
- Abrebocas específico.
- Unidad de control del sistema espiral, que consta de unos pedales y un medidor de fuerza visual externo que informa sobre la fuerza que ejerce el sobretubo espiral sobre el intestino.

Montaje y prueba de funcionamiento

En primer lugar, se conecta el enteroscopio PowerSpiral® al procesador y se lubrica con abundante Endolan el sobretubo, tanto por fuera como por dentro. Una vez lubricado, se introduce el sobretubo en el enteroscopio y se ajusta mediante un doble sistema de seguridad (clic y cierre de una pestaña que tapa una línea amarilla). Una vez insertado, se tracciona para comprobar que el sobretubo no se mueve y que está correctamente montado.

Tras el montaje, se observa si la unidad de control de fuerza de la espiral parpadea, lo que significa que hay que hacer una prueba de funcionamiento. Esta prueba es obligatoria antes de cada exploración y consta de dos maniobras. En primer lugar, se dobla el enteroscopio hacia arriba y hacia abajo presionando el pedal *backward*, y una vez que se para por el incremento de presión, se repite el procedimiento con el pedal *forward*. Seguidamente, con la mano se presiona en el sobretubo espiral presionando el pedal *backward* y, cuando se para el movimiento espiral, se repite el procedimiento presionando el pedal *forward*.

Técnica

Se necesita un solo operador y, al constar de un enteroscopio más corto, resultan más sencillos tanto el montaje como su manejo.

El pedal activa el motor localizado en el extremo proximal del endoscopio para controlar tanto la dirección como la velocidad de rotación de un acople localizado en la región media, que es donde se encuentra el sobretubo insertado. La velocidad de rotación máxima son 30 r.p.m. y depende de la presión aplicada al pedal. Ese acople es la única región del endoscopio que se mueve, ya que ni la región distal ni la proximal del endoscopio presentan movilidad.

Durante la exploración, el endoscopista conoce tanto la dirección de rotación como la resistencia del sobretubo mediante el indicador de la pantalla.

Se explican ciertos pormenores, según la vía de entrada:

- Vía oral/anterógrada. Dada la peculiaridad de este sistema, que solo avanza y retrocede con los movimientos de los pedales, se recomienda intubar al paciente para asegurar la protección de vía aérea. Inicialmente se recomendaba una dilatación con balón hidrostático de 18-20 mm; no obstante, ha quedado en desuso y ahora se recomienda realizar una gastroscopia para descartar lesiones, como estenosis o varices, que contraindiquen el uso de este dispositivo.
  Tras intubar al paciente, se introduce la parte flexible del enteroscopio en la cavidad oral y, una vez que la región del sobretubo espiral llega a la boca, se hiperextiende el cuello del paciente y se inicia la presión del pedal *forward* para hacerlo avanzar.
  Cuando el enteroscopio accede a la cavidad gástrica, se debe aspirar el aire y acceder por vía corta a través del píloro al duodeno. Uno de los momentos de más dificultad una vez franqueado el esfínter esofágico superior (EES) es sobrepasar distalmente el ángulo de Treitz. Para ello resulta muy útil aspirar el aire e instilar agua de forma continua, así como rectificar el enteroscopio presionando el pedal *forward* y retirando el sistema.
  Tras alcanzar la lesión, la válvula ileocecal o cuando no se pueda avanzar más por dificultades técnicas, se inicia la retirada. Consiste en retirar el enteroscopio a la vez que se presiona el pedal *backward*. Hay que tener en cuenta lo siguiente: conforme se retira el enteroscopio, en el mismo endoscopio hay una marca de 80 cm; una vez esa marca está en la boca, se debe mantener el enteroscopio sin moverlo y presionar de forma continua el pedal *backward* para evitar que el sobretubo espiral se quede enganchado en el píloro y en el esfínter esofágico distal.
  Lo fundamental en esta exploración es que el avance y retroceso del enteroscopio deben estar siempre acompañados de la presión de los pedales *forward* y *backward*, y no realizar movimientos de avance y retirada sin presionar los pedales por el riesgo de complicaciones. Tampoco se debe forzar el movimiento del enteroscopio en los casos de máxima presión.
- Vía retrógrada. Se introduce el extremo flexible del enteroscopio y, una vez el sobretubo espiral llega al margen anal, se inicia la presión de los pedales *forward* o *backward* para el avance y retirada. La técnica es la misma que la descrita para la vía anterógrada.

Profundidad de la exploración

Desde el primer caso publicado en 2016, se han publicado numerosos estudios y casos sobre la EE_{mot} que evalúan la rentabilidad diagnóstico-terapéutica y la seguridad.

Con base en los estudios poblacionales y en los tres metaanálisis publicados hasta la fecha (Wang *et al.*, Nabi *et al.* y Papaefthymiou *et al.*), el rendimiento diagnóstico y terapéutico de esta técnica se sitúa en torno al 69-85 y 38-61 %, respectivamente, con tasas de enteroscopia completa entre el 43 y el 61,2 %, con algunos estudios en los que se alcanzan tasas del 70 %. No obstante, también se han descrito mayor tasa de efectos adversos, la mayoría leves, como laceraciones esofágicas (14,4-48,4 %), pero también graves (0,7-9,7 %).

La profundidad alcanzada varía en función del acceso anterógrado o retrógrado, pero en general es superior a la del resto de las técnicas, con una distancia media de 383,6 cm (371,2-396,1) y 141,4 cm (129,5-153,3), respectivamente.

El tiempo de realización de la prueba también es más corto: 53-72 minutos.

En estudios iniciales se excluía a los pacientes con cirugía abdominal previa o anatomía gastrointestinal alterada. No obstante, posteriormente, en algunos estudios específicos en este subgrupo se ha confirmado que la EE$_{mot}$ es una técnica segura, con tasas de efectos adversos bajas, buen rendimiento diagnóstico y terapéutico (Toma *et al.*, Beyna *et al.*) y, en algunos casos, con tiempos de inserción y exploración más prolongados (Giordano *et al.*).

A diferencia de los otros sistemas de enteroscopia, en el caso de la EE$_{mot}$ la mayoría de las complicaciones han estado relacionadas directamente con el diseño del sistema, y no con la técnica endoscópica.

Por una parte, debido a la necesidad de mover el enteroscopio de forma automática con pedales, resulta imposible retirarlo rápidamente ante cualquier episodio cardiorrespiratorio, con cierto riesgo de producir una torsión del mesenterio, congestión venosa o fallo cardíaco. Además, recientemente se han comunicado casos de desconexión del sistema espiral durante el procedimiento e incluso la imposibilidad de extraer el enteroscopio por retención del sobretubo espiral en el esófago debido a hiperpresión, a pesar de no tener dificultades en su introducción.

A pesar de los buenos datos de rendimiento diagnóstico-terapéutico y de la posibilidad de explorar tramos más amplios de intestino delgado en menos tiempo, estos problemas inherentes al propio diseño del enteroscopio, y no a la técnica o a la experiencia del endoscopista, han ocasionado la retirada del EE$_{mot}$ desde julio de 2023.

Complicaciones

La enteroscopia, independientemente de su modalidad, es una técnica que presenta más complicaciones que la endoscopia convencional. Aun así, se considera una técnica segura cuando se selecciona de forma adecuada a los pacientes.

La mayor parte de los datos disponibles se refieren a la EDB; no obstante, se ha llegado a la conclusión en múltiples estudios de que los tres sistemas de enteroscopia son equiparables en este aspecto.

Se calcula que las complicaciones varían del 0,7 al 20 %. Generalmente, el 1 % en los procedimientos diagnósticos y el 3-5 % en los terapéuticos, sobre todo en polipectomías realizadas por endoscopistas inexpertos.

Son complicaciones frecuentes:

 Las complicaciones más frecuentes son la distensión, el dolor abdominal o de garganta, la intususpección intestinal (20 %) y la hiperamilasemia (no se relaciona con pancreatitis). La pancreatitis ocurre solo en el 0,3-1 % de los casos. La hemorragia grave o perforación están relacionadas con la terapéutica.

- Dolor de garganta, intususpección intestinal, distensión o dolor abdominales autolimitado (20 % de los pacientes).
- Pancreatitis (0,3-1 %). Los estudios realizados hasta ahora se refieren al acceso anterógrado, ya que solo se ha descrito en un caso por vía retrógrada. A pesar de que los mecanismos etiológicos son desconocidos, se postula que podría estar relacionada con el estrés mecánico al que está sometido el duodeno y, por tanto, la papila en los movimientos de avance-tracción del enteroscopio con el sobretubo, o bien con el propio inflado del balón en el área papilar. Aunque no suelen ser graves, sí se ha descrito un caso de muerte por pancreatitis secundaria a EDB (0,05 %).
- Hiperamilasemia (17-51 %). Descrita en las enteroscopias anterógradas, no suele asociarse a pancreatitis. Se relaciona con focos de isquemia pancreática por tracción o traumatismo en el mesenterio, o por un aumento de la amilasa salival. Se asocia a procedimientos prolongados y a mayor profundidad de inserción. Se podría reducir su porcentaje si se redujera el tiempo entre inflado de ambos balones.
- Hemorragia (0,2-0,8 %). Puede ocurrir por un desgarro en la mucosa (muy frecuente en el esófago en la EE$_{man}$) o en el tratamiento de lesiones vasculares, sobre todo en polipectomías o dilataciones (puede alcanzar el 4,3 %).
- Perforación (0,1-2,9 %). De forma global, ocurre en zonas de anastomosis, anatomía alterada o fijación de asas (con antecedente de cirugía previa). En caso de terapéutica, las cifras ascienden hasta el 6,5 % (sobre todo en polipectomías en pacientes con síndrome de Peutz-Jeghers).
- Complicaciones relacionadas con la sedación (0,5 %), ya que suelen ser pacientes mayores de 65 años con clínica de hemorragia digestiva de origen intestinal medio. Suele tratarse de problemas respiratorios (hipoxemia habitualmente transitoria, hipercapnia o episodios de broncoaspiración), episodios cardiovasculares (hipotensión o hipertensión, bradicardias o arritmias en general, reacciones vasovagales, anginas o incluso infarto agudo de miocardio) o cerebrovasculares, y algún episodio de reacción alérgica.

Son complicaciones poco frecuentes:

- Necrosis intestinal.
- Enfisema subcutáneo sin una perforación evidente.
- Neumobilia transitoria.
- Sangrado intraperitoneal, en pacientes con antecedentes de cirugía intestinal o intraabdominal.
- Trombosis de la arteria mesentérica superior.

El manejo de las complicaciones no se encuentra estandarizado y se basa fundamentalmente en la opinión de expertos, pero cabe resumirlo de la siguiente forma:

- Es fundamental el conocimiento de las complicaciones asociadas a la técnica.
- La intususpección intestinal suele resolverse espontáneamente, pero precisa vigilancia hospitalaria.
- La hemorragia habitualmente se trata durante la exploración con los métodos hemostáticos endoscópicos disponibles (inyección, argón, clips).
- La perforación, si se produce durante la exploración, se trata con métodos endoscópicos. Si se diagnostica al finalizar dicha exploración o de forma diferida, sería necesaria una tomografía axial computarizada para localizar la per-

foración y las potenciales de colecciones con el fin de programar el tratamiento quirúrgico más adecuado.

- La hiperamilasemia no suele precisar tratamiento al no asociarse a pancreatitis.
- La pancreatitis tiene el mismo manejo que la producida por otras causas.

- La hemorragia y la perforación intraprocedimiento deben intentar resolverse endoscópicamente. En caso de no poder o de ocurrir de forma diferida, se recurrirá a la cirugía.
- La hiperamilasemia se produce en enteroscopias anterógradas y no se relaciona con pancreatitis, ya que su origen es la isquemia del mesenterio por tracción.

En el caso concreto de la EE$_{mot}$, se ha descrito mayor porcentaje de complicaciones (16-21 % de media), sobre todo leves, como laceraciones superficiales de la mucosa o dolor abdominal, pero también se han descrito complicaciones graves, como perforación, laceraciones profundas, hemorragia, episodios cardiopulmonares y retención o dificultad en la extracción del sistema espiral.

COMPARACIÓN DE LAS TÉCNICAS

En la actualidad hay disponibles tres sistemas diferentes de enteroscopia. Se debe tener en cuenta que su introducción es relativamente reciente y que, por tanto, la experiencia en cada una de ellas no es la misma, lo que hace que los resultados tengan que evaluarse con precaución.

A pesar de ello, es importante conocer las similitudes o diferencias respecto a la eficacia, así como a las complicaciones asociadas. Otros datos que se pueden evaluar son la profundidad alcanzada durante la exploración o la posibilidad de una exploración completa del intestino delgado, si bien, como ya se ha mencionado, no es un objetivo para alcanzar en la mayoría de los casos.

Comparación EDB-EMB

La experiencia disponible con la EDB es superior a la disponible con las otras dos técnicas de enteroscopia debido a que fue el primer sistema de enteroscopia con balón comercializado.

Tras su aparición en el mercado, se han publicado cuatro estudios prospectivos y aleatorizados que comparan la EDB con la EMB, que están incluidos en dos metaanálisis y que ofrecen algunos datos discordantes.

En los estudios de Takano y Efthymiou, la EDB obtiene mayor rendimiento diagnóstico, mientras que en los estudios de May y Dogmak ambos sistemas son comparables. Por otro lado, Takano, May y Dogmak obtienen mayor rentabilidad terapéutica con la EDB, de forma estadísticamente significativa solo en el estudio de May. Los resultados de los cuatro estudios se resumen en la **tabla 24-4**.

A raíz de estos estudios, se han publicado dos metaanálisis que los engloban, para valorar si existen o no diferencias en términos de eficacia y seguridad.

Al realizar un análisis global, tanto en el metaanálisis de 2015 como en el publicado en 2017, se determina que la EDB consigue más enteroscopias completas que la EMB, probablemente por la mayor experiencia de los endoscopistas en esta técnica; sin embargo, no hay diferencias en la eficacia diagnóstica ni terapéutica, ni tampoco en las complicaciones. Además, en el metaanálisis de 2017 se incluye un análisis de tres estudios observacionales que, aunque son muy heterogéneos, podrían ser el reflejo de la práctica clínica diaria. En estos estudios tampoco se encuentran diferencias en ningún parámetro analizado (eficacia diagnóstica y terapéutica, tasas de enteroscopia completa ni complicaciones).

Tabla 24-4. Resultados de los estudios que comparan la enteroscopia de doble balón con la monobalón

	Tamaño de la muestra (N)		Tiempo de exploración (min) (media ± DE o rango)		Profundidad de inserción (cm)		Enteroscopia completa N/N (%)		Rentabilidad diagnóstica n/n (%)		Rentabilidad terapéutica n/n (%)		Efectos adversos n/n (%)	
	EMB	EDB	EMB	EDB	EMB	EDB	EMB	EDB	EMB	EDB	EMB	EDB	EMB	EDB
Takano *et al.*	18	20	Oral: 92,8 ± 20,6 Anal: 93,1 ± 22,6 (185,9 ± 34,9)	Oral: 70 ± 26,5 Anal: 90,4 ± 13,7 (160,7± 29,0)	—	—	0/14 (0 %)	8/14 (75 %)	11/18 (61 %)	10/20 (50 %)	5/18 (28 %)	7/20 (35 %)	1/18 (5,6 %)	1/20 (5 %)
Domag *et al.*	65	65	96 (35-135)	105 (40-140)	373 (100-620)	360 (180-550)	7/65 (11 %)	12/65 (18 %)	24/65 (37 %)	28/65 (43 %)	3/65 (5 %)	6/65 (9 %)	0/65 (0 %)	0/65 (0 %)
May *et al.*	50	50	Oral: 53,6±16,7 Anal: 60,3±19,6	66,5 ± 17,7 62 ±22,7	—	—	11/50 (22 %)	33/50 (66 %)	21/50 (42 %)	26/50 (52 %)	24/50 (48 %)	36/50 (72 %)	2/50 (4 %)	2/50 (4 %)
Efthymiou *et al.*	53	66			203,8 ± 87	234,1 ± 99,3	—	—	30/53 (57 %)	35/66 (53 %)	16/53 (33 %)	17/66 (26 %)	1/53 (1,9 %)	1/66 (1,5 %)

DE: desviación estándar; EDB: enteroscopia de doble balón; EMB: enteroscopia monobalón. Adaptada de: Wadhwa V, Sethi S, Tewani S, Garg SK, Pleskow DK, Chuttani R et al. A meta-analysis on efficacy and safety: single-balloon vs. double-balloon enteroscopy. Gastroenterol Rep (Oxf). 2015;3(2):148-55.

Comparación de EDB y EE$_{man}$

En los estudios disponibles, la EDB permite acceder a zonas más profundas y obtiene más tasas de enteroscopia completa; sin embargo, esto suele ocurrir a expensas de una exploración más prolongada. Solo en un estudio (Rahmi *et al.*) no se encontraron diferencias en el tiempo del procedimiento.

A pesar de estas diferencias en cuanto a la profundidad alcanzada, tasas de enteroscopias completas o tiempo de exploración, en la mayoría de los estudios no se ha observado que se traduzca en diferencias significativas ni en la eficacia diagnóstica ni terapéutica.

En un estudio multicéntrico de Rahmi *et al.*, que incluye un mayor número de pacientes ($n = 191$), no hubo diferencias en la eficacia diagnóstica (70 % EDB vs. 75 % EE$_{man}$), tiempo de procedimiento (60 min [45-80] EDB vs. 55 min [45-80] EE$_{man}$), profundidad en la inserción (200 cm [150-300] EDB vs. 220 cm [200-300] EE$_{man}$) ni tratamiento en casos de hemorragia digestiva media (66 % EDB vs. 70 % EE$_{man}$). Aunque se comunicaron más casos de complicaciones con EE$_{man}$, fueron laceraciones en la mucosa, sin diferencias estadísticamente significativas (EDB 18 % vs. EE$_{man}$ 22 %).

Comparación de EMB-EE$_{man}$

En un estudio retrospectivo de Khashab *et al.* que incluye a 92 pacientes, la profundidad alcanzada fue mayor en la EE$_{man}$ (301 cm [175-400]) vs. 222 cm [110-400]), sin diferencias en la exactitud diagnóstica (43,4 % EE$_{man}$ vs. 59,6 % EMB) ni en el tiempo de procedimiento (47 min [20-125]) EE$_{man}$ vs. 53 min [15-99] EMB).

En el estudio prospectivo aleatorizado de 30 pacientes de Moran *et al.*, en el que compararon la EE$_{man}$ y la EMB anterógrada realizadas en un centro terciario con endoscopistas experimentados, no hubo diferencias en la profundidad de inserción (330 ± 88,2 cm vs. 285,3 ± 80,8 cm), el tiempo de procedimiento (37,0 ± 10,5 min vs. 38,3 ± 12,4 min), la exactitud diagnóstica (69 vs. 41 %), terapéutica (46 vs. 24 %) ni en las complicaciones.

Comparación EDB-EMB-EE$_{man}$

El primer estudio publicado en el que se compararon las tres técnicas fue realizado por Lenz en 2012, y concluyó que son técnicas equiparables en profundidad de intubación oral y retrógrada, tiempo de exploración, tasa de exploraciones completas, rentabilidad diagnóstica y terapéutica, así como en complicaciones.

En 2017, Baniya *et al.* publicaron un metaanálisis que comparaba la enteroscopia con balón, ya fuera EDB o EMB, con la EE$_{man}$ con resultados similares a los previos. Incluía ocho estudios, algunos de ellos ya citados, con 615 procedimientos (394 enteroscopia con balón y 221 enteroscopia espiral). Se observó que no había diferencias en la rentabilidad diagnóstica y terapéutica (*odds ratio*: 1,27; 0,86-1,88 vs. *odds ratio*: 1,23; 0,82-1,84), ni tampoco en la profundidad alcanzada durante la exploración (26,29; intervalo de confianza al 95 %: 20,92-

73,49; $p = 0,28$). Sin embargo, sí que parece que la única ventaja que ofrece la EE$_{man}$ es el acortamiento del tiempo de exploración (11,26; intervalo de confianza al 95 %: 2,72-19,79; $p = 0,01$).

Comparación del enteroscopio espiral motorizado con enteroscopia de balón. PowerSpiral

Debido a su reciente retirada del mercado, hay pocos estudios publicados que comparen la EE$_{mot}$ con la enteroscopia de balón.

En el único estudio en el que se compara la EDB con la EE$_{mot}$, Chan *et al.* no encontraron diferencias en el éxito técnico (98,4 vs. 96,8 %), rentabilidad diagnóstica (66,1 vs. 54,8 %) ni terapéutica (62,8 vs. 52,9 %). No obstante, la EE$_{mot}$ sí que presentó más efectos adversos, la mayoría leves (25,6 %), pero en dos casos (5,1 %) fue preciso hospitalizar a los pacientes por laceración esofágica e intervenir por perforación ileal.

Solo hay dos estudios que comparan la EMB con la EE$_{mot}$. En uno de ellos, centrado en casos de hemorragia gastrointestinal, la EE$_{mot}$ obtuvo más tasas de enteroscopia completa (71,4 vs. 10,8 %), exploraciones más rápidas (58,17 ± 21,5 vs. 114,2 ± 33,5 min) y un buen rendimiento diagnóstico (80 vs. 62,1 %), con pocos efectos adversos (8,5 vs. 5,4 %).

El segundo estudio, de Pat *et al.*, se centra en la rentabilidad de ambas técnicas en casos de sospecha de enfermedad de Crohn. No hubo diferencias en el éxito técnico global ni en la rentabilidad diagnóstica. No obstante, el tiempo de procedimiento fue inferior en la EE$_{mot}$ tanto anterógrada como retrógrada, con mayor tramo intestinal visualizado y más enteroscopias completas.

¿QUÉ TÉCNICA UTILIZAR?

Tras revisar las comparaciones entre las diferentes técnicas y ante la retirada de la EE$_{mot}$, a pesar de que parece que la EE$_{man}$ ofrece menor tiempo de exploración y la EDB consigue más exploraciones completas del intestino delgado, de momento no hay datos suficientes para priorizar una técnica sobre otra. Parece lógico escoger aquella en la que se tenga más experiencia (Tabla 24-5).

En la actualidad los sistemas de enteroscopia disponibles son equiparables tanto en profundidad de inserción como en rentabilidad diagnóstica-terapéutica y complicaciones. La EE$_{man}$ es la única que ofrece un tiempo de inserción menor.

Tabla 24-5. Comparación entre las diferentes técnicas de enteroscopia

	EDB	SMB	Espiral manual
Profundidad	Similar	Similar	Similar
Enteroscopia completa	Más tasas	Similar	Similar
Tiempo del procedimiento	Similar	Similar	Menor
Complicaciones		Similar	Similar
Diagnóstico	Similar	Similar	Similar
Terapéutica	Similar	Similar	Similar

EDB: enteroscopia de doble balón; EMB: enteroscopia monobalón.

PUNTOS CLAVE

- La incorporación de la cápsula endoscópica y la enteroscopia ha supuesto un avance fundamental para el estudio y el tratamiento de las enfermedades localizadas en el intestino delgado.
- Inicialmente solo se disponía de la enteroscopia con pulsión, que permitía valorar tramos proximales de yeyuno con relativa facilidad, y la enteroscopia intraoperatoria.
- A partir de 2001 surgió lo que se conoce como *enteroscopia asistida por dispositivos* o *enteroscopia profunda*, que engloba la enteroscopia espiral y la enteroscopia asistida por balón. Esta incluye la enteroscopia guiada con balón y la asistida por balón, dentro de la que se encuentra la enteroscopia con doble balón y monobalón.

- Posteriormente se desarrolló la enteroscopia espiral motorizada, retirada actualmente del mercado.
- A pesar de considerarse una técnica segura, es importante seleccionar de forma adecuada a los pacientes, ya que son técnicas que globalmente presentan más complicaciones que la endoscopia convencional.
- De los tres sistemas de enteroscopia disponibles (espiral, monobalón y de doble balón), es importante destacar que son equiparables en cuanto a rentabilidad diagnóstica y terapéutica, así como en complicaciones.

BIBLIOGRAFÍA

Al-Toma A, Beaumont H, Koornstra JJ, van Boeckel P, Hergelink DO, van der Kraan J et al. The performance and safety of motorized spiral enteroscopy, including in patients with surgically altered gastrointestinal anatomy: a multicenter prospective study. Endoscopy. 2022;54(11):1034-42.

Baniya R, Upadhaya S, Subedi SC, Khan J, Sharma P, Mohammed TS et al. Balloon enteroscopy versus spiral enteroscopy for small-bowel disorders: a systematic review and meta-analysis. Gastrointest Endosc. 2017;86(6):997-1005.

Beyna T, Moreels T, Arvanitakis M, Pioche M, Saurin JC, May A et al. Motorized spiral enteroscopy: results of an international multicenter prospective observational clinical study in patients with normal and altered gastrointestinal anatomy. Endoscopy. 2022;54(12):1147-55.

Buscaglia JM, Okolo PI 3rd. Deep enteroscopy: training, indications, and the endoscopic technique. Gastrointest Endosc. 2011;73(5):1023-8.

Efthymiou M, Taylor AC, Desmond PV, Brown G, Tawadros C, Hourigan L, et al. High-resolution narrow-band imaging increases diagnostic yield of minute esophageal neoplastic lesions: a prospective controlled trial. Clin Gastroenterol Hepatol. 2012;10(4):439-45.

Chan W, Wei LK, Tan T, Hsiang LG, Kong C, Salazar E et al. Motorized spiral enteroscopy versus double-balloon enteroscopy: a case-matched study. Gastrointest Endosc. 2023;97(2):314-24.

Chavalitdhamrong D, Adler DG, Draganov PV. Complications of enteroscopy: how to avoid them and manage them when they arise. Gastrointest Endosc Clin N Am. 2015;25(1):83-95.

Gao Y, Xin L, Zhang YT, Guo XR, Meng QQ, Li ZS et al. Technical and clinical aspects of diagnostic single-balloon enteroscopy in the first decade of use: a systematic review and meta-analysis. Gut Liver. 2021;15(2):262-72.

Giordano A, Casanova G, Escapa M, Fernández-Esparrach G, Ginès À, Sendino O et al. Motorized spiral enteroscopy is effective in patients with prior abdominal surgery. Dig Dis Sci. 2023;68(4):1447-54.

Khashab MA, Pasha SF, Muthusamy VR, Acosta RD, Bruining DH, Chandrasekhara V et al. The role of deep enteroscopy in the management of small-bowel disorders. Gastrointest Endosc. 2015;82(4):600-7.

Kim J. Training in endoscopy: enteroscopy. Clin Endosc. 2017;50(4):328-33.

Kim TJ, Kim ER, Chang DK, Kim YH, Hong SN. Comparison of the efficacy and safety of single- versus double-balloon enteroscopy performed by endoscopist experts in single-balloon enteroscopy: a single-center experience and meta-analysis. Gut Liver. 2017;15;11(4):520-7.

Moeschler O, Mueller MK. Deep enteroscopy - indications, diagnostic yield and complications. World J Gastroenterol. 2015;21(5):1385-93.

Moran RA, Barola S, Law JK, Amateau SK, Rolshud D, Corless E et al. A randomized controlled trial comparing the depth of maximal insertion between anterograde single-balloon versus spiral enteroscopy. Clin Med Insights Gastroenterol. 2018;24;(11):1-7.

Nabi Z, Samanta J, Chavan R, Dhar J, Hussain S, Singh AP et al. Role of novel motorized enteroscopy in the evaluation of small bowel diseases: a systematic review and meta-analysis. J Clin Gastroenterol. 2024;58(4):349-59.

Neuhaus H, Beyna T, Schneider M, Devière J. Novel motorized spiral enteroscopy: first clinical case. VideoGIE. 2016;1(2):32-3.

Olympus Medical. Urgent field safety notice. QIL FY24-EMEA-10-FY24-OMSC-05 2023 [urgent field safety notice QIL FY24-EMEA-10-FY24-OMSC-05]. https:// www.igj.nl/binaries/igj/documenten/waarschuwingen/2023/07/11/fsn-qil-fy2 4-emea-10-fy24-omsc-05-olympus-medical-systems-corporation-powerspiral-inte stinal-videoscope-psf-1/IT2081382+FSN-QIL+FY24-EMEA-10-FY24-OMSC-05+ Olympus+Medical+Systems+Corporation+PowerSpiral+Intestinal+Videoscope+ PSF-1.pdf

Pal P, Vishwakarma P, Singh AP, Reddy PM, Ramchandani M, Banerjee R et al. Diagnostic yield and technical performance of the novel motorized spiral enteroscopy compared with single-balloon enteroscopy in suspected Crohn's disease: a prospective study (with video). Gastrointest Endosc. 2023;97(3):493-506.

Papaefthymiou A, Ramai D, Maida M, Tziatzios G, Viesca MFY, Papanikolaou I et al. Performance and safety of motorized spiral enteroscopy: a systematic review and meta-analysis. Gastrointest Endosc. 2023;97(5):849-58.e5.

Pennazio M, Venezia L, Cortegoso Valdivia P, Rondonotti E. Device-assisted enteroscopy: An update on techniques, clinical indications and safety. Dig Liver Dis. 2019;51(7):934-43.

Riff BP, DiMaio CJ. Exploring the small bowel: update on deep enteroscopy. Curr Gastroenterol Rep. 2016;18(6):28.

Rughwani H, Singh AP, Ramchandani M, Jagtap N, Pal P, Inavolu P et al. A randomized, controlled trial comparing the total enteroscopy rate and diagnostic efficacy of novel motorized spiral enteroscopy and single-balloon enteroscopy in patients with small-bowel disorders: The Motor Trial (NCT 05548140). Am J Gastroenterol. 2023;118(10):1855-63. Triester SL, Leighton JA, Leontiadis GI, Fleischer DE, Hara AK, Heigh RI, et al. A meta-analysis of the yield of capsule endoscopy compared to other diagnostic modalities in patients with obscure gastrointestinal bleeding. Am J Gastroenterol. 2005;100(11):2407-18.

Takano Y, Nagashima R, Takahashi M, Ohnuma H, Nakamura S, Uetake H. Narrow-band imaging improves diagnostic accuracy for minute pharyngeal neoplasms. Gastrointest Endosc. 2006;63(3):389-95.

Wang Y, Ma B, Li W, Li P. Effectiveness and safety of novel motorized spiral enteroscopy: a systematic review and meta-analysis. Surg Endosc. 2023;37(9):6998-7011.

Xin L, Liao Z, Jiang YP, Li ZS. Indications, detectability, positive findings, total enteroscopy, and complications of diagnostic double-balloon endoscopy: a systematic review of data over the first decade of use. Gastrointest Endosc. 2011;74(3):563-70.

Yamamoto H, Despott EJ, González-Suárez B, Pennazio M, Mönkemüller K. The evolving role of device-assisted enteroscopy: The state of the art as of August 2023. Best Pract Res Clin Gastroenterol. 2023;64-65:101858.

Diagnóstico y tratamiento de la hemorragia digestiva de origen oscuro

25

C. Carretero Ribón

OBJETIVOS

- Definir la hemorragia digestiva de origen oscuro (HDOO).
- Conocer las distintas opciones diagnósticas disponibles para el estudio de la HDOO.
- Identificar las causas más frecuentes de la HDOO.
- Escoger la técnica diagnóstica más apropiada en cada paciente.
- Elegir el momento idóneo para estudiar el intestino delgado.
- Reconocer las distintas opciones terapéuticas en el contexto de la HDOO.

DEFINICIÓN DE HEMORRAGIA DIGESTIVA DE ORIGEN OSCURO

La hemorragia digestiva de origen oscuro ocurre en el 5 % de las hemorragias gastrointestinales y generalmente se debe a un sangrado originado en el intestino delgado (45-75 % de los casos), por lo que en algunos casos se la puede llamar *hemorragia digestiva media*.

 Para poder definir la presencia de una HDOO, es imprescindible que el paciente haya sido sometido a una gastroscopia y una colonoscopia previamente, y que ambas hayan resultado negativas.

Por otra parte, la HDOO puede manifestarse en forma de *hemorragia digestiva de origen oscuro-oculto*, en la que no se visualizan restos hemáticos y se presenta como anemia ferropénica de causa digestiva, o como *hemorragia digestiva oculta-manifiesta*, en la que se visualizan restos hemáticos en forma de melenas o enterorragias.

ETIOLOGÍA DE LA HEMORRAGIA DIGESTIVA DE ORIGEN OSCURO

Las causas de una HDOO están íntimamente relacionadas con la edad del paciente. Los pacientes con menos de 40 años tienen más probabilidades de que el origen del sangrado se deba a tumores en el intestino delgado (por ejemplo, linfomas o pólipos en el contexto de síndromes hereditarios), a un divertículo de Meckel, a una lesión de Dieulafoy o a una enfermedad de Crohn. Los pacientes mayores de 40 años, en cambio, presentan con mayor frecuencia lesiones vasculares (hasta en un 40 % de los casos) o lesiones secundarias a tratamientos crónicos con antiinflamatorios no esteroideos.

TÉCNICAS DIAGNÓSTICAS PARA LA HEMORRAGIA DIGESTIVA DE ORIGEN OSCURO

El arsenal diagnóstico disponible para estudiar la HDOO es amplio, y es importante conocer las distintas opciones para poder elegir la más adecuada en cada caso.

Las herramientas diagnósticas pueden dividirse en exploraciones radiológicas y exploraciones de tipo endoscópico. Entre las exploraciones radiológicas se encuentra el tránsito baritado, la enteroclisis, la enterografía por tomografía axial computarizada (entero-TAC), la enterografía por resonancia magnética (entero-RM) y la angiografía, mientras que entre las exploraciones endoscópicas se encuentran la enteroscopia intraoperatoria, la enteroscopia de pulsión, la enteroscopia asistida (por monobalón o doble balón) y la videocápsula endoscópica (VCE). Otras alternativas diagnósticas se basan en medicina nuclear, como la gammagrafía marcada con tecnecio 99 (Tc^{99}).

 Actualmente, la European Society of Gastrointestinal Endoscopy (ESGE) recomienda la utilización de la enteroscopia con cápsula como exploración de primera línea para el estudio de la HDOO, por lo que se compararán las técnicas disponibles con ésta, con el fin de contextualizar el resto de las exploraciones.

Enteroscopia con cápsula

La VCE es una técnica no invasiva para la visualización del intestino delgado. Consiste en la ingestión de una cápsula de material biodegradable que en su interior porta una cámara capaz de capturar imágenes y enviarlas a un registrador. Posteriormente, esas imágenes se descargan en un ordenador con un *software* específico que permite su visionado y análisis en forma de vídeo. En los siguientes apartados se describirá el rendimiento diagnóstico de la cápsula en comparación con el resto de las técnicas disponibles para el estudio del intestino delgado.

Tránsito intestinal

El tránsito intestinal es una prueba radiológica que permite el estudio del estómago, marco duodenal y resto del intestino delgado. Consiste en la ingesta de un contraste baritado que avanza a lo largo del tubo digestivo por los movimientos peristálticos, y permite estudiar su forma y función mediante la adquisición de radiografías en distintos momentos del procedimiento. Es un método seguro y no invasivo, si bien en la actualidad ha sido desplazado por el uso de la VCE. Los resultados del metaanálisis publicado por Triester mostraron que el rendimiento de la VCE era del 67 %, frente al 8 % del tránsito baritado, como se ve reflejado en la **figura 25-1**.

Angiografía

La angiografía consiste en la introducción de un contraste radioopaco en el sistema vascular y la posterior adquisición de imágenes radiológicas. La hemorragia se diagnostica al observar una extravasación del contraste, para lo cual se requiere un sangrado con un débito superior a 0,5 mL/min-1 mL/min. Leung *et al.* publicaron en 2012 un estudio prospectivo en el que comparaban la VCE con la arteriografía mesentérica. En este estudio, demostraron que el rendimiento diagnóstico de la cápsula era del 53,3 %, mientras que el de la arteriografía era de un 20 %, siendo las diferencias estadísticamente significativas. Por otra parte, sus resultados mostraron que el riesgo de resangrado en el grupo sometido a arteriografía fue un 16,7 % superior, si bien estas diferencias no resultaron significativas.

El beneficio de la angiografía en el paciente con hemorragia digestiva es mayor en aquellos casos con un sangrado activo, ya que permite la localización de la hemorragia y su tratamiento inmediato (generalmente mediante una embolización selectiva). Actualmente, el papel de la angiografía en la HDOO está justificado en aquellos pacientes inestables o con una hemorragia masiva, si bien ésta es una situación poco frecuente en la HDOO.

Dado que la hemorragia digestiva originada en el intestino delgado frecuentemente es de carácter intermitente, el mejor momento para la realización de la arteriografía es inmediatamente después de una angiotomografía computarizada (angio-TAC) que haya resultado positiva, o bien en aquellos pacientes con inestabilidad hemodinámica en los que se detecta enterorragia. Conviene recordar que cualquier retraso en la realización de la angiografía puede llevar a un falso negativo.

Tomografía axial computarizada, angio-TAC y entero-TAC

Con respecto a técnicas radiológicas como la TAC, es posible plantearse diversas alternativas: la TAC, el uso de una angio-TAC o de una entero-TAC. Todas ellas implican el uso de radiaciones ionizantes, y la entero-TAC requiere, además, la administración de 900-1.500 mL de un contraste oral.

La angio-TAC permite detectar hemorragias con un débito menor que la angiografía (0,3 frente a 0,5-1 mL/min, respectivamente). Saperas *et al.* realizaron un estudio en el que comparaban la angio-TAC, la arteriografía mesentérica y la VCE, y sus resultados mostraron que la VCE fue capaz de diagnosticar más lesiones que las exploraciones radiológicas. Concretamente, la VCE tuvo un rendimiento diagnóstico del 72 %, la angio-TAC del 24 % y la arteriografía mesentérica del 56 %.

La sensibilidad de la entero-TAC en la HDOO ronda el 50 %, si bien en caso de que el origen del sangrado sea un tumor, la sensibilidad aumenta a más del 90 %. Por este motivo, no se considera una herramienta de primera línea para el diagnóstico de la HDOO, pero puede ser muy útil si se sospecha una lesión tumoral. Un estudio reciente, publicado por Leung *et al.*, concluye que existen ciertos factores que pueden predecir con una sensibilidad de un 90 % un resultado positivo en la entero-TAC; estos factores predictivos son la presencia de síntomas abdominales, síndrome constitucional o tener antecedentes personales de un cáncer colorrectal. Por otra parte, podría considerarse como una téc-

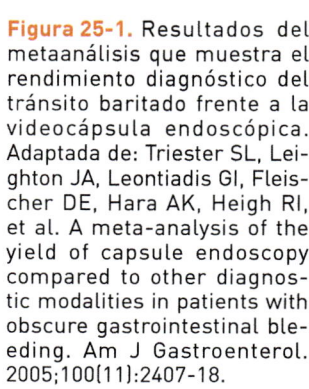

Figura 25-1. Resultados del metaanálisis que muestra el rendimiento diagnóstico del tránsito baritado frente a la videocápsula endoscópica. Adaptada de: Triester SL, Leighton JA, Leontiadis GI, Fleischer DE, Hara AK, Heigh RI, et al. A meta-analysis of the yield of capsule endoscopy compared to other diagnostic modalities in patients with obscure gastrointestinal bleeding. Am J Gastroenterol. 2005;100(11):2407-18.

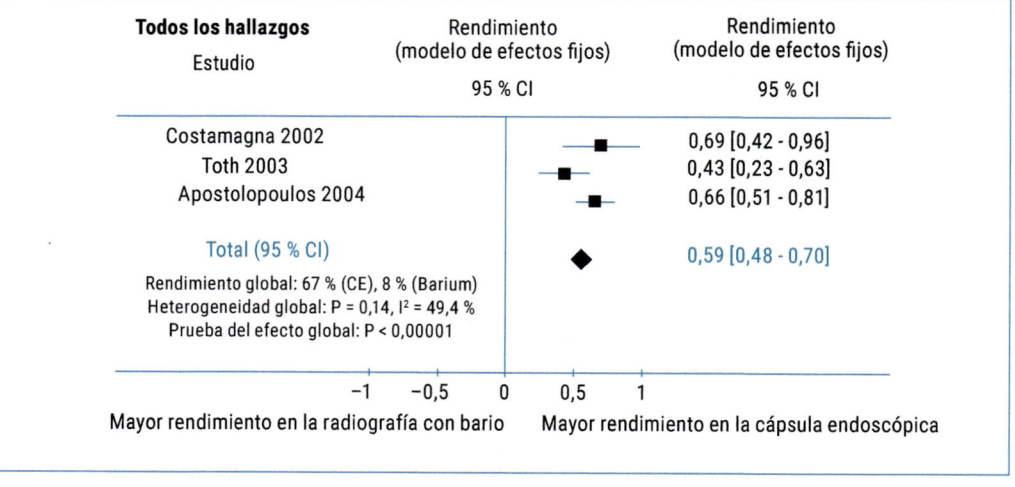

nica complementaria en casos en los que la VCE sea negativa, sobre todo en pacientes jóvenes (menores de 40 años) y con un sangrado masivo.

En comparación con otras técnicas, como la enteroscopia asistida, tanto la angio-TAC como la entero-TAC obtienen resultados inferiores a los obtenidos con la enteroscopia.

Enteroscopia intraoperatoria

La enteroscopia intraoperatoria se realiza accediendo quirúrgicamente a la cavidad abdominal (laparotomía o laparoscopia). Posteriormente se liberan adherencias con el fin de evitar el daño yatrogénico durante la enteroscopia, para luego realizar la enteroscopia por vía oral, transanal o mediante una o más enterotomías. Es recomndable hacer el diagnóstico durante la introducción del endoscopio, y no en retirada, para evitar sobre-diagnosticar aquellas lesiones que puedan haberse producido durante la inserción. El abordaje oral es el menos invasivo, pero el más difícil para acceder al íleon terminal, a pesar de que el cirujano pueda ayudar al endoscopista guiando manualmente el avance del endoscopio telescopando el intestino sobre él.

Según datos publicados, la capacidad diagnóstica de la enteroscopia intraoperatoria oscila entre el 58 y el 100 %, con un rendimiento diagnóstico y terapéutico del 79,3 y 75,7 %, respectivamente. Se podría considerar la enteroscopia intraoperatoria como el patrón oro para la visualización del intestino delgado; no obstante, debido a su alta morbilidad (17 %) y mortalidad (5 %), en la actualidad se reserva esta exploración para casos excepcionales.

En un estudio publicado por Hartmann, se comparaba la precisión diagnóstica de la enteroscopia intraoperatoria con la VCE, mostrando que la sensibilidad de la cápsula es de un 95 %, con una especificidad del 75 %, siendo su valor predictivo positivo del 95 % y el valor predictivo negativo del 86 %. Al ser la VCE una exploración no invasiva y con una alta tasa de exploraciones completas, se ha considerado como exploración diagnóstica de primera línea.

Sin embargo, al ser una herramienta puramente diagnóstica, se podría complementar con el uso de la enteroscopia intraoperatoria por su potencial terapéutico; no obstante, hay que tener en cuenta que, en la actualidad, existen otras alternativas capaces de lograr una enteroscopia profunda que resultan menos invasivas que la enteroscopia intraoperatoria, como pueden ser las enteroscopias asistidas por balón o la enteroscopia espiral.

En resumen, considerando el rendimiento diagnóstico tanto de la VCE como de la enteroscopia profunda, y las posibilidades terapéuticas de esta última, se podría plantear realizar una enteroscopia intraoperatoria si existen lesiones en el intestino delgado que no pueden ser tratadas mediante embolización o enteroscopia profunda, o si se requiere intervenir quirúrgicamente al paciente por otro motivo y la lesión no puede ser localizada durante la exploración quirúrgica.

Enteroscopia de pulsión

La enteroscopia de pulsión consiste en la inserción de un endoscopio flexible de mayor longitud que un gastroscopio, pudiendo utilizar un colonoscopio o bien un enteroscopio, con el objetivo de examinar más allá del ángulo de Treitz, avanzando unos 50-100 cm en el yeyuno proximal. Con el fin de favorecer la introducción del endoscopio y evitar la formación de bucles, puede utilizarse además un sobretubo, y facilitar de este modo una inserción más profunda.

En un metaanálisis publicado por Triester se incluyó un total de 14 estudios que comparaban la VCE y la enteroscopia de pulsión. El rendimiento de la cápsula fue del 63 %, frente al 28 % en el caso de la enteroscopia de pulsión (**Fig. 25-2**).

Enteroscopia asistida

Uno de los problemas de la enteroscopia de pulsión es su dificultad para avanzar más allá de unos 100 cm distales al

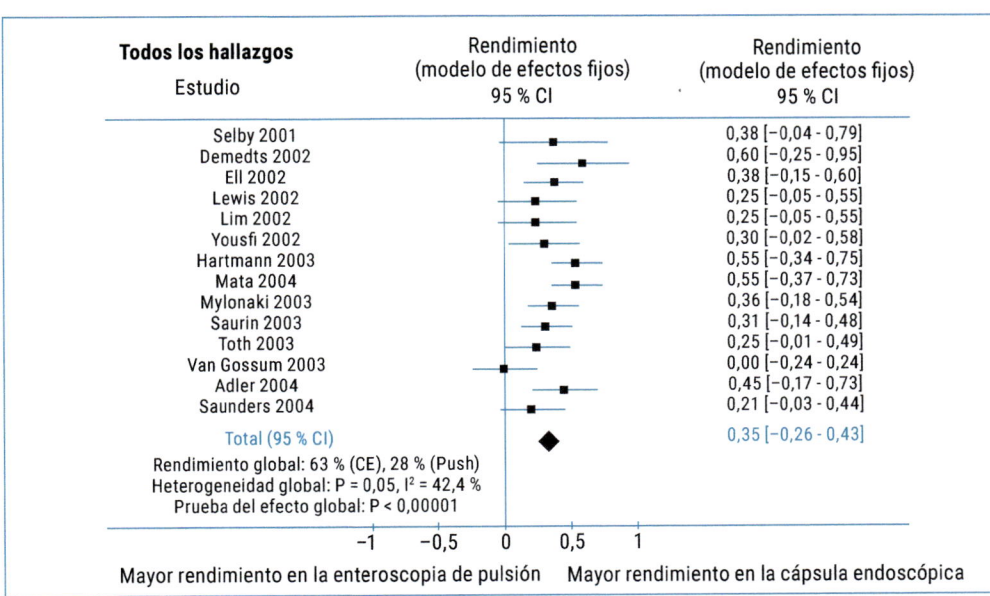

Figura 25-2. Resultados del metaanálisis que muestra el rendimiento diagnóstico de la enteroscopia de pulsión frente a la videocápsula endoscópica. Adaptada de: Triester SL, Leighton JA, Leontiadis GI, Fleischer DE, Hara AK, Heigh RI, et al. A meta-analysis of the yield of capsule endoscopy compared to other diagnostic modalities in patients with obscure gastrointestinal bleeding. Am J Gastroenterol. 2005; 100(11):2407-18.

ángulo de Treitz, por lo que las lesiones distales quedan fuera de su alcance.

En la actualidad, se dispone de alternativas que permiten avanzar más que la enteroscopia de pulsión, logrando alcanzar zonas distales del intestino delgado o incluso consiguiendo una enteroscopia total. Estas técnicas se conocen como *enteroscopia asistida*, y son la enteroscopia de monobalón (EMB) y la enteroscopia de doble balón (EDB).

Existen al menos cuatro estudios que comparan la EMB con la EDB, y muestran que la EDB consigue tres veces más enteroscopias completas (66 frente al 22 %, siendo estas diferencias estadísticamente significativas) y tiene un mayor rendimiento terapéutico (72 frente al 48 %, también estadísticamente significativo).

No existen ensayos clínicos que comparen la VCE con la EDB, si bien existen varios metaanálisis que comparan ambas técnicas. Uno de ellos, que incluye 11 estudios, concluye que el rendimiento diagnóstico de la EDB y la VCE en pacientes con HDOO es similar (57 frente al 60 %, respectivamente). Además, el rendimiento diagnóstico de la EDB es superior si se realiza tras una VCE que ha resultado positiva (75 frente al 27,5 %; $p = 0,02$). El resto de los metaanálisis muestran resultados superponibles a los publicados por Pasha; no obstante, teniendo en cuenta que la VCE consigue un mayor número de exploraciones completas y que es una exploración no invasiva, se considera más apropiado comenzar con la VCE y, en caso necesario, continuar con una enteroscopia profunda. Sin embargo, se podría plantear un abordaje inicial con enteroscopia asistida si existe una alta probabilidad de que el paciente presente lesiones vasculares, ya que podrían ser diagnosticadas y tratadas en un mismo procedimiento.

Enterorresonancia

El estudio con entero-RM combina la imagen multiplanar con un buen contraste de los tejidos blandos, lo que puede ser de utilidad a la hora de estudiar el intestino delgado. Para ello, se requiere que el intestino esté limpio y distendido, generalmente mediante la ingesta de líquidos no absorbibles que permitan una adecuada distensión durante el procedimiento.

En 2012, Wiarda *et al.* compararon el rendimiento diagnóstico de la entero-RM con la VCE y la EDB en pacientes con HDOO. En este estudio se tomó como patrón oro la EDB, y los resultados obtenidos por la VCE fueron superiores a los obtenidos por la entero-RM (sensibilidad del 61 frente al 21 %, respectivamente). Por ello, nuevamente la VCE parece superior a otras técnicas radiológicas en el estudio de la HDOO.

Gammagrafía con tecnecio 99

El divertículo de Meckel es un divertículo ubicado en la vertiente antimesentérica ileal que hasta en un 50 % de los casos contiene tejido gástrico ectópico. Generalmente es asintomático, aunque puede manifestarse en forma de sangrado rectal. Para su diagnóstico, clásicamente se ha utilizado la gammagrafía con Tc^{99}, ya que la mucosa gástrica ectópica es capaz de captar el radiofármaco. La sensibilidad de la gammagrafía para la detección del divertículo de Meckel es de un 62 %, aproximadamente. No obstante, la VCE es capaz de detectar el divertículo de Meckel, por lo que en muchas ocasiones es innecesario realizar la gammagrafía con Tc^{99}.

PAPEL DEL *SECOND-LOOK* CON GASTROSCOPIA Y COLONOSCOPIA

Como se ha señalado anteriormente, la definición de HDOO implica, en primer lugar, la realización de una gastroscopia y colonoscopia y, en segundo lugar, que éstas hayan resultado negativas. Una de las preguntas que cabría hacerse al enfrentarse a esta situación es la necesidad de confirmar que realmente no hay lesiones en la gastroscopia y en la colonoscopia, es decir, si es conveniente repetir el estudio endoscópico antes de diagnosticar a un paciente de una HDOO. La base teórica sobre la que se asienta este supuesto es que en algunos pacientes el origen del sangrado está al alcance de la endoscopia convencional y, sin embargo, no se consigue diagnosticar en la primera exploración.

Este supuesto ha quedado reflejado en algunos estudios que evalúan el uso de la VCE en el contexto de la HDOO en los que se ha podido comprobar, durante la lectura de la cápsula, que el origen del sangrado se localiza en puntos accesibles a la gastroscopia convencional hasta en un 2,8 % de los casos y en áreas accesibles a la colonoscopia en un 4,7 %. Esta situación puede explicarse por tratarse de lesiones que pueden parar de sangrar en el momento de la exploración, lesiones que pueden pasar desapercibidas al quedar bajo un coágulo que no ha podido movilizarse, por hipovolemia, por tratarse de sangrados intermitentes o por una mala preparación intestinal en el caso de las colonoscopias. En la gastroscopia, las lesiones que suelen pasar desapercibidas con mayor frecuencia son las úlceras de Cameron en hernias de hiato de gran tamaño, las varices fúndicas, el ulcus péptico, angiodisplasias, Dieulafoy y la ectasia vascular antral. En la colonoscopia, las lesiones frecuentemente no diagnosticadas son, sobre todo, las angiodisplasias y algunos tumores.

Otro punto que se debe tener en cuenta para valorar la realización de un *second-look* endoscópico es el coste-beneficio de dicha actuación. En 2011, Vlachogiannakos publicó un estudio en el que se evaluaban 317 exploraciones con cápsula realizadas con motivo de una HDOO, y se comprobó que en un 3,5 % de los casos la lesión sangrante se encontraba al alcance de la endoscopia convencional. A la vista de sus resultados, se concluía que no es coste-efectivo repetir las exploraciones endoscópicas. No obstante, hay situaciones en las que puede merecer la pena realizar una segunda gastroscopia y colonoscopia, por ejemplo, si existe una alta sospecha de que se haya pasado por alto alguna lesión en la primera exploración, si el equipo utilizado no era el óptimo, si la exploración se ha realizado por personal con menos experiencia o en aquellos casos en los que no se ha garantizado una correcta evaluación de toda la mucosa por presentar restos hemáticos o fecales que no han podido lavarse adecuadamente.

ALGORITMO DIAGNÓSTICO SUGERIDO

Es evidente que no existe un modo único de hacer las cosas, por lo que lo que se plantea a continuación es una sugerencia de cómo proceder ante un paciente con una HDOO. Esta propuesta surge de la combinación de los algoritmos publicados por tres de las sociedades más relevantes en gastroenterología, la American Gastroenterological Association (AGA), la American Society for Gastrointestinal Endoscopy (ASGE) y la ESGE, si bien es importante tener en cuenta la disponibilidad y experiencia de cada centro.

Ante un paciente con una HDOO, lo primero que hay que tener en cuenta es su estabilidad hemodinámica. En aquellos pacientes con inestabilidad hemodinámica o en aquellos que presenten una HDOO manifiesta con un sangrado masivo, se recomienda iniciar el estudio con técnicas radiológicas. La angiografía sería la técnica de elección en esta situación, dado su potencial terapéutico, si bien es factible realizar una angio-TAC previa para dirigir la exploración, siempre y cuando no provoque demoras excesivas, ya que, como se ha comentado previamente, un retraso en la realización de la angiografía puede llevar a un resultado falso negativo.

Ante un paciente hemodinámicamente estable, en el que se ha realizado un estudio con gastroscopia y colonoscopia que pueda considerarse de calidad, la autora propone no repetir el estudio endoscópico salvo en los casos señalados anteriormente (mala preparación, equipo subóptimo o endoscopista con poca experiencia) e ir directamente a valorar el intestino delgado mediante una VCE. Al igual que lo que sucede en la angiografía, elegir el momento para realizar la VCE es imprescindible para lograr los mejores resultados. En 2004, Pennazio *et al.* publicaron un estudio en el que demostraban cómo varía el rendimiento diagnóstico en función del tipo de sangrado a la hora de realizar la VCE. En los pacientes con HDOO-manifiesta-activa en el momento de la VCE, el rendimiento diagnóstico fue de un 92,3 %, mientras que en los pacientes con HDOO-manifiesta-no activa en el momento de la VCE, el rendimiento diagnóstico fue del 12,9 %, siendo de un 44,2 % en la HDOO-oculta (**Fig. 25-3**).

En este estudio, Pennazio también evaluó cómo se modificaba el rendimiento diagnóstico de la VCE en la HDOO manifiesta-no activa en función del momento de su realización, y comprobó que, cuanto más lejos del sangrado activo se realizaba la VCE, menor tasa de éxitos tenía (**Fig. 25-4**).

En 2013, un estudio publicado por Singh evaluó el rendimiento diagnóstico de la VCE en un subgrupo de pacientes ingresados, comparando aquellos pacientes sometidos a la VCE en los primeros 3 días tras el ingreso frente a aquellos pacientes en los que la VCE se realizó posteriormente, y se fijó también en la presencia o no de sangrado activo. En este estudio se demostró que la presencia de sangrado activo está íntimamente relacionada con el momento de realización de la cápsula, ya que estaba presente en el 28,9 % de los pacientes en los que la cápsula se realizó de forma precoz (<3 días tras el ingreso) y en el 13 % de los pacientes sometidos a la VCE de forma tardía (>3 días), siendo estas diferencias estadísticamente significativas. Además, se comprobó que la posibilidad de detectar sangrado activo disminuía con el paso de los días, siendo de un 36,6 % si la VCE se realizaba en las primeras 24 horas tras el ingreso, cayendo progresivamente al 23,8 % el segundo día y al 21,4 % el tercer día (**Fig. 25-5**).

En este estudio también se pudo comprobar que la posibilidad de realizar un procedimiento terapéutico (por ejemplo, una EDB) era mayor en el grupo de pacientes en los que la VCE se realizó de forma precoz (18,9 %) que en el grupo en el que la VCE se realizó de forma tardía (7,4 %), siendo las diferencias estadísticamente significativas (**Fig. 25-6**). Por último, la realización precoz de la VCE también parece tener un impacto positivo en la duración del ingreso, ya que en el grupo de VCE precoz la estancia media fue de 6,1 días, mientras que en el grupo de VCE tardía la estancia media fue de 10,3 días (*p* <0,0001).

Los datos presentados hasta ahora son favorables a la realización de una VCE precoz, al igual que los resultados incluidos en el *abstract* publicado por Handa, en el que demostraba un rendimiento diagnóstico de la VCE realizada de forma urgente (primeras 24 horas) de un 87,5 % comparado con un 33 % si se realizaba la cápsula tras ese intervalo de tiempo. No obstante, en la mayor parte de los centros, desde un punto de vista logístico, es complicado poder realizar una VCE en las primeras 24 horas e incluso en las primeras 72 horas. En definitiva, además de estos estudios, hay otros tantos que

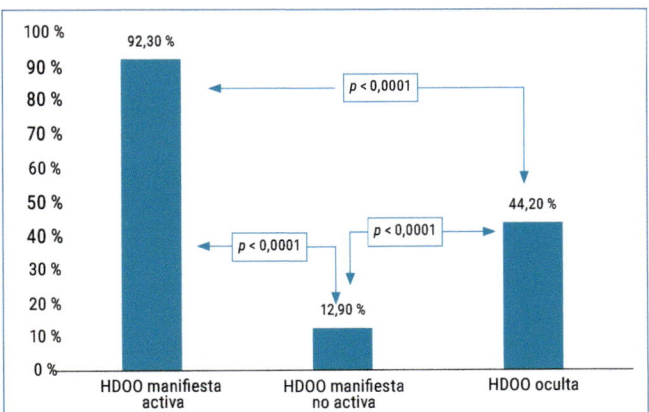

Figura 25-3. Rendimiento diagnóstico de la videocápsula endoscópica en función del tipo de sangrado. HDOO: hemorragia digestiva de origen oscuro.

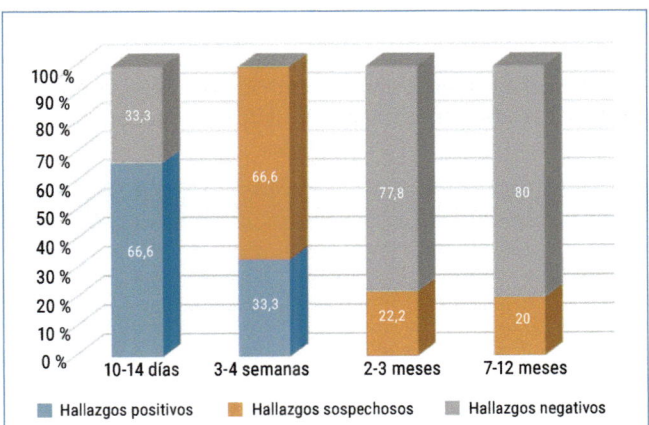

Figura 25-4. Rendimiento diagnóstico de la videocápsula endoscópica en hemorragia digestiva de origen oscuro no activa, según el momento de realización de la videocápsula endoscópica.

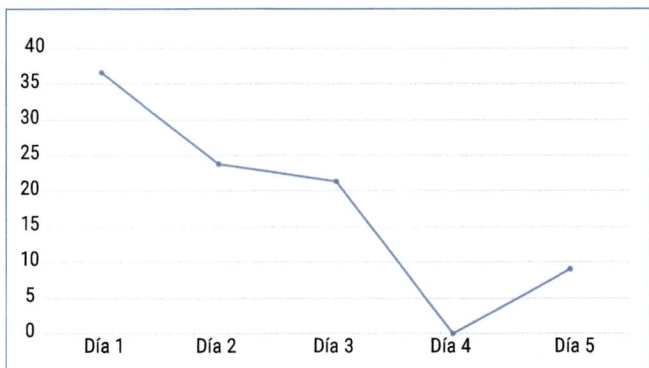

Figura 25-5. Rendimiento diagnóstico de la videocápsula endoscópica para la detección de sangrado activo en función de los días tras el ingreso.

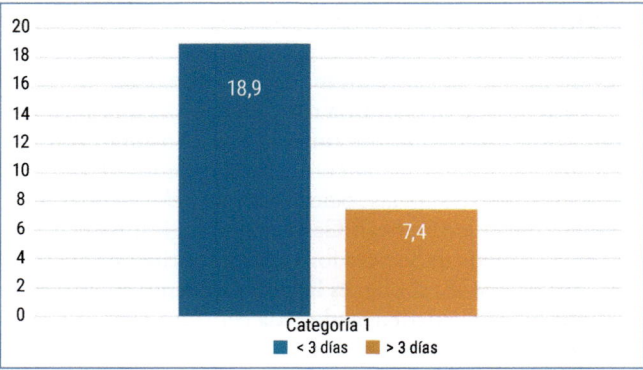

Figura 25-6. Porcentaje de pacientes en los que se pudo realizar procedimientos terapéuticos en función del momento en el que se realiza la videocápsula endoscópica (p <0,05).

apoyan la realización precoz de la VCE. Inicialmente, las guías de la ESGE aconsejaban realizarla en los primeros 14 días tras el sangrado, pero la nueva guía revisada aporta evidencia suficiente como para acortar ese intervalo y aconsejar que la VCE se realice en las primeras 48 horas.

 Se recomienda realizar la VCE en los primeros 2 días tras el sangrado, siendo conscientes de que, cuanto más próximos se esté al sangrado, mayor probabilidad de encontrar la lesión sangrante habrá.

En los casos en los que la VCE resulte positiva, se recomienda tratamiento específico en función de los hallazgos; sin embargo, hasta en un tercio de los pacientes con HDOO la VCE tendrá un resultado negativo. En aquellos pacientes en los que la VCE sea negativa y exista una alta sospecha de que la causa sea una lesión neoplásica, la realización de una TAC o una entero-TAC puede ser una buena alternativa. Para el resto de los pacientes con HDOO y VCE negativa, el manejo depende del riesgo de resangrado a largo plazo. Algunos estudios han valorado este riesgo, como el publicado por Macdonald, en el que se incluyeron 49 pacientes con VCE negativas, seguidos una media de 17,3 meses (± 6,2 meses). En este estudio, los autores comprobaron que el riesgo global de resangrado fue del 28 %, siendo del 42 % en aquellos pacientes con un resultado positivo y de un 11 % en aquellos pacientes con un resultado negativo (*p* <0,05). Dado el alto valor predictivo negativo de la VCE, es razonable mantener una actitud expectante tras un resultado negativo, monitorizando al paciente clínicamente y analíticamente. Los factores

que se han asociado a un mayor riesgo de resangrado en los pacientes con VCE negativa son el uso de anticoagulantes, la persistencia de una HDOO manifiesta y anemia grave en el momento del diagnóstico. Con respecto al uso de anticoagulantes, es interesante conocer que existe un *score* que ha resultado útil para predecir qué pacientes con tratamiento anticoagulante tienen mayor riesgo de resangrado. Este *score*, que se conoce como ORBIT *score*, es un acrónimo que resulta de las palabras en inglés *Older age, Reduced hemoglobin/hematocrit, Bleeding history, Insufficient kidney function and Treatment with antiplatelets* (**Tabla 25-1**). El estudio publicado por Curdia *et al.* mostró un porcentaje de resangrado del 45 % en los pacientes con un ORBIT *score* de riesgo bajo/moderado frente a un 80 % en el grupo de alto riesgo, siendo las diferencias estadísticamente significativas.

 En los casos en los que durante el seguimiento expectante se manifieste un nuevo sangrado digestivo o haya necesidad de transfusión sanguínea, sobre todo con una caída en las cifras de hemoglobina superior a 4 g/dL, se recomienda realizar una nueva VCE.

TRATAMIENTO DEL PACIENTE CON HEMORRAGIA DIGESTIVA DE ORIGEN OSCURO

El tratamiento de un paciente con HDOO depende del estado del paciente, de la gravedad de la hemorragia y de la causa del sangrado. Con esta premisa, los tres objetivos que se deben cumplir a la hora de tratar a estos pacientes son:

Tabla 25-1. ORBIT *score*			
O	*Older age* (edad)	> 75 años	1
R	*Reduced hemoglobin* (niveles de Hb)	< 12 g/dL en mujeres < 13 g/dL en hombres	2
B	*Bleeding history* (historia de sangrado previo: gastrointestinal o intracraneal)		2
I	*Insufficient kidney function* (insuficiencia renal)	< 60 mg/dL/1,73 m²	1
T	*Treatment* (tratamiento con anticoagulantes)		1

Riesgo de resangrado bajo: 0-2; riesgo de resangrado medio: 3; riesgo de resangrado alto: ⩾ 4.

estabilidad hemodinámica, mantenimiento/recuperación de niveles de hierro y tratamiento de la lesión causal.

- Estabilidad hemodinámica. Independientemente de cuál sea el origen del sangrado o de si éste puede considerarse HDOO, lo primero que hay que garantizar es la estabilidad hemodinámica del paciente. Ante un paciente inestable, lo prioritario son las maniobras de resucitación y estabilización, que comprenden el ingreso del paciente, la recuperación de la volemia con fluidoterapia y la transfusión de concentrados de hematíes en caso necesario. Se deben valorar también los fármacos que recibe habitualmente el paciente y evaluar si se deben suspender, al menos temporalmente, los anticoagulantes o antiagregantes.
- Tratamiento con hierro. Es frecuente que los pacientes con HDOO intermitente o de bajo débito presenten ferropenia con o sin anemia. En estos casos, se recomiendan los suplementos de hierro para restablecer los niveles de hemoglobina, hierro y ferritina. Lo más habitual es iniciar el tratamiento con hierro por vía oral, y reservar el hierro intravenoso para aquellos pacientes que han mostrado intolerancia a dos suplementos orales de hierro o para aquellos casos en los que existe evidencia de malabsorción de hierro concomitante.
- Tratamiento causal:
  - Angiodisplasias. Las angiodisplasias intestinales son capilares mucosos que drenan en una vena submucosa tortuosa. Son más frecuentes en pacientes añosos y generalmente son asintomáticas, si bien el uso de anticoagulantes puede favorecer su manifestación en forma de hemorragia digestiva, y son frecuentes la hemorragia recurrente (20-25 % tras tratamiento endoscópico) y la ferropenia persistente (hasta en un 64 %). Siguiendo las recomendaciones de la ESGE, en aquellos pacientes en los que la VCE detecte lesiones que justifiquen el sangrado, se recomienda la realización de una enteroscopia asistida con el fin de tratar dichas lesiones, aunque no existe consenso sobre cuál es la mejor opción terapéutica. El tratamiento endoscópico más habitual es la coagulación con plasma argón (APC), ya que es un procedimiento seguro con pocos efectos secundarios y que ha mostrado mejoría en los niveles de hemoglobina y disminución de los requerimientos transfusionales. No obstante, el tratamiento con APC no ha mostrado mejoría en las tasas de resangrado, y son muy similares a las tasas de resangrado de los pacientes que no han recibido tratamiento endoscópico. Otro tratamiento endoscópico alternativo es la inyección de sustancias esclerosantes, por ejemplo, polidocanol, que ha mostrado ser más eficaz si

se usa en combinación con la APC o con la aplicación concomitante con clips hemostáticos.

Algunos pacientes con angiodisplasias no son candidatos a tratamiento endoscópico, o bien por estar contraindicado en su caso o bien porque la distribución de las lesiones es muy difusa. En esos casos, existen varias alternativas farmacológicas: el tratamiento hormonal, el tratamiento con somatostatina o análogos y el tratamiento con talidomida. El *tratamiento hormonal* (por ejemplo, con etinilestradiol y noretisterona) ha obtenido resultados contradictorios y ha mostrado una disminución de los requerimientos transfusionales en algunos estudios, mientras que otros grupos no han encontrado beneficio en el uso de tratamiento hormonal en los pacientes con angiodisplasias. No se debe olvidar que el tratamiento hormonal no está exento de posibles efectos adversos, especialmente cardiovasculares, en pacientes en tratamiento hormonal crónico. La *somatostatina* (o su análogo octreotida) también ha mostrado resultados favorables en algunos estudios, actúa a diversos niveles como son la inhibición de la angiogénesis, la disminución del flujo esplácnico, el aumento de la resistencia vascular y la mejoría de la función plaquetar. Un metaanálisis publicado en 2014 ha demostrado que el uso de análogos de somatostatina tiene un efecto significativo sobre el cese del sangrado.

El uso de *talidomida* se justifica por su efecto antiangiogénico y ha demostrado ser eficaz tanto en la disminución de los episodios de resangrado como en los requerimientos transfusionales, si bien hay que tener en consideración sus posibles efectos adversos.

Por otra parte, además del tratamiento endoscópico y farmacológico, una alternativa es la embolización mediante radiología intervencionista, planteable especialmente en los pacientes hemodinámicamente inestables.

  - Otras lesiones. Como se ha señalado anteriormente, se recomienda que el manejo inicial del paciente con hallazgos positivos en la VCE sea endoscópico, mediante una enteroscopia asistida. Al igual que sucede con la VCE, también parece existir correlación entre la realización precoz (24-72 horas) de la enteroscopia tras una VCE positiva y la tasa de éxito terapéutico. No obstante, existen pocos estudios a largo plazo, y los que están disponibles no han mostrado diferencias en la tasa de resangrado entre los pacientes sometidos a una enteroscopia asistida terapéutica realizada de forma precoz, aunque sí han mostrado una disminución de los requerimientos transfusionales.

PUNTOS CLAVE

- La HDOO se define como aquella hemorragia digestiva en la que el estudio endoscópico con gastroscopia y colonoscopia han resultado negativos.
- Se recomienda que tras la gastroscopia y colonoscopia la siguiente exploración diagnostica sea la VCE.
- La VCE, en el contexto de una HDOO, debe realizarse de forma precoz, y es recomendable realizarla en los primeros 2 días tras el sangrado.

- Se recomienda que los pacientes con hallazgos positivos en la VCE sean sometidos a una enteroscopia asistida con el fin de tratar las lesiones encontradas en la cápsula.
- Los pacientes con angiodisplasias en el intestino delgado son un reto terapéutico, teniendo en consideración las tasas de resangrado a largo plazo.
- Aquellos pacientes con angiodisplasias en el intestino delgado que no pueden someterse a una enteroscopia terapéutica pueden beneficiarse de tratamiento médico (somatostatina o análogos, tratamiento hormonal o talidomida).

BIBLIOGRAFÍA

Bonnet S, Douard R, Malamut G, Cellier C, Wind P. Intraoperative enteroscopy in the management of obscure gastrointestinal bleeding. Dig Liver Dis. 2013; 45(4): 277-84.

Chao CC, Mo LR, Hu SC. The Optimal Timing for Using Capsule Endoscopy for Patients with Gastrointestinal Bleeding. Biomed Res Int. 2021;2021:7605324.

Chen X, Ran ZH, Tong JL. A meta-analysis of the yield of capsule endoscopy compared to double-balloon enteroscopy in patients with small bowel diseases. World J Gastroenterol. 2007; 13(32): 4372-8.

Chetcuti Zammit S, Koulaouzidis A, Sanders DS, McAlindon ME, Rondonotti E, Yung DE, et al. Overview of small bowel angioectasias: clinical presentation and treatment options. Expert Rev Gastroenterol Hepatol. 2018; 12(2): 125-39.

Curdia Goncalves T, Arieira C, Monteiro S, Rosa B, Moreira MJ, Cotter J. ORBIT score: an useful predictor of small bowel rebleeding in patients under chronic anticoagulation. Scand J Gastroenterol. 2018; 53(2): 179-84.

Fidler JL, Goenka AH, Fleming CJ, Andrews JC. Small Bowel Imaging: Computed Tomography Enterography, Magnetic Resonance Enterography, Angiography, and Nuclear Medicine. Gastrointest Endosc Clin N Am. 2017; 27(1): 133-52.

Ge ZZ, Chen HM, Gao YJ, Liu WZ, Xu CH, Tan HH, et al. Efficacy of thalidomide for refractory gastrointestinal bleeding from vascular malformation. Gastroenterology. 2011; 141(5): 1629-37.

Gurudu SR, Bruining DH, Acosta RD, Eloubeidi MA, Faulx AL, Khashab MA, et al. The role of endoscopy in the management of suspected small-bowel bleeding. Gastrointest Endosc. 2017; 85(1): 22-31.

Handa O, Yagi N, Fukuda W, Horie H, Yoshida N, Katada K, et al. Sa1746 Urgent Capsule Endoscopy Raises Diagnostic Yield for Overt Obscure Gastrointestinal Bleeding. Gastrointest Endosc. 2012; 75(4): AB262.

Harada A, Torisu T, Okamoto Y, Hirano A, Umeno J, Moriyama T, et al. Predictive Factors for Rebleeding after Negative Capsule Endoscopy among Patients with Overt Obscure Gastrointestinal Bleeding. Digestion. 2019; 1: 1-8.

Hartmann D, Schmidt H, Bolz G, Schilling D, Kinzel F, Eickhoff A, et al. A prospective two-center study comparing wireless capsule endoscopy with intraoperative enteroscopy in patients with obscure GI bleeding. Gastrointest Endosc. 2005; 61(7): 826-32.

Hashimoto R, Nakahori M, Matsuda T. Impact of Urgent Double-Balloon Enteroscopy on the Short-Term and Long-Term Outcomes in Overt Small Bowel Bleeding. Dig Dis Sci. 2019; 64(10): 2933-8.

Igawa A, Oka S, Tanaka S, Kunihara S, Nakano M, Aoyama T, et al. Major predictors and management of small-bowel angioectasia. BMC Gastroenterol. 2015; 15: 108.

Iio S, Oka S, Tanaka S, Tsuboi A, Otani I, Kunihara S, et al Clinical Utility of Emergency Capsule Endoscopy for Diagnosing the Source and Nature of Ongoing Overt Obscure Gastrointestinal Bleeding. Gastroenterol Res Pract. 2019;5496242.

Jackson CS, Gerson LB. Management of Gastrointestinal Angiodysplastic Lesions (GIADs): A Systematic Review and. Am J Gastroenterol. 2014; 109(4): 474-83.

Junquera F, Feu F, Papo M, Videla S, Armengol JR, Bordas JM, et al. A multicenter, randomized, clinical trial of hormonal therapy in the prevention of rebleeding from gastrointestinal angiodysplasia. Gastroenterology. 2001; 121(5): 1073-9.

Kamalaporn P, Cho S, Basset N, Cirocco M, May G, Kortan P, et al. Double-balloon enteroscopy following capsule endoscopy in the management of obscure gastrointestinal bleeding: Outcome of a combined approach. Can J Gastroenterol. 2008; 22(5): 491-5.

Kelsey LR, Saltzman JR, Fanelli RD, Cash BD, Gurudu SR, DeWitt JM, et al. The role of deep enteroscopy in the management of small-bowel disorders. Gastrointest Endosc. 2015; 82(4): 600-7.

Khashab MA, Lennon AM, Dunbar KB, Singh VK, Chandrasekhara V, Giday S, et al. A comparative evaluation of single-balloon enteroscopy and spiral enteroscopy for patients with mid-gut disorders. Gastrointest Endosc. 2010; 72(4): 766-72.

Kim SH, Keum B, Chun HJ, Yoo IK, Lee JM, Lee JS, et al. Efficacy and implications of a 48-h cutoff for video capsule endoscopy application in overt obscure gastrointestinal bleeding. Endosc Int Open. 2015;3(4):E334-8.

Kwan V, Bourke MJ, Williams SJ, Gillespie PE, Murray MA, Kaffes AJ, et al. Argon plasma coagulation in the management of symptomatic gastrointestinal vascular lesions: Experience in 100 consecutive patients with long-term follow-up. Am J Gastroenterol. 2006; 101(1): 58-63.

Leung KK, Khan U, Zhang M, McCurdy JD, James PD. A History of Malignancy and Relevant Symptoms May Predict a Positive CT Enterography in Obscure GI Bleeds. J Gastroenterol Hepatol. 2019; 34(9): 1511-6.

Leung WK, Ho SSM, Suen BY, Lai LH, Yu S, Ng EKW, et al. Capsule endoscopy or angiography in patients with acute overt obscure gastrointestinal bleeding: A prospective randomized study with long-term follow-up. Am J Gastroenterol. 2012; 107(9): 1370-6.

Macdonald J, Porter V, McNamara D. Negative capsule endoscopy in patients with obscure GI bleeding predicts low rebleeding rates. Gastrointest Endosc. 2008; 68(6): 1122-7.

Pasha SF, Leighton JA, Das A, Harrison ME, Decker GA, Fleischer DE, et al. Double-Balloon Enteroscopy and Capsule Endoscopy Have Comparable Diagnostic Yield in Small-Bowel Disease: A Meta-Analysis. Clin Gastroenterol Hepatol. 2008; 6(6): 671-6.

Pennazio M, Rondonotti E, Despott EJ, Dray X, Keuchel M, Moreels T, et al. Small-bowel capsule endoscopy and device-assisted enteroscopy for diagnosis and treatment of small-bowel disorders: European Society of Gastrointestinal Endoscopy (ESGE) Guideline - Update 2022. Endoscopy. 2023 Jan;55(1):58-95.

Pennazio M, Santucci R, Rondonotti E, Abbiati C, Beccari G, Rossini FP, et al. Outcome of Patients with Obscure Gastrointestinal Bleeding after Capsule Endoscopy: Report of 100 Consecutive Cases. Gastroenterology. 2004; 126(3): 643-53.

Raju GS, Gerson L, Das A, Lewis B, Association AG. American Gastroenterological Association (AGA) Institute technical review on obscure gastrointestinal bleeding. Gastroenterology. 2007; 133(5): 1697-717.

Rerksuppaphol S, Hutson JM, Oliver MR. Ranitidine-enhanced 99m technetium pertechnetate imaging in children improves the sensitivity of identifying heterotopic gastric mucosa in Meckel's diverticulum. Pediatr Surg Int. 2004; 20(5): 323-5.

Romagnuolo J, Brock AS, Ranney N. Is endoscopic therapy effective for angioectasia in obscure gastrointestinal bleeding?: A systematic review of the literature. Journal of Clinical Gastroenterology. 2015; 49(10): 823-30.

Rondonotti E, Marmo R, Petracchini M, de Franchis R, Pennazio M. The American Society for Gastrointestinal Endoscopy (ASGE) diagnostic algorithm for obscure gastrointestinal bleeding: eight burning questions from everyday clinical practice. Dig Liver Dis. 2013; 45(3): 179-85.

Santhakumar C. Evaluation and outcomes of patients with obscure gastrointestinal bleeding. World J Gastrointest Pathophysiol. 2014; 5(4): 479-86.

Saperas E, Dot J, Videla S, Alvarez-Castells A, Perez-Lafuente M, Armengol JR, et al. Capsule endoscopy versus computed tomographic or standard angiography for the diagnosis of obscure gastrointestinal bleeding. Am J Gastroenterol. 2007; 102(4): 731-7.

Singh A, Marshall C, Chaudhuri B, Okoli C, Foley A, Person SD, et al. Timing of video capsule endoscopy relative to overt obscure GI bleeding: Implications from a retrospective study. Gastrointest Endosc. 2013; 77(5): 761-6.

Song JH, Kim JE, Chung HH, Hong SN, Kim H, Kim ER, et al. Video Capsule Endoscopy Optimal Timing in Overt Obscure Gastrointestinal Bleeding. Diagnostics (Basel). 2022 Jan 9;12(1):154.

Teshima CW, Kuipers EJ, van Zanten SV, Mensink PB. Double balloon enteroscopy and capsule endoscopy for obscure gastrointestinal bleeding: an updated meta-analysis. J Gastroenterol Hepatol. 2011; 26(5): 796-801.

Triester SL, Leighton JA, Leontiadis GI, Fleischer DE, Hara AK, Heigh RI, et al. A meta-analysis of the yield of capsule endoscopy compared to other diagnostic modalities in patients with obscure gastrointestinal bleeding. Am J Gastroenterol. 2005; 100(11): 2407-18.

Van Cutsem E, Rutgeerts P, Vantrappen G. Treatment of bleeding gastrointestinal vascular malformations with oestrogen-progesterone. Lancet (London, England). 1990; 335(8695): 953-5.

Vlachogiannakos J, Papaxoinis K, Viazis N, Kegioglou A, Binas I, Karamanolis D, et al. Bleeding lesions within reach of conventional endoscopy in capsule endoscopy examinations for obscure gastrointestinal bleeding: is repeating endoscopy economically feasible? Dig Dis Sci. 2011; 56(6): 1763-8.

Wiarda BM, Heine DGN, Mensink P, Stolk M, Dees J, Hazenberg HJA, et al. Comparison of magnetic resonance enteroclysis and capsule endoscopy with balloon-assisted enteroscopy in patients with obscure gastrointestinal bleeding. Endoscopy. 2012; 44(7): 668-73.

Wood AR, Ham SA, Sengupta N, Micic D. Impact of Early Video Capsule Endoscopy on Hospitalization and Post-hospitalization Outcomes: A Propensity Score-Matching Analysis. Dig Dis Sci. 2022 Aug;67(8):3584-91.

Yang J, Qian J, Wang L, He B, Gu J, Gong S, et al. Accuracy of Computed Tomographic Enterography for Obscure Gastrointestinal Bleeding. Acad Radiol. 2017; 25(2): 196-201.

Zhao R, Nakamura M, Wu S, Uchida G, Yamamura T, Gao YJ, et al. The role of early video capsule endoscopy in the diagnosis and prognosis of obscure gastrointestinal bleeding: A multi-center propensity score matching study. J Gastroenterol Hepatol. 2021 Sep;36(9):2540-8.

Tratamiento endoscópico de las complicaciones de la enfermedad inflamatoria intestinal: estenosis y fístulas

26

Y. González Lama

OBJETIVOS

- Conocer la naturaleza de la enfermedad inflamatoria intestinal de fenotipo estenosante, su evaluación y su manejo endoscópico.
- Aprender los detalles de la técnica de dilatación endoscópica, sus indicaciones, beneficios y riesgos esperables.
- Manejar las alternativas a la dilatación convencional.

INTRODUCCIÓN

La enfermedad inflamatoria intestinal en general y, en concreto, la enfermedad de Crohn, son progresivas. De hecho, se sabe que, mientras que en las fases tempranas de la enfermedad el patrón es fundamentalmente inflamatorio, en las fases más tardías predominan los patrones complejos, como el estenosante o el penetrante. Así pues, hoy se acepta que existe una fase preclínica en la que, con base en unos determinantes genéticos y medioambientales, como la microbiota intestinal, se desarrolla un proceso de lesión histológica e inflamación subclínica; más adelante y tras un período de tiempo variable, aparece la enfermedad de Crohn reconocible clínicamente, esto es, con evidencia clínica, biológica y endoscópica.

Si no se revierte esta situación a tiempo, en lo que se denomina el *período ventana*, el desarrollo de daño intestinal y deterioro funcional acarrea consecuencias como las estenosis, las fístulas, los abscesos, etc., en lo que se puede entender como enfermedad tardía.

Hoy ya parece indudable que los pacientes con enfermedad de Crohn tienen dos tipos de problemas a lo largo del tiempo: unos derivados de la actividad inflamatoria y otros derivados de las secuelas de esta actividad inflamatoria. Mientras que la inflamación se puede revertir con tratamientos inmunomoduladores (antiinflamatorios, al fin y al cabo), las secuelas de esta inflamación, ya sean las estenosis, las fístulas, etc., suponen el desarrollo de un proceso fibrogénico y no pueden ser abordadas con fármacos. De esta forma, es muy posible que se consiga controlar la inflamación en un segmento determinado del intestino, pero no se conseguirá revertir una estenosis fibrótica ya establecida. Desde este punto de vista, la presencia de estenosis o fístulas indica que el tratamiento médico no llegó a tiempo y que hay que enfrentarse a las secuelas de la enfermedad más que a la propia enfermedad.

En estudios ya clásicos, anteriores a la era de los tratamientos biológicos, se recoge que alrededor de uno de cada tres pacientes con enfermedad puramente inflamatoria desarrollará estenosis en un plazo de unos 5 años y otro tanto desarrollará un patrón penetrante. Además, casi uno de cada cuatro de los pacientes que desarrollan estenosis acabará desarrollando también una forma fistulizante de la enfermedad.

Un grupo investigador español llegó a conclusiones muy parecidas y demostró, además, que son precisamente los pacientes con estas formas complejas de la enfermedad los que tienen, con el tiempo, mayor necesidad de cirugía.

ESTENOSIS EN LA COLITIS ULCEROSA

Las estenosis en la colitis ulcerosa merecen una mención aparte. Dado que, a diferencia de la enfermedad de Crohn, la colitis ulcerosa es una enfermedad limitada a la mucosa y no interesa a todo el espesor de la pared intestinal, es llamativo e infrecuente que se desarrollen estenosis cólicas en este tipo de pacientes. De hecho, trabajos ya clásicos consideran que no más del 5 % de los pacientes con colitis ulcerosa de larga evolución desarrollarán una estenosis.

En cualquier caso, es mandatorio descartar malignidad sobre una estenosis en un paciente con colitis ulcerosa, ya que en el 25 % de los casos estas estenosis podrían albergar una neoplasia subyacente. La probabilidad de que esto ocurra parece mayor en los casos de muy larga evolución y en aquellos pacientes en los que la estenosis produce síntomas.

DILATACIÓN ENDOSCÓPICA

La dilatación endoscópica de una estenosis en el escenario de la enfermedad inflamatoria intestinal, como en cualquier otro escenario, es fundamentalmente clínica; es decir, hay que resolver una estenosis cuando causa problemas.

¿A quién dilatar?

Las particularidades de la enfermedad inflamatoria intestinal hacen razonable la dilatación en diferentes contextos clínicos, aun en ausencia de síntomas obstructivos atribuibles a la estenosis. Una de estas situaciones puede ser la necesidad de valorar el neoíleon terminal para determinar la recurrencia endoscópica, por lo que en ocasiones será razonable dilatar una estenosis de la anastomosis aunque no dé síntomas obstructivos. De la misma forma, la necesidad de un adecuado cribado de displasia puede obligar también a dilatar una estenosis cólica aunque sea asintomática.

Además de esto, no hay que olvidar que la dilatación endoscópica tiene más posibilidades de fracasar en las estenosis sintomáticas y que estas son las que con más frecuencia requieren cirugía. Se postula que la dilatación de estenosis asintomáticas podría evitar la progresión de una estenosis asintomática a sintomática y, por tanto, más compleja y refractaria.

Características de las estenosis candidatas a ser dilatadas

La estenosis ideal para ser dilatada endoscópicamente es única, corta, accesible (que permita una buena posición del endoscopio para efectuar el procedimiento), no angulada, sin malignidad, sin actividad y sin complicaciones locales como fístulas o abscesos adyacentes.

En diferentes estudios se señala que la longitud de la estenosis no debería ser superior a 4-5 cm. En una revisión reciente que incluyó a más de 1.400 pacientes y más de 3.200 procedimientos endoscópicos se demostró que los pacientes cuya estenosis tiene una longitud menor o igual a 5 cm tienen muchas probabilidades de evitar la cirugía. Por el contrario, cada centímetro que aumenta la longitud de la estenosis se ha relacionado con un aumento significativo del riesgo de terminar necesitando cirugía, que se ha cuantificado en un 8 %. De todas las localizaciones, las duodenales son quirúrgicas con mucha mayor probabilidad, hasta cinco veces más que el resto.

Por otra parte, la mayoría de las estenosis tienen un componente mixto, fibroso e inflamatorio, por lo que es necesario determinar si predomina uno u otro. Para ello están disponibles diferentes técnicas, como la enterorresonancia magnética, la ecografía intestinal, la propia endoscopia o diferentes marcadores séricos de actividad inflamatoria.

Cada uno de estos procedimientos tiene ventajas y limitaciones. Así, por ejemplo, el aspecto endoscópico sugerirá un predominio fibroso o inflamatorio, aunque con frecuencia no proporciona información sobre la longitud de la estenosis, la angulación o la presencia de complicaciones locales. La ecografía o la enterorresonancia proporcionan información sobre una eventual patología extraluminal y sobre la longitud de la estenosis. Sin embargo, y aunque existe la posibilidad de cuantificar el componente fibrótico o inflamatorio, estos métodos no están totalmente normalizados ni universalmente aceptados. Es probable que una combinación de diferentes procedimientos fuera lo más útil.

Por último, y aunque clásicamente se tiende a pensar que las estenosis posquirúrgicas son más aptas para la dilatación endoscópica, lo cierto es que aún no se ha demostrado que se obtengan mejores resultados con este tipo de estenosis que con estenosis *de novo*.

¿Tratar o dilatar?

En cualquier caso, la presencia de actividad inflamatoria sobre la estenosis no debería ser un impedimento para llevar a cabo la dilatación endoscópica si se ha decidido que es necesaria. En algunos estudios se ha demostrado que la eficacia de la dilatación y su perfil de seguridad no empeoran si existe actividad inflamatoria sobre la estenosis. Sin embargo, esto no quiere decir que el mejor tratamiento para una estenosis de predominio inflamatorio sea endoscópico antes que médico. Hay que valorar bien la situación del paciente, la naturaleza de la estenosis y las opciones terapéuticas. De hecho, se ha demostrado que el tratamiento adecuado de la enfermedad de base asociado a dilatación endoscópica es probablemente el mejor abordaje en muchos casos.

En esta misma línea, también se ha comprobado la influencia negativa del tabaco en los pacientes con estenosis secundaria a la enfermedad de Crohn, sobre todo a medio y largo plazo.

¿Cuántas veces hay que dilatar?

Hay que distinguir entre el éxito clínico y el éxito técnico del procedimiento. El primero se refiere al alivio de los síntomas, si es que los hay, mientras que el segundo se refiere a la posibilidad de franquear la estenosis con el endoscopio. Se han desarrollado escalas para la valoración de los síntomas de pacientes con enfermedad estenosante, aunque su uso no se ha extendido en la práctica clínica. Cabe destacar que, si bien el objetivo clínico es menos exigente que el técnico, este último es más accesible con las nuevas generaciones de endoscopios.

En cualquier caso, el objetivo general de la dilatación endoscópica debe ser franquear la estenosis con el endoscopio, aunque hoy se sabe que en pacientes con enfermedad de Crohn es razonable ser un poco más ambiciosos aún.

De cualquier forma, es muy probable que este objetivo no se alcance en una sola sesión: aunque la técnica de dilatación endoscópica con balón hidroneumático no está estandarizada y existen múltiples variantes de acuerdo a la experiencia y la costumbre de cada centro, no es menos cierto que el abordaje paso a paso con balones de diámetros crecientes constituye una práctica clínica muy habitual por conservadora y prudente. Por este motivo y con base en las características de la estenosis, el tiempo del procedimiento, la importancia del desgarro mucoso que se genere con la dilatación o la experiencia del endoscopista, es probable que no se consiga el objetivo deseado en un único procedimiento. Además, existen datos que indican que, a mayor diámetro de dilatación conseguido, menores son las posibilidades de recidiva de la estenosis, aunque también aumenta el riesgo de perforación. Así, en general, se establece que el objetivo técnico debería incluir la dilatación de, al menos, 15 mm de diámetro, y no más de 20 mm.

> ❗ En cualquier caso, y aunque el paciente experimente un alivio de los síntomas, si no se ha conseguido el objetivo deseado en un primer procedimiento, lo razonable es programar los procedimientos subsiguientes, en lugar de esperar a la reaparición de los síntomas.

Por otra parte, la recidiva de la estenosis con el paso del tiempo es muy común, por lo que a largo plazo el objetivo clínico es más difícil de conseguir que el objetivo técnico. Así, en una reciente revisión sistemática, la tasa de recidiva clínica a los 6 meses se cifró en el 35,9 % (intervalo de confianza [IC] al 95 %: 4,8-56,9) y en el 75,9 % (IC 95 %: 31-91,6) a los 2 años. En esta misma revisión se estableció la tasa de cirugía en el 17,5 % (IC 95 %: 11,8-2,9) a los 6 meses y en el 42,9 (IC 95 %: 23,7-57,4) a los 2 años.

Por tanto, la tasa de redilataciones también es creciente con el paso del tiempo: el 36,5 % (IC 95 %: 25,6-45,9) a los 6 meses y el 73,5 % (IC 95 %: 53,8-83,8) a los 2 años.

> ❗ Por todo esto, no debe sorprender que un paciente que haya sido dilatado con éxito clínico y técnico necesite nuevas dilataciones con el paso del tiempo. Tan es así que podría ser razonable revisar endoscópicamente a este tipo de pacientes al cabo de 1 año para dilatar estenosis subclínicas o con menor grado de estenosis.

De cualquier forma, si estas dilataciones son necesarias con demasiada frecuencia o comienzan a ser infructuosas, es razonable pensar en alternativas a la dilatación endoscópica con balón, ya sean estas quirúrgicas o endoscópicas.

ALTERNATIVAS ENDOSCÓPICAS A LA DILATACIÓN CON BALÓN

Las alternativas endoscópicas a la dilatación del balón se mencionan a continuación.

Prótesis endoluminales autoexpandibles

Se han comunicado diferentes experiencias en el tratamiento de estenosis refractarias con prótesis metálicas autoexpandibles y cubiertas, con prótesis de aposición luminal y con prótesis biodegradables, en todos los casos con resultados prometedores. Dado que se trata de estenosis benignas, el objetivo es retirar la prótesis una vez se haya resuelto, manteniendo la prótesis como máximo 4 semanas.

A pesar de todo, la complicación más frecuente es la migración de la prótesis, que en algunos casos se resuelve endoscópicamente de forma sencilla, mientras que en otros no será así.

> ❗ Se ha planteado que sería razonable anteponer la colocación de una prótesis a la dilatación con balón, sin que existan claras ventajas a favor de la colocación de prótesis en cuanto a eficacia, sobre todo teniendo en cuenta tanto la seguridad como el coste del procedimiento.

En un estudio español, prospectivo y multicéntrico recientemente publicado, se encontró que, aunque ambas alternativas fueron eficaces y seguras, la dilatación con balón parecía más eficaz y eficiente. En cualquier caso, no deja de ser una alternativa razonable en casos seleccionados.

Cabe llamar la atención sobre el hecho de que no existe una prótesis especialmente diseñada para este tipo de pacientes. Las prótesis metálicas recubiertas disponibles son mayores de 5 cm, mientras que las prótesis de aposición luminal tienen 1 cm de longitud. Es posible que eventuales mejoras técnicas en el material disponible se acompañen de un aumento en el uso de esta alternativa. Más aún, experiencias con retirada de la prótesis de forma sistemática al cabo de 7 días arrojan resultados prometedores y con menor tasa de migración.

Inyección intralesional de sustancias antiinflamatorias

Se ha ensayado la inyección de esteroides e incluso de antifactor de necrosis tumoral con el objetivo de mejorar los resultados de la dilatación convencional. Los estudios son pequeños, adolecen de importantes limitaciones y arrojan resultados contradictorios. De hecho, un estudio aleatorizado llevado a cabo en 13 pacientes con estenosis de anastomosis asociada a enfermedad de Crohn encontró que la inyección de triamcinolona en la estenosis tras la dilatación con balón se asoció a peor evolución y a la reaparición precoz de los síntomas. Otros trabajos, sin embargo, han arrojado resultados positivos. En cualquier caso, ni la Organización Europea de Enfermedad de Crohn y Colitis (ECCO) ni la Sociedad Británica de Gastroenterología (BSG) recomiendan la inyección intralesional de esteroides de forma sistemática asociada a la dilatación convencional con balón.

Las series publicadas de inyección intralesional de antifactor de necrosis tumoral de forma adyuvante a la dilatación con balón son todavía muy pequeñas y no permiten extraer conclusiones, y mucho menos emitir una recomendación a su favor.

Estricturotomía endoscópica

La estricturotomía endoscópica, esto es, la incisión con un electrobisturí endoscópico sobre una estenosis, se ha ensayado en estenosis de diversa índole en el tubo digestivo e incluso en el árbol biliar, por lo que no es raro que se haya empleado también en las estenosis secundarias a enfermedad de Crohn refractarias al manejo convencional.

Cabe destacar que esta incisión puede ser radial o circunferencial y que se puede distinguir la estricturotomía de la estricturoplastia (estenoplastia) (habitualmente más amplia y acompañada de la disposición de clips endoscópicos para evitar la aposición de los márgenes cruentos), aunque en general se habla de estricturotomía endoscópica para referirse a cualquiera de estos procedimientos.

El procedimiento se suele llevar a cabo bien con un electrobisturí del tipo *needle knife* o bien *insulated-tip knife* (*IT-knife*). La principal ventaja de la técnica es que permite un control total de la localización y la profundidad del corte.

Al contrario que la dilatación con balón, el desgarro en este caso puede ser totalmente controlado por el endoscopista.

Las experiencias publicadas son limitadas, pero parece que es un procedimiento eficaz en estenosis refractarias a tratamiento con dilatación convencional y que podría dar buenos resultados, sobre todo en estenosis cortas y fibrosas, de anastomosis o incluso anorrectales. El grupo de Cleveland publicó su serie de 85 pacientes y 127 estenosis tratadas con estricturotomía endoscópica. El éxito técnico se alcanzó en todos los casos. Al cabo de una media de casi 1 año de seguimiento y con una media de dos procedimientos por paciente, el 85 % de los pacientes permanecían libres de síntomas sin haber necesitado cirugía. Sin embargo, la principal limitación de esta técnica está en la seguridad: en esta misma serie de Cleveland se reportaron nueve casos de hemorragia grave (con necesidades transfusionales) y una perforación. Por tanto, es necesario el concurso de un endoscopista con entrenamiento y experiencia, así como la selección de una estenosis que fundamentalmente sea corta y no angulada.

La eficacia de la esticturotomía ha sido comparada directamente con la de la dilatación con balón en un estudio que incluyó a 164 pacientes con estenosis de anastomosis secundarias en enfermedad de Crohn sometidos a dilatación con balón convencional frente a 21 pacientes tratados con estricturotomía. Los resultados del estudio indican que la estricturotomía parece ser más eficaz que la dilatación convencional con balón, tanto en el corto como en el medio plazo, aunque se asocia a un mayor riesgo, sobre todo de hemorragia grave.

Por último, en una revisión sistemática con metaanálisis recientemente comunicada y que incluye a más de 900 pacientes de 20 estudios diferentes (nueve de dilatación, siete de prótesis y cuatro sobre estricturotomías), se concluye lo siguiente: la estricturotomía es el procedimiento que con mayor probabilidad alcanza el éxito técnico, la colocación de prótesis es el que con mayor probabilidad alcanza el éxito clínico, mientras que la dilatación sería el procedimiento más seguro.

PUNTOS CLAVE

- El desarrollo de estenosis en la enfermedad inflamatoria intestinal es una secuela de un mal control de la enfermedad en el largo plazo.
- Si las características de la estenosis lo permiten, lo razonable es un abordaje endoscópico fundamentalmente mediante dilatación convencional con balón hidroneumático. Sin embargo, una importante proporción de pacientes necesitan nuevos procedimientos con el paso del tiempo.
- Existen alternativas para los casos refractarios a la dilatación convencional, como la colocación de prótesis autoexpandibles o la estricturotomía endoscópica.
- Con relación a todo lo anterior, el Grupo Español de Trabajo en Enfermedad de Crohn y Colitis Ulcerosa (GETECCU) sobre el manejo de las estenosis en la enfermedad de Crohn propone en su documento de posicionamiento un abordaje inicial mediante dilatación endoscópica y reservar las alternativas para los casos refractarios. En este escenario, recomienda la estricturotomía endoscópica para estenosis cortas (<2 cm) y el empleo de prótesis autoexpandibles para las estenosis más largas.

BIBLIOGRAFÍA

Bettenworth D, Gustavsson A, Atreja A, López R, Tysk C, van Assche G et al. A pooled analysis of efficacy, safety, and long-term outcome of endoscopic balloon dilation therapy for patients with stricturing Crohn's disease. Inflamm Bowel Dis. 2017;23(1):133-42.

Bettenworth D, López R, Hindryckx P, Levesque BG, Rieder F. Heterogeneity in endoscopic treatment of Crohn's disease-associated strictures: An international inflammatory bowel disease specialist survey. J Gastroenterol. 2016;51(10):939-48.

Cosnes J, Cattan S, Blain A, Beaugerie L, Carbonnel F, Parc R et al. Long-term evolution of disease behavior of Crohn's disease. Inflamm Bowel Dis. 2002;8(4):244-50.

Gumaste V, Sachar DB, Greenstein AJ. Benign and malignant colorectal strictures in ulcerative colitis. Gut. 1992;33(7):938-41.

Hassan C, Zullo A, De Francesco V, Ierardi E, Giustini M, Pitidis A et al. Systematic review: Endoscopic dilatation in Crohn's disease. Aliment Pharmacol Ther. 2007;26(11-12):1457-64.

Lan N, Shen B. Endoscopic stricturotomy versus balloon dilation in the treatment of anastomotic strictures in Crohn's Disease. Inflamm Bowel Dis. 2018;24(4):897-907.

Lan N, Shen B. Endoscopic stricturotomy with needle knife in the treatment of strictures from inflammatory bowel disease. Inflamm Bowel Dis. 2017;23(4):502-13.

Lashner BA, Turner BC, Bostwick DG, Frank PH, Hanauer SB. Dysplasia and cancer complicating strictures in ulcerative colitis. Dig Dis Sci. 1990;35(3):349-52.

Lian L, Stocchi L, Shen B, Liu X, Ma J, Zhang B et al. Prediction of need for surgery after endoscopic balloon dilation of ileocolic anastomotic stricture in patients with Crohn's disease. Dis Colon Rectum. 2015;58(4):423-30.

Loras Alastruey C, Andújar Murcia X, Esteve Comas M. The role of stents in the treatment of Crohn's disease strictures. Endosc Int Open. 2016;4(3):E301-8.

Loras C, Mañosa M, Andújar X, Sánchiz V, Martí-Gallostra M, Zabana Y et al. Documento de posicionamiento. Recomendaciones del Grupo Español de Trabajo en Enfermedad de Crohn y Colitis Ulcerosa (GETECCU) sobre el tratamiento de la estenosis en la enfermedad de Crohn. Gastroenterol Hepatol. 2022;45:315-34.

Loras C, Pérez-Roldán F, Gornals JB, Barrio J, Igea F, González-Huix F et al. Endoscopic treatment with self-expanding metal stents for Crohn's disease strictures. Aliment Pharmacol Ther. 2012;36(9):833-9.

Louis E, Collard A, Oger AF, Degroote E, Aboul Nasr El Yafi FA, Belaiche J. Behaviour of Crohn's disease according to the Vienna classification: changing pattern over the course of the disease. Gut. 2001;49(6):777-82.

Maaser C, Sturm A, Vavricka SR, Kucharzik T, Fiorino G, Annese V et al. ECCO-ESGAR Guideline for Diagnostic Assessment in IBD Part 1:Initial diagnosis, monitoring of known IBD, detection of complications. J Crohn's Colitis. 2019;13(2):144-64.

Nos P, Garrigues V, Bastida G, Maroto N, Ponce M, Ponce J. Outcome of patients with nonstenotic, nonfistulizing Crohn's disease. Digest Dis Sciences. 2004;49(11-12):1771-6.

Pariente B, Mary JY, Danese S, Chowers Y, de Cruz P, D'Haens G et al. Development of the Lemann index to assess digestive tract damage in patients with Crohn's disease. Gastroenterology. 2015;148(1):52-63.e3.

Peyrin-Biroulet L, Loftus EV Jr., Colombel JF, Sandborn WJ. Early Crohn disease: a proposed definition for use in disease-modification trials. Gut. 2010;59(2):141-7.

Peyrin-Biroulet L, Loftus EV Jr., Colombel JF, Sandborn WJ. The natural history of adult Crohn's disease in population-based cohorts. Am J Gastroenter. 2010;105(2):289-97.

Shen B, Kochhar G, Navaneethan U, Liu X, Farraye FA, Gonzalez-Lama Y et al. Role of interventional inflammatory bowel disease in the era of biologic therapy: a position statement from the Global Interventional IBD Group. Gastrointest Endosc. 2019;89(2):215-37.

Diagnóstico y tratamiento de los síndromes polipósicos y otros tumores del intestino delgado

27

E. Pérez-Cuadrado Martínez y P. Esteban Delgado

OBJETIVOS

- Conocer los diferentes tipos de síndromes polipósicos que afectan al intestino delgado.
- Distinguir los tumores que afectan al intestino delgado.
- Elegir los estudios radiológicos o endoscópicos más adecuados para abordar el manejo diagnóstico y terapéutico de los síndromes polipósicos.
- Saber los protocolos de seguimiento estructurados para los síndromes polipósicos.
- Identificar aquellas lesiones polipoideas que precisan resección endoscópica.
- Aprender las indicaciones para aplicar un adecuado tratamiento endoscópico o quirúrgico de las lesiones polipoideas o tumorales que afectan al intestino delgado.

INTRODUCCIÓN

Los síndromes polipósicos que afectan al intestino delgado incluyen formas hereditarias y no hereditarias, y son relativamente raros. Sin embargo, el conocimiento médico sobre las potenciales complicaciones desarrolladas es importante, ya que las manifestaciones clínicas pueden ser relevantes, como sangrado o cuadros seudoobstructivos, además de una potencial degeneración neoplásica maligna.

Cada síndrome requiere una evaluación estratégica diferente, con el fin de hacer un diagnóstico preciso y ofrecer una vigilancia y gestión adecuada del paciente. Esta estrategia abarca distintos órganos. En este capítulo se abordarán los aspectos más relevantes, con especial énfasis en el intestino delgado.

En los últimos años, se ha producido un enorme avance en el conocimiento de la genética subyacente de estos síndromes y, de forma paralela, también se han desarrollado nuevas modalidades de imagen del intestino delgado. Así, la cápsula endoscópica y la enteroscopia asistida por dispositivos (EAD) han mejorado el diagnóstico y tratamiento endoscópico de las poliposis del intestino delgado, la detección y tipificación de las lesiones, y han ayudado a ajustar el seguimiento, con la principal ventaja de disminuir el número de laparotomías quirúrgicas.

A continuación se analizan los síndromes polipósicos hamartomatosos, en especial el síndrome de Peutz-Jeghers (SPJ) y el síndrome polipósico juvenil (SPJU), así como los pólipos no sindrómicos.

Por otra parte, también los tumores del intestino delgado son infrecuentes y su detección precoz es difícil por dar síntomas clínicos ya en estadio avanzado. Hay muchos tipos con

distinto manejo, para los cuales también el papel de la cápsula endoscópica y de la EAD es fundamental en el diagnóstico, ya que facilitan la cirugía con su marcaje, y para el tratamiento, sobre todo paliativo, en casos seleccionados.

Se completará este capítulo con la exposición de las características clínicas, patogénesis, algoritmos de diagnóstico, las recomendaciones adecuadas de vigilancia y las posibilidades de manejo terapéutico mediante EAD.

Existen otros síndromes polipósicos clasificados como adenomatosos, como la poliposis adenomatosa familiar (PAF), véase en el **capítulo 22** Diagnóstico y tratamiento de los pólipos duodenales, y manejo de la poliposis adenomatosa familiar.

SÍNDROMES POLIPÓSICOS HAMARTOMATOSOS

Son un grupo heterogéneo de síndromes con herencia autosómica dominante. Se engloban los siguientes: síndrome de Peutz-Jeghers (SPJ), síndrome polipósico juvenil (SPJU) y síndromes polipósicos hamartomatosos asociados al gen *PTEN*, en los que se incluyen el síndrome de Cowden, el síndrome de Bannayan-Riley-Ruvalcaba y el síndrome de Proteo.

Estos pólipos están compuestos por tejido normal del aparato digestivo, pero con una marcada distorsión de su arquitectura, y tienen cierta capacidad de degenerar, más baja que en la PAF y probablemente en relación con el componente adenomatoso coexistente con el hamartomatoso que posibilite la vía adenoma-carcinoma, aunque este hecho no está bien aclarado.

En este capítulo se trata el SPJ y el SPJU, debido a que son las entidades que afectan mayoritariamente al intestino delgado.

> ! Poliposis hamartomatosas:
>
> - Síndrome de Peutz-Jeghers.
> - Síndrome de poliposis juvenil.
> - Síndromes asociados al gen *PTEN*:
>   - Síndrome de Bannayan-Riley-Ruvalcaba.
>   - Síndrome de Cowden.
>   - Síndrome de Proteo.

Síndrome de Peutz-Jeghers

Es una patología con herencia autosómica dominante causada por la mutación del gen *STK11* (también conocido por *LKB1*), que ejerce una acción que modula la polaridad celular. Esta mutación afecta a alrededor del 70-80 % de los pacientes con este síndrome y ocurre aproximadamente en uno de cada 200.000 nacimientos.

Las dos alteraciones más importantes son la pigmentación melánica mucocutánea y los pólipos gastrointestinales hamartomatosos, que afectan al estómago, colon e intestino delgado.

La clásica pigmentación mucocutánea ocurre en el 95 % de los pacientes con SPJ y se localiza en los labios y en la mucosa oral, aunque puede aparecer en otras áreas, como en las zonas dorsal y volar de manos y pies. No se ha descrito potencial malignización en estas zonas de hiperpigmentación de pacientes con SPJ.

La característica clínica más llamativa de los pacientes con SPJ es la presencia de numerosos pólipos hamartomatosos gastrointestinales. Desde el punto de vista clínico, se manifiesta por cuadros de obstrucción intestinal, la mayoría debidos a invaginación del intestino delgado, o hemorragia digestiva, en el caso del intestino delgado es la hemorragia digestiva media (HDM), que es más infrecuente. La edad media de presentación es alrededor de los 20 años, aunque puede aparecer mucho antes, lo que ha cambiado sustancialmente los criterios de seguimiento. Los pólipos de SPJ en el intestino delgado pueden ser pediculados o sésiles y de tamaño variable, desde milimétricos hasta gigantes de más de 6 cm (**Fig. 27-1**). Conforme crecen se van pediculando, pueden ser muy numerosos y agruparse. Por el peso de la cabeza del pólipo y con ayuda del peristaltismo, al crecer pueden desarrollar invaginación del intestino delgado, que causa obstrucción intestinal y cuadros de abdomen agudo.

La localización más frecuente de los pólipos en el SPJ es el intestino delgado (65 %) y menos en el colon (50 %), el estómago (50 %) y el recto (30 %).

> ! Los criterios diagnósticos del SPJ son:
>
> - La presencia de tres o más pólipos típicos de esta entidad.
> - Algún número de pólipos típicos e historia familiar de SPJ.
> - Pigmentación mucocutánea típica e historia familiar de SPJ.
> - Más de un pólipo típico y pigmentación mucocutánea.

Aunque los pólipos típicos del SPJ son benignos y sin displasia, no hay duda de que estos pacientes tienen un riesgo significativamente mayor de cáncer que la población general, con un riesgo relativo (RR) mayor de 15 para desarrollar cáncer gastrointestinal y extraintestinal. A la edad de 65 años, el riesgo acumulativo de desarrollar cualquier tipo de cáncer es del 93 %. Se han observado riesgos relativos muy altos para el desarrollo de cáncer en el intestino delgado (RR =520), estómago (RR = 213), páncreas (RR = 132), colon (RR = 84) y esófago (RR = 57), así como un RR mayor de 10 para el desarrollo de cáncer de mama, pulmón y ovario. Por edades, el riesgo de cáncer asociado al SPJ es del 2 % a la edad de 20 años, del 5 % a los 30 años, del 17 % a los 40 años, del 31 % a los 50 años, del 60 % a los 60 y del 85 % a los 70 años. El riesgo de invaginación es del 15 % a los 10 años y del 50 % a los 20 años.

Se han publicado numerosas guías para el seguimiento de estos pacientes, como la revisión sistemática de Beggs *et al.* de 2010, en la que se presentaban las recomendaciones de seguimiento de las neoplasias más frecuentes en los pacientes con SPJ.

En la actualidad, la mayoría de las sociedades científicas recomiendan un cribado precoz del aparato digestivo alto y del intestino delgado con gastroscopia o colonoscopia y cápsula endoscópica, ya que el 30 % de las hemorragias y las invaginaciones se producen en edades tempranas.

Se recomienda la realización de EAD y polipectomía de lesiones mayores de 1,5 cm por el riesgo de invaginación (**Fig. 27-2**) y el potencial riesgo de displasia o adenocarcinoma en el 30 % de los pólipos de mayor tamaño.

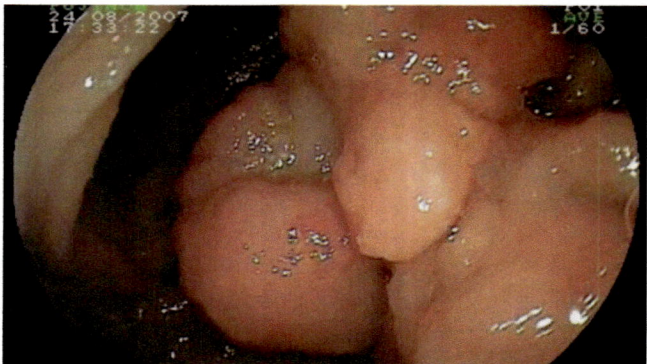

Figura 27-1. Pólipo hamartomatoso de gran tamaño en intestino delgado de un paciente con síndrome de Peutz-Jeghers. Obsérvese la polilobulación y el ancho pedículo.

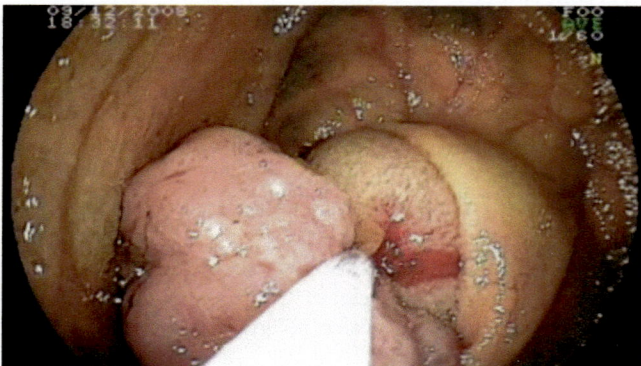

Figura 27-2. Resección mucosa en yeyuno sobre gran pólipo invaginado en paciente con síndrome de Peutz-Jeghers. Previamente se realiza infiltración en varios puntos de la base.

Torroni *et al.* desarrollaron un algoritmo para el tratamiento de pacientes con SPJ en el que recomiendan una evaluación con gastroscopia, colonoscopia y cápsula endoscópica a partir de los 8 años o antes en pacientes sintomáticos. En pacientes asintomáticos, con escasas lesiones o de tamaño inferior a 1,5 cm en cápsula endoscópica, se puede aplazar el seguimiento a los 18 años. En pacientes sintomáticos o con pólipos mayores (>15 mm) se hará una polipectomía electiva con EAD, generalmente en el contexto de seguimiento, o incluso resección por laparoscopia cuando no sea posible la resección de la lesión de forma endoscópica. El seguimiento con cápsula endoscópica, gastroscopia y EAD, si es necesario, se recomienda cada 2-3 años. Aunque se necesitan más estudios para evaluar el papel y el momento de la EAD en el tratamiento de los niños con síndromes de poliposis hereditaria, la EAD es un método eficaz y una alternativa segura a la cirugía para el tratamiento de pólipos del intestino delgado no complicados.

Síndrome de poliposis juvenil

Es una entidad rara que se transmite de forma autosómica dominante. Aparece en una de cada 100.000-160.000 personas, y es fenonormal y genéticamente heterogéneo. Se caracteriza por la presencia de pólipos hamartomatosos y un aumento de la incidencia de cánceres gastrointestinales (riesgo acumulado del 50 %).

El 60 % de los casos con este síndrome están relacionados con una mutación germinal en *SMAD4* o *BMPR1A*. La mutación *SMAD4* es especialmente grave y se asocia a un incremento de cáncer colorrectal y a la presencia de pólipos gástricos. Además, el 20 % de los casos de esta mutación se asocian a telangiectasia hereditaria. El riesgo acumulado de cáncer gastrointestinal en este síndrome oscila entre el 39 y el 68 %. El hallazgo más significativo es la presencia de pólipos colónicos, el 70 % en el colon derecho; el 37 % tiene pólipos gastroduodenales, si bien resulta infrecuente la presencia de pólipos en el intestino delgado. Un porcentaje significativo de los pólipos son adenomatosos.

El 15 % de los pacientes con SPJU tienen malformaciones congénitas, que incluyen polidactilia, malrotación intestinal, macrocefalia, malformaciones cardíacas y cierre palatino. Este hecho es importante, ya que es conveniente conocer la disposición de las asas en caso de malrotación del intestino delgado a la hora de hacer una EAD por vía oral.

En el SPJU se calcula una incidencia del 21 % de cáncer gástrico, páncreas e intestino delgado, y un RR de padecer cáncer colorrectal del 40 al 50 %, con una edad media en el diagnóstico de 43 años. Se aconseja iniciar el estudio del colon y del aparato digestivo superior a la edad de 15 años, con un intervalo de seguimiento de 3 años.

> **!** Los criterios diagnósticos del SPJU son:
> - Más de cinco pólipos juveniles en el colon o recto.
> - La presencia de pólipos juveniles en otras partes del aparato gastrointestinal.
> - La presencia de algún pólipo juvenil e historia familiar positiva.

DIAGNÓSTICO: ENTERORRESONANCIA MAGNÉTICA NUCLEAR, ENTEROTOMOGRAFÍA COMPUTARIZADA O VIDEOCÁPSULA ENDOSCÓPICA

Estas tres técnicas son útiles para el diagnóstico y seguimiento de los pacientes con poliposis del intestino delgado. La cápsula endoscópica es la primera técnica diagnóstica para el intestino delgado y su sensibilidad para la detección de formaciones polipoideas es más alta que la de la enterorresonancia magnética (entero-RMN) y la enterotomografía computarizada (entero-TC), además de no emitir radiaciones como la entero-TC. Otros estudios de imagen, como el tránsito baritado (tránsito intestinal de intestino delgado o bien enema opaco), se abandonaron hace años.

La entero-RMN o la entero-TC (con administración oral de 2 L de un agente de contraste bifásico, como PEG 4.000) suelen usarse porque están disponibles en muchos centros. La sensibilidad real de estos exámenes es difícil de calcular basándose solo en series retrospectivas, pero puede ser satisfactoria para las lesiones de intestino delgado mayores de 15 mm. Para mejorar la sensibilidad y especificidad de los estudios radiológicos se requiere una adecuada distensión del intestino delgado, ya que los pliegues pueden formar imágenes como pólipos o masa en caso de distensión deficiente.

Con el desarrollo de la cápsula endoscópica y la EAD se ha mejorado la eficacia y detección de los pólipos de intestino delgado en el seguimiento de estos pacientes. Numerosos estudios han evaluado la utilidad de la cápsula endoscópica en el SPJU.

Aunque no existen estrategias de prevención que definan claramente cuándo realizar un estudio del intestino delgado y cómo llevar a cabo el seguimiento en algunos de estos pacientes, la cápsula endoscópica, al tratarse de una técnica no invasiva, ha sido determinante para establecer la indicación de EAD, elegir su vía (oral o anal), clasificar el síndrome y hacer el seguimiento oportuno.

PAPEL DE LA ENTEROSCOPIA EN EL MANEJO DE SÍNDROMES POLIPÓSICOS

Con algunos estudios multicéntricos retrospectivos se ha evaluado la correlación entre la cápsula endoscópica y la EAD para investigar los pólipos en el intestino delgado, y se ha demostrado que la cápsula endoscópica es una herramienta muy útil para definir el número, localización y tamaño de los pólipos, lo que ayuda a predecir la dificultad de la polipectomía durante la enteroscopia con base en la tipificación del tamaño, la agregación de lesiones, la detección de complicaciones, etc.

La EAD es la primera línea de tratamiento endoscópico y para el estudio anatomopatológico definitivo (tras análisis de la pieza resecada) en los pacientes con SPJ y SPJU, con una capacidad de explorar todo el intestino delgado del 86 % combinando el uso de la vía anterógrada y retrógrada (oral y anal, respectivamente). El número de laparotomías previas en un paciente concreto disminuye de forma significativa la capacidad de avance por la vía oral para la EAD, aunque determinados enteroscopios de menor calibre sirven para profundizar más, si bien, en este caso, disminuyen las posibilidades terapéuticas, sobre todo de lesiones grandes. Se calcula que en los pacientes con más de dos laparotomías la capacidad de explorar todo el intestino delgado baja al 52 %, en tanto que en los pacientes con una laparotomía su capacidad está cercana al 90 %. Se considera necesario efectuar EAD en todo paciente con pólipos mayores de 1,5 cm demostrados por cualquier técnica.

> ❗ La EAD tiene la ventaja, sobre los otros métodos diagnósticos (radiológicos y cápsula endoscópica), de permitir la resección de pólipos, el marcado de las lesiones y la toma de biopsias, si bien el mejor estudio es el de la pieza entera resecada mediante polipectomía o resección mucosa endoscópica por EAD.

La EAD se hará en los siguientes supuestos de poliposis hamartomatosas:

- Pólipos de 15 mm o mayores.
- Antecedentes de invaginación u obstrucción.
- Hemorragia digestiva de origen en el intestino delgado.

La enteroscopia en el manejo de los síndromes poliposicos de intestino delgado pretende conseguir los siguientes objetivos:

- Disminuir los síntomas clínicos: episodios de invaginaciones, obstrucciones y hemorragias.
- Disminuir el número de laparotomías.
- Conseguir un intestino delgado libre de lesiones polipoideas potencialmente complejas.
- Tatuar las lesiones no resecables mediante enteroscopia, para una mejor identificación en la cirugía.

En la edad pediátrica es frecuente la afectación del intestino delgado por poliposis hereditarias, lo cual puede ser una causa de invaginación y sangrado (Fig. 27-3). Estos pacientes tienen un mayor riesgo de laparotomías de emergencia, con mayor tasa de morbimortalidad. Por lo tanto, la polipectomía en el momento adecuado evitará la necesidad de múltiples resecciones quirúrgicas futuras, que pueden conducir al síndrome de intestino corto.

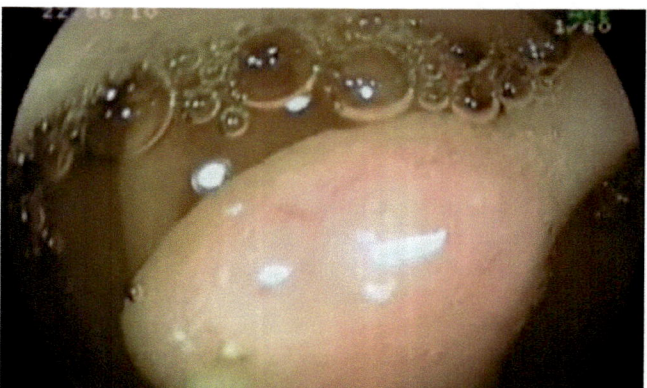

Figura 27-3. Pólipo pediculado ulcerado en su cabeza, en un paciente pediátrico con síndrome de Peutz-Jeghers.

PÓLIPOS DE INTESTINO DELGADO NO ASOCIADOS A POLIPOSIS

Los pólipos o masas benignas de intestino delgado son clínicamente indistinguibles de las malignas, y las condiciones diagnósticas para detectarlas son similares. El punto importante para los médicos es aprovechar las diversas herramientas diagnósticas disponibles para optimizar el manejo diagnóstico-terapéutico de los pólipos esporádicos de intestino delgado.

El uso cada vez más extendido de la cápsula endoscópica ha aumentado la detección de pólipos en el intestino delgado (muchas veces de forma casual), si bien, en ocasiones, pasan inadvertidos por la rapidez de tránsito intestinal, por ser lesiones menos valorables al aparecer en un solo fotograma o por la poca distensión de la luz intestinal. La EAD es útil para detectar lesiones de tipo masa (pólipos, tumores) que no fueron detectadas previamente por la cápsula endoscópica, debido a su capacidad de manipulación de la mucosa, insuflación de la luz y control de la óptica.

Estos son los pólipos de intestino delgado no asociados a poliposis más habituales (Tabla 27-1).

Pólipos adenomatosos esporádicos

La presencia de múltiples pólipos adenomatosos en el intestino delgado sugiere la existencia de un síndrome poliposico (p. ej., PAF); sin embargo, también pueden existir de forma aislada (pólipos adenomatosos esporádicos).

Aproximadamente el 7 % de los pólipos duodenales detectados en una endoscopia digestiva alta son pólipos adenomatosos. La prevalencia se encuentra en torno a 1-3 casos por 1.000 habitantes. Se localizan con más frecuencia en el duodeno y yeyuno proximal (Fig. 27-4), y se diagnostican en la 6ª u 8ª décadas de la vida.

Desde el punto de vista clínico, los pólipos adenomatosos del intestino delgado suelen ser asintomáticos y de diagnóstico casual, salvo cuando alcanzan tamaños superiores a 2-3 cm, originan sangrado digestivo o episodios de invaginación u obstrucción intestinal. La mayoría son solitarios y de aspecto sésil. La secuencia de transformación de adenoma a carcinoma está aceptada en este tipo de pólipos, aunque es menor en el caso de los pólipos esporádicos respecto a formas poliposicas

Tabla 27-1. Tipos de pólipos de intestino delgado no asociados a poliposis
Pólipos adenomatosos esporádicos
Pólipos inflamatorios: • Pólipos fibroides   • Pólipos inflamatorios asociados a enfermedad inflamatoria intestinal
Pólipos hiperplásicos
Pólipos hamartomatosos solitarios
Pólipos amiloideos
Hiperplasia, adenoma o hamartoma de glándulas Brunner
Lesiones vasculares (angiodisplasias y hemangiomas) de aspecto polipoideo

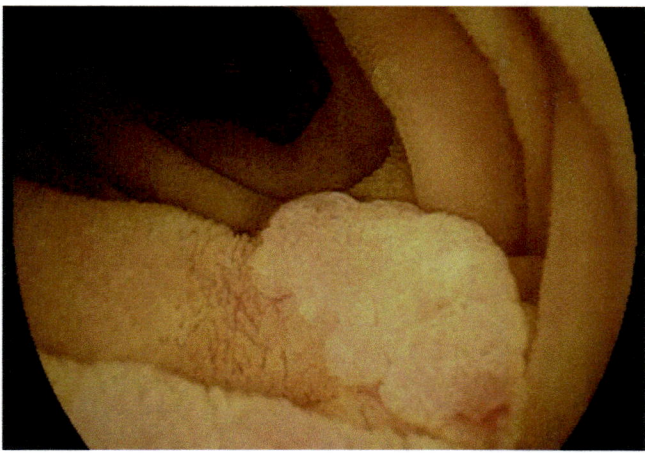

Figura 27-4. Pólipo yeyunal sésil en paciente con poliposis adenomatosa familiar, valorado mejor en inmersión con agua.

y es también menor en los pólipos adenomatosos intestinales que en los de origen colónico.

Desde el punto de vista histológico suelen ser de tipo tubular; los tubulovellosos y los vellosos son mucho menos frecuentes, aunque con un mayor potencial maligno (en torno al 40 % de los adenomas vellosos en el intestino delgado presentan focos de displasia de alto grado).

El tratamiento del pólipo se hará mediante polipectomía por EAD si se trata de lesiones distales al duodeno y menores de 1-1,5 cm. La cirugía se reserva para pólipos grandes no extirpables endoscópicamente, con displasia grave o infiltración carcinomatosa demostrada en la histología, y en casos de recurrencia tras resección endoscópica completa. Para facilitar la extirpación del segmento por cirugía, se debe tatuar la lesión durante la endoscopia.

Tras la extirpación de un pólipo adenomatoso intestinal se recomienda repetir los estudios endoscópicos mediante cápsula endoscópica o EAD al cabo de 1 año o incluso antes si el pólipo presenta áreas con displasia de alto grado en la histología o hay dudas o sospechas de tejido adenomatoso residual, aunque el intervalo de seguimiento no está claramente establecido. En caso de pólipos intestinales distales al duodeno puede haber recurrencia, por lo que se recomienda una evaluación en el primer año.

Pólipos inflamatorios

Pólipo fibroide o fibroso inflamatorio

El pólipo fibroso inflamatorio es una formación polipoidea benigna, considerado por algunos autores como un seudotumor. Fue descrito por primera vez por Vaneck como un granuloma submucoso con infiltración eosinófila. Desde entonces ha recibido varios nombres (granuloma eosinófilo, hemangiopericitoma, seudotumor inflamatorio, fibroma, pólipo inflamatorio, etc.); el más aceptado, finalmente, es el de pólipo fibroso inflamatorio.

La patogenia es desconocida. Su incidencia es baja, aunque se cree que está infradiagnosticada. Predomina en el sexo masculino y se diagnostica con más frecuencia en la 5ª y

6ª décadas de la vida, aunque puede aparecer en cualquier edad. En el momento del diagnóstico, el tamaño medio suele ser de 2-3 cm. Rara vez sobrepasa los 4 cm, pero hay casos descritos de hasta 20 cm.

Suele presentarse como una lesión solitaria de aspecto sésil o pediculado; es muy rara la presencia de múltiples pólipos fibrosos inflamatorios, aunque hay descritas formas familiares. El estómago es su localización más frecuente (70 %), seguido del íleon (20 %) (**Fig. 27-5**). Hay casos descritos en esófago, yeyuno, apéndice, vesícula biliar y colon.

A pesar de la posible extensión local, es una lesión de naturaleza inflamatoria y benigna en la que no se han descrito fenómenos de malignización. Dado su crecimiento endoluminal, la clínica fundamental en el íleon es la invaginación y diferentes grados de oclusión intestinal; aunque en la mayoría aparecen erosiones en la mucosa suprayacente, solo el 20 % presenta datos de hemorragia digestiva.

Su aspecto endoscópico es indistinguible de otros tumores submucosos. Para obtener el diagnóstico definitivo es necesario su estudio histológico; las biopsias no suelen ser útiles por ser una lesión submucosa.

Desde el punto de vista histológico, predominan los eosinófilos y presenta un grado variable de fibrosis concéntrica perivascular, que le confiere un aspecto en piel de cebolla. Dada su riqueza en eosinófilos, algunos autores lo consideran una forma focal de gastroenteritis eosinófilica. Sin embargo, ambas entidades muestran diferencias clínicas e histológicas, de tal forma que en los pacientes con un pólipo fibroso inflamatorio no se detecta eosinofilia en sangre periférica, alergia, asma ni datos de malabsorción.

El diagnóstico diferencial más importante se establece con el tumor del estroma gastrointestinal (GIST). La diferenciación más precisa se establece con el estudio inmunohistoquímico, en el que ambos presentan positividad para CD34 y vimentina. Sin embargo, el CD 117 (CD-Kit) resulta positivo en el GIST y negativo en el pólipo fibroso inflamatorio.

El tratamiento se debe individualizar en función de la expresión clínica, edad del paciente, comorbilidades, etc. Los pólipos pequeños y asintomáticos detectados de forma casual no requieren tratamiento ni seguimiento. En aquellas lesiones en las que existan dudas diagnósticas o cuando el pólipo origine síntomas, se recomienda la extirpación mediante resección quirúrgica o polipectomía. La resección quirúrgica

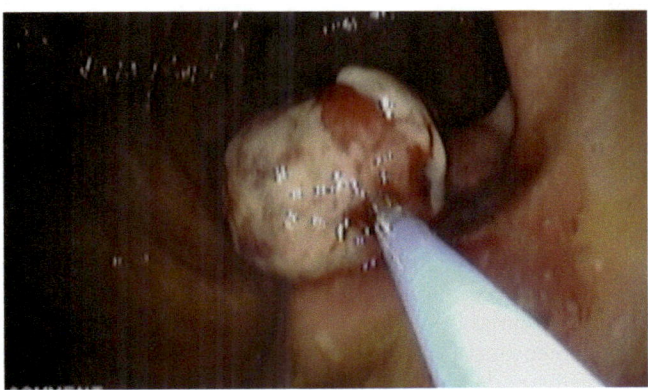

Figura 27-5. Pólipo fibroso inflamatorio ileal extrayéndose por Bahuin. Superficie irregular.

es curativa y de elección en caso de invaginación u obstrucción intestinal que requiera intervención. La polipectomía mediante EAD es segura en caso de que el pólipo sea accesible. Tras su extirpación no es necesario un seguimiento, dado que solo se ha descrito un caso de recidiva y no hay ningún caso descrito de malignización.

Pólipos inflamatorios asociados a enfermedad inflamatoria intestinal

La enfermedad inflamatoria intestinal se caracteriza, entre otras alteraciones, por una inflamación de la mucosa intestinal. Durante su curación o regeneración, en algunas ocasiones se originan unas formaciones que, aunque no tienen la histología de pólipo, adoptan una morfología polipoidea y se denominan *seudopólipos inflamatorios*.

Este fenómeno se observa con más frecuencia en el colon en relación con la colitis ulcerosa; sin embargo, también pueden observarse seudopólipos en el intestino delgado asociados a la enfermedad de Crohn. En este último caso, los seudopólipos presentan unas proyecciones mucosas más grandes y menos simétricas que los debidos a colitis ulcerosa. Macroscópicamente suelen ser pequeños y rara vez alcanzan tamaños superiores a 1,5 cm; al sobrepasar los 3 cm reciben el nombre de *seudopólipos gigantes* y pueden ser confundidos con lesiones malignas. La presencia de seudopólipos no se correlaciona con la gravedad de la enfermedad inflamatoria; es posible encontrarlos tanto en fases activas como quiescentes de la enfermedad.

Los seudopólipos inflamatorios no presentan una sintomatología específica, aunque si son gigantes o se sitúan en el íleon, pueden dar lugar a episodios de invaginación y obstrucción intestinal. En principio son lesiones benignas, aunque hay casos descritos de focos de displasia en los seudopólipos gigantes.

Pólipos hamartomatosos solitarios

En la mayoría de las ocasiones, los pólipos hamartomatosos forman parte de síndromes poliposos (SPJ, síndrome de Cowden, síndrome de Cronkhite-Canada, poliposis colónica juvenil): hay pocos casos descritos de pólipos hamartomatosos solitarios no asociados a ningún síndrome poliposo.

Los pólipos hamartomatosos solitarios suelen localizarse en el duodeno y ser asintomáticos, aunque en alguna ocasión originan sintomatología digestiva inespecífica, y con menos frecuencia, pérdidas sanguíneas. Su tamaño es variable (entre 0,2 y 2,5 cm) y suelen presentar una superficie irregular de aspecto nodular o lobulada, con un color que varía según los autores entre mucosa normal o de color más rojizo.

Los pólipos hamartomatosos solitarios tienen mucho menos riesgo de malignización que los pólipos del SPJ; sin embargo, se han descrito focos de adenocarcinoma en las formas solitarias.

La obtención de una muestra histológica mediante pinza de biopsia no es de mucha utilidad, ya que la superficie mucosa puede ser normal, hiperplásica o presentar datos de inflamación inespecífica, sin datos sugerentes de hamartoma.

La polipectomía es el tratamiento apropiado de estas lesiones, al ser la única manera de conseguir con seguridad el material necesario para un estudio anatomopatológico que confirme el diagnóstico de pólipo hamartomatoso. Además de permitir el diagnóstico definitivo de pólipo hamartomatoso, la polipectomía está indicada para prevenir la malignización, si bien este riesgo es menor que en los pólipos del SPJ.

Ante el hallazgo de un pólipo hamartomatoso, se debe valorar la presencia de más pólipos en el tubo digestivo para descartar la existencia de un síndrome poliposo, en especial en el intestino delgado, mediante cápsula endoscópica.

En caso de confirmarse que no se trata de un síndrome poliposo y que el diagnóstico es de pólipo hamartomatoso solitario, no parece necesario un seguimiento posterior tras la polipectomía, si bien los datos al respecto son escasos.

Pólipos amiloideos

El aparato gastrointestinal es un lugar frecuente de depósito de material amiloideo, tanto en formas sistémicas como en las locales.

Los tipos de amiloidosis que afectan al aparato gastrointestinal son las formas AL, AA, AF, Ab2M, la forma de amiloidosis senil y la localizada.

Desde el punto de vista clínico, el depósito de amiloide intestinal origina diarrea, esteatorrea, pérdida ponderal, obstrucción intestinal, invaginación, estreñimiento o puede ser asintomático. Rara vez ocasiona pérdida digestiva de sangre o cuadros de obstrucción intestinal, y menos aún perforaciones o fístulas (<0,01 %).

El diagnóstico se realiza mediante tinciones histológicas específicas (rojo del Congo). Hay que tener en cuenta que la amiloidosis circunscrita al intestino es rara, por lo que debe investigarse la afectación de otros órganos más comúnmente afectados y más accesibles para obtener el diagnóstico. Si tras la evaluación clínica no parece estar afectado ningún otro órgano aparte del intestino delgado, el diagnóstico se establece con la toma de biopsias de las lesiones intestinales o mediante polipectomía si la lesión intestinal adoptó forma polipoidea.

Hiperplasia, adenoma o hamartoma de las glándulas de Brunner

Los tumores relacionados con las glándulas de Brunner son poco frecuentes y suponen entre el 5 y el 10 % de los tumores duodenales. Las glándulas de Brunner se disponen en la región submucosa del duodeno proximal y su densidad va disminuyendo distalmente; puede encontrarse alguna en el yeyuno e incluso en el íleon de forma aislada, aunque por lo general son casi inexistentes en la 3ª y en la 4ª porción del duodeno. Su función es la de secretar mucina y fluidos alcalinos para proteger el epitelio duodenal de la agresión ácida procedente del estómago. De hecho, algunos autores diferencian tres tipos de tumores en relación con las glándulas de Brunner: hiperplasia nodular difusa, hiperplasia nodular circunscrita (correspondiente a lesiones de tipo hamartomatoso) e hiperplasia adenomatosa (también denominada *adenoma de las glándulas de Brunner*).

En la mayoría de los casos, la lesión se localiza en la cara posterior duodenal en la unión entre la 1ª y la 2ª porción duodenal (70 %), aunque también se han descrito casos en la 3ª porción duodenal (7 %), en el canal pilórico (5 %), en el yeyuno (2 %) e incluso en el íleon proximal (2 %). La mayoría (88 %) son pediculados y suelen presentar un tamaño medio de 1-2 cm, aunque hay casos descritos de hasta 12 cm. Morfológicamente tienen una gran variedad de presentaciones, pueden ser únicos, múltiples, nodulares, polipoides, difusos, circunscritos, pero frecuentemente adoptan la morfología de pólipos pediculados (**Fig. 27-6**).

Más de la mitad de los casos son hallazgos casuales y se comportan de forma asintomática. Cuando originan síntomas suele ser en la 5ª o 6ª décadas de la vida y con tumores de más de 2 cm.

El diagnóstico requiere el análisis histológico de la lesión obtenida mediante endoscopia o cirugía. Es difícil obtener un diagnóstico definitivo con la toma de biopsias, ya que no tienen una buena sensibilidad por el origen submucoso de las glándulas de Brunner, que suelen estar recubiertas por mucosa duodenal normal o mínimamente inflamada. En función del tamaño de la lesión, el aspecto macroscópico será de mucosa levemente sobreelevada e hiperplásica, o bien de claro aspecto polipoide.

El tratamiento de los tumores de las glándulas de Brunner es variable. La actitud ante casos asintomáticos no está clara, si bien se recomiendan múltiples biopsias para intentar llegar al diagnóstico. La extirpación se hará mediante endoscopia o cirugía, lo que dependerá en gran medida de la experiencia en cada centro, la localización, el tamaño, la longitud del pedículo, las comorbilidades del paciente, etc. La polipectomía es una técnica que ha demostrado ser segura en múltiples casos descritos, sin ninguna complicación relevante.

Tras la extirpación de los pólipos de las glándulas de Brunner no existe evidencia suficiente para recomendar un seguimiento, ya que la tasa de recurrencia es muy baja e incluso nula, según algunos autores.

Lesiones vasculares (angiodisplasias y hemangiomas) de aspecto polipoideo

Las angiodisplasias son alteraciones vasculares circunscritas a la mucosa y, por tanto, planas o mínimamente sobreelevadas. Sin embargo, a veces esta alteración vascular se rodea de tejido mesenquimal y adopta la apariencia de pólipo o sobreelevación polipoide de la mucosa. Las lesiones vasculares de aspecto polipósico (hemangiomas en su gran mayoría) son poco frecuentes en el intestino delgado y suelen ser asintomáticas, ser un hallazgo casual o encontrarse en un estudio de hemorragia digestiva de origen oculto (**Fig. 27-7**), bien mediante cápsula endoscópica si el sangrado es leve e insidioso, o bien mediante otras técnicas radiológicas (TC multidetector, angio-TC, arteriografía) en caso de hemorragia grave. La ventaja de la detección del sangrado del hemangioma con la arteriografía es la posibilidad de tratamiento embolizando la lesión.

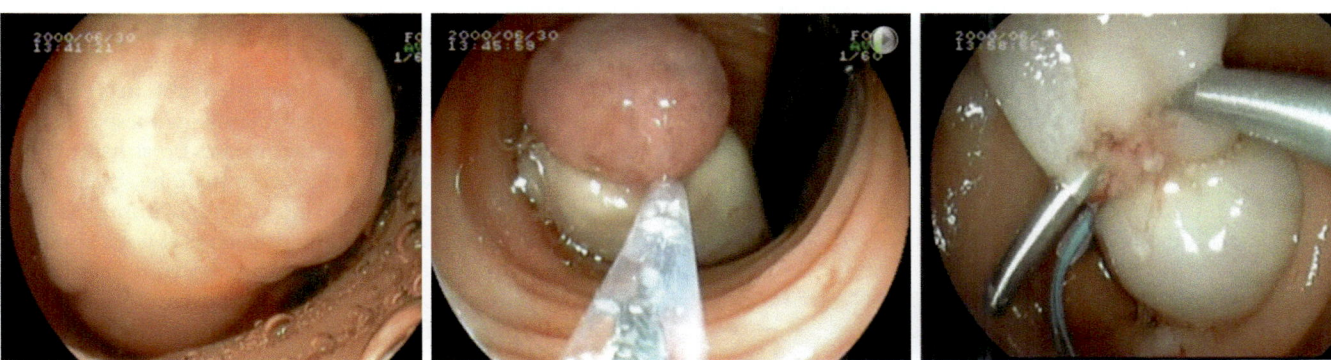

Figura 27-6. Hamartoma de glándulas de Brunner en forma de pólipo pediculado que ocupa la luz del intestino delgado. Se visualiza mejor para su tratamiento por retroversión de enteroscopia asistida por dispositivos. En este caso, primero se infiltra, se coloca un endolazo y se reseca, y se colocan dos clips para prevenir la hemorragia.

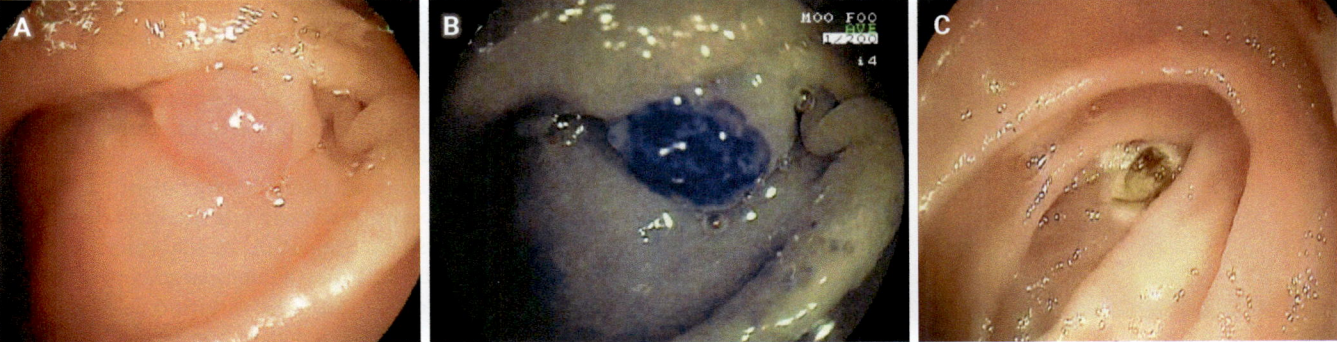

Figura 27-7. Lesión polipoidea yeyunal **(A)** que, tras la cromoendoscopia (FICE: Fuji Film), se caracteriza como vascular **(B)**, por lo que se trató con argón plasma **(C)**.

Si el hemangioma es un hallazgo casual, el tratamiento debe ser conservador y consistir en observación clínica. Sin embargo, si origina sintomatología digestiva persistente (más comúnmente hemorragia digestiva de origen intestinal medio), se tratará mediante resección mucosa endoscópica (en caso de adoptar morfología polipoide) o mediante fulguración con gas argón (en caso de lesiones más planas), más frecuente. Si se encuentra una lesión compatible con hemangioma en el estudio de hemorragia digestiva con datos de gravedad, se tratará con embolización por radiología intervencionista o mediante cirugía urgente, según la experiencia y disponibilidad en cada centro.

Metástasis con aspecto polipoide

Las metástasis en el intestino delgado son raras, pero más frecuentes de lo que clínicamente parece. Los tumores que originan un mayor número de metástasis en el intestino delgado son el melanoma y el cáncer de mama. Cuando la metástasis asienta en el intestino delgado, se suelen producir erosiones y úlceras, lo que en algunas ocasiones puede ser causa de anemia o hemorragia digestiva (**Fig. 27-8**).

El osteosarcoma es un tumor maligno con una gran capacidad metastásica que afecta sobre todo a pulmones, hueso y pleura. Se han descrito muy pocos casos de metástasis de osteosarcoma en el intestino delgado, pero algunos de ellos han adoptado una forma polipoide debido a que los sarcomas metastatizan en profundidad en su pared y en fases iniciales de crecimiento adoptan un aspecto de tumor submucoso o polipoide.

TUMORES MALIGNOS PRIMITIVOS EN EL INTESTINO DELGADO

Aunque el intestino delgado representa alrededor del 75 % de la longitud del aparato gastrointestinal y el 90 % de su

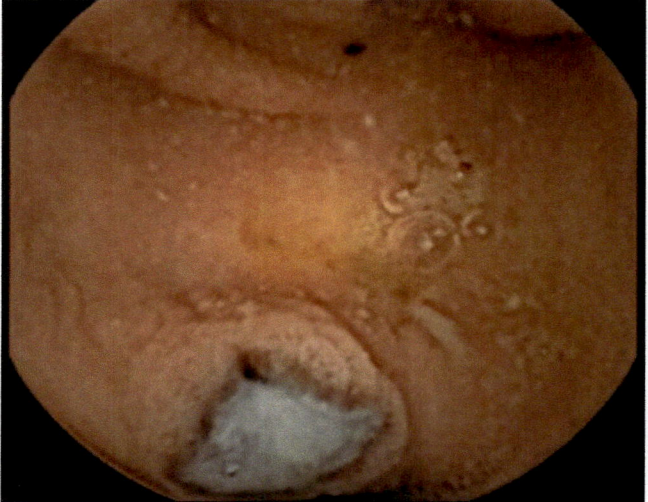

Figura 27-8. Lesión de aspecto infiltrativo ulcerada circunscrita con ulceración oscura y bordes algo sobreelevados, muy sugestiva de melanoma en el intestino delgado.

superficie total, los tumores del intestino delgado son raros y comprenden alrededor del 3 al 6 % de todas las neoplasias gastrointestinales, menos del 5 % de las neoplasias malignas gastrointestinales y aproximadamente el 0,6 % de los cánceres.

Dentro del intestino delgado se producen una variedad de tumores, tanto malignos como benignos. Los tumores malignos incluyen adenocarcinomas, tumores neuroendocrinos (NET), tumores estromales (GIST, sarcomas) y linfomas.

Su diagnóstico es difícil, ya que los síntomas y signos suelen ser inespecíficos, lo que habitualmente lo retrasa hasta estadios avanzados con peor pronóstico. Aunque estos tumores se encuentran a lo largo de todo el intestino delgado, ciertos subtipos tienen predilección por determinadas regiones. En el duodeno predomina el adenocarcinoma (64 %), seguido de los NET (21 %); en el yeyuno el adenocarcinoma es también el más frecuente (46 %), seguido del linfoma (21 %) y NET (17 %), y en el íleon el tumor predominante es el NET (63 %), seguido del adenocarcinoma (19 %) y del linfoma (14 %). Por tanto, el adenocarcinoma es la neoplasia maligna más común en el duodeno y el NET es el tumor más frecuente en el íleon, mientras que los sarcomas y linfomas pueden desarrollarse a lo largo de todo el intestino delgado.

La distribución de los tipos histológicos de los tumores malignos de intestino delgado está cambiando, en gran parte debido a la creciente incidencia de los NET. Según los datos comunicados por la Base de Datos Nacional del Cáncer (BDNC), entre 1985 y 2005 la proporción de pacientes con NET aumentó del 28 al 44 %, mientras que la proporción de adenocarcinoma disminuyó del 42 al 33 %. La proporción de pacientes con tumores del estroma y el linfoma se mantuvo estable (17 y 8 %, respectivamente).

Los tumores malignos son sintomáticos con más frecuencia que los benignos. Al ser la sintomatología inespecífica, el diagnóstico precoz de este tipo de tumores no es habitual, lo que permite, en el caso de un proceso maligno, que avance la enfermedad y empeore el pronóstico. El síntoma más frecuente en los tumores de intestino delgado es el dolor abdominal cólico intermitente, seguido de náuseas y vómitos, pérdida de peso, hemorragia digestiva de origen oscuro (hemorragia digestiva de origen intestinal medio) con o sin exteriorización en forma de melenas o rectorragia, obstrucción y perforación de la pared intestinal con abdomen agudo. También se presentan como diarrea crónica con o sin enrojecimiento cutáneo. En caso de NET, pueden volverse sintomáticos debido a las hormonas secretadas por las células tumorales, particularmente cuando hay enfermedad metastásica hepática.

Antes de las técnicas endoscópicas, como la cápsula endoscópica y la EAD, la demora entre la presentación inicial y el diagnóstico definitivo podía ser muy amplia, con una media reportada de 18 meses.

De forma más reciente, en pacientes con adenocarcinoma de intestino delgado se ha observado una mediana de tiempo mucho más corta desde la evaluación medial inicial hasta el diagnóstico: alrededor de 1 mes. Sin embargo, a pesar de las técnicas específicas de diagnóstico de intestino delgado, en el caso de los NET, en series recientes se han tardado hasta 36 meses para un diagnóstico definitivo. Como el pronóstico está estrechamente relacionado con la extensión de la enfermedad

Figura 27-9. Estenosis yeyunal por adenocarcinoma.

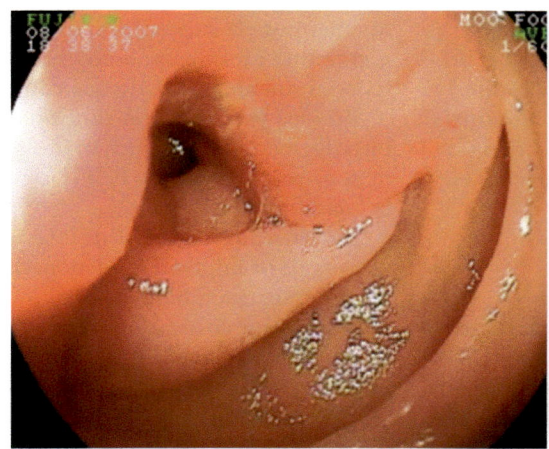
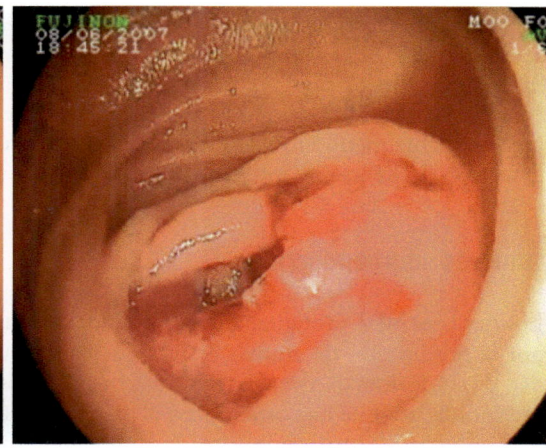

para todos los principales tumores malignos del intestino delgado, la detección y el tratamiento tempranos contribuirán a un resultado favorable. Sin embargo, dada la naturaleza inespecífica de los síntomas, un alto índice de sospecha es esencial para el diagnóstico y tratamiento tempranos.

Por otra parte, las lesiones metastásicas de tumores malignos como el melanoma en el pulmón, mama, cuello uterino y colon también pueden afectar al intestino delgado, al igual que las neoplasias asociadas con síndromes de poliposis, como el síndrome de PAF o el SPJ, y con enfermedades como la enfermedad de Crohn y la enfermedad celíaca.

A continuación, se exponen los tumores malignos de intestino delgado: adenocarcinoma, tumores estromales, NET y sarcoma, para finalmente valorar los tumores metastásicos.

Adenocarcinoma

Los adenocarcinomas (**Fig. 27-9**) representan alrededor del 33 % de los tumores malignos del intestino delgado. Suelen presentarse en pacientes con edad comprendida entre los 50 y los 70 años de edad, con predominancia por el sexo masculino. La edad suele ser menor en pacientes con patología predisponente (síndrome de Lynch, PAF, SPJ, enfermedad de Crohn) que en los casos esporádicos. La carcinogénesis en el intestino delgado parece ocurrir de una forma similar a la secuencia adenoma-carcinoma del cáncer de colon.

La incidencia de tumores de intestino delgado es mayor en el duodeno y va disminuyendo progresivamente conforme se avanza a lo largo de él, salvo en pacientes con enfermedad de Crohn, en los que predomina el adenocarcinoma ileal, que debe sospecharse en caso de empeoramiento clínico, como obstrucción intestinal que no se resuelve con el tratamiento médico convencional, aunque rara vez el diagnóstico es preoperatorio.

Desde el punto de vista endoscópico, los adenocarcinomas de intestino delgado se caracterizan por lesiones infiltrativas o una tumoración excrecente, con potenciales ulceraciones en la superficie, estenosis o sangrado (**Fig. 27-10**).

Especial atención merecen las patologías predisponentes para los tumores de intestino delgado, ya que se pueden presentar en tal caso a edades más tempranas: hacia estos casos deberían ir dirigidas las medidas preventivas y las explora-

ciones ante la aparición de síntomas de sospecha. Entre los grupos de riesgo cabe destacar:

- Síndromes hereditarios:
  - Síndrome de Lynch o cáncer colorrectal hereditario no asociado a poliposis (CCHNP).
  - Poliposis adenomatosa familiar (PAF).
  - Síndrome de Peutz-Jeghers (SPJ).
- Enfermedad de Crohn.
- Enfermedad celíaca.

El síndrome de Lynch es un trastorno hereditario autosómico dominante causado por variantes patogénicas de la línea germinal en uno de los genes de reparación de errores de coincidencia del ADN (path_MMR), a saber, *MLH1, MSH2, MSH6 o PMS2*, y que abarca la deleción de *EPCAM*. Los portadores de CCHNP tienen un riesgo muy alto de cáncer colorrectal y de endometrio de aparición temprana, con una incidencia acumulada a los 50 años de edad de hasta el 25 %, pero también están afectados otros órganos como el estómago y el intestino delgado, donde el riesgo se estima alrededor del 4 al 5 %, con un patrón que depende de la edad. Varios estudios han investigado el papel del cribado de adenocarcinoma

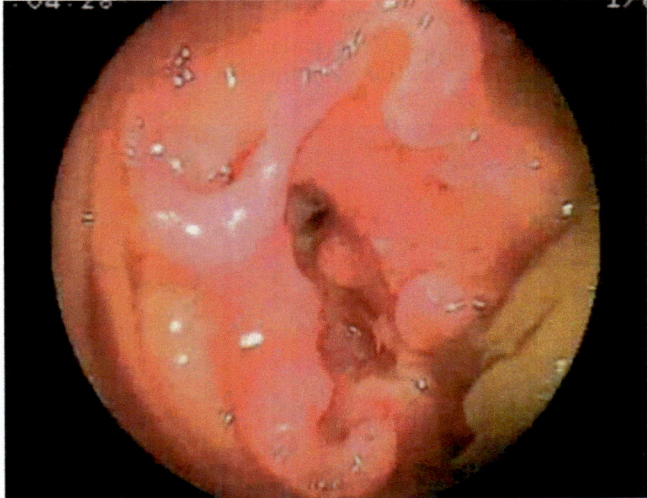

Figura 27-10. Tumor originado por hemorragia digestiva media: adenocarcinoma.

de intestino delgado en pacientes y portadores de CCHNP asintomáticos, pero sus resultados no lograron demostrar un diagnóstico precoz significativo. En consecuencia, las directrices de la Sociedad Europea de Endoscopia Gastrointestinal (ESGE) actualmente no recomiendan de forma rutinaria la detección del cáncer de intestino delgado en estos pacientes.

Tumores neuroendocrinos

Los tumores NET (antiguamente carcinoides) se caracterizan por la producción de aminas activas que causan una variedad de síndromes clínicos. El tipo más frecuente es el tumor carcinoide, aunque hay otros como el gastrinoma (síndrome de Zollinger-Ellison) y aún otros más infrecuentes, como el somatostatinoma o el paraganglioma.

Los NET suponen el 44 % de los tumores de intestino delgado, se localizan con mayor frecuencia en el íleon, son tumores bien diferenciados y se caracterizan por su curso indolente. El tumor suele tener apariencia de nódulo submucoso firme con una superficie amarillenta-blanquecina por su alto contenido en lípidos, tiende a infiltrar la pared y extenderse a través de la serosa, causando un acortamiento y engrosamiento del mesenterio debido a una intensa reacción desmoplástica. Muchos tumores carcinoides son asintomáticos y su descubrimiento es casual. Cuando el tumor es sintomático, suele serlo en forma de obstrucción intestinal, bien por el propio tumor o por la reacción desmoplástica asociada. Son frecuentes las lesiones sincrónicas, lo que obliga a una exploración minuciosa de todo el intestino delgado (**Fig. 27-11**).

Las metástasis suelen estar presentes en el 90 % de los casos sintomáticos, sobre todo en el hígado. En este caso, los productos de su secreción pueden alcanzar la circulación sistémica y provocar el llamado *síndrome carcinoide* (diarrea acuosa e intensa, coloración rojo-vinosa en hemicuerpo superior y brazos). Para estos pacientes se recomienda una evaluación inicial con TC helicoidal de abdomen y pelvis con contraste de fase dual (arterial y venosa portal) y, si se sospecha un NET en el intestino delgado, según las características de las imágenes, se obtendrá tejido mediante biopsia percutánea de una lesión metastásica sospechada. En caso de enfermedad aparentemente localizada en el intestino delgado, se puede obtener por vía endoscópica mediante EAD, pero es conveniente una cápsula endoscópica previa, que puede mostrar lesiones sincrónicas, dado que con frecuencia son múltiples.

Para los pacientes con confirmación histológica de NET bien diferenciado, se necesitan imágenes basadas en receptores de somatostatina (p. ej., PET-TC con dotatato de Ga^{68}) para la estadificación.

Los pacientes con NET de intestino delgado tienen mayor porcentaje de infiltración adenopática y metástasis a distancia con que con carcinoides de otras localizaciones gastrointestinales, lo que se correlaciona con el grado de invasión local y el tamaño de la lesión. Según diversos estudios, el porcentaje de infiltración adenopática y a distancia en función del tamaño es, para carcinoides menores de 1 cm, del 12 y 2 %, respectivamente; entre 1 y 2 cm, del 58 y 16 %, y para mayores de 2 cm, del 85 y 58 %.

Tumores mesenquimales

Las neoplasias mesenquimales del estroma que afectan al aparato gastrointestinal se suelen presentar como tumores submucosos y se dividen en dos grupos: el más común formado por los GIST y otro que abarca un espectro de tumores similares a los de los tejidos blandos del resto del cuerpo (lipomas, liposarcoma, leiomiomas, leiomiosarcomas, desmoides, schwannomas y otros neurales). Los GIST se encuentran más en el estómago (40-60 %) y el intestino delgado (yeyuno 25-30 %, duodeno 5 %). Su incidencia es mayor de la esperada en estudios previos. Raramente afectan a pacientes con menos de 40 años y pueden formar parte de la neurofibromatosis de tipo I en forma de tumores múltiples en el intestino delgado. Los GIST esporádicos y los familiares son indistinguibles molecularmente. El punto clave para el diagnóstico diferencial es la expresión casi universal de la molécula KIT de GIST.

Aunque algunos tumores mesenquimales cursan de forma asintomática y su diagnóstico es incidental durante la enteroscopia como nódulos submucosos de tamaño variable, la mayoría de las veces tienen clínica inespecífica, como dolor abdominal, saciedad precoz, hinchazón, masa palpable, pero pueden ser origen de HDM debido a ulceración (**Fig. 27-12**). Su potencial de malignización se correlaciona con el tamaño y la localización; así, tumores del mismo tamaño localizados en

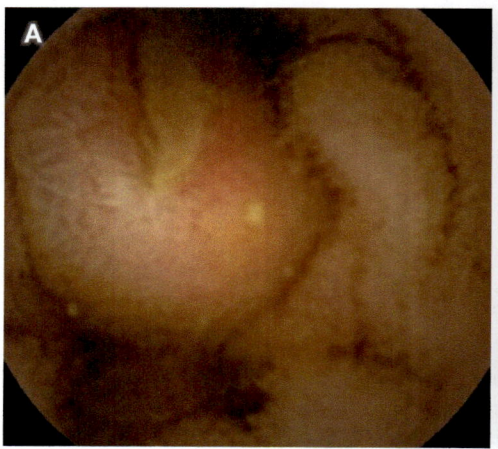
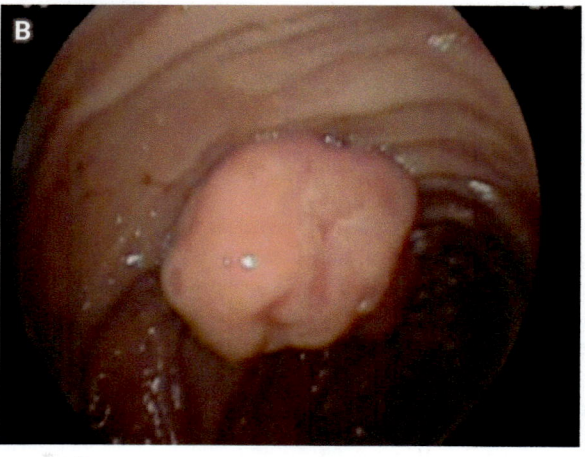

Figura 27-11. Tumor neuroendocrino ileal ulcerado. **A)** Visualización mediante cápsula endoscópica. **B)** con enteroscopia asistida por dispositivos.

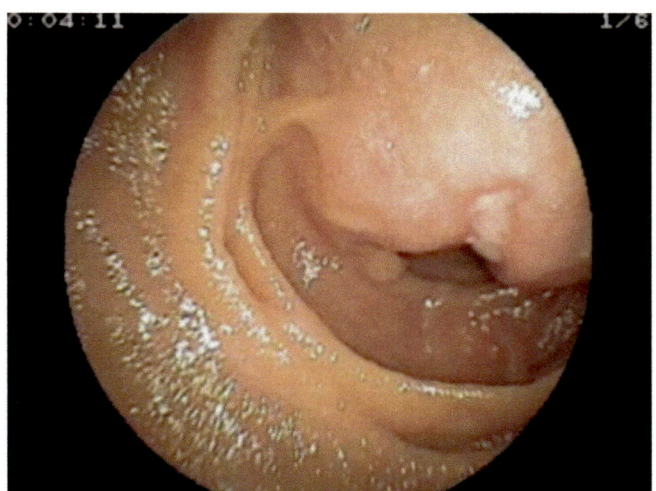

Figura 27-12. Tumor del estroma gastrointestinal de gran tamaño ulcerado en yeyuno. Potencial hemorrágico.

el intestino delgado suelen tener mayor potencial de malignización que los localizados en el estómago. Los GIST de intestino delgado mayores de 10 cm, a pesar de un índice mitótico bajo, y aquellos inferiores a 5 cm con más de 5 mitosis por campo tienen una alta tasa de metástasis (más de la mitad de los casos). Los GIST con 5-50 mitosis por campo son considerados malignos y los tumores con más de 50 mitosis suelen metastatizar por contigüidad hacia la cavidad peritoneal y el hígado; son raras las metástasis a pulmón y hueso. Otros factores, como su ulceración, morfología lobulada o heterogénea o crecimiento exofítico, se han relacionado con mayor riesgo de metástasis.

En la EAD se muestran como tumores submucosos indurados, con una superficie mucosa conservada, pero que puede estar ulcerada. También se objetiva en ocasiones en el contexto de una HDM una mucosa conservada, pero con fuerte incremento en su vascularización si es que la masa tumoral tiene crecimiento excéntrico (por fuera del intestino delgado hacia la serosa). En estos casos, se recomienda tatuaje de la lesión para localizarla durante la cirugía (**Fig. 27-13**).

El diagnóstico anatomopatológico preoperatorio no siempre es necesario, sobre todo en el caso de las lesiones con alta sospecha y que son resecables, y hay que tener precaución en la toma de muestras de biopsia de la zona ulcerada, ya que,

aun siendo las más rentables, pueden sangrar en un tumor tan vascularizado. En los casos con metástasis a distancia, el diagnóstico previo es importante para instaurar tratamiento médico preoperatorio con imatinib.

La TC es el método diagnóstico de elección para el estudio de los tumores mesenquimales del tubo digestivo (80 % de sensibilidad y 82 % de especificidad en la diferenciación entre lesión benigna y maligna) y la extensión del proceso. Aparecen como una masa excéntrica, por lo general de gran tamaño, en ocasiones con un centro de baja atenuación que traduce áreas de necrosis intratumoral y con intenso realce tras la administración de contraste intravenoso.

Otras técnicas de imagen que pueden ser útiles en el seguimiento y localización de estos tumores son la entero-RM y la PET-TC.

Sarcoma

Representan el 10 % de las neoplasias malignas de intestino delgado y habitualmente se localizan en el yeyuno y el íleon. Otros tipos histológicos son el leiomiosarcoma, fibrosarcoma, liposarcoma y hemangiosarcoma. La mayoría de los sarcomas en este órgano exceden de 5 cm de diámetro y suelen tener un crecimiento lento extraluminal que pude llegar a invadir la capa mucosa y producir ulceraciones (**Fig. 27-14**). Los síntomas frecuentes de presentación son dolor abdominal, hemorragia, perforación, pérdida de peso o masa palpable. La obstrucción es infrecuente. En las lesiones submucosas de estirpe muscular, como los leiomiomas y leiomiosarcomas, es difícil definir histológicamente su potencial de malignización.

El tamaño tumoral es un factor importante, así que los tumores grandes suelen ser malignos. Los sarcomas metastatizan por vía hematógena hacia hígado, pulmón o hueso.

El sarcoma de Kaposi es una neoplasia oportunista y multifocal que suele manifestarse de forma agresiva y diseminada (enfermedad sistémica). Es un angiosarcoma que se asocia con el herpesvirus 8 y que presenta genes que guardan homología con otros relacionados con inflamación, angiogénesis y ciclo celular. La forma de presentación más común es la cutánea, observada en los pacientes con síndrome de inmunodeficiencia adquirida. El desarrollo visceral (en el intestino delgado) es posible y suele cursar de forma asintomática, aunque en

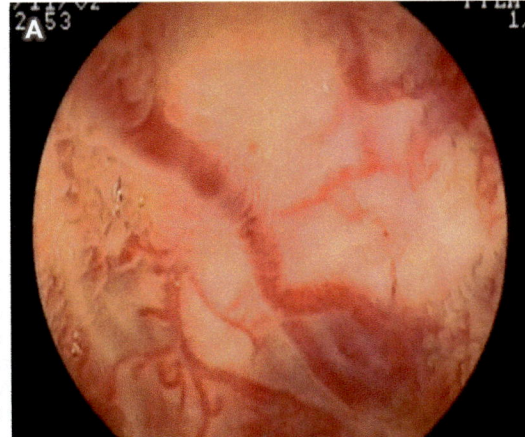 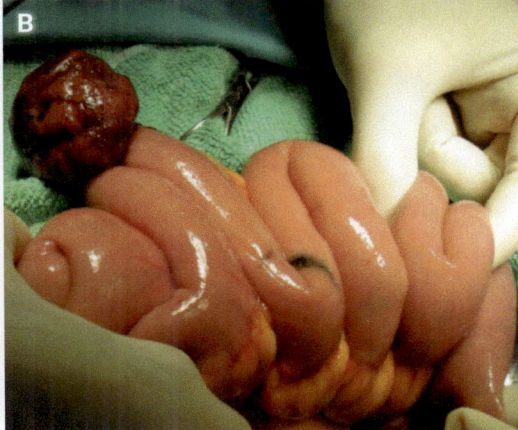

Figura 27-13. Vascularización anómala en un tumor GIST de crecimiento excéntrico. **A)** Enteroscopia asistida por dispositivos; se tatuó. **B)** La lapatoromía muestra cerca del tatuaje el aspecto tumoral por fuera de la serosa.

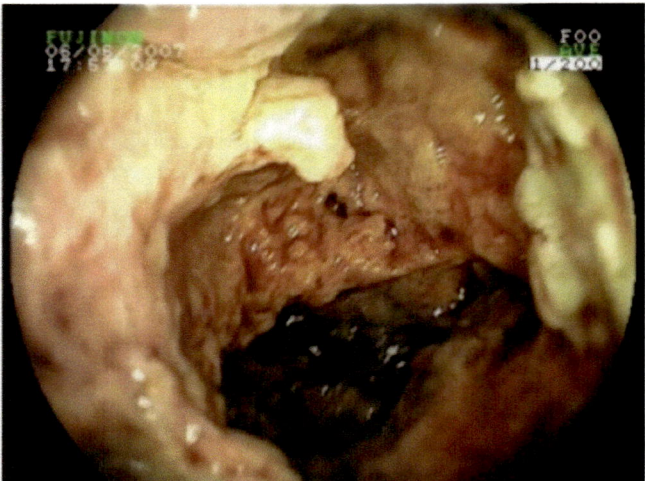

Figura 27-14. Rabdomiosarcoma de intestino delgado cavitado endoluminalmente con crecimiento extraluminal.

algunos pacientes se presenta como hemorragia digestiva de origen intestinal medio, invaginación o enteropatía perdedora de proteínas. Los hallazgos endoscópicos típicos son pequeños nódulos rojo-vinosos que, de forma característica, no sangran a la toma de biopsias (**Fig. 27-15**) y pueden presentarse también como úlceras múltiples en el intestino delgado con o sin bordes sobreelevados.

TUMORES METASTÁSICOS

Las lesiones metastásicas en el intestino delgado son poco frecuentes. Los tumores primitivos que metastatizan con más frecuencia en este órgano son el melanoma, seguido de carcinomas (pulmón, mama, ovario, vesícula biliar y páncreas) y, con menos frecuencia, sarcomas y otros tumores. Las metástasis se producen por vía hematógena en órganos alejados y por contigüidad en el caso del ovario o el colon. La carcinomatosis peritoneal puede infiltrar extrínsecamente la pared del intestino delgado, sobre todo en tumores de estómago, colon u ovario. La EAD identifica estas lesiones y la biopsia es rentable para su diagnóstico, ya que tiene influencia en el cambio de manejo del paciente, si bien el tratamiento solo ocasionalmente se realiza de forma paliativa (HDM activa, prótesis enterales, etc.).

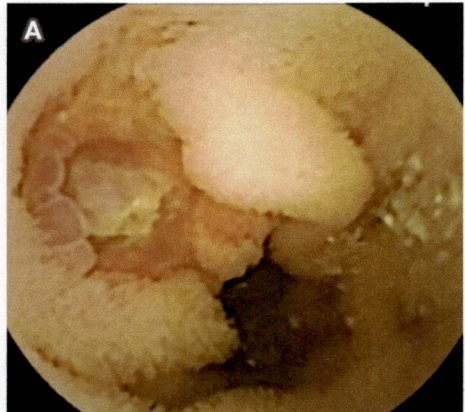

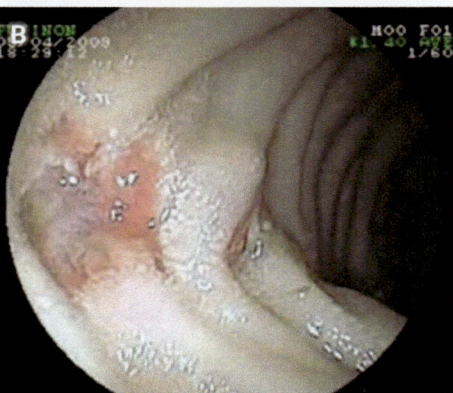

Figura 27-15. Úlceras múltiples desde yeyuno en intestino delgado, con fondo fibrinoso **(A)** e incluso rojizas, y de aspecto vascular en un paciente con sarcoma de Kaposi de intestino delgado y hemorragia digestiva media.

Melanoma. La clínica del melanoma metastásico en el intestino delgado puede ser HDM, obstrucción (generalmente por invaginación) o inespecífica, aunque el 95 % de los pacientes son sintomáticos. Se afectan tanto yeyuno como íleon. Suele ser un tumor metastásico (piel, ocular, anal), aun en ausencia de tumor primitivo evidente, ya que el melanoma primitivo de intestino delgado es excepcional, si bien está descrito en pacientes jóvenes, con agresividad histológica y peor pronóstico. La distinción entre primitivo o metastásico, en cualquier caso, es difícil en este órgano. El papel de la cápsula endoscópica y la EAD es determinante para la localización en el intestino delgado y para su diagnóstico anatomopatológico (**Fig. 27-16**).

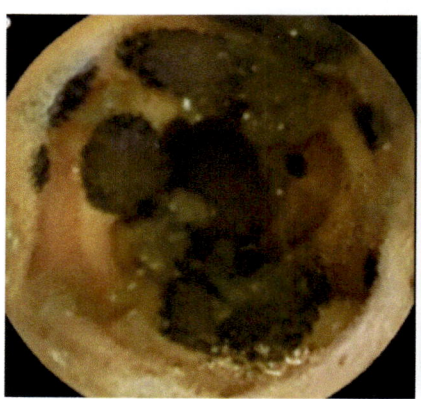

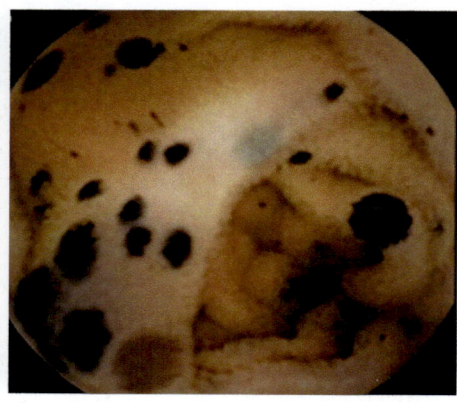

Figura 27-16. Cápsula endoscópica: imágenes intensamente negruzcas en forma ovalada poco sobreelevadas, muy sugestivas de metástasis de melanoma de intestino delgado.

Figura 27-17. Metástasis de adenocarcinoma de pulmón explorado mediante enteroscopia asistida por dispositivos. Masa ulcerada, origen y hemorragia digestiva media.

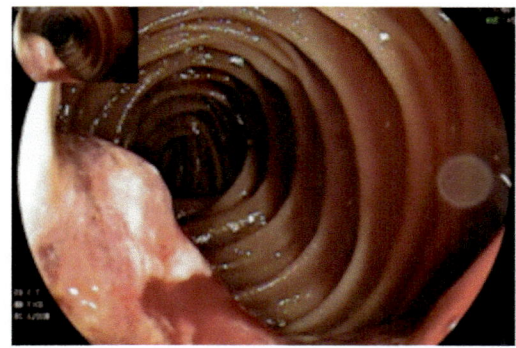
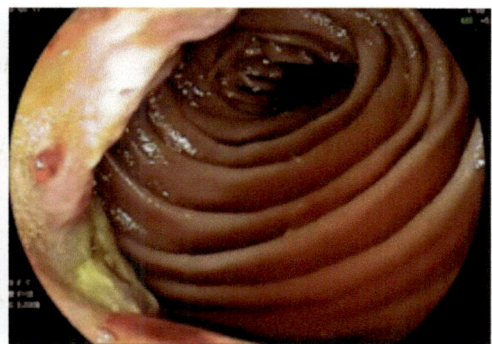

Pulmón. El tumor primitivo de pulmón metastatiza con frecuencia en el intestino delgado. El diagnóstico por EAD se puede efectuar en el contexto de obstrucción de intestino delgado o de HDM (**Fig. 27-17**).

Hipernefroma. Se ha descrito su diagnóstico mediante cápsula endoscópica y EAD indicadas por HDM, también en el contexto de invaginación.

Cáncer de útero. Hay pocas referencias, casi todas de carcinoma escamoso y, de forma excepcional, de adenocarcinoma por vía hematógena y complicado simultáneamente con perforación y obstrucción.

Otros tumores primitivos que metastatizan en intestino delgado. Se han descrito metástasis procedentes de colon y recto (**Fig. 27-18**), mama, seminoma, osteosarcoma, tumor de células germinales (**Fig. 27-19**) y tumores renales (**Fig. 27-20**).

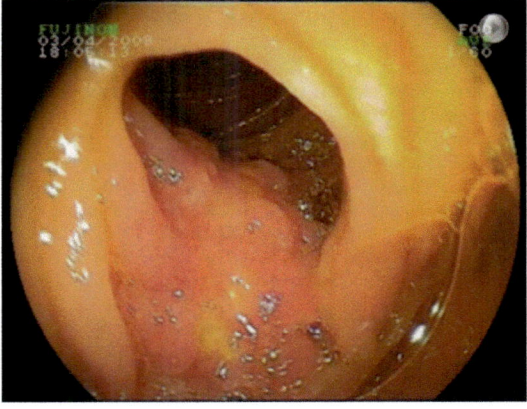

Figura 27-18. Metástasis de adenocarcinoma de colon en yeyuno.

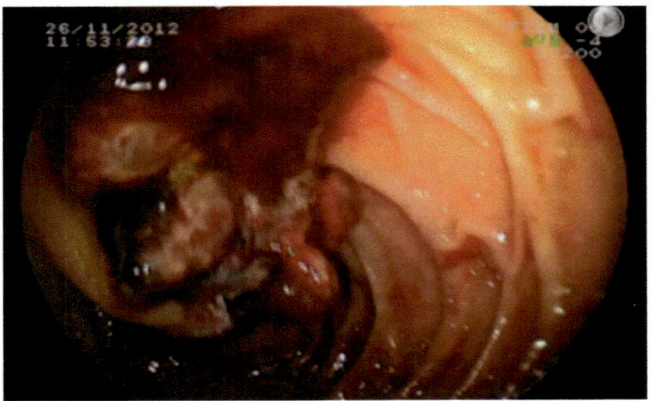

Figura 27-19. Metástasis de tumor germinal en intestino delgado.

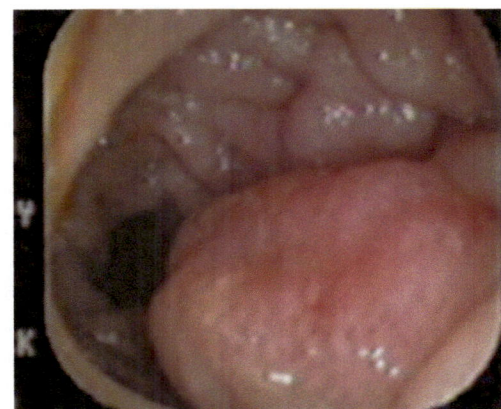

Figura 27-20. Metástasis de adenocarcinoma renal.

PUNTOS CLAVE

- Los pólipos de intestino delgado se presentan en el 90 % de los pacientes con SPJ y originan, sobre todo, invaginación a edades tempranas.
- La combinación de cápsula endoscópica y EAD en el manejo y seguimiento de estos pacientes posibilita la disminución drástica de complicaciones en la historia natural de la enfermedad y de laparotomías, lo que minimiza el síndrome de intestino corto al evitar resecciones de intestino delgado.
- En el SPJ la cápsula endoscópica inicial se debe realizar a los 8 años de edad o incluso antes si existen síntomas.
- El tamaño del pólipo es el factor fundamental en el SPJ para su complicación, sobre todo la invaginación. Las actuales guías (ESGE, 2023) recomiendan polipectomías mediante

EAD en pólipos de más de 1,5 cm tras su detección mediante cápsula endoscópica.
- Los pólipos de intestino delgado aislados son poco frecuentes fuera de los síndromes polipósicos y se manejan igualmente mediante cápsula endoscópica, y EAD.
- Los tumores malignos de intestino delgado son infrecuentes y de diagnóstico tardío con base en los síntomas (inespecíficos), pero su detección más precoz se está realizando mediante indicación de cápsula endoscópica (y posterior EAD), sobre todo en grupos de riesgo.
- Las metástasis en el intestino delgado son infrecuentes. Los tumores causantes son el melanoma (cutáneo, coroides) y el cáncer de pulmón, entre otros.

BIBLIOGRAFÍA

Abbo O, Pinnagoda K, Micol LA, Beck-Popovic M, Joseph JM. Osteosarcoma metastasis causing ileo-ileal intussusception. World J Clin Oncol. 2013;10;4(3):70-4.

Agaimy A, Wünsch PH, Hofstaedter F, Blaszyk H, Rümmele P, Gaumann A et al. Minute gastric sclerosing stromal tumors (GIST tumorlets) are common in adults and frequently show c-KIT mutations. Am J Surg Pathol. 2007;31(1):113-20.

Akbulut S. Intussuspection due to inflammatory fibroid polyp: A case report and comprehensive literatura review. World J Gastroenterol. 2012;40:5745-52.

Argüelles-Arias F, Donat E, Fernández-Urien I, Alberca F, Argüelles-Martín F, Martínez MJ et al. Guideline for wireless capsule endoscopy in children and adolescents: A consensus document by the SEGHNP (Spanish Society for Pediatric Gastroenterology, Hepatology, and Nutrition) and the SEPD (Spanish Society for Digestive Diseases). Rev Esp Enferm Dig. 2015;107(12):714-31.

Basuroy R, Bouvier C, Ramage JK Sissons M, Kent A, Srirajaskanthan R. Presenting symptoms and delay in diagnosis of gastrointestinal and pancreatic neuroendocrine tumours. Neuroendocrinology. 2018;107:42.

Bilimoria KY, Bentrem DJ, Wayne JD, Ko CY, Bennett CL, Talamonti MS. Small bowel cancer in the United States: changes in epidemiology, treatment, and survival over the last 20 years. Ann Surg. 2009;249(1):63.

Bizzarri B, Borrelli O, de' Angelis N, Ghiselli A, Nervi G, Manfredi M, et al. Management of duodenal-jejunal polyps in children with Peutz-Jeghers syndrome with single-balloon enteroscopy. J Pediatr Gastroenterol Nutr. 2014;59:49-53.

Chen YY, Su WW, Soon MS, Yen HH. Hemoclip-assisted polypectomy of large duodenal Brunner's gland hamartoma. Dig Dis Sci. 2006;51(9):1670-2.

Colina A, Hwang H, Wang H, Katz MH, Sun R, Lee JE et al. Natural history and prognostic factors for localised small bowel adenocarcinoma. ESMO Open. 2020;5:e000960.

Cortegoso Valdivia P, Deding U, Bjørsum-Meye T. Surveillance of the small-bowel by capsule endoscopy in Lynch syndrome -A systematic review with meta-analysis. Dig Liver Dis. 2024;56(4):601-6.

Desai G, Yadav K, Pande P, Sali P, Tampi C, Wagle P. Brunner gland adenoma masquerading as duodenal gastrointestinal stromal tumor with intussusception: case report. Arq Bras Cir Dig. 2017;30:71-2.

Di Nardo G, Calabrese C, Conti Nibali R, De Matteis A, Casciani E, Martemucci L et al. Enteroscopy in children. United European Gastroenterol J. 2018;6(7):961-9-

Elbert EC, Nagar M. Gastrointestinal manifestations of amyloidosis. Am J Gastroenterol. 2008;103:776-87.

Fletcher CD, Berman JJ, Corless C, Gorstein F, Lasota J, Longley BJ et al. Diagnosis of gastrointestinal stromal tumors: A consensus approach. Hum Pathol. 2002;33(5):459.

Gutman H, Hess KR, Kokotsakis JA, Ross MI, Guinee VF, Balch CM. Surgery for abdominal metastases of cutaneous melanoma. World J Surg. 2001;25:750-8.

Hemmer PR, Topazian M, Gertz MA, Abraham SC. Globular amyloid deposits isolated to the small bowel. A rare association with AL amyloidosis. Am J Surg Pathol. 2007;31:141-5.

Honda T, Yamamoto H, Osawa H, Yoshizawa M, Nakano H, Sunada K et al. Endoscopic submucosal dissection for superficial duodenal neoplasms. Dig Endosc. 2009;21:270-4.

Islam RS, Leighton JA, Pasha SF. Evaluation and management of small-bowel tumors in the era of deep enteroscopy. Gastrointest Endosc. 2014;79:732.

Jarmin R, Azman A, Rahim R, Kosai NR, Das S. A rare case of intussusception associated with metastasized small cell carcinoma of lung. Acta Med Iran. 2012;50(11):782-4.

Latchford AR, Neale K, Robin KS, Clark SK. Juvenil polyposis syndrome a study of genotipe, phenotype, and long-term outcome. Dis Colon Rectum. 2012;55(10):1038-43.

Limaiem F, Ban Slama B, Jedidi S, Jedidi S, Aloui S, Lahmar A et al. Localized ileal giant pseudopolyposis in Crohn´s disease: a case report. Pathologica. 2012;104:198-200.

Livengood JC, Fenoglio ME. Gastrointestinal hemorrhage from a small bowel polypoid hemangioma. JSLS. 2002;6:179-80.

Lizhi Yi, Zhengyu C, Huarong Q, Yang J, Wang T, Liu K. A giant Brunner's gland hamartoma being treated as a pedunculated polyp: a case report. BMC Gastroenterol. 2019;23;19(1):151.

Lund DM, Fode M, Balslev I, Sønksen J. Seminoma metastasis in the small bowel. Ugeskr Laeger. 2013;4;175(10):659-60.

Lv L, Zhao Y, Liu H, Peng Z. Case report of small bowel obstruction caused by small intestinal metastasis of bilateral breast cancer. Exp Ther Med. 2013;6(3):675-8.

MaccioniF, Al Ansari N, Mazzamurro F, Barchetti F, Marini M. Surveillance of patients affected by Peutz-Jeghers syndrome: diagnostic value of MR enterography in prone and supine position. Abdom Imaging. 2012;37:279-87.

Mata A, Llach J, Castells A, Rovira JM, Pellisé M, Ginès A et al. A prospective trial comparing wire- less capsule endoscopy and barium contrast series for small-bowel surveillance in hereditary GI polyposis syndromes. Gastrointest Endosc. 2005;61:721-5.

Miettinen M, Lasota J. Gastrointestinal stromal tumors: definition, clinical, histological, immunohistochemical, and molecular genetic features and differential diagnosis. Virchows Arch. 2001;438(1):1.

Miettinen M, Makhlouf H, Sobin LH, Lasota J. Gastrointestinal stromal tumors of the jejunum and ileum: a clinicopathologic, immunohistochemical, and molecular genetic study of 906 cases before imatinib with long-term follow-up. Am J Surg Pathol. 2006;30(4):477.

Milović N, Lazić M, Aleksić P, Radovanović D, Bancević V, Savić S et al. Rare locations of metastastatic renal cell carcinoma: a presentation of three cases. Vojnosanit Pregl. 2013;70(9):881-6.

Miyata I, Yamamoto H, Kita H, Yano T, Sunada K, Sekine Y et al. A case of inflammatory fibroid polyp causing small bowel intussusceptions in which retrograde double-ballon enteroscopy was useful for the preoperative diagnosis. Endoscopy. 2004;36:344-7.

Nishiyama K, Yao T, Yonemasu H, Yamaguchi K, Tanaka M, Tsuneyoshi M. Overexpression of p53 protein and point mutation of Kras genes in primary carcinoma of the small intestine. Oncol Rep. 2002;9(2):293-300.

Ohmiya N, Nakamura M, Takenaka H, Morishima K, Yamamura T, Ishihara M et al. Management of small-bowel polyps in Peutz-Jeghers syndrome by using enteroclysis, double-balloon enteroscopy, and videocapsule endoscopy. Gastrointest Endosc. 2010;72:1209-16.

Ollila DW, Hsueh EC, Stern SL, Morton DL. Metastasectomy for recurrent stage IV melanoma. J Surg Oncol. 1999;71(4):209-13.

Piscitelli D, Sanguedolce F, Mattioli E, Parisi G, Fiore MG, Resta L. Unusual presentation of metastatic osteosarcoma as a giant duodenal polyp. A case report. Pathologica. 2005;97:88-91.

Postgate A, Hyer W, Phillips R, Gupta A, Burling D, Bartram C et al. Feasibility of video capsule endoscopy in the management of children with Peutz-Jeghers syndrome: A blinded comparison with barium enterography for the detection of small bowel polyps. J Pediatr Gastroenterol Nutr. 2009;49:417-23.

Rahmi G, Samaha E, Lorenceau-Savale C, Landi B, Edery J, Manière T et al. Small bowel polypectomy by double balloon enteroscopy: Correlation with prior capsule endoscopy. World J Gastrointest Endosc. 2013;5:219-25.

Sasada S, Ukon K, Sato Y, Okusaki K. A case of metastatic small intestinal tumor from primary lung cancer with hemorrhage and a high G-CSF serum level. Gan To Kagaku Ryoho. 2013;40(6):777-80.

Wu TJ, Yeh CN, Chao TC, Jan YY, Chen MF. Prognostic factor of primary small bowel adenocarcinoma: Univariate and multivariate analysis. World J Surg. 2006;30:391-8.

Enfermedades del colon

V

Tratamiento del vólvulo y extracción de cuerpos extraños

28

M. Rullán Iriarte y L. Uribarri González

OBJETIVOS

- Conocer los factores predisponentes a padecer un vólvulo de colon.
- Comprender las técnicas diagnósticas y el manejo del vólvulo de colon atendiendo a la diferente localización y los signos de alarma.
- Conocer las diferentes pruebas diagnósticas con el fin de determinar el tipo, número, tamaño, forma y localización del cuerpo extraño.
- Conocer la clasificación establecida según la localización, intención y posibilidad de extracción de los diferentes cuerpos extraños.
- Comprender el manejo que se debe realizar en este tipo de pacientes según su estado físico y el cuerpo extraño impactado.

TRATAMIENTO DEL VÓLVULO

El vólvulo de colon es la torsión de una parte del colon sobre su eje mesentérico, dando lugar a un cuadro clínico de obstrucción intestinal. Fue descrito en 1836 por Rokitansky y se trata de una causa importante pero inusual de obstrucción intestinal.

La incidencia de vólvulo de colon es variable y existe un predominio en África, Asia, Europa del Este, Sudamérica, Turquía y Oriente Medio.

En estas áreas con una alta incidencia de vólvulos, se habla de vólvulos endémicos y representan entre el 13 y el 42 % del total de las oclusiones. Sin embargo, en Europa, Estados Unidos y Australia, la incidencia de vólvulo representa el 5-8 % del total de las oclusiones y se denominan *vólvulos esporádicos*, debido a su baja incidencia.

Según su localización, el más frecuente es el de sigma (40-75 %), seguido por el de ciego (10-40 %), los de colon transverso (1-4 %) y los de ángulo esplénico (≤ 1 %).

Esta patología incide principalmente en pacientes de edad avanzada. El vólvulo de sigma es más frecuente en varones y con una edad superior a los 40 años, en las regiones de alta incidencia, y a los 70 años en las de baja incidencia. En el caso del vólvulo de ciego, afecta especialmente a mujeres con edad inferior a los 60 años.

La etiología del vólvulo es multifactorial. Existen diversos factores predisponentes: un colon largo (dolicocolon) y móvil es el requisito para que pueda rotarse sobre sí mismo a nivel de sigma, o bien una fijación anormal del colon derecho. También se han descrito otros factores adquiridos como causantes de la existencia de un dolicocolon: la dieta rica en fibra, el estreñimiento, la cirugía abdominal previa, las adherencias postoperatorias, el embarazo, la diabetes, el encamamiento prolongado, las enfermedades neurológicas y las psiquiátricas.

Se ha considerado, además, la asociación con el síndrome de Chilaiditi, la enfermedad de Hirschprung o la enfermedad de Chagas.

El diagnóstico correcto y un tratamiento inmediato son esenciales a la hora de solucionar el problema oclusivo que genera, ya que el vólvulo provoca una distensión colónica que conlleva una disminución de la perfusión capilar y provoca isquemia intramural, que se agrava por la oclusión de los vasos mesocólicos debido a su compresión y rotación. Esta isquemia mucosa provoca translocación bacteriana y aumento de la producción de gas por las bacterias colónicas, provocando un aumento de la distensión colónica y toxicidad en el organismo. Si el cuadro no se resuelve de forma precoz, se crea un círculo vicioso de isquemia-reperfusión que provoca una necrosis colónica, que puede resultar en un *shock* séptico y circulatorio.

Diagnóstico

El diagnóstico de vólvulo de colon se realiza a partir de criterios clínicos, radiológicos y endoscópicos, aunque en ocasiones el diagnóstico es intraoperatorio. Los síntomas suelen ser inespecíficos, aunque el cuadro clínico clásico viene determinado por la tríada de dolor abdominal, distensión y ausencia de defecación/ventoseo.

Dependiendo de la rapidez de la torsión intestinal, habrá una presentación aguda fulminante, que suele acompañarse de leucocitosis, además de la aparición súbita de la tríada descrita asociando signos de peritonismo y *shock*, o una presentación más indolente con una media de 3-4 días de manifestaciones clínicas.

En el diagnóstico diferencial, destaca el megacolon sin volvulación, que es el alargamiento y dilatación del colon relacionado con obstrucción crónica mecánica o funcional, y el síndrome de Ogilvie o seudoobstrucción colónica, que es un trastorno funcional que provoca una dilatación masiva sin obstrucción mecánica.

 El diagnóstico por la imagen corrobora la suposición clínica; se utiliza en primer lugar la radiología simple de abdomen.

En ella, se observan la dilatación intestinal con niveles hidroaéreos y la deformidad denominada *signos del grano de café*, presente en un 30-60 % de los casos. En el vólvulo de colon derecho, también se aprecia la dilatación intestinal, con un ciego dilatado y una ausencia de gas en el colon. La radiología simple de abdomen permite el diagnóstico en un 25 % de los casos de vólvulo de colon derecho y en un 60-65 % de vólvulo de sigma; en cuanto al vólvulo de colon transverso, es muy difícil el diagnóstico por radiografía debido a las características inespecíficas de ésta.

 En el caso de dudas diagnósticas o sospecha de complicación, la exploración de elección es la tomografía computarizada (sensibilidad: 100 % y especificidad: 90 %).

Muestra las asas intestinales dilatadas junto con el colon y su pedículo vascular enrollado en espiral. Además, permite observar signos radiológicos de gravedad, como la isquemia de la pared del colon. La utilización del enema opaco para confirmar el diagnóstico hoy en día es discutible. En los casos en que está claro, no aporta mayor información, y cuando el diagnóstico es confuso, su práctica puede retrasar el tratamiento, por lo que actualmente no se practica.

Tratamiento

En el caso del *vólvulo de sigma*, ante la sospecha clínica y radiológica se debe practicar una endoscopia, ya que la devolvulación espontánea es infrecuente. Por un lado, tiene el valor de la confirmación diagnóstica y, por otro, la resolución terapéutica mediante la descompresión del colon y devolvulación. La conducta terapéutica variará si se observan signos de isquemia en la mucosa del colon.

 El tratamiento de elección es la colonoscopia flexible descompresiva, siempre y cuando no existan signos de peritonitis secundarios a isquemia o perforación del colon, con una efectividad del 70-95 %, con una tasa de morbilidad del 4 % y de mortalidad de hasta el 3 % (**Fig. 28-1**).

La tasa de recurrencia se estima en alrededor del 45-71 %. La utilización de sonda rectal de Faucher es controvertida para la prevención de la recurrencia; en los casos en que se utiliza, se recomienda dejar entre 24-72 horas.

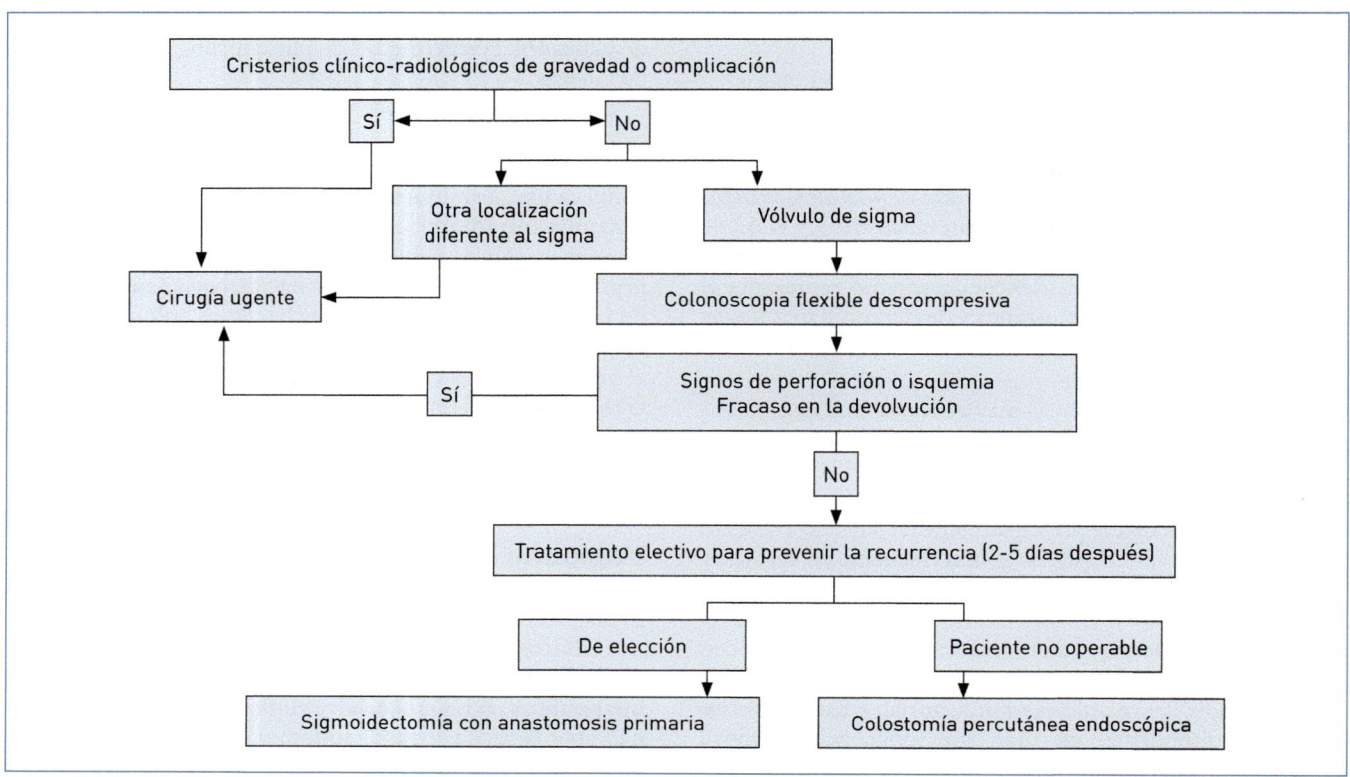

Figura 28-1. Manejo del vólvulo.

Cuando la colonoscopia no ha sido efectiva, los pacientes presentan signos de peritonitis con datos de perforación o necrosis radiológicos o endoscópicos, y se indica cirugía urgente.

Esta cirugía se realiza una vez estabilizado el paciente. Sin embargo, en la cirugía urgente se puede encontrar el colon no viable debido a isquemia, gangrena o perforación del colon. En estos casos, se realizará una sigmoidectomía y, según el grado de peritonitis fecal existente y, si el estado general del paciente lo permite, anastomosis.

 La recurrencia del vólvulo no intervenido tras devolvulación endoscópica es muy frecuente (40-90 %), con una mortalidad entre el 5 y el 35 % en la recurrencia, por lo que, además de solucionar el cuadro oclusivo, hay que plantearse la realización de la prevención de la recurrencia. Por ello, se recomienda, una vez pasado el cuadro urgente, realizar el tratamiento quirúrgico electivo en un plazo no superior a los 2-5 días después de la reducción.

La controversia de indicar esta cirugía es que son pacientes de alto riesgo quirúrgico, mayores y con patología médica asociada. En estos sujetos, la cirugía electiva va ligada a una mortalidad del 16 %, mientras que la mortalidad de la recurrencia es del 9 %. Además, el 83 % de los pacientes controlados después del vólvulo fallece dentro de los 2 años siguientes debido a su patología asociada, por lo que se recomienda el tratamiento endoscópico conservador. Otros autores refieren que los pacientes con mayor comorbilidad manejados con conducta expectante tienen una mortalidad del 11-21 %, mientras que después de la cirugía electiva es del 5-6 %, por lo que recomiendan la cirugía.

Pero siempre habrá una distorsión de resultados debido a la selección de casos, ya que los pacientes con más patología serán tratados de forma conservadora.

La sigmoidectomía con anastomosis primaria es la técnica de elección para el vólvulo de sigma, con una mortalidad media del 8 % (0-15 %), una morbilidad del 13-26 % y una media de recurrencia del 1,2 % (0-20 %). La mesosigmoidoplastia es una opción terapéutica que hoy en día no se realiza debido a la alta tasa de recidiva (16-70 %) y a una mortalidad del 0-11 %.

La colostomía percutánea endoscópica es un tratamiento que se ha extendido en los últimos años debido a que se considera una técnica mínimamente invasiva que puede realizarse en estos pacientes con alto riesgo quirúrgico y anestésico.

 En el caso del *vólvulo de colon derecho*, la descompresión endoscópica tiene una alta tasa de fallo con riesgo de perforación, por lo que se recomienda el tratamiento quirúrgico urgente.

La distorsión simple del colon derecho volvulado tiene una tasa de recidiva del 10-75 %; en la cecostomía y en la cecopexia, la recidiva es del 10-40 %, por lo cual se considera

que el tratamiento de elección es la colectomía derecha con anastomosis primaria ileocólica.

La tasa de mortalidad quirúrgica del vólvulo de colon derecho con el colon viable es del 1-10 %, y del 25-40 % en caso de isquemia-gangrena del colon, mientras que en las otras técnicas (cecopexia y cecostomía) es del 40 %.

Para finalizar, existe una entidad especialmente compleja , el vólvulo en el embarazo, que, a pesar de ser poco frecuente, en algunas regiones es la primera causa de obstrucción intestinal en embarazadas. Es más frecuente en multíparas (75 %) y en el tercer trimestre (2/3). En este caso, la resonancia magnética puede ser una buena opción diagnóstica. El manejo indicado es la devolvulación endoscópica en ausencia de signos de complicación, siendo ésta un reto mayor debido al tamaño del útero. El manejo, en caso de signos de complicación o tratamiento definitivo, debe ser realizado por equipos multidisciplinares y se recomienda intentar esperar al nacimiento del bebé. Sin embargo, en casos extremos se podría plantear la cirugía durante el embarazo.

EXTRACCIÓN DE CUERPOS EXTRAÑOS

La obstrucción por cuerpo extraño o bolo alimenticio ocurre de forma frecuente, y su extracción es la segunda causa de urgencia endoscópica tras la hemorragia digestiva. Se produce principalmente en dos períodos de la vida. El primer período sucede entre los 6 meses y los 4 años, y se suele relacionar con el período de aprender a comer, tener una dentadura inadecuada, tener una posición relativamente alta de la epiglotis o tener una coordinación inmadura de la deglución. El segundo pico sucede entre los 25-66 años (9,5 %), principalmente en hombres.

En relación con cuerpos extraños a nivel colorrectal, su incidencia es desconocida, pero se sabe que en las últimas décadas ha existido un incremento progresivo, y ha pasado de haber 30 artículos publicados entre las décadas de1950 y 1960 a 60 artículos entre 2000 y 2015. Estudios previos han sugerido mayor incidencia en hombres (aproximadamente un 65 %) entre la tercera y la cuarta década de la vida.

 La principal causa de impactación a nivel del recto suele ser secundaria a fines sexuales en aproximadamente el 80 % de los casos, seguida por causas criminales como el transporte de drogas.

Por otro lado, pueden existir casos en pacientes mayores que lo usan para el autotratamiento de la impactación fecal o masaje prostático. También puede ocurrir en institucionalizados como prisioneros o pacientes psiquiátricos, quienes pueden alojar elementos con la finalidad de agredir. Existe un síndrome, conocido como *síndrome de Munchausen*, que ocurre de forma poco frecuente, donde el paciente se inserta el objeto a nivel del recto, sin poder extraerlo posteriormente, con la única intención de recibir atención médica.

La mayor parte de este tipo de impactaciones ocurren a través del año, pero en ciertas ocasiones pueden llegar por vía oral, atravesar el tracto intestinal y quedar alojadas a nivel del recto.

Clasificación

Este tipo de cuerpos extraños se pueden clasificar según diferentes formas. Según su localización: a nivel del tracto digestivo superior, donde su incidencia es más frecuente y existe mayor riesgo de complicación entre la primera y segunda porción duodenal; o a nivel del tracto inferior, principalmente a nivel de la válvula ileocecal y el ano. Para aquellos que se introducen a través del recto, se deben considerar varias características anatómicas, como son los esfínteres anales interno y externo, que se contraen tónicamente y pueden estar edematizados después de la inserción, y la curvatura entre la unión recto-sigmoidea, que puede causar dificultad para el paso espontáneo y la eliminación. Por tanto, para fines prácticos se propone ubicarlos por encima o por debajo del promontorio.

Por otro lado, se pueden diferenciar según su intención: voluntarios frente a involuntarios y sexuales frente a no sexuales. Los más frecuentes son aquellos que se insertan de manera voluntaria y para estimulación sexual, como puede ser el caso de pepinos, zanahorias, botellas de plástico o vidrio, palos de escoba, vibradores, consoladores, etc. Dentro de los cuerpos extraños involuntarios sexuales, estos se suelen encontrar casi de forma exclusiva a nivel del ámbito de violación y agresión sexual. Un ejemplo de cuerpo extraño voluntario no sexual es el empaquetamiento corporal comúnmente utilizado por los traficantes de drogas. Los cuerpos extraños involuntarios no sexuales suelen encontrarse en ancianos, niños o enfermos mentales, y pueden ser: termómetros o puntas de enema, la envoltura de papel de los contenedores de pastillas, objetos ingeridos por vía oral como palillos de dientes, huesos de pollo, objetos de plástico, monedas o incluso pequeños juguetes de plástico.

También se pueden clasificar según su facilidad de agarre. Dentro de los de fácil agarre se encuentran: huesos, espinas, vegetales, frutas, elementos cortopunzantes pequeños, consoladores, vibradores y velas. Dentro de los de difícil agarre, botellas, bombillas, botellas, envases y frascos (**Fig. 28-2**).

Diagnóstico

Debido a la gran variedad de objetos y a la variación del trauma causado a nivel de los tejidos locales del recto y colon distal, es esencial un enfoque sistemático para el diagnóstico y manejo de este tipo de cuerpos extraños.

El objetivo principal de la evaluación inicial es identificar el tipo, número, tamaño, forma y localización del cuerpo extraño.

En primer lugar, está la historia clínica. En ocasiones, puede ser complicada, dado que de forma frecuente este tipo de pacientes se sienten avergonzados y reacios a buscar atención médica y, por este motivo, puede existir un retraso en el diagnóstico médico. Además, muchos de estos pacientes antes de acudir a urgencias intentan realizar la extracción en su domicilio, lo cual puede demorar más todavía el diagnóstico. Debido a que la anamnesis en ocasiones es laboriosa, es preciso completar con otro tipo de pruebas diagnósticas y reforzar la exploración física.

 El examen físico debe incluir una exploración abdominal cuidadosa para determinar si hay signos de peritonitis o capacidad de palpar un objeto por vía transabdominal.

El cuerpo extraño rectal se puede palpar en el cuadrante inferior izquierdo o derecho del abdomen. Es importante complementar la exploración con una auscultación de abdomen para valorar si el peristaltismo está aumentado, disminuido o ausente. Con frecuencia, se ve sangre roja brillante en el recto, pero no siempre está presente. Si se visualiza salida

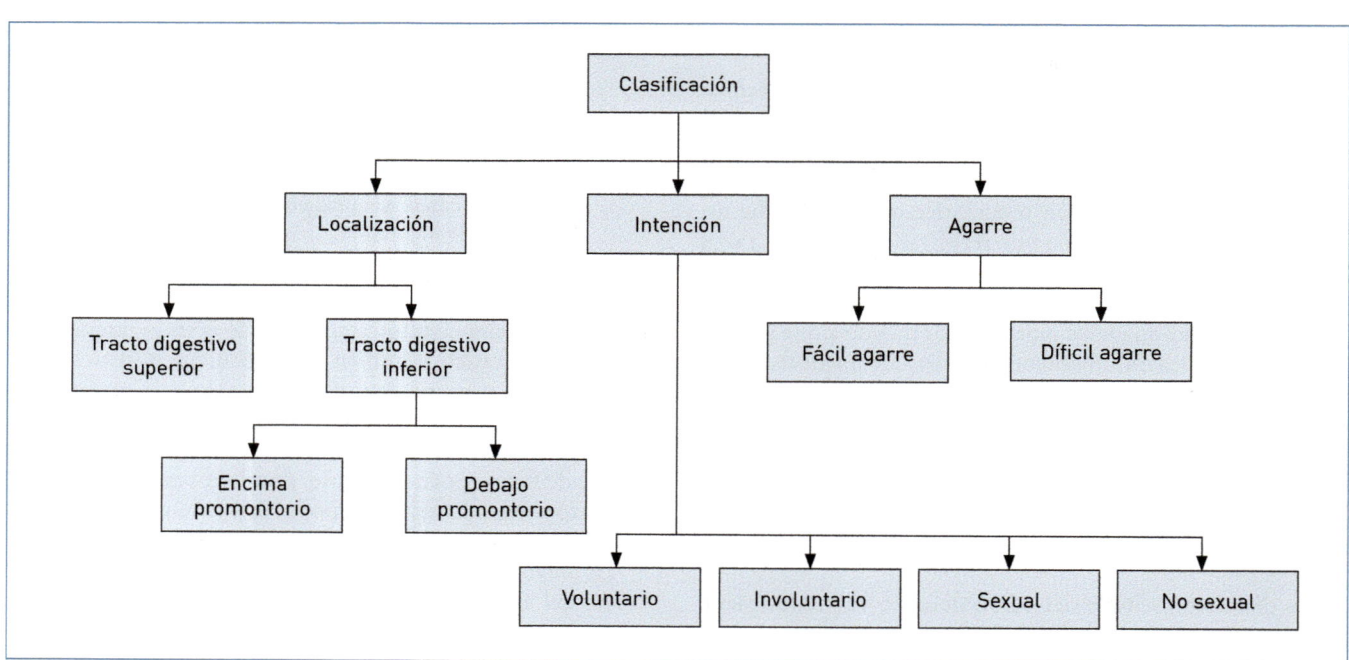

Figura 28-2. Clasificación de cuerpos extraños a nivel colónico.

de líquido mucoide de aspecto chocolate fétido, sugiere la presencia de necrosis, perforación o sepsis. Antes de realizar un tacto rectal, se debería realizar siempre una radiografía de abdomen para descartar un cuerpo afilado que pueda causar una lesión accidental. A la hora de realizar un tacto rectal, es importante prestar atención al estado de los esfínteres y examinarlos cuidadosamente. Aquellos pacientes que no han tenido una historia previa o la impactación ha sido de forma involuntaria, suelen tener el tono del esfínter aumentado debido al espasmo muscular secundario al objeto extraño. También es necesario descartar una lesión visible tanto del esfínter interno como del externo. Este tipo de exploración debe realizarse antes y después de la extracción del cuerpo extraño. El cuerpo extraño puede ser palpable en el recto distal; en caso de no palparlo, hallazgos como salida de material hemático o pérdida del tono del esfínter hacen sospechar la presencia de un cuerpo extraño. Por otro lado, es importante descartar signos de irritación peritoneal. Si el paciente presenta signos clínicos de peritonitis, la perforación se localizará por encima del recto superior.

 Dentro de las pruebas de imagen, la primera que se debe realizar es la radiografía de abdomen, dado que permite localizar el objeto, evaluar su tamaño y determinar el número de objetos impactados. Es importante realizarla en dos proyecciones, anteroposterior y lateral, para dar una localización más exacta.

También es necesaria para descartar un neumoperitoneo. En caso de sospecha de perforación intraperiotenal, se recomienda realizar una proyección en ortostatismo (**Fig. 28-3**). En caso de no visualizarse mediante esta prueba de imagen,

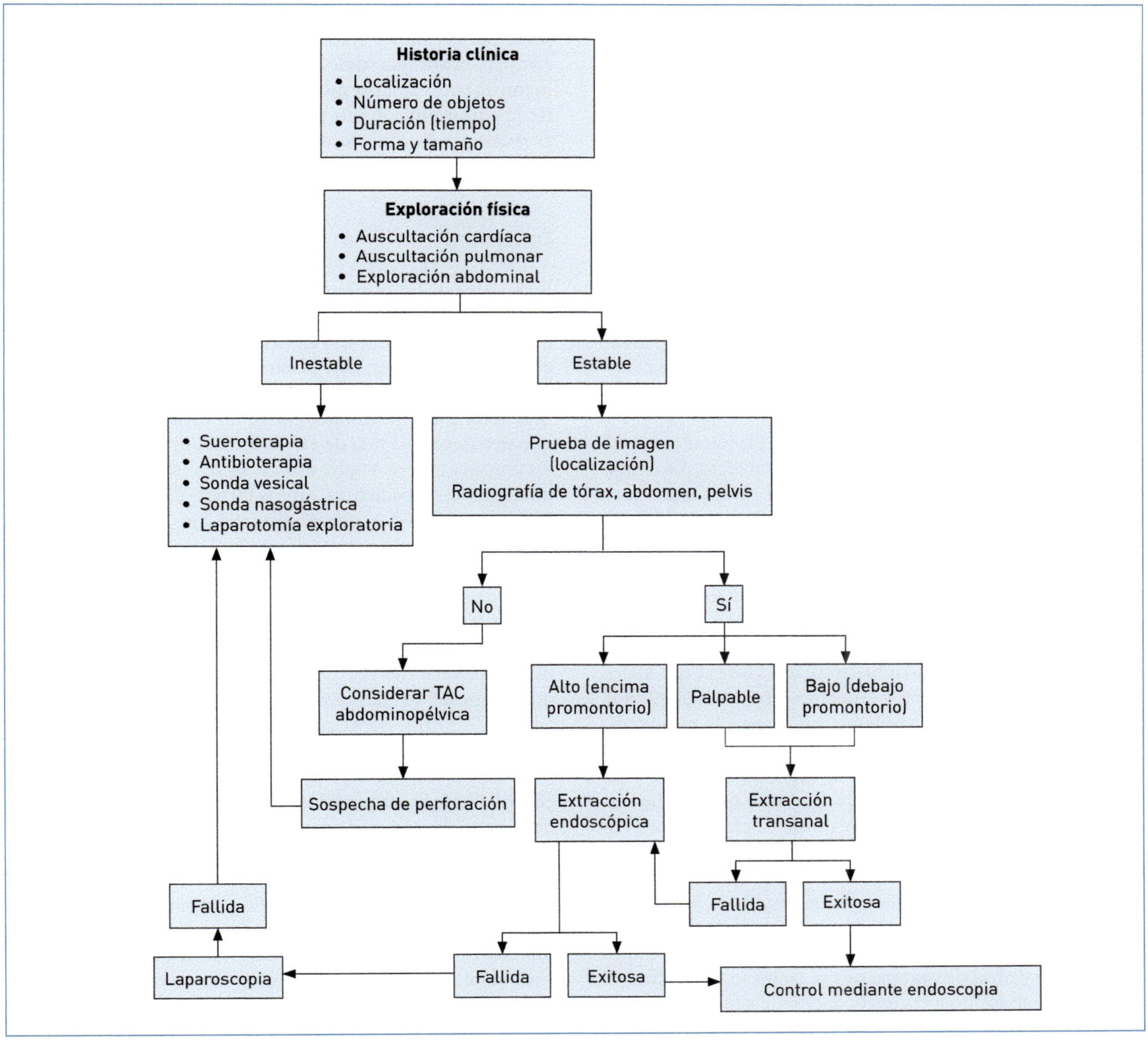

Figura 28-3. Algoritmo de manejo diagnóstico y terapéutico. TAC: tomografía axial computarizada.

por ser cuerpos extraños radiolúcidos como la madera, vidrio, plástico, la mayor parte de los huesos de pollo o espinas de pescado, puede ser necesario complementarla mediante la realización de una tomografía axial computarizada (TAC) de abdomen y pelvis, o mediante estudios con medio de contraste hidrosoluble, teniendo la precaución de no aumentar demasiado la presión hidrostática, que podría perforar la pared. La resonancia magnética está contraindicada, especialmente si se desconoce el cuerpo extraño.

 Si la sospecha de complicación es elevada, si se trata de un cuerpo extraño de alto riesgo, si el paciente tiene una importante cantidad de contenido adiposo o presencia de contenido líquido que podría ocultar el contenido de calcio del hueso, es preferible solicitar una TAC.

En estos casos, la TAC presenta una alta sensibilidad entre el 90 al 100 % y una especificidad del 93,7 al 100 %, siendo significativamente superior a la radiografía. Es importante conocer que la sensibilidad de la TAC puede mejorar con la reconstrucción en 3D. Existe una limitación, que es la visualización de gas por debajo del diafragma. Todo ello es debido a que la propia impactación crea una erosión progresiva, quedando posteriormente el sitio cubierto por fibrina, omento o asas de intestino delgado, limitando el paso de gran cantidad de aire a la cavidad peritoneal. Si se visualiza esto, indicaría un signo de mal pronóstico. Se podría advertir si se visualiza un segmento de intestino engrosado, se visualiza neumoperitoneo, se objetiva infiltración de la grasa regional o una obstrucción intestinal asociada. En caso de sospecha de perforación extraperitoneal de recto, los hallazgos que pueden observarse son adelgazamiento de la pared rectal, aire mesorrectal, líquido perirrectal o estriación de la grasa mesorrectal (v. **Fig. 28-3**).

La endoscopia también puede ser útil al facilitar la identificación y localización del objeto dentro del recto. La endoscopia provee una excelente visualización de los segmentos evaluados y permite realizar el diagnóstico y extracción de estos. Una vez que se haya extraído el cuerpo extraño, es necesario realizarla para descartar lesiones del colon o recto, y también para descartar que no se hayan introducido más objetos. También se ha descrito la ultrasonografía endoscópica como método diagnóstico en el caso de cuerpos extraños impactados que generan lesiones similares a las subepiteliales, documentando granulomas y el cuerpo extraño en el interior.

A la hora de detectar paquetes con drogas, la radiografía abdominal es el examen más utilizado, aunque en ocasiones, dependiendo de la composición de estas sustancias, la densidad radiológica puede variar, ya que hace que se dificulte su visualización radiológica. Por eso, en ocasiones la TAC es más precisa debido a su mejor resolución de contraste y la eliminación de proyecciones de estructuras superpuestas. Sin embargo, existen casos de falsos negativos. Identificar paquetes homogéneos de heroína isodensa es realmente un problema. Pueden pasar desapercibidos si se utilizan los ajustes de ancho y nivel de ventana que se emplean normalmente para la TAC abdominal (es decir, ancho de ventana 400 HU y nivel de ventana 40 HU). Por esta razón, en estos casos es recomendable manipular las ventanas (nivel 150-300 HU/

ancho 600-800 HU), además de los que se usan comúnmente para la TAC abdominal. Por otra parte, la detección de cambios a nivel de tamaño y la forma de la luz intestinal podrían ser útiles como signos indirectos.

Cuadro clínico

El primer paso en la evaluación y el manejo de un paciente con un cuerpo extraño colorrectal es determinar si se produjo o no una perforación, y si se encuentra estable o inestable. La presencia de taquicardia, hipotensión, irritación peritoneal o fiebre son indicativos de perforación. En caso de sospecha de perforación, es preciso indicar dieta absoluta, sueroterapia y antibióticos de amplio espectro. Se debe colocar sonda vesical y sonda nasogástrica (SNG) descompresiva para ser llevado a laparotomía exploratoria.

En caso de que el paciente se encuentre estable, el síntoma principal es el dolor anal o constipación. También se ha descrito la rectorragia, dolor en cuadrantes inferiores, diarrea, incontinencia fecal o miccional. Es importante conocer el tiempo de evolución que lleva el objeto impactado, dado que, al igual que en otras localizaciones, se relaciona con mayor riesgo de ruptura y lesión de la mucosa.

Tratamiento

En pacientes clínicamente estables sin evidencia de peritonitis, se debe extirpar el cuerpo extraño rectal en el servicio de urgencias o en quirófano en caso de que se precise anestesia general. En relación con la extracción de cuerpos extraños a nivel del recto, si ésta se debiera realizar en la sala de urgencias o en quirófano, existe un estudio reciente en el que se comparó la tasa de éxito técnico, tipo de intervención y complicaciones según dónde se realizase. Se evaluaron un total de 78 pacientes, en los cuales, en más de la mitad (51,3 %, $n = 40$), el cuerpo extraño fue extraído con éxito en urgencias. En comparación con el servicio de urgencias, los pacientes ingresados en quirófano tenían más probabilidades de someterse a laparotomía exploratoria y colectomía (0 frente a 31,6 %, $p < 0,0001$), de recibir anestesia general (84,2 frente a 0 %, $p < 0,0001$), de presentar mayores tasas de complicaciones (21 frente a 0 %, $p = 0,0021$) y de tener una estancia hospitalaria más prolongada (mediana =1 frente a 0, $p < 0,0001$). Mediante este estudio se observó una tasa de éxito superior al 50 % en la extracción de cuerpos extraños rectales en el servicio de urgencias, sin que se notificaran complicaciones, recomendándose que, para mejorar la tasa de éxito de la extracción a pie de cama y reducir las complicaciones, los médicos deberían ser vigilantes, comunicativos y compasivos con respecto a sus evaluaciones y metodología clínica. Dependiendo del tamaño y la forma del objeto, se han descrito varios métodos. La mayoría de los objetos se pueden extraer de forma transanal. Como se ha dicho anteriormente, la mayoría de los pacientes esperan varias horas o incluso días hasta que visitan a un médico. Antes de que lo hagan, a menudo intentan eliminar el objeto por sí mismos, empeorando la situación para una extracción posterior.

A la hora de realizar un tacto rectal, si se puede palpar fácilmente, suele ser susceptible de retirar mediante una extracción transanal. Cuando se intenta mediante este método, la mejor forma para conseguirlo es lograr una relajación completa del paciente.

La relajación de los esfínteres se puede lograr con un bloqueo del nervio perianal, un anestésico espinal o cualquiera de estos, en combinación con una sedación consciente intravenosa. Una vez que el paciente ha sido adecuadamente relajado, se debe dilatar suavemente el canal anal tres dedos de ancho antes de comenzar la extracción (v. **Fig. 28-3**). La extracción en la misma cama de evaluación tiene una tasa de éxito entre el 60 y 75 %, aunque se ha descrito una alta tasa de fallos.

 Se han descrito diferentes técnicas de extracción de cuerpo extraño empleando diferentes dispositivos, como asas de polipectomía, fórceps, sonda de Foley, fórceps obstétricos, extractores de vacío, balones de dilatación, cilindros plásticos y espátulas vaginales.

En caso de objetos pequeños que se pueden enganchar, es importar lubricar el dedo con lidocaína jalea y realizar una presión abdominal con el fin de lograr movilizar distalmente el objeto hacia el recto proximal. Es importante recordar que no se deben retirar a ciegas objetos que presenten riesgo de lesionar el recto, como vasos de cristal, objetos afilados, etc. Se han informado predictores de fallo de extracción: objetos > 10 cm de largo, objetos duros, objetos que migren o que lleven más de 2 días de retención.

En caso de que esta extracción falle, se podría realizar mediante dos técnicas mínimamente invasivas, como la sigmoidoscopia flexible y la cirugía transanal mínimamente invasiva (TAMIS).

 La endoscopia flexible está principalmente indicada en objetos que se localizan proximalmente al recto a nivel del colon distal. Aparte de servir de tratamiento terapéutico, permite realizar una buena visualización de la mucosa y descartar daño en ésta.

Puede ser un método intermedio antes de indicar la cirugía. La mayor parte de este tipo de objetos se pueden extirpar endoscópicamente (v. **Fig. 28-3**). No se recomienda el uso de enemas y estimulantes para movilizar el objeto, dado que podrían causar un daño adicional en la pared del colon. Se recomienda extraer, en caso de que sean objetos pequeños como, pueden ser los termómetros, mediante pinza de biopsias. Objetos de mayor tamaño como bolígrafos, palillos de dientes, huesos de pollo y vibradores podrían extraerse mediante asa de polipectomía. Se deben agarrar en su extremo más distal para conseguir facilitar su extracción. Otra recomendación es agarrar el objeto cerca del centro, dado que permite girarlo evitando el daño al ser arrastrado a través de los esfínteres. El posicionamiento puede ser modificado mediante una cesta y luego extraerse mediante un asa. En casos de objetos voluminosos como tenedores o cucharas, la extracción endoscópica puede ser peligrosa y debería plantearse la ciru-

gía. Al igual que en otras localizaciones, los cuerpos extraños cortantes o punzantes podrían extraerse mediante pinzas, asas o cestas. Si las puntas se encuentran abiertas, como en el caso de un alfiler o un blíster, se deberían cerrar mediante un asa antes de su extracción y posteriormente proceder con la punta hacia atrás para evitar daño de la mucosa. Los objetos romos o pequeños se podrían intentar retirar mediante asa con red, y en el caso de monedas, mediante cesta de Dormia. En caso de pilas convencionales cilíndricas, podrían ser extraídas con un asa de polipectomía o, si no es posible, mediante cesta de Dormia. Ha habido casos exitosos utilizando coagulación argón-plasma, como ha sido un caso reportado de una manzana verde envuelta en celofán, que se consiguió fragmentar en más de un 50 %, lo que permitió su posterior extracción. Una vez que se haya realizado una extracción exitosa, el endoscopio debe pasarse nuevamente para evaluar la mucosa intestinal en busca de lesiones involuntarias.

Otra opción es emplear una sonda de Foley en caso de que el objeto se haya adherido a la mucosa e impida su extracción. Se coloca la sonda por detrás del objeto con insuflación de aire y se consigue quitar el vacío, y, a su vez, con el paso de éste y la insuflación del balón puede permitir la extracción con una tracción sutil.

Si el objeto está demasiado arriba, en el área del colon sigmoide, y no puede extraerse utilizando uno de los métodos anteriores, el reposo en cama y la sedación pueden hacer que el objeto vuelva a descender al recto, donde la recuperación y la extracción son más fáciles.

Como se comentó anteriormente, también existe la TAMIS, que tiene varias ventajas, como la visualización del objeto mediante una imagen magnificada, lo que permite definir el estado de la mucosa, sin que se requieran instrumentos especializados.

En caso de que fallen todas estas técnicas, quedaría la cirugía. Se plantea en primer lugar el abordaje laparoscópico. Con los instrumentos de cirugía mínimamente invasiva se puede manipular transmuralmente y empujar el objeto distalmente. En casos difíciles, quedaría la laparotomía, que se ha descrito en hasta el 10 % de los casos. La ventaja que tiene esta técnica es que el colon se podría manipular dentro de la cavidad abdominal, lo que permitiría que se desplazase en dirección al ano y también su agarre posterior. Únicamente se debería dejar en casos de extracción muy difícil, de perforaciones rectales bajas, de contaminación grave de la cavidad peritoneal o cuando no existe experiencia con la laparoscopia (v. **Fig. 28-3**).

En el caso de laceraciones de la mucosa, edema o erosiones, se debe observar al paciente intrahospitalariamente.

Situaciones especiales

En caso de impactación por un *paquete de drogas*, éste se suele localizar a nivel del recto y ser visto radiológicamente. Nunca se debe realizar su extracción endoscópica, sino realizar control radiológico, y si éste no se produce o aparece cualquier síntoma que sugiera liberación y absorción de la droga, se debe intervenir quirúrgicamente. El tratamiento conservador sólo suele fallar en el 2-5 % de los casos. Son factores de alto riesgo de complicación aquellos pacientes que presenten síntomas, una retención >48 horas, una pobre resistencia del paquete o una ruptura observada en la radiografía. La cirugía está indicada en caso de no progresión, signos de obstrucción intestinal o hallazgos clínicos que sugieran ruptura.

La impactación por *cápsula endoscópica* puede ocurrir hasta en un 1,4 %, siendo más frecuente si existen divertículos y estenosis no sospechadas. Su tratamiento depende tanto del tramo en donde se produce la obstrucción como del tipo de paciente.

Por ejemplo, en pacientes con enfermedad de Crohn, es posible realizar en primer lugar tratamiento primario con corticoides antes de realizar tratamiento endoscópico. Cuando la obstrucción ocurre a nivel del estómago y esófago, no suele conllevar problemas. Cuando es a nivel de intestino delgado proximal a yeyuno medio, se puede realizar la extracción mediante gastroscopia o con enteroscopio de pulsión.

Por otro lado, se necesita material que sea lo suficientemente largo y delgado para su introducción en estos tipos de canales, como puede ser el asa de polipectomía, que permite su desplazamiento al estómago y su posterior extracción mediante una cesta.

La cirugía se debería considerar en caso de síntomas obstructivos (antes o después del fallo endoscópico).

ASPECTOS QUE SE DEBEN RECORDAR - PREGUNTAS DE REFLEXIÓN

Preguntas que se deberían saber responder al finalizar la lectura del capítulo:

- ¿Cuándo se debe sospechar que un paciente sufre un vólvulo de colon?
- ¿Cuál es la primera prueba de imagen que se debe realizar si no hay datos de complicación?
- ¿Es frecuente la recurrencia del vólvulo si no se realiza tratamiento quirúrgico?
- ¿Cuál es la causa más frecuente de impactación a nivel del recto?
- ¿Qué es lo más importante que se debe descartar mediante la exploración física?
- ¿Cuál será la primera prueba radiológica que se debe realizar?
- En caso de sospecha de cuerpo extraño no visualizado en la radiografía, ¿qué prueba se debería realizar?
- En caso de objetivarse datos de inestabilización hemodinámica, ¿qué tipo de prueba diagnóstica habría que realizar?
- En caso de objetivarse datos de inestabilización hemodinámica, ¿qué tipo de tratamiento habría que realizar?
- Antes de realizar un tacto rectal, ¿qué tipo de prueba se debe realizar?
- En caso de ser susceptible de extracción transanal, ¿cuál es el objetivo más importante para conseguir?
- ¿Qué otras dos técnicas no invasivas existen en caso de no ser posible extraer el cuerpo extraño mediante manipulación transanal?
- ¿Cuál sería la indicación de realizar cirugía en este tipo de pacientes?
- ¿Qué no debería realizarse antes de la endoscopia?
- ¿Qué tipo de material se ha documentado para realizar la extracción de un cuerpo extraño a nivel colorrectal?

PUNTOS CLAVE

- La incidencia de vólvulo de colon es variable según la situación geográfica y se da con más frecuencia en varones de edad avanzada.
- El diagnóstico correcto y un tratamiento inmediato son esenciales a la hora de solucionar el problema oclusivo que genera, y evitar la isquemia y el shock.
- El diagnóstico se realiza mediante prueba de imagen (radiografía simple o tomografía computarizada).
- En el caso del vólvulo de sigma, ante la sospecha clínica y radiológica se debe practicar una colonoscopia descompresiva.
- El tratamiento de elección en el vólvulo de colon que no se localice en sigma es directamente la cirugía.
- La obstrucción por cuerpo extraño o bolo alimenticio ocurre de forma frecuente, y su extracción es la segunda causa de urgencia endoscópica tras la hemorragia digestiva. La incidencia por obstrucción por cuerpo extraño a

nivel colorrectal es desconocida, y es más prevalente en hombres en la tercera y cuarta décadas de la vida.
- Se pueden clasificar según su localización, según su intención o según su facilidad de agarre. Según su intención, los más frecuentes son aquellos que se insertan de manera voluntaria y para estimulación sexual.
- Es importante realizar un diagnóstico completo que incluya una buena anamnesis y exploración física, junto con una prueba de imagen; la más frecuente es la radiografía abdominal.
- Ante un paciente con sospecha de impactación por cuerpo extraño, lo primero que se debe valorar es la estabilidad del paciente. Existen diferentes manejos terapéuticos, que incluyen la extracción transanal, la endoscopia, la TAMIS, la laparoscopia y la laparotomía.
- En caso de sospecha de introducción de paquete de droga, nunca se debe intentar realizar extracción endoscópica, sino control radiológico en caso de estabilidad del paciente.

BIBLIOGRAFÍA

Atamanalp SS. Treatment of sigmoid Volvulus: a single-centerexperience of 952 patients over 46.5 years. Tech Coloproctol. 2013;17:561-9.

Altarac S, Glavas M, Drazinic I, Kovac D, Celović R, Matosević E, et al. Experimental and clinical study in the treatment of sigmoid volvulus. Acta Med Croatia. 2001;55:67-71.

Ayantunde AA, Unluer Z. Increasing trend in retained rectal foreign bodies. World J Gastrointest Surg. 2016;27:679-84.

Ballantyne GH. Review of sigmoid volvulus: history and resultsof treatment. Dis Colon Rectum. 1982;25:494-501.

Cologne KG, Ault GT. Rectalforeign bodies: what is thecurrentstandard? Clin Colon Rectal Surg. 2012;25:214-8.

Frank L, Moran A, Beaton C. Use of percutaneous endoscopic colostomy (PEC) to treat sigmoid volvulus: a systematic review. Endosc Int Open. 2016;4(7):E737-41.

Frendt E, Masroor M, Saied A, Neeki A, Youssoffi S, Malkoc A, et al. Characteristics and Outcomes Associated With Emergent Rectal Foreign Body Management: A Retrospective Cohort Analysis. Cureus. 2023 Nov 25;15(11):e49413.

Grossmann EM, Longo WE, Stratton MD, Virgo KS, Johnson FE. Sigmoid volvulus in department of veterans affairs medical cen-ters. Dis Colon Rectum. 2000;43:414-8.

Halabi WJ, Jafari MD, Kang CY, Nguyen VQ, Carmichael JC, Mills S, et al. Colonic volvulus in the United States. Trends, outcomes and predictors of mortality. Ann Surg. 2014;259:293-301.

Martínez CE, Mageus L, Heinz I, Senejoa N, Medellín A, Obando A, et al. Enfoque del manejo de cuerpos extraños colorrectales: revisión de la literatura. Revista Colombiana de Gastroenterología. 2018;33:49-56.

Olgun GO, Stevenson Y, Cagir B, Granet P, McPhail P. Successful Retrieval of a Retained Rectal foreign Body in the Emergency Department. Cureus. 2018;10(1):e2025.

Oren D, Atamanalp SS, Aydinli B, Yildirgan MI, Başoğlu M, Polat KY, et al. An algorithm forthe management of sigmoid colon volvulus and the safety ofprimary resection: experience with 827 cases. Dis Colon Rectum. 2007;50:489-97.

Perrot L, Fohlen A, Alves A, Lubrano J. Management of the colonic volvulus in 2016. J Visc Surg. 2016;153(3):183-92.

Raveenthiran V, Madiba TE, Atamanalp A, De U. Volvulus of the sigmoid colon. Colorectal Dis. 2010;12(7 Online):e1-17.

Tian BWCA, Vigutto G, Tan E, van Goor H, Bendinelli C, Abu-Zidan F, et al. WSES consensus guidelines on sigmoid volvulus management. World J Emerg Surg. 2023 May 15;18(1):34.

Turan M, Sen M, Karadayi A, Koyuncu A, Topcu O, Yildirir C, et al. Our sigmoid colon volvulus experience and benefits of colonoscope in detortion process. Rev Esp Enferm Dig. 2004;96:32-5.

Tratamiento endoscópico de la hemorragia digestiva baja

29

C. J. Marra-López Valenciano, I. Aresté Anduaga y S. Oquiñena Legaz

OBJETIVOS

- Etiología y presentación de la hemorragia digestiva baja (HDB).
- Evaluación inicial del paciente con HDB, incluida la reanimación hemodinámica, la estratificación del riesgo y el manejo de agentes anticoagulantes y antiagregantes.
- Evaluación diagnóstica del paciente con HDB. Colonoscopia como herramienta diagnóstica y terapéutica. Momento de realización, preparación colónica y técnicas de hemostasia endoscópica disponibles.
- Diagnóstico diferencial. Se describen las principales etiologías y su tratamiento endoscópico. Revisión de la literatura médica.

INTRODUCCIÓN Y EPIDEMIOLOGÍA

La HDB es un problema frecuente que representa aproximadamente el 20-25 % de todos los casos de hemorragia de origen gastrointestinal. Supone la tercera causa de consulta en Aparato Digestivo y es un motivo frecuente de ingreso hospitalario, con una incidencia aproximada de 20-37 casos por cada 100.000 habitantes y año. La mayoría de los casos ocurren en pacientes de edad avanzada con comorbilidades asociadas. La diverticulosis colónica, las lesiones vasculares y el cáncer de colon son las etiologías más frecuentes en pacientes añosos. El riesgo de HDB también se asocia con el uso de aspirina y fármacos antiinflamatorios no esteroideos (AINE).

La prevalencia de la HDB ha aumentado en los últimos años. Se calcula un aumento de un 17 % en las visitas a los servicios de urgencias, como se describe en un estudio inglés reciente (2007-2012).

La HDB a menudo conlleva la realización de pruebas diagnósticas invasivas y consume un alto número de recursos médicos. Generalmente, se realiza una colonoscopia con intención diagnóstica y potencialmente terapéutica. A pesar de ello, la evidencia científica sobre su manejo es muy limitada. No se dispone de ensayos clínicos comparativos y se han publicado pocas recomendaciones o guías clínicas.

La mortalidad es relativamente baja si se compara con la hemorragia digestiva alta (HDA) (2-4 frente al 8-10 % en HDA), fundamentalmente relacionada con la edad y comorbilidad del paciente.

La HDB se define como la emisión de sangre que tiene un origen distal a la válvula ileocecal. La HDB aguda se presenta de forma clásica con una *rectorragia* (sangre granate o roja a través del ano). Sin embargo, en algunos casos los pacientes con sangrado del ciego o colon derecho pueden presentar *melenas* (heces negras y alquitranadas).

 Además, se puede definir la HDB aguda como aquel sangrado de reciente comienzo (<3 días) y que puede derivar en inestabilidad hemodinámica, anemia o necesidad de transfusión sanguínea.

 Se considera *HDB moderada-grave* aquella en la que existe una repercusión hemodinámica manifestada como hipotensión, taquicardia o síncope, descenso de la volemia mayor del 10 %, hemorragia persistente y desestabilización de patología coexistente (patología cardiovascular, respiratoria o renal) (**Tabla 29-1**).

En la mayoría de los pacientes con HDB, el sangrado es autolimitado y cede espontáneamente (75-80 %). Hasta un 20-25 % requiere tratamiento activo.

ETIOLOGÍA

Las causas más frecuentes de HDB a cualquier edad son la fisura anal y el sangrado hemorroidal.

Sin embargo, este capítulo se centra en las formas de HDB aguda, moderada-grave, que suelen requerir ingreso hospitalario y precisan en ocasiones de tratamiento endoscópico.

 En estos casos, la hemorragia en pacientes de edad más avanzada es de origen diverticular, por lesiones vasculares, tumores o isquemia intestinal; y en pacientes jóvenes, las causas más frecuentes de HDB moderada-grave son la enfermedad inflamatoria intestinal y la colitis infecciosa.

La **tabla 29-2** enumera las causas más frecuentes de HDB aguda.

Tabla 29-1. Resumen de las recomendaciones de las guías clínicas para el manejo de la hemorragia digestiva baja

Valorar el estado hemodinámico inicial con reposición de la volemia o transfusión de concentrados según sea necesario

Se debe realizar una *estratificación de riesgo* basada en parámetros clínicos y analíticos para distinguir a los pacientes con alto y bajo riesgo de complicaciones

La rectorragia asociada con inestabilidad hemodinámica puede ser indicativa de una fuente de sangrado gastrointestinal superior y, por lo tanto, justifica realizar una gastroscopia

En la mayoría de los pacientes, la *colonoscopia* debe ser el procedimiento de diagnóstico inicial y debe realizarse dentro de las 24 horas posteriores a la presentación del paciente después de la preparación adecuada del colon

Se debe proporcionar *terapia endoscópica hemostática* a pacientes con estigmas endoscópicos de alto riesgo de sangrado, incluido sangrado activo, vaso visible sin sangrado o coágulo adherente

La *modalidad de hemostasia endoscópica* utilizada (mecánica, térmica, inyección o combinación) suele guiarse por la etiología del sangrado, el acceso al sitio de sangrado y la experiencia del endoscopista

La repetición de la colonoscopia debe considerarse para pacientes con evidencia de sangrado recurrente

Las intervenciones radiológicas (gammagrafía, angiografía por tomografía computarizada [angio-TC], angiografía) deben considerarse en pacientes de alto riesgo con hemorragia activa que no responden adecuadamente a la reanimación y que es poco probable que toleren la preparación intestinal y la colonoscopia

Se deben considerar estrategias para prevenir el sangrado recurrente

Se debe *evitar el uso de antiinflamatorios no esteroideos* en pacientes con antecedentes de sangrado gastrointestinal bajo agudo, especialmente si es secundario a diverticulosis o angioectasia

En pacientes con enfermedad cardiovascular establecida que requieren aspirina (profilaxis secundaria) no debe suspenderse

La reanudación del tratamiento anticoagulante depende de la gravedad del sangrado, la adecuación percibida de la hemostasia y el riesgo de un acontecimiento tromboembólico

La cirugía para la prevención del sangrado gastrointestinal inferior recurrente se debe individualizar y la fuente del sangrado se debe localizar cuidadosamente antes de la resección

Adaptada de: Strate LL, Gralnek IM. Management of Patients with Acute Lower Gastrointestinal Bleeding. Published in final edited form as: Am J Gastroenterol. 2016;111(4):459-74.

Las posibles lesiones colónicas susceptibles de hemostasia endoscópica incluyen divertículos, sangrado pospolipectomía, angiodisplasia, hemorroides, lesión de Dieulafoy, tumores, úlceras, varices y proctitis por radiación. Los tumores y los pólipos se tratan en otros capítulos.

Tabla 29-2. Etiología de la hemorragia digestiva baja

Causa	Casos (5 %)
Divertículos	33
Cáncer/Pólipos	19
Colitis	18
Desconocida	16
Angiodisplasia	8
Pospolipectomía	6
Anorrectal	4
Otras	8

Adaptada de: Summary of 1333 patients in seven published studies. De: Zuckerman GR, Prakash C. Acute lower intestinal bleeding. Part II. Etiology, therapy, and outcomes. Gastrointest Endosc. 1999;49:228-38.

VALORACIÓN INICIAL Y MANEJO DEL PACIENTE CON RECTORRAGIA

Se requiere una anamnesis detallada sobre la forma de presentación y características de las deposiciones y las manifestaciones clínicas asociadas a éstas, una exploración física exhaustiva y una analítica de sangre (hemograma, coagulación y bioquímica).

Es importante detallar las comorbilidades existentes, el consumo de AINE, fármacos antiagregantes y anticoagulantes (Fig. 29-1).

La *resucitación hemodinámica* del paciente requiere la colocación de dos vías periféricas y debe realizarse con cristaloides y transfusión de concentrados de hematíes para corregir la anemia cuando esté indicado. Se recomienda una política de transfusión restrictiva, globalmente; se transfundirá cuando la hemoglobina sea menor de 7 mg/dL. En pacientes con comorbilidades existentes, especialmente con enfermedad cardiovascular isquémica, el objetivo de la transfusión será mantener una hemoglobina de 9-10 mg/dL.

> El objetivo de la valoración de los pacientes con sospecha de HDB consiste en estratificar el riesgo del paciente y la posible etiología del sangrado; dicha estimación debe realizarse de modo simultáneo con la resucitación hemodinámica del paciente.

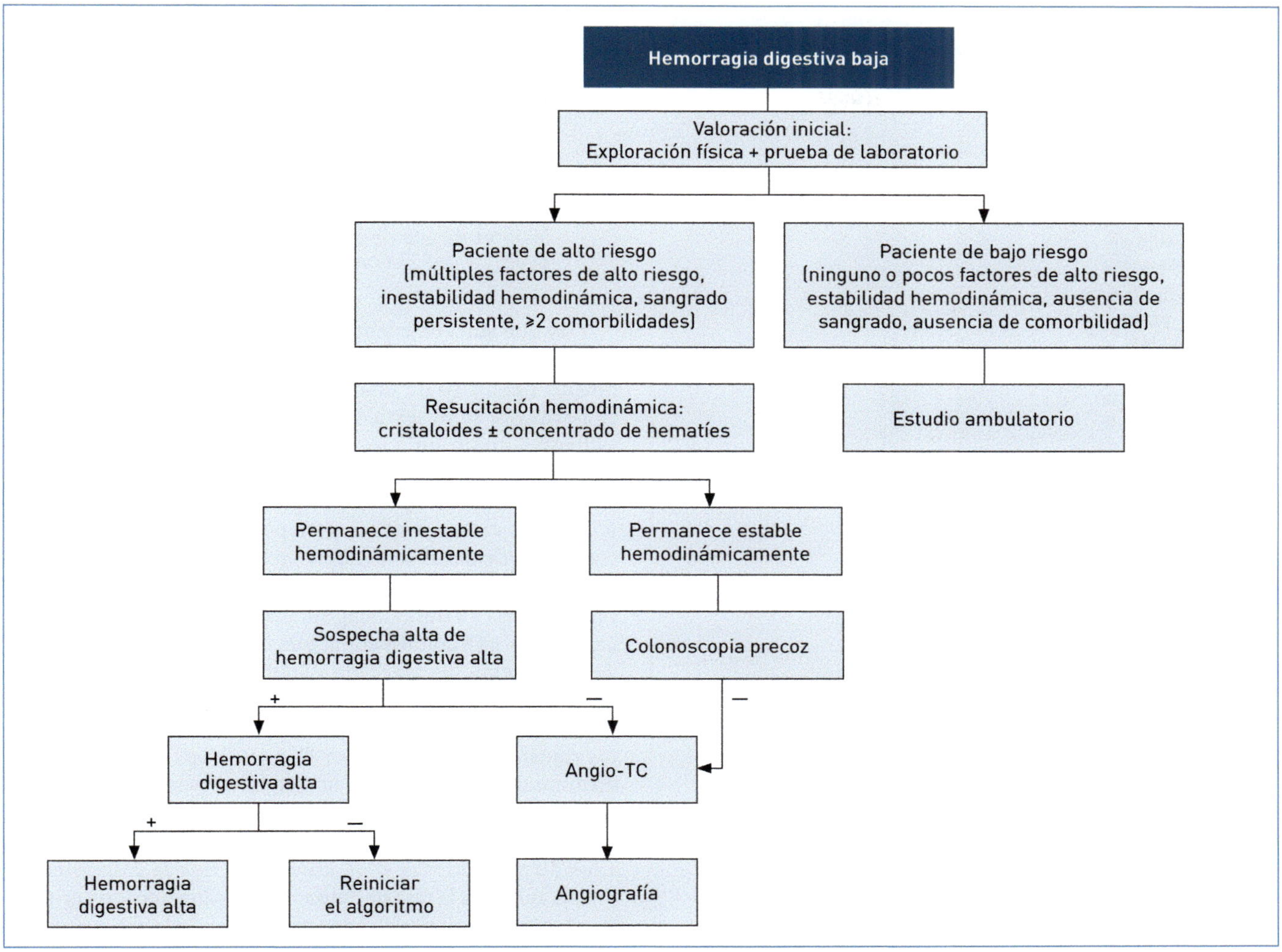

Figura 29-1. Algoritmo de la hemorragia digestiva baja. Angio-TC: angiografía por tomografía computarizada.

Con respecto al *tratamiento antiagregante* o *anticoagulante*, debe realizarse una valoración del beneficio-riesgo de mantener o suspender dicho tratamiento.

En los pacientes en tratamiento con aspirina (AAS) 100 mg como profilaxis primaria, se recomienda discontinuar el tratamiento de manera definitiva. En los pacientes con AAS como profilaxis secundaria, se recomienda no suspender el tratamiento. En caso de pacientes con doble antiagregación (ASS y clopidogrel), se recomienda la suspensión del clopidogrel y su reinicio a los 5 días tras lograr la hemostasia; la terapia dual no debe ser suspendida en pacientes con síndrome coronario agudo o si se ha colocado un *stent* farmacoactivo en los últimos 90 o 30 días, respectivamente. En los pacientes en tratamiento con dicumarínicos con hemorragia digestiva baja se recomienda la suspensión del tratamiento y, en función de la gravedad de ésta y la necesidad de intervención terapéutica, la reversión de ésta con vitamina K, concentrado de factores de la protrombina (Octaplex®) o plasma fresco congelado. Respecto a los anticoagulantes de acción directa (apixaban, dabigatrán, rivaroxaban, entre otros), de los que no se dispone de agentes para su reversión, se recomienda su suspensión. En pacientes con alto riesgo trombótico, se recomienda el trata-

miento con heparina de bajo peso molecular a las 48 horas después de la hemorragia.

Se han desarrollado distintos *scores* pronósticos para estratificar el riesgo del paciente en el contexto de la hemorragia digestiva baja, como el Oakland, el Strate o el BLEED (**Tabla 29-3**), pero ninguno se ha validado en población general y, por lo tanto, no puede hacerse una recomendación firme sobre su aplicabilidad.

Se consideran pacientes de alto riesgo aquellos con hipotensión, taquicardia, síncope, sangrado persistente, sangre en el tacto rectal, una edad superior a los 60 años, insuficiencia renal, tratamiento con antiagregantes o anticoagulantes y presencia de comorbilidades con potencial riesgo de desestabilización.

Los pacientes con HDB leve y sin factores de riesgo pueden ser dados de alta y sometidos a una colonoscopia de forma ambulatoria. Aquellos con hemorragia digestiva baja moderada-grave o con inestabilidad hemodinámica deben ser ingresados, y se valorará según sus características la modalidad diagnóstica y la necesidad de intervención terapéutica.

Tabla 29-3. STRATE *score*	
Predictor	**Puntuación del componente evaluado**
Edad	
< 40	0
40-69	1
> 70	2
Género	
Femenino	0
Masculino	1
Hemorragia digestiva baja previa	
No	0
Sí	1
Tacto rectal	
Sin sangre	0
Con sangre	1
Pulsaciones cardíacas	
< 70	0
70-89	1
90-109	2
> 110	3
Presión sanguínea sistólica	
50-89	5
90-119	4
120-119	3
130-159	2
> 160	0
Hemoglobina	
36-69	22
70-89	17
90-109	13
110-129	8
130-159	4
> 160	0

Adaptada de: Strate LL, Orav EJ, Syngal S. Early predictors of severity in acute lower intestinal tract bleeding. Arch Intern Med [Internet]. 2003;163(7):838-43.

EVALUACIÓN DIAGNÓSTICA DEL PACIENTE CON HEMORRAGIA DIGESTIVA BAJA

La mayoría de los pacientes se someterán a una colonoscopia como estudio diagnóstico tras una adecuada preparación intestinal.

No obstante, en función de la persistencia del sangrado, la presencia de inestabilidad del paciente y la posibilidad o no de llevar a cabo una adecuada preparación intestinal, se deben valorar otras opciones diagnósticas, como la angiotomografía computarizada (angio-TAC), la gammagrafía, la arteriografía o la cirugía.

 En caso de rectorragia asociada a inestabilidad hemodinámica, debe tenerse en cuenta la posibilidad de que el origen del sangrado se deba a una HDA, lo que ocurre en un 11-15 % de los casos; esto será más plausible si las deposiciones son melénicas, existe una historia previa de HDA o un cociente urea/creatinina >30. En esta situación, la primera exploración debería ser la endoscopia digestiva alta.

En un paciente con HDB con estabilidad hemodinámica o tras conseguirla, después de la resucitación con cristaloides se debe valorar la realización de una colonoscopia diagnóstica y con potencial terapéutico. El tiempo en el que se lleve a cabo dependerá de la persistencia del sangrado y las características del paciente.

 De forma global, en pacientes con factores de riesgo alto y sangrado persistente, se debe llevar a cabo una colonoscopia en las primeras 24 horas. En aquellos con factores de alto riesgo pero sin sangrado activo puede diferirse 48-72 horas.

Hay que tener en cuenta que no siempre es posible visualizar una hemorragia activa durante una colonoscopia. El diagnóstico definitivo de una lesión hemorrágica por lo general es posible si se observa sangrado activo o si hay estigmas evidentes, como un coágulo adherido o un vaso visible. El diagnóstico de presunción es posible si hay una lesión sospechosa y no hay otro posible origen.

Existen varios estudios y metaanálisis que comparan la realización de una colonoscopia precoz, definida como aquella realizada en menos de 24 horas con la realizada en un tiempo superior a las 24 horas. Sengupta *et al.* encuentran que la realización de una colonoscopia precoz presenta tasas más altas de localización del sangrado y tratamiento de la lesión, pero no encuentran diferencias significativas en la disminución de la tasa de resangrado, estancia hospitalaria o requerimientos transfusionales. Inge van Rongen *et al.* encuentran una disminución de la estancia hospitalaria, pero no encuentran diferencias significativas en la localización de la fuente de sangrado, los requerimientos transfusionales y la mortalidad a los 30 días. Afshar *et al.* concluyen que la colonoscopia precoz aumenta la tasa de detección del sangrado y disminuye la estancia hospitalaria, pero no desciende la frecuencia de resangrado, la mortalidad ni la necesidad de cirugía.

 La colonoscopia debe llevarse a cabo tras preparación intestinal, ya que permite una mayor detección de lesiones potencialmente sangrantes y disminuye el riesgo de perforación intestinal.

En caso de necesidad de realizar una colonoscopia precoz y si el paciente puede tolerar la preparación, se recomienda la administración de polietilenglicol (PEG) de volumen estándar (4-6 L de PEG a intervalos de 15-20 minutos en 3-4 horas) o la administración de PEG de volumen reducido (2 L de PEG). Para facilitar la administración, puede colocarse una sonda nasogástrica si no existe riesgo de aspiración y se puede mejorar la adherencia administrando concomitantemente un antiemético o un procinético. El final de la ingesta de la preparación debe realizarse 2-3 horas antes de la colonoscopia para poder realizar sedación farmacológica.

 La realización de una colonoscopia sin preparación en el contexto de una HDB no está recomendada.

La realización de pruebas de imagen diagnósticas está condicionada por la estabilidad hemodinámica del paciente, la imposibilidad de realizar una preparación intestinal adecuada, la ausencia de localización de la fuente del sangrado tras la colonoscopia o el fracaso terapéutico endoscópico. Se recomienda la realización de una angiografía por tomografía computarizada (angio-TC) con contraste, dado que no requiere preparación y la exploración se realiza en un breve período de tiempo. Globalmente, tiene una sensibilidad del 84,8 % y una especificidad del 96,9 %, y se considera positiva cuando se observa extravasación de contraste. Si ésta es positiva, está indicada la realización de una arteriografía para llevar a cabo la embolización selectiva.

La valoración quirúrgica del paciente se reserva para aquellos pacientes con HDB persistente en los que la colonoscopia y las técnicas de imagen no han logrado controlar el episodio.

DIAGNÓSTICO DIFERENCIAL

El diagnóstico diferencial de la HDB aguda es amplio, como se ha mencionado anteriormente (**Tabla 29-4**). Algunas características de la presentación clínica del paciente pueden ayudar a esclarecer la etiología de la hemorragia y su localización más frecuente.

> **!** La hemorragia o sangrado divertícular es la causa más común de HDB aguda, principalmente en adultos mayores de 60 años con comorbilidades.

Se presenta como rectorragia aguda, indolora y de color rojo-granate, generalmente autolimitada. La presencia de divertículos colónicos identificados en pruebas de imagen o en una colonoscopia previa, junto con una historia personal de sangrado divertícular, señalan que ésta es la causa más probable de HDB.

> **!** La angiodisplasia es especialmente prevalente en pacientes ancianos con enfermedades cardiovasculares o insuficiencia renal crónica, y se localiza típicamente en el ciego y en el colon ascendente.

La hemorragia por angiodisplasia puede presentarse como HDB aguda u oculta. La colitis isquémica es la causa probable de HDB en pacientes que recientemente han sufrido hipotensión o *shock* hemodinámico, aunque en algunos casos los episodios no fueron percibidos. En pacientes que han recibido radioterapia pélvica, se debe sospechar de una proctitis actínica. Mientras tanto, la HDB en pacientes que presentan una pérdida de peso, alteración del hábito intestinal, síntomas obstructivos o antecedentes familiares de neoplasia maligna gastrointestinal, sugiere un posible cáncer colorrectal.

> **!** En pacientes más jóvenes, las causas infecciosa e inflamatoria deben ser consideradas en primer lugar.

El dolor abdominal, la diarrea sanguinolenta y la fiebre pueden orientar al profesional. La rectorragia intermitente roja brillante manifestada como goteo posdefecacional, manchado en el papel o que tiñe el inodoro es sugestivo de sangrado hemorroidal. A continuación, se desarrollan cada patología y sus opciones de terapéutica endoscópica.

CAUSAS

Hemorragia diverticular

Los divertículos son hernias de la mucosa y submucosa colónica a través de las capas musculares del colon (**Fig. 29-2**). Los divertículos son comunes en los países occidentales, con una prevalencia del 50 % en adultos mayores de 50 años. Su localización más frecuente es el colon izquierdo. La mayoría de los divertículos del colon son asintomáticos. Se ha estimado que entre el 3 y el 5 % de los pacientes con diverticulosis de colon pueden presentar sangrado diverticular.

> **!** Los pacientes con hemorragia diverticular son típicamente de edad avanzada y presentan rectorragia indolora.

Con frecuencia consumen AAS o AINE. En al menos el 75 % de los pacientes con hemorragia diverticular, la hemo-

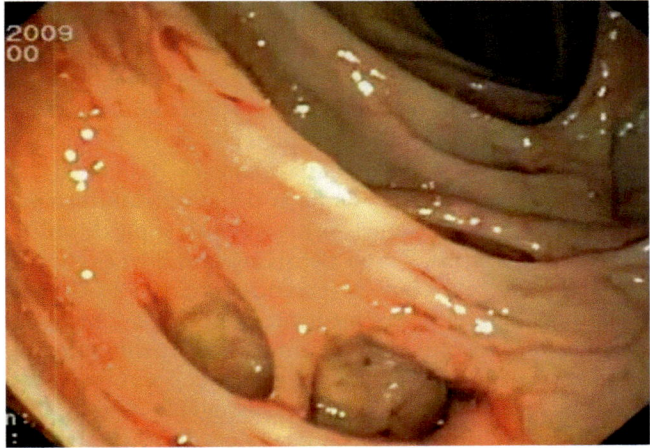

Figura 29-2. Divertículos de colon.

Tabla 29-4. Clasificación de la gravedad de la hemorragia digestiva				
Hipovolemia (% pérdida hemática)	**Tensión arterial sistólica**	**Frecuencia cardíaca**	**Prueba de vasculación**	**Perfusión periférica**
Leve (<10 %)	> 100	< 100	–	Normal
Moderada (10-25 %)	> 100	> 100	–/+	Frialdad y palidez
Grave (25-35 %)	< 100	> 100	+	Hipoperfusión periférica, oligoanuria o agitación

Adaptada de: Summary of 1333 patients in seven published studies. De: Zuckerman GR, Prakash C. Acute lower intestinal bleeding. Part II. Etiology, therapy, and outcomes. Gastrointest Endosc. 1999;49:228-38.

rragia cede espontáneamente. Entre los pacientes en los que la hemorragia se detuvo espontáneamente, la tasa de recurrencia fue del 25 al 38 % en los siguientes 4 años.

 Aunque la mayoría de los divertículos están en el colon izquierdo, varias series sugieren que la HDB diverticular tiene un origen más frecuente en el colon derecho.

Al realizar la colonoscopia, es posible visualizar divertículos sin estigmas de sangrado (HDB diverticular presunta), con estigmas de hemorragia reciente (presencia de un vaso visible, un coágulo o sangre limitada a un segmento del colon) o con sangrado activo.

Es posible que una colonoscopia precoz pueda objetivar una mayor tasa de estigmas de sangrado en los divertículos. Sin embargo, una pequeña serie de casos no encontró ninguna diferencia en la tasa de detección de hemorragia activa o de estigmas de sangrado si la colonoscopia se realizó entre las horas 0 y 12, 12 y 24 horas o más de 24 horas desde el momento de la admisión en el hospital. Se ha intentado estratificar a los pacientes con hemorragia diverticular con mayor riesgo de recidiva empleando los mismos criterios endoscópicos utilizados en las úlceras pépticas de alto riesgo de sangrado (sangrado activo, vaso visible y coágulo adherido). En presencia de estigmas de hemorragia diverticular reciente, se obtiene una tasa muy alta de resangrado (53 %) y de cirugía urgente (35 %).

Tratamiento endoscópico de la hemorragia diverticular del colon

Las técnicas de hemostasia endoscópica disponibles para la HDB diverticular activa incluyen la inyección de adrenalina, clips metálicos hemostáticos, coagulación con sonda bipolar, ligadura de bandas elásticas e inyección de cianoacrilato.

Inicialmente, si la hemorragia proviene del borde del divertículo o hay una protuberancia pigmentada en el borde, se debe inyectar 1 mL de adrenalina diluida (1:10.000) en cuatro cuadrantes alrededor del lugar del sangrado utilizando una aguja de escleroterapia. Posteriormente, se puede utilizar un clip hemostático. Como alternativa, también es eficaz el empleo de una sonda bipolar (potencia entre 10 y 15 W) ejerciendo una presión ligera mediante pulsos de 1-2 segundos de duración para cauterizar el borde del divertículo y detener la hemorragia, o aplanar el vaso visible.

Si hay un coágulo adherido que no sangra, se debe inyectar alrededor del coágulo 1 mL de adrenalina diluida (1:10.000)

en cuatro cuadrantes y eliminar el coágulo en fragmentos con un asa de polipectomía. El coágulo se retira hasta que esté a 3 mm por encima del divertículo, y la escara se puede tratar con un clip hemostático o una sonda de coagulación bipolar. El clip parece tan eficaz como la electrocoagulación o la inyección con adrenalina y no tiene el riesgo de perforación asociado a la electrocoagulación. Además, en caso de recidiva, el clip facilita al radiólogo intervencionista o al cirujano la localización del divertículo que es origen del sangrado.

También se ha descrito la inyección de pegamento y la colocación de bandas elásticas. Con esta última, sin embargo, existe riesgo de perforación si la banda llega a incluir todo el espesor de la pared del colon.

 Después de realizar una técnica de hemostasia endoscópica de un divertículo sangrante, se recomienda el tatuaje submucoso y la colocación de un clip metálico (si no se ha colocado previamente) en la mucosa adyacente para identificar el sitio en caso de que se requiera una nueva colonoscopia, embolización angiográfica o cirugía por recidiva hemorrágica.

Para el tratamiento a largo plazo después de la colonoscopia terapéutica y prevención de recidivas, se recomienda a los pacientes que eviten la toma de AINE.

Angiodisplasias

Existe una nomenclatura confusa de las anomalías vasculares en el tracto gastrointestinal que se manifiestan en forma de sangrado. El diagnóstico de una anomalía vascular puede basarse en hallazgos endoscópicos, características histológicas o asociación con enfermedades sistémicas. Las anomalías vasculares se pueden dividir en tres grandes categorías (Tabla 29-5).

 Las angiodisplasias, malformaciones arteriovenosas o ectasias vasculares suelen aparecen como lesiones pequeñas (de 5 a 10 mm), planas o ligeramente elevadas, de color rojo cereza, con un aspecto de helecho con un patrón arbóreo (Fig. 29-3).

Tabla 29-5. Clasificación de anomalías vasculares
Tumores vasculares o angiomas, que pueden ser benignos (como hemangiomas) o malignos (como sarcoma de Kaposi o angiosarcoma)
Anomalías vasculares asociadas con enfermedades congénitas o sistémicas, como el nevus azul, el síndrome de Klippel-Trénaunay-Weber, el síndrome de Ehlers-Danlos, la variante CREST de la esclerodermia y las telangiectasias hemorrágicas hereditarias (síndrome de Rendu-Osler-Weber)
Lesiones adquiridas y esporádicas como angiodisplasias, ectasias vasculares antrales gástricas, inducidas por radiación, ectasias vasculares y lesiones de Dieulafoy

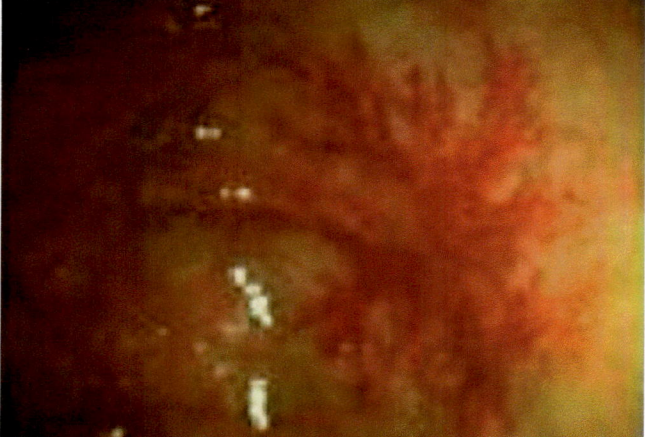

Figura 29-3. Angiodisplasia de colon.

Generalmente son poco comunes, pero aumentan con la edad; así, menos del 1 % de los pacientes asintomáticos sometidos a colonoscopia de cribado tenían una angiodisplasia.

 Las enfermedades asociadas con la presencia de una angiodisplasia incluyen insuficiencia renal crónica y telangiectasia hemorrágica hereditaria (síndrome de Rendu-Osler-Weber).

Además, clásicamente se sugiere que la estenosis aórtica produce angiomas colónicos, basándose en que la estenosis aórtica causa defectos en el factor Von Willebrand, lo que hace que el paciente tenga una menor adhesión plaquetaria y una mayor tendencia a sangrar, especialmente si había lesiones gastrointestinales preexistentes de la mucosa, como los angiomas. Sin embargo, los estudios clínicos no apoyan la asociación entre la estenosis aórtica y la presencia de angiomas.

 El sangrado de la angiodisplasia es generalmente indoloro y se produce desde el colon derecho.

La sensibilidad de la colonoscopia para la detección de angiodisplasia es desconocida, ya que la angiografía se considera el *gold standard*; sin embargo, se estima que supera el 80 %. La angiodisplasia puede ser difícil de visualizar durante la colonoscopia en pacientes que no tienen una preparación intestinal óptima o cuando las lesiones están situadas detrás de los pliegues.

Tratamiento endoscópico de las angiodisplasias

Primero conviene distinguir diferentes escenarios clínicos en los es posible encontrar este tipo de lesiones. Estos son:

- Lesiones incidentales:

 La angiodisplasia que se detecta durante la colonoscopia de cribado no debería tratarse (siempre y cuando no haya antecedentes de hemorragia digestiva o anemia ferropénica inexplicable).

- El riesgo de hemorragia posterior es desconocido, pero es probablemente bajo, dado que la angiodisplasia se encuentra a menudo en pacientes asintomáticos.
- Angiodisplasias no hemorrágicas en pacientes con hemorragia digestiva: si bien las lesiones que sangran activamente requieren tratamiento, el tratamiento de las lesiones no hemorrágicas es menos claro, ya que con frecuencia no se puede determinar si una angiodisplasia no hemorrágica fue la causa de la hemorragia.
- Hemorragia digestiva de origen oscuro: a pesar de la evaluación endoscópica, la causa del sangrado gastrointestinal oculto sigue siendo incierta, entre un 10 y un 40 % de los pacientes. La proporción de pacientes con una fuente de sangrado poco clara puede ser aún mayor, ya que a menudo no se sabe con certeza si los hallazgos específicos (como pólipos pequeños, gastritis o esofagitis) son en realidad la

causa de la hemorragia. La angiodisplasia es más probable que sea la causa de hemorragia oculta en pacientes que tienen una enfermedad hemorrágica oculta, lesiones múltiples o una diátesis hemorrágica. Como resultado, un enfoque gradual del tratamiento es razonable en estos pacientes.

 Se sugiere tratar las angiodisplasias encontradas durante la gastroscopia o la colonoscopia en pacientes con hemorragia digestiva de origen oscuro, incluso si las lesiones no están sangrando en el momento de la endoscopia.

- Si la anemia persiste, se pueden considerar otras opciones diagnósticas, como la cápsula endoscópica y la enteroscopia.
- Hemorragia aguda y visible: a veces puede ser difícil determinar si una angiodisplasia no hemorrágica es la causa de un sangrado en un paciente que tiene angiodisplasia y divertículos. Este escenario clínico es común, ya que ambos ocurren en el mismo grupo de edad.

El sangrado gastrointestinal manifiesto es más probable que se deba a angiodisplasia que a divertículos. Por otro lado, el sangrado del colon izquierdo es más probable que sea de origen diverticular. Aunque los divertículos del lado derecho son más propensos a sangrar que los del colon izquierdo, el sangrado de las angiodisplasias es más común en el ciego o colon ascendente, ya que el colon derecho es la localización más común de angiodisplasia.

 A pesar de que puede ser difícil determinar si el sangrado abierto se debe a divertículos o angiodisplasia, si se encuentra angiodisplasia no hemorrágica durante la evaluación de la hemorragia aguda y manifiesta, se sugiere que sea tratado a menos que se identifique sangrado de un divertículo.

Se puede utilizar una variedad de tratamientos endoscópicos para tratar la angiodisplasia. El enfoque elegido depende de la ubicación y el modo de acceso a la lesión, la experiencia del endoscopista y la disponibilidad de equipo. La terapia endoscópica se debe realizar con precaución en el colon derecho, que tiene una pared delgada, más propensa a la perforación durante el tratamiento que otros tramos del tracto gastrointestinal. Se ha estimado que, después de la terapia endoscópica, aproximadamente un tercio de los pacientes con angiodisplasia experimentarán una nueva hemorragia después de una media de 22 meses. Sin embargo, se ha observado una tasa de recidiva más alta en el subgrupo de pacientes con angiodisplasia del intestino delgado (45 %).

La coagulación con plasma de argón (APC) utiliza energía de alta frecuencia transmitida al tejido por gas ionizado. Esta técnica se ha utilizado para una variedad de lesiones hemorrágicas, incluida la angiodisplasia.

 El argón es la técnica más común y el método más exitoso utilizado para tratar la angiodisplasia, especialmente en el colon derecho.

Su popularidad se debe a su facilidad de uso (especialmente para lesiones superficiales grandes), bajo coste y menor riesgo de perforación.

 Se recomienda utilizar un volumen/minuto de gas bajo (0,8-1 L/min), potencias bajas (30 W) y pulsaciones cortas de 1 a 3 segundos.

También en algunos casos en colon derecho se puede inyectar primero una solución salina o adrenalina antes de proceder a la coagulación con APC para prevenir la perforación.

 Parece que la inyección de solución salina submucosa antes del tratamiento con APC puede proteger contra lesiones profundas en la pared.

En dos estudios de modelos animales *in vivo*, se observó con frecuencia una lesión de la *muscularis* propia y se correlacionó en estrecha relación con la potencia, la duración y la energía total suministrada. No se observaron perforaciones en ninguno de los dos estudios. Sin embargo, se han notificado casos de perforación del ciego en el ámbito clínico. También se puede considerar el tratamiento con métodos mecánicos endoscópicos (clips) en pacientes anticoagulados o con trastornos de la coagulación.

Resulta difícil determinar la eficacia del tratamiento de la angiodisplasia debido a su variable historia natural y el impacto inconsistente que el sangrado puede tener en la calidad de vida. La hemostasia endoscópica con coagulación con APC puede ser útil en hasta el 85 % de los casos. En el colon derecho, sin embargo, la tasa de recidiva es del 50 %, y el riesgo de perforación, de hasta el 2,5 %. Los pacientes con diátesis hemorrágicas tienen peores resultados, independientemente de la terapia empleada, si el defecto de coagulación subyacente no puede ser revertido.

No se han realizado ensayos controlados prospectivos. En dos estudios observacionales iniciales de 16 pacientes con angiodisplasia que requieren transfusión y 33 pacientes con angiodisplasia y deficiencia inexplicable de hierro o anemia, más de la mitad de los pacientes tuvieron episodios de sangrado recurrentes después de la cirugía, la terapia endoscópica o en el grupo de tratamiento conservador (transfusión de concentrado de hematíes). En un estudio prospectivo de 100 pacientes con angiodisplasia colónica, el tratamiento con APC condujo a la estabilización de los niveles de hemoglobina en 85 pacientes con un seguimiento medio de 20 meses. En pacientes con hemorragia persistente por angiodisplasia, se puede considerar el tratamiento con inhibidores la angiogénesis, talidomida u octreotida.

Proctitis actínica

La proctitis por radiación, también denominada proctitis actínica, generalmente produce una rectorragia crónica leve, pero ocasionalmente puede causar una HDB aguda moderada-grave.

La radiación ionizante puede causar un daño agudo y crónico al colon y recto después de la radioterapia pélvica. Aproximadamente el 75 % de los pacientes que reciben 4.000 rad desarrollan diarrea aguda y autolimitada, tenesmo, dolor cólico abdominal y, rara vez, sangrado durante las primeras 6 semanas. Los efectos crónicos de la radiación ocurren de 6 a 18 meses después de la finalización del tratamiento. La incidencia de la proctitis actínica oscila entre el 2 y el 20 %.

 Los factores de riesgo para la proctitis actínica incluyen la dosis de radiación, el área de exposición y el método de administración.

La lesión intestinal resultante de la radiación crónica está relacionada con el daño vascular, con la isquemia mucosa, el engrosamiento y la ulceración secundarios a la isquemia hipóxica crónica y al estrés oxidativo.

Los hallazgos endoscópicos en pacientes con proctitis por radiación no son específicos. Las características de la mucosa incluyen palidez con friabilidad y telangiectasias, las cuales pueden ser múltiples, grandes y serpiginosas (**Fig. 29-4** y v. **Fig. 29-3**). La realización de biopsias es discutible, excepto cuando hay dudas diagnósticas.

Se debe recomendar a los pacientes evitar el AAS y los AINE, y aumentar la ingesta de fibra. El tratamiento médico con ácido 5-aminosalicílico tópico u oral, sucralfato tópico o formalina tópica se ha probado con eficacia variable.

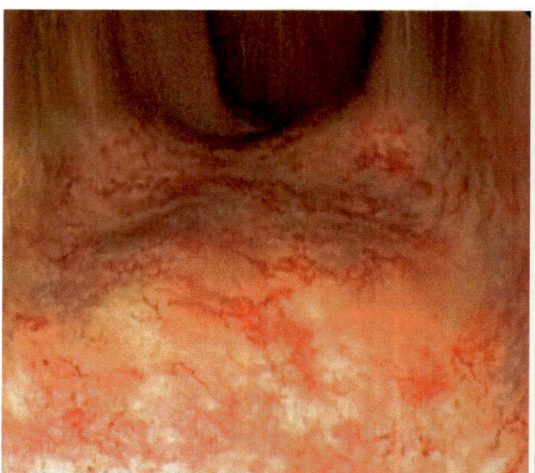
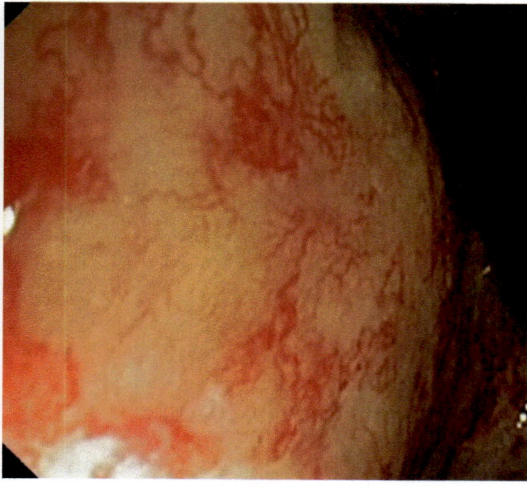

Figura 29-4. Proctitis actínica.

Tratamiento endoscópico de la proctitis actínica

La terapia térmica con APC (explicada previamente), coagulación con sonda bipolar, ablación por radiofrecuencia y crioterapia pueden ser exitosas.

Tiene un riesgo potencial de desarrollar úlceras, lo que puede dar lugar a episodios de hemorragia adicionales, especialmente en aquellos en tratamiento con agentes antiplaquetarios o anticoagulantes. Los pacientes con proctitis por radiación refractaria pueden experimentar mejoría con la oxigenoterapia hiperbárica.

Colitis (isquémica, inflamatoria e infecciosa)

El término *colitis* se refiere a cualquier forma de enfermedad que produce un daño inflamatorio en el colon.

 Las formas de colitis más frecuentes que pueden originar una HDB son la colitis isquémica, la secundaria a enfermedad inflamatoria intestinal y la infecciosa.

 De éstas, la más frecuente es la isquémica, que se presenta en un 1-9 % de los casos de HDB.

Habitualmente, se manifiesta como una rectorragia de sangre rojo-granate asociada a diarrea y dolor abdominal. Es más frecuente en ancianos con comorbilidades asociadas, principalmente cardiovascular y renal.

Tratamiento endoscópico de la colitis

Los hallazgos endoscópicos típicos son el edema, la hemorragia submucosa, la friabilidad mucosa, el eritema segmentario y las erosiones-úlceras con una distribución segmentaria con una transición abrupta entre la mucosa afecta y la no afecta.

 Las áreas de afectación más frecuentes son el ángulo esplénico y el colon sigmoide debido a la vascularización de dichas regiones.

La HDB de origen isquémico habitualmente se maneja de forma conservadora y no suele ser susceptible de tratamiento endoscópico, y en caso de persistencia del sangrado o mala evolución hemodinámica, se debería valorar el tratamiento quirúrgico de ésta. De forma excepcional, se podría valorar la administración de agentes hemostáticos tópicos (Hemospray®) para el control de la hemorragia. El Hemospray® es un polvo inorgánico que proporciona una barrera mecánica sobre el lugar de sangrado. Se absorbe y actúa incrementando los factores de la coagulación. El inconveniente de su aplicación está en la imposibilidad de realizar otra técnica endoscópica si ésta falla y que es imprescindible que exista sangrado activo o babeo de un vaso o lesión, pero puede servir como puente a un tratamiento quirúrgico definitivo.

Con respecto a la colitis de origen infeccioso, el tratamiento de la HDB secundario a esta etiología se basa en el tratamiento médico y el soporte hemodinámico.

La HDB en el contexto de la enfermedad inflamatoria intestinal ocasionalmente puede ser subsidiaria de tratamiento endoscópico. Se ha descrito en la colitis de Crohn el tratamiento con inyección de una sustancia esclerosante sola o asociada a terapia térmica sobre úlceras con coágulo adherido o con sangrado babeante, y en la colitis ulcerosa de forma excepcional se han aplicado clips hemostáticos sobre lesiones con vaso visible en una HDB masiva por esta etiología.

Hemorroides

Las hemorroides corresponden al plexo venoso que se localiza justo por encima de la unión escamocolumnar. Se clasifican en cuatro grados (**Tabla 29-6**).

La incidencia de HDB aguda secundaria a patología hemorroidal varía entre el 5 y 20 %. Se manifiesta principalmente como una rectorragia indolora intermitente frecuentemente asociada a la defecación, que se objetiva como un manchado en el papel higiénico, goteo posdefecacional o una rectorragia que tiñe el inodoro. El manejo inicialmente es conservador.

Tratamiento endoscópico de las hemorroides

En caso de sangrado persistente o HDB aguda grave, se recomienda como primera elección la ligadura con bandas del plexo hemorroidal, y se puede llevar a cabo también inyección de agentes esclerosantes (principalmente en hemorroides de grados I y II).

Úlcera rectal solitaria

El síndrome de la úlcera rectal solitaria es una entidad benigna poco común. El síntoma más frecuente es la rectorragia (60 %), asociada o no a la excreción de moco rectal (18 %).

En casi el 55 % de los casos existe un estreñimiento de características obstructivas (esfuerzo excesivo al defecar, con deseo permanente de defecar y a veces con sensación de taponamiento debido al prolapso mucoso de la pared rectal anterior). En ocasiones se asocia con dolor abdominal hipogástrico. Alternativamente, un 20 % presenta diarrea en

Tabla 29-6. Clasificación de las hemorroides (clasificación de Goligher)	
Severidad	**Tacto rectal**
Grado 1	Sobresalen en la luz del canal anal. No prolapsan
Grado 2	Prolapso al defecar. Reducen espontáneamente
Grado 2	Prolapso al defecar. Requieren reducción digital
Grado 3	Permanecen prolapsadas. Son irreductibles

lugar de estreñimiento y hasta en el 25 % el diagnóstico se realiza de forma incidental. Los hallazgos anatomopatológicos son típicos. Se suele evidenciar engrosamiento de la mucosa, elongación y distorsión de las glándulas, una lámina propia edematosa con gran cantidad de colágeno y engrosamiento de la *muscularis mucosae*.

El diagnóstico de úlcera rectal solitaria se realiza mediante endoscopia con toma de biopsias. No siempre se trata de lesiones ulceradas, pero se suele localizar preferentemente en la cara rectal anterior o lateral, aunque hasta en un 30 % las lesiones son múltiples, y existen casos de afectación del colon sigmoide y descendente.

Las opciones terapéuticas de esta entidad incluyen medidas higiénico-dietéticas, el incremento de la ingesta de fibra, el tratamiento farmacológico tópico con enemas de sucralfato o mesalazina, las sesiones de *biofeedback* y el tratamiento endoscópico o quirúrgico (resección de la mucosa engrosada y la rectopexia si se asocia prolapso rectal) solas o en combinación.

Tratamiento endoscópico de la úlcera rectal solitaria

Dentro de las opciones de tratamiento endoscópico para la hemorragia digestiva baja grave se puede realizar coagulación con APC para el control agudo de ésta, con un éxito del 76 % y sesiones de repetición cada 3-4 semanas para intentar la curación mucosa de la lesión.

Lesión de Dieulafoy

La lesión de Dieulafoy es una anomalía vascular que histológicamente consiste en una arteria de gran calibre que atraviesa la capa submucosa y discurre en la cercanía de la superficie mucosa. El sangrado se produce por mínimas rupturas de la capa mucosa, que erosionan la pared arterial.

El 30 % de estas lesiones son extragástricas y una causa rara de HDB. Los criterios endoscópicos que definen las lesiones de Dieulafoy son: *a)* sangrado arterial en *jet* o un flujo micropulsátil de sangre arterial a partir de un defecto mucoso menor de 3 mm o a través de una mucosa macroscópicamente normal; *b)* la visualización de un vaso con o sin signos de sangrado reciente, que protruye a través de un defecto mucoso mínimo o a través de la mucosa normal, y *c)* la presencia de un coágulo fresco fuertemente adherido a través de un punto estrecho de inserción sobre un defecto mínimo o mucosa aparentemente normal.

Tratamiento endoscópico de la lesión de Dieulafoy

El tratamiento endoscópico puede realizarse mediante inyección submucosa de adrenalina (1:10.000), polidocanol o etanolamina sola o asociada a métodos mecánicos mediante la colocación de endoclips, o de termocoagulación con pinza caliente o electrocoagulador de argón plasma. Con las técnicas endoscópicas, el éxito se consigue en más del 95 %, y la cirugía se reserva para los casos de fracaso. En caso de pacientes malos candidatos a cirugía, puede hacerse arteriografía y embolización con gelfoam.

Colopatía de la hipertensión portal

Las varices rectales son colaterales portosistémicas que se desarrollan como consecuencia de la hipertensión portal (HTP), se manifiestan como una dilatación de las venas submucosas y constituyen una vía de comunicación entre la vena hemorroidal superior (de alto flujo) y la vena rectal media o inferior (de bajo flujo).

La prevalencia en el paciente cirrótico y el no cirrótico varía entre el 38 y 56 % de los pacientes con cirrosis hepática y hasta el 94 % de los pacientes con HTP prehepática. Un sangrado clínicamente significativo, sin embargo, es raro y ocurre en menos del 5 % de los pacientes. No hay guías que establezcan una estrategia de tratamiento para la HDB secundaria a la HTP.

Tratamiento endoscópico de las varices rectales

El manejo endoscópico de las varices rectales se puede realizar mediante inyección de sustancias esclerosantes, ligadura con bandas e inyección de cianocrilato o *coils* mediante ecoendoscopia (EcoUSE). Se recomienda que la escleroterapia con etanolamina u otros esclerosantes se realice intermitentemente, de forma lenta y con control fluoroscópico. Se ha demostrado que la ligadura con bandas tiene una mayor tasa de recidiva cuando se compara con la esclerosis endoscópica (55,6 frente a 33,3 %).

Otras opciones de tratamiento no endoscópico de la HDB aguda incluyen la colocación de una derivación portosistémica transyugular intrahepática y la embolización mediante radiología intervencionista sola o asociada a la colocación de una derivación portosistémica transyugular intrahepática. En caso de fracaso terapéutico, se puede valorar el tratamiento quirúrgico mediante sutura simple, oclusión de la vena mesentérica inferior o cirugía del *shunt* portocava.

 PUNTOS CLAVE

- Valorar el estado hemodinámico inicial del paciente con reposición de la volemia o transfusión de concentrados según sea necesario.
- Se debe realizar una estratificación de riesgo basada en parámetros clínicos y analíticos para distinguir a los pacientes con alto y bajo riesgo de complicaciones.

- La rectorragia asociada con inestabilidad hemodinámica puede ser indicativa de una fuente de sangrado gastrointestinal superior y, por lo tanto, justifica llevar a cabo una gastroscopia.
- En la mayoría de los pacientes, la colonoscopia debe ser el procedimiento de diagnóstico inicial y debe realizarse den-

(Continúa)

PUNTOS CLAVE *(Cont.)*

tro de las 24 horas posteriores a la presentación del paciente después de la preparación adecuada del colon.

- Se debe proporcionar terapia endoscópica hemostática a pacientes con estigmas endoscópicos de alto riesgo de sangrado, incluido sangrado activo, vaso visible sin sangrado o coágulo adherente.
- La modalidad de hemostasia endoscópica utilizada (mecánica, térmica, inyección o combinación) suele guiarse por la etiología del sangrado, el acceso a la localización del sangrado y la experiencia del endoscopista.
- La repetición de la colonoscopia debe considerarse para pacientes con evidencia de recidiva de sangrado o hemorragia recurrente.
- Las intervenciones radiológicas (gammagrafía, angio-TC, angiografía) deben considerarse en pacientes de alto riesgo con hemorragia activa que no responden adecuadamente a

la reanimación y que es poco probable que toleren la preparación intestinal y la colonoscopia.

- Se deben considerar estrategias para prevenir la hemorragia recurrente.
- Se debe evitar el uso de AINE en pacientes con antecedentes de sangrado gastrointestinal bajo agudo, especialmente si es secundario a diverticulosis o angioectasia.
- En pacientes con enfermedad cardiovascular establecida que requieren aspirina (profilaxis secundaria) no debe suspenderse.
- La reanudación del tratamiento anticoagulante depende de la gravedad del sangrado, la adecuación percibida de la hemostasia y el riesgo de un acontecimiento tromboembólico.
- La cirugía para la prevención del sangrado gastrointestinal inferior recurrente se debe individualizar y la fuente del sangrado se debe localizar cuidadosamente antes de la resección.

BIBLIOGRAFÍA

Almadi MA, Barkun AN. Patient Presentation, Risk Stratification, and Initial Management in Acute Lower Gastrointestinal Bleeding. Gastrointest Endosc Clin N Am [Internet]. 2018;28(3):363-77.Disponibleen: https://www.sciencedirect.com/science/article/pii/S1052515718300205.

Beck KR, Shergill AK. Colonoscopy in Acute Lower Gastrointestinal Bleeding: Diagnosis, Timing, and Bowel Preparation. Gastrointest Endosc Clin N Am [Internet]. 2018;28(3):379-90. Disponibleen: https://www.sciencedirect.com/science/article/pii/S1052515718300217?via%3Dihub.

Bloomfeld RS, Rockey DC, Shetzline MA. Endoscopic therapy of acute diverticular hemorrhage. Am J Gastroenterol [Internet]. 2001;96(8):2367-72. Disponible en: http://www.nature.com/doifinder/10.1111/j.1572-0241.2001.04048.x.

Firoozi B, Gamagaris Z, Weinshel EH, Bini EJ. Endoscopic band ligation of bleeding rectal varices. Dig Dis Sci [Internet]. 2002;47(7):1502-5. Disponible en: http://www.ncbi.nlm.nih.gov/pubmed/12141807.

Foutch F, Zimmerman K. Diverticular bleeding and the pigmented protuberance (sentinel clot): clinical implications, histopathological correlation, and results of endoscopic intervention. Am J og Gastroenterol. 1996;91:2589-93.

Gimeno-García AZ, Parra-Blanco A, Nicolás-Pérez D, Ortega Sánchez JA, Medina C, Quintero E. Management of colonic Dieulafoy lesions with endoscopic mechanical techniques: Report of two cases. Dis Colon Rectum. 2004;47(9):1539-43.

Gouriou C, Chambaz M, Ropert A, Bouguen G, Desfourneaux V, Siproudhis L, et al. A systematic literature review on solitary rectal ulcer syndrome: is there a therapeutic consensus in 2018? Int J Colorectal Dis. 2018 Dec;33(12):1647-55.

Gralnek IM, Neeman Z, Strate LL. Acute lower gastrointestinal bleeding. N Engl J Med. 2016;376(11).

Hosking SW, Smart HL, Johnson AG, Triger DR. Anorectal varices, haemorrhoids, and portal hypertension. Lancet (London, England) [Internet]. 1989;1(8634):349-52. Disponible en: http://www.ncbi.nlm.nih.gov/pubmed/2563507.

Ishii N, Setoyama T, Deshpande GA, Omata F, Matsuda M, Suzuki S, et al. Endoscopic band ligation for colonic diverticular hemorrhage. Gastrointest Endosc [Internet]. 2012;75(2):382-7.Disponibleen: https://linkinghub.elsevier.com/retrieve/pii/S0016510711019705.

Jackson CS, Gerson LB. Management of Gastrointestinal Angiodysplastic Lesions (GIADs): A Systematic Review and Meta-Analysis. Am J Gastroenterol [Internet]. 2014;109(4):474-83. Disponible en: http://insights.ovid.com/crossref?an=00000434-201404000-00007.

Oakland K, Chadwick G, East JE, Guy R, Humphries A, Jairath V, et al. Diagnosis and management of acute lower gastrointestinal bleeding: guidelines from the British Society of Gastroenterology. Gut. 2019;68(5):776-89.

Pardi DS, Loftus EV, Tremaine WJ, Sandborn WJ, Alexander GL, Balm RK, et al. Acute major gastrointestinal hemorrhage in inflammatory bowel disease. Gastrointest Endosc [Internet].1999;49(2):153-7.Disponibleen: https://linkinghub.elsevier.com/retrieve/pii/S0016510799704797.

Ramirez FC, Johnson DA, Zierer ST, Walker GJ, Sanowski RA. Successful endoscopic hemostasis of bleeding colonic diverticula with epinephrine injection. Gastrointest Endosc [Internet]. 1996;43:167-70. Disponible en: http://www.ncbi.nlm.nih.gov/pubmed/8635718.

Roshan Afshar I, Sadr MS, Strate LL, Martel M, Menard C, Barkun AN. The role of early colonoscopy in patients presenting with acute lower gastrointestinal bleeding: a systematic review and meta-analysis. Therap Adv Gastroenterol. 2018;11: 1756283X18757184.

Sami SS, Al-Araji SA, Ragunath K. Review article: gastrointestinal angiodysplasia - pathogenesis, diagnosis and management. Aliment Pharmacol Ther [Internet]. 2014;39(1):15-34. Disponible en: http://doi.wiley.com/10.1111/apt.12527.

Sato T, Yamazaki K, Akaike J, Toyota J, Karino Y, Ohmura T. Retrospective analysis of endoscopic injection sclerotherapy for rectal varices compared with band ligation. Clin Exp Gastroenterol [Internet]. 2010;3:159-63. Disponible en: http://www.ncbi.nlm.nih.gov/pubmed/21694861.

Sengupta N, Tapper EB, Feuerstein JD. Early Versus Delayed Colonoscopy in Hospitalized Patients with Lower Gastrointestinal Bleeding. J Clin Gastroenterol. 2017;51(4):352-9.

Soetikno R, Ishii N, Kolb JM, Hammad H, Kaltenbach T. The Role of Endoscopic Hemostasis Therapy in Acute Lower Gastrointestinal Hemorrhage. Gastrointest Endosc Clin N Am [Internet]. 2018 Jul;28(3):391-408. Disponible en: https://www.sciencedirect.com/science/article/pii/S1052515718300229?via%3Dihub.

Stark ME, Gostout CJ, Balm RK. Clinical features and endoscopic management of Dieulafoy's disease. Gastrointest Endosc [Internet]. 1992;38(5):545-50. Disponible en: http://www.ncbi.nlm.nih.gov/pubmed/1397908.

Stollman NH, Raskin JB. Diagnosis and Management of Diverticular Disease of The Colon in Adults. Am J Gastroenterol [Internet]. 1999;94(11):3110-21. Disponible en: http://insights.ovid.com/crossref?an=00000434-199911000-00011.

Strate LL, Gralnek IM. Management of patients with acute lower gastrointestinal bleeding. Am J Gastroenterol. 2016;111(4):459-74.

Strate LL, Orav EJ, Syngal S. Early predictors of severity in acute lower intestinal tract bleeding. Arch Intern Med [Internet]. 2003;163(7):838-43. Disponible en: http://www.ncbi.nlm.nih.gov/pubmed/12695275.

Weilert F, Binmoeller KF. New Endoscopic Technologies and Procedural Advances for Endoscopic Hemostasis. Clin Gastroenterol Hepatol. 2016 Sep;14(9):1234-44.

Yen EF, Ladabaum U, Muthusamy VR, Cello JP, McQuaid KR, Shah JN. Colonoscopic Treatment of Acute Diverticular Hemorrhage Using Endoclips. Dig Dis Sci [Internet]. 2008;53(9):2480-5. Disponible en: http://link.springer.com/10.1007/s10620-007-0151-4.

Tratamiento de los pólipos. Caracterización. Polipectomía de calidad. Resección de pólipos pediculados grandes

30

Ó. Nogales Rincón

 OBJETIVOS

- Describir e interpretar las clasificaciones y patrones endoscópicos que presentan los pólipos para realizar una predicción histológica que, además, permita elegir el tratamiento más adecuado.
- Establecer criterios endoscópicos de polipectomía de calidad.
- Analizar diferentes técnicas para la resección segura y eficaz de pólipos pediculados grandes.

CARACTERIZACIÓN DE LOS PÓLIPOS DE COLON

En este primer apartado del tema, se repasarán las distintas tecnologías y clasificaciones endoscópicas que permiten realizar una correcta evaluación de las lesiones colónicas superficiales. Es fundamental tener en cuenta que se van a presentar una serie de clasificaciones basadas en patrones cromoendoscópicos (electrónicos) cuyo objetivo principal es la realización de una predicción histológica, pudiendo estimar con alta fiabilidad los resultados de la anatomía patológica. Además, el correcto uso de estas clasificaciones (y de otras de carácter morfológico) permitirá que otros facultativos puedan interpretar adecuadamente los hallazgos encontrados en la colonoscopia. Las clasificaciones empleadas, por tanto, van a ser globalmente de dos tipos: a) según la morfología de la lesión y b) según el patrón mucoso o vascular del pólipo.

TÉCNICAS Y TECNOLOGÍA DISPONIBLE PARA LA CARACTERIZACIÓN ENDOSCÓPICA DE LOS PÓLIPOS

Cromoendoscopia tradicional

La cromoendoscopia tradicional ha sido ampliamente utilizada en Japón desde hace décadas, especialmente para el estudio de neoplasias gástricas precoces, expandiendo su uso también a lesiones colónicas (en estudio de displasia en colitis ulcerosa, por ejemplo).

> ! Requiere la administración mediante espray de diversos colorantes (azul de metileno, índigo carmín o cristal violeta dependiendo del tramo de tubo de digestivo que se vaya a estudiar y del tipo de lesiones que se quiera resaltar) y se ha validado su rentabilidad para aumentar la detección de adenomas.

Sin embargo, puede aumentar el tiempo de exploración y resulta engorroso de realizar, por lo que su implantación en países occidentales ha sido mucho más restringida. En el colon se ha dirigido especialmente al cribado de displasia en enfermedad inflamatoria intestinal sobre mucosa plana o asociada a masas; también se ha utilizado de manera frecuente para una mejor delimitación de los bordes de lesiones colónicas superficiales no polipoideas.

El creciente desarrollo de la tecnología en los endoscopios, especialmente desde la primera década del siglo XXI, con grandes mejoras en la óptica (endoscopio de alta definición) y de funcionalidad, trajo consigo la disponibilidad de filtros de imagen que permitían un realce de la superficie de los pólipos y una mejor valoración de los patrones mucoso y vascular de estos, de manera parecida al efecto de la cromoendoscopia tradicional, pero con mayor sencillez, rapidez de uso y comodidad.

Cromoendoscopia electrónica: NBI, BLI, BLI-Light, LCI, FICE y *i-scan*

De entre las distintas opciones, la primera disponible y más extendida en endoscopia es el *narrow band imaging* (NBI) de Olympus (Olympus Medical, Japón). Desarrollado por Sano *et al.* en colaboración con Shigeaki Yoshida en el National Cancer Center Hospital East en 1999, esta tecnología se lanzó (tras varias mejoras y ajustes) en los equipos Olympus Evis Lucera Spectrum en 2006.

> ! El NBI, en síntesis, es un filtro óptico de imagen que reduce la longitud de onda del espectro rojo-verde-azul (RGB en el acrónimo inglés) y permite resaltar la superficie mucosa y la arquitectura microvascular en color usando filtro de onda corta (415 nm) y media (540 nm). El filtro de onda corta azul permite destacar la vascularización capilar más superficial (de color marrón), mientras que el filtro de onda media verde penetra en mayor profundidad en la mucosa y resalta los vasos sanguíneos de esta localización (de color cian).

Con las sucesivas generaciones de NBI, se ha ido logrando una mayor claridad y profundidad de campo en la imagen, probablemente el principal problema en las primeras generaciones de esta tecnología.

> ❗ Posteriormente, otras casas de equipamiento endoscópico como Fuji y Pentax incluyeron en sus endoscopios de alta definición filtros de imagen electrónicos: FICE y i-scan, respectivamente.

El sistema FICE (Fujinon Inc., Saitama [Japón]) fue sustituido por el sistema LASEREO, que utiliza un sistema de luz láser en tándem: láser de luz blanca (450 nm + 10 nm) como fuente de luz de alta potencia y un filtro de luz láser azul (*blue light imaging*, BLI) de 410 nm + 10 nm para resaltar las estructuras mucosas/vasculares. Un modo híbrido de los dos se conoce como BLI-bright. Y cuando este modo se somete a un mayor procesamiento para separar más el espectro del color rojo, la tecnología se conoce como *linked color imaging* (LCI). Este sistema de filtros ha sido evaluado de acuerdo con la visibilidad que permite en la valoración de lesiones colónicas planas (los resultados demostraron superioridad de LCI: LCI > BLI-bright > BLI > luz blanca) como en el aumento en la detección de adenomas respecto a luz blanca. El BLI también ha sido comparado directamente con el NBI, aunque no se han encontrado diferencias significativas en relación con su precisión diagnóstica (74,0 % para BLI frente al 77,8 % para NBI; valor *p* >0,05).

El *i-scan* es una tecnología de posprocesamiento de imagen desarrollada por Pentax (Pentax Medical Company, Japón). En un estudio unicéntrico que comparaba directamente NBI y *i-scan* no se encontraron diferencias significativas entre ambas tecnologías para detección de adenomas (sensibilidad 88,8 frente al 94,6 %, especificidad 86,8 frente al 86,4 % y precisión diagnóstica 87,8 frente al 90,7 %, respectivamente; p >0,05).

Un metaanálisis que incluye un total de 91 estudios y que analiza la capacidad de caracterizar pólipos como adenomatosos o hiperplásicos, utilizando NBI, FICE o *i-scan*, concluye que todas estas técnicas podrían ser utilizadas por endoscopistas debidamente capacitados para hacer el diagnóstico óptico. En consecuencia, la European Society of Gastrointestinal Endoscopy (ESGE) apoya el uso clínico de NBI, FICE y *i-SCAN* para el diagnóstico óptico de pólipos diminutos (≤ 5 mm) por expertos, mientras que la American Society of Gastrointestinal Endoscopy (ASGE) solo apoya el uso de NBI.

Otras tecnologías

La endomicroscopia láser confocal y la microendoscopia de alta resolución son dos técnicas subcelulares de evaluación de la mucosa/lesiones colónicas. De momento, su utilización queda restringida a centros muy especializados de referencia, investigación y estudios comparativos en fase de desarrollo con otras técnicas de cromoendoscopia electrónica estándar.

CLASIFICACIONES ENDOSCÓPICAS PARA EL ESTUDIO DE LESIONES COLÓNICAS SUPERFICIALES

- Clasificaciones morfológicas:
  – Clasificación de París.

> ❗ En el año 2002, un grupo de endoscopistas, cirujanos y patólogos se reunió en un taller intensivo en París para definir las características morfológicas de las lesiones neoplásicas superficiales de esófago, estómago y colon, entendidas como aquellas que presentan una afectación no invasiva (limitada a la mucosa en colon) o invasiva superficial (con afectación de la submucosa en el caso del colon).

El punto de partida de esta clasificación de París fueron clasificaciones japonesas previas utilizadas especialmente en el estudio del cáncer gástrico. Al grupo de neoplasias superficiales se le denominó *lesiones tipo 0*, en contraposición con las neoplasias invasivas (tipos 1 al 5 de la clasificación de la Japanese Gastric Cancer Association).

> 💡 Dentro de las neoplasias superficiales tipo 0 se describen dos subtipos principales (**Fig. 30-1**): *a)* lesiones polipoideas y *b)* lesiones no polipoideas. Las lesiones polipoideas (tipo 0-I) se subdividen en pólipos pediculados (pólipo 0-Ip) y sésiles (pólipo 0-Is), mientras que las lesiones no polipoideas (tipos 0-II y 0-III) pueden ser ligeramente elevadas (tipo 0-IIa), planas (tipo 0-IIb) o ligeramente deprimidas (tipo 0-IIc), y finalmente no polipoideas excavadas (tipo 0-III). La distinción entre las lesiones 0-Is y 0-IIa se realiza tomando como referencia la anchura de una pinza de biopsia cerrada (2,5 mm); de esta forma, aquellas lesiones que sobrepasen la anchura de la pinza serán 0-Is, y las que no, 0-IIa. Esta distinción es arbitraria y no está exenta de complejidad dado que la altura del pólipo puede variar a lo largo de su superficie.

La distinción entre lesiones planas deprimidas (0-IIc) y lesiones ulceradas (0-III) se basa en la profundidad de la depresión y en el análisis de la superficie del área deprimida. En las lesiones 0-IIc esta área afecta sólo a capas superficiales, mientras que en las lesiones 0-III se suele perder mucosa y submucosa, visualizándose la ulceración por debajo de la línea de la pared del colon. Por otro lado, las descripciones morfológicas no siempre son sencillas, dado que una misma lesión puede presentar diversas morfologías a lo largo de su espesor. Por ejemplo, lesiones no polipoideas ligeramente elevadas (es decir, morfología 0-IIa) pueden presentar un componente sésil (0-IIa+0-Is) o deprimido (0-IIa+0-IIc). La primera morfología especificada hará referencia al componente principal de la lesión en cuanto a área ocupada (en ambos casos del ejemplo, el componente 0-IIa). Por otro lado, la cantidad de insuflación existente en la luz del colon va a modificar de manera muy importante la morfología de lesiones no pediculadas, sin que sea fácil, en muchas ocasiones, poder distinguir de manera clara una lesión sésil de otra plana ligeramente sobreelevada (0-IIa), por ejemplo

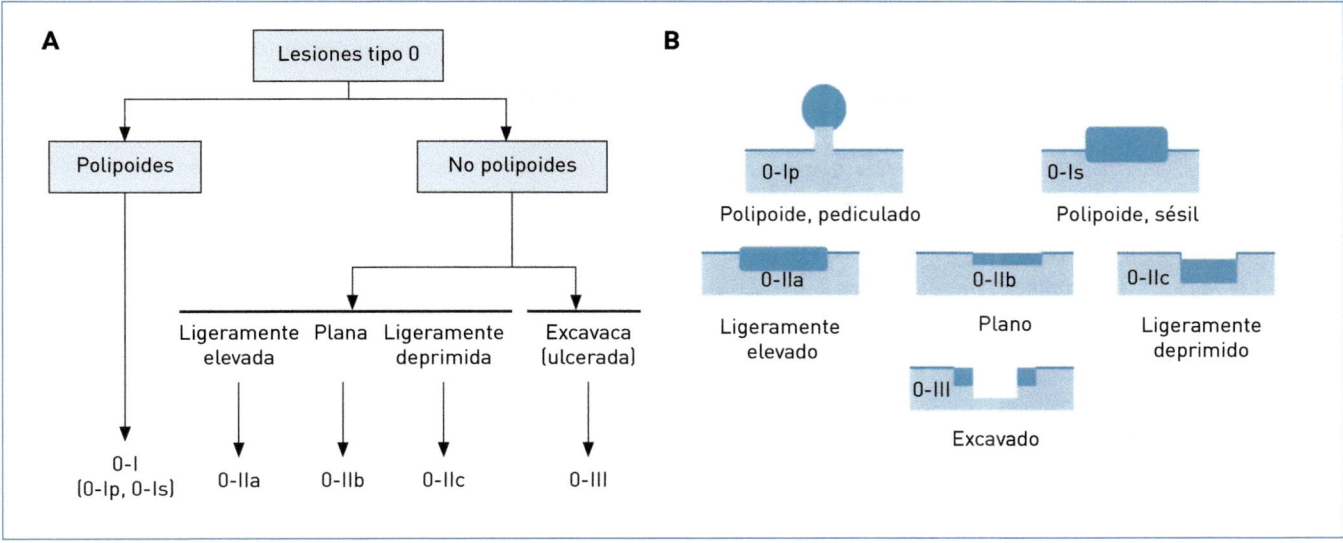

Figura 30-1. A) Lesiones tipo 0 de la clasificación de París. **B)** Clasificación de París. Lesiones tipo 0: polipoides (0-Ip, 0-Is), no polipoides (0-IIa, 0-IIb y 0-IIc), no polipoides y excavadas (0-III).

– La histología de las lesiones colónicas va a venir determinada (entre otros aspectos) tanto por el tamaño de la lesión como por su morfología según la clasificación de París. La valoración del tamaño de la lesión se puede realizar utilizando como referencia el diámetro de diferentes asas de polipectomía, por ejemplo, o con la posterior confirmación de la pieza obtenida tras la resección en casos de no fragmentación de ésta en múltiples fragmentos. Habitualmente, en lesiones polipoideas (sésiles o pediculadas) el diámetro de la lesión suele tener una relación directa con el riesgo de neoplasia avanzada (displasia de alto grado o adenocarcinoma) cuando es mayor de 20 mm. En lesiones no polipoideas, además del tamaño, la morfología es un factor determinante de histologías más avanzadas, como ocurre en el caso de lesiones deprimidas o, aún más frecuentemente, excavadas (que presentan adenocarcinoma en un alto porcentaje de los casos). Moss *et al.* demostraron en el análisis de una serie de 479 polipectomías realizadas mediante resección mucosa endoscópica (RME) que la tasa de malignidad

global en las lesiones 0-Is era del 7,5 %, mientras que en el grupo de lesiones deprimidas era del 31,8 %
– La validez y reproductibilidad de la clasificación de París ha sido evaluada en la literatura médica y ha demostrado únicamente concordancia moderada incluso entre expertos de países occidentales. El problema principal para evaluar la morfología de las lesiones se encontraba en la distinción entre lesiones 0-Is y 0-IIa, existiendo una gran variación entre los participantes en el concepto de pólipo plano.
– Clasificación LST.

> ! De manera complementaria a la clasificación de París, se describió en Japón en los primeros años de la década de 2000 la clasificación de lesiones *lateral spreading tumor* (LST), es decir, lesiones no polipoides de crecimiento a lo largo de la pared del colon manteniendo una morfología relativamente plana y tamaño grande (>10 mm). Dentro de esta clasificación se diferencian dos tipos principales de lesiones: granulares y no granulares (**Fig. 30-2**).

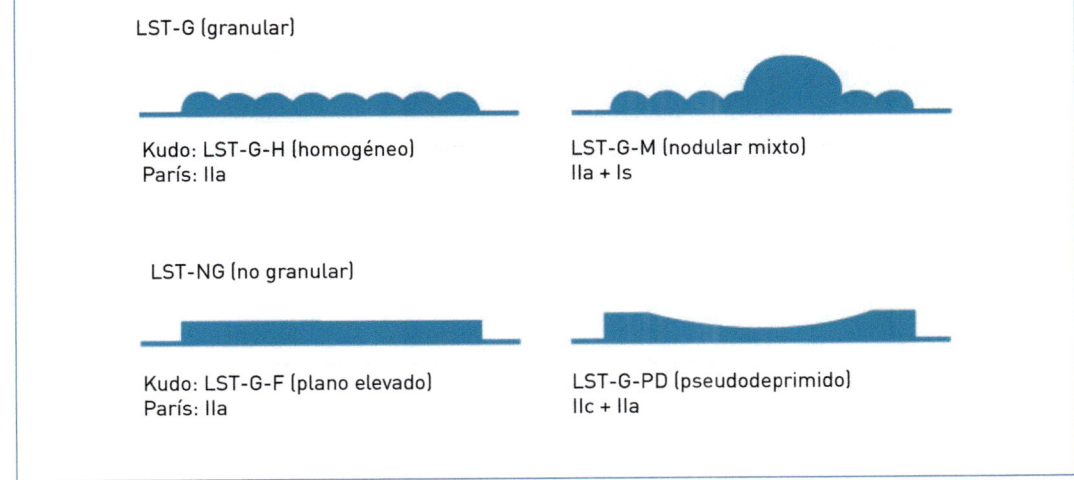

Figura 30-2. Clasificación de lesiones LST (*lateral spreading tumor*).

– Dentro del grupo de las lesiones granulares, éstas pueden ser:
  ▪ Homogéneas (morfología París 0-IIa): en este caso, los nódulos de la superficie de la lesión son de un tamaño (más o menos) similar.
  ▪ Mixtas (morfología París 0-IIa+0Is o 0-Is+0-IIa, dependiendo del componente predominante): en este tipo de lesiones, se visualizan uno o varios nódulos de morfología sésil, dominantes.
  ▪ Las lesiones no granulares presentan una superficie de aspecto liso y pueden dividirse en:
    ○ Planolevadas (morfología París 0-IIa).
    ○ Seudodeprimidas (morfología 0-IIc+0-IIa o 0IIa+0-IIc)
– Se profundizará en la caracterización y tratamiento de las lesiones LST en los siguientes capítulos.
• Clasificaciones según el patrón mucoso o vascular del pólipo:
  – Clasificación de Kudo.

> ❗ Kudo *et al.* describieron en 2001 cinco patrones glandulares distintos en la superficie de los pólipos, denominados *pit pattern* (**Fig. 30-3**), que permitían predecir la histología presente en la lesión. De este modo, los patrones I y II no son neoplásicos (mucosa normal, pólipo hiperplásico); los patrones III y IV corresponden a adenomas, con un riesgo de malignidad global del 5 %, y el patrón V conllevaría un riesgo de malignidad del 56 %, siendo el patrón típico en lesiones malignas superficiales y profundas.

– Posteriormente, Matsuda observó que entre lesiones polipoideas, planas y deprimidas con patrón Kudo V el riesgo de cáncer invasivo era del 75,8, 85,7 y 98,6 %, respectivamente
– La visualización de estos patrones se puede realizar tanto con cromoendoscopia tradicional como electrónica, en endoscopios de alta definición con o sin magnificación óptica, aunque, por supuesto, la mejor tecnología permitirá definir mejor estos patrones.
– Clasificación de Sano.

> ❗ Sano *et al.* describieron en 2006 la primera clasificación del patrón vascular de capilares en colon usando endoscopios con magnificación óptica de la marca Olympus y el filtro de imagen NBI.

– Se trataba de una clasificación puramente morfológica (**Fig. 30-4**) que dividía los patrones capilares en tres grupos según su conformación y regularidad en la superficie mucosa, de I a III (este último subdividido en IIIa y IIIb). Posteriormente, esta clasificación se validó frente a histología en diversas cohortes de pólipos, estableciendo que el patrón I es el habitual en mucosa normal y pólipos hiperplásicos, el tipo II es típico de adenomas con displasia de bajo y alto grado, el tipo IIIa se suele observar en adenocarcinomas intramucosos y con afectación de la submucosa superficial (<1.000 µm) y el IIIb se visualiza en adenocarcinomas con invasión profunda (≥1.000 µm)
– Sobre esta clasificación se realizaron modificaciones posteriores en 2009, concretadas en las llamadas *clasificaciones de Showa y Jikei*, requiriendo ambas el uso de NBI y endoscopios con magnificación, de escasa difusión losen países occidentales.
– Clasificación NICE (NBI International Colorectal Endoscopic Classification of tumors.
– Ante la disparidad de clasificaciones utilizadas (sobre todo por endoscopistas japoneses, mucho más habituados a la valoración *in vivo* de lesiones y con tecnología de imagen más puntera), Tanaka *et al.* constituyeron en 2009 el Colon Tumor NBI Interest Group (CTNIG) con el objetivo de desarrollar una clasificación basada en NBI para la predicción histológica de lesiones colónicas que fuera aplicable internacionalmente y que no

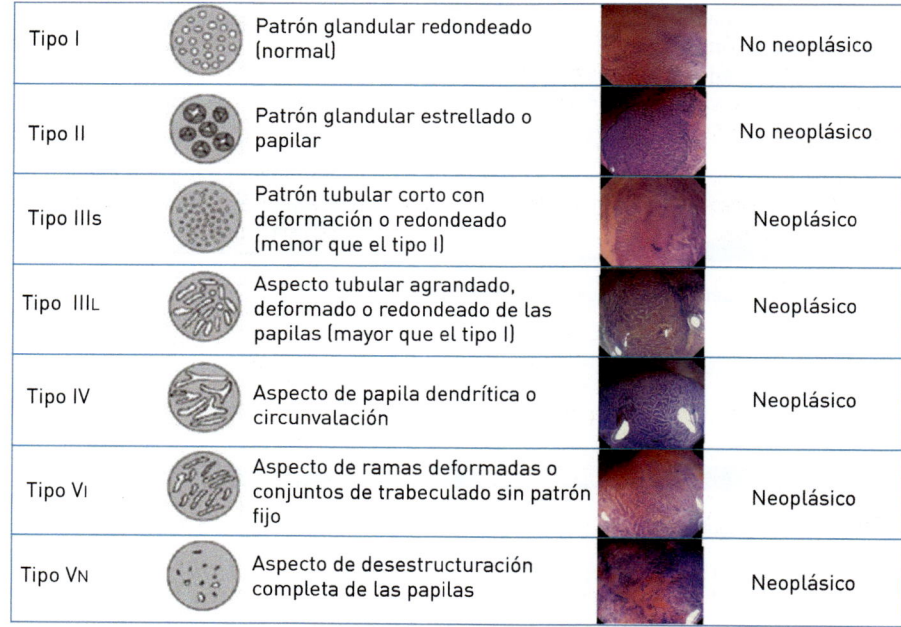

Tipo I		Patrón glandular redondeado (normal)	No neoplásico
Tipo II		Patrón glandular estrellado o papilar	No neoplásico
Tipo IIIs		Patrón tubular corto con deformación o redondeado (menor que el tipo I)	Neoplásico
Tipo IIIL		Aspecto tubular agrandado, deformado o redondeado de las papilas (mayor que el tipo I)	Neoplásico
Tipo IV		Aspecto de papila dendrítica o circunvalación	Neoplásico
Tipo VI		Aspecto de ramas deformadas o conjuntos de trabeculado sin patrón fijo	Neoplásico
Tipo VN		Aspecto de desestructuración completa de las papilas	Neoplásico

Figura 30-3. Patrón de cripta de Kudo. Adaptada de: Kudo S, Hirota S, Nakajima T, Hosobe S, Kusaka H, Kobayashi T, et al. Colorectal tumours and pit pattern. J Clin Pathol. 1994;47(10):880-5.

Figura 30-4. Clasificación de Sano. Adaptada de: Sano Y, Tanaka S, Kudo SE, Saito S, Matsuda T, Wada Y, et al. Narrow-band imaging (NBI) magnifying endoscopic classification of colorectal tumors proposed by the Japan NBI Expert Team. Dig Endosc. 2016;28(5):526-33.

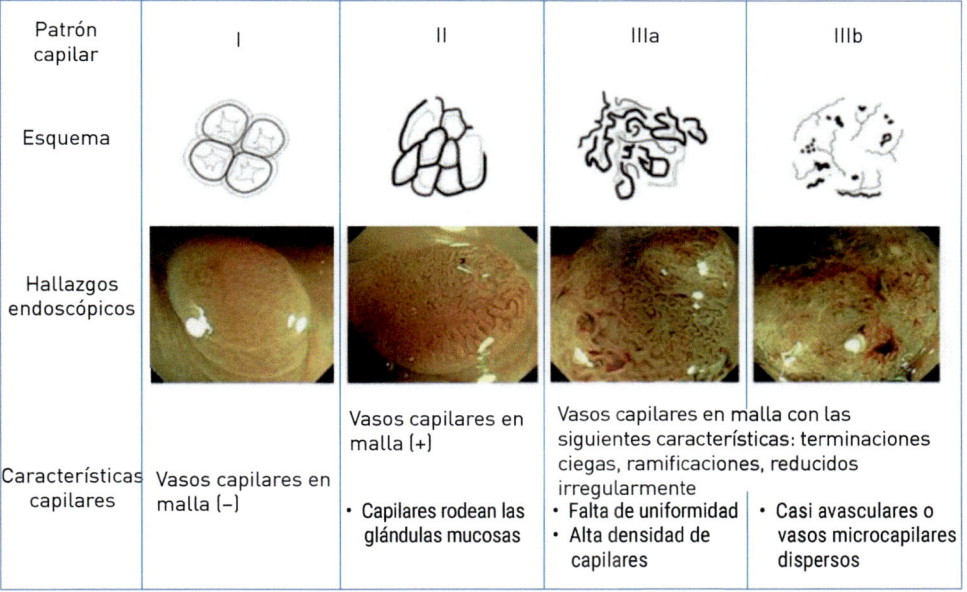

Patrón capilar	I	II	IIIa	IIIb
Esquema				
Hallazgos endoscópicos				
Características capilares	Vasos capilares en malla (–)	Vasos capilares en malla (+) • Capilares rodean las glándulas mucosas	Vasos capilares en malla con las siguientes características: terminaciones ciegas, ramificaciones, reducidos irregularmente • Falta de uniformidad • Alta densidad de capilares	• Casi avasculares o vasos microcapilares dispersos

requiriera endoscopios con magnificación. La clasificación NICE fue propuesta en 2010 y ha sido validada en diversos estudios posteriores.

> ! La clasificación NICE permite realizar una predicción histológica de los pólipos basándose en tres parámetros (**Fig. 30-5**): color, disposición de los vasos y patrón mucoso de la superficie de la lesión. Combinando estas tres variables, se definieron tres patrones:

- NICE 1. Lesión más probable: pólipo hiperplásico y pólipo sésil serrado.

- NICE 2. Corresponde con adenoma, tanto con displasia de bajo como de alto grado. En el tipo 2 también se encontrarían adenocarcinomas con infiltración de submucosa superficial. Esta última situación se debe sospechar en casos con mayor irregularidad en el patrón vascular o mucoso, o cuando la lesión presenta determinadas características morfológicas (por ejemplo, área deprimida junto con lo anterior).
- NICE 3. Correspondería a lesiones con infiltración (al menos) de submucosa profunda

En el caso de lesiones NICE 1 y NICE 2, estaría indicada la resección endoscópica mediante las dife-

	Tipo 1	Tipo 2	Tipo 3
Color	Igual o más claro que mucosa adyacente	Más oscuro (marrón) que la mucosa adyacente (verificar que el color proviene de vasos)	Marrón/marrón oscuro respecto a mucosa adyacente; a veces se observan áreas parcheadas blanquecinas
Vasos	Ninguno, o pueden visualizarse vasos escasos que recorren la superficie del pólipo	Vasos de coloración marrón rodeando a estructuras blanquecinas (criptas de la mucosa)	Presenta áreas con vasos interrumpidos o con ausencia de vascularización. Vasos irregulares
Patrón de superficie	Puntos oscuros o blancos de tamaño uniforme, o ausencia de patrón mucoso uniforme	Estructuras ovaladas, tubulares o ramificadas blanquecinas rodeadas de vasos de color marrón	Patrón ausente completamente desestructurado (puede coexistir con otras áreas con patrón parcialmente organizado)
Histología probable	Pólipo hiperplásico y adenoma/pólipo sésil serrado	Adenoma	Adenocarcinoma con invasión de submucosa profunda (al menos)
Imagen endoscópica	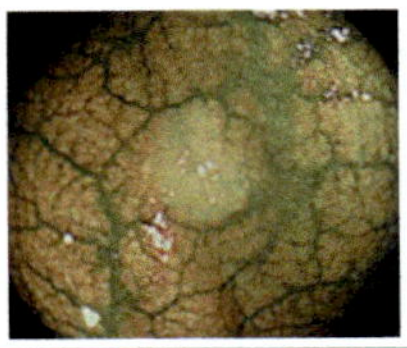	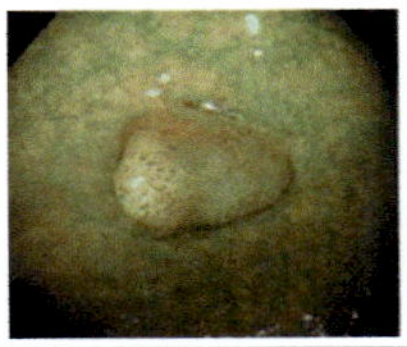	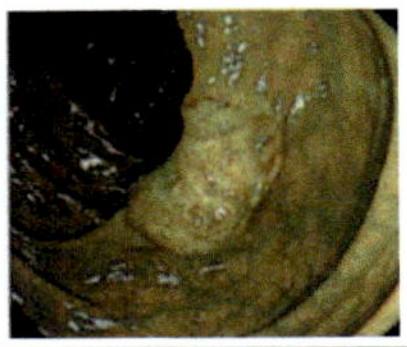

Figura 30-5. Clasificación NICE (NBI International Colorectal Endoscopic Classification). Adaptada de: Sano Y, Tanaka S, Kudo SE, Saito S, Matsuda T, Wada Y, et al. Narrow-band imaging (NBI) magnifying endoscopic classification of colorectal tumors proposed by the Japan NBI Expert Team. Dig Endosc. 2016;28(5):526-33.

rentes técnicas disponibles dependiendo del tamaño y morfología del pólipo —ya sea polipectomía, RME o disección submucosa endoscópica—, mientras que los casos que presentan NICE 3 se deberían derivar directamente a cirugía para su extirpación

La sencillez de su uso ha facilitado su implantación como estándar para la predicción histológica tanto en países orientales como en occidentales. Sin embargo, la clasificación NICE presenta una serie de inconvenientes reseñables:

– No diferencia las lesiones sésiles serradas de los pólipos hiperplásicos, teniendo en cuenta que su pronóstico y la actitud endoscópica son distintos: todos los pólipos sésiles serrados deben ser resecados y los pólipos hiperplásicos de rectosigma, de pequeño tamaño, no requieren polipectomía. Por lo tanto, se debe tener en cuenta tanto el tamaño como la localización de las lesiones para su resección. Por otro lado, los adenomas/pólipos serrados sésiles, especialmente en caso de presentar displasia, pueden mostrar signos compatibles mixtos tanto de NICE 1 como de NICE 2

El patrón NICE 2 incluye lesiones subsidiarias de resección endoscópica, pero con un espectro histológico muy amplio, desde adenomas con displasia de bajo grado hasta adenocarcinomas con invasión de submucosa superficial (<1.000 μm). En ocasiones, la endoscopia sin magnificación puede no ser suficientemente potente para valorar de manera adecuada irregularidades focales del patrón mucoso y vascular que puedan modificar la técnica endoscópica a realizar

Recientemente, se ha evaluado en un estudio el papel de esta clasificación en la predicción de infiltración de submucosa profunda u otros factores de riesgo para afectación ganglionar, y se ha demostrado una especificidad >96 % del patrón NICE 3 en la predicción en pólipos >10 mm. Sin embargo, la morfología pediculada, la ulce-ración, la presencia de áreas deprimidas o el patrón LST granular mixto son factores que pueden disminuir la precisión diagnóstica para infiltración profunda.

– Clasificación del Japan NBI Expert Team (JNET).

> **!** La clasificación JNET (**Fig. 30-6**) para predicción histológica de pólipos se realizó en un esfuerzo para universalizar y unificar las existentes en cuanto a patrones mucosos y vasculares con magnificación, utilizando como base la clasificación NICE y analizando patrones mucosos y vasculares

Establece cuatro categorías:

■ Tipo 1. Correspondería a mucosa normal, pólipo hiperplásico o pólipo sésil serrado. Presentaría vasos ausentes o, en caso de aparecer, de calibre similar a mucosa circundante y que pueden atravesar la lesión.

■ Tipo 2A. Correspondería a adenomas con displasia de bajo grado. Los vasos serían uniformes y en patrón reticular alrededor de las estructuras mucosas homogéneas.

■ Tipo 2B. Los vasos presentan en alguna de sus áreas (al menos) una disposición ligeramente irregular, distorsionada, con calibre grueso en algunos puntos, y áreas de superficie mucosa oscuras. Correspondería a adenomas con displasia de alto grado o adenocarcinomas con invasión superficial (<1.000 μm).

■ Tipo 3. En este caso, los vasos presentarían una disposición claramente irregular, con áreas avasculares, vasos cortados y otras con un patrón muy irregular. Se observaría en adenocarcinomas con invasión profunda (>1.000 μm).

– Clasificación WASP. Es la clasificación del grupo de trabajo Workgroup serrAted polypS and Polyposis (WASP). Su objetivo es la diferenciación de adenomas, pólipos hiperplásicos y pólipos/adenomas sésiles serrados menores de 10 mm. Utiliza un algoritmo secuencial basado

	Tipo I	Tipo IIA	Tipo IIB	Tipo III
Patrón vascular	• No visible	• Calibre regular • Distribución regular	• Calibre variable • Distribución irregular	• Zonas avasculares • Vasos engrosados y cortados
Patrón mucoso	• Regular oscuro o con manchas blanquecinas • Similar a la mucosa circundante	• Regular	• Irregular	• Áreas amorfas
Histología	Hiperplásico o serrado	Adenoma con displasia de bajo grado	Adenoma con displasia de alto grado o con invasión submucosa superficial	Adenoma con invasión submucosa profunda
Imagen endoscópica	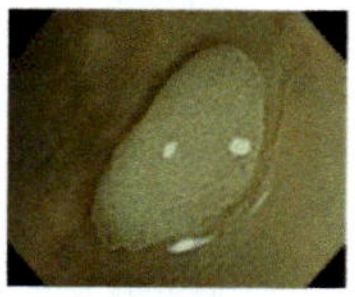	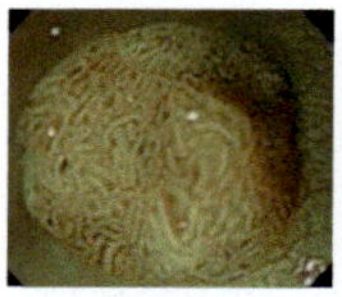	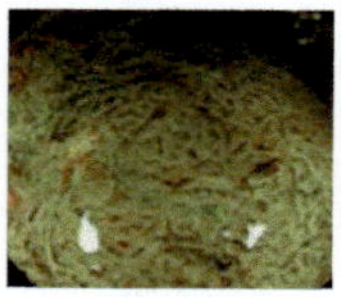	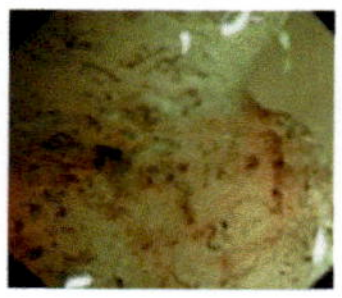

Figura 30-6. Clasificación del Japan NBI Expert Team (JNET). Adaptada de: Sano Y, Tanaka S, Kudo SE, Saito S, Matsuda T, Wada Y, et al. Narrow-band imaging (NBI) magnifying endoscopic classification of colorectal tumors proposed by the Japan NBI Expert Team. Dig Endosc. 2016;28(5):526-33.

en el estudio óptico de los pólipos, tomando como base la clasificación NICE y los criterios de descripción de pólipos serrados de Hazewinkel (**Fig. 30-7**).

POLIPECTOMÍA DE CALIDAD

¿Cómo reflejar la descripción de un pólipo y su resección en el informe endoscópico?

Las clasificaciones presentadas servirán para, en primer lugar, realizar una predicción histológica del pólipo y, en segundo término, para ayudar en la estandarización de la descripción que se realice de éste en el informe.

En el informe endoscópico no deben faltar nunca los siguientes parámetros cuando se describe un pólipo:

- Localización. Tanto segmento del colon como distancia a margen anal con el colonoscopio rectificado, sobre todo en caso de lesiones de especial relevancia por sospecha de histología avanzada.
- Tamaño. Se debe describir diámetro mayor en caso de lesiones pequeñas. En lesiones grandes (mayores de 20 mm en alguna de sus dimensiones) es muy recomendable reflejar el diámetro mayor y el menor.
- Morfología según la clasificación de París. Se debe utilizar para describir las características del pólipo. En caso de presentar un componente mixto, se describirán los dos, pero primero el componente principal en extensión. En caso de tratarse de una lesión plana no polipoide mayor de 10 mm, se debe reflejar igualmente su morfología de acuerdo con la clasificación LST, según lo presentado previamente.
- Patrón mucoso y vascular. Debe utilizarse la clasificación NICE en caso de disponer de NBI, ya que es sencilla y no requiere endoscopios con magnificación. En caso contra-

rio o de manera complementaria a la anterior, se debería reflejar en el informe la descripción del patrón mucoso según la clasificación Kudo y vascular según Sano (en caso de disponer de magnificación), especialmente en lesiones mayores de 10 mm o con signos de sospecha de histología avanzada.

- Predicción histológica. La combinación de tamaño, datos morfológicos y patrones de superficie puede permitir la realización de una predicción histológica de la lesión, especialmente en sospecha de lesiones avanzadas (displasia de alto grado, adenocarcinoma intramucoso o con invasión de submucosa superficial/profunda).
- Método de resección. Se reflejará la técnica realizada con el mayor detalle en cuanto al material utilizado y el resultado, así como descripción de la escara (especialmente importante en lesiones sésiles y no polipoides grandes), prestando especial atención a la presencia de daño en la capa muscular y la presencia de vasos seccionados o hematoma en la capa submucosa. Deben reflejarse las complicaciones intraprocedimiento y añadir también los métodos de profilaxis hemostática utilizados en el caso correspondiente.
- Marcaje con tinta. En caso de alta sospecha de histología avanzada, así como lesiones de difícil localización, se debe marcar con tinta (a unos 3 cm distal de la lesión/escara) en al menos dos puntos contralaterales de la circunferencia y dejarlo reflejado en el informe. El método más adecuado de marcaje suele ser la creación de un colchón submucoso con suero fisiológico, y sobre ese habón inyectar 1 mL de tinta de marcaje de carbón, aproximadamente. Se puede realizar como alternativa el marcaje directo con la tinta, pero su inyección en la capa submucosa no siempre es sencilla (se debe de realizar la punción en ángulo agudo aguja-pared para facilitarlo, no inyección perpendicular a pared) y, por otro lado, la inyección

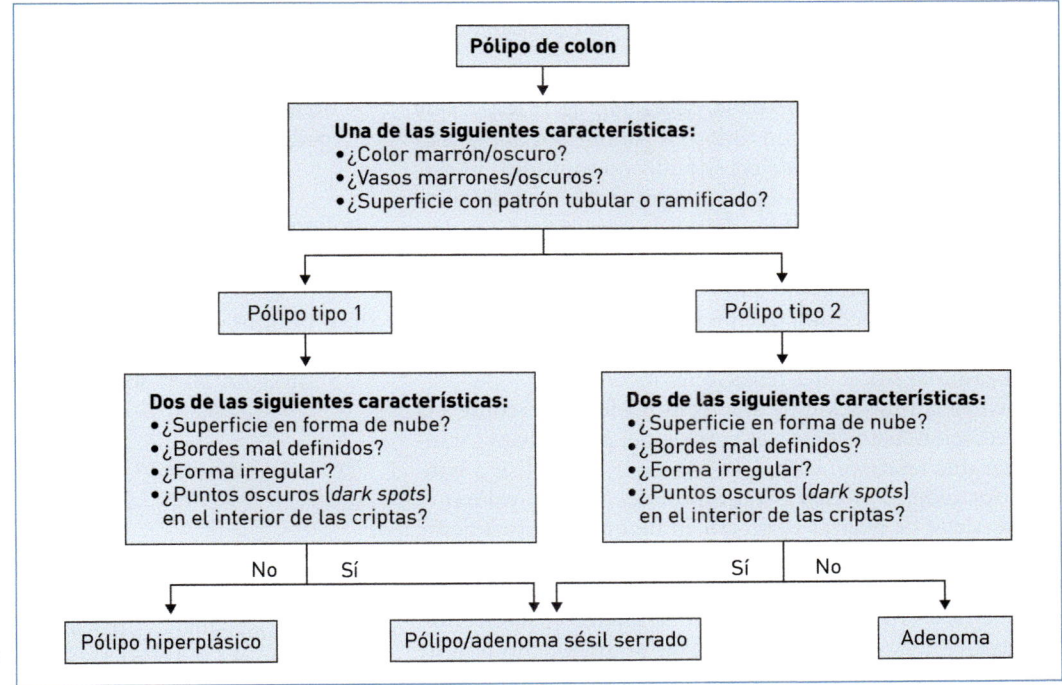

Figura 30-7. Clasificación WASP.

extraluminal peritoneal puede producir una ligera reacción peritoneal con molestias abdominales leves y dificultad posterior de visualización del punto para la cirugía en caso de ser necesaria.

Realización de una polipectomía de calidad

En la última década, se ha ido avanzando de manera extraordinaria en el concepto de colonoscopia de calidad.

> ! Se han hecho múltiples esfuerzos en establecer una serie de parámetros para estandarizar la práctica de la colonoscopia, desde la calidad en la preparación, tasa de detección de adenomas, tiempos de retirada del colonoscopio o parámetros para la realización de una polipectomía de calidad.

La polipectomía es una técnica básica y fundamental en la práctica de cualquier gastroenterólogo que realice endoscopia. Estudios prospectivos han demostrado que la polipectomía reduce la incidencia de carcinoma colorrectal (CCR) y previene la mortalidad asociada a éste. De hecho, un estudio amplio de casos-control mostró que el haber realizado una colonoscopia (con cualquier indicación) estaba asociado con una disminución de riesgo a largo plazo de desarrollar CCR. Sin embargo, hay que tener presente que la simple realización de colonoscopia no es completamente protectora contra esta neoplasia, sino que va a depender especialmente de la capacidad del endoscopista de detectar pólipos y de realizar una resección efectiva de estos. Numerosos estudios han demostrado diferencias significativas entre endoscopistas en cuanto a la tasa de detección de adenomas o lesiones serradas, ambos precursores del CCR. Además, algunos estudios han mostrado diferencias en cuanto al éxito en la resección completa de estas lesiones.

La polipectomía es un procedimiento que comprende sucesivos procesos:

- Comienza con una adecuada valoración de la lesión que deber ser resecada (según todos los parámetros que se han comentado previamente en este mismo capítulo). El primer paso es decidir si el pólipo es resecable endoscópicamente o no. En caso de ser elevada la sospecha de invasión profunda, se biopsará y tatuará con tinta de carbón para su posterior tratamiento quirúrgico, sin realizar intento de resección endoscópica que pueda comprometer los tratamientos posteriores, aumentar el riesgo de complicaciones y ocasionar frecuentes resecciones incompletas.
- Incluye la realización de una técnica adecuada acorde a la predicción histológica y al tamaño del pólipo para garantizar una resección completa y facilitar un análisis anatomopatológico lo más preciso posible. Se debe valorar la necesidad de realizar resección en bloque (habitualmente factible en pólipos < 20 mm y prioritario en aquellas lesiones con sospecha de malignidad y afectación de submucosa superficial) frente a la posibilidad de realizar una resección fragmentada (tratando de realizar el menor número de fragmentos posibles).

- La resección se debe llevar a cabo con una técnica con buen perfil de seguridad para evitar complicaciones. Siempre buscar el mejor perfil riesgo/beneficio dependiendo de la lesión que se vaya a tratar.
- En caso de aparición de complicaciones, se deben tratar de la manera más precoz posible (en una mayoría de los casos mediante tratamiento endoscópico) para minimizar las secuelas o efectos adversos de mayor gravedad diferidos y a largo plazo.

En los últimos años, el desarrollo de diversas técnicas de resección endoscópica y variantes sobre el estándar ha sido creciente, especialmente a raíz del desarrollo de programas de cribado de CCR en población asintomática. Acorde con lo anterior, la evidencia científica ha sido progresivamente mayor, lo que ha llevado a tratar de estandarizar el tratamiento endoscópico de los pólipos colónicos. En este sentido, entre otras, la Sociedad Europea de Endoscopia Digestiva (ESGE) publicó en 2017 una guía de práctica endoscópica para la realización de polipectomía de colon y RME.

Han quedado establecidas varias tendencias básicas en la realización de polipectomía en colon basadas en la evidencia científica actual y en las guías de práctica endoscópica:

- Usar polipectomía con asa fría para pólipos sésiles <10 mm.
- Emplear polipectomía caliente en bloque con asa en pólipos sésiles de entre 10 y 19 mm previa inyección de solución submucosa (especialmente a partir de 15 mm).
- Se puede usar polipectomía fragmentada con asa fría (con inyección submucosa previa o no) en determinados pólipos sésiles de entre 10 y 19 mm, sobre todo en aquellos casos con potencial alto de efectos adversos (pólipos en ciego o colon ascendente, o en pacientes con riesgo de sangrado pospolipectomía más elevado).
- Desaconsejar la pinza de biopsia caliente como tratamiento estándar de polipectomía.
- La pinza fría sólo se debe utilizar para los pólipos de muy pequeño tamaño (1-3 mm) en casos en los que el asa presente un difícil posicionamiento.
- Realizar tratamiento hemostático mecánico en pólipos pediculados de gran tamaño.

Pólipos sésiles diminutos (≤ 5 mm) y pequeños (6-9 mm)

Los pólipos < 10 mm representan el 90 % de los pólipos encontrados en colonoscopia; de ellos, un 90 % son pólipos < 5 mm y un 10 % son pólipos de 6-9 mm.

> ! Se consideran diminutos aquellos pólipos con un tamaño entre 1 y 5 mm.

> Por tanto, aproximadamente el 80 % de todos los pólipos encontrados en colonoscopia son pólipos diminutos. Estos pólipos se deben resecar mediante polipectomía con asa fría como técnica preferente.

La resección con asa fría permite polipectomías en bloque de lesiones hasta 10 mm (al menos) sin daño térmico, lo que disminuye de manera significativa el riesgo de sangrado diferido y de síndrome pospolipectomía, siendo prácticamente inexistente el riesgo de perforación. Diversos estudios han demostrado tasas de resección completa no inferiores a la polipectomía con asa caliente. El único inconveniente frecuentemente encontrado es la presencia de un sangrado babeante inmediato de escasa cuantía, que no suele requerir tratamiento adicional de manera habitual. En estos casos, se puede vigilar durante unos segundos (en ocasiones puede ser necesario hasta 60-120 segundos) hasta confirmar su cese y, en caso de persistir, la infusión de agua con bomba creará un colchón submucoso por la simple presión que puede facilitar el cese del sangrado por mecanismo compresivo. De tal manera que, siendo un poco pacientes, es muy infrecuente que requieran tratamiento hemostático específico. La resección con asa fría, por otro lado, es superior a la resección con pinza de biopsia para pólipos diminutos (≤ 5 mm) tanto en la tasa de polipectomía completa como en el tiempo de resección.

La utilización de la pinza para resecciones debe quedar reservada para pólipos de 1-3 mm que se puedan resecar de un solo mordisco y en los que el asa puede no atrapar adecuadamente la lesión, habitualmente pólipos muy pequeños localizados en posición horaria 9 a 11 horas en la circunferencia y que no se pueden rotar para dejarlos colocados en posición a las 5-6 horas.

La polipectomía con asa fría se puede hacer con un asa trenzada estándar, pero es óptima con asas de rigidez alta, diámetro pequeño (10 mm; 15 mm máximo) y monofilamento o trenzadas de escaso grosor, ya que consiguen una sección más limpia que las trenzadas estándar.

Además, asas de 25-30 mm de diámetro de trenzado estándar van a dificultar la captura de pólipos de pequeño tamaño al resbalar por encima de la lesión y presentan una gran incomodidad de manejo para este tipo de pólipos.

Para una correcta realización de la resección con asa fría, se debe: *a)* colocar el pólipo en posición a las 5-6 de una hipotética esfera de reloj, para que quede alineado con el eje del canal de trabajo-asa que se utilice, y realizar una insuflación de la luz del colon para no atrapar pliegues adyacentes que puedan dificultar la polipectomía; *b)* posicionar el asa alrededor del pólipo dejando al menos 1 mm de margen de mucosa sana. Hay que tener en cuenta que no se va a aplicar energía térmica (que amplía los márgenes de resección en relación con la electrocoagulación), con lo que ese margen de seguridad se debe ganar directamente aumentando el tejido sano resecado. Se obtendrá así una pieza de polipectomía en forma de huevo frito en el que la lesión quedará centrada con un margen periférico de mucosa sana; *c)* se debe realizar un guillotinado del pólipo mediante un cierre rápido del asa una vez confirmado el correcto posicionamiento y la captura adecuada del pólipo. En ocasiones, puede quedar atrapada una pequeña cantidad de tejido de la submucosa con el cierre del asa; en estos casos, se puede hacer un movimiento de tracción rápida de la vaina del asa, que despegará el pólipo de la submucosa replecionada. En caso de que la resistencia sea elevada, se puede abrir ligeramente el asa, insuflar la luz del colon y realizar un corte-cierre con el asa ligeramente más superficial al realizado previamente. Habitualmente, en estos casos el pólipo está, de hecho, resecado y el asa no se desprende de la pared por la presencia de esa submucosa atrapada en el asa cerrada. Además, se verá una imagen característica en forma de dedo de guante que corresponde a la submucosa (en ocasiones, también muscular de la mucosa) traccionada y colapsada con el asa. Es fundamental tener en cuenta este concepto, dado que no se trata de ningún vaso submucoso y, sobre todo, en caso de atrapamiento submucoso y resistencia, no se debe aplicar corriente para solventar la situación por el mayor riesgo de provocar un daño muscular profundo, y *d)* lavado de la escara para comprobar que el sangrado inmediato, habitual tras polipectomía con asa fría, cede tras unos segundos.

La resección con pinza caliente está desestimada como tratamiento habitual de este tipo de pólipos, tanto por su inaceptable tasa de resección incompleta como por el riesgo de efectos adversos en relación con el daño térmico provocado (perforación, síndrome pospolipectomía o sangrado diferido).

Además, produce artefacto en las muestras muy superior a la resección fría. Su papel queda reservado para resección de islotes de tejido adenomatoso en RME con fibrosis intensa u otras situaciones especiales muy concretas.

Todos los pólipos del colon deben ser resecados independientemente de su tamaño, con excepción de los pólipos menores de 5 mm de recto y sigma en los que, tras valoración endoscópica, se diagnostiquen de pólipos hiperplásicos con alta confianza mediante técnicas de cromoendoscopia (tradicional o, más habitualmente, electrónica: pólipos NICE 1 de la clasificación NICE).

Los adenomas menores de 5 mm presentan un riesgo de cáncer muy bajo (0-0,6 %), por lo que desde hace años se han evaluado diversas actuaciones para disminuir los costes asociados a su resección y estudio anatomopatológico, como el resecar y descartar o diagnosticar y dejar. Para ello, las técnicas de cromoendoscopia electrónica deben presentar tasas de precisión diagnóstica muy elevadas (con valor predictivo negativo [VPN] ≥ 90 %). Un metaanálisis sobre el VPN del NBI, FICE y *i-scan* para descartar adenomas demostró que el NBI presentaba tasas por encima del estándar exigido.

Sin embargo, estudios recientes (DISCARD 2) han demostrado tasas de precisión diagnóstica en expertos y no expertos por debajo de lo necesario para realizar un adecuado diagnóstico óptico en lesiones < 10 mm. En este momento, no se puede abogar con firmeza por cualquiera de las dos técnicas expuestas anteriormente dada la evidencia existente, por lo que todos los pólipos deben ser recuperados y enviados para estudio anatomopatológico.

Pólipos sésiles de 10-20 mm

Los pólipos no pediculados mayores de 10 mm se deben resecar habitualmente con asa caliente, y es recomendable realizar previamente la inyección de solución en la submucosa con dos objetivos: disminuir el daño térmico y aumentar la tasa de resección completa en bloque.

Aunque se han publicado estudios en resección de lesiones mayores de 10 mm con asa fría, esta terapéutica no constituye el estándar en el momento actual. Sin embargo, es probable que en los próximos años el tratamiento mediante inyección submucosa y resección con asa fría se universalizará para este tipo de lesiones debido a su mejor perfil de seguridad respecto al uso de diatermia, sobre todo si la literatura médica confirma tasas de recidiva adenomatosa similares al uso de asa caliente. Este mejor perfil de seguridad es especialmente importante en lesiones de colon derecho y ciego, donde las complicaciones por la electrocoagulación son más frecuentes.

 A este respecto, en aquellas lesiones con muy baja probabilidad de malignización, incluidas las mayores de 20 mm, como puedan ser pólipos LST granulares homogéneos o lesiones serradas con morfología y patrón mucoso/vascular homogéneo, la RME con resección (fragmentada) fría puede convertirse en una de las alternativas principales a la RME estándar o incluso técnica de elección en pacientes con mayor riesgo de hemorragia o localizaciones con perfil de seguridad más bajo.

Aunque son necesarios estudios clínicos prospectivos comparativos con las técnicas habituales de resección con asa caliente para establecer de manera más definitiva su papel, una reciente revisión sistemática concluye que la resección con asa fría (y RME-fría) obtiene excelentes resultados en la resección de lesiones >10 mm en cuanto a resección completa, sangrado pospolipectomía y tasas de pólipo residual. El tratamiento de lesiones colónicas sésiles y no polipoideas mayores de 20 mm se revisará en otros capítulos.

 En todos los casos, es necesaria una revisión sistemática de la escara de la polipectomía tanto con luz blanca como con cromoendoscopia electrónica (NBI, BLI, i-scan, etc.) o tradicional para descartar la presencia de restos del pólipo resecado.

En caso de visualizarse algún resto de pequeño tamaño, la resección con pinza fría y posterior ablación con coagulación Soft (80 W efecto 4) puede ser un tratamiento adecuado y superior a la ablación como terapéutica única. Otra alternativa en caso de fibrosis intensa es la utilización de pinza caliente sobre el remanente utilizando corriente EndoCut® efecto 2-3 (sistema ERBE VIO) durante unos 2 segundos mientras se realiza tracción de la pinza para desprender el tejido.

El cierre de la escara con clips hemostáticos de manera universal para prevención de sangrado no está indicada, especialmente en lesiones menores de 20 mm.

En cualquier caso, se puede plantear la colocación de clips hemostáticos para el tratamiento de sangrados pospolipectomía inmediatos de difícil control (como tratamiento y además profilaxis de la recidiva) y de manera preventiva en pacientes con lesiones mayores de 10 mm y morfología pediculada, o en pacientes con mayor riesgo de sangrado diferido, como puedan ser pacientes anticoagulados, con doble antiagregación, insuficiencia renal crónica avanzada, cirrosis hepática, enfermedad hematológica, coagulopatía o que hayan presentado sangrados pospolipectomía previos.

 Asimismo, es fundamental la valoración de la escara de la polipectomía para detectar posible daño de la capa muscular propia (en caso de uso de asa caliente).

 En los casos en los que se produzca un daño de esta capa por el paso de corriente de electrocoagulación (visualización del signo de la diana en la escara) o una perforación con ruptura completa de la capa muscular, se debe realizar cierre inmediato de ésta con clips para minimizar el riesgo de perforación diferida y peritonitis aguda.

La mayoría de estos acontecimientos producen un defecto de la pared ovalado que habitualmente puede ser cerrado con clips estándar sin necesidad de métodos adicionales de aproximación de bordes o sobreclips tipo OTSC. Se debe comenzar por ambos extremos del defecto para acercar progresivamente los bordes de la perforación hasta su cierre completo. Es importante asegurarse del buen sellado de la complicación. El uso de CO_2 es mandatorio en cualquier unidad de endoscopia en el momento actual, y aún más en situaciones como las descritas. En los siguientes capítulos se hablará del cierre de escaras con clips y tratamiento del daño de la capa muscular.

PÓLIPOS PEDICULADOS GRANDES

Aunque pueden aparecer en cualquier segmento del colon, los pólipos pediculados son más frecuentes en el colon izquierdo, y son mecanismos habituales en su desarrollo los fenómenos de tracción de estas lesiones en relación con movimientos peristálticos en sigma y colon descendente.

Su tamaño puede llegar a ocupar la mayor parte de la luz del colon, con pedículos de varios centímetros de longitud y grosor de más de 10 mm en muchos casos.

La predicción endoscópica de malignidad e invasividad va a depender de la valoración del patrón mucoso y vascular, como se ha descrito previamente. En relación con la clasificación NICE, de acuerdo con el artículo de Puig *et al.* (Gastroenterology, 2019) la morfología pediculada es una variable que disminuye la capacidad de predecir invasión de submucosa profunda en los pólipos NICE 3 cuando se utilizan endoscopios sin magnificación (la tasa de invasión profunda de lesiones pediculadas NICE 3 fue del 13 % en este artículo). La estimación del patrón mucoso/vascular en estos pólipos puede ser más compleja, dado que en su superficie se pueden presentar, en ocasiones, fenómenos hemorrágicos o depósito de fibrina en relación con el roce de la lesión con la mucosa adyacente o con el contenido del colon en relación con la mayor movilidad de estas lesiones, lo que puede llevar a sobreestimar la irregularidad de los patrones mucoso y vascular.

> ❗ Por otro lado, el riesgo de malignidad (como en otros pólipos) aumenta cuando el diámetro del pólipo es superior a los 20 mm.
> La evaluación histológica de invasión en los pólipos pediculados se realiza según la clasificación de Haggitt.

De esta forma, los adenocarcinomas con infiltración en la submucosa de la cabeza de pólipo (Haggitt 1), del cuello del pólipo (Haggitt 2) o del pedículo (Haggitt 3) con signos histológicos de bajo riesgo (bien o moderadamente diferenciados, sin invasión linfovascular, sin *budding* y margen libre >1 mm) presentan un riesgo de diseminación linfática muy bajo (<1 %), por lo que la resección endoscópica sería curativa. En casos con infiltración de la submucosa de la pared del colon (Haggitt 4), el riesgo de diseminación linfática aumenta por encima del 15 %, por lo que está indicada la resección quirúrgica.

El tratamiento de los pólipos pediculados se debe realizar mediante resección con asa caliente en bloque, capturando con el asa el pedículo a una altura intermedia entre la cabeza y la base de implantación en la pared del colon; esto se ha demostrado en un estudio destinado a evaluar las diferencias de presión del flujo sanguíneo a lo largo del pedículo de estas lesiones. Las asas habitualmente utilizadas son de rigidez media o alta de entre 25 y 30 mm de diámetro. La resección se realiza utilizando corriente mixta corte-coagulación tipo EndoCut® (fuente ERBE efecto 2-3) como primera opción, aunque hay endoscopistas que prefieren la sección del pedículo con coagulación forzada (35-45 W) para disminuir el riesgo de sangrado inmediato. En casos con pólipos gigantes (mayores de 40 mm), con pedículos muy largos y en localizaciones con gran angulación como el sigma, puede ser complejo enlazar todo el pólipo en bloque. En situaciones excepcionales en las que la resección del pólipo no se consiga en bloque, es fundamental resecar en una pieza el remanente del cuello del pólipo y un manguito del pedículo adyacente para asegurar la ausencia de infiltración del pedículo en caso de malignidad y un adecuado estudio anatomopatológico. Se han comunicado casos anecdóticos de resección de este tipo de pólipos con otros dispositivos diferentes a asas de polipectomía, como dispositivos tipo disector de disección submucosa, que pueden ser útiles en algunos casos en los que no sea posible enlazar la cabeza del pólipo dado el tamaño y la morfología redundante de pedículos largos y torsionados.

> ❗ La complicación más frecuente de la resección es la hemorragia pospolipectomía.

La presencia en este tipo de lesiones del pedículo, con un paquete vascular arteriovenoso central, les confiere mayor riesgo de hemorragia inmediata y diferida, por lo que la sección de éste con asa fría provocaría en la mayor parte de los casos un sangrado significativo. Por otro lado, la propia morfología del pólipo favorece que la resección con asa caliente sea más segura que en pólipos sésiles y en lesiones no polipoideas, siendo menor el riesgo de síndrome pospolipectomía o perforación.

> 💡 Por los motivos anteriores, la resección con asa fría de pólipos pediculados (aun siendo menores de 10 mm) está contraindicada.

En los pólipos mayores de 10 mm, con pedículo >5 mm y, especialmente, en pólipos grandes de más de 20 mm o con pedículos >10 mm de diámetro, se recomienda la realización de medidas preventivas de la hemorragia diferida. La utilización de métodos mecánicos previos a la resección, como la colocación de endolazos o clips hemostáticos, solos o en combinación con la inyección de adrenalina diluida (dilución 1:10.000), se ha demostrado eficaz para la prevención de la hemorragia. Asimismo, se ha probado que la utilización de métodos mecánicos (o combinados con inyección de adrenalina diluida) es superior a la inyección de adrenalina como tratamiento único.

El endolazo (PolyLoop, Olympus Medical, Japón) es un dispositivo desechable de nailon de 30 mm de diámetro que realiza una compresión mecánica del pedículo de tipo ligadura, con mínimo daño tisular. Su cierre, mediante un mecanismo de no retorno, debe realizarse posicionándolo lo más próximo a la base de implantación del pedículo en la pared colónica. Es un método muy seguro para prevenir la hemorragia inmediata y diferida en este tipo de lesiones, si bien su correcto posicionamiento puede ser complejo en el caso de pólipos de gran tamaño o en colon con grandes angulaciones, con numerosos divertículos o con peristaltismo aumentado, debido también a que el dispositivo tiene una rigidez mucho menor que la de un asa de polipectomía, lo que facilita su deformación al manipularlo contra las paredes del colon (o contra el propio pólipo). Como se ha comentado previamente, está indicado cuando el pedículo presenta un diámetro de al menos 5-10 mm, siendo desaconsejable su uso en pedículos más estrechos, tanto por su peor perfil coste-beneficio como por el riesgo de producir una sección fría de éste de manera involuntaria. Además, requiere una longitud mínima de pedículo de al menos 20 mm que permita posicionar el endolazo en la base del pólipo, permitiendo realizar la sección con el asa caliente 5-10 mm por encima del dispositivo para tener un margen de seguridad en la vertiente del adenoma, y por el otro lado tratar de no desajustar el endolazo colocado.

En situaciones en las que se presente un pólipo pediculado de gran tamaño (con pedículo >10 mm) y en los que no es posible técnicamente la colocación de un endolazo previo a la polipectomía, la utilización de clips hemostáticos antes de la resección puede ser una alternativa eficaz y más rápida. Es fundamental asegurar que todo el diámetro del pedículo ha sido capturado con las patas del clip, ya sea con uno o varios colocados desde diferentes posiciones hasta abarcar todo el diámetro del pedículo. En un estudio se comunicó un aumento en la tasa de daño térmico (síndrome pospolipectomía o perforación) por transmisión de la energía a través de los clips colocados al espesor de la pared del colon, por lo que es fundamental que la captura del pedículo con el asa se realice a una distancia suficiente (al menos 5 mm) del clip más próximo. En cualquier caso, este aumento de complicaciones no ha sido observado en otros estudios. La colocación de clips se puede realizar también después de la resección del pólipo. Sin embargo, ante pedículos muy gruesos puede ser complicado realizar una buena hemostasia mecánica, dado que el pedículo tras la resección de la cabeza queda muy móvil y la correcta liberación de los clips puede convertirse en un desafío. Una solución a lo anterior podría ser la colocación de al menos un clip en la escara pospolipectomía o perpendicular al pedículo que pueda dar un punto de anclaje para facilitar la ligadura con un endolazo, evitando que éste tienda a resbalarse fuera del pedículo.

Como ya se ha hecho referencia, otra alternativa hemostática para casos complejos es la inyección de adrenalina diluida (que es la medida más sencilla técnicamente) para minimizar el sangrado inmediato previo a la resección y acto seguido colocar clip(s) o un endolazo para un control a más largo plazo (según el método ya comentado). En estas situaciones, es recomendable, siempre que sea posible, dejar suficiente pedículo de implantación en la pared colónica para realizar tratamiento si se produjera sangrado inmediato (o para realizar profilaxis de hemorragia diferida), dado que una sección del pedículo muy próxima a la pared dejará una escara amplia que puede ser de más difícil manejo, aumentando, asimismo, el riesgo de daño térmico de la pared del colon e incluso de perforación. Es recomendable el cierre profiláctico con clips de estos últimos casos descritos en los que quedan escaras amplias con práctica desaparición del pedículo.

PUNTOS CLAVE

En resumen, ante pedículos gruesos (>10 mm) o pólipos de gran tamaño, es muy recomendable realizar profilaxis de hemorragia inmediata dada la alta posibilidad de este episodio, en gran parte de las ocasiones arterial y de moderado-elevado ébito. Un colon con abundante sangre fresca puede dificultar mucho el control hemorrágico y el resultado de la colonoscopia. Asimismo, en estos pólipos grandes descritos y en otros de menor tamaño (>10 mm, pedículo de más de 5 mm) pero resecados en pacientes de alto riesgo hemorrágico, las medidas mecánicas (clips, endolazo) para evitar hemorragia diferida son altamente recomendables.

BIBLIOGRAFÍA

Brown SR, Baraza W, Din S, Riley S. Chromoscopy versus conventional endoscopy for the detection of polyps in the colon and rectum. Cochrane Database Syst Rev. 2016 Apr 7;4(4):CD006439.

Chang LC, Shun CT, Hsu WF, Tu CH, Chen CC, Wu MS, et al. Risk of delayed bleeding before and after implementation of cold snare polypectomy in a screening colonoscopy setting. Endosc Int Open. 2019;7(2):E232-8.

Di Giorgio P, De Luca L, Calcagno G, Rivellini G, Mandato M, De Luca B. Detachable snare versus epinephrine injection in the prevention of postpolypectomy bleeding: a randomized and controlled study. Endoscopy. 2004;36:860-3.

Hayashi N, Tanaka S, Hewett DG, Kaltenbach TR, Sano Y, Ponchon T, et al. Endoscopic prediction of deep submucosal invasive carcinoma: validation of the Narrow-Band Imaging International Colorectal Endoscopic (NICE) classification. Gastrointest Endosc. 2013;78:625-32.

Hewett DG, Kaltenbach T, Sano Y, Tanaka S, Saunders BP, Ponchon T, et al. Validation of a simple classification system for endoscopic diagnosis of small colorectal polyps using narrow-band imaging. Gastroenterology. 2012;143:599-607.

Higashi R, Uraoka T, Kato J, Kuwaki K, Ishikawa S, Saito Y, et al. Diagnostic accuracy of narrowband imaging and pit pattern analysis significantly improved for less-experienced endoscopists after an expanded training program. Gastrointest Endosc. 2010;72:127-35.

Ichise Y, Horiuchi A, Nakayama Y, Tanaka N. Prospective randomized comparison of cold snare polypectomy and conventional polypectomy for small colorectal polyps. Digestion. 2011;84:78-81.

Iishi H, Tatsuta M, Narahara H, Iseki K, Sakai N. Endoscopic resection of large pedunculated colorectal polyps using a detachable snare. Gastrointest Endosc. 1996;44:594-7.

IJspeert JE, Bastiaansen BA, van Leerdam ME, Meijer GA, van Eeden S, Sanduleanu S, et al.; Dutch Workgroup serrAted polypS & Polyposis (WASP). Development and validation of the WASP classification system for optical diagnosis of adenomas, hyperplastic polyps and sessile serrated adenomas/polyps. Gut. 2016 Jun;65(6):963-70.

Ikematsu H, Sakamoto T, Togashi K, Yoshida N, Hisabe T, Kiriyama S, et al. Detectability of colorectal neoplastic lesions using a novel endoscopic system with blue laser imaging: a multicenter randomized controlled trial. Gastrointest Endosc. 2017;86(2):386-94.

Ikematsu H, Matsuda T, Emura F, Saito Y, Uraoka T, Fu KI, et al. Efficacy of Capillary Pattern Type IIIA/IIIB by Magnifying Narrow Band Imaging for Estimating Depth of Invasion of Early Colorectal Neoplasms. BMC Gastroenterol. 2010;10:33.

Isohata N, Nemoto D, Utano K, Endo S, Tanaka G, Hewett DG, et al. Morphometric study of the blood supply of pedunculated colon polyps: What is the optimal position on the stalk for snare resection? Endosc Int Open. 2015;3(6):E655-8.

Kanao H, Tanaka S, Oka S, Hirata M, Yoshida S, Chayama K. Narrow band imaging magnification predicts the histology and invasion depth of colorectal tumors. Gastrointest Endosc. 2009;69:631-6.

Katagiri A, Fu KI, Sano Y, Ikematsu H, Horimatsu T, Kaneko K, et al. Narrow band imaging with magnifying colonoscopy as a diagnostic tool for predicting the histology of early colorectal neoplasia. Aliment Pharmacol Ther. 2008;27:1269-74.

Kouklakis G, Mpoumponaris A, Gatopoulou A, Efraimidou E, Manolas K, Lirantzopoulos N. Endoscopic resection of large pedunculated colonic polyps and risk of postpolypectomy bleeding with adrenaline injection versus endoloop and hemoclip: a prospective, randomized study. Surg Endosc. 2009;23:2732-7.

Kudo S, Rubio CA, Teixeira CR, Kashida H, Kogure E. Pit pattern in colorectal neoplasia: endoscopic magnifying view. Endoscopy. 2001;33(04):367-73.

Lee SH, Chung IK, Kim SJ, Kim JO, Ko BM, Kim WH, et al. Comparison of postpolypectomy bleeding between epinephrine and saline submucosal injection for large colon polyps by conventional polypectomy: a prospective randomized, multicenter study. World J Gastroenterol. 2007;13:2973-7.

Matsuda T, Fujii T, Saito Y, Nakajima T, Uraoka T, Kobayashi N, et al. Efficacy of the invasive/non-invasive pattern by magnifying chromoendoscopy to estimate the depth of invasion of early colorectal neoplasms. Am J Gastroenterol. 2008;103(11):2700-6.

Moss A, Bourke MJ, Williams SJ, Hourigan LF, Brown G, Tam W, et al. Endoscopic mucosal resection outcomes and prediction of submucosal cancer from advanced colonic mucosal neoplasia. Gastroenterology. 2011;140(7):1908-18.

Osawa H, Yamamoto H. Present and future status of flexible spectral imaging color enhancement and blue laser imaging technology. Dig Endosc. 2014;26 Suppl 1:105-15.

Paspatis GA, Paraskeva K, Theodoropoulou A, Mathou N, Vardas E, Oustamanolakis P, et al. A prospective, randomized comparison of adrenaline injection in combination with detachable snare versus adrenaline injection alone in the prevention of postpolypectomy bleeding in large colonic polyps. Am J Gastroenterol. 2006;101:2805;quiz 2913.

Piraka C, Saeed A, Waljee AK, Pillai A, Stidham R, Elmunzer BJ. Cold snare polypectomy for non-pedunculated colon polyps greater than 1cm. Endosc Int Open. 2017;5(3):E184-9.

Sánchez-Montes C, García-Rodríguez A, Córdova H, Pellisé M, Fernández-Esparrach G. Advanced endoscopy technologies to improve the detection and characterisation of colorrectal polyps. Gastroenterol Hepatol. 2020 Jan;43(1):46-56.

Sano Y, Horimatsu T, Fu KI, Katagiri A, Muto M, Ishikawa H. Magnifying observation of microvascular architecture of colorectal lesions using a narrow band imaging system. Dig Endosc. 2006;18:S44-S51.

Sano Y, Ikematsu H, Fu KI, Mura F, Katagiri A, Horimatsu T, et al. Meshed capillary vessels by use of narrow-band imaging for differential diagnosis of small colorectal polyps. Gastrointest Endosc. 2009;69:278-83.

Shinozaki S, Kobayashi Y, Hayashi Y, Sakamoto H, Lefor AK, Yamamoto H. Efficacy and safety of cold versus hot snare polypectomy for resecting small colorectal polyps: Systematic review and meta-analysis. Dig Endosc. 2018;30(5):592-9.

Suzuki T, Hara T, Kitagawa Y, Takashiro H, Nankinzan R, Sugita O, et al. Linked-color imaging improves endoscopic visibility of colorectal nongranular flat lesions. Gastrointest Endosc. 2017;86(4):692-7.

The Paris endoscopic classification of superficial neoplastic lesions: esophagus, stomach, and colon. Gastrointest Endosc. 2003;58:S3-S43.

Thoguluva Chandrasekar V, Spadaccini M, Aziz M, Maselli R, Hassan S, Fuccio L, et al. Cold snare endoscopic resection of nonpedunculated colorectal polyps larger than 10 mm: a systematic review and pooled-analysis. Gastrointest Endosc. 2019;89(5):929-36.e3.

Van Doorn SC, Hazewinkel Y, East JE, Van Leerdam ME, Rastogi A, Pellisé M, et al. Polyp morphology: an interobserver evaluation for the Paris classification among international experts. Am J Gastroenterol. 2015;110(1):180-7.

Yoshida N, Hisabe T, Inada Y, Kugai M, Yagi N, Hirai F, et al. The ability of a novel blue laser imaging system for the diagnosis of invasion depth of colorectal neoplasms. J Gastroenterol. 2014;49(1):73-80.

31

Resección endoscópica mucosa para los pólipos sésiles y planos del colon

J. Rodríguez Sánchez

OBJETIVOS

- Conocer los aspectos teóricos en los que se fundamenta la resección endoscópica mucosa de colon.
- Fijar los conceptos en los que se sustenta la indicación de la técnica, haciendo especial hincapié en las características que presentan las lesiones con el objetivo de predecir el riesgo de invasión submucosa profunda.
- Conocer aspectos prácticos a la hora de ejecutar la técnica.
- Comprender las diferentes modalidades de resección mucosa.
- Conocer y tratar las posibles complicaciones relacionadas con la técnica.

DEFINICIÓN DE LA TÉCNICA

Desde hace años se conoce que la colonoscopia, y más concretamente la polipectomía, es la herramienta más eficaz para la reducción de la mortalidad por cáncer de colon.

> Aproximadamente un 5 % de las lesiones encontradas durante una colonoscopia se catalogan como lesión de extensión lateral (LST) y precisan para su extirpación la realización de una resección endoscópica mucosa (REM).

Sin embargo, resulta llamativo que hasta muy recientemente la destreza en esta técnica no ha sido introducida como área de conocimiento dentro del período formativo en endoscopia digestiva durante la residencia.

> A pesar de no existir un número establecido de procedimientos para adquirir un dominio de la técnica, la Sociedad Española de Endoscopia Digestiva recomienda un mínimo de 20 procedimientos una vez finalizado el período de residencia.

No ha sido hasta la última década cuando la REM ha conseguido un soporte de evidencia científica suficiente en aspectos técnicos como la seguridad, eficacia a largo plazo e incluso en términos de eficiencia económica como para considerarla una técnica consolidada, y por tanto de primera elección para el tratamiento de este tipo de lesiones.

> Se define la REM como el procedimiento endoscópico dedicado a la extirpación de lesiones no pediculadas, cuya línea de corte se sitúa en el espacio virtual de la submucosa, y para llevarla a cabo se utiliza un asa de polipectomía.

INDICACIÓN DE LA TÉCNICA

Clasificación endoscópica de las lesiones colorrectales

La REM es el método más apropiado para el tratamiento de LST, excepto para aquellos pacientes con lesiones de alto riesgo de invasión submucosa, los cuales precisan imperativamente una resección en bloque para asegurar su curación.

A este respecto, el término de *resección R0* puede considerarse en el caso de resección de cáncer colorrectal bien diferenciado en ausencia de invasión submucosa profunda (< 1.000 micras), sin invasión linfovascular ni fenómeno de *budding*.

La REM permite realizar una resección en bloque, siempre condicionada al tamaño de la lesión a resecar. A pesar de que la evidencia científica a este respecto está basada en estudios retrospectivos, se sabe que el riesgo de complicaciones se incrementa de forma significativa con la resección en bloque de lesiones >20 mm en colon derecho y >25 mm en colon izquierdo. Esta limitación hace que la REM vea condicionada su indicación, a diferencia de la disección endoscópica submucosa. Sin embargo, afortunadamente la invasión submucosa ocurre únicamente en el 1-3 % de las LST, de ahí la importancia de predecir este fenómeno.

> Por tanto, al indicar la REM para el tratamiento de una lesión colónica, se debe atender a cuatro aspectos fundamentales a la hora de clasificarla: la morfología, la topografía, el tamaño y la localización, puesto que estas características son las piezas clave a la hora de predecir el riesgo de invasión submucosa.

La clasificación de París supone la herramienta universalmente establecida y recomendada para la descripción morfológica de las lesiones colorrectales (**Fig. 31-1**). Sin embargo, resulta llamativo cómo en el único estudio que analiza la concordancia de esta clasificación en lesiones colorrectales sólo se detectó un grado moderado de acuerdo (kappa 0,42) entre siete expertos endoscopistas occidentales, incluso después de un módulo de entrenamiento (kappa 0,38).

En cuanto al riesgo de invasión submucosa, el subtipo deprimido (IIc) ha demostrado ser clave en la capacidad de predicción. Asimismo, otro estudio observacional demostró cómo los subtipos 0-Is, 0-IIa/Is y 0-IIc y lesiones con nódulos dominantes (0-IIa+Is) presentaron un incremento significativo del riesgo de invasión submucosa comparado con las lesiones granulares (OR: 2,7 y 2,4, respectivamente). En este mismo estudio, el componente 0-IIc mostró también un incremento del riesgo (OR: 1,8).

> ❗ En cuanto a la descripción topográfica de las lesiones, la clasificación LST es la más aceptada, aunque existen pocos estudios que evalúen su concordancia interobservador.

Las lesiones de extensión lateral son aquellas cuyo crecimiento se orienta al eje horizontal en vez de al vertical. Dicha clasificación originalmente por Kudo en 1993 ha demostrado tener una importante capacidad de predicción de neoplasias avanzadas.

De este modo, un reciente metaanálisis determina cómo aquellas lesiones clasificadas como LST-no granulares subtipo seudodeprimido presentan un riesgo de invasión submucosa por encima del 30 % y, por tanto, no deberían ser tratadas mediante resección endoscópica.

Estos mismos resultados se reproducen en un reciente estudio observacional prospectivo que recoge más de 2.000 lesiones >2 cm, donde el subtipo LST-no granular multiplica por tres el riesgo de invasión profunda en comparación con el subtipo granular.

> ❗ Independientemente de la morfología, a mayor tamaño de la lesión, mayor riesgo de carcinoma invasivo.

Si bien, no hay un límite claro establecido que determine un incremento determinado de riesgo, pero a este respecto se ha demostrado un incremento del riesgo por cada centímetro (OR: 1,1 por centímetro). De nuevo independientemente de la morfología, la localización de rectosigma supone un factor de riesgo añadido que se debe tener en cuenta.

Analizando de forma conjunta todas estas características, un reciente estudio observacional sobre 174 lesiones mayores de 2 cm demuestra cómo el tamaño mayor de 4 cm (OR: 11,40 [p = 0,007]), morfología 0-Is (OR: 8,94 [p = 0,02]) y la localización en rectosigma (OR: 13,50 [p = 0,03]) suponen las características más importantes a la hora de predecir el riesgo de invasión submucosa y, por tanto, los aspectos más destacados a la hora de establecer la indicación de REM.

Por tanto, teniendo en cuenta todos estos aspectos, la Sociedad Española de Endoscopia Digestiva ha publicado recientemente la guía de consenso española para el tratamiento de lesiones colorrectales, y en ella establece la REM como el tratamiento de elección para la mayoría de las lesiones

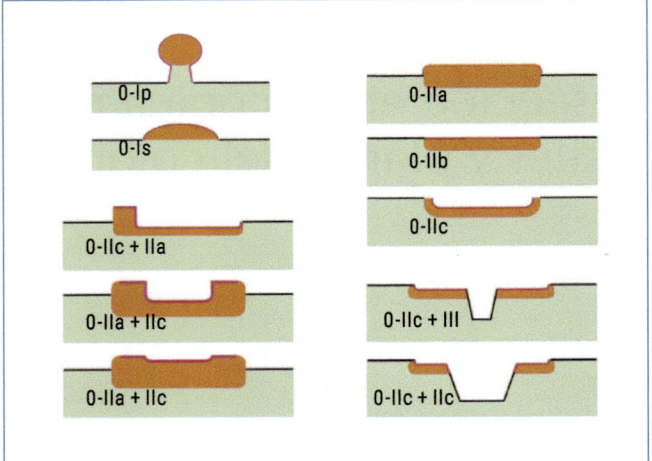

Figura 31-1. Clasificación de París. 0-Is: sésil (altura mayor de 2,5 mm/pinza de biopsia cerrada); 0-IIa: plano (altura menor de 2,5 mm/pinza de biopsia cerrada); 0-IIb: sin componente protruyente; 0-IIc: componente deprimido menor de 1,2 mm y 0-III: componente deprimido mayor de 1,2 mm.

colorrectales, a excepción de las que presentan componente seudodeprimido y de aquellas mayores de 3 cm con ciertas características (**Tabla 31-1**).

Cromoendoscopia

La capacidad de la cromoendoscopia como factor unitario a la hora de predecir la presencia de invasión submucosa (en especial el tipo V de Kudo) queda relegado a dos factores difíciles de estandarizar en la práctica clínica: la experiencia del operador y la posibilidad de disponer de magnificación óptica, lo cual no siempre es posible. Por tanto, en la actualidad se considera que la capacidad de predecir el riesgo de invasión submucosa de la cromoendoscopia, concretamente utilizando clasificaciones que excluyen la necesidad de magnificación, como JNET, se encuentra entre el 70 y el 90 % de sensibilidad (**Fig. 31-2**).

ASPECTOS TÉCNICOS COMO FACTOR DE INDICACIÓN DE RESECCIÓN ENDOSCÓPICA MUCOSA

La dificultad técnica también debe ser un factor a tener en cuenta a la hora de establecer una correcta indicación, puesto que las posibilidades de curación se ven mermadas con la aparición de recurrencias.

> 💡 Así pues, atendiendo a las recomendaciones de la Sociedad Europea de Endoscopia Gastrointestinal (ESGE), lesiones mayores de 4 cm o lesiones situadas en localizaciones complejas deberían ser derivadas a centros expertos para su tratamiento.

A este respecto, en 2013 se describe el *score* SMSA, en el que se evalúa el grado de dificultad técnica dividiéndola en cuatro estadios (SMSA 1-SMSA 4) atendiendo al tamaño, la morfología, la localización y la accesibilidad. Este *score*

Tabla 31-1. Indicaciones de la resección endoscópica mucosa según la Sociedad Española de Endoscopia Digestiva

Subtipo morfológico	Estrategia	
	Tamaño ≤ 20-30 mm	Tamaño > 20-30 mm
LST-G homogéneo	RME	RME (DSE en los pocos casos de gran extensión y sospecha de invasión submucosa profunda, preferiblemente en centros con experiencia)
LST-G nodular mixto	RME	Individualizar casos (RME/DSE: si RME, resecar/analizar nódulos grandes por separado)
LST-NG plano elevado	RME Lesión sugestiva de serrada: la RME-F es en general la técnica de elección	Individualizar casos (RME/DSE)
LST-NG seudodeprimido	RME	DSE
0Is	Polipectomía/RME	Individualizar casos (RME/DSE)
Signo de no elevación	Individualizar casos (RME, RME híbrida, RME bajo agua, RME + avulsión o APC, DSE, cirugía)	
0Ip	Polipectomía	Polipectomía/RME (pedículos grandes o lesiones semipediculadas)
Carcinoides rectales	< 10 mm: RME (asistida por capuchón, híbrida) 10-20 mm: DSE	> 20 mm: cirugía
Pólipos menores de 20 mm	< 3 mm: pinza de biopsia, asa fría, caliente 4-10 mm: asa fría, caliente, RME > 10 mm: asa caliente/RME	

Adaptada de: Albéniz et al., 2018. APC: coagulación con plasma de argón; LST-G: lesión de extensión lateral granular; LST-NG: lesión de extensión lateral no granular; RME: resección mucosa endoscópica; DSE: disección submucosa endoscópica.

ha sido recientemente evaluado en una amplia cohorte de lesiones (**Fig. 31-3**).

Aspectos técnicos de la resección endoscópica mucosa

A la hora de abordar una resección endoscópica, es recomendable un estudio profundo de la lesión para elaborar un plan de acción que ayude a anticiparse a los problemas.

Es recomendable seguir una estrategia ordenada y lógica (**Fig. 31-4**).

A continuación se resumen las etapas clave de una resección:

• Antes de iniciar la resección, optimizar la posición del endoscopio: rectificación y asegurar una óptima maniobrabilidad.

• Intentar posicionar la lesión a las 6 horas, así como posicionar al paciente para conseguir que la lesión se sitúe en posición de antigravedad, con el objetivo de conseguir una adecuada limpieza del campo.

• Comenzar siempre la resección por el área menos accesible.

• En caso de una resección fragmentada, usar la regla del 3: inyección, 1-3 resecciones y repetir inyección. No tratar de levantar toda la lesión.

• Inyección submucosa dinámica: instilar fluido antes de introducir la aguja en la submucosa. Una vez se inicie el habón, continuar inyectando a la vez que se levanta ligeramente la punta del endoscopio y se retira con suavidad la aguja.

• Para las resecciones fragmentadas, incluir siempre 2-3 mm de mucosa sana.

• Utilizar el borde del área de resección como punto de anclaje para el asa en la siguiente resección. De este modo, se evita la formación de puentes mucosos (**Fig. 31-5**).

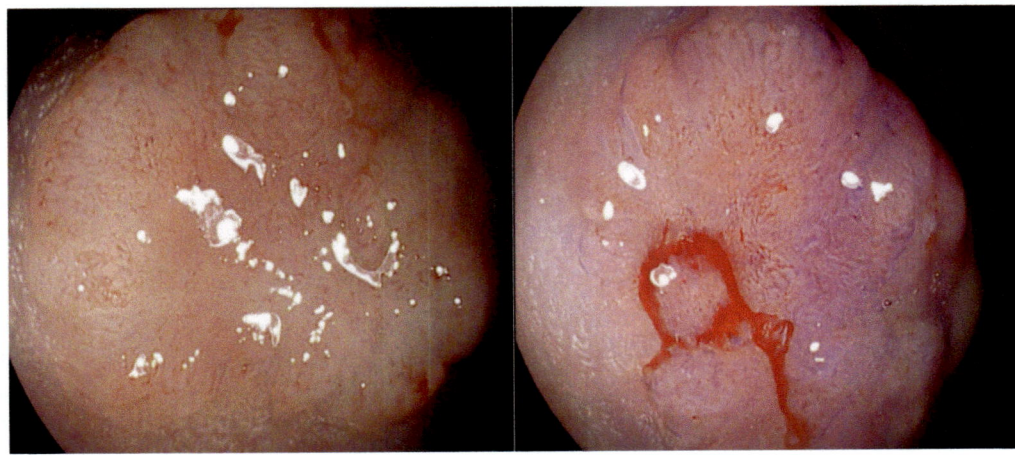

Figura 31-2. Patrón Vn/Japan NBI Expert Team (JNET) 3 sobre una lesión 0-IIa+IIc en el recto de 15 mm. Resultado histológico de carcinoma bien diferenciado infiltrante profundo (1.250 micras) sin invasión vasculolinfática. Pieza de espécimen quirúrgico libre de neoplasia.

Figura 31-3. *Score* SMSA para la predicción de dificultad técnica para la realización de resección endoscópica mucosa sobre lesiones colorrectales.

Ítem	Característica a evaluar	Puntuación
Tamaño (*size*)	< 1 cm < 2 cm < 3 cm < 4 cm > 4 cm	1 3 5 7 9
Morfología (*morphology*)	Pediculado Sésil Plano	1 2 3
Localización (*site*)	Colon izquierdo Colon derecho	1 2
Acceso (*Access*)	Fácil Difícil	1 2

	Puntuación
SMSA 1	4-5 puntos
SMSA 2	6-8 puntos
SMSA 3	9-12 puntos
SMSA 4	> 12 puntos

- No intentar resecciones en bloque en lesiones mayores de 20 mm en colon derecho y 25 mm en colon izquierdo, por el alto riesgo de daño de planos profundos.
- Intentar extirpar los remanentes de tejido adenomatoso y limitar el uso de argón plasma coagulación, ya que en estos casos se ha demostrado un incremento de la tasa de recurrencias.
- En caso de tejido remanente, utilizar la técnica CAST (*cold forceps avulsion and snare tip soft coagulation*). Limpiar con frecuencia la base de la escara.

- Pretratar selectivamente los vasos de la escara en caso de no sangrado es algo controvertido y no recomendable con la evidencia disponible.
- Tras una resección endoscópica mucosa fragmentada de pólipos adenomatosos colónicos grandes, es imperativo tratar los márgenes de resección con coagulación suave con punta de asa (STSC) para prevenir la recurrencia de tejido adenomatoso (véase apartado *Complicaciones, recurrencia*).

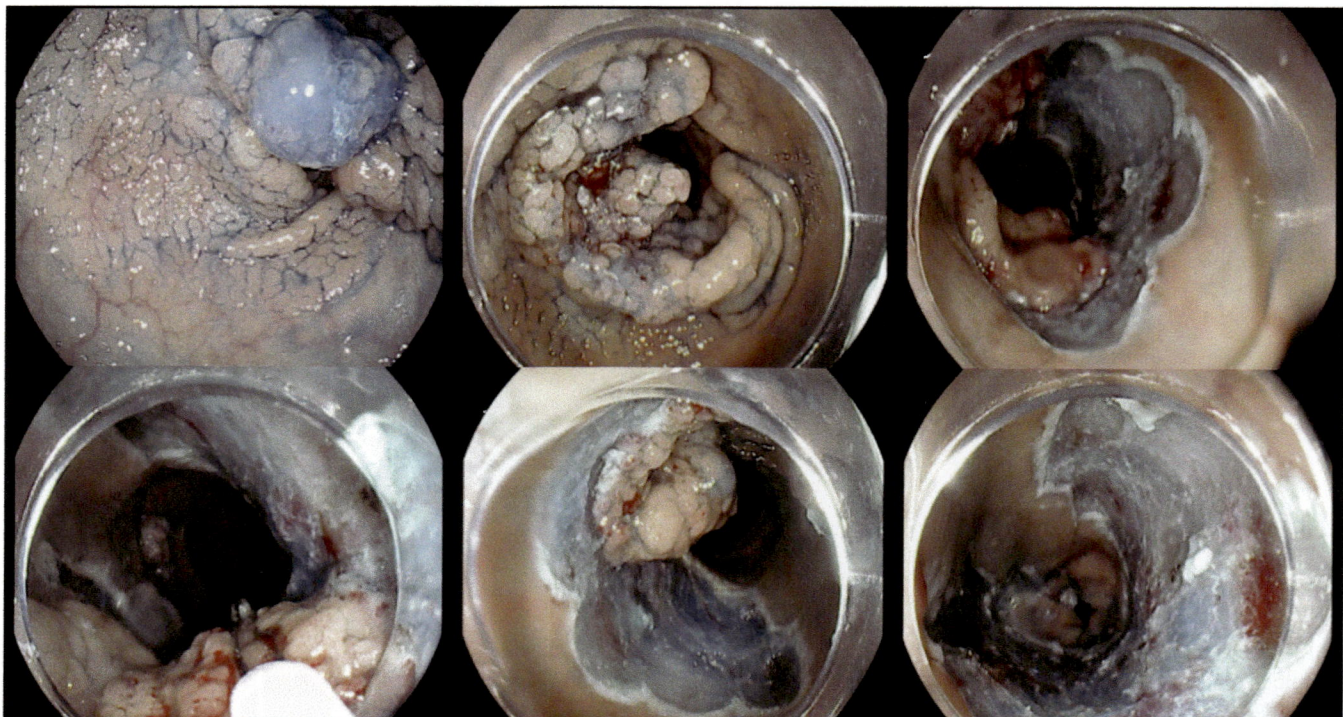

Figura 31-4. Caso de lesión de extensión lateral granular mixta con nódulo de 15 mm que ocupa prácticamente el 80 % de la circunferencia del sigma. Resección fragmentada efectiva comenzando en el borde distal. Ausencia de estenosis o recurrencia tras 24 meses de seguimiento.

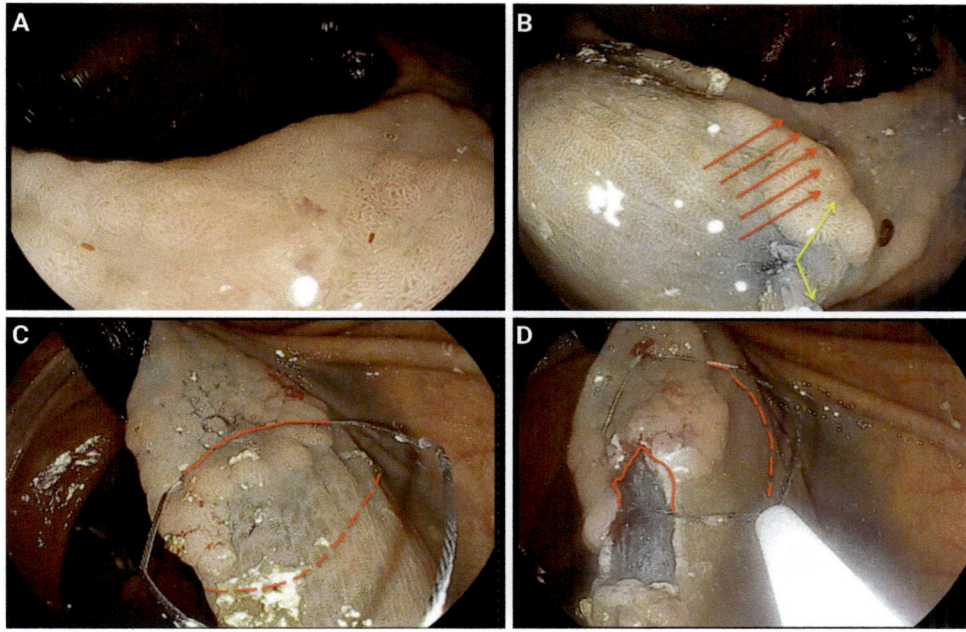

Figura 31-5. Lesión de extensión lateral granular homogénea localizada en el ángulo hepático sólo abordable por retroflexión. **A)** Difícil posicionamiento del endoscopio que obliga a buscar una posición estable antes de iniciar el procedimiento. **B)** Inyección dinámica en el área teóricamente menos accesible (flechas rojas: dirección del *lifting*; flechas amarillas: movimiento de la punta de la aguja durante la técnica de inyección dinámica). **C)** Zonas de anclaje del asa de polipectomía. **D)** Zonas de anclaje de asa de polipectomía aprovechando los bordes de resección.

- Cerrar la escara en caso de paciente con comorbilidad grave, en colon derecho o en caso de daño en la capa muscular (Sydney II o superior).

Equipamiento recomendado para una resección endoscópica mucosa

El equipamiento recomendado para una resección endoscópica mucosa se muestra en la tabla 31-2.

Tabla 31-2. Equipamento recomendado para una resección endoscópica mucosa

Configuración de la fuente electroquirúrgica	Resección con asa: EndoCut® Q (Efecto 2. Intervalo 6. Tiempo 1) Coagulación de sangrado: intraprocedimiento: Soft Coag (Efecto 4,80 W)
Insuflación	CO_2 recomendable para minimizar las molestias posprocedimiento
Soluciones para inyección	Preferiblemente coloides como gelafundina, porque ha demostrado incrementar la eficacia del procedimiento y mejorar las tasas de resección en bloque en comparación con salino
Colorante interte	80 mg de índigo carmín al 0,5 % en 500 mL de salino
Adrenalina	No recomendable. Riesgo de acontecimientos adversos como isquemia colónica (Fig. 31-6)
Tipos de asa	Asas rígidas y trenzadas de 15-20 mm de forma habitual Asas monofilamento para lesiones no granulares con fibrosis (mayor anclaje). Escasos estudios comparativos
Método de contención de sangrado intraprocedimiento	Soft Coag con la punta del asa Pinzas de coagulación tras tres intentos fallidos con soft Coag El uso de clips dificulta el procedimiento y resulta poco eficaz para cohibir sangrados de pequeño vaso

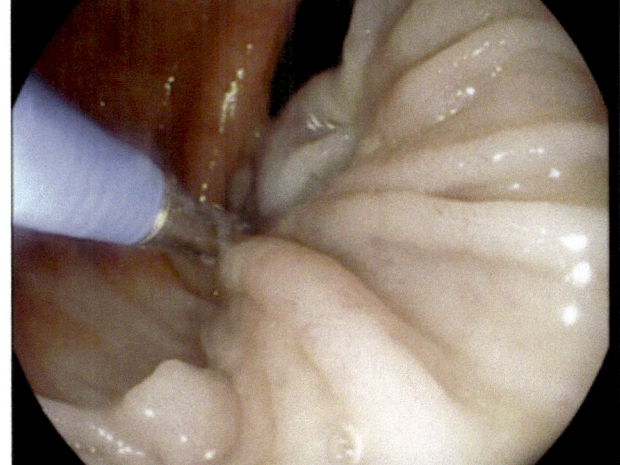

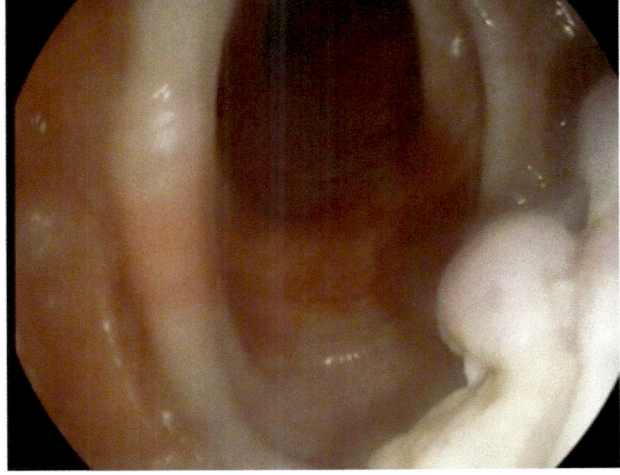

Figura 31-6. Área de mucosa colónica isquémica tras resección endoscópica de lesión 0-Is de 4 cm a la que previamente se inyectó 4 mL de adrenalina diluida 1:10.000. Cabe destacar cómo la isquemia se extiende más allá del área de resección.

Los trucos para áreas específicas se muestran en la **tabla 31-3**.

Tabla 31-3. Trucos para áreas específicas	
Lesiones que afectan a la línea dentada	• Considerar el uso de capuchón en visión directa para abordar la zona distal de la lesión • Utilizar en la solución anestésico local como lidocaína • Considerar profilaxis antibiótica

Lesiones que afectan al orificio apendicular	• Extrema fibrosis
	• Usar asas monofilamento de pequeño tamaño
	• Valorar de forma exhaustiva la relación del margen de la lesión que afecta al orificio
	• Plantearse no realizar una REM en caso de:
	  – Afectación > 50 % del orificio
	  – No visión del borde

Válvula ileocecal	• Procedimiento muy seguro sobre el labio superior debido a la gran cantidad de grasa submucosa. Sin embargo, en caso de afectación del labio inferior, ambos labios o comisuras, alta tasa de recurrencias • Recomendable abordaje en retroflexión y uso de capuchón (**Fig. 31-7**)

VARIANTES TÉCNICAS DE LA RESECCIÓN ENDOSCÓPICA MUCOSA

Resección endoscópica *underwater*

La resección bajo el agua fue descrita en el año 2012 por Kenneth Binmoeller basándose en el efecto físico de flotabilidad de la mucosa colónica al distender el colon utilizando agua en vez de aire. Este *floating effect* (**Fig. 31-8**) condiciona la separación natural de las capas de la pared colónica, permitiendo la distensión del espacio submucoso sin necesidad de inyección de sustancias en éste).

Por otro lado, la realización de la resección en medio líquido condiciona el beneficio de disipación de calor originado por la corriente, lo cual *a priori* reduce el daño térmico provocado en los tejidos. Por otro lado, la técnica de colonoscopia de inmersión ha demostrado incrementar la tasa de detección de adenomas condicionando un efecto «lupa» a la visión endoscópica convencional.

Además, la resección realizada bajo el agua presenta la ventaja de que, debido a la aparición de pliegues colónicos por el efecto de flotación, condiciona que con asas de polipectomía de igual tamaño se abarquen superficies de tejido mucoso mayores (**Fig. 31-9**; v. **Fig. 31-8**). Esto condiciona mayores tasas de resección en bloque R0, como queda demostrado en un reciente ensayo clínico, eso sí, en lesiones menores de 2 cm. Hasta la fecha, esta ventaja no ha sido demostrada en estudios prospectivos comparativos sobre lesiones de gran tamaño.

La evidencia científica que respalda la UEMR ha ido creciendo, y varios estudios han evaluado su eficacia y seguridad en comparación con la EMR tradicional. A continuación, se presenta un resumen pormenorizado de los hallazgos clave:

1. Eficiencia en la resección de lesiones grandes: la UEMR ha demostrado ser particularmente eficaz en la resección de

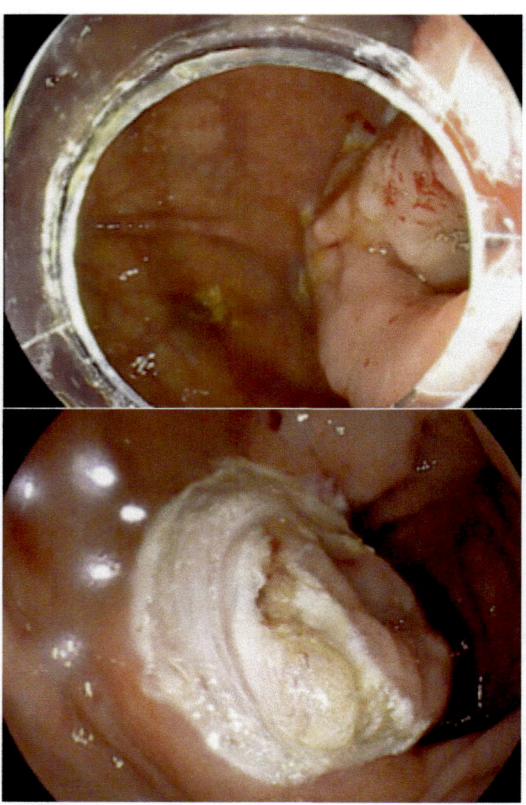

Figura 31-7. Abordaje con capuchón recto de lesión con afectación de ambos labios de la válvula ileocecal y comisura lateral. Este dispositivo permite valorar adecuadamente el margen ileal de la lesión para realizar una resección precisa.

pólipos colónicos grandes, con tasas de resección en bloque y completas comparables, o incluso superiores, a las de la EMR convencional. Esto se atribuye a la capacidad del agua de expandir la submucosa y separar la lesión de la capa muscular, facilitando la resección completa.

2. Reducción de complicaciones: los estudios han mostrado que la UEMR puede asociarse con una menor incidencia de complicaciones como perforaciones y hemorragias posprocedimiento. La ausencia de inyección submucosa reduce el riesgo de daño térmico a las capas más profundas de la pared del órgano, minimizando el riesgo de perforación.

3. Tasas de recurrencia: aunque los datos sobre las tasas de recurrencia a largo plazo son limitados, los estudios preliminares indican que la UEMR puede tener tasas de recurrencia comparables a las de la EMR convencional, especialmente cuando se utiliza para lesiones de tamaño moderado a grande. La eficacia en la resección completa de la lesión juega un papel crucial en minimizar la recurrencia.

4. Manejo de lesiones *non-lifting*: la UEMR ha mostrado ser útil en el manejo de lesiones que no se elevan adecuadamente con inyecciones submucosas, debido a la fibrosis u otras causas, ofreciendo una alternativa viable para resecar lesiones previamente consideradas como desafiantes. Sin embargo, aún no se dispone de estudios orientados a demostrar esta ventaja. La evidencia disponible es fruto de subanálisis de estudios ya publicados.

5. Comparaciones directas y metaanálisis: algunos ensayos clínicos y metaanálisis han evaluado la UEMR frente a la

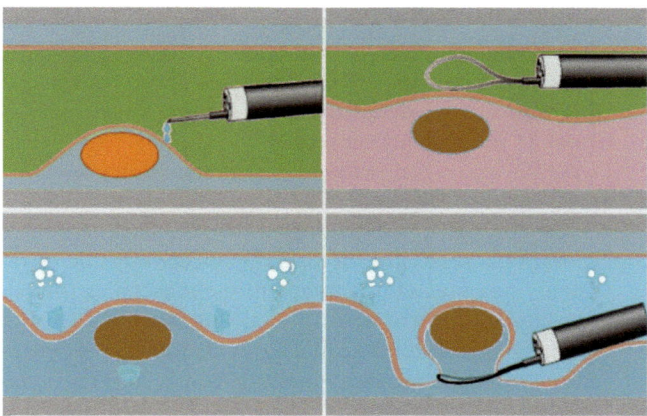

Figura 31-8. Gráfico que representa las ventajas del efecto de flotabilidad de la mucosa colónica en inmersión. Adaptada de: Yamashina et al., 2018.

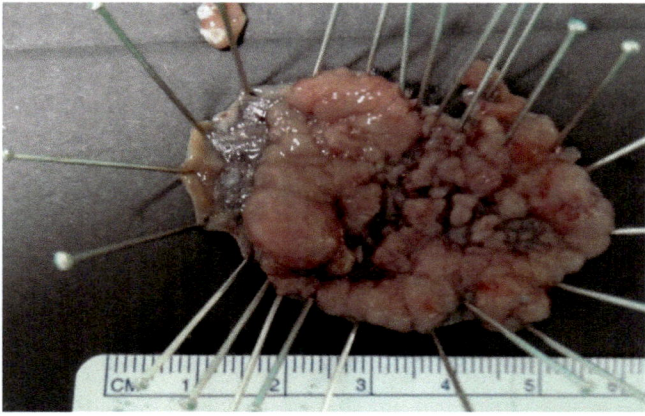

Figura 31-9. Lesión de extensión lateral de tipo granular homogénea de 5 cm extirpada en bloque con márgenes (R0) en colon derecho mediante resección *underwater*.

EMR tradicional, destacando una eficacia comparable en términos de resección completa, con una tendencia hacia una menor incidencia de complicaciones. Sin embargo, se subraya la necesidad de más estudios a largo plazo y ensayos controlados aleatorizados para establecer firmemente las ventajas y limitaciones relativas de la UEMR, ya que, hasta la fecha, no se han detectado beneficios claros de una técnica sobre la otra.

También es interesante resaltar algunas alternativas técnicas como la realización de resección bajo el agua (**Tabla 31-4**) asociada a succión con capuchón cónico, como una alternativa que incrementa la tasa de resección en bloque de lesiones complejas (alto contenido en fibrosis) o lesiones localizadas en territorios como la válvula ileocecal y el orificio apendicular.

En conclusión, la resección endoscópica mucosa *underwater* se perfila como una técnica prometedora con el potencial de mejorar los resultados de la resección de lesiones colónicas, ofreciendo beneficios en términos de eficacia de resección y reducción de complicaciones. La incorporación de esta técnica en la práctica clínica debería considerarse en base a la

experiencia del endoscopista, las características de la lesión y las preferencias del paciente, mientras se espera más evidencia de alta calidad que respalde su uso generalizado.

Resección con asa fría

La técnica de polipectomía con asa fría (CSP, por sus siglas en inglés) es ampliamente recomendada por la Sociedad Europea de Endoscopia Gastrointestinal (ESGE) para la resección de pólipos diminutos (tamaño ≤ 5 mm) y pequeños (tamaño 6-9 mm), enfatizando la inclusión de un margen claro de tejido normal (1-2 mm) alrededor del pólipo para asegurar una resección completa. Se desaconseja el uso de pinzas de biopsia frías (CBF) para la resección, debido a altas tasas de resección incompleta, mientras que las pinzas de biopsia calientes (HBF) también se desaconsejan por las mismas razones, además de ofrecer una muestra insuficiente para el examen histopatológico y un riesgo inaceptablemente alto de eventos adversos en comparación con la excisión con asa fría.

Tabla 31-4. Trucos prácticos para realizar una resección bajo el agua	
Delimitar márgenes	Previo a instilar agua para conseguir la inmersión, es recomendable marcar los límites de la lesión con la punta del asa (10, efecto 4,80 W)
Fluido para inmersión	Agua a temperatura ambiente
Tipo de corriente	Resección con asa: EndoCut® Q (Efecto 2. Intervalo 6. Tiempo 1) Coagulación de sangrado: intraprocedimiento: Soft Coag (efecto 4,80 W)
Fase de corte	A la vez que se realiza el corte (presión del pedal amarillo con el pie derecho) se instila agua con el pedal de la bomba presionando con el pie izquierdo
Dispositivo atrapapólipos	En caso de planear una resección fragmentada
En caso de sangrado	Instilar agua a presión hasta identificar el punto y aplicar *Soft Coag* con la punta del asa En caso de no cohibir tras tres intentos o pobre visión por la cuantía del sangrado, aspirar el fluido por completo y actuar como en caso de sangrado de una resección convencional
Riesgo de perforación	No es un procedimiento exento de perforaciones. Especial precaución en tres supuestos: • En áreas cercanas al orificio apendicular • Intensa fibrosis • Procedimiento en retroflexión
Territorios donde ofrece ventajas	• Territorios de difícil acceso para la resección convencional como extrema fibrosis, orificio apendicular, válvula ileocecal y línea pectínea (v. **Fig. 31-7**)

Investigaciones recientes han examinado la eficacia de la CSP frente a la resección con pinzas de biopsia *jumbo*, encontrando que la CSP sigue siendo el estándar de atención para los pólipos diminutos, respaldado por múltiples ensayos controlados aleatorios que demuestran tasas de resección completa comparables entre ambas técnicas, pero con recomendación firme hacia la CSP por su seguridad y eficacia.

Para pólipos pequeños de 6 a 9 mm, la CSP también es la técnica recomendada, incluyendo un margen de tejido normal, demostrando altas tasas de resección completa y eventos adversos insignificantes. Un metaanálisis que comparó la polipectomía con asa caliente (HSP) y CSP para pólipos de hasta 10 mm, encontró tasas de resección completa similares entre las técnicas, pero con una duración total del procedimiento significativamente más corta y sin diferencias significativas en las tasas de hemorragia diferida para la CSP, lo que apoya su preferencia debido a la eficiencia y seguridad.

Para pólipos de 10 a 19 mm, la ESGE recomienda la HSP como el estándar de atención para la eliminación de pólipos adenomatosos no pedunculados, sugiriendo la inyección submucosa previa a la HSP para reducir el riesgo de lesiones térmicas profundas. Sin embargo, la CSP en piezas (pCSP) se recomienda para pólipos serrados sésiles (SSP) sin displasia de este tamaño, y se sugiere considerar la inyección submucosa previa para facilitar la transección del tejido y una mejor delineación de los márgenes del pólipo (**Fig. 31-10**).

COMPLICACIONES DE LA RESECCIÓN ENDOSCÓPICA MUCOSA

Las complicaciones de la resección endoscópica mucosa son:

- Hemorragia: los acontecimientos adversos son algo inherente a toda técnica invasiva y es algo que todo endoscopista debe asumir a la hora de realizar una resección mucosa. Si bien, posiblemente el hecho más importante es el reconocimiento precoz de su aparición, puesto que en la mayor parte de los casos son acontecimientos solucionables por vía endoscópica.

La hemorragia está relacionada con la resección y se divide en:

- Hemorragia intraprocedimiento: aquella que ocurre durante la resección, de más de 60 segundos de duración y que precisa una terapéutica endoscópica para su resolución. Ocurre en el 11 % de los casos.
- Hemorragia diferida: aquella que ocurre tras el procedimiento de resección, siendo la franja horaria de las 48 horas la de más riesgo. Ocurre en el 7 % de los casos y presenta como factores de riesgo más importantes la localización proximal, la edad, la toma de antiagregantes y comorbilidades asociadas (ASA III-IV). En la mayor parte de los casos, el cuadro clínico se autocohíbe, pero en caso de inestabilidad hemodinámica, la endoscopia se hace necesaria

Existen factores que incrementan el riesgo: tamaño de la lesión, morfología 0-IIa+Is, componente velloso y centros con baja experiencia. La terapia más accesible es la aplicación de Soft Coag con la punta del asa, pero en caso de sangrado pulsátil o de alto débito, suele ser necesaria la utilización de pinza de hemostasia

La evaluación de la escara es un aspecto de vital importante a la hora de detectar o predecir complicaciones. A este respecto, recientemente se ha publicado cómo las fibras musculares visibles en la escara o la presencia de un hematoma en la submucosa (*red cherry spot*) actúan como factores predictores de sangrado diferido

El hecho de aplicar medidas profilácticas como el cierre preventivo de la escara o la coagulación de vasos visibles es un aspecto muy discutido a día de hoy. Existen dos estudios

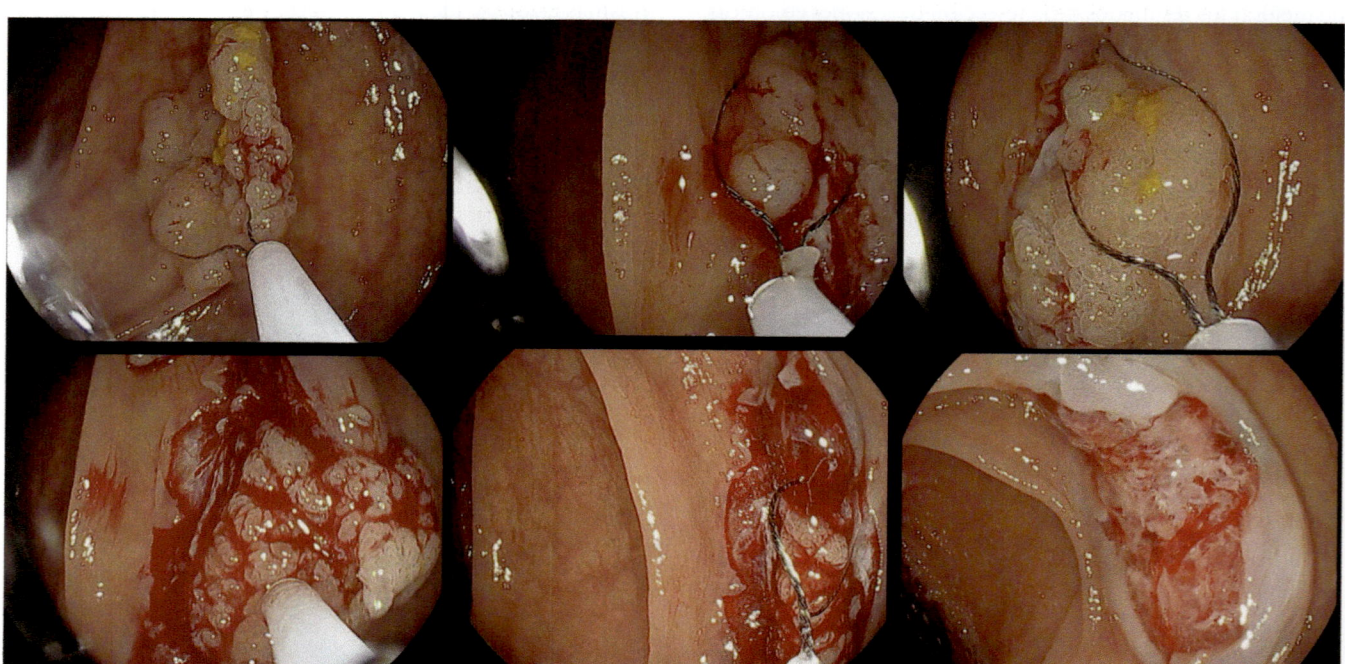

Figura 31-10. Lesión de extensión lateral granular homogénea de 25 mm extirpada mediante técnica de resección con asa fría.

aleatorizados que demuestran una utilidad real del cierre con clips, en pólipos de gran tamaño en colon derecho; más aún, en pacientes que suman otros factores de riesgo puede ser una medida eficaz para reducir la hemorragia diferida.

• Perforación: ocurre en el 1-2 % de las REM y su manejo puede ser endoscópico siempre y cuando sea reconocido de forma inmediata, aunque de acuerdo con las guías de consenso vigentes para el tratamiento de perforaciones, el período de tiempo que permite indicar el tratamiento endoscópico es de 4 horas, siempre y cuando las condiciones del paciente así lo permitan.

 Al igual que ocurre en el caso de la hemorragia, la inspección de la escara es, si cabe, más importante en este supuesto.

! A este respecto, la escala de Sydney (**Fig. 31-11**) clasifica el aspecto de las escaras posresección en cinco subtipos, donde del III al V existe un daño significativo de la capa muscular y, por tanto, la necesidad de realizar terapéutica

• Del mismo modo, los autores estiman que hasta en el 10 % de las REM se produce un daño en profundidad de la pared. El daño potencial (tipo I y tipo II) presenta como principal factor de riesgo el tamaño y la localización en colon transverso. Sin embargo, para los tipo III al V (de *target sign* a perforación abierta), la presencia de displasia de alto grado o carcinoma infiltrante, así como el intento de resección en bloque, adquieren un papel protagonista como factores de riesgo que se deben tener en cuenta

• Los autores recomiendan que todas las escaras clasificadas como tipo III a tipo V deben ser cerradas con clips, e incluso la mayoría de las clasificadas como tipo II.

• La recurrencia tras una resección endoscópica mucosa de LST de gran tamaño se presenta en un rango variable, dependiendo de múltiples factores, incluidos el tamaño del pólipo, la técnica de resección y el manejo postoperatorio de los márgenes de resección. La recurrencia, aunque supone un desafío, generalmente es manejable con una tasa de éxito terapéutico superior al 95 % a largo plazo, especialmente cuando los márgenes de resección se tratan adecuadamente con coagulación suave con punta de asa

(STSC, por sus siglas en inglés) para prevenir el adenoma recurrente.

Los factores identificados que contribuyen a un mayor riesgo de recurrencia incluyen la resección en fragmentos, presencia de fibrosis submucosa extrema y lesiones de tamaño mayor, con estudios que indican que las tasas de recurrencia pueden reducirse enormemente, al 1-5 %, con la ablación térmica de los márgenes post-EMR, resaltando la importancia de una técnica meticulosa tanto en la resección inicial como en el tratamiento posterior de los márgenes, a fin de minimizar el riesgo de recurrencia.

La STSC ha sido ampliamente recomendada como un método efectivo para el tratamiento de los márgenes de resección después de una resección endoscópica mucosa fragmentada de este tipo de lesiones. Esta técnica implica el uso de la punta de un asa de polipectomía, que normalmente se utiliza para cortar o resecar tejido durante la REM, en un modo de coagulación suave, para aplicar calor de forma controlada a los tejidos circundantes al área resecada.

El objetivo principal de la STSC es destruir cualquier tejido neoplásico residual que pueda haber quedado en los márgenes de resección, así como en el lecho de resección, para prevenir la recurrencia del adenoma. Aunque hay otros autores que defienden que los beneficios obtenidos con la técnica se basan en forzar al endoscopista a una inspección meticulosa del lecho de resección.

Los fundamentos físicos de la STSC se basan en la aplicación de calor de manera precisa y controlada en forma de coagulación suave (Soft Coag 80 W, efecto 4).

La técnica de STSC se realiza inmediatamente después de completar la REM, mientras el lecho de resección y los márgenes son aún claramente visibles y accesibles. La punta del asa se coloca suavemente en contacto con el tejido objetivo, y se aplica energía de coagulación suave. Este proceso se repite de manera meticulosa alrededor de todo el margen de resección y sobre cualquier área que parezca sospechosa de contener tejido adenomatoso residual.

Los estudios han demostrado que la aplicación de STSC a los márgenes después de la REM pieza por pieza puede reducir significativamente las tasas de recurrencia de adenomas, desde tasas de recurrencia reportadas de hasta un 20-30 % sin tratamiento adicional de los márgenes, a tasas de recurrencia tan bajas como del 1-5 % con el uso de STSC. Este enfoque

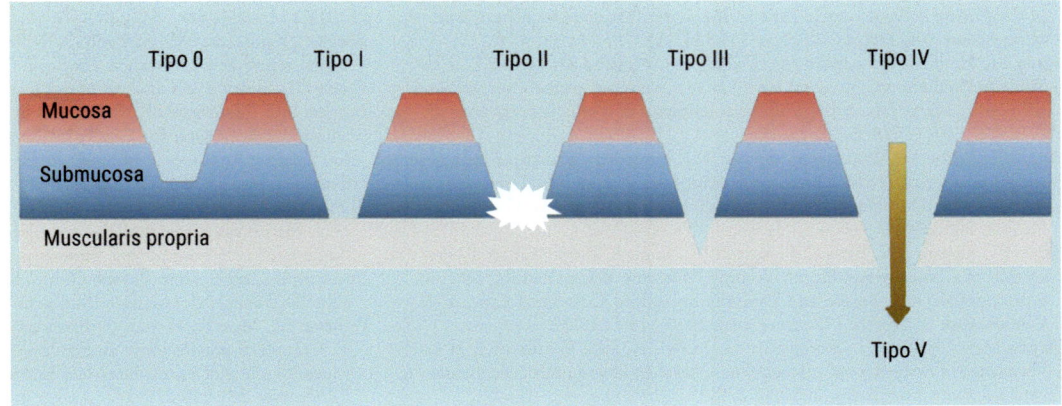

Figura 31-11. Clasificación del daño mural de Sydney. Adaptada de: Burgess NG, et al., 2017.

integral hacia la REM y el tratamiento posterior de los márgenes ha sido un avance clave en la mejora de los resultados a largo plazo para los pacientes con LNPCP, permitiendo una gestión endoscópica más efectiva de estas lesiones complejas y reduciendo la necesidad de intervenciones quirúrgicas más invasivas (**Fig. 31-12**).

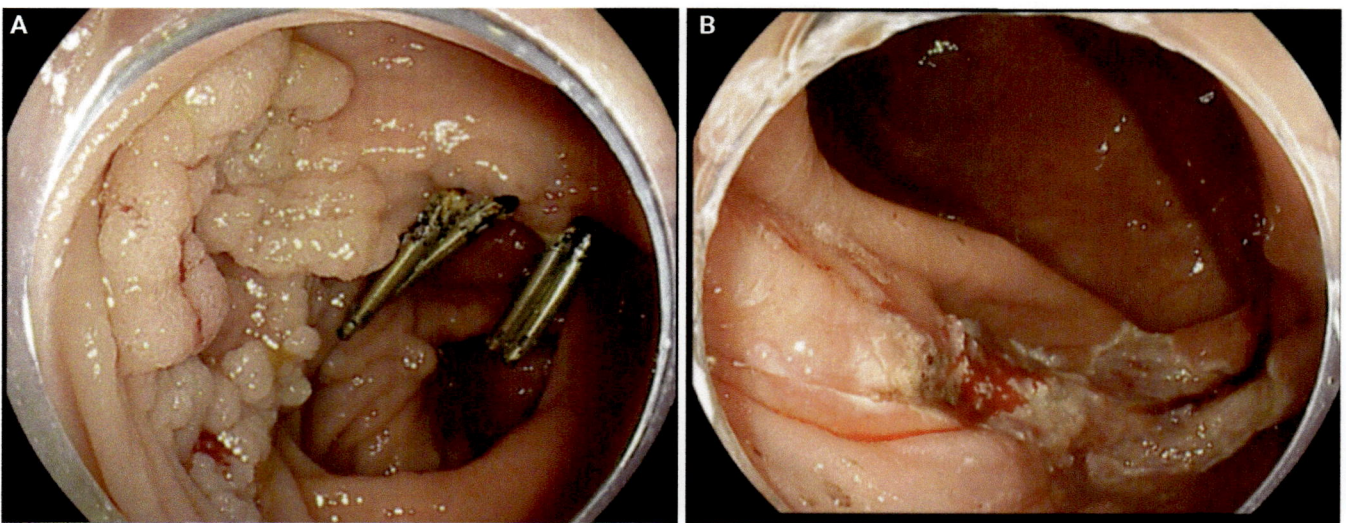

Figura 31-12. Caso de recurrencia extrema sobre una lesión resecada de forma incompleta incluso con inserción de clips en el seno de la lesión. **A)** Se trató mediante resección fragmentada y aplicación de Soft Coag (efecto 4, 80 W) en el área con mayor fibrosis. **B)** El control clínico a los 6 meses mostró una ausencia de recurrencia.

PUNTOS CLAVE

- La resección endoscópica mucosa en todas sus variantes supone a día de hoy el *gold standard* para el tratamiento de las lesiones sésiles y planas de colon.
- A pesar del auge de la disección endoscópica mucosa, en la actualidad, por eficacia y accesibilidad, la resección ocupa el primer escalón de tratamiento en población occidental, si bien es necesario llevar a cabo procedimientos de calidad y, por tanto, la adquisición de los conocimientos y habilidades necesarios y un entrenamiento tutorizado que asegure los mejores resultados.

BIBLIOGRAFÍA

Albéniz E, Fraile M, Ibáñez B, Alonso-Aguirre P, Martínez-Ares D, Soto S, et al. A Scoring System to Determine Risk of Delayed Bleeding After Endoscopic Mucosal Resection of Large Colorectal Lesions. Clin Gastroenterol Hepatol. 2016;14:1140-7.

Albéniz E, Pellise M, Gimeno-García AZ, Lucendo AJ, Alonso-Aguirre PA, Herreros de Tejada A, et al. Clinical guidelines for endoscopic mucosal resection of non-pedunculated colorectal lesions. Rev Esp Enferm Dig. 2018;110:179-94.

Arimoto J, Chiba H, Ashikari K, Fukui R, Anan H, Tachikawa J, et al. Safety of Cold Snare Polypectomy in Patients Receiving Treatment with Antithrombotic Agents. Dig Dis Sci. 2019;64(11):3247-55.

Bahin FF, Heitman SJ, Bourke MJ, Mahajan H, McLeod D, Lee EYT, et al. Wide-field endoscopic mucosal resection versus endoscopic submucosal dissection for laterally spreading colorectal lesions: a cost-effectiveness analysis. Gut. 2018;67(11):1965-73.

Bahin FF, Pellise M, Williams SJ, Bourke MJ. Extended endoscopic mucosal resection does not reduce recurrence compared with standard endoscopic mucosal resection of large laterally spreading colorectal lesions. Gastrointest Endosc. 2016;84:997-1006.

Bahin FF, Rasouli KN, Byth K, Hourigan LF, Singh R, Brown GJ, et al. Prediction of Clinically Significant Bleeding Following Wide-Field Endoscopic Resection of Large Sessile and Laterally Spreading Colorectal Lesions: A Clinical Risk Score. Am J Gastroenterol. 2016;111:1115-22.

Bianco MA, Cipolletta L, Rotondano G, Buffoli F, Gizzi G, Tessari F, et al. Prevalence of nonpolypoid colorectal neoplasia: an Italian multicenter observational study. Endoscopy. 2010;42:279-85.

Binmoeller KF, Weilert F, Shah J, Bhat Y, Kane S. "Underwater" EMR without submucosal injection for large sessile colorectal polyps (with video). Gastrointest Endosc. 2012;75:1086-91.

Bogie RMM, Veldman MHJ, Snijders L, Winkens B, Kaltenbach T, Masclee AAM, et al. Endoscopic subtypes of colorectal laterally spreading tumors (LSTs) and the risk of submucosal invasion: a meta-analysis. Endoscopy. 2018;50:263-82.

Bourke MJ, Neuhaus H, Bergman JJ. Endoscopic Submucosal Dissection: Indications and Application in Western Endoscopy Practice. Gastroenterology. 2018;154:1887-900.

Burgess NG, Bassan MS, McLeod D, Williams SJ, Buth K, Bourke MJ. Deep mural injury and perforation after colonic endoscopic mucosal resection: a new classification and analysis of risk factors. Gut. 2017;66:1779-89.

Burgess NG, Hourigan LF, Zanati SA, Brown GJ, Singh R, Williams SJ, et al. Risk Stratification for Covert Invasive Cancer Among Patients Referred for Colonic Endoscopic Mucosal Resection: A Large Multicenter Cohort. Gastroenterology. 2017;153:732-42.

Elliott TR, Tsiamoulos ZP, Thomas-Gibson S, Suzuki N, Bourikas LA, Hart A, et al. Factors associated with delayed bleeding after resection of large nonpedunculated colorectal polyps. Endoscopy. 2018;50:790-9.

Endoscopic Classification Review Group. Update on the paris classification of superficial neoplastic lesions in the digestive tract. Endoscopy. 2005;37:570-8.

Ferlitsch M, Moss A, Hassan C, Bhandari P, Dumonceau JM, Paspatis G, et al. Colorectal polypectomy and endoscopic mucosal resection (EMR): European Society of Gastrointestinal Endoscopy (ESGE) Clinical Guideline. Endoscopy. 2017;49:270-97.

Gessl I, Waldmann E, Penz D, Majcher B, Dokladanska A, Hinterberger A, et al. Resection rates and safety profile of cold vs. hot snare polypectomy in polyps sized 5-10mm and 11-20mm. Dig Liver Dis. 2019;51:536-41.

Holt BA, Bassan MS, Sexton A, Williams SJ, Bourke MJ. Advanced mucosal neoplasia of the anorectal junction: endoscopic resection technique and outcomes (with videos). Gastrointest Endosc. 2014;79:119-26.

Jayanna M, Burgess NG, Singh R, Hourigan LF, Brown GJ, Zanati SA, et al. Cost Analysis of Endoscopic Mucosal Resection vs Surgery for Large Laterally Spreading Colorectal Lesions. Clin Gastroenterol Hepatol. 2016;14:271-8.

Klein A, Bourke MJ. How to Perform High-Quality Endoscopic Mucosal Resection During Colonoscopy. Gastroenterology. 2017;152:466-71.

Klein A, Tate DJ, Jayasekeran V, Hourigan L, Singh R, Brown G, et al. Thermal Ablation of Mucosal Defect Margins Reduces Adenoma Recurrence After Colonic Endoscopic Mucosal Resection. Gastroenterology. 2019;156:604-13.

Kudo S. Endoscopic mucosal resection of flat and depressed types of early colorectal cancer. Endoscopy. 1993;25:455-61.

Longcroft-Wheaton G, Duku M, Mead R, Basford P, Bhandari P. Risk stratification system for evaluation of complex polyps can predict outcomes of endoscopic mucosal resection. Dis Colon Rectum. 2013;56:960-6.

Minoda Y, Ogino H, Chinen T, Ihara E, Haraguchi K, Akiho H, et al. The objective validity of the JNET classification system for the differential diagnosis of colorectal polyps. Dig Endosc. 2019;31(5):544-51.

Moss A, Bourke MJ, Williams SJ, Hourigan LF, Brown G, Tam W, et al. Endoscopic mucosal resection outcomes and prediction of submucosal cancer from advanced colonic mucosal neoplasia. Gastroenterology. 2011;140:1909-18.

Moss A, Williams SJ, Hourigan LF, Brown G, Tam W, Singh R, et al. Long-term adenoma recurrence following wide-field endoscopic mucosal resection (WF-EMR) for advanced colonic mucosal neoplasia is infrequent: results and risk factors in 1000 cases from the Australian Colonic EMR (ACE) study. Gut. 2015;64:57-65.

Paspatis GA, Dumonceau JM, Barthet M, Meisner S, Repici A, Saunders BP, et al. Diagnosis and management of iatrogenic endoscopic perforations: European Society of Gastrointestinal Endoscopy (ESGE) Position Statement. Endoscopy. 2014;46:693-711.

Rodríguez J, Sánchez M, Pellise M. The "bubble sign": a novel way to detect a perforation after cold snare polypectomy. Endoscopy. 2019;51(8):796-7.

Rotondano G, Bianco MA, Buffoli F, Gizzi G, Tessari F, Cipolletta L. The Cooperative Italian FLIN Study Group: prevalence and clinico-pathological features of colorectal laterally spreading tumors. Endoscopy. 2011;43:856-61.

Saitoh Y, Obara T, Watari J, Nomura M, Taruishi M, Orii Y, et al. Invasion depth diagnosis of depressed type early colorectal cancers by combined use of videoendoscopy and chromoendoscopy. Gastrointest Endosc. 1998;48:362-70.

Sánchez M, Ubeda M, Olivencia P, De la Santa E, Olmedo J, Rodríguez J. Predictive factors of hidden deep infiltrative carcinoma in colonic lesions derived for endoscopic mucosal resection. Endoscopy. 2018;50:S123.

Sidhu M, Tate DJ, Desomer L, Brown G, Hourigan LF, Lee E, et al. The size, morphology, site, and access score predicts critical outcomes of endoscopic mucosal resection in the colon. Endoscopy. 2018;50:684-92.

Tate DJ, Bahin FF, Desomer L, Sidhu M, Gupta V, Bourke MJ. Cold-forceps avulsion with adjuvant snare-tip soft coagulation (CAST) is an effective and safe strategy for the management of non-lifting large laterally spreading colonic lesions. Endoscopy. 2018;50:52-62.

Tate DJ, Desomer L, Awadie H, Goodrick K, Hourigan L, Singh R, et al. EMR of laterally spreading lesions around or involving the appendiceal orifice: technique, risk factors for failure, and outcomes of a tertiary referral cohort (with video). Gastrointest Endosc. 2018;87:1279-88.

The Paris endoscopic classification of superficial neoplastic lesions: esophagus, stomach, and colon: November 30 to December 1, 2002. Gastrointest Endosc. 2003;58:S3-43.

Thoguluva Chandrasekar V, Spadaccini M, Aziz M, Maselli R, Hassan S, Fuccio L, et al. Cold snare endoscopic resection of nonpedunculated colorectal polyps larger than 10 mm: a systematic review and pooled-analysis. Gastrointest Endosc. 2019;89:929-36.

Van Doorn SC, Hazewinkel Y, East JE, Van Leerdam ME, Rastogi A, Pellisé M, et al. Polyp morphology: an interobserver evaluation for the Paris classification among international experts. Am J Gastroenterol. 2015;110:180-7.

Yamashina T, Tumura T, Maruo T, Matsumae T, Yoshida H, Tanke G, et al. Underwater endoscopic mucosal resection: a new endoscopic method for resection of rectal neuroendocrine tumor grade 1 (carcinoid) </= 10 mm in diameter. Endosc Int Open. 2018;6:E111-4.

Yamashina T, Uedo N, Akasaka T, Iwatsubo T, Nakatani Y, Akamatsu T, et al. Comparison of Underwater vs Conventional Endoscopic Mucosal Resection of Intermediate-size Colorectal Polyps. Gastroenterology. 2019;157:-61.

Yandrapu H, Desai M, Siddique S, Vennalganti P, Vennalaganti S, Parasa S, et al. Normal saline solution versus other viscous solutions for submucosal injection during endoscopic mucosal resection: a systematic review and meta-analysis. Gastrointest Endosc. 2017;85:693-699.

Diagnóstico y tratamiento del cáncer precoz: disección submucosa endoscópica y resección de pared completa

32

P. J. Rosón Rodríguez

OBJETIVOS

- Aprender y conocer las técnicas básicas para realizar un abordaje diagnóstico de las lesiones tumorales precoces del tubo digestivo.
- Conocer los rudimentos necesarios para su caracterización endoscópica.
- Tener una visión general de las diferentes técnicas endoscópicas que se pueden utilizar para tratar este tipo de lesiones.
- Saber decidir racionalmente cuál de estas técnicas es la más correcta aplicar en cada caso.

INTRODUCCIÓN

La generalización en el uso de la colonoscopia, así como los programas de *screening* que se realizan en países occidentales, ha permitido la detección y resección de un número elevado de tumores colorrectales en estadio temprano. Se dispone a su vez de una gran cantidad de recursos endoscópicos para enfrentar el tratamiento de estas lesiones, muchas de ellas con mayor complejidad e índice de complicaciones que las técnicas endoscópicas clásicas, pero que permiten afrontar lesiones de mayor tamaño o complejidad.

Por todo esto, realizar un diagnóstico óptico lo más exacto posible de las lesiones que aparecen tiene cada vez mayor importancia, ya que, si cada vez se usan técnicas más complejas (y potencialmente más peligrosas para los pacientes), se debe intentar que la indicación de éstas sea lo más correcta posible para no someter a los pacientes a riesgos innecesarios.

> ! Ya no se deben emplear recursos que se han utilizado clásicamente para decidir la resecabilidad por endoscopia o no de una lesión colónica, como el tamaño, la localización o el resultado de las biopsias de las lesiones, y hay que acostumbrarse a otro enfoque a la hora de decidirse por un tratamiento endoscópico.

CONCEPTO DE CÁNCER PRECOZ

Decía Woody Allen en *Desmontando a Harry* que las dos palabras más bellas de nuestro idioma no son «¡Te quiero!», sino «¡Es benigno!». Referencias aparte, se debe empezar por definir qué es una neoplasia colónica y qué es una neoplasia colónica precoz.

> ! Hasta el año 2000, existía una gran disparidad de criterios entre los patólogos occidentales y japoneses sobre las características y la clasificación de los adenomas, la displasia y el carcinoma. Se diseñó por ello una reunión de consenso en Viena, donde se congregaron 48 patólogos expertos para unificar criterios y crearuna clasificación patológica de las neoplasias del tubo digestivo.

En la clasificación de Viena, las lesiones neoplásicas epiteliales se clasifican en cinco categorías, algunas de las cuales tienen subcategorías. Esta clasificación está destinada a aplicarse en todo el tracto gastrointestinal y para el diagnóstico de biopsias, así como en muestras resecadas. La división en cinco categorías es especialmente útil para los médicos en su decisión sobre qué hacer con el resultado de una biopsia, ya que la clasificación refleja las diferencias en el comportamiento biológico esperado de las lesiones (**Tabla 32-1**).

Las lesiones confinadas a la mucosa o con invasión de la submucosa superficial son las lesiones que se pueden y deben abordar por endoscopia, ya que su resección se puede considerar curativa (siempre que se asegure que la lesión se ha extirpado en su totalidad).

En las lesiones que invaden la submucosa se debe proceder a un estudio micrométrico de la pieza para valorar correctamente la profundidad de la invasión. Es en estas lesiones en las que existe un mayor riesgo de invasión submucosa en las que poder disponer de la pieza tumoral completa va a ser crucial para definir correctamente la invasión submucosa, el riesgo de diseminación linfática y la necesidad o no de ampliar el tratamiento endoscópico con un tratamiento quirúrgico o de otro tipo.

Tabla 32-1. Clasificación de Viena para las neoplasias gastrointestinales

Viena-1 Negativo para neoplasia/displasia

Viena-2 Indefinido para neoplasia/displasia

Viena-3 Neoplasia de bajo grado no invasiva

Viena-4 Neoplasia de alto grado no invasiva
- Adenoma/displasia de alto grado
- Carcinoma no invasivo (carcinoma *in situ*)
- Sospecha de carcinoma invasivo

VCC-5 Neoplasia invasiva (carcinoma)
- Carcinoma intramucoso
- Carcinoma submucoso o más profundo

No invasivo: ausencia de invasión en la lámina propia de la submucosa.
Intramucoso: indica invasión en la lámina propia o muscular de la mucosa.

 Según estudios de revisión de lesiones resecadas quirúrgicamente de tumores gastrointestinales en estadio temprano con disección linfática extensa, la tasa de metástasis a los ganglios linfáticos es muy baja en carcinomas de mucosa, 2-4 % para gástricos, 2-3 % para esofágico y 0 % para carcinomas colorrectales, pero mucho más alta en casos de invasión submucosa; a saber, 14-20 % para gástricos, 37-53 % para esofágicos y 3-18 % para carcinomas colorrectales.

A efectos prácticos para calcular el grado de invasión submucosa y de diseminación a distancia, la mucosa se divide en tres partes: tumor puramente en epitelio, hasta la lámina propia y hasta la muscular mucosa, y la submucosa en tres tercios (SM1, SM2 y SM3) (**Fig. 32-1**).

Todo esto, como se ha comentado, se relaciona con el riesgo de invasión linfática, como queda reflejado en la **tabla 32-2**.

Como se ve, el riesgo de diseminación a distancia es significativamente más alto para las neoplasias esofágicas que para las gástricas, y sobre todo las colónicas.

Específicamente a nivel del colon, los cánceres colorrectales submucosos se dividen en SM1, 2 y 3 según la profundidad de la invasión; y las lesiones SM1 se subdividen en tres, SM1a, 1b y 1c, según el ancho de invasión en profundidad, como se muestra en la **figura 32-2**.

Cuando el ancho de la invasión submucosa es menor que la mitad del ancho total, como en las lesiones SM1a y SM1b, no hay riesgo de metástasis en los ganglios linfáticos y se definen como cánceres submucosos ligeramente invasivos. Las lesiones SM1c (invasión submucosa más de la mitad del ancho total), las lesiones SM2 y SM3 muestran una proporción de metástasis en los ganglios linfáticos (aproximadamente el 10 %) y se definen como cánceres submucosos invasivos masivos.

Todo esto muestra la importancia de resecar las lesiones con riesgo de invasión submucosa de forma oncológicamente correcta (es decir, en bloque y con márgenes de seguridad de tejido sano), para definir el riesgo posterior de diseminación linfática.

Dado que se dispone de una gran cantidad de técnicas endoscópicas hoy en día para resecar las lesiones colorrectales, y que el grado de dificultad en el uso de cada una, así como sus posibles complicaciones, son muy diferentes, lo ideal sería poder diagnosticar, de forma previa a decidir qué técnica se va a utilizar, el riesgo de invasión de la lesión en profundidad. Si se trata de una lesión con poco riesgo es posible permitirse utilizar técnicas más simples como una mucosectomía fragmentada, mientras que si el riesgo de invasión en profundidad es alto, se deberá utilizar una técnica que asegure una resección en bloque de la pieza.

Ya se ha discutido que tomar biopsias de las lesiones colónicas no aporta prácticamente ninguna información ni sobre el grado histológico de la lesión ni sobre su posible invasión submucosa, además de inducir una fibrosis submucosa que va a dificultar el posterior tratamiento endoscópico de ésta, por lo que no se debe utilizar la biopsia de las lesiones para decidir su resecabilidad endoscópica.

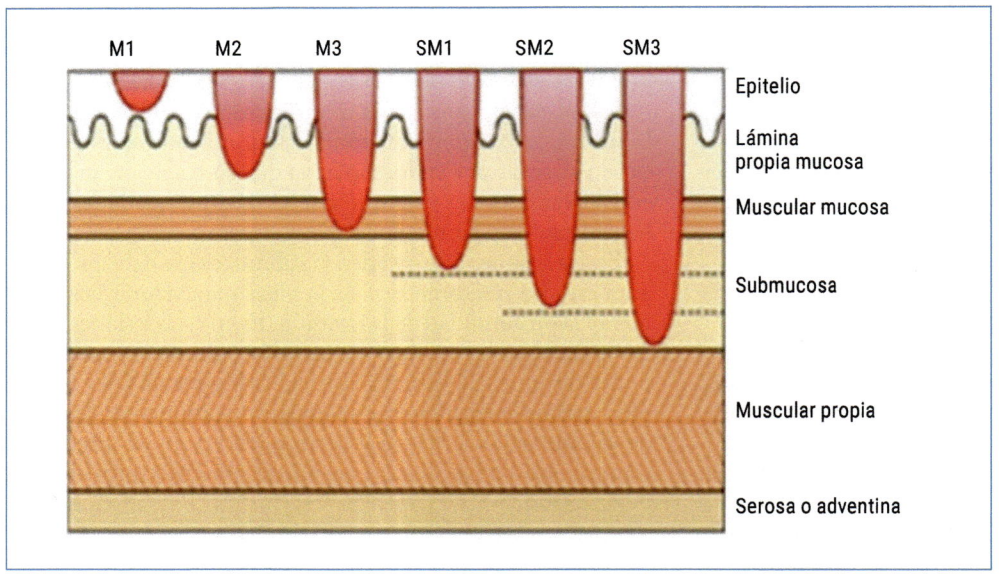

Figura 32-1. Clasificación de la invasión superficial en carcinomas digestivos.

Tabla 32-2. Relación entre la profundidad de invasión tumoral y el riesgo de invasión linfática

Profundidad	Riesgo de invasión linfática		
	Gástrico	Esofágico	Colorrectal
M1	0 %	0 %	0 %
M2	0 %	0 %	0 %
M3	0 %	8 %	0 %
SM1	0 %	17 %	0 %
SM2	14-20 %	28 %	10 %
SM3	19-24 %	49 %	10 %

! En todo caso, merecerá la pena únicamente tomar biopsias dirigidas en el caso de que ópticamente ya se haya diagnosticado una lesión invasiva y se quiera tener una muestra para plantear su tratamiento quirúrgico.

Si la toma de biopsias no sirve para decidir la actitud, ¿qué se debe hacer? Pues un diagnóstico óptico lo más correcto dentro de las posibilidades del equipo.

ESTUDIO ÓPTICO DE LAS LESIONES COLORRECTALES

Existen múltiples clasificaciones del patrón mucoso y vascular de las lesiones colorrectales que usan tanto cromoendoscopia óptica (con colorantes vitales) como digital, con los diferentes sistemas existentes tanto de tratamiento digital de las lesiones (FICE, Yscan) como de alteración del espectro de la luz visible (*narrow band imaging* [NBI], *blue laser imaging* [BLI]).

A modo muy resumido, se dirá que el estudio óptico de las lesiones mediante los patrones mucosos de Kudo presenta una sensibilidad del 85,6 %, una especificidad del 99,4 %, un valor predictivo positivo del 85,5 % y un valor predictivo negativo del 99,4 %. Los números son, sin duda, impresionantes en manos entrenadas, y se van a comentar a continuación los patrones mucosos, porque conocerlos forma parte del entrenamiento básico de un endoscopista avanzado, pero se debe tener muy presente que utilizar correctamente estos patrones pasa necesariamente por disponer de magnificación óptica en los colonoscopios. Este avance ha estado muy poco disponible en el medio de los autores hasta hace muy poco, pero, afortunadamente, las nuevas series de endoscopios están empezando a hacer que esté más disponible.

! Utilizar de forma correcta, para obtener la mayor rentabilidad posible, la clasificación de patrones mucosos basada en cromoendoscopia óptica obliga necesariamente a utilizar un colonoscopio que disponga de magnificación óptica.

El *pit pattern* (**Fig. 32-3**) es la disposición específica de las aberturas de las glándulas en las lesiones colónicas bajo endoscopia. Se dividen básicamente en patrones normales, no neoplásicos (hiperplásicos) y neoplásicos (adenomatosos o cancerosos). Aunque hay una variedad de clasificaciones dife-

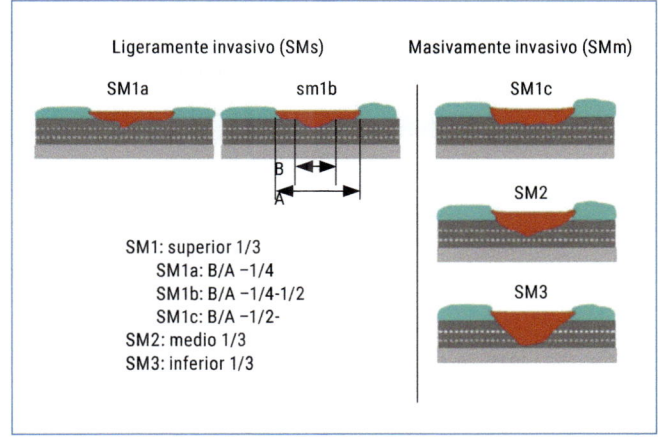

Figura 32-2. Subclasificación de los grados de invasión de los tumores superficiales colónicos.

rentes, la más utilizada es la descrita por Kudo en el Akita Red Cross Hospital, que divide los patrones de fosas en siete tipos.

Los colorantes más usados para el estudio de los patrones mucosos son el índigo carmín y el violeta cristal (o violeta genciana), generalmente este último en conjunción con el carmín, ya que tiñe específicamente las criptas.

La otra gran herramienta de que se dispone para el diagnóstico óptico de agresiones es la cromoendoscopia virtual o digital, y existen fundamentalmente clasificaciones validadas para el sistema de NBI y para el sistema BLI, ya que el resultado óptico de ambos es muy similar.

El sistema NBI fue desarrollado como prototipo por Sano y Shigeaki Yoshida en el National Cancer Center Hospital East en 1999. En 2006 se lanzó cSMercialmente y apareció la primera clasificación de la mano de Sano, que se basaba en el estudio de los patrones vasculares.

Posteriormente se fueron desarrollando otras series de clasificaciones, como la de Hiroshima publicada en 2008 —que se basa en el patrón mucoso, añadido a los hallazgos del patrón vascular y usando magnificación de endoscopia—, la clasificación de Showa lanzada en 2009 y la clasificación de Jikei lanzada en ese mismo año. Estas dos últimas clasificaciones se basan básicamente en los hallazgos endoscópicos del NBI usando endoscopios de magnificación.

Los resultados de estas clasificaciones de los patrones NBI con magnificación se han publicado como muy buenos. La presencia de patrón microvascular ha demostrado ser útil para diferenciar pequeñas lesiones no neoplásicas de pólipos neoplásicos, con una exactitud del 95,3 %, una sensibilidad del 96,4 % y una especificidad del 92,3 %.

Y por otra parte, la displasia de bajo grado puede diferenciarse significativamente de la displasia de alto grado/cáncer invasivo mediante la observación de la estructura de los vasos superficiales con una exactitud del 95,5 %, una sensibilidad del 90,3 % y unaespecificidad del 97,1 %.

Para acabar con las clasificaciones que utilizan magnificación óptica, en 2011 se creó un grupo de trabajo, compuesto por 38 expertos en caracterización óptica de seis hospitales japoneses, para tener una clasificación homogénea y consensuada, ya que, como se ha visto, anteriormente casi cada grupo tenía su propia clasificación.

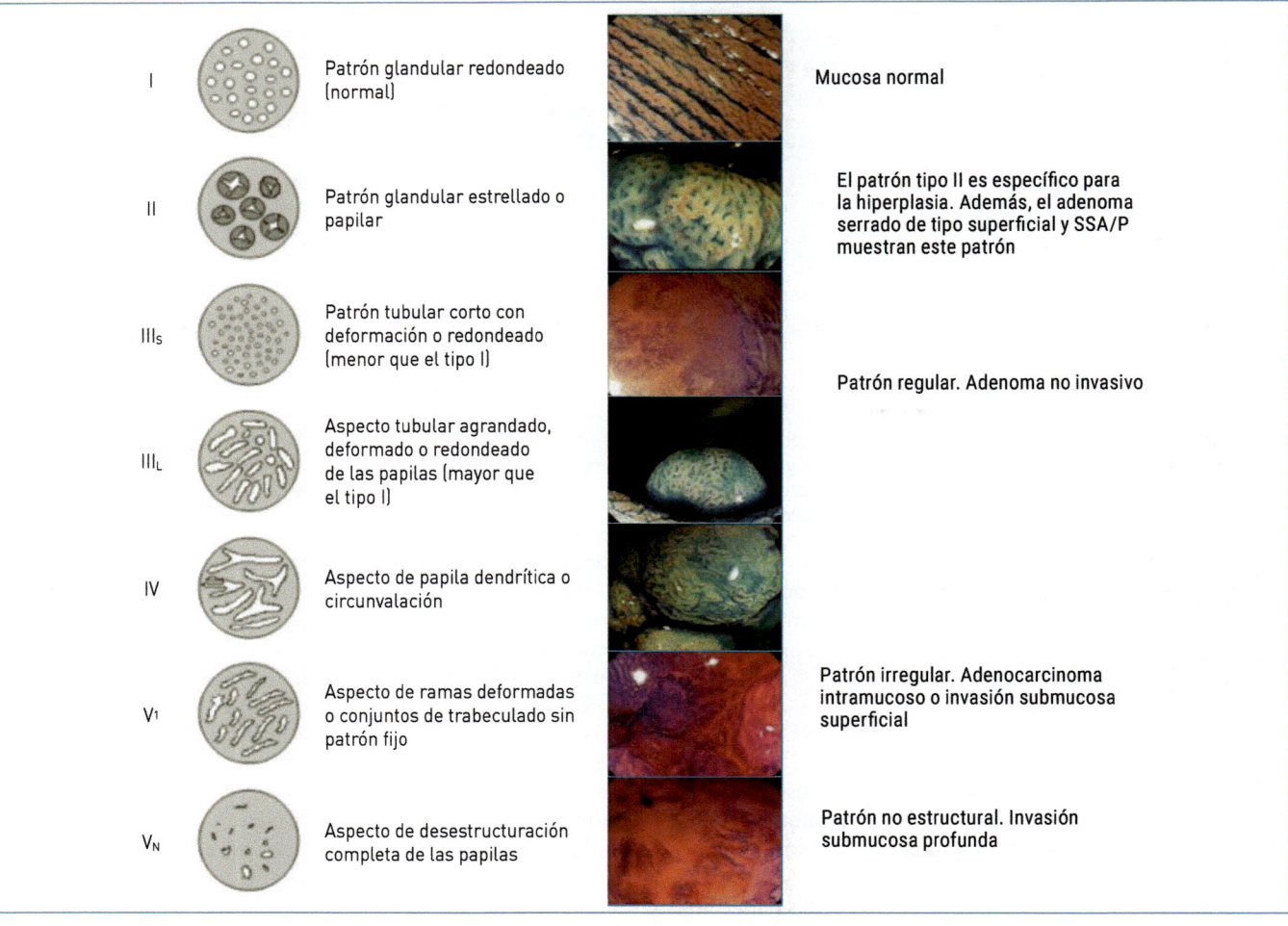

Figura 32-3. La correspondencia entre el *pit pattern* y los hallazgos histológicos es bastante buena. El patrón tipo II corresponde a lesiones no neoplásicas en más del 70 %; los tipos III_L, III_S y IV corresponden a los adenomas en el 79,6, 86 y 75 %, respectivamente; el tipo VI corresponde a carcinoma o grado alto de displasia en el 86 % (61 % carcinoma y 24 % displasia de alto grado), y V_N corresponde a carcinoma en el 93 % (65 % corresponde a cáncer invasivo submucoso).

Se desarrolló la Universal NBI magnifying endoscopic classification of colorectal tumors: Japan NBI Expert Team (JNET).

> ! La clasificación JNET es probablemente la más recomendable para utilizar hoy en día si se dispone de magnificación óptica, ya que permite no sólo diferenciar lesiones benignas de malignas, sino también filtrar entre lesiones malignas superficiales o invasoras superficiales (correspondería con la clasificación IIB) de las lesiones que invaden profundamente la submucosa (clasificación III) (**Fig. 32-4**).

Igual que ocurre con la cromoendoscopia óptica, los endoscopios que disponen de magnificación y NBI están muy poco extendidos; por ello, en 2011 un grupo de expertos (Colon Tumor NBI Interest Group [CTNIG]) se reunió para crear una clasificación endoscópica de lesiones usando NBI sin magnificación

Esta clasificación, NBI International Colorectal Endoscopic (NICE), resultará ser una de las de más fácil aplicación y aprendizaje.

La clasificación de NICE se basa en tres criterios: *a)* color, *b)* vasos y *c)* patrón de superficie, y diferencia laslesiones de colon en tres categorías (**Tabla 32-3** y **Fig. 32-5**).

¿Qué resultados se pueden esperar de la clasificación NICE? Recientemente, se ha publicado un estudio prospectivo muy interesante en el que se incluyen de forma consecutiva todas las lesiones mayores de 10 mm, recopiladas por 58 endoscopistas (que examinaron 2.123 lesiones), de 1.634 pacientes consecutivos en 17 hospitales universitarios y comunitarios en España desde julio de 2014 hasta junio de 2016. El punto final primario fue la precisión de la clasificación NICE para identificar lesiones con invasión profunda, utilizando los hallazgos del análisis histológico como el estándar de referencia.

Los resultados de este trabajo han sido de 2.123 lesiones recogidas. De ellas, 89 (4,2 %) tenían características de invasión profunda y 91 (4,3 %) no eran resecables endoscópicamente. El sistema de clasificación NICE identificó lesiones con invasión profunda con un 58,4 % de sensibilidad (intervalo de confianza [IC] 95 %: 47,5-68,8), una especificidad del 96,4 % (IC 95 %: 95,5-97,2), un valor predictivo positivo del 41,6 % (IC 95 %: 32,9 -50,8) y un valor predictivo negativo del 98,1 %.

	Tipo I	Tipo IIA	Tipo IIB	Tipo III
Patrón vascular	• No visible	• Calibre regular • Distribución regular	• Calibre variable • Distribución irregular	• Zonas avasculares • Vasos engrosados y cortados
Patrón mucoso	• Regular oscuro o con manchas blanquecinas • Similar a la mucosa circundante	• Regular	• Irregular	• Áreas amorfas
Histología	Hiperplásico o serrado	Adenoma con displasia de bajo grado	Adenoma con displasia de alto grado o con invasión submucosa superficial	Adenoma con invasión submucosa profunda
Imagen endoscópica	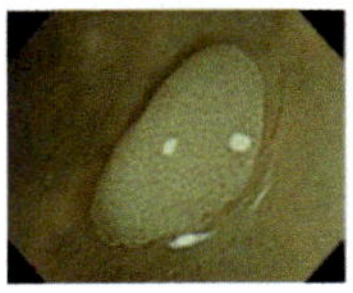	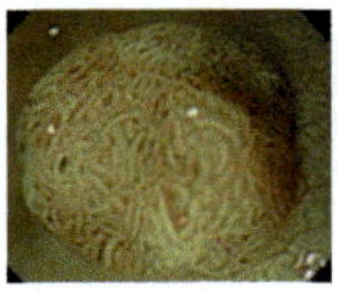	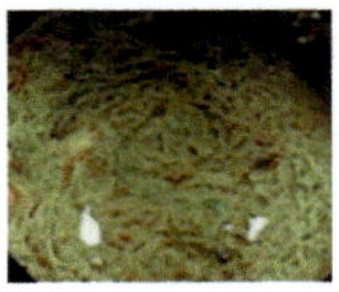	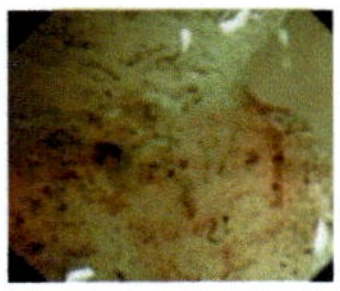

Figura 32-4. Clasificación del Japan NBI Expert Team (JNET). Adaptada de: Sano Y, Tanaka S, Kudo SE, Saito S, Matsuda T, Wada Y, et al. Narrow-band imaging (NBI) magnifying endoscopic classification of colorectal tumors proposed by the Japan NBI Expert Team. Dig Endosc. 2016;28(5):526-33.

Tabla 32-3. Clasificación NBI International Colorectal Endoscopic (NICE)

	NICE I	NICE II	NICE III
Color	Igual o más claro que el fondo	Más oscuro que el fondo	Marrón/marrón oscuro, a veces con áreas parcheadas blancas
Vasos	Ninguno o vasos aislados atravesando la lesión	Vasos marrones rodeando estructuras blancas	Áreas de vasos interrumpidos o ausentes
Patrón de superficie	Puntos oscuros o blancos de tamaño uniforme, o ausencia homogénea de patrón	Estructuras ovales, tubulares o ramificadas blancas rodeadas de vasos marrones	Patrón de superficie amorfo o ausente
Histología más probable	Hiperplásico o adenoma serrado	Adenoma	Tumor invasor submucoso

Es interesante destacar que la morfología pediculada, la ulceración, las áreas deprimidas o el tipo mixto nodular fueron las principales características que afectaron a la precisión de la identificación.

Este es un trabajo realizado en Occidente por endoscopistas occidentales y en condiciones de la vida real, por lo que se deben tener muy en cuenta sus resultados a la hora de definir la práctica clínica habitul.

ESTUDIO MORFOLÓGICO DE LA LESIÓN

Cualquier endoscopista que lleve tiempo realizando polipectomías sabe que el aspecto morfológico de las lesiones muchas veces ya hace sospechar de su benignidad o malignidad; así, hay lesiones que claramente son malignas según su aspecto endoscópico y otras que resultan sospechosas.

Hay que apoyarse en lo que se conoce del grado de invasión submucosa esperable de las lesiones colónicas para decidir, junto con los hallazgos del estudio óptico de la lesión, la actitud más adecuada que se debe tomar.

> ! Las lesiones colónicas se pueden clasificar morfológicamente según la clasificación de París (Fig. 32-6) o según la clasificación de Kudo de las lesiones de extensión lateral (LST, por sus siglas en inglés).

Las lesiones colorrectales elevadas que alcanzan un diámetro lateral grande (>10 mm) sin aumentar su altura o protuberancia por encima de la mucosa se denominan *tumores de propagación terminal* y tienden a tener una naturaleza bastante benigna a pesar de su gran tamaño. Además, se dispone de muchos datos que permiten inferir la potencial invasión de la submucosa en estas lesiones.

> ! La clasificación LST se divide en cuatro categorías: LST granulares (homogéneas y no homogéneas) y no granulares (planas y seudodeprimidas), y el riesgo de invasión en profundidad es radicalmente diferente entre ellas (Fig. 32-7).

Se sabe que para lesiones LST-G (0-IIA de París), el riesgo de invasión submucosa es muy bajo, de únicamente el 0,5 %.

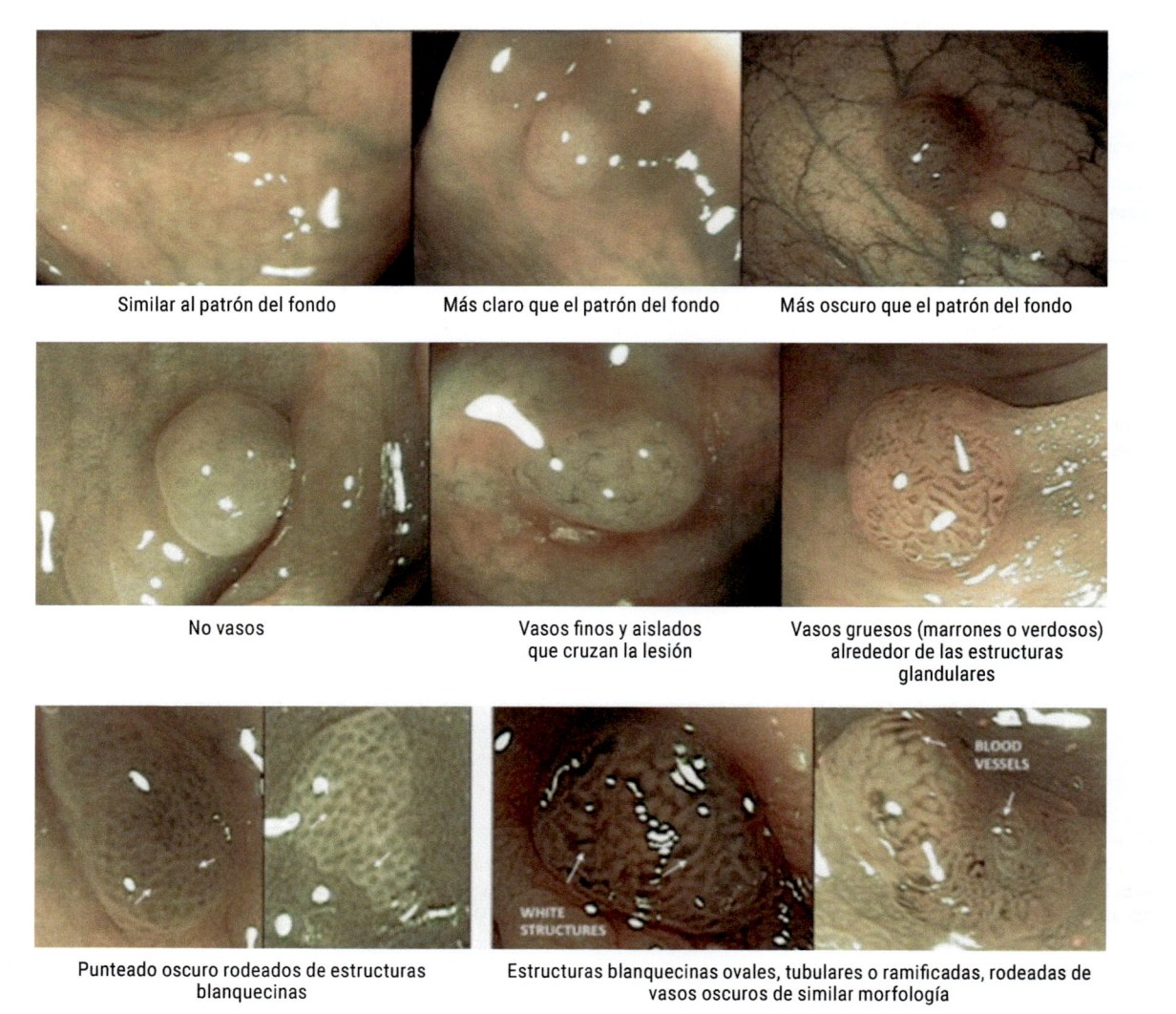

Similar al patrón del fondo   Más claro que el patrón del fondo   Más oscuro que el patrón del fondo

No vasos   Vasos finos y aislados que cruzan la lesión   Vasos gruesos (marrones o verdosos) alrededor de las estructuras glandulares

Punteado oscuro rodeados de estructuras blanquecinas   Estructuras blanquecinas ovales, tubulares o ramificadas, rodeadas de vasos oscuros de similar morfología

Figura 32-5. Aspecto endoscópico de la clasificación NBI International Colorectal Endoscopic (NICE).

Para lesiones LST-NG planas (0-IIA, 0-IIB de París), el riesgo de invasión submucosa es del 4,9 %, para LST-granular mixto (0-IIA0 +Is de París) es del 10,5 %, y por último, para lesiones LST-NG deprimidas (0-IIA +IIC de París) es del 31,6 % (**Fig. 32-8**).

En la **figura 32-9**, se sumariza la prevalencia de subtipos endoscópicos de tumor de propagación lateral y tasas de invasión submucosa. LST-NG-PD, LST seudodeprimida no granular; LST-G-H, LST granular homogénea; LST-NG-FE, LST elevada no plana granular, y LST-G-NM, LST granular nodular mixta.

TRATAMIENTO ENDOSCÓPICO DEL CÁNCER COLÓNICO PRECOZ

Como se ha visto, el primer paso de un correcto tratamiento de una lesión colorrectal es hacer el mejor diagnóstico posible de ésta. Una vez inferido el riesgo de infiltración submucosa, se puede decidir cuál es la necesidad real de resecar la lesión en bloque.

La guía de la Sociedad Europea de Endoscopia Gastrointestinal (ESGE), publicada en 2017, recomienda la polipectomía con asa fría para resecar los pólipos pequeños (de tamaño ≤5 mm), ya que esta técnica presenta tasas altas de resección completa, una muestra de tejido adecuada para histología y tasas bajas de complicaciones (evidencia de alta calidad, fuerte recomendación). Igualmente, la guía ESGE sugiere la polipectomía con asa fría para pólipos sésiles de 6 a 9 mm de tamaño debido a su perfil de seguridad superior, aunque hay una falta de pruebas que comparen la eficacia con la polipectomía en caliente (evidencia de calidad moderada, recomendación débil).

La técnica correcta de la polipectomía en asa fría consiste en posicionar un asa de diatermia de pequeño tamaño (10 a 15 mm), preferentemente de consistencia rígida, abarcar una pequeña porción de tejido sano alrededor el pólipo, aspirar el aire del colon y cerrar el asa completamente cortando la lesión.

Existen en el mercado asas específicamente diseñadas para la técnica en asa fría, algunas de ellas con enganche para la fuente de diatermia por si finalmente no se puede cortar en

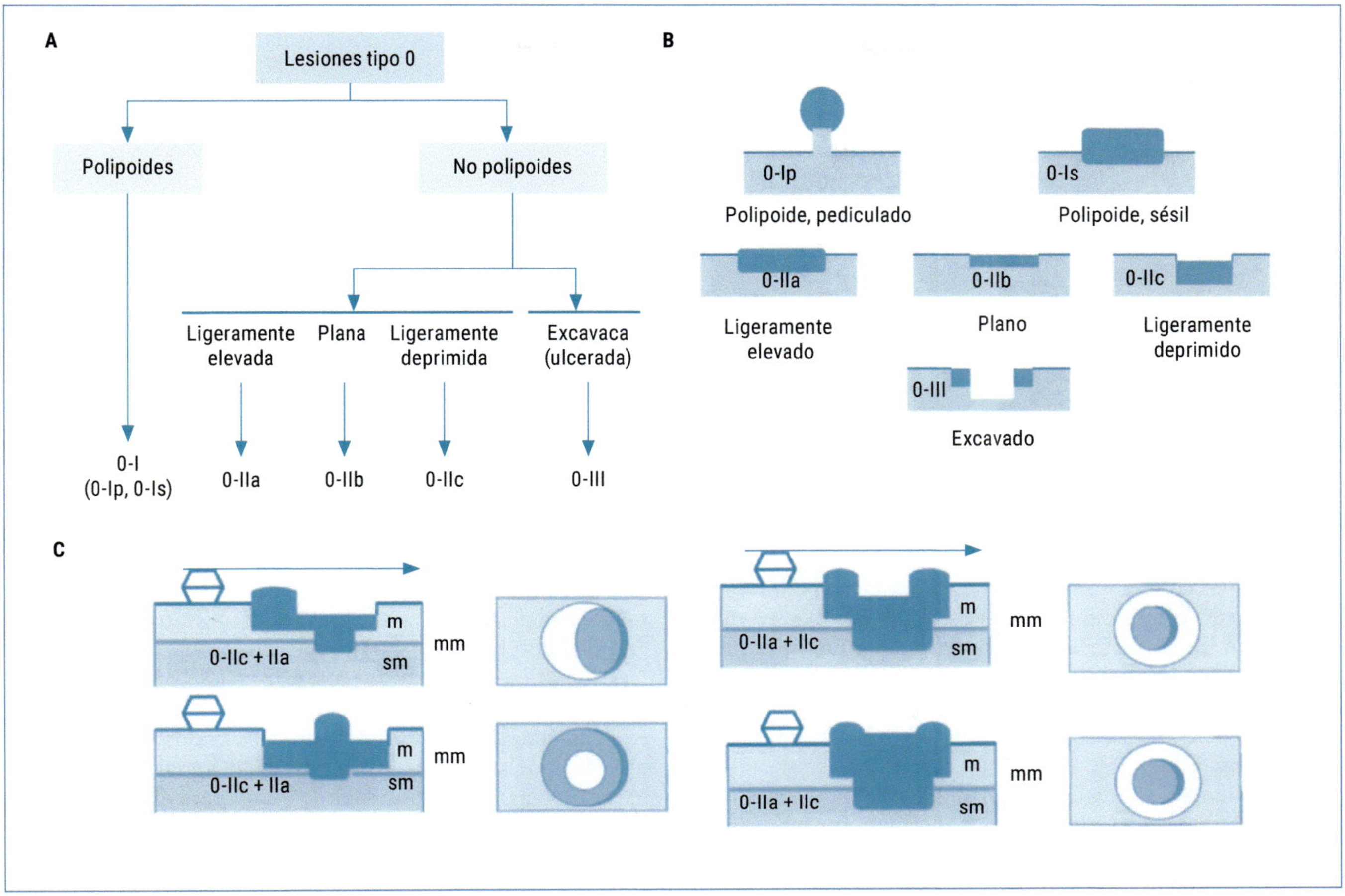

A

Lesiones tipo 0

Polipoides → 0-I (0-Ip, 0-Is)

No polipoides
- Ligeramente elevada → 0-IIa
- Plana → 0-IIb
- Ligeramente deprimida → 0-IIc
- Excavaca (ulcerada) → 0-III

B

0-Ip — Polipoide, pediculado

0-Is — Polipoide, sésil

0-IIa — Ligeramente elevado

0-IIb — Plano

0-IIc — Ligeramente deprimido

0-III — Excavado

C

0-IIc + IIa

0-IIc + IIa

0-IIa + IIc

0-IIa + IIc

Figura 32-6. Clasificación de París para neoplasias digestivas. **A)** Lesiones tipo 0 con morfología superficial. **B)** Lesiones tipo 0: polipoides (0-Ip, 0-Is), no polipoides (0-IIa, 0-IIb y 0-IIc), no polipoides y excavadas (0-III). **C)** Diversos tipos de patrones combinados de lesiones ligeramente elevadas y deprimidas.

frío la lesión, con las que se obtienen mejores resultados que utilizando asas de pequeño tamaño de polipectomía caliente para usarlas en frío.

La polipectomía en asa fría tiene unas tasas de sangrado diferido y perforación inferiores a la polipectomía convencional con asa caliente, y recientemente se está acumulando evidencia de que es una técnica muy adecuada para resecar de forma fraccionada las lesiones serradas colónicas (que tienen unos índices de invasión a la mucosa prácticamente inexistentes), con unos resultados y un perfil de seguridad muy ventajosos.

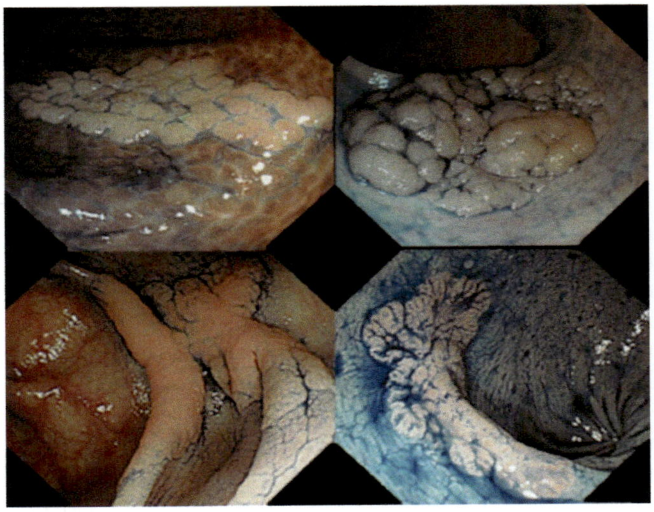

Figura 32-7. Tipos de lesiones de extensión lateral.

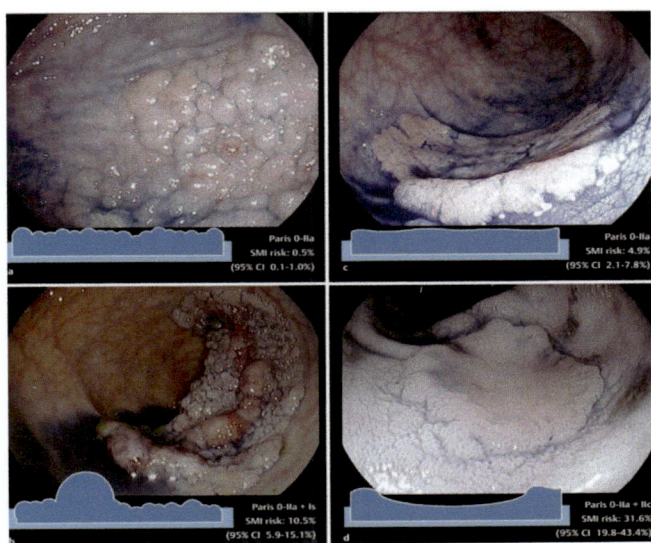

Figura 32-8. Riesgo de invasión submucosa en cada subtipo de la clasificación de lesiones de extensión lateral.

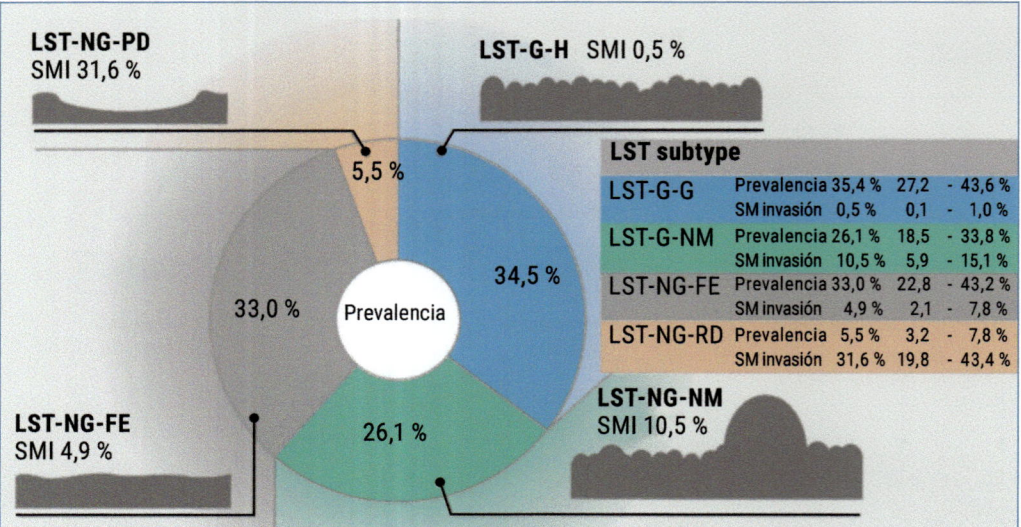

Figura 32-9. Prevalencia de subtipos de Kudo LST endoscópicos y riesgo de SMI.LST: tumores de expansión lateral; SMI: invasion submucosa.

LST subtype			
LST-G-G	Prevalencia 35,4 %	27,2	- 43,6 %
	SM invasión 0,5 %	0,1	- 1,0 %
LST-G-NM	Prevalencia 26,1 %	18,5	- 33,8 %
	SM invasión 10,5 %	5,9	- 15,1 %
LST-NG-FE	Prevalencia 33,0 %	22,8	- 43,2 %
	SM invasión 4,9 %	2,1	- 7,8 %
LST-NG-RD	Prevalencia 5,5 %	3,2	- 7,8 %
	SM invasión 31,6 %	19,8	- 43,4 %

Se sugiere la polipectomía caliente (con o sin inyección submucosa) para la resección de pólipos sésiles de 10 a 19 mm de tamaño. En la mayoría de los casos, la lesión térmica profunda es un riesgo potencial y, por lo tanto, debe considerarse seriamente la inyección submucosa antes de la polipectomía caliente para lesiones planas (evidencia de baja calidad, fuerte recomendación).

Para lesiones de tamaño superior a 20 mm, la guía europea recomienda hacer uestudio detallado de la lesión para descartarel riesgo de invasión profunda. En caso de no poder hacerlo, se recomienda remitir el caso a un centro especializado para resecar la lesión, y aconseja realizar una técnica que garantice una resección R0 en bloque en lesiones sospechosas de carcinoma invasivo de la mucosa o submucosa, ya sea cirugía o DSE.

> 💡 También recomienda, y este punto les parece a los autores fundamental, que los pólipos sin características de invasión submucosa profunda no se deberían enviar a cirugía sin consultar a un centro experto en endoscopia avanzada para que se evalúe su resecabilidad endoscópica (evidencia de baja calidad, fuerte recomendación).

Con mucha frecuencia, en las unidades de endoscopia avanzada se ven lesiones que se han remitido a tratamiento quirúrgico por considerarse no resecables endoscópicamente (generalmente por su tamaño, localización o enfrentamiento) y que son remitidas por el cirujano para reevaluar el caso. En más de un 80 % de los casos, estos pólipos se pueden tratar endoscópicamente con técnicas de endoscopia avanzada como disección o mucosectomía *underwater*.

> A los autores les parece crucial, por tanto, incidir en que las lesiones deben ser derivadas a tratamiento quirúrgico únicamente porque se sospeche que sean lesiones invasivas, no por su tamaño o la dificultad prevista para resecarlas endoscópicamente.
> Como regla general, la ESGE recomienda la mucosectomía (en bloque o en *piece-meal*) para tratar la mayoría de las lesiones si no hay datos sospechosos de infiltración submucosa.

Pero reconoce tasas de recurrencia del 16 %, que generalmente son pequeñas y resecables endoscópicamente, con una tasa de éxito final del tratamiento endoscópico del 93 %.

La guía japonesa de disección/mucosectomía publicada en 2015 da unas recomendaciones algo diferees. Antes de realizar una DSE o resección mucosa endoscópica (RME, o EMR por sus siglas en inglés) colorrectal, recomienda hacer un diagnóstico óptico de la lesión para distinguir entre adenoma y adenocarcinoma, y determinar si la lesión es benigna o maligna. Se debe no sólo evaluar y distinguir correctamente la malignidad de una lesión completa, sino también las partes carcinomatosas y adenomatosas dentro de la lesión.

La resección en bloque es deseable como tratamiento endoscópico para el carcinoma colorrectal temprano. Sin embargo, la RME fragmentada estaría permitida para algunos adenomas y lesiones de carcinoma en adenoma cuando se lleva a cabo de manera apropiada.

La forma correcta de resecar estas lesiones sería, en el menor número de fragmentos posibles, el área sospechosa de tener un mayor grado histológico, se debe resecar la primera y recuperarla antes de seguir, y por último, se debe dejar un margen de tejido sano alrededor de los fragmentos.

TÉCNICAS PARA LA RESECCIÓN EN BLOQUE DE LESIONES

Lo primero que se debe tener en cuenta es que la posibilidad de resecar en bloque por técnica de mucosectomía estándar o RME simple (elevar la lesión con una sustancia inyectada en la submucosa, abrazarla de forma completa con el asa de polipectomía y cortarla [**Fig. 32-10**]) para lesiones ≥ 20 mm es relativamente baja, y se estima entre el 16 y 48 % de las lesiones.

Además, el tamaño máximo que se estima seguro para intentar una mucosectomía en bloque para lesiones colónicas planas y sésiles es de15-20 mm para el colon proximal al ángulo esplénico, donde el riesgo de perforación es mayor, y de 20-25 mm en el sigmoide y recto.

Figura 32-10. Prevalencia de subtipos de Kudo LST endoscópicos y riesgo de SMI.LST: tumores de expansión lateral; SMI: invasión submucosa.

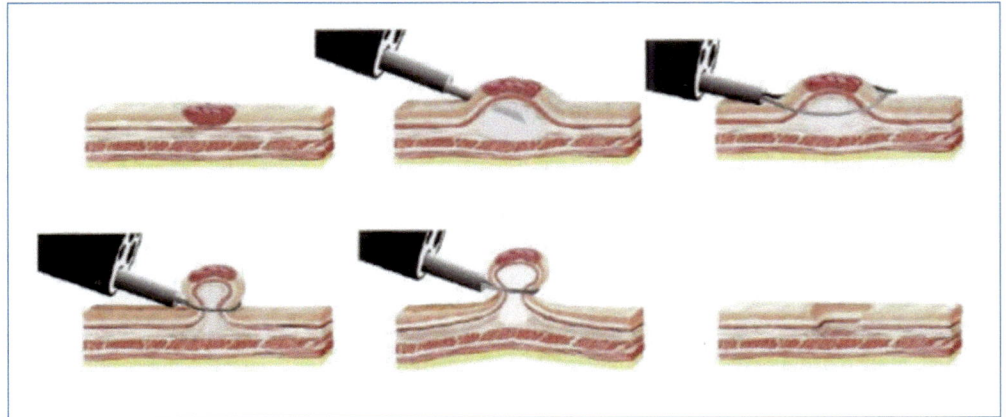

> ! Es importante completar la RME siempre en una sola sesión, ya que el empleo de más de una sesión se asocia a una mayor tasa de resecciones incompletas. La resección debe completarse con el asa de diatermia, reservando las técnicas ablativas para islotes mucosos residuales.

La escara post-RME debe revisarse de forma meticulosa para evaluar los márgenes y la integridad de la capa muscular. Por último, se recomienda realizar un tratamiento preventivo de recidiva tanto de los bordes como de posibles islotes de mucosa que pudieran haber quedado sin resecar, siempre que se sospeche la posibilidad de haber dejado tejido residual. Para esto, se puede utilizar plasma de argón o coagulación con la punta del asa (modo coagulación suave o coagulación en espray).

La RME mediante técnica de inmersión es una alternativa que puede ser de utilidad en los casos de lesiones residuales sobre escaras de resecciones previas.

La RME *underwater* ha demostrado tasas de resección en bloque del 55 % para lesiones colorrectales de 20 a 40 mm, que probablemente serán algo mejores en el futuro. Actualmente se está llevando a cabo un estudio prospectivo sobre la técnica en centros españoles.

Si es necesario resecar en bloque una lesión mayor de 20-25 mm con seguridad y eficacia, hay que plantearse otras técnicas alternativas a la mucosectomía clásica.

> ! La incisión circunferencial de las lesiones con técnicas de DSE (KAR, c-EMR, CSI-EMR o EMR-*precut*) puede permit la extensión de los límites de tamaño al tiempo que mitiga el riesgo de perforación, y puede aumentar la tasa de resección en bloque para lesiones ≥ 20 mm hasta el 64 %.
> Por último, la DSE es hoy por hoy la técnica que permite unas tasas mejores de resección en bloque (89,9 %) y de resección R0 para las lesiones colorrectales de mayor tamaño.

La DSE es la técnica que permite la extracción en bloque de lesiones mediante diferentes tipos de bisturíes. En está tecnica se realizan cortes de la mucosa en diversos momentos del procedimiento y disección de la submucosa profunda utilizando diferentes modos de coagulación. La DSE no tiene *a priori* un tamaño máximo de lesiones que se puedan resecar en bloque, y se puede considerar curativa en lesiones colorrectales en las que el carcinoma invada hasta 1.000 micras en la submucosa. No obstante, presenta unas tasas de complicación (perforación y sangrado) superiores a la mucosectomía clásica.

Un reciente metaanálisis ha comparado los resultados obtenidos con la mucosectomía clásica contra la DSE. Los resultados obtenidos se pueden ver en la **tabla 32-4**.

Destaca el hecho de que, si bien la perforación es más frecuente para la DSE, no lo es en un porcentaje que haga la técnica prohibitiva, y que los resultados en resección en bloque, sangrado y resección R0 son muy favorables para la DSE.

> ! Por último, existe un dispositivo, denominado *full-thickness resection device* (FTRD), que permite realizar una resección del espesor completo de la pared colónica y alcanzar la grasa pericólica.

El dispositivo se basa en el sobreclip Ovesco®, y consiste en un capuchón de plástico transparente que va montado sobre el endoscopio y que lleva un asa monofilamento precargada en él, así como un clip Ovesco igualmente montado en el exterior de éste.

Para realizar una resección con el dispositivo, se debe traccionar de la lesión con una pinza de agarre e introducirla completamente en el *cap*. Se libera el clip e inmediatamente se cierra el asa monofilamento, y por último, se corta la lesión usando corriente de corte pura, sin dejar de traccionar de ésta.

No se debe aspirar la lesión en el capuchón en ningún caso porque existe riesgo de introducir pared colónica sana dentro del capuchón y crear una perforación de ésta al cerrar el asa.

Tabla 32-4. Resultados de disección submucosa endoscópica frente a resección mucosa endoscópica

	Resección en bloque	Resección R0	Perforación	Sangrado
Disección endoscópica	89,4 %	79,6 %	4,9 %	1,9 %
Mucosectomía	34,9 %	36,2 %	0,9 %	2,9 %

L resección de espesor completo de la pared puede ser muy interesante en lesiones que son muy complejas de tratar con técnicas convencionales, como recidivas de lesiones previamente tratadas, lesiones excavadas o con signo de no elevación mucosa tras la inyección.

En un estudio recientemente publicado, se observó que se lograba una tasa de resección R0 del 71 %, con unas tasas de resección de espesor total del 80,36 %, con una baja incidencia de complicaciones. El tamaño de las lesiones resecadas fue de 20,2 ± 5,5 mm. La técnica puede ser muy útil para lesiones de otra forma complejas de enfrentar, siempre que presenten un tamaño inferior a los 30 mm, ya que la media real de tamaño que se puede resecar en bloque ronda los 25 mm.

PUNTOS CLAVE

- El primer paso de un correcto tratamiento de una lesión colorrectal es hacer el mejor diagnóstico posible de ésta. Una vez inferido el riesgo de infiltración submucosa, se puede decidir cuál es la necesidad real de resecar la lesión en bloque o en fragmentos.
- El uso de las clasificaciones morfológicas básicas debe ser un estándar para cualquier endoscopista.
- Existen diversas opciones de tratamiento para el tratamiento de las lesiones de gran tamaño. Como norma general, la RME es suficiente en un gran número de lesiones. La DSE debe indicarse para lesiones con sospecha de invasión submucosa o en determinadas localizaciones o condiciones como la fibrosis.
- Ante la falta de medios técnicos o personales que impidan un correcto tratamiento de las neoplasias precoces colorrectales, la mejor opción es la consulta o derivación con un compañero experto/centro de referencia.

BIBLIOGRAFÍA

Albéniz E, Pellisé M, Gimeno AZ, Lucendo AJ, Alonso PA, Herreros A, et al. Guía clínica para la resección mucosa endoscópica de lesiones colorrectales no pediculadas. Rev Esp Enferm Dig. 2018;110(3):179-94.

Arezzo A, Passera R, Marchese N, Galloro G, Manta R, Cirocchi R. Systematic review and meta-analysis of endoscopic submucosal dissection vs endoscopic mucosal resection for colorectal lesions. United European Gastroenterology Journal. 2016; 4(1):18-29.

Bogie RMM, Veldman MHJ, Snijders LARS, Winkens B, Kaltenbach T, Masclee AAM, et al. Endoscopic subtypes of laterally spreading tumors (LSTs) and the risk of submucosal invasion: a meta-analysis. Endoscopy. 2018;50:263-82.

Eleftheriadis N, Inoue H, Ikeda H, Onimaru M, Yoshida A, Maselli R, et al. Definition and Staging of Early Esophageal. Gastric and ColorectalCancer. 2014;7:161-78.

Ferlitsch M, Moss A, Hassan C, Bhandari P, Dumonceau JM, Paspatis G, et al. Colorectal polypectomy and endoscopic mucosal resection (EMR): European Society of Gastrointestinal Endoscopy (ESGE) Clinical Guideline Endoscopy. 2017; 49(3):270-97.

Katagiri A, Fu KI, Sano Y, Ikematsu H, Horimatsu T, Kaneko K, et al. Narrow band imaging with magnify-ing colonoscopy as diagnostic tool for predicting histology of early colorectal neoplasia. Aliment Pharmacol Ther. 2008;27:1269-74.

Kudo SE. Early colorectal cancer: detection of depressed types of colorectal carcinoma. 1a ed. Tokyo: Igaku-Shoin; 1996. p. 81-93.

Puig I, López-Cerón M, Arnau A, Rosiñol Ò, Cuatrecasas M, Herreros-de-Tejada A, et al. Accuracy of the Narrow-Band Imaging International Colorectal Endoscopic Classification System in Identification of Deep Invasion in Colorectal Polyps. Gastroenterology. 2019;156:75-87.

Richter-Schrag HJ, Walker C, Thimme R, Fischer A. [Full thickness resection device (FTRD). Experience and outcome for benign neoplasms of the rectum and colon]. Chirur. 2016;87:316-25.

Sano Y, Tanaka S, Kudo SE, Saito S, Matsuda T, Wada Y, et al. Narrow band imagin (NBI) magnifying endoscopic classification of colorectal tumors proposed by the Japan NBI expert Team. Digestive endoscopy. 2016;28:-33.

Schlemper RJ, Kato Y, Stolte M. Review of histological classifications of gastrointestinal epithelial neoplasia: differences in diagnosis of early carcinomas between Japanese and Western pathologists.J Gastroenterol.2001;36(7):-56.

TajimaY, Nakanishi Y, Ochiai A, Tachimori Y, Kato H, Watanabe H, et al. Histopathologic findings predicting lymph node metastasis and prognosis of patients withsuperficialesophageal carcinoma: analysis of 240 surgically resected tumors.Cancer.2000;88(6):1285-93.

Tanaka S, Kashida H, Saito Y, Yahagi N, Yamano H, Saito S, et al. JGES guidelines for colorectal endoscopic submucosal dissection/endoscopic mucosal resection. Digestive Endoscopy. 2015;27:417-34.

Tate DJ, Awadie H, Bahin FF, Desomer L, Lee R, Heitman SJ, et al. Wide-field piecemeal cold snare polypectomy of large sessile serrated polyps without a submucosal injection is safe.Endoscopy.2018;50:248-52.

Uraoka T, Saito Y, Matsuda T, Ikehara H, Gotoda T, Saido D, et al. Endoscopic indications for endoscopic mucosal resection of laterally spreading tumours in the colorectum. Gut. 2006; 55(11):1592-7.

Wada Y, Kudo SE, Kashida H, Ikehara N, Inoue H, Yamamura F, et al.Diagnosis of colorectal lesions with the magnifying narrow-band imaging system. Gastrointest Endosc.2009;70(3):522-31.

Prevención y tratamiento de las complicaciones del colon

33

M. Fraile González y M. Rullán Iriarte

OBJETIVOS

- Conocer las potenciales complicaciones de una colonoscopia diagnóstica y terapéutica.
- Identificar los factores de riesgo asociados a complicaciones en cada procedimiento y paciente.
- Adoptar las medidas preventivas recomendadas por las principales sociedades de endoscopia digestiva para disminuir el riesgo de complicaciones.
- Establecer el riesgo de sangrado de forma individualizada para realizar un manejo preprocedimiento o posprocedimiento endoscópico, especialmente en relación con el manejo de tratamientos antiagregantes o anticoagulantes.
- Ser capaces de reconocer y diagnosticar las complicaciones, aplicando el tratamiento indicado en cada caso.

INTRODUCCIÓN

La colonoscopia es un procedimiento invasivo que conlleva un riesgo de complicaciones. Las más relevantes son la hemorragia y la perforación, que son más frecuentes si se realizan procedimientos terapéuticos (polipectomía, resección mucosa [RME], disección submucosa endoscópica [DSE], dilataciones o colocación de prótesis). Otras complicaciones mayores son el síndrome pospolipectomía y los episodios cardiovasculares en relación con la sedación.

El objetivo de este capítulo es conocer las medidas preventivas recomendadas frente a estas complicaciones según las guías nacionales e internacionales (europea y americana, fundamentalmente) y cómo proceder en caso de que estas se produzcan.

La endoscopia terapéutica de pólipos grandes o complejos conlleva un mayor riesgo de complicaciones que una colonoscopia diagnóstica. La seguridad del paciente es fundamental, y se debe disponer de los medios adecuados para hacer frente a las complicaciones mayores como el sangrado y la perforación, incluyendo la disponibilidad de transfusión sanguínea, acceso a tomografía computarizada y a un equipo quirúrgico.

Además de las complicaciones por técnicas terapéuticas, pueden ocurrir complicaciones derivadas de la propia colonoscopia, la preparación intestinal previa, la sedación o el cese de tratamientos antiagregantes o anticoagulantes en caso de tomarlos.

La mortalidad global atribuida específicamente a la colonoscopia es de 3/100.000, en un metaanálisis que incluye más de un millón de colonoscopias.

HEMORRAGIA

El sangrado es una de las complicaciones más frecuentes y potencialmente graves.

 Tras procedimientos frecuentes como polipectomías o resecciones mucosas, los criterios más aceptados que definen la hemorragia significativa son rectorragia o hematoquecia evidente, disminución del valor de hemoglobina en sangre > 2 g/dL o de la presión arterial > 20 mmHg, o aumento de la frecuencia cardíaca > 20 % de la basal.

Según el momento en el que sucede, se clasifica en dos o tres subtipos según diferentes autores; sin embargo, no hay criterios claramente estandarizados. Los subtipos son:

- Intraprocedimiento o inmediata: la que ocurre durante el procedimiento, generalmente considerada significativa si dura más de 30-60 segundos o requiere tratamiento endoscópico. Podría hacerse una subclasificación en función de datos endoscópicos objetivos y la duración de ésta (grado 1: autolimitado 60 ssegundos; grado 2: sangrado babeante que cede en más de 60 segundos espontáneamente; grado 3: sangrado babeante que requiere tratamiento endoscópico; grado 4: sangrado arterial).
- Precoz: se produce en las primeras 24 horas tras la endoscopia.
- Diferida: la que sucede tras el alta de la unidad de endoscopia o de las 24 primeras horas hasta los 30 días.

La hemorragia, tanto intraprocedimiento como diferida, tras polipectomía o resección mucosa endoscópica (RME) es la complicación mayor más frecuente; el riesgo depende fundamentalmente de la morfología, el tamaño y la localización de la lesión, así como de los tratamientos antiagregantes o anticoagulantes y su comorbilidad.

En las polipectomías, la incidencia depende sobre todo del tamaño y la morfología de la lesión, de ahí que se recomienden distintas técnicas para resecarlas. Como se comentará más adelante, como medida de prevención es fundamental conocer la técnica más indicada en cada caso.

En un ensayo clínico aleatorizado de resección de pólipos menores de 10 mm en pacientes anticoagulados, el sangrado intraprocedimiento fue del 23 frente al 5,7 % ($p = 0,042$), y el diferido que requirió hemostasia 14 frente al 0 % ($p = 0,027$) utilizando asa caliente y asa fría (es decir, sin sistema de electrocoagulación), respectivamente, sin diferencias en la recuperación completa del pólipo. En otro ensayo con 80 pacientes con pólipos ≤8 mm no hubo sangrados significativos con asa fría o caliente, pero en el grupo que se usó asa caliente los síntomas abdominales tras la endoscopia fueron significativamente más frecuentes (20 frente al 2,5 %) y el tiempo del procedimiento más largo. Los pólipos pediculados grandes tienen mayor riesgo de sangrado pospolipectomía por la presencia de vasos sanguíneos en el pedículo, sobre todo los mayores de 10 mm, con pedículo de >5 mm, localizados en colon derecho y con presencia de células malignas.

Tras resecciones mucosas en el colon, se ha descrito una incidencia de hemorragia intraprocedimiento del 3,4 al 24 %, con mayor riesgo asociado a mayor tamaño de la lesión (3-4 cm), morfología de tipo 0-IIa+Is de la clasificación de París y la histología con componente velloso o tubulovelloso. La hemorragia precoz ocurre del 1 al 11 %, y la diferida hasta en el 9,7 %. Se han descrito como factores de riesgo de hemorragia diferida post-RME, la localización en colon proximal, el mayor tamaño de la lesión, la hemorragia intraprocedimiento, el uso de unidades electroquirúrgicas no controladas por microprocesador, hipertensión arterial, mayor edad del paciente (> 75 años) y la toma de ácido acetilsalicílico o anticoagulantes.

La hemorragia post-RME clínicamente significativa es aquella que ocurre en los siguientes 30 días y precisa atención en urgencias, hospitalización o intervención (repetir endoscopia, angiografía o cirugía). Tiene una incidencia del 6-7 % en lesiones ≥ 2 cm.

La incidencia media de hemorragia tras DSE de lesiones colorrectales es del 2 %, pero existe una gran variabilidad según las series (se han reportado porcentajes de hasta un 13,9 % de sangrado diferido), sobre todo dependiendo de si se realizan en centros de referencia en países orientales o en occidentales, donde ciertamente cada vez se realiza un mayor número de procedimientos y se va adquiriendo más experiencia en la técnica.

El factor de riesgo más consistente de sangrado es la localización rectal (OR: 4,2-10,2 frente a colon), a diferencia de tras polipectomía o RME, que es la localización proximal, lo que orienta a un posible mecanismo del sangrado diferido distinto. Se postula la mayor vascularización y mayor presión/distensión intraluminal.

La mayoría de los sangrados tras RME y DSE suceden en las primeras 48 horas (el 76 % en caso de la DSE en las primeras 24 horas), por lo que parece razonable la observación en régimen de ingreso durante 24-48 horas de los pacientes de alto riesgo de sangrado o en aquellos con más difícil acceso al hospital. No hay recomendaciones establecidas respecto a la posibilidad de observación ambulatoria, aunque se hayan aplicado medidas preventivas como el uso de hemoclips tras la resección.

 La hemorragia es una complicación potencialmente grave. En procedimientos terapéuticos de alto riesgo (RME de lesiones > 40 mm, DSE) la incidencia de sangrado diferido puede llegar al 10-15 %.

En la gran mayoría de las series, la mortalidad por esta complicación es nula, si bien puede llegar a consumir muchos recursos (endoscopias, procedimientos de radiología intervencionista, transfusiones, cirugías o ingreso hospitalario).

Prevención de la hemorragia

Es básico conocer las técnicas de polipectomía o resección, las recomendaciones actuales y las posibles medidas preventivas que se deben aplicar en cada caso.

 Es fundamental realizar la técnica de resección indicada en cada tipo de lesión correctamente para minimizar el riesgo de complicaciones, lo que incluye aplicar las medidas preventivas que han demostrado eficacia en polipectomía, RME y DSE.

Técnica correcta

Las guías europeas recomiendan la *polipectomía* de pólipos menores de 6 mm con asa, aceptando que aquellos de 1-3 mm se resequen con pinza si la técnica con asa resulta complicada.

 No se deberían usar pinzas calientes de biopsia por las altas tasas de resección incompleta o muestras inadecuadas para análisis anatomopatológico, además de alto riesgo de complicaciones por quemadura profunda y sangrado diferido.

También se recomienda tratar con asa fría las lesiones de 6-9 mm, aunque la calidad de la evidencia es moderada y la recomendación débil.

La resección *underwater* parece tener un perfil de seguridad similar respecto a la resección convencional, tanto para hemorragia como para perforación.

Se recomienda la resección de los pólipos de 10 a 19 mm con asa caliente, valorando además la posibilidad de inyección submucosa para disminuir el daño térmico, aunque no está establecido qué sustancia es la más adecuada para ello.

Respecto a los pólipos pediculados, debería realizarse la polipectomía con asa caliente, inyectando adrenalina diluida 1:10.000 previamente y añadiendo una técnica de hemostasia mecánica (clips, lazos hemostáticos) si el tallo es >1 cm de grosor o la cabeza del pólipo > 2 cm, como demostraron dos estudios prospectivos aleatorizados. La sociedad europea se posiciona en contra del uso de corriente de corte puro para las polipectomías de pólipos pediculados por el riesgo de sangrado inmediato.

- Resección mucosa endoscópica: para esta técnica se han descrito distintos métodos con el propósito de prevenir el sangrado tanto inmediato como diferido, con distinta eficacia.
  - Inyección submucosa: la inyección de adrenalina diluida (1:10.000) en suero fisiológico ha demostrado disminuir la incidencia de hemorragia intraprocedimiento y precoz, pero no la diferida. Sin embargo, en dos series se ha asociado el riesgo de sangrado diferido al intraprocedimiento, con lo que la utilidad preventiva respecto a la hemorragia diferida no está claramente definida. La solución con dextrosa al 50 %, ácido hialurónico y glicerol, entre otros, ha demostrado ser más efectiva que la solución salina para producir una elevación submucosa más prolongada, pero no para reducir el riesgo de complicaciones. Se tiende a evitar el uso de inyecciones con adrenalina, que pueden producir isquemia tisular, y para facilitar la visualización de vasos sangrantes que se puedan tratar en el mismo procedimiento.
  - La coagulación profiláctica de vasos visibles con argón plasma o pinzas tras la RME en colon no ha demostrado reducir la incidencia de hemorragia diferida.
  - Aplicación profiláctica de clips: en los últimos años, la colocación de clips en la escara de resección como profilaxis de sangrado ha sido controvertida. Tres metaanálisis recientes establecen que este procedimiento reduce el sangrado diferido clínicamente significativo un 40-50 % en lesiones colónicas no pediculadas ≥ 2 cm de colon derecho o transverso. En consecuencia, la US Multi-Society Task Force on Colorectal Cancer recomienda el cierre de la escara con clips en este escenario, teniendo en cuenta que técnicamente no se consigue en aproximadamente un tercio de los casos.

- Un análisis reciente sugiere que es coste-efectivo en pacientes con alto riesgo de sangrado diferido. Este riesgo se puede establecer con un modelo predictivo (GSEED-RE2, **Fig. 33-1**) que incluye cuatro variables: localización proximal, mayor tamaño de la lesión, tratamiento antiagregante o anticoagulante y comorbilidad mayor. Según un análisis económico, el uso de clips tras resección de pólipos de 10-15 mm es coste-efectivo en pacientes que deben volver a tomar anticoagulantes o antiagregantes (no ácido acetilsalicílico).
  - Geles o polvos hemostáticos: aunque parecen un método prometedor, actualmente no se dispone de evidencia que apoye su uso; podrían considerarse en escaras de sangrado en las que se plantea cierre con clips, pero no es posible técnicamente.

- Disección submucosa endoscópica: esta técnica, que cada vez se realiza con más frecuencia en los países occidentales, está indicada en lesiones de crecimiento lateral (LST, *laterally spreading tumors*) no granulares mayores de 2 cm, LST mixtos mayores de 3 cm o lesiones que presenten fibrosis de la submucosa, sin sospecha de infiltración profunda. Este procedimiento conlleva un mayor riesgo de complicaciones.
  - Inyección submucosa: en cuanto a la hemorragia, al igual que en la mucosectomía, la adición de adrenalina al líquido de elevación submucosa puede disminuir la incidencia de hemorragia precoz, aunque no evita la utilización de una técnica precisa para coagular los vasos visibles de la submucosa. No se ha demostrado una solución de inyección submucosa que claramente disminuya la tasa de sangrado respecto a otras.
  - Bisturís: no se han identificado diferencias entre el *needle-knife* y el *iT- knife* en cuanto a complicaciones, aunque el *hybrid knife* parece que, al simplificar la disección, puede disminuir el tiempo y las complicaciones asociadas.
  - Coagulación: para la hemostasia se aconseja el empleo de accesorios con corriente bipolar o coagulación suave (*soft coagulation*). La electrocoagulación profiláctica de grandes vasos submucosos durante la DSE reduce el riesgo

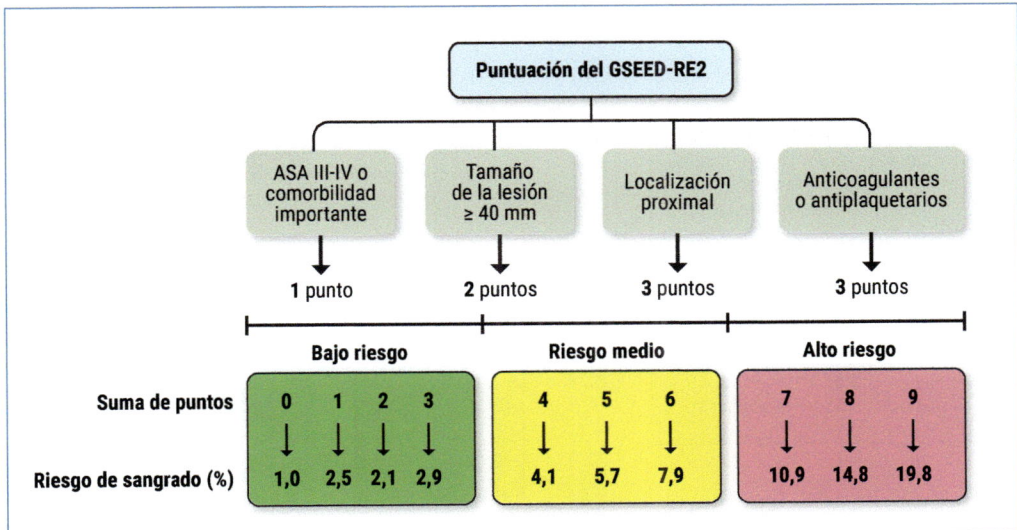

Figura 33-1. Puntuación del GSEED-RE2. ASA: clasificación de riesgo anestésico; Sociedad Americana de Anestesiología.

de hemorragia diferida hasta el 60 %, y es preferible el uso de electrocoagulación al de clips hemostáticos, que pueden dificultar continuar con el procedimiento; por lo tanto, se recomienda realizarlo de rutina. Los sangrados leves pueden ser controlados con los propios bisturís de disección, mientras que las pinzas hemostáticas son más adecuadas para tratar la hemorragia arterial.

No se puede recomendar de forma sistemática la realización de *second-look* ni el cierre del defecto mucoso para reducir el riesgo de hemorragia diferida.

No se recomienda el cierre del defecto mucoso en todos los casos; aunque se han desarrollado nuevos métodos de cierre con clips o suturas con éxito en más del 88 %, no se recomienda de rutina por falta de datos de eficacia y potencial aumento de costes y de tiempo del procedimiento.

- Electrocoagulación: se recomienda utilizar fuentes de diatermia controladas por microprocesador para conseguir cortar las lesiones con una mezcla adecuada de corte y coagulación para el tejido, con suficiente corriente de coagulación para maximizar el efecto hemostático minimizando el riesgo de perforación por daño térmico.

> ! No se aconseja utilizar corte puro para la polipectomía con asa caliente por el mayor riesgo de sangrado inmediato. Igualmente, aunque el uso de corriente de coagulación pura tiene mayor efecto hemostático, aumenta el riesgo de perforación por daño térmico en profundidad, sobre todo en el colon derecho, pudiendo aumentar las tasas de sangrado diferido.

> 💡 El uso de corriente de mezcla (corte y coagulación) controlada por microprocesador optimiza el efecto hemostático y disminuye el riesgo de perforación por daño térmico en profundidad.

Tabla 33-1. Procedimientos de bajo y alto riesgo en colonoscopias

Bajo riesgo	Alto riesgo
Colonoscopia diagnóstica +/- biopsia	Polipectomía
	Resección mucosa o disección submucosa endoscópicas
	Dilatación de estenosis
	Colocación de prótesis

Manejo del tratamiento antiagregante o anticoagulante

Los tratamientos antiagregante y anticoagulante son un factor conocido de riesgo de sangrado en procedimientos endoscópicos, sobre todo en los considerados de alto riesgo.

> 💡 Hay que establecer el balance riesgo-beneficio de la retirada o sustitución de antiagregantes o anticoagulantes, individualizando cada caso según el motivo de dicho tratamiento y el tipo de procedimiento endoscópico que se vaya a realizar.

Se recomienda un índice internacional normalizado (INR) < 1,6 y una cifra de plaquetas mayor a 50.000 para realizar terapéutica endoscópica, sobre todo si es de alto riesgo de sangrado.

De forma esquemática, e intentando aunar las recomendaciones planteadas por la sociedad europea y la americana para los procedimientos electivos, se establece, por un lado, el riesgo del procedimiento endoscópico (**Tabla 33-1**), y por otro, el motivo de tomarlo, para así determinar el momento de suspensión o sustitución de los antiagregantes o anticoagulantes (**Figs. 33-2**, **33-3** y **33-4**).

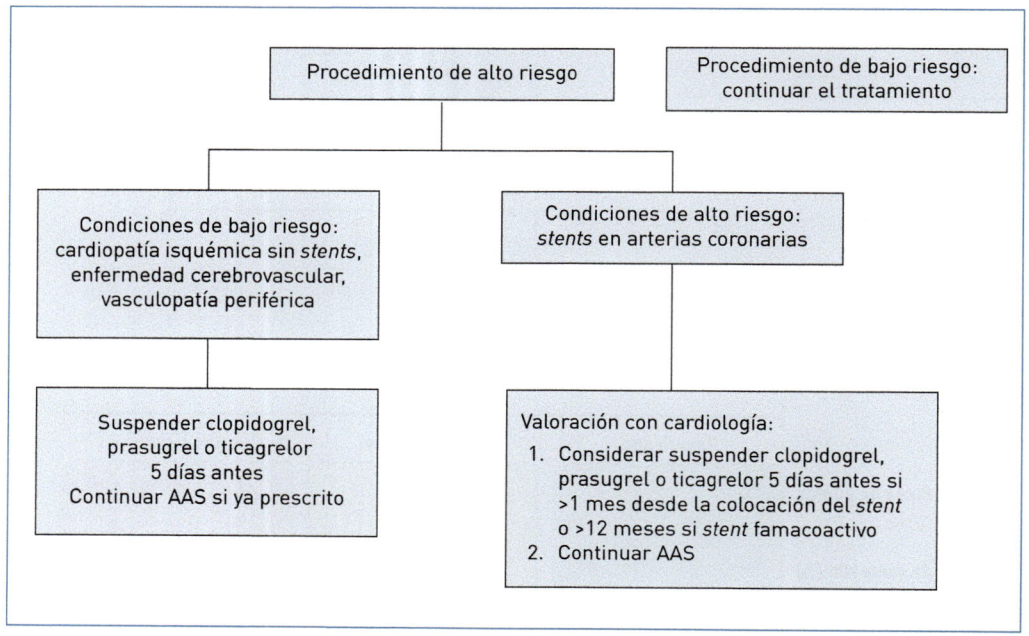

Figura 33-2. Manejo del tratamiento antiagregante: ácido acetilsalicílico, clopidogrel, prasugrel, ticagrelor. AAS: ácido acetilsalicílico.

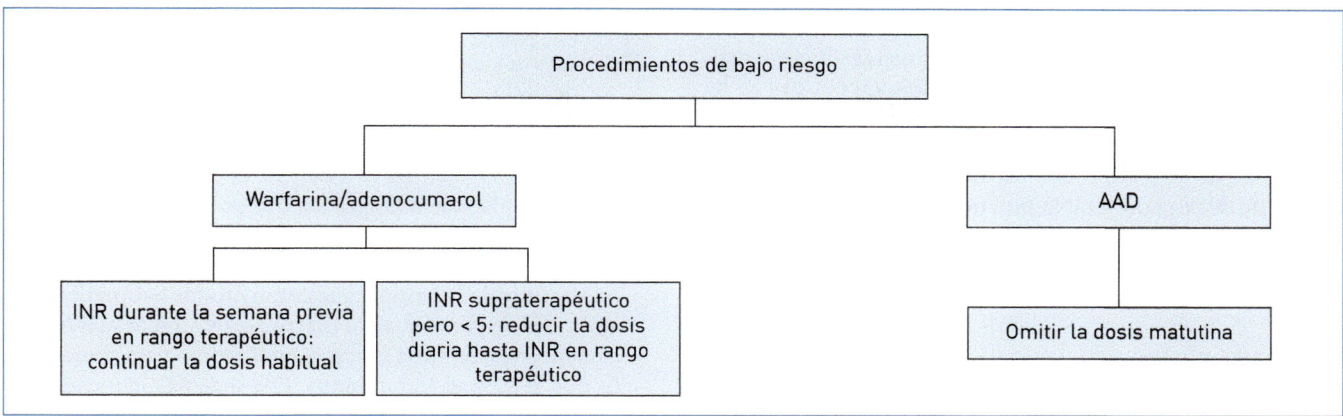

Figura 33-3. Manejo de anticoagulantes en procedimientos de bajo riesgo. AAD: anticoagulantes de acción directa; INR: índice internacional normalizado.

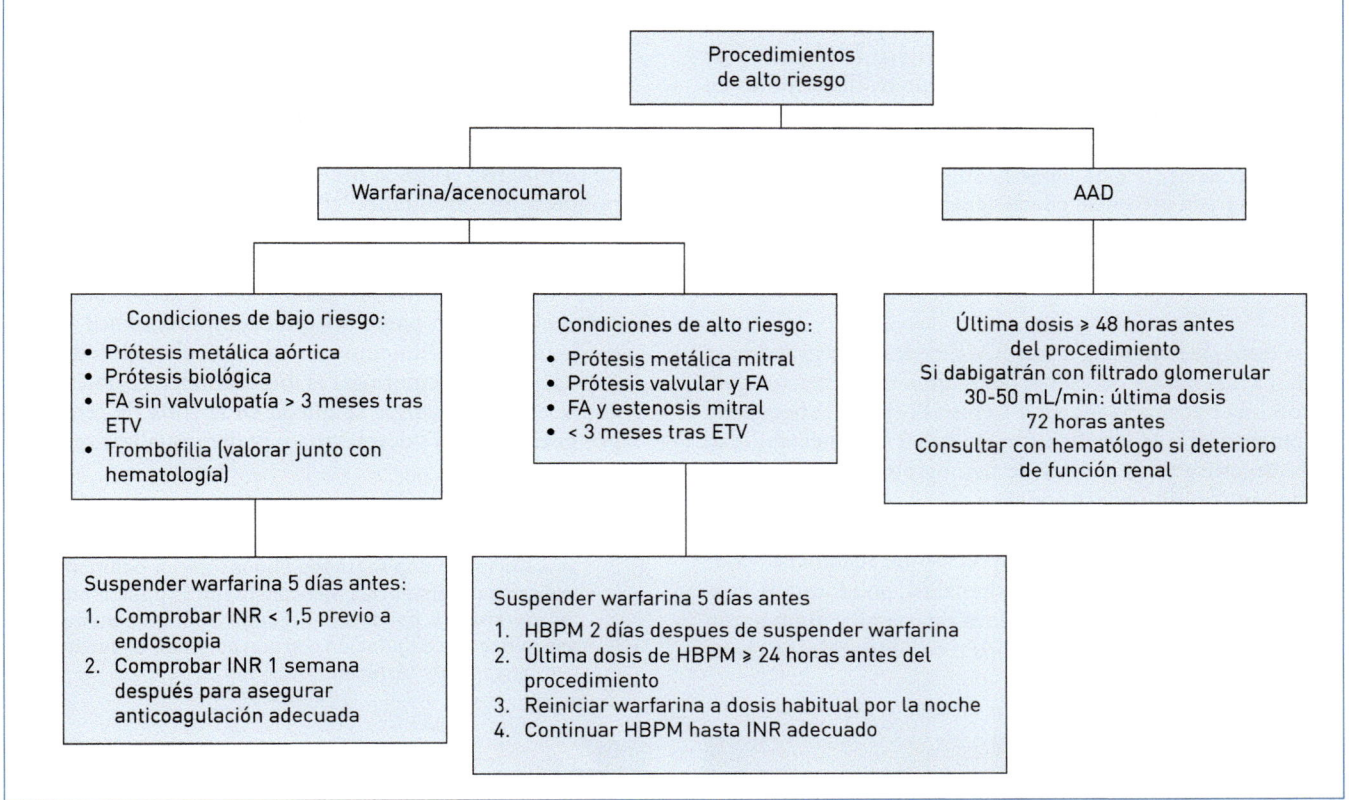

Figura 33-4. Manejo de anticoagulantes en procedimientos de alto riesgo. AAD: anticoagulantes de acción directa; ETV: enfermedad tromboembólica venosa; FA: fibrilación auricular; HBPM: heparina de bajo peso molecular; INR: índice internacional normalizado.

 Se recomienda continuar el ácido acetilsalicílico a dosis bajas salvo previo a DSE y RME de lesiones > 2 cm, valorando individualmente el balance riesgo-beneficio.

El índice CHA2DS2-VASc de 0 a 9 considera el riesgo tromboembólico de insuficiencia cardíaca congestiva (1 punto), hipertensión (1 punto), edad ≥ 75 años (2 puntos), diabetes (1 punto), infarto (2 puntos), enfermedad vascular (infarto agudo de miocardio previo, arteriopatía periférica o placa aórtica), edad 65-74 años (1 punto) y sexo femenino (1 punto). Cuanta más puntuación, más riesgo de eventos tromboembólicos; una puntuación ≥ 2 ya se considera alto riesgo (> 2,2 %/año) y se suele recomendar terapia puente con heparina de bajo peso molecular; no obstante, existe un ensayo clínico aleatorizado con más de 1.800 pacientes con fibrilación auricular sin valvulopatía en el que no se demuestra el beneficio de la terapia puente, incluyendo sujetos con puntuaciones hasta 6. No hay suficientes datos para pacientes con mayores puntuaciones sometidos a endoscopia.

Para minimizar el riesgo de sangrado, los anticoagulantes orales de acción directa deben suspenderse al menos 2 semividas antes de procedimientos de alto riesgo y teniendo en cuenta si existe insuficiencia renal. No se ha demostrado el beneficio de terapia puente con heparina de bajo peso molecular.

Tras la colonoscopia, se recomienda reanudar el tratamiento antiagregante o anticoagulante en las primeras 48 horas estimando riesgo-beneficio si se ha realizado terapéutica y se ha conseguido o no una hemostasia eficaz. Si no se considera reiniciar los nuevos anticoagulantes orales en 12-24 horas después de un procedimiento de alto riesgo, debe valorarse tromboprofilaxis con terapia puente.

Tratamiento de la hemorragia

El sangrado intraprocedimiento sucede en aproximadamente el 2,8 % de las polipectomías y hasta en un 11,3 % de las resecciones de lesiones ≥ 20 mm. Las hemorragias diferidas también pueden ser potencialmente graves, aunque más de la mitad son autolimitadas. Tras la estabilización inicial del paciente, como en cualquier caso de hemorragia digestiva baja, la indicación de tratamiento endoscópico, angiografía para embolización o tratamiento quirúrgico se planteará de forma individualizada y según los recursos disponibles en cada centro.

> **!** Si el paciente está hemodinámicamente estable, sin sangrado activo, se puede considerar un manejo inicial conservador. En caso de precisar tratamiento, se recomienda realizar colonoscopia como primera opción terapéutica.

En casos de hemorragia tras RME de lesiones grandes, se asocian a una mayor necesidad de tratamiento la hematoquecia con una frecuencia mayor a 1 episodio/hora, la necesidad de transfusión y la clasificación ASA ≥ 2. La inestabilidad hemodinámica y los niveles de hemoglobina < 12 g/dL se relacionan con un peor pronóstico.

- Tratamiento endoscópico: inyección de sustancias vasoconstrictoras o esclerosantes (adrenalina, polidocanol), coagulación con punta de asa, pinza de coagulación o argón plasma, colocación de endoclips o combinación de técnicas (**Figs. 33-5** y **33-6**).

> **!** Las pinzas de coagulación (Coagrasper) son útiles en caso de sangrado pospolipectomía con origen en un vaso relativamente grande sobre el que se pueda aplicar puntualmente y con precisión la corriente de coagulación.

- Asimismo, la ligadura con bandas es una opción terapéutica más aplicable a sangrados tras polipectomía de lesiones pediculadas o semipediculadas. Los clips *over-the-scope* (OTSC; Ovesco Endoscopy) también podrían utilizarse si no se controla la hemorragia con métodos habituales, con la ventaja de poder abarcar mayor área y atrapar más tejido; sin embargo, hay que retirar el endoscopio para colocarlos, lo que retrasa el tratamiento. Los sistemas hemostáticos mediante espray podrían ser de utilidad en algunos casos de sangrados más difusos o que no se pueden controlar con las técnicas mencionadas previamente.

En definitiva, en el sangrado intraprocedimiento la recomendación es utilizar un método de coagulación o mecánico (clips o *endoloops*, estos dos métodos sobre todo en pedículos) asociado o no a inyección de adrenalina (baja calidad de evidencia, recomendación fuerte). Además, se sugiere utilizar una bomba de lavado para poder irrigar de forma más eficaz la mucosa del colon y la cicatriz de polipectomía, facilitando el manejo del sangrado incluso ayudando a que cese la hemorragia originada en pequeños vasos (calidad de evidencia baja, recomendación débil). También puede volver a cerrarse el asa de polipectomía sobre el pedículo para controlar temporalmente el sangrado intraprocedimiento y facilitar la colocación de clips o *endoloops* si la hemorragia es importante, o también girar al paciente si la sangre se queda en la zona de resección por gravedad, para desplazarla y poder visualizar mejor el punto de origen.

> **💡** La mayoría de las hemorragias que precisan terapéutica se solucionan con métodos endoscópicos habituales: inyección de sustancias vasoconstrictoras o esclerosantes (adrenalina, polidocanol), coagulación (con punta de asa, pinza de coagulación o argón plasma), endoclips o combinación de técnicas.

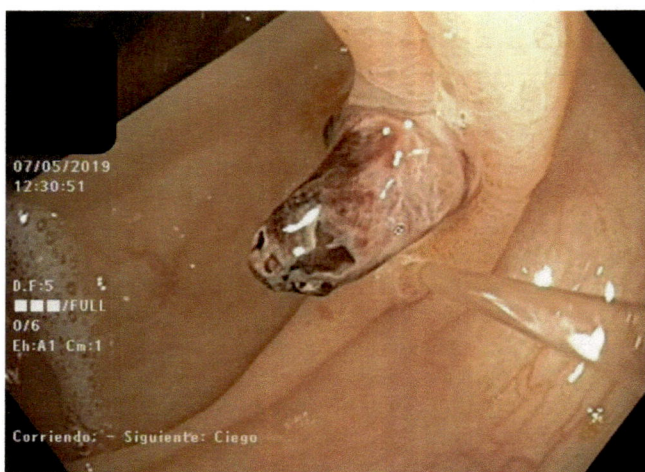

Figura 33-5. Escara de polipectomía con estigmas de sangrado reciente que produjo hemorragia diferida.

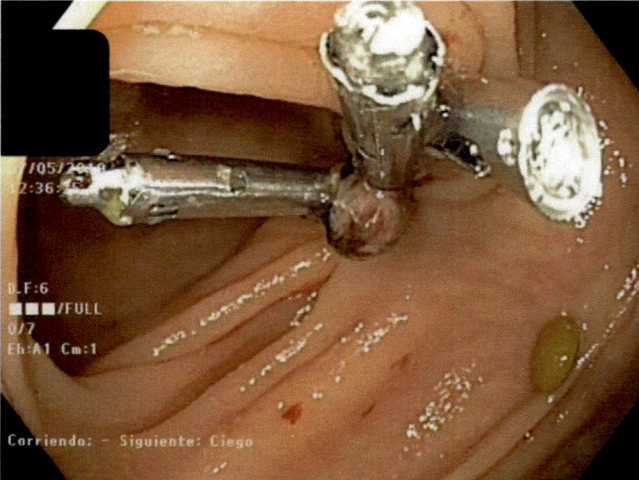

Figura 33-6. Tratamiento endoscópico con clips hemostáticos.

! Todo procedimiento hemostático puede tener complicaciones añadidas, como la quemadura transmural o la perforación al colocar los clips, por lo que hay que tener precaución al aplicarlos. La hemorragia diferida tras DSE, por ejemplo, es preferible tratarla con clips para evitar mayor daño sobre la capa muscular, aunque un uso racional de la pinza de coagulación puede ser muy útil en esta circunstancia.

- Radiología vascular intervencionista: la arteriografía con embolización selectiva del vaso sangrante constituye una alternativa a la cirugía en caso de hemorragia persistente tras fracaso del tratamiento endoscópico.
- Tratamiento quirúrgico: en distintas series con datos de hemorragia tras resecciones endoscópicas se precisó cirugía del 0,21 al 2,9 % por falta de respuesta al tratamiento endoscópico.

PERFORACIÓN

Aunque la incidencia de perforación es baja en procedimientos diagnósticos, la difusión de la resección y disección endoscópicas ha incrementado el número absoluto de casos en los últimos años. La tasa de perforación ha sido considerada tradicionalmente un estándar de calidad de la colonoscopia y tiene una incidencia en endoscopias diagnósticas del 0,03-0,8 % (ya sean colonoscopias de cribado o no) y en terapéuticas del 0,15-3 %. Pueden aumentar el riesgo las adherencias pericólicas por antecedentes de cirugía, sobre todo ginecológica o inflamación abdominal y la presencia de divertículos.

! La perforación yatrogénica del colon se considera la complicación de mayor gravedad, asociada a una morbimortalidad significativa, producida por la fuerza mecánica sobre la pared intestinal, por barotraumatismo o por procedimientos terapéuticos.

Las localizaciones más frecuentes de perforación en colonoscopias diagnósticas son el sigma y la unión rectosigmoidea, por daño mecánico al insertar en endoscopio. Aunque menos frecuente, puede rasgarse la pared intestinal en los ángulos hepático o esplénico por excesiva presión con el extremo del colonoscopio, al realizar retroversión en el recto o en el ciego por barotraumatismo. Esta última complicación tiene más riesgo si no se utiliza CO_2 o si el aire se introduce a través de un área de estenosis más distal.

La polipectomía de lesiones mayores de 10 mm en colon derecho, de 20 mm en colon izquierdo o de múltiples pólipos en una misma sesión puede llegar a una tasa de perforación del 1,1 % según el Munich Polypectomy Study, datos similares a los de una encuesta francesa a nivel nacional, con una tasa del 3,6 % tras RME.

! La RME es considerada una técnica de alto riesgo de perforación por la Sociedad Europea de Endoscopia (European Society of Gastrointestinal Endoscopy, ESGE), con porcentajes de perforación aproximadamente del 0,4 %, pudiendo llegar al 4,4 % en caso de grandes lesiones colónicas.

Los factores de riesgo identificados incluyen el mayor tamaño de la lesión y la localización en colon derecho. Otras características, como la edad avanzada, la comorbilidad, el sexo femenino, la enfermedad inflamatoria intestinal, cirugías abdominales previas, indicación de colonoscopia por obstrucción, la morfología sésil, la fibrosis o la invasión en profundidad de la lesión, la mala preparación y la inexperiencia del endoscopista, se han considerado también factores de riesgo de perforación en distintos estudios.

Los porcentajes de perforación se sitúan en torno al 2-4 % tras DSE. Se han descrito factores predictivos como la inexperiencia del endoscopista, la fibrosis submucosa y el tamaño de la lesión.

 Hay que tener en cuenta que objetivar aire extraluminal tras una DSE no se debe interpretar siempre como existencia de una perforación libre e indicación de cirugía.

El riesgo de cirugía por complicaciones tras DSE (1 %) se considera aceptable valorando su eficacia y la menor necesidad de cirugías para el tratamiento de estas lesiones. Generalmente, las complicaciones de la DSE se manejan endoscópicamente, y teniendo en cuenta que hasta la mitad de las lesiones tratadas se localizan en el recto y la mayoría de las perforaciones se tratan de forma conservadora, esto minimiza el impacto de esta complicación.

Otro procedimiento de alto riesgo es la dilatación con balón, que en el caso de estenosis de anastomosis ileocólicas tiene una tasa del 11 %. La colocación de prótesis por obstrucciones malignas de colon tiene un riesgo del 5-9 %.

Prevención de la perforación

Al igual que para prevenir la hemorragia, una correcta técnica disminuye el riesgo de perforación, tanto en colonoscopias diagnósticas como terapéuticas.

Introducir el colonoscopio con buena visualización, evitando una excesiva insuflación y la formación de bucles, disminuye la probabilidad de perforaciones.

La incorporación de colorantes en la inyección submucosa para RME o DSE como el índigo carmín facilita la identificación de los márgenes y la profundidad de la resección. También se recomienda la insuflación con CO_2, ya que en caso de perforación da más margen para el tratamiento endoscópico que el aire, que genera rápidamente distensión abdominal, neumoperitoneo a tensión, dolor y compromiso hemodinámico.

Los factores de riesgo de daño en profundidad de la pared del colon descritos son la resección en bloque de lesiones ≥25 mm, la edad avanzada y comorbilidad, la presencia de displasia de alto grado o carcinoma precoz y la localización en colon proximal.

Al realizar DSE se puede perforar al no identificar claramente la capa muscular propia. Por ello, se debe usar índigo carmín en la solución de inyección, ya que el plano de disección de color azulado subyacente al campo de intervención indica que se está en el plano correcto de disección.

Insuflar CO_2 podría prevenir el neumotórax, neumomediastino o neumopericardio a tensión y síndrome compartimental, aunque no se dispone de datos concluyentes.

 La inyección de una solución submucosa disminuye potencialmente el riesgo de perforación, pero no hay datos suficientes para recomendar una solución determinada.

Tratamiento de la perforación

Diagnóstico

El diagnóstico precoz de la perforación es crucial y determina el manejo terapéutico y el pronóstico del paciente. Se detecta inmediatamente en casi un tercio de los casos y el resto entre 1 y 2 días tras el procedimiento. La perforación raramente sucede de forma diferida, aunque puede ocurrir hasta 14 días después de la endoscopia. Las perforaciones durante colonoscopias diagnósticas se objetivan de forma más temprana, ya que por procedimientos terapéuticos suelen ser perforaciones de menor tamaño.

Se reconoce endoscópicamente por el colapso de la luz, la visualización de serosa o estructuras peritoneales, pero en ocasiones es más sutil, identificando el signo de la diana en la pieza de resección.

Hay que descartarla preferiblemente mediante tomografía computarizada por mayor sensibilidad que la radiología simple en casos de dolor abdominal intenso con distensión tras la exploración, dolor torácico, enfisema subcutáneo o dificultad respiratoria, valorando no sólo aire extraluminal, sino también colecciones líquidas o empiema.

! Tras polipectomías y sobre todo RME, es fundamental la inspección del defecto mucoso y descartar la existencia del denominado *signo de la diana (target sign)*, que consiste en la visualización de tejido de la muscular en la base de la lesión resecada rodeado de submucosa, indicativo de una alta probabilidad de perforación.

Otros signos endoscópicos, como la exposición de la muscular propia, la fibrosis submucosa o la grasa submucosa, deberían valorarse con cromoendoscopia. Es recomendable cerrar con clips las áreas que se tiñen poco por fibrosis submucosa, ya que no se puede excluir lesión sobre la muscular propia con riesgo de perforación diferida.

! El cuadro clínico es más grave si se detecta de forma más tardía, con síntomas y signos de respuesta inflamatoria sistémica, hipotensión, confusión o peritonitis.

El diagnóstico precoz de la perforación es crucial para mejorar el pronóstico. Ante la sospecha, debe utilizarse la tomografía computarizada por ser más sensible que la radiología simple.

Opciones de tratamiento

Se recomienda un abordaje multidisciplinar, pero no existe una evidencia sólida acerca del manejo terapéutico óptimo, dado que no existen ensayos clínicos aleatorizados.

Habitualmente es en régimen de ingreso, aunque en caso de sospecha de microperforación tratada endoscópicamente con éxito podría realizarse un seguimiento estrecho ambulatorio. Las opciones de tratamiento son:

- Tratamiento conservador. Se puede plantear de forma individualizada tratamiento con antibioterapia intravenosa de amplio espectro, dieta absoluta y observación de perforaciones objetivadas tras la colonoscopia si la preparación del colon es adecuada, no hay peritonitis y mejora clínicamente en las primeras 24 horas. Las perforaciones pequeñas por procedimientos terapéuticos no favorecen un paso de aire importante a la cavidad abdominal y la contaminación es menor.
- Tratamiento endoscópico. Los principales determinantes de la posibilidad de tratamiento endoscópico son el tamaño de la perforación y la limpieza del colon. En series observacionales se ha descrito que previene el desarrollo de sepsis y peritonitis.

! Para plantear el cierre con clips tras perforación yatrogénica, el tamaño de la perforación debe ser menor a 2 cm (preferiblemente < 1 cm), con limpieza aceptable de la luz intestinal, utilizando CO_2, que sea realizado por un endoscopista experto y con estabilidad clínica y analítica del paciente.
Si se observa el *target sign*, se recomienda cerrar la escara con clips para reducir la necesidad de cirugía y la mortalidad.

Según el tamaño de la perforación y la localización anatómica tras DSE, se pueden aplicar diversas técnicas de sellado con clips para impedir una mayor contaminación peritoneal y localizar la peritonitis asociada al proceso, permitiendo un manejo conservador. Tras el cierre endoscópico de la perforación tras DSE, se debe indicar ayuno, fluidoterapia y antibioterapia intravenosa, con vigilancia clínica y radiológica. Se ha sugerido una duración del tratamiento antibiótico de hasta 10 días (duración media de 5 días).

! Dos tipos de dispositivos de sutura, el *through-the-scope clip* (TTS clip) y el *over the scope clip* (OTSC), han mostrado una efectividad técnica hasta del 93 y un 89 %, respectivamente, y son más efectivos cuando el cierre de la perforación se realiza de forma inmediata.

Se recomienda realizar en las primeras 4 horas. Los TTS clips son más efectivos en perforaciones de menor tamaño (< 1 cm) ocasionadas durante la terapéutica endoscópica que en aquellas que se producen durante la endoscopia diagnóstica.

Una revisión sistemática y un análisis retrospectivo multicéntrico reciente han puesto de manifiesto la elevada tasa de efectividad del OTSC para el cierre de perforaciones de colon, sobre todo como tratamiento primario frente a la opción terapéutica de rescate y en perforaciones de hasta 20 mm. Como complicaciones de este dispositivo se han descrito la formación de fístulas y casos de obstrucción. No está establecido el tipo de clip (traumático o atraumático) según la indicación o localización de la lesión, pero para las perforaciones se ha sugerido el uso de los OTSC traumáticos.

También se han comunicado casos de otras modalidades de tratamiento endoscópico como la ligadura con bandas, la técnica de clip-endoloop, dispositivos de sutura, la colocación de prótesis cubiertas y el uso de sobretubos para evitar la contaminación abdominal a través de la perforación. Las perforaciones mayores de 30 mm son más difíciles de cerrar endoscópicamente y se podrían plantear, si no es posible con OTSC, sistemas de sutura, que han mostrado resultados prometedores en un estudio retrospectivo, pero que requieren retirada del endoscopio, con mayor riesgo de contaminación extraluminal.

• Tratamiento quirúrgico. Es la opción más adecuada ante el fallo del tratamiento endoscópico, perforaciones de gran tamaño, presencia de líquido libre intraabdominal, si se sospecha sepsis o peritonitis y en aquellos pacientes con diagnóstico tardío de la perforación. El mayor tamaño de la perforación, el tiempo de evolución más prolongado, una peor limpieza del colon o situación clínica del paciente (leucocitosis > 10.000, temperatura ≥ 37 °C, dolor abdominal con signos de irritación peritoneal) y la presencia de neumoperitoneo > 3 cm (aunque el volumen de neumoperitoneo no es proporcional al tamaño de la perforación) suelen considerarse indicaciones de tratamiento quirúrgico urgente.

La descompresión percutánea del neumoperitoneo es un método efectivo para mejorar los parámetros clínicos como puente a un tratamiento quirúrgico definitivo, disminuyendo la hipotensión y el posible compromiso respiratorio, para lo que se recomiendan agujas gruesas (< 18 G).

En caso de contaminación fecal extensa, comorbilidad o inestabilidad hemodinámica, es preferible realizar colostomía. Si existe patología en el colon y poca contaminación intraabdominal, se puede realizar resección y anastomosis primaria; en el resto de los casos, es posible realizar una sutura del defecto.

En cuanto a la técnica, el abordaje laparoscópico disminuye la estancia hospitalaria y la morbilidad. El tamaño no debería ser el determinante del abordaje quirúrgico si el cirujano está experimentado en laparoscopia, aunque se estima que más de la mitad de los pacientes con una perforación del colon requerirán laparotomía.

Se ha descrito una mortalidad del 0-25,6 % tras perforaciones tanto en colonoscopias diagnósticas como terapéuticas, con una morbilidad del 36-39 %.

 Cuanto más se retrase el diagnóstico de una perforación y, por tanto, una intervención quirúrgica, mayor es el riesgo de complicaciones postoperatorias y de mortalidad, que es mayor del 50 % si se diagnostica después de 24 horas.

OTRAS COMPLICACIONES

Dolor y síndrome pospolipectomía

El dolor abdominal es un síntoma común tras la colonoscopia, sobre todo si se realiza terapéutica, como resecciones amplias. Puede ser atribuido a diferentes causas: distensión por gas, inyección intramural excesiva de líquido, serositis o perforación. La utilización de CO_2 en procedimientos de larga duración ha demostrado disminuir el dolor abdominal en las primeras 24 horas tras el procedimiento.

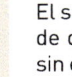 El síndrome pospolipectomía se define por la presencia de dolor abdominal, peritonismo, fiebre y leucocitosis sin evidencia de perforación, secundario a la quemadura transmural ocasionada por la corriente eléctrica aplicada durante una polipectomía, resección o disección endoscópica, o tras el uso de argón.

La incidencia oscila entre el 0,4 y el 7,6 %. La hipertensión arterial y el mayor tamaño de la lesión se han descrito como factores de riesgo. La elevación submucosa con solución salina previa a la resección de los pólipos parece ser protectora, aunque no existen evidencias ni recomendaciones claras al respecto. Ocurre entre 12 horas y 5 días tras el procedimiento. El tratamiento es conservador, puede precisar ingreso para administrar fluidoterapia y antibióticos en función de la situación del paciente o en caso de duda diagnóstica.

 Asimismo, se ha descrito un cuadro febril (se desconoce si es una variante del anterior o una entidad independiente) denominado fiebre pospolipectomía, que consiste en hipertermia sin signos de peritonismo ni otros focos sépticos. Tiene una incidencia del 0,2 % y los mismos factores de riesgo del síndrome pospolipectomía. No obstante, no se recomienda profilaxis antibiótica previa de rutina.

Complicaciones de la sedación

La sedación reduce la ansiedad y la incomodidad del paciente, lo cual incrementa su tolerancia y favorece un adecuado examen del colon. Sin embargo, también supone un incremento de otros riesgos y costes, y enlentece la recuperación y el alta del paciente. Existen consensos de las principales sociedades de gastroenterología y endoscopia y amplias series prospectivas en las que se describe la seguridad de la sedación realizada por endoscopistas formados y entrenados en este procedimiento. Se ha descrito una tasa de episodios cardiovasculares en relación con la sedación de 0,01/1.000 pacientes al 2 %.

 No se han evidenciado diferencias en la tasa de sangrado intraprocedimiento o diferido ni en la de perforación en relación con el uso de sedación.

La sedación durante la colonoscopia tampoco ha demostrado ser un factor de riesgo independiente para perforación de acuerdo con una revisión. Se ha argumentado que el propofol podría provocar un excesivo acortamiento o distensión colónica, incrementando el riesgo de perforación al reducir la reactividad del paciente a los estímulos dolorosos. Sin embargo, estudios más recientes indican que el riesgo es similar independientemente de que el procedimiento se realice o no con sedación estándar o con propofol.

La comparación entre el propofol y la sedación estándar es objeto de debate. Desafortunadamente, no hay estudios prospectivos que comparen la sedación directa por endoscopista usando benzodiacepinas más opiáceos o propofol y monitorización anestésica de ambos. En un metaanálisis reciente, se concluyó que el uso del propofol en procedimientos endoscópicos avanzados se asocia con un tiempo de recuperación más corto, mejor nivel de sedación y de amnesia que la sedación tradicional sin incrementar las complicaciones cardiopulmonares.

No se ha demostrado un aumento de riesgo de aspiración con la toma de preparación fraccionada hasta 3-4 horas antes y la sedación con propofol.

Ruptura esplénica

Se ha descrito esta complicación potencialmente grave e infrecuente (1-4,5/10.000 colonoscopias), bien por trauma directo o por tracción de ligamentos o adherencias. Precisa un alto índice de sospecha y debe confirmarse con tomografía computarizada. Según los hallazgos y situación hemodinámica del paciente, podrá establecerse un manejo conservador, tratamiento por radiología intervencionista o cirugía.

PUNTOS CLAVE

- Las complicaciones más importantes y potencialmente graves tras la colonoscopia son la hemorragia y la perforación. El riesgo depende del procedimiento diagnóstico o terapéutico que se realice.
- Se deben conocer los tratamientos endoscópicos indicados en cada caso (polipectomía, RME, DSE) para aplicarlos correctamente, minimizando el riesgo de complicaciones yatrogénicas. De igual modo, antes de plantearse realizar el procedimiento, se debe disponer de la capacidad y los medios suficientes para tratar las complicaciones si sucedieran.

- La mayoría de las hemorragias que precisan terapéutica se solucionan con los métodos endoscópicos habituales: inyección de sustancias vasoconstrictoras o esclerosantes (adrenalina, polidocanol), coagulación (con punta de asa, pinza de coagulación o argón plasma), endoclips o combinación de técnicas.
- Para plantear el cierre con clips tras perforación yatrogénica, el tamaño de la perforación debe ser menor a 2 cm (preferiblemente <1 cm), con limpieza aceptable de la luz intestinal, utilizando CO_2, que sea realizado por un endoscopista experto y con estabilidad clínica del paciente.

BIBLIOGRAFÍA

Acosta RD, Abraham NS, Chandrasekhara V, Chathadi KV, Early DS, Eloubeidi MA, et al. The management of antithrombotic agents for patients undergoing GI endoscopy. Gastrointest Endosc. 2016; 83(1):E-16.

Albéniz Arbizu E, Pellisé Urquiza M. Guía clínica para resección endoscópica de pólipos de colon y recto. Majadahonda (Madrid): Ergon; 2017.

Albéniz E, Montori S, Rodríguez de Santiago E, Lorenzo-Zúñiga V, Álvarez MA, Estremera-Arevalo F, et al. Preventing Postendoscopic Mucosal Resection Bleeding of Large Nonpedunculated Colorectal Lesions. Am J Gastroenterol. 2022 Jul 1;117(7):1080-8.

Chandan S, Bapaye J, Khan SR, Mohan BP, Ramai D, Dahiya DS, et al. Safety and efficacy of underwater versus conventional endoscopic mucosal resection for colorectal polyps: Systematic review and meta-analysis of RCTs. Endosc Int Open. 2023 Aug 16;11(8):E768-77.

Ferlitsch M, Moss A, Hassan C, Bhandari P, Dumonceau JM, Paspatis G, et al. Colorectal polypectomy and endoscopic mucosal resection (EMR): European Society of Gastrointestinal Endoscopy (ESGE) Clinical Guideline. Endoscopy. 2017;49:270-97.

Fernández-Esparrach G, Calderón A, De la Peña J, Díaz JB, Esteban JM, Zebenzuy A, et al. Disección submucosa endoscópica. Guía de práctica clínica de la SEED. Rev Esp Enferm Dig. 2014;106:120-32.

Fisher DA, Maple JT, Ben-Menachem T, Cash BD, Decker GA, Early DS, et al. Complications of colonoscopy. Gastrointest Endosc. 2011;74(4):745-52.

Kothari ST, Huang RJ, Shaukat A, Agrawal D, Buxbaum JL, Abbas Fehmi SM; ASGE Standards of Practice Committee Chair. ASGE review of adverse events in colonoscopy. Gastrointest Endosc. 2019 Dec;90(6):863-76.e33.

Libânio D, Pimentel-Nunes P, Bastiaansen B, Bisschops R, Bourke MJ, Deprez PH, et al. Endoscopic submucosal dissection techniques and technology: European Society of Gastrointestinal Endoscopy (ESGE) Technical Review. Endoscopy. 2023 Apr;55(4):361-89.

Paspatis GA, Arvanitakis M, Dumonceau JM, Barthet M, Saunders B, Turino SY, et al. Diagnosis and management of iatrogenic endoscopic perforations: European Society of Gastrointestinal Endoscopy (ESGE) Position Statement - Update 2020. Endoscopy. 2020 Sep;52(9):792-810.

Paspatis GA, Dumonceau JM, Barthet M, Meisner S, Repici A, Saunders BP, et al. Diagnosis and management of iatrogenic endoscopic perforations: European Society of Gastrointestinal Endoscopy (ESGE) Position Statement. Endoscopy. 2014;46:693-711.

Pimentel-Nunes P, Dinis-Ribeiro M, Ponchon T, Repici A, Vieth M, De Ceglie A, et al. Endoscopic submucosal dissection: European Society of Gastrointestinal Endoscopy (ESGE) Guideline. Endoscopy. 2015;47:829-54.

Spadaccini M, Fuccio L, Lamonaca L, Frazzoni L, Maselli R, Di Leo M, et al. Underwater EMR for colorectal lesions: a systematic review with meta-analysis (with video). Gastrointest Endosc. 2019;89:1109-16.

Veitch A, Vanbiervliet G, Gershlick AH, Boustiere C, Baglin TP, Smith LA, et al. Endoscopy in patients on antiplatelet or anticoagulant therapy, including direct oral anticoagulants: British Society of Gastroenterology (BSG) and European Society of Gastrointestinal Endoscopy (ESGE) guidelines. Endoscopy. 2016;48:1-18.

Tratamiento de las estenosis benigna y maligna

34

F. Estremera Arévalo y M. Eizaguirre Ubegun

OBJETIVOS

- Conocer el tratamiento de las estenosis colónicas de etiología tanto benigna como maligna.
- Comprender el tratamiento de las estenosis de origen tumoral con un enfoque paliativo y también como tratamiento puente a la cirugía.
- Ser conocedor del manejo de las estenosis de etiología benigna.
- Comprender la fisiopatología y las causas de las estenosis de colon como primer paso antes de adquirir conocimientos prácticos.
- Reconocer las situaciones en las que se ha de llevar a cabo una intervención
- Conocer los diferentes estudios de investigación sobre las estenosis de colon para ser capaz de analizar, sintetizar y ponderar la evidencia más actual del tema.
- Evaluar las situaciones en las que los pacientes que presenten estenosis de colon requieran de un tratamiento.
- Sopesar y programar un enfoque terapéutico individualizado según las características del paciente, de su enfermedad de base y de las características propias de la estenosis.

TRATAMIENTO PALIATIVO MEDIANTE PRÓTESIS AUTOEXPANDIBLES DE COLON

El cáncer colorrectal (CCR) es una de las neoplasias más frecuentes, especialmente en los países occidentales, con una incidencia creciente en los últimos años. Entre el 8 y el 29 % de los pacientes con CCR debutan con el diagnóstico de obstrucción intestinal. Por lo tanto, el manejo endoscópico de esta situación debe estar dentro de las intervenciones habituales de una unidad de endoscopias.

Entre el 8 y el 29 % de los pacientes con CCR debutan con obstrucción intestinal.

Perspectiva histórica de la prótesis de colon

Las primeras prótesis datan de 1845, cuando Leroy d'Etiolles empleó una de marfil descalcificado. En los años siguientes aparecieron diferentes dispositivos, pero es en 1976 cuando se diseña la primera prótesis plástica de polivinilo, que incorporaba además marcadores radiológicos. Al ser rígidas y de un diámetro estipulado, requerían de dilatación previa a la inserción, con el consecuente aumento del riesgo de perforación. Ya en 1983, Frimberger emplea la primera prótesis autoexpandible, que consistía en un *coil* en espiral que se

liberaba distal a la estenosis con un gastroscopio pediátrico. A partir de 1990 se diseñan nuevas prótesis autoexpandibles, cuyo empleo se popularizó gracias a sus mejores resultados y menor tasa de complicaciones.

Tipos de prótesis de colon

Las prótesis autoexpandibles de colon actuales son conocidas como *SEMS* por sus siglas en inglés, de *self expanding metal stents*. Consisten en una malla metálica compuesta de nitinol (aleación de níquel y titanio), que confiere una gran flexibilidad y a su vez ejerce una considerable presión radial cuando se expande. Vienen replegadas sobre una estructura tubular plástica, a través de la cual se puede pasar una guía endoscópica convencional, y cubiertas por una vaina de plástico que, al retirarse, permite la expansión de la prótesis.

Una vez expandidas, tienen forma cilíndrica. Habitualmente la parte proximal (distal a la punta del endoscopio) tiene una copa de mayor diámetro que el cuerpo para una mejor fijación que evite la migración distal. En la parte distal (próxima a la punta del endoscopio), muchos modelos implementan un sistema con una cuerda que abraza circularmente a la prótesis terminada en un nudo que se puede asir con pinza. Al estirar del nudo, la prótesis se cierra adoptando una posición que facilita su extracción (**Fig. 34-1**).

Las prótesis SEMS equipan un sistema para facilitar su extracción que consiste en una cuerda que cierra la copa distal al traccionarla con una pinza endoscópica.

Existen numerosos modelos de SEMS. Se diferencian fundamentalmente en si están o no cubiertos por una malla plástica y en su sistema de liberación (**Tabla 34-1**):

- A través del endoscopio.
- A través de guía en paralelo al endoscopio.
- A través de guía con visión puramente radiológica. Un estudio describe un mayor número de complicaciones empleando prótesis con liberación exclusivamente radiológica.

Las prótesis cubiertas se diseñaron con la finalidad de evitar la obstrucción debido al crecimiento del tumor intraprótesis. No obstante, por el mismo diseño presentan tasas más altas

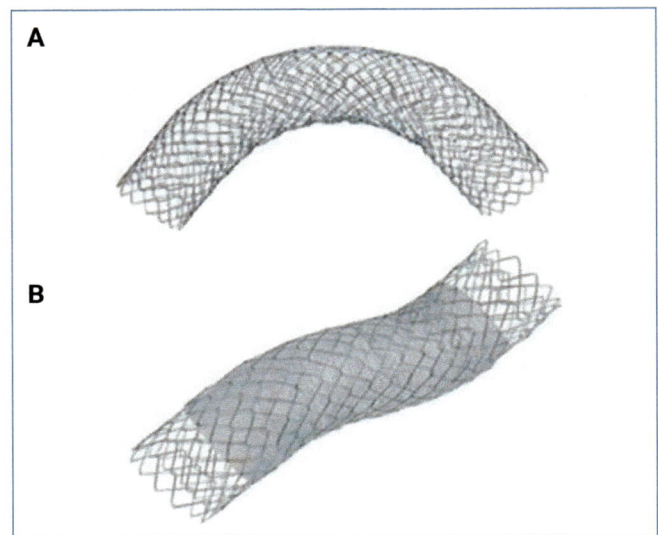

Figura 34-1. Tipo de prótesis de colon. **A)** No cubierta. **B)** Parcialmente cubierta.

Tabla 34-1. *Stents* colorrectales disponibles en el mercado

Fabricante y modelo	Material	Sistema de liberación	Diámetro (mm)	Copa (n)	Diámetro de la copa (mm)	Longitud (mm)	Cubierto/no cubierto
Boston Scientific							
Wallstent colonic	Nitinol	Endoscopio	22, 25	1	27, 30	60, 90, 120	No cubierto
Wallstent endoprothesis	Acero inoxidable	Endoscopio	20, 22	0	—	60, 90, 120	No cubierto
Ultraflex precision colonoc	Nitinol	Guía	25	1	30	57, 87, 117	No cubierto
Micro-Tech Europe		Guía	30	0	—	75, 88, 112, 123, 136	No cubierto, totalmente cubierto
Micro-Tech Europe Colon and Rectum stent	Nitinol	Guía	20, 30	2	26, 36	60, 80, 100	No cubierto, parcialmente cubierto
Leufen Medical GmbH		Endoscopio	25	2	30	80, 100, 120	No cubierto
Colon Rectum Stent	Nitinol	Guía, endoscopio	25, 30	2	30, 36	80, 100	No cubierto/parcialmente cubierto
Cook							
Evolution Colonic	Nitinol	Endoscopio	25	2	30	60, 80, 100	No cubierto
MI Tech							
Hanarostent Colon/Rectum	Nitinol	Endoscopio, guía	20, 22, 24	2	26, 28, 32	80, 110, 130, 140, 160, 170	No cubierto/totalmente cubierto
Choostent Colon/Rectum	Nitinol	Guía	22, 24	2	30, 32	100, 180	Totalmente cubierto
EndoChoice		Guía	22, 24	2	30, 32	80, 120	Totalmente cubierto
Bonastent	Nitinol	Endoscopio	22, 24, 26	0	—	60, 80, 100	No cubierto/parcialmente cubierto
Taewoong Medical							
Niti-S Enteral Colonic D-type	Nitinol	Endoscopio	18, 20, 22, 24, 26, 28	0	—	60, 80, 100, 120	No cubierto
Niti-S Enteral Colonic S-type	Nitinol	Endoscopio/guía	20, 22, 24, 26, 28	2	28, 30, 32, 34	60, 80, 100, 120	Totalmente cubierto/parcialmente cubierto
Self expandable Stent							
Braile Endomédica	Nitinol	Endoscopio	26	0	—	70, 100, 130	Parcialmente cubierto

de migración. Un estudio aleatorizado describe la obtención de un éxito clínico similar; la migración se producía más frecuentemente en *stents* cubiertos (21 frente al 2 %). Las SEMS cubiertas serían de elección en el tratamiento de fístulas colovesicales, coloentéricas o colovaginales.

En resumen, parece que el empleo de prótesis no cubiertas que se liberan a través del endoscopio es la opción de más garantía. No obstante, las guías y las opiniones de expertos animan a emplear el tipo de SEMS con el que el endoscopista esté más familiarizado, ya que todos los sistemas tienen un rendimiento similar.

> ! En general, se recomienda el uso de SEMS no cubiertas tanto para el tratamiento de estenosis paliativas como para el tratamiento puente a la cirugía en estenosis curativas.

> 💡 Las prótesis cubiertas se recomiendan en el tratamiento de fístulas colovesicales, coloentéricas o colovaginales.

Cómo colocar una prótesis de colon

• Diagnóstico:

> ! Se recomienda realizar una tomografía axial computarizada (TC) con contraste cuando se sospeche de una obstrucción intestinal

Cuando exista sospecha de obstrucción maligna, se recomienda la realización de una TC, ya que tiene una sensibilidad del 96 % y una especificidad del 93 % para el diagnóstico de la obstrucción intestinal, define el grado de estenosis en el 94 % de los casos, identifica la etiología en el 81 % de los casos y proporciona un adecuado estadiaje local y a distancia. Cuando la TC no es concluyente en la etiología, la realización de una colonoscopia podría ayudar en el diagnóstico

El riesgo de neoplasia proximal aumenta en presencia de lesiones distales. Los estudios europeos, entre los que se incluyen tres estudios poblacionales, muestran que los tumores colorrectales sincrónicos ocurren en el 3-4 % de los pacientes diagnosticados con cáncer colorrectal

Se recomienda el examen del colon restante para excluir patología sincrónica en pacientes con cáncer de colon potencialmente curable, ya sea antes o no más tarde de 6 meses tras el tratamiento de la obstrucción. Para ello, tanto la colonoscopia convencional como la colonografía por tomografía computarizada (colo-TC) son factibles.

> ! La guía de la Sociedad Europea de Endoscopia Gastrointestinal (ESGE) recomienda no emplear SEMS de forma profiláctica en pacientes no sintomáticos.

• Enfoque anestésico. La mayoría de los artículos describen de soslayo la técnica anestésica empleada, por lo que la evi-

dencia es escasa. La guía ESGE, más moderna y respaldada por evidencia más reciente, desaconseja la antibioterapia profiláctica, al describirse un riesgo muy bajo de fiebre y bacteriemia durante la inserción de SEMS de colon.

> ! Los pacientes con obstrucción colónica tienen un alto riesgo de broncoaspiración, aspecto que se debe tener en cuenta de cara a la anestesia.

• Profilaxis antibiótica. La guía de la Sociedad Estadounidense de Endoscopia Gastrointestinal (ASGE) sobre profilaxis antibiótica no incluye la colocación de SEMS de colon dentro de los procedimientos de alto riesgo de bacteriemia, por lo que no es necesaria de rutina. No obstante, ante el riesgo elevado de microperforación en las obstrucciones completas por el paso y atrapamiento de gas a través de la neoplasia (fenómeno válvula), algunos autores abogan por el uso de antibióticos de amplio espectro como profilaxis.
• Preparación. La limpieza colónica es un aspecto importante, ya que parte de la dificultad del tratamiento endoscópico reside en la mala visibilidad debida a restos fecales. En pacientes con obstrucción parcial colónica distal, se recomienda pautar dos enemas solubles en agua de 200-250 mL. Si la obstrucción parcial se debe a una lesión en colon proximal, se puede intentar dar una preparación convencional por vía oral y discontinuar en caso de aparecer síntomas oclusivos. En casos de obstrucción completa, se evitará la preparación oral y se valorará pautar enemas.
• En general, no se recomienda el uso de antibióticos de manera profiláctica en la colocación de SEMS de colon, ya que el riesgo de fiebre y bacteriemia en la inserción de éstas es muy bajo.
• Equipo endoscópico y radiológico. Debido al fenómeno de válvula de las lesiones estenosantes, se recomienda emplear la mínima insuflación de aire a través del endoscopio. Al igual que en procedimientos invasivos, el uso de dióxido de carbono ayudará a evitar el exceso de distensión colónica y a la mejor tolerancia sintomática de posibles complicaciones. La colonoscopia bajo inmersión de agua es otra opción, aunque suele ser complicada cuando la limpieza del colon es subóptima. El uso de la fluoroscopia es prácticamente imprescindible, ya que va a permitir definir características morfológicas de la lesión importantes para elegir el tipo de *stent* (longitud, cercanía a angulaciones), identificar el correcto paso del catéter guía, liberar con seguridad la SEMS y estudiar la posible aparición de complicaciones (por ejemplo, detección de fuga de contraste en perforación).

> ! La guía de la ESGE recomienda el empleo de fluoroscopia como complemento a la visión endoscópica para la colocación de SEMS.

• Técnica de colocación de SEMS:
  – Identificación de la estenosis. El paso inicial consiste en identificar la estenosis. Los hallazgos en las pruebas radio-

lógicas (TAC, colo-TAC) son útiles para estimar la altura a la que se halla la lesión. Una vez identificada, se recomienda colocar el endoscopio para afrontar la lesión de una forma alineada con el canal de trabajo preferiblemente. Se puede intentar superar la lesión con el endoscopio cuidadosamente. En caso de no ser posible, ha de evitarse la dilatación neumática, ya que aumenta ostensiblemente el riesgo de perforación (Fig. 34-2). Además, no se han visto efectos significativos sobre el éxito técnico ni éxito clínico en la realización de dilatación con balón después de la colocación de SEMS.

> 💡 Los estudios que empleaban dilatación endoscópica previa a la liberación de la prótesis presentaron mayor tasa de complicaciones, por lo que se recomienda apoyarse en la fluoroscopia para lesiones que no permiten el paso del endoscopio.

– Progresión de la estenosis. Habitualmente, superar la lesión con el endoscopio no es posible. Por tanto, se recomienda progresar a través de la estenosis con una guía montada sobre un catéter de 0,020-0,030 pulgadas. Guías de mayor diámetro permiten una mejor progresión a través de la lesión, y las de menor diámetro tienen teóricamente menor riesgo de perforación. Se recomienda emplear la guía con la que el endoscopista esté más familiarizado (Fig. 34-3).
– Estudio de la morfología de la estenosis. Una vez progresada la guía, se puede avanzar el catéter sobre la guía a través de la lesión. Inyectar contraste distal e intralesional a través del catéter permite dimensionar de forma aproximada la lesión y estudiar si está posicionada en un ángulo o en un tramo recto. Según estos criterios, se elegirá la prótesis más adecuada de las que se disponga. Según los resultados de un metaanálisis de 2019, donde se compararon las SEMS cubiertas con las no cubiertas, ya sea como puente a la cirugía en el ámbito curativo o como tratamiento paliativo, las SEMS no cubiertas se asociaron con menos complicaciones, incluido menor crecimiento tumoral y migración de las SEMS, permeabilidad más prolongada de las SEMS (duración media

de 18 meses) y menos reinserciones. Aunque el riesgo de crecimiento tumoral fue mayor en las SEMS no cubiertas, el éxito técnico y clínico fue similar.
– La evidencia es limitada para recomendar el diámetro ideal del *stent*. Se consideró que las SEMS de menor calibre producían menos estrés mecánico, con una tasa de perforación potencialmente menor. Sin embargo, algunos estudios han sugerido una asociación entre los *stents* de diámetro pequeño (< 24 mm) y los eventos adversos, en particular la migración del *stent*.
– Se han publicado resultados contradictorios con respecto a la longitud ideal de las SEMS. Se recomienda utilizar una prótesis que sea lo suficientemente larga para salvar la estenosis y que se extienda, al menos, 1,5-2 cm a cada lado de la lesión.

> ❗ Se recomienda elegir una SEMS de diámetro ≥24 mm que sobresalga al menos 1,5-2 cm a través de cada extremo de la lesión.

– Liberación de la SEMS. Se ha de retirar el catéter que recubre la guía y deslizar la prótesis por el canal de trabajo del endoscopio hasta colocarla a través de la lesión. Se localizará la prótesis por sus marcadores radioopacos. Una vez en el sitio adecuado (dejando al menos 2 cm que sobresalgan de la lesión en la parte proximal), se comenzará la liberación guiada por fluoroscopia. Se consigue retirando la cobertura plástica que recubre la SEMS desde el mango externo. Es habitual que en esta maniobra la prótesis se desplace, habitualmente hacia la parte proximal, por lo que se recomienda la evaluación y corrección continua del posicionamiento. Muchos de los modelos de SEMS tienen un marcador cercano al marcador radioopaco distal que marca el punto de no retorno, ya que, una vez alcanzado, no se puede reenvainar la SEMS (Fig. 34-4).
– Una vez liberada la SEMS. La morfología de una prótesis bien colocada consiste en una zona entallada central, que se corresponde con el centro de la lesión, y un ensanchamiento de la parte distal y proximal de la SEMS.

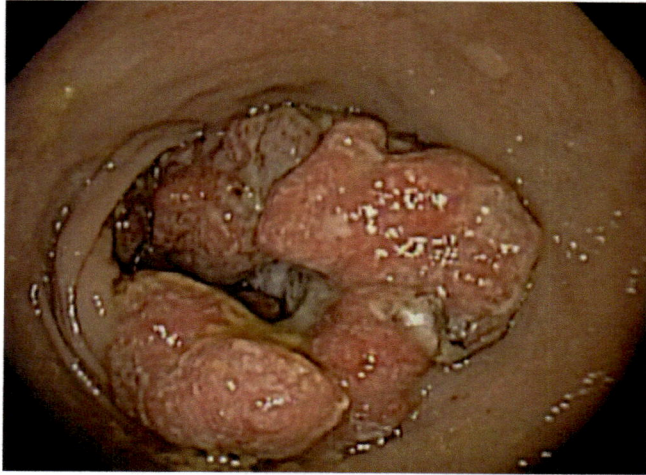

Figura 34-2. Identificación de estenosis maligna.

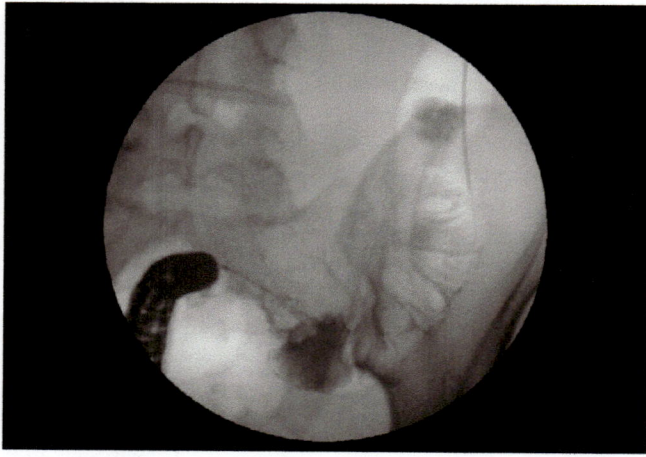

Figura 34-3. Progresión de estenosis tumoral con guía, visión fluoroscópica.

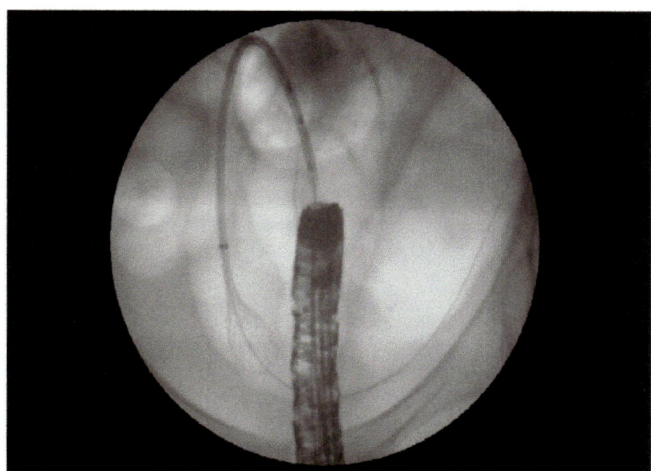

Figura 34-4. Liberación de margen proximal de la *self expanding metal stents* (SEMS). Visión fluoroscópica.

– El efecto de la desobstrucción de la lesión es habitualmente rápido, por lo que es frecuente observar paso abundante de heces y alivio de la distensión abdominal. Para evitar la migración, no se recomienda pasar el endoscopio a través de la prótesis después de su colocación, aunque sí se sugiere la inspección endoscópica y fluoroscópica (incluyendo o no contraste) para despistaje de complicaciones.

 No se recomienda sobrepasar la prótesis con el endoscopio una vez liberada para no incrementar el riesgo de migración proximal.

– Prótesis de liberación a través de guía. Esta técnica se puede realizar exclusivamente por técnica radiológica con la misma técnica, sobrepasando la lesión con un catéter guía. No obstante, está en desuso. En la mayoría de los centros, se posiciona la guía con la misma técnica descrita anteriormente (v. **Fig. 34-3**) sólo que se extrae el endoscopio dejando únicamente la guía dentro del colon. Se introduce el endoscopio en paralelo a la guía para monitorizar la liberación en visión directa. Esta estrategia puede ser útil ante angulaciones muy marcadas que limiten la visión endoscópica (**Fig. 34-5**).
– Colocación de prótesis sobre prótesis. En el caso de que la prótesis no se expanda adecuadamente o sea de una longitud más corta que la lesión, se puede colocar una o incluso dos SEMS sobre la prótesis liberada inicialmente.

! La colocación de prótesis sobre prótesis resulta útil tanto para estenosis de gran longitud como para reobstrucción de prótesis colocadas anteriormente.

Contraindicaciones

La perforación es la única contraindicación absoluta.
Las situaciones generales en las que se contraindican las prótesis de colon son:

- Síndrome de respuesta inflamatoria sistémica.
- Absceso intraabdominal.
- Dilatación extrema cecal (>9 cm).
- Coagulopatía persistente.
- Pacientes asintomáticos.
- Diverticulitis activa.
- Recto distal a menos de 8-10 cm del borde anal.

 La toma de decisiones terapéuticas basadas en la discusión de un equipo multidisciplinar asegura una actitud consensuada y en perspectiva con respecto a un plan de tratamiento.

Resultados de *self expanding metal stents* con intención paliativa

- Éxito técnico. El éxito técnico se define en la mayoría de los estudios como la resolución de los síntomas o mejoría radiológica en las primeras 24 horas. Los resultados de las series son muy variables, ya que oscilan entre el 46,7 y el 100 % (**Tabla 34-2**). El procedimiento tiene habitualmente una duración de 30 minutos, aunque se estima que el 27,2 % de los procedimientos dura más de 45 minutos. Estas fueron las circunstancias de colocación complicada de SEMS en un análisis multivariante:
  – Colocación de varias SEMS: razón de posibilidades (OR) de 8.
  – Obstrucción grave que requiere descompresión continua: OR de 1,6.
  – Localización de estenosis en colon derecho: OR de 2,5.
  – Estenosis de >5 cm de longitud: OR de 2,2.
  – Carcinomatosis peritoneal: OR de 1,7.
  Y los factores asociados a una colocación exitosa fueron:
  – Sondaje transanal previo: OR de 0,3.
  – Prótesis de mayor calibre (25 mm): OR de 0,3.
  – Primera colocación de SEMS: OR de 0,3.
  – Enemas de limpieza previos: OR de 0,5.
- Por otro lado, la guía de la ESGE recomienda un endoscopista que haya colocado al menos 10 SEMS. Los resultados son óptimos cuando el explorador ha realizado al menos 20 procedimientos.

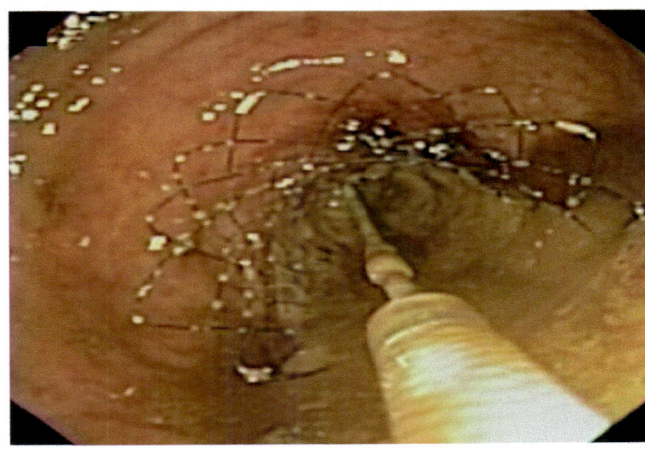

Figura 34-5. Prótesis SEMS liberada.

Tabla 34-2. Estudios con datos sobre éxito técnico de colocación de *self expanding metal stents* (SEMS)

Autores, año	Tipo de estudio	Éxito técnico
Gargallo *et al.*, 2019	Retrospectivo, unicéntrico	95,7 % (endoscópico), *n* = 92 95,2 % (radiológico), *n* = 104
Kuwai *et al.*, 2019	Retrospectivo, multicéntrico	98 %, *n* = 501
Morita *et al.*, 2019	Retrospectivo, multicéntrico	100 % (colon derecho), *n* = 28 96 % (colon izquierdo), *n* = 81
Young *et al.*, 2015	Prospectivo, aleatorizado, multicéntrico	73 %, *n* = 26
Arezzo *et al.*, 2016	Prospectivo, aleatorizado, multicéntrico	87,5 %, *n* = 56
Tal *et al.*, 2013	Unicéntrico, retrospectivo	100 %, *n* = 15
Huang *et al.*, 2014	Metaanálisis	76,9 % (rango 46,7-100), *n* = 382
Van Hoof	Guía clínica	83-100 % (radiológico y endoscópico)
Ribeiro *et al.*, 2018	Metaanálisis	86,1 %
Jain *et al.*, 2020	Metaanálisis	90 %
Liang *et al.*, 2014	Metaanálisis	93,9 %

- **Éxito clínico.** El registro del éxito clínico también es un parámetro que los estudios registran de forma poco homogénea. Algunos grupos lo reportan con seguimientos a 24 horas y otros demuestran la eficacia en días de duración del efecto respecto a la expectativa de vida (**Tabla 34-3**). Pese a esto, el tratamiento paliativo con SEMS presenta buenos resultados para el control de los síntomas, con hasta un 70 % de los pacientes con enfoque paliativo que conservan el tránsito colónico hasta el momento de su muerte. Esto ha llevado a emplear esta estrategia de forma rutinaria en la mayoría de los centros hospitalarios.

> ! El tratamiento de estenosis con intención paliativa con prótesis SEMS es el tratamiento de elección, por la menor mortalidad a corto plazo y la posibilidad de inicio precoz de quimioterapia.

Como ya se ha comentado anteriormente, en general se recomienda el uso de SEMS no cubiertas, ya que éstas asocian menos complicaciones con similares tasas de éxito técnico y clínico.

La localización proximal o distal de la estenosis tampoco parece tener un impacto en el éxito clínico.

Por otro lado, la presencia de carcinomatosis peritoneal y estenosis multifocales disminuye significativamente el éxito clínico. La obstrucción por compresión extrínseca es otro de los escenarios en los que el éxito clínico se da con menor frecuencia, especialmente cuando es secundario a metástasis pélvicas o tumores ginecológicos, con series que describen únicamente un 19 % de respuesta. La radioterapia previa disminuye también significativamente el éxito clínico en este subgrupo.

En el caso de colocación de *stent* sobre *stent* por obstrucción del primero, la tasa de respuesta clínica también baja a un 75 % en el momento inicial, aunque se queda en un 52 % a largo plazo.

> Las obstrucciones originadas por causas tumorales extrínsecas y la radioterapia previa limitan el éxito técnico en la colocación de prótesis.

Los factores asociados a mortalidad en pacientes que se tratan con SEMS en un análisis multivariante son un estado funcional pobre (cociente de riesgo instantáneos [HR]: 10,8), la recurrencia sobre anastomosis (HR: 11,3), enfermedad de recto (HR: 1,5), CEA elevado (HR: 1,5) y la presencia de complicaciones durante la colocación (HR: 2,09). Las características histológicas del tumor tienen, obviamente, un impacto en la supervivencia.

La quimioterapia (HR: 0,46) y el tratamiento con agentes dirigidos (como los monoclonales, HR: 0,26) se asociaron a una mayor supervivencia.

Tabla 34-3. Éxito clínico de *self expanding metal stents* (SEMS) con intención paliativa

Estudio	Éxito clínico	Seguimiento
Park *et al.*, 2019	93,2 %, *n* = 353	48 horas
Gargallo *et al.*, 2019	80,3 %, *n* = 99 (endoscópico) 77,3 %, *n* = 88 (radiológico)	14,6 meses
Kuwai *et al.*, 2019	97,6 %, *n* = 501	24 horas
Tal *et al.*, 2013	269,8 días	Supervivencia 305,1 días
Ribeiro *et al.*	84 %	30 días
Lee *et al.*, 2018	85,4 % en recto; 92,1 % en colon izquierdo	

Complicaciones

- Descripción y factores precipitantes. La tasa de complicaciones global no parece afectarse por la curva de aprendizaje, según un estudio a 10 años que compara los resultados dividiéndolos en tres períodos. Oscila entre el 30,2 y el 39,8 %. No obstante, la frecuencia de complicaciones inmediatas fue mayor en los períodos iniciales, siendo la perforación la más frecuente (la mitad de todas las complicaciones). En la **tabla 34-4** se muestran los diferentes tipos de complicación y su frecuencia.
- La colocación mediante técnica puramente radiológica se asoció a una mayor tasa de complicaciones (38 frente al 20,2 %).
- El tratamiento con anticuerpos monoclonales como quimioterápicos (bevacizumab) parece aumentar el riesgo de perforación en pacientes tratados con SEMS, aunque esto no se refleja uniformemente en la literatura médica. La radioterapia previa también tiene el potencial de aumentar el riesgo de perforación.
- La migración de la prótesis puede deberse a una selección incorrecta de la prótesis, así como a la respuesta a quimioterapia o radioterapia.
- La obstrucción de la prótesis, que ocurre en un 11 % de los pacientes tratados con SEMS como terapia puente a la cirugía y en un 1 % de los pacientes con enfoque paliativo, tampoco se vio afectada por la curva de aprendizaje, y los días libres de obstrucción oscilaron entre 141 y 232 días.
- La hemorragia temprana se debe generalmente a laceraciones de la mucosa por roces con los extremos de la prótesis u otros materiales, y la tardía, a ulceraciones relacionadas con el decúbito de la SEMS.
- Uno de los efectos adversos más frecuentes es el dolor abdominal, que ocurre en relación con la distensión de la lesión inmediata y progresiva que produce la prótesis. Suele durar entre 48 y 72 horas, por lo que se recomienda tratamiento con analgésicos, incluyendo opiáceos si fuese necesario.
- El fallo de descompresión colónica es un efecto adverso en sí mismo. En ocasiones, obligará al tratamiento quirúrgico urgente. Las causas más habituales son estenosis en otras localizaciones del colon, prótesis de menor longitud que la estenosis, expansión incompleta de SEMS, trastornos de motilidad colónica o impactación fecal.

- En un análisis multivariante, los siguientes factores se asociaron a mayor aparición de complicaciones:
  - Carcinomatosis peritoneal: HR de 1,5.
  - SEMS cubierta: HR de 1,7.
  - SEMS parcialmente cubierta: HR de 1,9.
- La dilatación endoscópica previa a la colocación de prótesis se desaconseja de manera uniforme por aumentar el riesgo de perforación.
- Otros factores potencialmente asociados a complicaciones son la enfermedad sobre anastomosis y la afectación de recto. Paradójicamente, la respuesta a la quimioterapia se asocia a una mayor migración de la prótesis; no obstante, éste también es un factor que favorece una menor mortalidad.

> ! La perforación es la complicación inmediata más frecuente tras el tratamiento con prótesis de colon. La migración es la más frecuente durante el período tardío y ocurre hasta en un 11 % de los pacientes. En caso de una microperforación, se podría tratar con antibioterapia.

- Manejo de las complicaciones. En cuanto a la perforación, la actitud más adecuada es la cirugía urgente para reparar la lesión causada por la propia prótesis o bien por otras herramientas como la guía. Se recomienda emplear, además de la reparación de la perforación, una técnica descompresiva en el mismo acto quirúrgico.
- Los casos de migración de la prótesis se pueden tratar de resolver endoscópicamente intentando el cierre de la copa distal mediante tracción del sistema de cierre con hilo. En caso de migración hacia partes proximales del colon, la extracción a través de la estenosis puede ser compleja y requerir incluso abordaje quirúrgico.
- La reobstrucción de la prótesis se trataría con un *stent* sobre *stent* de forma telescopada, aunque también está descrita la fulguración del tejido polipoide con argón plasma o láser.
- Se sugiere un manejo conservador de la hemorragia, aunque en casos graves secundarios a ulceraciones en vecindad de la prótesis puede requerir cirugía. En las demás situaciones, se emplearán las técnicas endoscópicas habituales.

Self expanding metal stents frente a cirugía descompresiva

Según un estudio multicéntrico, las complicaciones a corto y largo plazo ocurrieron más frecuentemente en pacientes que recibieron SEMS como tratamiento paliativo comparado con los que recibieron cirugía descompresiva.

Sin embargo, en otros trabajos, la tasa de complicaciones tempranas en los pacientes tratados con SEMS fue menor que en los pacientes con cirugía descompresiva (15,5 frente al 32,9 %). La duración del efecto de la primera prótesis es más corta que la de la cirugía, pero estas cifras se equiparan tras la colocación de un segundo *stent*. También se describe un mayor número de complicaciones tardías en el grupo de prótesis, aunque la cifra de complicaciones graves no difiere entre los dos grupos.

Tabla 34-4. Tipos de complicación y frecuencia estimada tras la colocación de *self expanding metal stents* (SEMS)	
Tipo de complicación	**Frecuencia estimada**
Dolor abdominal	Frecuente
Reobstrucción	11,1 %
Migración	10 % (terapia puente), 1 % enfoque paliativo
Perforación	9,5 %
Hemorragia	Infrecuente
Impactación fecal	Infrecuente
Fallo de descompresión	Infrecuente

En un metaanálisis que incluye estudios aleatorizados y 125 pacientes no se encontraron diferencias en cuanto a la mortalidad, la supervivencia media, la duración de la estancia en la UCI ni en cuanto a las complicaciones tempranas, siendo éstas similares en ambos grupos.

La cirugía tuvo más éxito clínico (96 frente al 84 %), si bien la estancia hospitalaria fue más corta en los pacientes tratados con prótesis (17,5 frente a 35,5 días).

Un trabajo estudió la mortalidad después de la inserción de un segundo *stent* y concluyó que tanto la mortalidad como la estancia hospitalaria fueron inferiores que en la cirugía descompresiva.

Se ha reportado una mayor calidad de vida en lospacientes tratados con *stent* frente a cirugía descompresiva tanto en las primeras 2 semanas tras el procedimiento como a los 12 meses. También se demostró una reintroducción más pronta de la dieta oral, así como menores tasas de formación de estomas en los pacientes tratados con SEMS.

Desde un punto de vista económico, y pese a que el coste del procedimiento de la colocación de SEMS es mayor que el de la cirugía descompresiva, el tratamiento con SEMS fue más barato que la cirugía descompresiva debido a una menor estancia hospitalaria.

> **!** La colocación de SEMS se asocia a una mejor calidad de vida, a un menor tiempo de ingreso y a la reintroducción más temprana de la dieta oral comparada con la cirugía descompresiva, aunque parece tener más complicaciones a medio-largo plazo, como la reobstrucción.

TRATAMIENTO PUENTE A LA CIRUGÍA

Mediante sonda de descompresión

La sonda de descompresión se emplea de forma rutinaria en algunos países como Japón, donde el empleo de SEMS no estaba cubierto por el sistema sanitario. Se utiliza como descompresión temporal previa a la cirugía descompresiva o como terapia puente en pacientes sin intención paliativa. Su empleo en Occidente es marginal. Podría emplearse en oclusiones debidas a estenosis de recto donde las prótesis SEMS no pueden ser colocadas.

- Descripción del material y técnica de colocación. Consiste en una sonda hueca de 22 Fr y 145 cm de longitud. Para colocarla, se sobrepasa la estenosis con una guía, que se deja alojada tras retirar el endoscopio. Se desliza la sonda por encima de la guía y, una vez sobrepasada la estenosis, se efectúa la fijación de la sonda mediante el hinchado de un balón con 30 mL de agua. Requiere lavados con agua para evitar la oclusión por restos fecales y tiene el inconveniente de que la sonda sobresale a través del ano y exige estar hospitalizado para su mantenimiento.
- Resultados. La sonda transanal se usa principalmente como tratamiento descompresivo como terapia puente a la cirugía, donde ha demostrado una mejora en la tasa de anastomosis primarias con respecto a la cirugía urgente. Es más barata que el tratamiento con SEMS y su mortalidad

y morbilidad son similares. Algunos estudios la han asociado con una prevalencia más alta de estoma permanente.

- En un estudio comparativo entre sonda de descompresión y SEMS, el éxito técnico y clínico de la sonda fue del 95 y 91 %, respectivamente. El éxito de SEMS fue del 100 %. El intervalo entre la colocación de la sonda y la cirugía fue de 13 días, ligeramente inferior al de los pacientes con SEMS (16,5 días).
- El tratamiento con sonda se ha postulado como una opción para el CCR de colon derecho, donde es más complejo el tratamiento con prótesis, pero no parece tener una mayor eficacia que las SEMS. Presentan un similar éxito técnico, pero un menor éxito clínico.
- El 60,4 % de los pacientes con SEMS reanudaron la dieta oral y un 25 % pudieron ser dados de alta hasta la cirugía; ninguno de los pacientes con sonda transanal consiguió ninguno de los dos objetivos. No hubo diferencias entre los parámetros quirúrgicos, complicaciones ni mortalidad en los dos grupos.
- Sin embargo, el último artículo publicado a este respecto, que compara 21 casos de sonda transanal combinada con sonda nasogástrica frente a SEMS para neoplasias de colon derecho, halló una mayor supervivencia total a los 5 años (79,5 frente al 32 %), siendo el tratamiento con sonda transanal un factor protector de supervivencia en análisis multivariante (HR: 17,41).
- Complicaciones. La sonda transanal no está exenta de riesgo. Los estudios describen una prevalencia de complicaciones similar a las series de SEMS, siendo la perforación la más frecuente.

> No se recomienda la descompresión con sonda transanal en lugar de la colocación con SEMS.

Self expanding metal stents como terapia puente a la cirugía

El tratamiento con prótesis como terapia puente antes de la cirugía en pacientes que debutan con obstrucción intestinal tiene como propósito evitar la mortalidad inherente a una intervención urgente a la que el paciente habitualmente accede con un deterioro del estado general. Al mismo tiempo, se pretende realizar técnicas quirúrgicas definitivas por abordaje laparoscópico y evitar la necesidad de ostomías temporales o definitivas.

La colocación de SEMS como puente hacia la cirugía, en pacientes con cáncer de colon izquierdo obstructivo potencialmente curable, podría ser una adecuada alternativa de tratamiento frente a la cirugía urgente, según la ESGE. Recomendando este procedimiento dentro de un proceso de toma de decisiones compartido que tenga en cuenta los siguientes factores: la disponibilidad de personal con experiencia en la colocación de SEMS, riesgo de perforación relacionada con el *stent*, tasas más altas de recurrencia, supervivencia general y mortalidad postoperatoria similares, tasas generales más bajas de complicaciones y de estomas permanentes, mayor proporción de procedimientos de cirugía laparoscópica en una sola etapa, y tasas de fracaso técnico y clínico del *stent*.

Un cierto período de espera después de la colocación de la prótesis de colon podría ser beneficioso para optimizar la condición clínica del paciente hasta la cirugía electiva. Dado que la perforación tras la colocación de SEMS suele ocurrir en los primeros días, parece que reducir el tiempo hasta la cirugía programada no sería eficaz para prevenir esta complicación. En ausencia de evidencia de buena calidad, el intervalo de tiempo antes de la cirugía debe estar dictado por la optimización del estado nutricional y el tratamiento adecuado de las comorbilidades; esto puede requerir algunas semanas.

> ! Exceptuando a los pacientes con alto riesgo quirúrgico, la ESGE no recomienda el tratamiento puente con SEMS para evitar la cirugía de urgencia.

- Resultados. La cirugía de urgencias se asocia a un aumento de la morbimortalidad y de la tasa de estomas comparado con la cirugía electiva, que puede llegar al 60 %. Este hecho impacta en la calidad de vida de los pacientes. En la **tabla 34-5** se muestran los factores favorables en cirugía. Además, puede resultar en una cirugía con resultados oncológicos subóptimos. La colocación de SEMS tiene resultados similares a la creación de un estoma de descompresión con similares acontecimientos adversos.
- Así como en el tratamiento quirúrgico urgente de la obstrucción de colon izquierdo es la resección con anastomosis primaria, en la de colon derecho esto es discutible, ya que la tasa de fuga anastomótica se sitúa entre el 2,5 y el 16,4 % y la mortalidad es más elevada.
- Contradiciendo a los resultados de la guía de la ESGE, la colocación de SEMS redujo la morbilidad al 27 % en comparación con el 40 % de la intervención quirúrgica urgente, y la mortalidad del 8,8 al 2,4 %.
- En un estudio con 85 pacientes, el éxito técnico y clínico de las SEMS se calcula en un 96,5 y un 86,5 %, respectivamente, consiguiendo llegar a cirugía electiva en el 80 % de los casos. La resección con anastomosis primaria fue posible en el 85,3 % de la cirugía electiva en un 33,3 % de las intervenciones urgentes. Por lo tanto, se consiguió evitar el estoma en el 76 % de las ocasiones. En otro estudio que incluía 109 pacientes con SEMS comparados con 92 con cirugía de urgencia, las cifras de éxito técnico y clínico fueron similares. Se describe una morbilidad asociada a SEMS del 14 % (perforación, oclusión y migración) en los pacientes con obstrucción en colon izquierdo y morbilidad nula en colon derecho. Aproximadamente la mitad de

los pacientes pudieron ser dados de alta hasta el momento quirúrgico electivo. En pacientes con obstrucción en colon izquierdo, la colocación de SEMS favoreció:
- Resección primaria completa (99 frente al 81 %).
- Resección primaria con anastomosis (77 frente al 52 %).
- Cirugía sin estoma (69 frente al 48 %).
- Cirugía laparoscópica (58 frente al 21 %).

En pacientes con neoplasias de colon derecho, la SEMS favoreció únicamente un mayor porcentaje de procedimientos laparoscópicos electivos. No existieron diferencias en cuanto a la morbimortalidad global ni a la tasa de reintervención. A pesar de que la estancia hospitalaria media global fue más corta en los casos tratados con cirugía sin previa SEMS, ésta fue más corta en los pacientes con obstrucción en colon izquierdo (15 frente a 19 días). El estudio ESCO, multicéntrico y aleatorizado, describió resultados prácticamente solapables al anterior, y describió una supervivencia a 3 años igual entre ambos grupos sin diferencias en las recidivas tempranas.

En cuanto a la supervivencia a largo plazo, uno de los asuntos más polémicos, existen estudios que describen una significativa menor supervivencia a largo plazo en pacientes con SEMS que contrasta con resultados de otros estudios aleatorizados.

En un metaanálisis que incluía siete ensayos clínicos aleatorizados, se vio que el grupo de SEMS tuvo un riesgo significativamente menor de complicaciones generales (RR = 0,6) en comparación con el grupo de cirugía urgente. Sin embargo, la tasa de recurrencia general fue mayor en el grupo de SEMS (37,0 frente al 25,9 %), pero esto no se tradujo en una diferencia significativa en términos de supervivencia libre de enfermedad a 3 años.

La mayoría de los autores concluyen comentando que se necesitan más estudios de calidad para generar recomendaciones sólidas sobre el tratamiento con SEMS como terapia puente a la cirugía.

> La colocación de SEMS como puente hacia la cirugía en pacientes con cáncer de colon izquierdo obstructivo potencialmente curable podría ser una opción de tratamiento adecuada para evitar la cirugía urgente. También sugiere que un estoma descompresivo, como puente a la cirugía electiva, es una opción válida si el paciente no es candidato para la colocación de SEMS de colon o cuando no se dispone de experiencia en la colocación de estas prótesis.

- Efectos oncológicos potenciales de la colocación de SEMS. Como se ha comentado en el anterior punto, existen dudas sobre la influencia de las prótesis de colon en la historia natural oncológica del CCR.
- Hay trabajos que sugieren que el procedimiento de colocar las prótesis tiene efectos sistémicos, como la elevación de marcadores inflamatorios y tumorales, y el aumento de las recurrencias locales con un 32 frente al 8 % tras cirugía de urgencia.
- La perforación durante el procedimiento parece ser un factor asociado tanto a la recurrencia local como a la diseminación.

Tabla 34-5. Factores favorables del acto quirúrgico

Factor	Explicación
Cirugía electiva	Evita aumento de morbimortalidad de cirugía urgente
Resección primaria completa	Evita la reintervención y suele suponer mejores resultados oncológicos
Resección primaria con anastomosis	Evita la creación de estoma temporal y su impacto sobre la calidad de vida
Cirugía laparoscópica	Menor morbilidad y menor estancia hospitalaria que la cirugía abierta

- En un reciente ensayo de Matsuda *et al.* que empleaba estudios moleculares y de anatomía patológica, se demostró que, a pesar de que la prótesis produce fibrosis que afecta habitualmente hasta la muscular propia, la colocación de prótesis no produce aumento de la expresión de marcadores de progresión tumoral como el receptor del factor de crecimiento epidérmico o el factor de crecimiento del endotelio vascular. Además, se observó un descenso de Ki-67 comparado con pacientes puramente quirúrgicos, por lo que seconcluye que las SEMS pueden tener un efecto antitumoral local. En esta misma línea, estudios que aplican compresión sobre unidades clonadas de células de CCR encuentran una reducción de la proliferación, en lugar de un aumento de la apoptosis.

> **!** La perforación durante la colocación parece ser un factor asociado a peor pronóstico oncológico. La evidencia es discordante sobre los efectos de la colocación de SEMS sobre la historia natural del CCR.

TRATAMIENTO DE ESTENOSIS BENIGNAS

Las estenosis de origen benigno tienen menor incidencia en el colon. La mayor parte de ellas se dan en el contexto de las enfermedades inflamatorias, particularmente en la enfermedad de Crohn. Existen causas menos frecuentes como la colopatía por antiinflamatorios no esteroideos, la estenosis de anastomosis posquirúrgicas, las estenosis isquémicas o las estenosis posdiverticulitis.

Fisiopatología

La fisiopatología de la estenosis no es del todo conocida. Consiste en un depósito de una matriz de proteínas extrace-

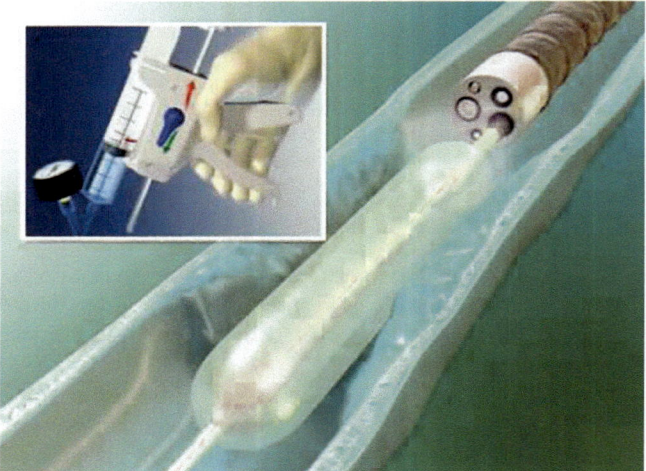

Figura 34-6. Dilatación endoscópica con balón neumático. En la imagen superior se puede ver la liberación de la *self expanding metal stent* (SEMS) con sistema a través del endoscopio, y en la inferior, la liberación de la SEMS a través de guía con visión en paralelo.

lulares que se producen por los miofibroblastos estimulados por fenómenos inflamatorios. En pacientes con enfermedad de Crohn, el estímulo se basa en la liberación de mediadores de la inflamación como, por ejemplo, interleucinas 4 y 13.

El depósito de esta matriz crea una rigidez en la mucosa colónica, y esto, en sí mismo, es un inductor independiente mesenquimal que estimula los fibroblastos.

En la estenosis de anastomosis quirúrgicas intervienen otros factores como la isquemia tisular, la fuga anastomótica, las técnicas de sutura (grapadoras circulares, por ejemplo) y la radioterapia.

Tratamiento endoscópico

- Dilatación endoscópica. El tratamiento principal es la dilatación endoscópica con balón neumático. Consiste en el hinchado de un balón a través de la estenosis que se introduce por el canal de trabajo del endoscopio. Suelen llevar una guía que permite sobrepasar las estenosis de menor calibre y deslizar sobre ella el balón de dilatación.
- Los balones tienen distintos calibres, que oscilan entre 6 y 20 mm, y longitudes variables en un rango de 5,5 a 10 cm (**Fig. 34-6**). Por esto, conviene conocer de antemano la morfología de la estenosis mediante pruebas radiológicas o endoscópicas. Previamente se emplearon los dilatadores de Savary-Guillard, también eficaces, aunque hoy en día se utilizan de forma minoritaria.
- Otros. En pacientes con estenosis en el seno de enfermedad inflamatoria, se realizaron varios estudios de inyección intralesional de corticoides que no demostraron eficacia. Los mismos resultados se extraen de estudios aleatorizados con el mismo fin. Otra opción que está en estudio es la inyección de factores anti-TNF y biológicos con resultados prometedores, aunque en series todavía cortas.
- A falta de estudios aleatorizados controlados, para estenosis de anastomosis quirúrgicas no inflamatorias, un estudio describe resultados excelentes a 35,5 meses tras dilatación con electrocauterio en 60 pacientes. La técnica consiste en el empleo de un esfinterotomo para realizar cuatro cortes en la circunferencia anastomótica.

La colocación de SEMS en las estenosis benignas del colon sigue siendo controvertida. Sin embargo, según los datos actuales, la colocación de SEMS es una buena opción para evitar la cirugía urgente y controlar las lesiones obstructivas benignas en pacientes con riesgo de someterse a una cirugía.

La mayoría de los estudios sobre el uso de las prótesis de colon para lesiones benignas son informes de casos o series de casos.

En la serie más grande, 23 pacientes con enfermedad obstructiva benigna fueron tratados con la colocación de SEMS. La tasa de éxito clínico fue del 95 % (22/23); en un estudio retrospectivo, los investigadores evaluaron a 21 pacientes, a quienes se les colocó una SEMS por obstrucción benigna, como estenosis anastomóticas, obstrucciones diverticulares o estenosis, después de la radioterapia. En este estudio, la tasa de éxito clínico fue del 76 %.

La técnica de elección para dilatación de estenosis benignas de colon es la dilatación endoscópica neumática.

Complicaciones

A pesar de ser un procedimiento mínimamente invasivo, se han descrito complicaciones en la mayoría de los estudios con cohortes numerosas, aunque no se tiene constancia de mortalidad.

En los metaanálisis más destacados se calculan los siguientes riesgos, que llevan a hospitalizar a un 2,8 % de los pacientes:

• Perforación: 1,1-3 %.
• Infección: 4 %.
• Hemorragia: 4 %.

A pesar de ser porcentajes no desdeñables, son más bajos que tras procedimientos quirúrgicos, que ocurren en un 8,8 %. Otro de los factores que se debe tener en cuenta en las estenosis de pacientes con enfermedad de Crohn es que la posible malignización puede ser ignorada durante la dilatación, mientras que en la cirugía se estudia la pieza quirúrgica. Por esto, algunos autores abogan por la toma de biopsias previa a la dilatación, ya que no ha demostrado aumentar el riesgo de perforación. Las SEMS tampoco están indicadas en las estenosis posdiverticulitis, como recoge la guía de la ESGE.

 Actualmente, no existe evidencia para recomendar las prótesis SEMS en las estenosis benignas de colon.

La tasa de complicaciones de SEMS para las estenosis de colon por causa benigna se sitúa en un 38-42 %, siendo las complicaciones más frecuentes la migración, la reobstrucción y la perforación. La mayoría de las complicaciones ocurrieron en pacientes con estenosis diverticulares, que en principio, según recoge la guía ESGE, constituiría una contraindicación relativa para la colocación de SEMS. La tasa de mortalidad aproximada fue del 1-27 %.

Estenosis asociadas a enfermedad inflamatoria intestinal

Las estenosis afectan a aproximadamente 1/3 de los pacientes afectos de enfermedad de Crohn a los 10 años del diagnóstico, aunque esta cifra esté probablemente infraestimada. Supone un importante deterioro en la calidad de vida, y el 75 % va a recibir cirugía al menos una vez en la vida.

A continuación se tratan las estenosis que afectan al colon, al íleon terminal o a la anastomosis ileocólica. Ésta es la región más habitual de dichas lesiones.

No existen factores predictores de estenosis, aunque sí los hay que predicen el riesgo de enfermedad fibroestenosante:

• Enfermedad perianal.
• Diagnóstico antes de los 40 años.
• Necesidad de tratamiento con esteroides durante el primer brote.

En las estenosis en enfermedad inflamatoria intestinal (EII) existe un balance entre el componente inflamatorio y el fibrótico. El momento óptimo para el tratamiento de las estenosis es cuando la inflamación está controlada con los tratamientos propuestos, si bien el tratamiento farmacológico no ha demostrado evitar la cirugía en estas circunstancias.

El tratamiento endoscópico permite retrasar el momento de la intervención quirúrgica o al menos servir de tratamiento puente. Los estudios publicados no tienen una metodología homogénea, por lo que resulta complejo equipararlos. La eficacia a corto plazo se mide, en general, como la posibilidad de atravesar el área estenótica con el endoscopio después de la dilatación, y la eficacia a largo plazo, como el tiempo que pasa hasta requerir una nueva intervención endoscópica o quirúrgica. En general, los resultados son excelentes a corto plazo y moderados a largo plazo (**Tabla 34-6**).

Existen tres metaanálisis que estudian la respuesta a la dilatación en más de 1.000 pacientes con EII. En ambos, el éxito técnico es elevado, entre el 89 y el 92,3 %, con alivio de los síntomas inicial en el 70-81 % de los pacientes. La recurrencia de las estenosis fue elevada, con un 47,5 % con síntomas y un 28,6 % de los pacientes que requerían intervención quirúrgica en un seguimiento a 36,6 meses. El 80 % de los afectos requirió nuevas dilataciones y el 75 % cirugía a 5 años.

• Estos son los factores de buena respuesta a la dilatación endoscópica:
  – El factor más importante es la longitud corta de la estenosis (< 4 cm).
  – Escasa inflamación.
  – Sin fístula asociada.
  – Accesible con el endoscopio.
  – Escasa angulación.
  – Única.

Tabla 34-6. Éxito técnico, clínico y complicaciones graves en los estudios más recientes de dilatación endoscópica en enfermedad inflamatoria intestinal. Datos dentro del metaanálisis

Estudio	Nº de pacientes	Éxito técnico	Éxito clínico	Complicaciones graves (%)
Atreja *et al.*, 2014	128	83	67	3
Bhalme *et al.*, 2014	79	95	77	0
Hagel *et al.*, 2014	77	55	65	10
Krauss *et al.*, 2014	20	100	—	14
Ding *et al.*, 2016	54	89	82	2

Sobre el uso de SEMS, hay información limitada. Solamente existe un estudio, en forma de ensayo clínico aleatorizado (estudio ProtDilat), en el que se incluyen 19 hospitales y donde se compara la eficacia de las SEMS y la dilatación con balón en 80 pacientes con estenosis por enfermedad de Crohn.

Los resultados confirman que ambos procedimientos son eficaces y seguros en el tratamiento de las estenosis (tanto posquirúrgicas como *de novo*), mostrando una clara superioridad terapéutica de la dilatación endoscópica con balón sobre las SEMS (80,5 frente al 51,3 %; remisión de la sintomatología obstructiva al año de seguimiento). Sin embargo, en el subanálisis de los pacientes con estenosis más largas (> 3 cm), las diferencias entre los dos procedimientos desaparecieron (dilatación, 66,7 %; SEMS, 63,6 %). Además, en este estudio se demostró que la DEB es significativamente más coste-efectiva que la colocación de una prótesis.

Asociadas a anastomosis quirúrgicas en patología no inflamatoria

La estenosis de la anastomosis ocurre hasta en el 22 % de los pacientes que reciben una resección de colon.

La dilatación endoscópica ha demostrado eficacia y seguridad en el manejo de las dilataciones, con buenos resultados a medio-largo plazo (hasta el 91,7 %) a pesar de requerir múltiples sesiones en algunos de los pacientes. No obstante, los datos provienen de estudios no controlados ni aleatorizados.

Como se ha comentado en el apartado sobre el tratamiento puente de la cirugía, la dilatación mediante electrocauterización tiene resultados prometedores.

 La dilatación es una técnica eficaz para las estenosis de las anastomosis colónicas.

Otras: asociadas a diverticulitis, colopatía por antiinflamatorios no esteroideos o colitis isquémica

Las estenosis diverticulares son una contraindicación relativa para el tratamiento endoscópico y, en general, se recomienda un abordaje quirúrgico de esta situación.

En la colopatía por antiinflamatorios no esteroideos, el 75 % de los pacientes requieren tratamiento quirúrgico, aunque hay descritos casos en los que la dilatación endoscópica ha sido eficaz. No es infrecuente que estos pacientes presenten estenosis en varios puntos del colon.

Existe una serie en la que se incluye un paciente con estenosis por colitis isquémica que recibió dilatación, aunque no se especifica el resultado obtenido. En otros casos publicados de estenosis por esta causa se recomienda el abordaje quirúrgico.

PUNTOS CLAVE

- El tratamiento de las estenosis malignas con SEMS ofrece resultados eficaces a corto plazo similares a la cirugía descompresiva para la patología tumoral de colon con enfoque paliativo, si bien la tasa de complicaciones no es desdeñable.
- No existe evidencia sólida sobre el rendimiento del tratamiento descompresivo como terapia puente para evitar la cirugía urgente, por lo que su uso debe ser individualizado tras una discusión multidisciplinar.
- La dilatación endoscópica consigue retrasar el tratamiento quirúrgico en pacientes con enfermedad inflamatoria intestinal. En estenosis benignas de otro origen, la dilatación es un tratamiento eficaz y duradero.

BIBLIOGRAFÍA

Amelung FJ, de Beaufort HW, Siersema PD, Verheijen PM, Consten EC. Emergency resection versus bridge to surgery with stenting in patients with acute right-sided colonic obstruction: a systematic review focusing on mortality and morbidity rates. Int J Colorectal Dis. 2015 Sep;30(9):1147-55.

CReST Collaborative Group. Colorectal Endoscopic Stenting Trial (CReST) for obstructing left-sided colorectal cancer: randomized clinical trial. Br J Surg. 2022 Oct 14;109(11):1073-80.

Foo CC, Poon SHT, Chiu RHY, Lam WY, Cheung LC, Law WL. Is bridge to surgery stenting a safe alternative to emergency surgery in malignant colonic obstruction: a meta-analysis of randomized control trials. Surg Endosc. 2019 Jan;33(1):293-302.

Jain SR, Yaow CYL, Ng CH, Neo VSQ, Lim F, Foo FJ, et al. Comparison of colonic stents, stomas and resection for obstructive left colon cancer: a meta-analysis. Tech Coloproctol. 2020 Nov;24(11):1121-36.

Jeong SJ, Park J. Endoscopic Management of Benign Colonic Obstruction and Pseudo-Obstruction. Clin Endosc. 2020 Jan;53(1):18-28.

Lee HJ, Hong SP, Cheon JH, Kim TI, Kim WH, Park SJ. Clinical Outcomes of Self-Expandable Metal Stents for Malignant Rectal Obstruction. Dis Colon Rectum. 2018 Jan;61(1):43-50.

Liang TW, Sun Y, Wei YC, Yang DX. Palliative treatment of malignant colorectal obstruction caused by advanced malignancy: a self-expanding metallic stent or surgery? A system review and meta-analysis. Surg Today. 2014 Jan;44(1):22-33.

Loras C, Mañosa M, Andújar X, Sánchiz V, Martí-Gallostra M, Zabana Y, et al.; en representación de GETECCU. Position Statement. Recommendations of the Spanish Group on Crohn's Disease and Ulcerative Colitis (GETECCU) on the treatment of strictures in Crohn's disease. Gastroenterol Hepatol. 2022 Apr;45(4):315-34.

Mashar M, Mashar R, Hajibandeh S. Uncovered versus covered stent in management of large bowel obstruction due to colorectal malignancy: a systematic review and meta-analysis. Int J Colorectal Dis. 2019 May;34(5):773-85.

Ribeiro IB, Bernardo WM, Martins BDC, de Moura DTH, Baba ER, Josino IR, et al. Colonic stent versus emergency surgery as treatment of malignant colonic obstruction in the palliative setting: a systematic review and meta-analysis. Endosc Int Open. 2018 May;6(5):E558-67.

Russo S, Conigliaro R, Coppini F, Dell'Aquila E, Grande G, Pigò F, et al. Acute left-sided malignant colonic obstruction: Is there a role for endoscopic stenting? World J Clin Oncol. 2023 May 24;14(5):190-7.

Seo SY, Kim SW. Endoscopic Management of Malignant Colonic Obstruction. Clin Endosc. 2020 Jan;53(1):9-17.

Van Hooft JE, Veld JV, Arnold D, Beets-Tan RGH, Everett S, Götz M, et al. Self-expandable metal stents for obstructing colonic and extracolonic cancer: European Society of Gastrointestinal Endoscopy (ESGE) Guideline - Update 2020. Endoscopy. 2020 May;52(5):389-407.

Veld JV, Amelung FJ, Borstlap WAA, van Halsema EE, Consten ECJ, Siersema PD, et al.; Dutch Snapshot Research Group. Comparison of Decompressing Stoma vs Stent as a Bridge to Surgery for Left-Sided Obstructive Colon Cancer. JAMA Surg. 2020 Mar 1;155(3):206-15.

Zhao XD, Cai BB, Cao RS, Shi RH. Palliative treatment for incurable malignant colorectal obstructions: a meta-analysis. World J Gastroenterol. 2013 Sep 7;19(33):5565-74.

Diagnóstico y tratamiento de la patología anal

35

D. Martínez Ares y J. Colán Hernández

OBJETIVOS

- Valorar el aporte de la endoscopia para el abordaje de la patología anal.
- Reconocer las patologías anorrectales más comunes en las que la endoscopia digestiva sea representativa para su diagnóstico o tratamiento.
- Distinguir las principales estructuras anatómicas del canal anal mediante la ecografía endoanal.
- Comprender la valoración mediante ecografía endoanal de defectos esfinterianos asociados a incontinencia fecal.
- Valorar los distintos tipos de tratamiento de la patología anal más frecuente, especialmente hemorroides internas, fisura anal y abscesos-fístulas perianales, enfocados en el tratamiento endoscópico.

INTRODUCCIÓN

En este capítulo se tratará de resumir los aspectos más relevantes del papel de la endoscopia digestiva en el diagnóstico y tratamiento de la patología anal. La patología del canal anal es relativamente extensa, pero los autores se centrarán exclusivamente en aquellos elementos en los que la endoscopia desempeña un papel importante. Se empezará por describir muy someramente la anatomía y la fisiología del canal anal, muy relevantes para entender la patología, así como su diagnóstico y tratamiento.

ANATOMÍA Y FISIOLOGÍA DEL CANAL ANAL

El canal anal, de 3-4 cm de longitud, se extiende desde el orificio anal hasta el borde superior del músculo puborrectal. La parte superior está revestida por epitelio cilíndrico, continuación de la mucosa rectal, y la parte inferior por epitelio escamoso. La transición de un epitelio a otro es gradual y se inicia 1,5 cm por encima de la línea dentada (**Fig. 35-1**). Ésta está situada aproximadamente en la mitad del canal anal y tiene aspecto ondulado. El epitelio escamoso de la parte distal, a diferencia de la piel, carece de vello, glándulas sebáceas o sudoríparas, y suele denominarse *anodermo*. Suele presentarse como una piel fina, estirada, pálida y brillante. Distalmente, la piel adquiere vello y glándulas, como sería su configuración habitual.

La inervación por encima de la línea dentada corresponde al sistema simpático y al parasimpático (no hay sensibilidad dolorosa), mientras que por debajo de ésta se debe a los nervios somáticos, lo que la convierte en una zona muy sensible y potencialmente dolorosa. Esto tiene repercusión sobre la presentación clínica de muchas patologías y sobre la posibilidad de generar dolor en el paciente con las maniobras diagnósticas o terapéuticas.

La vascularización del canal anal corresponde a las arterias hemorroidales superior (procedente de la mesentérica inferior), media (de la arteria hipogástrica) e inferior (pudenda interna). La irrigación no es uniforme y es más pobre en la región posterior, lo que puede tener importancia en la génesis de la isquemia que puede participar en la patogénesis de la fisura anal. El retorno venoso es doble: la parte superior depende de los plexos hemorroidales superiores, tributarios de las venas rectales superiores y, finalmente, de la vena mesentérica inferior (sistema portal). Por otro lado, la parte inferior drena en los plexos hemorroidales inferiores, tributarios de las venas pudendas y, finalmente, en la vena ilíaca interna (circulación sistémica). El drenaje linfático también es diferenciado. La parte superior drena en los linfáticos que acompañan a los vasos mesentéricos y en los ganglios paraaórticos, mientras que la parte inferior lo hace en las cadenas inguinales. Esto es relevante a la hora de investigar la potencial extensión linfática de patología maligna asentada en uno u otro territorio.

Inmediatamente por encima de la línea dentada, se ven entre 6 y 14 pliegues, denominados *columnas de Morgagni*. En la base de estos se encuentran las criptas anales, donde desembocan los conductos secretores de las glándulas anales, muy rudimentarias, que pueden atravesar el esfínter anal interno. Éste se forma a expensas de un engrosamiento y continuación de la capa muscular circular interna del recto. Rodea los dos tercios superiores del canal anal y es responsable de la continencia pasiva (reacciona a la presencia de gas o heces en la ampolla rectal). Dada su composición de músculo liso, es de contracción involuntaria y presenta una apariencia hipoecogé-

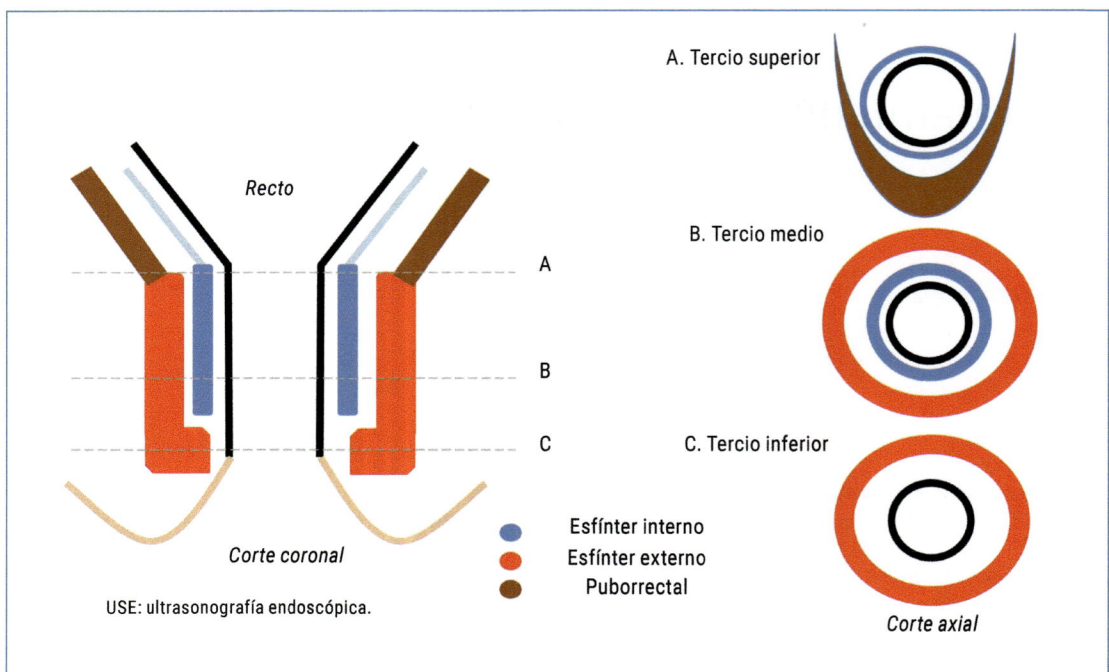

Figura 35-1. Dibujo esquemático, visión de ultrasonografía endoscópica radial del canal anal.

Recto

A. Tercio superior

B. Tercio medio

C. Tercio inferior

A

B

C

Corte coronal

Esfínter interno
Esfínter externo
Puborrectal

USE: ultrasonografía endoscópica.

Corte axial

nica la ecografía endorrectal. Puede seccionarse parcialmente sin generar incontinencia. Su malfunción puede provocar pérdidas inadvertidas de heces (incontinencia pasiva).

El esfínter anal externo es de contracción voluntaria y el responsable de la continencia activa (con control voluntario; cuando funciona incorrectamente, el paciente presenta incontinencia de urgencia, es decir, es incapaz de retener una defecación que sabe va a realizar). Su inervación corresponde al nervio rectal inferior y a la rama perineal de S4. Está formado por músculo estriado y, por ello, presenta una apariencia más hiperecogénica y heterogénea en la ecografía endorrectal. Rodea los dos tercios inferiores del canal anal, por lo que hay una zona (el tercio medio del canal) en la que existe superposición de los esfínteres externo e interno. Pueden diferenciarse tres porciones: subcutánea, superficial y profunda. El músculo puborrectal forma parte de la porción más profunda y su contracción provoca una rectilinización del canal anal, aspecto clave en el mecanismo de la defecación.

EXPLORACIÓN DEL CANAL ANAL Y DEL RECTO

Exploración física

> El estudio de la patología del canal anal debe iniciarse, lógicamente, con una minuciosa historia clínica. Ello permitirá orientar el diagnóstico, indicar las exploraciones más pertinentes y reducir al máximo el número de posibles dolencias que se deben incluir en el diagnóstico diferencial.

Durante la historia clínica, una conversación tranquila y relajada con el paciente permite ganar su confianza y explicarle las exploraciones y pruebas complementarias que podrían ser necesarias. Tanto la patología en sí misma como la exploración

del canal anal suelen resultar embarazosas para el paciente, por lo que ganarse su confianza, así como aliviar la ansiedad que se genera, puede facilitar enormemente el proceso diagnóstico.

Después de haberle explicado con claridad el proceso, el siguiente paso será realizar una exploración digital del canal anal. En caso de que ésta resulte dolorosa, puede ser necesaria su realización con sedación o anestesia. Puede hacerse la exploración en diferentes posiciones, aunque la preferida por la mayoría de los gastroenterólogos es la colocación del paciente en decúbito lateral izquierdo, por ser menos embarazosa para el paciente.

La exploración se inicia con una cuidadosa inspección de la piel que rodea el ano. Adicionalmente, la inspección de la ropa interior del paciente también puede aportar información sobre posibles sangrados o secreciones. Separando ligeramente los glúteos, se pueden ver signos de retracción de la piel, cicatrices, heces, sangre o pus, colgajos cutáneos, condilomas, hemorroides, prolapsos del canal anal, etc. Durante la inspección, se pedirá al paciente que contraiga el esfínter, así como la realización de esfuerzo defecatorio para valorar eventuales movimientos anormales o paradójicos, descensos del periné o prolapsos del canal anal. Presionando con la punta de un bastoncillo de algodón en los márgenes anales, se pueden evertir para una visión más detallada de estos. Con el mismo instrumento o similares, puede estimularse la sensibilidad en la zona para valorar las respuestas reflejas. Finalmente, no se deberá dejar de explorar la piel perineal, la región vulvar en las mujeres y la piel del escroto en los varones, así como las cadenas ganglionares inguinales en el caso de enfermedades infecciosas o malignas.

Después de explicar al paciente con detalle la maniobra, se realizará con cuidado el tacto rectal. Con el dedo índice enguantado y lubricado, se explorará el canal anal. Se ha de ser especialmente cuidados en presencia de patología hemorroidal complicada o fisuras anales, ya que el dolor puede comprometer la exploración. Se valorará de esta forma el tono esfinteriano y se valorará con detalle todo el contorno del canal anal, en busca de áreas cicatriciales, masas, zonas induradas, orificios o trayectos fistulosos, etc. En el tacto rectal se pueden explorar también los últimos centímetros del recto. Cuando se detecta una lesión, han de describirse con minuciosidad la localización, la forma, el tamaño aproximado, la dureza, etc. Una correcta descripción puede permitir una mejor valoración y posicionamiento de los utensilios empleados para las exploraciones instrumentales ulteriores. Se debe tratar de palpar el músculo elevador del ano, con hallazgos característicos en algunas patologías que cursan con dolor anal, como es el caso del síndrome del elevador del ano, y realizar una exploración bimanual para valorar posible patología coccígea. Por último, al finalizar la exploración, no se debe obviar el examen del posible contenido anorrectal que manche el dedo del guante empleado (heces, pus, moco, sangre, etc.).

Endoscopia

La decisión de realizar una exploración endoscópica o no va a depender de los datos extraídos de la historia clínica y del examen físico.

> ! El objetivo de la exploración endoscópica será la detección de datos que permitan excluir patología orgánica en pacientes con incontinencia fecal, estreñimiento o trastornos defecatorios, dolor anal, anemia, diarrea o sangrado.

La anoscopia es el mejor método para la exploración del canal anal. El anoscopio suele ser un instrumento rígido biselado, metálico o de plástico, al que se puede incorporar una fuente de luz o puede usarse la luz ambiental. El anoscopio lubricado, y con un obturador que cubre el bisel de la punta para evitar lesiones, se introduce cuidadosamente en el canal anal. Tras retirar el obturador, se puede examinar la totalidad del canal anal, el recto distal y el anodermo. Si para explorar con más detalle otra zona ha de recolocarse el anoscopio, siempre ha de hacerse reintroduciendo el obturador para evitar lesiones.

Especialmente en ambientes quirúrgicos, el rectoscopio rígido puede ser utilizado para evaluar el recto. Permite explorar hasta 20-25 cm del margen anal y, lógicamente, precisa de una fuente de iluminación. Este instrumento puede ser más preciso que la endoscopia flexible a la hora de precisar la localización exacta o la distancia hasta el margen anal de una lesión rectal, datos especialmente importantes para la planificación de la estrategia quirúrgica. Por esta vía se puede realizar cierta terapéutica y también la toma de muestras para biopsia.

La exploración se puede hacer también utilizando un sigmoidoscopio flexible (o un colonoscopio). Para la exploración de recto y sigma, suele emplearse una limpieza con enemas y no suele ser necesaria la sedación (imprescindible si se ha de acceder a segmentos proximales al sigma). El objetivo de esta exploración será la detección y biopsia de lesiones y, en algunos casos, su tratamiento (extirpación de pólipos, coagulación de lesiones sangrantes, etc.). En caso de detectarse algún pólipo, la exploración de la totalidad del colon será obligada.

Ecoendoscopia anorrectal (ecografía endoanal)

En la exploración de la patología anal y rectal, puede ser de gran utilidad la ecografía endorrectal-endoanal (ultrasonografía endoscópica). En la evaluación de trayectos fistulosos, la estadificación de patología tumoral y en la evaluación de los esfínteres y el resto de las estructuras del canal anal, el papel de la ecografía endoanal está ya muy contrastado. Este examen puede realizarse con sonda rígida 360° o con el ecoendoscopio radial.

Se trata de una exploración en la que no se requiere ninguna preparación especial, salvo la limpieza del recto con enemas. Se suele colocar al paciente en decúbito lateral izquierdo, aunque algunos autores sugieren que en esta posición se puede distorsionar la anatomía perineal, especialmente en las mujeres. No suele ser necesaria la sedación del paciente para esta exploración. Deben obtenerse imágenes en la porción proximal, media y distal del canal anal, primero con magnificación estándar y luego con una mayor magnificación de la imagen. Para el estudio del recto, puede ser útil su repleción con agua y el movimiento del paciente para sumergir la pared rectal que se vaya a estudiar.

> ! El esfínter anal externo, formado por músculo estriado, es hiperecogénico, mientras que el esfínter interno, formado por músculo liso, es hipoecogénico. En el tercio proximal del canal anal se observa la fusión del esfínter externo con el músculo puborrectal, más internamente el esfínter anal interno, y entre ambos el espacio interesfinteriano, que contiene tejido graso, entre otros, lo que le da una ecogenicidad media y heterogénea. En el tercio medio se ven ambos esfínteres, viéndose la porción más gruesa del interno y siendo el externo más visible en la cara anterior; y en el tercio distal del canal anal se ve sólo el esfínter anal externo en su porción subcutánea (v. **Fig. 35-1**).

En la exploración se valorarán especialmente discontinuidades en el músculo (desgarros, trayectos fistulosos) o pérdida de calidad del músculo (atrofia o degeneración). El esfínter anal interno tiene un grosor de 2-3 mm en adultos sanos (en la porción media del canal anal).

PATOLOGÍA ANAL

Como ya se ha referido previamente, la patología del área anorrectal es relativamente amplia. No obstante, los autores se centrarán aquí exclusivamente en aquellas patologías en las que la endoscopia desempeña un papel relevante en su diagnóstico o en su tratamiento.

Hemorroides internas

En primer lugar y como se ha comentado previamente, una anamnesis correcta es fundamental, ya que la sintomatología hemorroidal puede remedar la de condiciones malignas como el cáncer colorrectal. La presencia de hemorroides internas es extremadamente frecuente, por lo que pueden coexistir con otras patologías que serían las verdaderamente responsables de las molestias. Incluso se ha de considerar que las hemorroides internas, en alguna medida, son parte de la anatomía normal del canal y del recto.

Las hemorroides representan la dilatación de estructuras vasculares que crecen entre el esfínter interno y la mucosa suprayacente. Las hemorroides internas crecen por encima de la línea dentada, por lo que están recubiertas por mucosa rectal o epitelio transicional.

La pérdida de consistencia del tejido conectivo de sostén favorece el prolapso del tejido hemorroidal, lo que lo expone a su lesión y rotura. El sangrado suele ser indoloro, pero el paciente puede presentar otra sintomatología como dolor, ardor o picor. Aunque criticada, ya que sólo se trata de una clasificación morfológica que excluye la sintomatología, la clásica clasificación de las hemorroides en función de su grado de prolapso (Goligher, 1975) sigue vigente:

- Grado I: hemorroides internas sangrantes.
- Grado II: hemorroides que se prolapsan y se reducen espontáneamente.
- Grado III: hemorroides que se prolapsan con facilidad y sólo se reducirán manualmente.
- Grado IV: hemorroides prolapsadas que no se reducen ni espontáneamente ni manualmente.

El examen de las hemorroides se realizará principalmente con el anoscopio, aunque pueden verse con facilidad con el sigmoidoscopio (o colonoscopio) flexible en retroflexión.

El tratamiento inicial, para cualquier grado de hemorroides, será la implementación de medidas antiestreñimiento (ingesta adecuada de líquidos entre 1 y 2 L/día, ingesta de fibra entre 25 y 35 g/día). Estas medidas y, en algunos casos, la utilización de cremas antihemorroidales con analgésicos, vasoconstrictores o glucocorticoides, suelen ser suficientes para las hemorroides de grado I a pesar de no haber evidencia científica sobre su eficacia. Adicionalmente, se dispone de alguna evidencia sobre el uso de flebotónicos, medicamentos que incrementan el tono venoso y que funcionan como anticongestivos.

> ❗ En general, los objetivos de estos tratamientos son reducir la vascularización, disminuir el volumen del plexo hemorroidal interno y promover la fijación de los tejidos hemorroidales a la estructura esfinteriana subyacente.

Cuando las medidas conservadoras resultan insuficientes, pueden ser necesarios tratamientos más agresivos. La cirugía debería reservarse para las hemorroides de grado IV y utilizarse en grados menores ante el fracaso de medidas más conservadoras. La ligadura con bandas elásticas, similar a la realizada en las varices esofágicas, puede aplicarse en hemorroides de grados II y III. Se trata de un procedimiento que puede realizarse de forma ambulatoria, tanto con un anoscopio rígido como con un endoscopio flexible en retroflexión. La ligadura del tejido hemorroidal interrumpe el flujo hacia los pedículos hemorroidales, con trombosis y necrosis del tejido, que acaba desprendiéndose. El defecto mucoso existente suele cicatrizar en unos pocos días. Las hemorroides de grado I pueden ser demasiado pequeñas

para ser aspiradas dentro del capuchón, y las hemorroides de grado IV, demasiado grandes. Habitualmente, se requiere únicamente la preparación del recto con enemas y no es necesaria profilaxis antibiótica. Las bandas han de ser colocadas siempre por encima de la línea dentada. Si alguna de ellas atrapa tejido recubierto por epitelio escamoso, puede ser enormemente doloroso, por lo que puede requerirse la retirada de la banda. Estudios recientes han demostrado que no existe diferencia entre un abordaje consistente únicamente en ligadura de hemorroides o uno más agresivo de ligadura combinada de hemorroides y mucosa proximal normal. Se recomienda de forma habitual la ligadura de un pedículo hemorroidal por sesión, y suelen ser necesarias 2-3 sesiones para lograr un resultado satisfactorio. La modificación de la técnica de ligadura, asociándola a la escleroterapia con polidocanol, ha resultado en una mejoría de los síntomas y en la satisfacción de los pacientes. La tasa de éxito de esta técnica se sitúa entre el 65 y 75 %, aunque con una recurrencia de hasta un 20 %. Es una técnica muy segura, con menos del 1 % de complicaciones mayores. Los principales eventos adversos son el dolor, el sangrado o la infección. El dolor con algo de tenesmo es frecuente, pero mejora casi siempre con tratamiento conservador con baños de asiento. El sangrado tras la caída de la banda habitualmente se presenta de 4 a 7 días posteriores a la ligadura y puede requerir tratamiento local con inyección de epinefrina, sutura del defecto o taponamiento. Especial cuidado se debe tener en los pacientes anticoagulados, que presentan mayor riesgo de hemorragia. Por su parte, la infección tras la ligadura suele requerir tratamiento antibiótico. Igual que en el caso de la hemorragia, existe un grupo más vulnerable, que en este caso son los pacientes inmunodeprimidos.

La inyección de agentes esclerosantes consiste en la inyección de una sustancia irritante (fenol al 5 %) en la submucosa, que genera fibrosis y, en consecuencia, adherencia del tejido hemorroidal a los planos subyacentes, evitando así su prolapso. Puede realizarse también a través de anoscopio o con la ayuda de un endoscopio flexible en retroflexión. Es eficaz especialmente en las hemorroides de grados I y II. Las complicaciones sépticas son raras, pero graves. El dolor también suele ser raro, si se inyecta por encima de la línea dentada, y a menudo se trata de un dolor sordo y que responde adecuadamente a la analgesia convencional.

Otros tratamientos alternativos son la crioterapia y la fotocoagulación con infrarrojos, que permiten el tratamiento de múltiples hemorroides en una sola sesión, con excelente tolerancia y resultados en las hemorroides de pequeño tamaño (grados I y II).

En los casos que no responden a estos tratamientos más conservadores y en las hemorroides de grado IV muy sintomáticas, suele ser necesario el tratamiento quirúrgico hemorroidectomía clásica (que permite el tratamiento al mismo tiempo de las hemorroides externas que pudieran existir), la hemorroidopexia (procedimiento para hemorroides prolapsadas o técnica de Longo) o la ligadura de la arteria hemorroidal guiada por Doppler. Los resultados de la cirugía son excelentes, aunque el paciente suele presentar dolor intenso en el postoperatorio y hasta un 26 % de los pacientes presentan recurrencias a largo plazo.

Fisura anal

La fisura anal aparece típicamente en la comisura posterior. Suele acompañarse de un «apéndice centinela» (*skin tag*), frecuentemente confundido con una hemorroide externa, y de una papila anal hipertrofiada en el vértice superior de ésta, sobre la línea dentada. Las manifestaciones clínicas más habituales suelen ser un dolor intenso que acompaña a la defecación o dolor continuo y, ocasionalmente, sangrado de características distales. Aparte de las medidas generales de primera línea, como baños de asiento, uso de fibra o analgésicos/antiinflamatorios tópicos, el mejor tratamiento específico es el uso de nitratos o bloqueantes de calcio tópicos para relajar el espasmo del esfínter anal interno. Cualquier fisura con localización atípica, con presentación no habitual o que no se cura, ha de hacer sospechar de otras etiologías: enfermedad de Crohn, tuberculosis, sífilis, enfermedades malignas o patología asociada al VIH. En el caso de sospecha de enfermedad inflamatoria intestinal, será necesario realizar una colonoscopia completa con ileoscopia, para descartar la presencia de signos de la enfermedad, así como la toma de biopsias de las lesiones sospechosas. Aunque, por lo expuesto, la endoscopia colabora con el diagnóstico de esta patología, el ultrasonido endoscópico puede ser una herramienta auxiliar para su tratamiento, especialmente en aquellas formas refractarias al tratamiento convencional. En este contexto, permite la inyección precisa de toxina botulínica en el esfínter anal interno, lo que contribuye a reducir el dolor y promover la cicatrización de la fisura.

Abscesos y fístulas perianales

La supuración anorrectal tiene su origen en la mayor parte de los casos en infecciones en el espacio interesfinteriano, en las glándulas anales. El mecanismo más aceptado es la obstrucción del conducto de drenaje de una de las glándulas anales, con infección secundaria de ésta y, posteriormente, la búsqueda de una salida del pus hacia la zona de menor resistencia. Otras causas más raras son las enfermedades inflamatorias del intestino, infecciones por tuberculosis o actinomicosis, traumatismos, cuerpos extraños, complicaciones de cirugía anal previa, quistes pilonidales, hidradenitis supurativa, abscesos de las glándulas de Bartolino o procesos malignos.

Los abscesos se clasifican fundamentalmente en relación con su localización:

- Perianales (superficiales): son los más frecuentes y fáciles de tratar, situados en las inmediaciones del margen anal.
- Interesfinterianos: situados entre ambos esfínteres, generalmente son muy dolorosos y el paciente sólo tolera la exploración con anestesia. Ocasionalmente, sólo se logra su diagnóstico con técnicas de imagen.
- Isquiorrectales (perirrectales): se localizan más profundamente, en la fosa isquiorrectal, y pueden comunicarse con el espacio contralateral a través del espacio postanal, adoptando una forma en silla de montar.
- Supraelevadores: son los menos frecuentes y habitualmente sólo se diagnostican mediante técnicas de imagen. Los pacientes suelen mostrar síntomas como dolor pélvico, tenesmo, síntomas miccionales o dolor abdominal, dado que el absceso puede progresar hacia la cavidad abdominal. Se relacionan habitualmente con enfermedad inflamatoria intestinal o enfermedad diverticular perforada.

El tratamiento de los abscesos perianales incluye la incisión y drenaje; el tratamiento con antibióticos exclusivamente no suele ser suficiente. El ingreso hospitalario y la antibioterapia intravenosa suelen ser necesarios exclusivamente en pacientes que desarrollan complicaciones sépticas.

Las fístulas perianales presentan un orificio interno, habitualmente en relación con alguno de los orificios glandulares de las columnas de Morgagni, y un orificio externo, habitualmente en la piel perianal. Se desarrollan en la mitad de los pacientes en los que se ha drenado un absceso, aunque pueden tener otros orígenes. Se clasifican en función de su relación con el aparato esfinteriano, clásicamente definidas por Parks en 1976 (**Fig. 35-2**):

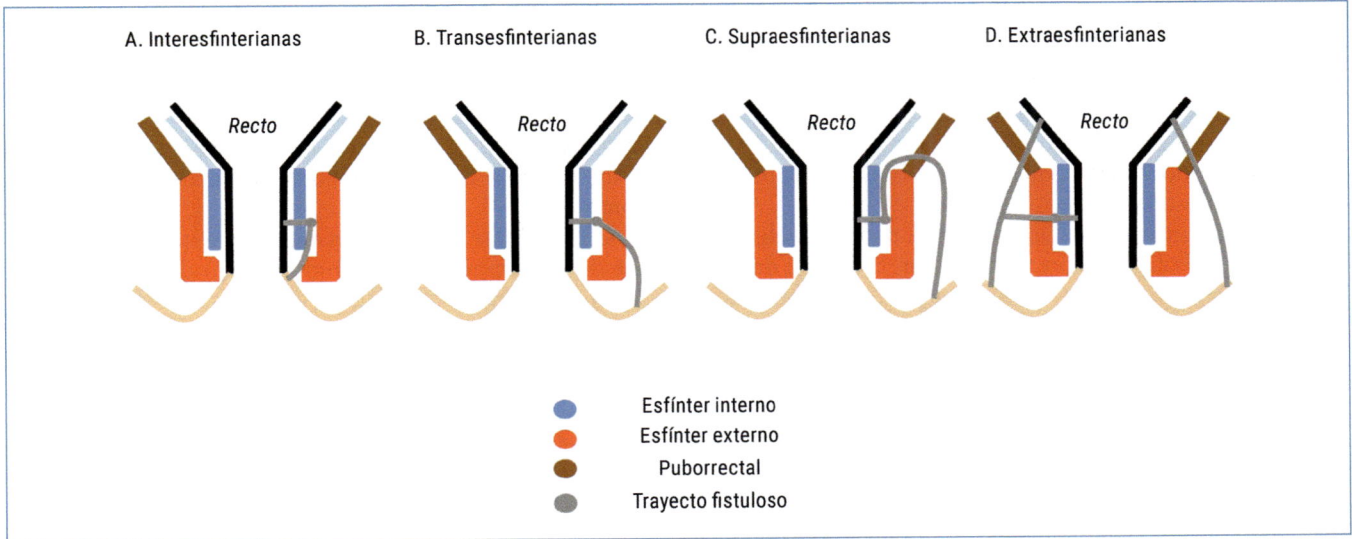

Figura 35-2. Dibujo esquemático, tipos de fístulas anales.

- Submucosas: su trayecto submucoso no afecta al aparato esfinteriano. Puede realizarse fistulotomía sin miedo alguno a provocar problemas de incontinencia.
- Interesfinterianas (tipo I): su trayecto atraviesa el esfínter anal interno y discurren por el espacio interesfinteriano. Al no afectar al esfínter externo, tampoco existe peligro de incontinencia a pesar del tratamiento.
- Transesfinterianas (tipo II): su trayecto atraviesa completamente el esfínter anal externo; en las bajas se ve afectado como máximo el tercio distal del esfínter, con menor riesgo de incontinencia que cuando se ve afectada mayor extensión del esfínter externo (altas).
- Supraesfinterianas (tipo III): se originan en las columnas de Morgagni, atraviesan el esfínter anal externo, pero por debajo del músculo puborrectal, y terminan en la fosa isquiorrectal.
- Extraesfinterianas (tipo IV): se originan en el recto por encima de la línea dentada y no afectan al aparato esfinteriano. Suelen asociarse a la enfermedad inflamatoria intestinal, enfermedad inflamatoria pélvica o enfermedades neoplásicas.

 A pesar de que la resonancia magnética nuclear (RMN) es una técnica superior a la ecografía endoanal (salvo que se disponga de la posibilidad de realizar estudios de ecografía en 3D) en la precisión de la anatomía de los trayectos fistulosos, la endosonografía anal es de gran importancia, en especial para la valoración de los defectos esfinterianos secundarios al tratamiento quirúrgico de las fístulas.

La ecografía endoanal ha mostrado una fiabilidad del 81 % en la valoración de las fístulas anales, en comparación con el 61 % que alcanza la exploración por el cirujano con anestesia. Es especialmente precisa en la localización del orificio interno. La capacidad de penetración limitada para sondas de alta frecuencia puede dificultar la precisión de trayectos fistulosos muy largos o de abscesos alejados de la luz rectoanal. Por otra parte, la ecografía encuentra dificultades para diferenciar trayectos fistulosos activos de áreas cicatriciales, ambos hipoecogénicos en la imagen. La inyección de peróxido de hidrógeno o contrastes ecográficos a través del orificio externo puede facilitar la caracterización del trayecto fistuloso. Específicamente para la valoración de fístulas en el contexto de la enfermedad de Crohn, la combinación de la RMN y la ecografía endoanal ha demostrado ser la estrategia óptima para su diagnóstico.

Para el tratamiento de las fístulas, se debe considerar la eficacia de la técnica y, sobre todo, las consecuencias de ésta, particularmente el riesgo de incontinencia. La fistulotomía es el tratamiento de elección en las fístulas que no afectan a una porción significativa del esfínter anal externo. La evolución de esta técnica quirúrgica clásica, asociada con la fistulectomía del tracto externo y reconstrucción primaria esfinteriana, ha conseguido tasas de curación primaria cercanas al 90 %. En pacientes con fístulas complejas o múltiples asociadas a enfermedad de Crohn, la colocación de setones puede ser la mejor opción. Su colocación permite evitar el cierre en falso de la fístula, evitando así la formación de abscesos recurren-

tes. La asociación, en el caso de las fístulas asociadas a la enfermedad de Crohn, a tratamientos inmunomoduladores o fármacos biológicos (anti-TNF [factor de necrosis tumoral]) mejora los resultados de curación. Algunas opciones terapéuticas prometedoras para la fístula perianal han mostrado evidencia reciente:

- Plasma rico en plaquetas (PRP): revisiones sistémicas y metaanálisis han mostrado una eficacia y seguridad en el tratamiento, con tasas globales de eficacia cercanas al 72 %, y de hasta el 83 % en combinación con otros tratamientos.
- Radiofrecuencia: su uso ha mostrado evidencia escasa, asociándose a tasas de curación de alrededor del 34 % a los 6 meses. Un único estudio destaca la baja morbilidad sin efecto sobre la continencia.
- Avances biotecnológicos: el uso de biológicos y biomateriales como células madre está en aumento para el tratamiento de fístulas complejas, con tasas de éxito de moderadas a altas.
- Nuevas técnicas quirúrgicas: recientes técnicas descritas, como la incisión subcutánea del tracto de la fístula, la esfinterotomía interna y la fistulectomía subtotal con colgajo anodérmico, han demostrado altas tasas de curación con mínimo impacto sobre la continencia.

Neoplasias anales

Las neoplasias anales son raras y representan menos del 1,5 % del total de los tumores digestivos, aunque su incidencia se ha incrementado ligeramente en las últimas décadas en relación con el VIH y con el virus del papiloma humano. Al menos el 80 % son carcinomas escamosos, el 16 % son adenocarcinomas y menos del 4 % corresponden a otras formas tumorales. Los carcinomas escamosos pueden ser queratinizantes o no queratinizantes, en función de si se originan por debajo o por encima de la línea dentada. Estos últimos se llamaban clásicamente *carcinomas de células transicionales* o *cloacogénicos*, pero esta denominación se ha abandonado. En la gran mayoría de los tumores se demuestra positividad para el virus del papiloma humano, y es mayor la incidencia en homosexuales masculinos, infectados por VIH, enfermedades de transmisión sexual o en tratamiento con inmunosupresores de forma prolongada. Los tumores que crecen distalmente al margen anal se consideran neoplasias cutáneas y se tratarán como tales.

Clásicamente, los tumores anales se trataban quirúrgicamente con amputación abdominoperineal. En los últimos años, se ha demostrado que en muchos casos el tratamiento con radioterapia combinado con fluorouracilo o mitomicina C tiene resultados casi superponibles, por lo que se reserva la cirugía para casos refractarios al tratamiento o recidivantes.

Existe también la posibilidad del tratamiento de resección endoscópica por disección subepitelial o resección mucosa endoscópica. Con la propagación de estas técnicas, su uso se ha extendido a lesiones que se extienden más allá de la línea dentada con una alta eficacia, con hasta un 93 % de resección R0 y tasas bajas de recurrencias, inferiores al 4 %.

La mayoría de los carcinomas escamosos anales se originan en las llamadas *lesiones escamosas intraepiteliales*, que se relacionan con la infección por el virus del papiloma humano. Estas lesiones pueden dividirse en de bajo grado, con escaso riesgo de progresión a cáncer, y de alto grado, en las que el riesgo de progresión es mayor. En este caso, un tratamiento ablativo o un seguimiento intensivo con anoscopia (y cromoendoscopia con acético y lugol asociadas) son estrategias propuestas para la prevención de la aparición de neoplasias malignas. Por otra parte, algunos de los adenocarcinomas pueden asociarse con la enfermedad de Paget (adenocarcinoma mucinoso intraepitelial), derivados probablemente del epitelio de las glándulas sudoríparas. Cuando se localiza, una colonoscopia es obligada, ya que puede asociarse con la presencia de otras neoplasias subyacentes.

La ecografía endoanal podría ser utilizada en la estadificación de los tumores del canal anal para valorar la infiltración de tejidos circundantes, aunque en lesiones de gran tamaño, probablemente la RMN sea más precisa. También se ha utilizado la ecoendoscopia para la detección precoz de recidivas de las neoplasias tras el tratamiento, en la que la detección por medio exclusivamente de la inspección visual o de la exploración digital puede retrasar considerablemente el diagnóstico.

Estenosis del canal anal

Las estenosis del canal anal se deben mayoritariamente a secuelas de cirugía (hemorroidectomías radicales) que provocan cicatrización extensa en el anodermo. Causas menos frecuentes pueden ser traumatismos, enfermedad de Crohn, secuelas de tratamientos con radioterapia, enfermedades de transmisión sexual o tuberculosis. En la mayoría de las ocasiones, el tratamiento sintomático con ablandadores de las heces o suplementación de fibra puede ser suficiente. Pero en algunos casos, la dilatación digital o con dispositivos médicos (bujías) puede ser necesaria. En los casos más graves, el tratamiento quirúrgico (esfinterotomía o anoplastia) puede ser la única solución.

Dolor anal inexplicado

El verdadero dolor anal debe ser diferenciado del dolor coccígeo, relacionado con traumatismos o accidentes obstétricos. La exploración bimanual del ano y el cóccix puede poner de manifiesto el dolor coccígeo al intentar movilizarlo.

Se consideran dos cuadros diferenciados que cursan con dolor anal: la proctalgia *fugax* y la proctalgia crónica, que incluye diferentes síndromes como el elevador del ano, espasmo del elevador, *puborectalis*, piriforme y mialgia pélvica por tensión. La proctalgia *fugax* es más frecuente en pacientes que presentan trastornos funcionales digestivos concomitantemente y se caracteriza por episodios de dolor intenso, tipo calambre, de breve duración, que pueden despertar al paciente durante la noche. La proctalgia crónica se caracteriza por la presencia de episodios de dolor, que el paciente describe como presión o tensión en la región anal, de al menos 20 minutos de duración y con persistencia de los síntomas durante al menos 12 semanas. En la exploración se puede palpar la tensión en el músculo elevador del ano.

La proctalgia *fugax* se trata de forma satisfactoria con salbutamol inhalado o nitroglicerina en crema. La proctalgia crónica puede requerir baños de asiento, ejercicios de relajación perineal, antiinflamatorios, nifedipina sublingual, clonidina, dilitiazem y antidepresivos como la amitriptilina. En casos graves, la inyección local de toxina botulínica puede ser de ayuda. En general, el consenso actual es, una vez descartados otros tipos de patología orgánica, la educación del paciente como estrategia primaria, dada la etiología benigna de la patología y la ausencia de evidencia que soporte tratamientos específicos.

Cuerpos extraños rectales

La mayoría de los cuerpos extraños alojados en el recto se deben a prácticas sexuales, aunque siempre hay que estar alerta ante la posibilidad de que se trate de una agresión sexual, lo que exige protocolos e investigaciones específicos. Antes de proceder a su extracción, debe descartarse la presencia de síntomas abdominales que pudieran sugerir la posibilidad de una perforación. La realización de radiología de abdomen podría permitir la visualización de los cuerpos extraños, así como descartar algunos signos de perforación, en cuyo caso la cirugía es inevitable.

Muchos de estos objetos podrán ser extraídos de manera fácil y segura de forma manual. En algunos casos, se requerirá la utilización de un endoscopio, dado que no son accesibles desde el exterior. En otros casos, no obstante, se requerirá sedoanalgesia para poder realizar su extracción, tras lograr una relajación adecuada del ano. En cualquier caso, el modo de extracción y los utensilios a emplear van a depender del tamaño y de la forma de los objetos. Cuando la extracción se realiza por vía endoscópica, los instrumentos más usados son el asa de polipectomía o una pinza de cuerpos extraños. Cuando no se logra la extracción del objeto o existen signos de perforación, la laparotomía es obligatoria. Antes de realizar una colotomía, el cirujano tratará de guiar el objeto hacia el recto para colaborar en la extracción por vía transanal. En caso de perforación del colon, dependiendo del grado de irritación peritoneal, puede ser necesaria una colostomía temporal.

Una vez extraído el cuerpo extraño, el examen del recto es importante. Si la exploración endoscópica y la tomografía axial computarizada descartan signos de lesión colorrectal, el paciente puede ser dado de alta. En caso de dudas, el ingreso para observación puede ser prudente.

Incontinencia anal

La incontinencia anal es un problema común, especialmente en las mujeres, y su incidencia se incrementa con la edad. Se estima que hasta un 7 % de la población mayor de 65 años podría presentar algún grado de incontinencia.

> **!** La ecoendoscopia o ecografía endoanal desempeña un papel fundamental en la investigación de los pacientes con incontinencia, dado que permite valorar defectos en el esfínter y la calidad del músculo esfinteriano. Permite identificar, por ello, aquellos que presentan desgarros o defectos en el esfínter, que podrían beneficiarse de su reparación quirúrgica.

En pacientes con incontinencia anal, se debe considerar la realización de endoscopia para la valoración de la mucosa colónica y la toma de biopsias en pacientes con diarrea o cambio reciente en el hábito intestinal. Los daños obstétricos son la causa más frecuente de incontinencia anal. Clásicamente, se pensaba que el daño neuropático que podría producirse sobre los nervios pudendos durante un parto traumático podría ser la principal causa. Sin embargo, tras la introducción de la ecografía endoanal, se ha comprobado que la presencia de desgarros en el esfínter (clasificados en tercer y cuarto grado dependiente de la afectación de uno o ambos esfínteres) que pueden ser reparados quirúrgicamente es incluso más frecuente en algunas series. En estos casos, la incontinencia suele presentarse precozmente, habitualmente 4-6 semanas tras el parto vaginal. En caso de desgarros de menor entidad, la incontinencia se manifestará años más tarde, con el efecto acumulativo de otros partos, la neuropatía asociada a la edad o la atrofia que se produce tras la menopausia.

La precisión de la ecografía endoanal es de aproximadamente el 95 % para la detección de estos defectos en el esfínter anal. Como es lógico, la mayoría de los defectos esfinterianos se localizarán en la porción anterior del canal anal, especialmente en su tercio medio y distal, siendo recomendado explorar con cuidado el tercio proximal, ya que es frecuente malinterpretar la anatomía del músculo puborrectal con defectos en el esfínter anal externo. Pueden afectar sólo al esfínter externo o a ambos, clasificándose como de tercer o cuarto grado, respectivamente (**Fig. 35-3**). Cuando el defecto es grande, se forma un defecto en forma de cloaca en la que apenas se diferencian ambos esfínteres y, además, se puede ver la presencia de aire dentro del defecto. La cicatrización crea defectos en el esfínter, claramente identificables en la imagen endosonográfica. No obstante, defectos en el músculo de gran entidad pueden permanecer asintomáticos durante mucho tiempo. Por otra parte, grandes defectos o desgarros que afectan a los músculos perineales pero que no alcanzan el esfínter no provocarán incontinencia.

La detección en el posparto de un desgarro que afecta al esfínter debe conducir a su reparación quirúrgica de forma inmediata. No obstante, debe realizarse posteriormente una ecografía endoanal, ya que en algunos estudios se evidencia la persistencia de defectos en el esfínter en el 40-79 % de las pacientes, lo que se asociaría al desarrollo de incontinencia en el futuro a pesar de haber intentado reparar el defecto. Evidencia reciente ha demostrado que la presencia de defectos esfinterianos por ultrasonido endoanal se relaciona con el desarrollo de incontinencia hasta 2 años después del parto. En caso de detectarse un defecto persistente, debería plantearse un nuevo intento de reparación. Incluso en los casos en los que la sutura del defecto se produce de forma diferida, se demuestran beneficios clínicos significativos.

Los daños esfinterianos, desgraciadamente, no son infrecuentes como lesión yatrogénica de algunos procedimientos quirúrgicos como la hemorroidectomía, en la que la incisión puede ser demasiado profunda. En la imagen endosonográfica pueden detectarse con cierta facilidad y fiabilidad los defectos esfinterianos. En procedimientos que requieren la dilatación del canal anal, puede llegar a producirse una fragmentación del esfínter, con la visión de múltiples defectos.

En algunos casos de incontinencia no se evidencian defectos en los esfínteres, por lo que se atribuyen a procesos de neurodegeneración. Dado que en condiciones normales el esfínter anal interno suele aumentar su grosor con la edad, sería muy sencillo de reconocer en la endosonografía un adelgazamiento de éste. Es muy característica, por ejemplo, la atrofia aislada del esfínter anal interno en la esclerosis sistémica. Las neuropatías de los nervios pudendos pueden asociarse a la atrofia del esfínter anal externo y, en algunos pacientes, puede verse una degeneración del externo (límites poco precisos en la endosonografía) y un adelgazamiento del esfínter interno.

Recientemente, se ha sugerido la posibilidad de utilizar la ecografía endoanal como guía para la inyección de material de relleno en el esfínter anal interno (silicona) con el objetivo de aumentar su grosor, o de mioblastos autólogos en el esfínter anal externo, con el propósito de mejorar su funcionalidad, con resultados prometedores.

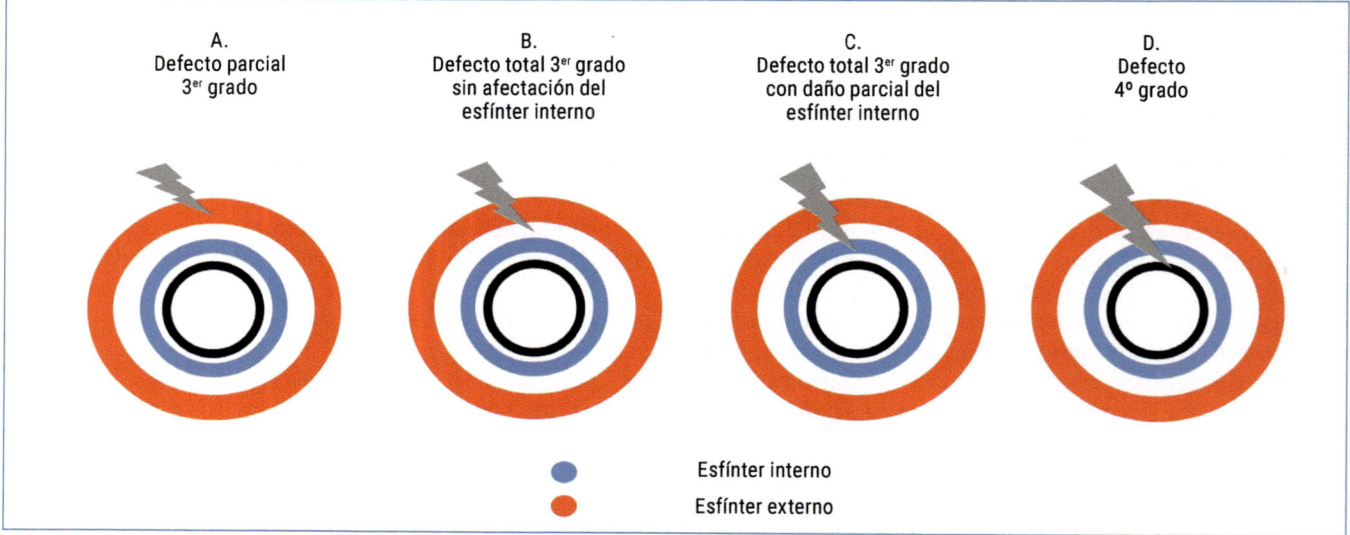

A.
Defecto parcial
3er grado

B.
Defecto total 3er grado
sin afectación del
esfínter interno

C.
Defecto total 3er grado
con daño parcial del
esfínter interno

D.
Defecto
4º grado

● Esfínter interno
● Esfínter externo

Figura 35-3. Dibujo esquemático, definición de los defectos esfinterianos.

PUNTOS CLAVE

- Una historia clínica minuciosa y el examen físico son parte básica en el estudio de la patología del canal anal.
- El objetivo de la exploración endoscópica será la detección de datos que permitan excluir una patología orgánica.
- En la evaluación de trayectos fistulosos, la estadificación de patología tumoral y en la evaluación de los esfínteres y el resto de las estructuras del canal anal, el papel de la ecografía endoanal está ya muy contrastado.
- El tratamiento inicial de hemorroides será la implementación de medidas antiestreñimiento, flebotónicos y tratamiento tópico con analgésicos, vasoconstrictores o glucocorticoides.
- La técnica endoscópica más utilizada y eficaz para el tratamiento de las hemorroides de grado II o III es la ligadura con bandas elásticas.
- En ausencia de respuesta a tratamientos conservadores y en las hemorroides de grado IV muy sintomáticas, suele ser necesario el tratamiento quirúrgico: hemorroidectomía,

- hemorroidopexia o ligadura de la arteria hemorroidal guiada por Doppler.
- La RMN es una técnica superior a la ecografía endoanal en la precisión de la anatomía de los trayectos fistulosos. En el contexto de la valoración de fístulas, la principal utilidad de la ecografía endoanal es la valoración de los defectos esfinterianos secundarios al tratamiento quirúrgico.
- La ecografía endoanal podría ser utilizada en la estadificación de tumores del canal anal, aunque en lesiones de gran tamaño la RMN presenta mayor precisión.
- La ecografía endoanal permite valorar defectos en el esfínter y la calidad del músculo esfinteriano, permitiendo seleccionar aquellos que podrían beneficiarse de reparación quirúrgica.
- Los daños obstétricos son la causa más frecuente de incontinencia anal, especialmente cuando se producen desgarros en el esfínter (tercer y cuarto grados dependientes de la afectación de uno o ambos esfínteres).

BIBLIOGRAFÍA

Akalin Ç, Yavuzarslan AB, Akyol C. Efficacy and Safety of Endoanal Ultrasound-Guided Botulinum Toxin in Chronic Anal Fissure. Am Surg. 2023 May;89(5):2125-8.

Al Khaldi M, Ponomarev A, Richard C, et al. Safety and clinical efficacy of EUS–guided pelvic abscess drainage. Endosc Ultrasound. 2023;12(3):326-33.

Borch-Johnsen P, Nygren J, Schmidt PT. Endoscopic underwater detection and resection of anal squamous intraepithelial lesions in non-anesthetized patients - a feasibility study and comparison with standard surgical treatment. Scand J Gastroenterol. 2024;59(2):232-8.

Ebied EF, Gendia A, Kamel KA, Abdel-Maksoud IM. Cohort study of fistulotomy with external tract fistulectomy and primary sphincter reconstruction in high trans-sphincteric fistula-in-ano. Colorectal Dis. 2023 Jun;25(6):1208-12.

Fitzpatrick DP, Kealey C, Brady D, Goodman M, Gately N. Treatments for the amelioration of persistent factors in complex anal fistula. Biotechnol Lett. 2022 Jan;44(1):23-31.

Gopakumar H, Dahiya DS, Draganov P V, Othman MO, Sharma NR. Safety and Efficacy of Endoscopic Submucosal Dissection for Rectal Neoplasms Extending to the Dentate Line: A Systematic Review and Meta-analysis. J Clin Gastroenterol. 2024 Oct 22; doi: 10.1097/MCG.0000000000002090.

Kodilinye SM, Kalloo AN. Endoscopic approaches to the management of hemorrhoids. Curr Opin Gastroenterol. 2023 Sep;39(5):375-80.

Law PJ, Kamm MA, Bartram CI. Anal endosonography in the investigation of faecal incontinence. Br J Surg. 1991;78(3):312-4.

MacRae HM, McLeod RS. Comparison of hemorrhoidal treatments: a meta-analysis. Can J Surg. 1997;40(1):14-7.

Oberwalder M, Dinnewitzer A, Baig MK, Thaler K, Cotman K, Nogueras JJ, et al. The association between late-onset fecal incontinence and obstetric anal sphincter defects. Arch Surg. 2004;139(4):429-32.

Parés D, Abcarian H. Management of Common Benign Anorectal Disease: What All Physicians Need to Know. Am J Med [Internet]. 2018;131(7): 745-51.

Parks AG, Gordon PH, Hardcastle JD. A classification of fistula-in-ano. Br J Surg. 1976;63(1):1-12.

Perera N, Liolitsa D, Iype S, Croxford A, Yassin M, Lang P, et al. Phlebotonics for haemorrhoids. Cochrane database Syst Rev. 2012;(8):CD004322.

Perry WB, Dykes SL, Buie WD, Rafferty JF. Practice parameters for the management of anal fissures (3rd revision). Dis Colon Rectum. 2010;53(8):1110-5.

Qu CY, Zhang FY, Wang W, et al. Endoscopic polidocanol foam sclerobanding for the treatment of grade II-III internal hemorrhoids: A prospective, multi-center, randomized study. World J Gastroenterol. 2024;30(27):3326-35.

Randhawa N, Khalyfa A, Aslam R, Roebuck MC, Inam M, Ayub K. Endoscopic Ultrasound-Guided Botox Injection for Refractory Anal Fissure. J Clin Med. 2022;11(20):6207.

Rao SSC, Bharucha AE, Chiarioni G, Felt-Bersma R, Knowles C, Malcolm A, et al. Anorectal Disorders. Gastroenterology. 2016;150(6):1430-42.e4.

Rivadeneira DE, Steele SR, Ternent C, Chalasani S, Buie WD, Rafferty JL. Practice parameters for the management of hemorrhoids (revised 2010). Dis Colon Rectum. 2011;54(9):1059-64.

Sahara R, Koizumi M, Morimoto K, Kubota I. Subcutaneous incision of the fistula tract and internal sphincterotomy (SIFT-IS): a novel surgical procedure for transsphincteric anal fistula. Colorectal Dis. 2022;24(12):1576-83.

Sajid MS, Whitehouse PA, Sains P, Baig MK. Systematic review of the use of topical diltiazem compared with glyceryltrinitrate for the nonoperative management of chronic anal fissure. Colorectal Dis. 2013;15(1):19-26.

Sautereau M, Bouchard D, Brochard C, et al. Prospective and multicentre study of radiofrequency treatment in anal fistula. Colorrctal Dis. 2023 Feb;25(2):289-97.

Schubert MC, Sridhar S, Schade RR, Wexner SD. What every gastroenterologist needs to know about common anorectal disorders. World J Gastroenterol. 2009;15(26):3201-9.

Schwartz DA, Wiersema MJ, Dudiak KM, Fletcher JG, Clain JE, Tremaine WJ, et al. A comparison of endoscopic ultrasound, magnetic resonance imaging, and exam under anesthesia for evaluation of Crohn's perianal fistulas. Gastroenterology. 2001;121(5):1064-72.

Sneider EB, Maykel JA. Diagnosis and management of symptomatic hemorrhoids. Surg Clin North Am. 2010;90(1):17-32.

Solomon CG, Jacobs D. Hemorrhoids. N Engl J Med. 2014;371(10):944-51.

Starck M, Bohe M, Fortling B, Valentin L. Endosonography of the anal sphincter in women of different ages and parity. Ultrasound Obstet Gynecol. 2005;25(2):169-76.

Starck M, Bohe M, Valentin L. Results of endosonographic imaging of the anal sphincter 2-7 days after primary repair of third- or fourth-degree obstetric sphincter tears. Ultrasound Obstet Gynecol. 2003;22(6):609-15.

Sultan AH, Kamm MA, Hudson CN, Thomas JM, Bartram CI. Anal-sphincter disruption during vaginal delivery. N Engl J Med. 1993;329(26):1905-11.

Sultan AH, Nicholls RJ, Kamm MA, Hudson CN, Beynon J, Bartram CI. Anal endosonography and correlation with in vitro and in vivo anatomy. Br J Surg. 1993;80(4):508-11.

Tian L, Yu C, Qin Y, Gong Y, Cheng W. Efficacy of two endoscopic rubber band ligation methods for symptomatic hemorrhoids: a randomized controlled trial. Surg Endosc. 2023 Aug;37(8):6235-45.

Tsunoda A, Kusanagi H. Subtotal fistulectomy and sliding anoderm flap: A new sphincter-sparing technique for anal fistula. Colorectal Dis. 2024 Jun;26(6):1301-6.

Volløyhaug I, Taithongchai A, Arendsen L, van Gruting I, Sultan AH, Thakar R. Is endoanal, introital or transperineal ultrasound diagnosis of sphincter defects more strongly associated with anal incontinence? Int Urogynecol J. 2020 Jul;31(7):1471-8.

Wald A, Bharucha AE, Cosman BC, Whitehead WE. ACG clinical guideline: management of benign anorectal disorders. Am J Gastroenterol. 2014;109(8):1141-57.

Wang Y, Rao Q, Ma Y, Li X. Platelet-rich plasma in the treatment of anal fistula: a systematic review and meta-analysis. Int J Colorectal Dis. 2023 Mar;38(1):70.

Williams AB, Bartram CI, Halligan S, Marshall MM, Nicholls RJ, Kmiot WA. Multiplanar anal endosonography-normal anal canal anatomy. Colorectal Dis. 2001;3(3):169-74.

Bases de la colangiopancreatografía retrógrada endoscópica (CPRE)

Sala de exploraciones. Equipo de rayos X. Elementos de radioprotección

36

P. Alonso Aguirre y E. Valdivielso Cortázar

OBJETIVOS

- Conocer los conceptos básicos acerca de la radiación ionizante, así como sus efectos en la salud.
- Conocer los requerimientos básicos de una sala de exploraciones funcional.
- Conocer los diferentes equipos de rayos X, así como sus ventajas e inconvenientes.
- Conocer los diferentes elementos de protección radiológica, así como las medidas básicas para disminuir la dosis de radiación recibida.

INTRODUCCIÓN Y CONCEPTOS GENERALES DE LA RADIACIÓN

Los rayos X se componen de radiación electromagnética de baja energía y origen atómico. Se producen como consecuencia de una reordenación de los electrones en las órbitas de la corteza atómica, debido a las diferentes interacciones procedentes tanto del exterior como del interior del átomo. Producen ionización en el medio que atraviesan, de modo que pueden provocar daño en el ADN o muerte celular, secundarios a los radicales libres generados en la interacción de los rayos X con las moléculas de agua.

> ❗ Los efectos de la radiación se pueden dividir en dos categorías: los efectos deterministas (cataratas o infertilidad) y los estocásticos (cáncer y efectos genéticos). Los efectos deterministas presentan un umbral de dosis a partir del cual se desarrolla el efecto, mientras que los efectos estocásticos pueden aparecer con cualquier dosis de radiación. En principio, la probabilidad de que aparezcan los efectos estocásticos es proporcional a la dosis de radiación, por lo que las organizaciones internacionales recomiendan emplear la dosis mínima alcanzable (principio ALARA por sus siglas en inglés, *as low as reasonably achievable*).

La dosis de radiación absorbida (medida en gray [Gy]) debe multiplicarse por unos factores de ponderación en función del tipo de radiación, dando lugar a la dosis equivalente (medida en sieverts [Sv]); ésta, a su vez, se debe multiplicar por otros factores de ponderación en función del tipo de tejido que reciba la dosis, dando lugar a la dosis efectiva que mide el daño total producido (Sv).

La protección radiológica pretende proteger a los individuos y sus descendientes de los riesgos derivados del uso de equipos o materiales que suponen la exposición a radiaciones ionizantes. Se debe suponer que incluso dosis pequeñas de

radiación pueden tener efectos nocivos en relación con los efectos estocásticos y, conociendo los umbrales para los efectos deterministas, se debe intentar limitar la dosis de radiación por debajo de estos. De este modo, para la International Commission on Radiological Protection (ICRP), el objetivo de la protección radiológica es evitar la aparición de efectos biológicos deterministas y limitar al máximo la probabilidad de que aparezcan los efectos estocásticos. Esta entidad, nacida en 1928, emite una serie de recomendaciones acerca de la protección radiológica que siguen una serie de principios básicos que se describen a continuación:

- Justificación: no debe realizarse ninguna técnica que emita radiación si de ella no se espera un beneficio neto positivo.
- Optimización: siguiendo el principio ALARA, todas las exposiciones a radiación deben realizarse a la menor dosis posible.
- Límite de dosis: las dosis de radiación recibidas no deben superar los límites establecidos en la normativa nacional (Tabla 36-1). En España se sigue el Reglamento de Protección Sanitaria contra Radiaciones Ionizantes, aprobado en el Real Decreto 783/2001 de 6 de julio.

> ❗ Las medidas básicas de protección radiológica incluyen acciones sobre la fuente emisora de radiación, sobre el medio ambiente y sobre los individuos expuestos. Las medidas sobre las fuentes son las realmente prioritarias. Los riesgos de irradiación se reducen aplicando las siguientes medidas generales:
> - Distancia. Aumentando la distancia entre el operador y la fuente de radiación, la exposición disminuye en la misma proporción que el cuadrado de la distancia.
> - Tiempo. Disminuyendo el tiempo de exposición, se reducirán las dosis.
> - Blindaje. Si los dos factores anteriores no son suficientes, se deberá colocar un espesor de material absorbente o blindaje entre el operador y la fuente de radiación.

Tabla 36-1. Límites de dosis de radiación en España*

Aplicación	Ocupacional	Público
Dosis eficaz	100 mSv en 5 años, no superando 50 mSv en 1 año	1 mSv/año
Dosis equivalente anual: • Cristalino • Piel • Manos y pies	150 mSv 500 mSv 500 mSv	15 mSv 50 mSv --

* Real Decreto 783/2001 de 6 de julio.

Ningún efecto determinista o estocástico ha sido descrito en endoscopistas, si bien los efectos deterministas se han descrito en cardiólogos y radiólogos intervencionistas. Y es que el límite de dosis recomendado por la ICRP es de 20 mSv/año; en todo caso, se recomienda no superar los 100 mSv en 5 años. En el caso de los endoscopistas que realizan endoscopias bajo control fluoroscópico, principalmente colangiopancreatografía retrógrada endoscópica (CPRE), con unas herramientas de protección adecuadas, se estima que la dosis eficaz de cuerpo total recibida es de 0-3 mSv/año.

 Se debe asumir que incluso dosis pequeñas de radiación pueden tener efectos nocivos en relación con los efectos estocásticos y, conociendo los umbrales para los efectos deterministas, se debe intentar limitar la dosis de radiación por debajo de estos.

SALAS DE EXPLORACIONES

Las características de la sala de endoscopia son totalmente asimilables a las de un quirófano en todo lo que respecta a la normativa antiincendio, eléctrica, etc., excluyendo el tratamiento de aire, que no debe ser filtrado. La sala de endoscopia debería presentar las siguientes características:

- Debe tener una superficie mínima de 30 m², incluyendo 20-25 m² donde no se realice actividad operatoria. Las exploraciones más complejas como la CPRE precisan de salas de exploración de mayor tamaño por la utilización de equipamiento más especializado que la salas diseñadas para la realización de endoscopia convencional.
- Debe tener aperturas a locales adyacentes con cuadros de mando no manuales, caracterizadas por salidas separadas en el recorrido de la suciedad y entradas separadas en los recorridos limpios estériles.
- Debe tener una iluminación general que no sobresalga del techo, con posibilidad de atenuación.
- No debe haber termosifones; la temperatura se controla a través del sistema de recambio de aire.
- No se recomienda la monitorización rutinaria de temperatura y humedad.
- Debe tener una instalación de alejamiento de gases tóxicos en el caso de que sean utilizados.
- Los armarios y mostradores externos deben estar alzados del suelo; se deben evitar los muebles cuya base esté sellada al suelo porque, antes o después, el sellado se levanta y, además de acumulador de suciedad, resulta imposible la desinfección cuando sea necesario.
- Los soportes portamonitor, de gases medicinales, etc., deben tener indicaciones al alcance.
- Los armarios y los equipos deben ser de materiales fácilmente lavables, esterilizables y resistentes a las sustancias ácidas y básicas.
- El desfibrilador y carro de parada debe revisarse al inicio de cada día para asegurarse de que está completo, de que todos los componentes son funcionales y de que esté rápidamente accesible.
- Es necesaria una adecuada fuente de aspiración y de oxígeno. Para la insuflación, es preferible una fuente de insuflación con CO_2 a las de aire convencional.
- Se requiere una fuente de energía primaria que vaya asociada a una fuente secundaria en forma de generador o batería, con el objetivo de poder finalizar los procedimientos si la fuente de energía primaria fallara. Los procedimientos endoscópicos no deben iniciarse nunca si la fuente de energía utilizable es la secundaria, ya que si ésta falla no podrán completarse los procedimientos y existirá un mayor riesgo de complicaciones.
- Se requieren contenedores resistentes a la punción para materiales biológicos y punzantes/afilados en una localización accesible.
- En procedimientos terapéuticos especiales, puede requerirse equipamiento específico, como paredes plomadas o camilla específica para la fluoroscopia.

EQUIPOS DE RAYOS X

Las unidades de rayos X pueden ser de cuatro tipos, cada una de ellas con sus peculiaridades:

- La unidad fija *over the couch* es la más común y la empleada en multitud de exploraciones, como tránsitos baritados, enemas opacos y CPRE, incluso para radiografías simples. En ella, la fuente de rayos X se sitúa por encima de la camilla, emitiendo el haz de rayos X hacia abajo, en dirección al paciente (**Fig. 36-1**).
- La unidad fija *under the couch* es similar, pero la fuente de rayos X se sitúa por debajo de la camilla del paciente y emite el haz de rayos X en sentido ascendente. Ofrece similares capacidades que la unidad *over the couch*, pero se considera más segura para el personal médico, ya que la

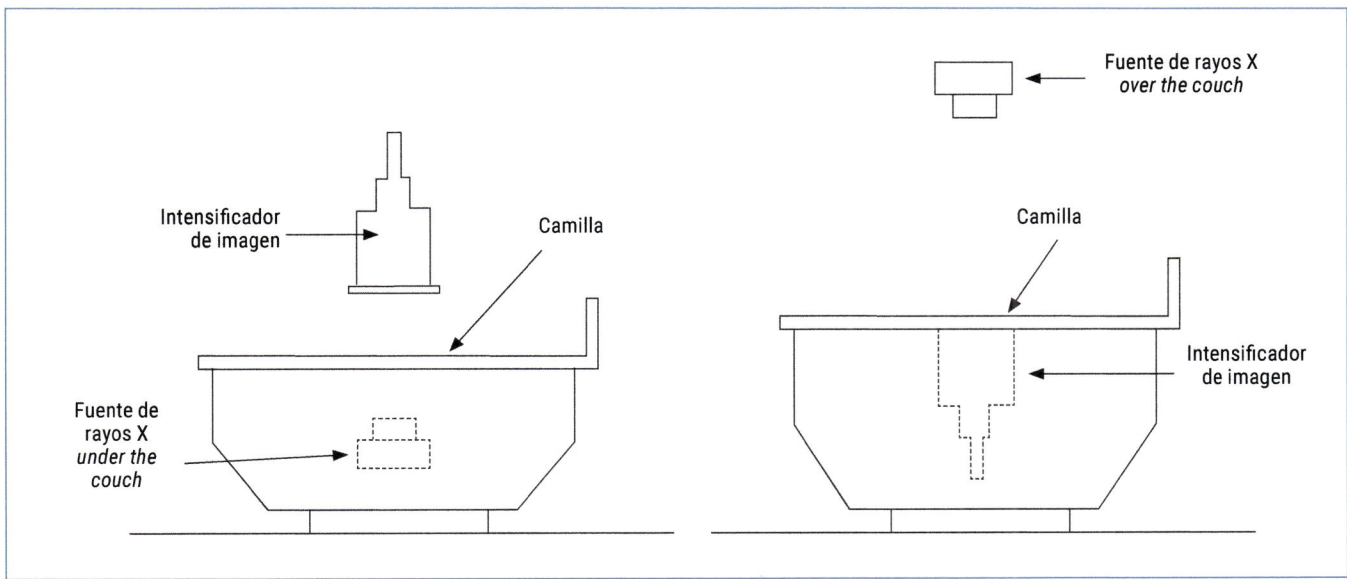

Figura 36-1. Sistemas de rayos X *under the couch* y *over the couch*.

radiación dispersa originada en el paciente se encuentra a una distancia mayor del personal (v. **Fig. 36-1**).

- Las unidades móviles en C son útiles tanto para la fluoroscopia como para la realización de radiografías. En ellas existe un brazo móvil en C, y en uno de sus extremos se sitúa la fuente emisora de rayos X. Permite una mayor movilidad y un mejor ajuste de la fuente hacia la zona de interés de la exploración, pero no ofrece la protección radiológica que sí pueden ofrecer las unidades fijas (**Fig. 36-2**).
- Las unidades de angiografía digital son las más complejas y ofrecen un amplio rango de tubos de rayos X, camillas y detectores de movimiento, así como diversas protecciones; aunque no es su objetivo primordial, pueden emplearse para la realización de CPRE.

> **!** La diferencia entre las diferentes unidades tiene más relevancia para el personal médico que para el propio paciente, ya que la exposición para el personal suele ser mayor con los equipos *over the couch* y con las unidades móviles en C que con los equipos *under the couch*.

En un reciente estudio, se aprecia que las unidades de angiografía son las que emiten una mayor radiación, mientras que las unidades móviles en C son las que se asocian a menor dosis en pacientes en los que se lleva a cabo una CPRE terapéutica. Las unidades de angiografía son capaces de adquirir múltiples imágenes por segundo, lo que es útil para la angiografía, pero no tanto para la realización de CPRE. Además, suelen estar programadas para una excelente calidad de imagen, necesaria también para los estudios angiográficos, pero no tanto para las CPRE. El estudio concluye que el tipo de fuente de rayos X puede afectar a la dosis de radiación recibida por el paciente sometido a CPRE, y son las unidades de angiografía digital las que se relacionan con mayores dosis. En los hospitales donde se empleen este tipo de unidades, se recomienda auditar periódicamente los niveles de radiación emitidos y, en caso de que las dosis recibidas por el paciente sean altas, se recomienda colaborar con medicina física para una adecuada optimización de las exploraciones.

Recientemente, se ha descrito y evaluado un nuevo blindaje (Hagoromo X-ray Protective Curtain, Maeda Co., Ltd., Tokio, [Japón]: 0,125 mm equivalente plomado) que va a asociado a la unidad de rayos X y que tiene como objetivo disminuir la radiación dispersada por el paciente hacia el endoscopista y el personal de la sala durante la realización de la CPRE. Se aprecia un descenso máximo del 89,1 % de la radiación dispersa en la sala; los resultados dosimétricos del endoscopista disminuyen un 64,3 %, mientras que en el resto del personal disminuyen un 41-76,5 %. Se concluye, por tanto, que el nuevo diseño de blindaje es muy efectivo a la hora de reducir la exposición radiactiva para el personal de la sala de endoscopias.

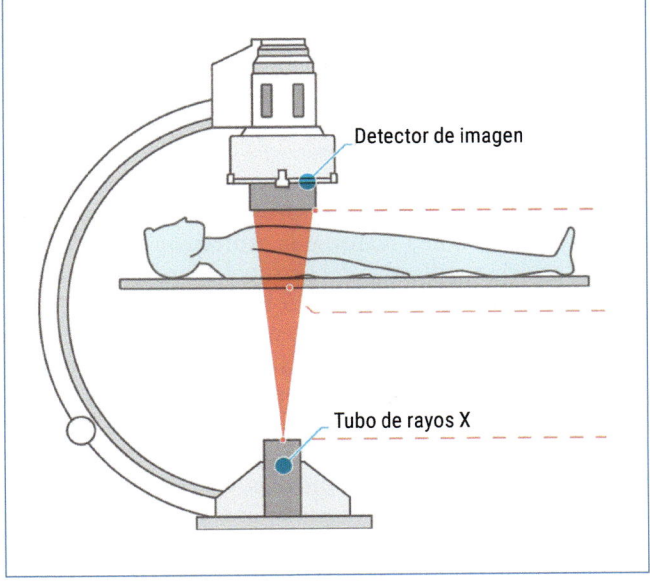

Figura 36-2. Sistema de rayos X *C-arm*.

ELEMENTOS DE PROTECCIÓN RADIOLÓGICA

En 2012, la Sociedad Europea de Endoscopia Digestiva (ESGE) publicó la guía clínica sobre protección radiológica, cuyos principales aspectos se tratan a continuación.

Los programas formativos en protección radiológica son obligatorios para los facultativos que utilizan los rayos X, incluidos aquellos que no son radiólogos, con el objetivo de reducir las dosis de radiación manteniendo una adecuada calidad de imagen.

La media de dosis recibida durante una CPRE es de 55-347 mGy, siendo en las CPRE terapéuticas hasta tres veces mayor que en las CPRE diagnósticas. En un estudio de 66 procedimientos, se estimó que la dosis efectiva anual equivalente recibida por los endoscopistas era de 3,35-5,87 mSv. La ICRP ha clasificado la exposición radiactiva en:

- Baja: menos de 3 mSv al año (similar a la radiación recibida por fuentes naturales).
- Moderada: 3-20 mSv al año (límite superior anual para la exposición ocupacional en trabajadores en riesgo a lo largo de 5 años).
- Alta: >20-50 mSv al año (límite superior anual para la exposición ocupacional en trabajadores en riesgo en cualquier año).

Existe información limitada acerca de los niveles de referencia de dosis en la CPRE. Reino Unido y los países nórdicos han propuesto unos valores KAP (*kerma-area product*) de 20 Gy × cm² para las exploraciones diagnósticas y de 50 Gy × cm² para las terapéuticas. Para otras exploraciones, el registro de la dosis de radiación recibida por el paciente se ha relacionado con una exposición menor, por lo que se recomienda registrar la dosis de radiación recibida por los pacientes en bases de datos a nivel nacional.

> **!** La dosis efectiva se estima de una manera más adecuada llevando dos dosímetros: uno en el cuello, fuera de la protección radiológica, y otro bajo la protección radiológica, en la cintura. Las dosis de radiación en las extremidades son bajas en las CPRE con una adecuada protección radiológica, en comparación con los límites de dosis recomendados.

Para la monitorización del personal, se recomienda el uso de dos dosímetros, aunque un único dosímetro situado bajo la protección radiológica puede dar una buena estimación de la dosis efectiva en la mayoría de los casos y puede ser más práctico. Si el dosímetro único se coloca por encima de la protección radiológica, puede porporcionar una buena estimación de la radiación a nivel del cristalino. Con una protección radiológica adecuada, no se requiere monitorizar la radiación a la altura de las extremidades; si no se dispone de una protección radiológica adecuada, puede hacerse una muestra de mediciones de dosis efectiva en las extremidades para decidir si es necesaria o no una monitorización a dicha altura. Se debe utilizar un algoritmo adecuado que evite la sobreestimación e infraestimación de la dosis efectiva cuando sólo se utiliza un dosímetro. Se va a

disminuir el límite de dosis recomendado para el cristalino a 20 mSv/ año, por lo que puede que vaya a ser necesario monitorizar la radiación en los sistemas situados por encima de la camilla del paciente que no tengan una adecuada protección radiológica. Entre todos los métodos de medición de la exposición radiológica disponibles, el KAP es el mejor a la hora de monitorizar la dosis de radiación en los pacientes. Su valor acumulativo debería ser registrado en la historia clínica del paciente para cada CPRE, ya sea por el técnico de rayos o por el propio endoscopista. Los endoscopistas deberían contar con el apoyo de medicina física para manejar las dosis de radiación y optimizar así los procedimientos.

La dosis de radiación es inversamente proporcional al cuadrado de la distancia a la fuente de rayos X. La exposición a la radiación del personal médico es significativa; los niveles más altos de radiación se miden habitualmente en las localizaciones del endoscopista y del personal que se encarga de monitorizar la sedación del paciente. El personal debería colocarse lo más lejos posible de la fuente de rayos X y del paciente, fuente de radiación dispersa. Se recomienda que todo el personal se coloque protección radiológica. Los delantales con equivalente de plomo de grosor de al menos 0,25 mm reducen la exposición radiactiva de una manera eficaz. Los endoscopistas que realizan CPRE suelen tener quejas musculoesqueléticas frecuentes, que pueden verse aumentadas por la utilización de los delantales plomados. La exposición radiactiva sobre el tiroides es significativa, especialmente cuando se trabaja con sistemas no protegidos sobre la camilla del paciente. Todas las personas en la sala de exploración (excepto el paciente y el personal en el área posterior a un protector plomado fijo) deberían llevar un delantal circular (no sólo frontal) y un protector cervival con capa plomada de al menos 0,25 mm cuando se empleen los rayos X. Los delantales con el protector cervical unido promueven la protección del tiroides. Los delantales deben ser guardados verticalmente para evitar roturas, en un lugar al que se pueda acceder bajo protección radiológica, y deberían ser examinados anualmente para prevenir errores. Los guantes plomados son incómodos para la realización de CPRE y producen una atenuación limitada de los rayos X, por lo que no se recomienda su uso para la realización de CPRE. La protección radiológica óptima del cristalino depende de la localización de la fuente de rayos X y de su blindaje. En caso de utilizar sistemas *over the couch*, no blindados, todas las personas de la sala de exploración, a excepción del paciente, deberían usar gafas de protección radiológica con paneles laterales o una máscara de protección radiológica.

La exposición radiactiva del personal debe verse reducida en al menos un 90 % utilizando blindaje entre la fuente de radiación y el personal. Los brazos móviles en C causan mayor exposición para el personal que los equipos estacionarios/fijos, ya que los equipos móviles no suelen estar blindados. Los blindajes plomados de al menos 0,5 mm deberían colocarse entre la fuente de rayos X y el personal, incluyendo el uso de equipos móviles. Se recomienda el uso de alarmas visibles cuando se está utilizando la fluoroscopia, así como información, que recuerden al paciente la necesidad de avisar en caso de embarazo, cerca de cada puerta de la sala donde haya un equipo de rayos X. Se recomienda el empleo de una luz visible que avise del funcionamiento de la fluoroscopia tanto para el personal que se encuentra dentro de la sala como para el personal que se haya fuera. Muchas veces, los endoscopistas emplean de manera inadvertida la fluoroscopia durante mucho más tiempo del necesario. En un estudio en el que se incluyen 200 CPRE aleatorizándolas a si hay o no luces de alarma que se encienden cuando se pisa el pedal de fluoroscopia, se concluye que el uso de éstas puede aceptarse como una intervención directa sobre el comportamiento del endoscopista, segura, conveniente y eficaz para reducir el tiempo de fluoroscopia y, por tanto, de la exposición radiactiva durante la CPRE. Se requiere un blindaje plomado estructural adecuado para los equipos estacionarios de rayos X, al igual que en algunas unidades con equipos móviles en C. Los requerimientos deben ser calculados para cada sala por un especialista en medicina física. El control de calidad de los equipos de rayos X es obligatorio, y deben llevarse a cabo pruebas antes del primer uso y posteriormente de una manera regular. Se deben recoger las dosis recibidas de cada paciente para poder realizar estudios interendoscopistas, intrahospitalarios e interhospitalarios, así como para estudios comparativos a nivel regional y nacional. El endoscopista, junto con el médico físico, deberían implicarse en la selección del sistema radiológico empleado para la realización de exploraciones endoscópicas, así como para determinar las especificaciones de la protección radiológica. El establecimiento de límites para el empleo de la fluoroscopia puede ser útil. Recientemente, se ha publicado un estudio en el que se registran las dosis de radiación en 100 pacientes sometidos a CPRE, utilizando el tercer cuartil para establecer los niveles de referencia diagnósticos locales. La dosis media por área fue de 2,05 Gy × cm^2, el tiempo de fluoroscopia medio fue de 1,7 minutos y el número medio de imágenes fue de 3; se propusieron 3 Gy × cm^2 para la CPRE y 3 minutos de fluoroscopia como límite. Cinco años después de establecerse dichos límites, se revisaron 25 pacientes, y tanto la dosis media por área como el tiempo medio de fluoroscopia se encontraban por debajo de los niveles de referencia locales. Por tanto, estos pueden ayudar a optimizar los procesos fluoroscópicos y guiar para la realización de unas buenas prácticas clínicas.

El paciente debe ser posicionado lo más lejos posible de la fuente de rayos X, ya que la dosis de radiación es inversamente porporcional al cuadrado de la distancia a la fuente emisora. Las medidas que disminuyen la exposición radiactiva del paciente incluyen el uso de fluoroscopia pulsada en lugar de fluoroscopia continua, fluoroscopia con límite de tiempo, evitar tomar radiografías, aumento del voltaje del tubo de rayos X —lo que lleva a una peor calidad de imagen— y colimación de los rayos X con un campo de visión pequeño, lo que lleva a una mejor calidad de imagen. Se recomienda el uso de fluoroscopia pulsada con el pulso establecido a niveles mínimos; en vez de tomar radiografías, es preferible guardar la última imagen de la fluoroscopia; el haz del colimador debe ser lo más pequeño posible; el voltaje del tubo debe ser lo mayor posible sin afectar a la calidad de la imagen y se deben usar los modos de magnificación sólo cuando sea necesario. Se puede conseguir una reducción de la dosis de radiación en el paciente de

hasta el 50 %, con reducción de la calidad de la imagen, con el empleo de filtros de cobre en el haz de rayos X, por lo que se recomienda probar la utilidad de estos filtros para los procedimientos de CPRE. Los órganos más radiosensibles (tiroides, mamas, gónadas, ojos) deberían quedar fuera del haz de rayos X siempre que sea posible, especialmente en exploraciones radiológicas oblicuas.

El uso de blindaje radiológico no se recomienda en la población general. Se aconseja dar información al paciente acerca de los riesgos de la radiación únicamente en repetición de CPRE en el mismo mes o en caso de altas dosis (KAP >300 Gy × cm^2).

En comparación con los adultos, los niños son más sensibles a la exposición radiactiva, especialmente los más jóvenes. En niños, debe haber una clara indicación a la hora de realizar la CPRE, que debe ser llevada a cabo por endoscopistas con amplia experiencia, así como con las medidas de protección radiológica similares a las que se toman con los adultos, como el ajuste de la colimación, debido al menor tamaño de los niños. Deben protegerse especialmente los órganos más radiosensibles, dejándolos fuera del haz de radiación en las proyecciones oblicuas. La CPRE terapéutica es relativamente segura y eficaz en pacientes embarazadas, reduciéndose en la medida de lo posible la fluoroscopia. En mujeres con posibilidad de embarazo, se recomienda realizar una prueba de embarazo previamente a la CPRE. La CPRE sólo debe realizarse con fines terapéuticos y se prefiere su realización en el segundo trimestre de embarazo, extremando las precauciones con el objetivo de reducir la dosis de radiación sobre la paciente gestante y empleando un delantal que rodee su abdomen.

En 2010, la Asociación Americana de Endoscopia Digestiva (ASGE) publicó unas guías clínicas sobre la minimización de los riesgos ocupacionales que hacían referencia a la protección radiológica; prácticamente, se pueden superponer a las publicadas por la ESGE, descritas anteriormente.

 La dosis de radiación es inversamente proporcional al cuadrado de la distancia a la fuente emisora. La exposición radiactiva del personal debe verse reducida en al menos un 90 % utilizando blindaje entre la fuente de radiación y el personal.

Aparte de las guías clínicas de la ASGE y ESGE, recientemente se ha publicado una revisión con recomendaciones para disminuir la exposición radiactiva en pacientes y endoscopistas, que se pueden resumir en los siguientes 13 puntos:

1. Asegurarse de llevar protección radiológica en forma de delantal plomado, protección para el cuello y tiroides, y gafas protectoras.
2. Usar los protectores sobre el equipo de rayos X para minimizar la radiación dispersa.
3. Durante el procedimiento, dirigir el operador lo más lejos posible del paciente para minimizar la exposición de la radiación dispersa.
4. Ajustar el equipo, incluida la camilla, para que el paciente quede lo más lejos posible del generador de rayos X, así como lo más cerca posible del detector de imagen.
5. Intentar minimizar el tiempo de fluoroscopia.

6. Usar, preferiblemente, el tipo de equipo *under the couch* y el *C-arm* de angiografía, ya que en estos casos el generador de rayos X está situado debajo del paciente.
7. Emplear el modo de fluoroscopia pulsada.
8. Utilizar el método de «guardar la última imagen», en lugar de «tomar radiografías».
9. Si es posible, no magnificar la imagen.
10. Usar el colimador.
11. Llevar a cabo programas sistemáticos educativos sobre los aparatos de generación de rayos X, la exposición radiactiva y su manejo, dirigidos a todos los miembros del equipo que vayan a participar en los procedimientos de CPRE.

12. Medir y manejar la dosis de radiación, llevando un dosímetro.
13. Si se espera que la radiación sea elevada, como en procedimientos complejos o procedimientos en pacientes obesos, prestar más atención al manejo de la dosis de radiación.

En otras publicaciones se recomienda el empleo de gafas protectoras para el personal que se vaya a situar a menos de 1 m del paciente, mientras que, en el resto de personal situado más alejado del paciente, este tipo de protección no sería necesario.

PUNTOS CLAVE

- La radiación ionizante, a cualquier dosis, puede causar daños en la salud tanto de los pacientes como del personal médico, ya sea por los efectos estocásticos como por los deterministas.
- Las salas de exploración endoscópica deben cumplir una serie de requisitos para ser completamente funcionales.
- Existen una serie de medidas básicas que pueden reducir en gran medida la dosis de radiación recibida, y es de gran importancia su cumplimiento para asegurar un adecuado riesgo-beneficio de las exploraciones radiológicas.

BIBLIOGRAFÍA

ASGE Ensuring Safety in the Gastrointestinal Endoscopy Unit Task Force, Calderwood AH, Chapman FJ, Cohen J, Cohen LB, Collins J, et al. Guidelines for safety in the gastrointestinal endoscopy unit. Gastrointest Endosc.. 2014;79(3):363-72.

ASGE Technology Committee, Pedrosa MC, Farraye FA, Shergill AK, Banerjee S, Desilets D, et al. Minimizing occupational hazards in endoscopy: personal protective equipment, radiaton safety and ergonomics. Gastrointestinal Endoscopy. 2010;72(2):227-35.

Badawy MK, Henely-Smith E, Hasmat S. Radiation exposure to staff during fluoroscopic endoscopic procedures. DEN Open. 2023 Apr 5;3(1):e234.

Battaglia G, Piovesan S, Cosentino F. La unidad de endoscopia. La sala de endoscopia: requisitos tecnológicos y funcionales. En: Vázquez-Iglesias JL. Endoscopia Digestiva Dianóstica y Terapéutica. Editorial Médica Panamericana; 2009. p. 11-24.

Boland GW, Murphy B, Arellano R, Niklason L, Mueller PR. Dose reduction in gastrointestinal and genitourinary fluoroscopy: use of grid-controlled pulsed fluoroscopy. AJR Am J Roentgenol. 2000;175:1453-7.

Dumonceau JM, García Fernández FJ, Verdun FR, Carinou E, Donadille L, Damilakis J, et al. Radiation protection in digestive endoscopy: European Society of Digestive Endoscopy Guideline. Endoscopy. 2012;44:408-24.

Fazel R, Krumholz HM, Wang Y, Ross JS, Chen J, Ting HH, et al. Exposure to low-dose ionizing radiation from medical imaging procedures. N Engl J Med. 2009;361:849-57.

Morishima Y, Chida K, Meguro T. Effectiveness of aditional lead shielding to protect staf from scattering radiation during endoscopic cholangiopancreatography procedures. J Radiat Res. 2018;59(2):225-32.

Naidu LS, Singhal S, Preece DE, Vohrah A, Loft DE. Radiation exposure to personnel performing endoscopic retrograde cholangiopancreatography. Postgrad Med J. 2005;81:660-2.

Oh CH, Son BK. Minimizing radiation exposure in endoscopic retrograde cholangiopancreatography: a review for medical personnel. Korean J Intern Med. 2022;37(6):1111-9.

Saukko E, Henner A, Nieminen MT, Ahonen SM. The establishment of local diagnostic reference levels in endoscopic retrograde cholangiopancreatography: a practical tool for the optimisation and for quality assurance management. Radiat Prot Dosimetry. 2017;173(4):338-44.

Tsakapi V, Paraskeva KD, Tsalafoutas IA, Paspatis G, Scotiniotis H, Georgopoulos P, et al. The impact of X-ray unit type used for endoscopic retrograde cholangiopancreatography procedures on patient doses. Rad Prot Dos. 2016;171:503-8.

Zeng HZ, Liu Q, Chen HL, Liu W, Zeng QS, Wu CC, et al. A pilot single-center prospective randomized trial to assess the short-term effect of a flashing warning light on reducing fluoroscopy time and radiation exposure during ERCP. Gastrointest Endosc. 2018;88(2):261-6.

Endoscopios y accesorios

37

M. J. Domper Arnal, C. Sostres Homedes y M. Á. Simón Marco

OBJETIVOS

- Adquirir conocimientos básicos para iniciarse en la técnica de CPRE: endoscopios específicos y accesorios.
- Conocer la distribución del material en la zona de almacenaje y en la sala de CPRE.
- Describir las particularidades del duodenoscopio y su funcionamiento con detalle.
- Conocer en profundidad las características de los accesorios en endoscopia y entender su uso justificado según el escenario clínico.

INTRODUCCIÓN

En este capítulo se describen los endoscopios y accesorios básicos para el desarrollo de la técnica de la colangiopancreatografía retrógrada endoscópica (CPRE), focalizando el tema en el entendimiento del funcionamiento del duodenoscopio y de los accesorios para la cateterización de la vía biliar, la esfinterotomía, el manejo de las litiasis y de las estenosis biliares. Es un tema sencillo pero básico para el correcto entendimiento de los capítulos sucesivos, los cuales profundizarán en cada procedimiento y describirán técnicas más específicas.

DISEÑO DE LOS ENDOSCOPIOS

Los endoscopios se utilizan para la visualización y terapéutica del tracto gastrointestinal. Han evolucionado desde sus antecesores rígidos con limitaciones importantes en su funcionalismo y utilidad hasta los más sofisticados endoscopios flexibles actuales con posibilidades de imagen de alta definición, ultraprocesamiento de la imagen, magnificación y opciones de terapéutica avanzada, e incluso diseños específicos para visualizaciones de áreas particulares, como los modernos colédoco-pancreatoscopios.

Los endoscopios flexibles están compuestos de tres secciones fundamentales: zona de mandos de control, tubo de inserción y zona de conexión a la torre del endoscopio (**Fig. 37-1**). Cualquiera de estas zonas, en su diseño, puede tener variaciones que mejoren su funcionamiento y lo adapten a unas necesidades concretas. Las modificaciones más habituales respecto al esquema de un endoscopio estándar se dan principalmente en la longitud, diámetro, rigidez, número y diámetro del canal de trabajo y configuración terminal del tubo de inserción; lo que comúnmente se conoce como la *conformación o morfología de la punta del endoscopio*. La zona de mandos se modifica para acciones muy específicas, como ocurre con los duodenoscopios o en los ecoendoscopios, en los cuales existe una palanca elevadora específica, denominada *uña*, que tiene una función muy concreta, como se desarrollará posteriormente en este capítulo. Todas las modificaciones

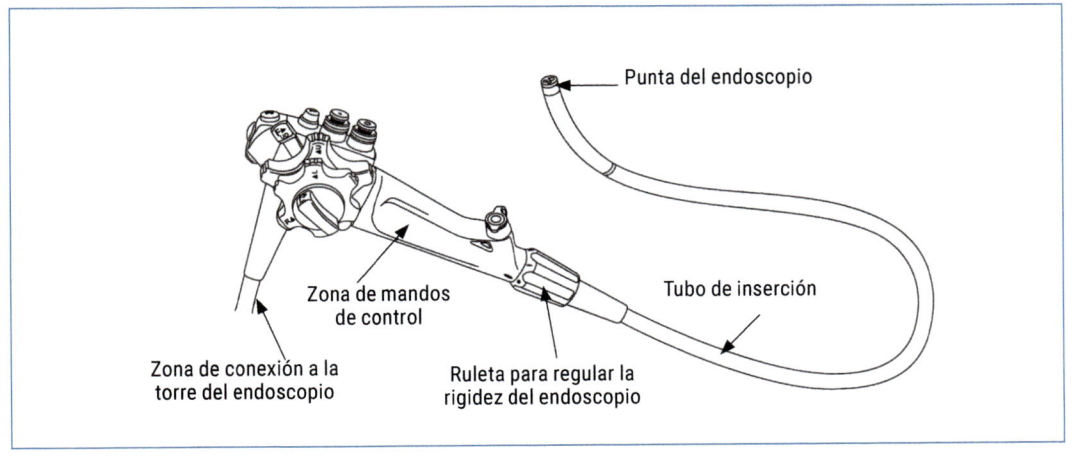

Figura 37-1. Partes principales de un endoscopio convencional.

del diseño del endoscopio hacen que se disponga de una gama de aparatos con diferente ergonomía, profundidad de inserción y capacidad de adaptación de éste a diferentes accesorios endoscópicos.

Partes del endoscopio. Esquema básico

Zona de mandos de control: esta parte del endoscopio se sostiene en la mano izquierda del operador. Dispone de dos ruedas o mandos de angulación que controlan la movilidad de la punta del endoscopio de tal forma que se puede usar el mando de mayor tamaño para realizar un movimiento de arriba-abajo y el de menor tamaño para realizar el movimiento de izquierda-derecha. Ambos mandos pueden ser bloqueados en una posición fija por el operador. En la parte anterior de la zona de mandos de control, existen dos válvulas que permiten realizar la insuflación de aire/lavado de la óptica del endoscopio y el aspirado de contenido a través de la punta de éste. Otras funciones pueden ser activadas a través de botones configurables: capturas de fotos/vídeo y la activación de la cromoendoscopia virtual en algunos dispositivos. El puerto de entrada al canal de trabajo se localiza en la parte anteroinferior de la zona de mandos de control; próximo a dicha zona, en algunos endoscopios, se puede disponer de un control de su rigidez.

Zona de inserción del endoscopio: es una continuación de la zona de mandos de control y es la porción del aparato que se introduce dentro del paciente y que finaliza en la punta del endoscopio. Su longitud, diámetro y grado de rigidez son variables. El tubo de inserción contiene en su interior un canal de trabajo/de aspiración, un canal de agua (que puede ser doble en el caso de que el endoscopio disponga de una conexión externa accesoria para el uso de agua a presión), un canal de aire, que en la actualidad suele ser de CO_2, ya que permite una mejor tolerancia de los procedimientos, un sistema para la transmisión de las imágenes hasta el procesador, los cables que permiten la angulación de la punta de

endoscopio y el cable que regula la rigidez del tubo en caso de disponer de ello (**Fig. 37-2**). En la punta del endoscopio se encuentra la apertura de los diferentes canales descritos, las lentes del endoscopio, el sistema de iluminación y el sistema de generación de imágenes.

Conexión a la torre del endoscopio: esta parte une el endoscopio al procesador de imágenes, el generador de luz y los depósitos de aire o de CO_2, aspiración y agua, todo ello contenido en lo que se conoce como la torre del endoscopio. Esta zona de conexión parte de la zona de mandos de control hasta la «torre del endoscopio y suele tener una forma de S, tubular, lo que permite un espacio de seguridad entre la torre del endoscopio y su operador.

Duodenoscopio

El duodenoscopio es un endoscopio con particularidades: es de visión lateral, por la disposición de sus lentes en la punta del endoscopio, que lo hace especialmente útil para el acceso a la papila de Vater en la segunda porción duodenal, facilitando su canulación y manipulación posterior. Dispone de un mecanismo con una palanca elevadora, llamada *uña*, que, al activarla, consigue que los accesorios que atraviesan el canal de trabajo y emergen por la punta del endoscopio puedan ser angulados a la salida del endoscopio para orientarlos mejor y permitir un correcto acceso a la vía biliar (**Fig. 37-3**).

Existe en el mercado un duodenoscopio con una ranura en forma de V en su punta (V-Scope; Olympus) (v. **Fig. 37-3**) que está diseñado para facilitar la sujeción de las guías utilizadas para la cateterización de la papila de Vater.

Los duodenoscopios pueden variar en longitud del tubo de inserción (1.235-1.250 mm), diámetro del tubo de inserción (7,4-12,6 mm) y tamaño del canal de trabajo (2,0-4,8 mm); en función de las variaciones descritas, existen duodenoscopios estándar, terapéuticos o pediátricos, entre otros. Los duodenoscopios de mayor canal de trabajo permiten el paso a su través del colédoco-pancreatoscopio, un endoscopio espe-

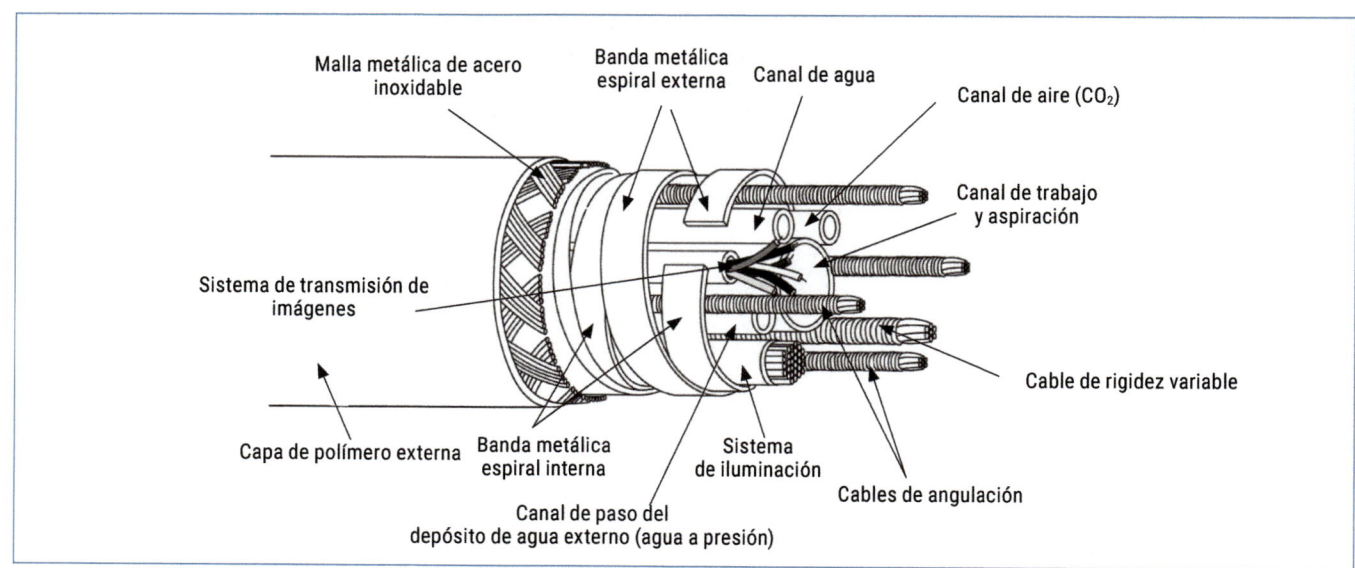

Figura 37-2. Corte axial de la zona de inserción; composición del interior del endoscopio.

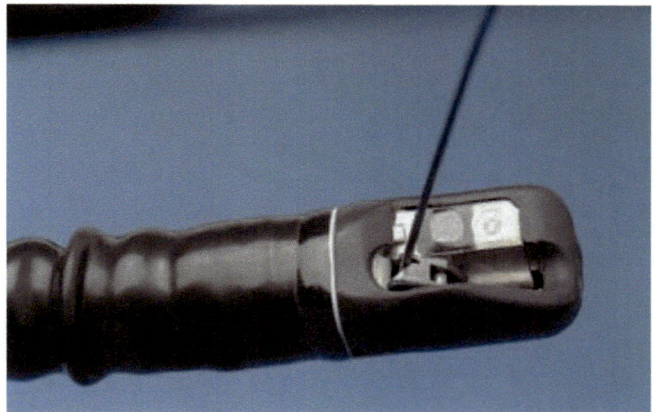

Figura 37-3. Punta del duodenoscopio: lentes de visión lateral y *uña* del endoscopio, la cual consigue que los accesorios que pasan a su través puedan ser angulados hacia la papila de Vater.

cial para visualización directa de la vía biliar o el conducto de Wirsung a través de la papila de Vater.

En la actualidad, existe la posibilidad de utilizar duodenoscopios desechables en su totalidad y, lo que es más frecuente, dispositivos desechables que se implantan en la punta del duodenoscopio («capuchones», mecanismos especiales de limpieza y manejo del canal de trabajo y la uña, etc.), los cuales intentan evitar el riesgo de colonización bacteriana que presentan los duodenoscopios estándar. Son dispositivos especialmente indicados en pacientes en situación de inmunodepresión, infectados o colonizados por gérmenes multirresistentes.

Colédoco-pancreatoscopio

El colédoco-pancreatoscopio es un endoscopio de muy pequeño calibre con visión frontal que es capaz de pasar a través del canal de trabajo y, posteriormente, a través de la papila de Vater e introducirse en el colédoco o en el conducto de Wirsung dando una visión directa de ambos conductos. Las medidas estándar de este endoscopio son una longitud de tubo de inserción de entre 1.870 y 1.900 mm, un diámetro de entre 2,8 y 3,9 mm (variaciones que dependen de si se trata de un colangiopancreatoscopio estándar o tipo *slim*) y

un canal de trabajo de entre 1,2 y 2 mm, en función de la necesidad terapéutica.

> **!** Actualmente, existen modelos completamente desechables como el coledocoscopio Spyglass® de Boston Scientific® (último modelo DS II) (**Fig. 37-4**), el coledocoscopio más utilizado en nuestro medio en estos momentos, el cual tiene la posibilidad de movilizar la punta del endoscopio en las cuatro direcciones. Dispone de un puerto de aspiración, que se hace de manera manual, un puerto de irrigación manual y un canal de trabajo que suele ser de 1,2 mm. A través de ese canal se pueden introducir accesorios diminutos como pinzas de biopsia o sondas de litotricia electrohidráulica o láser. Desde 2018, se pueden introducir igualmente cestas y asas adaptadas a dicho endoscopio. Este endoscopio precisa de una fuente de luz/eléctrica independiente, así como de un procesador de imagen propio. Otros colédoco-pancreatoscopios que recientemente se han introducido en el mercado son el colangioscopio EYEMAX de Micro-Tech (ST endoscopia®) y el colangioscopio VedVision de Vedkang Medical (Palex Medical®).

Endoscopios clásicos de visión frontal

Los endoscopios estándar para el tracto digestivo alto, incluido el enteroscopio, pueden ser utilizados para facilitar la intubación del asa aferente y posterior realización de la CPRE en pacientes con anatomía alterada, como una coledocoduodenostomía, gastrectomía Billroth II o hepaticoyeyunostomía. En la obra hay un capítulo dedicado a profundizar en estas situaciones.

ACCESORIOS EN COLANGIOPANCREATOGRAFÍA RETRÓGRADA ENDOSCÓPICA

Visión general

En las salas de endoscopia avanzada con tubo de rayos X, además de una correcta distribución del espacio, el aparataje y el personal, se debe ser muy cuidadoso y meticuloso con los accesorios que se usan en CPRE para evitar contaminaciones

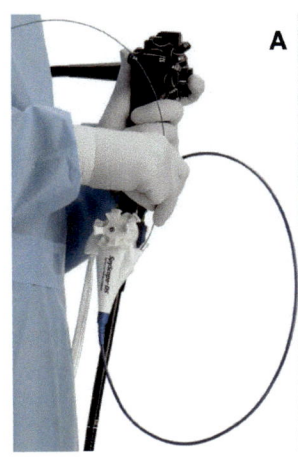
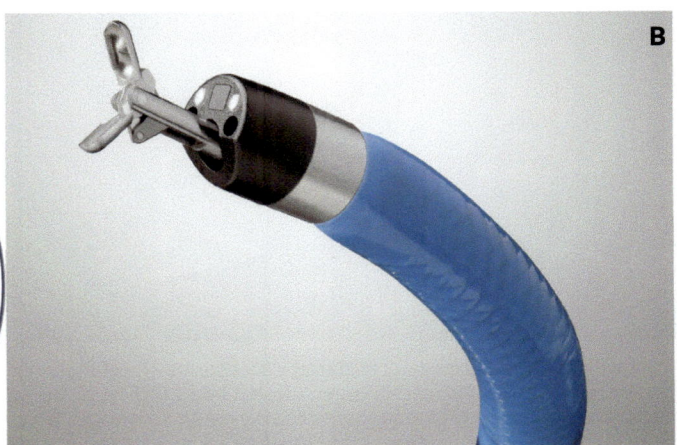

Figura 37-4. Colédoco-pancreatoscopio de BOSTON®: Spyglass. **A)** Imagen general que demuestra su anclaje al duodenoscopio y su inserción a través del canal de trabajo. **B)** Imagen ampliada de la punta del colédoco-pancreatoscopio y pinza de biopsia que sale a través del canal de trabajo del Spyglass.

innecesarias, despistes, errores de técnica e incluso un gasto económico innecesario.

Existe una amplia gama de dispositivos que se pueden usar; estos incluyen cánulas, esfinterotomos, guías cortas y largas, cestas de Dormia, balones tipo Fogarty, balones para dilatación CRE (*controlled radial expansion*), pinzas de biopsia, cepillos de citología, agujas de inyección, prótesis biliares y pancreáticas de tipo plástico o metálico e incluso dispositivos más complejos como los litotriptores.

> **!** Los accesorios deben estar categorizados y organizados tanto en el almacén como en la sala de trabajo y, de igual forma, en el carro de instrumental donde se transportan en el caso de que la sala de rayos X se encuentre fuera de la unidad de endoscopia.

Una correcta organización debe permitir un acceso rápido, cómodo y sencillo a todo el instrumental por parte del personal. Se recomienda un registro completo por escrito, actualizado periódicamente, del número de útiles de cada accesorio, localización y estado en el que se encuentran (**Fig. 37-5**).

Igualmente, en el momento de la realización de la CPRE, la mesa de trabajo del personal auxiliar debe tener una distribución correcta del material, con una separación física entre la parte limpia y la sucia, para minimizar las contaminaciones cruzadas, y un control correcto de los accesorios de mayor longitud con fijación de estos mediante pinzas y otro tipo de dispositivos para evitar que se desenrollen de manera espontánea. Como parte de los enseres de la mesa de trabajo, no se debe olvidar el agua estéril, jeringas de aspiración y lavado y, por supuesto, el medio de contraste usado en CPRE. Los medios de contraste más utilizados en CPRE contienen yodo y deben tenerse en cuenta en pacientes alérgicos para actuar en consecuencia o modificar el medio de contraste. También se pueden utilizar contrastes hidrosolubles para el caso de sospecha de perforación intestinal (**Fig. 37-6**).

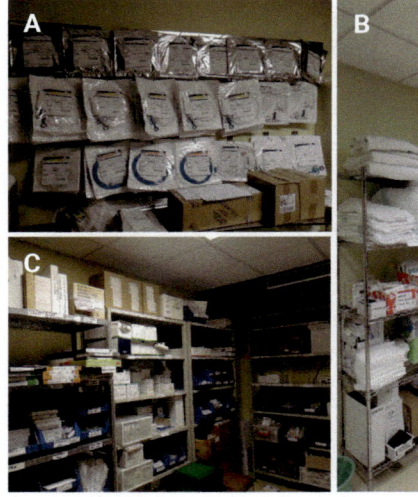
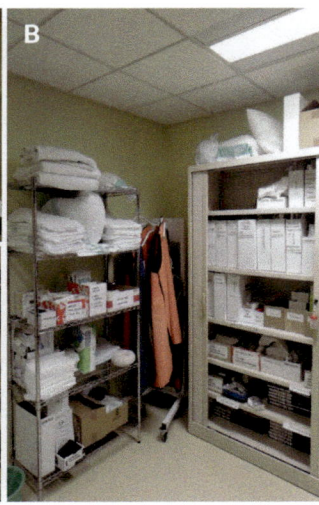

Figura 37-5. Organización del material y accesorios en colangiopancreatografía retrógrada endoscópica (CPRE). **A)** Imagen de la disposición del material en el almacén del Servicio de Endoscopias. **B)** y **C)** Organización del utillaje y accesorios básicos en el Servicio de Radiología (donde se realizan las CPRE). Hospital Clínico Lozano Blesa de Zaragoza.

Accesorios para cateterización de la vía biliar y esfinterotomía

Los accesorios fundamentales son catéteres biliares para canulación, esfinterotomos o papilotomos y dispositivos de precorte.

Catéteres de canulación biliar (cánulas)

La mayoría de los catéteres de canulación están diseñados para hacerlo a través de la papila mayor, pero existen otros diseñados para el acceso a través de la papila menor. Los catéteres estándar están fabricados con teflón y están disponibles en

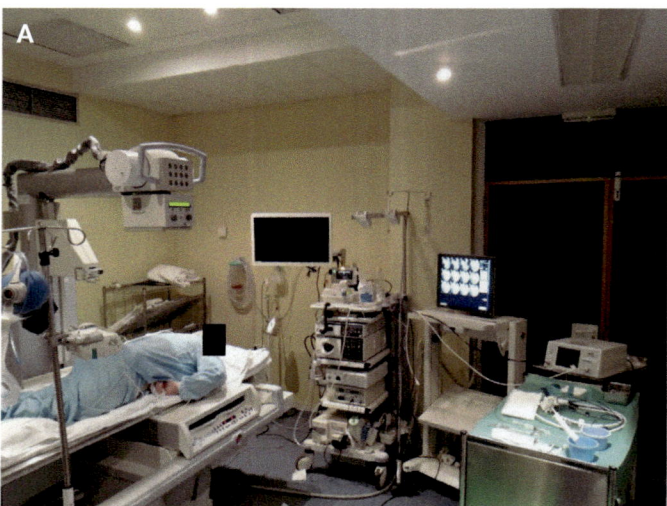
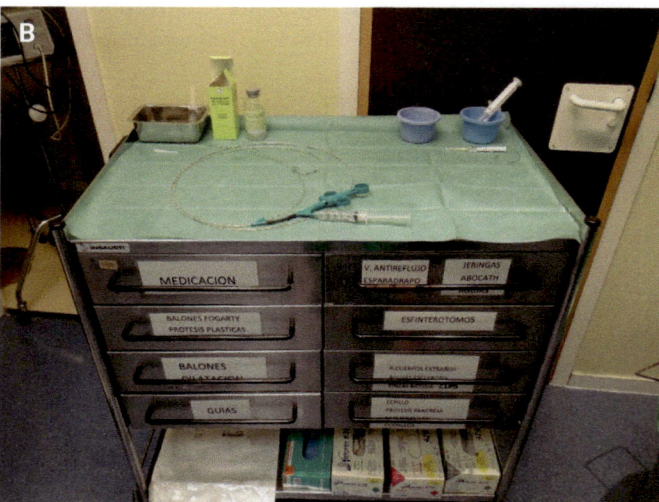

Figura 37-6. Organización del material y accesorios en colangiopancreatografía retrógrada endoscópica (CPRE). **A)** Disposición general del aparataje, utillaje y accesorios en una sala de CPRE: tubo de rayos X, mesa de rayos X, torre del endoscopio, visor de rayos X, electrogenerador del pancreatoduodenoscopio y mesa de trabajo. **B)** Imagen ampliada de la mesa de trabajo con etiquetado y clasificación de los accesorios y principales materiales de trabajo sobre ella. Hospital Clínico Lozano Blesa de Zaragoza.

diferentes tamaños y configuraciones, principalmente de la punta de estos, diferentes longitudes de inserción y pueden tener una o varias luces.

 Disponer de más de una luz supone poder usar la guía y el contraste yodado para la CPRE de manera independiente, con las ventajas que ello supone (**Fig. 37-7**).

Existen modificaciones de los catéteres estándar con una punta flexible conectada a través de una guía especial a la zona proximal del catéter, donde el responsable de la manipulación del catéter puede accionar un dispositivo que modifica el ángulo de la punta en una sola dirección. También existen catéteres de uso con guías cortas o largas, siendo las primeras más fáciles de manejar, ya que se pueden fijar mediante diferentes dispositivos a la entrada del canal de trabajo del duodenoscopio, y de esta manera tener mayor control de la manipulación de la guía por parte del propio endoscopista, a la vez que una menor longitud de intercambio.

Esfinterotomos

A diferencia del catéter de canulación biliar, los esfinterotomos tienen un alambre metálico cortante en la punta que está comunicado con una fuente de electrocirugía a través de un conector que emerge desde la zona proximal del esfinterotomo.

Para realizar la esfinterotomía, se activa la fuente de electrocirugía y la corriente eléctrica atraviesa el alambre metálico expuesto en contacto con la papila. Desde la zona proximal del esfinterotomo, se puede estirar y acortar el alambre metá-lico, curvándolo en una única dirección para permitir realizar una esfinterotomía más segura y eficaz. Debido al mecanismo descrito, estos esfinterotomos también se denominan *esfinterotomos de tracción*.

 Aunque la función principal del alambre metálico es realizar la esfinterotomía, también ayuda a lograr una mejor orientación para la canulación de la papila.

El alambre metálico tiene una longitud de entre 15 y 35 mm y es un monofilamento, ya que los alambres trenzados producen mayor daño tisular por el efecto térmico (**Fig. 37-8**). Algunos esfinterotomos tienen el 50 % del recorrido proximal del alambre metálico recubierto con material aislante para evitar daños de la mucosa duodenal circundante e incluso del propio duodenoscopio. Respecto a la longitud de la punta del esfinterotomo, entendida como la distancia entre la parte distal del accesorio y la parte distal del alambre metálico, existen longitudes que varían de 3 a 20 mm. Similar a los catéteres de canulación, existen esfinterotomos para cateterizar y realizar la esfinterotomía de la papila mayor y menor, y de igual forma se dispone de diferentes morfologías en la punta y longitudes totales del accesorio. Algunos esfinterotomos están diseñados con una punta rotacional para facilitar la canulación de la vía biliar y del Wirsung. Existen esfinterotomos compatibles con guías cortas y largas y de dos o tres luces de trabajo. Hay disponibles esfinterotomos con un balón de extracción biliar de 11,5 mm incorporado en un intento de agilizar la extracción de litiasis biliares y evitar intercambios. Para pacientes con anatomía alterada, como gastrectomía tipo Billroth II, existen esfinterotomos específicos, denominados de *pulsión*.

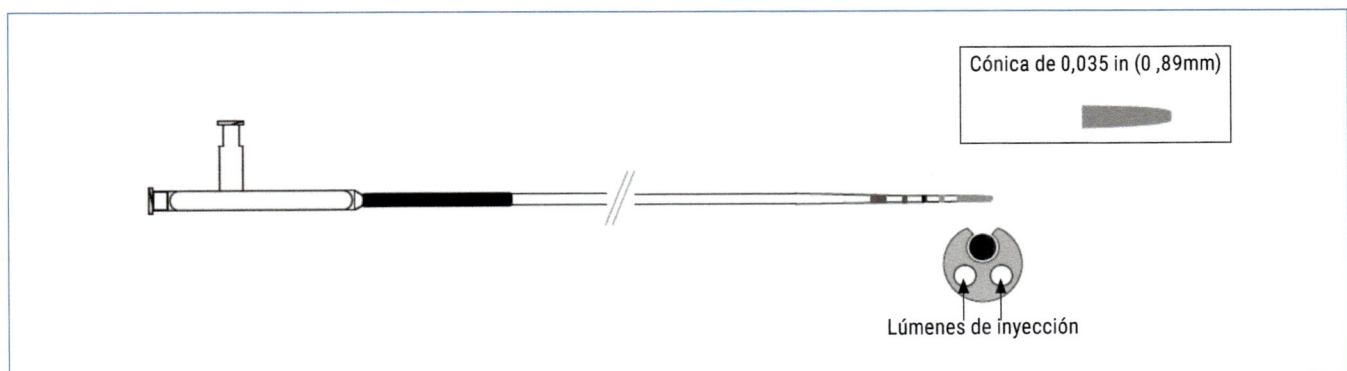

Figura 37-7. Esquema de un catéter de canulación biliar. Corte axial del dispositivo a la derecha.

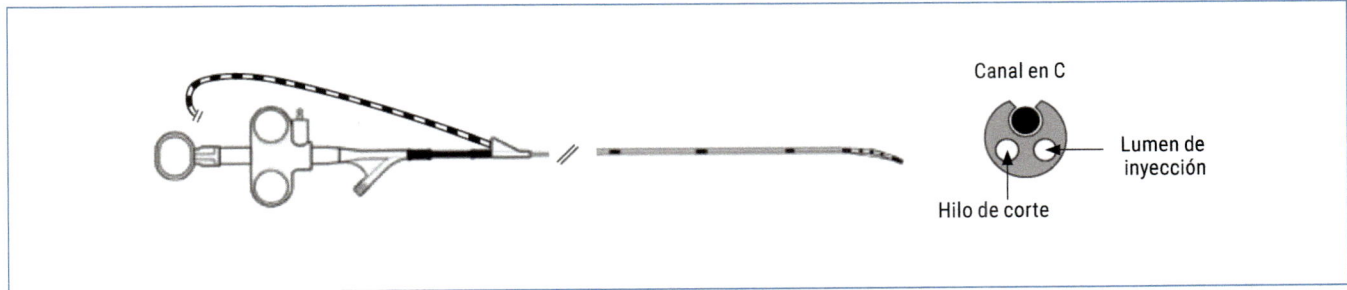

Figura 37-8. Esquema de un esfinterotomo de tracción. Corte axial del dispositivo a la derecha.

Papilotomos de precorte o fístula biliar (esfinterotomos de aguja)

El precorte es una de las técnicas que se pueden utilizar cuando el acceso convencional a la vía biliar no es posible. El accesorio más utilizado en esta situación es el esfinterotomo de aguja. Estos esfinterotomos tienen en su punta un alambre metálico retráctil en forma de aguja (pero con forma redondeada) que funciona con el mismo mecanismo que con el esfinterotomo de tracción. Tras la exposición de la aguja y la conexión del esfinterotomo a la unidad electroquirúrgica, el movimiento manual controlado por parte del endoscopista es el que realiza el recorrido de la esfinterotomía (**Fig. 37-9**). Existen esfinterotomos de aguja de una o varias luces y con diferentes longitudes en la punta de éste, y de igual forma diseños con zonas aisladas térmicamente a nivel de la zona cortante para disminuir la dispersión térmica y el daño tisular.

Catéteres de canulación biliar frente a esfinterotomos

El principal inconveniente del catéter de canulación biliar es que la escasa orientación hacia la papila hace que el éxito de canulación sea más difícil y depende más de los movimientos que se realicen con el duodenoscopio. Los esfinterotomos, por el contrario, disponen de una conformación más cómoda para la canulación biliar y, a su vez, permiten la esfinterotomía endoscópica con el mismo accesorio.

Los esfinterotomos tienen un diseño más complejo que los catéteres de canulación biliar y precisan de una coordinación mayor entre el endoscopista y el personal de enfermería asistente en el momento de realizar la tensión del alambre metálico de la punta del esfinterotomo para orientarlo en la canulación y, posteriormente, la realización de la esfinterotomía endoscópica.

> **!** La mayoría de los estudios publicados que comparan esfinterotomos de tracción con catéteres de canulación biliar en cuanto al *end point* de canulación biliar concluyen que los esfinterotomos de tracción consiguen el acceso a la vía biliar en un mayor número de pacientes, en menos tiempo y con menos intentos fallidos, y por eso hoy en día son el utillaje de canulación biliar por excelencia.

El uso del esfinterotomo de aguja es un procedimiento complejo considerado como una técnica avanzada de canulación biliar no exenta de riesgos.

> El control del esfinterotomo de aguja es mucho más dificultoso que con los accesorios estándar, y se debe tener un conocimiento exhaustivo y experiencia para interpretar la anatomía de la papila de Vater tras el corte de ésta, el cual siempre se debe realizar en paralelo al eje de la vía biliar.

No existen estudios comparativos de calidad que comparen los distintos esfinterotomos de tracción entre sí ni los distintos esfinterotomos de aguja, por lo que no se pueden dar más recomendaciones al respecto.

Guías

Generalidades

La canulación biliopancreática ha cambiado en estos últimos 20 años. En el pasado, se realizaba con catéteres de canulación y sin guía, inyectando contraste a través del accesorio correspondiente. Desde entonces, diversos estudios comparativos demostraron que el hecho de usar guías a través de los accesorios de canulación aumentaba las tasas de éxito y disminuía las complicaciones, principalmente disminuyendo el número de pancreatitis post-CPRE. Por otro lado, el temor a mayores tasas de hemorragia o perforación con el uso de guías no ha sido confirmado, en gran parte por las características y materiales de las que están constituidas. El uso de guías para canulación aumentó los costes de esta técnica en un inicio, pero teniendo en cuenta que es una prueba con fines terapéuticos y que el sucesivo uso de balones de extracción o prótesis requiere guías, el coste final acabaría siendo el mismo.

> **!** Por todo ello, el estándar actual es la canulación con guía a través del esfinterotomo de tracción.

En la actualidad, el uso de guías en endoscopia digestiva, no sólo CPRE, es necesario para otros procedimientos endoscópicos: dilatación de estenosis, colocación de prótesis enterales, etc. El diseño de las guías que se usan con mayor

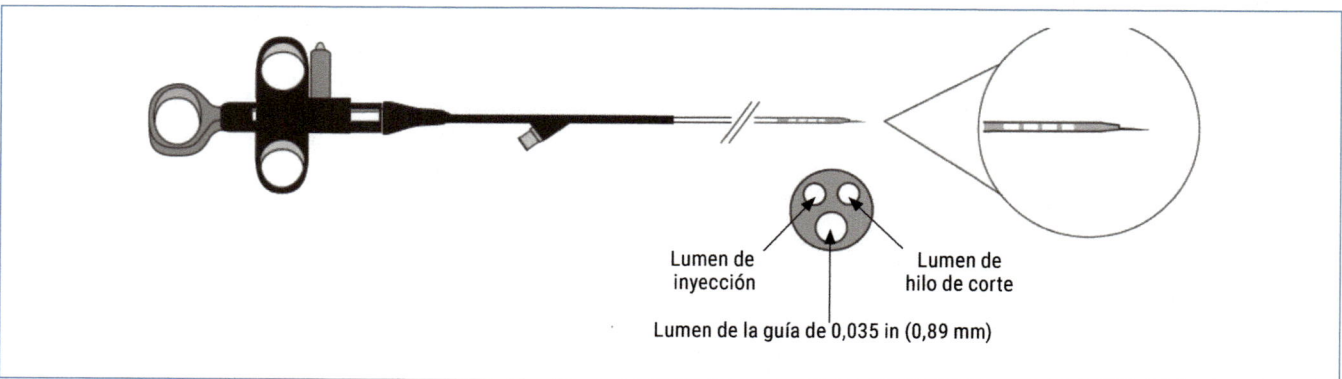

Lumen de inyección

Lumen de hilo de corte

Lumen de la guía de 0,035 in (0,89 mm)

Figura 37-9. Esquema de un esfinterotomo de aguja. Corte axial en la zona media-inferior.

frecuencia en la CPRE son las guías recubiertas (**Fig. 37-10**). Éstas tienen un núcleo de monofilamento y una capa externa de teflón, poliuretano u otro polímero que le confiere capacidades lubricantes. El núcleo de monofilamento es de acero inoxidable, nitinol u otras aleaciones similares que son capaces de mantener una forma constante cuando no son manipuladas. Modificando sus propiedades, principalmente a nivel de la capa exterior, se puede mejorar su radioopacidad, su deslizamiento y sus propiedades de aislamiento eléctrico.

La flexibilidad de la punta de la guía está influenciada por el adelgazamiento del núcleo de monofilamento a dicho nivel, y muchas guías tienen platino o tungsteno en esta localización para mejorar su visualización fluoroscópica. Las puntas de las guías pueden ser rectas, anguladas o incluso con formas más específicas. Es frecuente que las guías tengan una serie de marcas dispuestas de manera periódica o continua para mejorar la visualización endoscópica de éstas. Como medidas de referencia, la longitud varía desde 150 hasta 650 cm, y el grosor oscila desde 0,46 hasta 0,97 mm (o lo que es lo mismo, desde 0,018 hasta 0,038 pulgadas).

> ! En el caso de la CPRE, las guías se pueden combinar con todo tipo de dispositivos, desde esfinterotomos hasta prótesis, con el objetivo de mantener el acceso anatómico, dar rigidez y estabilizar la dirección de los accesorios en los que se introducen.

El hecho de inyectar agua en los diferentes puertos de los dispositivos mejora el deslizamiento de las guías a través de ellos al disminuir la fricción. Un caso especial son las guías hidrofílicas, las cuales requieren que se humedezca de manera mucho más constante la parte expuesta para evitar su secado y endurecimiento, pero permiten unos intercambios de accesorios entre endoscopista y enfermería mucho más rápidos.

> ! El desarrollo de las nuevas guías con mejores propiedades deslizantes y el uso rutinario de guías cortas de 260 cm o incluso inferiores con los nuevos sistemas de anclaje son las novedades principales que han conseguido reducir tiempos y mejorar la eficacia de la CPRE en la endoscopia actual.

> 💡 Los sistemas de guía corta permiten bloquear la guía de tal forma que permita el avance o retirada de los dispositivos que se ensamblan en ella sin necesidad de que ésta se movilice. Las ventajas principales son no perder el acceso biliar en los movimientos de intercambio, reducir el tiempo de intercambio y, en general, la duración global del procedimiento, lo que se traduce en un menor tiempo de sedación y de fluoroscopia.

Además de lo comentado, el hecho de que existan mecanismos de fijación de la guía corta favorece su estabilidad, permitiendo mantener el acceso al conducto correspondiente o a través de estenosis e incluso la inserción de múltiples prótesis sin recanulación con la disminución consiguiente del trauma sobre la papila. Por último, estos sistemas permiten un mayor control de la técnica por parte del endoscopista, lo que disminuye su dependencia hacia el personal de enfermería que ayuda en el procedimiento, personal que de esta manera

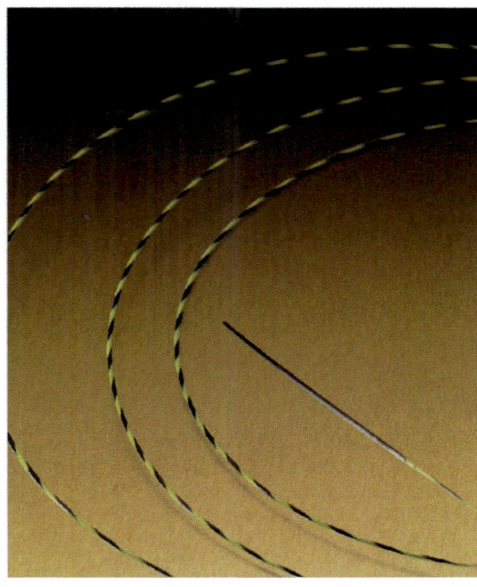

Figura 37-10. Imagen de una guía específica para colangiopancreatografía retrógrada endoscópica.

puede realizar otras funciones durante la prueba y optimizar el tiempo final del procedimiento.

Guías cortas. Sistemas de fijación

Los sistemas de guías cortas tienen tres elementos independientes (**Fig. 37-11** y **Tabla 37-1**):

- Dispositivos que son capaces de bloquear o fijar la guía corta en una posición estable para realizar el intercambio de utillaje. Son compatibles con guías largas de igual forma. A su vez, se dividen en:
  – Fijación externa:
    ▪ Normalmente, consta de un sistema compuesto por un fijador externo y un tapón de seguridad que sella el canal de trabajo evitando la pérdida de aire o CO_2, pero permite el paso del utillaje a su través. Ambos accesorios pueden formar parte de la misma pieza o ser independientes. Los esfinterotomos disponen de un canal para el paso de la guía corta desde la parte proximal del dispositivo para que recorra toda la longitud de éste y, posteriormente, una vez canulada la vía biliar y con ayuda de personal auxiliar, la guía se puede separar del canal del esfinterotomo de tal forma que quede libre y separada de éste a la altura del canal de trabajo (comúnmente llamado *pelar el esfinterotomo*), zona donde se acoplará al fijador externo para su anclaje definitivo.

> Todo ello es posible gracias al sistema de construcción del esfinterotomo: apertura lateral que permite extraer la guía del canal de cateterización.

  ▪ Para el intercambio posterior, en algunos esfinterotomos puede realizarse un avance lateral de la guía hasta la misma punta, y en otros casos existe una zona

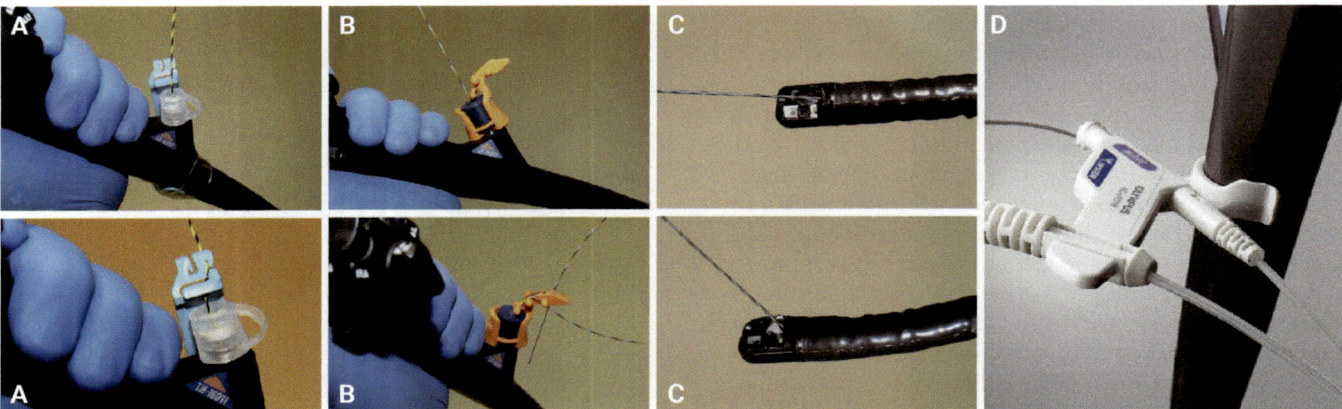

Figura 37-11. Principales sistemas de guía corta en la actualidad. **A)** Sistema Rx Biliary de Boston® (dispositivo de bloqueo externo). **B)** Sistema Fusion de Cook® (dispositivo de bloqueo externo). **C)** Sistema V de Olympus® (imagen de la punta del duodenoscopio TJF-160VF con sistema de bloqueo interno. **D)** Imagen de la abrazadera en C del esfinterotomo específico, para su anclaje en una zona próxima al canal de trabajo del duodenoscopio).

con una longitud de unos 6 cm para realizar dicho intercambio. En este punto, el uso de otros accesorios como balones o prótesis permite a la guía corta reenhebrarla en el nuevo dispositivo y su exteriorización posterior a través de ranuras realizadas en torno a la zona media de la longitud completa del accesorio sin necesidad de que recorra de nuevo toda la longitud de éste (accesorios con únicamente recorrido corto de la guía), consiguiendo de nuevo su anclaje en el dispositivo externo a la altura del canal de trabajo del duodenoscopio.

– Fijación interna:

 ▪ Se encuentra localizada en la uña de los duodenoscopios específicos de Olympus®. Consiste en una ranura en forma de V que ayuda a la fijación de la guía por fricción de ésta cuando la pestaña o uña del endoscopio está en posición de cerrado, momento en el que el accesorio o utillaje que ha pasado a su través está angulado. Este sistema mejora la fijación del utillaje, pero requiere coordinación con el personal, ya que cuando la pestaña o uña del endoscopio esté abierta, principalmente para el avance del accesorio en sentido proximal a la vía biliar, el sistema de fijación de la guía no está funcionando.

• Utillaje específico que sea compatible con el uso de guías cortas (y que normalmente también lo es con el uso de guías largas, por si fuese preciso por algún motivo).

• Guías cortas de una longitud de entre 185 y 270 cm. El grosor con el que mejor se trabaja con este tipo de guías es el de 0,035 pulgadas.

Tabla 37-1. Descripción comparativa de los principales sistemas de guía corta en la actualidad			
	Boston: sistema Rx Biliary	**Cook: sistema Fusion**	**Olympus: sistema V**
Año	1999	2004	2005
Sistema	Fijación externa de 1 o 2 guías	Fijación externa de 1 o 2 guías	Fijación interna de la/s guías que recorran la uña del duodenoscopio
Dispositivo de bloqueo	*Rx loking device*: tapón antirreflujo de silicona (canal trabajo) + sistema de bloqueo independiente de plástico (mando endoscopio)	*Fusion lock*: tapón antirreflujo con sistema de bloqueo incorporado en una sola pieza (canal trabajo)	Duodenoscopio TJF-160VF (V-scope), con ranura en forma de V en la uña
Utillaje específico	Esfinterotomos con posibilidad de recorrido de la guía *largo* y *corto* Resto del utillaje con recorrido corto	Dos diseños: • Esfinterotomos con recorrido de la guía *largo* y *corto* • Esfinterotomos, balones de extracción, prótesis: recorrido ultracorto con posibilidad de intercambio guiado por escopia o intercambio manual externo	Diseño convencional del utillaje en el extremo distal, pero conformación especial del extremo proximal en Y, con puerto independiente para la guía y posibilidad de anclaje de éste al endoscopio con una abrazadera en C
Guía	*Jagwire*: 260 cm. Punta hidrofílica. Marcas en espiral de 2 colores para reconocer el movimiento. Disponible en 0,035 y 0,025 pulgadas. Tiene la posibilidad de convertirse en guía larga añadiéndole una cola	*Fusion Guidewire*: 185 cm. Punta hidrofílica. Marcas en espiral de 3 colores para reconocer movimiento. Disponible en 0,035, 0,020 y 0,018 pulgadas	*LinearGuide V*: 270 cm. Extremo distal hidrofílico: 50 cm. Marcas espirales para localizar punto perfecto de anclaje en la uña. Disponible en 0,035 pulgadas (hay de menos diámetro, pero no se recomiendan)

Recientemente, se ha comercializado el nuevo fijador de Guías SHOW Short-Wire System de Micro-Tech Endoscopy (ST endoscopia®) con sistema de fijación multiguía y doble membrana de sellado, que disminuye la fuga de aire y bilis.

Accesorios para la extracción de litiasis en la vía biliar/páncreas

Balones de extracción biliar/pancreática

> **!** Los balones de extracción de litiasis tanto en la vía biliar como en el conducto pancreático son la piedra angular de la terapéutica en estas situaciones y el dispositivo de elección por la mayoría de los endoscopistas.

En esencia, estos instrumentos constan de un balón hinchable con aire en la punta de un catéter con un rango de tres medidas crecientes preestablecidas que se corresponden con un volumen de aire concreto infundido. Los balones actuales constan de tres luces: una luz para infusión de contraste radioopaco, una luz para infusión de aire y una luz para el paso de la guía correspondiente. Normalmente, los canales son independientes entre sí para poder facilitar la terapéutica. Con el balón de extracción, se pueden adjuntar jeringas de inyección de aire de dos formas distintas. Una primera forma es que existan tantas jeringas como diámetros posibles del balón, generalmente tres, con la cantidad de aire precargada en cada jeringa para su infusión. Una segunda forma es la opción de una única jeringa sin precargar, con las instrucciones para su llenado con aire en centímetros cúbicos, los cuales se corresponden con un diámetro en milímetros del balón existente en la punta del catéter.

La salida del puerto de inyección del contraste en la punta del catéter puede encontrarse en la parte proximal del balón o en su parte distal (**Fig. 37-12**).

> **!** Los balones con salida distal del contraste son los más utilizados debido a que consiguen una correcta visualización de la vía biliar tras el paso del balón y permiten realizar colangiografías por oclusión del mismo (el balón hinchado no permite la fuga del contraste inyectado).

Por el contrario, los balones con salida proximal del contraste pueden ayudar a visualizar las litiasis durante su proceso de extracción y dar más información acerca de la anatomía de la vía biliar distal.

Para realizar la extracción de la litiasis, una vez pasado el catéter proximal a la litiasis a extraer, se realiza el hinchado del balón para conseguir un diámetro de balón similar al diámetro de la vía biliar que se está tratando y el posterior arrastre de la litiasis con el balón hinchado hasta que aparezca la litiasis en visión endoscópica a través de la papila de Vater.

En situaciones concretas de grandes litiasis o estenosis difícilmente franqueables, estos balones pueden romperse, antes que impactarse, al intentar la extracción de éstas o forzar su paso a través de la estenosis correspondiente.

> **💡** También se puede utilizar para retirar del interior de la vía biliar o pancreática, además de litiasis, cuerpos extraños o incluso parásitos. La posibilidad de que estos dispositivos queden atrapados en el interior del conducto sobre el que se trabaja es ínfima, debido a su capacidad para poder volver a la situación original extrayendo el aire infundido a través del mismo puerto de infusión en sentido contrario con una jeringa.

Balones de dilatación biliar

Existen dos tipos principales de balones de dilatación biliar: diámetro fijo y diámetro progresivo. Ambos balones serán ampliamente explicados en sucesivos capítulos de este libro. En este apartado se explican los conceptos básicos.

Los balones de dilatación biliar de diámetro fijo, utilizados para estenosis benignas, consisten en un catéter en cuyo extremo distal existe un balón de dilatación hidroneumática, generalmente con una longitud de entre 2 y 4 cm y con un diámetro de 4-10 mm (cada balón tiene una longitud y diámetro constantes, pero existe una amplia gama de posibilidades). El balón presenta marcas radioopacas para su correcta visualización y se puede inyectar contraste mediante un puerto independiente. La punta del catéter se afila para un paso menos traumático a través de la estenosis y mejora el avance del dispositivo. Este tipo de balones suele usar guías cortas para mejorar su intercambio. En la parte proximal del dispositivo existen dos puertos de trabajo: un puerto para inyección de contraste y un puerto con una llave de paso a la que se le puede acoplar un manómetro. El manómetro regula la presión a la que se infunde una mezcla al 50 % de suero fisiológico y contraste para distender el balón. La presión en atmósferas se corresponde con un tamaño de diámetro del balón establecido y reflejado en las instrucciones de cada dispositivo (**Fig. 37-13**).

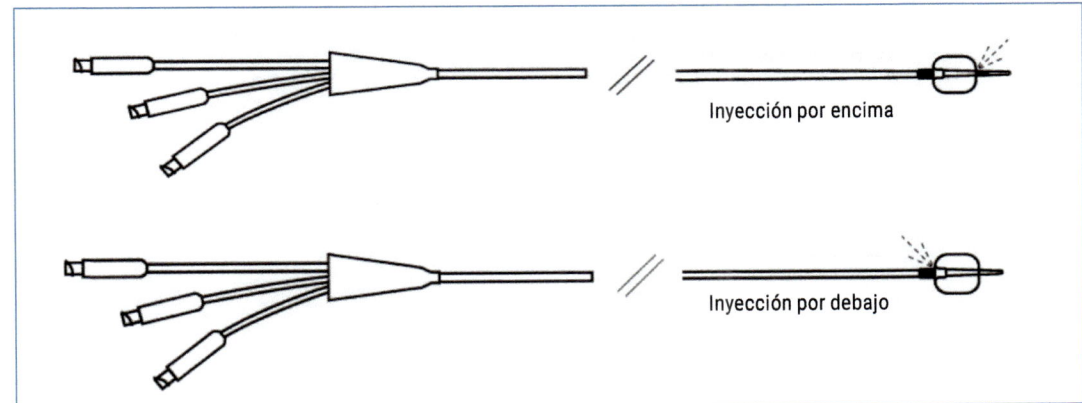

Figura 37-12. Esquema de balón de extracción de litiasis biliopancreáticas. Imagen superior: balón con salida distal del contraste. Imagen inferior: balón con salida proximal del contraste.

Inyección por encima

Inyección por debajo

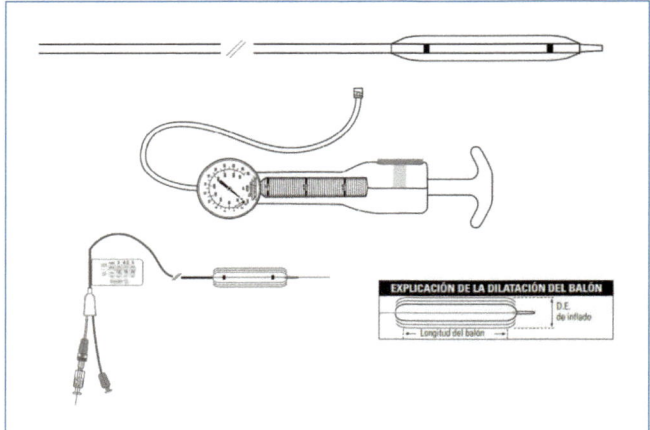

Figura 37-13. Bocetos de los balones de dilatación biliopancreática. En la zona superior, balón de dilatación de diámetro fijo. En la zona media, un manómetro, un aparato que se utiliza con ambos tipos de balones. Y en la zona inferior, dibujo de un balón CRE (*controlled radial expansion*), balón de dilatación progresivo con tres diámetros crecientes

Los balones de diámetro progresivo o balones de dilatación CRE (*controlled radial expansion*) biliares son unos balones superponibles en mecanismo de acción y composición a los balones de dilatación biliar estándar, pero tienen la capacidad de alcanzar tres diámetros de balón distintos y progresivos con el mismo dispositivo, con un margen de 2-3 mm entre el de menor y mayor calibre.

Este aumento progresivo de diámetro se consigue con un aumento paralelo de la presión en atmósferas ejercida en el interior del balón, presión que se alcanza inyectando contraste y suero fisiológico, y se mide con un manómetro. Existe una correspondencia conocida entre presión en atmósferas y diámetro del balón en milímetros. La gama de tamaños es muy amplia. Los balones CRE pueden tener una longitud de entre 5,5 y 8 cm y unos diámetros iniciales de 6 hasta 18 mm (v. **Fig. 37-13**).

Los balones de dilatación CRE, además de para el tratamiento de estenosis de la vía biliar, se utilizan para la extracción de litiasis complejas, cuando tras una esfinterotomía convencional y el uso de un balón de extracción o cesta de extracción no se ha podido extraer la litiasis. La técnica se denomina *esfinteroplastia* y consiste en una dilatación forzada de la papila de Vater, generalmente tras esfinterotomía previa. El objetivo es ampliar la apertura de la papila de Vater sin ampliar la longitud de la esfinterotomía, y posteriormente introducir de nuevo el balón de extracción biliar o una cesta de extracción biliar para intentar eliminar las litiasis. Es una técnica muy útil en litiasis mayores de 15 mm, múltiples, facetadas o asociadas a estenosis de la vía biliar distal (**Fig. 37-14**).

Cestas de extracción biliar/pancreática

Las cestas de extracción biliar son unos dispositivos configurados de múltiples alambres metálicos. Los alambres están separados entre sí por un espacio constante y unidos entre sí en su parte distal, generalmente en un punto único que está protegido por un tapón metálico. Existen múltiples configuraciones y tamaños de cestas. Los alambres de las cestas pueden ser monofilamento o trenzados y suelen estar compuestos de acero inoxidable o nitinol (**Fig. 37-15**).

 La más utilizada se conoce como *cesta de Dormia*.

La cesta de Dormia consiste en una cesta con cuatro alambres separados entre sí una distancia de 90°, los cuales se disponen de forma radial. Cuando la cesta se abre, adquiere una disposición tridimensional, cuyos bordes son los alambres, de dos hexágonos perpendiculares entre sí.

Las cestas se enfundan en una vaina de plástico o de metal, y dicha vaina puede estar montada sobre una guía, como suele ser habitual, o no.

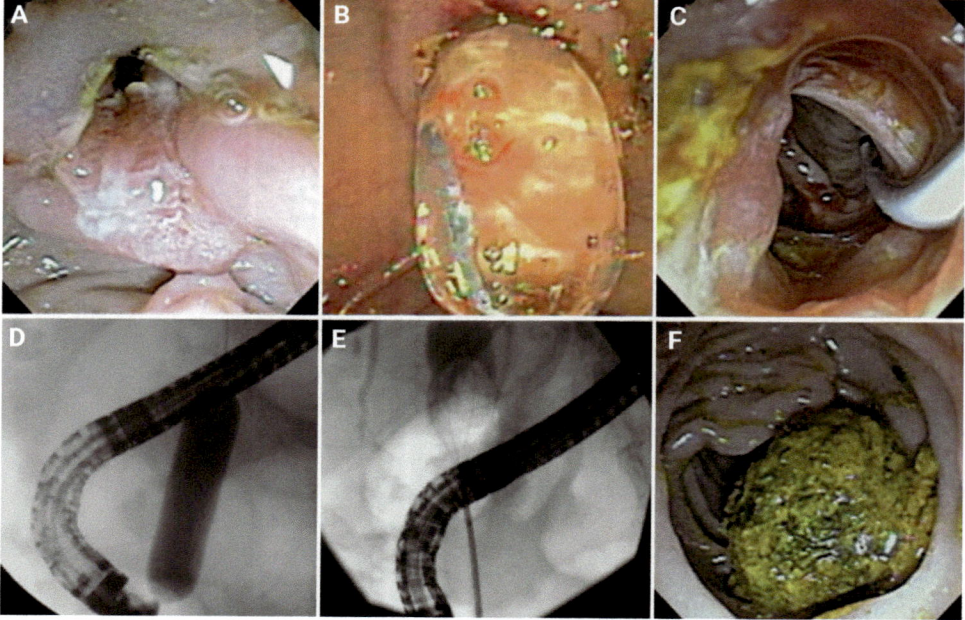

Figura 37-14. Fotografías que muestran una secuencia de esfinterotomía y posterior esfinteroplastia para extracción de gran litiasis biliar. **A)** Esfinterotomía; fotografía **B)** Esfinteroplastia con balón CRE (*controlled radial expansion*); imagen endoscópica. **C)** Imagen del orificio papilar tras la esfinterotomía + esfinteroplastia. **D)** Imagen por escopia de la esfinteroplastia con balón CRE; se observa longitud y diámetro del balón relleno de contraste. **E)** Imagen por escopia de cesta de extracción biliar en el interior de la vía biliar. **F)** Gran litiasis biliar extraída con cesta en visión endoscópica a la altura de la 2ª porción duodenal.

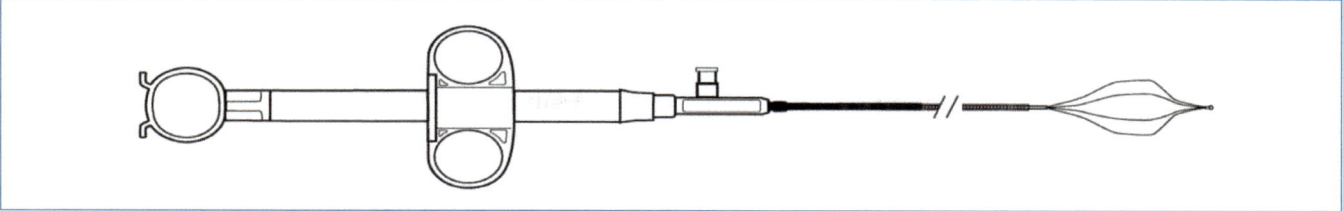

Figura 37-15. Esquema de una cesta de extracción biliar/pancreática.

 Las cestas de extracción con capacidad de litotricia mecánica (por sí mismas o por añadidura de un dispositivo adicional) deben tener una vaina metálica, ya que la fuerza que realizan los alambres contra la vaina al cerrar el dispositivo para fracturar la litiasis en su interior es tal que es la única manera de mantener íntegro el accesorio.

El mecanismo básico de actuación de este tipo de dispositivos es avanzar la vaina hasta la zona de la litiasis, abrir la cesta para que emerja de su interior y hacer movimientos de aproximación y alejamiento repetidos y cortos alrededor de la litiasis de tal forma que, al final, se introduzca entre sus alambres y al cerrarlos pueda quedar atrapada en su interior de manera segura. Una vez atrapada, se arrastra con los alambres cerrados hasta la extracción de la litiasis al duodeno en visión endoscópica.

 Las cestas de extracción biliar tienen un número de complicaciones superior al uso de los balones y por ello son menos usadas.

En el caso de litiasis de tamaño importante, generalmente mayores de 10 mm, pueden quedar atrapadas en el interior del conducto biliar al no poder desprenderse de la piedra que llevan en su interior ni poder arrastrarla por ser demasiado grande. Existen accesorios de emergencia para esta situación, cada vez más excepcional, que pueden resolver el problema, pero deben ser utilizados por manos expertas, ya que pueden

terminar en una cirugía urgente. Las cestas, de igual forma, pueden, en las maniobras de extracción, separarse de la vaina y quedar como un cuerpo extraño en el interior del conducto a tratar.

 Por todo ello, en la mayoría de los centros los balones de extracción biliar son el dispositivo de elección para la limpieza de la vía biliar.

Litotriptores

 La litotricia es una técnica reservada para los casos en los que han fracasado técnicas previas como la esfinterotomía convencional asociada a balón extractor y la esfinteroplastia.

 El tipo de litotricia que en la actualidad tiene más éxito y es más utilizado es la litotricia endoluminal mediante colédoco-pancreatoscopio, por tener un buen perfil de seguridad y eficacia.

Litotriptores mecánicos de la vía biliar/pancreática

Los litotriptores mecánicos se pueden dividir en dos grandes grupos. El primer grupo son los litotriptores que actúan como cestas de extracción y que disponen de la opción de litotriptor como un mecanismo añadido. Las cestas, generalmente, mantienen atrapadas las litiasis en su interior y las arrastran hacia el duodeno, pero cuando la cesta de extracción es también un litotriptor mecánico, el dispositivo es capaz de cerrar los alambres metálicos que envuelven la litiasis contra la vaina metálica que forma el cuerpo del accesorio y generar una presión tal que consiga la ruptura mecánica de la litiasis atrapada. Estas cestas, para ejercer de litotriptores, suelen necesitar piezas accesorias o dispositivos que, de manera resumida, consiguen ejercer una mayor presión mecánica sobre los alambres, normalmente a través de manivelas o pistolas de presión que se ensamblan en la zona proximal (**Fig. 37-16**).

 Estos litotriptores trabajan siempre a través del canal de trabajo del duodenoscopio y pueden ser reutilizables o no.

El segundo grupo son los litotriptores de rescate. Están conformados de una vaina metálica que se ensambla con una empuñadura en forma de manivela, también metálica. Estos dispositivos, cada vez menos usados, tienen su función cuando una cesta de extracción biliar queda impactada en

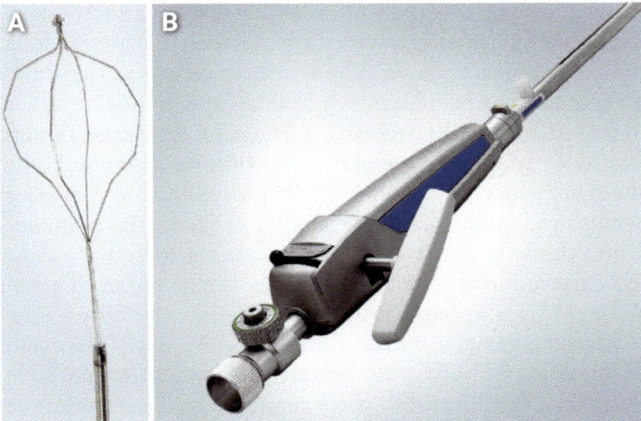

Figura 37-16. Litotriptor mecánico: cesta de extracción con capacidad de litotriptor. **A)** Imagen del extremo distal con la cesta metálica extraída de la vaina metálica. **B)** Imagen del extremo proximal, con una manivela, zona que al activarse inicia la acción de la litotricia.

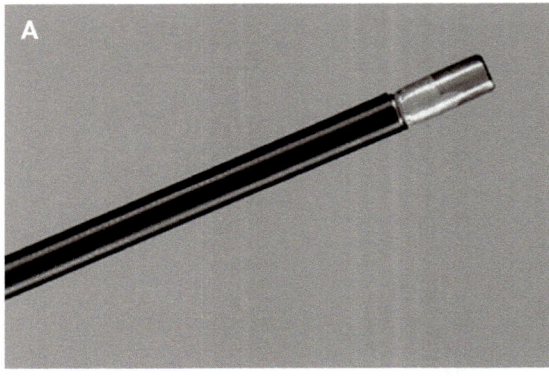
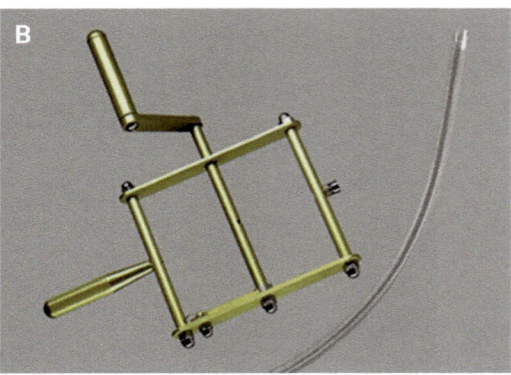

Figura 37-17. Litotriptor mecánico: litotriptor de rescate. **A)** Vaina metálica independiente. **B)** Manivela para ejercer la litotricia. Ambas partes se ensamblan para realizar el procedimiento.

el interior del conducto correspondiente y no dispone de la opción de litotriptor. Las cestas de extracción con más riesgo de impactación suelen tener una vaina plástica, y cuando quedan retenidas, se tiene que cortar y desmontar la vaina y el extremo proximal de la cesta para que los alambres del cuerpo del dispositivo, que se alargan en todo su recorrido y que terminan conformando la cesta, queden libres. Estos alambres se deben reenvainar dentro de la vaina metálica del litotriptor de rescate, la cual debe avanzar hasta la localización de la litiasis en el interior del conducto correspondiente, y posteriormente la vaina y los alambres se unen a la manivela metálica para que ésta, al girar, haga que los alambres se retraigan contra la vaina y se fracture la litiasis o la cesta, y así ésta pueda ser retirada (**Fig. 37-17**).

 El litotriptor de rescate necesita que se extraiga el duodenoscopio antes del ensamblaje de los alambres en la vaina metálica para poder ejercer su función, por lo que este litotriptor no trabaja a través del canal del duodenoscopio.

Litotriptores por ondas de choque-externas

Se basa en generar ondas de choque desde un litotriptor externo que circulan a través de un medio, generalmente agua, para impactar sobre la litiasis que se encuentra en el colédoco o en el conducto de Wirsung. Para minimizar el riesgo de daño de

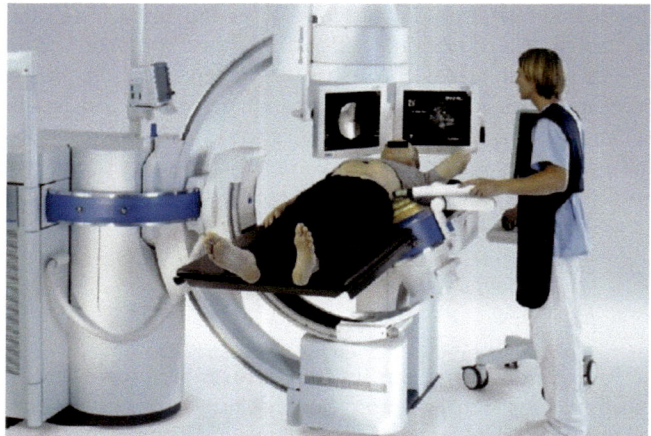

Figura 37-18. Imagen de litotricia extracorpórea por ondas de choque guiada por escopia.

tejidos circundantes, se debe realizar el procedimiento guiado por escopia o por ecografía (**Fig. 37-18**). Si el procedimiento es guiado por escopia, las piedras radiolucentes no se detectan y se debe colocar una prótesis previamente para su correcta localización. Si el procedimiento es guiado por ecografía, aunque detecta todo tipo de litiasis, el gas intestinal puede dificultar su visualización. Tras el procedimiento, en un número importante de ocasiones es necesaria la realización de una CPRE para la extracción de los fragmentos de litiasis, y muchas veces se precisa la colocación de prótesis, sobre todo en el caso de litiasis pancreáticas, independientemente del tipo de litiasis y posprocedimiento para mejorar el drenaje del conducto de Wirsung y prevenir complicaciones como la pancreatitis.

 En la mayoría de las ocasiones, es un procedimiento de realización conjunta con el servicio de Urología, ya que se lleva a cabo con los dispositivos utilizados en su práctica diaria para la fragmentación de litiasis renales.

Litotriptores endoluminales: láser/electrohidráulicos

La litotricia electrohidráulica está constituida por un generador eléctrico y una sonda bipolar conectada a él. Generalmente, este sistema se utiliza a través del canal de trabajo de un colédoco-pancreatoscopio con visualización directa de la litiasis a fragmentar. Cuando el generador eléctrico se activa, se produce una chispa entre los electrodos de la punta de la sonda bipolar, situada adyacente a la litiasis a fragmentar, la cual genera una onda de choque mecánico que se transmite a través de un medio líquido, y al alcanzar la litiasis, produce su fragmentación. Es necesaria la irrigación de la zona a tratar con suero salino para mejorar la transmisión de las ondas de choque, mejorar la visualización del procedimiento y lavar los detritos generados. La sonda bipolar se exterioriza al menos 5 mm desde la punta del colédoco-pancreatoscopio y debe colocarse a unos 1-2 mm de la litiasis a fragmentar. El generador eléctrico se activa mediante un pedal conectado a éste.

El electrogenerador más utilizado es el Autolith® (Nortech Technology, EE. UU.), un aparato fácilmente transportable (**Fig. 37-19**). El Autolith *touch system* permite la elección de la potencia del aparato entre baja, media y alta, y de igual forma se puede regular el número de pulsos generados con cada activación del pedal. El fabricante recomienda empezar con una potencia de disparo baja y con un número de pulsos de entre 3 y 5 por cada activación con el pedal correspon-

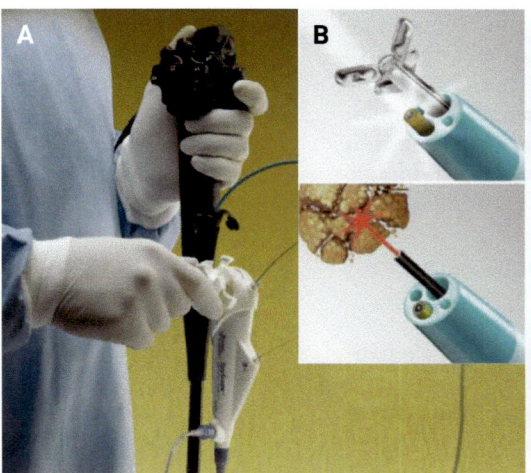
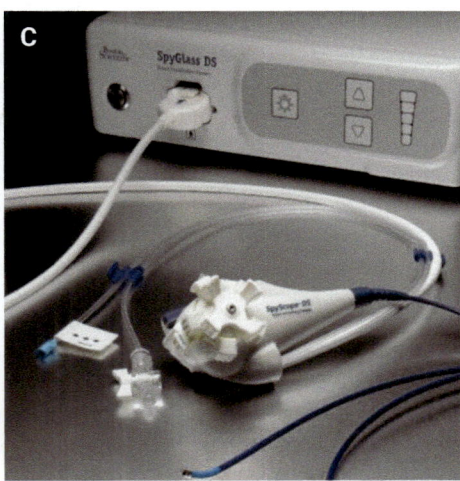

Figura 37-19. Imágenes de litotricia endoluminal electrohidráulica a través de colédoco-pancreatoscopio. Sistema Spyglass de Boston®. **A)** Imagen de la posición del colédoco-pancreatoscopio en relación con el duodenoscopio e inserción de éste a través del canal de trabajo. **B)** Punta del colédoco-pancreatoscopio con la aparición de una pinza de biopsia y de una sonda de litotricia, introducidas a través del canal de trabajo del colédoco-pancreatoscopio. **C)** Electrogenerador del colédoco-pancreatoscopio con el aparato conectado a él y visualizado en toda su extensión.

diente. La sonda bipolar de este equipo o sonda Nortech tiene 1,9 Fr (0,66 mm) de diámetro y está disponible en longitudes de 250 y 375 cm. Es una sonda no reutilizable, y si se utiliza para grandes litiasis o múltiples con necesidad de altas frecuencias y alto número de pulsos por cada activación del pedal, puede llegar a ser necesario el uso de varias sondas en el mismo procedimiento, debido al alto desgaste de éstas.

La litotricia con láser, menos utilizada en nuestro medio, se basa en que la luz láser de alta potencia enfocada en la superficie de una piedra crea un plasma compuesto por una colección gaseosa de iones y electrones libres. Esta burbuja de plasma oscila e induce cavitación por ondas de tracción y compresión que fracturan la superficie de la piedra. Este mecanismo necesita sistemas de irrigación para mejorar su efecto, la visualización de la técnica y la limpieza de los detritos, como ocurre con la litotricia electrohidráulica. Existen dispositivos láser de holmio granate de itrio y aluminio (*laser Ho-YAG: holmium: yttrium aluminum garnet*) disponibles para su uso en litiasis biliopancreáticas, aunque su uso más común es para litiasis urinarias. Algunos de estos aparatos pueden llegar a pesar 300 kg y precisan de altos voltajes en la unidad para su funcionamiento. Con el fin de mejorar esta situación, se ha desarrollado el láser Nd-YAG (acrónimo del inglés *neodymium-doped yttrium aluminium garnet*, granate de itrio y aluminio mezclado con impurezas de neodimio) de doble pulso (láser FREDDY). Este generador láser utiliza longitudes de onda de 532 y 1.064 nm y genera desde 120 hasta 160 mJ. La duración del pulso láser es de 1,2 ms a 160 mJ, con pulso simple o doble a velocidades ajustables de 1, 3, 5 o 10 Hz con electricidad estándar de 110 V. Las fibras láser (ThinFlex200Rplus) que se extienden desde el generador láser hasta la litiasis a tratar, a través del canal de un colédoco-pancreatoscopio, tienen una longitud de 3,5 m, un diámetro exterior de 420 μm y se comercializan para su reutilización hasta 10 veces. Este sistema láser es portátil y pesa 45 kg.

 El personal que utiliza sistemas láser requiere de un entrenamiento especial para este tipo de energía y debe conocer los sistemas de protección necesarios para su empleo, como, por ejemplo, gafas especiales.

Accesorios para latoma de muestras en la vía biliar/páncreas

Cepillos de citología

! A pesar de sus limitaciones respecto a su sensibilidad diagnóstica, los cepillos de citología siguen siendo el método más utilizado para el diagnóstico de las estenosis de la vía biliar. Sus puntos fuertes son la sencillez de la técnica, sus escasas complicaciones, su bajo coste y su elevada especificidad. En la actualidad, se recomienda su uso combinado con la toma de muestras mediante pinza, guiado por fluoroscopia, para el estudio histológico de estenosis de la vía biliar distal.

Con este método, se pueden atravesar estenosis para tomar muestras y se recoge tejido de toda la extensión o de gran parte de la estenosis. Mediante esta técnica, se toman muestras superficiales de la lesión, lo que disminuye su rentabilidad diagnóstica en lesiones con extensión submucosa y en el caso de los tumores extrínsecos al conducto biliar, como los pancreáticos o las metástasis.

! La ultrasonografía endoscópica con punción (EUS-FNA) se ha convertido en una técnica extensamente utilizada para el diagnóstico y toma de muestras de la patología neoplásica biliopancreática localizada fundamentalmente en la zona papilar y adyacente, pero esta técnica tiene sus limitaciones de acceso y terapéutica en la vía biliar proximal y no siempre está disponible en todos los centros, o no siempre es la primera técnica que se realiza para el tratamiento de un caso en concreto, por lo que la toma de muestras por citología en la vía biliar sigue estando plenamente vigente.

El cepillo de citología se encuentra en el interior de un catéter de entre 6 y 8 Fr, el cual se avanza, como norma general, sobre una guía a través del canal del endoscopio hacia el interior de la vía biliar. De manera general, un cepillo estándar tiene 2-3 mm diámetro, 1,5 cm de longitud, una orientación de las fibras en torno a 90° respecto al eje del cepillo y una vaina de 6-8 Fr. Una vez alcanzada la estenosis, se sobrepasa, se desenvaina el cepillo de citología y se hacen movimientos de aproximación y alejamiento a lo largo de la extensión de la estenosis, en un número que se recomienda en torno a 10. Tras esto, el cepillo se reintroduce en su catéter o vaina y se retira el accesorio del interior del duodenoscopio. El cepillo, una vez en el exterior, se utiliza para hacer una extensión celular en varios portaobjetos de vidrio o se corta en bloque y se sumerge en un frasco de formol, o ambas técnicas.

 La especificidad de esta técnica ronda el 100 %, pero su sensibilidad es del 30-57 % (**Fig. 37-20**).

Para estenosis pancreáticas en el seno del cáncer de páncreas, el hecho de añadir a la técnica descrita el cepillado pancreático no aumenta la rentabilidad diagnóstica y es técnicamente difícil, además de que puede suponer un mayor número de complicaciones. De igual forma, se ha intentado añadir la citología del jugo pancreático en este contexto, sin conseguir mejores resultados.

 Existen estudios comparativos entre cepillos de citología de diversas casas comerciales; ninguno ha demostrado una clara mejoría objetiva en la rentabilidad diagnóstica respecto a lo que se considera un cepillo estándar a pesar de alargar o engrosar las fibras del cepillo u orientarlas en diferentes grados. Lo que sí parece aumentar la rentabilidad diagnóstica es una segunda toma de cepillado para citología, con el mismo cepillo, independientemente de sus características. Asimismo, datos recientes corroboran que, en el caso de estenosis de la vía biliar distal, combinar esta técnica con la toma de biopsias es la mejor opción para optimizar los resultados histológicos.

Pinzas de biopsia

En los casos de patología neoplásica peripapilar, la pinza de biopsia es el mejor método diagnóstico utilizado mediante CPRE para las lesiones ampulares y periampulares, disminu-

yendo algo su rentabilidad diagnóstica, en el caso de patología neoplásica extrínseca como cáncer pancreático o metástasis. Se considera que con esta técnica se podrían tomar muestras a mayor profundidad que con un cepillado para citología, pero en el caso de las estenosis biliares únicamente se pueden tomar de su zona distal, sin poder atravesarla como con los cepillos de citología.

Las pinzas de biopsia estándar de mordida única sólo permiten tomar una muestra de tejido por cada uso; sin embargo, con las pinzas de doble mordida se ha mejorado este aspecto del dispositivo.

 Las pinzas estándar de doble mordida, las más utilizadas, además de disponer de las copas o palas de la pinza de biopsia, disponen de una aguja central, entre las palas, que ayuda a fijar el tejido y a realizar una biopsia con mayor profundidad, a la par que asegura la muestra obtenida mientras con el mismo pase a través del canal de trabajo se puede tomar una segunda biopsia, si bien esta segunda muestra suele tener un tamaño inferior a la primera (**Fig. 37-21**).

Las mandíbulas de la copa de biopsia pueden ser redondas, ovaladas o alargadas, fenestradas o no fenestradas y lisas o dentadas. Las pinzas de biopsia de gran capacidad o *jumbo* consiguen en cada muestra un volumen mayor de tejido comparable con 2-3 veces el tamaño estándar, pero no proporcionan muestras más profundas, requiriendo un canal de biopsia de 3,6 mm o mayor y no siendo óptimas, por su tamaño, para la CPRE. La mayoría de las pinzas de biopsia que se utilizan en la práctica diaria son desechadas tras un único uso. La técnica de biopsia con pinza en CPRE consiste en avanzar una pinza estándar de doble mordida o pediátrica utilizadas en el tracto digestivo superior, a través del canal de trabajo del duodenoscopio y tras una esfinterotomía previa, al interior de la vía biliar hasta alcanzar la zona a biopsiar. Se abre y cierra la pinza con control fluoroscópico y se pueden

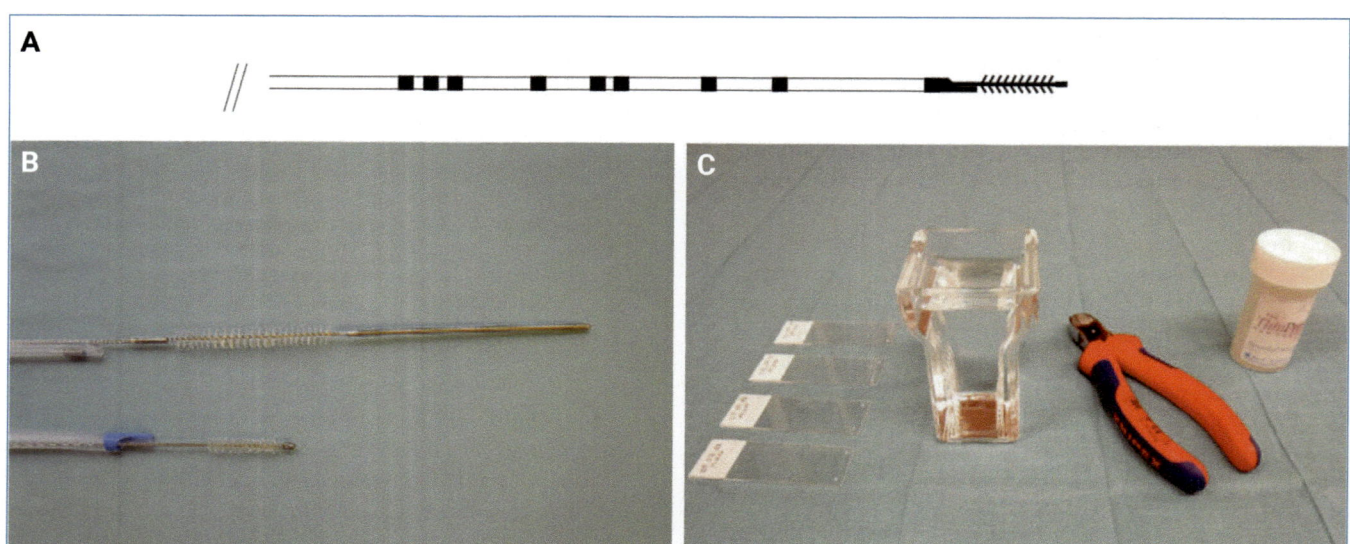

Figura 37-20. Cepillo de citología. **A)** Esquema del cepillo de citología estándar. **B)** Diferentes cepillos de citología. **C)** Material con el que se trabaja en estas situaciones: portaobjetos para realizar la extensión de la muestra, alicates para cortar el cepillo y bote de formol para su posterior conservación y envío para análisis histológico.

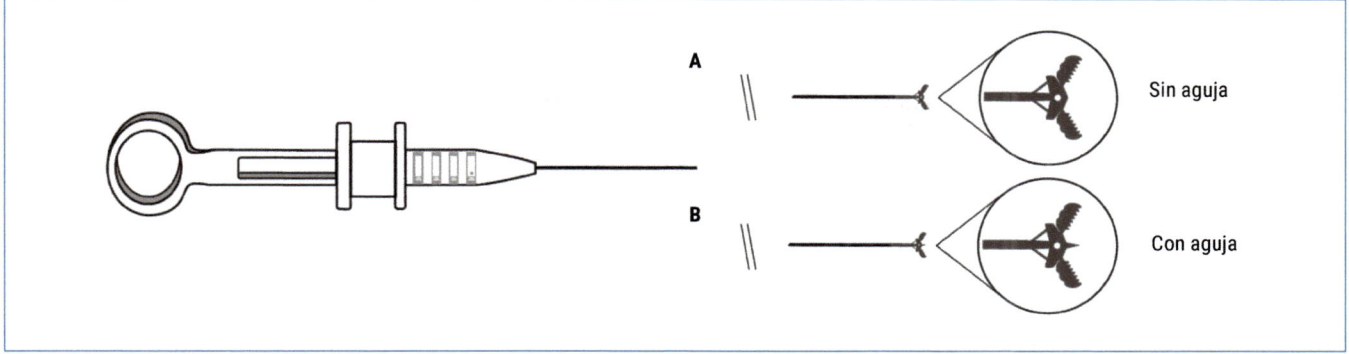

Figura 37-21. Esquema de pinza de biopsia. **A)** Pinza sin aguja central. **B)** Pinza con aguja central.

hacer entre una y dos muestras por pase. No se conoce el número mínimo de biopsias que se precisan para disponer de la mejor rentabilidad diagnóstica.

 Las complicaciones con estos accesorios son raras, pero superiores a las del cepillo de citología, e incluyen casos descritos de hemorragias, sobre todo leves, e incluso alguna perforación, generalmente por gran tamaño o rigidez de la pinza.

! En general, se recomienda frente a una estenosis de la vía biliar (dependiendo de su etiología y del método diagnóstico/terapéutico elegido como aproximación inicial, CPRE frente a EUS) un método combinado de estudio histológico con cepillado biliar y biopsia, dejando en escalones diagnósticos posteriores técnicas como la colangiopancreatoscopia directa con toma de biopsias dirigidas u otros métodos moleculares más avanzados.

 PUNTOS CLAVE

- Es imprescindible conocer y comprender el funcionamiento básico del endoscopio y los accesorios que se utilizan en cualquier procedimiento de CPRE, desde los más básicos a los más complejos.

- Esta información es la base del conocimiento posterior.

BIBLIOGRAFÍA

Adler DG, Conway JD, Farraye FA, Kantsevoy SV, Kaul V, Kethu SR, et al. Biliary and pancreatic stone extraction devices. Gastrointest Endosc. 2009;70(4):603-9.

Bailenhoff U, Biering H, Blum R, Brljak J, Cimbro M, Dumonceau JM, et al. Prevention of multidrug resistant infections from contaminated duodenoscopes: Position statement of the European Society of Gastrointestinal Endoscopy (ESGE) and European Society of Gastroenterology Nurses and Associates (ESGENA). Endoscopy. 2017;49(11):1098-106.

Barkun A, Liu J, Carpenter S, Chotiprasidhi P, Chuttani R, Ginsberg G, et al. Update on endoscopic tissue sampling devices. Gastrointest Endosc. 2006;63(6):741-5.

BOSTON scientific International SA [Internet]. Francia; [enero 2017; mayo 2019]. Endoscopia Catálogo de Productos; 119 páginas. Disponible en: www.bostonscientific.com/global-endoscopy.

Cheung J, Tsoi KK, Quan WL, Lau JY, Sung JJ. Guidewire versus conventional contrast cannulation of the common bile duct for the prevention of post-ERCP pancreatitis: a systematic review and meta-analysis. Gastrointest Endosc. 2009;70(6):1211-9.

Cotton PB. Advanced Digestive Endoscopy: Practice and safety. First Edition. Massachusetts. EE. UU.: Blackwell Publishing Ltd.; 2008.

Cotton PB, Leung J. Advanced Digestive Endoscopy: ERCP. First Edition. Massachusetts. EE. UU.: Blackwell Publishing Ltd.; 2005.

Diehl DL, Adler DG, Conway JD, Farraye FA, Kantsevoy SV, Kaul V, et al. Endoscopic retrieval devices. Gastrointest Endosc. 2009;69(6):997-1003.

Dumonceau JM. Sampling at ERCP for Cyto- and Histopathologicical Examination. Gastrointest Endosc Clin N Am. 2012;22(3):461-77.

Kethu SR, Adler DG, Conway JD, Diehl DL, Farraye FA, Kantsevoy SV, et al. ERCP cannulation and sphincterotomy devices. Gastrointest Endosc. 2010;71(3):435-45.

Korc P, Sherman S. ERCP tissue sampling. Gastrointest Endosc. 2016;84(4):557-71.

Pannu DS, Draganov PV. Therapeutic Endoscopic Retrograde Cholangiopancreatography and Instrumentation. Gastrointest Endosc Clin N Am. 2012;22(3):401-16.

Shah RJ, Somogyi L, Petersen BT, Tierney WM, Adler DG, Chand B, et al. Short-wire ERCP systems. Gastrointest Endosc. 2007;66(4):650-7.

Somogyi L, Chuttani R, Croffie J, Disario J, Liu J, Mishkin D, et al. Guidewires for use in GI endoscopy. Gastrointest Endosc. 2007;65(4):571-6.

Trikudanathan G, Arain MA, Attam R, Freeman ML. Advances in the endoscopic management of common bile duct stones. Nat Rev Gastroenterol Hepatol. 2014;11(9):535-44.

Varadarajulu S, Banerjee S, Barth BA, Desilets DJ, Kaul V, Kethu SR, et al. GI endoscopes. Gastrointest Endosc. 2011;74(1):1-6.

Watson RR, Parsi MA, Aslanian HR, Goodman AJ, Lichtenstein DR, Melson J, et al. Biliary and pancreatic lithotripsy devices. VideoGIE. 2018;3(11):329-38.

Indicaciones y contraindicaciones de la colangiopancreatografía retrógrada endoscópica. Patología biliar y pancreática. Trasplante hepático

38

J. Egea Valenzuela y F. Alberca de las Parras

OBJETIVOS

- Conocer las indicaciones de la colangiopancreatografía retrógrada endoscópica, tanto en patología benigna como neoplásica.
- Tener en cuenta las contraindicaciones de la colangiopancreatografía retrógrada endoscópica.
- Considerar las características de la colangiopancreatografía retrógrada endoscópica en situaciones especiales como el paciente pediátrico, el embarazo o los pacientes con cirugías gastrointestinales.
- Distinguir cuándo procede una colangiopancreatografía retrógrada endoscópica urgente.

INTRODUCCIÓN

Desde el punto de vista teórico, la colangiopancreatografía retrógrada endoscópica (CPRE) es un procedimiento con indicaciones tanto en el plano diagnóstico como en el terapéutico, aunque se asocia a diferentes complicaciones, algunas potencialmente graves. Por otra parte, en la actualidad hay disponibles métodos muy sensibles para el diagnóstico de la patología biliopancreática, menos invasivos y con un número de efectos adversos potenciales mucho menor, como son la colangiorresonancia magnética nuclear (CRMN) y la ultrasonografía endoscópica (USE). Por ello, y salvo en casos seleccionados y justificados, en la actualidad la CPRE no se contempla como una técnica diagnóstica, sino fundamentalmente terapéutica, a la que se recurre tras un diagnóstico radiológico u obtenido mediante USE.

En cuanto a las indicaciones, hace años era frecuente emplearla en el diagnóstico de la ictericia, por ejemplo, si bien no se considera adecuado en la actualidad. Incidiendo en esta idea, la correcta indicación de la CPRE se considera hoy en día un importante indicador de calidad de este procedimiento.

 Existen métodos diagnósticos para la patología biliopancreática con menor incidencia de complicaciones que la CPRE.

 La CPRE se ha convertido en una técnica casi exclusivamente terapéutica y son muy limitadas las indicaciones diagnósticas.

COLANGIOPANCREATOGRAFÍA RETRÓGRADA ENDOSCÓPICA EN PATOLOGÍA BILIOPANCREÁTICA BENIGNA

Coledocolitiasis

La patología litiásica de la vía biliar es la indicación más frecuente para la CPRE y, a su vez, la coledocolitiasis es la causa más frecuente de obstrucción biliar.

La coledocolitiasis puede darse tanto en pacientes con vesícula y colelitiasis concomitante como en individuos colecistectomizados. La frecuencia de complicaciones asociadas a la coledocolitiasis (cólico biliar coledociano, colangitis, pancreatitis aguda, etc.) es mayor que la de la colelitiasis. Por ello, una vez diagnosticada la coledocolitiasis, la recomendación general es tratarla, ya que la probabilidad de sufrir complicaciones a largo plazo es mayor que las asociadas a los diferentes procedimientos terapéuticos. Además, en casos de colangitis aguda y pancreatitis aguda litiásica, se recomienda emplear la técnica CPRE de forma tan precoz como la situación del paciente permita, ya que ha demostrado reducir las complicaciones locales y sistémicas y la mortalidad. Por otra parte, y, en cualquier caso, en aquellos pacientes que hayan quedado asintomáticos por un largo período de tiempo tras un cuadro agudo y que presenten un especial riesgo anestésico o técnico, el manejo debe valorarse de forma individualizada y cuidadosa.

- Si son normales tanto las pruebas de función hepática como la ecografía (vía biliar de calibre normal y ausencia de litiasis), se considerará que hay una probabilidad baja (menor del 5 %) de que el paciente presente coledocolitiasis. En este caso, si el paciente tiene vesícula se valorará la colecistectomía. Si el paciente está colecistectomizado, se valorarán otras opciones diagnósticas o repetir las exploraciones al cabo de un tiempo.

- Si el paciente presenta datos analíticos de colestasis y una ecografía con dilatación de la vía biliar (aunque sin litiasis clara), se considerará que hay una probabilidad intermedia (entre el 10 y el 50 %) de coledocolitiasis. En este caso están indicadas más exploraciones diagnósticas (CRMN o USE).
- Si el paciente tiene datos evidentes de colangitis aguda con colelitiasis o si se observa claramente en la ecografía la presencia de litiasis en la vía biliar, se considerará que hay una probabilidad alta de coledocolitiasis.
- Cuando se observa la presencia de coledocolitiasis en una CRMN o en una USE, o cuando el paciente tiene probabilidad alta de presentarla, se indicará tratamiento endoscópico o quirúrgico (**Fig. 38-1**).
- En pacientes colecistectomizados con diagnóstico de coledocolitiasis, la CPRE es la técnica terapéutica de elección. En pacientes con presencia concomitante de colelitiasis y coledocolitiasis puede valorarse la realización de una CPRE y posterior colecistectomía, o bien la colecistectomía laparoscópica o robótica con exploración intraoperatoria de la vía biliar, si bien esta técnica está limitada en la actualidad a centros de excelencia y gran volumen en cirugía biliopancreática (**Fig. 38-2**).

 La coledocolitiasis es la principal indicación de la CPRE.

Disfunción del esfínter de Oddi

La disfunción del esfínter de Oddi se define como un trastorno funcional en el cual se produce (sin presencia de litiasis ni de patología estructural) una obstrucción al flujo de las secreciones biliar y pancreática.

La alteración del funcionamiento normal del esfínter (generalmente por hipertonía) puede derivar en un espectro variado de síntomas y signos, incluyendo el dolor abdominal de características biliares, la alteración del perfil hepático,

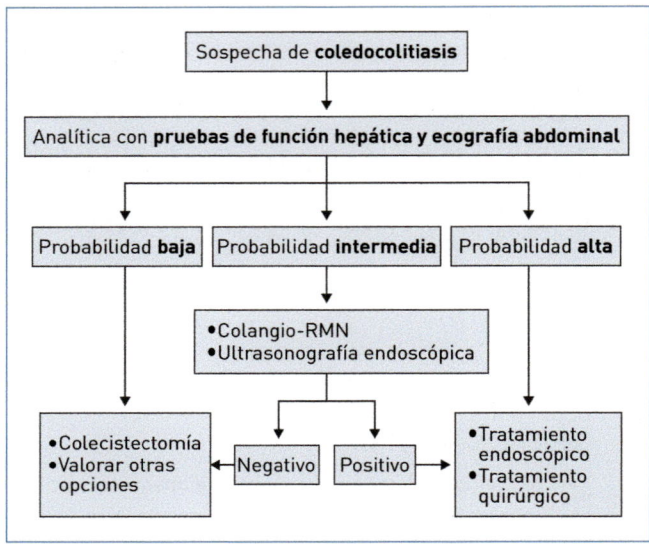

Figura 38-1. Algoritmo de manejo ante la sospecha de coledocolitiasis. RMN: resonancia magnética nuclear; MAQUET: Endoscópica>endoscópica.

cuadros recurrentes de colangitis o pancreatitis, e incluso la dilatación de la vía biliar.

Se definen tres tipos:

- Tipo I: dolor biliar con patrón analítico de colestasis y una vía biliar dilatada en la ecografía.
- Tipo II: dolor biliar con colestasis o dilatación de la vía biliar (no ambos).
- Tipo III: dolor biliar con perfil hepático y ecografía normales.

Se ha comprobado que algunos pacientes con disfunción del esfínter de Oddi de los tipos I y II se benefician de una esfinterotomía endoscópica realizada durante una CPRE.

Colangitis esclerosante primaria

Históricamente, la CPRE ha sido una herramienta fundamental en el diagnóstico y el seguimiento de la colangitis escle-

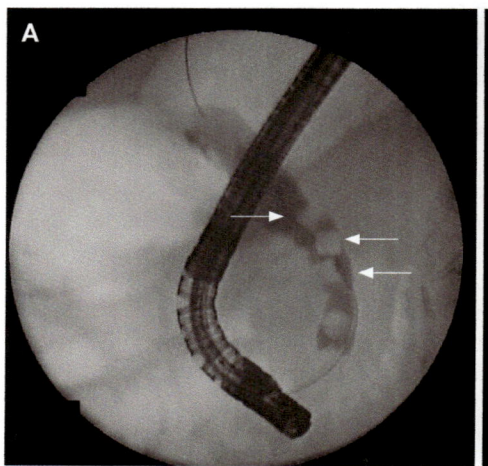
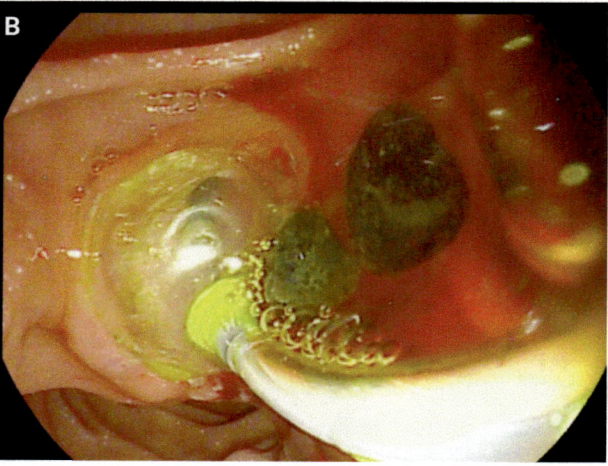

Figura 38-2. A) Coledocolitiasis observadas en la colangiografía durante una colangiopancreatografía retrógrada endoscópica. **B)** Imagen endoscópica de la extracción de las litiasis con un balón neumático.

rosante primaria, si bien en la actualidad ha sido desplazada en estas indicaciones por la CRMN, por lo que ha quedado limitada a casos individuales y muy justificados.

Desde el punto de vista diagnóstico, la CPRE sí está indicada cuando sea precisa la toma de muestras de una lesión sospechosa de colangiocarcinoma (la colangitis esclerosante primaria es precursora de esta neoplasia). Esto se puede realizar tanto mediante un cepillado de la zona para obtener muestras para citología, como mediante biopsia dirigida durante una colangioscopia directa.

En términos terapéuticos, la CPRE es de utilidad en el tratamiento de las estenosis de la colangitis esclerosante primaria: se puede realizar dilatación de las estenosis benignas e implantación de diferentes tipos de prótesis tanto en estenosis benignas como en neoplásicas.

Páncreas *divisum*

Es una variante anatómica en la que existe un defecto en la fusión de los conductos pancreáticos ventral y dorsal, lo cual se ha asociado a episodios de repetición de pancreatitis aguda. Como en otras patologías, la CPRE con pancreatograma ha sido una herramienta diagnóstica fundamental, desplazada en la actualidad por la CRMN y la USE.

Muchos pacientes con páncreas *divisum* se beneficiarán de una esfinterotomía endoscópica de la papila menor, con la colocación, asociada o no, de una prótesis temporal. Esto se ha relacionado con la desaparición de los episodios de pancreatitis de repetición, con impacto también en el pronóstico a largo plazo.

Estenosis y litiasis del conducto de Wirsung en pancreatitis crónica

Entre las posibles complicaciones en la evolución de la pancreatitis crónica se encuentran las estenosis del conducto de Wirsung y la presencia de litiasis en su luz. En ambos casos es posible un abordaje endoscópico, con dilataciones de las estenosis o colocando prótesis, y mediante la extracción de las litiasis cuando miden menos de 5 mm de diámetro y están localizadas en la cabeza o el cuerpo pancreático. El desarrollo de la pancreatoscopia directa con sus nuevos accesorios facilita esta medida terapéutica.

Estenosis biliar secundaria a pancreatitis crónica

Los cambios en la estructura glandular que se producen en la pancreatitis crónica comprometen la porción intrapancreática del colédoco, al producir de forma secundaria un cuadro de ictericia obstructiva. Mediante CPRE se hacen dilataciones y se implantan prótesis, tanto plásticas como metálicas, que aseguran el drenaje biliar. En este sentido, la estrategia más efectiva parece aquella basada en la colocación de múltiples prótesis plásticas y en su cambio por otras de mayor tamaño de forma secuencial cada 3 meses. Si tras un año de tratamiento persiste la estenosis o el cuadro

de ictericia, debe considerarse un fallo en el tratamiento y valorar la cirugía.

En estos casos, las tasas de respuesta incompleta y de reestenosis son relativamente altas. Esto, unido a la necesidad de repetir los procedimientos endoscópicos a lo largo del tiempo, convierte en muchos casos a la CPRE en una técnica puente a una cirugía definitiva o limitada a pacientes no candidatos a cirugía.

La CPRE desempeña un papel importante en las complicaciones de la pancreatitis crónica, tanto en las estenosis y litiasis intrapancreáticas como en las estenosis biliares, aunque en muchas ocasiones la respuesta es parcial o provisional.

Complicaciones posquirúrgicas

Las complicaciones posquirúrgicas pueden ser las siguientes.

Fístulas biliares

Durante la colecistectomía o en cirugías de resección hepática son posibles los daños en la vía biliar, incluyendo lesiones que originen fístulas intrahepáticas o extrahepáticas, o dehiscencias del muñón del conducto cístico.

Todas estas lesiones son tratables mediante una esfinterotomía endoscópica y el implante de prótesis biliares. El tipo de prótesis y el tiempo de permanencia dependerán del tipo de lesión y de su gravedad: una fuga de muy bajo flujo secundaria a una dehiscencia en el muñón del cístico se resolverá simplemente con una esfinterotomía que disminuya la presión en la vía biliar; una fuga del cístico más abundante o una lesión leve de la vía biliar se tratarán con una esfinterotomía y el implante de una prótesis plástica durante unas 4 semanas; en una lesión más grave de la vía biliar extrahepática que asocie una mayor extravasación quizá se requiera un *stent* (endoprótesis) metálico autoexpansible y totalmente cubierto durante un período de tiempo mayor; las fugas localizadas en el lecho de una hepatectomía o una segmentectomía hepática en ocasiones se benefician de una esfinterotomía, pero suelen ser cuadros de mayor gravedad con peor respuesta a la terapéutica endoscópica.

Las fístulas biliares de pequeño calibre responden bien al tratamiento endoscópico. Las fugas más graves también pueden beneficiarse, pero la respuesta es algo peor.

Estenosis

Las lesiones biliares producidas durante la colecistectomía suelen manifestarse de forma precoz. No obstante, algunas lo hacen de forma más tardía; en este caso, la estenosis isquémica es la más frecuente. Estas también pueden tratarse por CPRE mediante una dilatación neumática seguida del implante de una prótesis. En estos casos hay dos estrategias diferentes:

por un lado, la colocación de prótesis plásticas que se irán sustituyendo de forma periódica y secuencial por otras de diámetro creciente, y por otro, la colocación de un *stent* metálico autoexpansible totalmente cubierto, que puede mantenerse durante un período de tiempo mayor que el de las prótesis plásticas.

Fístulas pancreáticas

Las fugas o fístulas del conducto pancreático tras una cirugía de la glándula o las lesiones postraumáticas del conducto son complicaciones poco frecuentes pero graves, las cuales también pueden tratarse mediante una esfinterotomía pancreática asociada o no al implante de una prótesis plástica.

 La terapéutica pancreática por CPRE es compleja y debe llevarse a cabo en centros con alto volumen de procedimientos y experiencia.

Retirada de prótesis

Diferentes tipos de estenosis y fístulas biliares pueden tratarse mediante la colocación de prótesis durante una CPRE. Tratándose de patología benigna, la intención es siempre colocar la prótesis, mantenerla durante un tiempo y retirarla después.

En primer lugar, hay que tener en cuenta el tipo de prótesis idóneo según la indicación y recordar siempre que las prótesis metálicas no cubiertas o parcialmente cubiertas suelen impactarse de forma muy eficaz en el tejido en un breve espacio de tiempo, por lo que es imposible retirarlas por vía endoscópica. Por ello, estas prótesis suelen quedar limitadas a indicaciones paliativas en patología neoplásica. Las prótesis plásticas o metálicas cubiertas son fáciles de extraer por CPRE.

En segundo lugar, hay que valorar el tiempo que la prótesis debe permanecer implantada antes de su retirada: si se ha implantado una prótesis para tratar una complicación inmediata de la CPRE, como una perforación o una hemorragia, se suelen retirar tras 2-4 semanas; una prótesis implantada como terapia puente en una litiasis de grandes dimensiones suele dejarse 4 semanas; en las estenosis benignas suelen dejarse de media 3 meses las prótesis plásticas y entre 6 y 9 meses las metálicas. En las fístulas biliares suelen manejarse tiempos algo menores que en el caso de las estenosis.

En ocasiones, habrá que retirar una prótesis que esté causando síntomas. Las dos complicaciones más frecuentes de las prótesis biliares son la migración y la obstrucción, que producen un cuadro de ictericia. En ambos casos habrá de indicarse la retirada de la prótesis. En otras ocasiones la complicación viene ocasionada por una prótesis que se implantó y no se retiró en el momento adecuado por falta de seguimiento.

 Tras la colocación de una prótesis temporal debe quedar bien indicado el momento en que habrá de retirarse y programar la CPRE correspondiente. Es recomendable disponer de un registro de las prótesis implantadas en cada unidad.

Colangiopancreatografía retrógrada endoscópica en el trasplantado hepático

Las biliares son las complicaciones más frecuentes entre los receptores de trasplantes ortotópicos hepáticos con anastomosis coledociana terminoterminal. Entre ellas se incluyen las siguientes:

- Estenosis: pueden ser anastomóticas o no anastomóticas. En ambos casos se distingue entre las precoces, que ocurren el primer año y son isquémicas, y las tardías, que suelen ser secundarias a mecanismos inmunológicos. Las anastomóticas (**Fig. 38-3**) son mayoritariamente precoces y suelen manejarse por CPRE mediante dilatación e implante de prótesis, con resultados aceptables en series amplias (respuesta endoscópica y clínica por encima del 65 %). Las no anastomóticas suelen ser tardías y presentan mayor fibrosis, con peor respuesta al tratamiento endoscópico y habitual objeto de manejo quirúrgico.
- Fístulas: suelen ser precoces y darse poco tiempo después del trasplante, en muchas ocasiones asociadas a estenosis anastomóticas. Se manejan por CPRE mediante el implante de prótesis tanto plásticas como metálicas autoexpansibles.
- Coledocolitiasis: son relativamente frecuentes entre los trasplantados y pueden ser tratadas por CPRE, al igual que en la población general.

La CPRE en el paciente trasplantado tiene ciertas peculiaridades y puede ser técnicamente más compleja por los cambios posquirúrgicos, por lo que es conveniente realizarlas en centros de gran volumen y experiencia. Aunque todas las complicaciones biliares del trasplantado pueden tratarse endoscópicamente con buenas tasas de éxito, las estenosis no anastomóticas suelen requerir tratamiento quirúrgico (v. **Fig. 38-3**).

Otras patologías biliares y pancreáticas

Entre ellas, se mencionan las siguientes:

- Coledococele: su diagnóstico fue una indicación habitual para la realización de CPRE, aunque ha sido sustituida por la CRMN.
- Tumor pancreático mucinoso intraductal: la posibilidad de una pancreatoscopia directa y de obtener tanto imágenes endoscópicas como muestras lo ha convertido en una nueva posible indicación de CPRE.
- Síndrome del sumidero: consiste en un cuadro de pancreatitis y colangitis de repetición como consecuencia de la retención de residuos alimenticios y barro biliar en la vía biliar distal de pacientes sometidos a coledocoduodenostomía. Se trata mediante esfinterotomía y limpieza de la vía biliar.
- Seudoquistes pancreáticos con conexión con el conducto de Wirsung: para asegurar el drenaje completo de estas lesiones se requiere una esfinterotomía pancreática que reduzca la presión sobre el conducto pancreático, generalmente asociada a la colocación de una prótesis.

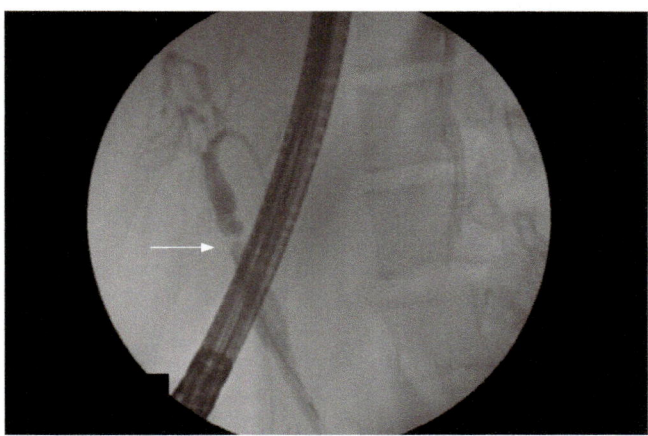

Figura 38-3. Estenosis anastomótica en una paciente con trasplante hepático ortotópico.

COLANGIOPANCREATOGRAFÍA RETRÓGRADA ENDOSCÓPICA EN PATOLOGÍA BILIOPANCREÁTICA NEOPLÁSICA

Al igual que en la mayoría de las patologías benignas anteriormente descritas, el papel de la CPRE en el diagnóstico de la patología neoplásica es, en la actualidad, muy limitado, al haber sido desplazada por la CRMN y la USE. En el caso de las neoplasias de la vía biliar, la CPRE será útil en casos de diagnóstico dudoso en los que se precise confirmación y toma de muestras, bien mediante citología por cepillado o toma de biopsias dirigidas durante una colangioscopia directa.

Colangiocarcinoma

Desde el punto de vista diagnóstico, el papel de la CPRE era, hasta hace poco tiempo, obtener imágenes radiológicas de sospecha y tomar muestras citológicas por cepillado, lo cual tiene un rendimiento muy limitado.

En la actualidad, la posibilidad de realizar una colangioscopia directa y de obtener mejores muestras para biopsia ha vuelto a convertir a la CPRE en una técnica diagnóstica importante cuando no se pueden obtener muestras de forma eficaz mediante USE.

El papel terapéutico de la CPRE en el colangiocarcinoma está limitado al implante de prótesis en pacientes con ictericia obstructiva que precisen descompresión de la vía biliar. En pacientes candidatos a cirugía, se recomienda limitar el uso de prótesis plásticas a los casos de ictericia grave o con complicaciones, como la colangitis aguda. En pacientes no operables, se recomienda el uso paliativo de prótesis metálicas autoexpansibles, que serán no cubiertas o cubiertas con sistema de fijación que eviten su migración.

Está aún por definir el posible papel de la radiofrecuencia intracanalicular para el tratamiento local de los colangiocarcinomas.

 Existe un interés creciente en la colangioscopia directa mediante CPRE para el diagnóstico del colangiocarcinoma.

Carcinoma de páncreas

Los tumores de cabeza de páncreas pueden producir un compromiso en el colédoco y una ictericia obstructiva secundaria. En estos casos, es posible plantear diferentes situaciones en lo referente al papel de la CPRE, que se exponen en las líneas siguientes.

Paciente que va a ser sometido a cirugía

En este caso no se recomienda la CPRE para drenaje biliar de forma rutinaria. Se hará solo en casos de colangitis aguda, ictericia grave y sintomática o necesidad de demorar la intervención. Se recomienda implantar prótesis plásticas del mayor calibre posible o un *stent* metálico recubierto. Ambas opciones tienen ventajas e inconvenientes que habrán de tomarse en consideración: por una parte, si se va a plantear radioterapia neoadyuvante, los *stents* metálicos pueden interferir en el tratamiento y dificultar la visión en las exploraciones radiológicas; por otra parte, es conocido que, durante la neoadyuvancia, los pacientes drenados con un *stent* metálico totalmente recubierto presentan menor necesidad de reintervenciones endoscópicas que los que reciben prótesis plásticas. La decisión final sobre qué prótesis implantar deberá basarse en las condiciones particulares del paciente, el tipo de neoadyuvancia y el tiempo previsto hasta la intervención quirúrgica.

Paciente en el que se descarta la cirugía

La CPRE es, en estos casos, la técnica de elección para una descompresión paliativa de la vía biliar. Se recomienda el implante de un *stent* metálico, cubierto o no. Las prótesis metálicas no cubiertas presentan menores tasas de migración en estos casos, pero pueden obstruirse por el crecimiento de tejido dentro de la malla metálica. Las prótesis cubiertas se obstruyen más difícilmente, pero presentan mayor riesgo de migración, que puede minimizarse mediante *stents* con sistemas de fijación o antimigración.

Los *stents* metálicos autoexpansibles totalmente cubiertos con sistemas antimigración se están convirtiendo en la opción preferida en estos casos.

Paciente en el que aún no se ha decidido si es quirúrgico o paliativo

Se actuará igual que en el caso en el que se haya decidido que el paciente es quirúrgico, implantando, si es preciso, una prótesis que sea fácilmente retirable.

Tumores ampulares

El adenoma de la ampolla de Vater es una lesión precursora del adenocarcinoma. Los que afloran a la luz duodenal son fácilmente diagnosticables mediante una duodenoscopia (realizada con un duodenoscopio de visión lateral o con un gastroscopio equipado con un capuchón distal) y toma de biopsias. Mediante técnicas radiológicas, sobre todo mediante una USE, se establece el grado de infiltración de la lesión y se diagnostican tumores intrapapilares que pueden pasar inadvertidos a la imagen endoscópica.

La CPRE será útil en caso de adenoma o adenocarcinoma limitado a la mucosa, y adenoma infiltrante.

Adenoma o adenocarcinoma limitado a la mucosa

En este caso, se puede plantear la resección endoscópica de la lesión (ampulectomía) si en la estratificación se ha demostrado que no hay infiltración de planos profundos ni crecimiento intracanalicular. Durante el procedimiento es conveniente canular tanto la vía biliar como la pancreática, e implantar prótesis que aseguren el drenaje de ambas tras al resección.

Adenocarcinoma infiltrante

El tratamiento definitivo es quirúrgico, quedando el papel de la CPRE limitado a asegurar el drenaje biliar con la colocación de prótesis en aquellos casos en que sea necesario.

 Antes de programar una ampulectomía endoscópica, se hará una correcta estratificación de la lesión, generalmente mediante una ultrasonografía endoscópica.

 Al definir el papel de la CPRE en las neoplasias biliopancreáticas, es esencial, antes de llevarla a cabo, conocer el pronóstico del paciente y plantear de la forma más precisa posible tanto lo que se espera de la prueba como los pasos que habrá que dar.

COLANGIOPANCREATOGRAFÍA RETRÓGRADA ENDOSCÓPICA EN SITUACIONES ESPECIALES

A continuación se exponen diversos casos según distintos aspectos relacionados con el paciente.

Embarazo

El embarazo no es en sí mismo una contraindicación para la CPRE, pero sí una condición que requiere tomar una serie de medidas:

- Debe evitarse en la medida de lo posible durante el primer trimestre de gestación.
- Solo se realizará con fines terapéuticos y con indicaciones que, *per se,* puedan producir abortos o lesiones fetales irreversibles (pancreatitis, colangitis, etc.).
- Los trabajos publicados demuestran que el riesgo teratogénico de la radiación usada en la CPRE sobre el feto es muy bajo. No obstante, se recomienda seguir una serie de medidas para reducir su posible impacto:
  - La canalización y comprobación de la ubicación en la vía biliar se puede realizar aspirando bilis y reduciendo el uso de la fluoroscopia.
  - En caso de usar fluoroscopia, se recomienda una colimación limitada a la zona de trabajo. También será de ayuda la colaboración durante la prueba de un radiofísico que mida y documente la cantidad de radiación recibida por la madre y el feto.
  - Colocar mandiles plomados como protectores pélvicos.
  - Evitar la captura de imágenes de fluoroscopia, ya que suponen una mayor exposición a la radiación.
  - Una alternativa, si bien complicada desde el punto de vista práctico, es el uso de la CRMN para la extracción de cálculos.
  - Una opción razonable en las coledocolitiasis es colocar prótesis provisionales para asegurar el drenaje biliar y realizar la extracción en el puerperio.
  - Se puede usar un colangioscopio para comprobar la extracción completa de todas las litiasis, o el diagnóstico de estenosis u otras patologías.
- La placa del electrobisturí se debe colocar de tal manera que el flujo de corriente no afecte al líquido amniótico.
- Extremar las medidas de prevención de la pancreatitis tras la CPRE: canalización con guía, uso de prótesis pancreáticas, etc.
- Colocar a la paciente en decúbito lateral izquierdo para evitar la compresión del útero sobre los grandes vasos abdominales.
- El propofol es el fármaco más seguro entre los diferentes sedantes, aunque deben usarse las dosis mínimas necesarias. El uso de otros sedantes es posible, pero con menor certeza sobre su seguridad.

 En la CPRE en la mujer gestante hay que tener en cuenta tanto las complicaciones habituales de la técnica como los posibles efectos de la radiación sobre el feto.

Paciente pediátrico

Las principales indicaciones en el niño son la coledocolitiasis, la sospecha de quiste de colédoco y la pancreatitis aguda recurrente. Son mucho menos frecuentes las malformaciones del área biliopancreática.

El procedimiento debe ser explicado de manera apropiada para la edad del niño y su etapa de desarrollo, además de recabar el consentimiento informado según corresponda de acuerdo a la legislación.

Hay que prestar especial atención a las medidas de radioprotección y es fundamental el trabajo conjunto del gastroenterólogo pediátrico y el equipo de radiología. Aunque existen duodenoscopios pediátricos, en la mayoría de los pacientes es posible hacer la CPRE con un equipo estándar, con especial cuidado a las maniobras de rectificación para minimizar los riesgos de laceración.

Paciente anciano

La población geriátrica tiene una alta prevalencia de patología biliopancreática, con la coledocolitasis como una especialmente frecuente.

La CPRE es factible en pacientes añosos, incluso en ancianos frágiles, con tasas de complicaciones equiparables a las de los pacientes más jóvenes. Sí hay diferencias en cuanto a las complicaciones anestésicas o derivadas de la sedación en este grupo: este aspecto es, en muchos casos, el factor limitante a la hora de someter a un enfermo a una CPRE.

Colangiopancreatografía retrógrada endoscópica en pacientes con cirugía previa

En pacientes con cirugía resectiva previa, como puede ser un *bypass* gástrico o una reconstrucción en Y de Roux, se puede llevar a cabo una CPRE de dos formas:

- Por medio de un enteroscopio asistido que permita acceder al asa enteral en la que se sitúa la papila. Se precisa de material específico para realizar una CPRE con este equipo.
- Creando un acceso mediante una anastomosis transitoria que conecte el estómago o el duodeno con el asa intestinal. Esta técnica, ejecutada con USE en centros con experiencia, ha ganado peso en los últimos años.

Colangiopancreatografía retrógrada endoscópica urgente

Se considera que una CPRE ha de indicarse de forma urgente cuando no es demorable más allá de 24 horas. La indicación más habitual es la colangitis aguda grave con signos de *shock* y disfunción multiorgánica a pesar del correcto tratamiento con antibioterapia y soporte hidroelectrolítico.

Las fístulas biliares no son una clara indicación de CPRE urgente, si bien el alto débito biliar o las condiciones del paciente pueden aconsejar efectuarla de forma preferente.

> ❗ Una CPRE urgente es aquella que no puede demorarse más de 24 horas; su principal indicación es la colangitis aguda con shock que no responde al manejo médico.

CONTRAINDICACIONES DE LA COLANGIOPANCREATOGRAFÍA RETRÓGRADA ENDOSCÓPICA

En una técnica con un porcentaje relativamente alto de potenciales complicaciones graves, en la que la falta de indicación debe ser considerada la principal contraindicación.

En la actualidad no debe plantearse, en general, la CPRE diagnóstica y las indicaciones terapéuticas deben ajustarse a las recomendaciones de las guías de práctica clínica.

Una vez sentado este concepto, muchas de las contraindicaciones de la CPRE no difieren mucho de las de la gastroscopia. Cabe dividirlas en dos grupos: las absolutas, que no pueden revertirse, y las relativas, que son aquellas que pueden corregirse bien con el paso del tiempo o mediante algún tipo de intervención.

Contraindicaciones absolutas

Son las siguientes:

- Sospecha o certeza de perforación visceral. Ante esta situación, no se hará ningún procedimiento endoscópico sin antes haberla descartado o confirmado mediante una tomografía axial computarizada.
- Inestabilidad que impide la administración segura de sedación o anestesia (ASA V: paciente en fase final de la vida en el que no se espera que sobreviva sin intervención). No estaría indicada, tampoco, en los pacientes con comorbilidades graves en los que la sobrevida esperada es muy baja.
- Decisión de un paciente competente de no autorizar el procedimiento.
- Decisión de la familia autorizada de un paciente no competente de no autorizar el procedimiento.
- Deformidades de la cara o de la estructura del área otorrinolaringológica que pueden impedir el paso del endoscopio.
- Endoscopista sin formación adecuada en CPRE.

Contraindicaciones relativas

Son las siguientes:

- Cirugía previa con anastomosis gastroentéricas que dificulten el acceso a la papila, como una gastroenteroanastomosis con una Y de Roux. Es una contraindicación relativa porque existen técnicas alternativas, como la CPRE asistida por un enteroscopio, la colaboración con cirujanos laparoscópicos o la creación de una anastomosis provisional mediante USE, si bien estas están disponibles solo en un número limitado de centros.
- Obstrucción del tubo digestivo, que conviene resolver con una dilatación endoscópica, mediante el implante de prótesis o mediante la creación de una anastomosis provisional.
- Cirugía gastrointestinal reciente. A diferencia de la gastroscopia, durante la CPRE hay que hacer movimientos de tracción y rectificación que pueden ser más violentos o intensivos y producir la dehiscencia de suturas frescas. No hay un acuerdo absoluto, pero se suele recomendar demorar la CPRE hasta 2 semanas después de la cirugía.
- Infarto de miocardio o fallo cardíaco reciente. Se precisará la valoración conjunta con cardiología y un cuidadoso manejo anestésico.
- Enfermedades pulmonares avanzadas.
- Alteraciones de la coagulación. En la mayoría de las ocasiones se podrán corregir (mejoría de la función hepática, reversión de antitrombóticos, uso de antídotos, etc.). También cabrá optar durante la CPRE por técnicas con bajo riesgo de sangrado, como la esfinteroplastia sin esfinterotomía, o la colocación de prótesis sin esfinterotomía para asegurar el drenaje biliar y completar la CPRE en un segundo tiempo, cuando se haya corregido la coagulopatía.

- Alergia al contraste radiológico. Dado que existen diferentes tipos de contraste para la CPRE, la alergia a uno de ellos solo es una contraindicación relativa. Los pacientes con insuficiencia renal no presentan limitaciones a la hora de someterse a una CPRE con contraste en la vía biliar o pancreática.

 La principal contraindicación de la CPRE es la falta de indicación. En el caso de las contraindicaciones relativas, habrá que valorar correctamente la situación del paciente y las posibilidades de reversión de estas antes de rechazar el procedimiento.

PUNTOS CLAVE

- La CPRE debe ser entendida en la actualidad como una técnica terapéutica; su papel diagnóstico queda limitado a casos individualizados y justificados.
- La principal indicación de la CPRE en patología benigna es la coledocolitiasis.
- En la patología neoplásica, la CPRE tiene un papel importante para el drenaje paliativo de la vía biliar, tanto como puente a la cirugía como de forma paliativa.

- La CPRE es la técnica de primera elección en el manejo de buena parte de la patología biliar tras el trasplante hepático.
- El embarazo no es una contraindicación para la CPRE.
- La colangitis aguda grave con shock que no responde al tratamiento médico correctamente administrado es la única indicación para la CPRE urgente (no demorable más de 24 horas).
- La principal contraindicación de la CPRE es la falta de indicación.

BIBLIOGRAFÍA

Aabakken L, Karlsen TH, Albert J, Arvanitakis M, Chazouilleres O, Dumonceau JM et al. Role of endoscopy in primary sclerosing cholangitis: European Society of Gastrointestinal Endoscopy (ESGE) and European Association for the Study of the Liver (EASL) Clinical Guideline. Endoscopy. 2017;49:588-608.

Adler DG, Lieb JG 2nd, Cohen J, Pike IM, Park WG, Rizk MK et al. Quality indicators for ERCP. Gastrointest Endosc. 2015;81(1):54-66. Erratum in: Gastrointest Endosc. 2015 Apr;81(4):1060.

Alberca de las Parras F, López Picazo J, Pérez Romero S, Sánchez del Río A, Júdez Gutiérrez J, león Molina J. Indicadores de calidad en colangiopancreatografía retrógrada endoscópica. Procedimiento de la colangiopancreatografía retrógrada endoscópica. Rev Esp Enferm Dig. 2018;110:658-66.

ASGE Standards of Practice Committee; Chathadi KV, Chandrasekhara V, Acosta RD, Decker GA, Early DS, Eloubeidi MA et al. The role of ERCP in benign diseases of the biliary tract. Gastrointest Endosc. 2015;81(4):795-803.

Buxmaum JL, Abbas Fehmi SM, Sultan S, Fishman DS, Qumseya BJ, Cortessis VK et al. ASGE guideline on the role of endoscopy in the evaluation and management of choledocholithiasis. Gastrointest Endosc. 2019;89:1075-105.

Chandrasekhara V, Chathadi KV, Acosta RD, Decker GA, Early DS, Eloubeidi MA et al. The role of endoscopy in benign pancreatic disease. Gastrointest Endosc. 2015;82:203-14.

Dumonceau JM, Delhaye M, Tringali A, Arvanitakis M, Sánchez-Yagüe A, Vaysse T et al. Endoscopic treatment of chronic pancreatitis: European Society of Gastrointestinal Endoscopy (ESGE) Clinical Guideline - Updated August 2018. Endoscopy. 2019;51:179-93.

Dumonceau JM, Tringali A, Papanikolau IS, Blero D, Mangiavillano B, Arthur Schmidt A et al. Endoscopic biliary stenting: indications, choice of stents and results: European Society of Gastrointestinal Endoscopy (ESGE) Clinical Guideline - Updated October 2017. Endoscopy. 2018;50:910-30.

Egea Valenzuela J, Jijón Crespín R, Serrano Jiménez A, Alberca de las Parras F. Endoscopic retrograde cholangiopancratography in the management of biliary complications after orthotopic liver transplantation. Rev Esp Enferm Dig. 2019;111:909-13.

Eloubedi MA, Decker GA, Chandrasekhara V, Chathadi KV, Early DS, Evans JA et al. The role of endoscopy in the evaluation and management of patients with solid pancreatic neoplasia. Gastrointest Endosc. 2016;83:17-28.

Manes G, Paspatis G, Aabakken L, Anderloni A, Arvanitakis M, Ah-Soune P et al. Endoscopic management of common bile duct stones: European Society of Gastrointestinal Endoscopy (ESGE) guidelines. Endoscopy. 2019;51:472-91.

Meerlam Y, Al-Shammari K, Yaghoobi M. Diagnostic accuracy of EUS compared with MRCP in detecting cholecocholithiasis: a meta-analysis of diagnostic test accuracy in head-to-head studies. Gastrointest Endosc. 2017;86:986-93.

Stone JK, Pleskow DK. Indications for ERCP. Practical Gastroenterology. 2022:57-79.

Vanbiervliet G, Strijker M, Arvanitakis M, Aelvoet A, Arnelo U, Torsten Beyna T et al. Endoscopic management of ampulla tumors: European Society of Gastrointestinal Endoscopy (ESGE) Guideline. Endoscopy 2021;53:429-48.

Introducción del duodenoscopio, navegación y acceso a la papila de Vater

39

R. Uribarrena Amezaba, L. Luzón Solanas y J. Gotor Delso

OBJETIVOS

- Conocer las características peculiares y el manejo del duodenoscopio.
- Manejar las distintas opciones de posición del paciente y entender por qué y en qué casos ayudan los distintos cambios posturales.
- Aprender a sortear los distintos obstáculos al paso del duodenoscopio en la navegación por el aparato digestivo superior.
- Saber hacer la maniobra de rectificación y colocarse adecuadamente frente a la papila para intentar la canulación.
- Solventar las situaciones especiales en la colangiopancreatografía retrógrada endoscópica.

INTRODUCCIÓN

La colangiopancreatografía retrógrada endoscópica (CPRE) es una técnica de endoscopia digestiva avanzada, con una aplicación casi exclusivamente terapéutica. Fue descrita por primera vez en 1968 por McCune, aunque no fue hasta 1970 cuando la casa comercial Olympus comercializó el primer duodenoscopio.

El término *CPRE* se estableció por primera vez en el Congreso Mundial de Gastroenterología de México en 1974. Un año antes, en 1973, Kawai *et al.* realizaron las primeras esfinterotomías endoscópicas y abrieron la puerta a la vertiente terapéutica de la prueba.

La CPRE se considera una de las pruebas endoscópicas más complejas desde el punto de vista técnico y la que mayor tasa de complicaciones tiene. Para el endoscopista que se inicia en la CPRE, se considera que necesitará al menos 300 exploraciones, con una tasa de canulación profunda del 80 % y un porcentaje de extracción de litiasis inferior a 10 mm de más del 85 % para ser competente en la técnica.

Debido a las características del endoscopio y del objetivo final de la exploración, que es el abordaje de la papila de Vater y la canulación de la vía biliar o pancreática, la inserción y la navegación con el duodenoscopio por el tubo digestivo difieren a las de otras técnicas endoscópicas. Véase **capítulo 40** Canulación de la papila de Vater, donde se desarrollarán estas peculiaridades de la prueba y las distintas formas de avanzar con el endoscopio a través del aparato digestivo superior.

CARACTERÍSTICAS DEL DUODENOSCOPIO

Para aprender a navegar con el duodenoscopio, es imprescindible conocer sus características y peculiaridades.

Los duodenoscopios son endoscopios cuya principal diferencia respecto a los habituales es su visión lateral, la presencia de una pestaña elevadora que facilita la canulación de la papila y el empleo de material fungible. Sin embargo, estas propiedades dificultan identificar el resto de las estructuras anatómicas y el avance del endoscopio hacia el duodeno.

Presentan un diámetro máximo que va desde 13,1 hasta 13,7 mm, lo cual implica una mayor dificultad de inserción (más acentuada en pacientes delgados o con dificultad para la flexión cervical). Disponen, además, de un canal de trabajo que va de 4,2 a 4,8 mm y permiten el uso de accesorios fungibles de gran calibre (de 10 a 11,5 Fr).

Los duodenoscopios pediátricos, con un diámetro exterior de 7,4 mm y un canal de 2,2 mm, están disponibles para neonatos. Desafortunadamente, el pequeño canal de trabajo de estos endoscopios pediátricos limita su uso, ya que requieren accesorios más pequeños y delicados.

En general, el duodenoscopio estándar para adultos se puede utilizar en la mayoría de los niños mayores de 2 años.

Los últimos modelos incorporan una cubierta distal de un solo uso que facilita la limpieza manual de los accesorios de reprocesado y evita la transmisión de infecciones (**Fig. 39-1**).

La visión del duodenoscopio es lateral. Facilita la visión de la papila pero dificulta la navegación por el tracto digestivo superior.

POSICIÓN DEL PACIENTE

Se pueden utilizar diversas posiciones (por ejemplo, decúbito prono, supino, oblicuo o lateral izquierdo) al realizar una CPRE. La posición adecuada se verá influida por factores propios del paciente, consideraciones de la anestesia y vía

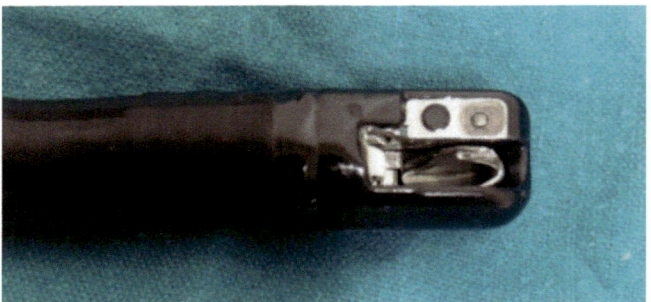

Figura 39-1. Duodenoscopio de visión lateral.

respiratoria, así como por la naturaleza de la imagen fluoroscópica requerida.

Las imágenes tomadas en posición lateral izquierda y oblicua son generalmente suficientes para casos que involucran el conducto biliar extrahepático, pero suelen ser insuficientes para casos que requieren imágenes del conducto pancreático o la bifurcación biliar. En estos últimos casos, la posición prona o la supina son óptimas. Sin embargo, un sistema de fluoroscopia con un brazo en C giratorio solventa muchas de las limitaciones secundarias a la posición del paciente.

Existen varios estudios que comparan la posición supina con la posición prona en la CPRE. Un centro italiano aleatorizó a 34 pacientes a la posición supina o prona. En este estudio, se observó una tasa menor de canulación profunda (71 vs. 100 %; $p = 0,05$) y una mayor tasa de complicaciones poscolangiografía (41 vs. 6 %; $p = 0,04$) en el grupo aleatorizado a la posición supina.

Sin embargo, en un ensayo clínico aleatorizado con mayor tamaño muestral ($n = 120$) realizado en un centro terciario en el que se incluyó tanto a aprendices como a expertos, no se observaron diferencias en las tasas de canulación o episodios adversos entre los grupos prono y supino, independientemente de la experiencia del operador.

Hay datos de un tercer estudio, en este caso una serie retrospectiva de 649 pacientes sometidos a CPRE por un solo endoscopista experto, en el que se compararon 506 exploraciones en posición prona con 143 exploraciones en posición supina y en el que se utilizó una combinación de sedación moderada y anestesia general. En esta serie, no se encontraron diferencias en el éxito del procedimiento o episodios adversos entre los grupos prono y supino, a pesar de un mayor grado de dificultad del procedimiento en el grupo supino.

En la práctica habitual del centro de los autores, la prueba se inicia colocando al paciente sentado sobre la camilla de exploración. Se le ayuda a tumbarse en decúbito lateral izquierdo, con el brazo izquierdo tras la espalda. Esta posición facilita el paso de la faringe y el píloro con el endoscopio. Una vez se ha alcanzado el duodeno, se rota al paciente hacia decúbito prono, porque, como se ha descrito previamente, facilita la exploración y permite una mejor visión fluoroscópica del área hepatobiliopancreática.

NAVEGACIÓN POR EL TRACTO DIGESTIVO SUPERIOR

Cuando el paciente está adecuadamente sedado, se coloca un protector bucal autocontenido y se inicia la exploración en una posición lateral izquierda o en semiprono izquierda. Esta posición facilita la intubación y la visualización del aparato gastrointestinal superior con un duodenoscopio de visión lateral.

La introducción del duodenoscopio por la boca es similar a la del gastroscopio de visión frontal: el endoscopio se inserta con una leve inclinación de la punta hacia el paladar del paciente, hasta alcanzar la parte posterior de la lengua; entonces se dirige la punta del endoscopio hacia abajo para entrar en el esófago.

Una vez en el esfínter esofágico superior (EES), se debe ejercer una presión moderada y constante, junto con un ligero giro en sentido horario, hasta vencer la resistencia del esfínter. Si aparece una resistencia excesiva, no se debe forzar el paso por riesgo de perforar un seno piriforme o alguna otra estructura faringoesofágica.

En ese caso, se debe retirar el endoscopio y asegurarse de que se está en el lugar correcto. Si es así y a pesar de ello no se consigue pasar, hay que plantearse la existencia de alguna patología del EES: divertículo de Zenker, estenosis en el esófago cervical, alteraciones posquirúrgicas, etc. En estos casos, habrá que cambiar a un gastroscopio de visión frontal que permita explorar mejor la zona.

En algunas ocasiones, especialmente en personas muy delgadas, de avanzada edad o con patología concomitante que le impida la flexión cervical (artrosis, Parkinson, demencia senil avanzada, etc.), la hiperextensión cervical ayudará a pasar el endoscopio a la faringe y al esófago (**Fig. 39-2**).

- El paso del EES a veces es a ciegas y hay que ejercer presión moderada y constante hasta atravesarlo.
- La hiperextensión cervical puede ayudar en determinadas situaciones.

Esófago

Al desviar suavemente la punta hacia abajo e insuflar CO_2, se puede examinar parte de la luz esofágica a medida que se mueve suavemente el endoscopio hacia el estómago.

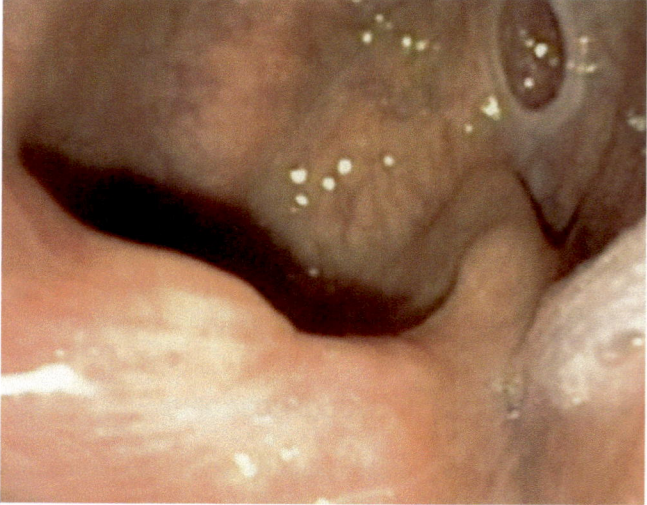

Figura 39-2. Esfínter esofágico superior.

El duodenoscopio no es la herramienta más adecuada para evaluar la mucosa esofágica. El objetivo de la prueba no es la exploración del esófago; sin embargo, es posible detectar alguna patología, como varices esofágicas, signos de esofagitis por reflujo, divertículos u otras lesiones, que no se deben omitir en el informe.

En pacientes con esófagos tortuosos (ancianos, hernias de hiato gigantes, acalasia, etc.) o con divertículos, el paso debe ser especialmente cuidadoso y suele ser necesario detenerse de forma intermitente para levantar la punta del endoscopio y tener una visión frontal más exacta. Al igual que en el EES, si aparecen dificultades en el avance, no se debe forzar el paso. Se retira el endoscopio y se intenta ver la luz esofágica para avanzar con seguridad. Una perforación esofágica con el endoscopio puede resultar mortal, especialmente en pacientes ancianos y con patología grave asociada, como suele ser habitual en la CPRE.

Con el paciente en posición prona, una ligera rotación interna de la muñeca izquierda ayuda a colocar el eje longitudinal del endoscopio en línea con la luz gástrica (**Fig. 39-3**).

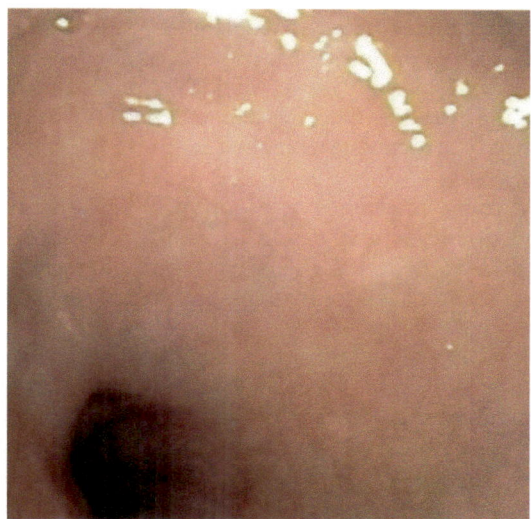

Figura 39-3. Esófago (visión lateral).

Estómago

Una vez en el estómago, tras atravesar el esfínter esofágico inferior, se aspira el jugo gástrico residual para minimizar el riesgo de aspiración. Es preciso dirigir el endoscopio hacia el píloro. Para ello, se hace un giro en sentido horario con la caña del endoscopio y se avanza.

A menos que sea preciso descartar patología gástrica, el estómago debe inflarse solo lo suficiente para permitir ver la luz gástrica.

La desviación suave de la punta del endoscopio hacia abajo permite una adecuada visualización de la mucosa, mientras que una inclinación hacia arriba facilitará el avance a través de la cavidad gástrica. El cardias se examina aumentando la angulación del endoscopio y extrayéndolo de forma parcial.

El endoscopio se avanza presionando lentamente, deslizándolo a lo largo de la curvatura mayor para superar la incisura gástrica hasta alcanzar el antro.

Debido a la relativa rigidez del tubo y a la elasticidad de las paredes gástricas, la presión que se ejerce sobre el duodenoscopio hace que la caña del tubo se dirija por la curvatura mayor y produzca en esa zona y en el fundus una suerte de asa que a veces dificulta el avance. Si esto sucede, quizá sea necesario retirar parcialmente el endoscopio y aspirar el aire del cuerpo y fundus gástrico para avanzar hacia el píloro.

También es útil mantener temporalmente al paciente en una posición más lateralizada (levantando el hombro derecho) para mejorar la orientación, lo cual facilitará el acceso al píloro.

Una vez pasada la incisura, la punta del endoscopio se inclina de nuevo hacia abajo y se visualiza el píloro, intentando que este quede justo en el centro de la imagen endoscópica.

Posteriormente, la punta del endoscopio se devuelve a la posición neutral a medida que se avanza el endoscopio y el píloro desaparece de la visión (el llamado *signo de la puesta de sol.*) En ocasiones, será útil redirigir la punta del duodenoscopio en sentido lateral con la rueda pequeña (**Fig. 39-4**).

Duodeno y papila

Tras pasar por el canal pilórico, se entra en el bulbo duodenal. El endoscopio se empuja suavemente hacia la primera

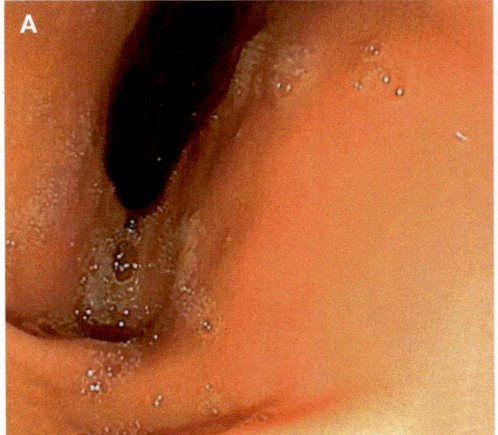
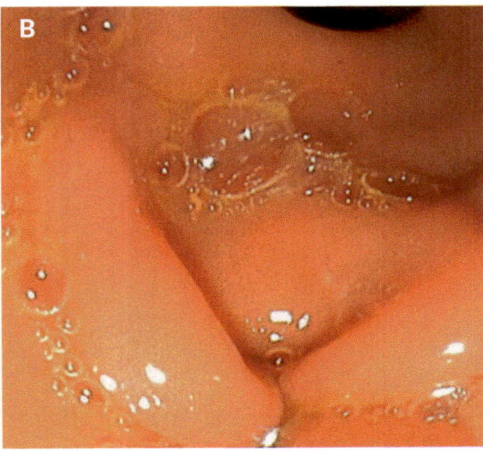

Figura 39-4. A) Cuerpo gástrico.
B) Incisura y píloro.

parte del duodeno. La resistencia que se supera al progresar a través del píloro puede hacer que la punta del endoscopio quede impactada en la pared duodenal, por lo que quizá sea necesario retraer lentamente para obtener una mejor visión, al mismo tiempo que se inclina la punta hacia abajo y se insufla CO_2.

Se realiza un examen cuidadoso para descartar cualquier patología relevante. El paso a la segunda porción a través de la rodilla duodenal suele estar ligeramente hacia abajo y a la derecha. Dirigiendo los mandos del endoscopio hacía allí, se suele progresar sin necesidad de ejercer presión.

Una vez alcanzada la segunda porción, es posible ver la papila mayor o ampolla de Vater la mayor parte de las veces. Es una estructura ligeramente sobreelevada con un orificio en la zona caudal. Existen al menos cuatro tipos de papilas, según la clasificación de Haraldsson: normal o clásica (tipo I), pequeña o aplanada con un diámetro menor de 3 mm (tipo II), protruyente o pendular (tipo III) y arrugada o en cresta (tipo IV). Esta clasificación no solo tiene valor de cara a describir la morfología papilar, sino que además puede predecir un mayor riesgo de canulación difícil: las de tipo III son las más complejas para conseguir una canulación profunda.

Unos 2 cm más proximal y a la derecha de la papila mayor se localiza la papila menor, desembocadura del conducto pancreático accesorio (Santorini). Habitualmente se distinguen con facilidad, aunque, a veces, si la papila de Vater está oculta (en un divertículo o cubierta de pliegues, por ejemplo), puede llevar a confusión. La papila menor es menos prominente, más difícil de distinguir y, con cierta frecuencia, resulta ilocalizable (**Fig. 39-5**).

Al entrar en la segunda porción duodenal, el endoscopio suele formar una doble asa en la curvatura mayor gástrica y en la rodilla superior y segunda porción duodenal, adoptando una forma de S. Es lo que se llama *posición larga* o *japonesa*. Aunque la papila está accesible, casi toda la longitud del endoscopio está en el interior del tubo digestivo y es una posición muy forzada e incómoda para trabajar. Ha llegado el momento de hacer la maniobra de rectificación: se gira la rueda pequeña a la derecha y se bloquea el mando. A continuación, con la mano derecha se tracciona suavemente el endoscopio girándolo a la vez en sentido horario. En pacien-

tes con deformidad duodenal, es posible que sea necesario avanzar la punta del endoscopio más hacia la tercera o la cuarta parte del duodeno antes de girar el endoscopio hacia la derecha y tirar hacia atrás para acortarlo.

Si se tiene poca experiencia, se utiliza fluoroscopia continua para ver cómo se va deshaciendo la doble asa y el endoscopio se rectifica formando una L o imagen en «palo de Hockey» siguiendo la curvatura menor gástrica, a unos 60-70 cm de la arcada dental. Una vez rectificado el tubo, la papila de Vater quedará frente a la óptica y el canal instrumental del duodenoscopio.

Para estabilizar el endoscopio en el duodeno y conseguir que se mantenga relativamente inmóvil frente a la papila, los autores recomiendan bloquear ambos mandos. Con la papila frente a la óptica, se hacen movimientos suaves y sutiles (hacia dentro o hacia fuera, a izquierda o a derecha) para posicionarse de forma adecuada para la canulación. Si es posible, la papila debe quedar en una posición ligeramente más alta y hacia la izquierda, para apuntar con el esfinterotomo a las 11 horas.

Con la rueda pequeña se hacen variaciones sutiles a la izquierda y a la derecha, y con la rueda grande de aproximación o alejamiento de la papila. No se deben olvidar los giros de la caña del duodenoscopio a izquierda y derecha, que complementan el movimiento de los mandos. De la misma forma, empujar y traccionar del tubo aleja y acerca a la papila.

Es fundamental estar correctamente posicionados antes de intentar la canulación: papila en posición más alta respecto a la óptica del duodenoscopio y a una distancia adecuada, ni demasiado cerca, de forma que no permita maniobrar con el esfinterotomo, ni demasiado lejos y que los movimientos de la pestaña y el esfinterotomo sean imprecisos. Intentar canular sin una adecuada posición y orientación hacia la papila tiene pocas posibilidades de éxito y aumenta el riesgo de yatrogenia.

A veces, con la posición rectificada no se consigue encarar bien la papila. Puede ser porque la posición sea inestable y el endoscopio salte continuamente al bulbo. Otras veces, el orificio papilar queda en una orientación inadecuada para su canulación (por ejemplo, en zona declive respecto al endoscopio). En ocasiones, la papila está en una localización más

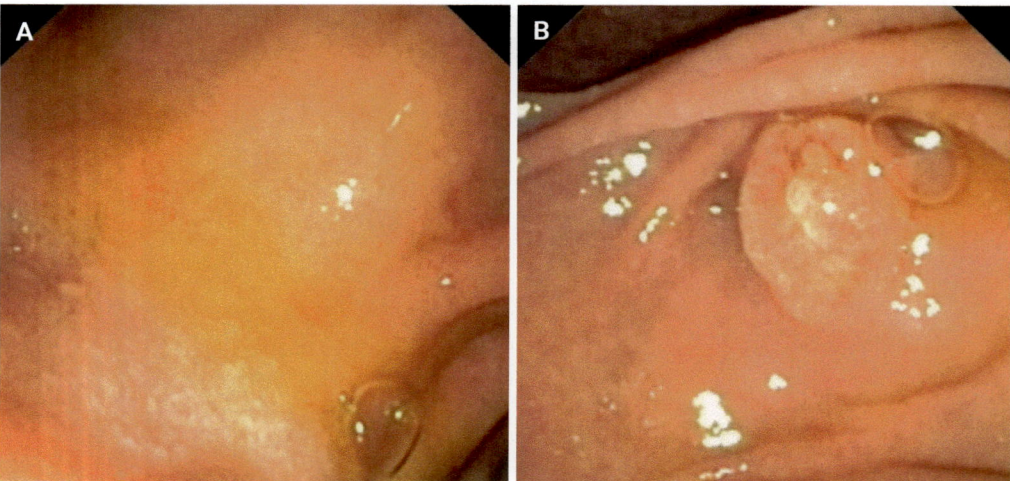

Figura 39-5. A) Bulbo duodenal. **B)** Papila duodenal.

distal, incluso en la rodilla inferior o en la tercera porción duodenal, y no se puede alcanzar con el endoscopio rectificado. En esas situaciones, es necesario intentar la canulación en la posición larga que, como ya se ha comentado, es más incómoda para trabajar y los movimientos resultan más toscos y menos precisos. Una vez se ha accedido a la vía biliar en la posición larga, anclándose en su interior con la guía y el esfinterotomo o el balón de Fogarty, se intentará rectificar el endoscopio (mediante la maniobra de tracción y giro horario) para trabajar con más comodidad. Antes de intentar esta maniobra, se recomienda practicar una esfinterotomía amplia que facilite volver a entrar en la vía biliar en el caso de que se pierda la canulación al rectificar (**Fig. 39-6**).

- La papila está situada en la segunda porción duodenal.
- Maniobra de rectificación: rueda pequeña a la derecha bloqueada y traccionar girando la caña en sentido horario. Colocar la óptica del duodenoscopio frente a la papila.
- Movimientos: arriba-abajo, acerca o aleja. Izquierda-derecha, cambia la orientación/incidencia.
- Correcta colocación para canular: papila ligeramente por encima a una distancia adecuada para intentar la canulación. Orientación a las 11 horas.

SITUACIONES ESPECIALES: ANOMALÍAS ANATÓMICAS

Hay situaciones que complican o imposibilitan llegar con el duodenoscopio hasta la papila. Algunas dificultan la introducción y la navegación del endoscopio. Además de las ya mencionadas (dificultad para la flexión cervical, delgadez extrema, etc.), existen lesiones y alteraciones anatómicas que interfieren en el paso del tubo. Otras, por ejemplo, las cirugías del aparato digestivo superior, alejan el duodeno y hacen inviable alcanzar la ampolla de Vater mediante una CPRE convencional.

Pacientes con cirugía de faringe o laringe

Este tipo de cirugías de la vía respiratoria alta alteran la anatomía de la hipofaringe. En estos casos, se accede prácticamente a ciegas a la zona del EES y se atraviesa ejerciendo una moderada presión, igual que en pacientes con anatomía normal.

Divertículo de Zenker y divertículos esofágicos

En ocasiones, pueden ser voluminosos y su luz ser mayor que la luz esofágica. Hay que tener mucha precaución porque, si se avanza, se puede perforar el divertículo y causar una complicación muy grave.

Con la visión lateral del duodenoscopio puede resultar imposible detectarlos. Por eso, el avance siempre debe ser suave y cuidadoso y, si aparece resistencia, no forzar. Se debe retirar el endoscopio y averiguar qué es lo que dificulta el paso.

Si no se tiene claro, cambiar a un gastroscopio permitirá ver mejor las estructuras de la hipofaringe, EES y esófago superior. Si se trata de un divertículo de Zenker o un divertículo esofágico de gran tamaño, con el gastroscopio se puede pasar una guía metálica de 0,035 pulgadas al estómago. Se extrae el gastroscopio y se introduce la guía por el canal instrumental del duodenoscopio, que tutorizará el paso a través del EES y del esófago hasta el estómago.

Estenosis esofágicas neoplásicas o benignas

Ya se ha comentado que el diámetro del duodenoscopio es mayor que el del gastroscopio de visión frontal. Los tumores esofágicos estenosantes que se atraviesan con dificultad con el gastroscopio son infranqueables para el duodenoscopio. En estos casos, puede solventarse mediante la colocación de una prótesis esofágica de 2 cm de diámetro.

A las 24-48 horas, una vez expandida, se puede pasar con el duodenoscopio a través de la prótesis y realizar la CPRE con normalidad. En caso de estenosis benignas, se procederá a dilatar y, en el mismo acto, pasar con el duodenoscopio.

Divertículos duodenales

Más que impedir el avance del tubo, dificultan la localización y la canulación de la papila. Cuando el paciente tiene un solo divertículo, la papila suele estar en su interior o en sus bordes. Los divertículos duodenales suelen formarse en zonas de debilidad de la pared, como la inserción de la vía biliar y la pancreática.

Cuando está en los bordes del divertículo, la orientación de la papila puede estar cambiada y complica la canulación. Las maniobras habituales para enfrentar la papila están pensadas

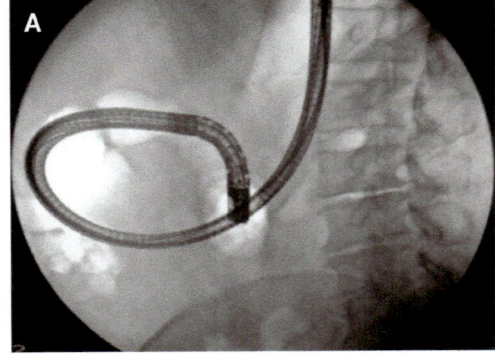
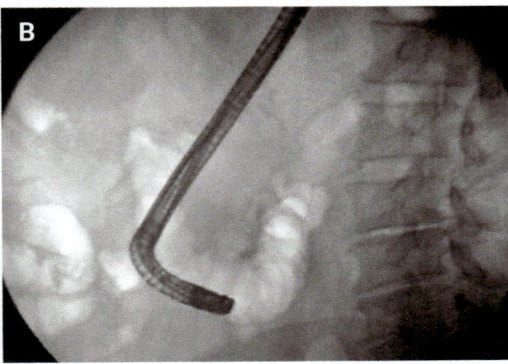

Figura 39-6. A) Posición larga. **B)** Posición corta (tras rectificar).

para su localización habitual, en la parte superior de la pantalla, orientada a las 11. Las papilas yuxtadiverticulares pueden estar en una posición más declive u orientadas a la 1 o incluso a las 3. En estos casos, hay que hacer maniobras distintas y es necesario recurrir a la posición larga con más frecuencia.

Cuando la papila es intradiverticular, el problema es su identificación. Puede estar al fondo del divertículo o cubierta por restos vegetales. Si el divertículo es voluminoso, es posible introducirse en él con el endoscopio, con cautela para no causar una perforación. Con frecuencia, ayuda la administración de espasmolíticos como la buscapina para disminuir el peristaltismo duodenal y la apertura de la boca del divertículo.

En caso de divertículos pequeños o de boca estrecha, puede llegar a ser imposible identificarla, lo que impide la canulación directa. Para acceder a la vía biliar en estas situaciones será necesario emplear técnicas mixtas, como la de *rendez-vous*, que escapan a los objetivos de este capítulo.

En ocasiones, hay varios divertículos y el reto está en descubrir en cuál de ellos está la ampolla de Vater. Con una exploración minuciosa y paciencia, la mayor parte de las veces se consigue localizar.

Situs inversus

Se trata de una alteración anatómica congénita muy rara, que se hereda de forma autosómica recesiva, asociada a distintos síndromes y otras malformaciones. Consiste en una alineación errónea de los órganos que están localizadas en el lado opuesto al habitual (imagen en espejo). El estómago suele estar posicionado en sentido contrario al usual y la posición de la papila también es distinta.

Las gastrectomías y la anatomía alterada posquirúrgica se tratarán ampliamente en próximos capítulos.

PUNTOS CLAVE

- El duodenoscopio tiene unas características especiales que lo distinguen del resto de los endoscopios y que condicionan su manejo y navegación por el tubo digestivo.
- La posición del paciente en la CPRE (habitualmente en decúbito prono) es diferente a la del resto de las técnicas de endoscopia digestiva. A veces, es necesario hacer modificaciones posturales para conseguir avanzar y colocarse adecuadamente frente a la papila.
- Atravesar las distintas zonas anatómicas (EES, cardias, píloro) y variantes (divertículos, estenosis) con el duodenoscopio de visión lateral es más complicado que con los endoscopios de visión frontal. Muchos de estos pasos se franquean a ciegas.
- La maniobra de rectificación es un paso esencial en la CPRE. Permite enfrentar la papila y trabajar en una posición cómoda.
- Para realizar bien la técnica, es fundamental colocarse correctamente antes de intentar canular: papila más alta y a una distancia adecuada.
- Existen variantes anatómicas que dificultan la CPRE o incluso imposibilitan el abordaje endoscópico convencional de la papila.

BIBLIOGRAFÍA

Chen PH, Tung CF, Peng YC, Yeh HZ, Chang CS, Chen CC. Duodenal major papilla morphology can affect biliary cannulation and complications during ERCP, an observational study. BMC Gastroenterol. 2020;20(1):310.

Cotton PB, Williams CB. Practical gastrointestinal endoscopy. West Sussex: Wiley Blackwell; 2014.

Ferreira LE, Baron TH. Comparison of safety and efficacy of ERCP performed with the patient in supine and prone positions. Gastrointest Endosc. 2008;67:1037-43.

Haraldsson E, Lundell L, Swahn F, Enochsson L, Lohr JM, Arnelo U. Endoscopic classification of the papilla of Vater. Results of an inter- and intraobserver agreement study. United Eur Gastroent. 2017;5:504-10.

Johnson G, Webster G, Boškoski I, Campos S, Gölder SK, Schlag C. Curriculum for ERCP and endoscopic ultrasound training in Europe: European Society of Gastrointestinal Endoscopy (ESGE) Position Statement. Endoscopy. 2021;53(10):1071-87.

Leung JW. Standard devices and techniques, En: Cotton PB, Leung JW. ERCP: The Fundamentals, 3ª edición. West Sussex: Wiley Blackwell; 2020. p. 77-131.

Maple J. Preparation of the patient for ERCP. En: Baron TH, Kozarek R, Carr-Locke DL. ERCP, 3ª edición. Philadelphia: Elsevier; 2019. p. 80-5.

Mine T. Introduction to ERCP. En: Mine T, Fujita R. Advanced therapeutic endoscopy for pancreato-biliary diseases. Tokio: Springer; 2019. p. 7-13.

Mounzer R, Wani S. ERCP Training. En: Baron TH, Kozarek R, Carr-Locke DL. ERCP, 3ª edición. Philadelphia: Elsevier; 2019. p. 68-73.

Siegel JH. Endoscopic retrograde cholangio-pancreatography. Technique, diagnosis and therapy. Nueva York: Raven Press; 1992.

Terruzzi V, Radaelli F, Meucci G et al. Is the supine position as safe and effective as the prone position for endoscopic retrograde cholangiopancreatography? A prospective randomized study. Endoscopy. 2005;37:1211-4.

Tringali A, Mutignani M, Milano A, Perri V, Costamagna G. No difference between supine and prone position for ERCP in conscious sedated patients: a prospective randomized study. Endoscopy. 2008;40(2):93-7.

Canulación de la papila de Vater

40

J. A. González Ramírez

 OBJETIVOS

- Comprender al detalle, con el apoyo de figuras la técnica estándar de canulación selectiva de la papila de Vater (biliar o pancreática), al tratarse de un tema técnico y básico para todo el procedimiento de colangiopancreatografía retrógrada endoscópica (CPRE).
- Conocer determinados conceptos sobre el proceso para adquirir la competencia requerida en la técnica.

INTRODUCCIÓN

La canulación dirigida del conducto biliar o pancreático es el elemento limitante de la CPRE. De ello dependen el éxito terapéutico y las complicaciones de la técnica.

En el presente capítulo se describirá la técnica de canulación básica con esfinterotomo, guía y, en su caso, inyección limitada de contraste. Ésta permite acceder de forma selectiva a la vía biliar o pancreática en la mayoría de los casos. La canulación con técnicas de apoyo al procedimiento estándar se analizará en otro capítulo de esta obra.

La competencia en CPRE se ha tratado de cuantificar de diferentes modos por las distintas sociedades científicas. Hoy en día, se estima que una tasa de canulación biliar mayor del 80-85 % supone una competencia inicial en CPRE, y a partir de ahí, la calidad de experto y la posibilidad de realizar la técnica, con terapéutica avanzada, sin supervisión, supone alcanzar una tasa de éxito de canulación del 95-98 % con una incidencia de pancreatitis post-CPRE menor del 5 %. Por tanto, la competencia en CPRE se establece con base en el éxito en la canulación.

Se acaban de cumplir 50 años desde que McCune describiera la canulación endoscópica de la papila de Vater, con este mismo título, en su artículo original publicado en 1968 en *Annals of Surgery*. En los años siguientes, de la mano de la ingeniería de las empresas de endoscopios Olympus y Machida, se desarrollaron duodenoscopios de visión lateral, que permitieron publicar las primeras series de canulación de la vía biliar, con intención diagnóstica (colangiografía endoscópica), en los años 1969 y 1970 por Ogoshi y Oi, respectivamente. Con la serie de Oi, presentada en el Congreso Mundial de Copenhague, se inició el llamado *ERCP movement*.

En los años siguientes, y de la mano de la esfinterotomía endoscópica (Kawai y Classen, 1974) y la posibilidad de drenaje biliar mediante prótesis (Soehendra, 1979), la CPRE evolucionó perdiendo su indicación diagnóstica (desarrollo de técnicas de imagen no invasivas, fundamentalmente colangiorresonancia magnética nuclear), hasta convertirse en lo que es en la actualidad, un procedimiento terapéutico avanzado sobre la vía biliar y pancreática. De este modo, en el año 2002, se publicó en *Gastrointestinal Endoscopy* la posición de los Institutos Nacionales de la Salud sobre la CPRE, estableciendo que se trata de un procedimiento terapéutico y que no debe ser empleado como técnica diagnóstica en sí misma (**Fig. 40-1**).

! Todo este recorrido de la CPRE en sus 50 años de historia pasa por la capacidad del endoscopista (CPRE-ista) de enfrentar correctamente la papila de Vater y lograr la canulación selectiva de la vía biliar o, en su caso, la pancreática, para posteriormente realizar toda la terapéutica indicada.

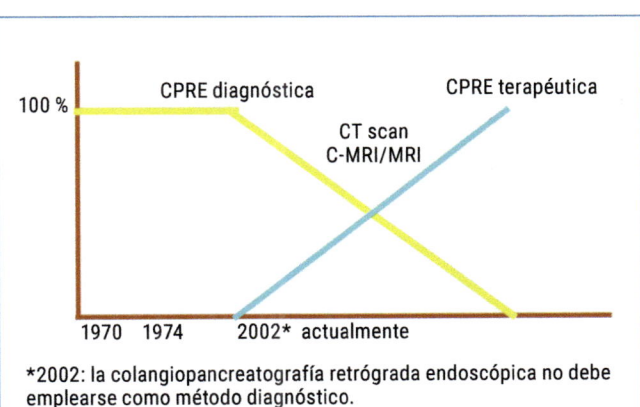

*2002: la colangiopancreatografía retrógrada endoscópica no debe emplearse como método diagnóstico.

Figura 40-1. Posición de los Institutos Nacionales de la Salud sobre la colangiopancreatografía retrógrada endoscópica (CPRE). C-MRI: colangiorresonancia magnética nuclear; CPRE: colangiopancreatografía retrógrada endoscópica; MRI: resonancia magnética nuclear; TC: tomografía computarizada.

TÉCNICA BÁSICA DE CANULACIÓN DE LA PAPILA DE VATER

¿Cuál es el concepto de canulación estándar y cuándo se está, por tanto, ante una canulación difícil que requiere técnica de ayuda a ésta?

Como cualquier cuestión referida a la CPRE, es difícil definir con números o cifras cualquier parámetro relacionado con ésta. En realidad, cualquiera de estos intentos lleva a una simplificación que aleja de la verdad de esta técnica.

Las diferentes sociedades científicas y los distintos estudios prospectivos, retrospectivos y controlados han utilizado definiciones diferentes sobre dónde termina una canulación estándar y empieza una canulación difícil.

> **!** Se puede definir una canulación difícil como aquella que supone más de cinco intentos sobre la papila sin acceder a la vía biliar, lleva más de 5 minutos de intentos para acceder a la vía biliar, o más de un paso de contraste o guía al conducto pancreático.

Muchos autores experimentados podrán rechazar estos conceptos numéricos sobre la canulación estándar. Así, podrán opinar que la canulación difícil es aquella que lleva al CPRE-ista experto a cambiar de técnica, simplemente, sin otras consideraciones.

En el largo camino de la formación en CPRE, se puede creer que se está en una fase avanzada cuando se puede pasar a una técnica de precorte sin problema cuando se falla en varias ocasiones con la técnica convencional. En ese momento, aumentará progresivamente el porcentaje de accesos con técnicas complementarias que se utilicen.

Pero cuando todavía se alcanza mayor grado de habilidad y experiencia, se volverá a canular predominantemente con la técnica convencional y se reducirá el número de precortes u otras técnicas de acceso que se empleen. Realmente, se será muy experto cuando se canule más del 95 % con técnica convencional.

Llegados a este punto, sí que se dispondrá del criterio propio de definir qué es una canulación difícil, sin necesidad de referencias numéricas. Pero éstas son muy útiles en la fase de aprendizaje y en este deseo de estandarización de esta técnica y de evaluar las capacidades de un endoscopista en formación.

Se desarrollará a continuación el procedimiento endoscópico estándar de canulación de la papila de Vater, que permitirá realizar la técnica en la mayoría de los casos.

Se explicará del modo más científico y estandarizado cómo proceder, pero al igual que lo que opinan expertos como R. H. Hawers y J. Deviére (enero de 2018, publicado simultáneamente en *Endoscopy* y *Gastrointestinal Endoscopy*), aunque se ha tratado de llevar la canulación selectiva de los conductos biliar y pancreático en la papila de Vater a una ciencia, ello sigue siendo fundamentalmente un arte.

En este mismo sentido, e incidiendo sobre la dificultad de la CPRE y la canulación de la papila, en la imposibilidad de solucionar su aprendizaje sólo con la práctica y en que la CPRE no es una técnica apta para todos los endoscopistas, insiste en sus libros sobre el tema uno de los padres de la CPRE, P. B. Cotton (*Advanced Digestive Endoscopy: ERCP*, 2005).

Este último autor incluye diferentes grados de dificultad en la capacidad del endoscopista que realiza CPRE. Lógicamente, la canulación de la vía biliar, por ser el elemento imprescindible para proseguir con la terapéutica endoscópica, se incluye en el primer grado de dificultad (**Tabla 40-1**). Como se ha indicado anteriormente, se precisa una tasa de canulación superior al 80 % para considerar un nivel inicial de formación y competencia en CPRE.

En el centro del autor, el Hospital Universitario Lucus Augusti (HULA), se realizan más de 500 CPRE al año. Como en muchos otros hospitales de todo el mundo, la mayoría de los pacientes remitidos para CPRE son de edad avanzada y frecuentemente pluripatológicos.

Se realiza la técnica, al igual que la mayoría de las endoscopias, administrando el propio endoscopista la sedación al paciente. Habitualmente hay dos endoscopistas, uno de ellos experto y el segundo en formación, y dos enfermeras del servicio, una instrumentando y otra ocupada exclusivamente de la sedación, como se recomienda en las guías de práctica clínica en sedación en endoscopia de la Sociedad Española de Endoscopia Digestiva. La experiencia del equipo del autor en este sentido es muy amplia, y emplean desde la combinación de un opiáceo (fentanilo) y una benzodiacepina de acción rápida (midazolam) hasta propofol en bomba de infusión. También se procede de este modo en pacientes de edad avanzada y pluripatología, y administran en estos casos sedación a baja dosis, a pesar de lo cual las tolerancias suelen ser adecuadas, para técnicas realizadas en un tiempo limitado.

Desde luego, no es recomendable realizar CPRE con sedación administrada por el endoscopista cuando la experiencia en la técnica en sí misma es limitada. Si el procedimiento dura mucho tiempo, la tolerancia del paciente será inade-

Tabla 40-1. Niveles de complejidad de la colangiopancreatografía retrógrada endoscópica

Estándar, grado I	Avanzado, grado II	Centros terciarios, grado III
Canulación selectiva profunda	Extracción de cálculos >10 mm	Colangiopancreatografía retrógrada endoscópica en variantes anatómicas y posquirúrgicas
Esfinterotomía biliar	Canulación papila *minor*	Extracción de cálculos intrahepáticos
Extracción de cálculos < 10 mm	Tratamiento de tumores hiliares	Terapéutica pancreática
Stent por fugas biliares	Tratamiento de estenosis biliares benignas	Colangioscopia, litotricia intraductal
Stent para tumores bajos		
Toma de citología por cepillado		

Adaptada de: Cotton PB, Leung L. Advanced Digestive Endoscopy: ERCP. Harayana (India): Blackwell Publishing Ltd.; 2005.

cuada con una sedación poco profunda. Por otra parte, el endoscopista con poca experiencia deberá dedicarse en exclusiva al procedimiento.

> ❗ El elemento inicial para conseguir una canulación profunda y dirigida de la papila de Vater es la correcta posición del duodenoscopio enfrentando la papila de forma estable en la segunda porción del duodeno.

De este modo, precisamente por la amplia experiencia que tiene en sedación el endoscopista para la endoscopia, se recomienda claramente que, cuando la experiencia en CPRE es limitada o en el período de formación, la CPRE debe realizarse con anestesista, y posiblemente con intubación orotraqueal, con protección de la vía aérea y tolerancia del paciente asegurada, para centrarse solo en la técnica, con disponibilidad del tiempo necesario y total seguridad para el paciente.

La posición habitual es la de decúbito prono, ya que, al realizarse sin intubación orotraqueal, disminuye el riesgo de aspiración. En esta postura, la posición del duodenoscopio frente a la papila es óptima, pero el paso a través de la cámara gástrica, y sobre todo del píloro, puede ser más dificultoso. En ocasiones, es preciso colocar al paciente en decúbito lateral izquierdo para pasar el píloro y posteriormente volver a la posición de decúbito prono para el procedimiento.

De modo preferente, se desea que la posición sea por la vía corta, con el duodenoscopio rectificado, a unos 55 cm de los incisivos. De este modo, se transmitirán los movimientos de rotación de la muñeca, de angulaciones de los mandos, de elevación de la uña y, sobre todo, de la distancia con la que sale el esfinterotomo del canal del endoscopio, de un modo más controlado. Aun así, será preciso enfrentar la papila desde ángulos diferentes para conseguir la canulación biliar, lo que llevará en ocasiones a introducir más el endoscopio, buscando la vía larga, enfrentando el orificio papilar desde abajo, y no de frente. Ello puede tener utilidad sobre todo en papilas con cálculo impactado, con el orificio orientado distalmente, o en casos de papila intradiverticular o yuxtadiverticular.

El posicionamiento del duodenoscopio enfrentando la papila se ha desarrollado en otro capítulo. Como en todo el procedimiento de la CPRE, hay que tener en cuenta que es una técnica diferente al resto de los procedimientos endoscópicos, y deben predominar los movimientos cortos, limitados y finos. Hay que saber que, cuanto más se mueva el especialista con el endoscopio tratando de centrar la papila, con movimientos largos, giros bruscos, etc., más se alejará de ella y probablemente vuelva al antro prepilórico. Por tanto, son preferibles los movimientos cortos, quizás con los mandos del endoscopio frenados, una vez que se ha conseguido la posición con el endoscopio rectificado enfrentando la papila, en el centro de la imagen o ligeramente hacia arriba y a la izquierda de ésta.

El procedimiento estándar de canulación se realiza preferentemente con esfinterotomo y guía hidrofílica de 0,035. La guía puede ser larga o corta, utilizando en cada caso el resto del instrumental apropiado. El uso de uno u otro tipo de guía es al gusto del endoscopista y no cambia los resultados de la técnica.

Existen varios tipos de guías comercializadas, sobre todo de extremo hidrofílico recto o curvo, que pueden ayudar a navegar por zonas tortuosas de la vía biliar o pancreática o de estenosis neoplásicas. Del mismo modo, también hay guías más finas, sobre todo de 0,025, para ayudar en canulaciones difíciles.

Las guías utilizadas en la actualidad son de tipo mixto, con un cuerpo rígido de componente metálico y un extremo hidrofílico de pocos centímetros, flexible, que a su vez puede ser recto o curvo.

Esta composición mixta, rígida en su cuerpo y flexible en su extremo, es la base del funcionamiento de la guía, que permite manipularla tanto para la canulación en sí misma como para superar estenosis.

La manipulación de la guía puede realizarla el propio endoscopista o la persona que instrumenta. El manejo por el propio endoscopista se ve favorecido con el sistema de guía corta, donde el control de la guía está siempre más en su mano. Cuando existe mucha experiencia en el trabajo en equipo del endoscopista y el ayudante que instrumenta, ocurre lo contrario, y el manejo de la guía por el segundo suele ser una gran ventaja.

En vez de esfinterotomo se puede emplear catéter, pero con ello se renuncia a otros movimientos que ofrecen los esfinterotomos actuales, no sólo el de tensión y relajación del alambre de corte, que permite modificar mucho la posición y sobre todo la angulación de su extremo, sino también la posibilidad de rotación del extremo.

La combinación del extremo curvado por la tensión del alambre y, una vez así, los movimientos de rotación a derecha o izquierda ofrece unas posibilidades de acceso al orificio papilar y de orientación en la dirección deseada muy importantes.

Existen catéteres con posibilidad de tensión y relación, de un modo similar al esfinterotomo, pero no ofrecen la posibilidad de rotar o de cortar la papila. Por tanto, deberían usarse dos utensilios en vez de uno solo.

> ❗ En este momento, los esfinterotomos son el elemento fundamental para la canulación apoyados en guía de extremo hidrofílico de 0,035. En un paso se realiza la canulación y, a continuación, la esfinterotomía.

A continuación, se empezará describiendo la técnica de canulación selectiva de la vía biliar.

En las **figuras 40-2** y **40-3**, a las que se hace referencia de forma específica en los párrafos siguientes, se describe y muestra la anatomía papilar, en visión endoscópica, en la pared duodenal, con la visión lateral del duodenoscopio.

Es imprescindible conocer la anatomía de la papila para poder encontrarla en los casos difíciles. Si no se ve directamente, en el lugar teórico en el que se localiza (véase a continuación), se debe buscar la referencia anatómica del pliegue transversal localizado cranealmente a la papila, o del pliegue longitudinal, inmediatamente distal al orificio papilar. Lo mismo ocurre con el *bulging* del colédoco intraduodenal, que en ocasiones es más evidente que la papila en sí misma.

La primera forma de localizar la papila es saber que se está colocado en la posición correcta, preferentemente por la vía

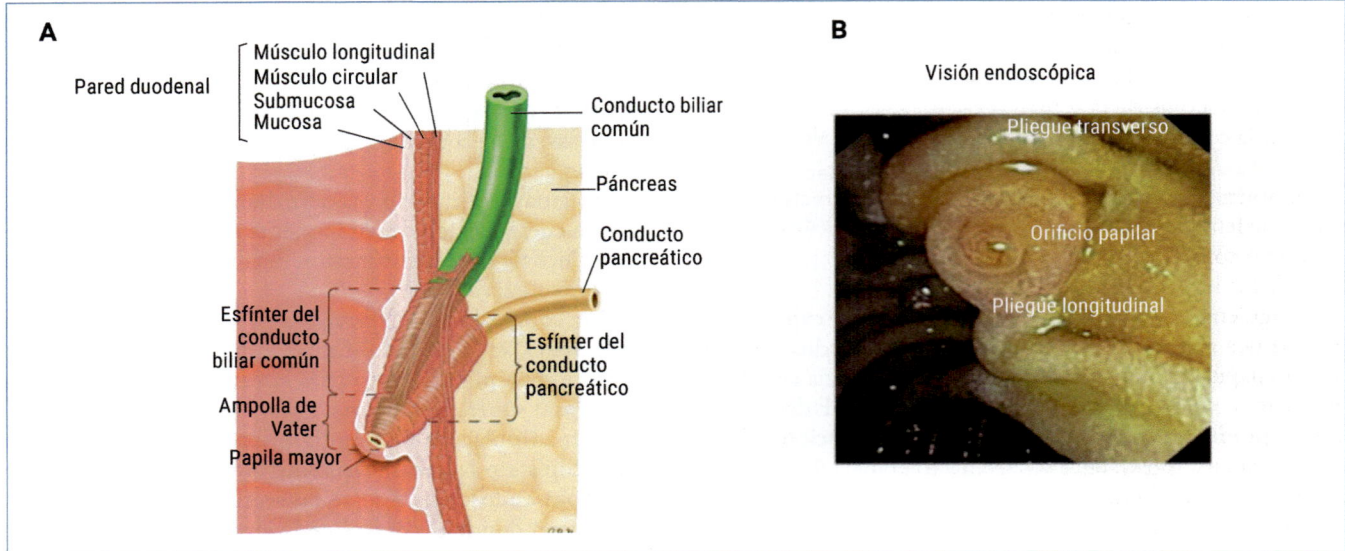

A)
Pared duodenal
Músculo longitudinal
Músculo circular
Submucosa
Mucosa
Conducto biliar común
Páncreas
Conducto pancreático
Esfínter del conducto biliar común
Esfínter del conducto pancreático
Ampolla de Vater
Papila mayor

B)
Visión endoscópica
Pliegue transverso
Orificio papilar
Pliegue longitudinal

Figura 40-2. A) Anatomía de la papila de Vater y del esfínter de Oddi. Relaciones con la pared duodenal. **B)** Imagen endoscópica, referencias anatómicas en la pared duodenal.

corta, con el duodenoscopio. Este endoscopio está diseñado para caer enfrente de la papila, si se han realizado los movimientos correctos de rectificación, explicados en otro capítulo de esta obra.

Si bien en la mayoría de las ocasiones la papila se muestra sin dificultad, no son pocas las veces que es preciso buscarla, bien porque esté tapada por un pliegue, porque sea muy pequeña o porque se encuentre en el interior o en el borde de un divertículo.

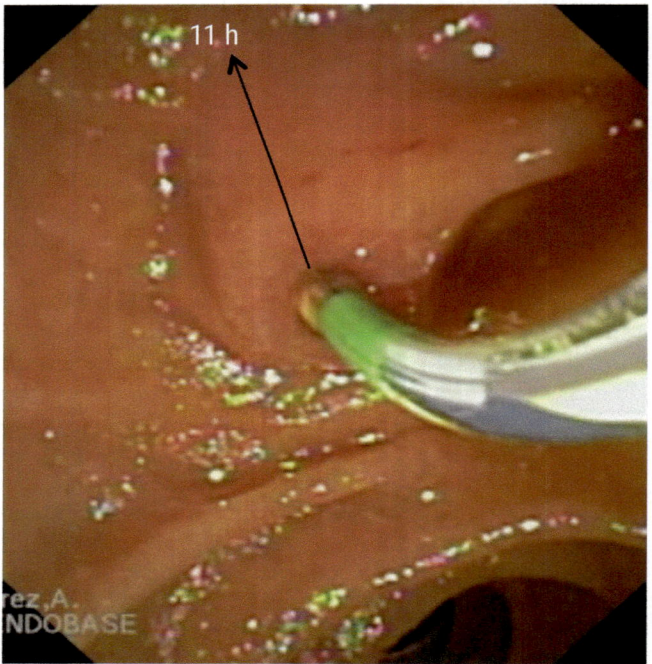

11 h

Figura 40-3. Posición y dirección del esfinterotomo hacia las 11 horas, en recorrido de abajo hacia arriba, para canulación selectiva de la vía biliar.

Cuando esto ocurre y no se encuentra la papila, lo primero es pisar escopia y comprobar por radiología que el endoscopio está correctamente rectificado y su extremo se localiza en la porción media de la segunda porción duodenal. Si es así, se sabe que la papila debe estar en esa zona.

La referencia de la papila *minor*, localizada 1-2 cm craneal a la papila de Vater, sirve también.

A continuación, será preciso ir moviendo los pliegues de la zona con el extremo del esfinterotomo, levantándolos y buscando la papila debajo de estos. Ello debe realizarse sin producir eritema o sangrado de la mucosa, si no, cada vez será más difícil de localizar.

Lo mismo ocurre en las papilas que se hallan en un divertículo. Lo más frecuente es que se encuentren en el fondo de éste o en su borde inferior, hacia la luz diverticular. En este caso, es útil tratar de evertirla presionando ligeramente en la parte exterior del borde del divertículo.

Toda esta maniobra de búsqueda de la papila se puede ver facilitada utilizando fármacos que disminuyan la motilidad del duodeno y relajen su luz, como son la buscapina y el glucagón (obligatorio en vez de la buscapina en pacientes con glaucoma de ángulo cerrado).

Una vez con la papila enfrentada, en primer lugar se explora ésta detenidamente en busca del lugar más probable del orifico de entrada. En ocasiones, éste es muy evidente, incluso con salida espontánea de bilis que lo marca. En otras, es menos aparente, en cuyo caso puede resultar útil realizar aspiraciones cortas con el endoscopio, sin aspirar la papila, lo cual la edematizaría y dificultaría la canulación posterior. Con esta aspiración, el orifico puede entreabrirse y salir algo de bilis.

Esta exploración detenida de la papila antes de canular debe incluir también el recorrido intraduodenal del colédoco (*bulging*) y el límite del pliegue transversal. Todas estas referencias servirán para después proseguir con la esfinterotomía (v. **Fig. 40-2**).

El *bulging* intraduodenal del colédoco es de especial utilidad para adivinar la dirección de la canulación. Se sabe que la canulación biliar se realiza dirigiendo el esfinterotomo hacia las 11 horas de la esfera del reloj; esta dirección, por defecto, la confirma el recorrido intraduodenal del colédoco (v. **Fig. 40-3**).

También se debe tener en cuenta que el colédoco y el Wirsung pueden terminar de forma conjunta en la papila, en un conducto común más o menos largo (forma más habitual) o en orificios independientes en la papila (**Fig. 40-4**).

El siguiente paso consiste en insinuar de forma muy suave los últimos milímetros del esfinterotomo en el interior del orificio papilar. Es preciso insistir en esta suavidad. Si se sigue empujando el catéter y la canulación no es directa, el edema que se producirá y el propio espasmo del esfínter de Oddi dificultarán a partir de aquí la posibilidad de conseguir acceso profundo a la vía biliar.

Si la canulación es sencilla, se podrá seguir empujando el esfinterotomo y acceder directamente a la vía biliar.

En la mayoría de las ocasiones, esto no ocurre así, y el esfinterotomo o catéter no avanzan directamente en profundidad hacia el colédoco una vez insinuado el extremo en el orifico papilar. Ello es debido a que el colédoco intrapapilar suele tener un recorrido en S, más o menos pronunciado. A partir de este momento, para poder conseguir la canulación en profundidad, superando esta zona en S, se emplea la guía, la inyección limitada de contraste o ambas.

Los movimientos para superar esta terminación en S del colédoco intraduodenal son los siguientes: en primer lugar, movimiento craneal tensando el esfinterotomo y, si es preciso, movimiento del mando arriba, o incluso también introduciendo ligeramente el endoscopio. Una vez superada la primera curva, los movimientos deben ser los contrarios, fundamentalmente relajando el alambre de tensión del esfinterotomo y, en su caso, acompañando con ligera retirada del endoscopio y movimiento del mando abajo del endoscopio.

Todo ello acompañado de introducción progresiva de la guía, que irá por delante del propio esfinterotomo, facilitando superar esta zona anatómica en S.

En la **figura 40-5** se representan de modo esquemático, en trazos a mano alzada, estos dos movimientos conjuntos de esfinterotomo y endoscopio para superar la primera y la segunda curva de esta terminación en S del colédoco intraduodenal.

Si hay dificultades y se duda del trayecto anatómico, es posible inyectar contraste de forma limitada, a muy baja presión, para tener el dibujo del recorrido del colédoco intraduodenal, sin olvidar que se estará ante una imagen bidimensional, y no ante la real tridimensional. Ese recorrido tridimensional debe estar en la mente de la persona que instrumenta, ya que la escopia no lo dará. Hay un componente espacial en su recorrido que no se tendrá en la pantalla; se debe intuir y debe ayudar en los intentos de dirigir la guía.

¿Es mejor canular con la ayuda de la guía o sin ella?

Aun existiendo publicaciones y metaanálisis con opiniones encontradas, en la actualidad se debe considerar ésta una discusión superada. La mayoría de los metaanálisis basados en RCT y las guías de práctica de las diferentes sociedades de endoscopia digestiva asumen que la canulación ayudada con guía hidrofílica es mejor que sin ella, con base en mayor éxito global en la canulación y menor tasa de complicaciones tipo pancreatitis post-CPRE.

Si resulta difícil el paso directo de la guía en esta zona tortuosa del colédoco intrapapilar, se puede combinar una inyección limitada de contraste que dibuje la anatomía del colédoco, y con ello dirigir los movimientos de la guía.

Desde el punto de vista del autor, la canulación en profundidad, selectiva, de la papila de Vater y el conducto deseado se realiza apoyado en la guía. En muchas ocasiones, se realiza directamente con el catéter, pero el autor considera esto la excepción. Además, toda la terapéutica posterior se realiza apoyado en la guía.

Algunos endoscopistas manejan directamente la guía, y ello resulta más sencillo con la técnica de guía corta. Quizás la mayor ventaja de la técnica con guía corta, aparte de los procedimientos de intercambio de instrumentos más rápidos, sea el manejo directo de la guía por el endoscopista, y no por su ayudante.

Lógicamente, esto es una ventaja, sobre todo si la persona que ayuda al endoscopista tiene poca experiencia. En caso contrario, si el endoscopista y su ayudante están acostumbra-

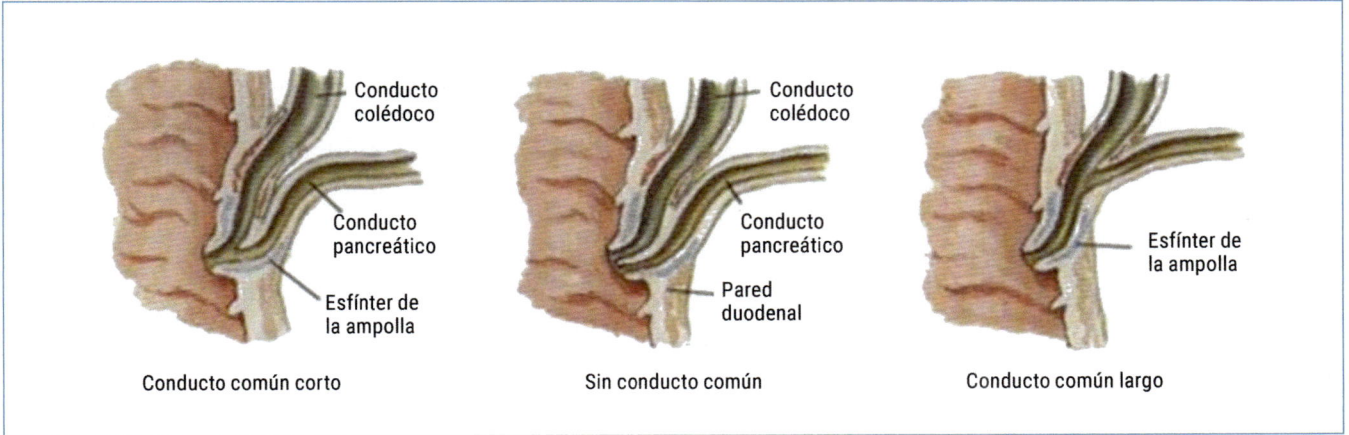

Figura 40-4. Variantes anatómicas de desembocadura del Wirsung y colédoco en la ampolla de Vater.

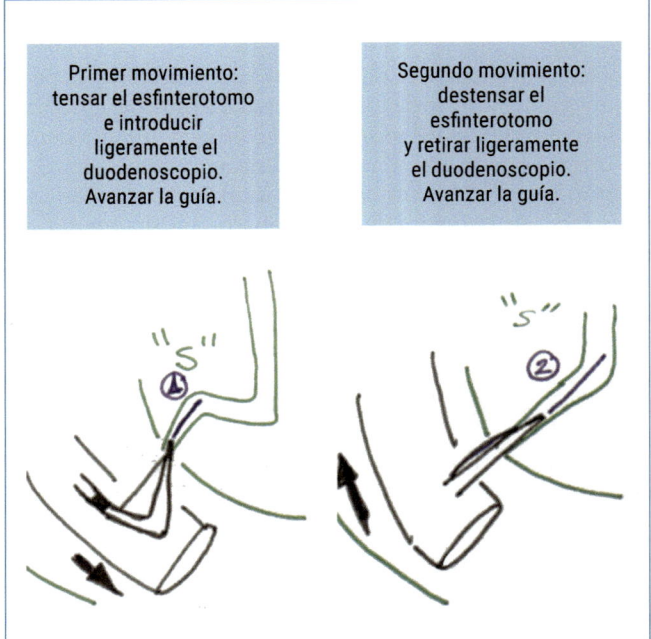

| Primer movimiento: tensar el esfinterotomo e introducir ligeramente el duodenoscopio. Avanzar la guía. | Segundo movimiento: destensar el esfinterotomo y retirar ligeramente el duodenoscopio. Avanzar la guía. |

Figura 40-5. Esquematización del doble movimiento para superar la frecuente terminación en S del colédoco intraduodenal.

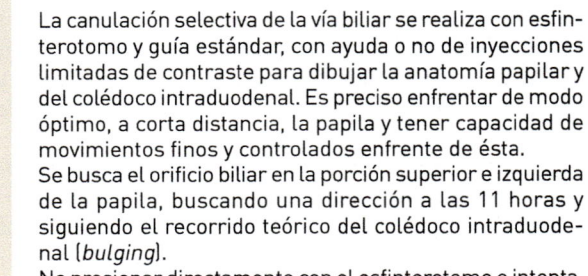

La canulación selectiva de la vía biliar se realiza con esfinterotomo y guía estándar, con ayuda o no de inyecciones limitadas de contraste para dibujar la anatomía papilar y del colédoco intraduodenal. Es preciso enfrentar de modo óptimo, a corta distancia, la papila y tener capacidad de movimientos finos y controlados enfrente de ésta.

Se busca el orificio biliar en la porción superior e izquierda de la papila, buscando una dirección a las 11 horas y siguiendo el recorrido teórico del colédoco intraduodenal (*bulging*).

No presionar directamente con el esfinterotomo e intenta, sino que hay que recorrer la posible porción en S del colédoco apoyados en la guía, primero con tensión del esfinterotomo y en segundo lugar con su relajación.

dos a trabajar juntos, podría ocurrir lo contrario, de modo que el manejo de la guía (larga) por el segundo puede ser una gran ventaja para completar la técnica.

La canulación selectiva del conducto pancreático se realiza orientando el catéter hacia la 1 de la posición horaria de la esfera del reloj hacia el punto de entrada del conducto pancreático en la papila de Vater.

Así como para canular el colédoco se debía buscar un punto de entrada a la papila en dirección de abajo arriba y no completamente perpendicular, el acceso al páncreas se hace pinchando el orifico papilar de forma más perpendicular.

En general, la entrada de la guía y el catéter hacia el Wirsung es más sencilla que hacia el colédoco, y de hecho, en los intentos fallidos de acceder al colédoco, lo que ocurre con más frecuencia es que la guía se dirija al Wirsung. Efectivamente, cuando esto se repite en varias ocasiones, las técnicas de canulación avanzadas a las que se puede recurrir pasan por dejar la guía en el Wirsung y realizar un precorte transpancreático, o bien utilizarla para implantar una prótesis pancreática y sobre ella realizar el precorte hacia el colédoco.

Si bien la canulación puede ser más sencilla, por razones anatómicas, la terapéutica pancreática por CPRE se considera una técnica avanzada (v. **Tabla 40-1**).

COMPETENCIA EN CANULACIÓN BILIAR

En 2015, la Sociedad Estadounidense de Endoscopia Gastrointestinal (ASGE) pub.;ica una guía de indicadores de calidad en la CPRE. En ella se indica que 350-400 CPRE realizadas bajo supervisión son el número mínimo para aspirar a una tasa de canulación selectiva del 80 %, y con ello adquirir las competencias básicas para realizar los procedimientos de menor grado de complejidad en la CPRE sin supervisión.

El endoscopista en formación en CPRE debe alcanzar un 80 % de éxito en la canulación para iniciar la práctica independiente.

El endoscopista ya formado, trabajando de forma independiente en CPRE, debe realizar al menos 50 CPRE al año, y sobre todo debe alcanzar una tasa de éxito de canulación selectiva de la papila de Vater mayor del 90 %, unas tasas de perforación por debajo del 0,2 %, una tasa de sangrado postesfinterotomía menor del 1 % y un índice de pancreatitis post-CPRE menor del 5 %, según estas recomendaciones de la ASGE.

En el texto de este capítulo se han combinado datos numéricos sobre la canulación papilar y la CPRE y, al mismo tiempo, se han mencionado elementos más subjetivos sobre ésta. Quizás los intentos de las diferentes sociedades científicas en endoscopia por estandarizar la técnica y cuantificarla tengan su máximo sentido en guiar la formación de un endoscopista en CPRE, establecer su competencia para llevar a cabo la técnica sin supervisión y realizar una evaluación continuada de su competencia.

Ello se debe a las particularidades de esta técnica endoscópica, su dificultad técnica y los posibles efectos secundarios graves implícitos a su realización.

PUNTOS CLAVE

- La canulación selectiva de la papila de Vater, biliar o pancreática, es el elemento limitante para toda la técnica de CPRE.
- En ella se unen los conocimientos básicos de manejo del duodenoscopio que permitan situarse enfrente de la papila, de modo estable, a corta distancia y con movimientos finos y dirigidos.

- La papila se canula con el material básico de esfinterotomo y guía hidrofílica de 0,035. En casos necesarios, será preciso dibujar la anatomía del colédoco intraduodenal, para lo cual se podrán combinar inyecciones limitadas de contraste.
- Se podrá realizar la técnica de igual modo con guía corta o guía larga. En el primer caso, los intercambios de instru-

(Continúa)

PUNTOS CLAVE (*Cont.*)

mental serán más rápidos y el endoscopista tendrá mayor posibilidad de manejar la guía por sí mismo. En la técnica con guía larga, la colaboración de un instrumentista entrenado y coordinado será fundamental.

- El esfinterotomo permite el tensado y la rotación de su extremo, multiplicando los movimientos de los mandos del endoscopio, de rotación de la muñeca, y de entrada y salida de éste.

- La identificación de la papila se basa, en primer lugar, en la posición correcta del endoscopio y en el conocimiento de la anatomía de ésta. Si no se identifica directamente, se deben buscar marcas anatómicas (pliegue transversal, *bulging* o pliegue longitudinal).

- El inicio de la canulación consiste en pinchar con el esfinterotomo en el orificio papilar del colédoco, en la zona superior e izquierda de la papila. A continuación, se empuja ligeramente insinuándose en el interior de éste. La dirección será de abajo arriba y hacia las 11 horas de la esfera del reloj.

- Puede que se canule directamente empujando el esfinterotomo, en caso de que el recorrido del colédoco intraduodenal sea recto, pero la mayoría de las ocasiones tiene cierto recorrido en S, y para ello se utiliza la guía, con movimientos de tensado y relajación del esfinterotomo. No se debe empujar directamente el esfinterotomo con fuerza, sino que hay que apoyarse en la guía para la canulación en profundidad.

- Todo el procedimiento de la CPRE podrá realizarse con sedación administrada por el equipo de endoscopias. En caso de que la experiencia del endoscopista sea limitada, se recomienda que el control del paciente sea realizado por anestesia y, en su caso, intubación orotraqueal, siguiendo los estándares de cada hospital.

- El aprendizaje de la CPRE es difícil. Se trata de una técnica con altos requerimientos técnicos y con situaciones de difícil resolución y con complicaciones habituales y en ocasiones graves. Supone un tiempo y un número de exploraciones largos supervisados para adquirir la capacitación inicial mínima, y posteriormente un tiempo adicional para poder realizar el procedimiento sin supervisión. También es preciso mantener un número mínimo de técnicas al año para no perder la capacitación.

- Las sociedades científicas establecen unos mínimos en la capacitación para realizar CPRE, y el primer elemento que se debe cuantificar es siempre la tasa de éxito en la canulación, que debe ser mayor del 80 % en la capacitación inicial y mayor del 90-95 % en el experto.

- Algunos de los expertos en CPRE consideran que esta técnica no es apta para todos los endoscopistas.

BIBLIOGRAFÍA

Adler DG, Lieb JG 2nd, Cohen J, Pike IM, Park WG, Rizk MK, et al. Quality indicators for ERCP. Gastrointest Endosc. 2015;81(1):54-66.

Baron TH, Kozarek R, Carr-Locke D. ERCP. 3rd Ed. Elsevier; 2018.

Cotton PB, Leung L. Advanced Digestive Endoscopy: ERCP. Harayana (India): Blackwell Publishing Ltd; 2005.

Testoni PA, Mariani A, Aabakken L, Arvanitakis M, Bories E, Costamagna G, et al. Papillary cannulation and sphincterotomy techniques at ERCP: European Society of Gastrointestinal Endoscopy (ESGE) Clinical Guideline. Endoscopy. 2016;48(7):657-83.

Esfinterotomía biliar y pancreática

41

C. Loras Alastruey y X. Andújar Murcia

OBJETIVOS

- Conocer las indicaciones y contraindicaciones de la esfinterotomía biliar y pancreática.
- Analizar la técnica y los utensilios específicos de la esfinterotomía biliar y pancreática.

INTRODUCCIÓN

La esfinterotomía endoscópica es un procedimiento esencial de la colangiopancreatografía retrógrada endoscópica (CPRE) para el tratamiento de un amplio espectro de enfermedades biliares, pancreáticas y papilares. Todo médico que practica la CPRE necesita saber las diferentes técnicas y los parámetros clínicos y anatómicos relacionados con la eficacia y seguridad del procedimiento.

ESFINTEROTOMÍA BILIAR

Fue descrita inicialmente en la literatura médica en el año 1974 y es la técnica que permite abrir la parte distal del conducto biliar realizando una incisión de la papila y de la porción distal del esfínter de Oddi. La incisión se realiza con un electrocauterio de corriente mixta (corte y coagulación) con un utensilio específico llamado *esfinterotomo* después de una canulación profunda. Es habitualmente el primer paso que se lleva a cabo antes de realizar una terapéutica biliar y la responsable de una gran parte de las complicaciones derivadas de la CPRE. Permite en un porcentaje elevado de los casos (85-90 %) la extracción de los cálculos biliares.

Indicaciones

La principal indicación es la presencia de cálculos biliares, aunque muchas veces se realiza previamente a la inserción de catéteres o prótesis biliares. Además, facilita la canulación en caso de necesidad de una nueva CPRE.

- Patología biliar benigna: coledocolitiasis, estenosis benignas, fugas biliares.
- Patología biliar maligna (estenosis biliar maligna): cáncer de páncreas, colangiocarcinoma, compresión extrínseca.

En estos casos, no es necesario realizar la esfinterotomía, y de hecho, en las últimas guías de la European Society for Gastrointestinal Endoscopy (ESGE) ya se recomienda si es posible no realizarla por un aumento de las complicaciones relacionadas con el procedimiento (sobre todo con el sangrado). Esto está claramente indicado en caso de colocación posterior de una prótesis metálica no cubierta. En cambio, en caso de prótesis metálicas parcialmente cubiertas o totalmente cubiertas, puede existir más riesgo de pancreatitis aguda por oclusión del orificio pancreático.

- Patología ampular: disfunción del esfínter de Oddi, adenoma papilar y ampuloma.

> **!** La ESGE no recomienda de forma rutinaria realizar una esfinterotomía biliar a los pacientes a los que se efectúa una esfinterotomía pancreática, y sólo se habría de reservar en aquellos casos en que coexistan una evidencia de obstrucción biliar o una disfunción del esfínter de Oddi biliar.

Contraindicaciones

Existen las contraindicaciones generalas para una CPRE: inestabilidad o no cooperación del paciente. Y las específicas de la esfinterotomía: coagulopatía e imposibilidad para orientar el esfinterotomo hacia el eje de la vía biliar. En estas circunstancias, se pueden considerar métodos alternativos como una dilatación con balón o canulación con colocación de prótesis sin esfinterotomía.

En la última guía de la ESGE de 2020 (con una recomendación leve y una baja evidencia científica), no se recomienda la evaluación rutinaria del estado de la coagulación, a excepción de pacientes bajo tratamiento anticoagulante y/o ictéricos. En estos casos, antes de realizar una esfinterotomía es imprescindible comprobar el número de plaquetas y el índice internacional normalizado (INR). En caso de tener que realizar el procedimiento de una forma rápida, se debería realizar transfusión de plaquetas y de plasma si se tiene un recuento plaquetar <50.000/mm³ y un INR >1,5. La discontinuación de los tratamientos antiagregantes y anticoagulantes se deberá valorar considerando siempre el riesgo de hemorragia frente al riesgo de trombosis.

De forma general, las diferentes guías aconsejan:

- Aspirina en dosis bajas en monoterapia: continuación.
- Antagonistas de los receptores P2Y12 (como clopidogrel) y warfarina: parar 5 días antes en pacientes con bajo riesgo de trombosis.
- Anticoagulantes orales (como dabigatrán, rivaroxabán, etc.): parar 48-72 horas antes del procedimiento.
- En pacientes con alto riesgo de trombosis: valorar siempre con su cardiólogo la suspensión de cualquier tratamiento y la posibilidad de una terapia puente.

Equipamientos específicos para realizar el procedimiento

Esfinterotomo y la unidad electroquirúrgica o electrobisturí.

Esfinterotomo

Es un catéter con un hilo de corte en su porción distal. Hay diferentes diseños en función de la longitud y características del hilo de corte, longitud y diámetro de la punta (parte del catéter que se extiende desde la parte distal hasta el hilo de corte) y número de luces. Los esfinterotomos se categorizan en tres tipos: de tracción, de empuje y el bisturí puntiforme o *needle-knife*.

- Los esfinterotomos de tracción son los habituales en la práctica clínica (**Fig. 41-1**). El hilo de corte está introducido dentro de un catéter de teflón, y cuando se tracciona desde el mango, éste se aleja del catéter flexionando la punta del catéter hacia arriba.
- El hilo de corte se conecta a un conector de electrodo de una torre de electrocauterio monopolar a través del mango y, cuando se aplica la corriente, funciona como un bisturí. Habitualmente, el hilo de corte es un monofilamento y la longitud de la parte expuesta de la punta varía entre 15 y 35 mm. El diámetro externo de los esfinterotomos es habitualmente de 4,4-6 Fr con guías de 0,035 in. Esfinterotomos más finos (3,9-4 Fr) pueden facilitar la canulación en papilas muy pequeñas, pero requieren de guías más finas (0,025 in). La longitud de la punta del esfinterotomo varía de 3 a 20 mm. También existen esfinterotomos rotables y con una, dos o tres luces (para el hilo de corte, la guía y para inyectar contraste). Una característica más reciente de los esfinterotomos son los llamados *de intercambio rápido* o *rapid exchange*. Permiten trabajar con guía corta, por lo que reducen el tiempo de intercambio y el riesgo de perder la guía, y permiten una manipulación de la guía por el propio endoscopista (**Fig. 41-2**).
- Los esfinterotomos de empuje tienen un diseño diferente de corte. Al apretar el hilo de corte, lo empuja hacia afuera para formar un arco y así orientarlo hacia las 5 o 6 horas de las agujas de un reloj. Por lo tanto, se usan principalmente en pacientes con gastrectomía tipo Billroth II. Este hecho también se puede conseguir con los esfinterotomos de tracción rotables.
- El bisturí puntiforme o *needle knife* consiste en un catéter de teflón que lleva en su interior un hilo de corte retráctil. La longitud del hilo de corte es de 3-5 mm. Se usa habitualmente cuando ha fallado la canulación biliar convencional y, por tanto, se tiene que realizar un precorte (**Fig. 41-3**).

Unidad electroquirúrgica o electrobisturí

Es un equipo electrónico capaz de transformar la energía eléctrica en calor con el fin de coagular, cortar o eliminar tejido blando, eligiendo para esto corrientes que se desarrollan en

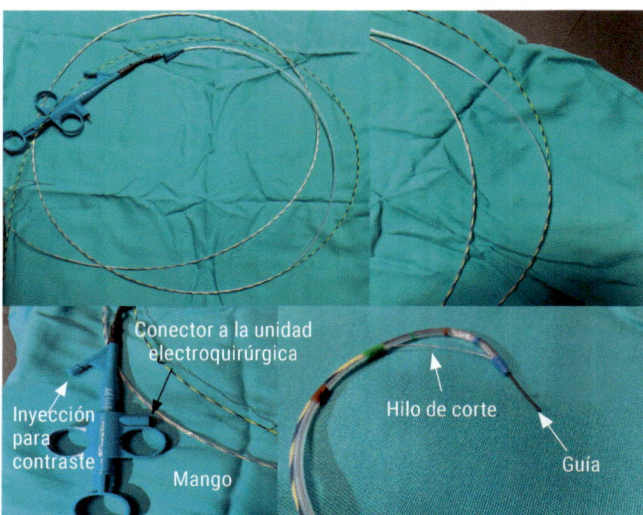

Figura 41-1. Esfinterotomo.

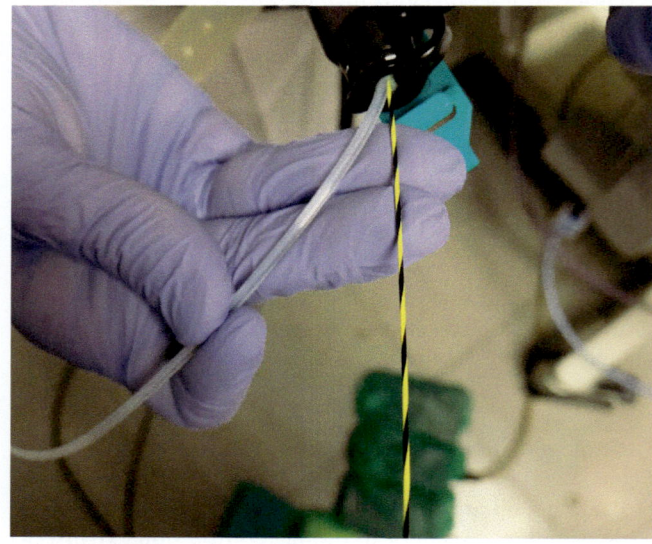

Figura 41-2. Intercambio rápido.

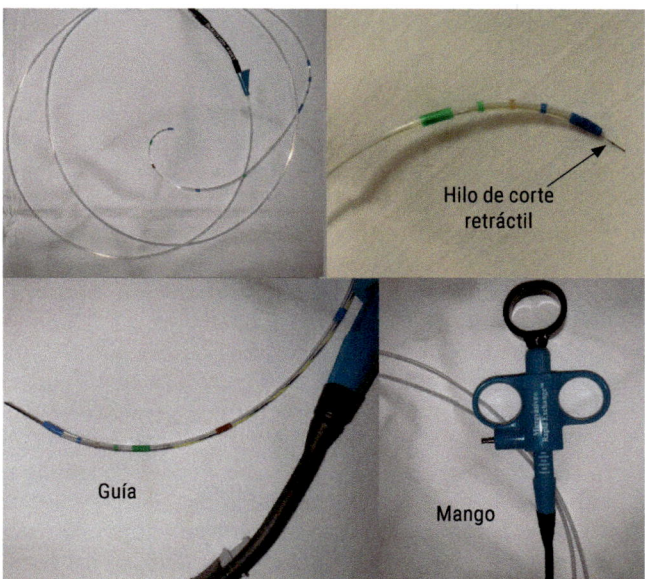

Figura 41-3. Bisturí puntiforme.

frecuencias por encima de los 200.000 Hz, ya que éstas no interfieren con los procesos nerviosos y sólo producen calor. La corriente eléctrica generada puede ser de tres tipos: corte puro, coagulación o mixta. Dentro de la corriente mixta hay dos modelos: el modo combinado y el modo alterno (Endo-Cut o PulseCut). El modo combinado libera la corriente de corte y coagulación al mismo tiempo, mientras que en el modo alterno las corrientes de corte y coagulación se aplican a su vez en ráfagas cortas con una pausa intermitente. En un metaanálisis que comparaba corriente pura frente a mixta para la esfinterotomía biliar, la corriente pura presentaba mayor riesgo de sangrado. En un metaanálisis muy reciente, el modo EndoCut reduce la incidencia de sangrado, frente a la corriente mixta combinada. Parece también que la corriente mixta en modo alterno puede además estar menos asociada a presentar un corte no controlado (corte en cremallera). Aunque en los diferentes estudios no se ha podido demostrar que el modo alterno claramente disminuya el riesgo de perforación o el de pancreatitis aguda respecto a la mixta combinada. La ESGE recomienda para realizar la esfinterotomía el uso de corriente mixta en modo alterno.

Técnicas de esfinterotomía biliar

Esfinterotomía estándar

Para esta técnica, es necesario canular el conducto biliar antes de realizar una intervención terapéutica (**Fig. 41-4**). Después de realizar la canulación y mediante la inyección de contraste, se obtiene una colangiografía que permite efectuar un diagnóstico y valorar qué terapéutica se realizará. Después de una canulación profunda, el esfinterotomo se retira lentamente hasta que 1/4 o 1/3 del hilo de corte permanece dentro de la papila. Después se inclina la punta del esfinterotomo para permitir un contacto del hilo de corte con el techo de la papila y así poder ser orientado hacia el esfínter biliar entre las 11-1 h

de las agujas de un reloj. Consejos para evitar complicaciones: 1) el duodenoscopio tiene que estar en una posición que permita visualizar toda la estructura papilar y así asegurar una correcta dirección de corte; 2) el esfinterotomo no debe comprimir el tejido sobrante y cortar con pequeños contactos para prevenir corte en cremallera, y 3) si no se puede orientar de forma correcta en la posición corta del duodenoscopio, se aconseja rotarlo levemente hacia la izquierda e introducirlo para conseguir una posición larga o semilarga.

La esfinterotomía se suele extender a lo largo del eje del conducto biliar hasta la unión entre la parte intraduodenal del conducto biliar y la pared duodenal. Si el margen superior de la papila no es claramente visualizado, se finalizará siempre la esfinterotomía si no se tiene certeza de hasta cuándo cortar. Hay algunas técnicas que ayudarán a valorar si ya se ha cortado suficiente: *a)* se retira el esfinterotomo tensado dentro de la vía biliar y no se observa protrusión en el techo de la papila; *b)* se observa completamente la luz biliar, y *c)* el esfinterotomo tensado sale sin resistencia por el orificio papilar.

Se puede clasificar la esfinterotomía según el tamaño en tres grupos: pequeña, mediana y grande. Se define como una esfinterotomía grande si se sobrepasa el margen superior del conducto biliar intramural. Se define como esfinterotomía pequeña cuando se extiende hasta el pliegue duodenal transversal. No hay un tamaño estandarizado y se debe individualizar en función de la indicación de la esfinterotomía.

> ! El diámetro del conducto biliar extrahepático distal y las dificultades en realizar la técnica son aspectos determinantes a la hora de decidir hasta dónde se realiza el corte.

También es importante el tipo de terapéutica que se va a realizar. Por ejemplo, una coledocolitiasis de gran tamaño precisará una esfinterotomía mayor que si se realiza la técnica para insertar una prótesis en una patología biliar benigna.

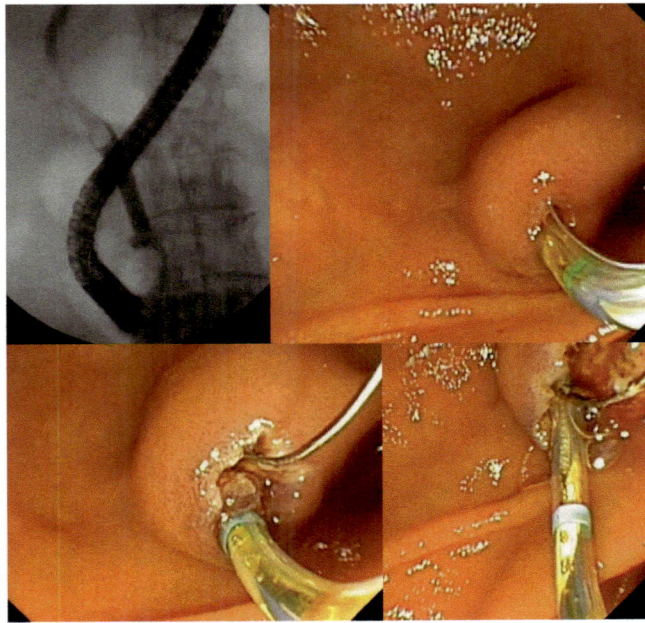

Figura 41-4. Esfinterotomía biliar.

En el caso de prever un alto riesgo de complicaciones (por ejemplo, papila intradiverticular), se aconseja realizar una pequeña esfinterotomía y después practicar una dilatación con balón. Otro aspecto importante es cuando el paciente ya presenta una papilotomía previa. A pesar de que se puede hacer una ampliación de ésta, la mayoría de las veces es aconsejable una dilatación con balón para evitar el sangrado, sobre todo si se realiza de forma precoz a la primera, dado el aumento de la vascularización.

Esfinterotomía con precorte

Se refiere a las técnicas que se utilizan para cortar la mucosa papilar y el esfínter biliar con el objetivo de exponer el conducto biliar para poder canularlo en caso de canulación biliar fallida. Existen tres tipos principales de precorte: precorte transpancreático (septotomía transpancreática), precorte con bisturí puntiforme *needle knife* desde el orificio papilar (papilotomía con bisturí) y precorte con bisturí desde el infundíbulo papilar (fistulotomía con bisturí).

- Precorte transpancreático (septotomía transpancreática): también llamado *técnica de Goff*, ya que fue reportado por primera vez por Goff en 1995. Se realiza habitualmente cuando la guía se introduce involuntariamente dentro del conducto pancreático principal. Se introduce el esfinterotomo en el conducto pancreático y se retira lentamente al mismo tiempo que se gira y tensa en dirección a las 11-12 h de las agujas de un reloj. Se realiza un pequeño corte (habitualmente <5 mm) que corta el septo de separación entre el conducto biliar y el pancreático. Se recomienda no practicar este corte más de dos veces seguidas y siempre que se realice intentar dejar un *stent* pancreático como medida profiláctica de una pancreatitis aguda post-CPRE (**Fig. 41-5**). El precorte transpancreático se prefiere en papilas pequeñas o con una anatomía difícil y en caso de que la guía se inserte de forma no intencionada en el conducto pancreático principal. Ésta es una técnica que requiere experiencia, y en un reciente metaanálisis (2017 y 2022) de estudios-guías

recientes, parece tener en manos expertas un mayor éxito de canulación y con un menor sangrado que el precorte con bisturí puntiforme. A pesar de ello, en la guía de la ESGE del 2016 se recomienda el precorte con bisturí puntiforme desde el infundíbulo papilar como técnica preferida de precorte, hecho que seguramente cambiará con futuras actualizaciones de la guía dada la evidencia científica reciente.

- Precorte con bisturí desde el orificio papilar (papilotomía con bisturí): se realiza una incisión de 5-10 mm con el bisturí empezando por el margen superior del orificio papilar y extendiéndose hacia el esfínter biliar a las 11-1 h de las agujas de un reloj. La primera incisión tiene que ser suficientemente profunda como para cortar la mucosa papilar y llegar al esfínter biliar. Posteriormente, se realiza una incisión del esfínter y el conducto biliar para poder conseguir su canulación. Si ésta se logra, generalmente se amplía la esfinterotomía con un esfinterotomo estándar. En caso de no lograr la canulación, se puede ampliar el precorte hasta el límite superior del conducto biliar intraduodenal o realizar un corte más profundo, pero siempre con mucha precaución a las posibles complicaciones. Si a pesar de ello no se consigue la canulación, es conveniente parar el procedimiento y volver a intentarlo una vez el edema de la zona haya disminuido (mínimo de 48-72 h después). Se acostumbra a realizar en aquellas papilas pequeñas en las que no se ha canulado el conducto pancreático y no hay suficiente espacio para realizar un precorte desde el infundíbulo papilar.

- Precorte con bisturí desde el infundíbulo papilar (fistulotomía con bisturí): se realiza un corte con el bisturí por encima del orificio papilar; se puede hacer tanto unos milímetros por encima y en dirección superior como hacerlo de forma más lejana al orificio y en dirección inferior. Es la técnica preferida en caso de obstrucción del orificio papilar por un cálculo o por tumor y siempre que se tenga suficiente estructura papilar para realizarla, o una dilatación o abultamiento de la porción intraduodenal del conducto biliar principal. También se puede realizar en aquellos casos que se ha canulado de forma no intencionada el conducto pancreático principal y se ha dejado una prótesis pancreática, realizándose el precorte con bisturí por encima de la prótesis. Un precorte a tiempo y temprano reduce el riesgo de pancreatitis aguda post-CPRE manteniendo una tasa similar de canulación. Igual que con la anterior técnica, sólo se aconseja en manos expertas y, por tanto, en aquellos endoscopistas que presentan una tasa de éxito de canulación selectiva biliar de más del 80 %. A pesar de que no hay un tiempo establecido de cuándo se debe realizar, la ESGE recomienda el precorte cuando la canulación biliar no se consigue después de intentarlo cinco veces o 5 minutos. Es la técnica preferida de precorte de la ESGE, aunque como se ha comentado previamente, probablemente se modificará en futuras actualizaciones de las guías, dada la evidencia científica reciente a favor del precorte transpancreático.

Alternativas a la esfinterotomía

La dilatación con balón o esfinteroplastia se explicará con detalle en el capítulo correspondiente. Cabe recordar sola-

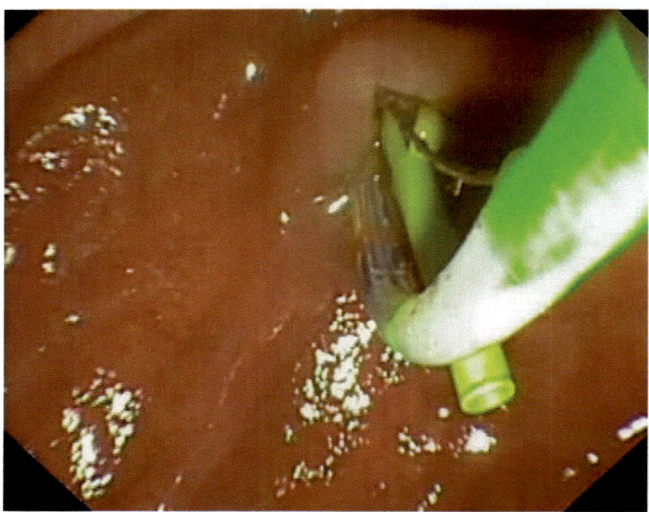

Figura 41-5. Esfinterotomía con precorte y prótesis pancreática.

mente que, en aquellos casos con litiasis de gran tamaño, se recomienda una esfinterotomía de tamaño variable combinada con una dilatación con balón, dado que ha demostrado ser una técnica segura y eficaz. En este sentido y respecto al manejo de las litiasis, la ESGE recomienda en su última guía la práctica de una esfinterotomía limitada más una dilatación con balón en casos de litiasis >15 mm, múltiples cálculos, vía biliar extrahepática distal estrecha o una angulación del conducto biliar principal. También es una opción realizar una dilatación con balón sin esfinterotomía para la extracción de litiasis de pequeño tamaño (<8 mm), en pacientes con alteraciones anatómicas o de la coagulación, y en aquellos casos con esfinterotomía previa y que se requiera una ampliación de esta.

Complicaciones de la esfinterotomía biliar

Se explicarán con detalle en el capítulo correspondiente. A pesar de ello, se debe remarcar que muchas veces será difícil atribuir sólo a la esfinterotomía la complicación como factor de riesgo independiente. Otras técnicas como la canulación, dilatación, etc., pueden ser factores asociados o únicos del efecto adverso producido.

Complicaciones a corto plazo (2,5-11,8 %): hemorragia, perforación, pancreatitis y colangitis.

Complicaciones a largo plazo: cálculos recidivantes en la vía biliar principal (hasta un 17 % de los pacientes), colecistitis, colangitis, absceso hepático, estenosis papilar (1-3,9 % por coledocolitiasis, llegando hasta el 16,8 % si se realiza por disfunción del esfínter Oddi) y estenosis biliares (1 %).

ESFINTEROTOMÍA PANCREÁTICA

Como ya se ha comentado anteriormente, desde su aplicación inicial en 1974, la esfinterotomía endoscópica y todas sus técnicas asociadas han revolucionado el abordaje de las enfermedades del tracto biliar; sin embargo, el tratamiento endoscópico de las enfermedades del páncreas no ha evolucionado tan rápidamente. La razón principal se debe probablemente al miedo de provocar una pancreatitis post-CPRE. Esta alta probabilidad de que se puedan producir complicaciones ha comportado que esta técnica se realice mayoritariamente en centros especializados, con un alto volumen de CPRE. Además, no hay por el momento unas claras indicaciones para el tratamiento endoscópico de las enfermedades del páncreas, y hay pocos ensayos clínicos bien diseñados que justifiquen el uso de la esfinterotomía pancreática. Asimismo, la mayoría de los estudios realizados tienen un número pequeño de pacientes y se han hecho en centros expertos.

Indicaciones

La esfinterotomía pancreática tiene varias indicaciones relacionadas con enfermedades que afectan al páncreas. También puede ser utilizada para facilitar la canulación biliar en pacientes en los que no se ha conseguido por las técnicas habituales (como ya se ha comentado en apartados anteriores) o utilizarse en la papila menor en pacientes con páncreas *divisum*. En caso de centrarse en las indicaciones puramente pancreáticas, se podrían dividir las indicaciones en términos de tratamiento primario y tratamiento secundario. Esta técnica se puede realizar por sí misma como una modalidad de *tratamiento primario* (tratamiento del esfínter de Oddi y tratamiento del páncreas *divisum*); o puede ser utilizada como una modalidad de *tratamiento secundario* para facilitar una intervención adicional (tratamiento de la pancreatitis crónica-estenosis, litiasis intrapancreáticas-drenaje transpapilar, etc.).

- Tratamiento:
  - Disfunción del esfínter de Oddi (biliar y pancreático).
  - Páncreas *divisum*.
- Tratamiento secundario:
  - Pancreatitis crónica: litiasis intrapancreáticas (asociada o no a litotricia extracorpórea o litotricia intraductal), estenosis ductales.
  - Drenaje transpapilar de colecciones peripancreáticas.
  - Patología ampular.
  - Fístulas pancreáticas.
  - Patología pancreática maligna.

Contraindicaciones

Las contraindicaciones de la esfinterotomía pancreática son las mismas que las comentadas anteriormente para la esfinterotomía biliar.

Equipamientos específicos para realizar el procedimiento

Esfinterotomo y la unidad electroquirúrgica o electrobisturí.

Esfinterotomo

Los esfinterotomos utilizados para la esfinterotomía pancreática no difieren de los empleados para la esfinterotomía biliar, y no hay diseños específicos para la esfinterotomía pancreática. En la actualidad, la mayoría de los endoscopistas utilizan esfinterotomos de tres luces que permiten la canulación con guía y la inyección de contraste simultánea sin la necesidad de retirar la guía. Como se ha comentado anteriormente, hay diferentes diseños en función de las diferentes características de estos. Se categorizan en tres tipos (tracción, empuje y puntiforme), aunque para la esfinterotomía pancreática fundamentalmente se utilizarán los de tracción y los puntiformes.

- Esfinterotomo de tracción. Son los utilizados habitualmente para la esfinterotomía biliar y también serán los empleados con más frecuencia en la esfinterotomía pancreática. Los esfinterotomos estándares de tres luces tienen un diámetro de 4,4-6 Fr, con guías de 0,035 in (v. **Fig. 41-1**). En ocasiones, para la esfinterotomía pancreática muchos endoscopistas prefieren la utilización de esfinterotomos más finos, 3,9-4 Fr, con guías de 0,025 in que pueden facilitar la canulación del conducto pancreático principal y el avance de la guía hasta segmentos distales del conducto de Wirsung, así como la canulación de la papila menor (por ejemplo, en el tratamiento endoscópico del páncreas *divisum*). Asimismo, la utilización de guías con punta más blanda (*floppy*) e hidrofílicas disminuye el traumatismo sobre el conducto pancreático principal y sus ramas, y previene, por tanto, la probabilidad de una pancreatitis posprocedimiento.

- Bisturí puntiforme o *needle knife*. Como en el caso de la esfinterotomía biliar, se usa habitualmente cuando ha fallado la canulación convencional con esfinterotomo de tracción o puede representar una alternativa como primera elección en algunos casos (v. **Fig. 41-3**). Su uso en la esfinterotomía pancreática está menos extendido que en la esfinterotomía biliar.

Unidad electroquirúrgica o electrobisturí

En términos generales, la elección del tipo de corte y coagulación debe ser igual para la esfinterotomía pancreática que para la biliar. Hay evidencia reciente que demuestra que la corriente mixta en modo alterno reduce el riesgo de sangrado respecto a la corriente con corte puro. La mayoría de los endoscopistas utilizan los mismos modos de corriente para la esfinterotomía biliar que para la pancreática. Sin embargo, hay varios estudios aleatorizados controlados realizados en los primeros años de la década de 2000 en los que se demostraba que la corriente con corte puro tenía un menor riesgo de pancreatitis post-CPRE. Esto no se ha confirmado en el último metaanálisis publicado, en el que estos estudios estaban incluidos, lo que demuestra que la corriente mixta en modo alterno tiene un riesgo menor de hemorragia postesfinterotomía.

Técnicas de esfinterotomía pancreática

Esfinterotomía pancreática estándar

La canulación del orificio pancreático difiere de la canulación del conducto biliar (**Fig. 41-6**). Generalmente, el orificio pancreático estará ubicado en el cuadrante inferior derecho de la papila (entre la 1 en punto y las 5 en punto en el reloj). En contraste con la canulación del conducto biliar, la canulación del conducto pancreático principal se realiza habitualmente con el esfinterotomo orientado en una dirección más recta y con una posición más centrada del endoscopio (rotación hacia la izquierda de la rueda lateral). Se recomienda la canulación con guía del conducto pancreático principal, lo que minimiza el riesgo de pancreatitis post-CPRE. La dirección del corte difiere de la utilizada en la esfinterotomía biliar, donde se orienta el corte entre las 11 y la 1 h en las agujas del reloj, y en el caso de la esfinterotomía pancreática la dirección debe ser entre la 1 y las 2 h en las agujas del reloj. En la esfinterotomía pancreática se recomienda la utilización de la parte más distal del hilo de corte, puesto que el diámetro del conducto pancreático es menor que en el conducto biliar.

Algunos expertos abogan por la realización de una esfinterotomía biliar previa a la pancreática con el propósito de facilitar la identificación del orificio pancreático y su posterior canulación, y evitar posibles complicaciones biliares secundarias a la esfinterotomía pancreática (por ejemplo, lesión distal de la vía biliar por la esfinterotomía pancreática o una posible obstrucción de la vía biliar y colangitis por el edema secundario al corte de la esfinterotomía pancreática).

Hay que tener en cuenta que, al realizar una esfinterotomía pancreática después de una esfinterotomía biliar, las referencias anatómicas cambian. El orificio pancreático generalmente se ve en una posición más distal de la habitual (aproximadamente a las 5 en punto en el reloj). La apertura transitoria del conducto pancreático permitirá una mejor visualización. Esto se puede lograr aspirando suavemente el aire en el duodeno con el duodenoscopio.

Hay muy poca evidencia al respecto sobre la realización de una esfinterotomía biliar previa a una pancreática, y como se comentó previamente, la ESGE en la actualidad no recomienda la realización de una esfinterotomía biliar previa a la pancreática, salvo en caso de obstrucción conocida de la vía biliar o presencia de disfunción del esfínter de Oddi.

Después de una esfinterotomía pancreática, se recomienda dejar siempre una prótesis de plástico pancreática como profilaxis de la pancreatitis post-CPRE. Hay que tener en cuenta que esta complicación es siempre más frecuente después de una esfinterotomía pancreática que tras una biliar.

Esfinterotomía pancreática con bisturí puntiforme

Un método alternativo para la realización de una esfinterotomía pancreática es la utilización de un bisturí puntiforme para realizarla. En este caso, siempre se tiene que realizar la esfinterotomía después de la colocación de una prótesis pancreática de plástico, de tal manera que el corte se realiza sobre la prótesis para evitar complicaciones. El principal inconveniente de esta técnica es la necesidad de colocar una prótesis pancreática de plástico previamente a la esfinterotomía, lo

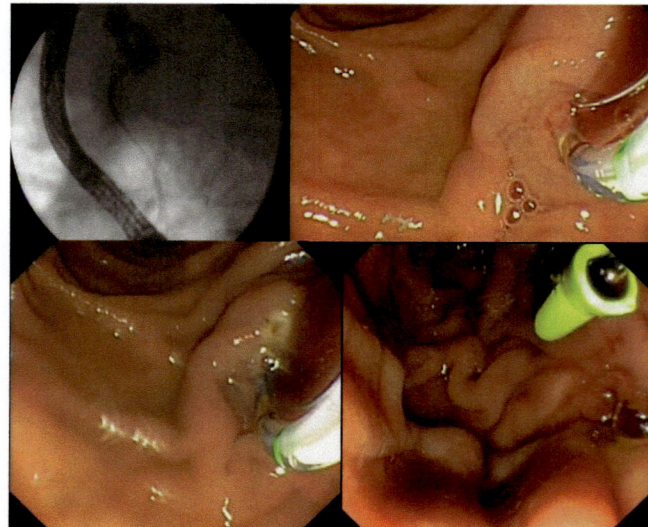

Figura 41-6. Esfinterotomía pancreática.

que no siempre es posible (por ejemplo, en el caso de una estenosis del conducto pancreático principal secundaria a una pancreatitis crónica).

Esfinterotomía de la papila menor

En general, se utiliza el mismo material que para una esfinterotomía de la papila mayor, salvo que se prefiere la utilización de guías de menor diámetro, 0,018-0,025 in, y normalmente con esfinterotomos de 4,4 Fr. A veces, es necesaria la utilización de catéteres de diámetros menores (3-4 Fr) e inyectar secretina para aumentar la secreción pancreática, y así hacer más evidente el orificio papilar y facilitar la canulación. En este caso, se recomienda la instilación previa de azul de metileno sobre la papila menor para optimizar este recurso. Hay que tener en cuenta que la papila menor se encuentra unos 15-20 mm por encima de la papila mayor y con una orientación entre la 1 y las 2 h en el reloj. Para la esfinterotomía de la papila menor, es preferible utilizar una técnica de canulación con guía antes de avanzar el esfinterotomo a través del esfínter papilar para intentar minimizar al máximo el trauma sobre la papila, lo que podría dificultar mucho su canulación. De la misma manera que ocurre con la papila mayor, la tracción hacia fuera del esfinterotomo antes de cortar permite delimitar mejor la estructura papilar y precisar el corte. Se aconseja una dirección del corte entre las 11 y las 12 h en el reloj. A veces, es necesario reposicionar previamente el endoscopio y colocarlo en una posición larga para favorecer una correcta orientación del corte.

PUNTOS CLAVE

- La esfinterotomía endoscópica es un procedimiento esencial de la colangiopancreatografía retrógrada endoscópica (CPRE). La esfinterotomía biliar es habitualmente el primer paso antes de realizar una terapéutica biliar y la responsable de una gran parte de las complicaciones derivadas de la CPRE. La principal indicación es la presencia de cálculos biliares, aunque muchas veces se realiza previamente a la inserción de catéteres o prótesis biliares. La esfinterotomía pancreática tiene varias indicaciones relacionadas con enfermedades que afectan al páncreas. También puede ser utilizada para facilitar la canulación biliar en pacientes en los que no se ha conseguido por las técnicas habituales o utilizarse en la papila *minor* en pacientes con páncreas *divisum*.
- Disponemos de dos tipos principales de esfinterotomía: la técnica estándar y la técnica con precorte. En la mayoría de los casos se intenta primero realizar una esfinterotomía estándar con un esfinterotomo de tracción con guía y utilizando corriente mixta en modo alterno.

BIBLIOGRAFÍA

Bakman Y, Freeman ML. Update on biliary and pancreatic sphincterotomy. Curr Opin Gastroenterol. 2012;28:420-6.

Brugge WR. Endoscopic approach to the diagnosis and treatment of pancreatic disease. Curr Opin Gastroenterol. 2013;29:559-65.

Buscaglia JM, Kalloo AN. Pancreatic sphincterotomy: technique, indications, and complications. World J Gastroenterol. 2007;13:4064-71.

Cotton PB, Durkalski V, Romagnuolo J, Pauls Q, Fogel E, Tarnasky P, et al. Effect of endoscopic sphincterotomy for suspected sphincter of Oddi dysfunction on pain-related disability following cholecystectomy: the EPISOD randomized clinical trial. JAMA. 2014;311:2101-9.

Cotton PB, Williams CB. Therapeutic ERCP. En: Practical gastrointestinal endoscopy, 3rd edition. London: Blackwell; 1990. p. 118-56.

Cremer M, Devière J, Delhaye M, Baize M, Vandermeeren A. Stenting in severe chronic pancreatitis: results of medium-term follow-up in seventy-six patients. Endoscopy. 1991;23:171-6.

Cremer M, Deviere J. Chronic pancreatitis. En: Testoni PA, Tittobello A, eds. Endoscopy in pancreatic disease: diagnosis and therapy. Chicago: Mosby-Wolfe; 1997. p. 99-112.

Delhaye M, Matos C, Devière J. Endoscopic management of chronic pancreatitis. Gastrointest Endosc Clin N Am. 2003;13:717-42.

Dumonceau JM, Andriulli A, Elmunzer BJ, Mariani A, Meister T, Deviere J, et al. Prophylaxis of post-ERCP pancreatitis: European Society of Gastrointestinal Endoscopy (ESGE) Guideline - updated June 2014. Endoscopy. 2014;46:799-815.

Dumonceau JM, Kapral C, Aabakken L, Papanikolaou IS, Tringali A, Vanbiervliet G, et al. ERCP-related adverse events: European Society of Gastrointestinal Endoscopy (ESGE) Guideline. Endoscopy. 2020;52(2):127-49.

Dumonceau JM, Tringali A, Papanikolaou IS, Blero D, Mangiavillano B, Schmidt A, et al. Endoscopic biliary stenting: indications, choice of stents, and results: European Society of Gastrointestinal Endoscopy (ESGE) Clinical Guideline - Updated October 2017. Endoscopy. 2018;50:910-30.

Facciorusso A, Ramai D, Gkolfakis P, Khan SR, Papanikolaou IS, Triantafyllou K, et al. Comparative efficacy of different methods for difficult biliary cannulation in ERCP: systematic review and network meta-analysis. Gastrointest Endosc. 2022;95(1):60-71.

Jakobs R, Reimann JF. Is there a need for dual sphincterotomy in patients with chronic pancreatitis? Endoscopy. 2003;35:250-1.

Kim MH, Myung SJ, Kim YS, Kim HJ, Seo DW, Nam SW, et al. Routine biliary sphincterotomy may not be indispensable for endoscopic pancreatic sphincterotomy. Endoscopy. 1998;30:697-701.

Köksal AŞ, Eminler AT, Parlak E. Biliary endoscopic sphincterotomy: Techniques and complications. World J Clin Cases. 2018;6:1073-86.

Kozarek RA, Ball TJ, Patterson DJ, Brandabur JJ, Traverso LW, Raltz S, et al. Endoscopic pancreatic duct sphincterotomy: indications, technique, and analysis of results. Gastrointest Endosc. 1994;40:592-8.

Li DF, Yang MF, Chang X, Wang NN, Tan FF, Xie HN, et al. Endocut Versus Conventional Blended Electrosurgical Current for Endoscopic Biliary Sphincterotomy: A Meta-Analysis of Complications. Dig Dis Sci. 2019;64(8):2088-94.

Manes G, Paspatis G, Aabakken L, Anderloni A, Arvanitakis M, Ah-Soune P, et al. Endoscopic management of common bile duct stones: European Society of Gastrointestinal Endoscopy (ESGE) guideline. Endoscopy. 2019;51:472-91.

Op den Winkel M, Schirra J, Schulz C, De Toni EN, Steib CJ, Anz D, et al. Biliary Cannulation in Endoscopic Retrograde Cholangiography: How to Tackle the Difficult Papilla. Dig Dis. 2022;40(1):85-96.

Pécsi D, Farkas N, Hegyi P, Balaskó M, Czimmer J, Garami A, et al. Transpancreatic sphincterotomy has a higher cannulation success rate than needle-knife precut papillotomy - a meta-analysis. Endoscopy. 2017;49:874-87.

Soehendra N, Binmoeller KF, Seifert H, Schreiber HW. Therapeutic Endoscopy. Thieme, second edition; 2005. p. 101-13.

Testoni PA, Mariani A, Aabakken L, Arvanitakis M, Bories E, Costamagna G, et al. Papillary cannulation and sphincterotomy techniques at ERCP: European Society of Gastrointestinal Endoscopy (ESGE) Clinical Guideline. Endoscopy. 2016;48:657-83.

Verma D, Kapadia A, Adler DG. Pure versus mixed electrosurgical current for endoscopic biliary sphincterotomy: a meta-analysis of ad- verse outcomes. Gastrointest Endosc. 2007;66:283-90.

Esfinteroplastia

42

J. Espinel Diez y P. Espinel Pinedo

OBJETIVOS

- Conocer los antecedentes y la progresiva instauración de la técnica.
- Presentar los diferentes escenarios en los que la esfinteroplastia está, o no, indicada.
- Reforzar los aspectos técnicos de una correcta realización de la esfinteroplastia.
- Evaluar su eficacia y seguridad tanto a corto como a largo plazo.
- Hacer hincapié en las potenciales ventajas de la esfinteroplastia frente a la esfinterotomía y conocer cómo pueden complementarse.

INTRODUCCIÓN

La coledocolitiasis es una patología biliar frecuente a la que debe enfrentarse el gastroenterólogo. La prevalencia de cálculos en la vesícula (colelitiasis) oscila entre un 10 y 20 %. La coledocolitiasis es una complicación de la litiasis vesicular que ocurre en el 8-15 % de los pacientes con colelitiasis sintomática, aumentando su incidencia con la edad del paciente. Los cálculos situados en el colédoco van a condicionar la aparición de sintomatología en forma de cólicos biliares, asociados o no a complicaciones graves como colangitis, pancreatitis o ictericia obstructiva. Hasta la década de 1970, el tratamiento de la coledocolitiasis fue quirúrgico, y se estimaban tasas de morbilidad y mortalidad en torno al 15 y 3 %, respectivamente. A partir de ese momento, se produjo un importante desarrollo de las técnicas endoscópicas, y la aparición de la colangiopancreatografía retrógrada endoscópica (CPRE) modificó completamente el tratamiento de la coledocolitiasis. Mediante la realización de una esfinterotomía (sección del esfínter biliar de la papila de Vater con corriente de diatermia) se conseguía la resolución endoscópica de este problema en la mayor parte de los pacientes. Si bien la esfinterotomía se considera actualmente la técnica de elección en el tratamiento de la coledocolitiasis, es posible que en determinadas situaciones pueda ser difícil, peligrosa, insuficiente o estar limitada por variaciones anatómicas del área peripapilar. Ante la necesidad de incorporar otra técnica que disminuyera el riesgo de complicaciones de la esfinterotomía, surgió la esfinteroplastia, que implica la inserción de un balón dilatador a través del orificio papilar y la apertura de éste mediante el hinchado del balón, sin necesidad de realizar una sección con corriente del esfínter biliar (esfinterotomía).

Tanto su historia como diferentes escenarios, indicaciones, contraindicaciones, aspectos técnicos, resultados y complica-ciones serán expuestos en diferentes apartados para dar luz a una técnica que día a día viene siendo utilizada por un mayor número de endoscopistas.

La esfinteroplastia fue introducida en el tratamiento de la coledocolitiasis con vistas a disminuir el riesgo de complicaciones asociadas a la esfinterotomía.

HISTORIA

La esfinteroplastia endoscópica fue realizada inicialmente en 1983 por Staritz, quien publicó los resultados obtenidos en un estudio en el que incluyó 15 pacientes que fueron tratados mediante esta técnica con éxito, sin advertirse complicaciones. La potencial ventaja que la esfinteroplastia ofrecía frente a la esfinterotomía fue principalmente evitar el corte del esfínter biliar, reduciendo el riesgo de complicaciones (hemorragia, perforación), y se consideró, además, una razonable opción terapéutica en pacientes que padecieran coledocolitiasis en el contexto de una coagulopatía, o presentaran una cirugía que hubiera modificado la anatomía del tracto digestivo superior (p. ej., Y de Roux, Billroth II) e impidiera una esfinterotomía segura. No obstante, estudios posteriores, publicados principalmente en 2004, pusieron en alerta dicho procedimiento ante los resultados obtenidos. Así, Disario, en un estudio americano multicéntrico, controlado y aleatorizado en el que se comparó la dilatación de la papila (sin esfinterotomía) frente a esfinterotomía en la extracción de coledocolitiasis <10 mm, advirtió que los pacientes tratados mediante esfinteroplastia (dilatación de la papila) presentaron una mayor morbilidad frente a los pacientes tratados con esfinterotomía (17,9 frente a 3,3 %), debido principalmente al alto porcentaje de pancreatitis advertido (15,4 %), ocasionando finalmente el fallecimiento de 2 pacientes. Este estudio, no obstante, presentó algunas limitaciones que se deben considerar, como la variabilidad técnica de los endoscopistas, al participar un número elevado de centros (24 centros), el tiempo de hinchado del balón y la exclusión de pacientes con coagulopatía. También un metaanálisis publicado ese mismo año por Baron mostró un incremento significativo de las tasas de pancreatitis post-CPRE en los pacientes tratados mediante esfinteroplastia en la extracción de coledocolitiasis, incremento del uso de litotricia mecánica e inferiores tasas de éxito clínico, comparado con la esfinterotomía. Todo ello hizo enfriar las expectativas que se habían creado y extender una sensación de temor entre los endoscopistas ante su posible utilización.

Sin embargo, el interés por la esfinteroplastia resurgió tras el estudio publicado por Ersoz sobre el manejo de la coledocolitiasis de difícil extracción. En este estudio, la metodología incorporaba principalmente dos significativas novedades. En primer lugar, se realizaba una pequeña esfinterotomía previa a la dilatación con balón y, en segundo lugar, se utilizaban balones denominados *de gran calibre* (12-20 mm) que, hasta entonces, prácticamente no se habían utilizado. Los buenos resultados obtenidos y la aparente reducción de las tasas de pancreatitis al incorporar una pequeña esfinterotomía previa a la esfinteroplastia hicieron que otros endoscopistas siguieran su ejemplo y presentaran estudios con buenos resultados.

ESCENARIOS DE EMPLEO DE LA ESFINTEROPLASTIA

Los escenarios de empleo de la esfinteroplastia son:
- Primer escenario: empleo de dilatadores estándar (balones dilatadores con diámetros entre 6 y 10 mm).
  La esfinteroplastia descrita inicialmente por Staritz en 1983 no se consideró una verdadera opción terapéutica hasta 10 años después. Durante este período inicial, entre su descripción y los primeros años de la década de 2000, la mayor parte de los estudios publicados pretendían difundir los resultados obtenidos en pacientes seleccionados, con riesgo incrementado de sufrir complicaciones (hemorragia, perforación) o en los que la anatomía implicaba una esfinterotomía imposible o peligrosa (divertículos papilares, Billroth II). También en ese período, diversos estudios comparativos aleatorizados trataron de aclarar el verdadero papel (tasas de éxito, complicaciones, etc.) de la esfinteroplastia frente a la esfinterotomía. El denominador común de esta fase inicial fue que los diámetros de los balones utilizados oscilaban entre 6 y 10 mm (dado que los cálculos que se pretendía extraer presentaban un tamaño <10 mm) y, generalmente, la técnica se realizaba sin una esfinterotomía previa. Los porcentajes de éxito en la extracción fueron altos y alcanzaron cifras entre el 85 y 100 %, si bien algunos estudios pusieron de manifiesto una mayor incidencia de pancreatitis que parecía ensombrecer el futuro de la técnica.

> ! Durante la fase inicial, se empleaban dilatadores estándar (6-10 mm) sin realizar esfinterotomía previa de la papila. Diversos estudios en esta fase inicial advirtieron altas tasas de pancreatitis.

- Segundo escenario: empleo de dilatadores de gran diámetro (balones dilatadores con diámetros entre 12 y 20 mm).
  La dilatación de la papila fue reintroducida en 2003 por Ersoz como procedimiento para obtener una mayor apertura de la papila y facilitar la extracción de cálculos difíciles, utilizándose balones de gran diámetro (12-20 mm). La realización de una pequeña esfinterotomía previa a la esfinteroplastia permitía, teóricamente, separar el orificio biliar y el pancreático, con vistas a que la fuerza expansiva del dilatador se dirigiera más hacia el orificio biliar. Así se trataría de evitar un daño traumático al orificio pancreático, en un intento de disminuir la incidencia y gravedad de la pancreatitis. Las tasas de pancreatitis advertidas fueron similares a las observadas tras una esfinterotomía, lo cual hizo pensar que la esfinterotomía inicial podría tener un efecto beneficioso. No obstante, estudios posteriores, incluido algún metaanálisis, han evidenciado que la realización de dilatación con balón de gran diámetro sin esfinterotomía previa no incrementa de forma significativa las tasas de complicaciones, incluida la pancreatitis. Por lo tanto, actualmente se considera que la realización de esfinterotomía previa a la esfinteroplastia tiene un efecto leve desde la perspectiva de las complicaciones del procedimiento. Sin embargo, se debe prestar atención al hecho de que estos estudios incluyeron pacientes con dilatación del conducto biliar y cálculos grandes.
  Se puede considerar, por tanto, a Ersoz como el padre de la esfinteroplastia con balones de gran diámetro, técnica que se ha extendido con gran éxito hasta estos días en el tratamiento de cálculos difíciles.
  Los balones de dilatación denominados *de gran calibre* (12 a 20 mm) son dilatadores diseñados originalmente para realizar dilataciones esofágicas o pilóricas y han encontrado una utilidad añadida a la hora de realizar esfinteroplastias de la papila de Vater. Con estos balones dilatadores se consiguen aperturas de la papila superiores a las obtenidas con esfinterotomía o con pequeños balones. Su diseño inicial para ser empleados en esófago y píloro condicionó que su uso en la CPRE precisara la utilización de una guía larga, lo cual supuso una sustancial limitación para los endoscopistas que empleaban en CPRE la técnica de guía corta. No obstante, en la actualidad se dispone de balones dilatadores con las modificaciones técnicas necesarias para ser utilizados en este supuesto (**Tabla 42-1** y **Fig. 42-1**).

> ! La dilatación de la papila con balones de gran diámetro (12-20 mm) fue aplicada por Ersoz en el año 2003, como procedimiento para facilitar la extracción de cálculos difíciles.

INDICACIONES

En la actualidad, la esfinteroplastia permite el manejo de la coledocolitiasis en diferentes situaciones en las que el uso de la esfinterotomía podría ser difícil o peligrosa, y tiene un papel fundamental en el manejo de la coledocolitiasis de difícil extracción. La elección del calibre del balón (convencional frente a grande) vendrá determinada por la indicación esta-

Tabla 42-1. Comparación de tipos de esfinteroplastia según el diámetro del balón	
Dilatador estándar	**Dilatador de gran diámetro**
Diámetro del balón: 6-10 mm	Diámetro del balón: 12-20 mm
Cálculos de tamaño pequeño o moderado con vía biliar poco dilatada	Cálculos de gran tamaño con vía biliar muy dilatada
Dilatación sin esfinterotomía previa	Generalmente, dilatación con pequeña esfinterotomía previa

blecida, y se considerará la extracción de cálculos difíciles el principal uso de los dilatadores de gran diámetro.

Las principales indicaciones son:

* Pacientes con riesgo incrementado de hemorragia (hemodiálisis, cirrosis, coagulopatía, papila diverticular, uso de anticoagulantes/antiagregantes) (**Fig. 42-2**).
Una importante ventaja de la esfinteroplastia frente a la esfinterotomía es evitar el sangrado que puede inducir una esfinterotomía. Varios estudios han mostrado en este contexto que la esfinteroplastia puede reducir significativamente dicho riesgo.
* Preservación del esfínter de Oddi en pacientes jóvenes.
Dado que la esfinterotomía condiciona una permanente pérdida de la función del esfínter de Oddi, el reflujo duodeno-biliar puede llegar a presentarse en el 50 % de estos pacientes, siendo casi constante la colonización de bacterias en la vía biliar. La presencia de bacterias en la vía biliar (un lugar estéril en condiciones fisiológicas) y el contenido duodenal pueden causar complicaciones tardías postesfinterotomía como coledocolitiasis recurrente, cambios inflamatorios en la vía biliar y, en teoría, una posible degeneración neoplásica. Con este planteamiento, la esfinteroplastia con balón de hasta 8 mm podría preservar la función del esfínter y reducir principalmente en pacientes jóvenes el riesgo de las complicaciones relacionadas con la esfinterotomía a largo plazo (**Fig. 42-3**).
* Pacientes con esfinterotomía biliar previa.
Algunos pacientes con coledocolitiasis previamente tratada mediante esfinterotomía pueden desarrollar posteriormente nuevos episodios de coledocolitiasis. Diversos estudios han demostrado que la repetición en estos casos de una esfinterotomía se asocia a un incremento del riesgo de complicaciones, especialmente de sangrado papilar. En

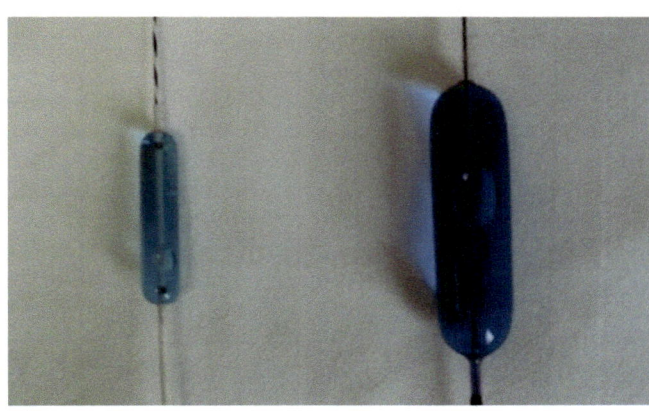

Figura 42-1. Dilatadores estándar y de gran diámetro.

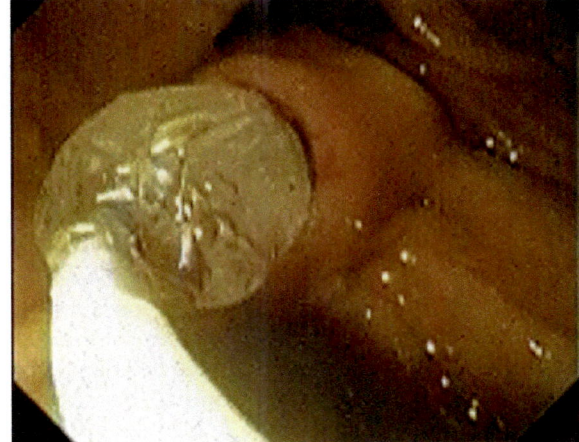

Figura 42-2. Dilatación con balón estándar en paciente con divertículo peripapilar (riesgo aumentado de hemorragia si se realiza esfinterotomía). La dilatación de la papila consigue elevadas tasas de extracción de coledocolitiasis con menor riesgo de sangrado.

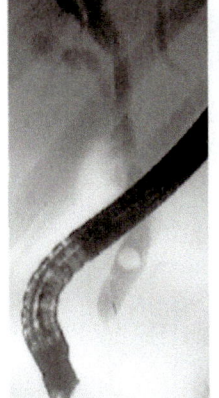 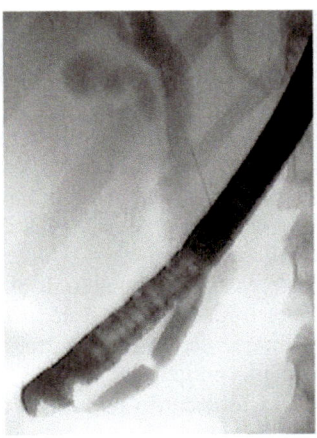 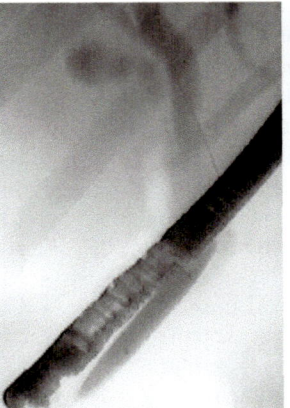 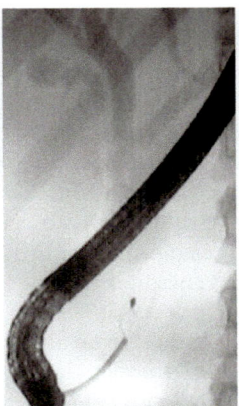 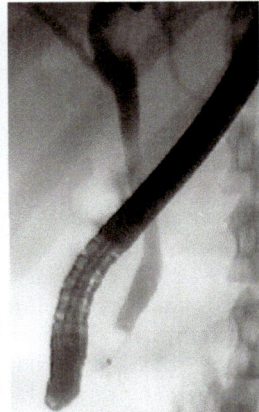

Figura 42-3. Técnica de dilatación con balón estándar en un paciente joven con vistas a preservar la función del esfínter de Oddi.

pacientes con esfinterotomía previa que desarrollan coledo-colitiasis, el endoscopista se enfrentará a una papila neovas-cularizada, con tejido cicatricial, posiblemente estenosada y con notoria pérdida de los márgenes de referencia y seguridad. Por ello, en esta situación, la esfinteroplastia puede aportar una extracción de la coledocolitasis más segura. Diversos estudios han mostrado, en esta indicación, tasas de extracción de coledocolitiasis en torno al 97 % y sólo algún caso de pancreatitis leve.

- Variaciones anatómicas naturales:
  - Divertículo papila. La prevalencia del divertículo papilar aumenta con la edad y se ha comunicado hasta en el 65 % de las personas mayores. El divertículo papilar puede hacer que una esfinterotomía controlada sea más difícil y aumente el riesgo de complicaciones, principalmente de hemorragia. En este contexto, la realización de una esfinteroplastia permitirá conseguir la apertura papilar de forma sencilla y con menor riesgo de sangrado.
- Modificaciones anatómicas quirúrgicas (Billroth II, Y de Roux).

El hallazgo de coledocolitiasis en pacientes con anatomía intestinal alterada quirúrgicamente no es un hecho infrecuente y supone un auténtico reto para el endoscopista. La CPRE en ellos va a ser técnicamente desafiante por la dificultad que condiciona la modificación anatómica, la canulación de la papila en una posición alterada y la falta de accesorios de CPRE necesarios para ser utilizados a través de endoscopios de longitud larga.

En pacientes con reconstrucción tipo Billroth II, *bypass* gástrico en Y de Roux, el acceso enteral hasta alcanzar la papila va ser difícil mediante el endoscopio y, además, la papila va a tener que ser abordada en una situación invertida respecto a un paciente sin esta alteración anatómica. Generalmente, en el Billroth II se suele usar un duodenoscopio de visión lateral o un gastroscopio terapéutico de visión frontal, mientras que en el caso de una Y de Roux se precisa el empleo de un enteroscopio para conseguir acceder a la papila. En ambas situaciones, se requieren dispositivos especiales, que no siempre están al alcance del endoscopista.

Por lo expuesto, es fácil entender que la realización de una esfinterotomía en la dirección adecuada (biliar) puede resultar muy difícil, frente a la opción de realizar una dilatación con un balón que va a permitir un mayor control de la apertura de la papila para, posteriormente, conseguir la extracción de los cálculos. Jang *et al.* publicaron la extracción completa de los cálculos de la vía biliar tras realizar una esfinteroplastia sin esfinterotomía previa en 40 pacientes con gastrectomía Billroth II y cálculos difíciles sin ninguna complicación grave. Otros estudios han mostrado altas tasas de extracción completa de cálculos mediante esfinteroplastia (96,7-100 %). Dichas tasas fueron mejores que las tasas de éxito para la extracción de cálculos (81,3-100 %) usando esfinterotomía, y únicamente se advirtió algún caso de pancreatitis post-CPRE leve y leve-moderada. También se han descrito casos de sangrado posterior sin repercusión clínica, y son anecdóticos los casos de perforación u otras complicaciones graves.

CPRE en pacientes con anatomía modificada quirúrgicamente:

1. La realización de una CPRE en un paciente con anatomía enteral modificada quirúrgicamente requiere un claro conocimiento previo de la nueva anatomía del paciente (tipo de cirugía, ¿papila intacta?, anastomosis bilioentérica, etc.):
   - Entender la anatomía posquirúrgica y saber las longitudes de las asas reconstruidas.
   - Conocer el tipo de anastomosis bilioentéricas realizadas.
   - Discusión previa con el cirujano.
   - Revisión del historial clínico y pruebas radiológicas.
2. Dicho conocimiento permitirá elegir la mejor opción terapéutica para el paciente y el acceso recomendado a la vía biliar, así como el tipo de endoscopio a utilizar.
3. Ofrecer al paciente y familiares la información más exacta posible respecto a los objetivos, riesgos y beneficios del procedimiento elegido, así como las alternativas existentes.

Puntos clave en la realización de una CPRE en pacientes con anatomía modificada quirúrgicamente:

1. Intubar el asa intestinal:
   - Billroth II:
     - El asa aferente a intubar comunica a menudo con el muñón gástrico en un ángulo agudo. La intubación con duodenoscopio conlleva un mayor riesgo de perforación de la anastomosis.
   - Y de Roux:
     - Precisa el empleo de un enteroscopio.
2. Localizar la papila.
3. Canular la papila.
4. Realizar el tratamiento que permita ensanchar el orificio papilar:
   - Esfinterotomía: uso de esfinterotomos modificados para conseguir la adecuada orientación del esfínter biliar (rotables, etc.), realizar esfinterotomía de aguja sobre prótesis plástica biliar.
   - Esfinteroplastia: uso de balón dilatador que amplía de forma homogénea el orificio papilar. Además, el empleo de un balón dilatador va a ser fundamental si el paciente carece de papila y tiene una anastomosis hepaticoyeyunal.

- Coledocolitiasis de difícil extracción.

La coledocolitiasis de difícil extracción actualmente queda definida por alguno de los siguientes criterios:

- Cálculos con un diámetro grande (> 1,5 cm).
- Gran número de cálculos en colédoco.
- Morfología cuboidal de los cálculos («en pistón» o «en barril»).
- Localización de difícil acceso de los cálculos en la vía biliar (conductos intrahepáticos, conducto cístico).
- Factores anatómicos de la vía biliar:
  - Calibre del conducto biliar distal al cálculo, inferior al tamaño del cálculo.
  - Morfología sigmoidea o en doble curva.
  - Cálculos impactados en colédoco.
- Factores anatómicos que dificulten el acceso a la papila:
  - Divertículo peripapilar.
  - Modificaciones quirúrgicas (Billroth II, Y de Roux).
- Estado del paciente:
  - Mal estado general.

- Edad avanzada.
- Predisposición al sangrado.

La tasa de extracción de los cálculos mediante CPRE en pacientes con coledocolitiasis de difícil extracción oscila entre el 77 y el 90 %, y frecuentemente se requiere la realización de varios procedimientos (CPRE) o el empleo de técnicas adicionales (esfinteroplastia, litotricia de los cálculos, colangioscopia) (**Tabla 42-2**).

Cálculos de difícil extracción (criterios):
- Gran tamaño (>15 mm).
- Morfología irregular.
- Múltiples.
- Localización difícil: impactado, por encima de una estenosis, en el conducto cístico, intrahepáticos).
- Modificación quirúrgica de la anatomía del tracto digestivo superior.

Cálculos de difícil extracción (consenso):
- La dilatación con balón de gran diámetro puede usarse como método primario de extracción de coledocolitiasis de difícil extracción.
- La tasa de éxito de la dilatación con balón de gran diámetro con previa y limitada esfinterotomía es similar a la conseguida con esfinterotomía sola.
- La tasa de efectos adversos con la dilatación con balón de gran diámetro con previa y limitada esfinterotomía es inferior que la advertida con esfinterotomía sola.
- La dilatación con balón de gran diámetro es considerada actualmente el tratamiento de primera elección de cálculos de gran tamaño, pero debe evitarse en casos de estenosis de coledoco.
- Algunos detalles de la técnica, como la duración de la dilatación o la necesidad de realizar esfinterotomía previa, pueden ser aún cuestionables.
- La dilatación con balón de gran diámetro puede ser particularmente útil en casos de anatomía modificada quirúrgicamente o en casos de divertículo peripapilar.

CONTRAINDICACIONES

La esfinteroplastia es una opción terapéutica eficaz y segura. No obstante, actualmente se considera que debería evitarse en:

- Pacientes con estenosis de coledoco distal.
- Pacientes sin dilatación de la vía biliar.

ASPECTOS TÉCNICOS

Tras canular la vía biliar, realizar el colangiograma y advertir litiasis en el coledoco, se pasa una guía de 0,035 in, que queda alojada en el interior de la vía biliar. A continuación, se realiza una esfinterotomía de tamaño pequeño o medio (1/3 a 1/2 de la distancia al techo papilar). Este *tamaño de esfinterotomía* permite posiblemente disminuir tanto el riesgo de pancreatitis como de sangrado. Sin embargo, algunos estudios retrospectivos, con menor nivel de evidencia, debido al pequeño número de pacientes, han mostrado similares resultados tras realizar una esfinterotomía de tamaño normal. A continuación, se pasa un catéter dilatador tipo balón de 5 Fr

Tabla 42-2. Indicaciones y diámetro del balón que se vaya a emplear

Dilatador estándar (6-10 mm)	Dilatador de gran diámetro (12-20 mm)
Riesgo aumentado de hemorragia	Riesgo aumentado de hemorragia
Variantes anatómicas: • Esfinterotomía biliar previa • Divertículo peripapilar • Billroth II • Y de Roux	Variantes anatómicas: • Esfinterotomía biliar previa • Divertículo peripapilar • Billroth II • Y de Roux
¿Preservar la función del esfínter de Oddi? (dilatador ≤ 8 mm)	Coledocolitiasis de difícil extracción

sobre dicha guía. El diámetro del balón elegido depende del tamaño del cálculo mayor y del diámetro del coledoco. Algunos autores limitan el tamaño del balón a 15 mm por miedo a perforación. No obstante, se ha publicado con éxito el empleo de balones de 20 mm cuando las circunstancias anatómicas del cálculo y coledoco lo permitían. El balón se coloca en la papila, más concretamente en su porción media. A partir de ese momento, se inicia la dilatación, rellenando el balón de forma lenta y gradual con contraste diluido, realizando un control de la dilatación, tanto de forma endoscópica como radiológica, para mantener la posición correcta del balón y observar la gradual desaparición de la típica hendidura que ejerce el esfínter biliar sobre el balón (**Fig. 42-4**). Una vez conseguida la desaparición de la hendidura, que indica que se ha conseguido dilatar el esfínter, generalmente se mantiene el balón insuflado durante unos segundos (30-60 s) para asegurar la completa dilatación del esfínter antes de deshincharlo y retirarlo. No obstante, el tiempo ideal que debe mantenerse el balón insuflado es controvertido, y en diferentes estudios ha sido tan heterogéneo como oscilaciones entre breves segundos a 5 minutos. Es importante considerar que, si la hendidura persiste o se advierte una notable resistencia a la dilatación, probablemente esté reflejando la existencia de una estenosis oculta que incremente el riesgo de perforación. En estos casos, se recomienda finalizar el proceso de dilatación. Tras la dilatación, el aspecto del orificio papilar será un amplio orificio redondo (en vez de triangular, como ocurre tras la

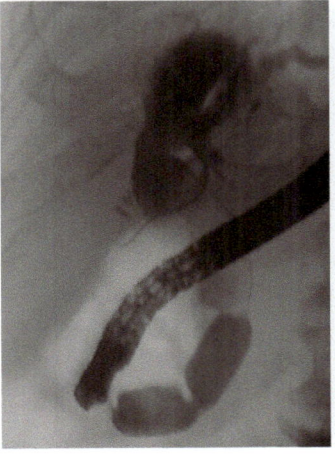
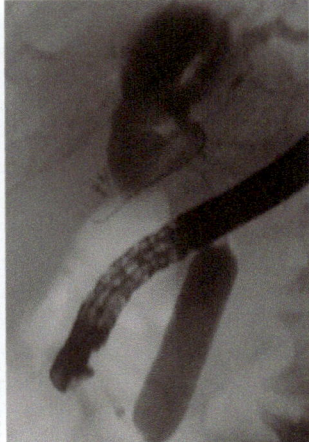

Figura 42-4. Desaparición de la hendidura que provoca el esfínter biliar.

esfinterotomía) que facilitará tanto la entrada de los instrumentos accesorios (cestas, balones, colangioscopio, etc.) a la vía biliar como la extracción de los cálculos.

- El balón dilatador.
  Actualmente, la mayoría de los expertos recomiendan seleccionar el diámetro del balón que se vaya a utilizar de tal forma que no exceda del diámetro del conducto biliar y del diámetro corto del cálculo. Al realizar la dilatación, aparece una muesca en la parte central del balón que traduce la localización del esfínter de Oddi. Dicha muesca va desapareciendo según va progresando la dilatación. Sin embargo, la persistencia de la muesca o la continua resistencia a su desaparición tras alcanzar el 75 % de la presión prevista pondrán punto final a la dilatación ante el riesgo de perforación. En estos casos, es posible que exista una estenosis del conducto biliar distal y que sea más seguro abstenerse de aplicar una presión adicional.
  Aunque actualmente no hay estudios que examinen la velocidad de la dilatación con balón, se recomienda que el inflado del balón se realice lentamente y de forma gradual para evitar un posible sangrado o perforación causados por una dilatación rápida.
  Con respecto al *tiempo* requerido para mantener la dilatación con balón, no hay líneas claras de evidencia y los informes varían entre aquellos que indican la dilatación en un tiempo corto de 5 a 15 segundos, o hasta inmediatamente después de que la cintura desaparezca, a informes que indican que la dilatación debería ser realizada durante un largo período de tiempo, entre 2 y 5 minutos. Un estudio controlado y aleatorizado comparó los resultados respecto al tiempo de dilatación entre 30 y 60 s. No se observaron diferencias significativas en la tasa de extracción de cálculos (86 frente al 85 %; $p= 0,5$) y complicaciones (hemorragia: 3,1 frente al 6,7 %; $p= 0,2$; perforación: 1,6 frente al 1,7 %; $p= 0,9$, y pancreatitis: 3,1 frente al 3,3 %; $p= 0,9$). Otro estudio en el que se emplearon balones dilatadores de 10 mm mostró que el grupo al que se dilató durante 5 minutos mejoró la eficacia en la extracción y menores tasas de pancreatitis, comparado con el grupo con dilatación convencional de 1 minuto. A la espera de mayores datos, la guía internacional recomienda un tiempo de dilatación de 30-60 segundos después de la desaparición de la muesca.

RESULTADOS

Las tasas de éxito de extracción de coledocolitiasis tras la esfinteroplastia oscilan entre el 85 y 100 %, según las series. Hay que tener en cuenta que la definición de éxito en la extracción de coledocolitiasis varía según los estudios, pues algunos autores consideran éxito sólo cuando tras la dilatación se consigue la extracción del cálculo, desestimando procedimientos adicionales a la dilatación.

- Dilatadores estándar: estudios comparativos asiáticos entre dilatación con balón estándar frente a esfinterotomía han mostrado similares resultados tanto en las tasas de éxito en

la extracción (99,3 frente al 100 %) como en la de complicaciones (14,5 frente al 11,8 %). En contraste, estudios europeos y americanos han advertido similares o inferiores tasas de éxito, mayor frecuencia de empleo de litotricia mecánica, superiores tasas de pancreatitis e inferiores tasas de sangrado papilar en los pacientes tratados con esfinteroplastia frente a esfinterotomía. Las tasas de perforación parecen ser iguales entre ambos estudios. El empleo de litotricia mecánica, como técnica de rescate requerida con mayor frecuencia tras la realización de esfinteroplastia, estaría basada en que ésta no conseguiría ampliar tanto el orificio papilar como con la esfinterotomía. Esta afirmación contrasta con lo advertido en la esfinteroplastia con balones de gran diámetro en pacientes con cálculos grandes o múltiples, donde la esfinteroplastia permite la extracción de los cálculos en la mayor parte de los pacientes, disminuyendo la necesidad de realizar litotricia.

> **!** La esfinteroplastia con dilatadores estándar (pequeños) ha mostrado similares tasas de éxito en la extracción de coledocolitiasis, con una mayor incidencia de pancreatitis respecto a la esfinterotomía.

- Dilatadores de gran diámetro: actualmente, cuando se emplean balones dilatadores de gran diámetro, la tasa de extracción de cálculos es del 80,9 al 89 % para el tratamiento inicial y, en última instancia, del 95,2 al 100 % para la extracción completa de cálculos. Las tasas de complicaciones no difieren respecto a las advertidas mediante esfinterotomía, incluida la pancreatitis, que se sitúa en torno al 1,6 %. Como se apuntaba anteriormente, varios estudios han revelado que es más eficaz frente a la esfinterotomía sola a la hora de extraer cálculos difíciles, acortar el tiempo de procedimiento y conseguir una tasa significativamente más baja de empleo de litotricia mecánica. En el caso de cálculos grandes, ensanchar la abertura del conducto biliar ampliamente mediante dilatadores de gran diámetro permite la extracción sin romper el cálculo, lo que puede acarrear beneficios adicionales como realizar un procedimiento más corto y una menor exposición fluoroscópica.
  Respecto a la opción de realizar una pequeña esfinterotomía o no, antes de realizar la dilatación con balón de gran diámetro, no se han advertido diferencias significativas en la tasa final de extracción de cálculos (96,5 frente al 97,2 %; $p= 0,432$); sin embargo, la tasa de extracción inicial ha sido significativamente menor en dilatación con balón de gran diámetro sin esfinterotomía que con esfinterotomía (76,2 frente al 84,0 %; $p= 0,001$).
- Tiempo de procedimiento: actualmente la dilatación con balón de gran diámetro en pacientes seleccionados ha demostrado disminuir el tiempo de procedimiento y de fluoroscopia, tanto en pacientes tratados inicialmente con esta técnica como en casos de coledocolitiasis recurrente tras esfinterotomía. Aparte de los beneficios directos que se derivan de lo expuesto, de forma indirecta los costes del procedimiento se verán descendidos.
- Dilatación con balón de gran diámetro en pacientes que usan fármacos anticoagulantes/antitrombóticos: las directrices de consenso internacional para dilatación con balón

de gran diámetro recomiendan dilatación sin esfinterotomía cuando es difícil suspender la terapia anticoagulante. Sin embargo, no hay evidencia clara para el manejo de los agentes antitrombóticos cuando se realiza una dilatación con balón de gran diámetro sin esfinterotomía, y se necesitan estudios adicionales con respecto a la seguridad.

- Dilatación con balón de gran diámetro previa esfinterotomía en pacientes con marcapasos y desfibriladores implantados: la dilatación con balón no tiene un mecanismo eléctrico y, por lo tanto, se cree que no tiene ningún efecto sobre los marcapasos cardíacos y los desfibriladores implantados. Sin embargo, cuando se realiza la dilatación con balón asociada a una esfinterotomía, existe la preocupación de que, al realizar la esfinterotomía, los generadores de alta frecuencia puedan causar interferencias, y no se puede afirmar que su seguridad haya sido completamente establecida.

Según la opinión de los expertos y las pautas de la American Society for Gastrointestinal Endoscopy (ASGE), en este contexto, un cardiólogo debe ser consultado adecuadamente con respecto a la condición del paciente, el tipo de marcapasos y el método de manejo.

COMPLICACIONES

La incidencia de complicaciones precoces asociadas con la esfinteroplastia varía del 0 al 22,5 % e incluye pancreatitis aguda (0-13,2 %), sangrado (0-10 %), perforación (0-2,5 %) y colangitis (0-5 %). Varios metaanálisis indican que la esfinteroplastia con balón de gran diámetro y esfinterotomía previa tiene una incidencia de complicaciones comparable o inferior que la esfinterotomía. En los últimos años, han aparecido estudios en los que se ha realizado esfinteroplastia con balón de gran diámetro sin esfinterotomía, sin advertirse diferencias significativas en la tasa de complicaciones frente a esfinteroplastia con balón de gran diámetro con esfinterotomía (6,5 frente al 7,2 %; $p= 0,858$). Un estudio que incluyó tres grupos de tratamiento (esfinteroplastia con esfinterotomía/esfinteroplastia sin esfinterotomía/esfinterotomía) no encontró diferencias significativas en la tasa de complicaciones (5,9, 4,7 y 7,7 %, respectivamente; $p= 1,000$). Las principales complicaciones son:

- Pancreatitis: la dilatación con balón de la papila ha sido considerada desde sus inicios como una causa de incremento de incidencia de pancreatitis. En estudios más recientes, la aparición de pancreatitis parece ser más frecuente en pacientes en los que se emplean dilatadores estándar (6-10 mm) que cuando se realiza dilatación con balones de gran diámetro (12-20 mm) y, en su mayoría, rebaten el concepto previo de que la dilatación con balón era una causa de incremento de las tasas de pancreatitis. Diversos autores argumentan que el balón es inocente y que la pancreatitis puede ser el resultado del traumatismo ejercido en la papila en el momento de la canulación o durante los procedimientos de extracción realizados tras la dilatación. Así, se puede considerar que una adecuada dilatación de la papila que permita crear una amplia desembocadura biliar facilitará la entrada de los instrumentos empleados en la extracción de los cálculos, evitando adicionales traumatismos al conducto pancreático.

Numerosos estudios han evidenciado que no existen diferencias significativas en la incidencia de pancreatitis entre la dilatación con balón de gran diámetro con esfinterotomía previa y la esfinterotomía sola. Igualmente, la dilatación con balón de gran diámetro sin esfinterotomía previa no ha mostrado cifras significativamente superiores a las advertidas en pacientes con dilatación de gran diámetro y esfinterotomía.

- Sangrado: en diversos estudios, la tasa de sangrado ha sido advertida entre el 0 y 9 % de los pacientes; sin embargo, la mayor parte de los casos fueron considerados como leves o moderados. En la actualidad, el mecanismo subyacente al sangrado después de una esfinteroplastia no está aclarado. Algunos estudios han evidenciado que la dilatación con balón de gran diámetro previa esfinterotomía extensa presenta una incidencia significativamente mayor de hemorragia que la dilatación con balón de gran diámetro previa esfinterotomía limitada ($p < 0,001$; OR = 3,33) y la dilatación con balón de gran diámetro sin esfinterotomía ($p= 0,049$; OR = 2,17). Por lo tanto, diversos autores actualmente indican que la hemorragia después de la dilatación con balón de gran diámetro es causada por la esfinterotomía.

El tratamiento de primera línea para el sangrado después de la dilatación con balón de gran diámetro es la hemostasia endoscópica. La primera opción es intentar la hemostasia endoscópica, como en el caso de la esfinterotomía. Existen varias posibilidades que pueden seleccionarse a discreción del endoscopista, según la situación. Éstas incluyen inyección local de epinefrina, presión con balón, uso de pinzas hemostáticas y coagulación con plasma de argón. En los últimos años, se han presentado casos de hemostasia logrados con la colocación temporal de un *stent* metálico recubierto. Cuando la hemostasia endoscópica no es posible, se considerará la embolización angiográfica o la hemostasia quirúrgica, según la situación.

- Perforación: la perforación es la complicación más grave de este procedimiento, si bien es muy poco frecuente. La incidencia de perforación tras una dilatación estándar se estima entre el 0 y 2 %, del 0-1,7 % tras dilatación con balón de gran diámetro previa esfinterotomía y del 0-2,5 % tras dilatación con balón de gran diámetro sin esfinterotomía. Las principales causas de perforación se relacionan con la existencia de una estenosis distal del colédoco, así como a una excesiva insuflación del balón. La aparición de una fuerte resistencia a la dilatación, la persistencia de la hendidura y la aparición de intenso dolor durante el insuflado del balón deben ser aspectos que obliguen a detener el proceso de dilatación.

El diagnóstico de la perforación se realiza mediante imágenes endoscópicas o imágenes radiológicas. Puede advertirse aire libre rodeando el hígado o el riñón, o fuga de medio de contraste en el área peripapilar. Sin embargo, el aire libre puede ser difícil de confirmar durante el procedimiento; por lo tanto, en el caso de una sospecha de perforación, una tomografía computarizada debe confirmar el diagnóstico. El enfisema retroperitoneal puede convertirse en neumotórax y enfisema subcutáneo, por lo que se necesita un manejo sistémico cuidadoso. Tras el diagnóstico de perforación, deben administrarse antibióticos y colocarse una sonda nasogástrica. Un cirujano debe ser consultado de inmediato. En general, se piensa que las perforaciones ocurridas tras dilatación con balón grande se producen cerca de la papila o el conducto biliar. El tratamiento quirúrgico está indicado cuando no se observa mejoría con el tratamiento conservador, y es importante considerar que el pronóstico empeora si el diagnóstico y el tratamiento se retrasan.

Respecto a las complicaciones a largo plazo, en líneas generales parecen ser similares a las advertidas en pacientes con esfinterotomía:

- Coledocolitiasis recurrente: la tasa de recurrencia de coledocolitiasis después de la esfinteroplastia se sitúa en torno al 4,4-14,5 %. El principal factor de riesgo asociado con la recurrencia de los cálculos del conducto biliar después de la esfinteroplastia es similar al asociado después de la esfinterotomía: la existencia de un gran diámetro del conducto biliar. En caso de recurrencia, la realización de una nueva dilatación de la papila parece ser el tratamiento más eficaz y seguro.

- Otras complicaciones tardías: además de la coledocolitiasis recurrente, las complicaciones tardías de la esfinteroplastia incluyen la colecistitis (5-10 %) y la colangitis (4 %). La colangitis a menudo se acompaña de cálculos recurrentes de la vía biliar; sin embargo, se ha informado la incidencia de colangitis sin cálculos recurrentes en el conducto biliar en el 2,8 %.

Se asume que, en comparación con la esfinterotomía, la esfinteroplastia con esfinterotomía no aumenta claramente el riesgo de complicaciones tardías. Tampoco está clara la asociación entre la esfinteroplastia y la aparición posterior de cáncer de las vías biliares (Tabla 42-3).

Tabla 42-3. Consejos para evitar graves complicaciones durante la esfinteroplastia	
Dilatador estándar (6-10 mm)	**Dilatador de gran diámetro (12-20 mm)**
Usar un balón algo más pequeño que el diámetro del colédoco	El máximo diámetro del balón inflado no debe exceder el diámetro del colédoco. Se recomienda una pequeña esfinterotomía previa a la esfinteroplastia
Hinchar el balón de forma lenta y gradual	Hinchar el balón de forma lenta y gradual
Si la hendidura del balón se mantiene tras 2-3 segundos de la máxima insuflación, parar el procedimiento inmediatamente	Si se mantiene la hendidura tras la dilatación del 75-80 % de la presión prevista, parar el procedimiento inmediatamente
Monitorizar tras el procedimiento posibles complicaciones (pancreatitis, sangrado, perforación)	Monitorizar tras el procedimiento posibles complicaciones (pancreatitis, sangrado, perforación)

PUNTOS CLAVE

- La esfinteroplastia con balones de gran diámetro (>12 mm) puede realizarse con o sin esfinterotomía previa a dicha dilatación.
- La esfinteroplastia con balones de gran diámetro (>12 mm) puede ser utilizada como una alternativa a la litotricia.
- La esfinteroplastia con balones de gran diámetro (>12 mm) puede ser utilizada como método inicial de extracción si se han advertido cálculos de gran tamaño en la vía biliar.
- Cuando la extracción de cálculos convencionales falla tras una esfinterotomía, se puede considerar la realización de una esfinteroplastia.
- En pacientes con estenosis del colédoco distal o con vía biliar no dilatada, la esfinteroplastia con balón de gran diámetro debe evitarse, dado el riesgo aumentado de perforación.
- En pacientes con coagulopatía, la esfinteroplastia sin esfinterotomía previa es preferible a la esfinteroplastia con esfinterotomía previa.
- El diámetro máximo del balón utilizado durante una esfinteroplastia no debería exceder el diámetro del colédoco distal.
- El balón debería ser inflado de forma lenta y gradual.
- La duración habitual de la dilatación suele ser entre 30 y 60 segundos tras la desaparición de la hendidura en el balón.
- La tasa de éxito de la esfinteroplastia con balón de gran diámetro realizando previamente esfinterotomía es comparable a la obtenida con esfinterotomía sola.
- Las tasas de éxito de la esfinteroplastia con balón de gran diámetro con y sin esfinterotomía previa son comparables.

- La esfinteroplastia con balones de gran diámetro (>12 mm) y esfinterotomía previa puede reducir la necesidad de litotricia.
- La presencia de un divertículo peripapilar puede no incrementar el riesgo de complicaciones en pacientes que son tratados mediante esfinteroplastia con balones de gran diámetro.
- En pacientes con anatomía modificada quirúrgicamente, la esfinteroplastia con balón de gran diámetro puede ser segura y eficaz a la hora de extraer los cálculos de la vía biliar.
- En pacientes con esfinterotomía realizada como tratamiento de coledocolitiasis previas, la esfinteroplastia con balón de gran diámetro sin repetición de la esfinterotomía puede ser eficaz y segura en el tratamiento de coledocolitiasis recurrente.
- La incidencia de complicaciones en pacientes con la esfinteroplastia con balones de gran diámetro asociada a esfinterotomía previa es inferior a la observada mediante esfinterotomía sola en pacientes con cálculos de difícil extracción.
- La esfinteroplastia con balones de gran diámetro puede no incrementar el riesgo de pancreatitis.
- La esfinteroplastia con balones de gran diámetro y esfinterotomía previa extensa puede incrementar el riesgo de sangrado papilar.
- La esfinteroplastia con balones de gran diámetro y esfinterotomía previa tiene una tasa de perforación similar a la de la esfinterotomía sola.

BIBLIOGRAFÍA

Aziz M, Khan Z, Haghbin H, Kamal F, Sharma S, Lee-Smith W, et al. Endoscopic sphincterotomy vs papillary large balloon dilation vs combination modalities for large common bile duct stones: a network meta-analysis. Endosc Int Open. 2022 Dec 15;10(12):E1599-607.

Doshi B, Yasuda I, Ryozawa S, Lee GH. Current endoscopic strategies for managing large bile duct. Digestive Endoscopy. 2018;30:59-66.

Ersoz G, Tekesin O, Ozutemiz AO, Gunsar F. Biliary sphincterotomy plus dilation with a large balloon for bile duct stones that are difficult to extract. Gastrointest Endosc. 2003;57:156-9.

Espinel J, Muñoz F, Vivas S, Domínguez A, Linares P, Jorquera F, et al. Dilatación de la papila de Vater en el tratamiento de la coledocolitiasis en pacientes seleccionados. Gastroenterol Hepatol. 2004;27:6-10.

Espinel J, Pinedo E. Dilatación de la papila de Vater con balón de gran diámetro para la extracción de coledocolitiasis. Rev Esp Enferm Dig. 2008; 100: 632-6.

Espinel J, Pinedo E, Olcoz JL. Large hydrostatic balloon for choledocholithiasis. Rev Esp Enferm Dig. 2007;99:33-8.

Gómez V, Petersen BT. Endoscopic Retrograde Cholangiopancreatography in Surgically Altered Anatomy. Gastrointest Endoscopy Clin N Am. 2015;25:631-56.

Grande G, Cocca S, Bertani H, Caruso A, Pigo' F, Mangiafico S, et al. Dilation assisted stone extraction for complex biliary lithiasis: Technical aspects and practical principles. World J Gastrointest Endosc. 2021 Feb 16;13(2):33-44. doi: 10.4253/wjge.v13.i2.33. PMID: 33623638; PMCID: PMC7890407.

Itoi T, Ryozawa S, Katanuma A, Okabe Y, Kato H, Horaguchi J, et al. Japan Gastroenterological Endoscopy Society guidelines for endoscopic papillary large balloon dilation. Digestive Endoscopy. 2018;30(3):293-309.

Jeong SU, Moon SH, Kim MH. Endoscopic papillary balloon dilation: Revival of the old Technique. World J Gastroenterol. 2013;19(45):8258-68.

Jin PP, Cheng JF, Liu D, Mei M, Xu ZQ, Sun LM. Endoscopic papillary large balloon dilation vs endoscopic sphincterotomy for retrieval of common bile duct stones: A meta-analysis. World J Gastroenterol. 2014;20(18):5548-56.

Kedia P, Tarnasky PR. Endoscopic Management of Complex Biliary Stone Disease. Gastrointest Endoscopy Clin N Am. 2019;29:257-75.

Kim TH, Kim JH, Seo DW, Lee DK, Reddy ND, Rerknimitr R, et al. International consensus guidelines for endoscopic papillary large-balloon dilation. Gastrointest Endosc. 2016;83:37-47.

Lai KH, Chan HH, Tsai TJ, Cheng JS, Hsu PI. Reappraisal of endoscopic papillary balloon dilation for the management of common bile duct stones. World J Gastrointest Endosc. 2015;7(2):77-86.

Lee A, Shah JN. Endoscopic Approach to the Bile Duct in the Patient with Surgically Altered Anatomy. Gastrointest Endoscopy Clin N Am. 2013;23:483-504.

Manes G, Paspatis G, Aabakken L, Anderloni A, Arvanitakis M, Ah-Soune P, et al. Endoscopic management of common bile duct stones: European Society of Gastrointestinal Endoscopy (ESGE) guideline. Endoscopy. 2019;51:472-91.

Nakai Y, Sato T, Hakuta R, Ishigaki K, Saito K, Saito T, et al. Management of Difficult Bile Duct Stones by Large Balloon, Cholangioscopy, Enteroscopy and Endosonography. Gut Liver. 2020 May 15;14(3):297-305.

Phillpotts S, Webster G, Arvanitakis M. Endoscopic Management of Complex Biliary Stones. Gastrointest Endosc Clin N Am. 2022 Jul;32(3):477-92.

Rouquette O, Bommelaer G, Abergel A, Poincloux L. Large balloon dilation post endoscopic sphincterotomy in removal of difficult common bile duct stones: A literatura review. World J Gastroenterol. 2014;20(24):7760-6.

Sakai Y, Tsuyuguchi T, Kawaguchi Y, Hirata N, Nakaji S, Kitamura K, et al. Endoscopic papillary large balloon dilation for removal of bile duct stones. World J Gastroenterol. 2014;20(45):17148-54.

Staritz M, Ewe K, Meyer zum Büschenfelde KH. Endoscopic papillary dilatation, a possible alternative to endoscopic papillotomy. Lancet. 1982;1:1306-7.

Extracción de cálculos biliares

43

G. Cacho Acosta y J. M. Fernández Font

OBJETIVOS

- Conocer los dispositivos más habituales en el tratamiento endoscópico de las coledocolitiasis.
- Entender las técnicas de extracción de coledocolitiasis.
- Ser capaces de reconocer y manejar en primera instancia las complicaciones más frecuentes durante la extracción de coledocolitiasis.

INTRODUCCIÓN

La coledocolitiasis única o múltiple es la indicación más frecuente de colangiopancreatografía retrógrada endoscópica (CPRE) terapéutica. El origen más frecuente de esta patología radica en el paso de litiasis desde la vesícula a la vía biliar principal (coledocolitiasis secundaria). Cuando la litiasis se forma *de novo* en el colédoco o en la vía biliar intrahepática, se habla, respectivamente, de coledocolitiasis o hepatolitiasis primaria, mucho menos frecuente y más propia de países asiáticos, por lo que el objeto del presente capítulo serán las formas secundarias. El cuadro clínico es variable y puede presentarse como cólico biliar, ictericia, colangitis o pancreatitis aguda, o ser asintomática. En este último caso, hasta un 50 % de los pacientes, con el tiempo, desarrollará alguno de los cuadros clínicos citados. La migración espontánea de litiasis es posible hasta en el 20 % de los casos, particularmente con piedras pequeñas (< 8 mm). Pese a ello, dado el riesgo potencial de complicaciones graves, se recomienda su extracción, si bien no se dispone de evidencias de peso que examinen la historia natural de la coledocolitiasis diagnosticada de forma incidental en pacientes asintomáticos. En estos casos, la recomendación se basa en extrapolaciones de los resultados en pacientes sintomáticos, opiniones de expertos y niveles de evidencia similares. La CPRE ocupa un lugar central tanto en el tratamiento de la coledocolitiasis como en la prevención de sus complicaciones. Por ello, aunque tras una esfinterotomía la mayoría de las piedras menores de 10 mm pasaría espontáneamente a la luz duodenal, la práctica habitual es intentar su extracción hasta dejar limpia la vía biliar. Los dos tipos básicos de dispositivos para ello son los balones de extracción y las cestas metálicas, clásicamente conocidas como *cestas de Dormia*. Ambos están diseñados para extraer cálculos de forma anterógrada a través del orificio ampular tratado previamente mediante esfinterotomía endoscópica, o menos comúnmente con dilatación con balón.

Los métodos preferidos para eliminar los cálculos son la CPRE, la esfinterotomía y la extracción con cesta o balón.

Los cálculos del conducto biliar de hasta 1,5 cm de diámetro se pueden extraer intactos después de la esfinterotomía, y la tasa de extracción exitosa disminuye con el aumento del tamaño del cálculo. Las piedras más grandes deben fragmentarse antes de que puedan extraerse. Los otros factores que gobiernan el éxito o el fracaso de la extracción endoscópica de cálculos del conducto biliar común (CBC) son, en gran parte, desconocidos. Lógicamente, factores como el número de cálculos, la impactación de los cálculos, la cirugía biliar o gástrica previa, la presencia de divertículos periampulares y el diámetro del CBC pueden influir en el éxito de la extracción endoscópica de cálculos del CBC.

La llamada *angulación distal del CBC* y el brazo distal de la angulación del CBC se definieron como la primera angulación desde el orificio ampular a lo largo del recorrido del CBC y la longitud (en milímetros) entre el punto angular de la angulación distal del CBC y el orificio ampular, respectivamente.

La eliminación completa de los cálculos de CBC es técnicamente más difícil para los pacientes con angulación distal del CBC ≤ a 135° y una longitud más corta del brazo distal del CBC (≤ a 36 mm) (Kim HJ, *et al.* Gastrointest Endosc. 2007;66:1154-60.). Por otro lado, las piedras de mayor tamaño, particularmente aquellas mayores de 20 mm, pueden presentar dificultades en su extracción con la metodología convencional señalada y precisan técnicas más avanzadas que se detallan en otros capítulos. Con la experiencia adecuada, se pueden resolver el 80-90 % de las piedras con una tasa de complicaciones asociada menor del 10 %. En el 10-15 % de los pacientes en los que no es posible la extracción de los cálculos (litiasis biliar difícil), se requieren tratamientos endoscópicos alternativos, como la dilatación papilar con balón grande, la litotricia mecánica, la litotricia extracorpórea por ondas de choque y el tratamiento intraductal guiado por colangioscopia con litotricia láser o litotricia electrohidráulica (EHL).

La sensibilidad de la CPRE en el diagnóstico de coledocolitiasis no es perfecta; oscila entre un 67 y un 94 %. Por ello, el paso inicial es el llenado de la vía biliar con contraste, generalmente diluido para evitar el enmascaramiento de piedras de pequeño tamaño en el seno de un contraste denso, especialmente si la vía biliar está dilatada. Lo ideal es observar las imágenes correspondientes a la repleción precoz de la vía para identificar las imágenes sugestivas de coledocolitiasis (defectos de repleción, móviles en la mayoría de los casos) (**Fig. 43-1**). Puede ser útil, para ver toda la vía biliar extrahepática, realizar un colangiograma de oclusión con un balón de extracción inflado e impactado en la papila, así como forzar una posición en vía semilarga del endoscopio para ver la porción del colédoco que generalmente queda detrás de la caña del endoscopio.

> **!** Para lograr la extracción de las litiasis, es esencial evaluar su tamaño en relación con el de la esfinterotomía y el del colédoco distal o intrapancreático, para predecir el éxito de la maniobra.

Una forma de valorar si la esfinterotomía tiene un tamaño suficiente como para permitir el paso de la piedra es comprobar que resulta fácil la extracción de un esfinterotomo completamente tensado desde el interior de la vía biliar hacia la luz duodenal a través de la esfinterotomía. Otro método consiste en usar el balón de extracción inflado hasta un tamaño similar al de la piedra que se pretende extraer y realizar la misma maniobra. Si el balón pasa al duodeno sin oponer

gran resistencia y sin deformarse excesivamente, es predictivo de éxito en la extracción posterior de la litiasis. De lo contrario, es probable que se necesiten técnicas más avanzadas para aclarar la vía biliar (p. ej., dilatación con balón de gran calibre, la litotricia mecánica o las técnicas de litotricia por colangioscopia).

TÉCNICAS

Extracción con balón

Los balones de extracción son los dispositivos básicos en la eliminación de litiasis de la vía biliar y se vienen usando desde hace décadas. Estos dispositivos son catéteres endoscópicos que contienen un globo redondo cerca de la punta y están disponibles en diferentes tamaños. El globo se puede inflar con aire a varios tamaños preestablecidos, aunque es posible ajustar manualmente el volumen de aire mediante una llave de dos pasos para adaptar el tamaño del globo a lo que se necesite sin exceder su máxima capacidad. Los tamaños se refieren específicamente al diámetro del balón inflado y se miden en milímetros (desde 8 hasta 20 mm). Los globos de extracción modernos suelen ser dispositivos de triple luz: una para que el aire infle/desinfle el globo, otra para una guía y la tercera para inyección de contraste. Se puede acceder a cada luz de forma independiente a través de un puerto específico en el extremo operativo proximal del dispositivo (**Fig. 43-2**). De esta forma, permiten mantener el acceso a la vía biliar al estar montados sobre la guía mientras se inyecta el contraste. El aire se inyecta a través del catéter en el balón mediante una jeringa especializada que viene envasada con cada dispositivo. Esta jeringa viene con marcadores de centímetros cúbicos y líneas adicionales indicativas del tamaño preestablecido. Los

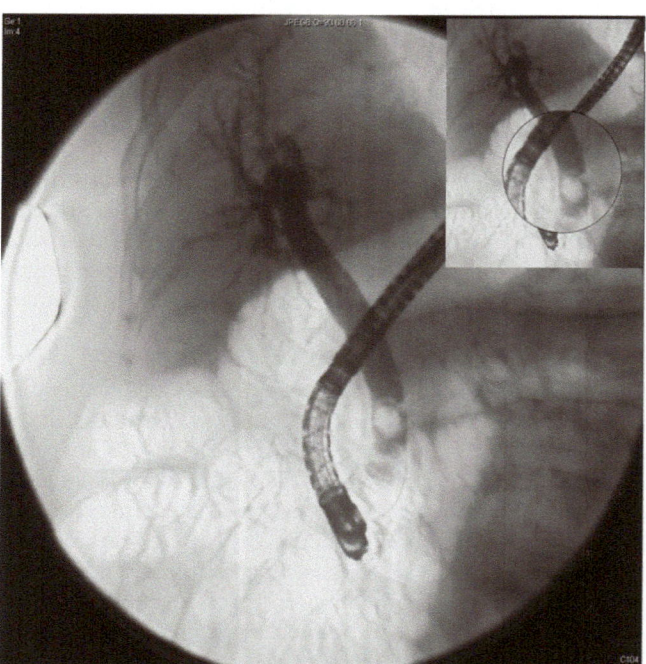

Figura 43-1. Coledocolitiasis en el tercio distal del colédoco. Imagen aumentada (superior derecha).

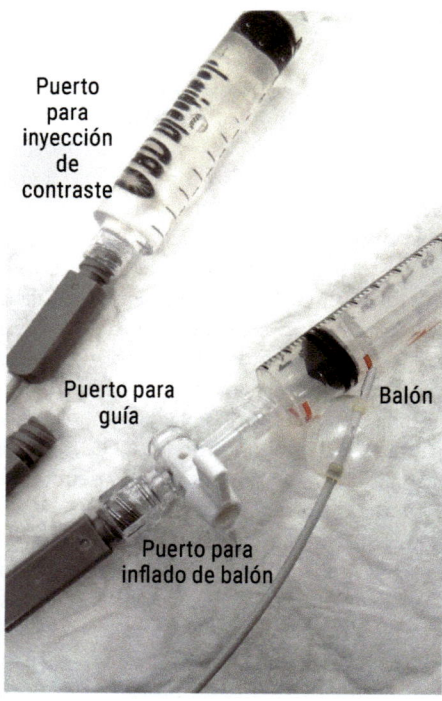

Figura 43-2. Balón de extracción biliar.

balones de extracción están disponibles con puerto para inyección de contraste proximal o distal a la posición del globo en el catéter. Aunque los de inyección distal son los que se usan más comúnmente para confirmar la limpieza de un conducto durante un barrido y permiten hacer una colangiografía por oclusión, los de inyección proximal pueden ayudar a visualizar los cálculos durante el proceso de extracción y a definir la anatomía distal del colédoco. Es conveniente ensayar la salida del balón inflado al máximo diámetro de la vía biliar por debajo de la piedra para evitar impactarla, comprobando que no haya excesiva resistencia a la tracción del balón a su paso hasta el duodeno. En casos de pancreatitis crónica, donde la porción retropancreática del colédoco puede estar fijada o comprimida, puede encontrarse una resistencia importante a la extracción del balón inflado deformándolo en salchicha. Esto puede ser predictivo de fracaso en la extracción de la coledocolitiasis.

Una vez el catéter está dentro del conducto biliar, se infla el balón por encima de la litiasis (proximal) y se retira hasta que la piedra está a la altura de la papila. El duodenoscopio debe estar alineado de forma que el eje de tracción esté en el mismo plano que el de la vía biliar para que el efecto mecánico de tracción sea lo más eficaz posible y se evite dañar el colédoco. La punta del endoscopio es angulada hacia arriba y se aproxima a la esfinterotomía acompañando con movimientos de introducción o tracción del endoscopio hasta lograr el eje deseado, ya que el duodenoscopio tiende a resbalar en sentido proximal hacia el bulbo duodenal o el estómago. Mientras se mantiene una tracción firme del catéter a la altura de la válvula del canal de trabajo, la punta del endoscopio se angula hacia abajo logrando la expulsión del cálculo. Si es preciso, se repite la misma maniobra hasta lograr la expulsión de la litiasis. Adicionalmente, se puede angular hacia abajo la punta del endoscopio a la vez que se rota hacia la derecha para ejercer más fuerza de tracción para expulsar la piedra.

> ! Es importante tener en cuenta que un balón excesivamente inflado puede generar más resistencia a medida que éste avanza hacia la papila y puede ser necesario desinflarlo gradualmente hasta ajustarlo al tamaño del colédoco o de la esfinterotomía.

Si se trata de coledocolitiasis múltiples, se debe comenzar por extraer la más distal y después ir procediendo proximalmente con el resto. Esta forma de proceder disminuye la posibilidad de impactación de las piedras. Por otro lado, durante la extracción hay que tratar de evitar movimientos del duodenoscopio bruscos o forzados en exceso, ya que podría provocar la salida a la luz duodenal del balón y la guía. Si esta eventualidad sucede y la esfinterotomía es suficientemente amplia, no supone mayor problema volver a canalizar con el propio catéter-balón, aunque no deja de suponer un tiempo extra a la técnica global. Por ello, lo mejor es intentar evitar esta incidencia haciendo movimientos suaves y controlados aunque firmes del endoscopio, a la vez que se sitúa la mayor cantidad posible de guía dentro de la vía biliar previo a la extracción.

Usar un balón de extracción de cálculos presenta algunas ventajas adicionales. Por un lado, el balón inflado ocluye completamente la luz del conducto biliar permitiendo la extracción de las litiasis o barro biliar y, simultáneamente, se obtiene un colangiograma de oclusión para asegurar el aclaramiento del conducto; por otro lado, el catéter-balón montado sobre guía puede acceder a los conductos intrahepáticos para extraer piedras a ese nivel; y finalmente, no hay posibilidad de impactar un balón en el conducto, pues basta desinflarlo para evitar esta circunstancia, como puede ocurrir con una cesta metálica. En el apartado de desventajas del balón de extracción cabe destacar la posibilidad de impactar una piedra en el conducto distal, especialmente cuando se intenta la movilización simultánea de más de una coledocolitiasis y la posibilidad de dejar inadvertidamente cálculos residuales debido a que los balones pueden deformarse alrededor de los cálculos en el conducto biliar distal, dando la falsa impresión de limpieza del conducto.

Extracción con cesta metálica

Las cestas para extracción de litiasis están hechas de alambres de metal monofilamento o trenzado, de acero inoxidable o nitinol. En el mercado están disponibles en diferentes tamaños y configuraciones. Los cables se unen en el extremo más distal de la cesta, a menudo en una pequeña cápsula metálica. El modelo más común, la cesta de Dormia, está formado por cuatro cables dispuestos radialmente a intervalos de 90º (**Fig. 43-3**). Cuando la cesta está en la posición abierta, adopta una morfología tridimensional poliédrica. Otras cestas usan más de cuatro alambres y presentan una configuración helicoidal (*spiral basket*) o con más alambres en la parte distal de la cesta que en la porción proximal (*flower basket*). Estos dos últimos modelos se usan generalmente para recuperar fragmentos o litiasis pequeñas que de otra manera no se podrían atrapar con las cestas Dormia convencionales, al escapar entre los alambres. Con esta variedad de cestas, es posible la extracción de litiasis desde 5 mm a 3 cm, aunque cuando alcanzan los 2 cm, a menudo requerirán la fragmentación previa a su extracción. La piedra se sitúa en el interior de la cesta abierta, incluida entre los alambres, y tras cerrarla ligeramente sobre la litiasis se extrae con tracción continua; también puede fragmentarse con la simple tracción manual

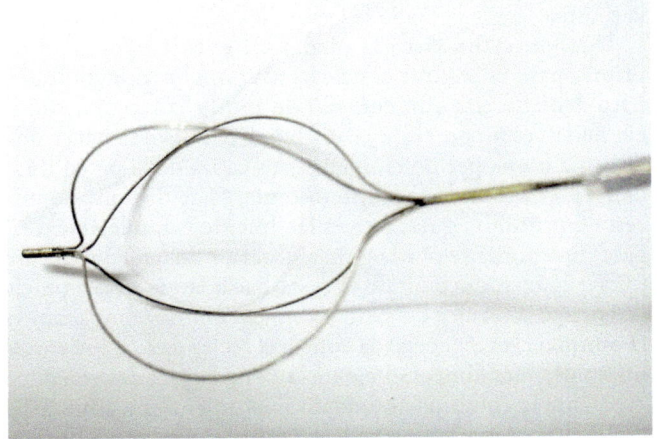

Figura 43-3. Cesta metálica de extracción biliar.

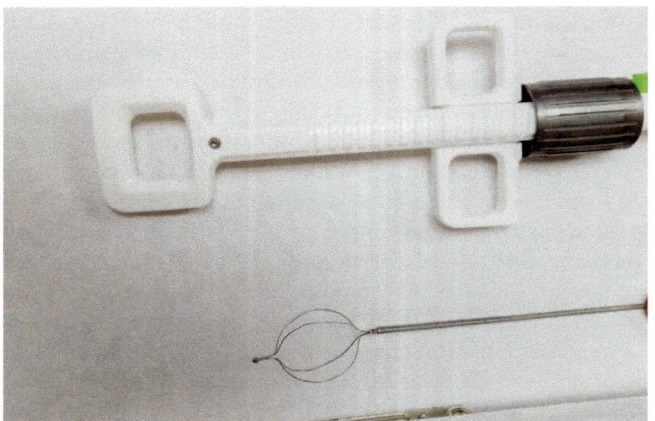

Figura 43-4. Cesta metálica con litotriptor mecánico asociado en el extremo opuesto para su utilización manual.

si su consistencia es lo suficientemente blanda o quebradiza. Existen cestas diseñadas para extracción y litotricia mecánica en el mismo dispositivo (**Fig. 43-4**). En estos casos, los alambres son más resistentes y pueden deslizarse por el interior de una vaina metálica en espiral contra la que se tritura la piedra, bien sea por tracción manual o con la ayuda de un dispositivo que permite desarrollar fuerzas de tracción muy superiores capaces de romper las piedras más duras o, como mecanismo de seguridad, romper alguno de los alambres de la cesta para permitir su extracción evitando el riesgo de impactación de la cesta con el cálculo atrapado a la altura de la papila. En relación con los catéteres sobre los que van montadas las cestas, se dispone de dos posibilidades, sin y con guía. En el primer caso, al avanzar mínimamente la cesta fuera de la vaina se permite la inyección de contraste para delinear adecuadamente la piedra sobre la que se abrirá la cesta para atraparla. En el segundo caso, el catéter presenta una doble luz; por una de ellas, se introduce contraste, y por la otra puede deslizarse una guía, que facilita las maniobras de entrada y salida repetidamente en la vía biliar para atrapar múltiples litiasis sin perder el acceso a ésta. Esta última modalidad es especialmente útil cuando se trata de atrapar piedras que se sitúan a nivel intrahepático. Según el modelo, la guía puede deslizarse por toda la longitud del catéter (sistemas tradicionales o de guía larga), en los últimos centímetros de éste (sistemas de guía corta) o en los últimos milímetros de la punta.

Una vez se ha visto la piedra en el colangiograma, el primer paso es pasar la cesta cerrada por el conducto biliar. Esto debe hacerse con cuidado de alinear correctamente el eje de la cesta con el de la vía biliar para evitar hacer una falsa vía o una perforación entre las capas de la pared duodenal a la altura de la esfinterotomía. Si se dispone de una cesta que admita guía, esto es fácilmente evitable al ir dirigida directamente por la guía al interior del colédoco. Para iniciar la introducción de la cesta hacia la vía biliar, puede intentarse la técnica del beso (*kissing technique*), impactando la punta de la cesta cerrada contra el techo de la esfinterotomía y después alinear el eje de la cesta con el del colédoco mediante la combinación de un movimiento de avance del duodenoscopio y la flexión hacia arriba del extremo de éste. Una vez superada la litiasis, se procede a abrir la cesta. Una

apertura precipitada, antes de superar el nivel de la litiasis, puede desplazarla a tramos más proximales, intrahepáticos, haciendo la maniobra de captura más difícil. Una vez abierta, se retira y suavemente se acompaña de movimientos hacia delante y atrás con control fluoroscópico para facilitar la entrada de la piedra entre los alambres de la cesta. En este momento, se cierra parcialmente a la vez que se retira despacio, tratando de no perder la litiasis atrapada. A continuación, se progresa el duodenoscopio unos centímetros en sentido distal hacia la rodilla duodenal inferior para situar el eje de la cesta alineado con el conducto biliar. Manteniendo una tracción continua sobre la porción del catéter de la cesta que emerge del canal de trabajo del endoscopio, se va retirando la cesta que contiene el cálculo hasta que alcanza el nivel de la esfinterotomía. En este punto, manteniendo la tracción, se efectúa una maniobra muy similar a la descrita con el balón, angulando la punta del endoscopio hacia la papila primero y después hacia abajo con un giro suave hacia la derecha. La mayor parte de las litiasis saldrán así a la luz duodenal. Aunque a veces es posible la extracción con la cesta completamente abierta, es preciso tener precaución con este modo de proceder, ya que los alambres tienden a disponerse perpendiculares al borde de la esfinterotomía, en vez de en sentido longitudinal, y pueden dañar la zona. Al cerrar la cesta, los alambres se agrupan contribuyendo a que la tracción sea más efectiva. Tampoco es adecuado cerrar firmemente la cesta en torno a la litiasis, ya que pueden incrustarse los cables en su superficie. De este modo, si al llegar a la papila no se logra su extracción al duodeno, la liberación de la piedra en el conducto biliar abriendo la cesta puede verse comprometida y dar lugar a la impactación de la cesta. Por el contrario, cuando se trata de pequeñas litiasis o fragmentos, puede ser difícil atraparlos. En estos casos, puede funcionar abrir la cesta en la vía biliar y aspirar con una jeringa para colapsar el colédoco haciendo que el material litiásico se incluya dentro de la cesta. Otra maniobra consiste en abrir la cesta a nivel de la papila cortada aumentando su luz y simultáneamente aspirar con el duodenoscopio tratando de colapsar igualmente el conducto biliar. Partiendo del mismo principio físico, cuando existe una o más pequeñas litiasis en los conductos hepáticos, se puede lograr el éxito abriendo la cesta en la bifurcación y aspirando hasta que migran al colédoco o al interior de la cesta.

Extracción con cesta metálica frente a balón

En términos generales y desde un punto de vista teórico, la ventaja de la cesta sobre el balón es que la primera ofrece una tracción más eficaz y, por tanto, puede ser más útil con piedras de tamaño mediano o grande; sin embargo, las pequeñas tienden a escapar entre los alambres de la cesta. Por otro lado, las litiasis intrahepáticas son más difíciles de atrapar con una cesta debido a la rigidez del dispositivo y al calibre reducido de los conductos intrahepáticos, lo que hace difícil su apertura. En la práctica, son muy pocos los estudios que han analizado esta cuestión, y las recomendaciones actuales indican que cestas y balones son igualmente eficaces y seguros. Por tanto, la elección del dispositivo dependerá principalmente de la anatomía de la vía biliar, las características de las litiasis, las preferencias personales y los condicionamientos económicos.

Extracción de litiasis impactada en la papila

El primer paso es intentar movilizar la piedra proximalmente en la vía biliar empujando con el propio esfinterotomo convencional, para lograr una canulación profunda. Si esta maniobra fracasa, el segundo paso puede ser realizar un precorte con el esfinterotomo de aguja sobre la zona más protruyente de la papila, generalmente en su porción cefálica, donde la litiasis impactada hace más presión. El objetivo es permitir una canulación profunda por encima de la piedra o lograr su liberación a la luz duodenal. Posteriormente, se continúa con las maniobras habituales de canulación profunda, se completa la esfinterotomía con el instrumento convencional y finalmente se extrae el resto de litiasis, si hubiere.

Ocasionalmente, es posible visualizar la piedra impactada justo a punto de emerger por el orificio papilar. En estos casos, puede tener éxito maniobrar con un asa de polipectomía inmediatamente proximal a la litiasis impactada, como si fuera a realizarse una ampulectomía pero cerrando cautelosamente el asa hasta adaptarla al contorno de la papila por detrás de la piedra y, con suaves movimientos de tracción, lograr su eliminación al duodeno. Posteriormente, se actuaría de forma similar a la referida en el párrafo previo para completar el procedimiento.

COMPLICACIONES CON EL USO DE BALONES Y CESTAS METÁLICAS

Complicaciones con balón de extracción

Los balones de extracción, usados de forma adecuada, suelen ser muy seguros. La ruptura del balón es una posibilidad cuando se ejerce una fuerza excesiva para extraer una piedra de consistencia dura y tamaño mayor que el calibre del conducto o de la esfinterotomía; sin embargo, más que una complicación, esta eventualidad es lo mejor que puede ocurrir en este contexto. De otro modo, la posibilidad de arrastrar la piedra e impactarla en la porción más distal del conducto biliar o en la papila es una circunstancia que puede poner en riesgo al paciente y se debe resolver durante el procedimiento. La primera medida que puede salvar la situación con éxito es usar un balón que admita guía metálica, de forma que ésta ayudará a mantener el acceso a la vía biliar por encima de la piedra impactada permitiendo el uso de otros accesorios que garanticen el drenaje del conducto

biliar (p. ej., una prótesis plástica). Si también se ha extraído involuntariamente la guía del colédoco y la piedra permanece impactada, puede ser necesario tratar de empujarla proximalmente con un accesorio más rígido, por ejemplo, unas pinzas de biopsia. Alternativamente, se puede intentar aumentar la esfinterotomía con un esfinterotomo estándar si es posible su paso entre la coledocolitiasis impactada y el borde papilar o, si no es posible, mediante un esfinterotomo de aguja cortando sobre la porción abombada de la papila donde la piedra se encuentra a mayor presión, para tratar de liberarla. Si la piedra está atascada en el colédoco retropancreático pero no en la papila, se puede insertar un nuevo balón inmediatamente distal a la litiasis, y tras inflarlo, inyectar contraste para desplazarla proximalmente o empujarla directamente con el balón inflado.

Complicaciones con las cestas metálicas

Las dos complicaciones más habituales son el desplazamiento de la litiasis a conductos intrahepáticos y, de nuevo, la impactación. Al igual que se decía en el apartado anterior, la mejor manera de disminuir riesgos es usar dispositivos que admitan guía metálica para conservar siempre un acceso a la vía biliar que permita el recambio rápido de elementos para solucionar eventualidades.

Capturar una litiasis que ha migrado a la vía intrahepática puede ser laborioso. Aunque es posible lograrlo con la cesta, éstas suelen ser rígidas y difíciles de manejar en estos segmentos del árbol biliar. Lo mejor es evitar la cesta y usar un balón que sobre la guía se desplazará al conducto deseado hasta sobrepasar la litiasis y, tras inflarlo, arrastrarla a la vía biliar extrahepática. A partir de aquí se procede como se explica en párrafos precedentes.

> ! Si no se puede extraer la litiasis una vez atrapada en la cesta, hay que plantearse liberarla antes de que impacten ambas.

Para ello, se abrirá suavemente la cesta a la vez que se avanza ésta hacia la bifurcación biliar empujando contra esta última los alambres para que se plieguen sobre sí mismos a la vez que se abren liberando la piedra. En este punto, se cierra lentamente la cesta tratando de no atrapar de nuevo la litiasis. Este es el momento de plantearse otras alternativas terapéuticas como ampliar la esfinterotomía, realizar una dilatación con balón de gran calibre o recurrir a la litotricia.

Si no ha sido posible liberar la piedra de la cesta y ambas han impactado en el colédoco intrapapilar o retropancreático, lo mejor es recurrir a la litotricia mecánica de emergencia (v. **Capítulo 50**).

PUNTOS CLAVE

- La coledocolitiasis es la indicación más frecuente de CPRE terapéutica.
- El momento de la repleción precoz de la vía biliar con contraste suele ser el mejor para identificar las imágenes sugestivas de coledocolitiasis.
- Es esencial evaluar el tamaño de la litiasis en relación con el de la esfinterotomía y del colédoco distal, para predecir el éxito de la extracción.

- El balón de extracción montado sobre guía metálica es el dispositivo básico en la extracción de coledocolitiasis. Sin embargo, la elección final del dispositivo de extracción dependerá principalmente de la anatomía de la vía biliar, las características de las litiasis, las preferencias personales y los condicionamientos económicos.

BIBLIOGRAFÍA

ASGE Technology Committee, Adler DG, Conway JD, Farraye FA, Kantsevoy SV, Kaul V, et al. Biliary and pancreatic stone extraction devices. Gastrointest Endosc. 2009;70:603-9.

Buxbaum J. Modern management of common bile duct stones. Gastrointest Endoscopy Clin N Am. 2013;23:251-75.

Manes G, Paspatis G, Aabakken L, Anderloni A, Arvanitakis M, Ah-Soune P, et al. Endoscopic management of common bile duct stones: European Society of Gastrointestinal Endoscopy (ESGE) guideline. Endoscopy. 2019;51:472-91.

Ruan W, Fishman DS. Endoscopic management of bile duct stones. En: UpToDate. Adler DG (ed.). 2024. UpToDate, Waltham, MA.

Williams E, Beckingham I, El Sayed G, Gurusamy K, Sturgess R, Webster G, et al. Updated guideline on the management of common bile duct stones (CBDS). Gut. 2017;66:765-82.

Wong JCT, Lau JYW, Sung JJY. Choledocholithiasis. En ERCP. Baron TH, Kozarek RA & Carr-Locke DL. 3ª ed. Elsevier: Philadelphia; 2019. p. 441--8.

Yen A.W, Leung JW. Stone extraction. En ERCP. Baron TH, Kozarek RA & Carr-Locke DL. 3ª ed. Elsevier: Philadelphia; 2019. p. 160-171.

Complicaciones de la colangiopancreatografía retrógrada endoscópica

44

E. Redondo Cerezo y F. Valverde López

OBJETIVOS

- Identificar la colangiopancreatografía retrógrada endoscópica (CPRE) como un procedimiento con un elevado riesgo de eventos adversos en comparación con el resto de las técnicas endoscópicas.
- Ser capaz de ponderar los beneficios de su aplicación frente a sus riesgos según la indicación y las características del paciente.
- Reconocer de forma precoz los eventos adversos en relación con la CPRE, y conocer los factores de riesgo para su aparición y su manejo específico.

INTRODUCCIÓN

La colangiopancreatografía retrógrada endoscópica (CPRE) ha supuesto una revolución en el tratamiento de las enfermedades biliares y pancreáticas, pero, a la vez, constituye una de las técnicas con mayores implicaciones médico-legales en la endoscopia digestiva, entre otras razones, por la elevada tasa de eventos adversos cuando se compara con otros procedimientos endoscópicos habituales. Por este motivo, a lo largo de los años, su papel en la patología biliopancreática ha evolucionado desde una exploración diagnóstica hacia un procedimiento utilizado casi exclusivamente con interés terapéutico.

Es importante, tanto para los endoscopistas como para los especialistas en aparato digestivo en general, un adecuado conocimiento de las alternativas diagnósticas en el estudio de la vía biliar y la glándula pancreática, como son la ecoendoscopia y la colangiografía pancreatografía por resonancia magnética (CPRM), que actualmente suplen con creces el papel diagnóstico que antaño ocupaba la CPRE.

En general, se prefiere la expresión *episodio adverso* o *episodio no planificado* al término *complicaciones*. Su gravedad se mide por la necesidad de procedimientos adicionales, una hospitalización más prolongada, la aparición de discapacidad prolongada o incluso la muerte.

Por otro lado, la indicación del procedimiento, el balance del riesgo y beneficio, y las características del paciente son fundamentales en la toma de decisiones, incluso durante el procedimiento. Resulta fundamental poner en una balanza el riesgo de aparición de eventos adversos frente a la consecuencia de una CPRE fallida, con la subsiguiente necesidad de una nueva CPRE o procedimientos alternativos percutáneos o quirúrgicos invasivos.

Por último, es importante considerar que la presencia de eventos adversos en relación con la CPRE depende de forma considerable de la *experiencia del endoscopista.* Incluso se han elaborado documentos de consenso sobre el entrenamiento adecuado de los endoscopistas en el manejo de esta técnica, para lo que es fundamental una adecuada tutorización inicial.

 Teniendo en cuenta el riesgo de eventos adversos relacionados con la CPRE y sus implicaciones médico-legales, es fundamental obtener el adecuado *consentimiento informado oral y escrito,* una vez explicados los riesgos derivados de las características del paciente y del procedimiento, los beneficios y su indicación, entre otros aspectos.

DEFINICIONES Y EPIDEMIOLOGÍA

La incidencia de eventos adversos relacionados con la CPRE se establece en torno al 5-10 %, con una mortalidad del 0,5 %, si bien estos datos varían según la definición utilizada y las características del procedimiento y de los pacientes incluidos. Así, la guía de la European Society of Gastrointestinal Endoscopy (ESGE) de 2020 sobre los eventos adversos en la CPRE establece las siguientes definiciones:

- Pancreatitis post-CPRE (PPC): constituye la complicación más común. Se define como la aparición o empeoramiento del dolor abdominal típico junto con *elevación de la amilasa o lipasa por encima de tres veces el límite superior* de la normalidad durante más de 24 horas tras el procedimiento. La elevación de la amilasa por sí sola *no constituye* una PPC, puesto que hasta el 75 % de los pacientes sometidos a una CPRE pueden presentar elevaciones enzimáticas transitorias. La incidencia de PPC se estima en el 4-10 % de los procedimientos, si bien en pacientes de alto riesgo puede alcanzar el 15 % o incluso más. Por lo general suelen ser leves, aunque el 0,1-0,7 % de los pacientes sometidos a una CPRE fallecen como consecuencia de una PPC.

- Hemorragia: aparición de melenas, hematemesis o caída de hemoglobina > 2 g/dL. Aparece en torno al 1,3 % de las exploraciones, de forma inmediata o diferida; se manifiestan hasta 7-10 días después del procedimiento.
- Perforación: demostración de gas o contenido extraluminal en el exterior del aparato gastrointestinal mediante técnicas de imagen.
- Infecciones de la vía biliar: aparecen en torno al 1,4 % de las CPRE; llegan a ser graves en el 20 % de los casos, con una mortalidad global del 0,11 %. Cabe distinguir:
  - Colangitis aguda: nueva aparición de fiebre superior a 38 °C junto con colestasis.
  - Colecistitis aguda: dolor o datos clínicos sugerentes de inflamación en hipocondrio derecho (signo de Murphy) con signos de inflamación sistémica y hallazgos de imagen sugerentes de colecistitis aguda no descritos antes de la CPRE.
- Eventos adversos relacionados con la sedación: principalmente hipoxemia (saturación de oxígeno < 85 %), hipotensión (presión arterial > 90/50 mmHg) o hipertensión (>130/90 mmHg). Son en su mayoría leves y aparecen en el 25 % de los casos.

> **!** Es fundamental conocer y reconocer clínicamente estos eventos adversos con el fin de establecer medidas preventivas, una adecuada selección de los pacientes para el procedimiento y un tratamiento precoz adecuado.

GENERALIDADES SOBRE LOS FACTORES DE RIESGO PARA EVENTOS ADVERSOS EN CPRE

Se han realizado diferentes estudios para analizar los potenciales factores de riesgo generales para el desarrollo de eventos adversos. Si bien existe una gran heterogeneidad en los resultados, ciertos patrones parecen coincidir:

- La **disfunción del esfínter de Oddi** constituye un factor de riesgo casi constante para la aparición de eventos adversos en relación con la CPRE, apareciendo hasta en el 20 % o incluso más (en su mayoría PPC), siendo graves hasta en el 4 %.
- Factores técnicos relacionados con la **experiencia del endoscopista**. Así, la canulación difícil, el uso de técnicas de precorte, la incapacidad de conseguir un drenaje biliar completo o la necesidad de un drenaje percutáneo posterior o simultáneo incrementan la probabilidad de desarrollar un evento adverso. Un volumen bajo de casos en el centro constituye un factor de riesgo en la mayoría de los estudios realizados.
- Ciertas circunstancias que se han relacionado de forma menos consistente con la aparición de eventos adversos son la edad (mayor riesgo en pacientes jóvenes) o la inyección de contraste en conducto pancreático, si bien otras tradicionalmente relacionadas con eventos adversos como una vía biliar no dilatada o la presencia de divertículos periampulares no parecen presentar una asociación significativa, salvo por el hecho de aumentar la dificultad del procedimiento para el endoscopista.

PANCREATITIS POST-CPRE

La PPC constituye el evento adverso más frecuente tras una CPRE. Existen diferentes mecanismos por los que se puede inducir una pancreatitis aguda en relación con una CPRE (mecánico, químico, enzimático o térmico, entre otros), si bien desde un punto de vista práctico interesa determinar aquellos *factores en relación con el paciente y el procedimiento que incrementan el riesgo*, pues esta información es esencial a la hora de ajustar la indicación del procedimiento y al tomar medidas preventivas específicas.

En la guía ESGE sobre los eventos adversos de la CPRE se recogen una serie de factores de riesgo con distinto grado de asociación según los resultados de distintos estudios (**Tabla 44-1**). Ésta establece que *un paciente es de alto riesgo si presenta un factor de riesgo definitivo o dos probables*. Entre los factores de riesgo relacionados con el paciente, cabe destacar la sospecha de disfunción del esfínter de Oddi, generalmente relacionada con mujeres con dolor abdominal persistente tras

---

Tabla 44-1. Factores de riesgo para el desarrollo de pancreatitis aguda tras colangiopancreatografía retrógrada endoscópica

Factores de riesgo relacionados con el paciente		Factores de riesgo relacionados con el procedimiento	
Asociación definitiva	**Asociación probable**	**Asociación definitiva**	**Asociación probable**
Sospecha de disfunción del esfínter de Oddi	Pacientes jóvenes	Canulación difícil	Esfinterotomía con precorte
Sexo femenino	Vía biliar no dilatada	Más de un paso de la guía al conducto pancreático principal	Esfinterotomía pancreática
Antecedente de pancreatitis aguda	Ausencia de pancreatitis crónica	Inyección de contraste en conducto pancreático principal	Ausencia de limpieza total de litiasis
Antecedente de pancreatitis post-CPRE	Enfermedad renal crónica		Esfinteroplastia con balón
	Bilirrubina total normal		Ecografía intraductal

CPRE: colangiopancreatografía retrógrada endoscópica.

colecistectomía. Se ha estipulado que este factor puede triplicar el riesgo de PPC (hasta el 30 %), independientemente de la realización de manometría del esfínter.

Es crucial un adecuado balance del riesgo-beneficio de la CPRE en estos casos, con una cuidadosa transmisión de la información clínica al paciente para que adopte un papel activo en la toma de decisiones, evitando siempre el procedimiento en los casos en los que la indicación sea dudosa.

La presencia de pancreatitis crónica avanzada, por el contrario, parece proteger frente a la PPC, probablemente por una menor actividad enzimática glandular en fases avanzadas de la enfermedad.

Medidas preventivas

La mejor forma de manejar una PPC es evitar su aparición. Por ello, múltiples actuaciones antes, durante y tras el procedimiento han sido evaluadas como medidas preventivas. De todas ellas, el uso de antiinflamatorios no esteroideos (AINE) (100 mg de indometacina o diclofenaco por vía rectal) antes del procedimiento, en ausencia de contraindicaciones, es la más popular. Es recomendada tanto por las guías de práctica clínica de la ESGE y la American Society of Gastrointestinal Endoscopy (ASGE) en todos los pacientes, independientemente del riesgo. Su efecto se ha estudiado en diferentes metaanálisis, con una reducción significativa de la incidencia de PPC e incluso de la gravedad en los casos en los que esta acontece. Como contraindicaciones, se debe evitar su uso en los raros casos de síndrome de Stevens-Johnson o Lyell, y deben usarse con cierta precaución en caso de insuficiencia renal y uso concomitante de antihipertensivos.

Durante el procedimiento, la colocación de *stents* plásticos pancreáticos ha demostrado reducir la incidencia de PPC: se indica en pacientes de alto riesgo, especialmente en los que se realiza una canulación repetida en el conducto pancreático principal. Se recomienda el uso de *stents* cortos, de 5 Fr y una longitud de unos 3-7 cm sin *flap* interno, pero con un extremo de tipo *pigtail* o *flap* en la cara duodenal para evitar la migración interna (**Fig. 44-1**). El *stent* debe migrar de forma espontánea en unos 5-10 días, se comprobará con una radiografía simple de abdomen y, en los casos en los que persista, será retirado en torno a 2-4 semanas tras la inserción mediante una endoscopia digestiva alta convencional. En los casos en los que la administración de AINE por vía rectal esté contraindicada y no se haya colocado un *stent* pancreático (canulación a vía biliar estándar o dificultad para colocar el *stent* pancreático), la hidratación intensiva con lactato de Ringer será la alternativa, siempre y cuando el paciente no presente datos o factores de riesgo de sobrecarga de fluidos. En la guía ESGE se recomienda en estos casos administrar 3 mL/kg a la hora de lactato de Ringer antes del procedimiento, con un bolo extra de 20 mL/kg de peso al finalizar la CPRE, y mantener el ritmo inicial durante 8 horas más.

> 💡 La principal medida para prevenir un episodio adverso a una CPRE es evitarla en aquellos casos con una indicación marginal, especialmente en pacientes de alto riesgo. Las principales maniobras para la prevención de una pancreatitis post-CPRE son:
>
> - Indometacina/diclofenaco (100 mg vía rectal) antes del procedimiento en *todos los pacientes* en ausencia de contraindicaciones específicas.
> - Hidratación intensiva con lactato de Ringer en caso de contraindicación a AINE y en ausencia de riesgo de sobrecarga hídrica.
> - En caso de canulación difícil y paso de guía a conducto pancreático, se colocará un *stent* pancreático de 5 Fr y 3-7 cm de longitud.

Tratamiento

El manejo de la PPC no difiere en líneas generales del manejo general de una pancreatitis aguda de otras causas. Los pilares fundamentales en las primeras horas son una adecuada hidratación intravenosa, ayuno y analgesia.

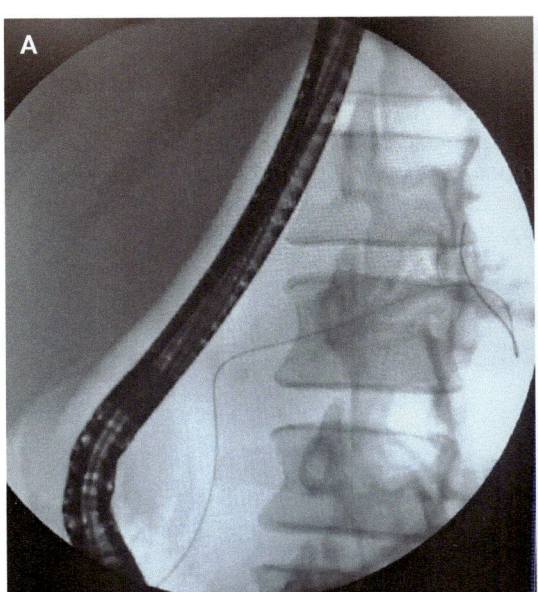
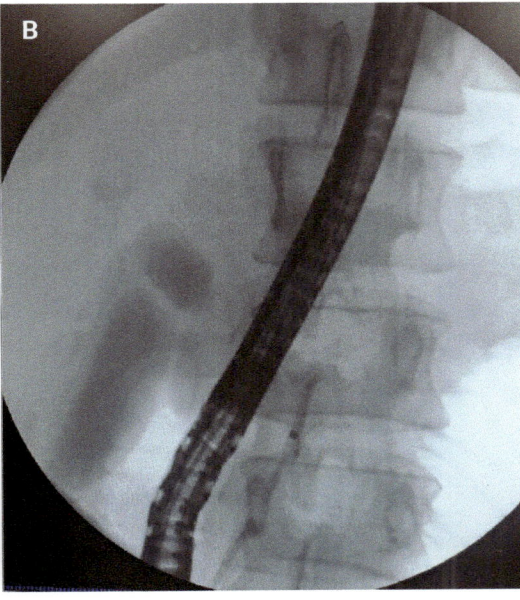

Figura 44-1. A) Paso de la guía al conducto pancreático principal. **B)** Colocación posterior de prótesis pancreática.

HEMORRAGIA

La *hemorragia postesfinterotomía* sucede con relativa frecuencia durante una CPRE; sin embargo, se considera evento adverso cuando la pérdida de sangre es clínicamente significativa o implica un cambio en el manejo. Los principales factores de riesgo son:

- Plaquetas < 50.000/mm^3.
- Anticoagulación o antiagregantes plaquetarios (inhibidores de la P2Y12).
- Cirrosis hepática.
- Enfermedad renal crónica en estadio terminal con hemodiálisis.
- Baja experiencia del endoscopista.
- Sangrado intraprocedimiento.

No han demostrado de forma firme un aumento de riesgo de sangrado el uso de AINE, las incisiones largas o la ampliación de una esfinterotomía previa. La colocación de una prótesis biliar o pancreática sin esfinterotomía constituye un procedimiento de bajo riesgo de sangrado que no precisa interrupción de la anticoagulación en condiciones normales.

Medidas preventivas

La medida esencial para prevenir la hemorragia es *evitar la esfinterotomía en aquellos pacientes de alto riesgo*. En estos casos, la esfinteroplastia con balón puede minimizar el riesgo de sangrado. Es fundamental considerar durante la preparación para la CPRE la medicación habitual del paciente y una adecuada suspensión previa de la medicación anticoagulante y de los inhibidores de la P2Y12 (clopidogrel, prasugrel y ticagrelor) en aquellos pacientes en los que se realiza un procedimiento de alto riesgo (esfinterotomía, esfinteroplastia o ampulectomía).

Asimismo, se debe tener en cuenta el riesgo embólico del paciente y consultar con cardiología o hematología en los casos en los que la suspensión de la anticoagulación o antiagregación sea de alto riesgo.

Tratamiento

La aparición de una hemorragia postesfinterotomía tanto durante el procedimiento como diferida suele ser controlada mediante endoscopia terapéutica. La terapia inicial consiste en inyección de adrenalina diluida 1/10.000 a través de una aguja de escleroterapia. En caso de no conseguirse una adecuada hemostasia, el uso de clips o la terapia térmica pueden ser una segunda opción, si bien se debe evitar su aplicación en el área del esfínter pancreático, especialmente cuando el sangrado procede del área derecha de la incisión de la esfinterotomía. Cuando el sangrado sea abundante, un taponamiento con balón temporal mejorará la visualización. Como terapia de rescate final, colocar una prótesis metálica totalmente recubierta constituye un método eficaz cuando los anteriores han fallado.

 Para el tratamiento de una hemorragia postesfinterotomía, es útil un gastroscopio convencional con un capuchón, que ayuda a exponer la papila mejor que el duodenoscopio y facilita la colocación de clips hemostáticos.

PERFORACIÓN

Aunque infrecuente, la detección precoz de una perforación durante una CPRE tiene una gran implicación pronóstica, dado que en su mayoría se resuelven con tratamiento conservador en caso de instaurar un tratamiento precoz.

Clasificación y factores de riesgo

Las perforaciones asociadas a la CPRE se clasifican dependiendo de su localización, definidas en la clasificación de Stapfer, que las ordena, a su vez, en orden decreciente de gravedad (**Tabla 44-2**). Los factores de riesgo para su aparición son menos conocidos, dado el menor número de estudios por su escasa prevalencia.

En la actualidad se contemplan como factores de riesgo una anatomía intestinal alterada (Billroth II o reconstrucción en Y de Roux), lesión papilar, esfinterotomía, dilatación de estenosis biliar, vía biliar dilatada, disfunción del esfínter de Oddi o las técnicas de precorte.

Desde un punto de vista clínico, se debe sospechar una perforación post-CPRE en caso de dolor abdominal o lumbar intenso, con defensa a la palpación y rigidez progresiva de la pared abdominal. La fiebre y la taquicardia suelen acompañar al cuadro y los datos de inflamación sistémica suelen aparecer a las 12 horas del procedimiento.

Tipo	Localización	Causa principal	Frecuencia
I	Pared duodenal	Paso del endoscopio	18 %
II	Periampular	Esfinterotomía	58 %
III	Conducto pancreático o biliar	Instrumentación intraductal	13 %
IV	Retroperitoneal	Insuflación excesiva y manipulación del esfínter	11 %

Tabla 44-2. Clasificación de perforaciones asociadas a colangiopancreatografía retrógrada endoscópica según Stapfer

Tratamiento

El tratamiento de la perforación depende de su localización y del estado general del paciente, si bien, en la actualidad, se considera que la mayoría de las perforaciones pueden ser tratadas de forma conservadora, siempre y cuando sean reconocidas precozmente. No obstante, se debe considerar la cirugía en casos de una fuga de contraste de gran tamaño, sepsis grave a pesar de un adecuado tratamiento conservador, peritonitis o la aparición de colecciones.

> ! Tras la detección de una perforación post-CPRE, es fundamental un *abordaje multidisciplinar* con el equipo quirúrgico para establecer si se considera un tratamiento endoscópico y médico o cirugía, para lo que se tendrá en cuenta el estado general del paciente (rigidez abdominal y respuesta inflamatoria), la localización y el momento de detección de la perforación, y el grado de la fuga.

De entrada, los pacientes deben ser hospitalizados e iniciar antibioterapia de amplio espectro. Se recomienda ayuno inicial, que puede combinarse con la colocación de una sonda nasogástrica y con inhibidores de la bomba de protones. El tratamiento local específico depende de la localización:

- Tipo I: las perforaciones en la pared duodenal son diagnosticadas en su mayoría durante el procedimiento; en caso de no ser detectadas, su pronóstico empeora considerablemente. El tratamiento inicial debe ser endoscópico si el tamaño del defecto lo permite, usando clips a través del canal de trabajo del endoscopio (TTS) o los modelos *over the scope* (OTS), que permiten el cierre de defectos más amplios (20 mm). También se pueden combinar los clips TTS con *endoloop* para facilitar el cierre del defecto.
- Tipo II: por un lado, se debe de intentar el cierre del defecto mediante el uso de clips TTS y, por otro, evitar el paso de la bilis a través del defecto. Esto último puede conseguirse con la colocación de un drenaje nasobiliar, si bien se han demostrado mejores resultados con una prótesis metálica totalmente recubierta. En los casos en los que la detección del defecto sea tardía pero el paciente conserve un buen estado general, se puede intentar la colocación de la prótesis en un segundo acto.
- Tipo III: responden en su gran mayoría al tratamiento conservador. En caso de detectar una fuga de contraste significativa durante el procedimiento, se hará una descompresión del conducto mediante la colocación de una prótesis metálica totalmente recubierta o una plástica.
- Tipo IV: la cantidad escasa de gas retroperitoneal indica perforaciones diminutas que no precisan un tratamiento específico y, en general, tiene escasa relevancia clínica.

En los pacientes en los que aparece una colección secundaria a la perforación, se hará un drenaje percutáneo o quirúrgico según el estado general; también puede valorarse un drenaje guiado por ecoendoscopia en circunstancias especiales.

> ! El tratamiento inicial específico de las perforaciones detectadas durante la CPRE en pacientes clínicamente estables depende de su localización:
> - Tipo I: cierre endoscópico con clips TTS u OTS.
> - Tipo II: prótesis biliar o cierre endoscópico con clips TTS.
> - Tipo III: prótesis biliar.
> - Tipo IV: manejo conservador.

INFECCIONES EN LA VÍA BILIAR

El principal factor que precipita una colangitis tras CPRE es un **drenaje inadecuado**, típicamente en los tumores en la confluencia biliar, colangitis aguda en caso de colangitis esclerosante primaria, el uso concomitante de un drenaje percutáneo o la escasa experiencia del endoscopista.

Así, la mejor forma de prevenir su aparición es garantizar un adecuado drenaje biliar. No se recomienda el uso de antibioterapia profiláctica de forma generalizada, si bien la guía ESGE contempla su aplicación en situaciones concretas:

- Grave inmunosupresión (por ejemplo, en pacientes trasplantados hepáticos).
- Colangioscopia.
- Cuando se prevea un drenaje biliar incompleto.

En caso de colangitis tras CPRE, en la que se presupone un drenaje biliar completo, se recomienda hacer una ecografía abdominal o tomografía computarizada para valorar el correcto funcionamiento de un *stent* recientemente colocado, descartar colecistitis o abscesos hepáticos. En ausencia de mejoría tras tratamiento conservador, se recomienda valorar una segunda CPRE con el cultivo de un aspirado biliar.

La aparición de una colecistitis aguda tras CPRE es más rara. Su reconocimiento precoz es fundamental, dado que el abordaje terapéutico difiere del de la colangitis aguda. El tratamiento básico es la colecistectomía, aunque puede considerarse un drenaje percutáneo o guiado por ecoendoscopia en casos de alto riesgo quirúrgico (**Fig. 44-2**).

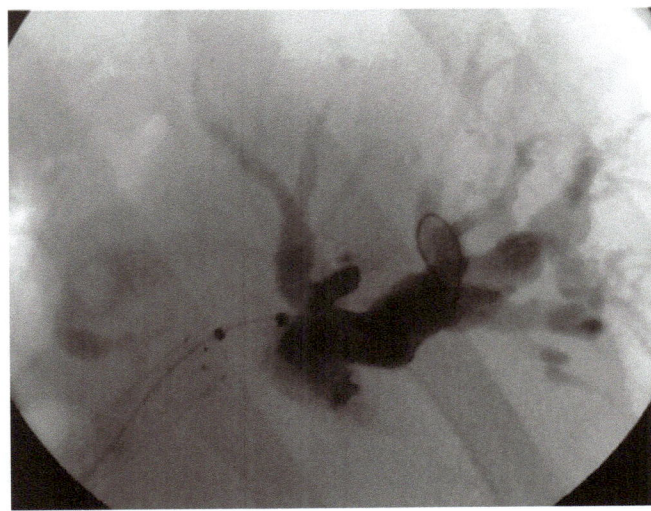

Figura 44-2. Contraste retenido.

MEDIDAS GENERALES PARA PREVENCIÓN DE EVENTOS ADVERSOS EN COLANGIOPANCREATOGRAFÍA RETRÓGRADA ENDOSCÓPICA

Hay una serie de recomendaciones técnicas para disminuir la aparición de eventos adversos; son de especial interés en los casos de canulación biliar difícil, que se define como:

- Más de cinco contactos con la papila o más de 5 minutos intentando la canulación: se recomienda esfinterotomía con precorte con *needle knife*.
- Más de una canulación o inyección de contraste al conducto pancreático: se recomienda usar la técnica de doble guía con colocación de *stent* pancreático una vez canulado este (**Fig. 44-3**).

> **!** Como norma general, deben seguirse los siguientes principios para minimizar la aparición de eventos adversos en relación con la CPRE:
>
> - Adecuado entrenamiento, especialmente en la colocación de *stents* pancreáticos en prevención de pancreatitis post-CPRE.
> - Evitar procedimientos con indicación marginal.
> - Educar al personal sanitario implicado sobre los posibles eventos adversos relacionados con la CPRE.
> - Usar AINE por vía rectal antes del procedimiento.
> - Limitar el número de endoscopistas dedicados a CPRE.
> - Derivar a centros de experiencia los casos complejos.

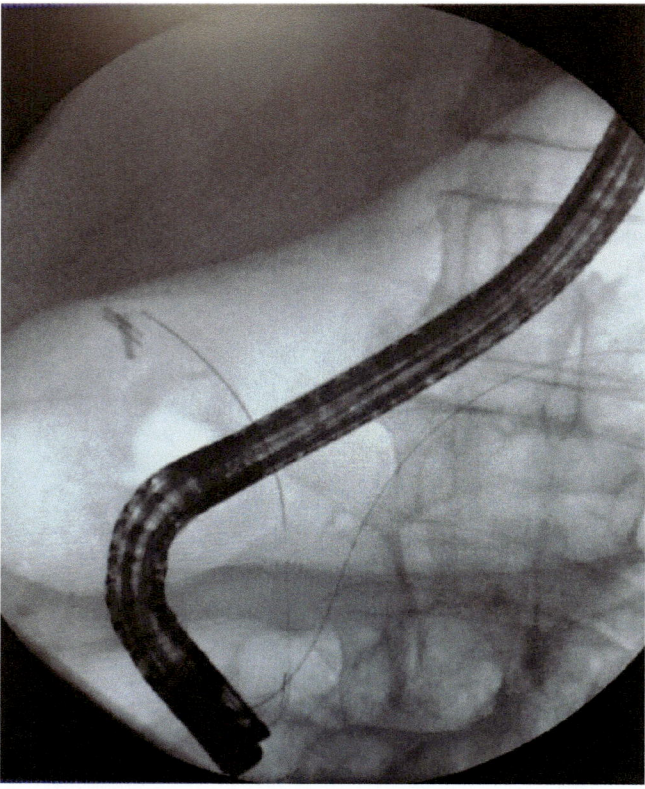

Figura 44-3. Técnica de doble guía. Tras canulación repetida del conducto pancreático principal, se deja guía en Wirsung y se consigue la canulación selectiva de la vía biliar.

PUNTOS CLAVE

- La CPRE presenta una tasa de eventos adversos muy superior a la del resto de los procedimientos endoscópicos; por tanto, es fundamental una adecuada indicación de la técnica, un correcto entrenamiento previo y una valoración exhaustiva del riesgo individual de eventos adversos.
- La insuficiente experiencia del endoscopista, un escaso volumen de casos y, en especial, la sospecha de una disfunción del esfínter de Oddi constituyen factores de riesgo para la aparición de eventos adversos en relación con una CPRE.
- Los pacientes jóvenes y el sexo femenino se muestran como factores de riesgo para el desarrollo de complicaciones en múltiples estudios.
- La pancreatitis post-CPRE es el evento adverso principal y más común, que aparece en el 4-10 % de los procedimientos.
- Se debe administrar 100 mg de indometacina/diclofenaco por vía rectal antes del procedimiento en todos los pacientes, en ausencia de contraindicaciones.
- En los casos de canulación difícil con paso de la guía al páncreas, se colocará un *stent* plástico de 5 Fr y unos 3-7 cm de longitud; es fundamental un adecuado entrenamiento del endoscopista en esta técnica.
- Una esfinterotomía conlleva el riesgo de aparición de hemorragia, la cual puede aparecer durante el procedimiento o manifestarse de forma diferida hasta 7-10 días después.

- Se retirará de forma adecuada la medicación anticoagulante y los inhibidores de la P2Y12 en los procedimientos de alto riesgo (esfinterotomía, esfinteroplastia y ampulectomía).
- La medida inicial frente a la hemorragia tras la esfinterotomía es administrar adrenalina diluida 1/10.000. Si no funciona, cabe utilizar la terapia térmica, colocar clips hemostáticos evitando el área del esfínter pancreático o colocar una prótesis metálica totalmente recubierta como terapia de rescate.
- La detección precoz de una perforación durante una CPRE tiene una importancia pronóstica capital y permite instaurar una terapia endoscópica inicial y un manejo conservador.
- En caso de perforación, se abordará mediante ingreso hospitalario, antibioterapia de amplio espectro, ayuno y administración de inhibidores de la bomba de protones.
- El tratamiento endoscópico depende del tipo de perforación según la clasificación de Stapfer. Consiste en el cierre endoscópico del defecto y la colocación de prótesis biliar, según el caso.
- Se recomienda antibioterapia profiláctica en casos de grave inmunodepresión, de colangioscopia o de drenaje biliar incompleto para evitar una colangitis aguda.
- Se debe evitar la CPRE con fines exclusivamente diagnósticos y en los casos con una indicación marginal.

BIBLIOGRAFÍA

Buxbaum JL, Freeman M, Amateau SK, Chalhoub JM, Coelho-Prabhu N, Desai C et al. American Society for Gastrointestinal Endoscopy guideline on post-ERCP pancreatitis prevention strategies: summary and recommendations. Gastrointest Endosc. 2023;97(2):153-62.

Chandrasekhara V, Khashab MA, Muthusamy VR, Acosta RD, Agrawal D, Bruining DH et al. Adverse events associated with ERCP. Gastrointest Endosc. 2017;85(1):32-47.

Dumonceau JM, Kapral C, Aabakken L, Papanikolaou IS, Tringali A, Vanbiervliet G et al. ERCP-related adverse events: European Society of Gastrointestinal Endoscopy (ESGE) guideline. Endoscopy. 2020;52(2):127-49.

Johnson G, Webster G, Boškoski I, Campos S, Gölder SK, Schlag C et al. Curriculum for ERCP and endoscopic ultrasound training in Europe: European Society of Gastrointestinal Endoscopy (ESGE) position statement. Endoscopy. 2021;53(10):1071-87.

Rácz I, Rejchrt S, Hassan M. Complications of ERCP: ethical obligations and legal consequences. Dig Dis. 2007;26(1):49-55.

Srinivasan I, Freeman ML. Adverse events of ERCP: prediction, prevention, and management. En: Baron TH, Kozarek RA, Carr-Locke DL (editores). ERCP. Elsevier; 2019. p. 59-67.

Técnicas de colangiopancreatografía retrógrada endoscópica (CPRE) avanzada

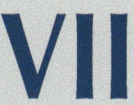

Canulación difícil. Precorte. *Rendez-vous.* Otras técnicas

45

A. López Serrano y E. J. de la Morena Madrigal

OBJETIVOS

- Comprender el concepto de canulación biliar difícil y la indicación individualizada de las técnicas avanzadas de canulación.
- Familiarizarse con las diferentes estrategias existentes para lograr el éxito en una canulación biliar difícil y adquirir la habilidad para decidir qué técnica utilizar y cómo llevarla a cabo. Aunque el uso de la técnica de precorte es altamente recomendado, no es la única estrategia posible.
- Adquirir conocimientos sobre las diferentes técnicas de precorte disponibles, las posibles variantes dentro de cada una, las combinaciones entre ellas y los criterios para determinar cuál utilizar en cada caso.
- Conocer los riesgos y las posibles complicaciones tanto de las técnicas de precorte como de la decisión de no llevarlas a cabo, así como las estrategias para reducir su incidencia y gravedad.
- Familiarizarse con las alternativas estratégicas y técnicas ante el fracaso de la técnica inicialmente empleada.

DEFINICIÓN DE CANULACIÓN BILIAR DIFÍCIL

La canulación biliar constituye un requisito técnico esencial para llevar a cabo la papilotomía y todas las intervenciones biliares mediante acceso retrógrado transpapilar. Aunque las técnicas simples consiguen unas tasas de canulación biliar elevadas, estas no son completamente exhaustivas. En condiciones ideales, con un equipamiento operativo óptimo y una sedoanestesia adecuada, el fallo de la canulación simple se atribuye a factores tanto del paciente (anatómicos y patológicos) como del endoscopista (planificación y experiencia). Un endoscopista experimentado debe estar preparado para abordar de manera óptima una canulación biliar difícil (CBD) tanto en términos de conocimientos como en disponibilidad del material, incluso empleando técnicas como el manejo directo de la guía.

El concepto de CBD se aplica ante situaciones sin anatomía alterada por una cirugía previa y se establece retrospectivamente en función del fracaso de la canulación simple y el recurso a técnicas avanzadas de canulación o a alternativas no endoscópicas de drenaje biliar. Sin embargo, la existencia del problema requiere una definición precisa y previa que permita realizar ensayos para encontrar soluciones y, después, su aplicación universal. Dada su naturaleza multifactorial, aún no se ha establecido un concepto único de CBD, aunque parece consensuado que el marcador principal debe ser el tiempo empleado en la canulación simple, debido a su relación directa con el riesgo de pancreatitis yatrógena.

Existen dos formas posibles de medir el tiempo dedicado a la canulación simple: directamente en minutos o indirecta-

mente en número de intentos de canulación. En ambos casos, el cómputo del tiempo debe iniciarse con el primer contacto intencionado y mantenido del canulotomo (o papilotomo de canulació») con la papila. Otro factor relevante para el riesgo de pancreatitis es la canulación repetida no deseada del conducto pancreático, por lo que también debe considerarse al definir la CBD.

La guía de práctica clínica de la Sociedad Europea de Endoscopia Gastrointestinal (ESGE) de 2016 y la reunión internacional de consenso entre expertos (RICE) de 2017 aconsejan definir la CBD si ocurre una o más de las siguientes situaciones durante un procedimiento de canulación asistida con guía sobre una papila intacta:

- Fallo en la canulación con guía después de 5 minutos (ESGE) o 10 minutos (RICE).
- Fallo en la canulación con guía después de cinco intentos (ESGE y RICE).
- Dos canulaciones pancreáticas no deseadas (ESGE).

Los criterios 5-5-2 de la ESGE permiten identificar a los pacientes con un mayor riesgo de pancreatitis tras colangiopancreatografía retrógrada endoscópica (CPRE) y de fracaso final en la canulación. En la práctica clínica, y fuera del contexto de ensayos clínicos con criterios de inclusión más estrictos, el endoscopista experimentado debe decidir, dentro de los márgenes del intervalo recomendado, cuándo reconocer que está frente a una CBD y abandonar la técnica simple empleada hasta ese momento para recurrir a una técnica avanzada de canulación.

> **!** Es recomendable optar por técnicas de canulación avanzadas de forma temprana, en lugar de persistir con intentos de canulación infructuosos.

INDICACIONES Y CONTRAINDICACIONES DE LAS TÉCNICAS AVANZADAS DE CANULACIÓN

La CBD es la indicación fundamental para el empleo de las técnicas avanzadas de canulación. Sin embargo, en circunstancias en las que la anatomía, la patología o la gravedad clínica desaconsejen el intento de acceso biliar mediante técnicas simples, algunas de estas técnicas avanzadas pueden recomendarse como la opción inicial. Más adelante, se detallarán algunas de estas situaciones.

Las contraindicaciones para la aplicación de técnicas avanzadas de canulación son las mismas que se establecen para la papilotomía endoscópica: p. ej., la presencia de pancreatitis aguda en curso, coagulopatía grave o un paciente bajo doble antiagregación. Factores como la falta de medios técnicos adecuados, sedoanestesia inadecuada o inestabilidad hemodinámica y cardiorrespiratoria se consideran contraindicaciones generales para todas las intervenciones endoscópicas. Sin embargo, en situaciones en las que la condición clínica amenace la vida del paciente y no existan alternativas viables de tratamiento, estas contraindicaciones deben considerarse como relativas.

La indicación de la papilotomía endoscópica debe establecerse mediante métodos de imagen no invasivos o semiinvasivos antes de abordar una CPRE. La disponibilidad de la colangiografía por resonancia magnética y la ultrasonografía endoscópica hace innecesaria una CPRE exclusivamente diagnóstica.

> **!** En este contexto, queda implícita la contraindicación del uso de técnicas avanzadas de canulación con la única intención de diagnóstico.

ALTERNATIVAS EN CASO DE CANULACIÓN BILIAR DIFÍCIL

Las alternativas estratégicas consideradas para abordar una CBD incluyen persistir en el uso de técnicas simples de canulación, ya sea por el mismo endoscopista o por otro, repetir el intento de canulación por el mismo endoscopista en los días próximos y referir al paciente a otro endoscopista, teóricamente, más experimentado. La demora para un segundo intento de canulación, sin garantía de éxito, solo es viable si la condición clínica del paciente lo permite. Sin embargo, la estrategia más empleada es recurrir pronto a una técnica de canulación avanzada.

Las alternativas técnicas incluyen la realización de una colangiografía no selectiva, que sirve como un mapa radiológico para facilitar la canulación simple. Asimismo, se contempla la asistencia mediante una guía insertada en el conducto pancreático; algunos endoscopistas experimentados incluso buscan la vía pancreática directamente si la canulación biliar inicial falla. Otras opciones incluyen el uso de técnicas de precorte, así como el acceso biliar radiológico percutáneo o ecoendoscópico transparietal de la técnica de «encuentro» (o *rendez-vous*) con una guía transpapilar insertada de forma anterógrada.

La comparación científica entre las diversas alternativas técnicas para la CBD es incompleta y sus recomendaciones siempre están condicionadas por la disponibilidad local de los medios técnicos y la experiencia de los endoscopistas involucrados. En resumen, según la evidencia científica actual, las técnicas de precorte parecen ser superiores en eficacia y seguridad a las técnicas simples asistidas con contraste radiológico o con guía pancreática. Por otro lado, técnicas como el acceso transmural y la técnica de «encuentro» requieren una capacitación que el endoscopista puede no poseer, además de conllevar riesgos adicionales para el paciente.

> **!** En consecuencia, se deben considerar como procedimientos de un nivel superior, no como alternativas, sino como medidas de rescate cuando el precorte no es factible o resulta infructuoso.

TÉCNICAS DE PRECORTE EN LA CANULACIÓN BILIAR DIFÍCIL

El término *precorte* resume la idea de realizar un corte antes de la canulación. Debido a las distintas modalidades técnicas y a los dispositivos de corte utilizados, existe cierta confusión terminológica, agravada por la traducción del inglés científico al español. Para aclarar esta situación, se adoptará la siguiente terminología:

- (Papilotomía de) precorte biliar (*precut papillotomy*):
  - Precorte (biliar) de tracción, realizado con el papilotomo de precorte de tracción.
  - Precorte (biliar) de aguja, realizado con el papilotomo de aguja. Existen dos opciones técnicas diferentes:
    - Papilotomía o esfinterotomía de aguja (*needle-knife papillotomy/sphincterotomy*).
    - Fistulotomía de aguja (*needle-knife fistulotomy*).
- (Papilotomía de) precorte transpancreático (*transpancreatic precut sphincterotomy/septotomy*), realizado con un canulotomo convencional de tracción insertado en el conducto pancreático tras su canulación incidental.

Las primeras papilotomías endoscópicas fueron descritas simultáneamente por Classen en Europa y por Kawai en Japón en 1974. Debido al retraso en la comercialización de los papilotomos de tracción en Estados Unidos, Zimmon desarrolló en 1976 un papilotomo similar y precedente del de aguja, pero con un cable electroquirúrgico mucho más grueso, destinado no a un precorte de acceso, sino a una papilotomía completa.

El concepto de precorte fue introducido por Siegel en 1980 y describía la técnica de precorte de tracción. La fistulotomía (con el término *coledocoduodenostomía*) fue descrita por Kozarek en 1983. El precorte de aguja fue establecido como método de acceso biliar por Huibregtse en 1986, mientras que Siegel describió la fistulotomía de aguja en

1989. Finalmente, Goff introdujo el concepto de precorte transpancreático en 1995.

PRECORTE DE TRACCIÓN

El papilotomo de precorte de tracción es un dispositivo similar al canulotomo convencional de tracción, pero sin la prolongación distal de la cánula plástica (la «nariz»), de manera que el alambre de corte emerge por el extremo y contacta directamente con la papila. Después de apoyar la punta e introducirla 1-2 mm en el orificio biliar, se tensa el cable, se aplica una suave presión con el elevador y se activa la corriente, generalmente de corte puro, mientras se dirige el instrumento hacia las 11 horas mediante una ligera rotación antihoraria del duodenoscopio. El objetivo es cortar el techo de la papila en dirección biliar para exponer y abrir el orificio del conducto.

La incisión se realiza mediante pulsos de diatermia cortos que avanzan 1-2 mm hasta un máximo de 5-6 mm. En ese momento, puede intentarse la canulación con el propio papilotomo de precorte destensado y, si se consigue, se completa la papilotomía. Sin embargo, resulta más eficaz y seguro intercambiarlo e intentarlo con el canulotomo convencional y la guía utilizada previamente para la canulación simple.

Aunque el procedimiento está siendo cada vez menos utilizado, aún hay endoscopistas entusiastas de la técnica. El grupo de Soehendra y Binmoeller propone una modificación del papilotomo de precorte tradicional, transformándolo en una cánula sin capacidad de tracción con un cable distal monofilamento de solo 5 mm que emerge de forma lateral y con una «nariz» distal de 1 mm. Esta configuración, en realidad, constituye un híbrido entre el papilotomo de precorte de tracción y el de aguja. Dichos autores han publicado excelentes resultados utilizándolo como dispositivo inicial, y no de rescate, para la canulación. A pesar de ello, su difusión es escasa y no aparece recomendado en las guías de práctica clínica.

En ocasiones, se consigue introducir la «nariz» del canulotomo convencional en el orificio papilar hasta que el cable de diatermia contacta con el techo de la papila. En esa situación, el endoscopista podría sentir la tentación de intentar un precorte de tracción con el canulotomo, pero esta opción se desaconseja, ya que no se tiene la certeza sobre la posición exacta de la punta de la «nariz» y podría crear una vía falsa que dificultaría aún más la canulación. Es importante que el endoscopista resista la tentación y opte por un método de precorte estandarizado.

PRECORTE DE AGUJA

El *papilotomo* o *esfinterotomo de aguja* es un dispositivo formado por una cánula plástica que contiene un fino alambre proyectable de 4 a 7 mm, útil tanto para la incisión como para la punción de la papila. El pequeño calibre de la aguja-cuchillo y la mínima área de contacto con el tejido hacen que el papilotomo de aguja transmita una alta densidad de corriente y genere un mayor efecto de corte y un menor efecto de coagulación. Por esta razón, al emplearlo con generadores

diatérmicos antiguos de ajuste manual, se recomienda reducir el 50 % la potencia de corte, aunque este ajuste no es necesario en caso de utilizar generadores automáticos inteligentes.

La clave para el uso del papilotomo de aguja radica en el movimiento continuo y preciso de la punta durante la transmisión de corriente, ya sea para hacer cortes o para penetrar en el tejido. En el caso de realizar una incisión, se deberá ensayar antes con la aguja retraída, coordinando la posición inicial del duodenoscopio, el movimiento del elevador y, si es necesaria, la rotación antihoraria del endoscopio. En el caso de llevar a cabo una punción, es esencial probar antes el eje y el plano de penetración.

Aunque algunos autores proponen proyectar solo una parte de la aguja para la incisión, el efecto del elevador al curvar el catéter retrae la aguja progresivamente, lo que podría resultar en una incisión incompleta o demasiado superficial. Para prevenir la perforación retroperitoneal, la clave no está en reducir la longitud expuesta de la aguja, sino en identificar las estructuras anatómicas y ensayar la dirección y longitud de la incisión.

El papilotomo de aguja es un dispositivo versátil que sirve en intervenciones distintas a la papilotomía para la que fue diseñado. Incluso, al restringirse al escenario del acceso biliar, ofrece la capacidad de llevar a cabo diversas variantes técnicas, que se detallan a continuación.

Precorte de aguja simple

Es la técnica de acceso biliar más empleada en caso de CBD. Dependiendo de si se realiza la incisión o la punción de la papila, existen dos variantes técnicas, cada una con ventajas e inconvenientes. Su empleo clínico, más que ser generalizado por la preferencia del endoscopista, debe ser individualizado teniendo en cuenta las particularidades de cada paciente.

Papilotomía de aguja

Consiste en la incisión de la papila en el eje craneocaudal, habitualmente en sentido craneal, partiendo del margen superior del orificio papilar. También es posible la incisión (parcial o completa) en sentido caudal, partiendo unos milímetros por debajo de la base del pliegue suprapapilar, lo que aumenta la probabilidad de proteger el orificio pancreático, aunque con mayor dificultad para dirigir la incisión hacia el orificio biliar.

Todos los principios mencionados son aplicables a esta técnica. A partir de ellos, cada endoscopista puede introducir las variaciones que considere oportunas, como el ajuste de los parámetros de diatermia en pacientes con coagulopatía o la administración de relajantes de la musculatura lisa. Aunque la técnica original no consideraba fases separadas, se recomienda hacerlo en dos bien diferenciadas, seguidas por una tercera fase de canulación.

La *primera fase* tiene como objeto una mucotomía papilar:

a. Con la aguja retraída dentro del papilotomo, se proyecta este fuera del canal de trabajo con el elevador relajado y se avanza unos 10-15 mm.

b. Se retira suavemente el duodenoscopio y se avanza el papilotomo hasta que la punta de la cánula haga contacto con el orificio papilar. Si la retirada del endoscopio lo aproxima en exceso a la papila, se puede recuperar el espacio perdido separándolo con la rueda mayor que controla el movimiento arriba-abajo del duodenoscopio.

c. Una vez conseguida una posición estable, que se puede mantener frenando las dos ruedas de control del duodenoscopio, se realizan el ensayo de la incisión y las correcciones necesarias. Si la tracción del elevador resulta insuficiente para conseguir el movimiento efectivo de la punta del papilotomo, este debe ampliarse probando la rotación antihoraria del duodenoscopio.

d. Cuando se ha completado el ensayo, se proyecta la aguja y se retrae el catéter para que la punta de la aguja se introduzca 2-3 mm en el orificio papilar. En ese momento, se tracciona ligeramente el elevador para cargar de tensión la aguja sobre el techo del orificio.

e. Tras una última comprobación de las conexiones y los parámetros de diatermia, se administra la corriente a la vez que se tensa suavemente el elevador hasta cubrir todo su recorrido. Si es necesario, se asocia una rotación antihoraria hasta conseguir la longitud deseada de la incisión, momento en el que se detiene la administración de corriente. No debe extenderse la longitud de la incisión mediante la flexión de la punta del duodenoscopio con la rueda mayor, ya que esa maniobra lo aproxima a la papila y profundiza demasiado el corte.

Dado que la mucotomía es superficial, puede extenderse en sentido craneal con mínimo riesgo hasta 10 mm sobre la prominencia papilar y, en el caso de papilas pequeñas y planas, hasta el pliegue suprapapilar. El objetivo es exponer los milímetros distales del colédoco intraduodenal, que se presenta en el centro de la incisión como un cordón blanco o plateado de superficie tensa y brillante, con una consistencia mayor que el tejido submucoso circundante. Varios pulsos cortos de succión pueden hacer que el colédoco resalte y facilitar su visión.

Si no se identifica con certeza, es posible que la incisión haya sido demasiado superficial, en especial en casos de papilas prominentes por edema patológico primario o producido por la manipulación traumática de la papila durante el intento de canulación simple. En ese caso, será necesario ampliar la incisión en profundidad repitiendo la maniobra con el papilotomo extendido 1-2 mm más o con la punta del duodenoscopio más cerca de la papila.

Otro motivo para no identificar el colédoco es que la dirección de la incisión no haya sido la correcta, bien porque el endoscopista no la haya planificado o ejecutado de forma adecuada o porque exista una distorsión anatómica, como un divertículo peripapilar. En este caso, el colédoco puede encontrarse en uno de los dos márgenes, y no en el centro de la incisión. Si no es así, el endoscopista debe considerar una segunda mucotomía desde el mismo punto de origen, pero modificando ligeramente en sentido anterior o posterior la dirección del corte.

Cuando se identifica el colédoco intraduodenal, se ejecuta la *segunda fase*, cuyo objetivo es una miotomía longitudinal:

a. Después de un nuevo ensayo con la aguja retraída, que permite recolocar el duodenoscopio en la posición idónea para la incisión en el eje axial del colédoco, se proyecta la aguja y se apoya sobre el centro del cordón muscular varios milímetros por encima del orificio papilar donde se inició la mucotomía.

b. Se presiona ligeramente impulsando el papilotomo con la mano, sin mover el elevador, y se administra la corriente de diatermia.

c. Cuando la aguja penetra 1-2 mm en la pared del colédoco, se tensa un poco el elevador para ampliar la incisión axial 2-3 mm, suficiente para permitir la entrada de un dispositivo de canulación de 5-7 Fr.

Desde un punto de vista ideal, en ese momento se producirá el drenaje de una mínima cantidad de bilis, que indicará el éxito del precorte. Alternativamente, puede observarse la estructura fibrilar de la pared coledociana o, con menor frecuencia, la mucosa anaranjada del colédoco. El orificio abierto se explora apoyando el propio papilotomo de aguja, buscando la canulación del colédoco con la aguja retraída, e incluso con intentos de canulación profunda con una guía insertada a través del segundo canal del papilotomo de aguja (disponible en la mayoría de los modelos de papilotomo del mercado, algunos incluso con la posibilidad del manejo de la guía directamente por el endoscopista). También puede resultar más eficaz y menos traumático realizar esta maniobra con el canulotomo estándar y la guía previamente empleados en los intentos de canulación simple, o con una cánula simple de punta metálica cónica o semiesférica, cánula que permite reducir al mínimo el traumatismo sobre el lecho cruento.

Siempre se empezará utilizando una guía para comprobar la canulación biliar, y no el contraste directamente, ya que la inyección de contraste antes de la canulación profunda puede resultar en una inyección submucosa que distorsione la anatomía papilar e impida maniobras ulteriores. Una vez conseguida la canulación biliar, confirmada por una colangiografía, se completará la intervención mediante una papilotomía convencional de tracción. Un precorte de acceso no completado mediante una papilotomía puede causar una estenosis papilar cicatricial significativa.

Fistulotomía de aguja

Consiste en la punción de la papila con un canulotomo de aguja en su punto más prominente o, si la papila es plana, varios milímetros craneales al orificio papilar. El objetivo es abrir una vía transmural de acceso al colédoco intraduodenal a distancia del orificio y del conducto pancreático intraduodenal.

Desde el punto de vista técnico, es superponible a la segunda fase de la papilotomía de aguja descrita más arriba sin realizar antes la primera. Debido a la protección que proporciona sobre el páncreas, es una opción cada vez más popular entre los endoscopistas y, objetivamente, puede considerarse de elección en los casos y pacientes con alto riesgo de pancreatitis si no se ha implantado antes una prótesis pancreática.

La fistulotomía es la técnica de elección, incluso como técnica inicial de canulación o drenaje, cuando se encuentra un cálculo impactado en la papila o se sospecha una neoplasia intraampular. En estos casos, la fistulotomía puede ampliarse con el papilotomo de aguja hasta que se produzca la expulsión espontánea del cálculo, la extrusión del tumor o el drenaje de la bilis retenida.

> ! Las técnicas de canulación biliar asistidas con guía o prótesis pancreática deben practicarse cuando la canulación pancreática es accidental. Aunque algunos endoscopistas expertos optan por una canulación pancreática intencionada con guía como técnica de rescate en caso de CBD, esta opción no es la más recomendable de forma generalizada.

Precorte de aguja asistido

La *papilotomía de aguja* descrita en el anterior apartado es una técnica de «manos libres», pero también puede llevarse a cabo después de la implantación de una prótesis en el conducto pancreático (tras su canulación incidental no deseada) o en el biliar (tras su canulación intencionada).

Precorte de aguja asistido con prótesis pancreática

Durante el intento de canulación biliar simple, con frecuencia se produce la entrada de la guía en el conducto pancreático. Este suceso supone un incremento del riesgo de pancreatitis, pero también representa una oportunidad para conseguir la canulación biliar por medio de una técnica alternativa. Si la canulación pancreática se produce en dos o más ocasiones (o solo en una cuando han transcurrido más de 5 minutos desde el primer intento de canulación simple), se recurrirá a una técnica de canulación alternativa. Tres son las opciones mayores que se consideran:

- Dejar alojada la guía en el páncreas y cargar una segunda guía en el canulotomo para intentar la canulación biliar. Esta técnica de doble guía se ha hecho muy popular entre los endoscopistas con menor experiencia debido a que no exige la modificación de las maniobras de canulación simple ya conocidas ni el aprendizaje de otras nuevas. Por ese motivo, tampoco puede considerarse una técnica de canulación avanzada. La evidencia científica disponible demuestra que es menos eficaz que el precorte para la CBD y que su riesgo de pancreatitis es mayor que cuando el precorte se realiza de forma precoz. Por lo tanto, su uso debería limitarse a situaciones en las que el precorte de aguja (o el transpancreático) esté contraindicado. La guía de práctica clínica de la ESGE recomienda la implantación de una prótesis pancreática profiláctica después de una canulación mediante la técnica de doble guía.
- Realizar un precorte transpancreático (véase más adelante).
- Implantar una prótesis pancreática y hacer un precorte de aguja mediante la técnica de papilotomía. La prótesis pancreática estabiliza la papila y le da rigidez, por lo que facilita el precorte. Se debe tener en cuenta que la prótesis sigue el trayecto del conducto pancreático y que la incisión debe separarse progresivamente de ella, tanto en dirección como en profundidad, a medida que se prolonga en sentido craneal. Una vez conseguida la canulación biliar y completada la papilotomía, la prótesis pancreática no debe retirarse, para mantener el teórico efecto protector contra la pancreatitis.

Precorte de aguja asistido con prótesis biliar

En sentido estricto, no se trata de una técnica de acceso biliar para una situación de CBD, ya que la presencia de una prótesis biliar plástica presupone la canulación previa a la implantación de la prótesis. Constituye, por tanto, una técnica de papilotomía que debe dominar el endoscopista biliar para enfrentarse a situaciones especiales.

Aunque se propuso como alternativa a los papilotomos de pulsión diseñados específicamente para los pacientes con anatomía posquirúrgica tipo Billroth II y similares, actualmente ambas opciones son cada vez menos empleadas, en beneficio de los canulotomos de tracción con capacidad rotatoria.

La prótesis más empleada es recta de tipo Ámsterdam, de un calibre de 7 Fr y de 5-7 cm de longitud. El objetivo de la técnica es una esfinterotomía biliar completa con el papilotomo de aguja, es decir, extender la incisión hasta que se corta la totalidad del esfínter, momento en que la prótesis queda liberada de la presión que la mantenía fija y se mueve libremente. A partir de ahí, puede continuarse la infundibulotomía con el propio papilotomo de aguja u optar por una dilatación mecánica del orificio para conseguir el tamaño preciso. Tras la esfinterotomía o papilotomía es recomendable retirar la prótesis antes de abordar otras intervenciones, con objeto de prevenir su migración interna accidental.

El escenario más frecuente hoy en día para la *esfinterotomía de aguja* asistida con prótesis biliar es el de un paciente sometido a una CPRE urgente o de emergencia que sufre una coagulopatía grave y al que, en un primer tiempo, se le implanta una prótesis plástica de 7-10 Fr sin esfinterotomía previa. En un segundo tiempo, con el paciente estabilizado y la coagulopatía corregida, la esfinterotomía de aguja asistida es una alternativa preferible a la retirada de la prótesis con nueva canulación simple.

Otro escenario similar es el de pacientes portadores de un drenaje interno-externo implantado previamente por vía percutánea transhepática; aunque puede tener lugar un encuentro radiólogo-endoscopista, resulta más sencillo hacer la esfinterotomía de aguja sin retirar el catéter de drenaje interno.

También debe considerarse la esfinterotomía de aguja asistida con prótesis biliar en pacientes portadores de una coledocoduodenostomía que necesiten una papilotomía y tengan una CBD. Una opción es emplear una técnica de encuentro endoscopista-endoscopista canulando la papila anterógradamente a través de la coledocoduodenostomía. Sin embargo, es un procedimiento engorroso que, aunque puede intentarse sin hacerlo, suele exigir la retirada del duodenoscopio y la reintubación duodenal. Esta retirada puede obviarse si se apoya directamente un papilotomo monorraíl (confeccionado con ayuda de un bisturí mediante una ranura en la parte convexa de la punta del papilotomo convencional), introducido en paralelo por el canal de trabajo del duodenoscopio, sobre la guía que sale por el orificio papilar. Otra opción es implantar de forma anterógrada una prótesis transpapilar y hacer una esfinterotomía de aguja asistida sobre ella.

> ! El mayor interés de esta técnica se halla en el terreno del aprendizaje de la papilotomía de aguja no asistida.

El endoscopista en formación puede aprender la mayoría de las maniobras para realizarlas *in vivo* y en un ambiente protegido proporcionado por la prótesis biliar implantada tras una canulación simple exitosa. La prótesis estabiliza la papila, separa el colédoco intraduodenal del conducto pancreático, marca el sentido de la incisión y limita su profundidad. Además de facilitar la técnica, reduce el riesgo de pancreatitis y de perforación, y neutraliza el potencial incremento de riesgo para el paciente y las emociones negativas que puede sufrir el endoscopista novel.

Precorte de aguja en situaciones anatómicas especiales

En situaciones anatómicas especiales, el precorte de aguja puede ser una técnica avanzada eficaz para la CBD, siempre que la papila sea accesible, y su anatomía, patente. Las papilas situadas en el borde de un divertículo no presentan dificultades para el precorte de aguja siempre que el duodeno se acomode y permita el correcto enfrentamiento del duodenoscopio. Sin embargo, algunas papilas intradiverticulares ofrecen mayor dificultad para el precorte de aguja, como cuando la papila se encuentra en el fondo del divertículo y solo es visible el orificio, lo que hace imposible determinar la posición del colédoco. En ocasiones, la anatomía papilar sí es patente, pero la profundidad del divertículo impide el movimiento efectivo o el control visual del papilotomo. En esas circunstancias, el precorte de aguja puede estar contraindicado.

También cabe mencionar que una situación frecuente es la localización de la papila en un tabique que divide el divertículo; si aquel sigue el eje de la segunda porción duodenal, la anatomía papilar no difiere de la normal y debe buscarse el colédoco desde el ápex del septo y en dirección posterior conforme se progresa la incisión en sentido craneal. Por el contrario, si el tabique no sigue el eje duodenal o el duodenoscopio no puede aproximarse a la papila manteniendo dicho eje, la anatomía papilar resulta incierta y el precorte también estaría contraindicado.

En caso de patologías infrecuentes, como lesiones quísticas ampulares o peripapilares (coledococele, divertículo intraduodenal, duplicación duodenal, etc.), la papilotomía de aguja se emplea como método de acceso inicial y también como técnica de papilotomía completa.

En las situaciones posquirúrgicas con reconstrucciones tipo Billroth II, el precorte de aguja no está contraindicado. La CPRE en estos casos debe llevarse a cabo con el duodenoscopio de visión lateral y el endoscopista debe tener en cuenta el cambio de 180° en la relación espacial entre la papila y el duodenoscopio. Esto implica invertir las maniobras de corte. Si la papila solo es accesible con un gastroscopio debido a la tortuosidad o con un colonoscopio pediátrico debido a la longitud del asa aferente, la posición relativa de la papila no cambia: el orificio está a las 6 horas y el pliegue suprapapilar a las 12 horas. Aunque el endoscopio frontal acceda a la segunda porción duodenal por el asa aferente y se alinee con el eje del conducto biliar, facilitando la canulación simple, el precorte de aguja es más complicado debido a la posición tangencial del endoscopio. La papilotomía se ejecuta introduciendo la aguja en el orificio y efectuando la incisión mucosa de dentro afuera. La rueda mayor de control, frenada, puede ser manipulada con la mano derecha (en vez de con el dedo pulgar de la izquierda) para lograr la máxima precisión.

En pacientes con reconstrucciones en Y de Roux, en las que es necesario acceder a la papila con endoscopios con un tubo de inserción mayor de 150 cm, es imposible el empleo de los papilotomos de aguja comercialmente disponibles, por lo que resulta necesario fabricarlo a partir de un asa de polipectomía. La maniobra de papilotomía sería la misma que en pacientes con reconstrucciones Billroth II y endoscopio frontal.

> ! El precorte de aguja también puede emplearse como método de acceso pancreático cuando este sea el conducto deseado y no se consiga canular con técnicas simples.

PRECORTE TRANSPANCREÁTICO

Una vez se produce la segunda canulación indeseada del conducto pancreático o la primera cuando han transcurrido más de 5 minutos desde el inicio del intento de canulación simple, el endoscopista debe considerar una técnica avanzada de canulación con asistencia pancreática.

De las tres opciones comentadas más arriba, el precorte transpancreático muestra una elevada eficacia y un perfil de seguridad no inferior. Dado que se realiza con el papilotomo convencional y que la posición del duodenoscopio no necesita ser modificada respecto a la de la canulación simple y papilotomía, el precorte transpancreático es, teóricamente, más fácil de aprender y ejecutar que el precorte de aguja simple o asistido con prótesis pancreática. Sin embargo, la predisposición emocional contra las maniobras que conllevan la manipulación y potencial lesión del conducto pancreático hace que muchos endoscopistas opten por otras alternativas de asistencia pancreática. El endoscopista que prefiere la doble guía tiende a ignorar el daño pasivo que la guía puede causar al conducto pancreático durante un tiempo no predecible y a sobreestimar el que ocasiona una esfinterotomía pancreática reglada. En todo caso, una prótesis pancreática neutralizará mejor el daño en la región esfinteriana que en segmentos más profundos del conducto.

La descripción original del precorte transpancreático contempla hacer una incisión que se dirija desde el orificio pancreático hacia la teórica localización del colédoco (a las 11 horas) para seccionar el septo mucoso y muscular que separa ambos conductos. La incisión se extiende unos 5 mm y muestra el orificio biliar, que es probado con el mismo canulotomo y la guía, o con una cánula atraumática de punta semiesférica o cónica. La inyección de contraste está contraindicada antes de conseguir la canulación. El paso anterior también puede realizarse manteniendo la guía en el páncreas y montando otra sobre el canulotomo, imitando la técnica de doble guía, para después implantar una prótesis pancreática. No obstante, la recanulación pancreática suele ser sencilla y la prolongación del tiempo en que la guía permanece inactiva en el conducto pancreático puede incrementar el riesgo de lesión ductal.

Tras la canulación biliar, siempre habrá que hacer una papilotomía completa. Y al igual que tras la canulación simple mediante la técnica de doble guía, la ESGE recomienda la implantación de una prótesis pancreática profiláctica después de un precorte transpancreático.

Algunos endoscopistas optan por una técnica modificada de precorte transpancreático que sigue los principios generales de la papilotomía de aguja y tiene como objeto mejorar el drenaje pancreático y ahorrar la implantación sistemática de la prótesis pancreática. Los pasos son los siguientes:

- Con la guía insertada en el conducto pancreático, se realiza una esfinterotomía pancreática dirigiendo la primera incisión hacia las 13 horas. El corte se amplía hasta seccionar por completo el esfínter pancreático para facilitar el drenaje pancreático. Aunque debe evitarse la pancreatografía, si por algún motivo se ha producido, la esfinterotomía pancreática debe ampliarse hasta que en la radiografía se observe el drenaje del contraste. En la situación habitual de ausencia de contraste, se debe intentar detectar la salida de una pequeña cantidad de líquido incoloro para confirmar que la esfinterotomía pancreática es completa. En cualquier caso, si el conducto no presenta una dilatación significativa, la incisión no debe superar los 5 mm. Si el conducto está dilatado, la esfinterotomía permitirá ver los milímetros distales de la mucosa ductal. Esta esfinterotomía pancreática es equivalente a la mucotomía papilar del precorte de aguja y su objeto es exponer el colédoco intraduodenal. En ocasiones, esta maniobra inicial expone el orificio biliar, que puede ser canulado sin otra intervención, pero en la mayoría de los casos es preciso completar el precorte mediante la septomiotomía.
- Manteniendo la guía en el páncreas, el canulotomo se redirige hacia las 10-11 horas con objeto de realizar una septomiotomía de la pared coledociana con los 5 mm distales del cable. Por la dirección de la esfinterotomía pancreática previa, habitualmente no es posible ver el colédoco, por lo que el segundo corte debe dirigirse de forma ciega hacia su localización teórica. En ocasiones, la redirección del canulotomo resulta dificultosa por la rigidez de la guía, lo que puede resolverse retirándola en parte hasta dejar solo introducido el extremo hidrofílico más flexible. La tensión del canulotomo también puede dificultar la redirección del corte, por lo que debe ser la mínima posible para exponer el cable y permitir su contacto con el septo. En ocasiones, la relajación completa del canulotomo consigue arquear el cable hacia la cara posterior. En todo caso, siempre es necesaria una rotación antihoraria de mayor o menor amplitud para conseguir el contacto. Estas maniobras deben ser ensayadas varias veces antes de hacer la incisión.

- La septomiotomía se realiza con uno o varios pulsos de corriente y con un mínimo movimiento del elevador, ya que este tiende a desviar el corte hacia las 13 horas, siguiendo la dirección de la guía pancreática.
- Cuando se considera completada la incisión, se retira la guía del conducto pancreático y, con el canulotomo y la guía, se ensaya la canulación biliar. La nariz del canulotomo se apoya en el punto de la septomiotomía, habitualmente en lo más profundo de la esfinterotomía pancreática, y la cánula se dirige a los teóricos eje (a las 11 horas) y plano (tensando el cable) biliares, ensayando la entrada de la guía con pequeñas modificaciones de alineación hasta conseguirla. Si se produce el paso repetido de la guía al conducto pancreático, puede que la septomiotomía haya sido incompleta y precise ser ampliada.
- Tras la canulación biliar, se realiza una papilotomía completa y, salvo en casos de riesgo muy elevado, no es necesario implantar una prótesis pancreática.

> ❗ Circunstancias anatómicas como las papilas peridiverticulares o intradiverticulares, así como el páncreas *divisum*, no contraindican el precorte transpancreático siempre y cuando la orientación del duodenoscopio y la maniobrabilidad del canulotomo no se vean comprometidas.

PRECORTE COMBINADO EN UN TIEMPO

El precorte combinado en un tiempo, que implica la aplicación secuencial de las técnicas de precorte de aguja y transpancreático, se considera en situaciones en las que la canulación biliar no se logra por completo con una de las dos técnicas. Aunque esta combinación puede aumentar las tasas de éxito, también implica mayores riesgos y debe considerarse cuidadosamente, en especial cuando otras estrategias no son viables desde el punto de vista clínico y el drenaje biliar alternativo por vía transparietal no está disponible de manera inmediata.

Cuando un precorte de aguja durante la papilotomía inicial resulta en una canulación pancreática no deseada, existen diversas alternativas para abordar la situación: 1) implantar una prótesis pancreática y ampliar el precorte de aguja de forma asistida; 2) realizar un precorte transpancreático con un papilotomo convencional, o 3) implantar una guía en el páncreas e intentar una canulación biliar con la técnica de doble guía, también con el uso de un papilotomo convencional. Estas opciones pueden ser efectivas y seguras, por lo que deben considerarse en los pocos casos en que se presente esta situación.

En los casos en los que un precorte transpancreático no obtenga la canulación biliar, quizá debido a una septomiotomía del colédoco intraduodenal no adecuada, y si la situación clínica lo aconseja, puede intentarse un precorte de aguja. Como en el caso de la papilotomía de aguja inicial, la clave consiste en hacer una mucotomía superficial más allá de la esfinterotomía pancreática que intente exponer el colédoco intraduodenal antes de incidirlo. Aunque eficaz, se trata de una maniobra que conlleva alto riesgo de perforación retroperitoneal, por lo que solo debe intentarse si la anatomía es clara y el campo de trabajo no está oscurecido por restos hemáticos.

PRECORTE EN DOS TIEMPOS

El precorte en dos tiempos se refiere a la estrategia de dividir la intervención en dos fases separadas en el tiempo, en lugar de realizar todo el procedimiento en una sola sesión. Si bien algunos autores consideran fracasos técnicos los procedimientos en dos tiempos, el objetivo de cualquier intervención terapéutica no es técnico, sino clínico, por lo que no puede considerarse fracaso aquella que, con independencia de completarse en uno o dos tiempos, alcanza el éxito clínico.

Por este motivo, es legítimo, incluso desde el punto de vista deontológico, dar por concluido un primer tiempo de canulación cuando las condiciones del paciente o las de la región peripapilar multiplican el riesgo de una complicación sistémica (p. ej., anestésica) o local (p. ej., una perforación retroperitoneal). Abortar el procedimiento a tiempo para retomarlo varios días después, cuando la condición general del paciente se ha restablecido y los fenómenos papilares han remitido, es una medida que multiplica la probabilidad de éxito de canulación y atenúa el riesgo de yatrogenia.

La estrategia moratoria solo es posible cuando la patología del paciente no exige un drenaje biliar inmediato. En situación de urgencia clínica, p. ej., en el curso de una colangitis aguda, la dilación temporal no es una opción adecuada.

La estrategia de canulación en dos tiempos es empleada con mayor frecuencia cuando se realiza un precorte de aguja, casi siempre debido a alguna de estas dos circunstancias:

- Hemorragia durante la mucotomía. En ocasiones se produce una hemorragia durante la mucotomía, que suele ser de baja magnitud y carente de relevancia clínica, pero que oscurece el campo de visión y dificulta la visualización de la papila. Si la hemorragia no se detiene espontáneamente, se intentará controlar mediante la infusión de adrenalina diluida con el propio papilotomo de aguja o con el canulotomo inicial. Sin embargo, la inyección de solución hemostática deberá hacerse con precaución para evitar distorsionar la anatomía papilar. Si, a pesar de los intentos de control, la hemorragia persiste y se forma un coágulo que oculta la papila, se considerará abortar el primer tiempo de la intervención de manera inmediata. El segundo tiempo podría realizarse a los 2-3 días, cuando se espera que el coágulo se haya desprendido. En este caso, será necesario completar el precorte de aguja, ya que el intento de canulación simple sobre el precorte incompleto y no cicatrizado puede desencadenar un nuevo sangrado.
- Fracaso en canular el conducto biliar. Si, tras completar la miotomía y tras múltiples intentos con la guía, no se logra canular el conducto biliar, se reconsiderará la localización de incisión profunda. En algunos casos se puede repetir la incisión en un punto anterior o posterior, lo que conducirá al colédoco, al conducto pancreático o al retroperitoneo. Cada nueva incisión profunda y el subsiguiente intento de canulación incrementan el riesgo de perforación, por lo que el endoscopista debe considerar la opción de abortar e intentar la canulación en un segundo tiempo. Una opción adecuada será contemplar un máximo de tres incisiones profundas o de 45 minutos de procedimiento

desde el inicio de la canulación simple. El segundo intento de canulación debe programarse después de un período de 72 horas, preferiblemente de 7 a 10 días, para que los fenómenos inflamatorios agudos remitan y se restablezca la anatomía papilar. En la mayoría de los casos, el orificio biliar suele estar accesible y la canulación simple se vuelve más sencilla sin requerir nuevas maniobras de precorte.

La estrategia moratoria también es posible cuando se realiza un precorte transpancreático, aunque en la práctica clínica es menos habitual. En cualquier caso, si el paciente sufre una pancreatitis leve después del primer tiempo, se recomienda retrasar el segundo tiempo de intervención durante un período de 4 a 6 semanas. Este intervalo permite la resolución de los fenómenos inflamatorios periduodenales, los cuales podrían comprometer la ejecución segura del segundo tiempo del procedimiento.

PREVENCIÓN Y TRATAMIENTO DE COMPLICACIONES

Las complicaciones potenciales de cualquier técnica de precorte son las mismas que las de la papilotomía convencional e incluyen la pancreatitis, la hemorragia, la perforación y la colangitis.

La controversia sobre el riesgo de pancreatitis de las técnicas de precorte se decanta actualmente a favor de la seguridad e incluso del efecto protector del precorte cuando se realiza de forma precoz, siempre que el intento de canulación cumpla los criterios de CBD. La evidencia científica actual atribuye el riesgo dependiente del procedimiento al traumatismo papilar ocasionado por múltiples intentos fallidos de canulación biliar o a múltiples canulaciones pancreáticas indeseadas.

Por tanto, la medida clave para prevenir la pancreatitis es abandonar la canulación simple y ejecutar el precorte de forma temprana, antes de cruzar la línea roja a partir de la cual las medidas preventivas generales pierden su eficacia. Entre estas medidas se encuentra la administración rectal de 100 mg de indometacina o diclofenaco antes, durante o después de la CPRE, una medida respaldada por diversos metaanálisis y que debe aplicarse de forma sistemática, salvo en caso de alergia al medicamento.

Otra medida farmacológica recomendada para los pacientes de mayor riesgo, cuando existan contraindicaciones para prescribir indometacina o diclofenaco, es la hiperhidratación con solución de lactato de Ringer antes y después de la CPRE (bolo de 20 mL/kg seguido de 3 mL/kg por hora durante 8 horas), siempre que no existan contraindicaciones para una hidratación de gran volumen. También se recomienda implantar una prótesis pancreática de 5 Fr en los pacientes con alto riesgo de pancreatitis, incluyendo aquellos con canulación compleja en los que se ha insertado una guía en la vía pancreática o se ha realizado un precorte sin fistulotomía. En todo caso, si no hay acceso al páncreas, no se intentará una canulación pancreática con el objetivo de implantar una prótesis profiláctica. En estos casos, si no se ha podido colocar una prótesis pancreática, también podría estar indicado pautar tras la CPRE una hiperhidratación con lactato de Ringer, aunque este aspecto no ha sido estudiado.

Dado que todo precorte debe completarse con una papilotomía completa, existe un riesgo de hemorragia significativa desde el punto de vista clínico que solo es posible prevenir completando la técnica correctamente, con los parámetros de diatermia adecuados y con los parámetros de hemostasia corregidos. En pacientes que reciben tratamiento con anticoagulantes o con doble antiagregación, la medicación debe retrasarse de acuerdo con un juicio equilibrado, informando a todos los médicos involucrados en el manejo del paciente que la hemorragia posprocedimiento tiene una repercusión clínica mucho más relevante que la intraprocedimiento y que la ausencia de esta no previene la aparición de aquella.

La perforación retroperitoneal (PRP) es una complicación típica del precorte de aguja. La perforación libre es menos frecuente y probablemente atribuible a la papilotomía convencional posterior. La principal medida para prevenir la PRP es ejecutar el precorte con una técnica depurada y recurrir a la estrategia moratoria cuando no se obtiene la canulación biliar en los primeros intentos y la anatomía papilar queda distorsionada por la manipulación.

La PRP es pocas veces visible con el endoscopio, por lo que el endoscopista debe descartar los signos radiológicos típicos (la aparición de una línea de gas periduodenal, subhepático o perirrenal) después de cada incisión profunda. La visión de cualquiera de estos signos no obliga a abortar de modo inmediato el procedimiento y está justificado realizar un último intento de canulación biliar que, si resulta exitoso, permitirá implantar una prótesis biliar que facilitará el tratamiento conservador de la complicación. Aunque no debe evitarse la consulta quirúrgica, la inmensa mayoría de las PRP se resuelve con reposo digestivo y antibioterapia intravenosa de amplio espectro.

En la experiencia de los autores, la aspiración por sonda nasogástrica no es necesaria y solo aporta incomodidad al paciente. Si la CPRE se realiza con la infusión de CO_2, debe hacerse una tomografía computarizada abdominal justo después de finalizar el procedimiento con objeto de determinar la magnitud de la disección del tejido retroperitoneal antes de la reabsorción precoz del gas. La PRP no contraindica la realización de un segundo tiempo para completar la CPRE. En muchos casos, la única diferencia entre la estrategia moratoria y la ocurrencia de una PRP detectada pronto y tratada de forma adecuada es que el paciente debe permanecer hospitalizado y en tratamiento antibiótico parenteral en espera del segundo tiempo endoscópico.

La colangitis es una complicación infrecuente después de una CPRE exitosa y un drenaje biliar eficaz. Incluso después de un precorte fallido en un primer tiempo, el riesgo es bajo si no se ha inyectado contraste en el conducto biliar. El mayor riesgo se presenta después de una papilotomía completa si el daño papilar acumulado por la suma de una papilitis previa, el intento de canulación simple, el precorte, la papilotomía y las eventuales maniobras posteriores (por ejemplo, la extracción de cálculos) compromete temporalmente el drenaje por el edema papilar. Este fenómeno puede evaluarse por radiografía colocando al paciente en decúbito supino y, si se observa retención de contraste en el conducto sin salida pasiva por gravedad al duodeno, se implantará una prótesis biliar plástica temporal de forma preventiva.

RESCATE TRAS UN PRECORTE FALLIDO

Desde el punto de vista del paciente, del endoscopista y del provisor de salud, un procedimiento endoscópico exitoso con una complicación leve puede ser preferible a un procedimiento fallido no complicado, ya que este exigirá un segundo procedimiento de rescate que tampoco ofrece garantía plena de éxito y también expone al paciente a potenciales complicaciones graves.

No obstante, el peor escenario es el del procedimiento endoscópico fallido y complicado, por lo que el endoscopista debe considerar el momento de renunciar a tiempo y optar por una alternativa de rescate.

La decisión entre las opciones de rescate tras un precorte fallido dependerá de factores propios de la patología y del cuadro clínico del paciente, así como de los medios materiales, temporales y humanos disponibles. Las principales consideraciones que se deben tener en cuenta son:

- La patología que indica la CPRE, que puede ser benigna, litiásica o no; o maligna, potencialmente resecable o no.
- La urgencia de la indicación, casi siempre determinada por la presencia de una colangitis no controlada médicamente.
- La gravedad del cuadro clínico (p. ej., prurito intratable).
- El desarrollo de complicaciones tras la CPRE fallida.
- La edad, el estado funcional cognitivo y el pronóstico vital del paciente.
- La necesidad vital de anticoagulación o doble antiagregación.
- La presencia de vesícula *in situ*.

Como norma general, en pacientes con patología litiásica o neoplásica resecable, la opción quirúrgica debe considerarse indicada en ausencia de contraindicaciones mayores. Si existe contraindicación quirúrgica, debe plantearse un procedimiento de drenaje con una técnica de encuentro, idealmente mediante ecoendoscopia, si esta está disponible. Este procedimiento podría ser incluso inmediato en este caso, mientras que si solo se dispone de acceso transparietal radiológico el encuentro tendría que realizarse más adelante.

Si la patología es benigna no litiásica o neoplásica resecable, pero existe contraindicación quirúrgica temporal, el drenaje transparietal debe suponer el mínimo compromiso para la potencial cirugía posterior (incluyendo un hipotético trasplante hepático), por lo que debe considerarse un abordaje de encuentro ecoendoscópico o radiológico puro. Si la patología es neoplásica no resecable o el paciente no es operable, debe plantearse una técnica de drenaje paliativo definitivo, bien ecoendoscópico o bien transparietal radiológico.

> **!** El acceso y drenaje biliar por ecoendoscopia, en el momento actual, no constituye una técnica alternativa al precorte cuando este es técnicamente factible, sino de rescate cuando resulta fallido o no es factible.

PUNTOS CLAVE

- Una vez establecido el escenario de una CBD, el empleo temprano de una técnica de precorte se considera la mejor estrategia de canulación, dada su eficacia y seguridad, cuando es llevada a cabo por un endoscopista debidamente capacitado y experimentado.
- La elección de una técnica concreta estará determinada por las características individuales del paciente, la naturaleza de la patología diagnosticada o sospechada, la urgencia asociada a la situación clínica y la familiaridad o preferencia del endoscopista con cada una de ellas.
- La gestión del riesgo debe individualizarse según las características del paciente.
- La prevención de complicaciones debe aplicarse tanto en el ámbito estratégico como en el técnico.

BIBLIOGRAFÍA

Binmoeller KF, Seifert H, Gerke H, Seitz U, Portis M, Soehendra N. Papillary roof incisión using the Erlangen-type pre-cut papillotome to achieve selective bile duct cannulation. Gastrointest Endosc. 1996;44:689-95.

Buxbaum JL, Freeman M, Amateau SK, Chalhoub JM, Coelho-Prabhu N, Desai M et al. American Society for Gastrointestinal Endoscopy guideline on post-ERCP pancreatitis prevention strategies: summary and recommendations. Gastrointest Endosc. 2023;97:153-62.

Cha SW, Leung WD, Lehman GA, Watkins JL, McHenry L, Fogel EL et al. Does leaving a main pancreatic duct stent in place reduce the incidence of precut biliary sphincterotomy-associated pancreatitis? A randomized, prospective study. Gastrointest Endosc. 2013;77:209-16.

Chandrasekhara V, Khashab MA, Muthusamy VR, Acosta RD, Agrawal D, Bruining DH et al. Adverse events associated with ERCP (ASGE guideline). Gastrointest Endosc. 2017;85:32-47.

DaVee T, García JA, Baron TH. Precut sphincterotomy for selective biliary duct cannulation during endoscopic retrograde cholangiopancreatography. Ann Gastroenterol. 2012;25:291-302.

De la Morena Madrigal EJ, Rodríguez García MI, Galera Ródenas AB, Pérez Arellano E. Biliary cannulation effectiveness and pancreatitis risk using two early precut techniques. Rev Esp Enferm Dig. 2018;110:74-81.

De Weerth A, Seitz U, Zhong Y, Groth S, Omar S, Papageorgiou C et al. Primary precutting versus conventional over-the-wire sprincterotomy for bile duct access: a prospective randomized study. Endoscopy. 2006;38:1235-40.

Dumonceau JM, Kapral C, Aabakken L, Papanikolaou IS, Tringali A, Vanbiervliet G et al. ERCP-related adverse events: European Society of Gastrointestinal Endoscopy (ESGE) Guideline. Endoscopy. 2020;52:127-49.

Goff JS. Common bile duct pre-cut sphincterotomy: transpancreatic sphincter approach. Gastrointest Endosc. 1995;41:502-5.

Goff JS. Long-term experience with the transpancreatic sphincter pre-cut approach to biliary sphincterotomy. Gastrointest Endosc. 1999;50:642-5.

Halttunen J, Keränen I, Udd M, Kylänpää L. Pancreatic sphincterotomy versus needle knife precut in difficult biliary cannulation. Surg Endosc. 2009;23:745-9.

Huibregtse K, Katon RM, Tytgat GN. Precut papillotomy via fine-needle knife papillotome: a safe and effective technique. Gastrointest Endosc. 1986;32:403-5.

Ismail S, Udd M, Lindström O, Rainio M, Halttunen J, Kylänpää L. Criteria for difficult biliary cannulation: start to count. Eur J Gastroenterol Hepatol. 2019;31:1200-5.

Kaffes AJ, Sriram PVJ, Rao GV, Santosh D, Nageshwar Reddy D. Early institution of pre-cutting for difficult biliary cannulation: a prospective study comparing conventional vs. a modified technique. Gastrointest Endosc. 2005;62:669-74.

Kahaleh M, Tokar J, Mullick T, Brickston SJ, Yeaton P. Prospective evaluation of pancreatic sphincterotomy as a precut technique for biliary cannulation. Clin Gastroenterol Hepatol. 2004;2:971-7.

Lee A, Aditi A, Bhat YM, Binmoeller KF, Hamerski C, Sendino O et al. Endoscopic ultrasound-guided biliary access versus precut papillotomy in patients with failed biliary cannulation: a retrospective study. Endoscopy. 2017;49:146-53.

Liao WC, Angsuwatcharakon P, Isayama H, Dhir V, Devereaux B, Khor CJL et al. International consensus recommendations for difficult biliary access. Gastrointest Endosc. 2017;85(2):295-304.

Liu L, Li C, Huang Y, Jin H. Nonsteroidal anti-inflammatory drugs for endoscopic retrograde cholangiopancreatography postoperative pancreatitis prevention: a systematic review and meta-analysis. J Gastrointest Surg. 2019;23:1991-2001.

López A, Ferrer I, Villagrasa RA, Ortiz I, Maroto N, Montón C et al. A new guidewire cannulation technique in ERCP: successful deep biliary access with triple-lumen sphincterotome and guidewire controlled by the endoscopist. Surg Endosc. 2011;25:1876-82.

Mavrogiannis C, Liatsos C, Romanos A, Petoumenos C, Nakos A, Karvounzis G. Needle-knife fistulotomý versis needle-knife precut papillotomy for the treatment of common bile duct stones. Gastrointest Endosc. 1999;50:334-9.

Pécsi D, Farkas N, Hegyi P, Balaskó M, Czimmer J, Garami A et al. Transpancreatic sphincterotomy has a higher cannulation success rate tan needle-knife precut papillotomy: a meta-analysis. Endoscopy. 2017;49:874-87.

Siegel JH. Precut papillotomy: a method to improve success of ERCP and papillotomy. Endoscopy. 1980;12:130-3.

Siegel JH, Ben-Zvi JS, Pullano W. The needle-knife: a valuable tool in diagnostic and therapeutic ERCP. Gastrointest Endosc. 1989;35:499-503.

Sriram PVJ, Rao GV, Nageshwar Reddy D. The precut: when, where and how? A review. Endoscopy. 2003;35:S24-S30.

Sugiyama H, Tsuyuguchi T, Sakai Y, Mikata R, Yasui S, Watanabe Y et al. Transpancreatic precut papillotomy versus double-guidewire technique in difficult biliary cannulation: prospective randomized study. Endoscopy. 2018;50:33-9.

Sundaralingam P, Masson P, Bourke MJ. Early precut sphincterotomy does not increase risk during endoscopic retrograde cholangiopancreatography in patients with difficult biliary Access; a meta-analysis of randomized controlled trials. Clin Gastroenterol Hepatol. 2015;13:1722-9.

Testoni PA, Mariani A, Aabakken L, Arvanitakis M, Bories E, Costamagna G et al. Papillary cannulation and sphincterotomy techniques at ERCP: ESGE clinical guideline. Endoscopy. 2016;48:657-83.

Tse F, Yuan Y, Bukhari M, Leontiadis GI, Moayyedi P, Barkun A. Pancreatic duct guidewire placement for biliary cannulation for the prevention of post-endoscopic retrograde cholangiopancreatography (ERCP) pancreatitis. Cochrane Database Syst Rev. 2016;CD010571.

Estenosis benignas y malignas

46

A. Campos Ruiz, S. Martín Arriero, M. Álvarez Rubio y A. Orive Calzada

OBJETIVOS

- Conocer los diferentes tipos de estenosis biliares.
- Manejar las diferentes técnicas endoscópicas para el diagnóstico y el tratamiento de dichas estenosis.
- Analizar las ventajas y los inconvenientes de cada técnica en cada tipo de estenosis.
- Aplicar los diferentes esquemas diagnóstico-terapéuticos en estenosis biliares.

INTRODUCCIÓN

Las estenosis de la vía biliar son un importante problema médico, ya que:

- Siguen suponiendo un reto diagnóstico a pesar del desarrollo tecnológico de los últimos años.
- Sus consecuencias pueden ser graves e incluso mortales. Entre estas consecuencias están: ictericia, prurito, colangitis, disfunción hepática con eventual fallo hepático y disfunción multiorgánica (pulmonar, cardíaca, renal, etc.).

CLASIFICACIÓN DE LAS ESTENOSIS BILIARES

Las estenosis biliares suelen clasificarse en función de su localización y etiología:

- Las estenosis biliares distales suelen ser de etiología maligna (neoplasias de cabeza del páncreas [**Fig. 46-1A**] y ampulomas, fundamentalmente; también se ven con relativa frecuencia colangiocarcinomas intrapancreáticos) y suelen cursar con ictericia obstructiva.
- Las estenosis biliares distales de etiología benigna suelen ser inflamatorias (secundarias a papilitis y a pancreatitis crónica [**Fig. 46-1B**]) o posquirúrgicas.
- Las estenosis biliares proximales en pacientes no operados son habitualmente de etiología maligna, sobre todo colangiocarcinomas (**Fig. 46-1C**). En los pacientes operados por trasplante hepático, colecistectomía laparoscópica (**Fig. 46-1D**), etc., son secundarias a daño quirúrgico directo sobre la vía biliar.
- Las estenosis biliares benignas no quirúrgicas, como las del síndrome de Mirizzi (**Fig. 46-1E**) son más infrecuentes.

DIAGNÓSTICO

Para conocer con exactitud la etiología de una estenosis biliar, en la mayoría de los pacientes habrá que tomar muestras anatomopatológicas (citología o biopsia).

Tal y como afirman Victor *et al.*, una *estenosis biliar indeterminada* es aquella en la que hay sospecha clínica de malignidad y las técnicas de imagen tienen hallazgos inespecíficos, sin masa ni metástasis y con cepillado o biopsia inadecuados o sugestivos de benignidad.

Es sabido que la inmensa mayoría de las estenosis indeterminadas acaban siendo malignas. No obstante, aún hoy en día, tal y como se aprecia en la serie de Clayton *et al.* (en este caso en lesiones hiliares), el 24 % de las estenosis operadas como supuestamente malignas se demuestra que eran benignas (**Fig. 46-2**). Esto obliga a conseguir un diagnóstico precoz de la malignidad de la estenosis para evitar la cirugía innecesaria por benignidad.

MÉTODOS DIAGNÓSTICOS ENDOSCÓPICOS DE LA ESTENOSIS DE LA VÍA BILIAR

Es importante tener presente que los resultados de las biopsias y las citologías biliares intraductales siempre van a ser mejores para el colangiocarcinoma (es una lesión luminal) que para el adenocarcinoma de páncreas (es una lesión extrínseca).

De esta forma, cuando se precise conocer la anatomía patológica de una estenosis secundaria a una masa pancreática, es más eficiente realizar la ecoendoscopia con toma de muestras mediante punción aspirativa con aguja fina (USE-PAAF) o la obtención de citobloque mediante punción aspirativa para biopsia (PAB).

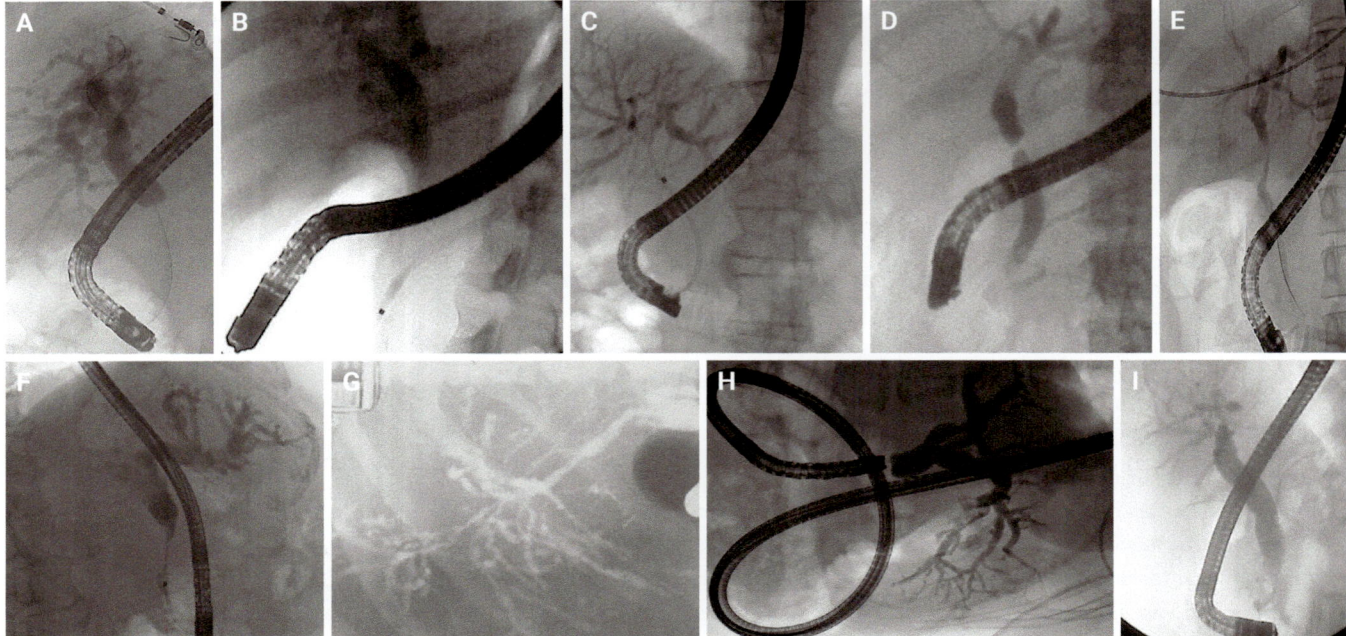

Figura 46-1. A) Neoplasia de páncreas. **B)** Pancreatitis crónica. **C)** T de Klastkin (Bismuth II). **D)** Estenosis poscolecistectomía. **E)** Síndrome de Mirizzi. **F)** Colangiopancreatografía retrógrada endoscópica. Estenosis secundaria a neoplasia vesicular. **G)** Colangitis esclerosante primaria. **H)** Colangiopancreatografía retrógrada endoscópica con enteroscopio monobalón. Estenosis hepaticoyeyunal en paciente con cirugía de Whipple. **I)** Ampuloma.

En cambio, si la estenosis parece secundaria a un tumor primario biliar, que a menudo no se asocia a masa alguna, lo más eficiente es acudir a la colangiopancreatografía retrógrada endoscópica (CPRE) con toma de citologías o biopsias.

Colangiopancreatografía retrógrada endoscópica

La CPRE obtiene *imágenes colangiográficas de alta calidad* (v. **Fig. 46-1**). Se sospechará un origen tumoral cuando la estenosis sea larga (>10 mm), irregular, asimétrica, de bordes abruptos o con nódulo intraductal. Estos criterios no son ni muy sensibles ni específicos, según Park *et al.*

Además, permite la toma de citología o biopsia mediante diferentes técnicas:

- El cepillado intrabiliar, de gran facilidad técnica y disponibilidad. En trabajos como los de Glassbrenner *et al.* o de Lee *et al.* se demostró una sensibilidad baja, de tan solo el 37-56 % para confirmar la malignidad de una estenosis.
- La biopsia de la estenosis biliar, aunque presenta mayor dificultad técnica. Como en todas las técnicas anatomopatológicas, la especificidad es excelente. La sensibilidad está limitada por:
  - Requiere una habilidad técnica importante, por lo que el empleo de pinzas de biopsia pediátrica resulta de utilidad.
  - La muestra es poco precisa, ya que la toma de muestras se dirige mediante colangiografía durante la CPRE.
  - Hay lesiones extrínsecas (páncreas, adenopatías malignas, etc.) a las que no es posible acceder con la biopsia.

- El colangiocarcinoma normalmente se rodea de reacción desmoplásica, por lo que, aunque se biopsie, las muestras pueden no presentar células tumorales.
- La combinación de citología y biopsia. Navaneethan *et al.* publicaron que la citología y la biopsia tenían la misma eficacia, pero que la combinación de ambas técnicas presentaba una discreta mejoría de la sensibilidad (hasta del 59 % comparando con el 48 % de la biopsia intraductal o el 45 % del cepillado). Por eso, algunos autores abogan por la combinación de ambas técnicas.
- Para hacer una *colangioscopia*, los colangioscopios digitales se introducen por el canal de trabajo del duodenoscopio y

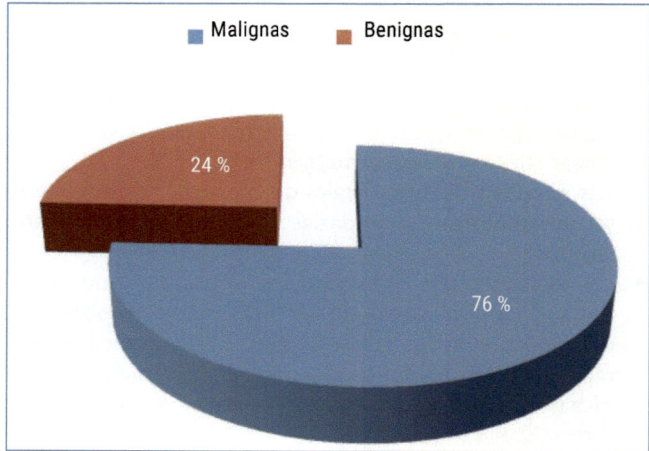

Figura 46-2. Estenosis biliares supuestamente malignas operadas. Adaptada de: Clayton RA et al. Incidence of benign pathology in patients undergoing hepatic resection for suspected malignancy. Surgeon. 2003;1(1):32-8.

permiten la toma de biopsias dirigidas de las lesiones de la vía biliar. Se recomienda la toma de al menos cuatro muestras (**Figs. 46-3A**, **46-3B** y **46-3C**).

Las características que orientan a lesión maligna son las siguientes (**Figs. 46-3D** y **46-3E**):

- Neovascularización. Vasos dilatados, tortuosos, lagos vasculares.
- Friabilidad.
- Tejido exofítico o nodular.
- Vellosidades alargadas con vaso central.
- Reducción luminal: concéntrica o no concéntrica.
- Patrón vascular anormal con vasos sanguíneos prominentes.

Las características que orientan a lesión benigna son:

- Ausencia de friabilidad.
- El tejido nodular puede estar presente, pero rara vez es exofítico.
- Patrón y red vascular fina.

> **!** Las complicaciones globales de la técnica oscilan entre el 7 y el 16 %; de ellas, las más frecuentes son la colangitis, la hemorragia y la pancreatitis.

Ecoendoscopia con punción aspirativa con aguja fina

La ecoendoscopia, con la sola valoración ecográfica de las lesiones, alcanza una sensibilidad del 78 % y una especificidad del 84 % para el diagnóstico de estenosis malignas. Las características ecoendoscópicas que sugieren etiología maligna son:

- Disrupción de las tres capas de la pared del conducto biliar.
- Irregularidad del conducto biliar.
- Engrosamiento de la pared de más de 3 mm.
- Nódulo intraductal (**Fig. 46-4**) o de masa pancreática adyacente a la vía biliar.
- Adenopatías.
- Invasión vascular.

Tal y como se aprecia en el trabajo de Lee *et al.*, la PAAF guiada por ecoendoscopia presenta una sensibilidad del 47 %, pero una excelente especificidad (100 %). Por tanto, la combinación de la valoración de las características de una estenosis junto con USE-PAAF/PAB unirá la excelente sensibilidad de la exploración ecoendoscópica con la gran especificidad de la PAAF/PAB. Además, la presencia de un patólogo en la sala, para poder analizar la calidad inicial de las muestras obtenidas, aumenta la rentabilidad de esta prueba.

La ecoendoscopia sin PAAF presenta muy baja incidencia de complicaciones: hemorragia generalmente leve (1 %), peritonitis biliar (0,3 %) y mínimo riesgo de diseminación tumoral.

Las limitaciones de esta prueba son las siguientes:

- Mayor dificultad técnica para explorar tumores en el hilio hepático.
- La existencia de prótesis biliar suele crear molestos artefactos sónicos.
- Se han comunicado casos de diseminación tumoral en el trayecto de la aguja de punción, con recurrencia del tumor tras la resección quirúrgica. Para que este riesgo sea el menor posible, se recomienda puncionar lo más cerca posible de la lesión y desde un segmento intestinal que vaya a ser extirpado en una cirugía oncológica (p. ej., la

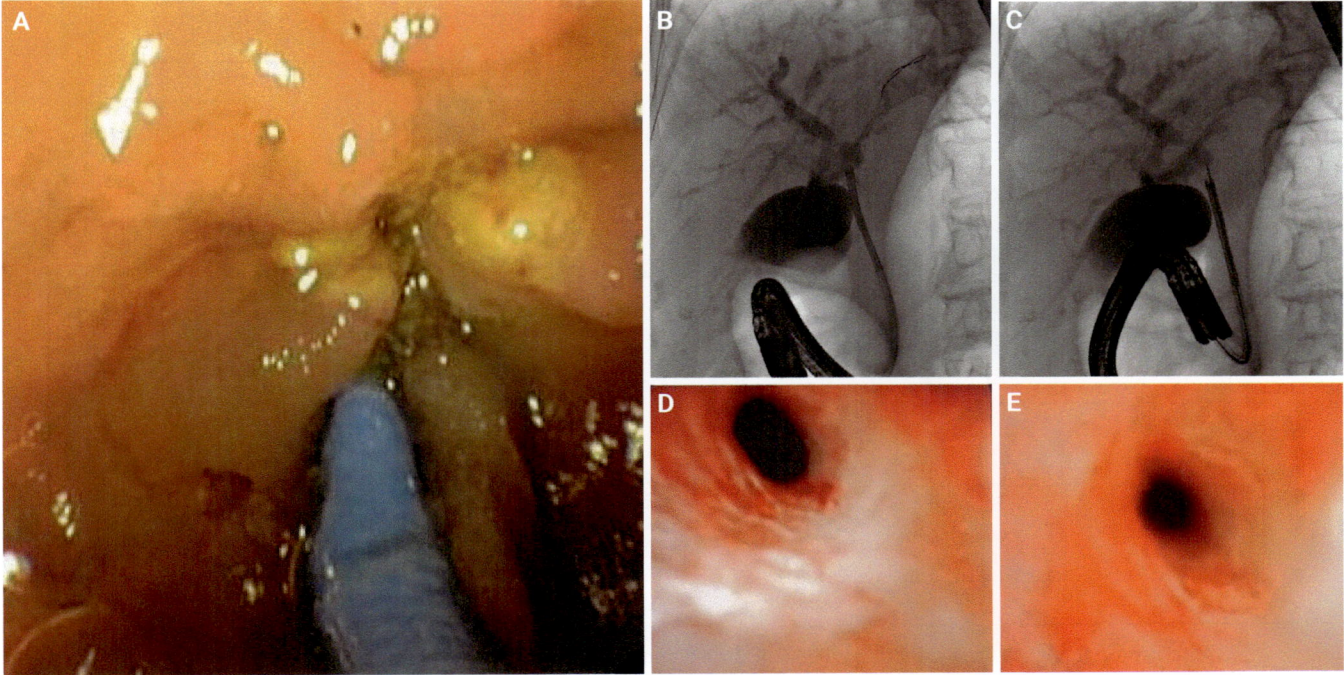

Figura 46-3. A) Colangioscopio desechable (catéter azul) entrando por la papila. **B)** Explorando la estenosis con un colangioscopio. **C)** Colangioscopio deshechable tomando biopsias. **D** y **E)** Colangioscopia.

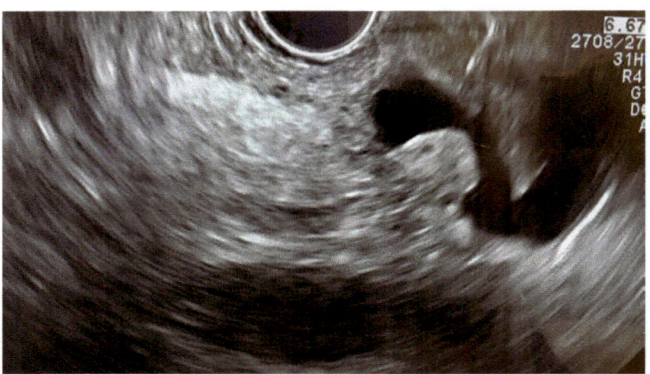

Figura 46-4. Ecoendoscopia que muestra pequeña imagen sugestiva de colangiocarcinoma en colédoco distal intrapancreático.

neoplasia de cabeza de páncreas se debe puncionar desde el bulbo duodenal, que sería extirpado en una eventual cirugía de Whipple).

ALGORITMO DIAGNÓSTICO EN LA ESTENOSIS BILIAR

Las estenosis de etiología maligna de la vía biliar van a requerir el abordaje terapéutico efectuado por un equipo multidis-

ciplinar compuesto, al menos, por radiólogos, oncólogos, anatomopatólogos, gastroenterólogos y cirujanos.

La localización, la resecabilidad del tumor y, por supuesto, la situación basal y la comorbilidad del paciente deberán determinar el tratamiento de elección en cada caso, tal y como se aprecia en el algoritmo diagnóstico que se incluye en la **figura 46-5**.

Este algoritmo está basado en los propuestos por Xie *et al.* Comienza con una ecografía abdominal, por ser una técnica diagnóstica barata y de gran disponibilidad. La información mínima que debería aportar esta técnica es:

- Confirmar que se trata de una ictericia obstructiva (existirá dilatación de la vía biliar).
- Determinar la altura a la que se produce la estenosis:
  - Si se apreciara dilatación solo de la vía biliar intrahepática: se sospechará una estenosis en colédoco proximal o en la bifurcación de los hepáticos. En estos casos, se hará una colangiorresonancia magnética nuclear para visualizar mejor la estenosis, estadificarla (clasificación de Bismuth) y valorar su resecabilidad para, posteriormente, decidir si precisa la toma de muestras mediante *CPRE con citología o biopsia o colangioscopia con toma de biopsias* (habrá que descartar que se trata de un colangiocarcinoma).

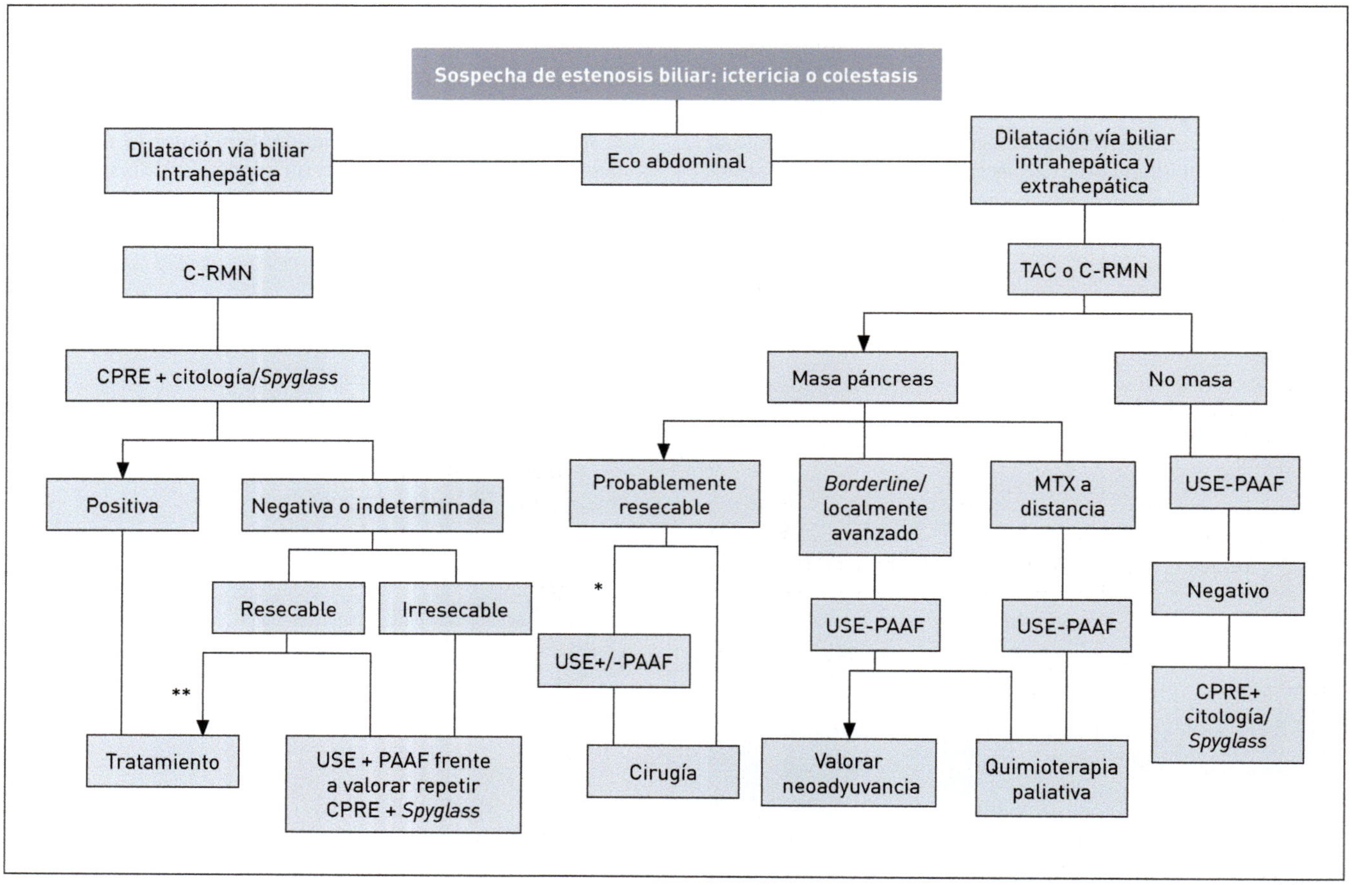

Figura 46-5. Algoritmo diagnóstico en la estenosis biliar. C-RMN: colangiorresonancia magnética nuclear; CPRE: colangiopancreatografía retrógrada endoscópica; MTX: metástasis; PAAF: punción aspirativa con aguja fina; TAC: tomografía axial computarizada; USE: ecoendoscopia. * Valorar realizar USE para confirmar la resecabilidad del tumor. Si el tumor es claramente resecable, no se precisa la punción aspirativa con aguja fina. ** Valorar cirugía directa si hay alta sospecha de patología maligna.

– Si se apreciara dilatación de la vía biliar intrahepática y extrahepática, se sospechará una estenosis en el colédoco distal o en la papila. En estos casos, en función de los protocolos de cada centro, se caracterizará mejor la estenosis mediante tomografía axial computarizada (TAC) o resonancia magnética nuclear (RMN), que ayudan a la correcta estadificación de la lesión, en el caso de tratarse de una neoplasia.

- Si la *estenosis no está asociada a masa*, habría que descartar un colangiocarcinoma en el trayecto coledocal pancreático:
  ○ Sin ictericia se debe completar el estudio mediante USE-PAAF (tiene menor tasa de complicaciones que la CPRE).
  ○ Con ictericia franca o si persisten las dudas diagnósticas, se empleará la CPRE para tomar muestras (métodos ya descritos) y drenar la vía biliar.
- Cuando la *estenosis se asocia a masa* de páncreas y según la estadificación previa:
  ○ Si la lesión es probablemente resecable y no existen dudas en cuanto a su resecabilidad, se recomienda la cirugía directa (en caso de dudas diagnósticas se completará con USE-PAAF). No es necesario drenar la vía biliar mediante CPRE, salvo que el paciente presente cifras de bilirrubina > 14 mg/dL o exista una bilirrubina total menor, pero con imposibilidad para realizar la cirugía precoz.
  ○ Si la lesión es *bordeline* o localmente avanzada, se empleará la USE-PAAF para confirmar o descartar la resecabilidad y, al mismo tiempo, para obtener muestras citológicas o histológicas de aquellas lesiones que puedan ser candidatas a neoadyuvancia. Será necesario añadir CPRE en caso de que haya que drenar la vía biliar; siendo preferible realizar ambos en el mismo acto.
  ○ Si la lesión es irresecable, habrá que realizar USE-PAAF de la masa (o biopsia percutánea de metástasis hepáticas, si las tiene) en todos los casos potenciales de quimioterapia paliativa. Será necesario añadir CPRE en caso de precisar drenaje de la vía biliar.

> ! La localización, la resecabilidad del tumor y, por supuesto, la situación basal y comorbilidad del paciente son determinantes para decidir el tratamiento de elección en cada caso.

MANEJO PRÁCTICO DE LA ESTENOSIS BILIAR DE ETIOLOGÍA MALIGNA

Tal y como se aprecia en la **figura 46-6**, las estenosis biliares malignas aparecen en diferentes niveles de la vía biliar y conforman tres escenarios clínicos en cada nivel.

Estenosis distal o extrahepática biliar de etiología maligna

La indicación de drenaje biliar dependerá de tres aspectos fundamentales: la presencia de ictericia obstructiva, la resecabilidad del tumor y la situación general del paciente (**Tabla 46-1**; v. **Fig. 46-6**).

Estenosis distales malignas irresecables

Se resuelven a continuación algunas preguntas relacionadas.

¿Cuándo drenar?

Todo paciente inoperable con estenosis distales de etiología maligna y con ictericia debe ser drenado de forma paliativa.

¿Cómo drenar?

La CPRE se muestra superior a la cirugía y al drenaje percutáneo, con menor número de complicaciones, menor estan-

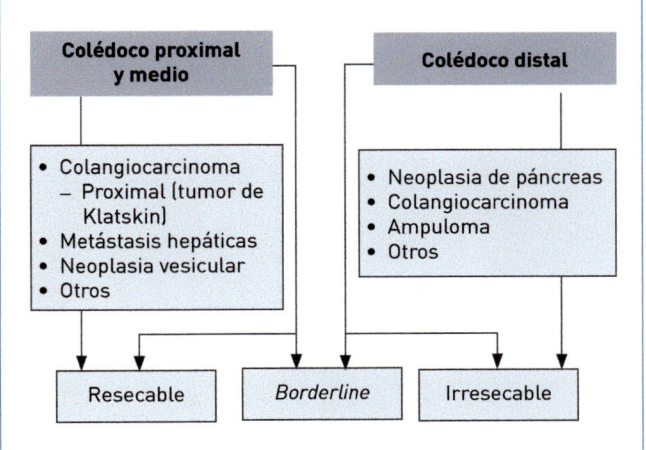

Figura 46-6. Clasificación de las estenosis biliares malignas teniendo en cuenta el escenario clínico.

Tabla 46-1. Prótesis para drenar las estenosis neoplásicas distales de la vía biliar			
Estenosis maligna de colédoco distal			
	Inoperable	Dudosos, pendientes de estudio o neodyuvancia	Operable
¿A quién drenar?	Todos	Todos (temporalmente o de forma definitiva)	Individualizar
¿Cómo drenar?	CPRE con prótesis metálica o plástica (solo si esperanza de vida < 3 meses)	CPRE con prótesis metálica: lo más corto posible y mejor cubierto	CPRE con prótesis metálica recubierta (solo si precisa drenar)

CPRE: colangiopancreatografía retrógrada endoscópica.

cia hospitalaria y menores costes. En caso de imposibilidad para canular la vía biliar de forma retrógrada por CPRE, se plantearán drenajes guiados por ecoendoscopia o radiológicos transparietales.

¿Qué tipo de prótesis paliativa utilizar en estenosis malignas distales?

En numerosos estudios se demuestra que la colocación biliar de prótesis metálicas es superior a la colocación de prótesis plástica en estos pacientes, dado que el mayor calibre de las primeras conlleva una menor incidencia de disfunción, menos episodios de colangitis y menor necesidad de reintervención (**Fig. 46-7**). Cuando la perspectiva de vida sea corta, inferior a 2-3 meses (pacientes con deterioro significativo del estado general, comorbilidad importante, metástasis múltiples a distancia hepáticas o peritoneales, etc.), es planteable colocar prótesis plásticas con base en estudios de costo/beneficio.

Las guías actuales, como la de la European Society of Gastrointestinal Endoscopy (ESGE) del año 2018 y la del American College of Gastroenterology de 2023, recomiendan la colocación de prótesis metálicas de 10 mm de diámetro, ya que presentan menores tasas de obstrucción (**Fig. 46-8**).

Respecto a si se deben utilizar prótesis metálicas cubiertas o no recubiertas, hay más discusión. No existen en la bibliografía datos que apoyen una u otra opción con claridad. Cada tipo de prótesis metálica tiene sus virtudes y defectos, por ello la elección de una u otra depende de la experiencia del propio centro (**Tabla 46-2**).

Para la elección de las prótesis metálicas, cubiertas o no, debe considerarse: *a)* la posibilidad de tapar el conducto cístico que tienen las prótesis cubiertas, si su implantación es baja, para facilitar una colecistitis durante el seguimiento; *b)* a largo plazo, la posibilidad de crecimiento de tejido tumoral por dentro de la malla del *stent* en caso de prótesis no cubiertas.

> **!** Los pacientes con ictericia obstructiva secundaria a estenosis malignas de la vía biliar distal no resecables siempre **deberán** ser drenados. El tratamiento de elección es el drenaje biliar mediante CPRE con la colocación de prótesis metálica de 10 mm de diámetro.

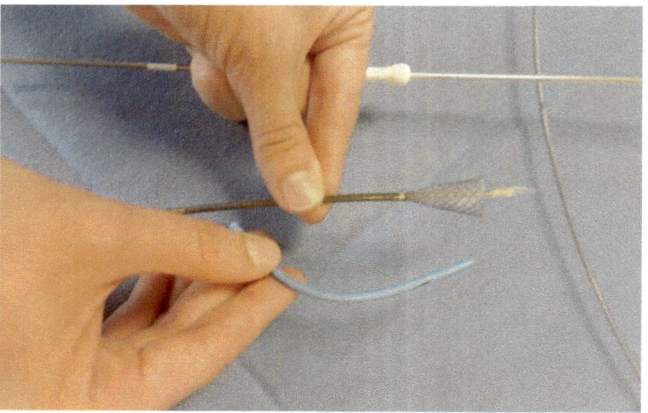

Figura 46-7. Prótesis biliar metálica y prótesis biliar plástica.

Estenosis distales malignas resecables

Se responde a continuación una serie de preguntas.

¿Cuándo drenar la vía biliar?

Existe poco consenso en este aspecto. Se acepta que, cuando el tumor es resecable, solo debería hacerse drenaje biliar si el paciente presenta: colangitis, prurito intratable, fallo orgánico, elevación de bilirrubina >14 mg/dL o imposibilidad de cirugía a corto plazo (antes de 10-15 días).

¿Cómo drenar?

Mediante una CPRE, ya que la alternativa percutánea presenta mayores complicaciones y mayor tasa de recurrencia tumoral hepática y peritoneal por siembra tumoral. Los drenajes guiados por ecoendoscopia o radiológicos se reservarán para aquellos casos en los que no sea posible canular la vía biliar mediante CPRE.

¿Qué prótesis utilizar para drenar?

Según las recomendaciones actuales, el tratamiento de elección es una prótesis biliar metálica totalmente cubierta (*fully covered self expanding metallic stent,* FCSEMS) de 10 mm de diámetro y de longitud lo más ajustada posible a la estenosis, excepto cuando haya riesgo de cístico o el riesgo de migración sea alto.

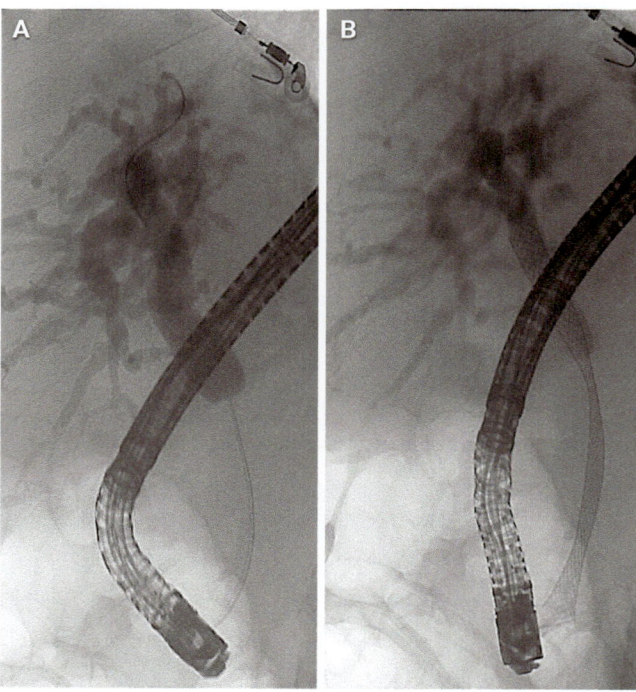

Figura 46-8. A) Neoplasia de páncreas. **B)** Prótesis biliar metálica en neoplasia de páncreas.

Tabla 46-2. Prótesis biliares metálicas recubiertas y no cubiertas

Tipo de prótesis	Ventaja	Inconveniente
Biliar metálica recubierta	No crecimiento de tejido tumoral ni hiperplásico a través de la prótesis	Migración
Biliar metálica no recubierta	No migra	Puede haber obstrucción por crecimiento tumoral o hiperplásico intraprotésico

Pacientes borderline *y candidatos a neoadyuvancia*

También en este apartado se responde a una serie de cuestiones.

¿A cuál de estos pacientes habrá que drenar?

Los pacientes con estenosis distales de etiología maligna de resecabilidad dudosa o *borderline* pueden encuadrarse en una de estas situaciones clínicas:

- Pacientes pendientes de completar estudio: solo se drena la vía biliar si cumplen las siguientes características:
  - El estudio no se puede completar rápidamente.
  - El paciente presenta una ictericia marcada (≥14 mg/dL).
  - No podrá ser intervenido con rapidez (en menos de 10-15 días).
- Pacientes con indicación de neoadyuvancia: drenar la vía biliar cuando exista ictericia.

¿Qué prótesis usar?

Se ha demostrado que el drenaje biliar se logra más rápidamente con las prótesis metálicas, lo que adelanta el inicio del tratamiento neoadyuvante. Por tanto, el mejor modo de drenaje biliar es con prótesis biliares metálicas, a ser posible recubiertas (por tanto, retirables) y con un tamaño ajustado a la longitud de la estenosis. Está aceptado también el uso de prótesis metálicas no cubiertas prequirúrgicas, siempre que queden >15 mm de distancia hasta la confluencia de los hepáticos, ya que es necesario dejar una distancia de seguridad para la futura anastomosis. Se debe considerar también la posibilidad de utilizar prótesis metálicas cubiertas con sistemas antimigración.

Estenosis biliar neoplásica proximal

Los tumores de la vía biliar proximal se clasifican según su localización en cinco subtipos, recogidos en la clasificación que idearon Bismuth y Corlette en 1975 (**Fig. 46-9**).

Estenosis hiliares malignas resecables

Hay algunas cuestiones que se aclaran a continuación.

¿Se deben drenar los pacientes con estenosis hiliar maligna resecable?

Hay que tener en cuenta que el drenaje biliar de las estenosis hiliares está asociado a un aumento del riesgo de colangitis y sepsis biliar, ya sea debido a la contaminación de segmentos insuficientemente drenados o a la obstrucción del drenaje.

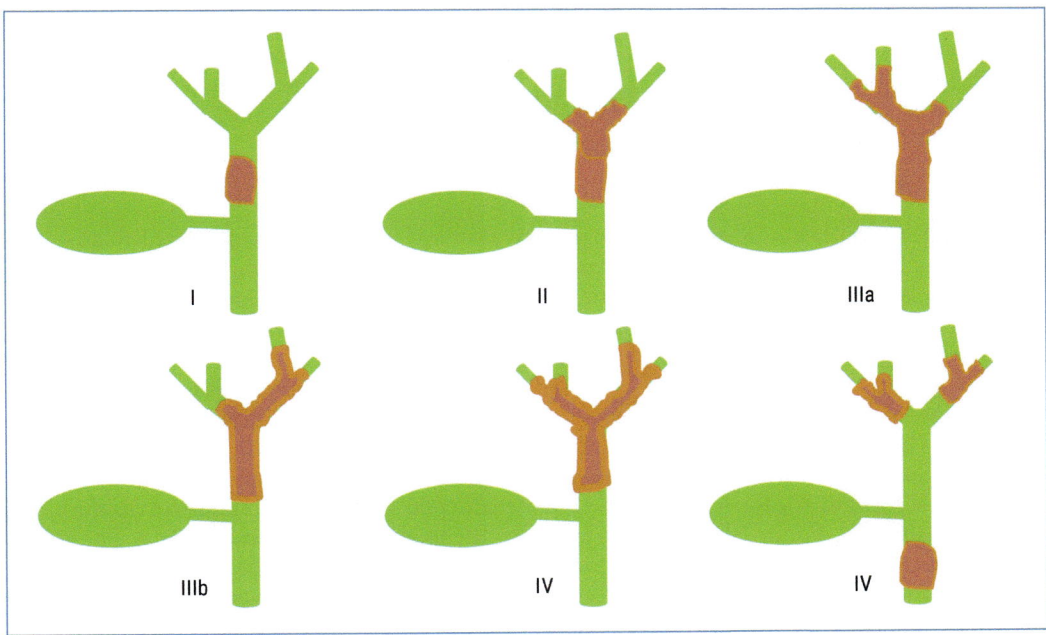

Figura 46-9. Clasificación de Bismuth-Corlette de las estenosis malignas.

Debido a la complejidad derivada de su localización anatómica, las estenosis hiliares malignas pueden precisar varios procedimientos repetidos, lo que aumenta dicho riesgo.

No existe evidencia firme a favor del drenaje prequirúrgico universal de todos los colangiocarcinomas hiliares, por lo que se individualizará y estudiará cada caso en comités multidisciplinares.

En algunos casos, hay que considerar que estos pacientes quizá precisen drenaje biliar antes de la intervención por la presencia de una colangitis obstructiva o por la necesidad de diferir la cirugía, p. ej., tras una embolización portal, en espera de la hipertrofia parenquimatosa hepática posterior.

Es necesario recordar que en los pacientes potencialmente quirúrgicos se hará primero una adecuada estadificación (TAC, RMN), ya que los drenajes dificultan la interpretación posterior de las pruebas de imagen.

La CPRE se considera, en general, una técnica segura sin la incomodidad para los pacientes de los catéteres externos. En muchas ocasiones, este factor y el hecho de que en la mayoría de los casos estos pacientes sean manejados por gastroenterólogos favorece la elección de la CPRE o drenajes guiados por ecoendoscopia, en detrimento de la colangiografía transhepática percutánea (CTPH) para el drenaje de la vía biliar.

Existe un ensayo clínico multicéntrico en el que Coelen *et al.* compararon el drenaje de la vía biliar en pacientes con colangiocarcinoma hiliar candidatos a cirugía mediante CPRE o CTPH. Este estudio apoya el uso de esta última modalidad frente a la CPRE en términos de éxito técnico y clínico. Más del 50 % de los drenajes con CPRE fracasaron y fue preciso rescatar por vía percutánea. Sin embargo, la mortalidad fue más alta en el grupo de drenaje percutáneo, lo que llevó a la finalización precoz del estudio.

Se ha demostrado que el drenaje percutáneo prequirúrgico universal no mejora la morbimortalidad en estos pacientes, que, además, presentan mayor tasa de complicaciones y de infecciones posquirúrgicas. Otra circunstancia que no apoya el drenaje biliar universal percutáneo en estos pacientes es la siembra tumoral en el trayecto de la aguja (Figueras *et al.*).

¿Con qué prótesis drenar a los pacientes con estenosis biliar hiliar maligna resecable?

Se suele preferir drenar a estos pacientes con prótesis plásticas, ya que son retirables, pueden colocarse varias en paralelo y no impiden el plan terapéutico posterior, lo que consigue drenar diferentes radículos estenosados. En estos casos, el grupo de Tingalli y Costamagna recomienda:

- No hacer inyecciones de contraste debajo de la estenosis para impedir que dicho contraste ascienda a los radículos que no van a poder ser drenados y evitar así las colangitis.
- Inyectar el contraste de forma anterógrada, por encima de la estenosis, para definir la anatomía y hacer un drenaje biliar selectivo.
- Debido a su dureza, en ocasiones es necesario dilatar la estenosis con balón de 4-6 mm antes de colocar las prótesis.

- Colocar prótesis en todo ducto opacificado, sin dejar radículos contrastados sin drenar.

> **!** Los pacientes con ictericia obstructiva secundaria a estenosis malignas de la vía biliar proximal resecables deben ser drenados solo si presentan colangitis, hiperbilirrubinemia grave o requieren procedimientos previos a la cirugía. En ellos, la forma y el tipo de drenaje deben ser elegidos de forma individualizada por un equipo multidisciplinar y solo se drenarán los segmentos hepáticos que permanecerán tras la cirugía. Si se realiza CPRE, se evitará inyectar contraste en radículos hepáticos que no vayan a ser drenados y se drenarán siempre los segmentos hepáticos que permanecerán tras la cirugía.

Estenosis hiliares malignas no resecables

Solo el 15-20 % de las neoplasias biliares van a ser resecables, por lo que en el resto de los casos el tratamiento será paliativo.

¿Cuándo pensar en un drenaje biliar paliativo?

En los casos de colangitis aguda, prurito no controlado o ictericia con bilirrubina >14 mg/dL, el drenaje de la vía biliar logra mejorar la calidad de vida y la supervivencia. Sin embargo, un drenaje no está exento de complicaciones (colangitis, obstrucción que obligue al paciente a repetir las exploraciones), por lo que siempre habrá que individualizar cada caso.

¿Qué porcentaje mínimo de parénquima hepático drenar en estenosis hiliares malignas no resecables?

El objetivo es *drenar más del 50 % del volumen hepático*, ya que es un factor independiente para lograr mayor descenso de las cifras de bilirrubina, menor incidencia de colangitis y mayor supervivencia.

¿Cuántas prótesis se necesitan para drenar el hígado?

Iacono *et al.* recomiendan guiarse por la clasificación de Bismuth (v. **Fig. 46-9**) al elegir el mejor drenaje para el paciente y recordar que el objetivo será intentar drenar >50 % del hígado. Clasificación de Bismuth:

- Tumores hiliares Bismuth I. Son lesiones que se encuentran distales al hilio hepático; por tanto, van a necesitar *una sola prótesis* para conseguir el drenaje del 100 % del parénquima hepático.
- Tumores hiliares Bismuth II. La confluencia hepática principal está separada, por lo que va a requerir *dos prótesis* para drenar el 100 % del parénquima hepático (**Fig. 46-10**).
- Tumores hiliares Bismuth IIIa. Afectan a la confluencia hepática principal junto con obstrucción de las ramas

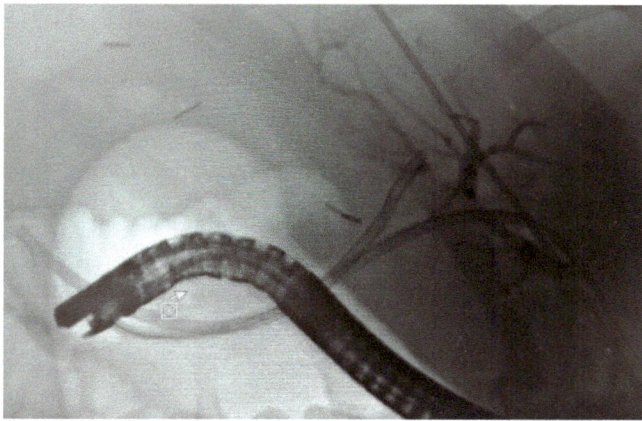

Figura 46-10. Colocación de dos prótesis plásticas en T de Klastkin Bismuth II resecable.

secundarias derechas (que habitualmente son dos: anterior para los segmentos V y VIII, y posterior para los segmentos VI y VII), por lo que precisarán *tres prótesis* para drenar el 100 % del parénquima hepático. Si no fuese posible el drenaje con CPRE, se hará el drenaje mediante CTPH.
- Tumores hiliares Bismuth IIIb. Afectan a la confluencia hepática junto con la obstrucción de las ramas secundarias izquierdas (que habitualmente son dos: segmentos III y II/IV) y precisan *tres prótesis* para el drenaje del 100 % del parénquima. Si no fuese posible el drenaje mediante CPRE, existe la posibilidad de hacerlo mediante ecoendoscopia y colocación de hepaticogastrostomía.
- Tumores hiliares Bismuth IV. Es una enfermedad avanzada con afectación de las ramas principales y de las secundarias tanto derechas como izquierdas. En este caso, suele ser casi imposible conseguir el drenaje del 100 % del parénquima hepático (en general, se intenta colocar una prótesis biliar en el hepático derecho y otra en el hepático izquierdo).

¿Con qué prótesis drenar?

Las prótesis biliares metálicas no cubiertas son mucho más fáciles y rápidas de colocar que las plásticas, no tapan los ductos adyacentes como las prótesis recubiertas, presentan menor tasa de obstrucción, menor necesidad de ingresos, menos reintervenciones y reducen la tasa de colangitis.

Su mayor inconveniente es su coste económico y la dificultad técnica a la hora de colocar varias prótesis a la vez en estenosis complejas.

¿Cuál es la mejor técnica para colocar dos prótesis metálicas en estos pacientes?

Existen publicadas dos técnicas principales para colocar dos prótesis metálicas en hepáticos diferentes en estos pacientes:

1. Colocación de una prótesis metálica telescopada por el interior de la otra: es una técnica compleja con una alta tasa de fracasos a la hora de introducir el segundo *stent*, ya que tiene que atravesar la malla del primero que se puso, por lo que queda en una suerte de Y.
2. Colocación de dos prótesis en paralelo. Se puede hacer de dos formas diferentes:
   - Cateterizando primero los dos hepáticos que se desea drenar, con guías diferentes para introducir un primer *stent* en uno de los hepáticos por su guía correspondiente y, a continuación, introducir otro por la otra guía. Es importante colocar el primer *stent* en el hepático que drene un mayor porcentaje del parénquima, por la eventualidad de que no sea posible introducir la segunda prótesis por el rozamiento que ejercen la prótesis ya colocada y la pared del colédoco sobre el catéter. Para que la tasa de éxito sea mayor en esta técnica, es importante que la primera prótesis introducida quede 1-2 cm transpapilar, ya que de esta manera cuesta menos introducir la punta de la segunda prótesis entre la primera prótesis y la pared coledocal (**Figs. 46-11** y **46-12**).
   - Cateterizando primero los dos hepáticos que se desea drenar, con guías diferentes para, después, introducir los catéteres de ambas prótesis cada uno por su guía correspondiente y proceder a su liberación secuencial, con la ventaja de que los catéteres de ambas prótesis ya están en su sitio. Para esta técnica el calibre de cada catéter deberá ser menor o igual de 6 Fr para que quepan a la vez por el canal de trabajo del duodenoscopio. Esta es la

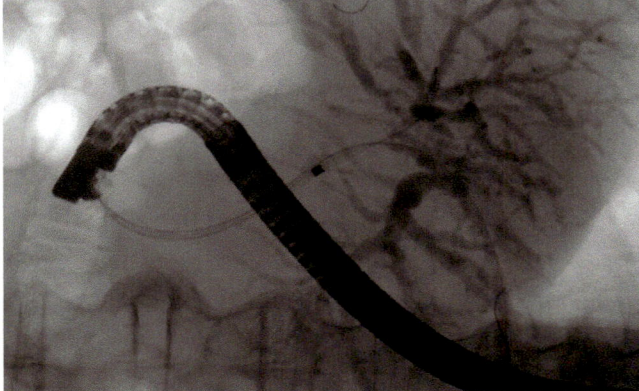

Figura 46-11. Imagen de colangiopancreatografía retrógrada endoscópica en T de Klastkin de tipo II.

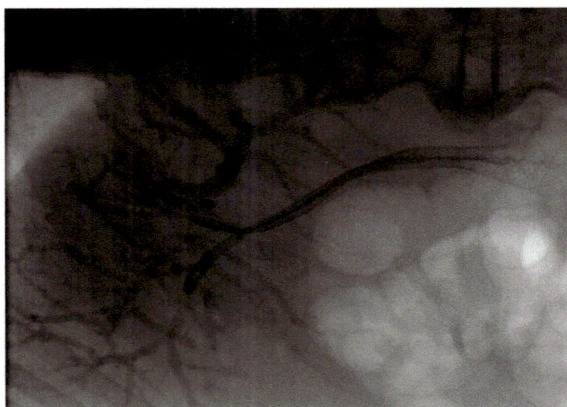

Figura 46-12. Colocación de dos prótesis metálicas no cubiertas en paralelo.

técnica más sencilla y eficaz, pero solo sirve para colocar dos prótesis biliares metálicas en paralelo.

> ! • Los pacientes con ictericia obstructiva secundaria a estenosis malignas de la vía biliar proximal irresecables deben ser drenados, mediante CPRE y con prótesis metálicas no cubiertas, procurando drenar al menos el 50 % del parénquima hepático.
> • El tratamiento endoscópico en estos pacientes cambia en función de la clasificación de Bismuth.

La aplicación de radiofrecuencia o terapia fotodinámica previa o tras la colocación de prótesis en estenosis biliares irresecables está en evaluación. Los resultados de los estudios iniciales señalan que podrían ser útiles para alargar la sobrevida de los pacientes irresecables y mantener la permeabilidad a largo plazo de las prótesis metálicas.

ESTENOSIS BILIARES BENIGNAS

Las causas más frecuentes de estenosis biliares benignas son:

- La pancreatitis crónica (PC) es la entidad más frecuente dentro de las estenosis biliares benignas no quirúrgicas. Más del 13 % de los pacientes con pancreatitis crónica presentarán ictericia obstructiva secundaria a estenosis, tal y como demuestran Wang *et al.* en su serie de 2008 pacientes. Las estenosis secundarias a pancreatitis crónica son muy refractarias al tratamiento. Esta dificultad es mayor en los casos de pancreatitis crónica calcificante. Habrá que drenar a aquellos pacientes sintomáticos (con ictericia irreversible o colangitis) y a aquellos pacientes asintomáticos con colestasis disociada mantenida durante > 4 semanas, con el fin de evitar la progresión hacia cirrosis biliar secundaria.
- Las estenosis biliares benignas posquirúrgicas tras lesiones de la vía biliar. Habitualmente suceden por colecistectomía complicada y son más difíciles de manejar, porque en muchos casos son asimétricas, anguladas y están formadas por abundante tejido fibroso. Además, en ocasiones, la estenosis se acompaña de sección parcial o completa de la vía biliar. Una buena imagen radiológica y un amplio conocimiento de los modelos y peculiaridades de las guías disponibles (anguladas, de alto deslizamiento, guías finas, en lazo, etc.) ayudadas por un torque facilitan un buen abordaje. Las estenosis posquirúrgicas perihiliares son técnicamente más complicadas y presentan menor tasa de éxito que las estenosis distales. Los drenajes ecoguiados transduodenales o transgástricos y la colocación de imanes para recanalizar la vía biliar son técnicas de mayor complejidad que se plantearán de forma individualizada en casos de imposibilidad para conseguir la resolución de la estenosis y antes de considerar las opciones quirúrgicas.
- Estenosis biliar benignas tras trasplante ortotópico hepático (TOH). La mayoría de las complicaciones biliares tras este trasplante lo constituyen las estenosis y fístulas biliares, que en ocasiones desembocan en la pérdida del injerto.

Las estenosis biliares se presentan en el 15 % en trasplantes de donante vivo y en el 32 % en trasplantes de donante cadáver. Existen dos tipos de estenosis en estos pacientes, ambas manejables con cualquier estrategia de prótesis ya mencionada (FCSEMS o *multi plastic stents* o MPS):

- Estenosis de la anastomosis colédoco del receptor-colédoco del donante. Suelen ser consecuencia de un traumatismo quirúrgico en la unión y suponen el 80 % de las estenosis biliares postrasplante. Es importante intentar evitar, en la medida de lo posible, dilatar a estos pacientes en el postrasplante temprano (primeros 30 días de la cirugía), por el alto riesgo de disrupción de la anastomosis.
- Estenosis no anastomótica. Se dan en otras localizaciones del árbol biliar diferentes a la anastomosis. Pueden deberse a incompatibilidad AB0 con el donante, isquemia prolongada del injerto o trombosis de la arteria hepática postrasplante. Este último tipo de estenosis puede ser unifocal, pero también difusa, por lo que su manejo es más complicado. La tasa de éxito en el tratamiento de las no anastomóticas es del 50-75 % frente al 90-100 % de las estenosis anastomóticas.

¿Cuál debe ser el primer tratamiento de estos pacientes?

La CPRE supone la primera opción de manejo para la mayoría de los pacientes con estenosis biliares benignas, por ser sencilla, segura, efectiva, repetible, menos invasiva y con menor tasa de complicaciones que otras opciones terapéuticas, como el acceso percutáneo o el quirúrgico.

Técnicas para estenosis benignas durante la colangiopancreatografía retrógrada endoscópica

Se explican varias a continuación.

Dilatación endoscópica

Supone el primer escalón en el tratamiento. Esta técnica es sencilla y efectiva de inicio, pero de forma aislada se asocia a una tasa de recidiva mayor del 40 % (con la excepción de las estenosis dominantes asociadas a colangitis esclerosante primaria o las estenosis de anastomosis bilientéricas, en las que es un tratamiento muy eficaz y duradero). Por tanto, puede ser necesario en los primeros procedimientos, sobre todo como ayuda previa para la colocación de una prótesis biliar.

No existe unanimidad ni consenso respecto al número de dilataciones ideal por sesión, ni respecto al tiempo en el que el balón debe estar hinchado en cada una de ellas. Una posibilidad es una dilatación de 60 segundos, repetible tras 30 segundos de descanso, si la cintura de la estenosis no llega a desaparecer. Si la estenosis es muy estrecha, se recomienda utilizar en primer lugar dilatadores rígidos de 4 a 8 Fr, seguidos de dilatación con balón de 18 Fr (6 mm) a 21 Fr (7 mm).

> ! Para prevenir complicaciones es deseable no dilatar nunca la estenosis a un calibre mayor que la vía biliar proximal a la estenosis.

Prótesis biliares

Una prótesis biliar colocada en una estenosis que ha sido previamente dilatada con balón mantiene la estenosis permeable y permite remodelar la fibrosis, lo que mejora los resultados de la dilatación.

En la actualidad hay disponibles tres grandes tipos de prótesis biliares: plásticas, metálicas y, en los últimos años, biodegradables. Aunque la elección del tipo de prótesis dependerá de la etiología, localización de la estenosis y diámetro del colédoco, las guías más recientes recomiendan las prótesis metálicas totalmente cubiertas en vez de las prótesis plásticas (v. **Fig. 46-7**).

Prótesis plásticas

Dado que las prótesis plásticas tienen un diámetro máximo de 10 Fr (3,3 mm), actualmente se desaconseja dejar una única prótesis plástica. La técnica recomendada es la estrategia *multi plastic stents* (MPS). Esta estrategia consiste en la inserción de varias prótesis plásticas en paralelo durante un plazo de 1 año con recambios cada 3 meses, intentando aumentar progresivamente el número de prótesis en cada exploración. El principal inconveniente de esta estrategia es el gran número de CPRE necesarias.

Prótesis metálicas completamente recubiertas

Ofrecen la ventaja de tener un mayor diámetro (10 mm) que las prótesis plásticas y, por tanto, mayor permeabilidad. Las prótesis completamente cubiertas (FCSEMS) evitan, además, el crecimiento de tejido por el interior de la prótesis (*ingrowth*), favorecen su fácil retirada endoscópica y se pueden mantener durante 6 meses (disminuyendo el número de repeticiones de CPRE).

La estrategia con FCSEMS ha demostrado su no inferioridad frente a MPS: ambas estrategias ofrecen tasas de resolución similares (90-95 %), tal y como encontraron Cotè *et al.* en su estudio. Otra de las ventajas que ofrecen las FCSEMS es su fácil y rápida inserción, lo que compensa el mayor coste del material.

Las principales limitaciones de los *stents* metálicos cubiertos son:

- El riesgo de migración (4-38 % según las series) que, tal y como demuestra Park en su estudio del año 2015, no parece relacionado con la longitud ni la localización de la estenosis. Las prótesis con sistema antimigración parecen minimizar esta complicación y deben contemplarse como una posibilidad en estos casos.
- El riesgo de colecistitis aguda debido al taponamiento del conducto cístico. En estos casos se recomienda, cuando sea posible, el drenaje del cístico o de la vesícula mediante prótesis plásticas. Este drenaje debería hacerse en la misma CPRE, antes de la colocación del *stent* metálico cubierto.

Prótesis biodegradables

Estas prótesis han surgido en los últimos años para el manejo de estenosis biliares posquirúrgicas. El material biodegradable más común con el que están fabricadas es un polímero sintético de polidioxanona, que es biocompatible. La degradación de este polímero se produce entre el tercer y el sexto mes de su inserción. Están diseñadas con el objetivo de no ser retiradas, lo que aporta su principal ventaja.

Sus principales desventajas son:

- Menor fuerza radial y formación de tejido hiperplásico a largo plazo, con tasas de recurrencia de la estenosis del 18 %, tal y como se refleja en las primeras series que Siiki publicó con este tipo de prótesis.
- Pueden provocar colangitis aguda.
- Se visualizan muy mal radiológicamente.

Manejo específico de la estenosis biliar benigna atendiendo a su etiología

Se recogen detalles en la **tabla 46-3**. Puede ser:

- Estenosis dominantes secundarias a colangitis esclerosante primaria. Suponen una excepción y no existen diferencias en cuanto a la resolución de las estenosis si se realiza una dilatación aislada o se coloca una prótesis plástica tras la dilatación. Sin embargo, existe una mayor tasa de colangitis asociada a las prótesis plásticas. Por ello, algunos estudios

Tabla 46-3. Tratamiento de las estenosis biliares benignas según su etiología

Etiología	Dilatación	≥1 prótesis plásticas	FCSEMS
Pancreatitis crónica	—	Sí	Sí
Colangitis esclerosante primaria	Sí	—	—
Trasplante hepático	—	Sí	Sí
Lesiones biliares posquirúrgicas	—	Sí	Cuidado con no obstruir los hepáticos
Anastomosis bilioentéricas	Sí	Si se coloca, requerirá repetir la exploración	Si se coloca, requerirá repetir la exploración

FCSEMS: *fully covered self expanding metallic stents.*

recomiendan administrar antibiótico profiláctico periprocedimiento para reducir el riesgo de colangitis post-CPRE.

- Estenosis por pancreatitis crónica. No existe evidencia científica suficiente que indique la superioridad de alguna de las estrategias con prótesis sobre la otra (MPS o prótesis metálicas) porque la tasa de respuesta es similar en ambos. Sin embargo, en el caso de la pancreatitis crónica enólica, la falta de adherencia al tratamiento de estos pacientes supone un problema para llevar a cabo múltiples recambios de prótesis plásticas.

- Estenosis poscolecistectomía. En esta situación es preferible colocar prótesis plásticas debido a la proximidad al hilio hepático y a la potencial oclusión de los conductos biliares intrahepáticos con FCSEMS.

- Estenosis biliar benignas en pacientes con anatomía alterada (**Fig. 46-13**). Pueden formarse estenosis bilioentéricas hasta en el 12-28 % de los pacientes tras una duodenopancreatectomía de Whipple o tras una hepaticoyeyunostomía en Y de Roux. En los últimos años, debido al desarrollo de enteroscopios (monobalón o de doble balón) son situaciones clínicas abordables por endoscopistas avanzados en

centros de referencia, sin necesidad de rescate quirúrgico, como en décadas anteriores. Las tasas de éxito llegan a ser superiores al 65 %, tal y como se aprecia desde hace años en series como la de Lee *et al.* Una vez se alcanza la anastomosis bilioentérica, la dilatación endoscópica suele ser la mejor opción (puede no ser suficiente con una sesión). La inserción de una prótesis biliar, ya sea plástica o metálica, obliga a programar otro procedimiento para retirarlas. Estudios recientes muestran posibilidades de acceso al asa de la anastomosis bilioentérica a través de ecoendoscopia y colocación de prótesis de aposición luminal que permitan el acceso al asa con endoscopios estándar (sin necesidad de enteroscopia). Igualmente deben realizarse en centros de referencia y por endoscopistas avanzados.

> **!** Los pacientes con ictericia obstructiva mantenida secundaria a estenosis biliares benignas, en líneas generales, deben ser drenados mediante CPRE y dilatación endoscópica, seguida de la colocación de varias prótesis biliares plásticas en paralelo o de la colocación de una prótesis biliar metálica recubierta.

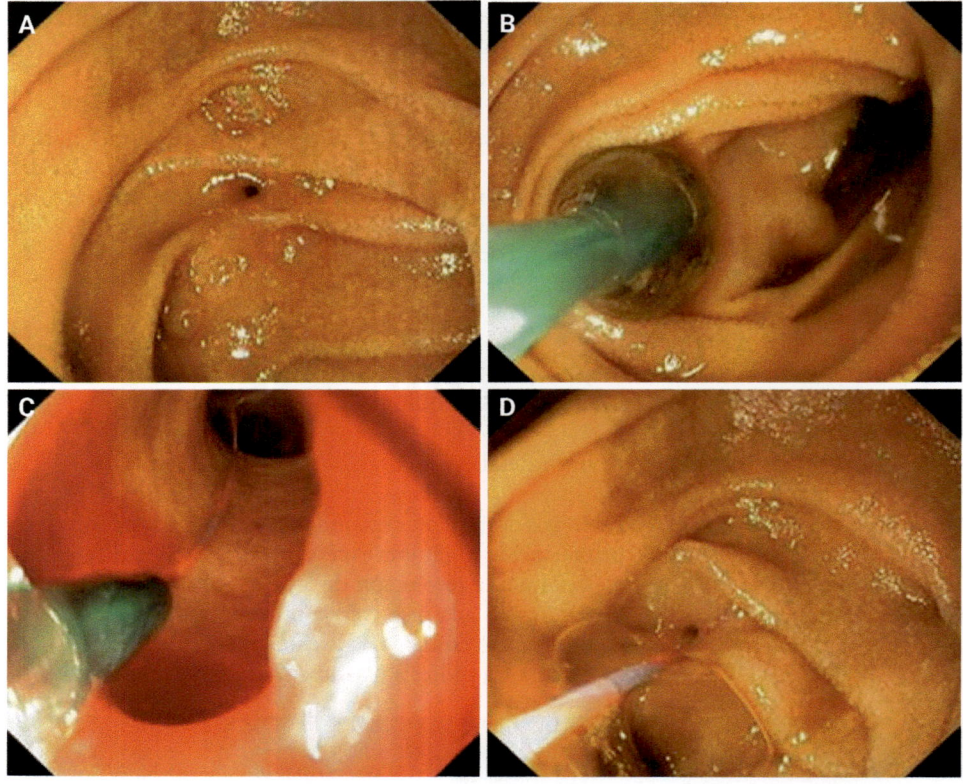

Figura 46-13. A) Colangiopancreatografía retrógrada endoscópica con enteroscopio monobalón. Estenosis hepaticoyeyunal en paciente con cirugía de Whipple. **B)** Estenosis de anastomosis hepaticoyeyunal con visión endoscópica. **C)** Dilatación con balón de anastomosis hepaticoyeyunal. **D)** Resultado tras la dilatación de la anastomosis hepaticoyeyunal.

PUNTOS CLAVE

- Las consecuencias de las estenosis biliares pueden ser graves e incluso mortales. Entre estas consecuencias están: ictericia, prurito, colangitis, disfunción hepática con eventual fallo hepático y disfunción multiorgánica (pulmonar, cardíaca, renal, etc.).
- Las estenosis biliares siguen suponiendo un reto diagnóstico a pesar del desarrollo tecnológico vivido en los últimos años.
- Las estenosis biliares indeterminadas son aquellas en las que hay sospecha clínica de malignidad y las técnicas de imagen tienen hallazgos inespecíficos, sin masa ni metástasis y con cepillado o biopsia inadecuados o sugestivos de benignidad.
- Las técnicas endoscópicas con mayor valor diagnóstico para llegar a la etiología de una estenosis biliar son la CPRE con citología, biopsia o colangioscopia y la ecoendoscopia con PAAF.
- La localización, la resecabilidad del tumor y, por supuesto, la situación basal y comorbilidad del paciente determinarán el tratamiento de elección en cada caso.
- Los pacientes con ictericia obstructiva secundaria a estenosis malignas de la vía biliar distal no resecables deberán ser drenados; el tratamiento de elección es el drenaje biliar por CPRE mediante la colocación de prótesis metálica de 10 mm de diámetro.
- Los pacientes con ictericia obstructiva secundaria a estenosis malignas de la vía biliar distal resecables no deben ser drenados sistemáticamente; se optará por drenaje mediante CPRE y colocación de FCSEMS corta de 10 mm de diámetro en aquellos con colangitis, prurito intratable o fallo orgánico, con valores de bilirrubina >13 mg/dL o imposibilidad de cirugía a corto plazo.
- Los pacientes con ictericia obstructiva secundaria a estenosis malignas de la vía biliar distal que precisen tratamiento neoadyuvante deberán ser drenados mediante CPRE con FCSEMS corta de 10 mm de diámetro. También son aceptables las prótesis metálicas autoexpandibles (SEMS) no cubiertas cortas que dejen al menos 15 mm libres hasta la confluencia de los hepáticos.
- Los pacientes con ictericia obstructiva secundaria a estenosis malignas de la vía biliar proximal resecables deben ser drenados tan solo si presentan colangitis, hiperbilirrubinemia grave o requieren procedimientos previos a la cirugía. En estos pacientes, la forma y el tipo de drenaje deben ser elegidos por un equipo multidisciplinar y en ellos solo se drenarán los segmentos hepáticos que permanecerán tras la cirugía.
- En los pacientes con ictericia obstructiva secundaria a estenosis malignas de la vía biliar proximal irresecables se debe procurar drenar al menos un 50 % del parénquima hepático.
- El tratamiento endoscópico de las estenosis malignas hiliares irresecables cambia en función de la clasificación de Bismuth de la lesión.
- Los pacientes con ictericia obstructiva mantenida secundaria a estenosis biliares benignas deben ser drenados mediante CPRE y dilatación endoscópica. Esta intervención irá seguida: a) de la colocación de varias prótesis biliares plásticas en paralelo con recambios o añadiendo nuevas prótesis trimestralmente durante 1 año, o b) de la colocación de una prótesis biliar metálica recubierta que se mantendrá 6 meses.

BIBLIOGRAFÍA

Aparicio DP, Otoch JP, Montero EF, Khan M, Artifon EL. Endoscopic approach for management of biliary strictures in liver transplant recipients: A systematic review and meta-analysis. UEG J. 2017;5(6):827-45.

Baron TH, Kozarek RA. Preoperative biliary stents in pancreatic cancer – Proceed with caution. N Engl J Med. 2010;362(2):170-2.

Bismuth H, Corlette MB. Intrahepatic Cholangioenteric anastomosis in carcinoma of the hilus of the liver. Surg Gynecol Obstet. 1975;140(2):170-8.

Blero D, Huberty V, Devière J. Novel biliary self-expanding metal stents: Indications and applications. Expert Rev Gastroenterol Hepatol. 2015;9:359-67.

Bliss LA, Eskander MF, Kent TS, Watkins AA, de GeusSWL, Storino A et al. Early surgical bypass versus endoscopic stent placement in pancreatic cancer. HBP Oxford 2016;18:671-7.

Chen Y, Ou G, Lian G, Luo H, Huang K, Huang Y. Effect of preoperative biliary drainage on complications following pancreatoduodenectomy: a meta-analysis. Medicine. 2015;94:e1199.

Chin MW, Byrne MF. Update of cholangioscopy and biliary strictures. World J Gastroenterol. 2011;14;17:3864-9.

Clayton RA, Clarke DL, Currie EJ, Madhavan KK, Parks RW, Garden OJ. Incidence of benign pathology in patients undergoing hepatic resection for suspected malignancy. Surgeon. 2003;1(1):32-8.

Coelen RJ, Roos E, Wiggers JK, Besselink MG, Buis CI, Busch OR et al. Endoscopic versus percutaneous biliary drainage in patients with resectable perihilar cholangiocarcinoma: A multicentre, randomised controlled trial. Lancet Gastroenterol Hepatol. 2018;3(10):681-90.

Conti CB, Cereatti F, Grassia R. Endoscopic ultrasound-guided sampling of solid pancreatic masses: the fine needle aspiration or fine needle biopsy dilemma. Is the best needle yet to come? World J Gastrointest Endosc. 2019;11(8):454-71.

Costamagna G, Boškoski I. Current treatment of benign biliary strictures. Ann Gastroenterol. 2013;26(1):37-40.

Costamagna G, Pandolfi M, Mutignani M, Spada C, Perri V. Long-term results of endoscopic management of postoperative bile duct strictures with increasing numbers of stents. Gastrointest Endosc. 2001;54(2):162-8.

Coté GA, Slivka A, Tarnasky P, Mullady DK, Elmunzer BJ, Elta G et al. Effect of covered metallic stents compared with plastic stents on benign biliary stricture resolution: A randomized clinical trial. JAMA. 2016;315(12):1250-7.

Crippa S, Cirocchi R, Partelli S, Petrone Mc, Muffatti F, Renzi C et al. Systematic review and metaanalysis of metal versus plastic stents for preoperative biliary drainage in resectable periampullary or pancreatic head tumors. Eur J Surg Oncol. 2016;42:1278-85.

Derdeyn J, Laleman W. Current role of endoscopic cholangioscopy. Curr Opin Gastroenterol. 2018;34:301.

Dowsett JF, Vaira D, Hatfield ARW, Cairns SR, Polydorou A, Frost R et al. Endoscopic biliary therapy using the combined percutaneous and endoscopic technique. Gastroenterology. 1989;96(4):1180-6.

Dumonceau JM, Deprez PH, Jenssen C, Iglesias-García JL, Larghi A, Vanbiervliet G et al. Indications, results, and clinical impact of endoscopic ultrasound (EUS)-guided sampling in gastroenterology: European Society of Gastrointestinal Endoscopy (ESGE) Clinical Guideline- Updated January 2017. Endoscopy. 2017;49(7):695-714.

Dumonceau JM, Polkowski M, Larghi A, Vilmann P, Giovannini M, Frossard JL et al. Indications, results, and clinical impact of endoscopic ultrasound (EUS)-guided sampling in gastroenterology: European Society of Gastrointestinal Endoscopy (ESGE) Clinical Guideline. Endoscopy. 2011;43(10):897-912.

Dumonceau JM, Tringali A. Endoscopic biliary stenting: indications, choice of stents, and results: European Society of Gastrointestinal Endoscopy (ESGE) Clinical Guideline. Endoscopy. 2018;50(09):910-30.

Elmunzer BJ, Maranki JL, Gómez V, Tavakkoli A, Sauer BG, Limketkai BN et al. ACG Clinical Guideline: Diagnosis and Management of Biliary Strictures. Am J Gastroenterol. 2023;118(3):405-26.

Ferreira R, Loureiro R, Nunes N, Santos AA, Maio R, Cravo M et al. Role of endoscopic retrograde cholangiopancreatography in the management of benign biliary strictures: What's new? World J Gastrointest Endosc. 2016;8(4):220-31.

Figueras J, Llado L, Valls C, Serrano T, Ramos E, Fabregat J et al. Changing strategies in diagnosis and management of hiliar cholangiocarcinoma. Liver Transpl. 2000;6:786-94.

Foutch PG, Sivak MV Jr. Therapeutic endoscopic balloon dilatation of the extrahepatic biliary ducts. Am J Gastroenterol. 1985;80(7):575-80.

Gardner TB, Spangler CC, Byanova KL, Ripple GH, Rockacy MJ, Levenick JM et al. Cost-effectiveness and clinical efficacy of biliary stents in patients undergoing neoadjuvant therapy for pancreatic adenocarcinoma in a randomized controlled trial. Gastrointest Endosc. 2016;84:460-6.

Glassbrenner B, Ardan M, Boeck W, Preclik G, Möller P, Adler G. Prospective evaluation of brush cytology of biliary strictures during endoscopic retrograde cholangiopancreatography. Endoscopy. 1999;31:712-7.

Grünhagen DJ, Dunne DF, Sturgess RP, Stern N, Hooh S, Fenwick SW et al. Metal stents: a bridge to surgery in hilar cholangiocarcinoma. HPB (Oxford). 2013;15:372-8.

Haapamäki C, Kylänpää L, Udd M, Lindström O, Grönroos J, Saarela A et al. Randomized multicenter study of multiple plastic stents vs. covered self-expandable metallic stent in the treatment of biliary stricture in chronic pancreatitis. Endoscopy. 2015;47(7):605-10.

Hatzidakis A, Adam A. The interventional radiological management of cholangiocarcinoma. Clin Radiol. 2003;58:91-6.

Higashizawa T, Tamada K, Tomiyama T, Wada S, Ohashi A, Satoh Y, Gotoh Y et al. Biliary guidewire facilitates bile duct biopsy and endoscopic drainage. J Gastroenterol Hepatol. 2002;17:332-6.

Huguet JM, Lobo Miriam, Labrador JM, Boix C, Albert C, Ferrer-Barceló LF et al. Diagnostic-therapeutic management of bile duct cáncer. World J Clin Cases. 2019;7(14):1732-52.

Iacono C, Ruzzenente A, Campagnaro T, Burtolasi L, Valdegamberi A, Guglirlmi A. Role of preoperative biliary draiage in jaundiced patients who are candidates for pancreatoduodenectomy or hepatic resection. Highlights and drawbacks. Ann Surg. 2013;237(2):191-204.

Inamdar S, Slattery E, Bhalla R, Sejpal DV, Trindade AJ. Comparison of adverse events for endoscopic vs percutaneous biliary drainage in the treatment of malignant biliary tract obstruction in an inpatient national cohort. JAMA Oncol. 2016;2:112-7.

Kahaleh M, Behm B, Clarke BW, Brock A, Shami VM, de la Rue SA et al. Temporary placement of covered self-expandable metal stents in benign biliary strictures: a new paradigm? (with video). Gastrointest Endosc. 2008;67(3):446-54.

Kawakami H, Kuwatani M, Onodera M, Haba S, Eto K, Ehira N et al. Endoscopic nasobiliary drainage is the most suitable preoperative biliary drainage method in the management of patients with hilar cholangiocarcinoma. J Gastroenterol. 2011;46:242-8.

Kloek JJ, Heger M, van der Gaag NA, Beuers U, van Gulik TM, Gouma DJ et al. Effect of preoperative biliary drainage on coagulation and fibrinolysis in severe obstructive cholestasis. J Clin Gastroenterol. 2010;44:646-52.

Kloek JJ, Levi M, Heger M, van der Loos CM, Gouma DJ, van Gulik TM. Cholestasis enhances liver ischemia/reperfusion-induced coagulation activation in rats. Hepatol Res. 2010;40(2):204-15.

Kloek JJ, Marsman HA, van Vliet AK, Gouma DJ, van Gulik TM. Biliary drainage attenuates postischemic reperfusion injury in the cholestatic rat liver. Surgery. 2008;144:22-31.

Korrapati P, Ciolino J, Wani S, Shah J, Watson R, Mathusamy VR et al. The efficacy of peroral cholangioscopy for difficult bile duct stones and indeterminate strictures: a systematic review and meta-analysis. Endoscopy International Open. 2016;04:E263-75.

Laleman W, Verraes K, Steenbergen W, Cassiman D, Nevens F, van der Merwe S et al. Usefulness of the single-operator cholangioscopy system SpyGlass in biliary disease: a single-center prospective cohort study and aggregated review. Surg Endosc. 2017;31:2223-32.

Lee AY, Gregorious J, Kerlan RK Jr, Gordon RL, Fidelma N. Percutaneous transhepatic balloon dilation of biliary-enteric anastomotic structures after surgical repair of iatrogenic bile duct injuries. PLoS One. 2012;7(10):e46478.

Lee JG, Leung JW, Baillie J, Layfield LJ, Cotton PB. Benign, dysplastic, or malignant--making sense of endoscopic bile duct brush cytology: results in 149 consecutive patients. Am J Gastroenterol. 1995;90:722-6.

Lee JH, Salem R, Aslanian H, Chacho M, Topazian M. Endoscopic ultrasound and fine-needle aspiration of unexplained bile duct strictures. Am J Gastroenterol. 2004;99(6):1069-73.

Lenze F, Bokemeyer A, Gross D, Nowacki T, Bettenworth D, Ullerich H. Safety, diagnostic accuracy and therapeutic efficacy of digital single-operator cholangioscopy. United European Gastroenterol J. 2018;6(6):902-9.

Levy MJ, Baron TH, Clayton AC, Enders FB, Gostout CJ, Halling KC et al. Prospective evaluation of advanced molecular markers and imaging techniques in patients with indeterminate bile duct strictures. Am J Gastroenterol. 2008;103:1263-73.

Lim SI, Park CH, Kee WJ, Lee JH, Rew SJ, Park SY et al. Intraductal ultrasonography without radiocontrast cholangiogram in patients with extrahepatic biliary disease. Gut Liver. 2015;9(4):540-6.

Liu F, Li Y, Wei Y, Li B. Preoperative biliary drainage before resection for hilar cholangiocarcinoma: whether or not? A systematic review. Dig Dis Sci. 2011;5:663-72.

Ma MX, Jayasekeran V, Chong AK. Benign biliary strictures: prevalence impact and management strategies. Clin Exp Gastroenterol. 2019;12:83-92.

Mansfield JC, Griffin SM, Wadehra V, Matthewson K. A prospective evaluation of cytology from biliary strictures. Gut. 1997;40:671-7.

Matsui T, Nishikawa K, Yukimoto H, Katsuta K, Nakamura Y, Tanaka S et al. Needle tract seeding following endoscopic ultrasound-guided fine-needle aspiration for pancreatic cancer: a report of two cases. World J Surg Oncol. 2019;17:134.

Miura F, Sano K, Wada K, Shibuya M, Ikeda Y, Takahashi K et al. Prognostic impact of type of preoperative biliary drainage in patients with distal cholangiocarcinoma. Am J Surg. 2017;214:256-61.

Nagino M, Kamiya J, Uesaka K, Sano T, Yamamoto H, Hayakawa N et al. Complications of hepatectomy for hilar cholangiocarcinoma. World J Surg. 2001;25:1277-83.

Navaneethan U, Hasan MK, Lourdusamy V, Neji B, Varadarajuu S, Hawea RH. Single-operator cholangioscopy and targeted biopsies in the diagnosis of indeterminate biliary strictures: a systematic review. Gastrointest Endosc. 2015;82(4):608-14.e2

Navaneethan U, Njej B, Lourdusamy V, Konjeti R, Vargo JJ, Parsi MA. Comparative effectiveness of biliary brush cytology and intraductal biopsy for detection of malignant biliary strictures: a systematic review and meta-analysis. Gastrointest Endosc. 2015;81(1):168-76.

Nguyen NQ, Schoeman MN, Ruszkiewicz A. Clinical utility of EUS before cholangioscopy in the evaluation of difficult biliary strictures. Gastrointest Endosc. 2013;78(6):868-74.

Park JS, Lee Sang SS, Song TJ, Park DH, Seo DW, Lee SK et al. Long-term outcomes of covered self-expandable metal stents for treating benign biliary strictures. Endoscopy. 2016;48(5):440-7.

Park MS, Kim TK, Kim KW, Park SW, Lee JK, Kim JS et al. Differentiation of extrahepatic bile duct cholangiocarcinoma from benign stricture: findings at MRCP versus ERCP. Radiology. 2004;233:234-40.

Pereiras RV, Rheinglod OJ, Hutson D, Mejía JF, Tritsch SR, Mendoza-Torres E et al. Relief of malignant obstructive jaundice by percutaneous insertion of a permanent prosthesis in the biliary tree. Ann Intern Med. 1978;89:589-93.

Pons-Beltrán V, Alonso-Lázaro N, Mansilla-Vivar R, Sáez-González E, Ponce-Romero M, Argüello-Viudez L et al. Single-operator cholangiopancreatoscopy in pancreatobiliary diseases: clinical experience in a tertiary referral hospital. Rev esp Enferm Dig. 2018:110(12):748-54.

Pu LZ, de Moura EGH, Bernardo WM, Baracat FI, Mendoça EQ, Kondo A et al. Endoscopic stenting for inoperable malignant biliary obstruction: A systematic review and meta-analysis. World J Gastroenterol. 2015;21:13374-85.

Sadeghi A Mohamadnejad M, Islami F, Keshtkar A, Biglari M, Malekzadeh R et al. Diagnostic yield of EUS-guided FNA for malignant biliary stricture: a systematic review and meta-analysis. Gastroint Endosc. 2016;83(2):290-8.e1.

Saleh MM, Norregaard P, Jorgensen HL, Andersen PK, Matzen P. Preoperative endoscopic stent placement before pancreaticoduodenectomy: A meta-analysis of the effect on morbidity and mortality. Gastrointest Endosc. 2002;56:529-34.

Sauvanet A, Boher JM, Paye F, Bachelier P, Cuhna A, Le Treut YP et al. Severe jaundice increases early severe morbidity and decreases long-term survival after pancreaticoduodenectomy for pancreatic adenocarcinoma. J Am Coll Surg 2015;221:380-9.

Sewnath ME, Karsten TM, Prins MH, Raws EJ, Obertop H, Gouma DJ. A meta-analysis on the efficacy of preoperative biliary drainage for tumors causing obstructive jaundice. Ann Surg. 2002;236:17-27.

Siiki A, Rinta-Kiikka I, Sand J, Laukkarinen J. A pilot study of endoscopically inserted biodegradable biliary stents in the treatment of benign biliary strictures and cystic duct leaks. Gastrointestinal Endoscopy. 2018;87(4):1132-7.

Siiki A, Rinta-Kiikka I, Sand J, Laukkarinen J. Endoscopic biodegradable biliary stents in the treatment of benign biliary strictures: First report of clinical use in patients. Digestive Endoscopy. 2016;29(1):118-21.

Singh S, Gelrud A, Agarwal B. Biliary strictures: diagnostic considerations and approach. Gastroenterol Rep (Oxf). 2015;3(1):22-31.

Soehendra N, Reynders-Frederix V. Palliative bile duct drainage – a new endoscopic method of introducing a transpapillary drain. Endoscopy. 1980;12:8-11.

Sportes A, Camus M, Greget M, Leblanc S, Coriat R, Hochberger J et al. Endoscopic ultrasound-guided hepaticogastrostomy versus percutaneous transhepatic drainage for malignant biliary obstruction after failed endoscopic retrograde cholangiopancreatography: a retrospective expertise-based study from two centers. Therap Adv Gastroenterol. 2017;10(6):483-93.

Sun C, Yan G, Li Z, Tzeng C-M. A meta-analysis of the effect of preoperative biliary stenting on patients with obstructive jaundice. Medicine. 2014;93:e189.

Tol JA, van Hooft JE, Timmer R, Kubben FJ, van der Harst E, de Hingh IH et al. Metal or plastic stents for preoperative biliary drainage in resectable pancreatic cancer. Gut. 2016;65:1981-7.

Tringali A, Boskoski I, Costamagna G. Endoscopic stenting in hilar Cholangiocarcinoma: when, how and how much to drain. Gastroenterol Res Pract. 2019;2019:5161350.

Van der Gaag NA, Rauws EHJ, van Eijck CHJ, Bruno MJ, van der Harst E, Kubben FJ et al. Preoperative biliary drainage for cancer of the head of the pancreas. N Engl J Med. 2010;362(2):129-37.

Victor DW, Sherman S, Karakan T, Khashab MA. Current endoscopic approach to indeterminate biliary strictures. World J Gastroenterol. 2012;18(43):6197-205.

Vienne A, Hobeika E, Gonuya H et al. Biliary drainage strategy of unresectable malignant hilar strictures type II Bismuth-Colette treated by minimally invasive unilateral versus bilateral endoscopic biliary drainage. Am J Roent. 2011;197(4):795-81.

Visrodia KH, Tabibian JH, Baron TH. Endoscopic management of benign biliary strictures. World J Gastrointest Endosc. 2015;7(11):1003-13.

Wang LW, Li ZS, Lo SD, Jin ZD, Zou DW, Chen F. Prevalence and clinical features of chronic pancreatitis in China: A retrospective multicenter analysis over 10 years. Pancreas. 2009;3(3):248-54.

Warshaw AL, Schapiro RH, Ferrucci JT Jr, Galdabini JJ. Persistent obstructive jaundice, cholangitis, and biliary cirrhosis due to common bile duct stenosis in chronic pancreatitis. Gastroenterology. 1976;70(4):562-7.

Wiggers JK, Groot Koerkamp B, Cieslak KP, Doussot A, van Klaveren D, Allen PJ et al. Postoperative mortality after liver resection for perihilar cholangiocarcinoma: development of a risk score and importance of biliary drainage of the future liver remnant. J Am Coll Surg. 2016;223:321-31.e321.

Xie C, Aloreidi K, Patel B, Ridgway T, Thambi-Pillai T, Timmerman G et al. Indeterminate biliary strictures: a simplified approach. Expert Rev Gastroenteroly Hepatol. 2017;12(2):189-99.

Zorron Pu L, de Moura EG, Bernardo WM, Baracat FL, Mendonça EQ, Kondo A et al. Endoscopic stenting for inoperable malignant biliary obstruction: A systematic review and meta-analysis. World J Gastroenterol. 2015;21:13374-85.

Implante de prótesis biliares y pancreáticas

47

A. Cárdenas Vasquez, A. Bofill Diez-Cascon y M. Figa Francesch

OBJETIVOS

- Conocer qué son las prótesis biliares y pancreáticas, y los diferentes tipos de prótesis que existen.
- Saber para qué se utiliza cada tipo de prótesis, las indicaciones y contraindicaciones para su colocación.
- Conocer y aplicar el método de introducción de las diferentes prótesis, y las ventajas y las posibles complicaciones de su uso.

INTRODUCCIÓN

Las prótesis biliares y pancreáticas son dispositivos tubulares de plástico o metal. En la actualidad, está ampliamente extendido el uso de prótesis biliares y pancreáticas para el drenaje de los conductos biliares y pancreáticos estenosados y obstruidos.

No se recomienda su uso para el drenaje preoperatorio de los pacientes con estenosis biliar maligna, aunque sí es aconsejable en pacientes con colangitis, ictericia grave y sintomática (prurito) en los que se va a retardar la cirugía y en los que precisan tratamiento neoadyuvante previo a la cirugía con quimioterapia. También se recomienda el uso de prótesis biliares para el drenaje paliativo de las estenosis biliares malignas, y el uso de prótesis temporales para la dilatación de estenosis biliares benignas y para el tratamiento de fístulas biliares, excepto en transecciones biliares completas. Asimismo, las prótesis se usan en el tratamiento de la pancreatitis crónica en las estenosis del conducto de Wirsung, en las fístulas pancreáticas y para la prevención de pancreatitis después de colangiopancreatografía retrógrada endoscópica (CPRE).

Sochendra publicó por primera vez en 1980 la colocación de una prótesis para el drenaje biliar transpapilar. Cotton describió el *pigtail* (parte final de la prótesis en espiral) para evitar la migración de las prótesis hacia el interior y Huibregtse *et al.* describieron la creación de *flaps* (pestañas) laterales en las prótesis rectas para evitar la migración proximal y distal.

Actualmente, existe en el mercado una gran variedad de prótesis de plástico con diferentes diseños, diámetros, longitudes y materiales.

A finales de la década de 1980, se publicaron los primeros artículos sobre la inserción de prótesis metálicas autoexpandibles a través de estenosis biliares. Las primeras prótesis tenían una corta duración debido al crecimiento de tejido intraprótesis y la imposibilidad de retirarlas; posteriormente, se desarrollaron las prótesis parcialmente cubiertas y totalmente cubiertas por un polímero biocompatible resistente a la degradación orgánica.

TIPOS DE PRÓTESIS

Prótesis biliares

Se analizan los tipos de prótesis.

Prótesis biliares de plástico

Las prótesis de plástico deben ser fáciles de introducir, efectivas para el drenaje biliar y que no lesionen el conducto biliar o duodenal. Se han utilizado diferentes materiales, tamaños y formas para optimizar estos aspectos (**Fig. 47-1** y **Tabla 47-1**).

Las prótesis biliares de plástico están compuestas de polietileno, poliuretano, politetrafluoroetileno (teflón) y otros polímeros plásticos. Los diámetros se expresan en French (Fr), cada French corresponde a 0,33 mm y varían de 5 Fr a 12 Fr.

Una prótesis de plástico de 10 Fr requiere un canal de trabajo del endoscopio de 3,7 mm, y las de mayor diámetro necesitan un canal de trabajo más amplio de 4,2 mm.

Las prótesis biliares tienen longitudes de 1-18 cm, pero se pueden solicitar otros tamaños a algunos fabricantes. Se selecciona la mínima longitud posible para un drenaje adecuado. Las prótesis normalmente se colocarán sobrepasando en 1 o 2 cm por encima la estenosis y 1 cm saliendo por el duodeno.

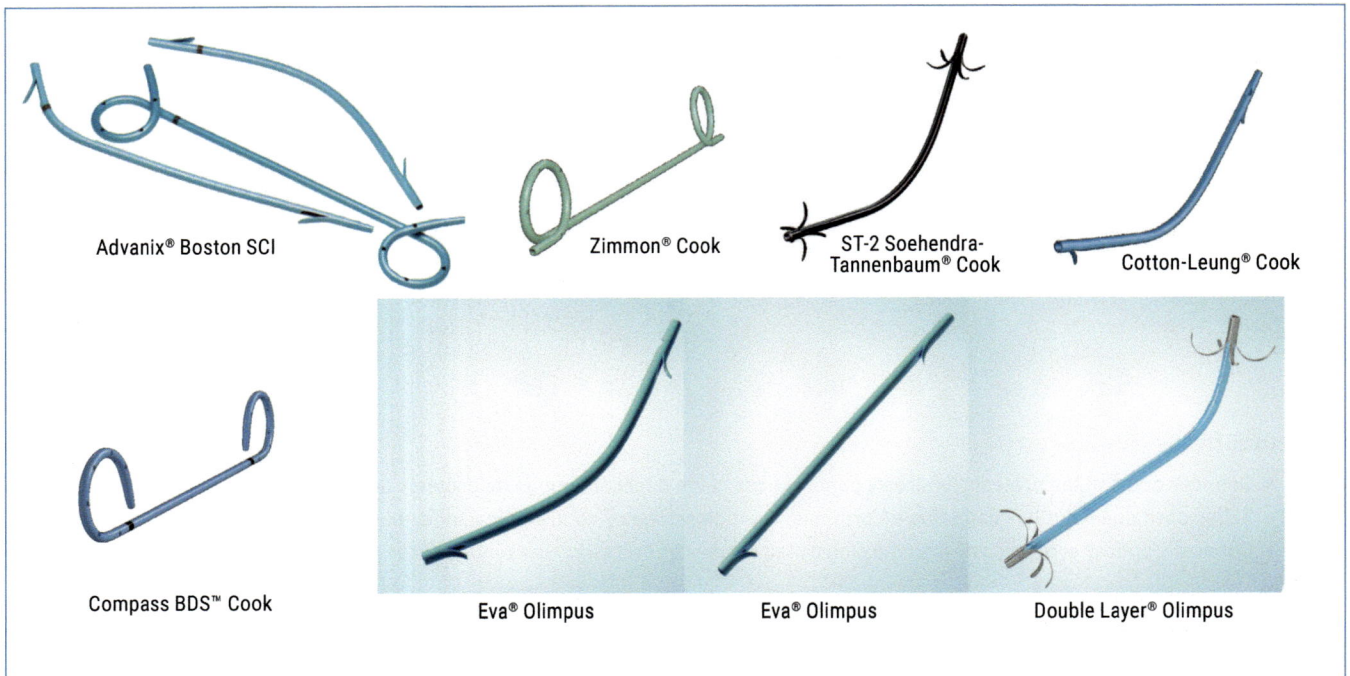

Figura 47-1. Prótesis biliares de plástico.

Tabla 47-1. Características técnicas de las prótesis de plástico más usadas

Fabricante	Modelo	Diámetro (Fr)	Longitud (cm)	Forma	Material
Boston Scientific	Advanix	7, 8,5, 10	5-18	Curva duodenal, curva central, doble *pigtail*	Polietileno
ConMed	Hydroduct	7, 10, 12	4-15	Recta, angulada, curvada, doble *pigtail*	Poliuretano con cobertura hidrofílica
Cook Endoscopy	Compass BDS	7	5, 10, 15	Doble *pigtail*	Polietileno
Cook Endoscopy	Cotton-Huibregtse	7, 8,5, 10, 11,5	5-18	Angulada	Polietileno
Cook Endoscopy	Cotton-Leung	7, 8,5, 10, 11,5	5-18	Curvada	Polietileno
Cook Endoscopy	Cotton-Leung Sof-Flex	7, 10	5-15	Curvada	Mezcla de polietileno y poliuretano
Cook Endoscopy	Fusion Marathon Antireflux	10	5-12	Curvada	Polietileno con una manga de teflón
Cook Endoscopy	Soehendra-Tannenbaum	8,5, 10, 11,5	5-15	Curvada	Politetrafluoroetileno (teflón)
Cook Endoscopy	Solus	10	1-15	Doble *pigtail*	Mezcla de polietileno y poliuretano
Cook Endoscopy	Zimmon	5, 6, 7, 10	4, 7, 10	Doble *pigtail*	Polietileno
Endo-Flex	PE-Soft	7, 8,5, 10, 11,5	3-15	Curvada, recta, doble *pigtail*, *pigtail* único	Polietileno
Endo-Flex	PTFE-Strong	7, 8,5, 10, 11,5	5-15	Curvada, recta	Politetrafluoroetileno (teflón)
GI Supply	ViaDuct	7, 10	5-15	Recta con *flaps*	Poliuretano
Hobbs Medical	Biliary stent	7, 10	4-15	Curva, doble *pigtail*	*Soft polymer blend*
Indus Medical	CIBIDI	7, 10	5-15	Recta, curvada, doble *pigtail*	Poliuretano y teflón
Olympus	Double Layer	10	4-15	Curva duodenal, curva central	Capa interna: perfluoro; capa media: acero inoxidable; capa externa: elastómero de poliamida
Olympus	Biliary EVA	7, 8,5, 10, 12	5-18	Recta, curva proximal, curva central, doble *pigtail*	Copolímeros de etileno y acetato de vinilo
Olympus	Biliary FEP	7, 8,5, 10, 12	3-15	Recta, curva proximal	Etileno propileno fluorado (teflón-FEP)
Olympus	Biliary PE	7, 8,5, 10, 12	3-15	Recta, curva proximal, curva central, doble *pigtail*	Polietileno

Adaptada de: Mangiavillano B, Pagano N, Baron T, Arena A, Iabichino G, Consolo P, et al. Biliary and pancreatic stenting: Devices and insertion techniques in therapeutic endoscopic retrograde cholangiopancreatography and endoscopic ultrasonography. World J Gastrointest Endosc. 2016;8(3):143-56.

Existen diferentes tipos de prótesis en el mercado. Las terminadas en *pigtail* están enroscadas en su parte inicial y terminal o sólo en la parte distal. Pueden ser rectas o curvas con un *flap* (pestaña) a cada extremo o cuatro *flaps* en ambos extremos, todos ellos para evitar la migración de las prótesis. En los últimos años, se ha centrado el interés en desarrollar prótesis de plástico con mayor durabilidad, diseños con doble luz o en forma estrellada si luz central.

Todas las prótesis contienen marcadores radiopacos en su parte proximal o distal, para mejorar su visibilidad durante la colocación.

Prótesis biliares metálicas

Las primeras prótesis metálicas expandibles (PME) eran de acero inoxidable; sin embargo, en la actualidad la mayoría son de nitinol. Están disponibles como descubiertas, parcialmente cubiertas o totalmente cubiertas (**Fig. 47-2**, y **Tablas 47-2** y **47-3**). Existen diferentes materiales para el recubrimiento de las PME, como politetrafluoroetileno (teflón), silicona y poliuretano, que pueden estar en la parte exterior o interior de la prótesis o en ambas superficies.

Las propiedades mecánicas de las PME están relacionadas con el diseño de la prótesis, tipo de alambre y materiales de recubrimiento. Como resultado de estas variables, se han

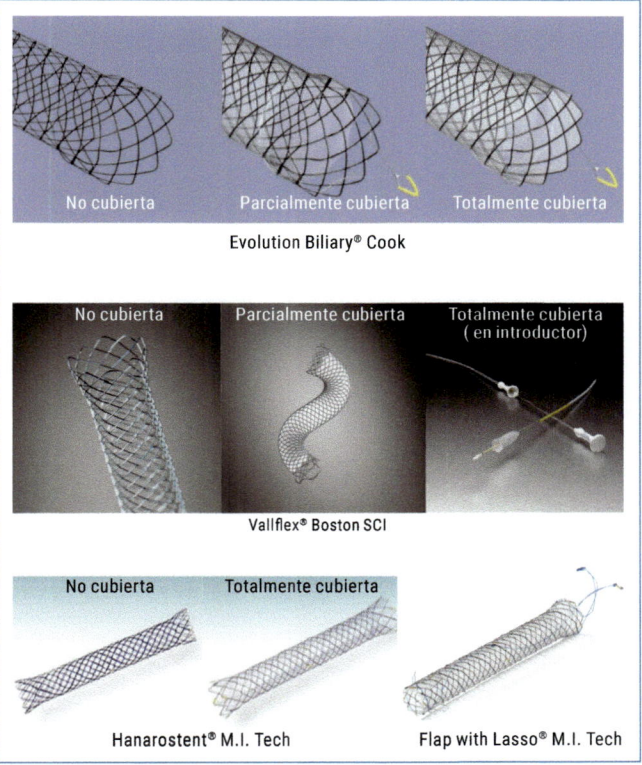
Figura 47-2. Prótesis metálicas expandibles.

Tabla 47-2. Características técnicas de las prótesis metálicas expandibles no cubiertas más usadas

Fabricante	Modelo	Material	Diámetro (mm)	Longitud (cm)	Recuperable	Características
Boston Scientific	Wallflex®	Platinol	8, 10	4, 6, 8, 10	Sí	—
ConMed	Flexxus	Nitinol	8, 10	4, 6, 8, 10	No	Pistola para liberación
Cook Endoscopy	Zilver®	Nitinol	6, 8, 10	4, 6, 8	No	—
Cook Endoscopy	Evolution®	Nitinol	8, 10	4, 6, 8, 10	Sí	Pistola para liberación
Ella-CS	SX-ELLA® Nitinella Plus	Nitinol	8, 10	4, 6, 8, 10	Sí	—
Endochoice	Bonastent®	Nitinol	8, 10	4, 5, 6, 8, 10, 12	Sí	—
Endo-Flex	BIL-stent	Nitinol	10	6, 8, 10	No	—
Endo-Technik	NIT-BIL-1010®	Nitinol	10	4, 6, 8, 10	Sí	—
Leufen Medical	Aixstent® Gallengang	Nitinol	8, 10	4, 6, 8	No	—
Leufen Medical	Aixstent® Gallengang BDL- BDH	Nitinol	8, 10	4, 6, 8, 10, 12	No	El diseño de la malla permite inserción de la prótesis hiliar en Y
Merit Endotek	Alimaxx-B®	Nitinol	8, 10	4, 6, 8	No	El diseño de la malla permite inserción de la prótesis hiliar en Y
M.I. Tech	Hanarostent®	Nitinol	8, 10	4, 5, 6, 7, 8, 9, 10, 12	Sí	—
M.I. Tech	Hanarostent® Hiliar	Nitinol	10	6, 8	No	El diseño de la malla permite inserción de la prótesis hiliar en Y
Micro-Tech	BD stents Classic o Platinum-Line	Nitinol	10	4, 6, 8, 10	No	—
Olympus	NIRflex	Nitinol	8, 10	4, 6, 8, 10	Sí	—
S and G Biotech	EGIS® Biliary DC Stent	Nitinol	8, 10, 12	4, 5, 6, 7, 8, 9, 10, 12	No	Diseño simple o con doble malla
TaeWoong Medical	LCD®	Nitinol	6, 8, 10	4, 5, 6, 7, 8, 9, 10, 12	No	El diseño de la malla permite inserción de la prótesis hiliar en Y
TaeWoong Medical	Niti-S® D-type	Nitinol	6, 8, 10	4, 5, 6, 7, 8, 9, 10, 12	No	—
TaeWoong Medical	Niti-S® S-type	Nitinol	6, 8, 10	4, 5, 6, 7, 8, 9, 10, 12	No	—

Adaptada de: Mangiavillano B, Pagano N, Baron T, Arena A, Iabichino G, Consolo P, et al. Biliary and pancreatic stenting: Devices and insertion techniques in therapeutic endoscopic retrograde cholangiopancreatography and endoscopic ultrasonography. World J Gastrointest Endosc. 2016;8(3):143-56.

Tabla 47-3. Características técnicas de las prótesis más usadas totalmente cubiertas o parcialmente cubiertas

Fabricante	Modelo	Material	Diámetro (mm)	Longitud (cm)	Recuperable	Forma	Cubierta
Allium Medical	Allium BIS®	Nitinol	8, 10	6, 8, 10, 12	No	Recta con segmento de anclaje	TC con poliuretano
Boston Scientific	Wallflex®	Platinol	8, 10	4, 6, 8, 10	Sí	Dos bridas	PC y TC con Permalume
CookEndoscopy	Evolution®	Nitinol	8, 10	4, 6, 8, 10	Sí	Dos bridas	PC y TC con silicona
Ella-CS	SX-ELLA® Nitinella Plus	Nitinol	8, 10	4, 6, 8, 10	Sí	Dos bridas	PC y TC con silicona
Endochoice	Bonastent®	Nitinol	8, 10	4, 5, 6, 8, 10, 12	Sí	Dos bridas	TC con silicona
Endo-Flex	BIL-stent	Nitinol	10	6, 8	No	Recta	TC con silicona
Endo-Technik	NIT-BIL-1010®	Nitinol	10	4, 6, 8, 10	No	Recta	PC con silicona
Gore Medical	Viabil®	Nitinol	8, 10	4, 6, 8, 10	No	Recta con anclaje final	TC con PTFE con/sin agujeros de descarga
Leufen Medical	Aixstent® Gallengang	Nitinol	8, 10	4, 6, 8	No	Dos bridas	PC y TC con poliuretano
M.I. Tech	Hanarostent® BCT	Nitinol	10	4, 6, 8, 10	Sí	Una brida con *flaps* y lazo	TC con silicona
M.I. Tech	Hanarostent® BCS	Nitinol	10	4, 6, 8, 10, 12	No	Una brida y con *flaps*	TC con silicona
M.I. Tech	Hanarostent® BPE	Nitinol	8, 10	8, 10	No	Una brida y con *flaps*	PC con silicona
Micro-Tech	BD stents	Nitinol	10	4, 6, 8, 10	No	Dos bridas	PC y TC con silicona
S and G Biotech	EGIS® Biliary DC Stent	Nitinol	8, 10, 12	4, 5, 6, 7, 8, 9, 10, 12	No	Dos bridas	PC con PTFE
TaeWoong Medical	Niti-S® S-type covered	Nitinol	6, 8, 10	4, 5, 6, 7, 8, 10, 12	No	Dos bridas	TC con silicona
TaeWoong Medical	Niti-S® Kaffes	Nitinol	6, 8, 10	4, 5, 6, 7, 8	No	Estrechada con lazo largo	TC con silicona
TaeWoong Medical	Niti-S® Bumpy	Nitinol	6, 8, 10	4, 5, 6, 7, 8, 10, 12	No	Dos bridas	TC con silicona y PTFE
TaeWoong Medical	Niti-S® Giobor	Nitinol	8, 10	8, 10	No	Una brida	PC con silicona
TaeWoong Medical	Niti-S® ComVi	Nitinol	6, 8, 10	4, 5, 6, 7, 8, 10, 12	No	Recta	TC con PTFE

Adaptada de: Mangiavillano B, Pagano N, Baron T, Arena A, Iabichino G, Consolo P, et al. Biliary and pancreatic stenting: Devices and insertion techniques in therapeutic endoscopic retrograde cholangiopancreatography and endoscopic ultrasonography. World J Gastrointest Endosc. 2016;8(3):143-56.
PC: parcialmente cubierta; PTFE: politetrafluoroetileno; TC: totalmente cubierta.

propuesto como mejores propiedades, que afectan al resultado clínico de las PME, la fuerza radial y axial. La fuerza radial es la fuerza con que la prótesis se expande y abre paso al flujo de la luz estenosada, y la fuerza axial es la que mantiene rígida la prótesis o de recuperación cuando está curvada.

La fuerza radial afecta a la permeabilidad de la PME, ya que dilata la estenosis y mantiene el flujo biliar. Existen dos factores en la fuerza radial: la dilatación inmediata en el momento de colocar la prótesis y el mantenimiento de esta fuerza en el tiempo con mayor compresión del tejido. En general, es mayor la fuerza radial en el tiempo, lo que significa que la prótesis no se abre del todo inmediatamente, sino de forma gradual, aunque la fuerza radial sea alta. La fuerza axial define la confortabilidad de la PME y la adaptación de ésta a la forma del conducto biliar, ya que mucha fuerza axial en los extremos puede lesionar el conducto biliar y, en general, la

fuerza axial afecta en las complicaciones, como migración de la PME y pancreatitis.

Las PME tienen diámetros de 6 a 10 mm y longitudes de 4 a 12 cm. Están montadas en un sistema de liberación que se coloca en una guía de 0,035 mm de diámetro. Tienen un tubo exterior (vaina) que constriñe la prótesis hasta su liberación y la parte distal es transparente, lo que permite ver la situación de la prótesis durante su liberación. Los diámetros del sistema de liberación varían entre 5 y 10,5 Fr. El catéter más delgado facilita el paso de la PME por la estenosis, sin necesidad de dilatación previa. La mayoría de los sistemas de liberación son resistentes para evitar que se doblen durante la inserción y conseguir una correcta colocación. Todas las PME son radioopacas. La mayoría de las PME tienen marcadores radioopacos en sus extremos y algunas también en el centro. Algunos modelos tienen *flaps* para evitar la migración.

Técnica de colocación de prótesis biliar transpapilar

Para colocar una prótesis transpapilar, debe realizarse una CPRE con canulación profunda del conducto biliar, inyectar contraste con el esfinterotomo, pasar una guía a través de la estenosis y valorar la localización y longitud de la estenosis o fístula. Normalmente, ante el hallazgo de una estenosis, siempre se tomarán muestras de biopsia y citología para el diagnóstico histológico de la estenosis.

El escoger la longitud correcta de una prótesis de plástico se basa en la experiencia del endoscopista. De forma alternativa, se puede calcular después de poner contraste o usando una guía con marcas. Otra alternativa es entrar con el mismo esfinterotomo de la parte proximal de la estenosis a la papila y medir lo que sale por el canal de trabajo del endoscopio.

Sobre la necesidad de realizar esfinterotomía previa a la colocación de prótesis biliar, existen dos metaanálisis que comparan la colocación de prótesis biliares con o sin esfinterotomía previa. El primero halló que la esfinterotomía protegía de la colangitis post-CPRE, pero aumentaba el riesgo de sangrado. No se hallaron diferencias significativas en la colocación de la prótesis o el riesgo de migración. El segundo metaanálisis también halló aumento del riesgo de sangrado con esfinterotomía, pero no aumento del riesgo de pancreatitis, oclusión o migración de la prótesis sin esfinterotomía; sin embargo, en el subgrupo de pacientes con fístula biliar parece que la esfinterotomía protegía de la pancreatitis post-CPRE. Tampoco había diferencias en los pacientes con o sin esfinterotomía a los que se colocaba una prótesis expandible. Con respecto a las prótesis expandibles cubiertas, parece que la parte cubierta puede tapar la salida del flujo pancreático y, por tanto, provocar una mayor incidencia de pancreatitis post-CPRE, por lo que en estos casos sería aconsejable realizarla.

Por tanto, parece que no es necesario realizar esfinterotomía endoscópica para insertar una única prótesis de plástico, pero es indispensable si se quieren colocar múltiples prótesis. En algunas ocasiones, puede ser de ayuda dilatar la estenosis con un balón dilatador antes de la inserción de las prótesis, sobre todo si la estenosis es hiliar y se intenta colocación de prótesis bilateral. En estas estenosis, son útiles prótesis más delgadas, y las prótesis *pigtail* con punta más afilada facilitan el paso de estenosis muy estrechas.

La prótesis de plástico se coloca con un catéter guía sobre la guía y un catéter empujador. La guía y los catéteres deben mojarse con suero salino o agua destilada estéril, ya que son hidrofílicos y se mejora el deslizamiento a través del canal de trabajo del endoscopio y de la estenosis. Cuando la prótesis se coloca en la estenosis, debe moverse el endoscopio oscilando a un lado y otro, y levantando y bajando la uña elevadora del endoscopio. Una vez se ha colocado la prótesis en la estenosis, se retira el introductor y después el empujador del canal de trabajo del endoscopio, liberando la prótesis.

> ! Durante la colocación de la prótesis, es importante mantener el endoscopio cerca de la papila, pues facilita la introducción de la prótesis, ya que evita que ésta se doble en el duodeno.

Si el catéter guía se sale de la prótesis de forma inadvertida, éste se puede reintroducir continuando con la colocación de la prótesis. Si la introducción de la prótesis es difícil, puede ser útil poner el endoscopio en vía larga. Esta posición permite enderezar la posición y mantener levantada la uña elevadora del endoscopio e insertar la prótesis en el conducto biliar estenosado. Si la prótesis se estropea durante la inserción, se puede retirar sobre la guía con un balón que pase por el interior de la prótesis, con el extractor de Soehendra o con un asa de polipectomía, manteniendo la guía y colocando una nueva prótesis. Al finalizar, debe obtenerse una imagen radiográfica para verificar que el contraste ha drenado a través de la prótesis y que la prótesis ha quedado colocada de forma correcta (**Fig. 47-3**).

Para la PME, normalmente se realiza una esfinterotomía previa, aunque no es obligatorio. Bajo control radiológico para las estenosis biliares se deben valorar la situación, la longitud, la presencia o ausencia de vesícula biliar y la rela-

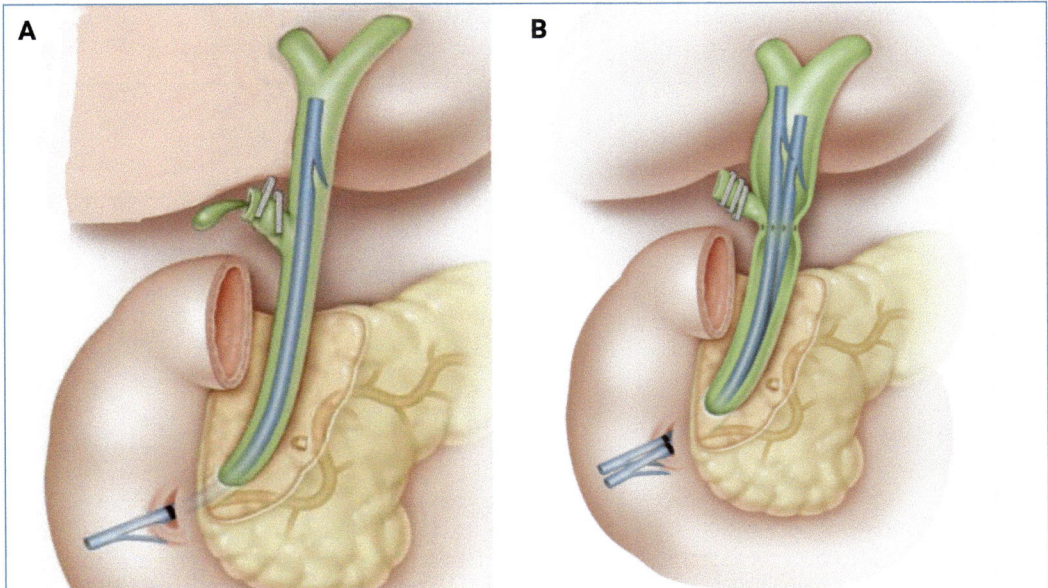

Figura 47-3. Prótesis biliares de plástico. **A)** Prótesis única en una fístula biliar. **B)** Múltiples prótesis en una estenosis.

ción del conducto cístico con el colédoco para elegir el tipo de prótesis correcta en cuanto a longitud, diámetro y si debe ser cubierta o descubierta. Debido al potencial riesgo de colecistitis, algunos endoscopistas prefieren el uso de PME no cubiertas, en presencia de vesícula biliar, para no taponar el conducto cístico, si bien es cierto que la evidencia que respalda este método es bastante limitada y los últimos estudios no muestran diferencias significativas en tasas de colecistitis post-CPRE entre el uso de PME cubiertas o no cubiertas. Incluso las prótesis plásticas representan una buena opción en aquellos casos en los que no se pueda evitar la oclusión del cístico, pues han demostrado las mismas tasas de resolución y recurrencia que las PME, o bien, de forma alternativa, se puede optar por un drenaje profiláctico transpapilar de la vesícula biliar con una prótesis de plástico, antes de la liberación de una PME cubierta.

La colocación de la PME se realiza bajo control radiológico. Durante la colocación, la vaina que cubre la prótesis se va retirando hacia el interior del canal del endoscopio para permitir la apertura de la prótesis, abriendo el elevador y manteniendo la prótesis en correcta posición durante la liberación, tirando de la prótesis si ésta se aleja del endoscopio. La mayoría de las prótesis pueden ser recuperadas dentro de la vaina externa y recolocadas cuando se han abierto menos de un 80 % de su longitud. Al final del procedimiento, debe realizarse un control radiológico para confirmar la correcta posición de la prótesis y comprobar que el contraste y la bilis fluyen al duodeno. Si la PME ha quedado demasiado proximal, puede recolocarse con una pinza de cuerpos extraños (**Fig. 47-4**). Y al contrario, si la prótesis ha quedado demasiado larga dentro del duodeno, puede retirarse completamente con una pinza de cuerpos extraños o cortarse usando electrocoagulación con gas argón.

En pacientes con tumores hiliares irresecables, se han utilizado diversas técnicas para el drenaje del hilio hepático. Debería disponerse de colangiopancreatografía por resonancia magnética nuclear o tomografía computarizada de alta resolución antes de la CPRE para conocer la anatomía.

Se puede drenar con una única prótesis de plástico o expandible o con varias prótesis si son de plástico para inten-

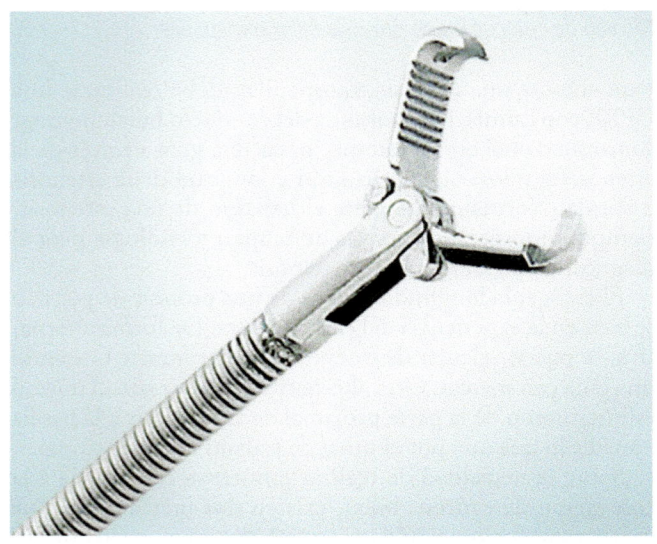

Figura 47-4. Pinza extractora de prótesis Olimpus®.

tar drenar al máximo los conductos obstruidos. Cuando se decide drenar con dos PME, la inserción de PME puede realizarse mediante la técnica *side-by-side* (SBS) (una al lado de otra) o bien *stent-in-stent* (SIS-Y) (una PME dentro de la otra en Y).

Cuando se utiliza la técnica SBS, deben colocarse dos guías en diferentes conductos que deban ser drenados. Después de la colocación de la primera PME, la de la segunda puede ser difícil por el rozamiento con la primera PME abierta. En la técnica SBS, el principal lóbulo para drenar debe ser el izquierdo, pues el derecho siempre es más fácil para colocar la segunda PME, aunque recientemente se han desarrollado nuevas prótesis expandibles más delgadas de 6 mm que pasan juntas por el canal del endoscopio y se pueden colocar en paralelo. Con la técnica SIS, la segunda prótesis debe pasar entre las mallas de la primera PME. La dilatación con balón puede ayudar a colocar la segunda PME. Algunas PME están diseñadas con mallas más separadas en el centro para facilitar el paso de la segunda prótesis (**Fig. 47-5**).

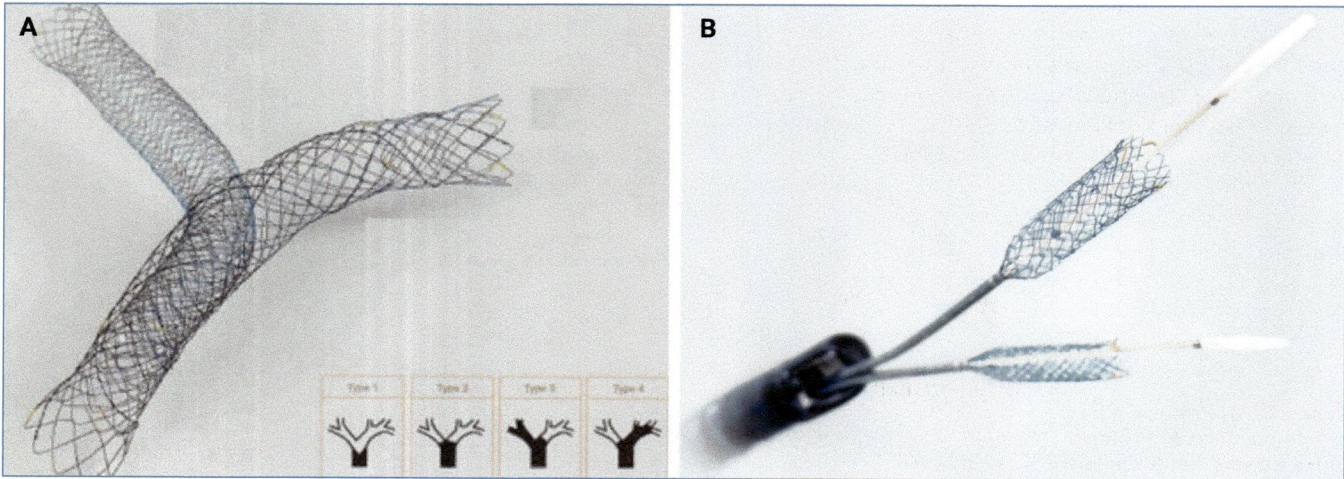

Figura 47-5. Prótesis expandibles hiliares. **A)** Hanarostent® M.I. Tech. **B)** Benefit® M.I. Tech.

Técnica de colocación transpapilar de prótesis a la vesícula biliar

Pasar al conducto cístico es la parte más difícil para conseguir colocar una prótesis de drenaje biliar. El método para conseguir canalizar el conducto cístico es disponer de un equipo radiológico rotatorio para identificar el punto de inserción del conducto cístico al colédoco. Para la salida del cístico a la izquierda, puede usarse un papilotomo rotatorio, mientras que para la salida a la derecha se puede usar un papilotomo normal. Se usa una guía de 0,035 o 0,025 para entrar en el orificio del cístico. Es preferible usar guías con puntas anguladas y rotatorias para poder pasar las válvulas espirales de Heister minimizando el riesgo de perforación. En casos difíciles, un balón de Fogarty hinchado por encima de la implantación del cístico puede ser de utilidad. Una vez la guía ha pasado el conducto cístico, llega a la vesícula biliar. Cuando esté colocada la guía, se debe estudiar la longitud y el diámetro del cístico para valorar la prótesis que se va a utilizar. Se retira el catéter y se coloca una prótesis sobre la guía. Es preferible utilizar prótesis de 6 a 10 Fr doble *pigtail,* dado que quedan mejor ancladas dentro de la vesícula biliar en comparación con las prótesis rectas. La longitud de la prótesis se elige basándose en la distancia entre la papila y la vesícula biliar, normalmente entre 12 y 15 cm.

Estenosis malignas de vía biliar distal

Drenaje biliar preoperatorio

La indicación del drenaje biliar preoperatorio, en las estenosis biliares malignas de la vía biliar extrahepática distal, es controvertida, pues varios metaanálisis realizados no han hallado diferencias significativas en la mortalidad y morbilidad entre drenar y no drenar la vía biliar antes de la cirugía. En algunos de ellos, se vio que el drenaje de la vía biliar con una prótesis, antes de la cirugía, puede, incluso, empeorar la supervivencia. Asimismo, aunque existen estudios en los que la cirugía en pacientes con bilirrubina > 15 mg/dL puede conllevar una peor supervivencia, tampoco han sido concluyentes los resultados en estos pacientes sobre si drenar o no drenar. De este modo, sólo algunos pacientes seleccionados se benefician de un drenaje biliar preoperatorio, entre los cuales se incluyen aquellos con una colangitis, prurito muy intenso, cifras de bilirrubina muy elevadas, o aquellos que tengan indicación de quimioterapia neoadyuvante o que sufran un retraso anticipado de la cirugía superior a 2-3 semanas.

En cuanto a la vía de drenaje que se aconseja utilizar en pacientes quirúrgicos, existen tres series retrospectivas sobre si debía ser percutánea o endoscópica. Los resultados mostraban una mayor supervivencia y menor recurrencia peritoneal y hepática en los grupos con drenaje endoscópico.

La decisión del uso de prótesis de plástico frente a prótesis metálicas expansibles para el drenaje biliar dependerá de cada caso, ya que son igual de efectivas para paliar la obstrucción biliar; no obstante, la evidencia actual muestra que las prótesis metálicas expansibles tienen menor necesidad de reintervención y reducen el número de colangitis y de ingresos hospitalarios relacionados con complicaciones biliares, no habiendo diferencias en cuanto a morbilidad y mortalidad quirúrgica. De igual modo, la colocación de PME también se ha visto relacionada con una mayor calidad de vida en relación con la enfermedad respecto a las prótesis plásticas.

En pacientes que precisaron tratamiento coadyuvante con quimioterapia, los que habían sido tratados con prótesis expansibles totalmente cubiertas tuvieron mayor duración de la prótesis y pudieron iniciar antes la quimioterapia. El coste final fue similar en los dos modelos de prótesis. Las prótesis de plástico tuvieron más complicaciones y precisaron más reintervenciones. Las prótesis metálicas expansibles totalmente cubiertas frente a las no cubiertas tienen la ventaja de que son más fáciles de retirar en caso de que el diagnóstico final sea de benignidad.

Así pues, la recomendación actual es usar, preferiblemente, PME en aquellos pacientes con estenosis biliares malignas de la vía biliar extrahepática distal, en caso de estar indicado el drenaje biliar prequirúrgico.

Drenaje biliar paliativo

El drenaje biliar paliativo con prótesis mediante CPRE o transparietohepática son técnicas establecidas como alternativas a las anastomosis biliodigestivas quirúrgicas desde hace más de 40 años.

En dos metaanálisis recientes que comparaban prótesis biliares con cirugía, tuvieron más complicaciones y menor supervivencia los pacientes sometidos a cirugía. La tasa de éxito inicial fue similar en ambos grupos, pero la recurrencia de la obstrucción fue menor en el grupo de cirugía. La estancia hospitalaria y los reingresos fueron menores en el grupo de prótesis, y los costes fueron la mitad en el grupo de prótesis con respecto a la cirugía.

El drenaje biliar paliativo está indicado en pacientes con neoplasias de la vía biliar extrahepática distal que no son tributarios a cirugía resectiva y que tienen síntomas o signos derivados de la propia obstrucción biliar (prurito, dolor abdominal, ictericia, colangitis, etc.).

En estudios que compararon la colocación de prótesis biliares mediante CPRE con la colocación de prótesis vía transparietohepática, se hallaron menores efectos adversos, menor tiempo de hospitalización y menores costes en el grupo de CPRE. En el drenaje biliar paliativo de neoplasias de la vía biliar distal, también se recomienda el uso de PME por encima de las prótesis de plástico, ya que el número de complicaciones es menor.

En los últimos años, se ha investigado la eficacia y seguridad del drenaje biliar guiado por ecoendoscopia, utilizando prótesis de aposición luminal en pacientes con neoplasias malignas de la vía biliar distal. Recientemente, se han publicado los resultados de dos ensayos clínicos aleatorizados multicéntricos que compararon el drenaje ecoendoscópico con coledocoduodenostomía frente al drenaje convencional transpapilar con CPRE, en pacientes con obstrucción biliar distal maligna en tumores no resecables, localmente avanzados o incluso *borderline* resecables. Dichos estudios vieron que ambas opciones son igual de efectivas y seguras para paliar la obstrucción biliar, sin hallar cambios en la supervivencia del paciente. El éxito técnico de ambos procedimientos fue aproximadamente del 85 % y la tasa de efectos adversos estuvo en torno al 15 %.

> **!** De este modo, ambos ensayos clínicos han concluido que el drenaje biliar guiado por ecoendoscopia con prótesis de aposición luminal es una opción válida, segura y no inferior, respecto a la CPRE, en este tipo de pacientes y tumores.

¿Qué tipo de prótesis se debe elegir?

Varios metaanálisis han comparado el uso de prótesis expandibles con las prótesis de plástico. La utilización de prótesis expandibles está asociada a mayor supervivencia, menor número de complicaciones (colangitis) y menor necesidad de reintervención en comparación con las prótesis de plástico. También se comparó el coste de la utilización de prótesis expandibles con prótesis de plástico en pacientes con obstrucción biliar maligna extrahepática y no se hallaron diferencias significativas, incluso en pacientes con supervivencia corta o con patología metastásica asociada.

Se han publicado múltiples ensayos clínicos y metaanálisis que comparan PME cubiertas y no cubiertas en obstrucción maligna de la vía biliar distal, sin llegar a diferencias importantes en cuanto a disfuncionamiento de la prótesis o supervivencia del paciente. Generalmente, las PME totalmente cubiertas tienen mayores tasas de migración de la prótesis, mientras que las PME no cubiertas tienen mayores tasas de oclusión por crecimiento del tumor intraprótesis. En relación con el riego de colecistitis después de la colocación de una prótesis metálica, los metaanálisis que valoraron este riesgo no hallaron diferencias entre el uso de prótesis cubiertas y no cubiertas.

Se han estudiado diferentes diseños de prótesis para evitar estas complicaciones, como las prótesis cubiertas con válvula antirreflujo, que demostraron la misma eficacia que las prótesis convencionales para el descenso de la bilirrubina, pero mayor duración de la permeabilidad en comparación con las prótesis convencionales, lo que indicaría que el reflujo duodenal está relacionado con la recurrencia de la formación de barro biliar.

La utilización de PME con sistemas antimigración que incluyen extremos ensanchados o presencia de *flaps* para anclar la prótesis y evitar la migración mejoró los resultados en pacientes con estenosis benignas, pero no en pacientes con estenosis malignas.

Drenaje de estenosis biliares de etiología dudosa (benigna/maligna)

Para el drenaje biliar de estenosis biliares de etiología dudosa, se recomienda, preferiblemente, el uso de prótesis plásticas, porque crean menor inflamación del tejido y menor efecto de artefacto en las pruebas de imagen necesarias para llegar a un eventual diagnóstico.

Respecto a las PME, las no cubiertas pronto presentan crecimiento de tejido intraprótesis, con lo que pierden la permeabilidad y son prácticamente imposibles de retirar, por lo que no se consideran indicadas en procesos en que se desconoce si la estenosis es benigna o maligna. Se ha descrito, para poder retirar las prótesis no cubiertas, el método de *prótesis intraprótesis,* que consiste en colocar una prótesis cubierta dentro de la no cubierta para necrosar el tejido de granulación que mantiene la prótesis adherida y facilita la extracción de prótesis no cubiertas colocadas por error en estenosis benignas; sin embargo, esta técnica es laboriosa y provoca frecuentes complicaciones.

Estenosis hiliares malignas quirúrgicas

En primer lugar, se aconseja un buen estudio con colangiografía por resonancia magnética nuclear para valorar si el paciente es quirúrgico, ya que, en caso de que lo sea, se desaconseja el drenaje biliar preoperatorio mediante la colocación de prótesis biliares. Sin embargo, podría estar indicado en situaciones concretas, como colangitis, o en la predicción de remanente hepático de menos del 30 % después de la cirugía. Estas situaciones se han asociado a un alto riesgo de fallo hepático postoperatorio cuando no se han colocado drenajes biliares, por tanto, el drenaje biliar puede beneficiar la viabilidad de los futuros segmentos hepáticos remanentes.

Si se realiza drenaje biliar preoperatorio, la evidencia científica actual no ofrece información robusta sobre si es mejor utilizar prótesis plásticas o metálicas (sobre todo no cubiertas) en este tipo de estenosis. Tanto el uso de prótesis plásticas como PME no cubiertas son opciones razonables que pueden ser utilizadas dependiendo de factores clínicos y anatómicos del paciente, así como la preferencia del equipo médico tratante.

Estenosis hiliares malignas no quirúrgicas

Según las recomendaciones de la Sociedad Europea de Endoscopia Gastrointestinal (ESGE), se aconseja drenaje biliar mediante CPRE en las estenosis hiliares Bismuth tipos I y II, y mediante drenaje biliar transparietohepático solo o en combinación con CPRE en las estenosis hiliares Bismuth tipos III y IV.

En pacientes con estenosis hiliares malignas no resecables, el objetivo del drenaje hepatobiliar debe ser el drenaje correcto de > 50 % del volumen del hígado, y no en términos de drenaje unilateral frente a bilateral. A pesar de que buena parte del volumen de la literatura médica ha ido dedicado al drenaje unilateral frente al bilateral, cada vez está más aceptado que la meta del tratamiento endoscópico, en pacientes con este tipo de estenosis, debe ser perseguir el drenaje sectorial de más de la mitad del hígado, ya sea con prótesis plásticas o con PME. Usando la estrategia sectorial, el sector anteromedial derecho (segmentos V y VIII), el sector posterolateral derecho (segmentos VI y VII) y el sector izquierdo (segmentos II y III) representan el 30 % del volumen hepático cada uno, mientras que los segmentos I y IV son el 10 % restante. Así pues, para conseguir un drenaje de > 50 % del hígado, hay que descomprimir, al menos, dos de estos sectores, en caso de que estén afectados.

También se ha comparado el uso de prótesis de plástico frente a PME, en estenosis hiliares malignas no quirúrgicas, y se han hallado mejores resultados con PME en cuanto a menor fallo terapéutico, disfunción de la prótesis o reintervenciones; si bien es cierto que dichos estudios tienen múltiples sesgos y las últimas guías refieren que hay que ir con cautela a la hora de aplicar estos resultados a la práctica clínica. En todos los estudios se han utilizado prótesis no cubiertas, excepto en un estudio que utilizó prótesis cubiertas para evitar el crecimiento de tejido intraprótesis y la posibilidad de recambio; sin embargo, se ha descrito un 7 % de abscesos hepáticos debidos a la oclusión de conductos laterales por la PME cubierta.

Estenosis biliares benignas

La técnica preferida para tratar las estenosis biliares benignas es la endoscópica. Las causas más frecuentes son las estenosis quirúrgicas secundarias a trasplante hepático y colecistectomía y la pancreatitis crónica. La mayoría, alrededor del 85 %, están situadas en el conducto biliar principal. El uso de una prótesis de plástico única o PME no cubiertas se ha desechado en las estenosis benignas por sus malos resultados a largo plazo. En este tipo de estenosis, se recomienda el uso de múltiples prótesis de plástico o bien una PME totalmente cubierta. Respecto a las estenosis biliares postrasplante hepático, un metaanálisis de cuatro ensayos clínicos aleatorizados halló resultados similares entre el uso de múltiples prótesis de plástico y una PME cubierta en cuanto a recurrencia de la estenosis y efectos adversos; sin embargo, se requirieron menos CPRE con el uso de la PME cubierta, y cuando se analizó el coste, el uso de la PME cubierta era aproximadamente la mitad. La migración de la PME cubierta es la complicación más frecuente, alrededor del 10 %, pero la mayoría de las veces ocurre cuando se ha resuelto la estenosis. La última guía publicada de la ESGE sugiere dejar las prótesis durante 12 meses cuando se utilizan múltiples prótesis de plástico, con recambios cada 3 meses, y durante 6 meses cuando se utilizan PME cubiertas.

En estenosis biliares benignas, debidas a pancreatitis crónica, dos metaanálisis y dos ensayos clínicos aleatorizados también han demostrado que las tasas de resolución, recurrencia y efectos adversos entre prótesis de plástico y PME totalmente cubiertas son similares; sin embargo, el número de CPRE necesarias para conseguir el éxito clínico también se ha visto que es inferior en las PME totalmente cubiertas.

Finalmente, en referencia a las estenosis biliares poscolecistectomía, no se dispone de ensayos clínicos aleatorizados comparativos entre prótesis plásticas y PME cubiertas. Hay autores que, en este tipo de estenosis, prefieren el uso de prótesis plásticas por la cercanía al hilio hepático y la potencial oclusión del árbol intrahepático que podrían causar las PME cubiertas.

Fístulas biliares

A pesar de la mejoría de las técnicas quirúrgicas en las últimas décadas, las fístulas biliares siguen siendo una complicación frecuente de la cirugía hepatobiliar. La incidencia de fístula biliar después de colecistectomía es del 1,1 al 4 %, y después de resección hepática, alrededor de un 15 %.

Se han descrito varias formas de tratamiento endoscópico de las fístulas biliares: esfinterotomía sola, con colocación de prótesis de plástico o metal y drenaje nasobiliar. Existen tres estudios. En uno de ellos se concluye que, con la colocación de una prótesis de plástico, la fístula se cierra más rápidamente que con esfinterotomía. En otro estudio no se hallan diferencias en los resultados entre poner una prótesis de plástico con o sin esfinterotomía. Y en el tercer estudio tampoco se hallan diferencias entre usar prótesis de 7 frente a 10 Fr de diámetro. El tiempo de mantenimiento de la prótesis en el conducto biliar no se ha estudiado, pero en la mayoría de los estudios se dejan entre 4 y 8 semanas.

Otras indicaciones de uso de prótesis biliares

En pacientes con coledocolitiasis en los que no se pueden extraer por problemas técnicos o por el estado del paciente con colangitis inestables y alteración de la coagulación, se recomienda poner una o dos prótesis de plástico para extraer las litiasis en un segundo tiempo. Se ha descrito la reducción del tamaño de las litiasis en los pacientes portadores de prótesis biliares temporales de hasta el 50 % en 1 o 2 meses. En algunos pacientes, además, si presentan una estenosis biliar distal, es aconsejable poner una prótesis expandible cubierta para que dilate la estenosis y otra prótesis de plástico en su interior para que las litiasis no obstruyan la prótesis metálica, y en 4-8 semanas retirar las prótesis para extraer las litiasis.

En las complicaciones durante y post-CPRE, como la hemorragia debida a esfinterotomía que puede ser aguda en el momento de la esfiterotomía, o diferida hasta 48 horas después en pacientes anticoagulados o con alteraciones de la coagulación, cuando el sangrado es importante y no se puede parar por otros métodos como inyección de adrenalina diluida al 1/10.000, electrocoagulación o colocación de clips, se puede colocar una PME cubierta en la zona papilar, ya que comprime la zona de sangrado y cesa la hemorragia; además, favorece el flujo de la bilis que podía haber quedado obstruido por coágulos. En los casos de perforación de la papila o el colédoco durante la CPRE, la colocación de una PME cubierta también puede ser una opción de tratamiento.

Diagnóstico de mal funcionamiento de la prótesis

El diagnóstico del mal funcionamiento de la prótesis no está estandarizado, pero normalmente se basa en datos clínicos y de laboratorio, combinados con una ecografía abdominal. La ecografía es útil para valorar la presencia de metástasis hepáticas, abscesos hepáticos o dilatación de los conductos biliares. Ejemplos de mal funcionamiento de las prótesis serían el descenso de menos del 20 % de la bilirrubina tras la colocación de la prótesis (fallo en el drenaje biliar), aparición de colangitis, ictericia, febrícula y colestasis. En un estudio más reciente de Schmidt et al., se define el mal funcionamiento de las prótesis con la presencia de dos de los tres siguientes criterios: a) ecografía con nueva dilatación de conductos biliares intrahepáticos o extrahepáticos; *b)* bilirrubina ≥2 mg/mL, o ≥1 mg/mL respecto al valor después del drenaje inicial exitoso, o elevación de la fosfatasa alcalina o gamma-glutamiltransferasa por encima del doble de los valores normales, y *c)* signos de colangitis (fiebre, leucocitosis, elevación de proteína C-reactiva >20 mg/dL).

Para el tratamiento de las prótesis obstruidas, un metaanálisis con siete estudios retrospectivos no halló diferencias en los resultados de permeabilidad, complicaciones y supervivencia cuando se usaban prótesis de plástico o prótesis expandibles en pacientes con obstrucción maligna. En un estudio más reciente, sin embargo, se trató a los pacientes con oclusión de la prótesis con prótesis de plástico, prótesis metálicas no cubiertas y prótesis metálicas cubiertas, y se hallaron diferencias estadísticamente significativas en cuanto a la mayor duración de la permeabilidad de la prótesis a favor de las prótesis metálicas contra las de plástico (p = 0,026), pero no entre las metálicas cubiertas y no cubiertas.

Complicaciones después de inserción de prótesis biliares

La complicación más frecuente en los pacientes portadores de prótesis biliares es la obstrucción por barro biliar o el crecimiento de tejido intraprótesis con el resultado de colangitis. La migración con el desplazamiento de la prótesis proximal o distal es más infrecuente, con una incidencia del 6 %. Se han publicado algunas complicaciones después de la migración de una prótesis, como son la penetración a órganos vecinos o retroperitoneo, perforación intestinal y obstrucción. La mayoría de los cuerpos extraños ingeridos pasan por el tracto digestivo intestinal sin problemas; sin embargo, la forma o el tamaño de la prótesis predice la posibilidad de complicaciones, por lo que hay que estar pendientes del seguimiento de los pacientes portadores de prótesis biliares. Los pacientes con hernias, enfermedad diverticular o adherencias quirúrgicas tienen mayor riesgo de complicaciones. Se han descrito perforaciones de la pared intestinal como el duodeno debido a su fijación en el retroperitoneo. También se han descrito fístulas enteroentéricas, biliocólicas, bilioentéricas y enterovaginales. El tratamiento generalmente es quirúrgico con extracción de la prótesis, drenaje de los abscesos y cierre de la perforación o las fístulas. La mayoría de las migraciones de las prótesis se producen cuando se colocan en patología benigna, ya que al disminuir la inflamación se permite la migración de la prótesis. La mayoría de las perforaciones se deben al uso de prótesis rectas de plástico.

Prótesis pancreáticas

Indicaciones

La colocación endoscópica de prótesis en el conducto pancreático desempeña un papel muy importante en el tratamiento de la pancreatitis crónica, páncreas *divisum*, lesiones del conducto pancreático principal, fístulas pancreáticas, complicaciones de la pancreatitis aguda y pancreatitis aguda recurrente y para la prevención de pancreatitis post-CPRE.

La indicación principal del uso de prótesis en patología pancreática es la pancreatitis crónica. En ésta se hallan estenosis y litiasis del conducto de Wirsung que provocan una obstrucción a la salida del flujo pancreático, lo que empeora su evolución y provoca dolor crónico a los pacientes. Se debe realizar una CPRE con esfinterotomía pancreática, seguida de extracción de cálculos con Dormia. En las litiasis grandes que no se pueden extraer, se rompen mediante litotricia extracorpórea por onda de choque o litotricia hidroelectrohidráulica, seguida de la retirada de los fragmentos de la litiasis y colocación de una prótesis en el conducto pancreático principal, con o sin dilatación previa de la estenosis del conducto pancreático. La prótesis junto con la extracción de litiasis funciona reduciendo la hipertensión intraductal, evitando el paso de litiasis no extraídas y restaurando la permeabilidad de la luz en las estenosis sintomáticas. El objetivo de la CPRE es descomprimir el conducto pancreático principal mediante la limpieza completa de los cálculos y el drenaje ductal, lo que lleva a la reducción de la dilatación del conducto de Wirsung. De acuerdo con los resultados de un metaanálisis y revisión sistemática, el alivio del dolor conseguido con el tratamiento endoscópico fue del 88 % en el seguimiento inmediato y del 67 % en el seguimiento a largo plazo. Los resultados de este estudio muestran que el alivio del dolor de esta cohorte es mejor que la cirugía y que tiene un alivio del dolor informado del 57 al 75 % en el seguimiento a largo plazo. En algunas ocasiones, cuando el conducto principal está totalmente obstruido a nivel de la cabeza de páncreas, se puede colocar una prótesis a través de la papila menor.

Otra indicación de la colocación de una prótesis pancreática es en la prevención de pancreatitis aguda post-CPRE, teniendo en cuenta que la tasa de pancreatitis post-CPRE es del 5 al 7 %, y en pacientes de alto riesgo, del 30 al 50 %. En un metaanálisis que comparaba diferentes estudios prospectivos con colocación o no de prótesis pancreáticas, resultaba a favor de la colocación de prótesis pancreática de forma significativa (p < 0,00001) (razón de posibilidades [OR] = 0,35; intervalo de confianza [IC] 95 %: 0,25-0,49). Sin embargo, puede ser muy difícil canular el páncreas tras CPRE biliar, y la insistencia en canular, sin conseguirlo, puede aumentar la tasa de pancreatitis.

Las fístulas pancreáticas son secundarias a pancreatitis aguda, pancreatitis crónica o bien por un traumatismo pancreático. Se manifiestan por la presencia de seudoquistes, ascitis pancreática, derrame pleural con amilasa elevada, síndrome del conducto pancreático desconectado y fístulas pancreáticas internas y externas. El diagnóstico a menudo se realiza por pruebas de imagen de alta calidad (tomografía computarizada o resonancia magnética nuclear) o mediante la realización de una CPRE. Debido a su complejidad, los pacientes deben ser tratados por un equipo multidisciplinar con endoscopia terapéutica, radiología intervencionista y cirujanos especialistas en el páncreas. Fístulas menores a menudo se resuelven con tratamiento conservador, mientras que fístulas más graves requieren cirugía. El tratamiento endoscópico de las fístulas pancreáticas ha reemplazado al tratamiento quirúrgico en muchas situaciones. El objetivo principal del tratamiento para las fístulas pancreáticas es

Tabla 47-4. Características técnicas de las prótesis pancreáticas más usadas

Fabricante	Modelo	Diámetro (Fr)	Longitud (cm)	Forma	Material
Boston Scientific	Advanix	3, 4, 5, 7, 10	2-18	Recta o *pigtail* único con o sin *flap* interno	Polietileno
Cook Endoscopy	Geenan Sof-Flex	5	3-12	Curva con o sin *flap* interno	Mezcla de polietileno y poliuretano
Cook Endoscopy	Geenen	3, 5, 7	3-15	Final afilado	Polietileno
Cook Endoscopy	Johlin Wedge	8,5, 10	8-22	Afilado	Mezcla de polietileno y poliuretano
Cook Endoscopy	Zimmon	3, 5, 7	2-12	*Pigtail* único con o sin *flap* interno	Polietileno
Endo-Flex	PTFE-Strong	5, 7	3-9	Curvada	Politetrafluoroetileno
GI Supply	ViaDuct	5, 7	3-12	Afilado recto o *pigtail* único con o sin *flap* interno	Poliuretano
Hobbs Medical	Freeman Flexi-Stents	3, 4, 5, 7	2-18	Recto o con *pigtail* único con o sin *flap* interno	Polímero suave
Olympus	Pancreatic PE	7, 8,5, 10	3-15	Recto, en forma de S	Polietileno
Boston Scientific	Wallflex®	6, 8, 10	4, 6, 8, 10	Dos bridas	Platinol cubierta
TaeWoong Medical	Niti-S® S-type covered	6, 8, 10	4, 5, 6, 7, 8, 10, 12	Brida larga	Nitinol cubierta
Gore	Viabil	8, 10	6, 8, 10	Orificios laterales	Nitinol cubierta

Adaptada de: Mangiavillano B, Pagano N, Baron T, Arena A, Iabichino G, Consolo P, et al. Biliary and pancreatic stenting: Devices and insertion techniques in therapeutic endoscopic retrograde cholangiopancreatography and endoscopic ultrasonography. World J Gastrointest Endosc. 2016;8(3):143-56.

la colocación de prótesis pancreática transpapilar con una prótesis que sobrepase la fístula si es posible. El drenaje transpapilar endoscópico se consideró un tratamiento seguro y eficaz en los casos de interrupción parcial del conducto pancreático principal, donde puede utilizarse una prótesis como puente; sin embargo, se demostró que era ineficaz para tratar la desconexión total del conducto pancreático, con una baja tasa de éxito del 26 al 43 %, aunque un estudio publicado recientemente consiguió el drenaje transpapilar en un 65 %.

Prótesis pancreáticas de plástico

Las prótesis pancreáticas (**Tabla 47-4** y **Fig. 47-6**) están hechas de polietileno; la forma y el diseño son parecidos a los de las biliares, excepto por la presencia de pequeños agujeros a lo largo de la prótesis. Estos agujeros de la prótesis permiten el drenaje de las ramas laterales del conducto pancreático. Tienen longitudes entre 2 y 25 cm y diámetros entre 3 y 11,5 Fr. Actualmente, existen diferentes tipos de prótesis en el mercado, con distintas formas como las rectas

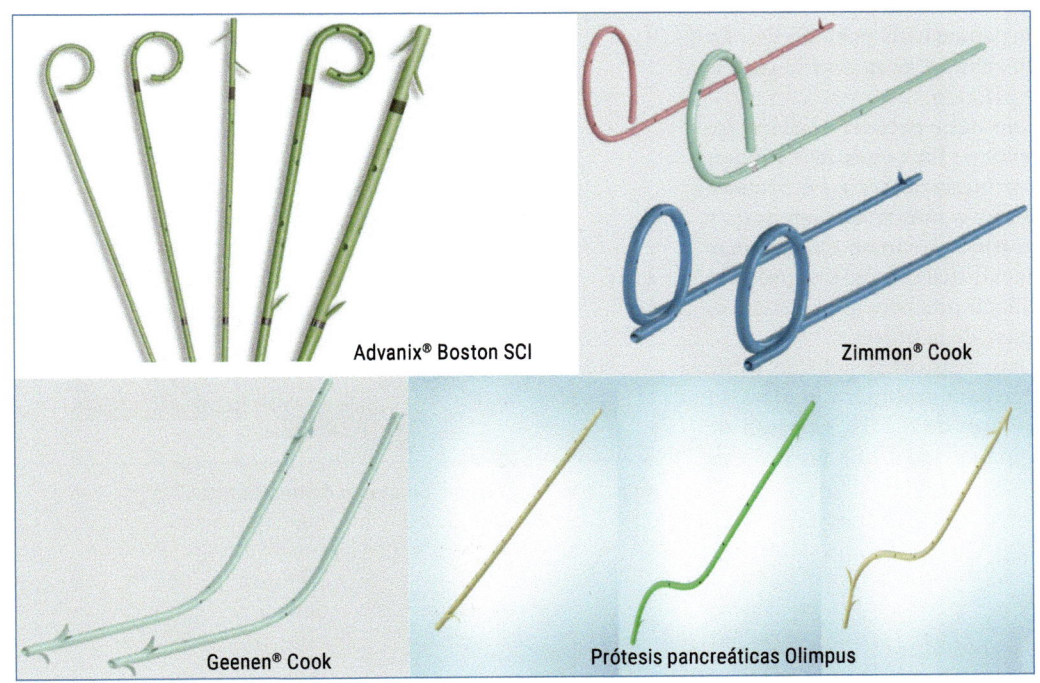

Advanix® Boston SCI

Zimmon® Cook

Geenen® Cook

Prótesis pancreáticas Olimpus

Figura 47-6. Prótesis pancreáticas de plástico.

con *flaps*, curvadas en el extremo distal o proximal. Algunas tienen una J o *pigtail* único para prevenir la migración dentro del conducto pancreático. También existen en forma de S con muchos agujeros laterales realizadas con etileno y acetato de vinilo (tiene más flexibilidad comparado con el polietileno).

Las prótesis pancreáticas con forma de S están hechas para adaptarse al perfil del conducto pancreático principal. Las prótesis pancreáticas sin *flap* proximal están hechas para que migren espontáneamente, cuando la prótesis se usa para un corto plazo de tiempo, p. ej., en la prevención de la pancreatitis post-CPRE. Las prótesis pancreáticas con *pigtail* distal están diseñadas para evitar la migración proximal.

Técnica de colocación de prótesis pancreáticas

Manejo de las estenosis del conducto pancreático principal

En la pancreatitis crónica puede haber una o varias estenosis. Se clasifican en principales y secundarias. Se considera estenosis dominante cuando presenta al menos una de las características siguientes: dilatación proximal del conducto pancreático ≥6 mm, ausencia de drenaje del contraste del conducto pancreático proximal tras la colocación de un catéter de 6 Fr, dolor continuo durante la infusión, en el conducto pancreático proximal a la estenosis, de 1 L de suero salino en 12-24 horas. Se considera un éxito del tratamiento de la estenosis si se consigue colocar una prótesis en el conducto pancreático principal y que el paciente se mantenga asintomático durante al menos 1 año de seguimiento después de haber retirado la prótesis.

La técnica para la colocación de prótesis de plástico en el conducto pancreático es similar a la utilizada para el colédoco. Después de la canulación del conducto de Wirsung, se pasa una guía de 0,035 para las prótesis de 5 a 10 Fr y de 0,018 para prótesis de 3 Fr, estas últimas generalmente reservadas para el conducto de Santorini y para unacolocación temporal para evitar la pancreatitis post-CPRE. La esfinterotomía del páncreas no siempre es necesaria para la colocación de una prótesis de plástico.

El diámetro de la prótesis no debe exceder el diámetro máximo del conducto pancreático. En conductos biliares normales, se suelen implantar prótesis de 5 y 7 Fr. Se colocan prótesis más gruesas de 10 Fr o más si hay estenosis y dilatación del conducto pancreático proximal. Cuando hay estenosis muy estrechas, puede ser difícil colocar una prótesis; en estos casos, se recomienda dilatar previamente la estenosis con un balón para facilitar el paso de la prótesis.

La mayoría de las prótesis pancreáticas se colocan sobre la guía y tienen sólo un catéter para empujar debido a su pequeño diámetro. Si son mayores de 8,5 Fr, precisan de catéter introductor sobre la guía, al igual que las prótesis biliares (**Fig. 47-7**).

Prótesis pancreáticas metálicas expandibles

La única prótesis metálica expandible diseñada para el drenaje del conducto pancreático es la TaeWoong Bumpy®-Niti-S, que presenta una malla irregular. Ello provoca diferentes fuerzas radiales a lo largo de la prótesis, evitando la compresión de las ramas laterales del conducto pancreático. Sin embargo, se han utilizado otras prótesis expandibles biliares con buenos resultados en situaciones seleccionadas, como las de WallFlex (Boston Scientific), Viabil (Gore Medical) y Niti-S Biliary S-Type Stent Long Suture de TaeWoong Medical, que tiene 6 mm de diámetro, distintas longitudes y un lazo largo para facilitar su retirada en caso de migración proximal. La prótesis Viabil está totalmente cubierta, con orificios laterales, para permitir el drenaje del cístico, que puede ser útil para el drenaje de los conductos pancreáticos laterales.

En los últimos años, se han publicado varias series de implantación de prótesis expandibles cubiertas temporales para las estenosis del conducto pancreático principal. El diámetro de la prótesis y la longitud se determinan sobre la base de la localización de la estenosis, la configuración del conducto de Wirsung y el diámetro de la dilatación del conducto pancreático proximal, insertadas normalmente por la papila mayor, pero en algunos casos de imposibilidad de acceso, también por la papila menor. Las prótesis se dejaron entre 2 y 6 meses. La retirada de la prótesis no tuvo complicaciones en ninguno de los casos y no hubo recidiva del dolor en el 86 % de los pacientes durante el seguimiento de 5 meses a más de 1 año. Las complicaciones fueron la migración de la prótesis en el 31-46 % (de éstas, un 71 % asintomáticas) y la aparición de nuevas estenosis focales en un 27 % de los pacientes, pero la resolución de la estenosis principal fue del 93 %. En estos casos, se realiza esfinterotomía previa a la colocación de la prótesis.

La porción distal de la prótesis debe quedar en la luz duodenal para evitar la migración proximal y facilitar la extracción de la prótesis.

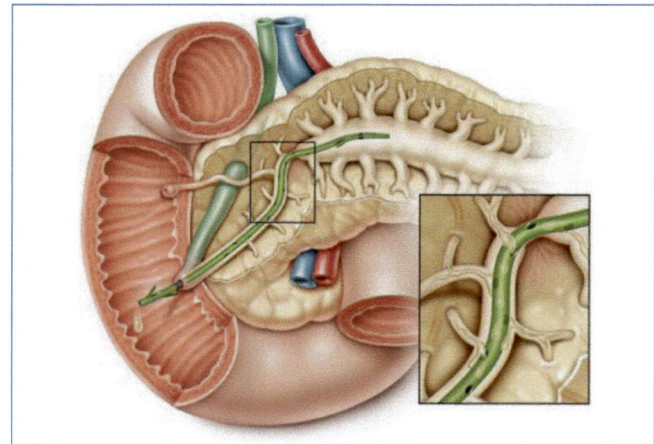

Figura 47-7. Prótesis de plástico pancreática.

PUNTOS CLAVE

- Está ampliamente extendido el uso de prótesis biliares y pancreáticas de plástico o metal para el tratamiento de las estenosis, obstrucción y fístulas de los conductos biliares y pancreáticos.
- Sin embargo, cada caso debe ser estudiado previamente a la colocación de la prótesis mediante pruebas complementarias (ecografía, tomografía axial computarizada o resonancia magnética) y valorado, a ser posible por un equipo multidisciplinar, para establecer la indicación y el tipo de prótesis a colocar.

- El endoscopista debe conocer las diferentes indicaciones para la colocación de prótesis, las diferentes opciones de prótesis y las distintas técnicas que existen en la actualidad para usar en cada situación clínica que se pueda encontrar.
- Cada paciente deberá ser informado de las mejores opciones terapéuticas y los posibles resultados y complicaciones, a fin de optimizar los resultados y la calidad de vida.

BIBLIOGRAFÍA

Chen YI, Sahai A, Donatelli G, Lam E, Forbes N, Mosko J, et al. Endoscopic Ultrasound-Guided Biliary Drainage of First Intent With a Lumen-Apposing Metal Stent vs Endoscopic Retrograde Cholangiopancreatography in Malignant Distal Biliary Obstruction: A Multicenter Randomized Controlled Study (ELEMENT Trial). Gastroenterology. 2023 Nov;165(5):1249-61.

Coté GA, Slivka A, Tarnasky P, Mullady DK, Elmunzer BJ, Elta G, et al. Effect of Covered Metallic Stents compared with Plastic Stents on Benign Biliary Stricture Resolution. JAMA. 2016 Mar 22;315(12):1250-7.

Elmunzer BJ, Maranki JL, Gómez V, Tavakkoli A, Sauer BG, Limketkai BN, et al. ACG Clinical Guideline: Diagnosis and Management of Biliary Strictures. Am J Gastroenterol. 2023 Mar;118(3):405-26.

Ghazi R, AbiMansour JP, Mahmoud T, Martin JA, Law RJ, Levy MJ, et al. Uncovered versus fully covered self-expandable metal stents for the management of distal malignant biliary obstruction. Gastrointest Endosc. 2023 Oct;98(4):577-84.

Khan M, Baron T, Kamal F, Ali B, Nollan R, Ismail M, et al. Efficacy of self-expandable metal stents in management of benign biliary strictures and comparison with multiple plastic stents: a meta-analysis. Endoscopy. 2017 Jul 24;49(7):682-94.

Ramchandani M, Lakhtakia S, Costamagna G, Tringali A, Püspöek A, Tribl B, et al. Fully Covered Self-Expanding Metal Stent vs Multiple Plastic Stents to Treat Benign Biliary Strictures Secondary to Chronic Pancreatitis: A Multicenter Randomized Trial. Gastroenterology. 2021 Jul;161(1):185-95.

Teoh AYB, Napoleon B, Kunda R, Arcidiacono PG, Kongkam P, Larghi A, et al. EUS-Guided Choledocho-duodenostomy Using Lumen Apposing Stent Versus ERCP With Covered Metallic Stents in Patients With Unresectable Malignant Distal Biliary Obstruction: A Multicenter Randomized Controlled Trial (DRAMBO Trial). Gastroenterology. 2023 Aug;165(2):473-82.

Tringali A, Tarantino I, Barresi L, Traina M, Bonato G, Cintolo M, et al. Multiple plastic versus fully covered metal stents for managing post-liver transplantation anastomotic biliary strictures: a metaanalysis of randomized controlled trials. Ann Gastroenterol. 2019;32(4):407-15.

Ampulectomía

48

V. Lorenzo-Zúñiga García

OBJETIVOS

- Conocer la prevalencia y sintomatología clínica de los ampulomas y el abordaje diagnóstico de estos tumores.
- Conocer los distintos aspectos técnicos de la ampulectomía endoscópica.
- Analizar los resultados y complicaciones de este procedimiento.

INTRODUCCIÓN

Los tumores de la papila de Vater o ampulomas representan el 0,6-0,8 % de todos los tumores del aparato digestivo y se pueden originar sobre cualquiera de los tres epitelios (duodenal, pancreático y biliar) que conforman la papila. La incidencia de estos tumores es menor a 1 caso por cada 100.000 habitantes/año, aunque se ha incrementado en los últimos años por el mayor acceso a las exploraciones endoscópicas y el cribado de los pacientes de alto riesgo con poliposis adenomatosa familiar (PAF).

Estos tumores tienen una especial relevancia clínica, por lo que es fundamental un diagnóstico precoz, una estadificación apropiada y un tratamiento correcto. Los ampulomas suponen el 6-17 % de todos los tumores peripapilares y presentan un mejor pronóstico y una mayor tasa de resecabilidad que los otros, gracias a que sus síntomas aparecen de forma más precoz y a que tienden a ser más diferenciados desde el punto de vista histológico.

La mayoría de los ampulomas son esporádicos. Los hay de etiología benigna (adenoma, lipoma, fibroma, linfangioma, leiomioma y hamartoma), maligna (adenocarcinoma, linfoma y tumor neuroendocrino) y como metástasis de otros tumores (melanoma, hipernefroma y linfoma).

Los adenomas de origen hereditario aparecen a edades más tempranas, de los que la PAF es la que presenta una asociación más fuerte, con un riesgo 120 veces superior al de la población general. También se ha descrito de forma más anecdótica asociación con la neurofibromatosis de tipo I y con el síndrome de Muir-Torre.

La gran mayoría de estos tumores son adenomas y se originan principalmente de la mucosa intestinal o pancreática. Los adenomas de origen intestinal siguen la progresión adenoma-adenocarcinoma en el mismo sentido que la secuencia adenoma-carcinoma de los pólipos de colon. El riesgo de progresión maligna es del 30-50 % y es más evidente en tumores con un tamaño superior a 10 mm y con presencia de histología menos diferenciada. La estadificación de estos tumores se basa en la clasificación TNM, con un rango de supervivencia global al año del 72-89 % y a los 5 años del 39-47 % (**Tabla 48-1**).

> ❗ El método habitual de estudio histológico con pinza de biopsia ha demostrado sus limitaciones a la hora de descartar la presencia de focos de adenocarcinoma, dado que no es infrecuente la coexistencia de adenoma y adenocarcinoma en el mismo tumor papilar. A la vista de esta situación, en la actualidad se recomienda la resección como único método fiable de estudio histológico.

ETIOLOGÍA Y SINTOMATOLOGÍA CLÍNICA

Se ha propuesto que el tabaco y la raza son factores de riesgo de aparición de ampulomas malignos, y se ha especulado sobre la influencia que pueden tener el sobrepeso, la infección por *Helicobacter pylori*, así como los antecedentes de histerectomía y colecistectomía. Las neoplasias esporádicas de la papila de Vater inciden en pacientes con edades comprendidas entre los 40 y 90 años, con un pico de incidencia en torno a los 70 años. Por el contrario, los pacientes con poliposis hereditaria empiezan más precozmente, en torno a los 40 años.

La sintomatología clínica de estos tumores es inespecífica y no siempre evidente, por lo que es habitual detectarlos de forma accidental durante una endoscopia digestiva alta.

Los pacientes sintomáticos manifiestan la obstrucción del conducto biliar o pancreático (ictericia, dolor, diarrea, pancreatitis, colangitis, esteatorrea y melenas). Por frecuencia, el primer síntoma clínico es la ictericia (50 % de los casos), seguida por el dolor abdominal más o menos intenso, presente en una tercera parte de los pacientes. Otros síntomas clínicos menos frecuentes son: pancreatitis aguda, anemia ferropénica, hemorragia digestiva, y colangitis. La ictericia

Tabla 48-1. Clasificación TNM de los tumores de la papila

Tumor primario (pT)
TX: no es posible evaluar el tumor primario
T0: no evidencia de tumor primario
Tis: carcinoma *in situ*
T1: tumor limitado a la papila de Vater • T1a: limitado a la papila de Vater o el esfínter de Oddi • T1b: invasión periesfinteriana o submucosa del duodeno
T2: invasión de la muscular propia del duodeno
T3: invasión pancreática • T3a: invasión pancreática ≤ 5 mm • T3b: invasión pancreática > 5 mm
T4: invasión del tronco celíaco, arteria mesentérica superior o arteria hepática común
Adenopatías regionales (pN)
NX: no es posible evaluar las adenopatías
N0: sin evidencia de adenopatías
N1: presencia de ≤ 3 adenopatías regionales
N2: presencia de > 3 adenopatías regionales
Metástasis a distancia (pM)
M0: sin evidencia de metástasis a distancia
M1: presencia de metástasis a distancia

fluctuante, secundaria a necrosis tumoral, y la hemorragia digestiva son las manifestaciones clínicas que evocan el diagnóstico de estos tumores.

Los pacientes con tumores malignos suelen presentar un síndrome constitucional con astenia, anorexia y pérdida de peso. Por otra parte, el 15-30 % de estos pacientes tienen asociada una coledocolitiasis secundaria a la colestasis.

DIAGNÓSTICO Y ESTADIFICACIÓN

El diagnóstico y la estadificación correctos de estos tumores es imperativo para establecer el pronóstico y seleccionar la mejor opción terapéutica. El manejo de los adenomas de papila en los pacientes con PAF es controvertido, ya que la resección del adenoma no elimina el riesgo de aparición de nuevos tumores, por lo que se recomienda la vigilancia endoscópica estricta. La clasificación de Spigelman ayuda a establecer una estadificación de la afectación duodenal en la PAF y a determinar la indicación más adecuada de seguimiento y tratamiento en estos pacientes (Tabla 48-2).

Evaluación analítica

La evaluación de estos pacientes comienza con los estudios de laboratorio, que confirma la obstrucción biliar o pancreática. Suele ser frecuente una hiperbilirrubinemia a costa de la bilirrubina directa, con una modesta elevación de aspartato-aminotransferasa (AST) y alanina-aminotransferasa (ALT), y un pronunciado incremento de los niveles de fosfatasa alcalina y gammaglobulintransferasa (GGT). Esta elevación de transaminasas se produce en el momento de la obstrucción aguda de la vía biliar, con un posterior descenso rápido a valores normales o próximos a la normalidad. La obstrucción prolongada de la vía biliar ocasiona malabsorción de las vitaminas liposolubles, por lo que aparece un déficit de la vitamina K y una prolongación del tiempo de protrombina.

Los pacientes con obstrucción pancreática muestran una elevación de los niveles de amilasa y lipasa. La presencia de colangitis ocasiona una leucocitosis con neutrofilia.

Evaluación radiológica

La identificación de estos tumores en estadio precoz requiere de una adecuada sospecha clínica y una pronta evaluación de los pacientes con icteria.

La ecografía abdominal es la primera exploración, ya que objetiva la dilatación extrahepática de la vía biliar, así como dilatación del Wirsung, con o sin litiasis, y localiza el lugar de la obstrucción. Su gran ventaja es su gran disponibilidad, la ausencia de irradiación y su bajo coste. Su mayor inconveniente es que resulta insuficiente e inadecuada técnicamente en el 15-20 % de los casos.

La tomografía computarizada (TC) abdominal desempeña un papel importante en el estudio preoperatorio, ya que es capaz de detectar tumores con tamaño superior a 2 cm.

La colangiorresonancia magnética nuclear (C-RMN) complementa la información aportada por las otras dos técnicas al caracterizar mejor el grado de extensión intraductal y la presencia de variantes anatómicas, como el páncreas *divisum*.

Evaluación endoscópica

La evaluación con un endoscopio de visión frontal puede ser un reto, que en ocasiones requiere el uso de un capuchón. La exploración con un endoscopio de visión lateral permite una evaluación óptima de la papila y la posibilidad de su resección endoscópica.

La endoscopia es la técnica de elección para diagnosticar los tumores de pequeño tamaño, obtener muestras para estudio histológico, solventar la obstrucción biliar o pancreática, cuantificar el grado de extensión intraductal y decidir si el tumor es tributario de resección endoscópica.

El aspecto endoscópico no permite diferenciar entre tumores benignos y malignos, pero existen una serie de

Tabla 48-2. Clasificación de Spigelman

	1	2	3
Número de pólipos	1-4	5-20	> 20
Tamaño	1-4	5-10	> 10
Histología	Tubular	Tubulovelloso	Velloso
Displasia	Leve	Moderada	Grave

Estadio según puntuación: estadio 0: 0 puntos; estadio I: 1-4 puntos; estadio II: 5-6 puntos; estadio III: 7-8 puntos; estadio IV: 9-12 puntos.

signos que sugieren malignización: induración, ulceración y friabilidad.

No existe una clasificación detallada de los ampulomas, si bien pueden aparecer como lesiones aisladas de la papila, con crecimiento extraductal (7-44 %), intraductal o mixto, o como tumores de crecimiento lateral extrapapilar de características similares a las de los adenomas duodenales no ampulares.

Los tumores de pequeño tamaño en ocasiones son indistinguibles de una papila normal, aunque otras veces adoptan la forma de papila protrusiva aumentada de tamaño con corona preservada («papila embarazada»).

La colangiopancreatografía retrógrada endoscópica (CPRE) tiene dificultades para determinar el crecimiento intraductal por colangiografía, a menos que sea muy patente. En estos casos es muy aconsejable una esfinterotomía endoscópica amplia, ya que permite una colangioscopia y una evaluación del grado de extensión intraductal del tumor, especialmente en aquellos pacientes con dilatación del colédoco en ausencia de litiasis, y en aquellos otros pacientes con dilatación inexplicable del Wirsung.

Los tumores con un diámetro ≤ 20 mm tienen mayor riesgo de invasión profunda de la submucosa y de recurrencia tras la resección. La presencia de adenopatías es más frecuente en los tumores ulcerados (69 % de los casos), seguidos de los tumores con invasión intraductal (24 % de los casos).

Cromoendoscopia

La cromoendoscopia facilita el diagnóstico de los ampulomas al realizar los patrones vascular y mucoso para facilitar la diferenciación entre lesiones benignas o malignas, e intuir el grado de displasia para decidir el manejo de estos tumores.

La cromoendoscopia tópica con índigo carmín será útil para una mejor delimitación de los márgenes de resección, para asegurar una resección completa y para reducir el riesgo de recurrencia.

Ultrasonografía endoscópica

La ultrasonografía endoscópica (USE) es una técnica adyuvante en la estadificación de los ampulomas, ya que permite evaluar el grado de infiltración de la pared periampular y los conductos pancreáticos.

Su gran utilidad radica en ser la prueba más sensible para determinar el estadio T del tumor, ya que en numerosas series se ha constatado una sensibilidad entre el 70 y el 90 %. No obstante, su fiabilidad se reduce a la hora de establecer el grado de afectación ganglionar, sabiendo que la presencia de invasión linfática (adenopatías) es más frecuente en los casos de invasión intraductal (24 %) y en los tumores ulcerados (69 %).

La USE, al igual que la CPRE, es útil para determinar la extensión intraductal del tumor, aunque con más capacidad discriminatoria que esta.

Las indicaciones actuales de la USE son el estudio de extensión previo y la identificación de focos de invasión ocultos en las neoplasias de aspecto benigno. No es necesaria una USE en todos los pacientes con ampuloma. La mayoría de los expertos no creen necesaria esta técnica si la lesión tiene un tamaño inferior a 1 cm o si no hay signos macroscópicos de malignidad. Sin embargo, si la lesión tiene un tamaño superior a 1 cm, se debería utilizar la USE para determinar si hay contraindicaciones para el tratamiento endoscópico con intención curativa (tumores que invaden la pared duodenal o el tejido pancreático y presencia de un crecimiento intraductal amplio).

Estudio histológico

Las características anatomopatológicas de la papila y las limitaciones en la toma de biopsia hacen que el diagnóstico histológico no sea fiable. Las macrobiopsias y la citología por cepillado ayudan en la precisión diagnóstica, pero su adecuada catalogación exige la resección completa del tumor y su biopsia extemporánea, ya que se detectan focos de adenocarcinoma en el 15-50 % de los adenomas resecados.

Se producen falsos negativos en el 25-60 % de los pacientes con adenocarcinoma, con una tasa de fiabilidad de la biopsia del 45-80 %, por lo que la ausencia de adenocarcinoma en una biopsia de adenoma de papila no excluye la presencia de cáncer.

La biopsia de lesiones de pequeño tamaño o planas que comprometen más de un pliegue a veces da lugar a fibrosis submucosa, lo que puede impedir la resección endoscópica posterior. Es aconsejable orientar las pinzas de biopsia en paralelo a los pliegues mientras se toma el tejido suavemente e intentar tomarlo superficial para disminuir el riesgo de fibrosis posterior, la adherencia a planos submucosos y para dificultar la posible resección posterior. Estos datos abogan por la resección de los tumores de papila como único método fiable para el estudio histológico.

Para mejorar la rentabilidad diagnóstica de la biopsia se han propuesto las siguientes estrategias: hacer la biopsia diferida a los 10 días de la esfinterotomía, efectuar un mínimo de seis biopsias y hacerlas en la zona intraductal.

Por otra parte, no es necesario practicar de forma rutinaria una inmunohistoquímica con evaluación de p53 y K-ras ni un estudio por citometría de flujo para detectar aneuploidía.

RESECCIÓN ENDOSCÓPICA

La papilectomía endoscópica permite la resección de la mucosa y submucosa de la pared duodenal peripapilar, incluyendo la escisión del tejido en torno a los orificios pancreático y biliar. Esta técnica fue descrita inicialmente por Suzuki *et al.* en 1983 y en la actualidad es la técnica de elección cuando el tumor se limita a la mucosa o submucosa sin invasión linfática (T0, Tis y T1N0) (**Fig. 48-1**).

La papilectomía endoscópica solo está indicada cuando existe una evidencia óptica o histológica de adenoma. En su inicio solo estaba limitada a tumores benignos y en pacientes no aptos para resección quirúrgica, pero en la actualidad se plantea en pacientes con carcinoma precoz, tumores con

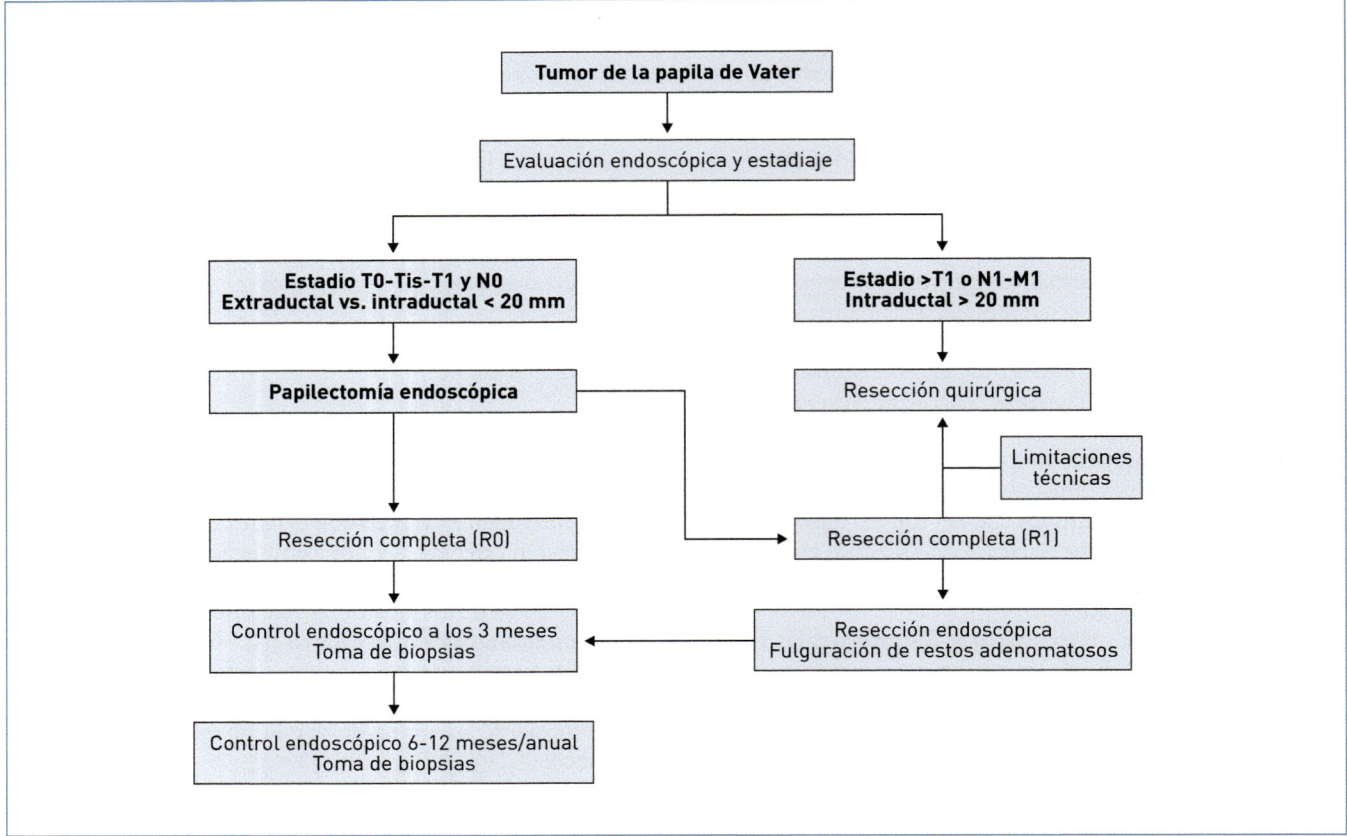

Figura 48-1. Algoritmo terapéutico en la papilectomía endoscópica.

extensión lateral de gran tamaño y con crecimiento intraductal < 20 mm.

La resección completa y la invasión linfática son los dos factores pronósticos decisivos en los tumores T1. Existen discrepancias sobre la conveniencia de considerar la papilectomía endoscópica una técnica curativa en los tumores T1, debido a la alta frecuencia de invasión linfática. La resección en monobloque debe ser la técnica de referencia, ya que permite la resección completa, facilita un análisis claro de los márgenes de resección y reduce el tiempo de intervención.

Las indicaciones actuales de la resección quirúrgica, además de la neoplasia invasiva, y que contraindicarían la papilectomía endoscópica, son: *a)* crecimiento intraductal >20 mm; *b)* limitaciones técnicas por presencia de un divertículo o un tumor mayor de 4 cm; *c)* resección incompleta tras la papilectomía endoscópica con márgenes positivos, y *d)* recurrencia no tributaria de tratamiento endoscópico.

Técnica de resección

Para la resección endoscópica se puede emplear un asa de polipectomía estándar oval o hexagonal de 15-30 mm, ya que no existe consenso en este aspecto, capturando el tumor en dirección céfalo-caudal. El empleo de asas con monofilamento fino es de gran utilidad para prevenir el daño térmico y el riesgo de pancreatitis. El uso de asa fría también será de utilidad en adenomas de pequeño tamaño.

No hay consenso en lo referente al tipo de corriente adecuado, aunque se tiende a evitar la coagulación pura para reducir el edema pospapilectomía. Por el contrario, el corte puro incrementa el riesgo de sangrado. Por todo ello, la opción más recomendable es la corriente mixta entre 30 y 150 W, que equivale a la opción AutoCut o EndoCut efecto 2. No existen diferencias entre ambas, pero se recomienda EndoCut en lesiones con tamaño superior a 14 mm para prevenir la hemorragia precoz.

Como variantes técnicas se ha propuesto una técnica híbrida con papilectomía endoscópica y disección submucosa con incisión circunferencial: disección submucosa parcial y posterior resección con asa para aumentar la tasa de resección R0.

La electrocoagulación a través de plasma de argón o mediante la punta del asa, aplicando coagulación blanda o en espray, es una técnica complementaria que ha demostrado su utilidad para eliminar restos de tejido en los márgenes de resección y para tratar la presencia de una hemorragia durante el procedimiento. Es importante fulgurar los bordes de resección y la base de implantación del tumor para destruir todos aquellos restos macroscópicos que no se pueden resecar mediante asa de polipectomía, al igual que los restos adenomatosos no visibles para reducir el riesgo de hemorragia diferida y de recurrencia tras la resección endoscópica.

Estas técnicas de electrocoagulación de la base de resección deben tener en cuenta la posibilidad de aplicar coagulación alrededor del orificio pancreático o biliar, e inducir pancreatitis o colangitis. Se aconseja, por tanto, siempre que sea posible, utilizar estas técnicas después de insertar prótesis pancreática y biliar de protección de estos orificios.

Inyección submucosa

La inyección submucosa con solución salina con o sin adrenalina diluida no es de aplicación sistemática. Su principal ventaja es que permite sospechar la presencia de un tumor invasivo (signo del acolchamiento) y que reduce el riesgo de sangrado, por lo que es muy aconsejable en tumores ampulares con extensión lateral. Su desventaja es que dificulta capturar el tumor con el asa y que atenúa los márgenes del tumor, por lo que puede incrementar el riesgo de tumor residual tras la resección.

Los estudios realizados sin inyección submucosa no han demostrado una mayor dificultad en la resección ni un mayor número de complicaciones.

Como alternativa se propondrá una inyección submucosa con adrenalina diluida en el margen distal, ya que facilita la resección completa y reduce el riesgo de hemorragia intra-procedimiento.

Esfinterotomía previa a la papilectomía endoscópica

Existen discrepancias sobre la utilidad y seguridad de realizar una esfinterotomía endoscópica previa a la papilectomía endoscópica. Esta técnica ha demostrado ser segura, capaz de reducir las complicaciones de la resección endoscópica y facilitar un tratamiento más intensivo. Una esfinterotomía amplia permite además realizar un estudio de extensión intracoledocal del tumor. La presencia de un ampuloma es un factor de riesgo para la presencia de hemorragia tras esfinterotomía; por otra parte, puede producir artefactos en el ulterior estudio histológico del tumor. Otros autores creen aconsejable la colocación de una prótesis pancreática postesfinterotomía, y previa a la papilectomía, debido a la distorsión anatómica que produce la esfinterotomía.

Prótesis pancreática o biliar

Muchos autores recomiendan el uso de una prótesis pancreática tras la papilectomía endoscópica, pese a que solo existe un estudio aleatorizado que demuestra una reducción estadísticamente significativa de pancreatitis en aquellos pacientes a los que se les coloca.

Con base en esto, sería aconsejable colocar una prótesis pancreática si se visualiza claramente el orificio pancreático tras la papilectomía endoscópica, si este se puede canular sin dificultad o si el paciente presenta un conducto pancreático dilatado. Si se opta por colocar una prótesis, esta tiene que ser de pequeño diámetro (3-5 Fr), de unos 6-8 cm de longitud, carecer de aletas para permitir la migración espontánea o, en su defecto, retirarla entre los 2 días y los 3 meses para reducir el traumatismo pancreático ocasionado por la misma prótesis.

Con respecto a las prótesis biliares de plástico, no está establecido que su empleo sea necesario. Quizás se plantee su uso si el orificio biliar no se visualiza con facilidad o si su canulación resulta dificultosa. En ocasiones, cuando se presenta una hemorragia en la vertiente coledocal de la papila tras la esfinterotomía, estará indicada la colocación de una prótesis biliar metálica expandible recubierta.

Otras opciones

Otra opción es una papilectomía endoscópica guiada con hilo guía, para mantener permeable el Wirsung, para colocar una prótesis pancreática después de la resección endoscópica en aquellos pacientes con un edema importante.

Resultados

La papilectomía endoscópica es una técnica segura y eficiente. En una revisión sistemática reciente con 29 estudios y 1.751 pacientes, se confirmó una resección completa del 94,2 % y una resección curativa en el 87,1 %. La resección en bloque fue posible en el 82,4 %. En los pacientes con crecimiento intraductal, la resección curativa se reduce de forma considerable hasta el 46 %.

La tasa de recurrencia se sitúa en el 17,2 % durante los primeros 24 meses de seguimiento, que puede solventarse con un tratamiento posterior endoscópico en el 77 % de los casos. Los factores predictivos de recurrencia son resección R1, tamaño del tumor y grado de diferenciación histológica. Para reducir el riesgo de recurrencia es recomendable la ablación de los restos adenomatosos tras la resección. La presencia de una extensión intraductal amplia (>2 cm) obliga a un tratamiento quirúrgico, si bien podría tratarse mediante coledocoscopia si el tumor no es muy extenso. En pacientes con recurrencia tras la resección endoscópica, la ablación por radiofrecuencia intraductal es una buena alternativa a la cirugía, con una tasa de eficacia del 70 % a los 12 meses tras una única sesión.

Complicaciones

Las complicaciones del tratamiento endoscópico pueden clasificarse en tempranas (pancreatitis, hemorragia, perforación y colangitis) o tardías (estenosis papilar). La incidencia de estos efectos adversos es del 24,7 %, siendo la pancreatitis (11,9 %) la más frecuente, seguida de la hemorragia (10,6 %). La perforación y la colangitis pueden acontecer en el 3,1 y el 2,7 %, respectivamente. La aparición de una estenosis papilar ocurre en el 2,4 %. La tasa de mortalidad asociada a la papilectomía endoscópica se sitúa en el 0,3 %.

La pancreatitis está causada por la obstrucción pancreática producida por el edema transitorio del daño térmico. La pancreatitis suele ser leve y resolverse con tratamiento conservador. La administración profiláctica rectal de 100 mg de indometacina o diclofenaco, además de la infusión de lactato de Ringer, reducen de forma significativa la incidencia y gravedad de esta complicación, lo que aporta un beneficio adicional.

El uso de una prótesis pancreática profiláctica es una técnica recomendada y efectiva, cuya eficacia ha sido demostrada en un único estudio clínico aleatorizado.

La hemorragia puede ser intraprocedimiento o diferida, habitualmente en las primeras 12 horas tras la resección. El sangrado durante el procedimiento endoscópico se controla mediante la coagulación con la punta del asa, fulguración con plasma de argón, inyección de adrenalina diluida o colocación de hemoclips.

La perforación está relacionada con el daño térmico, por lo que es fundamental revisar la escara tras la papilectomía endoscópica. Habitualmente es retroperitoneal, por lo que su manejo es conservador. En el caso de evidenciarse durante el procedimiento, es recomendable administrar antibióticos, el uso de hemoclips, así como una prótesis biliar metálica expandible recubierta.

Tratamiento endoscópico paliativo

El papel de la CPRE en el manejo paliativo de los tumores de la papila de Vater está claramente establecido. El drenaje endoscópico de la obstrucción biliar, mediante una esfinte-rotomía y la colocación de una prótesis metálica expandible, es la estrategia recomendada desde hace 20 años.

SEGUIMIENTO ENDOSCÓPICO

No existe ningún estudio que haya analizado las diferentes estrategias de seguimiento tras la papilectomía endoscópica, por lo que no hay un consenso y varía según las preferencias del endoscopista. El intervalo habitual de seguimiento incluye un primer control en los primeros 3 meses (4-8 semanas) para evaluar y tratar una posible recurrencia, así como retirar la prótesis pancreática en caso necesario. En este primer control se deben tomar biopsias de la cicatriz para confirmar la ausencia de recurrencia. Los siguientes controles se harán a los 6 y 12 meses, y luego anualmente durante los 5 primeros años.

En los pacientes con PAF es recomendable el seguimiento endoscópico estricto y evitar las biopsias reiteradas de la papila, ya que dificultarán una ulterior resección endoscópica. La biopsia se planteará solo en el caso de que la papila sea anormal, ya que el riesgo de pancreatitis es muy bajo (<1 %), y sí puede suponer un cambio en el manejo del paciente (clasificación de Spigelman).

PUNTOS CLAVE

- La mayoría de los tumores papilares son esporádicos, con una edad media de aparición en torno a los 70 años. En los pacientes con PAF, la edad de presentación se sitúa en torno a los 40 años. La papilectomía endoscópica es la técnica de elección de los ampulomas con crecimiento intraductal < 20 mm con estadios T0, Tis y T1N0, con una menor morbilidad y mortalidad que la cirugía.
- Los pacientes con ampulomas malignos tienen indicación quirúrgica, excepto en aquellos casos de comorbilidad significativa asociada o en las formas con afectación maligna limitada a la mucosa y submucosa, y sin presentar invasión linfática.
- Las indicaciones actuales de la resección quirúrgica además de la neoplasia invasiva son: *a)* crecimiento intraductal > 20 mm; *b)* limitaciones técnicas por presencia de un divertículo o un tumor mayor de 4 cm; *c)* resección incompleta tras la papilectomía endoscópica con márgenes positivos, y *d)* recurrencia no tributaria de tratamiento endoscópico.

- La papilectomía endoscópica es una técnica segura y eficaz, con una tasa de resección curativa del 87 %. La pancreatitis y la hemorragia son las complicaciones más frecuentes de este procedimiento, pero se pueden minimizar con la administración profiláctica rectal de 100 mg de indometacina o diclofenaco, además de la infusión de lactato de Ringer y una prótesis pancreática.
- Tras la resección endoscópica es recomendable un seguimiento endoscópico estricto, ya que el riesgo de recurrencia adenomatosa se sitúa en el 17 % en los primeros 24 meses. El intervalo habitual de seguimiento incluye un primer control en los primeros 3 meses (4-8 semanas), con toma de biopsias de la cicatriz, seguido de controles a los 6 y 12 meses, y luego anualmente durante los 5 primeros años.

BIBLIOGRAFÍA

Ardengh JC, Kemp R, Lima-Filho ÉR, Dos Santos JS. Endoscopic papillectomy: The limits of the indication, technique and results. World J Gastrointest Endosc. 2015;10;7(10):987-94.

Bohnacker S, Seitz U, Nguyen D, Thonke F, Seewald S, deWeerth A et al. Endoscopic resection of benign tumors of the duodenal papilla without and with intraductal growth. Gastrointest Endosc. 2005;62(4):551-60.

Bohnacker S, Soehendra N, Maguchi H, Cheng JB, Howell DA. Endoscopic resection of benign tumors of the papilla de Vater. Endoscopy. 2006;38:521-5.

Catalano MF, Linder JD, Chak A, Sivak MV Jr, Raijman I, Geenen JE et al. Endoscopic management of adenoma of the major duodenal papilla. Gastrointest Endosc. 2004;59:225-32.

Espinel J, Pinedo E, Ojeda V, Guerra del Río M. Endoscopic ampullectomy: a technical review. Rev Esp Enferm Dig. 2016;108(5):271-8.

Han J, Kim MH. Endoscopic papillectomy for adenomas of the major duodenal papilla. Gastrointest Endosc. 2006;63(2):292-301.

Kang SH, Kim KH, Kim TN, Jung MK, Cho CM, Cho KB et al. Therapeutic outcomes of endoscopic papillectomy for ampullary neoplasms: retrospective analysis of a multicenter study. BMC Gastroenterology. 2017;17(1):69.

Kim GE, Siddiqui UD. Endoscopic resection techniques for duodenal ampullary adenomas. VideoGIE. 2023;8:330-5.

Lee SY, Jang KT, Lee KT, Lee JK, Choi SH, Heo JS et al. Can endoscopic resection be applied for early stage ampulla of Vater cancer? Gastrointest Endosc. 2006;63:783-8.

Lorenzo-Zúñiga V, Moreno de Vega V, Domènech E, Boix J. Diagnosis and treatment of ampullary tumors. Gastroenterol Hepatol. 2009;32(2):101-8.

Maselli R, de Sire R, Fugazza A, Spadaccini M, Colombo M, Capogreco A et al. Updates on the management of ampullary neoplastic lesions. Diagnostics. 2023;13(19):3138.

Seewald S, Omar S, Soehendra N. Endoscopic resection of tumors of the ampulla of Vater: how far up and how deep down can we go? Gastrointest Endosc. 2006;63:789-91.

Vanbiervliet G, Strijker M, Arvanitatis M, Aelvoet A, Arnelo U, Beyna T et al. Endoscopic management of ampullary tumors: European Society of Gastrointestinal Endoscopy (ESGE) Guideline. Endoscopy. 2021;53(4):429-48.

Woo SM, Real MJ, Will BM, Kim EJ, Chou J, Alsaiari AA et al. Clinical outcomes: endoscopic resection of duodenal ampullary lesions. Transl Gastroenterol Hepatol. 2023;8:15.

Colangioscopia y pancreatoscopia

49

V. Pons Beltrán

 OBJETIVOS

- Distinguir los distintos tipos de colangiopancreatoscopia.
- Conocer el equipamiento necesario para hacerla.
- Manejar las maniobras necesarias para su correcta ejecución.
- Reconocer las indicaciones de la técnica.
- Identificar los efectos adversos derivados de la técnica.

INTRODUCCIÓN

La colangioscopia no es una técnica reciente, si bien ha resurgido de forma llamativa en los últimos 15 años. Las primeras experiencias publicadas con la colangiopancreatografía retrógrada endoscópica (CPRE) datan de la década de 1960, y pocos años después (1975) se publicaban los primeros trabajos con colangioscopia.

El sistema utilizado en sus inicios se denominaba *mother-baby*. Se trataba de un pequeño endoscopio de fibra óptica (*baby*) lo suficientemente delgado como para caber por el canal de trabajo del duodenoscopio (*mother*), con el que se accedía al interior de la vía biliar o pancreática. La técnica requería de la participación coordinada de dos endoscopistas, uno manejando el duodenoscopio y el otro el propio colangioscopio.

Este colangioscopio inicial solo permitía mover la punta en un plano (arriba-abajo) y no disponía de canal de trabajo ni de irrigación. Además, al tratarse de un endoscopio de fibra óptica, era un instrumento muy frágil que se rompía con facilidad al pasar por el extremo distal del duodenoscopio y ser angulado por su elevador. Se trataba de instrumentos caros, de difícil manejo y complejo mantenimiento por sus frecuentes reparaciones. Ello limitó su uso a unos pocos centros de referencia en patología biliopancreática durante muchos años, por lo que el número de publicaciones fue limitado.

Otra técnica consiste en el uso del colangioscopio directo peroral (D-POC), que se describió por primera vez en 2006 y que emplea un endoscopio ultrafino (diseñado para uso pediátrico) para acceder a la vía biliar. Este sistema de colangioscopia es poco aplicable por lo difícil de insertar y mantener el endoscopio en la vía biliar, y la frecuente imposibilidad para alcanzar tramos proximales de la vía biliar.

A finales de la década de 1990 el avance tecnológico permitió disponer de instrumentos similares, pero con calidad de imagen digital: los videocolangioscopios que, aunque todavía con limitaciones, ofrecían imágenes de mayor calidad de la pared del conducto biliar o pancreático. En 2007 se comercializó por primera vez un sistema de colangiopancreatoscopia que, aunque igualmente basado en el concepto inicial del *mother-baby* (colangioscopio que se introduce por el canal de trabajo del duodenoscopio), necesitaba de un solo operador. Se trataba de un dispositivo desechable, con tan solo un elemento reutilizable: una fibra óptica de 6.000 píxeles. Contaba además con la ventaja de disponer de un canal de trabajo de 1,2 mm, dos canales de lavado y de un movimiento en la punta en los cuatro cuadrantes.

Todo ello hizo que resurgiera la colangiopancreatoscopia tras casi cuatro décadas de adormecimiento, que se incorporara a centros con experiencia en endoscopia biliopancreática y aumentara progresivamente el número de publicaciones relacionadas con la endoscopia de la vía biliar y pancreática tanto diagnóstica como, cada vez más, terapéutica. Pocos años después, en 2015, se comercializó una nueva versión digital de dicho sistema (SpyGlass DS, Boston Scientific) con mejor calidad de imagen, sin elementos reutilizables y un uso más sencillo. Indirectamente, todo ello ha promovido también el desarrollo de videocolangioscopios digitales que, aunque basados en el concepto clásico *mother-baby*, ofrecen una mayor calidad de imagen y tienen disponible tecnología digital asociada (cromoendoscopia digital).

La gran mayoría de las publicaciones recientes, las investigaciones en curso y las colangiopancreatoscopias realizadas en todo el mundo son con el sistema SpyGlass. No obstante, distintos fabricantes ofrecen modelos muy similares al sistema SpyGlass con algunas particularidades que los diferencian, pero que no han demostrado, hasta la fecha, ventajas sobre el modelo inicial.

VedVision es un nuevo colangioscopio (Vedkang Medical, Changzhou, China) que aporta como particularidad dos canales: un canal de trabajo de 2 mm y uno exclusivo para la guía. El videocolangiopancreatoscopio Eyemax de Micro-Tech Endoscopy viene equipado con un arnés teóricamente más ergonómico que la fijación al mango del duodenoscopio del resto de los modelos. Esto supone un alivio en exploraciones largas, ya que el peso del duodenoscopio y del colangiopancreatoscopio no tienen que sujetarse con una mano, si bien se requiere de un entrenamiento específico.

Ambos fabricantes disponen de un modelo de colangiopancreatoscopio de tan solo 3 mm de diámetro exterior, con un canal de trabajo de 1,2 mm. En teoría, esto posibilita su inserción más profunda por una vía biliar y en conductos pancreáticos de menor calibre.

Estos dispositivos, junto con los ofertados por otros fabricantes (BriView de CardioLink SL, Leinzett de Lancet Inc. Medical e Innovex Medical) son recientes y la experiencia con ellos es todavía muy limitada.

> ! Para un adecuado manejo de la colangiopancreatoscopia se han de tener conocimientos avanzados en la técnica de la colangiopancreatografía retrógrada endoscópica, teniendo conocimientos sobre la anatomía del árbol biliopancreático, las patologías más frecuentes y las técnicas asociadas a la colangiopancreatografía retrógrada endoscópica, como la esfinterotomía biliar y pancreática, la dilatación mediante balón y el uso de accesorios como los alambres guía, los balones de Fogarty, etc.

SISTEMAS DE COLANGIOSCOPIA

En la actualidad los sistemas de colangioscopia se dividen en dos grandes grupos: sistemas manejados por dos operadores y sistemas manejados por un solo operador. De este último grupo, hasta hace unos meses solo existía el modelo comercializado por Boston Scientific, denominado *SpyGlass DS*. En la actualidad existen otros modelos similares de otros fabricantes.

Respecto a los colangioscopios con sistema *mother-baby* existen dos fabricantes que los comercializan actualmente: Olympus y Pentax. Ambos ofrecen modelos de fibra y solo Olympus tiene comercializados videocolangioscopios, si bien todavía no están disponibles en Europa. Está previsto el lanzamiento de un nuevo videocolangioscopio de la marca Olympus, el modelo CHF-B290, que incorpora un canal de trabajo de 1,3 mm y ofrece imagen de alta definición y *narrow band imaging* (NBI), pero manteniendo una angulación distal con movimiento únicamente arriba-abajo.

En los últimos años, además, se han publicado experiencias sobre la denominada *colangioscopia directa*. Consiste en la introducción directa en la vía biliar de un endoscopio convencional no específico, generalmente videoendoscopios ultrafinos de 5-6 mm o incluso gastroscopios convencionales o colonoscopios pediátricos. Sus ventajas son su mayor disponibilidad, al no tratarse de instrumentos específicamente diseñados para la colangioscopia, su canal de trabajo de mayor calibre y la magnífica calidad de imagen. Por otro lado, son técnicamente más complejos, pues carecen de la estabilidad que proporciona el duodenoscopio, requieren de un mayor calibre de la vía y, al tener que vencer la curva de la cavidad gástrica, no alcanzan gran profundidad en la exploración del árbol biliar.

EQUIPAMIENTO

Para la colangioscopia o pancreatoscopia se requiere un equipamiento específico. Los sistemas clásicos tanto de fibra como videocolangioscopios necesitan la conexión a un procesador y a una fuente de luz estándar de endoscopia convencional; por tanto, serán necesarios simultáneamente dos equipos completos, uno para el colangioscopio y otro para la conexión del duodenoscopio. El duodenoscopio debe disponer de un canal de trabajo de 4,2 mm. Salvo esta necesidad de dos equipos completos de endoscopia, no existen diferencias con un sistema endoscópico convencional.

Respecto a los sistemas de un solo operador, el instrumento endoscópico es un elemento de un solo uso con características que lo diferencian de los endoscopios convencionales y que, en algunos aspectos, lo asemejan a un accesorio fungible de los que habitualmente se utilizan en endoscopia.

Este capítulo se dedica al modelo SpyGlass por ser el primero y con el que mayor experiencia existe, tanto personal como bibliográfica. Es probable que el resto de los colangioscopios de un solo uso tengan características similares, y por ello cabe suponer que su funcionamiento será bastante parecido a lo comentado en este capítulo.

Tras extraerlo del envase con el que se suministra en condiciones de esterilidad, se observará que el sistema posee un mango que se acopla al propio mango del duodenoscopio, en donde se sitúan dos ruedas para el movimiento de la punta del colangioscopio en los cuatro cuadrantes. Dispone también de una palanca para la fijación gradual de ambas ruedas. En este mismo mango se encuentra la entrada al canal de trabajo, y de su parte inferior surgen el colangioscopio y dos conexiones de tipo *luer-lock*, una para el lavado y otra para el aspirado. La del lavado conecta una bomba accionable mediante un pedal o bien un sistema de lavado manual mediante jeringa.

El sistema dispone de una pinza de biopsias específica, denominada *Spybite*. Se trata de una pinza de 1 mm (4 mm abierta) y 286 cm de longitud. Permite la obtención de material para estudio anatomopatológico de lesiones del árbol biliopancreático bajo visión endoscópica. Recientemente se ha comercializado una cesta de Dormia de 15 mm y un asa de extracción de 9 mm y 286 cm de longitud que pueden introducirse por el canal del colangioscopio.

Para efectuar una litotricia intraductal se dispone de dos sistemas: electrohidráulico o por láser. Existen sondas y fibras especialmente diseñadas para su uso con el colangioscopio, con calibre y longitud adecuados.

TÉCNICA

A continuación se explican las técnicas de la colangioscopia y de la pancreatoscopia.

Colangioscopia

La colangioscopia de uno o dos operadores se realiza en el contexto de una CPRE convencional y requiere que la vía principal biliar sea de un calibre suficiente para el paso del colangioscopio de 3 mm y haber efectuado una esfinterotomía biliar que facilite su paso. Se va a explicar la técnica con la colangioscopia de un solo operador, si bien en muchos aspectos lo descrito será de utilidad para la de dos operadores. El montaje de la sala de endoscopia debería permitir la visualización en el mismo monitor de las dos imágenes de endoscopia (duodenoscopia y colangioscopia) o bien disponer de dos monitores lo más contiguos posible (**Fig. 49-1**).

Antes de efectuar la colangioscopia es recomendable la profilaxis antibiótica por el mayor riesgo de colangitis en comparación con la CPRE sin colangioscopia.

El procedimiento se realizará con el paciente bajo sedación profunda o anestesia general. El colangioscopio se introducirá a través del canal de trabajo del duodenoscopio para alcanzar la vía biliar a través de una guía metálica introducida previamente. Esto no es del todo necesario en la colangioscopia de un solo operador, pues, gracias a su movilidad en los cuatro cuadrantes, es posible canular sin auxilio de una guía. Antes de introducir el colangioscopio es importante la correcta limpieza con balón del conducto biliar. Esto facilitará la posterior visualización con el colangioscopio, dado que la limpieza y aspiración con este instrumento son menos eficaces por el menor diámetro de sus canales. La limpieza debe evitar traumatizar la vía biliar porque la presencia de sangre dificultará la visualización colangioscópica del colédoco.

Con el colangioscopio dentro del canal de trabajo del duodenoscopio y con la punta localizada en el extremo del duodenoscopio, se fijará el mango sobre el del duodenoscopio con la precaución de mantener en el mismo plano las ruedas del duodenoscopio y las del colangioscopio. Después, el personal colaborador conectará los canales de lavado y aspirado. Para evitar la formación de burbujas de aire dentro de la vía biliar, debe purgarse el canal de lavado del colangioscopio antes de introducirlo en el colédoco.

Es recomendable alcanzar la zona más proximal posible del árbol biliar con el colangioscopio y bajo visión radiológica. Tras ello, se retirará la guía metálica, se cerrará el canal de trabajo del colangioscopio (con el tapón de rosca situado en el extremo proximal de dicho canal) y, mediante pequeños movimientos de extracción del colangioscopio del canal de trabajo del duodenoscopio, se observará la vía biliar. En este momento es útil también el movimiento del colangioscopio en los cuatro cuadrantes, lo que facilita mantener la luz centrada para su correcta visualización. El fijador de ambas ruedas del mango del colangioscopio sirve para mantenerlo en un nivel de fijación medio, permite el movimiento de ambas ruedas y aporta mayor estabilidad a la punta del colangioscopio. El duodenoscopio se mantendrá en una posición lo más estable posible para evitar la pérdida de acceso con el colangioscopio a la vía biliar, sobre todo cuando se está explorando la zona más distal de colédoco.

Pancreatoscopia

Mediante la pancreatoscopia se observa de manera directa el conducto pancreático principal y es posible tomar biopsias y emplear técnicas como la litotricia. Como técnica diagnóstica resultará de utilidad en situaciones en las que el resto de las pruebas no son suficientes, por ejemplo: definir la extensión de una neoplasia mucinosa papilar intraductal o tomar biopsias de una estenosis indeterminada del conducto pancreático principal. La técnica es, en esencia, similar a la de la colangioscopia, pero, evidentemente, con el alambre guía introducido en el conducto pancreático principal y tras la esfinterotomía del segmento pancreático.

La pancreatoscopia es más compleja que la colangioscopia debido a la existencia de ramas laterales, la tortuosidad del conducto pancreático principal o la presencia de estenosis y el paso a través del *genu* pancreático. Habitualmente hay menos necesidad de irrigar y es más fácil visualizar la luz al completo. Es importante tener en cuenta que en pacientes con páncreas normofuncionante en los que se investiga la presencia o extensión de un tumor pancreático debe minimizarse el lavado en el conducto pancreático principal y mantener un aspirado constante del líquido perfundido, ya que una mayor perfusión aumenta el riesgo de pancreatitis posprocedimiento. Para una aspiración eficaz debe mantenerse cerrado el tapón de entrada al canal de trabajo del pancreatoscopio (conexión en Y).

El apoyo de la imagen radiológica mediante fluoroscopia de forma intermitente sirve para comprobar la localización del pancreatoscopio y determinar de forma más precisa la de las lesiones.

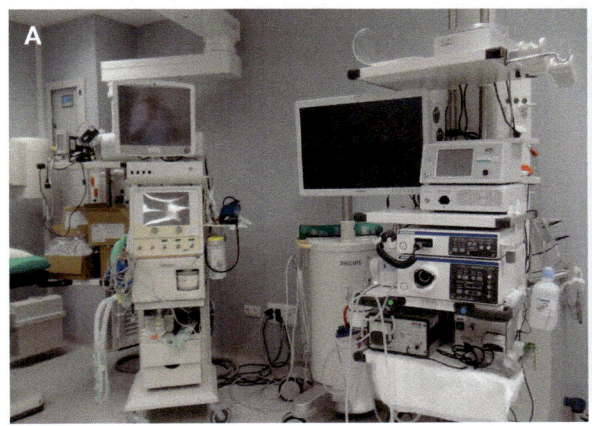
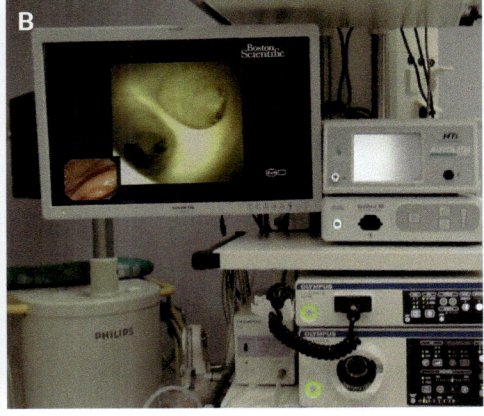

Figura 49-1. A) Sala de colangiopancreatografía retrógrada endoscópica equipada con sistema de colangiopancreatoscopia de un solo operador. **B)** Un único monitor configurado para la visualización simultánea de la imagen duodenoscópica y colangiopancreatoscópica.

Finalizado el procedimiento, será recomendable insertar una prótesis pancreática para prevenir las complicaciones posprocedimiento.

Algunas consideraciones prácticas que se deben tener en cuenta para ejecutar la técnica se ven en la **tabla 49-1**.

INDICACIONES

Tanto la colangioscopia como la pancreatoscopia permiten la visualización endoscópica directa del árbol biliopancreático. Esto posibilita ampliar el campo diagnóstico y terapéutico en esta área, en la que, hasta ahora, el ámbito de actuación quedaba limitado a una visión radiológica plana obtenida mediante inyección de contraste en el contexto de una CPRE. Tal como ocurrió con la radiología del tubo digestivo (que acabó reemplazada por la endoscopia), es posible que progresivamente ocurra algo similar en el árbol biliopancreático.

Colangioscopia

La colangioscopia proporciona un papel diagnóstico en la valoración de lesiones intraluminales o estenosis de la vía biliar y permite el tratamiento endoscópico de litiasis difíciles.

Estenosis y tumores

Ante la presencia de una imagen radiológica que indique estenosis o tumoración biliar (**Fig. 49-2**), introducir el colangioscopio permitirá un diagnóstico tanto visual (**Fig. 49-3**) como anatomopatológico.

La visualización endoscópica de vasos tumorales (vasos sanguíneos dilatados de forma irregular y tortuosos), nódulos intraductales, masas, estenosis infiltrantes (por ejemplo, márgenes irregulares con oclusión parcial del lumen) o ulceradas, y proyecciones de la mucosa papilar o vellositaria indicarán malignidad.

Algunas series publicadas demuestran una sensibilidad del 95 % y una especificidad cercana al 100 % en el diagnóstico visual establecido por el médico endoscopista al observar estos hallazgos.

Tabla 49-1. Consideraciones prácticas de la técnica

1. La cantidad de contraste aplicada depende de la indicación de la CPRE, ya que su empleo dentro del ducto pancreático no afecta a la pancreatoscopia con SpyGlass

2. Hay que mantener la luz duodenal colapsada para disminuir la cantidad de aire intraductal, sobre todo si existe una esfinterotomía de exploraciones previas

3. Es necesario dirigir la punta del SpyGlass cuando se maniobra dentro del conducto pancreático. Respecto a otros pancreatoscopios, SpyGlass DS permite mayor maniobrabilidad de la punta, lo que lo convierte en un sistema más manejable en el ducto pancreático

4. Se recomienda aspirar el aire intraluminal para reducir la cantidad de líquido perfundido en el ducto pancreático. Menor cantidad de líquido de perfusión se relaciona con menos complicaciones posprocedimiento

5. Se recomienda administrar indometacina diclofenaco por vía rectal al inicio de la exploración como profilaxis para la pancreatitis posprocedimiento

6. Se recomienda comenzar la exploración del conducto pancreático en la zona proximal e ir retirando hacia la parte más distal

7. Las guías pueden ser cortas o largas. Se recomienda avanzar siempre a través de ellas

8. Se recomienda evitar succionar la pared del ducto pancreático

9. Se recomienda confirmar de forma intermitente la posición del pancreatoscopio por fluoroscopia

CPRE: colangiopancreatografía retrógrada endoscópica.

Los resultados con el estudio anatomopatológico de las muestras obtenidas bajo visión directa mediante la pinza de biopsia de 1 mm han mejorado con los nuevos diseños de la pinza Spybite y con el aprendizaje del propio operador anatomopatólogo. Las últimas series publicadas demuestran una sensibilidad del 80 % y una especificidad casi del 100 %, resultados francamente buenos y muy superiores a los de la citología o las biopsias obtenidas bajo control fluoroscópico. La valoración conjunta del diagnóstico visual endoscópico y el anatomopatológico consiguen resultados muy buenos.

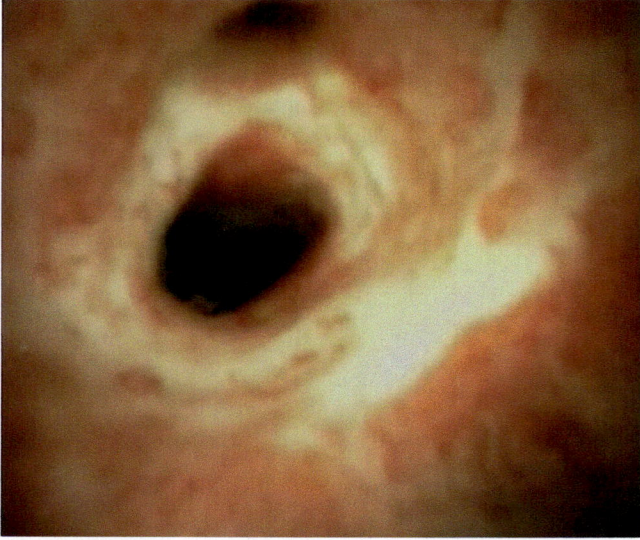

Figura 49-3. Imagen colangioscópica de estenosis en la vía biliar de apariencia maligna.

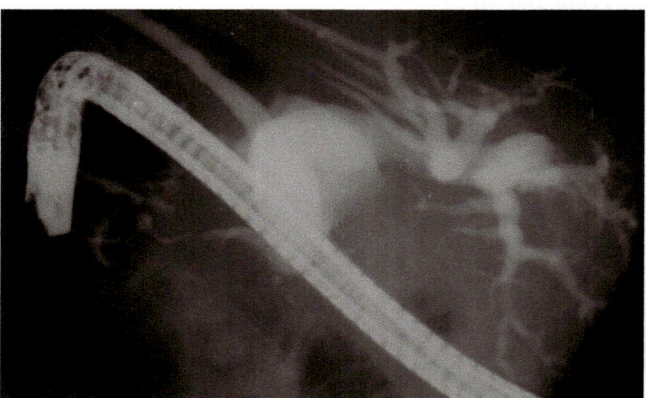

Figura 49-2. Imagen radiológica de estenosis en la vía biliar.

Una limitación de la colangioscopia, tanto en su diagnóstico visual endoscópico como en el análisis de las biopsias dirigidas, son las estenosis biliares secundarias a compresión extraluminal, con frecuencia originadas por cáncer pancreático.

Estas lesiones pueden no ser detectadas por la colangioscopia y solo es posible detectarlas en fases más avanzadas, cuando el tumor ha infiltrado y penetrado la pared del conducto biliar.

Litiasis

En la actualidad el 85-90 % de las litiasis en la vía biliar son extraídas mediante CPRE, con un índice de complicaciones bajo en manos expertas. El uso de balones de Fogarty, cesta de Dormia e incluso esfinteroplastia con balón de gran diámetro suele ser suficiente para conseguir el éxito clínico y terapéutico. No obstante, esto puede resultar insuficiente en algunas circunstancias:

- Litiasis de gran tamaño o múltiples.
- Litiasis localizadas en lugares de difícil acceso (conductos intrahepáticos o conducto cístico).
- Vía biliar distal a la litiasis no dilatada o de calibre inferior a estas.

En estas situaciones, las técnicas convencionales no suelen tener éxito. La litotricia mecánica o la litotricia extracorpórea han mostrado ser eficaces en algunos casos, aunque con un índice de complicaciones no despreciable. Con el resurgir de la colangioscopia se ha promovido el uso de la litotricia intraductal, bien con láser o bien electrohidráulica, para la fragmentación y tratamiento de este tipo de litiasis. Ambos métodos han mostrado éxito técnico superior al 90 % en el grupo de pacientes con litiasis difíciles, con una limpieza completa en una única sesión en el 76 % de los casos. La litotricia electrohidráulica utiliza una fibra de 1,9 Fr que se introduce por el canal de trabajo del colangioscopio y se conecta a un generador (Autolith, Nortech, Northgate Technologies Inc., Elgin, IL, EE. UU.) con capacidad para generar hasta 30 pulsos por segundo. Con la punta de la fibra cerca, pero sin tocar la litiasis y orientada bajo visualización directa, los pulsos generados ocasionan vaporización del agua y la transmisión de la energía a la litiasis, lo que consigue su fragmentación. Para la litotricia mediante láser habitualmente se utiliza el láser Holmium. El láser se transmite a través de una fibra de cuarzo flexible en el canal de trabajo del colangioscopio. Esta energía óptica viaja desde la punta de la fibra hasta una solución acuosa, donde provoca la evaporación instantánea del fluido y crea una burbuja. Esta burbuja oscila e implosiona violentamente, lo que lleva a la generación de una onda de choque en la punta de la fibra que luego se transmite a la piedra. Para que se produzca una fragmentación eficaz, la distancia entre la punta de la fibra y la litiasis debe ser de 1-2 mm. Ambos modos de litotricia utilizan energía lo suficientemente elevada como para causar daño del epitelio biliar si entra en contacto con la pared de la vía biliar. Por ello, su aplicación requiere de una visión directa de la litiasis objetivo para conseguir un uso eficaz y seguro. Por otro lado, es también importante

mantener la punta de la fibra 3-4 mm fuera del endoscopio para evitar daño por calor del extremo distal del SpyGlass.

También se ha considerado la colangioscopia útil para confirmar la limpieza completa de la vía biliar. Se ha demostrado que, tras una limpieza convencional de la vía biliar, en el 24 % de los casos la colangioscopia demuestra la persistencia de litiasis. No obstante, no parece indicada una colangioscopia con este fin, salvo en casos en los que la clínica indique la presencia de colelitiasis y las técnicas de imagen radiológicas o la CPRE no consigan confirmarlas.

La presencia de litiasis en el árbol biliar intrahepático, también conocida como hepatolitiasis, es prevalente en el este de Asia, con una incidencia reportada de entre el 3,1 y el 21,2 %. Estos pacientes suelen presentar episodios recurrentes de colangitis. El tratamiento primario persigue resolver las infecciones en curso y prevenir la colangitis recurrente, la posterior fibrosis hepática y la progresión a colangiocarcinoma. La hepatectomía está indicada para el tratamiento de la hepatolitiasis cuando la afectación es unilobar, particularmente izquierda, cuando existe atrofia o fibrosis grave de los segmentos o lóbulos hepáticos afectados, en presencia de un absceso hepático, de colangiocarcinoma, o cuando existen cálculos intrahepáticos múltiples que causan estenosis o dilatación biliar marcada.

Incluso después de un tratamiento efectivo, las complicaciones asociadas con la hepatolitiasis (colangitis recurrente, cirrosis hepática o colangiocarcinoma) pueden aparecer. El tratamiento de referencia para la hepatolitiasis es la hepatectomía quirúrgica, pero en ocasiones el grado de afectación hace que la hepatectomía sea técnicamente difícil.

En la actualidad se está intentando un enfoque conservador, con un aumento del uso de las técnicas endoscópicas y una disminución del número de hepatectomías realizadas por esta enfermedad. La colangioscopia asociada a litotricia intraductal resulta eficaz, consigue la fragmentación y extracción de las litiasis y, al menos a medio plazo, la resolución de los síntomas. Se desconoce si es una medida definitiva y si finalmente podrá reemplazar a la cirugía. Tampoco existen evidencias de que este tratamiento frene el riesgo de colangiocarcinoma y, por ello, se postula que la vigilancia debe ser estrecha tras el tratamiento endoscópico.

Otra indicación de la colangioscopia es el tratamiento de la litiasis ubicada en el conducto cístico.

El tratamiento de estos pacientes requiere, con frecuencia, una solución quirúrgica. En la actualidad, algunas experiencias confirman la eficacia de la colangioscopia con litotricia intraductal en la fragmentación y extracción de litiasis en dicho conducto. En una serie de 50 pacientes con obstrucción completa o parcial del conducto hepático común por una litiasis impactada en el conducto cístico o en el cuello de la vesícula, se consiguió un éxito técnico y clínico del 100 % mediante colangioscopia con el sistema SpyGlass y litotricia intraductal mediante láser.

Miscelánea

La presencia de estenosis en la vía biliar ocurre tras la colecistectomía y, con mayor frecuencia, tras el trasplante hepático.

Su solución será endoscópica, pero, en ocasiones, el fracaso viene de la imposibilidad de atravesar la estenosis con una guía metálica que permita la actuación posterior (dilatación, inserción de prótesis, etc.). Una colangioscopia permite visualizar correctamente la estenosis y orientar el paso de la guía metálica a su través. En una serie publicada de 15 pacientes con trasplante hepático en los que no se pudo franquear la estenosis, la colangioscopia visualizó el orificio en el 93,3 % (14 de 15 pacientes) y consiguió el paso del alambre guía en el 60 % (9 de 15 pacientes).

La colangioscopia será de utilidad también en los pacientes con colangitis esclerosante primaria. La visualización y toma de biopsias dirigidas en las estenosis dominantes de la vía biliar ayudará a detectar displasia o a confirmar la existencia de un colangiocarcinoma y, por tanto, facilitará la toma de decisiones en este grupo de pacientes de manejo habitualmente difícil. En un estudio prospectivo de 53 pacientes con colangitis esclerosante primaria, la colangioscopia comparada con la colangiografía tuvo mayor sensibilidad (92 vs. 66 %) y especificidad (93 vs. 51 %). Sin embargo, estos buenos resultados no se han repetido en otras series. Esto se debe a que la presencia de estenosis nodulares e infiltrativas (característica de malignidad en la colangioscopia) también podrán estar presentes en la colangitis esclerosante primaria benigna. Esta baja especificidad condicionará en ocasiones actuaciones incorrectas y un incremento de cirugías innecesarias.

> ! La colangioscopia también se ha utilizado para la extracción de prótesis migradas proximalmente en la vía biliar. La reciente disponibilidad de asas y cestas de Dormia que pueden introducirse por el canal de trabajo del colangioscopio pueden facilitar esta extracción.

Pancreatoscopia

La pancreatoscopia peroral permite observar directamente el conducto pancreático y visualizar mínimas alteraciones de la pared, lo que facilita el diagnóstico y el tratamiento preciso de la enfermedad pancreática.

Dentro del conjunto de afecciones que pueden tener su origen en la glándula pancreática, la pancreatoscopia está demostrando utilidad en el diagnóstico de tumores y en el tratamiento de la litiasis pancreática. En la **tabla 49-2** se

Tabla 49-2. Indicaciones actuales diagnósticas y terapéuticas de la pancreatoscopia

Diagnósticas	Terapéuticas
Estenosis	Litotricia intraductal
Estadiaje de tumores (NMPI)	
Defectos de repleción	
Alteraciones del CPP	
Biopsias	
Visualización del CPP (técnicas avanzadas: NBI)	

CPP: carcinoma pulmonar periférico; NBI: *narrow band imaging*; NMPI: neoplasia mucinosa papilar intraductal.

detallan las actuales indicaciones diagnósticas y terapéuticas de la pancreatoscopia.

Pancreatitis crónica calcificante

Es sabido que el manejo del paciente con pancreatitis crónica es multidisciplinar, con participación tanto médica como quirúrgica, radiológica y, fundamentalmente, endoscópica.

Uno de los síntomas más relevantes de la pancreatitis crónica es el dolor. Aunque su origen se considera que es multifactorial, se sabe que la presencia de estenosis o de litiasis en el conducto pancreático es causa frecuente de dolor y que su corrección o eliminación deriva en una mejoría.

La Sociedad Europea de Endoscopia Gastrointestinal (ESGE) en su guía sigue recomendando como primera opción terapéutica la litotricia extracorpórea, sobre todo en litiasis localizadas en la cabeza y el cuerpo pancreáticos, considerando que, si no existe respuesta clínica a las 6-8 semanas, debería valorarse la opción quirúrgica; si bien se trata de una recomendación débil y respaldada por evidencia de baja calidad.

En la guía se plantea que, ante la clínica de dolor pancreático recurrente, si se constata la existencia de litiasis en el conducto pancreático, su manejo debe ser inicialmente endoscópico cuando las litiasis sean pocas, inferiores a 4-5 mm y se sitúen en la cabeza o cuerpo pancreáticos. Por el contrario, en presencia de litiasis de más de 5 mm la recomendación es la litotricia extracorpórea con posterior extracción o no de los fragmentos litiásicos mediante CPRE. Solo cuando este manejo de primera línea fracasa, la guía recomienda la litotricia intraductal mediante pancreatoscopia peroral.

Es probable que en no muchos años este manejo se modifique a favor de la litotricia intraductal, que pasará a ocupar el primer puesto en el tratamiento de la litiasis pancreática.

Existen ya publicadas numerosas experiencias que avalan su uso eficaz, con un bajo índice de complicaciones y resultados que se prevé que superarán a los de la litotricia extracorpórea, tanto en eficacia como en el número de procedimientos necesarios para la limpieza completa y, probablemente, con un menor coste. Hay quien sigue argumentando que la pancreatoscopia, junto con la litotricia intraductal, exige gran experiencia y un equipamiento específico no habitual en las unidades de endoscopia. Si bien esto es cierto, algo similar ocurre con la litotricia extracorpórea, por lo que estos argumentos no deben suponer una justificación para descartar su uso.

> ! Se ha demostrado que la pancreatoscopia con litotricia intraductal (mediante láser o energía electrohidráulica) consigue una limpieza completa en más del 90 % de los pacientes con mejoría sintomática en cerca del 90 % de ellos, con mejoría o desaparición del dolor, reducción de la necesidad de opiáceos y de la necesidad de hospitalización.

El mayor éxito se consigue en litiasis que se sitúan en la cabeza o el cuello pancreático, pero también se consiguen éxito técnico y clínico en un porcentaje próximo al 70 % cuando las litiasis se sitúan en la cola pancreática. Esta es una diferencia importante con la litotricia extracorpórea, en la que la litiasis en la cola pancreática supone un reto importante. En la **figura 49-4** pueden observarse varios ejemplos de litiasis intraductales visualizadas y tratadas con el sistema SpyGlass.

Para la correcta realización de litotricia intraductal pancreática es necesario seguir una serie de recomendaciones (**Tabla 49-3**).

Tumores

El uso de la pancreatoscopia peroral para la caracterización de neoplasias pancreáticas es una indicación reciente. El difícil diagnóstico temprano del carcinoma pancreático, junto con el progresivo aumento de las neoplasias mucinosas papilares intraductales, de manejo con frecuencia complejo, están convirtiendo a la pancreatoscopia en una herramienta prometedora en este campo. Sin embargo, el lugar que debe ocupar en el algoritmo diagnóstico de las lesiones pancreáticas está todavía por definir.

El adenocarcinoma ductal de páncreas representa más del 80 % de todas las neoplasias pancreáticas. Se trata de un tumor de difícil diagnóstico en fases iniciales, muy agresivo y de crecimiento rápido. La mayoría de los pacientes con adenocarcinoma pancreático desarrollan una enfermedad localmente avanzada o metastásica durante la fase asintomática del tumor. Los síntomas iniciales son a menudo inespecíficos, lo que alarga el proceso diagnóstico y contribuye a que la mayoría de los pacientes (hasta el 80-85 %) no sean diagnosticados hasta fases avanzadas de la enfermedad, cuando el tumor ya está localmente avanzado o ha desarrollado metástasis. Por este motivo, el intervalo de tiempo entre la sospecha diagnóstica, el diagnóstico y el tratamiento es fundamental en el pronóstico y la supervivencia.

En la actualidad, no está recomendado el cribado de adenocarcinoma pancreático en población adulta asintomática. Algunos individuos tienen un mayor riesgo de desarrollarlo debido a una predisposición hereditaria (síndromes heredita-

rios, antecedentes familiares de adenocarcinoma pancreático, pancreatitis crónica hereditaria por mutación en el gen de *PRSS1*), y en ellos dicho cribado sí puede ser coste-eficaz.

Aún no existen pruebas de cribado efectivas para el diagnóstico precoz del cáncer de páncreas, por lo que en población de riesgo se recurre a la ecoendoscopia y la colangiopancreatografía por resonancia magnética.

Por todo ello, es importante el diagnóstico y caracterización de las lesiones con potencial maligno. La lesión preneoplásica pancreática más descrita en la literatura médica es la neoplasia mucinosa papilar intraductal (NMPI), que conlleva un alto riesgo de malignidad: el 61 % en estudios en los que el conducto pancreático principal está dilatado > 5 mm. Estas lesiones se caracterizan por la progresión intraductal de células mucinosas neoplásicas, generalmente en forma de protrusión papilar que deriva en una dilatación quística del conducto pancreático principal o conductos secundarios, con distintos grados de malignidad.

En función de esto, los NMPI se clasifican en tres tipos: del conducto principal, de conductos secundarios y mixto. Su diagnóstico y estadificación no son sencillos; incluso en los casos en los que se indica resección quirúrgica se ha descrito un potencial riesgo de recidiva en el páncreas remanente. Por ello, es fundamental disponer de instrumentos que mejoren el diagnóstico y definan con exactitud la extensión de la lesión.

La pancreatoscopia peroral está mostrando un incipiente papel en este campo. Existen casos publicados o pequeñas series que demuestran el potencial de la técnica en las NMPI.

La visualización endoscópica del conducto pancreático de protrusiones en forma de «huevo de pez» con imágenes vasculares, protrusiones vellosas y protrusiones vegetativas se asocian a NMPI maligno, con sensibilidad y especificidad entre el 68 y el 87 %.

Por añadidura, las biopsias dirigidas proporcionaron una sensibilidad similar y una especificidad del 100 %.

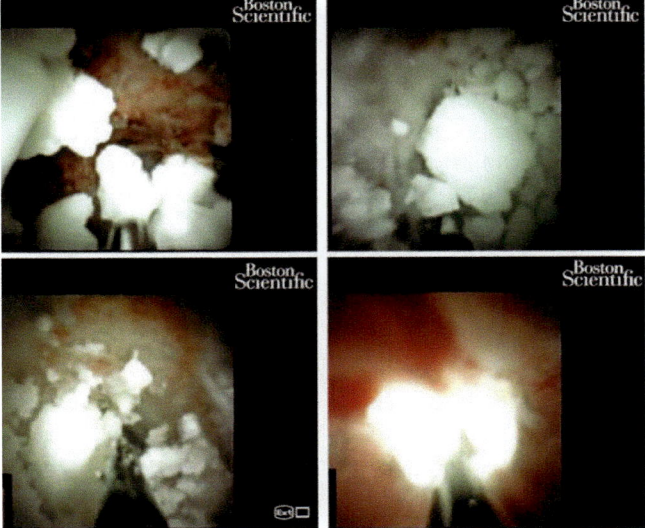

Figura 49-4. Litiasis pancreática fragmentada mediante litotricia intraductal.

Tabla 49-3. Recomendaciones para una correcta litotricia intraductal pancreática

1. Se recomienda comenzar la litotricia en la litiasis situada más distal al pancreatoscopio

2. Mantener la punta de la sonda de litotricia alejada 3-4 mm del extremo distal del SpyGlass para evitar daños en el dispositivo

3. La punta de la fibra debe mantenerse a menos de 2 mm de la litiasis mientras se realiza tratamiento con láser o LEH. No se debe contactar con la litiasis, ya que el contacto puede deteriorar la sonda y maximiza el efecto de la onda expansiva

4. Se recomienda fragmentar la litiasis lo máximo posible

5. Se recomienda lavar de forma frecuente a través del canal durante la litotricia para mejorar el campo de visión y para mantener una temperatura adecuada en el conducto pancreático

6. Tras el procedimiento, se aconseja mantener en observación aproximadamente 24 horas

7. Se recomienda colocar una prótesis plástica pancreática una vez finalizado el procedimiento

8. Aunque no existen estudios que demuestren claramente su beneficio, se recomienda administrar antibióticos de amplio espectro antes de iniciar el procedimiento

LEH: terapia fotodinámica.

La pancreatectomía es una técnica de cirugía mayor que conlleva una elevada morbilidad y mortalidad, aun en las manos más expertas. Estas aumentan cuando las lesiones se localizan en la cabeza del páncreas: en estos casos se hacen necesarias resecciones amplias y complejas de páncreas y marco duodenal (duodenopancreatectomía cefálica). En los casos en los que la afectación pancreática es difusa, se debe optar por una pancreatectomía total, que acarrea, además de los riesgos quirúrgicos mencionados, el desarrollo de una insuficiencia pancreática exocrina y endocrina que conlleva un seguimiento clínico y un tratamiento hormonal y enzimático sustitutivo por tiempo indefinido. Las potenciales complicaciones de la cirugía son aún mayores en pacientes con comorbilidades o de edad avanzada, lo que hace plantearse con frecuencia otras alternativas terapéuticas, más aún, considerando que la supervivencia media es baja. Es probable que un mapeo prequirúrgico de la lesión mediante pancreatoscopia modificara la actuación quirúrgica, ya sea desestimando el tratamiento quirúrgico, aumentando el plano de resección quirúrgica en los casos en los que la enfermedad es más extensa o proponiendo una resección quirúrgica limitada cuando la enfermedad se encuentra más localizada.

La pancreatoscopia peroral puede ayudar a mapear la extensión de la NMPI y a definir la resección más adecuada.

En una serie prospectiva de 44 pacientes con hallazgos radiológicos sugestivos de NMPI, la pancreatoscopia peroral con el sistema SpyGlass evitó la cirugía en el 25 % de los pacientes y modificó la decisión clínica en el 76 % de los casos: en unos, ampliando los márgenes de resección establecidos previamente por la información de otras técnicas; en otros, incluso desestimando la indicación quirúrgica por mayor extensión de la afectación. No obstante, la técnica no está exenta de riesgos: en esta misma serie, el 17 % de los casos presentaron pancreatitis posprocedimiento, incluso con una muerte por fallo respiratorio en el contexto de la pancreatitis. Por ello, la pancreatoscopia solo se justifica, de momento, en pacientes en quienes tenga trascendencia la decisión respecto al momento más adecuado para la cirugía o incluso si está indicada o no su realización.

COMPLICACIONES

Definir con exactitud los efectos adversos derivados de la colangioscopia y pancreatoscopia peroral es difícil, pues se trata de técnicas que obligatoriamente se realizan en el contexto de una CPRE. Los procedimientos puramente endoscópicos con frecuencia se asocian a otros, como la esfinterotomía, dilatación, litotricia, etc., que conllevan sus propios riesgos asociados.

Las series publicadas dan un porcentaje de efectos adversos entre el 4 y el 13 %, incluyendo tanto procedimientos diagnósticos como terapéuticos.

Estos episodios incluyen: pancreatitis, colangitis, perforación, fiebre, dolor abdominal y sangrado. En algunos estudios que analizan de forma aislada los efectos adversos de la colangioscopia peroral se recoge un aumento en la tasa de colangitis respecto a la CPRE sola. Por ello, se recomienda la antibioterapia profiláctica antes del procedimiento.

Respecto a la pancreatoscopia, el riesgo de pancreatitis será mayor en función de las características del propio paciente y de su afectación. En series de pancreatoscopia en pacientes con pancreatitis crónica para el tratamiento de litiasis pancreática mediante litotricia, el riesgo de efectos adversos se considera que es menor del 5 % y, en general, se trata de dolor pancreático en las horas inmediatas tras el procedimiento o bien de pancreatitis leves.

Cuando la pancreatoscopia se realiza para estudio o tipificación de tumores pancreáticos, el riesgo de pancreatitis es mayor. Se ha descrito un porcentaje del 17 %.

Por ello, es fundamental reducir al mínimo la perfusión de solución salina intrapancreática durante el procedimiento y aspirar continuamente dicho contenido; con ello se minimiza el aumento de la presión intraductal. Además, para asegurar un adecuado drenaje posterior de la solución perfundida, debe hacerse esfinterotomía pancreática e inserción de la prótesis plástica pancreática tras finalizar el procedimiento.

CAPACITACIÓN, LOGRO Y MANTENIMIENTO DE LA COMPETENCIA

Para el correcto aprendizaje y desarrollo de la colangiopancreatoscopia peroral es imprescindible disponer de conocimientos teóricos y prácticos en CPRE. No existe un acuerdo claro, pero se calcula que si se hacen como mínimo 150 procedimientos, preferentemente terapéuticos, de CPRE al año, podría ser suficiente efectuar 10 procedimientos de colangiopancreatoscopia para considerar un ciclo de aprendizaje adecuado.

No obstante, es difícil calcular con exactitud este número de procedimientos, que estará en función de la experiencia del médico endoscopista en la terapia biliopancreática y de sus propias aptitudes. Es posible que el número de procedimientos necesarios sea menor para médicos endoscopistas con gran experiencia en CPRE y que solo deban asociar cierto aprendizaje de unos pocos procedimientos en modelos anatómicos tutelados.

Sí parece necesaria la adecuada formación en la categorización de las lesiones observadas mediante colangiopancreatoscopia, además de la existencia de bancos de imágenes y herramientas formativas que correlacionen dichas imágenes con su correspondiente estudio anatomopatológico. Esto facilitará el aprendizaje y categorización endoscópica de estas lesiones. Recientemente están apareciendo sistemas basados en inteligencia artificial que permiten categorizar las lesiones encontradas mediante colangiopancreatoscopia, pero se trata de modelos todavía en fase de investigación y pendientes de validación.

Más difícil es definir los requerimientos de un programa formativo específico en colangiopancreatoscopia. En España, al igual que ocurre en la formación en CPRE, no puede incluirse en el programa formativo oficial para médicos internos residentes (MIR) de la especialidad de Aparato Digestivo. Dentro de un programa de capacitación en endoscopia avanzada, el aprendizaje de esta técnica debería incluir una formación teórica, un aprendizaje en un modelo o simulador específicos y la realización de un mínimo de 20 procedimientos colangioscópicos de forma tutelada. No obstante, no existe consenso en este sentido, aunque lo que es fundamental es una adecuada formación en CPRE previa al aprendizaje de la colangiopancreatoscopia.

PUNTOS CLAVE

- La endoscopia digestiva sigue en pleno desarrollo tanto para fines diagnósticos como para fines de tratamiento. Una buena prueba de ello es el reciente auge de la colangiopancreatoscopia.
- La colangiopancreatoscopia es una técnica desarrollada desde la década de 1970 que ha resurgido con la aparición de nuevos sistemas manejados por un único operador.
- Sus aplicaciones se encuentran en plena definición, pero parece claro su papel en el manejo de la litiasis biliar difícil y en la litiasis pancreática. Ambas mediante el uso de litotricia intraductal electrohidráulica o por láser.

- La dificultad que entraña el diagnóstico etiológico de estenosis o tumoraciones de la vía biliar y pancreática se está viendo facilitado por la toma de biopsias dirigidas mediante la colangiopancreatoscopia.
- El porcentaje de efectos adversos no parece superior al de la propia CPRE.
- El desarrollo tecnológico con la mejora de la calidad de imagen, la aplicación de la inteligencia artificial y la aparición de nuevos accesorios, junto con la creación de adecuados programas de capacitación, va a permitir su progresiva difusión y, a medio plazo, una implementación más rutinaria y no solo limitada a centros expertos.

BIBLIOGRAFÍA

Arnelo U, Siiki A, Swahn F, Segersvärd R, Enochsson L, del Chiaro M et al. Single-operator pancreatoscopy is helpful in the evaluation of suspected intraductal papillary mucinous neoplasms (NMPI). Pancreatology. 2014;14(6):510-4.

ASGE Technology Committee, Komanduri S, Thosani N, Abu Dayyeh BK, Aslanian HR, Enestvedt BK, Manfredi M et al. Cholangiopancreatoscopy. Gastrointest Endosc. 2016;84(2):209-21.

Attwell AR, Brauer BC, Chen YK, Yen RD, Fukami N, Shah RJ. Endoscopic retrograde cholangiopancreatography with per oral pancreatoscopy for calcific chronic pancreatitis using endoscope and catheter-based pancreatoscopes: a 10-year single-center experience. Pancreas. 2014;43:268-74.

Attwell AR, Patel S, Kahaleh M, Raijman IL, Yen R, Shah RJ. ERCP with per-oral pancreatoscopyguided laser lithotripsy for calcific chronic pancreatitis: a multicenter U.S. experience. Gastrointest Endosc. 2015;82:311-8.

Badshah MB, Vanar V, Kandula M, Kalva N, Badshah MB, Revenur V et al. Peroral cholangioscopy with cholangioscopy-directed biopsies in the diagnosis of biliary malignancies: a systemic review and meta-analysis. Eur J Gastroenterol Hepatol. 2019;31(8):935-40.

De Jong DM, Stassen PMC, Groot Koerkamp B, Ellrichmann M, Karagyozov PI, Anderloni A et al. The role of pancreatoscopy in the diagnostic work-up of intraductal papillary mucinous neoplasms: a systematic review and meta-analysis. Endoscopy. 2023;55(1):25-35.

De Luca L, Repici A, Koçollari A, Auriemma F, Bianchetti M, Mangiavillano B. Pancreatoscopy: An update. World J Gastrointest Endosc. 2019;11(1):22-30.

Dumonceau JM, Delhaye M, Tringali A, Arvanitakis M, Sánchez-Yagüe A, Vaysse T et al. Endoscopic treatment of chronic pancreatitis: European Society of Gastrointestinal Endoscopy (ESGE) Guideline - Updated August 2018. Endoscopy. 2019;51(2):179-93.

Guo J, Li Y. Peroral cholangioscopy for the diagnosis of cholangiocarcinoma: a new perspective. Eur J Gastroenterol Hepatol. 2019;31(12):1601.

Howell DA, Dy RM, Hanson BL, Nezhad SF, Broaddus SB. Endoscopic treatment of pancreatic duct stones using a 10F pancreatoscope and electrohydraulic lithotripsy. Gastrointest Endosc. 1999;50:829-33.

Judah JR, Draganov PV. Intraductal biliary and pancreatic endoscopy: an expanding scope of possibility. World J Gastroenterol. 2008;14(20):3129-36.

Kaura T, Willingham FF, Chawla S. Role of pancreatoscopy in management of pancreatic disease: A systematic review. World J Gastrointest Endosc. 2019;11(2):155-67.

Mauro A, Mazza S, Scalvini D, Lusetti F, Bardone M, Quaretti P et al. The role of cholangioscopy in biliary diseases. Diagnostics (Basel). 2023;13(18):2933.

Moon J, Choi H, Lee Y. Endoscopic retrograde cholangiopancreatography. Endoscopy. 2014;46(09):775-8.

Navaneethan U, Hasan MK, Lourdusamy V, Njei B, Varadarajulu S, Hawes RH. Single-operator cholangioscopy and targeted biopsies in the diagnosis of indeterminate biliary strictures: a systematic review. Gastrointest Endosc. 2015;82(4):608-14.e2.

Parsa N, Khashab MA. The role of peroral cholangioscopy in evaluating indeterminate biliary strictures. Clin Endosc. 2019;52(6):556-64.

Raijman I. Cholangiopancreatoscopy. En: Shridar S, Wu GY (editores). Diagnostic and therapeutic procedures in Gastroenterology, Clinical Gastroenterology. 2ª edición. Humana Press; 2018. p. 375-85.

Sethi A, Shah R. Cholangioscopy and pancreatoscopy. Tech Gastrointest Endoscopy. 2017;19(3):182-7.

Subhash A, Buxbaum JL, Tabibian JH. Peroral cholangioscopy: Update on the state-of-the-art. World J Gastrointest Endosc. 2022;14(2):63-76.

Tandan M, Reddy DN, Talukdar R, Vinod K, Santosh D, Lakhtakia S et al. Long-term clinical outcomes of extracorporeal shockwave lithotripsy in painful chronic calcific pancreatitis. Gastrointest Endosc. 2013;78:726-33.

Thomas M, Howell DA, Carr-Locke D, Mel Wilcox C, Chak A, Raijman I et al. Mechanical lithotripsy of pancreatic and biliary stones: complications and available treatment options collected from expert centers. Am J Gastroenterol. 2007;102:1896-902.

Trikudanathan G, Navaneethan U, Parsi MA. Endoscopic management of difficult common bile duct stones. World J Gastroenterol. 2013;19(2):165-73.

Tringali A, Lemmers A, Meves V, Terheggen G, Pohl J, Manfredi G et al. Intraductal biliopancreatic imaging: European Society of Gastrointestinal Endoscopy (ESGE) technology review. Endoscopy. 2015;47(8):739-53.

Yamaguchi T, Kita E, Mikata R, Hará T. Peroral pancreatoscopy (POPS). En: Mine T, Fujita R (editores). Advanced therapeutic endoscopy for pancreatobiliary diseases. Springer Nature; 2019. p. 367-78.

Litotricia biliar y pancreática

50

M. Puga Giménez de Azcárate y E. Sánchez Hernández

 OBJETIVOS

- Conocer en qué consiste la litotricia.
- Comprender las diferentes modalidades de litotricia y las técnicas para su realización.
- Dominar el algoritmo de manejo de las coledocolitiasis difíciles.
- Conocer la eficacia de las diferentes modalidades de litotricia.
- Conocer la seguridad y los potenciales efectos adversos de cada una de las modalidades de litotricia.

INTRODUCCIÓN

La litotricia es un procedimiento realizado para fragmentar o pulverizar los cálculos con la finalidad de facilitar su extracción o salida a través de los conductos biliares o pancreáticos. Se estima que las técnicas de colangiopancreatografía retrógrada endoscópica (CPRE) convencionales, en las que se emplea habitualmente un balón o una cesta tras la realización de la esfinterotomía endoscópica asociada o no a esfinteroplastia, permiten la eliminación de las litiasis en aproximadamente el 85-90 % de los pacientes. Aquellas piedras que desafían estas maniobras iniciales de extracción son consideradas coledocolitiasis difíciles y constituyen un problema médico complejo cuyo manejo implica fundamentalmente a gastroenterólogos, radiólogos intervencionistas y cirujanos. Entre los factores de riesgo que se asocian a una mayor dificultad para la extracción de las litiasis se encuentran los cálculos de gran tamaño (especialmente los mayores de 15-20 mm de diámetro), aquellos que se encuentran impactados contra las paredes del conducto biliar, los que presentan una morfología angulada o irregular, las litiasis asociadas a estenosis del conducto biliar o pancreático, y aquellas localizadas en segmentos proximales o intrahepáticos de la vía biliar (**Tabla 50-1**). En todas estas circunstancias, puede ser necesaria la realización de procedimientos de litotricia con la finalidad de triturar o fragmentar los cálculos y lograr su extracción.

TIPOS DE LITOTRICIA

Inicialmente, las técnicas de litotricia se pueden dividir entre procedimientos intracorpóreos o extracorpóreos,

dependiendo de si es o no necesario el acceso con instrumental al interior del conducto biliar o pancreático para la realización de esta. A su vez, dentro de las modalidades intracorpóreas de litotricia existen tres posibles opciones: los dispositivos mecánicos, la litotricia electrohidráulica o la realizada mediante sistemas láser (**Fig. 50-1**). Para cualquiera de estos tres tipos de litotricia intracorpórea, el acceso a los conductos pancreatobiliares puede ser realizado mediante abordajes endoscópicos o percutáneos, siendo estos últimos habitualmente realizados por equipos de radiología intervencionista. Debido a la temática y orientación del presente trabajo, los autores se centrarán fundamentalmente en la explicación y la técnica de los procedimientos de litotricia intracorpórea realizados mediante abordaje endoscópico. Los procedimientos extracorpóreos se realizan mediante litotricia extracorpórea por ondas de choque. Estas ondas se suministran desde el exterior de la superficie corporal y logran de forma invasiva la fragmentación de las litiasis. No obstante, este procedimiento se complementa en muchos casos con la posterior extracción endoscópica de los fragmentos de la litiasis y pierde, por tanto, la ventaja de ser un abordaje menos invasivo.

Tabla 50-1. Factores de riesgo de coledocolitiasis difícil

- Cálculos de gran tamaño
- Cálculos enclavados en la pared del conducto biliar
- Cálculos de morfología angulada o irregular
- Presencia de estenosis del conducto biliar o pancreático
- Cálculos localizados en segmentos proximales del árbol biliar

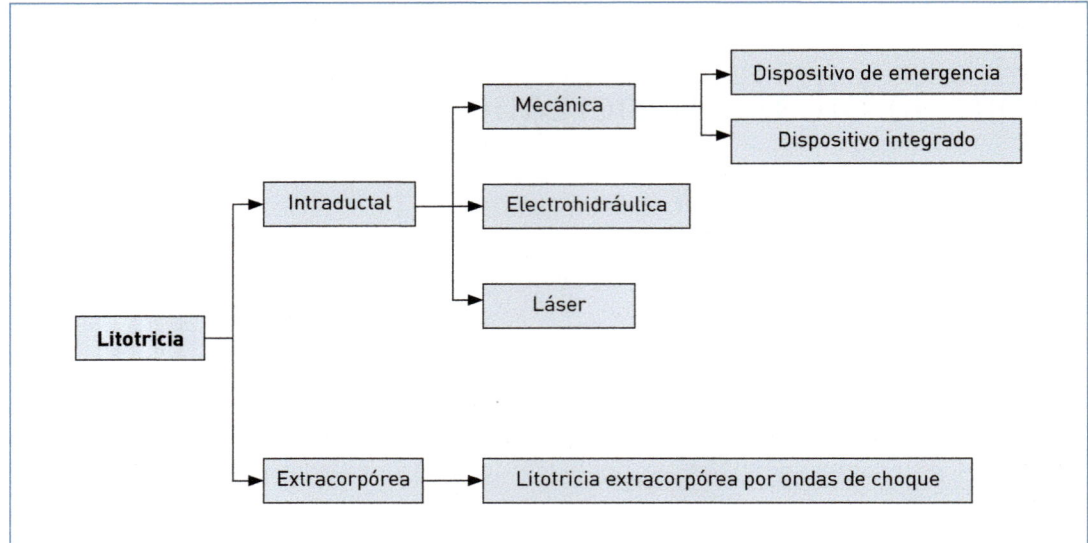

Figura 50-1. Esquema de tipos de litotricia.

Litotricia intraductal

Litotricia mecánica

La litotricia mecánica fue descrita por primera vez en la década de 1980 y fue concebida como un procedimiento de endoscopia terapéutica para la fragmentación de los cálculos de gran tamaño localizados en la vía biliar. Para su realización, se emplean litotriptores mecánicos, unos dispositivos diseñados para romper los cálculos una vez estos han sido alojados y capturados en el interior de una cesta. Hasta la fecha, esta modalidad ha sido probablemente el enfoque de litotricia más empleado en aquellos casos en que fallan las técnicas de CPRE convencionales. Entre los factores que favorecieron este amplio uso se encuentran su bajo coste, la amplia e inmediata disponibilidad de los accesorios necesarios para su práctica y el hecho de no ser necesaria la visión directa de la litiasis mediante colangioscopia para poder practicarla.

Los componentes básicos que conforman los litotriptores mecánicos son una cesta de alambre, una vaina metálica y un mango provisto de un dispositivo de tracción. La activación de estos dispositivos de tracción provoca la retracción de la cesta contra la vaina metálica, con la consecuente fragmentación de las litiasis alojadas en su interior. A pesar del amplio número de modelos de litotriptores mecánicos diseñados por las diferentes casas comerciales, todos ellos se pueden agrupar en dos diseños básicos: los dispositivos integrados y los dispositivos de emergencia.

Aunque el funcionamiento de la litotricia mecánica previamente es relativamente sencillo, entre sus desventajas se encuentran que ambos tipos de dispositivos son relativamente rígidos, algo difíciles de manejar y requieren más tiempo para operar que los dispositivos estándar de extracción de litiasis habitualmente empleados durante la CPRE convencional. Por el contrario, al analizar los costes, estos dispositivos constituyen la modalidad más ventajosa de litotricia en comparación con la técnica láser o electrohidráulica. Además, para esta técnica no se requiere el uso de colangioscopio, lo que supone un ahorro adicional en el coste global del procedimiento.

Litotricia mecánica mediante dispositivos de emergencia

Los litotriptores de emergencia fueron los primeros en desarrollarse. Estos dispositivos carecen de su propia cesta y están formados exclusivamente por una vaina metálica y una manivela (**Fig. 50-2**). Surgieron de la necesidad de disponer de dispositivos de rescate de las cestas, para lograr su extracción en caso de que se quedasen impactadas durante la limpieza de la vía biliar. Por tanto, estos dispositivos no se usan como una opción predeterminada para la realización de la litotricia, sino que únicamente se recurre a ellos en aquellos casos en que una cesta con una litiasis en su interior queda impactada en el conducto biliar o el conducto pancreático durante el intento de extracción.

> **!** Es importante tener en cuenta que, a pesar de los factores de riesgo de las coledocolitiais difíciles previamente explicados, la impactación de una cesta con una litiasis en su interior no siempre es claramente predecible y puede incluso ocurrir durante la extracción rutinaria de litiasis aparentemente fáciles de extraer o de pequeño calibre.

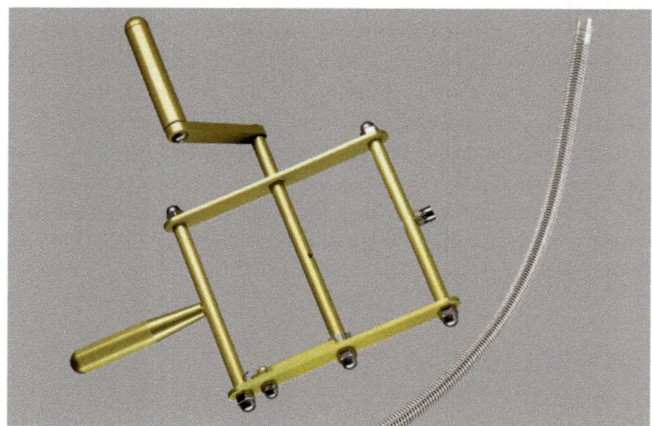

Figura 50-2. Dispositivo de litotricia mecánica de emergencia (Cook® Medical).

Para el uso del litotriptor de emergencia, se corta inicialmente el asa de la cesta y se retira el catéter de plástico que recubre los cables. Posteriormente, se avanza la vaina metálica sobre los cables de la cesta impactada, bajo guía fluoroscópica, hasta situarla en el nivel de la piedra. Tras conectar los cables de la cesta a la manivela del litotriptor de emergencia, la rotación de ésta retrae la cesta y la piedra contra la vaina, lo que provoca que se triture la litiasis o se rompa la cesta, permitiendo en cualquiera de estas situaciones su desimpactación y retirada.

Los litotriptores de emergencia están diseñados para ser usados en una amplia variedad de cestas, aunque no todos los modelos de cestas comercializados son compatibles con su uso. Más recientemente, se incorporaron en algunos diseños de cesta los denominados *puntos de fallo*, lugares que se rompen cuando una aplicación de fuerza máxima no logra la fragmentación de la piedra, de manera que facilitan la desimpactación de la cesta. Independientemente del resultado del procedimiento, la deformidad provocada por el litotriptor de emergencia en las cestas hace que posteriormente éstas ya no puedan ser reutilizadas.

Los modelos tradicionalmente empleados de litotriptor de emergencia requerían la extracción del endoscopio antes de la inserción de la vaina metálica. Por contra, algunos de los dispositivos más recientes permiten la inserción de vainas metálicas de más fino calibre a través del canal de trabajo, lo que permite realizar la litotricia de emergencia sin necesidad de retirar el duodenoscopio.

Litotricia mecánica mediante dispositivos integrados

A diferencia de los anteriores, los dispositivos integrados incorporan todos los componentes del sistema de litotricia mecánica anteriormente descritos, al estar ya concebidos como instrumentos dirigidos a la práctica de la litotricia, y no como instrumentos de rescate de una cesta impactada (**Fig. 50-3**).

Los dispositivos integrados de litotricia mecánica constan de una cesta formada por unos alambres especialmente resistentes que se encuentra preensamblada a través de una cubierta interna plástica revestida externamente por una vaina metálica. Están diseñados para su introducción de forma convencional a través del canal de trabajo del duodenoscopio. Para la canulación biliar inicial y la captura de la piedra, se utiliza únicamente la cesta y la cubierta interna plástica. Una vez se consigue atrapar la litiasis, se hace avanzar la vaina metálica hasta el nivel en que se encuentra la piedra. Posteriormente, mediante la activación del dispositivo de tracción, se aplica tensión en los cables de la cesta, mecanismo mediante el cual ésta se comprime de forma progresiva contra la vaina metálica, provocando la fragmentación de la litiasis contenida en su interior.

Los dispositivos integrados de litotricia mecánica pueden ser empleados para la fragmentación de litiasis localizadas en cualquier punto o lugar de los conductos biliares o del conducto pancreático. Además, a diferencia de los dispositivos de emergencia, presentan la ventaja de permitir realizar varias litotricias durante un mismo procedimiento. Este hecho es especialmente útil en aquellos casos de litiasis extremadamente grandes, en las que puede ser necesaria la realización de sucesivas fragmentaciones de la piedra hasta lograr un tamaño lo suficientemente pequeño que permita su extracción a través de la papila.

Están disponibles diferentes modelos de dispositivos integrados de litotricia, fabricados por diversas casas comerciales, y que presentan ciertas peculiaridades diferenciales entre las marcas. Existen, p. ej., algunos modelos que permiten la rotación de las cestas, lo que puede facilitar en determinadas situaciones la captura de las litiasis. También existen modelos con diferentes tamaños de cestas, con el objetivo de adecuar el tamaño de éstas al de la litiasis que se quiera fragmentar. No obstante, se debe tener en cuenta que la rigidez de los modelos de mayor tamaño puede hacer que la canulación ductal y la maniobrabilidad del dispositivo sean más complejas. Tradicionalmente, estos sistemas integrados de litotricia eran reutilizables. Sin embargo, la mayoría de los dispositivos más modernos son desechables, lo que permite dotar de una mayor flexibilidad a los materiales que los conforman y facilitar su uso. Además, las mejoras progresivas de los sistemas de manivelas también han contribuido a facilitar progresivamente el manejo de estos instrumentos.

Litotricia electrohidráulica

El empleo de la litotricia electrohidráulica (LEH) es una alternativa a la modalidad mecánica previamente expuesta para la fragmentación endoscópica intracorpórea de coledocolitiasis difíciles. De forma anecdótica, cabe señalar que en sus

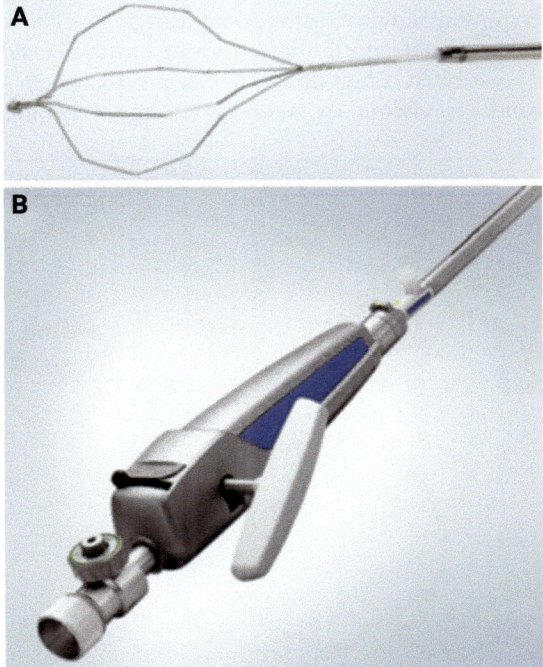

Figura 50-3. Dispositivo integrado de litotricia mecánica. **A)** Cesta de litotricia mecánica ensamblada en una funda plástica y una vaina exterior metálica (Olympus®). **B)** Manivela del dispositivo de litotricia mecánica integrado.

inicios este procedimiento de litotricia fue concebido como una herramienta de uso industrial, empleada para provocar la fragmentación de rocas.

Los equipos de LEH que se utilizan en el ámbito endoscópico están compuestos básicamente por una sonda bipolar y un generador de carga (**Fig. 50-4**). El principio que rige el funcionamiento de esta modalidad de litotricia es la creación de una chispa eléctrica de alto voltaje, mediante la transmisión de una carga a través de los electrodos ubicados en la punta de la sonda. Estas cargas eléctricas se suministran en pulsos cortos y provocan la expansión inmediata del líquido circundante a la sonda e inducen la formación de ondas de choque esféricas de alta presión. La oscilación repetida causada por estas ondas de choque genera la suficiente presión para provocar la fragmentación de la mayoría de las litiasis. Aunque existen diversos modelos comercializados, la activación del dispositivo de generación de carga se realiza en la mayoría de estos mediante la pulsación de un pedal.

Generalmente se aconseja realizar la LEH con visualización directa de las litiasis a fragmentar. Para ello, en la actualidad se emplean colangioscopios introducidos habitualmente a través del canal de trabajo del duodenoscopio de forma análoga al resto del instrumental empleado en las CPRE. Estos miniendoscopios cuentan con su propio canal de trabajo, a través del cual se introduce la sonda de litotricia, y pueden además disponer de canales independientes para la instilación de agua o solución salina.

En cualquier caso, hay que señalar que el uso de métodos de visión directa no es imprescindible para la realización de la LEH, ya que se puede hacer únicamente mediante el empleo de guía fluoroscópica con la ayuda de balones o cestas que ayudan a centrar y fijar la sonda. No obstante, la tendencia actualmente más extendida y segura es la realización de la técnica con sistemas de visualización directa, a través de colangioscopios, ya que aportan la ventaja de localizar mejor las litiasis y permiten dirigir de forma más precisa la aplicación de las ondas de choque, evitando su descarga errónea contra la pared de la vía biliar o pancreática con el consecuente riesgo de aparición de efectos adversos, como traumas epiteliales e incluso perforaciones ductales.

Como consejos prácticos para la realización de la técnica, es importante tener en cuenta que el avance de la sonda LEH a través del canal de trabajo del colangioscopio debe realizarse cuidadosamente, para evitar que ésta se doble o se rompa. Además, debido a la fragilidad de las sondas, es aconsejable lubricar adecuadamente el canal y enderezar el trayecto del colangioscopio durante su avance. Una vez en el interior del ducto, siempre que sea posible, la sonda debe ser dirigida hacia el centro de la litiasis a fragmentar, posicionándola de forma óptima a más de 5 mm de la punta del endoscopio y a 1-2 mm de la piedra antes de la aplicación de las descargas (aunque pueden existir ciertas variaciones en las recomendaciones de las diferentes casas comerciales). La litiasis puede contactar con la sonda durante la aplicación de la descarga, aunque esto podría reducir su vida útil funcional. Dependiendo de los fabricantes, existen diferentes métodos y especificaciones para seleccionar la potencia óptima de descarga y la cantidad de pulsos emitidos por segundo durante la activación del pedal, pudiendo requerir ajustes estos parámetros en función de la dureza de la piedra que se vaya a fragmentar.

Es imprescindible un medio acuoso para la adecuada transmisión de las ondas de choque, por lo que es necesario irrigar de forma continuada agua o solución salina hasta conseguir la inmersión del cálculo antes de aplicar la descarga. También es útil para asegurar la visión durante el procedimiento y para favorecer la eliminación de los residuos a medida que se van fragmentando las litiasis. En algunas ocasiones, tras la retirada del colangioscopio y la sonda de litotricia, puede ser necesario el empleo de procedimientos estándar de CPRE para completar la limpieza de los conductos biliopancreáticos.

> ❗ Una de las ventajas del enfoque electrohidráulico en comparación con otros métodos de litotricia es que se trata de una modalidad rápida y eficiente.

Además, sus generadores son compactos, fácilmente transportables y no requieren un suministro eléctrico especial o el uso de ropa protectora específica. No obstante, es importante tener en cuenta que las sondas son elementos de un solo uso y que el empleo de configuraciones de alta potencia y mayor número de disparos puede reducir su vida útil. Por otra parte, la destrucción completa de litiasis muy grandes o múltiples puede requerir del uso de más de una sonda durante la misma sesión, o la repetición de nuevas sesiones, lo que aumenta los costes totales del procedimiento.

De forma análoga al papel desempeñado por el litotriptor mecánico de emergencia, cabe señalar que la LEH también se puede emplear como método de rescate, con la finalidad de triturar aquellas litiasis que durante el intento de extracción mediante el empleo de cestas se quedan impactadas en el conducto biliar.

Como se señala en la introducción del presente capítulo, la LEH intraductal también se puede realizar mediante abordajes percutáneos e incluso intraoperatorios, aunque la mayoría de los endoscopistas prefieren el uso de la vía peroral para su realización.

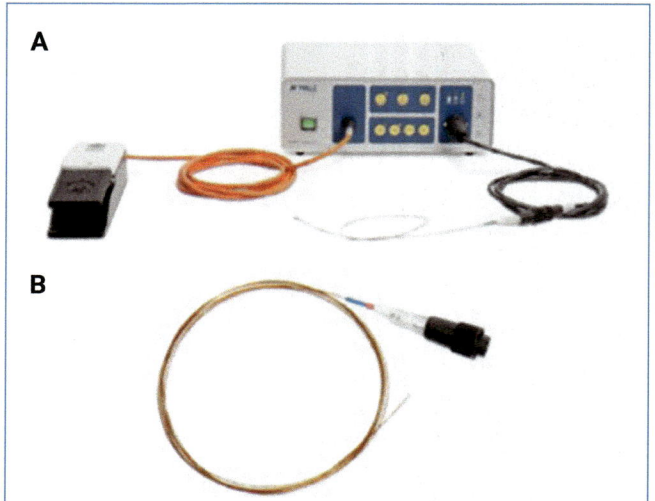

Figura 50-4. Equipo de litotricia electrohidráulica. **A)** Generador de carga, pedal de activación y sonda de litotricia electrohidráulica (Walz). **B)** Imagen ampliada de la sonda de litotricia electrohidráulica (Walz).

Litotricia láser

Tras su desarrollo y fundamental expansión inicial en el ámbito de la urología, el empleo de la litotricia láser (LL) ha sido la última modalidad incorporada al arsenal terapéutico endoscópico para la fragmentación de litiasis biliares y pancreáticas difíciles.

El principio subyacente de la LL es la generación de una onda de choque de alta energía capaz de romper los cálculos intraductales. Esto se logra mediante el enfoque con luz láser de alta potencia sobre la superficie de una litiasis, lo que crea los llamados *efectos ópticos no lineales*, en los cuales los electrones se separan de sus núcleos atómicos y la materia se transforma en un estado de plasma, una colección gaseosa de iones y electrones libres. Esta burbuja de plasma oscila a una velocidad supersónica, lo que induce ondas de tracción y compresión que fracturan la superficie de las litiasis localizadas a nivel intraductal.

En la actualidad, se emplean sistemas de láser pulsado, unos sistemas que suministran los picos de alta potencia en fracciones muy pequeñas de segundo mediante pulsos extremadamente cortos. Previamente a la disponibilidad de estos tipos de láser pulsado, se empleaban los láseres de onda continua, muy ineficientes porque provocaban un aumento de temperatura de las litiasis y del tejido circundante, lo que causaba un mayor riesgo de perforación asociado al procedimiento. A pesar de esta mayor seguridad de los láseres pulsados, el riesgo de daño ductal no ha desaparecido por completo y se sigue aconsejando evitar el contacto directo de la fibra láser con el tejido ductal durante la litotricia. Por ello, también es aconsejable realizar el procedimiento bajo visión directa, aunque, al igual que con la modalidad electrohidráulica, también existen experiencias descritas que realizan el procedimiento únicamente bajo guía fluoroscópica y con el empleo de balones que ayuden a centrar y fijar la sonda antes de la generación de las descargas.

Existen diversos tipos de láser comercializados. El más habitualmente empleado en el campo de la endoscopia biliar, y que cuenta con la aprobación de la Food and Drug Administration, es el láser Holmium: *yttrium aluminum garnet* (YAG). Se trata de un láser sólido compuesto por un elemento mineral denominado *holmio*, dispuesto en el interior de un cristal YAG, capaz de emitir un haz de luz con una longitud de onda de 2.150 nm y emitir pulsos de alta energía de aproximadamente 500 a 1.000 mJ. Este tipo de láser se podría considerar el *gold standard* para la litofragmentación láser intraductal, por generar ondas de presión de baja amplitud que reducen la posibilidad de ocasionar daño mecánico sobre las paredes de los conductos (**Fig. 50-5**).

Las fibras de láser Holmium:YAG suelen ser de un solo uso, con una longitud de hasta 4 m y están disponibles en múltiples diámetros; la mayoría de ellas pueden insertarse a través del canal de trabajo de los colangioscopios. Al igual que las fibras de LEH, las fibras láser pueden ser difíciles de manipular a través del canal de trabajo de un colangioscopio debido a su tamaño y fragilidad.

El láser *frequency-doubled double-pulse neodymium*, YAG (FREDDY), también está aprobado por la Food and Drug Administration para el tratamiento de los cálculos de conductos biliares; existen también otros tipos de láser cuyo uso es menos frecuente o están en investigación.

Entre las desventajas de los láseres YAG y FREDDY se encuentra que, a pesar de ser unidades portátiles que habitualmente se desplazan sobre ruedas, presentan un tamaño mediano y un peso considerable (entre 80 y 300 kg) que dificultan su movilidad. Además, pueden requerir una alimentación eléctrica de 220 voltios, y algunos equipos necesitan calentarse y calibrarse antes del inicio del procedimiento. Por otra parte, el personal que usa láseres médicos necesita capacitación formal específica respecto a su funcionamiento y seguridad, y es necesario el uso de gafas protectoras especiales durante su utilización. Finalmente, es importante señalar el mayor coste asociado a esta modalidad de litotricia. No obstante, debido al elevado uso de estos dispositivos en los departamentos de Urología, se puede economizar el rendimiento asociado a la compra del equipo mediante un plan de uso compartido.

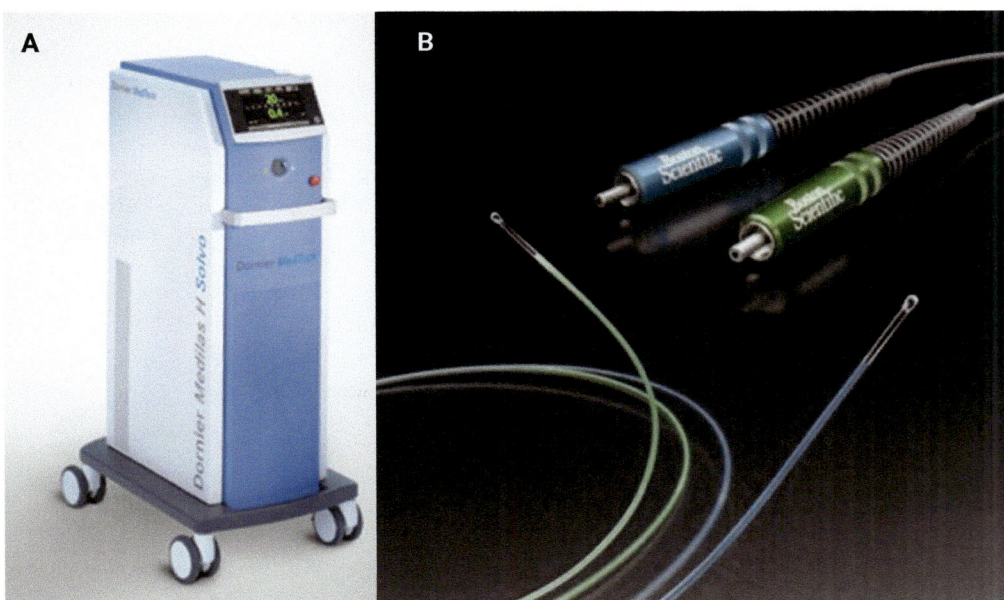

Figura 50-5. Equipo de litotricia mediante láser Holmium: YAG. **A)** Generador de energía (Paragon Care®). **B)** Fibras de láser (Boston Scientific®).

Al igual que en la LEH, los procedimientos de LL también pueden ser realizados mediante abordajes percutáneos. Estos permiten la aplicación anterógrada, mediante un acceso ductal más directo. No obstante, entre las desventajas de este método se encuentran la necesidad de establecer una fístula cutáneo-biliar de gran calibre —con sus complicaciones asociadas—, el requisito de un campo estéril y la necesidad de coordinación logística entre los equipos de endoscopia digestiva y radiología intervencionista. Por estos motivos, el abordaje endoscópico es habitualmente la modalidad de elección preferida.

Litotricia extracorpórea por ondas de choque

A diferencia de los procedimientos anteriormente expuestos que requieren el acceso al interior ductal para fragmentar la litiasis, la litotricia extracorpórea por ondas de choque (LEOC) se puede considerar un procedimiento poco invasivo, ya que utiliza ondas de energía generadas y transmitidas desde el exterior del cuerpo. La tecnología empleada para la generación de estas ondas puede ser electrohidráulica, piezoeléctrica o electromagnética. Someramente, para su funcionamiento hay que señalar que el paso de estas ondas a través de las superficies anterior y posterior de la piedra libera fuerzas de compresión y de tracción, causando una cavitación que conduce a la fragmentación de la litiasis.

Estos equipos de litotricia están habitualmente formados por tres componentes: el generador es el elemento principal, y el dispositivo que enfoca y genera las ondas de choque hacia las litiasis a fragmentar; el segundo componente es el medio, que es el transmisor empleado para acoplar y transmitir las ondas de choque entre el generador y el paciente; finalmente, el tercer componente lo conforman los sistemas de imagen, que permitirán localizar las litiasis a fragmentar y direccionar las ondas de choque producidas por el generador hacia éstas (**Fig. 50-6**).

Habitualmente, los equipos más modernos de LEOC disponen de mecanismos que permiten enfocar y concentrar las ondas de energía contra las litiasis a tratar, lo que minimiza la posibilidad de dañar los órganos o estructuras circundantes a éstas.

Respecto al medio para la transmisión de las ondas de choque, cabe señalar que las plataformas iniciales empleaban únicamente agua, lo que requería que el paciente estuviera parcialmente sumergido durante el procedimiento. En la actualidad, este acoplamiento se logra habitualmente empleando cojines rellenos de agua que entran en contacto con la piel mediante el empleo de gel.

La focalización precisa de las ondas de choque en la piedra es esencial para una litotricia efectiva. Los sistemas de imagen más empleados son la guía fluoroscópica y la ultrasonografía endoscópica. Entre las desventajas de la fluoroscopia está que únicamente permite la detección de cálculos radioopacos, por lo que en muchas ocasiones se precisa de la inserción de un *stent* intraductal para focalizar y dirigir las ondas de choque. El empleo del *stent* permite, además, reducir el riesgo de pancreatitis y minimiza el número de ondas de choque requeridas para la fragmentación de la piedra. La imagen obtenida mediante ultrasonografía detecta también los cálculos radiotransparentes y cuenta, por el contrario, con la desventaja de que las estructuras interpuestas rellenas de aire (como las asas intestinales) pueden limitar la obtención de imágenes. Además, la localización únicamente con sistemas de ultrasonografía no suele ser lo suficientemente precisa, por lo que en la mayoría de los pacientes se requiere un sistema de orientación radiológico bidimensional durante la litotricia.

Debido a su mayor experiencia y familiaridad con el equipo, en muchos centros se cuenta con la colaboración de urólogos para la práctica de LEOC en patologías digestivas. En estudios de urología, se ha demostrado que la capacitación adecuada mejora la tasa de éxito de esta modalidad de litotricia, por lo que de forma análoga esto será superponible para el tratamiento de litiasis digestivas. Se cree que la administración intravenosa de secretina o colecistoquinina durante la litotricia extracorpórea podría mejorar el paso de los cálculos a través de los conductos pancreáticos y biliares, respectivamente. No obstante, como se ha señalado con anterioridad, en muchas ocasiones es necesario complementar el procedimiento mediante técnicas de limpieza endoscópica del conducto biliar o pancreático mediante CPRE para provocar la salida de las litiasis o de sus fragmentos.

> **!** Entre los inconvenientes de esta modalidad de litotricia, se encuentra fundamentalmente que se trata de la opción de mayor coste. Por este motivo, en instituciones pequeñas el arrendamiento del equipo es una modalidad alternativa para abaratar su uso.

INDICACIONES DE LA LITOTRICIA Y ALGORITMO DE MANEJO DE LAS COLEDOCOLITIASIS DIFÍCILES

Los sistemas de litotricia intraductal (independientemente de la modalidad elegida) se emplean para la fragmentación de los cálculos localizados en los conductos biliares o en el

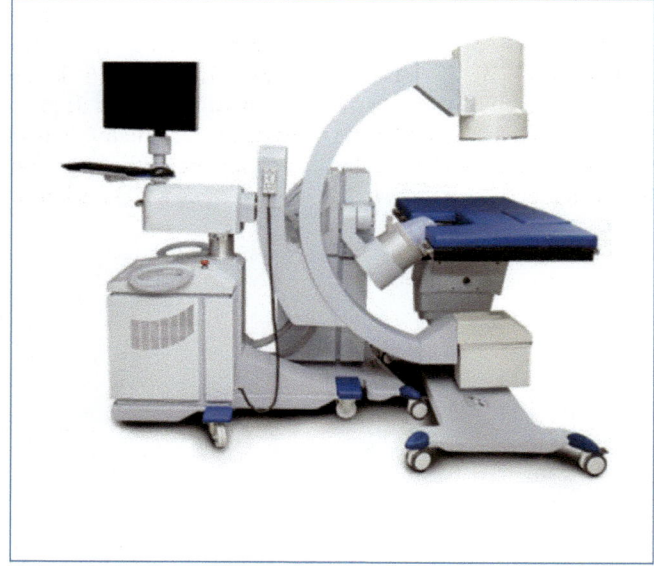

Figura 50-6. Equipo de litotricia extracorpórea con ondas de choque (Omnia Health®).

conducto pancreático, tras el fallo de las maniobras habituales de extracción mediante los procedimientos convencionales de CPRE. Tradicionalmente, antes de plantear la práctica de la litotricia, se aconsejaba apurar al máximo el papel de las técnicas convencionales de limpieza biliar, incluyendo la inserción de prótesis metálicas autoexpandibles totalmente recubiertas para erosionar la litiasis o la realización de una papiloplastia de gran calibre que facilite su evacuación. Los riesgos asociados a estos procedimientos y la continua mejora de los sistemas de litotricia hacen que en la actualidad se aconseje individualizar cada caso en función de las características de la litiasis a tratar, de la experiencia del equipo de endoscopistas de cada centro y de la preferencia de los pacientes. En ocasiones puede ser más adecuado plantear un procedimiento de litotricia precoz antes de intentar apurar el papel de los métodos convencionales de extracción de litiasis mediante CPRE (Fig. 50-7).

Por su parte, la litotricia extracorpórea por ondas de choque puede ser empleada para las mismas indicaciones y, rara vez, como tratamiento complementario o primario de los cálculos localizados en el interior de la vesícula biliar.

EFICACIA DE LA LITOTRICIA

Debido a la existencia de diferentes modalidades, para la evaluación de la eficacia de la litotricia se hará un análisis individualizado de cada uno de los métodos previamente explicados.

Litotricia mecánica

Por tratarse de la modalidad más antigua y expandida, la litotricia mecánica es el abordaje sobre el que existe más evidencia relativa a sus resultados. Varias series grandes de casos, procedentes de diferentes centros, han demostrado que la litotricia mecánica conduce a la limpieza completa del conducto biliar en aproximadamente el 80-90 % de los pacientes; destaca, no obstante, que el 20-30 % de los casos requieren más de un procedimiento para completar la limpieza del conducto.

Entre las causas más frecuentemente asociadas al fracaso de la litotricia mecánica se encuentra la impactación de los cálculos en el conducto biliar. Por otra parte, las litiasis de gran tamaño (especialmente las mayores de 20 mm de diámetro) también se han asociado al fracaso de los procedimientos de litotricia mecánica. Por ejemplo, en una serie de 209 pacientes

con un diámetro medio de la litiasis de 18 mm, la tasa de resolución exitosa de la piedra se redujo del 88 al 68 % para aquellas litiasis cuyo diámetro máximo era mayor de 25 mm.

Litotricia electrohidráulica

A pesar de los limitados datos y la dificultad para establecer comparativas (debido fundamentalmente a la imposibilidad de evaluar la similitud de las características basales de los casos incluidos en las diferentes series), los resultados de esta modalidad de litotricia son discretamente superiores a los anteriormente expuestos para la litotricia mecánica. Las series de pacientes con cálculos en el conducto biliar que fueron refractarios a las terapias endoscópicas estándar de extracción reportan unas tasas de fragmentación de litiasis y aclaramiento completo de los conductos con el uso de la técnica electrohidráulica de entre el 77 y el 100 %. Al igual que se señalaba con anterioridad, algunas series relatan la necesidad de requerir en algunas ocasiones la repetición de los procedimientos para completar la limpieza de los conductos. En un estudio realizado en el Hospital Universitario de Ourense, publicado en 2023, se observó que mediante el uso de litotricia electrohidráulica guiada por colangioscopia se lograba la eliminación de las coledocolitiasis difíciles en una única sesión en el 84 % de los pacientes, mientras que, tras sucesivos procedimientos, la tasa de eliminación completa de las litiasis era del 96 %. Estos resultados son similares a los reportados previamente por Pons-Beltrán *et al.*, con unas respectivas tasas del 65 y 91 % .

> ! Un metaanálisis reciente de 35 estudios (1.762 pacientes) demostró que la litotricia intraductal guiada por colangioscopia para cálculos biliares difíciles tuvo una tasa de éxito global de fragmentación de cálculos del 91,2 %, con un aclaramiento completo del 76,9 % en una sola sesión.

Litotricia láser

Por ser la modalidad más recientemente incluida en el arsenal terapéutico de la endoscopia biliar, los resultados de los sistemas de litotricia láser son los más limitados. En varias series pequeñas de casos, se ha informado que el láser Holmium:YAG produce un aclaramiento total de cálculos en el

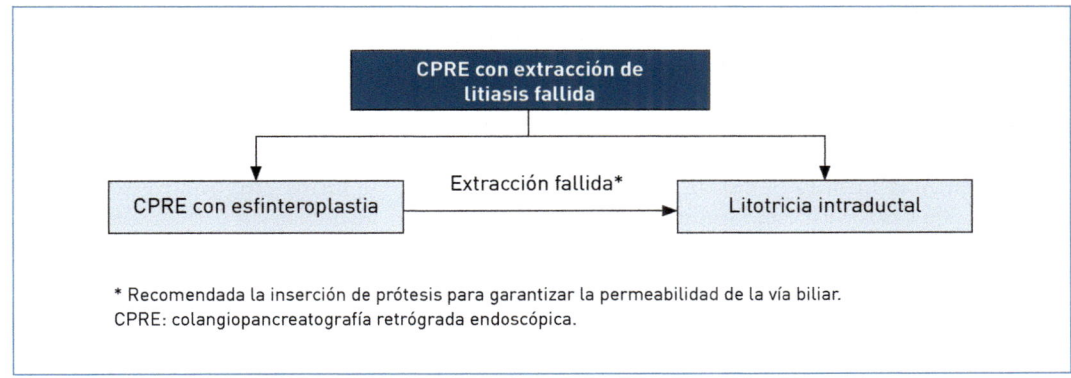

Figura 50-7. Algoritmo de manejo de coledocolitiasis difícil.

conducto biliar intrahepático y extrahepático entre el 85 y el 100 % de los pacientes. En el tratamiento de los cálculos localizados a nivel del conducto pancreático, los resultados son algo más discretos y se han reportado unos resultados de en torno al 80 % de éxito.

Litotricia extracorpórea por ondas de choque

Los estudios que utilizan LEOC para la eliminación de cálculos del conducto biliar refractarios al tratamiento endoscópico han reportado una tasa de eliminación de cálculos completa del 78 al 90 %. Al igual que sucede con los abordajes intraductales, en algunos casos es posible que se requiera más de una sesión de litotricia para poder lograr la fragmentación adecuada de los cálculos que permita un completo aclaramiento ductal. Además, se debe tener en cuenta al analizar estos datos que es común en muchos centros la práctica de la CPRE tras cada sesión de litotricia extracorpórea con la finalidad de aumentar o completar la extracción de los cálculos ductales, lo que hace que el menor grado de invasividad atribuido a este procedimiento quede en cuestión.

La mayor experiencia relativa al uso de la LEOC en el campo de la patología digestiva proviene de la pancreatitis crónica calcificante. Un metaanálisis estimó una tasa combinada de depuración ductal completa en estos pacientes del 71 % (IC 95 %: 69-72 %) y una tasa de depuración ductal parcial del 22 % (IC 95 %: 21-24 %). Este metaanálisis también reportó una mejora significativa en la calidad de vida, del grado de dolor y del uso de narcóticos después de la terapia con litotricia extracorpórea con ondas de choque.

Comparativa entre técnicas

Para la comparativa entre las técnicas de litotricia, se valorarán inicialmente los resultados de uno de los primeros ensayos clínicos aleatorizados comparativos entre técnicas, en el que se evaluaron los resultados ofrecidos por la LEOC y la LL. En este estudio, el rendimiento ofrecido por los sistemas láser fue significativamente mejor, presentando la litotricia extracorpórea con ondas de choque unas tasas de aclaramiento de cálculos del 73 frente al 97 % obtenido con los sistemas láser, siendo la diferencia estadísticamente significativa (p <0,05). En otro ensayo clínico aleatorizado recientemente publicado, Buxbaum et al. compararon los resultados obtenidos por las técnicas de CPRE convencionales (entre las que incluían la litotricia con cesta mecánica) con la litotricia láser y obtuvieron con esta última unas tasas de limpieza del conducto biliar significativamente mejores (93 frente al 67 %, p = 0,009) .

En el año 2018, se publicó en *Endoscopy* una revisión sistemática y metaanálisis en el que se realizó una triple comparación entre la LEH (277 casos), la LL (426 casos) y la LEOC (1.266 casos). En este estudio, se observó que la LL era la modalidad que obtenía una tasa de aclaramiento ductal completo más elevado (95,1 %), superior al abordaje electrohidráulico (88,4 %) o el abordaje extracorpóreo (84,5 %), siendo además esta diferencia estadísticamente significativa (p < 0,001).

En otro metaanálisis publicado en 2023, en el que se incluyeron un total de 19 ensayos controlados aleatorios y 2.752 pacientes, se observó que la colangioscopia con litotricia intraductal (láser o electrohidráulica) era superior a la esfinteroplastia con balón (RR = 1,24; IC 95 % 1,07-1,45) y a la litotricia mecánica (RR =1,34; IC 95 %: 1,14-1,58).

> ❗ A tenor de los resultados previamente expuestos, podría concluirse que las técnicas de litotricia guiadas por colangioscopia representan el método más eficaz para el tratamiento de las litiasis difíciles, mientras que la esfinteroplastia podría representar una alternativa menos costosa y más ampliamente disponible. No obstante, sigue siendo necesario disponer de más estudios aleatorizados de alta potencia y calidad para poder comparar todas estas técnicas.

EFECTOS ADVERSOS

La valoración específica de los efectos adversos atribuidos propiamente a la litotricia intraductal realizada con abordaje endoscópico es limitada. Esto es debido a que muchos de estos episodios se asocian con los procedimientos de acceso al ducto o menos frecuentemente con la colangioscopia o pancreatoscopia, más que con el propio proceso de fragmentación de la litiasis. No obstante, ambos procesos son inherentes a la realización de la litotricia endoscópica intraductal, por lo que las complicaciones asociadas a estos también deben ser tenidas en cuenta a la hora de valorar la seguridad de este procedimiento.

Entre los efectos adversos más frecuentemente descritos se debe destacar fundamentalmente la colangitis, la pancreatitis, la hemorragia y la perforación. La litotricia intraductal mediante dispositivos electrohidráulicos o con láser se ha asociado con tasas de colangitis de hasta el 14 %. Esta puede verse favorecida por la necesidad de instilación continua de agua o solución salina hacia el interior de los conductos biliares, así como por la limpieza incompleta en algunos casos de las litiasis intraductales. Por éste motivo, es recomendable valorar el uso de antibioterapia profiláctica, particularmente en el contexto de un drenaje biliar incompleto o en pacientes de alto riesgo de eventos infecciosos (como, por ejemplo, inmunodeprimidos).

El segundo evento adverso más frecuente es la pancreatitis, habiéndose reportado unas tasas relacionadas con la litotricia pancreática intraductal de hasta el 7 %. Como en la CPRE, la gravedad de la mayoría de estos episodios suele ser leve, actuando también la presencia de una pancreatitis crónica subyacente como factor protector. De forma análoga a las recomendaciones para CPRE estándar, el aporte adecuado de fluidoterapia con lactato de Ringer, durante y después del procedimiento, y la administración de indometacina rectal son aconsejables para disminuir la frecuencia de aparición de éste efecto adverso.

Otros efectos adversos mucho menos frecuentes son la hemobilia y la perforación ductal, cuyo riesgo aumenta en caso de contacto de las sondas con la pared ductal. En el caso de la modalidad electrohidráulica, la perforación también puede ocurrir debido a la elevación extrema de la temperatura de la superficie de la piedra y los tejidos ductales circundantes, causada generalmente por la aplicación prolongada de impulsos.

No obstante, el riesgo de aparición de ambos efectos adversos es probablemente inferior al 1 %.

Por último, deben ser tenidos en cuenta los eventos adversos relacionados con la sedación, con la peculiaridad asociada a los procedimientos de que en la LL y la LEH es necesario inyectar agua o solución salina a nivel ductal, pudiendo dar lugar al paso de la misma al estómago, con el consiguiente riesgo de broncoaspiración. Por este motivo, se aconseja proteger la vía aérea durante estos procedimientos.

En la comparativa de seguridad entre las diferentes modalidades, de acuerdo con los datos expuestos en el metaanálisis anteriormente señalado, la tasa de complicaciones postoperatorias fue significativamente mayor en los pacientes tratados mediante LEH (13,8 %) que en los pacientes tratados con LEOC (8,4 %) o LL (9,6 %), siendo esta diferencia estadísticamente significativa (p = 0,04).

Existen, además, otras complicaciones técnicas asociadas exclusivamente a la litotricia mecánica. En esta modalidad, la impactación de la cesta y la fractura del cable de tracción pueden aparecer hasta en el 4 % de los casos. No obstante, la mayoría de estas complicaciones técnicas se pueden manejar de forma conservadora, empleando un litotriptor de emergencia o una modalidad de litotricia alternativa.

Respecto a la LEOC, sus tasas de efectos adversos para el tratamiento de coledocolitiasis rondan el 14 %, incluyendo fundamentalmente el dolor, hemobilia, colangitis, sepsis, pancreatitis y hematuria. Este porcentaje es levemente inferior en las aplicaciones pancreáticas, con unas tasas del 5-10 %, siendo el más frecuente la pancreatitis posprocedimiento. Además, es importante tener en cuenta que ésta modalidad está contraindicada en pacientes embarazadas, ante la presencia de trastornos de la coagulación, pacientes con aneurismas aórticos calcificados o si hay tejido pulmonar interpuesto a la onda de choque.

PUNTOS CLAVE

- La mayoría de las litiasis se resuelven mediante técnicas de CPRE convencionales, jugando en la actualidad la esfinteroplastia con balón un papel fundamental para la consecución de este objetivo.
- La litotricia intraductal es un tratamiento relativamente seguro y eficaz para la resolución de los cálculos biliares y pancreáticos difíciles, logrando altas tasas de aclaramiento

en pocas sesiones y con escasos riesgos, por lo que se puede valorar su realización como estrategia de elección para el tratamiento de las litiasis difíciles.
- El uso de las modalidades electrohidráulicas y láser se ha ido expandiendo durante los últimos años, de la mano de las mejoras de los sistemas de visualización directa del conducto biliar o pancreático.

BIBLIOGRAFÍA

Buxbaum JL, Abbas Fehmi SM, Sultan S, et al. ASGE guideline on the role of endoscopy in the evaluation and management of choledocholithiasis. Gastrointest Endosc. 2019;89(6):1075-105.e15. doi: 10.1016/j.gie.2018.10.001.

Buxbaum J, Sahakian A, Ko C, et al. Randomized trial of cholangioscopy-guided laser lithotripsy versus conventional therapy for large bile duct stones (with videos). Gastrointest Endosc. 2018;87(4):1050-60. doi: 10.1016/j.gie.2017.08.021.

Chandrasekhara V, Khashab MA, Muthusamy VR, et al. Adverse events associated with ERCP. Gastrointest Endosc. 2017;85(1):32-47. doi: 10.1016/j.gie.2016.06.051.

Facciorusso A, Gkolfakis P, Ramai D et al. Endoscopic Treatment of Large Bile Duct Stones: A Systematic Review and Network Meta-Analysis. Clin Gastroenterol Hepatol. 2023 Jan;21(1):33-44.

Garg PK, Tandon RK, Ahuja V, Makharia GK, Batra Y. Predictors of unsuccessful mechanical lithotripsy and endoscopic clearance of large bile duct stones. Gastrointest Endosc. 2004;59(6):601-5. doi: 10.1016/S0016-5107(04)00295-0.

Maple JT, Ikenberry SO, Anderson MA, et al. The role of endoscopy in the management of choledocholithiasis. Gastrointest Endosc. 2011;74(4):731-44. doi:1: 10.1016/j.gie.2011.04.012.

McCarty TR, Gulati R, Rustagi T. Efficacy and safety of peroral cholangioscopy with intraductal lithotripsy for difficult biliary stones: a systematic review and meta-analysis. Endoscopy. 2021 Feb;53(2):110-22.

Moole H, Jaeger A, Bechtold ML, Forcione D, Taneja D, Puli SR. Success of extracorporeal shock wave lithotripsy in chronic calcific pancreatitis management: A meta-analysis and systematic review. Pancreas. 2016;45(5):651-8. doi: 10.1097/MPA.0000000000000512.

Neuhaus H, Zillinger C, Born P, et al. Randomized study of intracorporeal laser lithotripsy versus extracorporeal shock-wave lithotripsy for difficult bile duct stones. Gastrointest Endosc. 1998;47(5):327-34. doi: 10.1016/S0016-5107(98)70214-7.

Pons-Beltrán V, Alonso-Lázaro N, Mansilla-Vivar R et al. Single-operator cholangiopancreatoscopy in pancreatobiliary diseases: clinical experience in a tertiary referral hospital. Rev Esp Enferm Dig2018 Dec;110(12):748-54.

Saac Raijman. Electrohydraulic lithotripsy in the treatment of bile and pancreatic duct stones - UpToDate. UpToDate. Disponible en: https://www.uptodate.com.mergullador.sergas.es/contents/electrohydraulic-lithotripsy-in-the-treatment-of-bile-and-pancreatic-duct-stones?search=biliary lithotripsy&source=search_result&selectedTitle=7-150&usage_type=default&display_rank=7.

Schneider MU, Matek W, Bauer R, Domschke W. Mechanical lithotripsy of bile duct stones in 209 patients - Effect of technical advances. Endoscopy. 1988;20(5):248-53. doi: 10.1055/s-2007-1018186.

Tejido C, Puga M, Regueiro C et al. Evaluation of the effectiveness and safety of single-operator cholangiopancreatoscopy with the SpyGlass™ system. Gastroenterol Hepatol. 2024 Feb;47(2):170-8.

Thomas M, Howell DA, Carr-Locke D, et al. Mechanical lithotripsy of pancreatic and biliary stones: Complications and available treatment options collected from expert centers. Am J Gastroenterol. 2007;102(9):1896-902. doi: 10.1111/j.1572-0241.2007.01350.x.

Veld JV, Van Huijgevoort NCM, Boermeester MA, et al. A systematic review of advanced endoscopy-assisted lithotripsy for retained biliary tract stones: Laser, electrohydraulic or extracorporeal shock wave. Endoscopy. 2018;50(9):896-909. doi: 10.1055/a-0637-8806.

Watson RR, Parsi MA, Aslanian HR, et al. Biliary and pancreatic lithotripsy devices. VideoGIE. 2018;3(11):329-338. doi: 10.1016/j.vgie.2018.07.010.

Canulación y esfinterotomía de la papila *minor*. Tratamiento del páncreas *divisum*

51

M. González-Haba Ruiz, B. Agudo Castillo y J. de la Peña García

OBJETIVOS

- Conocer el concepto de páncreas *divisum* y su papel en la patología pancreática.
- Describir las técnicas diagnósticas disponibles en la actualidad.
- Analizar las modalidades terapéuticas y los aspectos técnicos endoscópicos del tratamiento sobre la papila *minor* en páncreas *divisum* u otras indicaciones.

CONCEPTO E INCIDENCIA

El páncreas *divisum* se produce por una ausencia de fusión de los conductos dorsal y ventral del páncreas durante el desarrollo embrionario, aproximadamente en la séptima semana de gestación.

Durante el desarrollo normal del páncreas se produce la rotación de la yema pancreática ventral, que se fusiona con la yema pancreática dorsal en el intestino anterior. La yema ventral formará la mayor parte de la cabeza pancreática, así como el proceso uncinado, mientras que la yema dorsal contribuirá a la formación de todo el cuerpo, la cola y, minoritariamente, la cabeza pancreática.

Después de la fusión, la zona distal del conducto principal del páncreas (conducto de Wirsung) se forma a partir del conducto del páncreas ventral y su zona proximal a partir de la porción proximal del conducto del primordio dorsal. La porción distal del conducto pancreático dorsal embrionario a menudo retrocede. Sin embargo, en muchos casos, esta porción persiste a pesar de la fusión normal de los dos primordios, por lo que habrá un conducto pancreático accesorio (conducto de Santorini) patente, pero con drenaje pancreático normal a través de la papila mayor. La ausencia de fusión de ambos conductos es lo que se denomina páncreas *divisum*. En estos casos, el drenaje del páncreas dorsal hacia el duodeno se realiza por completo a través del conducto accesorio y la papila *minor*, salvo las secreciones producidas en el proceso uncinado y en la porción ventral de la cabeza pancreática, que lo hacen a través de la papila mayor.

Según el grado de defecto o fallo en la fusión, se describen varios tipos de páncreas *divisum* (**Fig. 51-1**):

- Páncreas *divisum* completo (forma clásica): es el tipo más habitual (70 %.) Hay una ausencia completa de fusión entre el conducto dorsal y el ventral.

- Páncreas *divisum* incompleto: es el segundo tipo más frecuente (15 %.) Existe una rama secundaria que comunica ambos conductos.
- Páncreas *divisum* inverso: es una variante rara en la que existe un pequeño conducto dorsal aislado sin conexión con el conducto ventral.
- Páncreas *divisum* de conducto dorsal o tipo dominante: ausencia de conducto ventral.

El páncreas *divisum* puede estar asociado con la dilatación quística del conducto pancreático dorsal en la unión con la papila menor. Esto se conoce como *santorinocele*.

Existe una variante adquirida de páncreas *divisum* o «falso páncreas *divisum*», que se produce debido a una obstrucción del conducto principal caudal en el origen del conducto accesorio en un páncreas normal, producida por una estenosis por pancreatitis crónica o por un proceso neoplásico que provocan una dilatación funcional del conducto accesorio y le dan la apariencia de un verdadero páncreas *divisum*. Es importante reconocer esta condición debido a su potencial malignidad.

Representa la variante anatómica congénita más frecuente, con una prevalencia del 10 % en la población general, según estudios de imagen. Sin embargo, los datos varían dependiendo de la población estudiada: resulta menos frecuente en asiáticos y afroamericanos.

FISIOPATOLOGÍA

La presencia de páncreas *divisum* no debe considerarse una entidad patológica; de hecho, su papel patogénico continúa siendo controvertido.

Se calcula que en torno al 5 % de los pacientes con páncreas *divisum* presentan síntomas como dolor abdominal de tipo pancreático, pancreatitis aguda, pancreatitis aguda recurrente

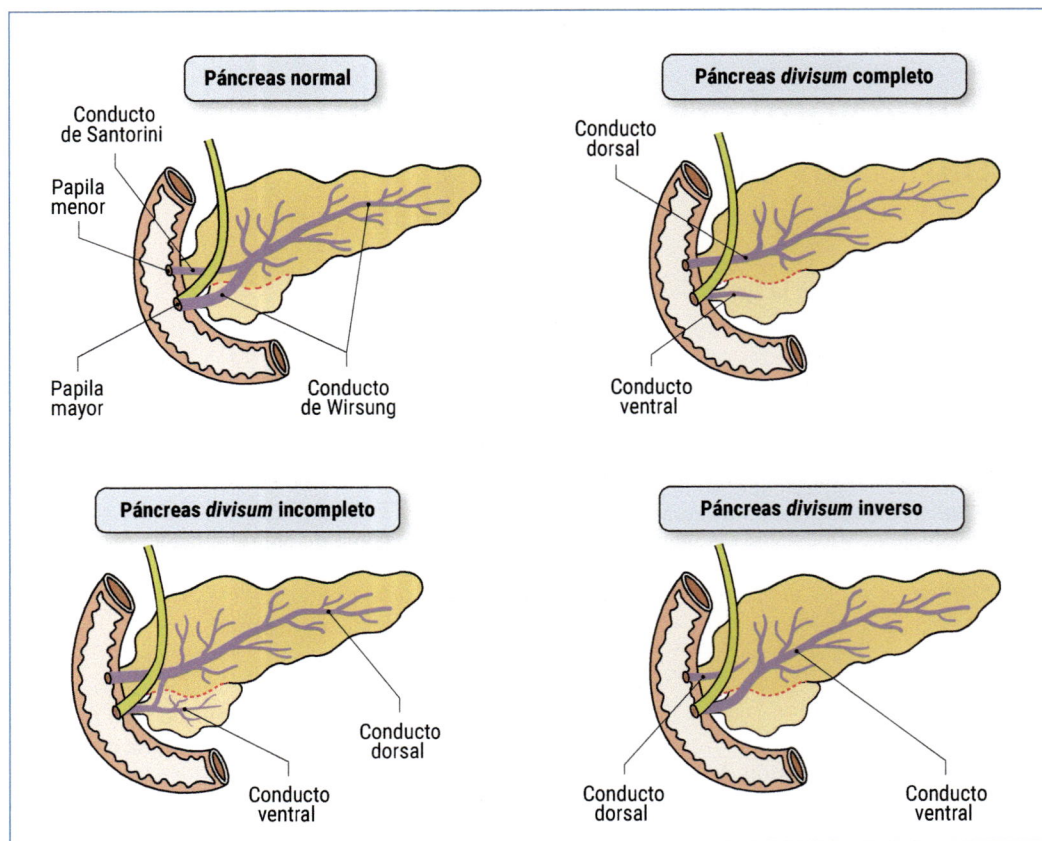

Figura 51-1. Tipos de páncreas *divisum*.

(PAR) o pancreatitis crónica. La principal hipótesis que justifica esta presentación clínica señala que hay una obstrucción funcional en la papila menor debido a la discrepancia de tamaño entre esta y la cantidad de secreción pancreática. Esta obstrucción impide un drenaje adecuado, lo que conlleva un aumento de la presión intraductal, distensión del ducto dorsal y desarrollo de síntomas.

El papel etiológico y la importancia clínica del páncreas *divisum* en relación con la enfermedad pancreática aún no se han definido con claridad, aunque existen estudios observacionales en los que la presencia de este tipo de páncreas está aumentada en pacientes con PAR, en la mayoría de los casos con coexistencia de otros factores predisponentes. En una cohorte reciente de 471 pacientes con PAR o pancreatitis crónica, 68 pacientes presentaban páncreas *divisum* documentado y el 72 % tenían otros factores de riesgo de pancreatitis. Por otra parte, Bertin *et al.* identificaron una asociación entre la presencia de páncreas *divisum* y mutaciones en el gen *CFTR*. Además, su investigación revela una prevalencia similar de páncreas *divisum* en pacientes con y sin pancreatitis, y se observó una prevalencia significativa de páncreas *divisum* en pacientes con pancreatitis que también presentaban mutaciones en *CFTR* (47 %), *SPINK1* (16 %) o *PRSS1* (16 %). Estos hallazgos se mantienen en estudios posteriores, que indican que el páncreas *divisum* es un cofactor en la patogénesis de la pancreatitis en pacientes con estas variantes genéticas.

La mayor incidencia de neoplasias pancreáticas en pacientes con variantes anatómicas de los conductos pancreáticos y del árbol biliar ha sido reportada por varios estudios. Aldibelli *et al.* consideran que la presencia de páncreas *divisum* podría ser un factor predisponente para el desarrollo de neoplasias a través de un mecanismo genético. Sin embargo, son necesarios estudios más rigurosos y concluyentes para concretar este posible vínculo.

DIAGNÓSTICO

A menudo la detección de un páncreas *divisum* es incidental en pruebas de imagen solicitadas por otros motivos y no se recomienda ninguna evaluación adicional.

La colangiopancreatografía por resonancia magnética (CRM), especialmente con secretina (sCRM), destaca como la principal herramienta no invasiva para identificar anomalías ductales, incluido el páncreas *divisum*. La secretina aumenta la visualización del sistema ductal pancreático al estimular la producción de bicarbonato y agua en el páncreas exocrino, lo que aumenta el volumen de secreciones pancreáticas. En una revisión reciente, se observó que la sCRM tuvo una sensibilidad del 83 % y una especificidad del 99 %, frente a una sensibilidad del 59 % y una especificidad del 99 % de la CRM sin secretina.

La ecoendoscopia (EUS) también es útil para diagnosticar el páncreas *divisum* porque evidencia el conducto pancreático dorsal, que cruza sobre el conducto biliar anteriormente y superiormente, y por la imposibilidad de seguir el conducto pancreático desde la papila mayor hasta el cuerpo pancreático. Además, permite visualizar cambios en el parénquima pancreático, lo que ayuda en el diagnóstico temprano de cualquier enfermedad pancreática coexistente. La principal limitación de esta técnica es la variabilidad interobservador, pero estudios recientes demuestran una precisión superior al 80 % para la detección de páncreas *divisum*, que parece ser superior a la de la CRM, aunque ligeramente menos precisa que la sCRM.

TRATAMIENTO

Los pacientes asintomáticos con páncreas *divisum* detectado incidentalmente no requieren ninguna evaluación diagnóstica adicional ni tratamiento. La intervención terapéutica se reserva para pacientes con ataques recurrentes de pancreatitis aguda. La terapia también se ofrece en casos de pancreatitis crónica si se puede identificar un objetivo modificable, como un cálculo, estenosis o dilatación del conducto dorsal. No existen datos que apoyen la eficacia del tratamiento en pacientes con dolor abdominal exclusivamente.

Con la evidencia científica disponible hasta la fecha no es posible recomendar de forma definitiva una línea de manejo. Antes de cualquier tratamiento intervencionista, es necesaria una conversación exhaustiva con el paciente para definir las expectativas, dada la ausencia de evidencia clara de su indicación y efectividad.

Tratamiento endoscópico

La terapia endoscópica mediante colangiopancreatografía retrógrada endoscópica (CPRE) incluye: la esfinterotomía endoscópica de la papila *minor* (miES), la dilatación con balón de la papila y la colocación de prótesis en el conducto dorsal.

En los últimos años la miES se ha convertido en la técnica más utilizada por los expertos, con cierta tendencia a la colocación temporal simultánea de una prótesis pancreática, aunque la evidencia disponible es escasa, y los resultados, heterogéneos.

El único ensayo clínico aleatorizado de tratamiento endoscópico sobre la papila *minor* en pacientes con PAR data de 1992 y evaluó la dilatación en serie de la papila menor mediante la colocación de prótesis en el conducto pancreático en 19 pacientes. En este estudio se encontró un beneficio de la dilatación, ya que el 67 % de los pacientes del grupo de control desarrollaron al menos un episodio de pancreatitis aguda, frente al 10 % en el grupo de intervención ($p < 0,05$). Aunque se demostró una mejoría clínica significativa de los síntomas, tanto objetiva como subjetiva, con la terapia endoscópica en comparación con los controles en el seguimiento a corto plazo, deben tenerse en cuenta el tamaño de la muestra y el diseño como limitaciones para interpretar los resultados.

En varias revisiones sistemáticas y metaanálisis se ha demostrado una tasa de respuesta agrupada del 62 al 70 %, con una mejor respuesta clínica en pacientes con PAR (76-80 %) y con una tasa de respuesta más baja en pancreatitis crónica (42-69 %) y dolor abdominal crónico de tipo pancreático (33-54 %). Estos resultados deben interpretarse con cautela, dada la naturaleza observacional de los datos, la heterogeneidad en las poblaciones de pacientes, las diferencias en las definiciones de resultados, las variadas intervenciones endoscópicas y el corto seguimiento.

En un estudio más reciente, aunque retrospectivo y con variables y períodos de control más rigurosos, como el realizado por un grupo holandés, las tasas de respuesta al tratamiento endoscópico resultan más moderadas (respuesta parcial: 44,4 %; respuesta completa: 33,3 %, y alivio del dolor abdominal: 33,3 %). Por lo tanto, la efectividad de la miES para reducir la frecuencia de episodios de pancreatitis aguda en pacientes con PAR sigue siendo cuestionable.

En la actualidad, en un esfuerzo por identificar si la terapia endoscópica es beneficiosa en el páncreas *divisum*, se inició un estudio clínico aleatorizado controlado con placebo, SHARP trial, cuyo objetivo es evaluar el papel de la CPRE en pacientes con PAR y páncreas *divisum*.

No hay evidencia sólida sobre qué factores predicen la respuesta al tratamiento endoscópico. Sin embargo, se piensa que la dilatación del conducto pancreático o la presencia de santorinocele podrían influir. Se ha observado que, en casos de estenosis en la papila menor, hay una mayor tasa de recurrencia después de la miES.

La tasa de episodios adversos se asemeja a la descrita para la CPRE en otros ámbitos. Según los datos más recientes, se calcula una tasa global de episodios adversos del 25,5 % y un riesgo de pancreatitis post-CPRE de entre el 10 y el 14 %.

Técnicas de canulación

La papila *minor* es una estructura pequeña de aspecto lenticular con orificio central ligeramente deprimido y de pequeño calibre. Se encuentra entre dos pliegues, proximal a la papila mayor y ligeramente a la derecha de esta (**Fig. 51-2**). Su situación proximal hace que enfrentarla endoscópicamente sea más difícil que el posicionamiento habitual, por estar el duodenoscopio más inestable. Por ello, se considera más favorable la posición larga del duodenoscopio, es decir, adosado a la curvatura mayor gástrica y duodenal (**Fig. 51-3**).

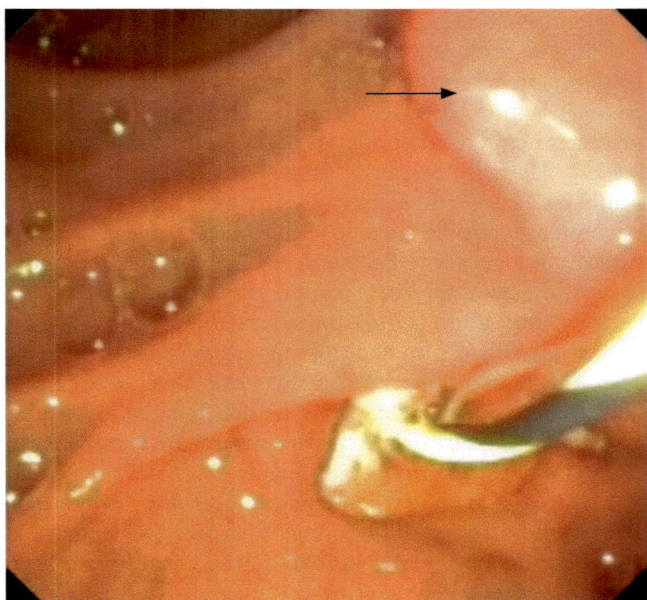

Figura 51-2. Papila mayor por donde asoma una guía y papila minor a su derecha y cefálica (flecha) dos pliegues proximales.

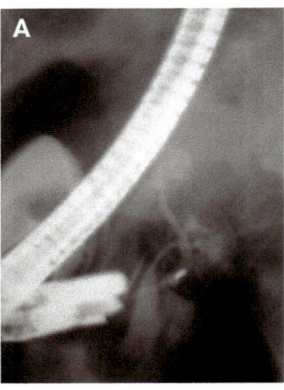

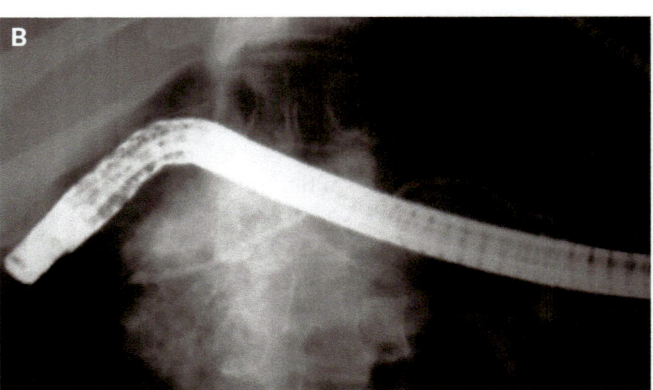

Figura 51-3. En la posición de duo-denoscopio rectificado. **A)** Enfrenta-miento a la papila mayor y se contrasta un delgado conducto biliar y un poco la vesícula. Desde esta papila, se contrasta un corto conducto pancreá-tico cefálico anterior sin continuidad con cuerpo y cola. **B)** Puede verse el duodenoscopio en posición alargada (adosado a las curvaduras mayores) enfrentado a la papila *minor* y contras-tando un conducto pancreático com-pleto.

La tasa de éxito de la canulación de la papila menor es variable, oscila entre el 73 y el 95 %, con una mayor tasa de éxito técnico en manos de un endoscopista experimentado.

Para canular la papila menor sirve un esfinterotomo convencional (5 Fr); sin embargo, técnicamente es más difícil porque el orificio papilar menor suele tener menos de 1 mm (3 Fr) de diámetro. La mayoría de los expertos recomiendan el uso de esfinterotomos de menor calibre (3-4 Fr) o cánulas, con guías de calibre de 0,025 o 0,035 pulgadas.

La canulación se logra mediante uno de estos dos métodos: el avance de guía primero o mediante la cánula o esfinterotomo primero. La mayoría de los expertos prefieren la guía primero. Una vez lograda la canulación profunda con la guía, se debe avanzar cuidadosamente a través del conducto pancreático hacia el cuerpo y la cola del páncreas. Maniobrar con suavidad el endoscopio hacia una posición corta podría proporcionar la ventaja mecánica necesaria para introducir el catéter a través del orificio papilar menor.

Esfinterotomía de la papila menor

Una vez se logra cateterizar el páncreas, se recomienda realizar esfinterotomía de la papila *minor*. El objetivo es cortar unos 3-4 mm de profundidad para evitar incisiones incompletas. La dirección del corte depende de la posición del endoscopio: en una posición larga, el corte se hará entre las 10 y las 11 h, mientras que, en una posición corta, el corte se hará entre las 11 y las 12 h. Se puede utilizar corriente con el modo EndoCut 120 W con efecto 3 o corte puro. Si el orificio está estenótico, es posible que solo la guía pueda pasar al conducto y que no se logre avanzar el esfinterotomo. En tales situaciones se recomienda un precorte con un esfinterotomo de aguja o cuchillo, utilizando la guía como referencia o sobre la guía. Se cree que esta técnica tiene un menor riesgo de perforación, pero puede estar asociada con tasas más altas de restenosis debido a incisiones incompletas. Se deben evitar las terapias en la papila menor hasta estar completamente seguro de que el conducto pancreático será canulado.

En la actualidad, se recomienda colocar una prótesis pancreática de entre 3 y 10 Fr después de la miES, adaptando el tamaño al diámetro del conducto dorsal. Este enfoque tiene un doble propósito: prevenir la pancreatitis post-CPRE y reducir la posibilidad de reestenosis en la papila *minor* a corto plazo. En un estudio que incluyó a 21 pacientes con páncreas

divisum que se sometieron a miES seguida de la colocación de una prótesis, la tasa de reestenosis fue inferior al 10 %. Estas prótesis no deben mantenerse más de 2 meses para reducir el riesgo de cambios ductales. De hecho, la mayoría de los autores prefieren retirarlas en menos de 2 semanas, a excepción de en los pacientes con estenosis del conducto pancreático, en los que se mantienen durante períodos más largos, con recambios periódicos cada 3-6 meses, hasta que se completen 1-2 años de tratamiento.

Se han descrito técnicas avanzadas para lograr la canulación en caso de que las maniobras convencionales fallen. El acceso anterógrado guiado por ecoendoscopia (*rendez-vous*) es una alternativa de acceso a la papila menor o de drenaje a través de esta que se ha empleado en casos de pancreatitis crónica u obstrucción de la papila mayor, y que podría indicarse para canulación de la papila *minor* en casos de páncreas *divisum* sintomático y como alternativa a la pancreaticogastrostomía. Debe tenerse en cuenta que dichas técnicas requieren un cierto grado de dilatación del conducto de Santorini y que están asociadas con un mayor riesgo de complicaciones, por lo que se deben reservar para endoscopistas expertos.

Otra indicación para una canulación de la papila menor es el acceso al conducto pancreático principal a través del dorsal, cuando la canulación a través de la papila mayor no tiene éxito. Esta técnica es útil en pacientes que tienen un conducto dorsal permeable, pero todavía mantienen un drenaje ventral dominante o codominante.

Tratamiento quirúrgico

Las opciones quirúrgicas para tratar el páncreas *divisum* sinto-mático comprenden la esfinteroplastia quirúrgica, la resección pancreática de cabeza preservando el duodeno o la pancreato-duodenectomía parcial. Aunque la esfinteroplastia ha sido el enfoque predominante en el tratamiento quirúrgico (73 %), no existen estudios comparativos exhaustivos que evalúen su eficacia y morbilidad frente a la esfinterotomía endoscópica. Sin embargo, según un metaanálisis que comparó una serie de 25 trabajos quirúrgicos con una serie de 31 estudios endoscó-picos, se observó una ligera ventaja en los resultados terapéu-ticos, la morbilidad y la necesidad de reintervención en los estudios quirúrgicos. Dado que los tratamientos endoscópicos y quirúrgicos de la papila menor han mostrado resultados comparables en el alivio de los síntomas, y considerando la falta de estudios aleatorizados que comparen ambas opciones, parece sensato reservar la cirugía para los casos en los que falle el tratamiento endoscópico o exista una anatomía alterada que dificulte el acceso endoscópico al conducto pancreático.

PUNTOS CLAVE

- El páncreas *divisum* es la anomalía pancreática congénita más común y su asociación con enfermedad pancreática es objeto de debate.
- La resonancia magnética, preferiblemente con secretina, parece el método de elección para la detección de anomalías anatómicas pancreáticas, incluido el páncreas *divisum*.
- El papel del tratamiento endoscópico para reducir la frecuencia de los episodios de pancreatitis aguda recurrente en pacientes con páncreas *divisum* es controvertido.

- Decidir el tratamiento endoscópico requiere descartar todos los demás factores etiológicos conocidos y es necesaria una conversación exhaustiva previa con el paciente para definir las expectativas.
- La esfinterotomía de la papila menor parece ofrecer los mejores resultados, si bien debe ser efectuada siempre en centros de referencia y por endoscopistas expertos.

BIBLIOGRAFÍA

Adibelli ZH, Adatepe M, Isayeva L, Esen OS, Yildirim M. Pancreas divisum: A risk factor for pancreaticobiliary tumors - an analysis of 1628 MR cholangiography examinations. Diagn Interv Imaging [Internet]. 2017;98(2):141-7.

Ballard DD, Flueckiger JR, Fogel EL, McHenry L, Lehman GA, Watkins JL et al. Evaluating adults with idiopathic pancreatitis for genetic predisposition: Higher prevalence of abnormal results with use of complete gene sequencing. Pancreas [Internet]. 2015;44(1):116-21.

Bertin C, Pelletier A-L, Vullierme MP, Bienvenu T, Rebours V, Hentic O et al. Pancreas divisum is not a cause of pancreatitis by itself but acts as a partner of genetic mutations. Am J Gastroenterol [Internet]. 2012;107(2):311-7.

Bronswijk M, Persyn D, van Malenstein H, Laleman W, van der Merwe S. Outcomes of minor frente a major papilla rendez-vous for EUS-guided pancreatic duct drainage. Dig Liver Dis [Internet]. 2024;56(1):170-5.

Bülow R, Simon P, Thiel R, Thamm P, Messner P, Lerch MM et al. Anatomic variants of the pancreatic duct and their clinical relevance: an MR-guided study in the general population. Eur Radiol [Internet]. 2014;24(12):3142-9.

Chatterjee A, Rana SS. Endoscopic ultrasound in pancreatic duct anomalies. Diagnostics (Basel, Suiza) [Internet]. 2023;5;13(19).

Crinò SF, Bernardoni L, Conti Bellocchi MC, Malleo G, Manfredi R, Breoni I et al. Efficacy of endoscopic minor papilla sphincterotomy for symptomatic santorinicele. Clin Gastroenterol Hepatol [Internet]. 2017;15(2):303-6.

De Jong DM, Stassen PM, Poley JW, Fockens P, Timmer R, Voermans RP et al. Clinical outcome of endoscopic therapy in patients with symptomatic pancreas divisum: a Dutch cohort study. Endosc Int open [Internet]. 2021;9(7):E1164-70.

Ferri V, Vicente E, Quijano Y, Ielpo B, Duran H, Diaz E et al. Diagnosis and treatment of pancreas divisum: A literature review. Hepatobiliary Pancreat Dis Int [Internet]. 2019;18(4):332-6.

Gurakar M, Jalaly NY, Faghih M, Boortalary T, Azadi JR, Khashab MA et al. Impact of genetic testing and smoking on the distribution of risk factors in patients with recurrent acute and chronic pancreatitis. Scand J Gastroenterol [Internet]. 2022;57(1):91-8.

Gutta A, Fogel E, Sherman S. Identification and management of pancreas divisum. Expert Rev Gastroenterol Hepatol [Internet]. 2019;13(11):1089-105.

Hafezi M, Mayschak B, Probst P, Büchler MW, Hackert T, Mehrabi A. A systematic review and quantitative analysis of different therapies for pancreas divisum. Am J Surg [Internet]. 2017;214(3):525-37.

Inamdar S, Cote GA, Yadav D. Endotherapy for pancreas divisum. Gastrointest Endosc Clin N Am [Internet]. 2023;33(4):789-805.

Kanth R, Samji NS, Inaganti A, Komanapalli SD, Rivera R, Antillon MR et al. Endotherapy in symptomatic pancreas divisum: a systematic review. Pancreatology [Internet]. 2014;14(4):244-50.

Kwan V, Loh SM, Walsh PR, Williams SJ, Bourke MJ. Minor papilla sphincterotomy for pancreatitis due to pancreas divisum. ANZ J Surg [Internet]. 2008;24;78(4):257-61.

Lans JI, Geenen JE, Johanson JF, Hogan WJ. Endoscopic therapy in patients with pancreas divisum and acute pancreatitis: a prospective, randomized, controlled clinical trial. Gastrointest Endosc [Internet]. 1992;38(4):430-4.

Michailidis L. The efficacy of endoscopic therapy for pancreas divisum: a meta-analysis. Ann Gastroenterol [Internet]. 2017;30(5):550-8.

Schepis T, Pafundi PC, Tringali A, Carcagnì A, Familiari P, Landi R et al. Endoscopic minor papilla sphincterotomy in patients with complete pancreas divisum and acute recurrent pancreatitis: a metanalysis. Scand J Gastroenterol [Internet]. 2024;59(2):225-31.

Shen Z, Munker S, Zhou B, Li L, Yu C, Li Y. The accuracies of diagnosing pancreas divisum by magnetic resonance cholangiopancreatography and endoscopic ultrasound: A systematic review and meta-analysis. Sci Rep [Internet]. 2016;13;6(1):35389.

Stern CD. A historical perspective on the discovery of the accessory duct of the pancreas, the ampulla «of Vater» and pancreas divisum. Gut [Internet]. 1986;27(2):203-12.

Testoni P, Mariani A, Aabakken L, Arvanitakis M, Bories E, Costamagna G et al. Papillary cannulation and sphincterotomy techniques at ERCP: European Society of Gastrointestinal Endoscopy (ESGE) Clinical Guideline. Endoscopy [Internet]. 2016;48(07):657-83.

Tringali A, Voiosu T, Schepis T, Landi R, Perri V, Bove V et al. Pancreas divisum and recurrent pancreatitis: long-term results of minor papilla sphincterotomy. Scand J Gastroenterol [Internet]. 2019;4;54(3):359-64.

Vila J, Kutz M. Sphincterotomy of the Minor Papilla. Video J Encycl GI Endosc [Internet]. 2013;1(2):588-92.

Warshaw AL, Cambria RP. False pancreas divisum. Acquired pancreatic duct obstruction simulating the congenital anomaly. Ann Surg [Internet]. 1984;200(5):595-9.

Colangiopancreatografía retrógrada endoscópica en el paciente con cambios anatómicos posquirúrgicos

52

R. Sánchez-Ocaña Hernández, C. De la Serna Higuera, M. Pérez-Miranda Castillo y G. Salazar Rouger

OBJETIVOS

- Conocer las anatomías posquirúrgicas más frecuentes.
- Identificar las limitaciones que se van a plantear al realizar una colangiopancreatografía retrógrada endoscópica (CPRE).
- Aprender las opciones de endoscopia avanzada para manipular la vía biliar en este tipo de pacientes.
- Saber las dificultades que pueden aparecer durante y tras el procedimiento, y cómo se podrían resolver.

INTRODUCCIÓN

La CPRE es una técnica compleja y desafiante para cualquier endoscopista. Los especialistas que se dedican a ella necesitan un elevado conocimiento de la anatomía del tracto digestivo alto y del árbol biliopancreático. La mayoría de los pacientes presentan su anatomía nativa, pero existe un porcentaje elevado de pacientes que han sido sometidos a cirugías del tracto digestivo superior por diferentes motivos (úlceras gástricas o duodenales complicadas, resección de tumores a este nivel, cirugías para pérdida de peso, etc.). Este tipo de pacientes añade mayor complejidad a la CPRE en todos los aspectos.

Ante un paciente con anatomía posquirúrgica que precisa una CPRE, se debe estudiar el caso con antelación para:

- Conocer el tipo de cirugía que se ha realizado (utilizando los informes de cirugía previos y las técnicas de imagen que se hayan realizado, así como endoscopias altas hechas anteriormente).
- Saber si tiene papila nativa o anastomosis quirúrgica de algún tipo (por ejemplo, hepaticoyeyunostomía). Otro desafío es la canulación de la vía biliar o pancreática en estos pacientes, que se explicará con detalle más adelante.
- Disponer del/los endoscopios necesarios, ya que algunos procedimientos se pueden hacer con duodenoscopio, otros precisan gastroscopio (normal o terapéutico), enteroscopio, etc., así como seleccionar los dispositivos para la canulación y el procedimiento terapéutico en cuestión.

En este capítulo se van a exponer las anatomías posquirúrgicas más frecuentes, se explicará cómo identificar las distintas estructuras, así como consejos útiles a la hora de realizar la propia CPRE; también se expondrán las limitaciones de esta técnica y cuándo debería ser asistida por otras técnicas como la ecoendoscopia, punción percutánea o cirugía.

 Pero uno de los mensajes más importantes de este capítulo es que tanto el paciente como el médico que solicita la prueba y el endoscopista deben implicarse en indicar, preguntar e investigar sobre la realización de cirugías del tracto digestivo superior, ya que, como se ha expuesto con antelación, la realización de la CPRE de estos pacientes requiere tiempo de planificación para intentar reducir al máximo las posibles complicaciones o dificultades que se planteen.

ANATOMÍAS POSQUIRÚRGICAS

Billroth I

En esta intervención se realiza una resección del antro y del píloro con anastomosis gastroduodenal. Habitualmente, se realiza por úlceras complicadas a nivel de píloro o de bulbo duodenal (**Fig. 52-1**).

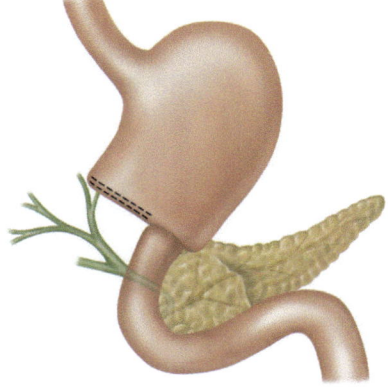

Figura 52-1. Billroth I.

Para realizar la CPRE en este tipo de anatomía, se puede utilizar el duodenoscopio, ya que la longitud a la papila es similar a la anatomía nativa.

El problema que puede aparecer es que la propia cirugía produce una retracción de la segunda porción duodenal hacia el estómago, lo que hace que la posición de la papila mayor y la *minor* cambie.

La papila ocasionalmente puede estar oculta tras pliegues de mucosa duodenal. Para localizarla, se deberá rotar el duodenoscopio en ambas direcciones con delicadeza, y habrá que tomarse unos minutos para localizarla (en alguna ocasión esto va a ser imposible).

Intentar conseguir una posición estable con el duodenoscopio en ruta corta suele ser complicado (para dar mayor estabilidad al endoscopio, se puede poner al paciente en decúbito prono). Si aun así no se consigue estabilidad para la canulación, se deberá intentar obtener una posición larga o semilarga del endoscopio (**Fig. 52-2**).

En ocasiones, la retracción del duodeno distorsiona por completo la posición de la papila y se hace imposible localizarla (esto se denomina *papila escondida*). Ante esta situación, se necesitará ayuda para localizar la papila. Para ello, se dispone de varias alternativas:

- Ecoendoscopia: localizar y puncionar la vía intrahepática o extrahepática, inyectar una dilución de suero salino, contraste y azul de metileno para generar presión dentro de la vía biliar para forzar la salida de esta dilución por la papila. Posteriormente, se debe cambiar de nuevo por el duodenoscopio, de manera rápida, para apreciar la salida del azul de metileno por la papila. Otra alternativa es intentar realizar la canulación, una vez localizada la papila, con el propio ecoendoscopio, aunque esta maniobra requiere de elevada destreza con dicho endoscopio.
- Ecoendoscopia: si la alternativa anterior no ha resultado efectiva, se puede realizar un *rendez-vous* tratando de propulsar la guía para que salga por la papila y ayude a la canulación.
- Los posibles puntos de punción, en función de la ventana endosonográfica que se tenga, son la vía biliar intrahepática, el colédoco o incluso la vesícula. Para ello, va a ser

importante la selección de la guía que se utilizará, ya que cada guía tiene sus características propias.
- Punción percutánea de la vía biliar: gracias a un drenaje colocado en la vesícula, o un tubo de Kehr en la vía biliar, se podrá inyectar la dilución de suero salino, contraste y azul de metileno para forzar que salga por la papila mientras se tenga posicionado el duodenoscopio en el duodeno. O incluso tratar de introducir una guía por este drenaje externo, intentando avanzarla por la vía biliar para que salga por la papila, para un *rendez-vous*.

Billroth II

La intervención consiste en una antrectomía gástrica con una anastomosis gastroyeyunal terminolateral (estómago-yeyuno). Como resultado, se aprecian dos asas yeyunales, una de ellas, que se llama *asa aferente* o *asa biliar* (es la que sale del hígado), es más corta y termina en un muñón duodenal, donde se sitúan la papila mayor y *minor* (permanecen intactas).

La otra asa yeyunal es la que se denomina *asa eferente* o *enteral*, que va a continuar con el resto del tracto digestivo (**Fig. 52-3**).

Para la realización de la CPRE en este tipo de anatomías, se puede utilizar el duodenoscopio convencional, ya que habitualmente la papila es alcanzable dentro del asa aferente con este endoscopio. Hay endoscopistas que utilizan endoscopio de visión frontal para este tipo de anatomías posquirúrgicas, por lo que la elección del endoscopio puede ser meramente por experiencias previas del operador (en el caso de los autores, inician el procedimiento con el duodenoscopio).

El primer problema se encuentra en la elección del asa por la que progresar, ya que ninguna tiene un cartel que indique que es el asa aferente propiamente dicha. Se puede intentar identificar los restos de bilis en una de las asas, pero eso no garantiza que sea el asa biliar. Se debe progresar con el duodenoscopio por una de ellas una distancia de unos 20 o 25 cm antes de desistir e intentar probar por la otra asa

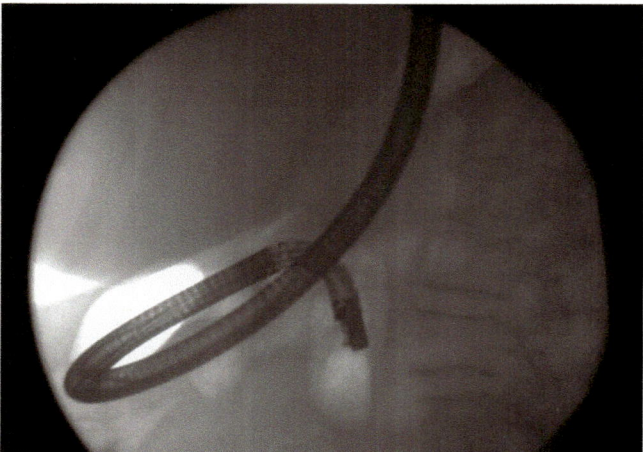

Figura 52-2. Ruta larga del endoscopio.

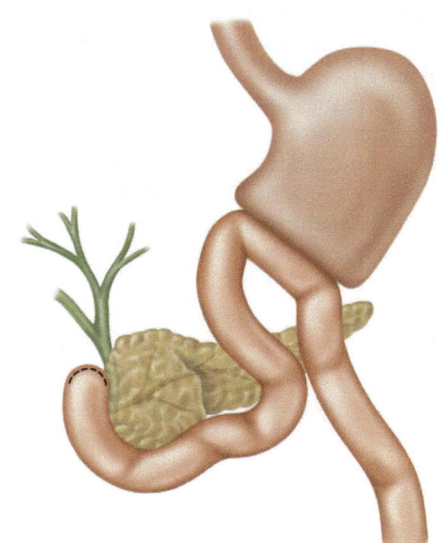

Figura 52-3. Billroth II.

(se suele decir que el asa aferente casi siempre es el asa más incómoda de canular con el endoscopio).

La progresión del duodenoscopio por estas asas es complicada por las angulaciones que se encuentran, y el riesgo de perforación es elevado. Se debe intentar disminuir la fricción y la resistencia utilizando la articulación del extremo distal del endoscopio con delicadeza. Ocasionalmente, la compresión abdominal externa puede ser de ayuda en la progresión.

Una vez que se localiza la papila, el siguiente reto es la canulación. La orientación de la papila está en el sentido opuesto a las papilas de pacientes con anatomía nativa (**Fig. 52-4**), es decir, la progresión del conducto biliar será hacia las 6 horas de la circunferencia del reloj, y no hacia las 12 horas (como en las papilas de anatomías nativas). Existen esfinterotomos específicos para la canulación de papilas en Billroth II, que se flexionan en sentido inverso, o también se puede disponer de esfinterotomos rotacionales. Si no se dispone de estos instrumentos, utilizar cánulas rectas de punta roma también puede ser útil.

Una vez que se canula el conducto deseado (alta tasa de fracaso en la canulación), la esfinterotomía debe hacerse con máximo cuidado, también en sentido inverso. En este caso, será útil el esfinterotomo puntiforme o *needle-knife*, realizando la esfinterotomía sobre un *stent* plástico, para tutorizar el corte y evitar yatrogenia, que se retirará al finalizar la esfinterotomía.

Si no se logra alcanzar la papila del asa aferente, porque el asa sea de mayor longitud de lo habitual o porque la progresión del endoscopio no es posible, algunos autores han descrito una técnica en la que generan una anastomosis yeyuno-yeyunal (desde asa eferente a asa aferente), mediante colocación de una prótesis de aposición luminal (PAL) guiada por ecoendoscopia, para posteriormente facilitar la llegada con el duodenoscopio o gastroscopio a la papila (acortando el trayecto que se debe recorrer y mejorando la alineación del endoscopio).

Whipple

También llamada *duodenopancreatectomía cefálica*. Aunque existen diferentes variables, salvo excepciones puntuales, se encontrarán tres estructuras anastomosadas de manera quirúr-gica, que son el conducto biliar, el pancreático y el intestino. Al igual que en el Billroth II, se encuentra un asa aferente, donde están anastomosados el tracto biliar y pancreático por separado y también un asa eferente o enteral (**Fig. 52-5**).

A la hora de afrontar la CPRE, habitualmente se suele utilizar como primera opción un endoscopio de visión frontal, con el que se navega de manera más rápida por el asa, y una vez que se localizan los conductos biliar o pancreático (que no es sencillo), se puede tratar de realizar la canulación y terapéutica. Si con el gastroscopio convencional no se consigue alcanzar los conductos biliar o pancreático, utilizar un colonoscopio pediátrico o duodenoscopio podría ser una alternativa. La posibilidad de no alcanzar el conducto deseado, y por tanto fallar la CPRE, se estima en el 15-25 % de los casos.

Las opciones de las que se dispone, asistidas por otras técnicas, son enteroscopia y técnica de enteroanastomosis guiada por ecoendoscopia para acceder al asa aferente.

Gastrectomía en Y de Roux

Este tipo de cirugía es más complejo de describir que las cirugías anteriores, por eso es apropiado leer este texto con apoyo de la **figura 52-6**.

Habitualmente, la indicación para realizar este procedimiento suele ser una causa neoplásica (de antro gástrico, con más frecuencia). Es importante este punto debido a que puede generar confusión con un tipo de cirugía bariátrica, como es la técnica de Scopinaro, cuya principal diferencia es la distancia del asa enteral al pie de asa, lo que se explicará más adelante.

La gastrectomía en Y de Roux consiste en una gastrectomía distal con anastomosis terminoterminal (estómago-asa de yeyuno). Esta asa de yeyuno que continúa desde el estómago se denomina *asa enteral* o *asa de Roux*. Esta asa tiene una longitud variable de centímetros (desde 40 hasta 60 cm) hasta la anastomosis en Y de Roux, comúnmente llamada *pie de asa*, donde se va a anastomosar el asa aferente, con la anatomía de la papila y los conductos biliopancreáticos conservados.

 Se debe recordar por qué es el asa que sale del hígado.

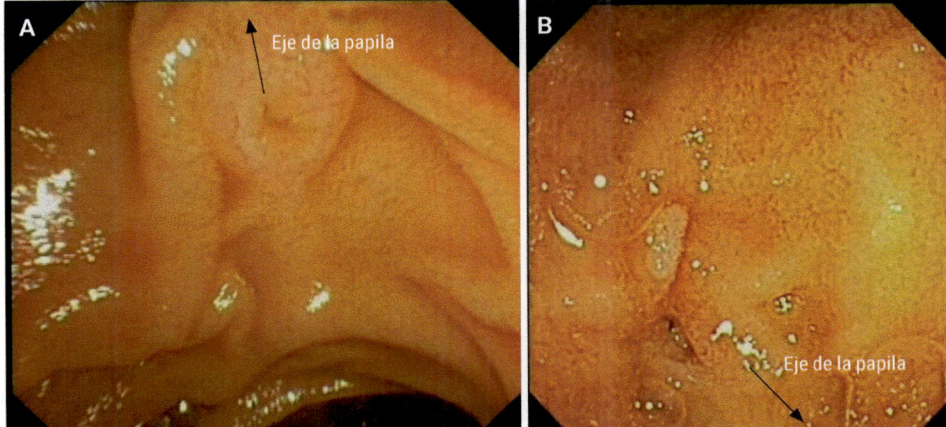

Figura 52-4. Eje de la papila en anatomía nativa y en Billroth II. **A)** Anatomía nativa. **B)** Billroth II.

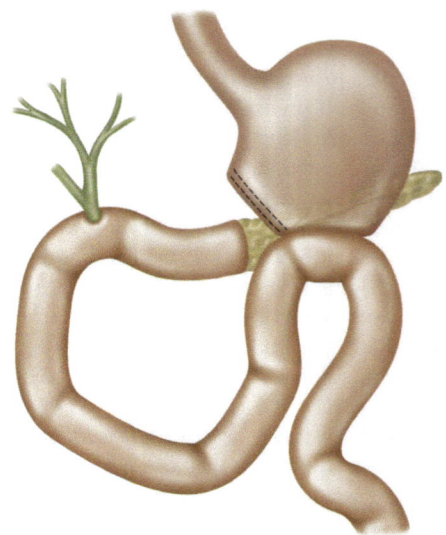

Figura 52-5. Whipple.

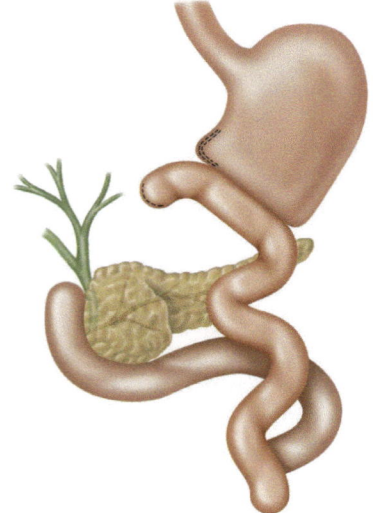

Figura 52-6. Gastrectomía en Y de Roux.

La explicación teórica de alargar la distancia hasta el pie de asa es la de evitar el reflujo biliar.

La anastomosis yeyuno-yeyunal de la Y de Roux puede ser terminoterminal o terminolateral, por eso se podrían identificar hasta tres luces diferentes en el pie de asa, sólo que una de éstas será un pequeño muñón ciego.

 En la gastrectomía en Y de Roux, la papila suele estar conservada si no se indica lo contrario (v. **Fig. 52-6**).

La realización de la CPRE en estos pacientes es muy compleja y supone un reto importante.

Si la distancia al pie de asa es relativamente corta, se puede intentar realizar el procedimiento con un duodenoscopio, pero navegar por el asa enteral y realizar la angulación para poder progresar por el asa aferente es complicado y aumenta el riesgo de desgarro de la mucosa yeyunal. El endoscopio habitual para este tipo de anatomías posquirúrgicas es el enteroscopio. Se puede utilizar el de un solo balón, el de doble balón o el de reciente aparición denominado *enteroscopio motorizado*, que dispone de un sistema espiral motorizado para el avance o retroceso del endoscopio. Aun con cualquiera de los enteroscopios disponibles, identificar el asa aferente es otro de los grandes retos que se pueden encontrar. Posteriormente, una vez que se consigue identificar el asa aferente y progresar hasta la papila, la realización de la CPRE es dificultosa por la posición inestable a la hora de canular, con el riesgo de perder la posición fácilmente.

El procedimiento de realizar la CPRE mediante enteroscopia se denomina *CPRE asistida por enteroscopia*. Las posibilidades de fracaso rondan el 35 % o superior.

La alternativa endoscópica a la CPRE directa (ya sea con el duodenoscopio o el enteroscopio), es la utilización de la ecoendoscopia para generar una entero-enteroanasotomosis con la idea de reducir la distancia hasta el asa aferente. Se trata de hacer un puente (enteroanastomosis) con una PAL para que, una vez que ha madurado la fístula, se pueda pasar con un duodenoscopio o gastroscopio a través de esa PAL y alcanzar la papila.

El reto más importante en este procedimiento de generar la enteroanastomosis es el de identificar el asa diana, es decir, el asa aferente. Hacerlo de manera directa, orientados únicamente por la fluoroscopia y la visión ecoendoscópica, es arriesgado por la posibilidad de errar el asa diana. La forma más sencilla de localizar el asa diana es utilizar previamente un enteroscopio, navegar hasta el asa aferente y, desde ahí, dejar un drenaje nasobiliar por el que se instilará suero, contraste y azul de metileno para poder distender el asa y hacerla visible y más accesible para generar la enteroanastomosis con una PAL. Esta PAL debe tener un calibre de al menos 15 mm para facilitar el paso del endoscopio a su través, disminuyendo la fricción y así el riesgo de desalojo accidental de la prótesis.

Una vez realizada la enteroanastomosis, se debe dejar madurar la fístula al menos 5 días para poder realizar en un segundo tiempo la CPRE transprotésica.

En casos urgentes, se podría intentar realizar la CPRE en el mismo momento, pero asumiendo mayor riesgo de desalojo de la PAL (existen PAL con un diámetro de 20 mm o mayor, que reducen aún más la fricción al paso del endoscopio, que se podrían usar en estos casos).

Cirugía bariátrica

Bypass *gástrico en Y de Roux*

En esta cirugía se genera un pequeño remanente gástrico, sin extraerse el estómago excluido, que queda *in situ*.

Este remanente gástrico está anastomosado a un asa yeyunal llamada *asa enteral*, que se anastomosará al asa aferente a una longitud que no suele ser inferior a los 200 cm para disminuir el tramo de intestino delgado que produce la absorción de los alimentos una vez que se mezclan con los jugos pancreático y biliar. En el asa aferente, la anatomía biliopancreática se encuentra conservada (**Fig. 52-7**).

Debido a esta disposición anatómica, para llegar a la papila se debe navegar entre 200 y 250 cm, lo cual es prácticamente imposible con un duodenoscopio, ya que, a la limitación de

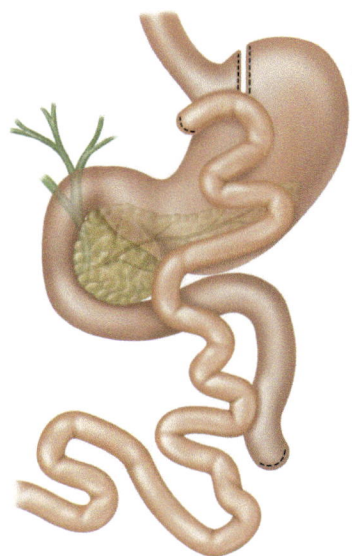

Figura 52-7. *Bypass* gástrico en Y de Roux.

la longitud, se debe añadir la angulación que hay que adoptar para poder canular y avanzar por el asa aferente.

En estos casos, un colonoscopio pediátrico podría ser de utilidad, pero aun con él la navegación es muy complicada.

Se puede tratar de realizar con más garantías con el enteroscopio (de doble balón, de un solo balón o con el sistema motorizado) utilizando accesorios muy largos, aptos para el enteroscopio, para la terapéutica biliopancreática.

A pesar de los medios disponibles para alcanzar la papila avanzando por el asa aferente, la tasa de fracaso es elevada.

Para poder realizar la CPRE en estos pacientes, se han desarrollado otras alternativas, como pueden ser la CPRE asistida por cirugía (en la que los cirujanos generarán una gastropexia junto con una gastrostomía, en el estómago excluido, por la que se podrá acceder con el duodenoscopio y alcanzar la papila) o la técnica EDGE (*EUS-Directed-transGastric-ERCP*, de su denominación en inglés), que se pasa a describir a continuación.

El objetivo de la EDGE es realizar un *bypass* desde el remanente gástrico hacia el estómago excluido generando una gastrogastrostomía con una PAL de manera temporal (para que se entienda mejor, se podría hablar de un *bypass* del *bypass* gástrico), que permita realizar la CPRE con el duodenoscopio a través de esta prótesis, como si de una anatomía nativa se tratara.

La localización del estómago excluido se realiza con el ecoendoscopio directamente. La imagen que se muestra es parecida a una estrella o una flor, imagen que se debe a que este estómago está colapsado y se pueden apreciar las distintas capas de la mucosa gástrica. Ocasionalmente, se obtiene mejor ventana acústica desde el principio del asa enteral que desde el remanente gástrico, por lo que, si se punciona desde este asa, se genera una yeyuno-gastrostomía. Una vez que se realiza el *bypass*, se puede intentar realizar la CPRE en el mismo momento, si la alineación de la PAL y el píloro es óptima y no se siente mucha fricción con el duodenoscopio. Si la fricción que se siente es elevada, el riesgo de desalojo es elevado y lo mejor es dejar madurar la fístula durante al menos 5 días para realizar la CPRE en un segundo tiempo.

Tras realizar la CPRE con éxito, es recomendable no retirar la PAL en el mismo momento, pues la fístula gastro-gástrica cierra con celeridad, y si se produjera un sangrado post-CPRE, habría que volver a realizar una gastrogastrostomía, con las complicaciones que ello puede asociar. Por ello, parece sensato no retirar la PAL al menos hasta pasado 1 mes tras la CPRE, cuando las complicaciones tardías son muy poco probables.

Hay dos preguntas frecuentes cuando se trata este tema:

- La primera es si se produce ganancia de peso por parte del paciente hasta la retirada de la PAL. La respuesta es que la ganancia de peso es muy poco significativa o no se produce.
- La otra cuestión que suele aparecer es que si la fístula madura, al retirar la PAL pasado al menos 1 mes desde su colocación, cierra espontáneamente o precisa de cierre con sutura o clip. No se han encontrado en la literatura médica estudios prospectivos que respondan a esta información, pero, de acuerdo con su experiencia, los autores han constatado que se produce cierre espontáneo y de forma rápida.

Manga gástrica quirúrgica

Es un método restrictivo, de los más practicados en los últimos años, que consiste en la resección de la mayor parte de la curvadura mayor del estómago y en hacer una resutura de las paredes, generando un estómago tubular, de menor capacidad (<65 % de su volumen original).

Al no haber modificación del tracto digestivo en su longitud ni del árbol biliopancreático, la CPRE debería poder realizarse sin ninguna dificultad con el duodenoscopio (**Fig. 52-8**).

Scopinaro (derivación biliopancreática de Scopinaro)

Se trata de un método malabsortivo que produce una elevada disminución de peso para el paciente; se sigue realizando a día de hoy, pero cada vez es menos frecuente.

Esta intervención supone realizar una gastrectomía parcial, dejando un remanente gástrico de 50-100 mL. Este remanente gástrico se anastomosa con un asa yeyunal, que va a unirse con el íleon terminal (longitud de al menos 200-250 cm). El asa aferente va a conectarse también con el íleon terminal, a unos 100 cm de la válvula ileocecal (**Fig. 52-9**).

 Hay que tener en cuenta que se diferencia de la gastrectomía en Y de Roux en dos aspectos fundamentales: la indicación es la pérdida peso y, por tanto, la longitud hasta el pie de asa es mucho mayor que en la gastrectomía en Y de Roux realizada por causa tumoral.

Este tipo de anatomía posquirúrgica no permite realizar la CPRE con duodenoscopio ni con enteroscopio sin utilizar otras técnicas auxiliares para poder acortar la distancia de intestino entre la boca del paciente y la papila.

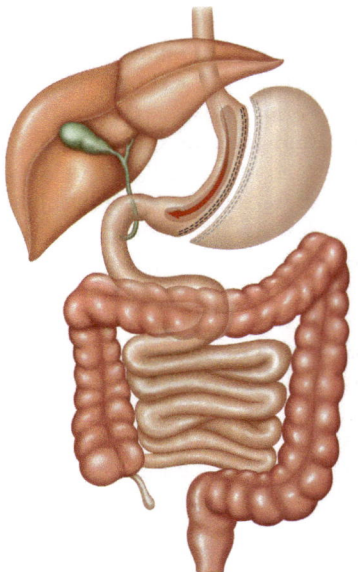

Figura 52-8. Manga gástrica quirúrgica.

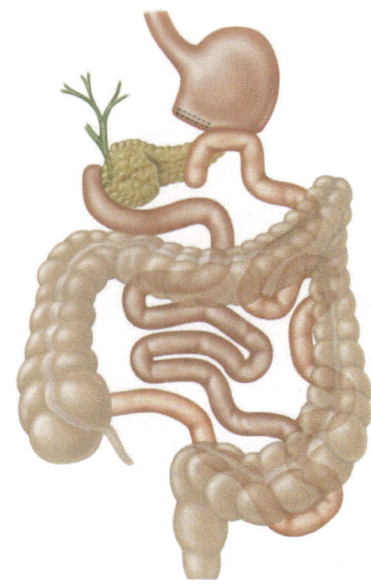

Figura 52-9. Scopinaro.

La forma endoscópica alternativa, combinada con ecoendoscopia, para poder realizar CPRE en estos pacientes es realizar una enteroanastomosis guiada por ecoendoscopia, cuyo principal desafío es identificar el asa aferente, ya que, en este caso, el llegar al pie de asa con el enteroscopio para poder dejar un drenaje nasobiliar es muy complicado o no se puede realizar. Conlleva una alta tasa de fracaso, y las complicaciones en caso de fracaso son importantes.

Hepaticoyeyunostomía en Y de Roux

Este tipo de cirugía se puede practicar tanto en patología benigna (trasplante hepático con estenosis de la anastomosis biliar no recuperable con CPRE, litiasis recidivante no tratable por CPRE, etc.) o maligna (colangiocarcinoma distal). En función de la patología de base, hay dos posibles reconstrucciones quirúrgicas.

Por un lado, la anastomosis hepaticoyeyunal puede ser laterolateral con preservación de la estructura biliopancreática (**Fig. 52-10**) junto con la anastomosis yeyuno-yeyunal en Y de Roux. En este caso, la CPRE se podría realizar de manera habitual, pero al inyectar contraste se apreciaría una fuga por la anastomosis hepaticoyeyunal hacia el asa aferente. La manera de solucionarlo y poder obtener un colangiograma satisfactorio es ocluir la hepaticoyeyunostomía con un balón inflado a ese nivel.

Cuando la anastomosis bilioyeyunal es terminolateral (**Fig. 52-11**), lo que se va encontrar si se realiza una CPRE convencional es que, a través de la papila mayor, se identifica un muñón coledocal.

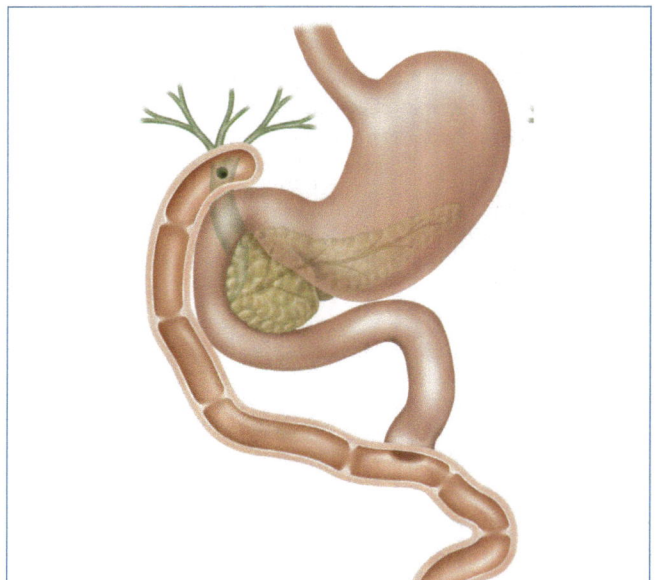

Figura 52-10. Hepaticoyeyunostomía en Y de Roux.

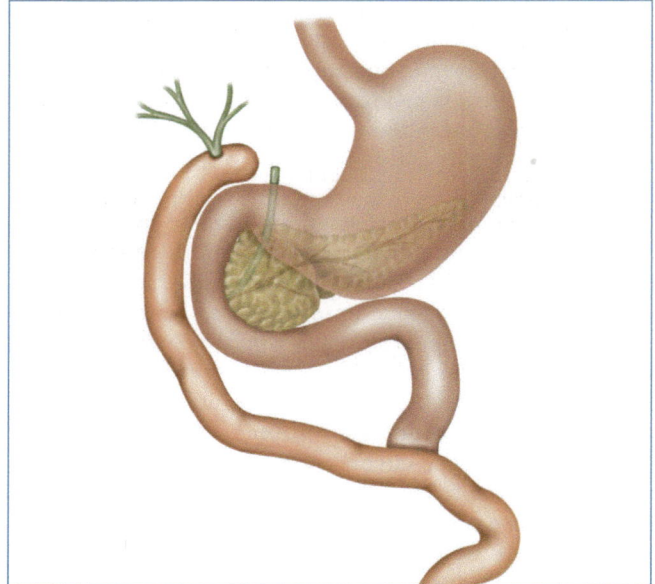

Figura 52-11. Hepaticoyeyunostomía en Y de Roux.

Un riesgo en este caso es pensar que esa imagen se debe a una amputación patológica y que con los intentos de sobrepasarla con guía se produzca yatrogenia, además del riesgo de pancreatitis por la manipulación.

En este caso, realizar la CPRE con un duodenoscopio convencional puede no ser la mejor opción, ya que hay que recorrer una longitud intestinal variable (desde 40 hasta 100 cm) hasta llegar a la anastomosis hepaticoyeyunal. Con el colonoscopio pediátrico o el enteroscopio, habrá más opciones de llegar a la anastomosis hepaticoyeyunal. El otro reto, una vez que se ha llegado a la zona de la anastomosis bilioyeyunal, es la identificación de la propia anastomosis, ya que puede ser única, cuando persiste una pequeña porción del hepático común, o múltiple, si se han anastomosado los radicales individualizados. Este tipo de CPRE debe realizarla personal con elevada experiencia en endoscopia avanzada.

En algunas ocasiones, se necesitará realizar una colangiografía transmural con el ecoendoscopio para ayudarse a orientar la salida de la vía biliar, pues puede no ser fácil de localizar. Además, va a aportar información sobre el tipo de anastomosis hepaticoyeyunal (simple o múltiple).

Coledocoduodenostomía quirúrgica

Es un tipo de anastomosis bilioentérica que no requiere de anastomosis enteroenteral, por lo que la realización de la CPRE se suele poder hacer con el duodenoscopio o con gastroscopio de visión frontal.

Esta cirugía se suele hacer en patología benigna (estenosis biliar distal no negociable mediante CPRE o coledocolitiasis recidivante). La anastomosis bilioentérica puede ser laterolateral (**Fig. 52-12**) o terminolateral. En el primer caso, se podrá realizar el acceso biliar por vía transpapilar, y en el segundo caso, por vía transpapilar sólo se identificará un muñón biliar no funcionante y habrá que realizar la manipulación biliar a través de la anastomosis coledocoduodenal.

En cualquiera de los dos casos, la anastomosis quirúrgica se suele encontrar más proximalmente que la papila, en una posición inestable para el duodenoscopio.

Uno de los problemas más habituales en este tipo de cirugías es que, debido a su inserción anómala, se van a depositar restos de alimentos y a acumular barro biliar, produciendo obstrucción e infecciones ascendentes recurrentes, que se denominan *síndrome del sumidero*.

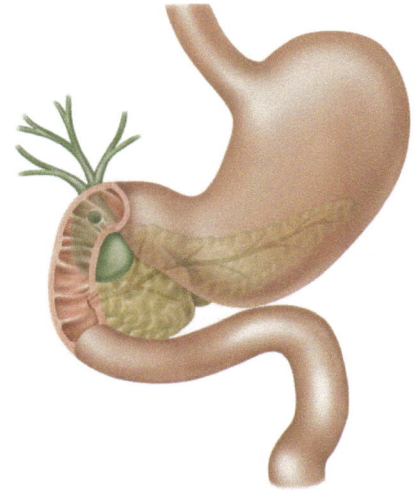

Figura 52-12. Coledocoduodenostomía quirúrgica.

PUNTOS CLAVE

- En un paciente que tiene como antecedente una intervención quirúrgica que altera la anatomía normal del tracto digestivo superior y del árbol biliopancreático, y precisa una colangiografía retrógrada endoscópica, los aspectos que se deben tener en cuenta son los siguientes:
  - Investigar con detalle el tipo de cirugía que se le realizó, ya que, como se ha visto, se necesita tiempo para planificar el procedimiento, poder disponer del material necesario y programar el tiempo que va a requerir el propio procedimiento (se necesita más tiempo que para pacientes con anatomía nativa).
  - La tasa de fracaso en la CPRE por sí sola es más alta en estos pacientes.
  - El riesgo de yatrogenia es más elevado.
  - Las probabilidades de que necesite otros procedimientos combinados (fundamentalmente la combinación con ecoendoscopia terapéutica) para poder acceder a la vía biliar son altas.
  - Lo que va a aportar la ecoendoscopia, en los casos en que sea necesaria, es ayudar en la identificación de la papila (mediante inyección de azul de metileno en la vía biliar, para que salga por la papila, o con el paso anterógrado de una guía para realizar un rendez-vous) o en acortar el trayecto hasta el asa aferente mediante enteroanastomosis, por las que se podrá acceder con el duodenoscopio de forma directa.
- En cualquiera de los casos, las CPRE en los pacientes con anatomía posquirúrgica deben ser realizadas por endoscopistas con elevada experiencia y con amplio manejo de la ecoendoscopia terapéutica, pues en muchos de los casos va a ser la técnica auxiliar con la que se podrá resolver el caso.

BIBLIOGRAFÍA

Ichkhanian Y, Yang J, James TW, Baron TH, Irani S, Nasr J, et al. EUS-directed transenteric ERCP in non-Roux-en-Y gastric bypass surgical anatomy patients (with video). Gastrointest Endosc. 2020 May;91(5):1188-94.e2.

Kahaleh M. EUS-directed transgastric ERCP: a step-by-step approach (with video). Gastrointest Endosc. 2022 Apr;95(4):787-9.

Kedia P, Shah-Khan S, Tyberg A, Gaidhane M, Sarkar A, Shahid H, et al. Endoscopic ultrasound-directed transgastric ERCP (EDGE): A multicenter US study on long-term follow-up and fistula closure. Endosc Int Open. 2023 May 26;11(5):E529-37.

Khashab MA, El Zein MH, Sharzehi K, Marson FP, Haluszka O, Small AJ, et al. EUS-guided biliary drainage or enteroscopy-assisted ERCP in patients with surgical anatomy and biliary obstruction: an international comparative study. Endosc Int Open. 2016 Dec;4(12):E1322-7.

Krutsri C, Kida M, Yamauchi H, Iwai T, Imaizumi H, Koizumi W. Current status of endoscopic retrograde cholangiopancreatography in patients with surgically altered anatomy. World J Gastroenterol. 2019 Jul 14;25(26):3313-33.

Bases de la ultrasonografía endoscópica y ecoendoscopia diagnóstica

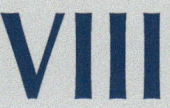

Utillaje, endoscopios y accesorios

53

M. T. Soria San Teodoro y L. Luzón Solanas

 OBJETIVOS

- Comprender los fundamentos de la ultrasonografía endoscópica.
- Conocer los aparatos de ecoendoscopia: ecoendoscopios y consolas.
- Dominar el procedimiento de la punción aspirativa con aguja fina guiada por ecoendoscopia.
- Conocer las minisondas.
- Conocer los distintos accesorios para ecoendoscopia.

INTRODUCCIÓN

La ultrasonografía endoscópica (USE), también denominada *ecoendoscopia* o *endosonografía*, es una técnica desarrollada en la década de 1980 cuya utilización en la práctica clínica ha ido en aumento como una parte importante e integral en el algoritmo de diagnóstico y estadificación de muchos tumores gastrointestinales y de múltiples patologías no gastrointestinales.

La USE es un procedimiento endoscópico que utiliza ondas sonoras de alta frecuencia para generar imágenes detalladas del revestimiento y las paredes del tubo digestivo y sus órganos adyacentes, como el páncreas, el hígado, los conductos biliares y el mediastino. Es una herramienta diagnóstica y una modalidad terapéutica que continúa expandiendo sus aplicaciones clínicas. Cuando se combina con un procedimiento llamado *punción aspirativa con aguja fina* (PAAF), permite tomar una muestra (biopsia) de líquidos y tejidos para su análisis, y puede ser una alternativa mínimamente invasiva a la cirugía exploratoria. También se utiliza en tratamientos específicos, como el drenaje de seudoquistes.

La tecnología en USE ha mejorado significativamente durante la última década, tanto en la calidad de la imagen ecográfica como en la flexibilidad de los endoscopios. Los equipos más actuales incorporan además nuevas tecnologías, como la elastografía, que son de gran ayuda para el diagnóstico. En los últimos años, se ha desarrollado material específicamente diseñado para su uso: agujas de histología que obtienen mayor muestra que la PAAF convencional, prótesis específicamente diseñadas para usar exclusivamente por USE, prótesis de aposición luminal, etc.

CONSIDERACIONES TÉCNICAS. PRINCIPIOS FÍSICOS DE LOS ULTRASONIDOS

Los *ultrasonidos* (US) son ondas acústicas cuya frecuencia está por encima de la capacidad de audición del oído humano (aproximadamente, 20.000 Hz). El sonido es una onda de energía mecánica de transmisión longitudinal que sigue la teoría del movimiento armónico simple, y tiene una serie de características que lo definen:

- Longitud de onda (λ). Es la distancia a la cual la onda sinusoidal realiza un ciclo completo. Su inversa es la frecuencia.
- Frecuencia. Se mide en ciclos (fragmento de onda comprendido entre dos puntos iguales de su trazado) por segundo (1 Hz = 1 ciclo/segundo). Según la frecuencia, se determina la profundidad a la que llegan los US: a mayor frecuencia, menor penetración en los tejidos, pero mayor calidad de la imagen.
- Amplitud. Intensidad del sonido. Sería el tamaño de la onda en el espacio, y en la imagen se expresa como más o menos intensidad de blanco (ecogénico).
- Velocidad de propagación. La velocidad de propagación del sonido en un medio depende de la concentración de partículas (densidad). La impedancia se define como la resistencia al paso de los US y se calcula multiplicando velocidad por densidad en el tejido.

IMAGEN ECOGRÁFICA

La USE es una técnica de imagen que se basa en la utilización de US, que se producen debido al efecto piezoeléctrico descubierto por los hermanos Curie a mediados del siglo XIX. En medicina, la emisión de US dirigidos hacia un cuerpo permite formar una imagen que se utiliza con fines diagnósticos.

El equipo de USE consta de dos elementos básicos: un ecoendoscopio y un procesador de imágenes. Los aparatos de ultrasonografía tienen tres partes diferenciadas: transductor, unidad de procesamiento y pantalla. Un dispositivo conocido como *transductor* emite las ondas de US hacia la masa en estudio y luego recibe su eco. Una computadora se encarga de convertir dicho eco en una imagen que se muestra en una pantalla.

Los transductores tienen cristales con propiedades piezoeléctricas, que convierten la energía eléctrica en energía mecánica (ondas sonoras). Estas ondas sonoras se transmiten entonces al tejido diana, y las ondas sonoras reflejadas son capturadas por el transductor y convertidas en señales eléctricas por el efecto piezoeléctrico inverso. El procesador entonces interpreta las señales eléctricas y produce una imagen ecográfica en el monitor. Los transductores electrónicos de los ecoendoscopios contienen un número variable de cristales piezoeléctricos, y tienen la capacidad de alterar la distancia focal y utilizar el realce armónico tisular, lo que permite mejorar la resolución de la imagen. Cuanto mayor sea el número de elementos piezoeléctricos utilizados en el transductor, mejor será la resolución lateral de la imagen.

Dependiendo de la amplitud de la onda que se recibe en el transductor, la imagen ecográfica se va formando con distinta tonalidad según una escala de grises (más ecogénico o brillante cuanta más amplitud vuelva al transductor); y determinando el tiempo de transmisión del sonido (desde que se emite hasta que se recibe), la unidad de procesamiento calcula la profundidad de los diferentes tejidos.

La calidad de la imagen en la pantalla depende de la resolución de contraste (diferencia entre grises) y de la resolución lineal (discriminación de puntos separados), y se divide en resolución axial (distinguir objetos en la dirección del haz de US: cuanta más frecuencia, mayor resolución) y lateral (distinguir objetos a ambos lados del haz de US: mejor cuanto más estrecha sea la anchura de pulso en la zona focal).

El ecoendoscopio identifica cinco capas en la pared de todo el tracto digestivo:

- La primera capa hiperecoica corresponde a la parte más superficial de la mucosa gástrica.
- La segunda capa hipoecoica corresponde a la parte profunda de la mucosa que puede correlacionarse con la muscular mucosa.
- La tercera capa hiperecoica corresponde a la capa submucosa.
- La cuarta capa hipoecoica corresponde a la muscular.
- La quinta capa hiperecoica corresponde a la capa serosa o adventicia.

MODOS DE IMAGEN ECOGRÁFICA

La mayor parte de los ecógrafos disponibles en la actualidad disponen de varios modos de imagen con diferentes aplicaciones clínicas. Los más comúnmente utilizados son:

- Modo bidimensional (modo B o modo 2D): consiste en la generación de una imagen bidimensional a partir de las señales recibidas por la sonda. Esta imagen se corresponde con el plano que constituyen los haces de US emitidos por cada uno de los cristales piezoeléctricos alineados a lo largo de la superficie de la sonda. La imagen obtenida está constituida por una escala de grises que definen la diferente atenuación a los US ofrecida por el tejido subyacente. Así, las áreas de tejido con mayor atenuación de los US serán representadas en la imagen con un color más blanco al ser reflejados y las áreas de menor atenuación serán representadas con colores más oscuros, reflejando un mejor paso de los US a su través. Los procesadores compactos proporcionan imágenes de alta calidad, permiten una localización más eficiente de los tumores y una identificación más precisa de las propiedades y límites del tejido.
- Modo de movimiento (modo M): la imagen generada por el modo M consiste en la representación a lo largo del tiempo de la señal emitida y recibida por uno solo de los cristales de la sonda. Esta imagen no es una imagen bidimensional, sino que representa la variación en la atenuación a los US que se produce en un solo haz de US a lo largo del tiempo.
- Modos Doppler: la generación de imágenes en los diferentes modos de ecografía Doppler existentes se basa en los cambios que se producen en la frecuencia de los haces de US emitidos por el transductor con respecto a los reflejados por el tejido, cuando estos son reflejados por pequeñas partículas en movimiento. Cuando el haz de US rebota contra una estructura estática, el haz reflejado conserva la misma frecuencia con la que fue emitido; sin embargo, cuando el haz de US es reflejado por una estructura en movimiento, su frecuencia cambia aumentando o disminuyendo según se acerque o se aleje del transductor. Estos cambios de frecuencia se relacionan con la velocidad de la partícula en movimiento, por lo que el ecógrafo puede calcular la velocidad de ésta. La utilización del efecto Doppler en la imagen ecográfica da lugar a varios modos de imagen:
  - Doppler color. Sobre una imagen bidimensional, asigna un color de una escala predefinida al flujo observado según su dirección y velocidad. Permite evaluar de forma cualitativa el movimiento.
  - Power color Doppler. Establece la presencia de movimiento sobre una imagen de manera cualitativa, pero sólo emplea un color. No permite evaluar cuál es la dirección ni la velocidad del flujo, pero es capaz de detectar flujos de menor velocidad que el modo Doppler color.
  - Doppler pulsado. Genera una gráfica en la que se representa la velocidad de flujo existente en un punto concreto de la imagen bidimensional en relación con el tiempo.
  - Doppler continuo. Se emplea para la medición de velocidades mucho más altas que el Doppler pulsado. En este modo, el transductor, en lugar de enviar pulsos de

US, envía y recibe US de manera continua. La velocidad del flujo es medida a lo largo del haz de US, y no sólo en un solo punto.

ECOENDOSCOPIOS

Los ecoendoscopios, con algunas excepciones recientes, son endoscopios de observación oblicua que llevan un transductor de ultrasonido rígido en su punta, que generan una visión circunferencial de 360° perpendicular al eje del eje o una imagen lineal de ancho variable paralelo al eje del endoscopio.

Hace unos años, los ecoendoscopios eran mecánicos, pero en los últimos años se han desarrollado ecoendoscopios electrónicos. Las imágenes ecográficas con la última generación de ecoendocopios radiales y lineales electrónicos son excelentes y no varían significativamente entre modelos.

Hay dos tipos fundamentales de ecoendoscopios: lineales y radiales. Los ecoendoscopios radiales se utilizan principalmente para la exploración luminal y la evaluación de las capas de la pared del tracto gastrointestinal, mientras que los ecoendoscopios lineales, además de la exploración, permiten la obtención de tejidos y utilizarse para aplicaciones terapéuticas.

ECOENDOSCOPIOS RADIALES

Se han sustituido los endoscopios mecánicos más antiguos por ecoendoscopios radiales electrónicos que producen imágenes significativamente mejores y permiten el uso de Doppler. Los transductores electrónicos de las sondas radiales orientan cada uno de los elementos piezoeléctricos alrededor del extremo distal en toda la circunferencia, produciendo una imagen en un plano perpendicular al eje largo del ecoendoscopio. Los ecoendoscopios radiales se utilizan únicamente en exploraciones diagnósticas y, por tanto, tienen aplicaciones limitadas. Los ecoendoscopios disponibles en el mercado (Fuji, Olympus y Pentax) proporcionan 360° de campo de visión y son muy similares en forma, aunque con diámetros de eje ligeramente diferentes. El rango de frecuencia de exploración de todos ellos incluye 5, 7,5 y 10 MHz (**Fig. 53-1**).

ECOENDOSCOPIO LINEALE O SECTORIALE

Los ecoendoscopios lineales electrónicos disponibles actualmente producen imágenes ecográficas en un plano paralelo al eje largo del ecoendoscopio, generalmente en un sector entre 100 y 180°. En el caso de realizar punciones guiadas por ecoendoscopia u otras intervenciones terapéuticas, las agujas avanzan desde la punta distal del ecoendoscopio en el mismo plano que la imagen ecográfica. Esto permite la visión simultánea de la lesión diana y la aguja durante su avance. El ecoendoscopio lineal permite un control preciso de la profundidad y la posición de la aguja en la lesión diana. Además, el aparato incorpora un elevador en el extremo distal del canal de trabajo que permite un control limitado del ángulo de salida de los dispositivos introducidos por el canal de trabajo.

Los ecoendoscopios lineales disponibles en el mercado (Fuji, Olympus y Pentax) difieren en el diseño del extremo, flexibilidad, control de insuflación del globo y la curvatura del extremo distal. Todos los transductores tienen un diseño curvo y están ubicados distalmente al objetivo de visión oblicua (**Fig. 53-2**).

El ecoendoscopio lineal más reciente de Olympus (GF-UCT180) permite obtener imágenes de mayor resolución en comparación con los modelos anteriores. Cuenta con un canal de trabajo de 3,7 mm, una punta distal de 12,6 mm de diámetro y un cable desmontable que permite una colocación más fácil del endoscopio en las lavadoras. Todos los ecoendoscopios lineales actuales de Olympus son compatibles con el modo B, Doppler color, Doppler pulsado y H-FLOW (flujo de alta resolución). La elastografía está disponible en el procesador EU-ME2 Premier Plus.

Olympus dispone de un ecoendoscopio lineal de visión frontal (TGF-UC180J) destinado principalmente a aplicaciones terapéuticas. El diámetro del canal de trabajo es de 3,7 mm y el diámetro de la punta distal es de 14,6 mm. Este modelo tiene un transductor corto, con imagen ecográfica limitada a un rango de 90° y una cámara de visión final, pero no tiene globo ni elevador, lo que limita sus aplicaciones.

Pentax tiene un ecoendoscopio lineal (EG-387OUTK) con canal de trabajo de 3,8 mm. El diámetro de la punta distal es de 14,3 mm. Existe un nuevo ecoendocopio Pentax delgado (EG-327OUK) con diámetro distal de 12 mm. Los

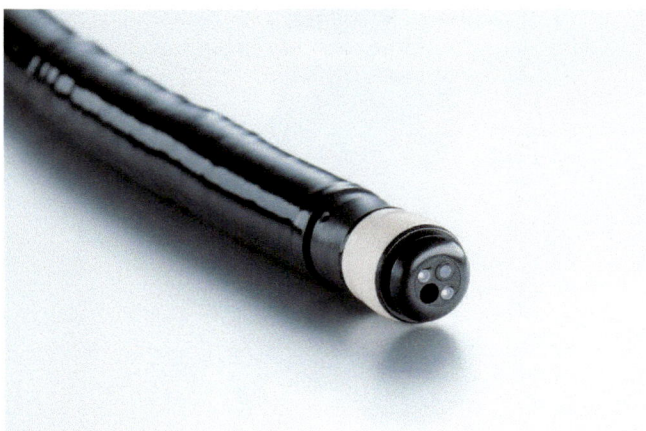

Figura 53-1. Ecoendoscopios radiales.

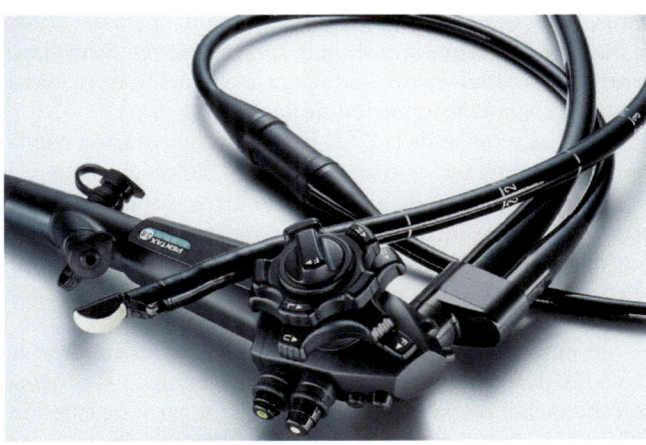

Figura 53-2. Ecoendoscopios lineales o sectoriales.

ecoendoscopio Pentx permiten la realización de elastografía, composiciones espaciales, armónicos tisulares, Doppler, modos B y M.

El ecoendoscopio de Fuji (EG-530UT2) tiene un canal de trabajo de 3,8 mm y 13,9 mm de diámetro distal. El diámetro de la porción flexible es de 12,1 mm. Los modos de exploración incluyen Doppler color, modos B y M (**Fig. 53-3**).

PUNCIÓN ASPIRATIVA CON AGUJA FINA

La USE-PAAF es una técnica de alta rentabilidad diagnóstica y baja morbilidad. Es la técnica de elección para el diagnóstico de extensión de neoplasias de esófago y para el diagnóstico citológico de lesiones focales de páncreas.

El ecoendoscopio lineal permite, mediante una fina aguja de punción guiada por el propio aparato, la aspiración de tejido de la lesión objeto de estudio. Esta técnica se denomina *punción aspirativa con aguja fina* y ha supuesto un avance fundamental dentro de la ecoendoscopia, hoy considerada esencial en el algoritmo de diversas enfermedades, especialmente en las de origen neoplásico. Sin embargo, la técnica de punción ha evolucionado de método diagnóstico aislado hacia procedimiento diagnóstico-terapéutico invasivo.

Esencialmente, la USE-PAAF es una técnica endoscópica mínimamente invasiva, considerada de elección para la obtención de material biológico (líquido o sólido). Debe realizarse con el ecoendoscopio lineal o sectorial, ya que permite ver la aguja en todo su trayecto durante la punción. Estos ecoendoscopios van acoplados a una consola de ecografía que dispone de señal Doppler y Doppler color, lo que permite identificar la presencia de vasos en el territorio al que se va a acceder durante la punción. Se introduce el ecoendoscopio para realizar la punción bajo control ecográfico en tiempo real, es decir, viendo la aguja en todo su trayecto y durante todo el procedimiento. En la parte central de la aguja va colocado un estilete que evita la contaminación de la aguja con células del trayecto de punción. Una vez que la aguja se encuentra dentro de la lesión a estudio, se retira el estilete y se conecta la jeringa al extremo proximal de la aguja. Se ejerce presión negativa aspirando unos 3-4 mL en la jeringa y se realizan movimientos de vaivén de la aguja dentro de la lesión que provocan el paso de células al interior de ésta. Tras retirar la aguja, se inyecta aire por su extremo proximal para dar salida al material con el que se realizarán las extensiones. Se realizan tantos pases como sea necesario para la obtención de material adecuado para el diagnóstico citológico.

Entre las ventajas de la USE-PAAF, en comparación con la punción percutánea y guiada por control radiológico, están la proximidad de la sonda en el órgano diana, los detalles más acentuados de las imágenes de las lesiones sólidas o quísticas (especialmente del páncreas), la capacidad de evaluar y recoger el material de las lesiones pequeñas (<10 mm) y el menor trayecto para seguir a la lesión principal.

Sin embargo, varios factores contribuyen al éxito de la USE-PAAF, incluida la experiencia del profesional y la correcta interpretación de las características morfológicas de la lesión (ubicación, tamaño, detalle de la imagen, identificación de los elementos típicos, etc.), el uso de recursos avanzados de

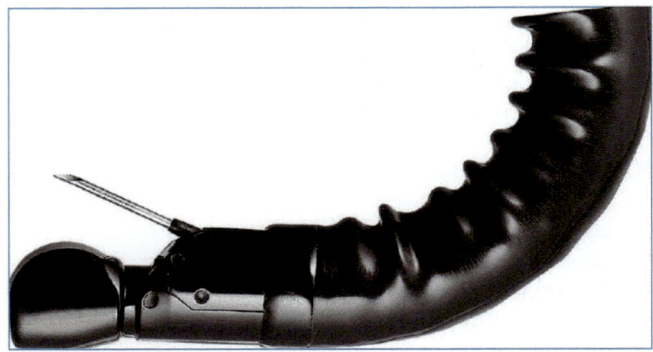

Figura 53-3. Ecoendoscopio de Fuji.

imagen como la elastografía y contrastes, la selección de agujas apropiadas (tamaño y tipo), el uso de diferentes técnicas y métodos en la adquisición y almacenamiento/tratamiento de la aspiración, el número de punciones y la disponibilidad de patólogo con experiencia en sala.

La combinación de USE-PAAF proporciona una potente capacidad diagnóstica que permite optimizar el tratamiento de las neoplasias malignas en el tubo digestivo y obtener la información necesaria para elegir las opciones terapéuticas apropiadas para el paciente, como la cirugía, la quimioterapia, la radioterapia o el tratamiento paliativo.

PROCESADORES DE ULTRASONOGRAFÍA ENDOSCÓPICA

Cada casa comercial tiene su propio procesador de ultrasonidos. Los procesadores de Pentax y Olympus fueron fabricados previamente por dos empresas diferentes, Hitachi y Aloka, que se fusionaron tras la adquisición de Aloka por Hitachi.

Hitachi ofrecía diferentes consolas para los ecoendoscopios de Olympus y Pentax (**Fig. 53-4**). La consola Arietta 750 de Fujifilm es la que actualmente se utiliza con los últimos modelos de ecoendoscopio de Olympus. Las consolas móviles de pie. El procesador Fuji (Fujifilm Endoscopy Sonart SU-8000)

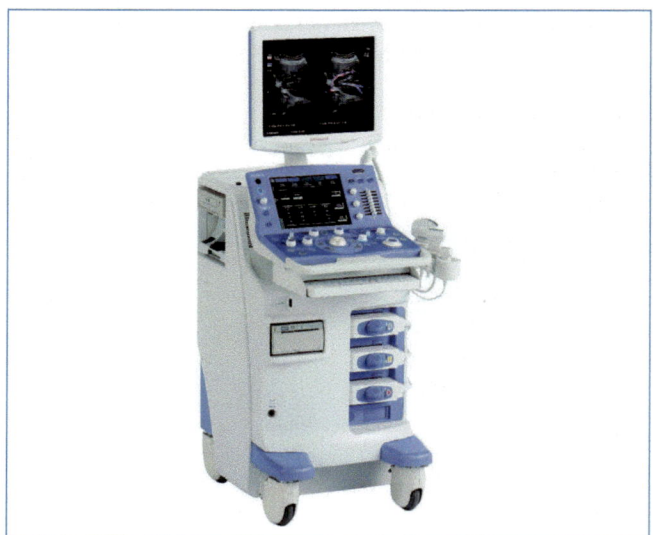

Figura 53-4. Procesador de ultrasonidos.

es muy compacto y se puede incorporar a la torre de endoscopia. Olympus también fabrica un procesador compacto, el EU-ME2. La calidad y las características de la imagen varían entre los distintos procesadores.

NUEVAS FUNCIONES DE LOS PROCESADORES

Los procesadores actuales son unos dispositivos compactos que proporcionan imágenes de alta calidad, ya que incorporan las últimas tecnologías, como la elastografía y el H-FLOW, ecoendoscopia con contraste e imágenes armónicas de tejido que aumentan la definición de la imagen respecto a la imagen convencional. Están diseñados para adaptar todo tipo de ecoendoscopios, tanto radiales como lineales.

- Doppler pulsado: mide las velocidades del flujo sanguíneo en ubicaciones específicas mientras se ven imágenes transversales para localizar el vaso objetivo.
- Eco armónico tisular (THE) (*tissue harmonic echo*): cuando las ondas ultrasónicas se propagan a través del tejido, se producen distorsiones y se generan mayores componentes armónicos. El modo THE emplea estos componentes para generar una imagen de la zona objetivo. La ventaja de la visión de imágenes por armónicos es que mejoran la resolución y la relación señal-ruido, y disminuyen los artefactos, por tanto, se obtienen imágenes más definidas y contrastadas.
- Modo H-FLOW: permite ver los pequeños vasos situados alrededor de la punta del endoscopio, lo que en una punción permite evitar los vasos de forma más segura.
- Elastografía: se basa en que los diferentes tejidos tienen diferentes coeficientes de elasticidad. Se sabe que los tejidos tumorales tienen un coeficiente de elasticidad más pequeño que los normales, la grasa o el músculo. La desviación de los ultrasonidos al atravesar los tejidos de coeficiente de elasticidad diferente es analizada por un *software* específico y reconstruido en otra imagen en modo B. Los tejidos más duros aparecerán de color azul, y los más blandos, de color rojo. Si se considera que las lesiones neoplásicas y los tejidos fibróticos tienen en general un coeficiente de elasticidad más pequeño que el resto de los tejidos normales, esta técnica representará el primer paso hacia la identificación del tipo de tejido.
- USE con contraste armónico (CH-EUS): el modo CH-EUS se basa en que la inyección intravenosa de burbujas de aire tiene una elevada respuesta ecográfica, por lo que actualmente se utiliza como agente de contraste ecográfico.
  El contraste mejora la imagen por US aprovechando la ecogenicidad de la sangre, lo que tiene como resultado una mejoría de la proporción señal-ruido.
  El contraste está constituido por un gas inerte, poco soluble en agua y con poca capacidad de difusión a través de la burbuja contenida en una cápsula de pequeño diámetro (7 μm para atravesar la pared capilar pulmonar) y resistir a la presión antes de explotar o disolverse.
  La normativa para el uso de los agentes de contraste ultrasónico varía en función del país de uso y del tipo de agentes.

El producto de contraste de referencia más utilizado se denomina *SonoVue®*. Un mililitro contiene 8 μL de microburbujas de hexafluoruro de azufre. Se presenta en un kit que incluye un vial que contiene 25 mg de polvo liofilizado, una jeringa precargada con 5 mL de cloruro sódico y un sistema de transferencia miniSpike.
La USE con contraste se utiliza principalmente en el estudio de lesiones pancreáticas y submucosas, y ha incrementado la sensibilidad para diferenciar entre lesiones benignas (hipercaptantes) y malignas (hipocaptantes) en páncreas, así como para mejorar el diagnóstico de lesiones subepiteliales (en este caso, las malignas son lesiones hipercaptantes, y las benignas, hipocaptantes).
- Minisondas ecográficas (MS-USE): las minisondas son catéteres finos que incorporan un transductor en uno de sus extremos, el cual emite señales ultrasónicas de alta frecuencia y transmite la señal recibida a un procesador de imágenes ecográfico. Tienen un diámetro exterior que oscila entre 1,7 y 3,4 mm, por lo que pueden ser introducidas a través del canal de trabajo.
  La ventaja de las minisondas sobre los ecoendoscopios convencionales es su colocación exacta sobre la lesión, que, especialmente si es de pequeño tamaño, puede ser difícil de localizar. La posibilidad de realizar la exploración endosonográfica con una minisonda durante la propia endoscopia, la ausencia de complicaciones inherentes a esta técnica y su elevada precisión diagnóstica la convierten en una herramienta muy útil para el endoscopista.
  Las indicaciones principales son el estudio de lesiones parietales pequeñas y superficiales, y por tanto susceptibles de recibir tratamiento curativo por endoscopia (mucosectomía, terapéutica fotodinámica, argón-*beam*), la valoración de estenosis del tracto gastrointestinal y el estudio de lesiones biliopancreáticas.
  Fuji y Olympus son los fabricantes actuales de minisondas. Según el sistema de trabajo que utilice el transductor de la MS-USE, existen dos tipos: mecánicos o electrónicos, rotatorios (15 ciclos por segundo el de 30 MHz), que originan una imagen sectorial de hasta 360° (radiales), e incluso lineales. Existe una MS mixta, radial y lineal, manual o automática, que puede ofrecer una reconstrucción en tres dimensiones (3D), otra que posee un minibalón hinchable y otra multifrecuencia y con Doppler-color (**Fig. 53-5**).

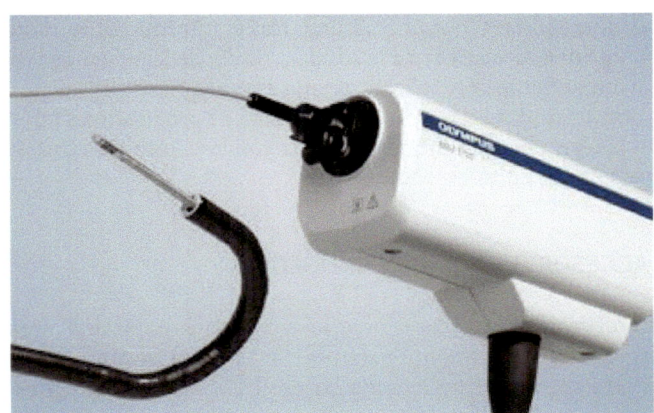

Figura 53-5. Minisondas.

Las frecuencias oscilan según los distintos fabricantes entre 9 MHz (30 mm de penetración) y 30 MHz (5 mm de profundidad). Las minisondas de 15-20 MHz ven siete capas, mientras que las MS de 20-30 MHz son capaces de ver hasta nueve capas en la pared del tracto digestivo. Con estas frecuencias ultrasónicas, se consigue una mayor resolución de imagen. Por el contrario, frecuencias menores, como las que emite un ecoendoscopio convencional (7,5 MHz), consiguen una mayor penetración, pero una menor resolución espacial. Esto explica por qué las MS-USE son ideales para valorar lesiones pequeñas y superficiales, y su dificultad en ver estructuras profundas. Las desventajas, además de la pobre penetración, son que la mayoría no poseen Doppler-color, no son multifrecuencia, no permiten realizar PAAF y son relativamente frágiles y costosas. La ultrasonografía transendoscópica con un cabezal de 7,5 MHz (hasta 6 cm de profundidad) trata de resolver las desventajas de las minisondas e incluso facilita la exploración endoscópica, ya que utiliza el sistema de visión frontal. Se coloca el cabezal en el extremo distal con el sistema conocido como *precarga*. El diámetro externo es de 7,3 mm y la longitud de trabajo es de 1.700, 1.900 y 2.200 mm. Este sistema necesita un canal de trabajo de 3,2 mm, y de por lo menos 3,8 mm si se utiliza balón.

No existen estudios comparativos que permitan seleccionar el modelo de MS-USE indicado en cada aplicación clínica. Dietrich *et al.* recomiendan utilizar la MS-USE de 20 MHz en casi todos los casos, ya que es la que presenta un mayor equilibrio entre resolución y visión de estructuras profundas (la señal penetra hasta 20 mm), es flexible y de un diámetro adecuado (2,5 mm).

Las MS-USE de mayor longitud permiten acceder también al duodeno y al íleon terminal, a través del canal del duodenoscopio y del colonoscopio, respectivamente. Además, ciertos modelos pueden insertarse sobre una guía, facilitando el examen de los conductos biliares y pancreáticos (MS intraductales, MSID-USE).

Las MS-USE requieren los mismos cuidados de desinfección que un endoscopio convencional. En cuanto a las recomendaciones de uso, se estima que deberían ser útiles para 50-100 exploraciones. Pueden perder funcionalidad por pequeñas roturas de la vaina que las envuelve en su extremo distal y alterarse la imagen por entrada de aire, o deteriorarse por atrapamiento con el elevador del duodenoscopio o por olvidar inactivar el transductor durante la entrada o salida de la sonda a través del canal endoscópico. El uso generalizado de minisondas de alta definición se ha limitado debido a la necesidad de procesadores especiales, la poca durabilidad de la sonda y los altos costes y su mantenimiento.

ACCESORIOS PARA ECOENDOSCOPIA

Inicialmente, la mayoría de los accesorios para USE eran agujas, principalmente para realizar PAAF. Los dispositivos más nuevos han aumentado las posibilidades para el endoscopista para incluir la adquisición de tejido para evaluación histológica, la microscopia *in vivo*, la colocación de semillas fiduciales y material para intervenciones terapéuticas guiadas por USE.

Los dispositivos ecoendoscópicos se usan con los ecoendoscopios lineales al ser necesaria la visión de la guía del dispositivo a medida que avanza a las estructuras de destino.

A pesar de que el uso de los accesorios en la ecoendoscopia puede suponer un incremento del coste, tiempo y riesgo a los procedimientos, constituyen un avance tecnológico añadido y han permitido ampliar el horizonte de la USE intervencionista.

AGUJAS DE CITOLOGÍA

Desde la aparición de los ecoendoscopios sectoriales, se han desarrollado diferentes tipos de agujas para punción, disponibles en 19, 22 y 25 G, pero las más empleadas son las desechables, de 18-22 G de grosor y hasta 8 cm de longitud.

Todas las variedades de uso único desechables son similares en diseño y manejo. Se componen de una aguja hueca con un sólido estilete extraíble, una funda protectora semirrígida y un mango con un puerto para la inserción o retirada de estiletes, así como un accesorio de una jeringa de vacío.

Las agujas y fundas están compuestas de variedad de materiales que incluyen aluminio, acero inoxidable, cromo-cobalto y nitinol. Todas las agujas disponibles en la actualidad están modificadas por grabado con láser, hoyuelos mecánicos o arenado de la punta delantera (generalmente 1-2 cm) para mejorar su ecogenicidad para la visión por ultrasonido.

Las agujas tienen deslizadores ajustables en la parte distal del mango para permitir la modificación de la longitud de la funda que sale del alcance para su uso con diferentes marcas de ecoendoscopio lineal (**Fig. 53-6**).

Los mangos suelen tener marcas a intervalos de 1 cm para permitir controlar la profundidad de penetración de la aguja, que puede avanzar entre 1 y 9 cm. El conjunto del mango permite el avance controlado y medido de la aguja desde el interior de la vaina protectora hasta el órgano o estructura de interés, lo que limita el avance por completo durante la inserción como medida de seguridad.

Las agujas están precargadas con un estilete romo, que puede sobresalir de la punta de la aguja 1-2 mm. Los estiletes mejoran la rigidez de la aguja durante el avance a través del tejido hacia la estructura objetivo y protegen el canal

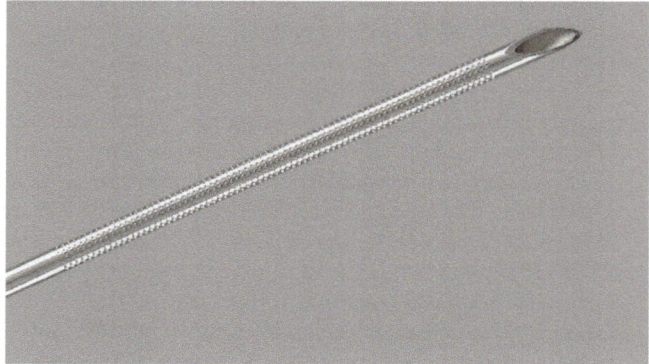

Figura 53-6. Agujas de citología.

del endoscopio. Mchos fabricantes sugieren retirar el estilete unos milímetros antes del avance de la aguja para exponer completamente el bisel afilado en la punta de la aguja. No existen datos que demuestren la superioridad de una punta de estilete sobre otra. En algunos dispositivos, el estilete puede fijarse en su lugar dentro de la aguja mediante el uso de un bloqueo Luer en el extremo proximal, mientras que en otros dispositivos el estilete se mantiene suelto en su lugar por una tapa con muescas.

Todos los dispositivos vienen equipados con un tope de aguja ajustable que limita el avance de la aguja a la profundidad de inserción deseada, y evita el avance por completo durante la inserción y la extracción de todo el dispositivo en el ecoendoscopio como medida de seguridad. Una vez avanzado en el objetivo, se retira el estilete y se puede aspirar fluido, tejido o ambos, o se pueden inyectar agentes terapéuticos o medios de contraste.

Las agujas vienen con jeringas de 10 o 20 mL con mecanismos de bloqueo para sostener el émbolo retirado a diferentes niveles de succión. Una llave de paso conectada a la punta de la jeringa ayuda a crear y mantener el vacío. Una vez que la punta de la aguja está en la lesión objetivo y se retira el estilete, la jeringa de succión se bloquea en el mango de la aguja y la llave de paso se abre para que la succión se transmita a la punta de la aguja. Cuando se finalizan los movimientos de vaivén, se cierra la llave de paso o se retira la jeringa.

Existe variación en la práctica clínica sobre el uso del estilete y la aplicación de la succión. Se recomienda el uso de succión para la USE-PAAF de masas pancreáticas, pero no en el caso de las adenopatías.

No se ha encontrado que la presencia del estilete dentro de la aguja en el momento de la punción afecte a la idoneidad de las muestras o el rendimiento diagnóstico para malignidad.

En general, se estima un rendimiento diagnóstico similar entre los diferentes tamaños de las agujas. Una comparación de las agujas de 19 y 22 G no identificó diferencias en el rendimiento diagnóstico de las lesiones pancreáticas y peripancreáticas. No se encontraron diferencias en el rendimiento diagnóstico entre las agujas de 22 y 25 G en las lesiones subepiteliales. Sin embargo, las agujas de 25G se han asociado con un mayor rendimiento diagnóstico para aspiración con aguja fina guiada por ultrasonografía endoscópica (EUS-FNA) de masas pancreáticas.

La punción con aguja fina tiene una tasa general baja de efectos adversos. Los efectos adversos, como hemorragia, bacteriemia y pancreatitis, ocurren en menos del 2 % de todos los pacientes que se someten a una punción. La USE-PAAF demostró una tasa global de morbilidad específica del 0,98 %.

AGUJAS DE BIOPSIA

Las agujas de biopsia permiten realizar estudios moleculares y un examen histológico de tejido en determinadas patologías, como el linfoma de Hodgkin y la pancreatitis autoinmune.

La aguja ProCore (Cook Medical) tiene un corte de trampa central con un bisel inverso cerca de la punta de la aguja que facilita el muestreo de tejido adicional. Las agujas ProCore están disponibles en tamaños de 25, 22, 20 y 19 G (**Fig. 53-7**).

El BNX SharkCore (Medtronic, Sunnyvale, California) tiene una geometría paralela con dos filos en la punta de la aguja para facilitar el muestreo de tejido. Está disponible en diámetros de 25, 22 y 19 G.

La aguja Boston Scientific Acquire está disponible en 22 G de diámetro, es de cromo cobalto y el diseño de la punta es tipo Franseen, con lo que tiene tres superficies de corte.

Se recomienda utilizar estos dispositivos para la obtención de tejido de masas no pancreáticas, cuando se requiere inmunohistoquímica y como una técnica de rescate después de muestras USE-PAAF inadecuadas (**Fig. 53-8**).

Los estudios que evaluaron la seguridad de los dispositivos de biopsia con aguja fina no mostraron diferencias significativas en las tasas de efectos adversos en comparación con los dispositivos USE-PAAF. En una comparación de los dispositivos de 22 G de citología y biopsia para masas pancreáticas sólidas, la tasa de efectos adversos fue del 1,7 y 5,2 %, respectivamente ($p = 1,0$) con un caso de pancreatitis leve en el primer grupo, y sangrado leve y un hematoma de pared gástrica en el sitio de la punción en el segundo grupo.

AGUJAS DE ACCESO

Es posible el acceso guiado por ecoendoscopia a estructuras extraluminales como el conducto biliar, el conducto pan-

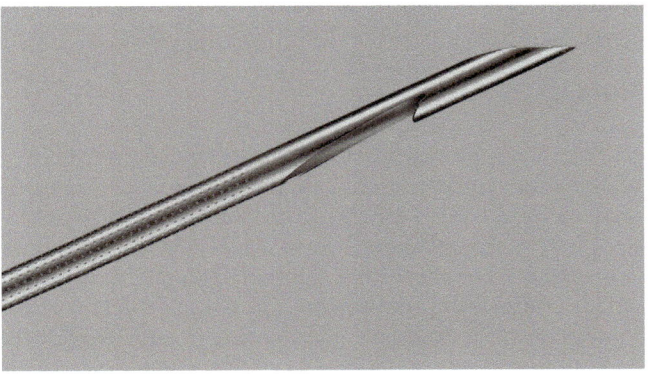

Figura 53-7. Aguja de biopsia ProCore.

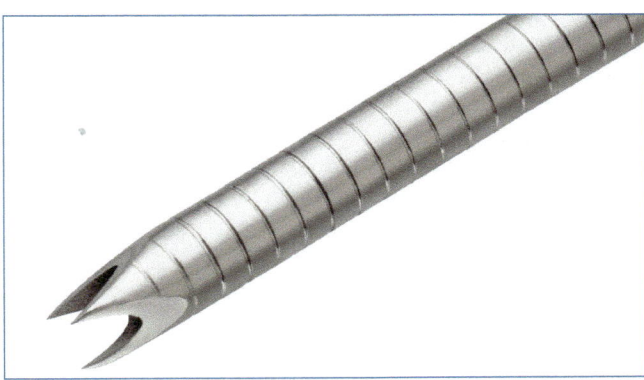

Figura 53-8. Aguja de biopsia Boston Scientific Acquire.

creático o las colecciones de líquido pancreático. Con este propósito, se diseñó específicamente una aguja de 19 G (*Echo-Tip Ultra High Definition Ultrasound Access Needle*, Cook Medical) que posee un estilete biselado que se utiliza para la punción y se retira una vez que se obtiene el acceso al objetivo deseado. Después de retirar el estilete biselado, la punta de la aguja restante está roma, lo que puede prevenir el traumatismo y reducir la incidencia de corte del alambre guía. El diámetro de la aguja permite el paso de un alambre guía de 0,035 pulgadas. Los estudios que evalúan la seguridad y la eficacia del acceso guiado por USE con este dispositivo en comparación con las agujas EUS-FNA estándar no se han publicado hasta la fecha.

CEPILLO CITOLÓGICO

Los cepillos citológicos disponibles para uso específico a través de ecoendoscopios poseen un estilete desechable y modificado con un cepillo de 15 mm en su extremo delantero, que pasa por el canal de la aguja fina de 19 G. En general, se considera que el cepillo citológico aumenta el rendimiento citológico, aunque tiene una tasa relativamente alta de sangrado.

Se han reportado tasas de efectos adversos de hasta el 19 % con estos dispositivos, que incluyen hemorragia intraquística, pancreatitis aguda, dolor abdominal posprocedimiento y absceso perigástrico.

BLOQUEO DEL PLEXO CELÍACO Y AGUJA DE NEURÓLISIS

Otro de los usos de la ecoendoscopia es la realización del bloqueo del plexo celíaco (en pacientes con pancreatitis crónica o cáncer de páncreas) o neurólisis del plexo celíaco (casi exclusivamente en pacientes con cáncer de páncreas) para el alivio del dolor.

La neurólisis del plexo celíaco (CPN) implica la inyección de un anestésico local seguido de una inyección de etanol para extirpar permanentemente el tejido nervioso.

La aguja de 20 G diseñada específicamente para bloqueo del plexo celíaco guiada por USE y CPN (*Echo Tip Ultra Celiac Plexus Neurolysis Needle*, Cook Medical) se diferencia de otras agujas USE en que tiene una punta cónica sólida y afilada, y una serie de orificios laterales para el suministro radial del deseado agente en la región del plexo celíaco, el espacio perineural o ambos. No se han publicado estudios que evalúen la eficacia de la CPN con este dispositivo en comparación con las agujas estándar EUS-FNA.

Los efectos adversos comúnmente informados incluyen hipotensión asintomática y dolor tras el procedimiento. Se han descrito casos aislados de sangrado retroperitoneal, isquemia, abscesos y paraplejia.

MICROFÓRCEPS

Existen microfórceps que se puede introducir a través de una aguja FNA de 19 G, pero no se han publicado estudios que evalúen el rendimiento diagnóstico de los microfórceps en comparación con otros métodos de muestreo de tejidos guiados por USE.

AGUJA CON SONDA DE ENDOMICROSCOPIA LÁSER CONFOCAL

La AQ-Flex 19 (Mauna Kea Technologies, París, Francia) es una sonda diseñada para introducirse a través de una aguja de 19 G para realizar endomicroscopia láser confocal (nCLE). Se requiere una unidad de escaneo láser, y generalmente se administra por vía intravenosa fluoresceína al 10 % para proporcionar un contraste vascular. La profundidad de la imagen es de 40 a 70 µm, el campo de visión máximo es de 325 µm y la resolución es de 3,5 µm. La sonda se puede reutilizar después de una desinfección de alto nivel. El *software* limita el uso de cada sonda a un máximo de 10 exámenes. Los estudios hasta la fecha han evaluado ampliamente el rendimiento de nCLE en la obtención de imágenes de la pared de las lesiones quísticas pancreáticas. Un estudio reciente de nCLE en 33 pacientes con quistes pancreáticos informó una sensibilidad y especificidad del 69 y 100 % para cistoadenoma seroso, 91 y 95 % para quistes mucinosos, y 43 y 100 % para seudoquistes.

Un estudio piloto multicéntrico informó una tasa de efectos adversos del 9 %, que incluyó pancreatitis (2 pacientes), dolor abdominal transitorio (1 paciente) y hemorragia intraquística autolimitada (3 pacientes).

CATÉTER DE ABLACIÓN POR RADIOFRECUENCIA

En los últimos años se ha diseñado un catéter de ablación por radiofrecuencia diseñado para pasar a través de una aguja de 22 o 19 G. La sonda es un cable monopolar de 1 Fr (0,33 mm) de diámetro con un segmento de 20 mm en la punta del cable donde se conduce la corriente, y es compatible con cualquiera de los generadores electroquirúrgicos existentes. Un pequeño estudio piloto multicéntrico evaluó este dispositivo en 8 pacientes con neoplasias pancreáticas, incluidas neoplasias quísticas pancreáticas (6 pacientes) y tumores neuroendocrinos (2 pacientes). Este estudio demostró la viabilidad de la ablación por radiofrecuencia guiada por ecoendoscopia; sin embargo, dado el número limitado de pacientes en este estudio, no es posible establecer conclusiones sustanciales con respecto a la eficacia o seguridad del tratamiento.

FIDUCIALES

La colocación de marcadores fiduciales guiada por USE se realiza para ayudar a la radioterapia guiada por imagen. Se ha demostrado que el uso de marcadores fiduciales colocados dentro de tumores pancreáticos produce una variación posicional menor que el uso de la anatomía ósea para radioterapia guiada por imagen. Actualmente, la colocación del marcador fiducial de oro guiado por USE requiere la carga del fiducial en la punta de una aguja de 19 o 22 G, seguido del sellado de la punta de la aguja con cera de hueso. Este proceso lleva mucho tiempo, es engorroso y conlleva el riesgo de lesiones con la punta de la aguja. Recientemente, se han desarrollado agujas que están precargadas con fiduciales. La aguja fiducial Echotip (Cook Medical) es una aguja de 22 G que está precargada con cuatro fiduciales (**Fig. 53-9**). Medtronic ha desarrollado agujas fiduciales de 19 y 22 G USE con dos fiduciales de oro. En la aguja precargada de Boston, los fiduciales tienen como característica diferencial que son de platino y que hay un modelo con diseño en S para un mayor anclaje (**Fig. 53-10**).

PRÓTESIS

El drenaje de colecciones pancreáticas, y de ductos pancreáticos y biliares obstruidos, inicialmente se realizaba mediante utilización de prótesis plásticas y metálicas autoexpandibles, diseñadas para su uso con la colangiopancreatografía retrograda endoscópica (CPRE). Recientemente, han emergido *stents* para mejorar la aposición luminal que permiten un drenaje más fácil, seguro y efectivo. Los *stents* plásticos pueden migrar u ocluirse por su diámetro limitado, y los *stents* metálicos autoexpandibles se ocluyen más lentamente, pero pueden migrar fácilmente cuando se utilizan totalmente cubiertos. Los *stents* de aposición luminal, además del drenaje, permiten, entre otros, realizar la gastroenteroanastomosis, la nerosectomía de colecciones pancreáticas, la remoción de cálculos del conducto biliar, del conducto pancreático o de la vesícula. Se han convertido en el tratamiento de elección para el drenaje ecoguiado de seudoquistes pancreáticos y la mayoría de las colecciones peripancreáticas.

El *stent* Axios (Boston Scientific) fue el primero en desarrollarse y utilizarse clínicamente (2011) (**Fig. 53-11**).

El *stent* AXIOS es un *stent* metálico de aposición luminal que se coloca bajo control ecoendoscópico. El *stent* está fabricado con alambre de nitinol y está completamente cubierto. Está disponible en diámetros de 10 y 15 mm. El *stent* tiene dos bridas en forma de disco, separadas por 10 mm, diseñadas para lograr la aposición del tejido y disminuir el riesgo de migración. Tiene un recubrimiento hidrófilo y se hace avanzar a través del canal de trabajo de un ecoendoscopio terapéutico hasta la recolección de fluido sobre un alambre guía previamente colocado después de la dilatación del tracto transmural. Una vez que el sistema de administración avanza hacia la colección, se despliega la pestaña distal de la endoprótesis. Luego, el *stent* se retrae de manera que la pestaña distal se adhiere contra la pared del quiste. El reborde proximal se despliega posteriormente dentro en la luz gastrointestinal.

También se conoce como *Axios frío* (Cold Axios). Este diseño permite lograr una aposición luminal firme, prevenir las fugas, el crecimiento tisular interno, así como facilitar su remoción.

Posteriormente al *stent* Axios, surgió el *stent* HOT Axios, que consta de un cauterio circular integrado a la punta cónica del sistema de introducción del Axios que funciona de manera similar a un cistótomo, sin dilatación previa del tracto, lo que evita el recambio de instrumentos, sobre la guía, previo a su colocación, lo cual simplifica el proceso técnico de inserción.

La tasa de efectos adversos (15 %) incluye dolor abdominal (3 %), dolor de espalda (3 %), infección en el sitio de acceso (3 %), migración del *stent* (3 %) y desplazamiento del *stent* (3 %).

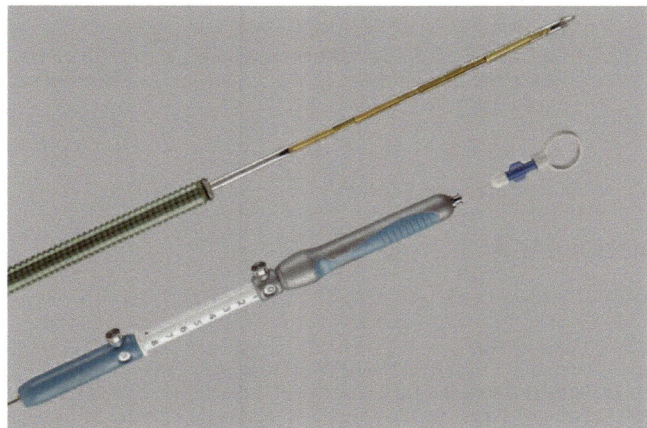

Figura 53-9. Aguja fiducial Echotip.

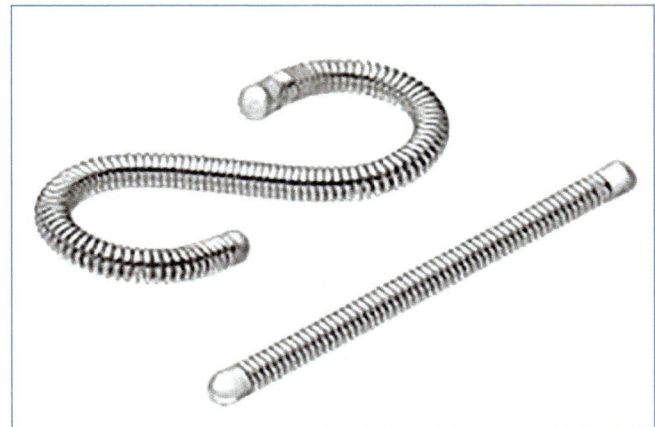

Figura 53-10. Aguja precargada de Boston.

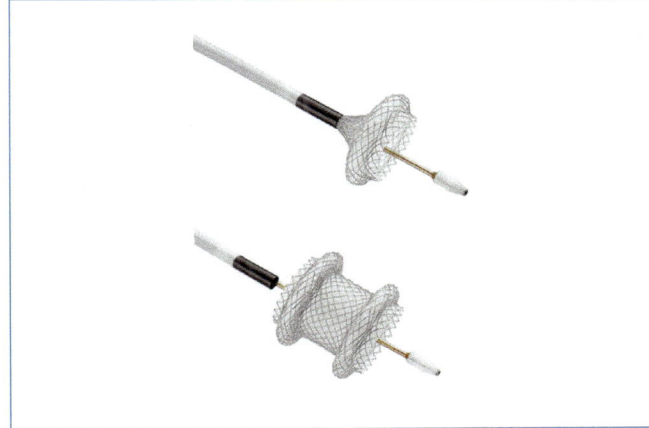

Figura 53-11. *Stent* Axios.

PUNTOS CLAVE

- La USE es una técnica que combina la endoscopia con la ultrasonografía de alta frecuencia. Es una herramienta diagnóstica y una modalidad terapéutica en expansión.
- Existen dos tipos de ecoendoscopios: radial y lineal. Este último permite la toma de muestras y la realización de terapéutica.
- La PAAF guiada por ecoendoscopia permite la toma de muestras de cualquier tumor o estructura adyacente a la pared gastrointestinal.

- Los accesorios disponibles para ecoendoscopia que se utilizan con mayor frecuencia son las agujas de citología y de biopsia, las prótesis de plástico y, actualmente, sobre todo, las de malla de aposición luminal. Otros accesorios más específicos y que se utilizan con menor frecuencia son: el catéter de ablación de radiofrecuencia, los marcadores fiduciales, los microfórceps y las agujas de neurólisis.

BIBLIOGRAFÍA

ASGE Technology Committee, Adler DG, Conway JD, Tierney WM, Wong Kee Song LM, Petersen BT, et al. EUS accesories. Gastrointestinal Endoscopy. 2007;66(6):1076-81.

ASGE Technology Committee, Hwang JH, Aslanian HR, Thosani N, Goodman A, Manfredi M, et al. Devices for use with EUS. VideoGIE. 2017;2(3):35-45.

ASGE Technology Committee, Murad FM, Komanduri S, Abu BK, Chauhan SS, Enestvedt BK, et al. Echoendoscopes. Gastrointest Endosc. 2015;82(2):189-202.

Pellisé M, Rodríguez-Moranta F, Fernández-Esparrach G, Ginès À. Punción aspirativa guiada por ultrasonografía endoscópica. Revisión Técnica Diagnóstica. 2003;2(4):32-5.

Pérez M, Vázquez E. Ecoendoscopia con minisondas. Revisión Técnica Diagnóstica. 2010;9(4): 185-9.

Val RM, Clavera C, Suárez D, Estepa L, Formento A, Tabares A. Aplicaciones de la ecoendoscopia. Enferm Endosc Dig. 2018;5(1):18-25.

Técnica de la ecoendoscopia radial y lineal

54

Á. Barturen Barroso

 OBJETIVOS

- Aprender aefinir las diferentes regiones explorables por ecoendoscopia en base al objetivo diagnóstico que se busca.
- Saber identificar los puntos de referencia, en cada región, que nos permitan identificar nuestros objetivos.
- Saber correlacionar las diferentes estructuras anatómicas con la imagen ecoendoscópica real.

INTRODUCCIÓN

La ecoendoscopia es la única técnica capaz de asociar la imagen endoscópica con la imagen ultrasonográfica de la pared del tubo digestivo y órganos adyacentes. Se considera como el método más seguro en la evaluación de la patología mucosa y submucosa, así como en la estadificación (estadio T) del cáncer esofagogástrico, rectal y neoplasias biliopancreáticas.

En función del diseño del transductor ultrasónico, los ecoendoscopios se clasifican como radiales y sectoriales o lineales (*convex array*) (**Fig. 54-1**).

Los *ecoendoscopios radiales* se caracterizan por el barrido ultrasónico de 360°, perpendicular al eje del endoscopio. El estudio se realiza insertando o retirando el endoscopio y, ocasionalmente, ayudándose de los mandos del endoscopio y el giro en sentido horario o antihorario, para obtener las imágenes que se buscan. Los ecoendoscopios radiales se utilizan, preferentemente, para la valoración y estadificación del tubo digestivo, así como para la valoración de la patología biliopancreática.

Los *ecoendoscopios sectoriales* realizan cortes axiales al eje del endoscopio, y permiten visualizar, en el mismo corte, varios centímetros en este eje; por el contrario, si se quieren visualizar los 360°, se debe girar el endoscopio sobre su eje, recreando mentalmente el esquema 3D. Se utilizarán los mandos del endoscopio, si fuese necesario, para obtener la imagen buscada (**Fig. 54-2**).

Ambos permiten dirigir una aguja de biopsia y realizar punciones sobre estructuras externas al tubo digestivo.

Con una finalidad didáctica, se va a sistematizar la técnica de exploración en diferentes regiones anatómicas y con ambos tipos de ecoendoscopio, con la finalidad de comparar las posiciones de los ecoendoscopios y las imágenes obtenidas.

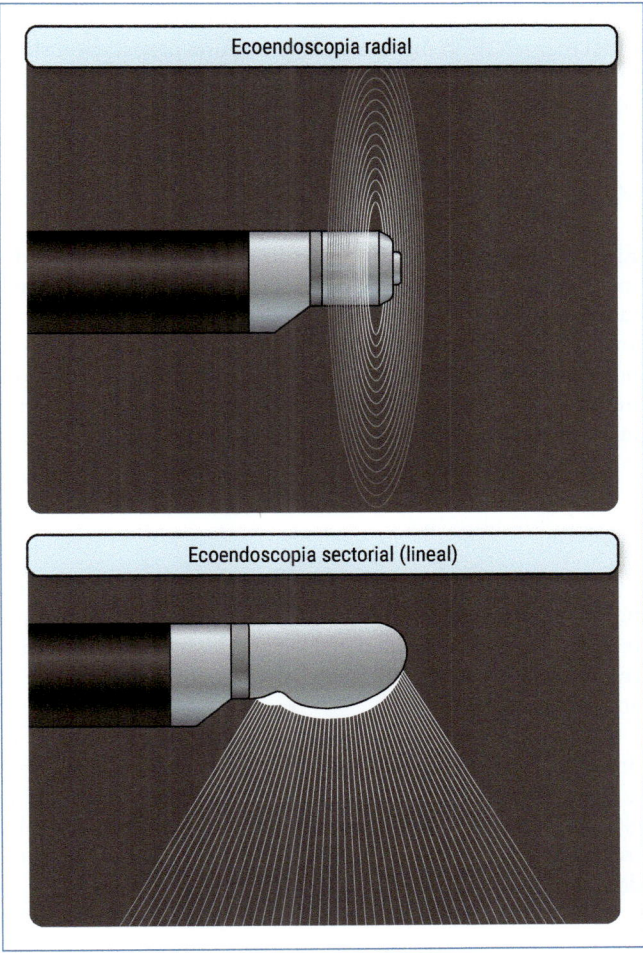

Figura 54-1. Endoscopia radial y endoscopia sectorial (lineal).

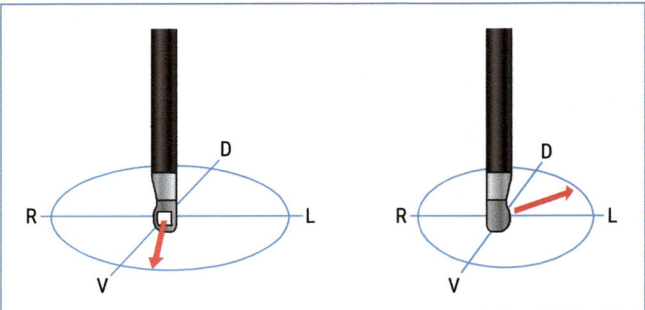

Figura 54-2. Esquema del giro del ecoendoscopio sectorial.

En cada posición, se describe con texto la imagen buscada, con un esquema de la posición del endoscopio, un esquema de las estructuras visualizadas y la imagen ecográfica correspondiente. En los esquemas de las estructuras visualizadas aparecen unas letras que indican la orientación: P (posterior/columna vertebral), A (anterior), L (izquierda) y R (derecha).

Lógicamente, en un paciente concreto, se pueden realizar todos los cortes ultrasónicos definidos en las diferentes regiones. Se pueden diferenciar la exploración del mediastino, la exploración del abdomen superior desde la cavidad gástrica y desde el duodeno.

Al margen de lo mencionado, y tras una preparación similar a una colonoscopia, puede realizarse un estudio ecoendoscópico rectosigmoideo.

MEDIASTINO

El esófago se encuentra ocupando el plano intermedio del mediastino posterior, de forma que la mayoría de las estructuras que son motivo de estudio por ecoendoscopia se localizan anteriores a él o en sus laterales. El ecoendoscopio radial, por defecto, es el método de elección para la exploración del mediastino, resultando muy sencilla la obtención de los cortes radiales, empujando y retirando el endoscopio.

Mediastino superior

El mediastino, en su plano anterior, se encuentra ocupado por la tráquea, lo que origina artefactos ultrasónicos que resultan en un área ciega para la ecoendoscopia, hasta alcanzar la región subcarinal, aproximadamente a 27 cm de la arcada dentaria.

Se comienza el estudio mediante ecoendoscopio radial. El límite inferior del mediastino superior lo marca el cayado de la aorta. En este primer tramo del esófago se puede apreciar la glándula tiroides, así como la arteria carótida y vena yugular izquierdas, quedando la visión de los vasos derechos supeditados a la disposición de la tráquea (1MR) (**e-Fig. 54-3**).

En el siguiente nivel, justo proximal al cayado de la aorta, se aprecian con facilidad la arteria subclavia izquierda y carótida izquierda, resultando difícil de visualizar el tronco braquicefálico; en un plano más profundo, se pueden ver diferentes cortes de estructuras venosas (2MR) (**e-Fig. 54-4**)

El siguiente nivel, aproximadamente a unos 25 cm de la arcada dentaria, presenta el cayado de la aorta, que se visualiza siempre y nos marca el límite del mediastino superior (**e-Fig. 54-5**).

El empleo de un *ecoendoscopio lineal*, en el mediastino, generalmente tiene el objetivo de realizar una punción. La imagen ecoendoscópica lineal o sectorial del mediastino, así como las referencias y la técnica de exploración, varían respecto a la radial. Por defecto, la sonda ecográfica descenderá orientada hacia el cuadrante posterior izquierdo, apreciando como imagen reconocible la aorta descendente. La retirada del endoscopio hasta el nivel del mediastino superior nos permite visualizar una imagen lineal de la carótida izquierda y en profundidad su vena correspondiente. No siempre se consigue una imagen similar de los vasos derechos (9ML) (**e-Fig. 54-6**).

La reinserción en el esófago y rotación horaria permiten cortar en transversal el cayado aórtico con el nacimiento de la arteria subclavia izquierda y, ocasionalmente, de la arteria carótida izquierda y su estructura venosa correspondiente (8ML) (**e-Fig. 54-7**).

Mediastino medio

Probablemente supone el tramo más importante, entre el cayado de la aorta y la región infracarinal, por las estructuras y grupos ganglionares que contiene.

Se comienza con un *ecoendoscopio radial*. Justo distal al cayado aórtico, se visualiza el corte transversal de la aorta descendente, como imagen de referencia; el correspondiente a la aorta ascendente está oculto por la tráquea. Se aprecia también el cayado de la vena ácigos (4MR) (**e-Fig. 54-8**).

Si se empuja el endoscopio, se alcanza el nivel de la carina, la arteria pulmonar derecha cruza por delante (más alejado) de los dos bronquios principales y se puede visualizar la vena ácigos, a la derecha, y la arteria aorta ascendente, en un plano muy anterior (5MR) (**e-Fig. 54-9**).

Si se opta por la exploración mediante *ecoendoscopio lineal*, como ya se ha comentado (1MLA) nos orientamos hacia la izquierda del paciente, identificando la aorta descendente como referencia (**e-Fig. 54-10**).

Desde esta posición y con un giro antihorario, pasando por delante de la columna, se encuentra otra estructura vascular fácil de reconocer, la vena ácigos (2ML) (**e-Fig. 54-11**).

Al volver a alinearnos con la aorta descendente, se realiza giro en el sentido horario y se avanza el endoscopio. Aparecerá una estructura vascular, la aurícula izquierda o las venas pulmonares; y, dependiendo de la talla del paciente, se puede alcanzar a visualizar la válvula mitral y parte del ventrículo izquierdo, que se verán a la izquierda de la imagen; a la derecha de la imagen, se corta en transversal la arteria pulmonar izquierda (6ML) (**e-Fig. 54-12**).

Al seguir retirando el endoscopio, se visualizan los artefactos del bronquio izquierdo; con un ligero giro antihorario y tracción sobre el mando grande, la aorta se nos manifiesta en corte transversal en la derecha de la imagen y, a la izquierda, la arteria pulmonar izquierda en un corte transversal (7ML) (**e-Fig. 54-13**).

Se rectifica y se retira el endoscopio hasta obtener un corte transversal del cayado aórtico, donde se aprecia el nacimiento de la arteria subclavia izquierda y/o carótida izquierda (8ML), ya comentado previamente (**e-Fig. 54-14**).

Mediastino inferior

En el corte inferior a la carina, mediante *ecoendoscopio radial,* se aprecia una estructura vascular de referencia en la línea media, que se corresponde con la aurícula izquierda; anterior y en profundidad, se identifica la arteria aorta ascendente y la válvula aórtica (7MR) (**e-Fig. 54-15**).

Si se sigue bajando, se identifican la válvula mitral y el ventrículo izquierdo, como mínimo parcialmente; las cavidades derechas quedarían en un plano más profundo, habitualmente fuera del alcance del ecoendoscopio radial (9MR) (**e-Fig. 54-16**).

Si se continúa avanzando, se alcanza la base cardíaca con la aurícula derecha, no siempre visible, y enseguida se aprecia la cúpula hepática (segmento I) con la vena cava y suprahepáticas (10MR) (**e-Fig. 54-17**).

Si se emplea el *ecoendoscopio lineal,* en la exploración del mediastino inferior, y siempre con la aorta descendente como referencia, se gira el endoscopio en sentido horario hasta alcanzar la imagen de la aurícula izquierda, desde donde se puede ver la válvula mitral y parte del ventrículo izquierdo (3ML) (**e-Fig. 54-18**).

ANATOMÍA ABDOMINAL SUPERIOR DESDE EL ESTÓMAGO

La introducción del *ecoendoscopio radial* permite identificar los pilares diafragmáticos, que marcan el nivel del hiato. La estructura más llamativa a este nivel es el hígado, que ocupa desde el plano anterior (lóbulo hepático izquierdo) y lateral derecho (lóbulo hepático derecho).

Desde aquí, se puede visualizar la vena cava inferior y el polo superior del bazo (1SR) (**e-Fig. 54-19**).

Tomando como referencia la aorta, y si está muy profunda, siguiendo la arteria esplénica desde la posición anterior, se llega a visualizar el tronco celíaco (3SR) (**e-Fig. 54-20**).

Partiendo desde esta posición y basculando hacia el riñón izquierdo, se puede visualizar la glándula suprarrenal izquierda (4SR) (**e-Fig. 54-21**).

Avanzando el endoscopio, tensando el mando grande y orientando en sentido horario, se aprecia el cuello del páncreas con la imagen de la confluencia de la vena esplénica y porta, y, en profundidad, la arteria mesentérica superior (5SR) (**e-Fig. 54-22**).

Desde esta posición, se puede seguir el trayecto del cuerpo de páncreas, con movimientos suaves de rotación horaria y antihoraria y con la ayuda de los mandos. Se suele obtener una imagen axial del conducto pancreático (W) (6SR) (**e-Fig. 54-23**).

Desde esta posición, manteniendo el giro antihorario y con discreta retirada, se puede visualizar la cola del páncreas, en paralelo con los vasos esplénicos (7SR) (**e-Fig. 54-24**).

Manteniendo esta posición y aumentando la angulación y el giro, se identifican el hilio esplénico (8SR) (**e-Fig. 54-25**).

Finalmente, se vuelve a una posición neutra, se empuja el endoscopio a lo largo de la curvatura mayor hasta antro prepilórico y se puede apreciar la vesícula (9SR) (**e-Fig. 54-26**).

La exploración mediante el *ecoendoscopio sectorial,* desde el estómago, buscará su marca de referencia, que es la aorta abdominal. Es importante localizar los pilares diafragmáticos localizados anteriores a la aorta abdominal en su paso transhiatal (1SL) (**e-Fig. 54-27**).

Desde este punto y con un giro antihorario, aparece un nuevo punto de referencia, el lóbulo hepático izquierdo, con las venas suprahepáticas (2SL) (**e-Fig. 54-28**).

Avanzando el endoscopio en posición media, siguiendo la aorta abdominal, se pone en evidencia el tronco celíaco, en sentido axial, cuerpo de páncreas y vena esplénica, cortados en transversal, y, finalmente, el nacimiento de la arteria mesentérica superior, también en un corte axial (3SL) (**e-Fig. 54-29**).

Desde esta posición, un giro en sentido horario permite evidenciar la glándula suprarrenal izquierda, y podría visualizarse el polo superior del riñón izquierdo en profundidad (4SL) (**e-Fig. 54-30**).

Mediante la combinación de la inserción del endoscopio junto al giro antihorario, se localiza el cuello del páncreas en corte axial, y en profundidad, en cortes transversales, la vena esplénica y la vena renal izquierda (5SL) (**e-Fig. 54-31**).

Esta posición permite explorar parte del páncreas con maniobras que combinan retirada o inserción y, junto con rotación horaria, se completa el estudio del cuello, cuerpo y cola de páncreas; en profundidad al páncreas, la estructura vascular más llamativa es la vena esplénica, pudiendo aparecer en diferentes cortes los vasos (arteria y vena) renales izquierdos. En todos estos cortes se puede apreciar, en diferentes cortes, el conducto de Wirsung (6SL) (**e-Fig. 54-32**).

Se mantiene la rotación horaria, con discretos ajustes con los mandos del endoscopio y retirada, y se ve la cola del páncreas con el riñón izquierdo en profundidad (7SL) (**e-Fig. 54-33**).

El final de esta maniobra, incluyendo una flexión, mediante la rueda grande del endoscopio, pone en evidencia el hilio esplénico (8SL) (**e-Fig. 54-34**).

Finalmente, en lugar de empujar, se rectifica el endoscopio asociado a un ligero giro horario, de forma que el endoscopio rectificado se coloca en antro (a veces es necesario pasar a bulbo y rectificar desde aquí para obtener esta posición), y se puede visualizar el cuello del páncreas con la confluencia portoesplénica. La imagen es similar a la obtenida mediante ecoendoscopia radial. En estos cortes, el conducto de Wirsung se aprecia habitualmente en corte longitudinal (9SL) (**e-Fig. 54-35**).

ANATOMÍA ABDOMINAL SUPERIOR DESDE EL DUODENO

Se introduce, inicialmente, el ecoendoscopio a través del píloro. En esta posición, las imágenes obtenidas pueden variar, obteniendo una imagen del tubo digestivo que puede corresponder con el antro prepilórico o rodilla duodenal. Desde esta posición, se pueden visualizar estructuras vasculares correspondientes al hilio hepático (arteria hepática común y vena porta, ocasionalmente con la vena cava en profundidad) (1DR) (**e-Fig. 54-36**).

Una vez introducido el endoscopio, lo aconsejable es maniobrar de forma similar al duodenoscopio durante la colangiopancreatografía retrógrada endoscópica (CPRE), obteniendo la denominada *posición corta*; en esta posición, se obtiene una imagen característica, con el cuerpo vertebral y el corte transversal de la aorta y vena cava (el denominado *espacio interaortocava*) en una posición posterior al duodeno; en el plano anterior, se identifica el proceso uncinado, y los vasos mesentéricos en un corte transversal, y, en este mismo corte, si se rectifica el endoscopio, se aprecia el corte en longitudinal de aorta y cava (2DR) (**e-Fig. 54-37**).

La siguiente referencia es la región periampular. Se identifican la papila y los extremos distales, antes de entrar en la papila, del colédoco y el Wirsung. Puede visualizarse la vena renal izquierda y la vesícula, en función de variantes anatómicas (4DR) (**e-Fig. 54-38**).

En la retirada siguiente, se alcanza la rodilla duodenal o el propio bulbo. Generalmente, la posición del endoscopio se vuelve inestable, resultando difícil obtener una imagen característica, siendo la estructura más reconocible un corte axial de la vena porta; se obtendrán diferentes cortes de la vesícula, vía biliar extrahepática, hilio hepático y cabeza del páncreas (6DR) (**e-Fig. 54-39**).

Con balón relleno de agua y con una ligera tracción del píloro, se visualizan la arteria hepática y el eje portomesentérico en corte longitudinal. Se puede llegar a visualizar una doble imagen de la luz digestiva (9RD) (**e-Fig. 54-40**).

Cuando se utiliza un *ecoendoscopio lineal,* en la exploración duodenal, al igual que con el radial, se comienza desde el píloro con una posición larga del endoscopio; las estructuras que se aprecian son las mismas, vía biliar y vena porta, dominando en este caso la imagen axial e, interpuesto, un corte transversal de la arteria hepática (1DL) (**e-Fig. 54-41**).

Se introduce el endoscopio hasta duodeno distal y se rectifica buscando la posición corta. Por defecto, el transductor ecográfico se dirige hacia el borde medial de la segunda porción duodenal. Se aprecia la imagen del proceso uncinado y, en un plano más profundo, la vena mesentérica y la arteria mesentérica (2DL) (**e-Fig. 54-42**).

La retirada del endoscopio hasta la región ampular pone en evidencia la vía biliar, que debe orientarse, con pequeños giros del endoscopio y de los mandos, hasta obtener una imagen axial en sus últimos centímetros, y, en profundidad, el conducto de Wirsung (3DL) (**e-Fig. 54-43**).

Orientando el transductor ecográfico en sentido opuesto, es decir, girando 180 grados, se identifica la vesícula biliar, aunque es cierto que a veces hay que buscarla desde la segunda porción duodenal hasta la región antropilórica, pero la orientación sigue siendo la misma (5DL) (**e-Fig. 54-44**).

Volviendo a la orientación original y retirando hasta el bulbo, son necesarios pequeños ajustes de giro del endoscopio y mandos, hasta obtener una imagen axial del eje portal, interpuesta la vía biliar suprapancreática (6DL) (**e-Fig. 54-45**).

Desde esta posición, con un giro antihorario, con más o menos tensión del mando grande, nos posicionamos enfrente del hilio hepático (7DL) (**e-Fig. 54-46**).

Con la retirada del endoscopio hasta la región piloroantral, manteniéndolo rectificado en la posición corta, nos situamos a nivel del cuello quirúrgico, apreciando la confluencia portoesplénica (9SL-9SLA) (**e-Fig. 54-47**).

EXPLORACIÓN DESDE EL RECTO

La exploración ecoendoscópica a través del recto exige una preparación similar a una colonoscopia. Se encontrará una gran variabilidad en las imágenes obtenidas, no solo en función del sexo, sino que también hay que tener en cuenta una variabilidad individual, en función de la morfología del colon sigmoides.

Los vasos ilíacos internos marcan el margen de la pelvis a nivel de la unión rectosigmoidea.

Al comenzar la exploración, se pueden explorar los diferentes planos esfinterianos del canal anal y la patología asociada, tanto en incontinencia como en enfermedad fistulosa (1RR) (**e-Fig. 54-48**).

En el caso de las mujeres, se pueden apreciar defectos esfinterianos, habitualmente en el plano anterior (1RRf) (**e-Fig. 54-49**).

El siguiente nivel pone en evidencia los músculos del suelo pélvico, que bordean el recto distal (puborrectal y pubocoxígeo) (2RR) (**e-Fig. 54-50**).

En el caso de la mujer, se puede apreciar la vagina, situada entre el plano del esfínter y la uretra (2RRf) (**e-Fig. 54-51**).

En la cara anterior del recto, se aprecia la próstata en el hombre (3RR). Ascendiendo, se aprecian las vesículas seminales (4RR) (**e-Fig. 54-52**).

En el caso de la mujer, se aprecia la imagen del cuello uterino, entre el recto y la vejiga (4RRf) (**e-Fig. 54-53**).

A los 20-25 cm, se llega al nivel de los vasos ilíacos, permitiendo la biopsia aspirativa (PAAF) de adenopatías si se ha introducido el ecoendoscopio lineal. En el caso de la mujer, la valoración del cuerpo uterino varía en función de la posición del mismo y pueden valorarse ambos anejos (5RR) (**e-Fig. 54-54**).

PUNTOS CLAVE

- En el presente capítulo, se ha tratado de describir una sistemática para la exploración mediante ecoendoscopia a través del tubo digestivo. Las variantes anatómicas, así como las peculiaridades del paciente, introducen variaciones en las imágenes obtenidas, así como en su definición y calidad.

- En opinión del autor, lo importante es buscar estructuras de referencia fácilmente identificables, que permitan definir órganos y vísceras relacionadas con las mismas en las diferentes áreas anatómicas.

BIBLIOGRAFÍA

EUS-FNA Standarization Committee, Yamao K, Irisawa A, Inoue H, Matsuda K, Kida M, et al. Standard imaging techniques of endoscopic ultrasound-guided fine-needle aspiration using a curved linear array echoendoscope. Digestive Endoscopy. 2007;19:S180-S205.

Gress FG, Savides TJ, Bounds BC, Deutsch J. Atlas of Endoscopic Ultrasonography. 2ª ed. Wiley-Blackwell; 2009.

Inui K, Kida M, Fujita N, Maguchi H, Yasuda K, Yamo K. Standard imaging techniques in the pancreatobiliary region using radial scanning endoscopic ultrasound. Digestive Endoscopy. 2004;16(s1):S118-33.

Indicaciones y contraindicaciones

55

M. Tejada Cabrera

OBJETIVOS

- Exponer las indicaciones reconocidas de la ultrasonografía endoscópica (USE) y sus contraindicaciones.
- Intentar dar respuesta al motivo por el que el paciente se realiza la exploración. Antes de llevar a cabo la técnica, se ha de valorar al paciente para cerciorarse de que no existe ninguna contraindicación y que es posible realizarla.
- Conocer las posibles contraindicaciones.

INTRODUCCIÓN

La USE o ecoendoscopia es una técnica que combina la visión endoscópica y la imagen ecográfica obtenida desde el interior del tubo digestivo, utilizando para ello transductores especiales de alta frecuencia que se sitúan en el extremo distal del endoscopio (**Figs. 55-1** y **55-2**). Esto permite ver adecuadamente la pared del tubo digestivo, con sus diferentes capas (**Fig. 55-3**), y las estructuras y los órganos que están a su alrededor. Además, existe la posibilidad de tomar muestras para su estudio citológico e histológico, y completar así su vertiente diagnóstica.

La técnica se inició hacia la década de 1980 con un papel exclusivamente diagnóstico. La primera experiencia con la punción aspirativa con aguja fina guiada por USE (USE-PAAF) se publicó en 1992. Poco a poco se ha ido desarrollando su vertiente terapéutica, que hoy día es fundamental.

 La USE no se limita exclusivamente al diagnóstico por imagen. Lo que la hace una técnica indispensable es su vertiente intervencionista, tanto en el plano diagnóstico como terapéutico.

 La USE permite ver adecuadamente la pared del tubo digestivo y las estructuras y órganos que están a su alrededor. Además, permite la toma de muestras para estudio citológico/histológico.

INDICACIONES

El principio fundamental para indicar una USE es que la información obtenida tenga impacto clínico, es decir, que

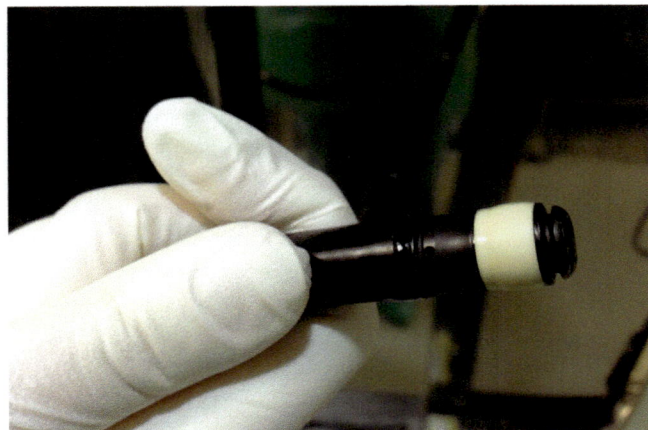
Figura 55-1. Ecoendoscopio radial.

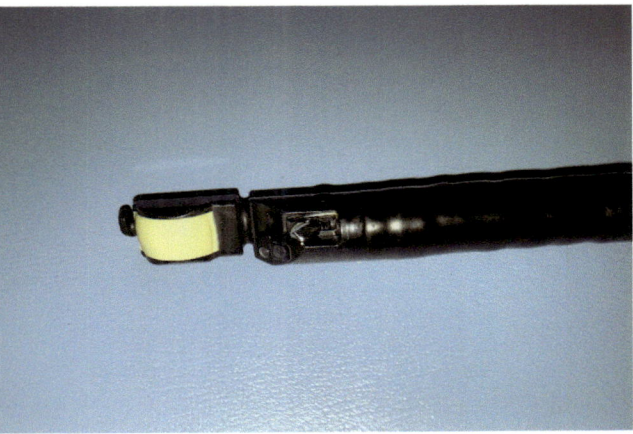
Figura 55-2. Ecoendoscopio lineal.

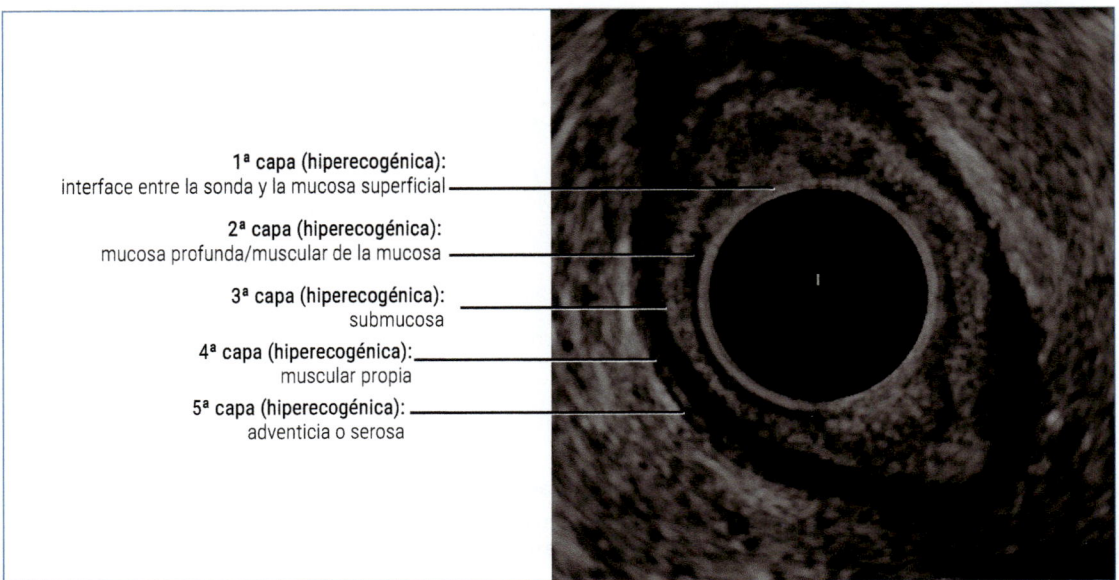

1ª capa (hiperecogénica):
interface entre la sonda y la mucosa superficial

2ª capa (hiperecogénica):
mucosa profunda/muscular de la mucosa

3ª capa (hiperecogénica):
submucosa

4ª capa (hiperecogénica):
muscular propia

5ª capa (hiperecogénica):
adventicia o serosa

Figura 55-3. Capas de la pared del tubo digestivo.

tenga el potencial de afectar al manejo del paciente. En unas ocasiones será para llegar a un diagnóstico, en otras, para estadificar tumores o bien con un fin terapéutico.

A continuación, se expondrán las indicaciones divididas en dos grandes grupos: USE y USE intervencionista. Dentro de este último, se hará referencia a las indicaciones de la USE intervencionista diagnóstica y terapéutica (**Tabla 55-1**).

ULTRASONOGRAFÍA ENDOSCÓPICA (USE)

Las indicaciones de la USE son las siguientes:

- Estadificación locorregional de tumores del tubo digestivo, páncreas, vía biliar y mediastino incluido el cáncer de pulmón.
  Uno de los sistemas más utilizados para la estadificación de neoplasias es el denominado *TNM*, del inglés *Tumor Node Metastasis*, elaborado por el American Joint Commi-

tte on Cancer, donde la T se refiere al tamaño del tumor, al grado de invasión en profundidad de éste o a ambos, N a la presencia de adenopatías metastásicas regionales y M a la existencia de metástasis a distancia (**Fig. 55-4**). Generalmente, la estadificación de un tumor comienza con técnicas de imagen no invasivas (ecografía abdominal percutánea, tomografía axial computarizada, resonancia magnética nuclear, tomografía por emisión de positrones) que son superiores a la USE en la detección de metástasis a distancia (M del sistema TNM). La USE suele realizarse para completar la estadificación T y N, pero siempre se debe hacer una exploración exhaustiva para descartar metástasis a distancia (M) que hayan podido pasar desapercibidas con otras técnicas de imagen, por ejemplo, en el lóbulo hepático izquierdo, glándula suprarrenal izquierda o adenopatías en territorios que se consideren afectación a distancia en función de la localización del tumor.

Con el desarrollo de otras técnicas de imagen, el papel de la USE ha ido cambiando a lo largo de los años. Así, por

Tabla 55-1. Indicaciones de la USE y USE intervencionista

USE	USE intervencionista	
	USE diagnóstica (USE-PAAF)	**USE terapéutica**
Estadificación locorregional de tumores: tubo digestivo, páncreas, vía biliar y mediastino	Punción de lesiones de la pared del tubo digestivo o estructuras u órganos adyacentes: mediastino, abdomen, retroperitoneo y pelvis	• Tratamiento de colecciones próximas al tubo digestivo
Caracterización de anomalías de la pared del tubo digestivo o estructuras adyacentes: lesión subepitelial, pliegues gástricos engrosados y compresión extrínseca		• Tratamiento de la hemorragia digestiva
		• Tratamiento oncológico
Estudio de patología biliopancreática:		• Gastroenteroanastomosis
• Biliar: microlitiasis vesicular y coledocolitiasis		• Acceso y drenaje de vía biliar, vesícula y conducto pancreático
• Pancreática: pancreatitis aguda idiopática, pancreatitis crónica, lesiones quísticas y riesgo aumentado de cáncer de páncreas		
Estudio de patología anorrectal: fístulas, abscesos, complejo esfinteriano y endometriosis		

USE: ultrasonografía endoscópica; USE-PAAF: punción aspirativa con aguja fina guiada por ultrasonografía endoscópica.

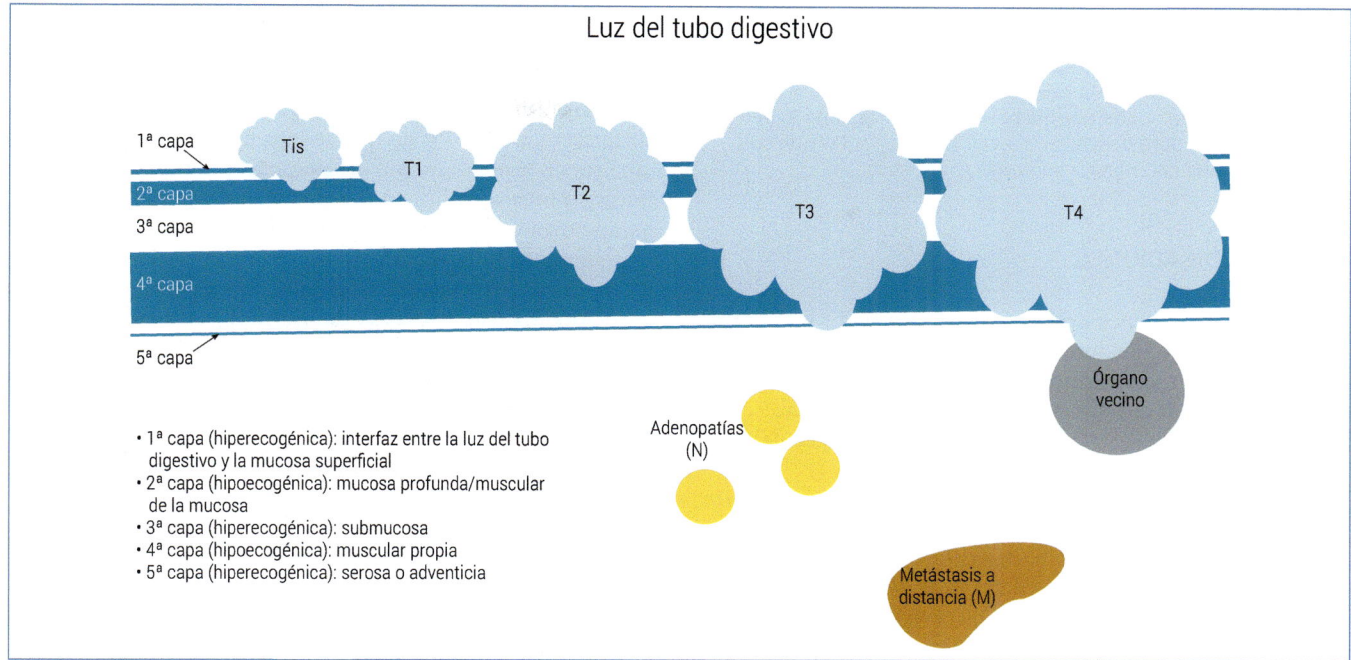

Figura 55-4. Esquema del sistema TNM para los tumores del tubo digestivo. TNM: *Tumor Node Metastasis.*

ejemplo, en el cáncer de recto, la técnica más precisa para la estadificación locorregional es hoy día la resonancia magnética. En caso de tumores superficiales, es la USE la más precisa para la estadificación T.

La USE también se utiliza en el estudio de extensión del linfoma de tejido linfoide asociado a mucosas (MALT) gástrico. Permite evaluar de forma adecuada la pared gástrica y detectar la presencia de adenopatías. Para la valoración de la extensión de este tipo de neoplasia no se utiliza el sistema TNM.

- Caracterización de anomalías de la pared del tubo digestivo o estructuras adyacentes (lesiones subepiteliales, pliegues gástricos engrosados y compresiones extrínsecas).
- Estudio de patología biliopancreática:
  – Biliar: descartar microlitiasis vesicular y coledocolitiasis.
  – Pancreática: estudio de pancreatitis aguda idiopática, valoración de pancreatitis crónica, estudio de lesiones quísticas y evaluación de pacientes con riesgo aumentado de cáncer de páncreas.
- Evaluación de patología anorrectal: fístulas, abscesos, lesiones del complejo esfinteriano anal y sospecha de endometriosis.

USE intervencionista

Las indicaciones de la USE intervencionista se dividen en diagnóstica y terapéutica.

Diagnóstica

- Obtención de muestras para estudio citológico o histológico de lesiones de la pared del tubo digestivo o de estructuras adyacentes situadas en mediastino, abdomen, retroperitoneo o área pélvica.

- Las lesiones que con más frecuencia se puncionan son las lesiones pancreáticas y las adenopatías.
- La USE tiene en la actualidad un papel indiscutible en el diagnóstico de extensión mediastínica del cáncer de pulmón de células no pequeñas, especialmente por la posibilidad que ofrece de tomar muestras tanto de adenopatías como de la glándula suprarrenal izquierda para descartar metástasis a este nivel.

Terapéutica

- Tratamiento de colecciones próximas al tubo digestivo: seudoquistes, necrosis pancreáticas, abscesos.
- Tratamiento de la hemorragia digestiva guiada por USE.
- Tratamiento oncológico guiado por USE: neurólisis/bloqueo del plexo celíaco, inyección intratumoral de sustancias, colocación de marcadores fiduciales, radiofrecuencia.
- Gastroenteroanastomosis.
- Acceso y drenaje de vía biliar, vesícula y conducto pancreático.

> !
> - La USE tiene un papel importante en la estadificación locorregional, es decir, en la valoración T y N, pero siempre hay que hacer una exploración exhaustiva para poder detectar M que hayan podido pasar desapercibidas en otras técnicas de imagen. Además, se pueden tomar muestras para estudio citológico/histológico (USE-PAAF) cuando sea preciso.
> - La USE no está indicada para la estadificación de un tumor que tiene metástasis a distancia detectadas en otras pruebas de imagen, salvo que los resultados vayan a modificar la actitud terapéutica o que sea necesaria la punción guiada por USE para confirmar el diagnóstico por imposibilidad de acceder con técnicas menos invasivas.

Algunas indicaciones pueden cambiar con el tiempo. Además, siempre se debe tener en cuenta el medio en el que se trabaja y la experiencia de los exploradores. En ocasiones, puede ser más sencillo realizar una ecoendoscopia para descartar microlitiasis vesicular que solicitar una colangiorresonancia magnética.

CONTRAINDICACIONES

La USE es una técnica endoscópica y comparte las contraindicaciones de todos los procedimientos endoscópicos. De forma general, la técnica está contraindicada cuando el riesgo de hemorragia, perforación o infección sea inaceptable. Por ello, hay que evaluar cada caso valorando los riesgos del procedimiento frente al impacto clínico (**Tabla 55-2**).

Es necesario que el paciente firme el consentimiento informado. Hay que valorar el riesgo anestésico del paciente (ASA, American Society of Anesthesiologist) y el tipo de procedimiento que se va a realizar para ver si la sedación la puede administrar el propio equipo que hace la ecoendoscopia o si es necesario que se haga bajo control anestésico. La exploración está contraindicada si hay alteraciones anatómicas que impidan el acceso. En caso de realizar punción tanto diagnóstica como terapéutica, hay que tener en cuenta que no haya coagulopatía o trombopenia grave. Esto viene definido por un índice internacional normalizado >1,5 o por un recuento plaquetario <50.000/µL. En caso de estar ante esta situación y de que sea necesaria la técnica, habrá que reponer previamente los elementos deficitarios. En este mismo sentido, tampoco se aconseja realizar la USE-PAAF o terapéutica si el paciente está en tratamiento anticoagulante/antiagregante plaquetario y no es posible suspenderlo. Si la lesión no se ve adecuadamente, no se podrá realizar la punción. La interposición de grandes vasos en el trayecto de la aguja también contraindica la punción. En caso de punción de adenopatías, no se debe atravesar el tumor para acceder a éstas.

 Siempre hay que tener en cuenta que la ecoendoscopia debe tener impacto clínico. Si no es así, la técnica no está indicada.

 La USE es un procedimiento invasivo y requiere:
• Indicación adecuada.
• Consentimiento informado.
• Valoración del riesgo del paciente.

Tabla 55-2. Contraindicaciones de la USE y USE intervencionista (USE-PAAF y USE terapéutica)		
Contraindicaciones	**USE**	**USE intervencionista (PAAF/terapéutica)**
1. Falta de consentimiento informado	X	X
2. Falta de impacto clínico	X	X
3. Riesgo anestésico (ASA)	X	X
4. Anatómicas:		
• Anatomía que impida acceso	X	X
• Falta de adecuada visión de la lesión		X
• Interposición de grandes vasos o tumor		X
5. Riesgo de hemorragia:		
• Trombopenia (plaquetas < 50.000/µL)		X
• Coagulopatía (INR > 1,5)		X
• Imposibilidad de suspender tratamiento anticoagulante/antiagregante plaquetario		X

Se han marcado con x las contraindicaciones.
ASA: American Society of Anesthesiologist; INR: índice internacional normalizado; USE: ultrasonografía endoscópica; USE-PAAF: punción aspirativa con aguja fina guiada por ultrasonografía endoscópica.

 PUNTOS CLAVE

• La USE es una técnica que permite valorar de forma adecuada la pared del tubo digestivo y las estructuras y órganos adyacentes y, además, ofrece la posibilidad de tomar muestras para su estudio citológico e histológico, completando así su vertiente diagnóstica. Sus indicaciones han ido evolucionando desde los inicios de la técnica y tiene ahora un papel no sólo diagnóstico, sino también terapéutico, en diferentes patologías. Está indicada cuando su resultado tenga impacto clínico. Probablemente en el futuro se amplíen las indicaciones, en especial en su vertiente terapéutica.

• La USE es un método diagnóstico y terapéutico indispensable en la práctica diaria.

• Está indicada cuando su realización tenga impacto en el manejo del paciente.

BIBLIOGRAFÍA

Dumonceau JM, Deprez PH, Jenssen C, Iglesias-Garcia J, Larghi A, Vanbiervliet G, et al. Indications, results, and clinical impact of endoscopic ultrasound (EUS)-guided sampling in gastroenterology: European Society of Gastrointestinal Endoscopy (ESGE) Clinical Guideline - Updated January 2017. Endoscopy.2017;49(7):695-714.

Early DS, Ben-Menachem T, Decker GA, Evans JA, Fanelli RD, Fisher DA, et al. Appropriate use of GI endoscopy. Gastrointest Endosc. 2012;75(2):1127-31.

Fusaroli P, Jenssen C, Hocke M, Burmester E, Buscarini E, Havre RF, et al. EFSUMB Guidelines on Interventional Ultrasound (INVUS), Part V. Ultraschall Med. 2016;37(4):412-20.

Jenssen C, Hocke M, Fusaroli P, Gilja OH, Buscarini E, Havre RF, et al. EFSUMB Guidelines on Interventional Ultrasound (INVUS), Part IV. EUS-guided Interventions: General aspects and EUS-guided sampling (Long Version). Ultraschall Med. 2016;37(2):157-69.

Luthra AK, Evans JA. Review of current and evolving clinical indications for endoscopic ultrasound. World J Gastrointest Endosc. 2016;8(3):157-64.

Murad FM, Topazian M. Indications, Preparation and Adverse Effects. En: Hawes RH, Fockens P, Varadarajulu S. Endosonography. 3ª edición. Filadelfia: Elsevier Saunders;2015. p. 35-45.

Van der Merwe SW, van Wanrooij RLJ, Bronswijk M, et al. Therapeutic endoscopic ultrasound: European Society of Gastrointestinal Endoscopy (ESGE) Guideline. Endoscopy 2022; 54 (2): 185-205.

Van Wanrooij RLJ, Bronswijk M, Rastislav K, et al. Therapeutic endoscopic ultrasound: European Society of Gastrointestinal Endoscopy (ESGE) Technical review. Endoscopy 2022; 54 (3): 310-32.

Wani S, Wallace MB, Cohen J, Pike IM, Adler DG, Kochman ML, et al. Quality indicators for EUS. Gastrointest Endosc. 2015;81(1):67-80.

Lesiones de la pared del tubo digestivo. Estadificación de los tumores de esófago y estómago. Lesiones subepiteliales

56

Á. Brotons García, G. Thomas Salom y À. Vilella Martorell

OBJETIVOS

- Conocer la importancia de explorar las capas de la pared del tracto gastrointestinal y las estructuras adyacentes.
- Definir las características de la lesión y obtener muestras para estudio histológico, si se precisa.
- Tener claras las capas que componen la pared del tracto gastrointestinal.
- Conocer, en las lesiones subepiteliales, de qué capa dependen, ya que es importante para el diagnóstico diferencial.
- Saber las características ecoendoscópicas de las capas de la pared del tubo digestivo.

INTRODUCCIÓN

La ecoendoscopia permite explorar las capas de la pared del tracto gastrointestinal y las estructuras adyacentes. Esto facilita definir las características de la lesión y obtener muestras para estudio histológico si se precisa.

Para comprender la exploración de las lesiones de la pared del tubo digestivo se deben tener claras las capas que componen la pared del tracto gastrointestinal, dado que poder definir la infiltración de las capas por un tumor primario es fundamental en el estadiaje local, y conocer en las lesiones subepiteliales de qué capa dependen es importante para el diagnóstico diferencial. Las características ecoendoscópicas de las capas de la pared del tubo digestivo son las siguientes (**Fig. 56-1**):

- La primera capa (hiperecoica): interfaz entre la luz intestinal y la superficie mucosa.

- La segunda capa (hipoecoica): corresponde a la capa mucos,a que incluye la *muscularis mucosae*.
- La tercera capa (hiperecoica): corresponde a la capa submucosa.
- La cuarta capa (hipoecoica): corresponde a la capa muscular propia.
- La quinta capa (hiperecoica): corresponde a la capa serosa/adventicia.

ESTADIFICACIÓN DE LOS TUMORES DE ESÓFAGO

Utilidad de la ecoendoscopia en el estadiaje de los tumores de esófago

La mayoría de los tumores esofágicos malignos corresponden al carcinoma epidermoide, que se localiza en el tercio superior-medio del esófago, y al adenocarcinoma, que se localiza

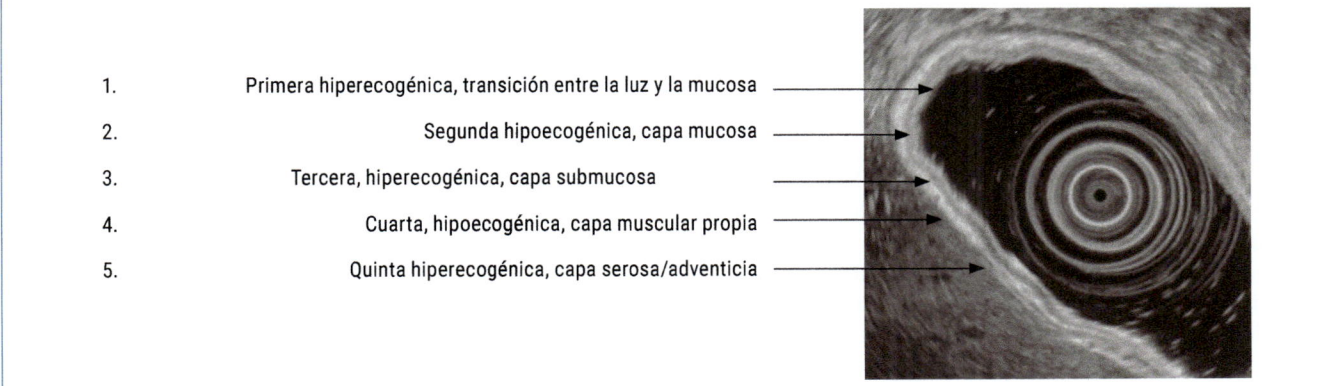

1. Primera hiperecogénica, transición entre la luz y la mucosa
2. Segunda hipoecogénica, capa mucosa
3. Tercera, hiperecogénica, capa submucosa
4. Cuarta, hipoecogénica, capa muscular propia
5. Quinta hiperecogénica, capa serosa/adventicia

Figura 56-1. Capas de la pared del tubo digestivo.

Tabla 56-1. Clasificación TNM del carcinoma de esófago y de la unión esofagogástrica de la última edición, 8ª (2017), del American Joint Commmitte on Cancer Staging (AJCC)

T (Tumor primario)	Tx No se puede detectar el tumor primario
	T0 No hay evidencia de tumor primario
	Tis Displasia de alto grado
	T1 Tumor que invade la lámina propia, *muscularis* mucosa o submucosa
	    T1a Tumor que invade la lámina propia o *muscularis* mucosa
	    T1b Tumor que invade la submucosa
	T2 Tumor que invade la muscular propia
	T3 Tumor que invade la adventicia
	T4 Tumor que invade estructuras adyacentes
	    T4a Tumor que invade la pleura, pericardio, diafragma, vena ácigos o peritoneo
	    T4b Tumor que invade otras estructuras como aorta, cuerpos vertebrales o tráquea

N (Afectación ganglionar)	Nx Los ganglios regionales no pueden ser estudiados N0 No hay adenopatías regionales N1 Invasión ganglionar regional de 1-2 ganglios N2 Invasión ganglionar regional de 3-6 ganglios N3 Invasión ganglionar regional de más de 7 ganglios
M (Metástasis a distancia)	MX La presencia de metástasis a distancia no puede ser estudiada M0 No hay metástasis a distancia M1 Hay metástasis a distancia

en el tercio inferior. Se hará referencia por igual en ambos tumores para su estudio ecoendoscópico. Es de vital importancia que a los pacientes recién diagnosticados de un cáncer de esófago se les realice un preciso estadiaje preoperatorio para seleccionar el tratamiento más adecuado.

El tratamiento del cáncer de esófago va a depender del estadio tumoral. Es fundamental conocer la clasificación TNM del carcinoma de esófago y de la unión esofagogástrica de la última edición, 8ª (2017), del American Joint Committe on Cancer Staging (AJCC) (Tabla 56-1) para una adecuada clasificación del tumor y establecer el abordaje terapéutico.

La ecoendoscopia (USE) es una técnica más en el estadiaje tumoral del cáncer de esófago y complementa la información de otras técnicas de imagen, como la tomografía computarizada (TC) y la tomografía por emisión de positrones (PET).

La USE puede ofrecer respuesta a la pregunta de qué pacientes recibirán neoadyuvancia y posterior cirugía, o cuáles irán directamente a resección quirúrgica. La ventaja de la USE respecto a las otras dos pruebas de imagen radica en que ésta permite un examen más preciso de las diferentes capas que forman la pared esofágica, definiendo mejor el estudio de la T tumoral. La USE será más precisa para el estadiaje T excepto en los casos con un grado tumoral T4, donde la TC presenta mayor fiabilidad para valorar afectación de órganos vecinos porque valora mejor la existencia o no de los planos grasos entre las diferentes estructuras.

En el estudio locorregional, la USE también ha demostrado ser superior a la TC y la PET en la identificación de los ganglios peritumorales (N). Sin embargo, la TC y la PET son superiores en la detección de ganglios a distancia y en la presencia de metástasis en otros órganos.

Una secuencia lógica incluiría la práctica inicial de la TC y la PET si es necesario para descartar la existencia de metástasis (M) o afectación ganglionar a distancia, y en caso negativo, practicar la USE para el estudio locorregional. La suma de TC/PET en la evaluación pretratamiento supone un cambio en el manejo de más de un 20 % de los pacientes con cáncer de esófago, evitando cirugías innecesarias.

El abordaje inicial de la exploración ecoendoscópica se realiza, si está disponible, con el ecoendoscopio radial, que permite una visión de 360° y establece la relación del tumor no sólo con las diferentes capas de la pared esofágica, sino también la visión de los ganglios regionales y las estructuras adyacentes al tumor. En caso de disponer de ecoendoscopio radial, el ecoendoscopio lineal se reservará para aquellos casos en los que sea necesario realizar la punción de algún ganglio sospechoso. El uso de minisondas se reserva para aquellos casos de tumores estenosantes. Hay que tener en cuenta que la mayoría de los tumores de esófago estenosantes tendrán como mínimo un estadiaje T3.

La USE también puede ser útil en el seguimiento postoperatorio de las neoplasias de esófago para descartar una recaída local; las recidivas generalmente son extraluminales, invadiendo el esófago de afuera hacia adentro, y no son visibles en la endoscopia. En casos de imagen dudosa, se puede valorar la punción con aguja fina (PAAF) de la zona sospechosa.

Sistemática de estudio ecoendoscópico de los tumores de esófago

La sistemática para seguir un estudio completo de los tumores de esófago requiere una sistémica con una serie de pasos:

- Estudio del tumor primario para determinar la infiltración de la pared esofágica.
- Valorar la presencia de ganglios mediastínicos, sus características y su localización.
- Establecer la relación con la carina. Valorar la distancia y la posible infiltración del árbol traqueobronquial.
- Estudio de la afectación de los pilares de los diafragmas derecho e izquierdo.
- Estudio del lóbulo hepático izquierdo para descartar metástasis.
- Estudio de la región del tronco celíaco para evaluar la existencia de ganglios a este nivel.

- Estadiaje T: lesiones neoplásicas muy superficiales, limitadas al epitelio escamoso, con la lámina propia intacta, son indetectables por USE y son catalogadas de Tx.
- Los T1 de tumores limitados hasta la submucosa se clasifican como T1a si invaden hasta la lámina propia y como T1b si invaden hasta la capa submucosa; la visión ecoendoscópica consistirá en un engrosamiento hipoecoico de la pared limitado a estas capas. Cuando existe afectación de la capa submucosa, el riesgo de afectación ganglionar es entre un 15 y un 30 % según los estudios.
- Si la invasión del tumor llega hasta la *muscularis* propia, se considera un T2 y se apreciará que el engrosamiento hipoecoico afecta a todas las capas de la pared del esófago, pero quedando limitado a ésta, con un contorno exterior liso, sin infiltración de la grasa periesofágica.
- La invasión de la capa adventicia T3 se detectará por USE al ver que la invasión del tumor sobrepasa la pared del esófago y se aprecian signos de infiltración de la grasa adyacente en forma de prolongaciones irregulares del tumor de bordes mal delimitados.
- Por último, se deberá descartar una invasión de las estructuras adyacentes mediastínicas (aorta, pleura, vena ácigos, vía aérea, diafragma o pericardio).
- La sensibilidad y la especificidad del estudio de la T por USE es alta, de un 81-92 y 94-97 %, respectivamente, pero no es igual en cada estadio, siendo mejor en estadios avanzados que en estadios más iniciales.
- Hay que tener en cuenta que la USE no puede discriminar entre inflamación, fibrosis o infiltración tumoral, por lo que hay riesgo de sobreestadificación cuando existe un componente inflamatorio o fibrótico asociado. Por este motivo también la utilidad de la USE en la valoración de lesiones postratamiento neoadyuvante es controvertida.
- Estadiaje N: el estudio de la afectación ganglionar se considera un factor pronóstico para la supervivencia de estos pacientes.
- Para valorar el estadiaje N, se deben evaluar los ganglios en todos los territorios mediastínicos supradiafragmáticos y en el tronco celíaco.
- Los criterios ecoendoscópicos clásicos de malignidad de las adenopatías se definen por estas cuatro características: ecogenicidad hipoecoica, morfología redondeada, bien definidos y superiores o iguales a 10 mm de diámetro. Cuando se cumplen estos cuatro criterios, lo cual ocurre sólo en un 25 % de los casos, la sensibilidad y la especificidad para malignidad son del 78 y del 71 %, respectivamente. En el resto de los casos, si la afectación ganglionar supone un cambio en la estrategia terapéutica, es aconsejable realizar una punción aspirativa con aguja fina guiada por ecoendoscopia (USE-PAAF) de las adenopatías. La USE-PAAF tiene una sensibilidad del 89 % y una especificidad del 91 % para el diagnóstico de la afectación ganglionar. Existen otros criterios adicionales que sugieren malignidad, como son la localización de las adenopatías en el territorio del tronco celíaco, la existencia de más de cinco ganglios y la presencia de estadios T avanzados (T3-T4).
- En referencia al estudio de la M (afectación a distancia), la USE proporciona un buen estudio del lóbulo hepático izquierdo y puede detectar algunas pequeñas lesiones no vistas previamente por otras pruebas de imagen.

Indicación de la punción aspirativa con aguja fina guiada por ecoendoscopia en los tumores de esófago

La USE-PAAF de los ganglios a estudio tiene una fiabilidad superior a los criterios diagnósticos ecoendoscópicos por imagen (87 frente al 74 %) y ha demostrado ser coste-efectiva. En el caso de existir lesiones hepáticas, se puncionarán primero éstas por tener prioridad en el estadio tumoral (M). En el caso de las adenopatías, se puncionarán primero las más alejadas del tumor. La punción se realizará con agujas de 22 o 25 G, con o sin aspiración. La presencia en sala de citopatólogo mejora de forma notable en rendimiento de la punción para confirmar si la muestra es buena y suficiente para diagnóstico.

ESTADIFICACIÓN DE LOS TUMORES GÁSTRICOS

Utilidad de la ecoendoscopia en el estadiaje de los tumores gástricos

El cáncer gástrico sigue siendo una neoplasia con un pronóstico pobre y una mortalidad elevada. En áreas de alta incidencia como Japón, Venezuela, Chile y Costa Rica se realiza *screening* de forma generalizada, pero en España la mayoría de los casos se diagnostican en pacientes sintomáticos con la enfermedad en fase ya avanzada.

La evaluación preoperatoria es esencial en los tumores gástricos para plantear el abordaje terapéutico. La clasificación TNM del AJCC, 8ª edición (2017), es la más utilizada en los países occidentales (Tabla 56-2). En el estudio de estos tumores es fundamental establecer si se trata de un paciente con enfermedad locorregional potencialmente resecable o bien si el paciente presenta una enfermedad con afectación a distancia.

La TC toracoabdominal es la primera prueba que se debe realizar para la evaluación preoperatoria, pues tiene un papel fundamental para evaluar la enfermedad a distancia (M) como metástasis hepáticas, ascitis, nódulos peritoneales o ganglios afectos a distancia. Sin embargo, la precisión diagnóstica de la TC en la valoración de la afectación local es más baja tanto en la T (50-70 %) como en la N (sensibilidad 65-97 %, especificidad 49-90 %). También hay que tener en cuenta que en un 20-30 % de los pacientes con TC negativa para enfermedad a distancia se detecta enfermedad intraperitoneal en el acto quirúrgico. Por ello, en determinados casos se debe valorar la realización de una PET/TC o de una laparoscopia diagnóstica; con estas exploraciones, se puede llegar a cambiar el manejo en más del 50 % de los casos.

La USE se recomienda en la evaluación pretratamiento de los cánceres gástricos en los que no hay evidencia de enfermedad a distancia, ya que proporciona una información útil en el estadiaje locorregional. Presenta una sensibilidad del 83-87 % y una especificidad del 90-67 % para definir la profundidad de la infiltración del tumor, y es la técnica más precisa y útil para el estadiaje T.

Tabla 56-2. Clasificación TNM del cáncer gástrico de la última edición, 8ª (2017), del American Joint Commmitte on Cancer Staging (AJCC)

T (Tumor primario)	Tx No se puede detectar el tumor primario
	T0 No hay evidencia de tumor primario
	Tis Carcinoma *in situ*: tumor intraepitelial sin invasión de la lámina propia
	T1 Tumor que invade la lámina propia, *muscularis* mucosa o submucosa
	    T1a Tumor que invade la lámina propia o muscularis mucosa
	    T1b Tumor que invade la submucosa
	T2 Tumor que invade la muscular propia
	T3 Tumor que invade la adventicia
	T4 Tumor que invade la serosa (peritoneo visceral) o estructuras adyacentes
	    T4a Tumor que invade la serosa (peritoneo visceral)
	    T4b Tumor que invade otras estructuras u órganos adyacentes (bazo, colon transverso, hígado, diafragma,
	    páncreas, pared abdominal, glándula adrenal, riñón, intestino delgado y retroperitoneo)

N (Afectación ganglionar)	Nx Los ganglios regionales no pueden ser estudiados
	N0 No hay adenopatías regionales
	N1 Invasión ganglionar regional de 1-2 ganglios
	N2 Invasión ganglionar regional de 3-6 ganglios
	N3 Invasión ganglionar regional de más de 7 ganglios
	    N3a Invasión ganglionar de 7 a 15 ganglios
	    N3b Invasión ganglionar en 16 o más ganglios

M (Metástasis a distancia)	M0 No hay metástasis a distancia M1 Hay metástasis a distancia

Globalmente, la USE permite diferenciar correctamente entre un cáncer precoz (T1-T2) y un cáncer avanzado (T3-T4) con una alta precisión diagnóstica e incluso entre T1 frente a T2, pero su capacidad para distinguir entre T1a (mucosa) o T1b (submucosa) es limitada.

La USE es menos precisa en el estudio de la afectación ganglionar, con una sensibilidad del 83 % y una especificidad del 67 %.

La USE presenta limitaciones técnicas en ciertas localizaciones, como la ojiva antral (cisura angular), por la dificultad de poner la lesión en un plano perpendicular o también cuando se trata de valorar los bordes de una úlcera gástrica neoplásica que presenta cambios fibrosos difíciles de diferenciar de una posible infiltración de la lesión. Sin embargo, en otras localizaciones, como fundus y cardias, la USE es capaz de definir la extensión de la lesión a nivel esofágico o gástrico, determinante para el plan de tratamiento. En los tumores de la unión esofagogástrica, si el epicentro de la lesión se extiende < 2 cm en estómago proximal, se considera una neoplasia esofágica, y si la extensión es > 2 cm, se considera un tumor gástrico.

En resumen, la USE es útil para definir qué cánceres deberán recibir tratamiento neoadyuvante (T2 o superior o afectación ganglionar N1 o más) y, en el cáncer precoz (*early cancer*), valorar la invasión submucosa con vistas a plantear las distintas opciones de tratamiento, ya sea sea endoscópico con la técnica de resección en bloque con la disección submucosa endoscópica o quirúrgico.

Sistemática de estudio ecoendoscópico de los tumores gástricos

Se debe realizar una exploración completa y sistemática para el estadiaje del cáncer gástrico. La utilización del ecoendoscopio radial o lineal depende de la experiencia del explorador.

En opinión de los autores, el radial (360°) permite no sólo estadiar el tumor, sino, además, determinar mejor su relación con los órganos adyacentes.

Se deben valorar las siguientes estaciones:

> **!** Lesión primaria (tumor gástrico): grado de penetración (T) e identificación de ganglios perilesionales:
>
> - Región del tronco celíaco.
> - Lóbulo hepático izquierdo.
> - Hilio esplénico.
> - Páncreas.
> - Ligamento gastrohepático.
> - Región interaortocava.
> - Pilares diafragmáticos.

A continuación, se expondrán los diferentes aspectos ecoendoscópicos de los tumores gástricos y sus peculiaridades:

- Cáncer superficial de estómago: se verá como un engrosamiento discretamente hipoecogénico de la segunda capa (mucosa) circunscrito en profundidad por una tercera capa hiperecogénica (submucosa) estrictamente normal, o bien que se detecta poco nítida o levemente engrosada y de ecoestructura un poco menos ecogénica de lo habitual. Hay que destacar que la cuarta capa hipoecogénica (muscular) aparece perfectamente sana, es decir, con espesor y ecoestructura estrictamente normales.
- Estos cánceres se detectan normalmente sobre formas polipoideas o en lesiones planas-erosivas. Su localización más frecuente es la ojiva antral, lo que dificulta su exploración; la instilación de 100-200 mL de agua en el antro, después de la inyección intravenosa de un modificador de la motilidad digestiva (p. ej., buscapina o glucagón) puede facilitar su exploración.
- Adenocarcinoma gástrico: se trata de una formación hipoecogénica, con frecuencia voluminosa, que disocia en pro-

fundidad las capas de la pared y cuya interpretación ecoendoscópica de extensión sería: T1 si se observa con nitidez la cuarta capa hipoecogénica (muscular) en la zona del engrosamiento del tumor; T2 cuando la cuarta capa hipoecogénica está rota por el tumor, pero la quinta capa hiperecogénica (grasa/serosa) es nítida y regular; T3 si el tumor invade la grasa y sobrepasa la cuarta capa hipoecogénica (muscular) en forma de identaciones o bordes espiculados en laserosa; y se habla de T4 cuando el tumor invade algún órgano vecino, siendo el páncreas el órgano afectado con mayor frecuencia. La sensibilidad y especificidad de la USE para distinguir un T1/T2 respecto T3/T4 es de un 86 y 90 %, respectivamente.

- Cuando existe microinvasión, ésta no puede ser detectada por la USE, y en este caso se infraestadiará la lesión. Más frecuente es la sobreestadificación, que puede deberse a cambios inflamatorios asociados a la lesión o a una mala interpretación de las imágenes si no se realiza la técnica de forma adecuada (transductor no perpendicular a la lesión).

- Para el estadiaje N, se deben valorar las siguientes regiones ganglionares: cardiales derecha e izquierda, curvatura menor y mayor, suprapilóricos e infrapilóricos, cadena gástrica izquierda, cadena hepática común, cadena de las arterias esplénica y hepática, retropancreáticos, raíz del mesenterio, cadena cólica media y paraaórticos. Los criterios ecoendoscópicos de infiltración son los mismos ya comentados previamente: morfología redondeada, mayores de 1 cm, hipoecoicos y bien delimitados, con un valor predictivo positivo si se dan todos del 100 %, pero hay que recordar que sólo se detectan estas cuatro características en el 25 % de los casos.

- Linitis gástrica o plástica: afecta a un 5 % de los cánceres gástricos. Se caracteriza por la infiltración por células independientes de la pared gástrica, a veces con forma de anillo de sello, que infiltra las capas de la pared, pero respetando sus límites. Se distingue por una reacción fibrosa muy importante de la capa submucosa, responsable del aspecto rígido del estómago. Las células neoplásicas infiltran muy precozmente la serosa y la grasa perigástrica con invasión linfática temprana y rápida extensión peritoneal; tiene un comportamiento muy agresivo y de mal pronóstico. Existen tres tipos de linitis gástrica:
  - Difusa: ocupa la totalidad del cuerpo y antro gástrico. Su aspecto ecoendoscópico es un engrosamiento de toda la pared gástrica, respetando la ecoestructura en capas, y donde destaca un engrosamiento más marcado de la tercera capa hiperecogénica (submucosa)
  - Esta imagen ecoendoscópica es altamente sugestiva de linitis, pero no es patognomónica, ya que las metástasis gástricas de algunos cánceres, en particular el de mama, pueden simular una linitis gástrica.
  - Localizada: afecta sólo a una parte del estómago, más habitual en cuerpo o antro o en la unión de cuerpo-antro.
  - Extremadamente localizada: es un engrosamiento muy importante de la tercera capa hiperecogénica (submucosa) circunscrito por mucosa y muscular normal o levemente engrosada.

- Linfomas gástricos: son otro tipo de tumores que pueden asentar sobre la pared gástrica y en donde la ecoen-

doscopia permite valorar su extensión parietal y ganglionar. Su diagnóstico se basa en los hallazgos histológicos de la biopsia endoscópica, ya que su origen es en la capa mucosa. Existen tres tipos ecoendoscópicos de linfomas gástricos:
  - Linfoma superficial: engrosamiento hipoecogénico de la segunda capa hipoecogénica (mucosa) circunscrito por una tercera capa central hiperecogénica (submucosa) perfectamente neta. Puede ser una afectación focal o intermitente de la mucosa gástrica.
  - Linfoma infiltrante: puede adquirir dos aspectos: un engrosamiento muy hipoecogénico extendido longitudinalmente que disocia las capas de la pared respetando e invadiendo la quinta capa (serosa), y que raramente sobrepasa los 15 mm, o un engrosamiento algo más ecogénico comparable a la linitis gástrica como una banda de 5-8 mm de espesor en la submucosa.
  - Linfoma seudocarcinomatoso: se trata de un tumor voluminoso que puede alcanzar varios centímetros de espesor y que invade las capas de la pared en profundidad.

- Tumores carcinodes: son tumores que derivan de las células enterocromafines de la mucosa. La localización gástrica supone un 7 % del total de los que afectan al tracto gastrointestinal. Son lesiones hipoecogénicas y homogéneas localizadas en la segunda capa hipoecogénica, dejando con frecuencia su marca sobre la tercera capa hiperecogénica (submucosa). Existen cuatro tipos: los tipos 1 y 2 son múltiples, se asientan fundamentalmente sobre el cuerpo gástrico y se limitan a la mucosa y submucosa, siendo rara la afectación de la muscular, y la posibilidad de invasión linfática dependerá del tamaño del tumor (> 2 cm); los tipos 3 y 4 son esporádicos, se asientan en cualquier parte del estómago y son de mayor tamaño, con infiltración de capas más profundas, invasión linfática frecuente y peor pronóstico. La USE es la mejor técnica para determinar el tamaño y la infiltración de las capas por el tumor, con una especificidad superior al 90 % y con la posibilidad, además, de detectar invasión ganglionar.

Indicación de la punción aspirativa con aguja fina guiada por ecoendoscopia en los tumores gástricos

Sin duda, la USE-PAAF podrá ayudar a mejorar los resultados con vistas a definir los ganglios afectados por el tumor, pero no existen estudios definidos que establezcan su contribución en el manejo de este tipo de cáncer.

En opinión de los autores, la punción con aguja fina guiada por ecoendoscopia servirá en el estadiaje de los tumores gástricos en los que los hallazgos ecoendoscópicos puedan cambiar el plan terapéutico: adenopatías sospechosas en tumores no avanzados (T1-T2) o presencia de ascitis o lesiones en lóbulo hepático izquierdo sugestivas de metástasis no vistas en otras pruebas de imagen.

En el caso de las adenopatías peritumorales, se deberán puncionar aquellos ganglios que no se interpongan con el tumor para evitar diseminación y falsos positivos.

LESIONES SUBEPITELIALES DEL TUBO DIGESTIVO

Se hace referencia a lesión subepitelial (LSE) cuando, durante la realización de una endoscopia, se halla una protuberancia/masa recubierta de mucosa normal. La incidencia de este hallazgo es aproximadamente de una de cada 300 endoscopias, siendo su hallazgo más frecuente en el estómago.

En la mayoría de los casos, es prácticamente imposible determinar, únicamente con las características endoscópicas, si la lesión es de origen intraparietal o corresponde a una compresión extrínseca, y también es difícil conseguir un diagnóstico histológico con biopsias, dado que la mucosa es normal.

La ecoendoscopia permite explorar las capas de la pared del tracto gastrointestinal y las estructuras adyacentes, definir las características de la lesión y obtener muestra para estudio histológico; por ello, la ecoendoscopia se ha convertido en la exploración de elección para el estudio de estas lesiones.

Además de la contribución al diagnóstico, poder determinar la localización exacta de una lesión también tiene consecuencias en el planteamiento terapéutico, pues permite definir qué lesiones podrán ser resecables endoscópicamente.

Estudio ecoendoscópico de las lesiones subepiteliales

Con la ecoendoscopia se explorarán las lesiones de esófago, estómago, duodeno hasta segunda porción y ampolla rectal. La exploración de otros tramos no es posible debido a la visión lateral de los ecoendoscopios; en casos excepcionales, se podrían explorar algunas lesiones con minisondas ecográficas que pasan a través del canal de trabajo de un endoscopio normal.

Para comprender la exploración de las lesiones subepiteliales se deben tener claras las capas que componen la pared del tracto gastrointestinal, dado que poder definir de qué capa depende una determinada lesión es esencial para el diagnóstico diferencial.

Al enfrentarse como ecoendoscopistas a una lesión subepitelial se debería ser capaz de responder a esta serie de cuestiones:
- La localización de la lesión (esófago, estómago, duodeno o ampolla rectal).
- Si la lesión es de la pared o extraluminal, y en este caso, a qué estructura corresponde.
- La capa de la pared de la cual depende y si afecta a más de una capa.
- El tamaño, definir los márgenes (bien o mal delimitados) y la relación con estructuras adyacentes.
- La ecogenicidad en comparación con la ecoestructura del bazo/hígado o de la capa muscular de la pared (hipoecoica/hiperecoica o isoecoica).
- Definir si es una lesión sólida o quística, el patrón ecogénico (homogéneo o heterogéneo), la presencia de calcificaciones, estructuras vasculares, cambios quísticos, etc.
- La presencia de adenopatías perilesionales.

El análisis de estas características permitirá definir el tipo de lesión más probable y hacer una valoración de su potencial de malignidad.

Como se verá posteriormente, distintos tipos de lesión pueden compartir características morfológicas, y es únicamente el análisis histológico lo que permitirá diferenciarlas.

Hay que tener en cuenta también que la ecoendoscopia es una exploración dependiente del operador; esto quiere decir que la interpretación de las imágenes depende del ecoendoscopista que practica la exploración y, en gran parte, de su experiencia. La concordancia interexplorador es muy elevada en la valoración de compresiones extrínsecas y lesiones quísticas, elevada en valoración de lipomas y lesiones vasculares, y menor para otro tipo de lesiones.

Compresiones extrínsecas

En algunas series, las compresiones extrínsecas corresponden a un 20 % de las lesiones subepiteliales vistas en exploraciones endoscópicas.

Las compresiones extrínsecas son más frecuentes en estómago y la mayoría de ellas corresponden a los órganos adyacentes: hígado, bazo, vesícula biliar, vasos esplénicos y páncreas. También pueden deberse a lesiones en estos órganos, como quistes hepáticos o seudoquistes de páncreas y, con muy poca frecuencia, pueden corresponder a lesiones malignas.

A nivel esofágico, la compresión extrínseca más frecuente es la de la columna vertebral, y se observan también compresiones por el cayado aórtico o por adenopatías mediastínicas voluminosas o calcificadas.

Mención especial merece una rara variante anatómica que puede simular una lesión subepitelial de esófago superior. Se trata de la arteria subclavia derecha «lusoria» o «aberrante», la cual nace de la parte posterior del cayado de la aorta, cruzando la cara posterior del esófago de izquierda a derecha por delante de la columna ascendiendo por la cara posterior derecha del esófago.

A nivel rectal hay que pensar, como más frecuentes, en la patología de la próstata en los varones y en lesiones del aparato reproductor femenino (quistes de ovario, miomas, etc.) en las mujeres.

La ecoendoscopia puede diferenciar compresiones extrínsecas de lesiones de la pared con una precisión diagnóstica del 90 %.

Lesiones subepiteliales propias de la pared

El diagnóstico definitivo de cualquier lesión lo dará el estudio anatomopatológico, pero definir la capa de la pared de la cual depende y sus características ecográficas permitirá hacer un diagnóstico diferencial más preciso.

La clasificación de las lesiones subepiteliales podría hacerse con base en su patrón ecogénico, a la capa de la cual dependen, su potencial de malignidad, el órgano más frecuente de presentación, etc. A efectos docentes, se van a describir las lesiones en función del patrón ecoendoscópico y después se comentará la capa de la cual dependen y su ubicación más habitual. Finalmente, por su trascendencia clínica, se comentarán específicamente las lesiones con mayor potencial de malignidad.

Los patrones ecoendoscópicos de LSE básicamente diferenciarán los patrones sólidos, que se encontrarán en la mayoría de las lesiones, de los quísticos.

Lesiones quísticas

Las lesiones quísticas son anecoicas (negras) y, cuando tienen contenido líquido, presentan un refuerzo de pared posterior.

Hay que diferenciar las lesiones puramente quísticas de las lesiones sólidas con componente quístico, pues éstas pueden corresponder a lesiones sólidas con degeneración quística o lesiones quísticas complicadas, y probablemente van a requerir estudios complementarios.

En este apartado se hará referencia únicamente a las lesiones quísticas.

Las lesiones de aspecto quístico más frecuentes son las varices (por ejemplo, endoscópicamente puede ser difícil el diagnóstico de las varices fúndicas porque su aspecto puede ser muy similar al de las LSE), los linfangiomas y los quistes de duplicación.

- Las varices son fácilmente diagnosticables por su aspecto quístico y por la presencia de flujo vascular detectado con la aplicación de ecografía Doppler. Se encontrarán en esófago, estómago (mayoritariamente fundus) y ocasionalmente en duodeno. Están localizadas en la tercera capa hiperecogénica (submucosa).
- Los hemangiomas son otro tipo de lesión vascular, de similares características, que pueden localizarse en cualquier parte del tubo digestivo, también en la tercera capa hiperecogénica, y no tienen potencial de malignidad.
- Los linfangiomas son lesiones quísticas, muchas veces con septos en su interior y fácilmente deformables con el balón del ecoendoscopio; son lesiones poco frecuentes en los adultos y se hallan con mayor frecuencia en el intestino (colon, recto y duodeno). Se originan en la tercera capa hiperecogénica (submucosa) y no tienen potencial de malignidad.
- Los quistes de duplicación y los quistes broncogénicos son malformaciones congénitas que se producen durante el desarrollo embriológico. Son lesiones muy poco frecuentes en la edad adulta, mayoritariamente asintomáticas, descubiertas de forma casual con la realización de pruebas de imagen por otro motivo. Se trata de lesiones mayoritariamente benignas, con un bajo potencial de malignización. Son deformables con la presión del ecoendoscopio y en ocasiones pueden presentar tabiques en su interior; son de tamaño variable y pueden medir varios centímetros.
- Son lesiones que, a pesar de ser quísticas, pueden presentar un aspecto sólido debido a su contenido mucoide. Pueden depender de cualquiera de las capas de la pared y son más frecuentes en la tercera capa hiperecogénica (submucosa) o, en el caso de los quistes broncogénicos, ser adyacentes a la pared esofágica. Si se sospecha que una lesión puede corresponder a un quiste, sobre todo en el mediastino, hay que procurar no puncionarlo, porque se han descrito casos de infección de los quistes a pesar de la administración de tratamiento antibiótico profiláctico.

Lesiones sólidas

Dentro de las lesiones sólidas se diferenciarán las lesiones hiperecogénicas de las hipoecogénicas, aunque hay que tener en cuenta también que algunos tipos de lesiones pueden presentar patrones mixtos.

También dificulta el diagnóstico diferencial el hecho de que algunas lesiones pueden presentarse en distintas capas de la pared.

Lesiones hiperecogénicas

- Lipoma: es la lesión hiperecogénica más típica y más frecuente. Es una lesión habitualmente ovoide, bien delimitada, que pertenece a la tercera capa hiperecogénica (submucosa) y con un patrón homogéneo. Se puede observar en cualquier parte del tracto gastrointestinal, es más frecuente en el antro y duodeno, y no presenta potencial de malignización. En muchas ocasiones, la imagen endoscópica de un lipoma es suficiente para su diagnóstico. Se reservará la ecoendoscopia para aquellos casos dudosos con imagen endoscópica atípica.
- Miscelánea: de forma anecdótica, se han descrito como lesiones hiperecogénicas de la tercera capa (submucosa), metástasis de carcinoma de células renales y paraganglioma gangliocítico duodenal.

Lesiones mixtas hiperecogénicas-hipoecogénicas

- Hiperplasias de glándulas de Brunner: se localizan en el bulbo duodenal, pueden ser lesiones hipoecoicas o mixtas (hipoecoicas e hiperecoicas) dependientes de la segunda capa hipoecogénica (mucosa) y tercera capa hiperecogénica (submucosa), que pueden presentar áreas anecoicas-quísticas que corresponden a glándulas dilatadas. Son lesiones benignas que, cuando son de gran tamaño, pueden presentar áreas de displasia. En caso de producir síntomas clínicos o tener dudas diagnósticas, dado que dependen de la capa mucosa-submucosa, estaría indicada la resección endoscópica.
- Pólipo fibroide inflamatorio: se trata de lesiones tipo pólipo que pueden localizarse en cualquier tramo del tracto digestivo, aunque su ubicación más frecuente es el estómago. Son lesiones homogéneas que pueden tener un aspecto hipoecogénico o mixto (hipoecogénico e hiperecogénico), que habitualmente dependen de la tercera capa hiperecogénica (submucosa).
- Tumor glómico: los tumores glómicos son lesiones benignas originadas en las células de músculo liso modificadas del cuerpo glómico. Estos tumores se encuentran comúnmente en la dermis o tejido celular subcutáneo, pero raramente en órganos viscerales. En el aparato digestivo se han descrito mayoritariamente en el antro, donde se presentan como una LSE que puede estar ulcerada. Ecoendoscópicamente, son lesiones que se originan en la cuarta capa hipoecogénica (muscular propia), aunque también es posible encontrarlos en la tercera capa hiperecogénica (submucosa) y en la mucosa. Son lesiones que pueden ser

hipoecogénicas o hiperecogénicas, y con frecuencia presentan calcificaciones en su interior. Lo más llamativo es que presentan señal de flujo vascular intenso con el Doppler, lo cual se corresponde con la naturaleza vascular de la lesión. Es difícil diferenciar el tumor glómico de otras LSE por la imagen ecoendoscópica. Histológicamente, las células son positivas para actina y vimentina, y negativas para CD117. Aunque los tumores glómicos gástricos pueden considerarse mayormente como benignos, se han descrito casos de malignización, motivo por el cual se recomienda la resección quirúrgica.

Lesiones hipoecogénicas y lesiones potencialmente malignas

- Leiomiomas: son lesiones benignas que dependen de la capa *muscularis* mucosa o, más habitual, de la muscular propia. Ecoendoscópicamente, son lesiones hipoecoicas, homogéneas, localizadas en la segunda (*muscularis* mucosa) o la cuarta capa (muscular propia) de la pared. Ocasionalmente, pueden presentar calcificaciones. Por su imagen ecoendoscópica, es imposible distinguirlos de las lesiones tipo tumor del estroma gastrointestinal (GIST).
  Se localizan mayoritariamente en el esófago, aunque es posible encontrarlos en cualquier parte del tracto gastrointestinal. Prácticamente el 95 % de los tumores de la capa muscular del esófago corresponden a leiomiomas, y es excepcional que esta lesión corresponda a un GIST. Los leiomiomas se localizan con más frecuencia en el tercio distal esofágico debido a la distinta composición de la capa muscular en los diferentes tramos esofágicos, y son muy raros en el tercio superior. Los leiomiomas son la LSE más frecuente del esófago.
  En el estómago son más frecuentes en el área subcardial. Cuando se localizan en el estómago, la única forma de distinguirlos del GIST es realizando un análisis histológico; los leiomiomas son negativos para CD117 y CD34, y positivos para desmina y actina.
  Dado que son lesiones benignas sin riesgo de malignización, únicamente se tratarán los leiomiomas que produzcan síntomas como disfagia, obstrucción o sangrado.
- Páncreas ectópico: se define como la presencia de tejido pancreático que carece de comunicación anatómica o vascular con el cuerpo principal del páncreas. Puede localizarse en muchas partes del tracto digestivo, pero en un 70 % de los casos se encuentra en el estómago.
  La mayoría de los casos son asintomáticos, siendo un hallazgo incidental en la gastroscopia en forma de una lesión subepitelial en la curvatura mayor del antro gástrico, con una típica umbilicación central. Cuando la imagen endoscópica es típica, no se considera necesario realizar más exploraciones.
  También puede presentarse como una LSE en cuerpo o antro, sin características específicas; en este caso, cuando se realice una ecoendoscopia, se observará una lesión hipoecogénica, heterogénea, mal delimitada, que habitualmente depende de la cuarta capa hipoecogénica (muscular propia) o tercera capa hiperecogénica (submucosa), aunque es posible encontrarla en cualquier capa de la pared gástrica. En

ocasiones, presenta áreas quísticas o una estructura quística tubular en su interior que corresponde a un conducto. Es una lesión mayoritariamente benigna y asintomática, aunque puede presentarse también con ulceración y hemorragia, o pancreatitis aguda y crónica en lesiones de gran tamaño. Aunque es extraordinariamente raro, también se han descrito casos de degeneración a adenocarcinoma.

- Schwannoma: los schwannomas (neurilemomas) del tracto gastrointestinal son lesiones poco frecuentes, mayoritariamente benignas, que se originan en la pared muscular a partir de las vainas periféricas de los nervios de los plexos de Meissner y Auerbach. Su localización más frecuente dentro del tracto gastrointestinal es el estómago. Cuando son múltiples, hay que sospechar una neurofibromatosis o enfermedad de von Recklinghausen.
  Endoscópicamente, son LSE localizadas en cualquier parte del estómago, aunque se observan con más frecuencia en el cuerpo. En la ecoendoscopia son lesiones hipoecoicas originadas en la cuarta capa hipoecogénica (muscular propia), raramente con calcificaciones, indistinguible por imagen de los leiomiomas y los GIST. Histológicamente, sus células son positivas para proteína S100 y negativas para CD34, CD117 y actina.
- Tumor de células granulosas (TCG) o tumor de Abrikósov: son lesiones raras, pero es la segunda LSE más frecuente en el esófago, después de los leiomiomas. La localización más frecuente es en el esófago distal (65-75 %). Los TCG se originan en las células de Schwann de la vaina de las fibras nerviosas. Normalmente son asintomáticos, pero pueden provocar disfagia o dolor retroesternal si son de gran tamaño.
  El aspecto endoscópico es el de una lesión polipoide o sésil, submucosa, bien delimitada, normalmente menor de 1 cm, recubierta de mucosa normal de color amarillento y con un aumento de su consistencia al tacto con la pinza de biopsias. El aspecto recuerda a un diente molar o a una pastilla submucosa. En la ecoendoscopia, los TCG esofágicos se observan normalmente como lesiones hipoecogénicas, homogéneas, con bordes regulares y dependientes de la segunda capa hipoecogénica (mucosa) o de la tercera capa hiperecogénica (submucosa), la mayoría de las veces menores de 2 cm. Una característica de esta lesión es que, por su consistencia dura, produce deformidad del balón del ecoendoscopio.
  Entre un 2 y un 4 % de estos tumores pueden ser malignos; lesiones mayores de 2 cm, con irregularidad de los bordes o rotura de la capa submucosa o muscular propia indican malignidad con una gran probabilidad. Cuando afecta a la mucosa, la biopsia endoscópica puede permitir el diagnóstico, aunque la localización submucosa hace que, en la mitad de los casos, sólo se realice un diagnóstico definitivo con la resección de la lesión. Con técnicas de inmunohistoquímica, las células son positivas para la proteína S100 y otros marcadores neuronales, como mielina. La presencia de más de un 50 % de células positivas para p53 o más del 10 % para Ki67 se correlaciona con malignidad de estos tumores.
- Endometriosis: se define como la presencia de tejido endometrial normal fuera de la cavidad uterina y es uno de los

trastornos ginecológicos no tumorales más frecuentes. Los implantes endometriósicos se localizan habitualmente en los órganos pélvicos, sobre todo ovarios, trompas de Falopio y rectosigma. Diversas series refieren que entre el 3 y 37 % de las mujeres afectadas de endometriosis presentan afectación del tracto gastrointestinal, dentro del cual el rectosigma es el lugar más frecuente.

La endometriosis puede aparecer como una LSE en ampolla rectal en pacientes no diagnosticadas, exploradas endoscópicamente por otro motivo. En pacientes ya diagnosticadas, la ecoendoscopia tiene su utilidad para valorar el grado de afectación de la pared rectal, pues de ello va a depender el tipo de tratamiento quirúrgico que se debe realizar. En la ecoendoscopia se observa una imagen nodular, hipoecoica y heterogénea que afecta a la cuarta capa hipoecogénica (muscular), pudiendo infiltrar la tercera capa hiperecogénica (submucosa) y la mucosa. Puede ser una lesión única o múltiple, y puede acompañarse de líquido libre en la pelvis.

- GIST: es el tumor mesenquimal más frecuente del tracto digestivo y es importante su diagnóstico por su potencial de malignidad. Parece que su origen son las células intersticiales de Cajal y se pueden hallar en cualquier localización del tracto gastrointestinal.

Su ubicación más frecuente es el estómago (60-70 %), después el intestino delgado (20-30 %) y raramente el colon y el esófago. Pueden hallarse en cualquier parte del estómago, pero son menos habituales en la zona subcardial, donde la mayoría de las LSE son leiomiomas.

Pueden ser lesiones asintomáticas, halladas casualmente en una endoscopia realizada por otro motivo, o presentarse con hemorragia digestiva, dolor abdominal, masa abdominal en estudio o síndrome tóxico en caso de malignidad. Alrededor del 90 % de los casos se diagnostican en pacientes de más de 40 años.

Histológicamente, se distinguen tres patrones arquitecturales: fusiforme (70 %), epitelioide (20 %) y mixto (10 %). Con las técnicas de inmunohistoquímica se observa que el 95 % de los GIST son c-kit positivos (CD117+), indicando expresión del receptor de la tirosina-cinasa; también se ha descrito la expresión de DOG1 hasta en un 98 % de los casos, incluso en los que son CD117 negativos. La precisión diagnóstica de la imagen ecoendoscópica para distinguir lesiones benignas o premalignas es subóptimo, y es muy difícil diferenciar un GIST de un leiomioma o un schwannoma. La positividad de estos marcadores, junto con la negatividad para actina y desmina, permitirá el diagnóstico diferencial con los leiomiomas.

Ecoendoscópicamente, la imagen más habitual es una lesión hipoecogénica y bien delimitada que depende de la cuarta capa hipoecoica (muscular propia) o la segunda capa hipoecoica (mucosa) si se origina en la *muscularis* mucosa. También pueden tener un aspecto más heterogéneo, con áreas anecoicas (quísticas) y calcificaciones.

Se han identificado cuatro características ecoendoscópicas asociadas a riesgo de malignidad: un tamaño mayor de 4 cm, márgenes irregulares, focos ecogénicos >3 mm y la presencia de áreas quísticas (probable necrosis). La sensibilidad para el diagnóstico de malignidad aumenta si están presentes dos o más de estas características. La afectación de las otras capas de la pared o la presencia de adenopatías adyacentes, aunque extraordinariamente raras, también se asocian a mayor riesgo de degeneración maligna.

Histológicamente, el potencial de malignidad viene establecido por el índice mitótico, difícil de valorar en las muestras obtenidas por ecoendoscopia porque la cantidad de material obtenido en la mayoría de las ocasiones es insuficiente.

El manejo de los GIST viene determinado por su tamaño, la localización y la presencia de síntomas.

Los GIST de intestino delgado son más agresivos y resultan malignos en el 40-50 % de los casos, en comparación con el 20-25 % de los gástricos.

Se aconseja tratamiento quirúrgico en aquellos pacientes con GIST sintomáticos, lesiones con adenopatías o que presentan las características ecoendoscópicas comentadas previamente que se asocian a malignidad, lesiones mayores de 2 cm de cualquier localización y tumores en el intestino delgado y el recto de cualquier tamaño.

En pacientes con enfermedad avanzada se puede plantear tratamiento con imatinib (inhibidor de la tirosina-cinasa). En las LSE gástricas que tienen menos de 2 cm y no presentan signos que sugieran malignidad se puede plantear seguimiento, inicialmente cada 6 meses, y si no cambian, anualmente (**Fig. 56-2**).

- Metástasis: la localización más frecuente de las metástasis en el tracto gastrointestinal es el estómago. Su aspecto es el de una LSE, habitualmente ulcerada, en fundus o cuerpo. Los tumores que metastatizan en el estómago son el de mama, pulmón, esófago, células renales y melanomas. Las biopsias endoscópicas son diagnósticas en más del 90 % de los casos; en los casos restantes se puede realizar una ecoendoscopia, donde se observará una lesión hipoecoica y heterogénea en cualquier capa de la pared, de la cual se puede realizar punción con aguja fina.

Diagnóstico histológico de las lesiones subepiteliales

Toda LSE debe ser valorada para biopsia endoscópica para descartar que se trata de una lesión epitelial. Las biopsias raramente serán diagnósticas, excepto si la lesión está ulcerada. En este caso, aunque la rentabilidad será mayor, se debe actuar con precaución por el riesgo de sangrado de la lesión.

Una lesión de color amarillento y muy blanda al tacto con la pinza de endoscopia puede ser diagnosticada de lipoma con una precisión diagnóstica superior al 95 % sin requerir más exploraciones. No deben realizarse biopsias si se sospecha una lesión quística o vascular.

La imagen endoscópica o ecoendoscópica de los lipomas, quistes de duplicación y páncreas ectópico se considera lo suficientemente específica para no requerir diagnóstico anatomopatológico. Tampoco es necesario el diagnóstico histológico previo en las lesiones con indicación quirúrgica de entrada.

Sin embargo, las imágenes hipoecoicas de la tercera y cuarta capas pueden corresponder a un espectro amplio de lesiones, algunas benignas, pero otras con potencial maligno. La precisión diagnóstica de la imagen ecoendoscópica para el diagnóstico diferencial de LSE es del 45-48 %. Debido

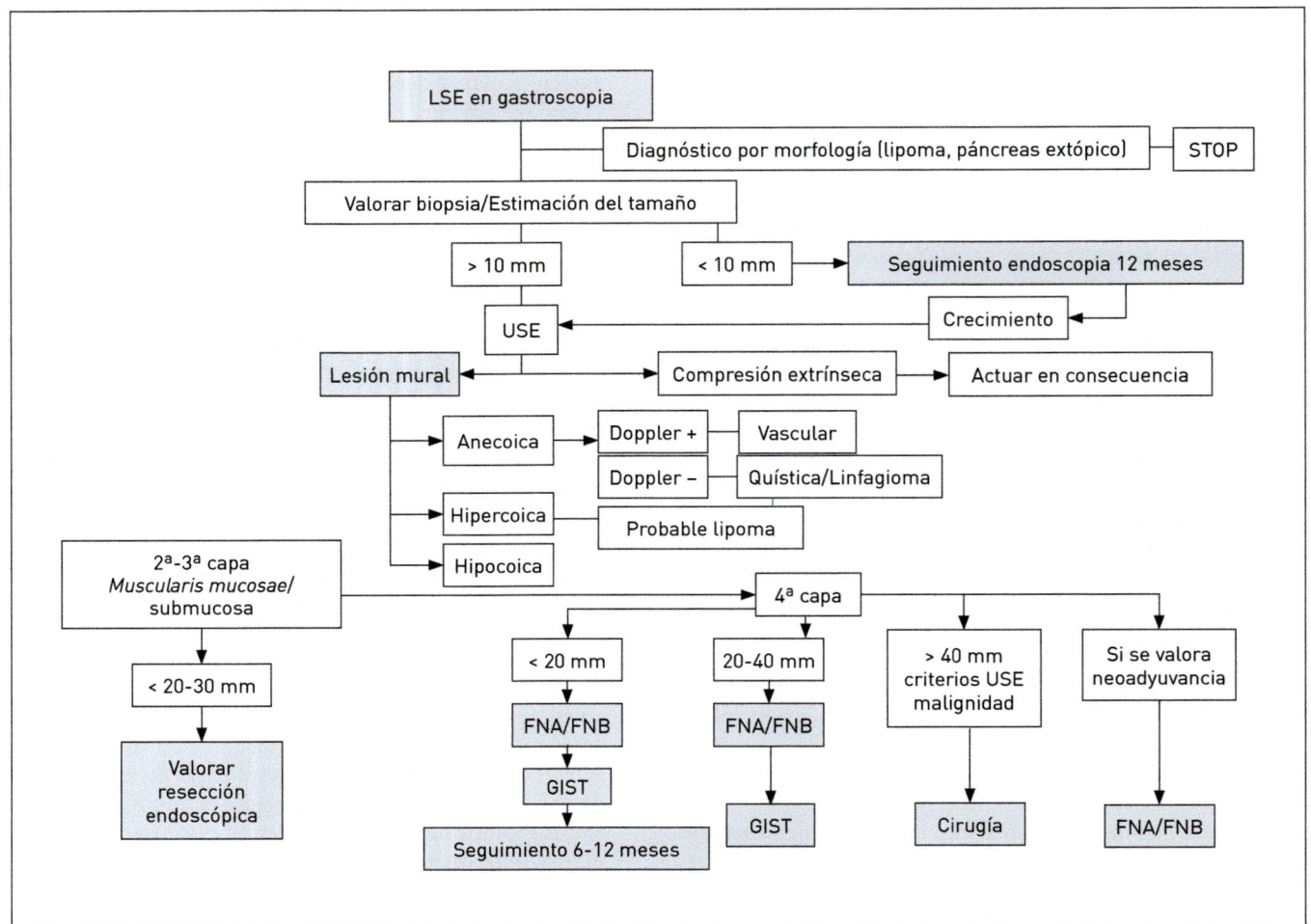

Figura 56-2. Algoritmo diagnóstico para lesiones subepiteliales incidentales en gastroscopia. FNA: aspiración con aguja fina; FNB: biopsia con aguja fina; GIST: tumor del estroma gastrointestinal; LSE: lesión subepitelial; USE: ecoendoscopia.

a esta baja precisión, será necesario disponer de histología para confirmar el diagnóstico y establecer el seguimiento/tratamiento más adecuado.

No se van a comentar en este capítulo las distintas técnicas de biopsia endoscópica, sino que éste se centrará en la punción por ecoendoscopia como método de diagnóstico histológico de las LSE.

La precisión diagnóstica de la USE-PAAF es inferior a la de otras lesiones sólidas, en parte porque, en muchas ocasiones, la muestra obtenida no es suficiente para realizar un estudio inmunohistoquímico.

La rentabilidad es muy baja (entre un 40 y 50 %) en lesiones de menos de 10 mm, siendo los resultados mejores a medida que aumenta el tamaño de la lesión.

En un metaanálisis publicado en 2015 que valora la eficacia de la UE-PAAF en LSE incluyendo 978 casos de 17 estudios, se observa una rentabilidad diagnóstica del 59,9 %, sin observar diferencias con relación a los tipos de aguja (aguja fina de aspiración, aguja de biopsia o *tru-cut*) ni al tamaño (25, 22 o 19 G), la técnica de obtención de la muestra ni la presencia de citólogo en sala. En este estudio se confirma que el riesgo de complicaciones de la técnica es muy bajo.

En los últimos años, han salido al mercado agujas de citología/biopsia por aspiración de distintos tamaños, con diseños innovadores en el bisel que permiten aumentar la cantidad de tejido obtenido; recientemente se ha publicado un metaanálisis de 6 estudios que incluyen 669 casos de LSE comparando la punción con agujas de citología y con las nuevas agujas de biopsia. No se encontraron diferencias en la obtención de material adecuado en los casos en que se disponía de patólogo en sala, pero las nuevas agujas de biopsia consiguieron muestras adecuadas con un menor número de pases y una precisión diagnóstica superior (87,9 vs. 64 %), sin aumentar el riesgo de complicaciones.

Como se ha comentado previamente, las muestras de tejido obtenidas por ecoendoscopia, aunque sea con las agujas de biopsia de mayor calibre, no permiten una adecuada valoración del índice mitótico, parámetro imprescindible para establecer el grado de malignidad y el riesgo de metástasis en las lesiones tipo GIST.

En la última guía de la ESGE de 2022 se sugiere la posibilidad de utilizar técnicas de biopsia asistida por incisión mucosa (MIAB) como técnica de primera opción para obtener diagnóstico histológico de lesiones subepiteliales menores de 20 mm (bajo nivel de evidencia). Estas técnicas englobarían la biopsia sobre biopsia con fórceps, toma de biopsia con asa, técnicas de *unroofing* o tunelización submucosa con toma de biopsia directa.

Algoritmo diagnóstico de las lesiones subepiteliales

El manejo de las LSE va a depender de la etiología, la localización, el tamaño, los síntomas y los factores relacionados con el paciente, como la edad y la comorbilidad. Por ello, la caracterización del tamaño y tipo de LSE es esencial.

Las lesiones tipo lipomas, lesiones vasculares, quistes, páncreas ectópico y leiomiomas no requieren seguimiento, y sólo se planteará tratamiento en caso de ser sintomáticas. Las lesiones sintomáticas o malignas requerirán tratamiento quirúrgico.

Las lesiones con potencial de malignidad deberán extirparse, vía endoscópica o con cirugía, dependiendo del tipo de lesión, tamaño, localización y la disponibilidad de personal con experiencia en el centro. Si se opta por la cirugía, la vía laparoscópica es la preferible.

Se adjunta un algoritmo diagnóstico propuesto para LSE asintomáticas halladas durante la realización de una gastroscopia por otro motivo (v. **Fig. 56-2**).

Las principales indicaciones de resección de lesiones subepiteliales son el riesgo de malignización, los síntomas (hemorragia y obstrucción fundamentalmente) o lesiones con localizaciones específicas en pacientes que se van a someter a cirugía bariátrica.

El tipo de técnica de resección se valorará en función de la localización, el tipo de lesión, la capa en la que se origina y la experiencia del centro.

En el caso de lesiones esofágicas como el tumor de células granulares se puede optar por un técnica de resección con banda si el tamaño lo permite o una disección submucosa. En lesiones de esófago que se originan en la muscular propia se podría optar por una resección completa de la pared (EFTR) si el tamaño lo permite.

Según recomendaciones de la guía de la ESGE 2022 se podría valorar la resección endoscópica de los GIST < 20 mm como una alternativa al seguimiento endoscópico. En GIST < 35 mm con indicación de extirpación se pueden valorar técnicas endoscópicas como la resección con tunelización submucosa, excavación submucosa endoscópica o EFTR.

En lesiones que se originan en la muscular propia con histología desconocida < 20 mm se puede considerar la resección endoscópica como una alternativa al seguimiento. Todas estas decisiones deben consensuarse en un comité multidisciplinar.

PUNTOS CLAVE

- La ecoendoscopia es una técnica complementaria a otras pruebas de imagen (TC/PET-TC) en el estadiaje de los tumores esofagogástricos.
- La utilidad de la ecoendoscopia en el estadiaje de los tumores esofagogástricos radica en la valoración del estadiaje local para determinar el tipo de tratamiento oncológico que precisa el paciente.
- La ecoendoscopia con punción de los ganglios, en el estadiaje de los tumores esofagogástricos se reserva para aquellos casos en los que la confirmación de la afectación ganglionar puede cambiar el tratamiento del paciente.

- La ecoendoscopia es una técnica muy útil en el diagnóstico de las lesiones subepiteliales, ya que, según se determine la capa de la pared del tracto digestivo de la que dependen y su patrón de ecogenicidad, se puede realizar una orientación diagnóstica del tipo de lesión.
- La ecoendoscopia con punción de las lesiones subepiteliales permite un diagnóstico citológico e inmunohistoquímico que puede determinar el tipo de lesión y su abordaje terapéutico.
- Las características de las lesiones subepiteliales según su tamaño, patrón ecogénico y de qué capa dependen determinarán el tipo de tratamiento (endoscópico o quirúrgico), la necesidad de punción o el seguimiento clínico que precisan.

BIBLIOGRAFÍA

Akahoshi K, Oya M, Koga T, Shiratsuchi Y. Current clinical management of gastrointestinal stromal tumor. World J Gastroenterol. 2018;24(26):2806-17.

Alkhatib AA, Faigel DO. Endoscopic Ultrasonography-Guided Diagnosis of Subepithelial Tumors. Gastrointest Endosc Clin N Am. 2012;22:187-205.

Carrara S, Napoleon B, Hassan C, Jenssen C, Bastos P, Arcidiacono P, et al. Technical aspects of endoscopic ultrasound (EUS)-guided sampling in gastroenterology: European Society of Gastrointestinal Endoscopy (ESGE) Technical Guideline - March 2017. Endoscopy. 2017;49(10):989-1006.

Cho JW. Focused review series: Current guideline in the management of upper GI SET Current Guidelines in the Management of Upper Gastrointestinal Subepithelial Tumors [Internet]. Clin Endosc. 2016;49:235-40.

Deprez PH, Moons LMG, O'Toole D, Gincul R, Seicean A, Pimentel-Nunes P et al. Endoscopic management of subepithelial lesions including neuroendocrine neoplasms: European Society of Gastrointestinal Endoscopy (ESGE) Guideline. Endoscopy. 2022;54(4):412-29.

Eckardt AJ, Jenssen C. Current endoscopic ultrasound-guided approach to incidental subepithelial lesions: Optimal or optional? Ann Gastroenterol. 2015;28(2):160-72.

Facciorusso A, Sunny SP, Del Prete V, Antonino M, Muscatiello N. Comparison between fine-needle biopsy and fine-needle aspiration for EUS-guided sampling of subepithelial lesions: a meta-analysis. Gastorintest Endosc. 2020;91:14-22.

Faulx AL, Kothari S, Acosta RD, Agrawal D, Bruining DH, Chandrasekhara V, et al. The role of endoscopy in subepithelial lesions of the GI tract. Gastroin-

test Endosc [Internet]. 2017;85(6):1117-32. Disponible en: http://dx.doi.org/10.1016/j.gie.2017.02.022

Gong EJ, Kim DH. Endoscopic ultrasonography in the diagnosis of gastric subepithelial lesions. Clin Endosc. 2016;49(5):425-33.

Kida M, Kawaguchi Y, Miyata E, Hasegawa R, Kaneko T, Yamauchi H, et al. Endoscopic ultrasonography diagnosis of subepithelial lesions. Gastroenterol Endosc. 2018;60(5):1116-31.

Mocellin S, PasqualiS. Diagnostic accuracy of endoscopic ultrasonography (EUS) for the preoperative locoregional staging of primary gastric cancer. Cochrane Database of Systematic Reviews. 2015;(2):CD009944.

Moon JS. Role of endoscopic ultrasonography in guiding treatment plans for upper gastrointestinal subepithelial tumors. Clin Endosc. 2016;49(3):220-5.

Parab TM, DeRogatis MJ, Boaz AM, Grasso SA, Issack PS, Duarte DA, et al. Gastrointestinal stromal tumors: A comprehensive review. J Gastrointest Oncol. 2019;10(1):144-54.

Palazzo L, Roseau G. Ecoendoscopia digestiva. Barcelona: Editorial Masson, S. A.; 1998.

Varas MJ. Ultrasonografía endoscópica. Aplicaciones diagnósticas y terapéuticas. Madrid: Editorial Médica Panamericana, S. A.; 2008.

Zhang XC, Li QL, Yu YF, Yao LQ, Xu MD, Zhang YQ, et al. Diagnostic efficacy of endoscopic ultrasound-guided needle sampling for upper gastrointestinal subepithelial lesions: a meta-analysis. Surg Endosc. 2016;30(6):2431-41.

57

Diagnóstico y extensión de enfermedades y neoplasias biliopancreáticas. Papel en la ictericia obstructiva

A. Castellot Martín y J. Rodríguez Castellot

OBJETIVOS

- Aprender las indicaciones de la ultrasonografía endoscópica (USE) diagnóstica en las enfermedades biliopancreáticas benignas y malignas.
- Planificar cuándo se debe solicitar una USE diagnóstica en el estudio de las enfermedades biliopancreáticas.
- Conocer el papel de la USE en la estadificación de los tumores biliopancreáticos.
- Evaluar el papel de la USE diagnóstica en pacientes con ictericia obstructiva.
- Planificar la estrategia diagnóstica en un paciente con ictericia obstructiva.

INTRODUCCIÓN

La ecoendoscopia o ultrasonografía endoscópica permite una adecuada visión de la vesícula, vía biliar, páncreas y de las estructuras vasculares vecinas a estos órganos. La posición del ecoendoscopio a nivel intragástrico o intraduodenal, cerca del páncreas y del sistema biliar, permite la obtención de imágenes de alta resolución y la visión de detalles anatómicos que no son detectados por otras técnicas de imagen, ya que se evita la interposición de aire y se minimiza el efecto del tejido adiposo. Esta proximidad permite también realizar una punción aspirativa con aguja fina (USE-PAAF) para adquirir muestras de tejido.

 La USE se ha convertido en una de las herramientas más importantes y precisas para la evaluación de trastornos pancreaticobiliares benignos y malignos en los últimos años, y está presente, a día de hoy, en los algoritmos diagnósticos de esta patología.

PATOLOGÍA BENIGNA

Coledocolitiasis

El 20 % de la población presenta colelitiasis, y de estos, a su vez, el 20 % presentará también coledocolitiasis.

El manejo de los pacientes con sospecha de coledocolitiasis requiere un abordaje cuidadoso, ya que la presencia de litiasis en el colédoco representa un riesgo de síntomas recurrentes, pancreatitis o colangitis, y se deben minimizar los riesgos y el costo de una evaluación indiscriminada e invasiva.

 La USE es una prueba sensible y específica con bajo riesgo de complicaciones que permite seleccionar a los pacientes que deben someterse a exploraciones terapéuticas invasivas, como la colangiopancreatografía retrógrada endoscópica (CPRE). Se aconseja utilizar criterios clínicos, bioquímicos y morfológicos para estratificar a los pacientes en grupos de riego bajo, medio y alto de presentar coledocolitiasis.

En las **tablas 57-1 y 57-2** se puede consultar el riesgo de presentar coledocolitiasis.

El rendimiento diagnóstico de la USE es mayor en los pacientes de riesgo intermedio. La curva de aprendizaje para esta indicación de la técnica es relativamente corta.

 Los pacientes con riesgo intermedio de presentar coledocolitiasis son los que más se benefician de la realización de la USE, ya que se evitan el 60-75 % de las CPRE.

En los pacientes colecistectomizados es más frecuente encontrar alteraciones como barro biliar en colédoco, estenosis biliar yatrogénica o disfunción del esfínter de Oddi, siendo la incidencia de coledocolitiasis inferior al 50 %. La evaluación inicial de estos pacientes sigue siendo la realización de analítica y ecografía de abdomen, teniendo en cuenta que, en estos pacientes, un colédoco de 6-8 mm se considera normal (hasta 1 cm en pacientes de edad avanzada). Se recomienda confirmación diagnóstica por USE o colangiorresonancia magnética (CRMN) previa a la CPRE en caso de que la ecografía abdominal no haya detectado la presencia de coledocolitiasis. La CRMN es un método no invasivo sin dife-

Tabla 57-1. Riesgo de coledocolitiasis en pacientes con sospecha clínica en función del cuadro clínico, serología y hallazgos ecográficos

Riesgo	Porcentaje	Cuadro clínico	Serología	Colédoco
Bajo	2-3 %	Asintomático	Normal	≤ 7 mm
Intermedio	20-50 %	Colangitis Pancreatitis	↑FA ≤2 x LN ↑GGT ↑ALT o ↑AST	8-10 mm
Alto	50-80 %	Colangitis, ictericia	↑FA ≥ 2 x LN	≥ 10 mm

ALT: alanina-aminotransferasa; AST: aspartato-aminotransferasa; FA: fosfatasa alcalina; GGT: gamma-glutamiltranspeptidasa; LN: límites normales.

Tabla 57-2. Riesgo de presentar coledocolitiasis en pacientes con colelitiasis sintomática

Muy alto riesgo	• Coledocolitiasis vista en ecografía de abdomen • Cuadro clínico de colangitis • Bilirrubina >4 mg/dL
Alto riesgo	• Dilatación del colédoco en ecografía (>6 mm con vesícula *in situ*) • Bilirrubina 1,8-4 mg/dL
Riesgo moderado	• Alteración del perfil hepático distinto a la bilirrubina • Edad >55 años • Pancreatitis biliar

Probabilidad
Alta:
• Presencia de cualquier factor predictor de muy alto riesgo
• Presencia de los dos predictores de alto riesgo
Baja:
• Ningún factor predictor presente
Intermedia:
• Todos los demás pacientes

rencias con la USE en cuanto a sensibilidad y especificidad, aunque menos eficiente que la USE para cálculos menores de 6 mm y periampulares.

Colelitiasis

La sensibilidad de la ecografía abdominal transabdominal disminuye en pacientes obesos y con litiasis menores de 3 mm (microlitiasis).

 En pacientes con dolor de tipo biliar y ecografía abdominal normal se pueden identificar colelitiasis por USE hasta en un 50 % de los casos.

Por ello, el uso de la ecoendoscopia en pacientes con sospecha de colelitiasis permite la visualización de la vesícula sin interferencia del gas intestinal ni del tejido subcutáneo y hepático, siendo así más sensible, principalmente, en pacientes obesos o con alteraciones anatómicas que dificultan la visualización de la vesícula por medio de ecografía abdominal.

Pancreatitis

En el contexto de la pancreatitis aguda, la USE tiene un papel importante para el diagnóstico etiológico de aquellos casos considerados idiopáticos, ya que permite identificar alteraciones no vistas en las pruebas percutáneas habituales. En el caso de las pancreatitis crónicas, la USE ha supuesto un cambio en el conocimiento e incluso manejo de esta entidad.

Además, la realización diagnóstica de la USE, así como la CRMN, están indicadas ante la sospecha de coledocolitiasis asociada a la pancreatitis, previo a realización de CPRE, principalmente en: elevación persistente de resultados analíticos hepatobiliares o dilatación del colédoco sin colangitis, mujeres embarazadas y/o en alteraciones anatómicas que fueran un reto para la CPRE.

Diagnóstico de la etiología de pancreatitis agudas recurrentes idiopáticas

La causa más frecuente de pancreatitis aguda recurrente idiopática es la presencia de litiasis oculta, microlitiasis, seguida de pancreatitis crónica no conocida, alteraciones morfológicas pancreáticas como el páncreas *divisum* o lesiones focales.

La USE tiene mayor rendimiento diagnóstico para la detección de microlitiasis que la CRMN (64 frente al 34 %), y sustituye al estudio de la bilis para detección de microcristales a través de sondaje duodenal.

La USE es una alternativa válida en el estudio etiológico de las pancreatitis agudas idiopáticas recurrentes.

Las causas más frecuentes de pancreatitis recurrente aguda idiopática son las coledocolitiasis ocultas o la microlitiasis de la vesícula biliar.

El rendimiento global de la USE en pacientes con pancreatitis recurrente aguda idiopática y en pacientes con un primer episodio inexplicable de pancreatitis aguda varía entre el 32 y el 88 % en algunas series publicadas.

En los estudios publicados se observan diferencias en la etiología de la pancreatitis en función de que los pacientes hayan sido colecistectomizados o no. Las etiologías detectadas con mayor frecuencia en los pacientes con vesícula biliar *in situ* fueron barro biliar (12 %), cálculos (5 %) o pancreatitis crónica (6 %), mientras que en los pacientes colecistectomizados los hallazgos más frecuentes fueron pancreatitis crónica (39 %) y páncreas *divisum* (10 %).

Diagnóstico de pancreatitis crónica

La pancreatitis crónica clásicamente se diagnosticaba mediante la visión de calcificaciones en pruebas de imagen y alteración significativa de las pruebas de función exocrina. Esto ocurre en fases avanzadas de la enfermedad. La USE ha permitido adelantar el diagnóstico a etapas mucho más iniciales de la enfermedad.

Los estudios de la eficacia diagnóstica de los criterios en pancreatitis crónica están limitados por la ausencia de un patrón oro aceptado y por la variabilidad interobservador.

> ⚠ La existencia de tres o más criterios ecoendoscópicos de pancreatitis crónica es sugestiva de la presencia de esta enfermedad, con una especificidad que aumenta progresivamente a medida que se incrementa el número de criterios.

Los estudios que emplean la histología como patrón oro demuestran que la pancreatitis crónica en estadios iniciales puede presentarse con menos de tres criterios ecoendoscópicos de la enfermedad.

Para optimizar la eficacia diagnóstica de la USE en la pancreatitis crónica, un grupo de expertos ha dividido los criterios ecoendoscópicos en mayores y menores en la denominada *clasificación de Rosemont*, que se puede consultar en la tabla 57-3. Los criterios de Rosemont son más objetivos y anatómicos, y permiten un diagnóstico más fiable de pancreatitis crónica. De ellos, tres de los criterios parenquimatosos (focos hiperecogénicos, bandas hiperecogénicas y lobularidad) sólo pueden ser valorados por USE, siendo, por tanto, la prueba más valiosa para diagnosticar la pancreatitis crónica de forma precoz. No obstante, esta clasificación no ha sido todavía adecuadamente validada, y la USE presenta aún limitaciones en el diagnóstico de pancreatitis crónica que pueden llevar a sobreestimación o a infraestimación del diagnóstico:

- Sobreestimación: las alteraciones vistas en formas leves de pancreatitis crónica aparecen de forma no patológica en los ancianos o en pacientes con ingesta excesiva de alcohol. Estas anomalías pueden corresponderse con un envejecimiento fisiológico del páncreas o con signos de inflamación crónica sin trascendencia clínica.
- Infraestimación: las alteraciones pueden ser muy sutiles, de forma que los ecoendoscopistas inexpertos pueden pasarlas por alto.

La administración de secretina durante la CRMN y la USE puede ser útil y mejorar la imagen del conducto pancreático principal, proporcionando, además, información de la función del páncreas y de la forma del conducto como dilatación.

PATOLOGÍA MALIGNA

Cáncer de páncreas

El cáncer de páncreas es uno de los tumores malignos con menor supervivencia a pesar de los avances en las pruebas de imagen, la identificación de factores de riesgo, la mejora de la técnica quirúrgica y la quimioterapia. Esto se debe, principalmente, a que más del 50 % de los pacientes se diagnostican en estadios avanzados de la enfermedad con una supervivencia a 5 años de un 30-10 %, dependiendo de la existencia de invasión ganglionar. La demora en el diagnóstico se debe, entre otros, a la propia virulencia del tumor, pero también a que produce pocos síntomas hasta estadios avanzados. Histológicamente, la lesión más frecuente es el adenocarcinoma ductal y su localización más habitual es en la cabeza pancreática (60-70 % de los casos), seguido del cuerpo-cola (20-25 %), siendo un 10-20 % de tipo difuso. Los tumores de cabeza pancreática suelen ser diagnosticados más precozmente por la ictericia secundaria

Tabla 57-3. Criterios de Rosemont de la pancreatitis crónica

Criterios mayores	Criterios menores
Criterios mayores A • Focos hiperecogénicos con sombra acústica posterior • Litiasis en el conducto pancreático principal **Criterio mayor B** • Lobularidad en panal de abeja	Quistes Dilatación ductal ⩾3,5 mm Irregularidad del Wirsung Dilatación de ramas secundarias ⩾1 mm Paredes del Wirsung hiperecogénicas Tractos fibrosos Focos hiperecogénicos sin sombra acústica posterior Lobularidad sin imagen de panal de abeja
Diagnóstico consistente de pancreatitis crónica • 1 criterio mayor A + ⩾3 criterios menores • 1 criterio mayor A + criterio mayor B • 2 criterios mayores A Diagnóstico sugestivo de pancreatitis crónica • 1 criterio mayor A + ⩽3 criterios menores • 1 criterio mayor B + ⩾3 criterios menores • >5 criterios menores Diagnóstico indeterminado para pancreatitis crónica • 3-4 criterios menores • 1 criterio menor B sólo o con ⩽3 criterios menores Normal ⩽2 criterios menores, no criterios mayores	

a la obstrucción biliar. Se necesitan medios adecuados para la detección precoz de las lesiones y para la correcta estadificación de los tumores.

La USE es una excelente herramienta para el diagnóstico de lesiones sólidas pancreáticas, con una sensibilidad en torno al 96 % (85-100 %) y una especificidad de aproximadamente el 50 %, y permite una mejor selección de pacientes con vistas a un tratamiento curativo eficaz. En la detección de lesiones menores de 2-3 cm la sensibilidad de la USE alcanza el 99 %.

> La USE permite, además, realizar una USE-PAAF que hace posible confirmar la naturaleza de la lesión en casos dudosos y la obtención de una muestra citológica, imprescindible a la hora de plantear cualquier tratamiento.

Hay que tener en cuenta que la USE es una exploración dependiente del médico, por lo que los resultados pueden variar por la experiencia del explorador sin que el tipo de sonda (sectorial o radial) parezca influir. El valor predictivo negativo es muy alto, lo que significa que la USE podría excluir de manera segura el cáncer de páncreas.

> En pacientes con pancreatitis crónica subyacente, carcinoma infiltrante difuso, páncreas ventral prominente o episodios recurrentes de pancreatitis aguda, la sensibilidad y la especificidad disminuyen, por lo que se recomienda realizar USE de seguimiento en casos con una fuerte sospecha clínica.

La USE ha demostrado ser más sensible que las diferentes tomografías computarizadas helicoidal y multidetector y frente a la CRMN. Esto es principalmente notable en lesiones de pequeño tamaño y de invasión local y vascular, no existiendo grandes diferencias o incluso superioridad de las tomografías computarizadas frente a USE en el estiaje ganglionar y a distancia.

Otras pruebas radiológicas disponibles como la CRMN han demostrado ser menos sensibles que la tomografía computarizada (TC) y la USE.

Herramientas en ultrasonografía endoscópica dudosa

La USE también tiene limitaciones, por lo que se han ido desarrollando nuevas herramientas para superarlas, como son la elastografía y el uso de contrastes.

- USE y contrastes (CE-USE): la CE-USE permite la evaluación en tiempo real de la microvasculatura de la lesión y el parénquima circundante mediante el uso de un agente de contraste de ultrasonido intravenoso. La evaluación de las imágenes CE-USE se puede realizar de forma cualitativa o cuantitativa. En la CE-USE cualitativa, la imagen de la lesión se compara con la del parénquima circundante y puede tener tres patrones de realce principales: hiporrealce, isorrealce e hiperrealce. Esta evaluación es operador dependiente. En la CE-USE cuantitativa se

usan métodos de cuantificación para obtener resultados más objetivos, como el índice de captación y el análisis de la curva de intensidad de tiempo. El adenocarcinoma pancreático con mayor frecuencia muestra un patrón de realce hipo, la pancreatitis crónica seudotumoral suele ser isorrealzada o hiperrealzada, mientras que el tumor neuroendocrino es comúnmente hiperrealzado.

- USE y elastografía (E-USE): la inflamación, la fibrosis y el cáncer producen alteraciones en la rigidez del tejido. La E-USE evalúa la rigidez del tejido mediante la aplicación de una ligera compresión en el tejido seleccionado y el registro del desplazamiento del tejido resultante en el campo examinado. Las imágenes se obtienen en tiempo real y se superponen como una superposición de color transparente en las imágenes de escala de grises de USE habituales. La elasticidad se representa mediante un mapa de color, en el que el tejido duro se muestra en azul oscuro, el tejido medio duro en cian, el tejido con dureza intermedia en verde, el tejido medio blando en amarillo y el tejido blando en rojo. El adenocarcinoma pancreático suele mostrar un patrón azul oscuro, y las masas inflamatorias pancreáticas, un patrón verde.

> Tanto la CE-USE como la E-USE podrían guiar a la USE-PAAF para elegir un sitio de punción óptimo para mejorar la precisión diagnóstica.

Algoritmo de masas sólidas de páncreas

Después de realizar una TC o una resonancia magnética, la USE es la técnica a continuación para realizar una adecuada estadificación. La USE-PAAF es el siguiente paso lógico para distinguir con precisión a los pacientes que se benefician de una intervención quirúrgica de aquellos en los que la cirugía no sería la primera opción por enfermedad localmente avanzada o metastásica. En la **figura 57-1** se muestra un algoritmo diagnóstico.

El mejor enfoque es utilizar USE y TC de manera complementaria, porque la mayor precisión en la predicción de la resecabilidad se obtiene mediante la combinación de las dos pruebas de imagen. Si la USE demuestra que la masa es claramente irresecable, se puede proceder con USE-PAAF para la adquisición de tejido (**Fig. 57-2**).

En las lesiones potencialmente resecables, por otro lado, se discute el argumento para un diagnóstico definitivo antes de someterse a una cirugía.

En algunos algoritmos diagnósticos de la literatura médica, aparece la CPRE como técnica diagnóstica, pero esta práctica está cada vez más en desuso, adquiriendo un papel más importante en relación con las posibilidades terapéuticas como el drenaje de la vía biliar. El uso de la ecoendoscopia en cuanto a diagnóstico le ha ganado mucho terreno, debido a la mayor sensibilidad, especificidad, posibilidad de tomar muestras mediante punción aspirativa con aguja fina (PAAF) (siendo este método el que ha demostrado mayores tasas de sensibilidad [90 %] y especificidad [96 %], con menos tasa de diseminación intraperitoneal del tumor) y a la menor tasa de complicaciones.

Figura 57-1. Algoritmo de masas sólidas de páncreas I. TC: tomografía computarizada; USE: ultrasonografía endoscópica; USE-PAAF: ultrasonografía endoscópica con punción aspirativa con aguja fina.

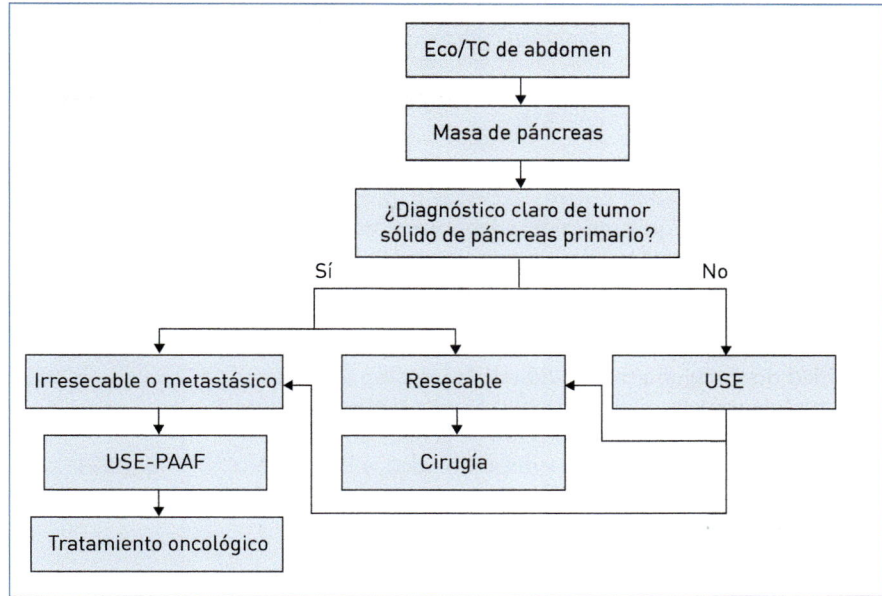

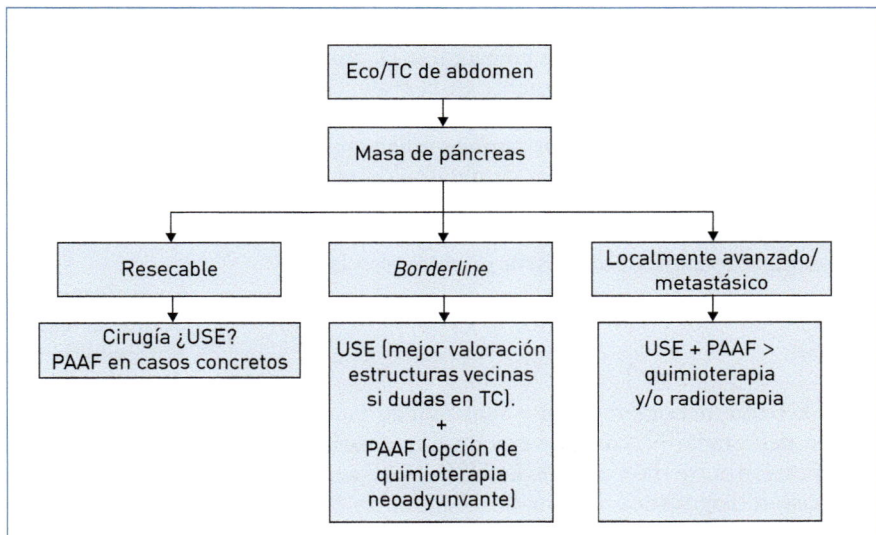

Figura 57-2. Algoritmo de masas sólidas de páncreas II. TC: tomografía computarizada; USE: ultrasonografía endoscópica; PAAF: punción aspirativa con aguja fina.

 Los argumentos para USE-PAAF en lesiones potencial-mente resecables serían:
- Plantear tratamiento neoadyuvante preoperatorio.
- Demanda por parte del paciente de un diagnóstico concluyente de cáncer antes de acceder a la cirugía.
- Excluir histología inusual, que se puede encontrar en hasta el 5 % de los individuos con masas sólidas pancreáticas y no se beneficiarían de la operación: linfoma, carcinoma de células acinares, seudopapilar y metástasis pancreáticas.

Papel de la ultrasonografía endoscópica en la estadificación

La USE proporciona información adicional sobre la estadificación, con una adecuada valoración de la presencia de adenopatías en las distintas estaciones ganglionares (tronco celíaco, lumboaórtica, retroduodenopancreática y mesentérica superior) y presencia de ascitis no detectada previamente.

 En la actualidad, con respecto a las tecnologías USE, no hay pruebas suficientes para mostrar una diferencia en la precisión entre las sondas lineales y radiales. Teniendo en cuenta la posible necesidad de realizar USE-PAAF como adyuvante de diagnóstico y estadificación, el uso de una sonda lineal podría ser más adecuado.

El tratamiento del cáncer de páncreas es un campo en evolución, y una estadificación precisa se vuelve cada vez más importante. La estadificación del cáncer de páncreas se basa en el sistema de *tumor-node-metastasis* (TNM) (**Tablas 57-4** y **57-5**).

 Desde un punto de vista clínico, el objetivo de la estadificación preoperatoria es identificar tres etapas diferentes del cáncer de páncreas y su tratamiento:
- Tumor resecable que debe remitirse directamente para cirugía curativa.

- Tumor localmente avanzado/límite que puede ser considerado para la quimiorradiación neoadyuvante.
- Tumor metastásico/no resecable que debe dirigirse a la quimioterapia paliativa.

La práctica actual en centros expertos ha evolucionado hasta la extirpación quirúrgica del adenocarcinoma pancreático independientemente de la extensión a las estructuras adyacentes (como colon transverso, estómago, bazo, glándula suprarrenal y riñón), ya que estas estructuras pueden resecarse junto con el tumor primario. Por otro lado, el estado de resecabilidad depende en gran medida de la invasión vascular.

Actualmente, la modalidad preferida para la estadificación del cáncer de páncreas y la evaluación de la resecabilidad es la TC, debido a su alta resolución y disponibilidad, y la CRMN, con una precisión del 86 y 71 %, respectivamente.

Estadio T

La USE es superior a la TC multidetectora para la estadificación T por su mayor sensibilidad. Sin embargo, la TC multidetectora es más específica, especialmente en la evaluación de la invasión vascular. Ambas técnicas en combinación aumentan la sensibilidad hasta el 86 %. Los cambios inflamatorios peritumorales y la atenuación del haz de ultrasonido en tumores grandes pueden afectar a la precisión de la estadificación por USE. Por esta razón, los tumores de menos de 3 cm de tamaño son los que se estadifican con mayor precisión con la USE.

Estadio N

La USE tiene menor precisión y sensibilidad para la evaluación del estadio N, con una exactitud que varía para la estadificación entre el 64 y 82 %. La USE-PAAF aumentaría la precisión diagnóstica del estadio N hasta un 85 %. La mayoría de los estudios no han encontrado diferencias entre la TC y USE en la predicción de la resecabilidad en relación con la afectación de los ganglios.

Los criterios para la identificación de metástasis en los ganglios linfáticos que se utilizan en diferentes estudios son forma esférica, ganglio hipoecoico, límites bien delineados y 10 mm de diámetro o más. Cuando están presentes estos

Tabla 57-4. Estadificación TNM del cáncer de páncreas de la OMS, 8ª edición

Tumor primario T	Tx	No se puede evaluar tumor primario
	T0	Sin indicio de tumor primario
	Tis	Carcinoma *in situ*
	T1	Tumor ≤ 2 cm de máximas dimensiones • Tumor ≤ 0,5 cm de máximas dimensiones • Tumor > 0,5 cm y < 1 cm de máximas dimensiones • Tumor 1-2 cm de máximas dimensiones
	T2	Tumor > 2 cm ≤ 4 cm de máximas dimensiones
	T3	Tumor > 4 cm de máximas dimensiones
	T4	Tumor afecta a tronco celíaco, arteria mesentérica superior y/o arteria hepática común, sin importar su tamaño
Ganglionar N	Nx	No se pueden evaluar ganglios regionales
	N0	No metástasis de ganglios regionales
	N1	Metástasis en 1-3 ganglios regionales
	N2	Metástasis ≥ 4 ganglios regionales
Metástasis M	M0	No metástasis a distancia
	M1	Metástasis a distancia

criterios, la especificidad es alta, aunque su ausencia no descarta malignidad y se requiere con frecuencia USE-PAAF (**Tabla 57-6**).

Resecabilidad e invasión vascular

La evaluación de la invasión vascular es determinante para evaluar la resecabilidad del tumor. La USE presenta, en algunos estudios, una sensibilidad cercana al 90 % en la detección de infiltración vascular, especialmente en los vasos mesentéricos con mayor capacidad que otras pruebas para predecir correctamente la resecabilidad quirúrgica.

Los criterios USE para predecir la invasión vascular se pueden ver en la **tabla 57-7**. Estos criterios se han estandarizado para la infiltración venosa, pero no para la infiltración arterial. Cualquiera que esté presente tiene una tasa de precisión del 87,5 % para predecir la invasión vascular. Esto está muy bien evaluado para la vena porta, la vena mesentérica superior

Tabla 57-5. Grupos de estiaje, 8ª edición

IA	T1 N0 M0
IB	T2 N0 M0
IIA	T3 N0 M0
IIB	T1,T2,T3 N1 M0
III	T1,T2,T3 N2 M0
	T4 Cualquier N M0
IV	Cualquier T cualquier N M1

Tabla 57-6. Criterios de malignidad de adenopatías por ultrasonografía endoscópica

Tamaño superior a 10 mm
Forma redondeada
Márgenes bien delimitados
Hipoecoica
Si estos cuatro criterios están presentes en un ganglio linfático, hay un valor predictivo positivo del 100 % para malignidad Sólo el 25 % de los ganglios linfáticos infiltrados tienen estas cuatro características La presencia de sólo uno de estos hallazgos puede predecir la infiltración neoplásica. Se pueden encontrar hasta dos de estos criterios en los ganglios linfáticos normales La USE-PAAF permite que esto se confirme

USE-PAAF: ultrasonografía endoscópica con punción aspirativa con aguja fina.

Tabla 57-7. Criterios ecoendoscópicos de invasión vascular

Presencia de colaterales venosas alrededor de una masa pancreática que borra la ubicación anatómica habitual de un vaso portal

Presencia de tumor en la luz vascular

Perfil vascular anormal debido a la compresión de un vaso por la masa, así como la pérdida de la interfaz hiperecoica entre el vaso y el parénquima

y la vena esplénica. La pérdida de la interfaz entre el vaso y el tumor no confirma por sí misma la invasión si no está acompañada por una anomalía en el contorno del vaso. El compromiso de la arteria mesentérica superior y el tronco celíaco generalmente se puede ver mejor en la TC multicorte y en la angiografía por resonancia magnética.

Papel de la ultrasonografía endoscópica en el cáncer de páncreas localmente avanzado

En los últimos años, ha aparecido el uso de la braquiterapia mediante la inyección intratumoral de micropartículas de fósforo-32 guiado por USE, en el tratamiento del cáncer de páncreas localmente avanzado, sin metástasis a distancia, pero con afectación vascular limitante. Con ello, se busca conseguir aumentar las tasas de rescate quirúrgico y/o supervivencia mediante control local y prevención de progresión sistémica, a falta de realizar más estudios sobre la materia.

Resumen de ultrasonografía endoscópica en cáncer de páncreas

- La estadificación correcta del cáncer de páncreas es imprescindible para plantear una estrategia de manejo correcta.
- La USE es fundamental en la estadificación del cáncer de páncreas.
- La posibilidad de obtener muestras, a partir de lesiones sospechosas o adenopatías, mediante USE-PAAF, hace de este procedimiento una modalidad ideal de diagnóstico y estadificación para el cáncer de páncreas.
- La USE-PAAF permite el diagnóstico de lesiones pancreáticas sólidas distintas del adenocarcinoma ductal, la estadificación del cáncer pancreático sospechoso o comprobado y la prueba citológica/histológica de cáncer pancreático no resecable.
- El rendimiento de diagnóstico de la USE y la USE-PAAF puede aumentar con el uso de herramientas como la USE-CE y la E-USE.
- Debido a la mayor sensibilidad de la USE-CE y la E-USE, en los casos de citología negativa por USE-PAAF en los que la USE-CE y la E-USE sugieren adenocarcinoma pancreático, se debe considerar repetir la USE-PAAF o plantear cirugía en lugar de seguimiento. Además, la CE-USE y la E-USE podrían guiar la USE-PAAF para elegir un sitio de punción óptimo para mejorar la precisión diagnóstica.
- En la estadificación y evaluación de la resecabilidad del cáncer de páncreas, la USE y la TC son técnicas complementarias.

- En pacientes con sospecha de cáncer de páncreas, la USE puede proporcionar una mejor evaluación de la estadificación T y de ciertos tipos de invasión vascular.
- La USE desempeña un papel importante en la evaluación de los pacientes con enfermedad no metastásica que parece resecable en la imagen inicial.

Colangiocarcinoma

El colangiocarcinoma es una neoplasia maligna que surge del epitelio de los conductos biliares. Se presenta como estenosis biliares que deben diferenciarse de las estenosis de origen benigno, responsables de hasta el 20 % de los casos. Este tipo de tumor es relativamente raro y su pronóstico sin intervención médica o quirúrgica es pésimo, con una tasa de mortalidad de 3 años superior al 95 % debido a que se diagnostica en estadios avanzados de la enfermedad. Este pronóstico se puede mejorar con intervención quirúrgica incluso en las etapas más avanzadas del colangiocarcinoma. La resección del tumor puede mejorar las tasas de supervivencia general y aumentarlas hasta cifras del 63-82 % a los 5 años en algunas series, si bien la cirugía de estas lesiones conlleva una alta tasa de complicaciones. Es importante seleccionar a los candidatos quirúrgicos óptimos, en los cuales los beneficios de la intervención serían mayores que los riesgos. El diagnóstico preoperatorio preciso y la estadificación del colangiocarcinoma siguen siendo difíciles.

En la actualidad, la CPRE es la modalidad de elección para evaluar las estenosis biliares, teniendo la combinación de biopsia y citología por cepillado de la vía biliar una sensibilidad baja (48-55 %) y una especificidad cercana al 100 %. Debido a esta baja sensibilidad, son necesarias nuevas modalidades de diagnóstico como la USE.

En un algoritmo de diagnóstico propuesto por Pavey y Gress, la USE debe considerarse la prueba de elección en pacientes con estenosis biliares y una bilirrubina normal. En estos pacientes, la USE puede revelar la presencia de una masa pancreática o cambios compatibles con pancreatitis crónica, permitiendo, además, la realización de USE-PAAF para un diagnóstico definitivo durante el mismo procedimiento.

Actualmente, hay una escasez de datos sobre el papel exacto de la USE en el diagnóstico del colangiocarcinoma en pacientes con estenosis biliares extrahepáticas indeterminadas. Aunque varios estudios han demostrado que la USE es más precisa que la CPRE y las imágenes radiológicas para identificar y diagnosticar un colangiocarcinoma, las sensibilidades son variables. Además, la incidencia de resultados falsos negativos no es despreciable, aunque la especificidad es cercana al 100 %. También existe controversia sobre el papel de la USE-PAAF, que podría estar indicada en casos de alta sospecha diagnóstica, incluso en pacientes con CPRE o colangioscopia negativa.

Ultrasonografía endoscópica en diagnóstico de colangiocarcinoma extrahepático

Durante la USE, el ecoendoscopio avanza hasta el duodeno, donde puede manipularse para ver el tracto biliar tanto en la vista transversal como en la vista longitudinal. Si hay una masa presente, generalmente aparece hipoecoica o, con menos frecuencia, heterogénea.

Además, la USE permite la identificación de los ganglios hiliares, celíacos y paraaórticos, lo que puede facilitar la estadificación del colangiocarcinoma. Una vez que se identifica un objetivo de interés, se puede realizar una USE-PAAF para obtener la citología

 Hay diferencias en la sensibilidad de la USE-PAAF entre los tumores biliares distales y proximales, que se pueden atribuir a la disminución de la calidad de la USE debido a la distancia de la aguja, lo que se traduce en resultados menos precisos de la USE-PAAF.

En la evaluación de estenosis biliares malignas no está demostrada la superioridad de la USE sobre la CPRE en la literatura médica. La USE parece ser más sensible en el diagnóstico de tumores pancreáticos y la CPRE para el diagnóstico del colangiocarcinoma. Por lo tanto, el enfoque diagnóstico óptimo para el diagnóstico de colangiocarcinoma extrahepático debería ser combinar USE y CPRE.

Hay que tener en cuenta que el uso de la USE frente a la CPRE disminuye el riesgo de colangitis ascendente que aparece con el uso del contraste con la CPRE.

En las unidades de endoscopia, cada vez es más accesible el uso del colangioscopio, así como de la ecografía intraductal, pudiendo permitir un mejor diagnóstico diferencial en las estenosis biliares y facilitando la toma de biopsias de forma dirigida.

Los valores predictivos negativos de la USE y la USE-PAAF en la mayoría de los estudios son relativamente bajos, con un rango del 29 al 67 %, por lo que, cuando hay alta sospecha clínica de malignidad, se deben realizar técnicas de diagnóstico más agresivas, incluyendo la cirugía exploratoria.

El valor predictivo positivo de USE-PAAF fue del 100 % en casi todos los estudios. Esto quiere decir que es poco probable que pacientes con enfermedades benignas, o diagnósticos alternativos, se diagnostiquen erróneamente como afectos de una neoplasia biliar y, por tanto, a estos pacientes se les ahorra procedimientos o tratamientos inapropiados. Esta es una ventaja importante de la USE y la USE-PAAF sobre otras técnicas diagnósticas radiológicas y CPRE, que pueden presentar tasas de intervención quirúrgica innecesarias para lesiones biliares benignas entre el 15 y 25 % de los casos.

Impacto de la ultrasonografía endoscópica en el manejo del colangiocarcinoma

Al evaluar a los pacientes con colangiocarcinoma, uno de los objetivos principales es determinar quiénes son candidatos para la resección del tumor.

En general, la infiltración vascular, la invasión de los ganglios linfáticos y las metástasis a distancia son todas contraindicaciones para la intervención quirúrgica. La determinación de la resecabilidad del tumor generalmente requiere cirugía exploratoria, y lo ideal es que se realice con un enfoque menos intervencionista, con pruebas de imagen radiológicas o endos-

cópicas. En múltiples estudios, la USE ha demostrado ser superior a otras técnicas de imagen para detectar la invasión vascular del tumor y determinar el estado de resecabilidad en pacientes con colangiocarcinoma.

La presencia de adenopatías es otro criterio importante para la planificación del tratamiento en el colangiocarcinoma. Anteriormente a la USE, se sometía a los pacientes a laparotomías o laparoscopias con linfadenectomía para evaluar la afectación ganglionar. Las características ecoendoscópicas de las adenopatías malignas son las mismas que para otras enfermedades.

 Está bien documentado que existe una variabilidad interobservador significativa en la predicción de las adenopatías malignas cuando se usan las características de la USE sola, y cuando no se realiza USE-PAAF de los ganglios la precisión diagnóstica para detectar la presencia de malignidad disminuye.

En general, la USE-PAAF parece tener un impacto en la toma de decisiones clínicas para los pacientes con colangiocarcinoma en hasta un 79 % de los casos.

Al identificar la enfermedad invasiva o metastásica, la USE puede evitar que se someta a pacientes con tumores no resecables a procedimientos de estadificación más invasivos. Por otro lado, si la USE confirma enfermedad benigna, evita que pacientes sanos se sometan a resecciones quirúrgicas innecesarias. Sin embargo, los datos disponibles actualmente son bastante limitados e inconsistentes, con algunos estudios que demuestran una excelente precisión para la USE, mientras que otros muestran sólo resultados marginales.

 La USE desempeña un importante papel en la estadificación del colangiocarcinoma; sin embargo, no está claro si la sensibilidad del enfoque es lo suficientemente buena como para eliminar alternativas más invasivas para confirmar el diagnóstico y la estadificación general.

Ecografía intraductal

La ecografía intraductal (IDUS) es un método alternativo para evaluar estenosis biliares indeterminadas. La técnica consiste en realizar una CPRE para canular el tracto biliar y luego hacer avanzar una sonda de ultrasonido de alta frecuencia a través de un cable guía por el duodenoscopio hasta el tracto biliar. Una vez que se logra esto, la sonda de ultrasonido puede generar imágenes de alta resolución de la pared del conducto biliar y evaluar cualquier evidencia de malignidad. Si la IDUS muestra una masa hipoecoica con bordes irregulares o si se identifica una masa que muestra una alteración en la estructura de la pared biliar, la sospecha de malignidad es alta.

La IDUS sería más precisa que la USE convencional en la identificación de estenosis biliares malignas. La alta frecuencia de las sondas de ultrasonido permite una mejor precisión en la evaluación de la invasión local del tumor y la extensión longitudinal. Las limitaciones de la sonda IDUS de alta frecuencia son una menor penetración (a mayores frecuencias, menos profundidad) y la no evaluación de la extensión del tumor más allá del ligamento hepatoduodenal, de las metástasis a distancia ni de la afectación de los ganglios linfáticos regionales. La IDUS es inferior a la USE convencional para la detección de ganglios linfáticos malignos. Además, estas sondas son frágiles y caras, lo que ha limitado su uso habitual.

Limitaciones y riesgos de la ultrasonografía endoscópica en colangiocarcinoma

1. Colangitis esclerosante primaria. Es una condición poco frecuente que puede aparecer en el 2-9 % de las poblaciones estudiadas. Se asocia con estenosis múltiples y linfadenopatía benigna. La precisión de la USE realizada para la evaluación de una estenosis biliar indeterminada puede disminuir y no estaría indicada para diagnosticar malignidad en pacientes con colangitis esclerosante primaria.
2. Presencia de prótesis biliares. Muchos de estos pacientes requieren la colocación de prótesis biliares en el proceso diagnóstico-terapéutico de esta patología. La presencia de prótesis biliares en el momento de la USE parece disminuir la sensibilidad de la USE en la detección de lesiones malignas. Estas prótesis pueden crear artefactos y sombra acústica, y disminuir la capacidad de la sonda USE para evaluar con precisión los conductos biliares o cualquier masa circundante. Además, la presencia de la prótesis puede interferir físicamente con la USE-PAAF, ya que limita la porción del conducto que se puede usar para la aspiración con aguja.
3. Riesgo de siembra con la USE-PAAF. Una de las complicaciones más preocupantes de la USE-PAAF es el riesgo de diseminación tumoral a lo largo del trayecto de la aguja, por lo que los pacientes con colangiocarcinoma que pudieran ser candidatos a tratamiento quirúrgico no deben someterse a esta técnica. La aspiración con aguja percutánea puede conllevar un mayor riesgo de siembra tumoral en comparación con la USE-PAAF. No existe una regla definitiva sobre cuándo la USE-PAAF es apropiada y cuándo está contraindicada. Sin embargo, la siembra de tumores es algo que todos los clínicos deben tener en cuenta al decidir una modalidad de diagnóstico para el colangiocarcinoma. La USE-PAAF tiene menor riesgo de diseminación que otras técnicas percutáneas y se deben sopesar riesgos y beneficios.

Resumen de ultrasonografía endoscópica en colangiocarcinoma

- El colangiocarcinoma es una neoplasia rara y difícil de tratar, con resultados de supervivencia deficientes. Su mal pronóstico se debe a su etapa avanzada en el momento del diagnóstico. Conocer y disponer de las técnicas diagnósticas que permiten detectar esta enfermedad en etapa más temprana ayudaría a mejorar su pronóstico.
- La USE ha surgido como una nueva herramienta para evaluar el árbol hepatobiliar y obtener la citología por medio de la USE-PAAF. Aunque varios estudios han demostrado que la USE es más precisa que la CPRE y que las imágenes radiológicas para identificar una masa biliar y diagnosticar un colangiocarcinoma, las sensibilidades aún son variables.

- La especificidad de la USE es cercana al 100 %, aunque la incidencia de resultados falsos negativos no es despreciable. La USE-PAAF puede considerarse una buena herramienta para confirmar la malignidad, pero la citología negativa no es suficiente para descartar por completo un diagnóstico de colangiocarcinoma en presencia de sospecha clínica.
- La USE desempeña un papel en la determinación de la presencia de enfermedad metastásica no a distancia y localmente invasiva, que es esencial para la planificación del tratamiento. La invasión vascular y las metástasis a distancia son contraindicaciones para la resección.
- La USE-PAAF parece tener una especificidad muy alta, pero una sensibilidad variable en la estadificación del colangiocarcinoma. El beneficio de minimizar la necesidad de enfoques diagnósticos más invasivos también debe sopesarse frente al riesgo de la siembra de tumores asociada con la aspiración con aguja. En este contexto, si un paciente es candidato para la resección, puede ser beneficioso omitir la USE-PAAF e ir directamente a la estadificación quirúrgica para limitar la posibilidad de diseminar el tumor.

Región papilar

Los tumores de la papila y la región periampular son raros y a menudo malignos. Su pronóstico es generalmente mejor que para otras neoplasias malignas digestivas debido a su histología diferente y porque tienden a presentar manifestaciones clínicas más precoces.

Los tumores en la región periampular surgen en la papila de Vater y los 2 cm que la rodean. Histológicamente, podrían originarse en la pared duodenal, el tejido pancreático, la pared del conducto biliar distal o las estructuras del complejo ampular. La papila de Vater está formada por la confluencia del conducto pancreático y el conducto biliar, y por el esfínter de Oddi que lo rodea. Los tumores ampulares primarios se originan en el epitelio del conducto biliar, el conducto pancreático o la mucosa duodenal.

Los tumores ampulares y periampulares son infrecuentes, pero tienen una tasa de malignidad de más del 90 %. Los tumores periampulares comprenden el 5 % de los tumores gastrointestinales malignos, mientras que los tumores ampulares comprenden menos del 1 %. El pronóstico y la supervivencia de los pacientes dependen del tejido de origen y del estadio del tumor. La clasificación histológica precisa no siempre es posible, incluso con la pieza quirúrgica. Todos los cánceres periampulares provienen de sus respectivos epitelios y casi todos son adenocarcinomas. Otros tumores en la región ampular y periampular son básicamente adenomas vellosos ampulares, hemangiomas, leiomiomas, leiomiofibromas, lipomas, linfangiomas y tumores neuroendocrinos.

La USE es útil en la investigación de patologías ampulares y periampulares por:

- Capacidad para identificar lesiones pequeñas más eficazmente que otras técnicas de imagen.
- Posibilidad de realizar USE-PAAF tanto de las lesiones como de las adenopatías adyacentes para la confirmación citohistológica.

Las manifestaciones clínicas de los tumores en esta región pueden aparecer desde el principio, debido a que pequeñas neoplasias pueden obstruir el conducto biliar, el conducto pancreático o ambos, aunque también pueden ser descubiertos de forma incidental. Estas manifestaciones pueden ser similares en pacientes con patología ampular o periampular y suelen consistir en síntomas inespecíficos, como náuseas, dispepsia y, por lo general, no hay dolor. En cuanto a la forma de presentación, pueden comenzar de forma insidiosa con ictericia obstructiva o anemia ferropénica, o bien de forma más aguda con pancreatitis aguda, colangitis, hemorragia digestiva alta u obstrucción duodenal. Los síntomas aislados más frecuentes de los tumores de esta región son la ictericia obstructiva y la colestasis clínica (prurito) o de laboratorio (50-80 %). Característicamente, en los tumores ampulares, la ictericia suele ser fluctuante, debido a la erosión y la permeabilidad intermitente del conducto biliar. Tras la ulceración, se puede presentar una hemorragia digestiva alta y causar anemia.

En el diagnóstico diferencial se debe descartar la patología benigna, que en esta región es muy diversa: coledocolitiasis o microlitiasis, pancreatitis crónica, disfunción del esfínter de Oddi y la presencia de alteraciones en el drenaje biliopancreático como un divertículo periampular, un coledococele o la presencia de un coágulo.

El diagnóstico clínico puede ser problemático: tanto una piedra impactada puede presentar síntomas clínicos de obstrucción silenciosa como un tumor ampular o periampular puede ser la causa de la pancreatitis aguda. Además, en algunos pacientes, la obstrucción biliar puede asociar litiasis y presentar síntomas agudos sobreañadidos.

> **!** El principal hallazgo incidental en pruebas de imagen abdominales como ecografía abdominal, TC o CRMN es la dilatación del conducto biliar, pancreático o de ambos, como signos indirectos de obstrucción. La causa de la obstrucción no siempre es identificable en estas exploraciones.

Otro hallazgo incidental frecuente es el crecimiento ampular durante una endoscopia del tracto digestivo superior o durante los procedimientos de evaluación para pacientes en riesgo. La prevalencia de lesiones ampulares aumenta de 200 a 300 veces en pacientes con poliposis adenomatosa familiar y también en pacientes con cáncer colorrectal hereditario sin poliposis. Estas dos condiciones genéticas requieren una evaluación de seguimiento, incluso entre los pacientes jóvenes.

Es importante conocer la historia clínica y la evolución clínica de los síntomas del paciente, sus datos de laboratorio y de imagen, así como sus antecedentes personales y familiares, y los factores de riesgo asociados, antes de realizar la USE.

El objetivo es comprender qué se está estudiando y los posibles procedimientos derivados de los hallazgos. Al tener en cuenta esta información de fondo, se sabrá qué es lo que se está buscando y aumentará la posibilidad de encontrar lesiones, especialmente pequeñas. Si no se tiene conocimiento de esta información, los hallazgos serán incidentales, erróneos o sólo se encontrarán lesiones obvias.

El equipo que se utilice para evaluar la región ampular y periampular dependerá de lo que se esté buscando y de la experiencia del operador en técnicas radiales o lineales. Con ambas se pueden obtener imágenes precisas y detalladas, tanto de la papila como de la región periampular, y la apertura del conducto biliar y del conducto pancreático.

> Las ventajas reconocidas del uso de equipo radial incluyen la posibilidad de ver el tracto biliar extrahepático, y para el equipo lineal, la posibilidad de complementar el examen con aspiración con aguja fina USE-PAAF para la citohistología.

La presencia de una endoprótesis en el conducto biliar produce interferencias acústicas que dificultan la interpretación de las imágenes y disminuyen la precisión del diagnóstico de T y N en aproximadamente un 10 %. Siempre que sea posible, es preferible realizar USE antes de la exploración endoscópica del conducto biliar. Se puede recomendar la retirada de la endoprótesis previo a la USE y posterior reimplantación.

La imagen USE en el tumor ampular varía dependiendo de si es un adenoma o un adenocarcinoma. El adenoma es un tumor benigno que se ve como un engrosamiento hipoecoico y homogéneo de la papila, sin invasión de la pared duodenal. El adenoma puede crecer hacia la luz del conducto biliar o el conducto pancreático. Esta información es muy valiosa para planificar la estrategia terapéutica, ya que una invasión mayor de 10 mm de los conductos contraindicaría la resección endoscópica. Es difícil para la USE identificar una neoplasia maligna focal dentro de un adenoma ampular; sin embargo, se puede descartar un carcinoma invasivo y, por lo tanto, se puede evitar un procedimiento endoscópico innecesario.

En un adenocarcinoma ampular, la ecogenicidad es generalmente más hipoecoica y heterogénea. Hay que definir la relación de esta imagen con la pared duodenal. Esta relación es bastante sutil, y no siempre es posible distinguirla con la USE convencional.

Se usa también la clasificación TNM. La estadificación de los tumores ampulares y periampulares incluye el examen de la vena porta y los vasos mesentéricos.

La invasión vascular se define utilizando los criterios habituales, que se pueden consultar en la **tabla 57-7**, y que son comunes para todos los tumores.

Finalmente, se examinan las adenopatías regionales y remotas para completar la estadificación. Las cadenas ganglionares locorregionales son las de las arterias pancreatoduodenal posterior y anterior, la arteria hepática y la arteria mesentérica superior. Los ganglios linfáticos que están más alejados, los esplénicos o los del tronco celíaco, se consideran metástasis a distancia.

Los criterios de malignidad N para el hallazgo de ganglios linfáticos son comunes a otros procesos neoplásicos (v. **Tabla 57-6**).

> **!** La indicación de la ampulectomía endoscópica con opción curativa requiere que la USE excluya la invasión de la capa muscular propia del duodeno y que tampoco haya crecimiento tumoral más allá de 1 cm dentro del conducto biliar o del conducto pancreático. Si uno de estos requisitos no se cumple, se considera una resección endoscópica inadecuada, por lo que se debe considerar la cirugía, con o sin terapia adyuvante.

La resecabilidad quirúrgica de un tumor ampular o periampular es un tema de debate sobre el cual no hay consenso. Los factores pronósticos más importantes son el tejido de origen y la presencia de ganglios linfáticos comprometidos. La invasión vascular no es un factor de no resecabilidad para todos los equipos quirúrgicos; sin embargo, se ha demostrado que la supervivencia no mejora con una cirugía más radical.

La estadificación correcta permitirá estudios comparativos que ayuden a garantizar procedimientos racionales. La combinación de USE y TC actualmente permite una mejor evaluación de la estadificación local y distante.

Resumen de la ultrasonografía endoscópica en la región papilar

- La patología ampular y periampular es diversa, con mayor frecuencia tumoral y, entre ellas, maligna. Aunque no hay una prevalencia más alta, su presentación clínica suele ser temprana, lo que permite el inicio de terapias curativas. Esto requiere un estudio previo que aborde cuestiones de resecabilidad y la mejor manera de lograrlo.
- La presentación clínica y las imágenes radiológicas se comparten para la patología ampular y periampular, al igual que el tratamiento quirúrgico y el tratamiento paliativo. Las mayores diferencias se encuentran en la terapia endoscópica, que es posible en algunos tumores ampulares y en el pronóstico a largo plazo. El pronóstico es mejor para los tumores duodenales o ampulares que para los de conducto biliar o pancreático.
- La USE y la USE-PAAF son parte principal en el algoritmo diagnóstico de los tumores ampulares. Las mejores opciones de estudio y tratamiento disponibles deben ofrecerse

a los pacientes con patología de la papila o región periampular, teniendo en cuenta cada situación individual y también la de cada institución.
- En pacientes con neoplasias ampulares, la USE puede ser útil para evaluar la profundidad de la invasión tumoral y la presencia de ganglios linfáticos periampulares. Esta información puede ayudar a decidir entre la terapia endoscópica frente a la quirúrgica y para guiar el tipo de intervención quirúrgica.
- La USE es obligatoria para establecer el estadio T1 y, por lo tanto, para seleccionar candidatos para la resección endoscópica, y cuando esté disponible, siempre se debe considerar antes de realizar una resección endoscópica o quirúrgica para los tumores ampulares.

QUISTES PANCREÁTICOS

Los quistes pancreáticos representan un amplio espectro de patologías, que incluyen seudoquistes inflamatorios, tumor quístico seroso y lesiones premalignas o malignas, como neoplasia mucinosa papilar intraductal, tumor quístico mucinoso, cistoadenocarcinoma y otras formas poco frecuentes. En las **tablas 57-8** y **57-9** se puede consultar su clasificación.

Debido a la mayor disponibilidad y a la expansión de las técnicas de imagen, los quistes pancreáticos se identifican con mucha más frecuencia, lo que plantea desafíos diagnósticos y terapéuticos para los clínicos.

 El papel de la USE es fundamental en la evaluación diagnóstica y terapéutica de los quistes pancreáticos.

La información que aporta la USE es básica para la toma de decisiones en el seguimiento. La USE-PAAF permite obtener muestras, de manera segura, del contenido intraquístico y de su pared.

Una vez aspirado, el líquido quístico se puede analizar para determinar la citología, la viscosidad, una variedad de marcadores tumorales, glucosa y amilasa. En la **tabla 57-10** aparece un resumen de los resultados analíticos del líquido; se debe tener en cuenta que el resultado de algunas determinaciones, como la del antígeno carcinoembrionario (CEA), puede variar según los distintos estudios y según cada laboratorio.

Una distinción importante es la de los quistes mucinosos de los no mucinosos. La pobre celularidad del fluido aspirado limita el valor del examen citológico en la diferenciación entre estos dos tipos de lesiones, por lo que se han buscado otros marcadores que faciliten la tarea. Entre ellos, la concentración de líquido quístico del CEA ha demostrado ser el marcador más preciso a pesar de la variación considerable y la superposición de los valores. Se ha encontrado que un nivel de CEA inferior a 5 ng/mL en un análisis conjunto de estudios publicados es altamente diagnóstico para cistoadenomas serosos, mientras que los niveles superiores a 800 ng/mL son altamente sugestivos para lesiones mucinosas. Además, se ha alcanzado una muy alta sensibilidad y especificidad del análisis de fluidos mediante el uso de una combinación de mediciones de viscosidad, CEA y niveles de amilasa. El análisis del ADN del fluido quístico parece prometedor.

Tabla 57-8. Clasificación de las lesiones quísticas pancreáticas	
Lesiones inflamatorias	Seudoquistes Quistes de retención
Neoplasias quísticas	Neoplasias quísticas verdaderas: • Cistoadenoma seroso • Cistoadenoma mucinoso Neoplasias intraductales: • Neoplasia mucinosa papilar intraductal • Neoplasia oncocítica intraductal • Neoplasias sólidas con degeneración quística • Neoplasia sólida seudopapilar • Tumor endocrino pancreático • Adenocarcinoma ductal
Lesiones congénitas (sin potencial maligno)	Quiste linfoepitelial Quistes solitarios Duplicación Simples Endometrial Otros
Lesiones infecciosas	Seudoquistes infectados Absceso pancreático

Tabla 57-9. Clasificación histológica de las neoplasias quísticas pancreáticas de la Organización Mundial de la Salud

Clase	Grupo	Subgrupo	Tipo
Neoplasia quística serosa	Cistoadenoma seroso	Adenoma microquístico seroso	Benigno
		Adenoma oligoquístico seroso	
	Cistoadenocarcinoma seroso		Maligno
Neoplasia quística mucinosa	Cistoadenoma mucinoso		Benigno
	Neoplasia quística mucinosa	Bajo grado	*Borderline*
		Alto grado	Carcinoma *in situ*
	Cistoadenocarcinoma mucinoso	No invasivo	Maligno
		Invasivo	
Neoplasia papilar intraductal mucinosa	Neoplasia papilar intraductal mucinosa	Bajo grado	*Borderline*
		Alto grado	Carcinoma *in situ*
	Carcinoma papilar intraductal mucinoso	No invasivo	Maligno
		Invasivo	
Neoplasia sólida seudopapilar	Neoplasia sólida seudopapilar		*Borderline*
	Carcinoma sólido seudopapilar		Maligno

Tabla 57-10. Características de las lesiones quísticas de páncreas

	Localización	Citología	Viscosidad	CEA (ng/mL)	Amilasa
Seroso	Cualquier zona	Pas +	Baja	< 0,5	Baja
Mucinoso	Cola	Mucina	Aumentada	> 200	Baja
TMPI	Cabeza	Mucina	Alta	> 200	Alta
Seudoquiste	Cualquier zona	Histiocitos	Baja	< 200	Alta

CEA: antígeno carcinoembrionario; TMPI: tumor mucinoso papilar intraductal.

TUMOR MUCINOSO PAPILAR INTRADUCTAL

El tumor mucinoso papilar intraductal (TMPI) es un tumor caracterizado por la dilatación del conducto pancreático principal o de sus ramas secundarias que se encuentra revestido por epitelio cilíndrico, con o sin formación de proyecciones papilares, que se asocia a la producción de mucina. Tiene bajo potencial de malignidad, una baja tasa de crecimiento, de extensión metastásica y de recurrencia posquirúrgica. Hay tres tipos: los que emergen principalmente del conducto pancreático principal, los que asientan primordialmente sobre las colaterales del conducto de Wirsung y una combinación de ambos. Los primeros constituyen hasta un 75 % de los casos y tienen peor pronóstico, con una tasa de malignidad del 67-100 %. Los segundos son más característicos de gente joven, con un potencial menos agresivo y una tasa de malignidad inferior al 50 %.

La USE es una herramienta muy sensible para el reconocimiento y la caracterización de los TMPI. La capacidad de detectar nódulos murales extremadamente pequeños y de obtener muestras para el examen citológico es particularmente importante para la toma de decisiones en el manejo de TMPI de rama lateral, que puede ser objeto de seguimiento en la gran mayoría de los casos. En contraste con las otras lesiones quísticas, la evaluación citológica es el parámetro más importante porque el grado de atipia parece ser predictivo de la presencia de malignidad. Los niveles de CEA no discriminan malignidad.

La USE y la CRMN son las técnicas de imagen indicadas para un adecuado seguimiento del TMPI de rama lateral y determinar cuáles necesitarán finalmente cirugía. A pesar de lo que se sabe sobre la historia natural de estas lesiones, ahora está bien establecido que la mayoría de ellas no requerirán cirugía, aunque sigue siendo necesario un seguimiento cuidadoso, particularmente en pacientes con un aumento en el tamaño del quiste. Además, cuando se realicen exámenes de seguimiento, se debe prestar atención a todo el páncreas, ya que los adenocarcinomas ductales invasivos pueden desarrollarse en un sitio diferente al del TMPI.

PAPEL DE LA ULTRASONOGRAFÍA ENDOSCÓPICA EN LA ICTERICIA OBSTRUCTIVA

La ictericia obstructiva se produce por la interrupción o la dificultad al flujo de bilis en cualquier punto entre el canalículo biliar y el duodeno. Se caracteriza por hiperbilirrubinemia directa y elevación de enzimas de colestasis en la analítica. La *ictericia* es el signo más visible de la enfermedad hepática y de la vía biliar, y consiste en la coloración amarillenta de piel, escleras y mucosas, secundaria al depósito de bilirrubina, detectable clínicamente cuando los niveles séricos son superiores a 2-3 mg/dL. La *colestasis* es la dificultad para la llegada de la bilis al duodeno bien por alteración del proceso de síntesis (*colestasis intrahepática*) o por obstrucción al flujo (*colestasis extrahepática*), y se caracteriza por el predominio de la elevación de la fosfatasa alcalina respecto a las concentraciones de aminotransferasas.

Las etiologías más frecuentes de la ictericia obstructiva son la coledocolitiasis, el adenocarcinoma de páncreas o de la ampolla de Vater, las estenosis posquirúrgicas de la vía biliar, la colangitis esclerosante primaria y el colangiocarcinoma (**Tabla 57-11**). Ante un paciente con ictericia obstructiva son primordiales la historia clínica y los resultados de laboratorio (**Tabla 57-12**).

La prueba de imagen de elección para el diagnóstico es la ecografía de abdomen percutánea, por su bajo coste, la no invasividad y el fácil acceso. Permite la diferenciación entre colestasis intrahepática y extrahepática. Tiene una baja sensibilidad (50-80 %) en la identificación de la causa de la colestasis, y es aquí donde tienen importancia otras técnicas de imagen más específicas, con las que la precisión diagnóstica aumenta al 95-99 %. Se dispone de una gran variedad de pruebas de imagen y procedimientos para evaluar a estos pacientes: USE, TC, CPRE, CRMN, tomografía por emisión de positrones, IDUS, colangiografía transhepática percutánea, laparoscopia o laparotomía exploradora.

La primera prueba diagnóstica debe ser la ecografía abdominal, para determinar la presencia o no de dilatación de la vía biliar. El signo ecográfico principal es la dilatación del conducto biliar principal por encima de los 7 mm, que se asocia en la mayoría de los casos a dilatación de la vía biliar intrahepática o dilatación de la vesícula biliar.

Los siguientes escalones diagnósticos dependerán de los datos clínicos y analíticos y de los hallazgos en las pruebas de imagen que se hayan ido realizando.

La CPRE debe evitarse como método únicamente diagnóstico, dados los riesgos que conlleva.

Cada método tiene una ventaja sobre los demás y todos ellos están en constante desarrollo. Cada uno requiere habilidades especiales para adquirir e interpretar las imágenes o para llevar a cabo los procedimientos. Los resultados de cada examen de detección y la estadificación TNM precisa de cada lesión dependen de la tecnología y de las habilidades del operador, lo que dificulta la comparación de los estudios.

> **!** Cada institución debe adaptar el algoritmo de estudio, dependiendo de la disponibilidad, el acceso, la confiabilidad, el análisis de costo-beneficio y porcentaje de pacientes con esta patología. Es razonable combinar las tecnologías para llegar a un mejor diagnóstico.

Los pacientes con sospecha de etiología litiásica generalmente se estudian primero con una ecografía abdominal o una CRMN. En aquellos en los que existe sospecha de etiología tumoral, a menudo el estudio comenzará con una TC o una CRMN. La USE desempeña un papel importante en aquellas situaciones en las que los hallazgos de imágenes con-

Tabla 57-11. Etiología de la ictericia obstructiva

Colestasis intrahepática	Trastornos difusos infiltrativos	Linfoma Amiloidosis Infiltración tumoral
	Compresión de los conductos lobulillares y tractos portales	Cirrosis biliar primaria Colangitis esclerosante primaria Ductopenia idiopática en adulto Colangitis infecciosa Rechazo injerto-huésped
Colestasis extrahepática	Benignas	Coledocolitiasis Colangitis Pancreatitis crónica Seudoquiste Atresia biliar Parásitos Estenosis posquirúrgicas Divertículos duodenales Hemofilia
	Malignas	Cáncer de páncreas Colangiocarcinoma Ampuloma Cáncer de vesícula
Ictericia hepatocelular	Hepáticas	Hepatitis virales Fármacos Hepatitis autoinmunitaria Metabolopatías Cirrosis
	Extrahepáticas	Disfunción tiroidea Embarazo Insuficiencia cardíaca

Tabla 57-12. Estudio inicial a un paciente con ictericia obstructiva	
Anamnesis	Antecedentes familiares: • Ictericia • Hemólisis • Enfermedad hepática hereditaria
	Antecedentes personales: • Consumo de tóxicos o exposición laboral o accidental a estos • Factores de riesgo para hepatitis víricas
	Antecedentes de cirugía previa: • Colecistectomía • Otras cirugías
	Inicio de los síntomas Curso de los síntomas
	Síntomas asociados: • Prurito • Pérdida de peso • Dolor abdominal • Síndrome emético • Otros síntomas
	Exploración física: • Masa abdominal palpable • Estigmas de hepatopatía crónica o de etilismo crónico • Tríada de Charcot
Datos de laboratorio	Hemograma y bioquímica completa: • Bilirrubina total y directa • Albúmina • GOT, GPT, GGT, FA, LDH • Función renal e iones
	Estudio de coagulación: TP, INR, tiempo de Quick
	Sistemático de orina
	Serología de virus hepatótropos (si sospecha clínica) • VHC, VHB, CMV, EBV, *Coxiella*

CMV: citomegalovirus; EBV: virus de Epstein-Barr; FA: fosfatasa alcalina; GGT: gamma-glutamiltransferasa; GOT: aspartato-aminotransferasa; GPT: alanina-aminotransferasa; INR: índice internacional normalizado; LDH: lactato-deshidrogenasa; TP: tiempo de protrombina; VHB: virus de la hepatitis B; VHC: virus de la hepatitis C.

vencionales no son concordantes con los síntomas clínicos, o no son suficientes para confirmar o descartar la presencia de un tumor.

Se realizará una CRMN o una USE si existe alta sospecha de obstrucción de la vía biliar sin que la ecografía identifique la causa. La CRMN ofrece una sensibilidad del 95 % y una especificidad del 97 % para detectar la presencia y el nivel de la obstrucción biliar, pero presenta una sensibilidad menor (88 %) para revelar malignidad.

> La USE determina la presencia de obstrucción extrahepática con una sensibilidad del 95 % y una especificidad del 88 %. La TC es capaz de detectar la presencia, el nivel y la causa de la obstrucción con una precisión del 81-94, el 88-92 y el 70-94 %, respectivamente. Si el cuadro clínico orienta hacia un origen parenquimatoso de la colestasis, una biopsia hepática puede ser necesaria.

La USE es de gran valor en el diagnóstico diferencial con otras patologías benignas además de la litiasis, como pancreatitis crónica, la presencia de un divertículo periampular, coledococele o páncreas *divisum*. Otra ventaja de la USE es que se puede realizar en el mismo acto y por éste explorar el tratamiento mediante CPRE cuando se confirma la presencia de litiasis.

En el diagnóstico de pancreatitis crónica, la USE, junto con la CRMN, alcanza una precisión cercana al 100 %. La USE-PAAF es útil, en estos casos, para diferenciar las neoplasias de los seudotumores inflamatorios.

El aspecto más desafiante de la evaluación por USE es confirmar que no hay lesión tumoral obstructiva o que sólo hay hallazgos benignos. En estos casos, es esencial buscar la concordancia entre los síntomas clínicos, las imágenes radiológicas, los hallazgos de laboratorio y endoscópicos y la USE.

En el caso de que persista la sospecha de la presencia de una neoplasia, se pueden llevar a cabo diferentes acciones, que dependerán de la sospecha clínica, como repetir la USE con otro operador más experimentado, repetir o realizar otra imagen complementaria: CRMN o TC, hacer una CPRE con papilotomía y biopsia o cepillado para citología, según la morfología de la papila.

Otra opción en caso de duda es repetir la USE a los 2 meses. Una pancreatitis aguda reciente (antes de 4 semanas), cambios en una pancreatitis crónica, un páncreas ventral prominente y el carcinoma infiltrante difuso del páncreas son condiciones que pueden llevar a los expertos en USE a fallos en su interpretación y no detectar una neoplasia a través de la USE. La repetición de la USE a los 2 meses permite identificar lesiones que no se habían visto previamente. El recurso a la exploración quirúrgica siempre está presente y está indicado en circunstancias seleccionadas.

 PUNTOS CLAVE

- La USE con o sin USE-PAAF es un gran avance en la evaluación de la patología biliopancreática benigna y maligna.
- La USE se ha incorporado al algoritmo diagnóstico de trastornos pancreaticobiliares en todo el mundo.
- La USE es una herramienta fundamental en el diagnóstico y estadificación del cáncer de páncreas, con mejores resultados en lesiones de pequeño tamaño y en sospecha de lesiones no visibles por otras técnicas, y con un VPN muy elevado.
- La USE es la mejor técnica para la valoración T de los tumores biliopancreáticos.
- La USE-PAAF aumenta la precisión diagnóstica de las lesiones y de las adenopatías.
- La USE tiene mejor capacidad para identificar la afectación venosa que la arterial.
- Las pruebas diagnósticas son complementarias y no excluyentes.

BIBLIOGRAFÍA

Anderloni A, Repici A. Role and timing of endoscopy in acute biliary pancreatitis. World J Gastroenterol. 2015;21(40):11205-8.

ASGE Standards of Practice Committee; Buxbaum JL, Abbas Fehmi SM, Sultan S, Fishman DS, Qumseya BJ, Cortessis VK, et al. ASGE guideline on the role of endoscopy in the evaluation and management of choledocholithiasis. Gastrointest Endosc. 2019 Jun;89(6):1075-105.e15.

Basar O, Brugge W. Pancreatic cyst guidelines: Which one to live by? Gastrointentinal Endoscopy. 2017;85(5):1032-5.

Bhutani MS, Koduru P, Joshi V, Saxena P, Suzuki R, Irisawa A, et al. The role of endoscopic ultrasound in pancreatic cancer screening. Endosc Ultrasound. 2016;5:8-16.

Castillo C. Endoscopic ultrasound in the papilla and the periampullary región. World J Gastrointestinal Endoscopy. 2010;2(8):278-87.

Costi R, Gnocchi A, Di Mario F, Sarl L. Diagnosis and management of choledocholithiasis in the golden age of imaging, endoscopy and laparoscopy. World J Gastroenterol. 2014;20(37):13382-401.

Gonçalves B, Soares JB, Bastos P. Endoscopic Ultrasound in the diagnosis and staging of pancreatic cancer. GE Port J Gastroenterol. 2015; 22(4):161-71.

Gonzalo-Marin J, Vila JJ, Pérez-Miranda M. Role of endoscopic ultrasound in the diagnosis of pancreatic cancer. World Journal Gastrointestinal Oncology. 2014;6(9):360-8.

Han J, Wook D, Kim HG. Recent Advances in Endoscopic Papillectomy for Ampulla of Vater Tumors: Endoscopic Ultrasonography, Intraductal Ultrasonography, and Pancreatic Stent Placement. Clin Endosc. 2015;48:24-30.

Iglesias-García J, Lariño-Noia J, Domínguez Muñoz E. Elastografía pancreática. GH Continuada. 2009;8(2):100-3.

Lee JH, Cassani LS, Bhosale P, Ross WA. The endoscopist's role in the diagnosis and management of pancreatic cancer. Gastroenterology Hepatology. 2016;10(9):1027-39.

Mariani A. Chronic Asymptomatic Pancreatic Hyperenzymemia: Is It a Benign Anomaly or a Disease? JOP. J Pancreas (Online). 2010;11(2):95-8.

Nawaz H, Yi-Fan C, Kloke J, Khalid A, McGrath K, Landsittel D, et al. Performance Characteristics of Endoscopic Ultrasound in the Staging of Pancreatic Cancer: A Meta-Analysis. JOP. 2013;14(5):484-97.

Pavey D, Gress F. The role of EUS-guided FNA for de evaluation of biliary estrictures. Gastrointestinal Endoscopy. 2006;64(3):334-6.

Peiró-Valgañón V, Guardiola-Arévalo A, López Fernández A, Llorente Herrero E, Martín Fernández-Gallardo MT. A multidisciplinary challenge: Therapy with phosphorus-32 for locally advanced pancreatic cancer. Rev Esp Med Nucl Imagen Mol (Engl Ed). 2023 Nov-Dec;42(6):403-9.

Safari MT, Miri MB, Ebadi S, Shahrokh S, Alizadeh AH. Comparing the Roles of EUS, ERCP and MRCP in Idiopathic Acute Recurrent Pancreatitis. Clin Med Insights Gastroenterology. 2016;20(9):35-9.

Somani P, Sunkara T, Sharma M. Role of endoscopic ultrasound in idiopathic pancreatitis. World J Gastroenterol. 2017;23(38):6952-61.

Stronging A, Singh H, Eloubeidi MA, Siddqui AA. Role of Endoscopic Ultrasonography in the Evaluation of Extrahepatic Cholangiocarcinoma. Endoscopic ultrasound. 2013;2(2):71-6.

Taghi M, Bager M, Ebadi S, Shahrokh S, Alizadeh AH. Comparing the Roles of EUS, ERCP and MRCP in Idiopathic Acute Recurrent Pancreatitis. Gastroenterology. 2016;9:35-9.

Tellez-Avila, Chavez-Tapia NC, López-Arce G, Franco-Guzmán AM, Sosa-Lozano NA, Alfaro-Lara R, et al. Vascular Invasion in Pancreatic Cancer: Predictive Values for Endoscopic Ultrasound and Computed Tomography Imaging. Pancreas. 2012;41(4):636-8.

Trikudanathan G, Njei B, Attam R, Arain M, Shaukat A. Staging accuracy of ampullary tumors by endoscopic ultrasound: Meta-analysis and systematic review. Digestive Endoscopy. 2014;26:617-62.

Varadarajulu S, Mohamad A, Eloubeidi MA. The role of endoscopic ultrasonography in the evaluation of pancreatic-biliary cancer. Surg Clin N Am. 2010;90(2):251-63.

Wan J, Ouyang Y, Yu C, Yang X, Xia L, Lu N. Comparison of EUS with MRCP in idiopatic acute pancreatitis: a systematic review and meta-analysis. Gastrointestinal Endoscopy. 2018;87(5):1180-8.

Diagnóstico de lesiones extradigestivas, compresiones extrínsecas y estadificación de tumores extradigestivos

58

M. V. Álvarez Sánchez y P. Parada Vázquez

OBJETIVOS

- Conocer el potencial diagnóstico y las indicaciones de la ultrasonografía endoscópica aparte de la evaluación rutinaria de la región biliopancreática y del aparato gastrointestinal.
- Comprender la importancia de una exploración exhaustiva y completa, no limitada a un área u órgano diana.
- Aprender a explorar de forma sistemática los órganos y espacios anatómicos relevantes que rodean al aparato gastrointestinal.
- Familiarizarse con lesiones extradigestivas y anomalías anatómicas en órganos y estructuras adyacentes que pueden encontrarse durante una exploración con ultrasonografía endoscópica.

INTRODUCCIÓN

La ultrasonografía endoscópica (USE) se ha convertido en una modalidad de imagen importante para la aproximación diagnóstica y la adquisición de muestras tisulares de lesiones submucosas del aparato gastrointestinal alto y del recto, del área biliopancreática y de adenopatías mediastínicas y abdominales. Sin embargo, durante un examen ultrasonográfico pueden encontrarse lesiones que afectan a otros órganos circundantes y que, en ocasiones, tienen un impacto considerable sobre el pronóstico y el tratamiento del paciente.

Por este motivo, debe hacerse siempre una exploración meticulosa que incluya la evaluación de otros órganos, como el hígado, las glándulas suprarrenales, los riñones y el bazo, así como espacios anatómicos importantes, como el mediastino, los compartimentos peritoneales y el retroperitoneo. Esta capacidad de la USE para explorar órganos extradigestivos ha expandido su potencial y generado indicaciones específicas en dichos órganos.

ULTRASONOGRAFÍA ENDOSCÓPICA EN LA EVALUACIÓN DEL MEDIASTINO

La USE transesofágica permite explorar el mediastino posterior y acceder a determinadas masas o ganglios linfáticos del mediastino medio.

El mediastino posterior es un territorio linfático denso, centrado en torno al conducto torácico, lo que explica su riqueza en ganglios linfáticos y que sea una localización anatómica común de afectación ganglionar en el cáncer de pulmón y en otras patologías malignas e inflamatorias. En la ecoendoscopia, está limitado anteriormente por la cara posterior de la tráquea y lateralmente por la pleura izquierda y la derecha.

Exploración del mediastino

El ecoendoscopio radial, mediante la obtención de cortes de 360°, facilita el estudio del mediastino posterior. El ecoendoscopio lineal también permite la adquisición de muestras tisulares mediante punción aspirativa con aguja, pero hace necesario el giro alternativo en sentido horario y antihorario de 360°, y repetir esta maniobra sobre toda la altura mediastínica con retiradas sucesivas cada 2-3 cm.

En ambos casos, la exploración se realiza ascendiendo desde el tronco celíaco hasta la región cervical, siguiendo una aproximación sistemática para visualizar todas las estructuras relevantes y, en especial, las dos regiones más importantes de asiento de adenopatías, el espacio subcarinal y la ventana aortopulmonar.

Desde un punto de vista práctico cabe dividir la exploración del mediastino en cuatro estaciones: el mediastino inferior, el área subcarinal, la región del cayado aórtico y la estación cervical.

Exploración con ecoendoscopio radial

Se expone zona a zona la exploración con el endoscopio radial.

Mediastino posteroinferior. La exploración del mediastino inferior comienza con el ecoendoscopio situado en la unión esofagogástrica. La anatomía alrededor del esófago distal es sencilla y el área del mediastino circundante corresponde a las estaciones ganglionares 8 y 9 de la Sociedad Torácica Americana (Fig. 58-1).

Al iniciar la exploración, las únicas estructuras identificables serán la aorta, el cuerpo vertebral y las porciones distales del pulmón derecho e izquierdo. Estas dos últimas están representadas en la imagen endosonográfica por dos

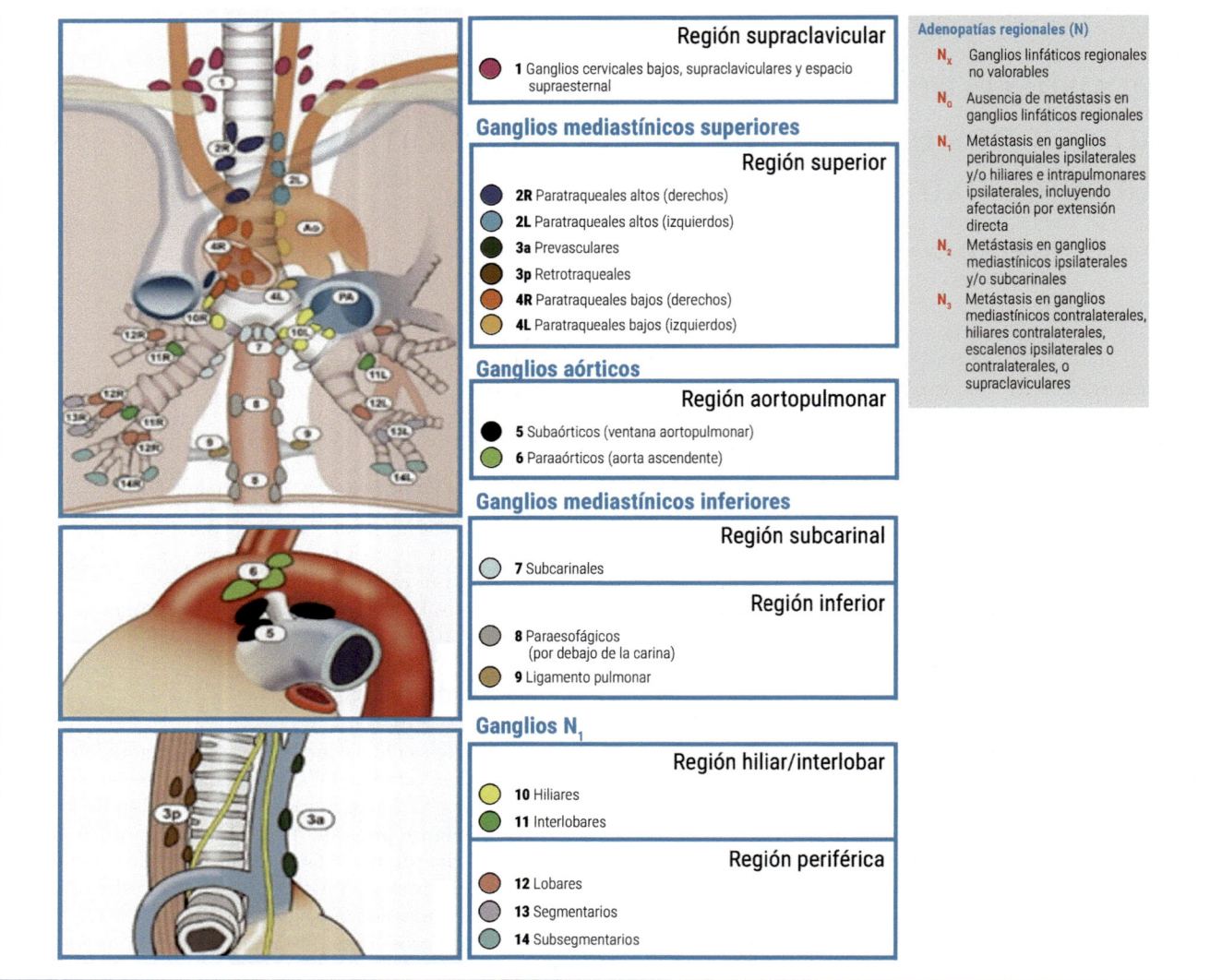

Figura 58-1. Representación esquemática de las estaciones mediastínicas. Adaptada de: Edge SB, Byrd DR, Compton CC, Fritz AG, Greene FL, Trotti A. Lung. En: Edge SB, editor. AJCC cancer staging manual. 7ª edición. Nueva York: Springer; 2010. p. 253-66 y clasificación de las metástasis ganglionares regionales en el cáncer de pulmón no microcítico (Memorial Sloan-Kettering Cancer Center, 2009).

líneas blancas brillantes. En esta área, la aorta aparece como una estructura redondeada anecoica. Es recomendable que la imagen endosonográfica aparezca representada de forma similar a los cortes de la tomografía computarizada (TC), y para ello la imagen de la aorta debe rotarse hasta posicionarla a las 5 horas de la esfera del reloj. De esta manera, el cuerpo vertebral se situará a las 7 horas, y el corazón y el árbol respiratorio se verán emerger a las 12 horas. La retirada desde esta posición hasta aproximadamente 30-35 cm de la arcada dentaria pondrá de manifiesto una estructura anecoica a las 12 horas que representa la aurícula izquierda.

Espacio subcarinal. La retirada del ecoendoscopio permitirá explorar el espacio subcarinal designado como la estación ganglionar 7. Este espacio mide unos 3-4 cm de longitud y se localiza entre las 10 y las 12 horas. Una estructura importante en este espacio es la arteria pulmonar derecha, que aparece justo por encima de la aurícula izquierda en proximidad a la pared esofágica anterior. Por último, durante la retirada desde la aurícula izquierda aparecerán también dos estruc-

turas arqueadas brillantes rellenas de aire a ambos lados del espacio subcarinal, que corresponden a los bronquios derecho e izquierdo y que confluyen proximalmente para formar la tráquea en la carina, a unos 25 cm de la arcada dentaria.

Cayado aórtico. Durante la exploración en sentido proximal desde la carina, se observan tres estructuras distintivas: la tráquea a las 12 horas, como una estructura reverberante rellena de aire; la vena ácigos, como una estructura redondeada próxima al cuerpo vertebral y que se elonga en el lado izquierdo de la imagen (mediastino posterior derecho) en sentido anterior para unirse a la vena cava superior; y el cayado aórtico a la derecha de la imagen. El área situada a las 3 horas justo distal al cayado corresponde a la ventana aortopulmonar (estación ganglionar 4L/5).

Región cervical. La retirada del ecoendoscopio proximal al cayado aórtico en el esófago cervical muestra los grandes vasos saliendo del cayado. Además de la tráquea y la columna vertebral, no existen otras estructuras anatómicas relevantes en esta región, aunque esta área es de gran importancia para explorar adenopatías periesofágicas y paratraqueales (estación 2). Cualquier adenopatía metastásica en ella, en asociación con neoplasia maligna del aparato digestivo superior, representa una enfermedad irresecable. En el límite más superior de esta región hacen su aparición el cartílago cricoides a las 12 horas y, a ambos lados de este, los lóbulos tiroideos.

Exploración con encoendoscopio lineal

Se expone cómo se actúa con el ecoendoscopio lineal.

Mediastino posteroinferior. El ecoendoscopio situado en el cardias debe ser rotado hasta que la aorta descendente aparezca como una gran estructura longitudinal anecoica con una pared brillante debido a la interfase de aire con el pulmón izquierdo. Durante la rotación en el sentido de las agujas del reloj, se visualizarán secuencialmente: pulmón izquierdo, pleura izquierda, pulmón derecho, pleura derecha y columna vertebral. Al retirar el ecoendoscopio a unos 30-35 cm se observará una estructura anecoica con movimiento contráctil: se trata de la aurícula izquierda.

Espacio subcarinal. Continuando la retirada ascendente del ecoendoscopio hasta que la aurícula izquierda se sitúa a la izquierda de la imagen, aparece otra estructura anecoica a la derecha de la imagen: es la arteria pulmonar. El área comprendida entre la aurícula izquierda y la arteria pulmonar corresponde al espacio subcarinal, cuya exploración completa requiere movimientos finos en sentido horario y antihorario.

Cayado aórtico. Desde el espacio subcarinal, se hará rotación de 90° en sentido antihorario mientras se asciende 2-3 cm en el esófago para traer dentro de la imagen la arteria pulmonar a la izquierda y la aorta a nivel del cayado a la derecha y, entre ambas, la ventana aortopulmonar. Medial a la ventana aortopulmonar (próxima al esófago) se localiza la estación ganglionar 4L. La vena ácigos se localiza girando aproximadamente 30° más en sentido antihorario desde la aorta descendente. Es una delgada estructura anecoica que se puede seguir de forma proximal hasta su unión con la vena cava superior.

Región cervical. En la zona proximal al cayado de la aorta es posible visualizar el origen de la arteria subclavia izquierda y, con la retirada paulatina, la parte superior de los pulmones junto con la tráquea, las arterias carótidas, las venas yugulares, el cartílago cricoides y el tiroides.

Adenopatías

Usualmente las adenopatías son detectadas en primer lugar por la TC, pero no es infrecuente detectar adenopatías mediastínicas durante el paso del ecoendoscopio por el esófago en el curso de exploraciones indicadas por otros motivos. Los ganglios linfáticos en el mediastino fueron clasificados en diferentes estaciones basadas en marcas anatómicas o quirúrgicas con el propósito de estadificar el cáncer de pulmón. No obstante, este esquema se utiliza actualmente para las adenopatías mediastínicas de cualquier etiología. Los ganglios linfáticos con sus estaciones respectivas y correspondientes localizaciones anatómicas aparecen representadas en la **figura 58-1**.

Adenopatías benignas

Las características ecográficas de las adenopatías benignas, en general, incluyen una morfología aplanada de media luna o triangular. A veces hay una banda hiperecogénica central, que representa el hilio del ganglio. Los bordes son irregulares y el eje corto suele ser inferior a 1 cm (**Fig. 58-2**).

Tuberculosis. Los ganglios son una localización extrapulmonar clásica. Corresponde al territorio de drenaje del chancro de inoculación. Los ganglios linfáticos tuberculosos son generalmente voluminosos, unilaterales y con apariencia de masa, o bien múltiples, pero menos numerosos que en la sarcoidosis. La detección del germen para confirmar el diagnóstico se hará de forma sistemática cuando se sospeche el diagnóstico mediante cultivo de las muestras obtenidas por punción aspirativa con aguja fina guiada por USE (USE-PAAF). La adición de proteína C-reactiva para *Mycobacterium tuberculosis* en muestras obtenida por USE-PAAF ayuda a aumentar el rendimiento diagnóstico en comparación con el estudio citológico y el cultivo en pacientes con sospecha de tuberculosis. La existencia de necrosis caseosa es un hallazgo clásico, pero no sistemático ni específico, y puede observarse también en la histoplasmosis y la coccidiomicosis. La presencia de aire intraganglionar indica fistulización.

Sarcoidosis. La sarcoidosis es una enfermedad granulomatosa de etiología desconocida que afecta a diferentes tejidos y, entre ellos, con frecuencia, a los ganglios linfáticos mediastínicos. El tratamiento de las formas sintomáticas basado en el uso de corticosteroides justifica la confirmación histológica con evidencia de lesiones epitelioides y granulomatosas sin necrosis caseosa. La apariencia típica es en forma de ganglios múltiples, bilaterales, simétricos, grandes, contiguos entre sí, con bordes netos y no compresivos, y algunas veces con calcificaciones normalmente en cáscara de huevo (**Fig. 58-3**). La frecuente afectación de ganglios subcarinales constituye una excelente ventana de acceso para la USE-PAAF. El uso de una aguja de 19 G o de aguja de biopsia (aguja con diseño especial para la obtención de un cilindro de tejido) mejora la rentabilidad diagnóstica porque aumenta las posibilidades de obtener granulomas histológicos. El cultivo asociado es deseable para eliminar la posibilidad de tuberculosis, ya que los hallazgos histológicos no son específicos.

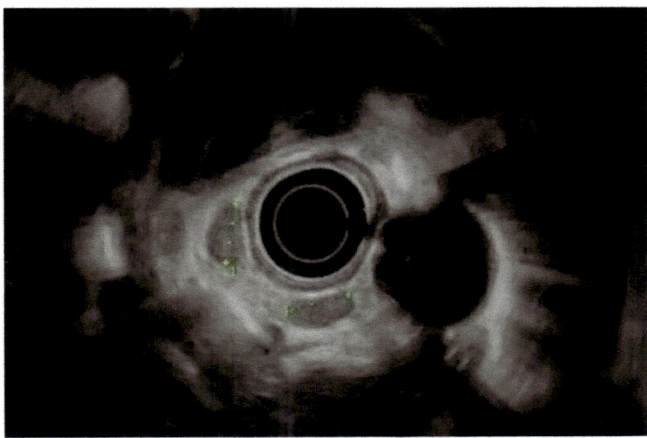

Figura 58-2. Pequeñas adenopatías benignas inflamatorias.

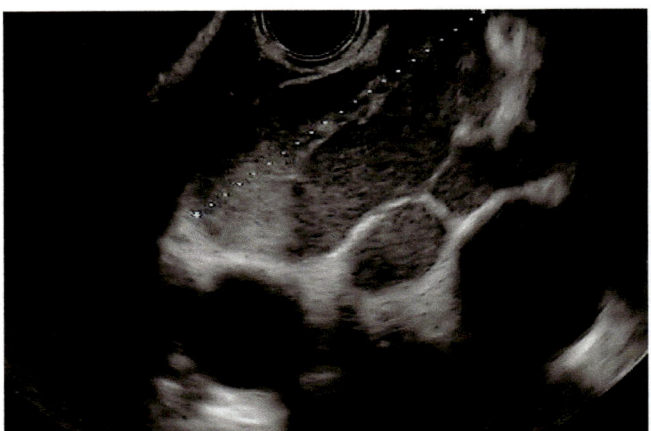

Figura 58-3. Voluminoso ganglio de 4 cm en el espacio subcarinal (estación 7) con otros varios ganglios linfáticos adyacentes. Nótese la morfología ovalada con una banda central hiperecogénica. La punción aspirativa con aguja fina guiada por ultrasonografía endoscópica reveló granulomas no necrotizantes compatibles con sarcoidosis.

Adenopatías reactivas. Las adenopatías reactivas es frecuente encontrarlas en relación con una infección pulmonar reciente o con la inhalación de sustancias irritantes. Sus características son las de un ganglio benigno con aspecto poco ecogénico, bordes poco claros, ovalados pero planos, no esféricos ni triangulares, a veces con una zona ecogénica central correspondiente al hilio del ganglio (v. **Fig. 58-2**). Se pueden encontrar calcificaciones, frecuentes en la antracosis. Cuando son pequeños (< 5 mm), estos ganglios son muy hipoecogénicos, homogéneos, con límites claros pero planos, no esféricos. Durante la biopsia, la demostración de una población de células linfoides polimórficas confirma la naturaleza benigna del ganglio.

> ❗ La USE-PAAF es una herramienta valiosa para establecer un diagnóstico de enfermedad granulomatosa que involucre el mediastino (sarcoidosis, histoplasmosis, tuberculosis).

Adenopatías malignas

En el contexto específico del mediastino, la linfa de los tejidos de todo el abdomen y el hemitórax izquierdo se drenará hacia los ganglios linfáticos antes de volver al torrente sanguíneo a través del conducto torácico y por la vena subclavia derecha para el hemitórax derecho. Sin embargo, existen vías accesorias anastomosadas que transportan esta linfa procedente del abdomen hacia el mediastino y sus relevos ganglionares antes de regresar a la circulación general. Estas vías paralelas explican la posibilidad, no excepcional, de la aparición de metástasis mediastínicas de patologías abdominales.

Las características endosonográficas asociadas con los ganglios linfáticos malignos incluyen: forma redondeada, diámetro corto mayor de 10 mm, ecogenicidad hipoecogénica y bordes bien delimitados. Si las cuatro características están presentes en un ganglio linfático, la probabilidad de malignidad oscila del 80 al 100 %. Sin embargo, las cuatro

características se observan en solo el 25 % de las adenopatías malignas y, por dicha razón, es preciso obtener material para el diagnóstico citopatológico. En el 80 % de los casos están asociadas a cáncer de pulmón y en el 20 % restante son secundarias a linfoma o metástasis de otros cánceres, más frecuentemente de mama, colon, riñón, testículo, laringe, páncreas y esófago (**Fig. 58-4**).

> ❗ Existen criterios morfológicos para diferenciar los ganglios linfáticos mediastínicos benignos de los malignos, pero estos criterios de forma aislada no son lo suficientemente precisos. Se requiere USE-PAAF para tomar decisiones clínicas acertadas.

Linfoma. Los ganglios linfáticos linfomatosos suelen ser voluminosos y homogéneos. Si bien el diagnóstico de los linfomas de alto grado no suele plantear problemas al citopatólogo, la tipificación del linfoma de bajo grado sigue siendo difícil. El reconocimiento de criterios pronósticos para ciertos subtipos de linfomas se realiza a partir de la arquitectura tisular. Por este motivo, cuando se sospeche un linfoma, y por la necesidad de una caracterización citológica, inmunohistoquímica y, siempre que sea posible, con citometría de flujo, está justificado el uso de una aguja de biopsia para proporcionar material suficiente para evaluar la arquitectura y así ayudar a diagnosticar linfomas de bajo grado, que de otro modo no se diagnosticarán con citología.

> ❗ El diagnóstico de linfoma en el mediastino posterior se realiza mediante citología y estudios de citometría de flujo en muestras obtenidas por USE-PAAF.

Cáncer de pulmón. Es la causa más frecuente de adenopatías mediastínicas metastásicas. El cáncer de pulmón se divide en dos grandes grupos: el cáncer microcítico o en células de avena y el cáncer de pulmón no microcítico (CPNM). El tratamiento del cáncer microcítico es sistémico; su diagnóstico es, por tanto, crucial para evitar cirugías innecesarias. El propósito de la biopsia es obtener evidencia histológica en un ganglio o, más raramente, en una masa que constituye la lesión primitiva. En caso de ganglios múltiples en el carcinoma microcítico, será aconsejable puncionar los ganglios más voluminosos y de acceso más fácil (**Fig. 58-5**).

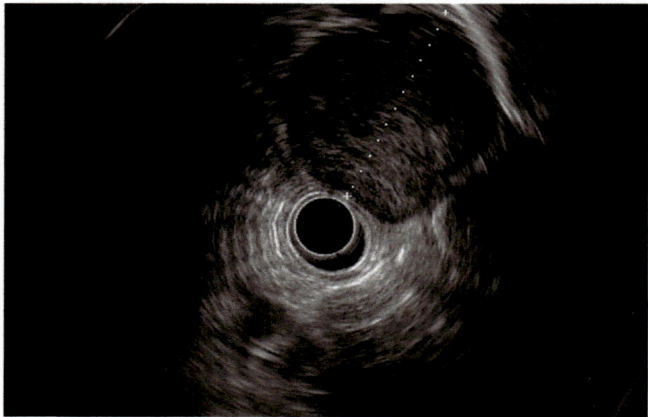

Figura 58-4. Metástasis de un cáncer gástrico en mediastino.

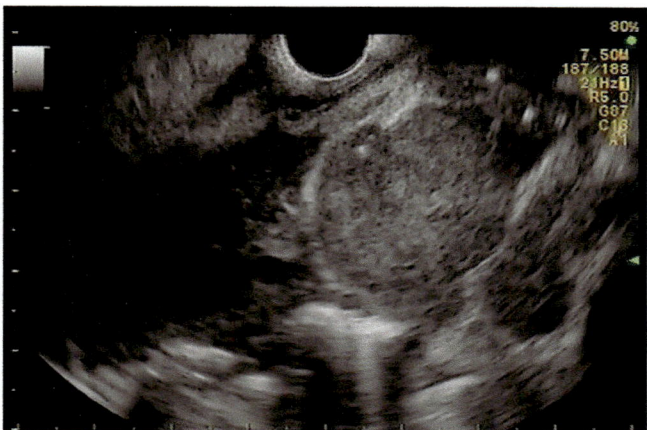

Figura 58-5. Ganglio de 28 mm de diámetro paratraqueal derecho, redondeado, de contornos regulares, que corresponde a una metástasis de un cáncer microcítico de pulmón.

Sin embargo, donde la exploración endosonográfica cobra mayor importancia es en el CPNM, que representa la causa más frecuente de muerte por cáncer. Los pacientes sin metástasis a distancia y sin invasión mediastínica que no muestren afectación ganglionar (N0) o con extensión ganglionar limitada a ganglios hiliares, peribronquiales o intrapulmonares ipsilaterales (N1) son candidatos potenciales a la cirugía. Los pacientes con extensión significativa a los ganglios linfáticos mediastínicos ipsilaterales o subcarinales (N2) o contralaterales (N3) no son buenos candidatos a la cirugía y su tratamiento será con quimioterapia o radioterapia. La USE en esta indicación será útil para confirmar el diagnóstico de una adenopatía demostrada por otra técnica de imagen o para la estadificación de una neoplasia de pulmón conocida. En caso de adenopatías múltiples, es necesario comenzar con la biopsia de aquella que probablemente modifique más la estadificación (contralateral y luego subcarinal).

Masas mediastínicas

La distinción entre una masa en mediastino posterior y un ganglio linfático puede ser difícil porque algunos ganglios linfáticos son muy grandes, mientras que algunas masas son muy pequeñas. En general, cuando se utiliza el término masa, hay una sola lesión o una lesión que es significativamente más grande que los ganglios linfáticos adyacentes.

Masas mediastínicas benignas

En concreto, se mencionan tres.

Quistes mediastínicos. La mayoría de los quistes mediastínicos posteriores son asintomáticos y se descubren de manera incidental durante otros estudios de imagen. Los quistes suelen aparecer como estructuras anecoicas redondas u ovaladas, con refuerzo acústico. A veces contienen grandes cantidades de detritus internos o moco y pueden confundirse con una masa sólida. Los quistes congénitos son los quistes mediastínicos benignos más comunes. Estos quistes probablemente surgen como resultado del desarrollo embriológico aberrante. Pueden clasificarse en función del origen embriogénico en broncogénicos (el 75 % situados en el tercio inferior derecho del mediastino posterior) o neuroentéricos (quistes de duplicación esofágica y quistes neuroentéricos). Los quistes de duplicación esofágica aparecen adheridos al esófago (**Fig. 58-6**), mientras que los no dependientes de la pared esofágica sugieren quistes broncogénicos (**Fig. 58-7**). La USE-PAAF transesofágica no se hará de forma rutinaria en los quistes mediastínicos evidentes debido al riesgo de infección. Si durante la punción de una masa mediastínica se obtiene de forma insospechada líquido o moco, debe tratarse de aspirar el quiste completamente (a veces resulta difícil debido al material viscoso) y administrar antibióticos por vía intravenosa, seguidos de varios días de antibióticos orales.

> ! La mayoría de los quistes mediastínicos son benignos. Debido a que el riesgo de infección es alto, no debe realizarse USE-PAAF. Solo si existe una alta sospecha de malignidad, el quiste debe puncionarse, debe ser completamente drenado y administrarse antibióticos.

Tumores neurogénicos. Son tumores primarios del mediastino infrecuentes y generalmente benignos. Pueden derivar

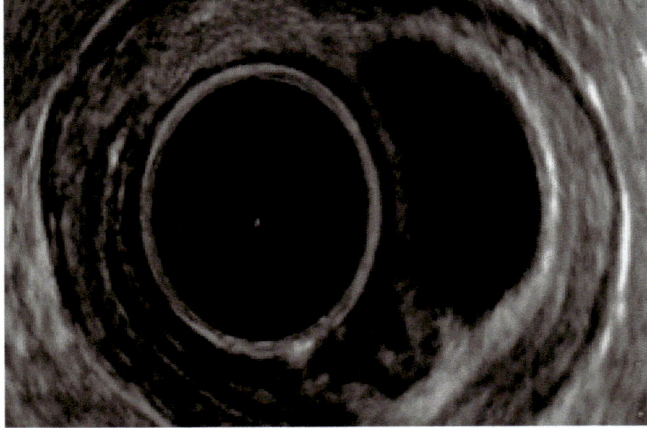

Figura 58-6. Quiste de duplicación. Obsérvese su localización dentro de la pared y la doble capa de músculo liso circundante.

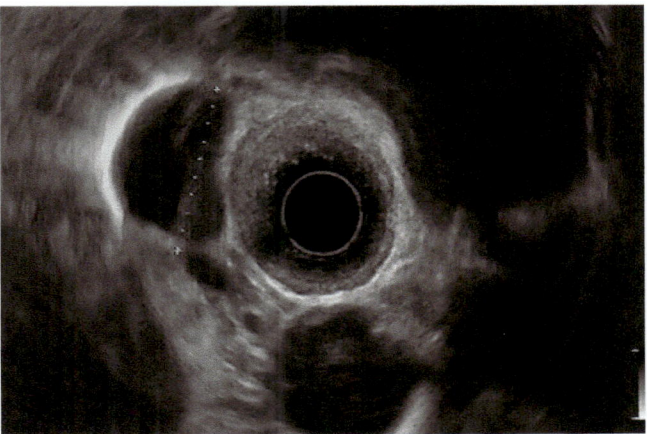

Figura 58-7. Quiste broncogénico. Nótese el plano de clivaje con la pared esofágica

de estructuras nerviosas (schwannoma, neurilemoma, neurofibroma), de los ganglios simpáticos (ganglioneuroma, neuroblastoma) o parasimpáticos (paraganglioma).

Abscesos. La USE puede también detectar abscesos mediastínicos, generalmente secundarios a cirugía esofágica o perforación del esófago. Aparecen hipoecogénicos, heterogéneos y bien delimitados.

Masas mediastínicas malignas

Hay otros tres tipos de masas malignas.

Cáncer de pulmón. Es el tumor maligno más frecuente adyacente al esófago; es posible la realización de USE-PAAF.

Leiomiomas y tumores del estroma gastrointestinal. Surgen de la muscular propia del esófago y tienen un crecimiento predominantemente extraluminal, por lo que pueden tener una apariencia endoscópica y por TC que se asemeja más a la de una masa de mediastino posterior que a una masa de la pared esofágica. Suelen tener apariencia de una masa hipoecogénica con alguna señal interna y realce acústico ocasional, lo que en ocasiones dificulta su distinción de los quistes.

Mesotelioma. Es un tumor maligno poco común asociado con la exposición al asbesto. Suele reconocerse como un engrosamiento pleural en la TC, pero a veces la apariencia inicial es la de una masa mediastínica.

Otras anomalías cardiopulmonares

Entre ellas destacan dos.

Derrame pleural. No es infrecuente observar derrames pleurales, normalmente en el lado derecho debido a la posición del paciente en decúbito lateral izquierdo durante la exploración (**Fig. 58-8**). Pueden ser benignos o malignos y, si está indicado por el contexto clínico, es posible realizar de forma segura la toracocentesis guiada por USE.

Lesiones cardíacas. En ocasiones, se identifican lesiones cardíacas, como derrame pericárdico, trombo auricular, mixoma auricular y aneurismas torácicos.

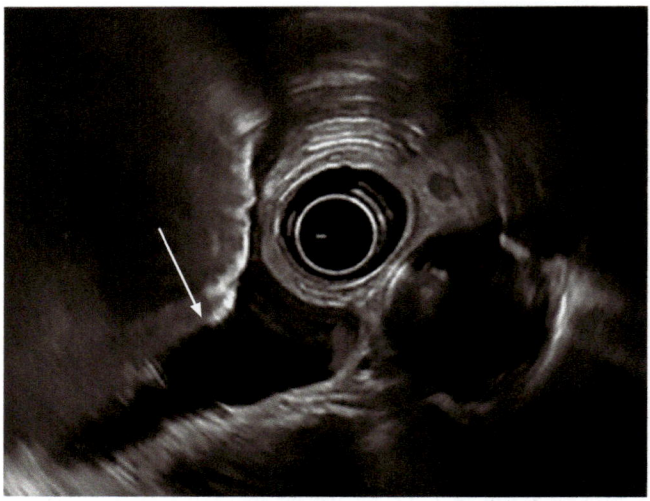

Figura 58-8. Derrame pleural derecho.

USE-PAAF en las lesiones mediastínicas y su papel en el cáncer de pulmón no microcítico

El papel principal de la USE-PAAF en el mediastino está en el diagnóstico y la estadificación del cáncer de pulmón, y en la adquisición de tejido en pacientes con masas mediastínicas o adenopatías de causa desconocida. La precisión diagnóstica en neoplasias malignas de mediastino posterior es de alrededor del 93 %. Un metaanálisis de 76 estudios en 9.310 pacientes encontró una sensibilidad del 88 % y una especificidad del 96 % en el diagnóstico etiológico de las adenopatías mediastínicas. Además, la USE-PAAF demostró un impacto importante en el manejo de pacientes con adenopatías mediastínicas en el 85 % de los casos en otro estudio retrospectivo, al influir en la decisión de realizar una cirugía o excluir una adenopatía maligna y evitar mediastinoscopias innecesarias. Las técnicas específicas de procesamiento de la muestra son muy importantes para la evaluación de adenopatías de origen desconocido. Así, la citometría de flujo es esencial para aumentar el rendimiento diagnóstico del linfoma y los ensayos de reacción en cadena de la polimerasa permiten un diagnóstico de infección micobacteriana y de resistencia a medicamentos semanas antes de obtener resultados de los cultivos. Es muy segura, con pocas complicaciones descritas en estudios prospectivos y retrospectivos; sin embargo, se han notificado varios casos de mediastinitis, la mayoría de ellos en quistes mediastínicos.

> **!** La precisión general de la USE-PAAF para el diagnóstico de neoplasias mediastínicas posteriores es superior al 90 %. La USE-PAAF tiene un impacto significativo en el manejo de pacientes con adenopatías de causa desconocida.

Respecto al papel de la USE en el CPNM, cabe decir que las principales indicaciones para la USE-PAAF en un paciente con cáncer de pulmón sospechado o probado son el diagnóstico y la estadificación.

Diagnóstico

La Sociedad Europea de Endoscopia Digestiva (ESGE) y la Sociedad Europea de Neumología (ERS) recomiendan emplear la USE-PAAF con fines diagnósticos para tumores pulmonares de localización central próximos al esófago que no sean accesibles por broncoscopia convencional. La sensibilidad promedio de la USE-PAAF para diagnosticar tumores intrapulmonares malignos es del 92 %. El riesgo de neumotórax es insignificante.

Estadificación

La estadificación precisa del CPNM es obligatoria para establecer la indicación de tratamiento quirúrgico, que es curativo solo en casos de enfermedad localizada. En general, el tratamiento quirúrgico no puede ser recomendado en pacientes con CPNM y enfermedad T4 o N2-N3 o enfermedad M1, para los que el tratamiento recomendado es quimioterapia y radioterapia.

Estadificación ganglionar mediastínica. La TC de tórax es el examen básico habitual para evaluar la extensión ganglionar mediastínica del cáncer de pulmón. Múltiples estudios han demostrado sus limitaciones tanto en sensibilidad como en especificidad: casi el 50 % de los ganglios con un diámetro mayor de 15 mm son, en última instancia, benignos y casi el 30 % de los ganglios de menos de 15 mm son metastásicos durante la exploración quirúrgica. La tomografía por emisión de positrones (PET) es superior a la TC, pero en el caso de una fijación positiva en este examen es necesaria la confirmación citológica para no privar injustamente a un porcentaje relevante de pacientes de la cirugía curativa en un cáncer, por otro lado, operable, teniendo en cuenta la tasa de falsos positivos del 25 % de la PET. Por lo tanto, no es posible una estadificación segura del cáncer de pulmón mediante pruebas no invasivas y será necesario recurrir a técnicas invasivas para la obtención de diagnóstico histológico. En este sentido, la prueba de referencia tradicional ha sido la mediastinoscopia, que permite el acceso a las estaciones 2R, 2L, 4R, 4L, 7, 10R y 10L. En cambio, el acceso al mediastino posterior e inferior es limitado y no puede acceder a la ventana aortopulmonar ni a las estaciones paraaórticas. Además, el aspecto inferior de la estación subcarinal es a veces inaccesible a través de la mediastinoscopia estándar y, curiosamente, la mayoría de las adenopatías N2 perdidas por la mediastinoscopia tienden a estar en esas últimas estaciones. A esta limitación hay que añadir una tasa de complicaciones de alrededor del 2 %, algunas de las cuales son importantes, como la parálisis del nervio laríngeo recurrente, la hemorragia y la lesión traqueal. La mortalidad ocurre en el 0,08 % de los pacientes relacionada con lesiones de la arteria pulmonar.

La USE-PAAF permite el acceso a las estaciones 2L, 4L, 7, 8, y 9 (**Fig. 58-9**). Una noción importante es que estas estaciones ganglionares se describen para áreas ganglionares normales. Cuando un ganglio es patológico y su tamaño aumenta, puede ser accesible a la USE-PAAF a pesar de que su situación inicial no lo permitía. Esto explica por qué determinadas estaciones ganglionares, como las áreas 2R, 4R y 5 se hacen a menudo accesibles (**Fig. 58-10**). Con una sensibilidad, especificidad, valor predictivo positivo y negativo del 92, 100, 100 y 80 %, respectivamente, la USE-PAAF ha permitido en un porcentaje elevado evitar mediastinoscopias y toracotomías inútiles, al demostrar invasión mediastínica tumoral o metástasis ganglionares en un número de pacientes significativamente superior que la mediastinoscopia. Además, su tasa de complicaciones es de tan solo el 0,3 %. No obstante, la principal desventaja de la USE-PAAF es que permanece confinada al mediastino posterior y está limitada anteriormente por la tráquea.

> **!** La USE-PAAF es una técnica precisa y segura para el análisis de los ganglios linfáticos mediastínicos ubicados en el mediastino posterior.
> La incorporación de la USE-PAAF en los algoritmos de estadificación para el cáncer de pulmón de células no pequeñas reduce el número de mediastinoscopias y toracotomías innecesarias.

La reciente incorporación de la ultrasonografía endobronquial (USEB) ha hecho posible la visualización excelente del mediastino anterior y permite el acceso a las estaciones 1, 2R, 2L, 4R, 4L, 7, 10R, 10L, 11R, 11L, 12R y 12L (v. **Fig. 58-9**). Ambas, USE y USEB son, por tanto, complementarias y su

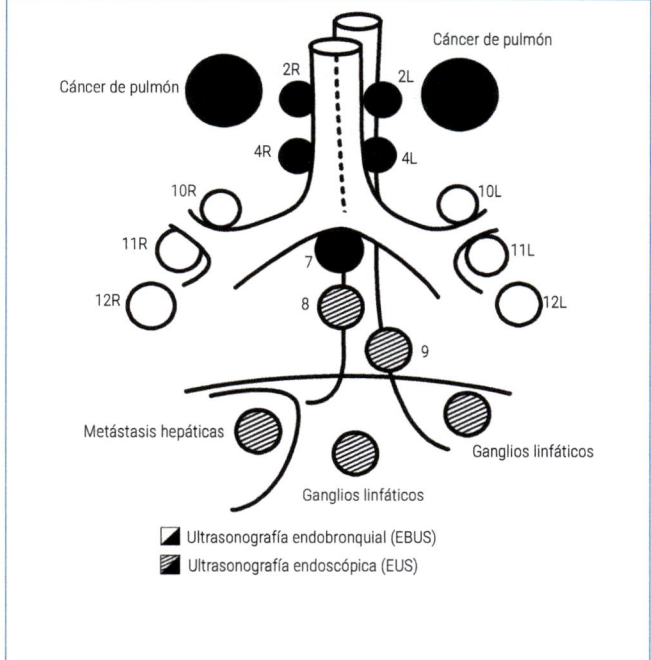

Figura 58-9. Naturaleza complementaria de la ultrasonografía endoscópica y la ultrasonografía endobronquial para la estadificación ganglionar. No existe un método único de muestreo que alcance todas las estaciones nodales mediastínicas. La combinación de estas dos técnicas permite el muestreo de casi todas las estaciones nodales mediastínicas. Las estaciones 5 y 6 se pueden ver bien por ultrasonografía endoscópica, pero rara vez se pueden biopsiar sin atravesar la arteria pulmonar o la aorta. Estas estaciones están predominantemente afectadas por tumores del lóbulo superior izquierdo. La estadificación quirúrgica mediante videotoracoscopia es el método de elección para los nodos en las estaciones 5 y 6. Adaptada de: Vilmann P, Clementsen PF, Colella S, Siemsen M, De Leyn P, Dumonceau JM, et al. Combined endobronchial and esophageal endosonography for the diagnosis and staging of lung cancer: European Society of Gastrointestinal Endoscopy (ESGE) Guideline, in cooperation with the European Respiratory Society (ERS) and the European Society of Thoracic Surgeons (ESTS). Endoscopy. 2015;47(6):545-59.

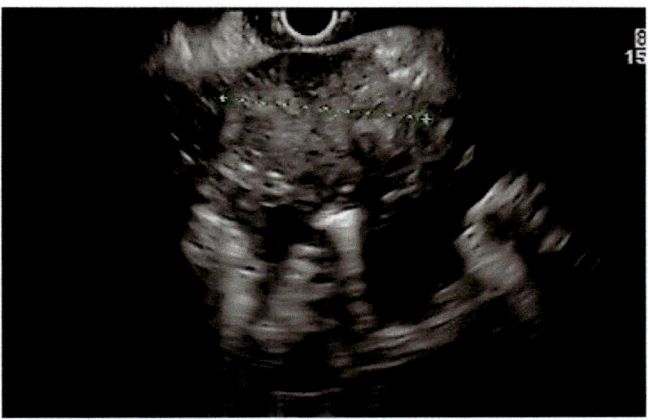

Figura 58-10. Adenopatía metastásica en un paciente con cáncer de pulmón no microcítico.

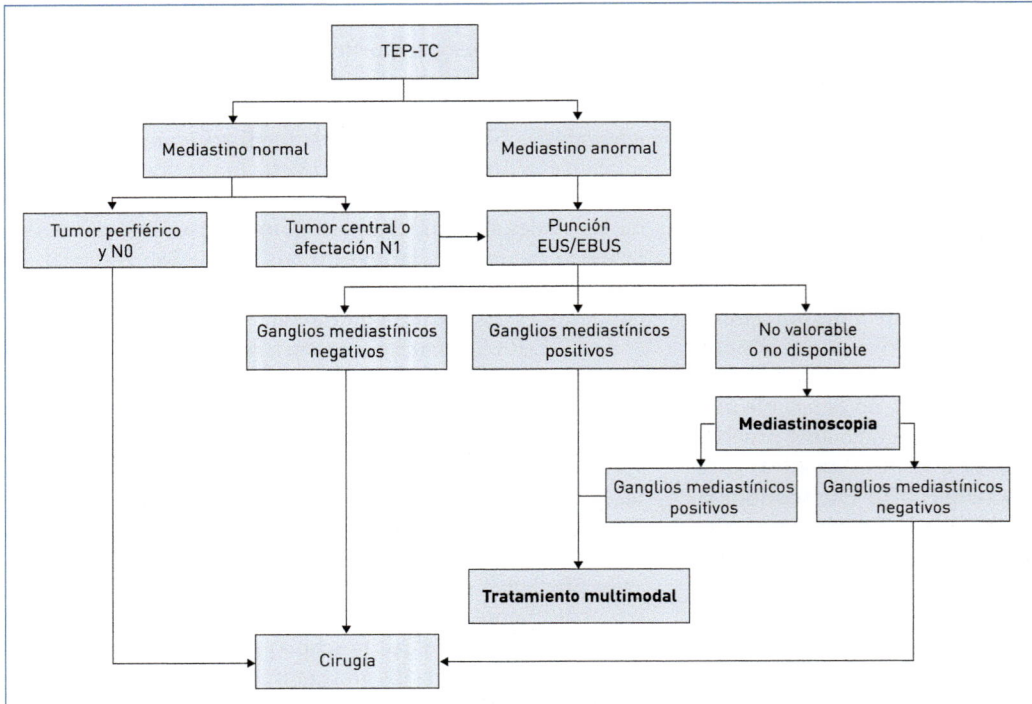

Figura 58-11. Algoritmo para el diagnóstico y estadificación del cáncer de pulmón no microcítico. Adaptada de: Villar F, Muguruza, I, Belda J, Molins L, Rodríguez PM, Sánchez J, et al. Recomendaciones SEPAR de diagnóstico y tratamiento del cáncer de pulmón de células no pequeñas. Arch Bronconeumol. 2016;52(Suppl 1):2-62.

uso combinado permite una evaluación más completa de las estaciones ganglionares, con una sensibilidad significativamente superior a la de la mediastinoscopia (94 vs. 79 %), motivo por el cual han sido incorporadas en el algoritmo diagnóstico del CPNM (**Fig. 58-11**). La aproximación razonable es comenzar con USE-PAAF cuando las técnicas de imagen como la TC o la TC-PET demuestran un mediastino anormal con adenopatías (eje corto > 1 cm o captación en PET) en el mediastino inferior o posterior, mientras que la punción guiada por USEB será preferible cuando las lesiones estén localizadas en el mediastino superior o anterior.

Aunque la indicación de la USE-PAAF en el estadificación del CPNM es evidente en pacientes con adenopatías mediastínicas detectadas por TC o TC-PET, su papel en la estadificación de pacientes sin evidencia de adenopatías mediastínicas en dichas exploraciones está peor definido. La ESGE y la ERS han recomendado la estadificación ganglionar con USE-PAAF/USEB-PAAF en el caso de adenopatías hiliares ipsilaterales, CPNM primario sin captación en la TC-PET y CPNM primario de más de 3 cm, en los que el riesgo de metástasis ganglionares oscila entre el 6 y el 30 %.

> **!** La estadificación endosonográfica (USE + USEB) permite el acceso a la mayoría de las estaciones ganglionares. Es menos invasiva y su valor predictivo negativo es mayor que el de la mediastinoscopia estándar.

Evaluación de la invasión tumoral mediastínica (T4). Tradicionalmente, la invasión del mediastino por el cáncer de pulmón se evalúa durante la cirugía porque la TC tiene una sensibilidad y especificidad limitadas para la invasión mediastínica, y la PET no tiene valor en la detección de tumores T4 debido a su limitada resolución anatómica. La USE ha demostrado una sensibilidad, especificidad, valor predictivo negativo y positivo

del 42 , 95 , 83 y 73 %, respectivamente, para diagnosticar la invasión mediastínica o de grandes vasos confirmada en la estadificación quirúrgica (**Fig. 58-12**). En consonancia con esto, la ESGE y la ERS recomiendan actualmente la estadificación mediastínica endosonográfica en los tumores de localización central.

> **!** La USE-PAAF permite el diagnóstico histológico de tumores intrapulmonares adyacentes al esófago y tiene un papel relevante en la evaluación de la invasión del mediastino (T4).

Evaluación de la enfermedad metastásica. En pacientes con cáncer de pulmón, el derrame pleural maligno es sinónimo de enfermedad M1a y excluye la cirugía con intención curativa. La USE proporciona una visualización de la pleura en ambos lados y hace factible la aspiración del líquido pleural, lo que puede

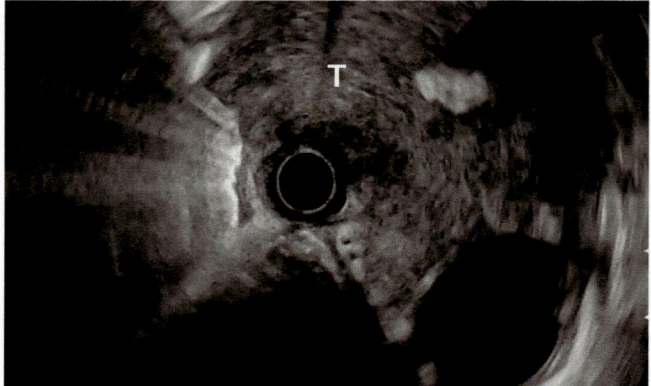

Figura 58-12. Cáncer de pulmón no microcítico localizado centralmente que invade el mediastino con infiltración de la pared esofágica y en íntimo contacto con la aorta. T: tumor.

ser útil en casos seleccionados. La USE-PAAF es también de gran utilidad para confirmar la enfermedad metastásica (M1b) en caso de lesiones en glándulas suprarrenales, hepáticas o en ganglios de áreas alejadas como la región del tronco celíaco. En pacientes con cáncer de pulmón con sospecha de metástasis en la glándula suprarrenal izquierda en las pruebas de imagen, la sensibilidad de la USE-PAAF es al menos del 86 %.

En general, se recomienda comenzar la toma de biopsias por estructuras M1 y luego pasar a los ganglios contralaterales (N3), subcarinales (N2) e ipsilaterales (N1), y finalmente al tumor pulmonar para evitar la propagación de células malignas que podrían llevar al paciente a un estadio inoperable. Sin embargo, no hay acuerdo acerca de cuántas y qué estaciones ganglionares deben muestrearse y qué nivel de minuciosidad es necesario para diferentes situaciones. La ESGE y la ERS recomiendan una evaluación completa de las estaciones ganglionares mediastínicas e hiliares, y el muestreo de al menos tres estaciones ganglionares mediastínicas diferentes (4R, 4L, 7) en pacientes con CPNM con un mediastino anormal mediante TC o TC-PET (**Fig. 58-13**).

ULTRASONOGRAFÍA ENDOSCÓPICA EN LAS LESIONES Y ENFERMEDADES HEPÁTICAS

Ecoanatomía del hígado

La USE proporciona una perspectiva de la anatomía hepática diferente a las imágenes más familiares de la TC y la ultrasonografía transabdominal, y requiere una conceptualización tridimensional del parénquima hepático.

Hay dos posiciones para la visualización ecoendoscópica del hígado. La primera es desde el bulbo duodenal con el transductor de ultrasonidos presionado contra la pared del duodeno. Alternativamente, hay una vista similar con el transductor colocado en el antro distal del estómago. Esta posición permite la visualización de la vesícula biliar, el lóbulo hepático derecho y los vasos portales. La segunda se encuentra en el estómago proximal con el transductor contra la pared anterior y con la curvatura menor del estómago adyacente al hígado.

Con la USE se visualiza la mayoría del lóbulo izquierdo del hígado, aunque la identificación de los segmentos posteriores derechos es técnicamente difícil porque se encuentran lejos del estómago y del duodeno.

> ❗ Existen fundamentalmente dos posiciones para la exploración del hígado por USE: el bulbo duodenal o el antro gástrico distal para el lóbulo hepático derecho, y el cuerpo gástrico proximal para el lóbulo hepático izquierdo.

La identificación de los segmentos hepáticos se basa en el reconocimiento de ciertas estructuras dentro del hígado. Las estructuras ramificadas con paredes ecogénicas representan el sistema venoso portal, mientras que las estructuras anecoicas que corren a lo largo del sistema venoso portal y sin la ecogenicidad de las paredes (y sin señal Doppler color) representan ramas del árbol biliar. Las paredes de las venas hepáticas también carecen de ecogenicidad y corren hacia la parte craneal

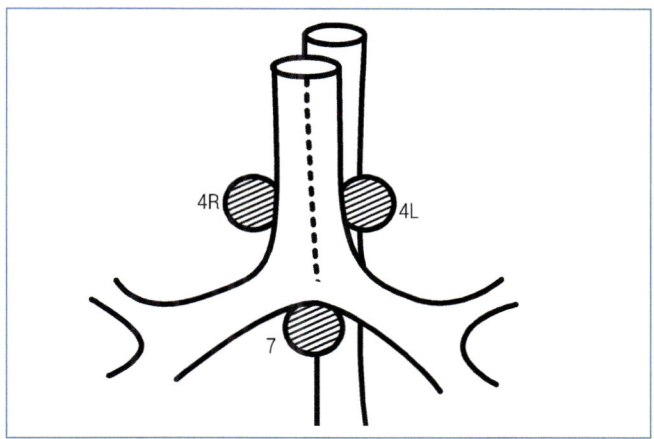

Figura 58-13. Representación esquemática del muestreo de al menos tres estaciones nodales mediastínicas diferentes en el cáncer de pulmón no microcítico. Adaptada de: Vilmann P, Clementsen PF, Colella S, Siemsen M, De Leyn P, Dumonceau JM, et al. Combined endobronchial and esophageal endosonography for the diagnosis and staging of lung cancer: European Society of Gastrointestinal Endoscopy (ESGE) Guideline, in cooperation with the European Respiratory Society (ERS) and the European Society of Thoracic Surgeons (ESTS). Endoscopy. 2015;47(6):545-59

del hígado, donde generalmente pueden ser vistas entrando en la vena cava. Estas estructuras, junto con la vesícula biliar y la *porta hepatis*, sirven como puntos de referencia para la orientación. Tras localizar estas estructuras, el ecoendoscopio se puede desplazar en sentido horario o antihorario para ayudar a visualizar los diferentes segmentos. En la mayoría de la literatura médica sobre la USE, el parénquima hepático ha sido descrito como un lóbulo hepático izquierdo y derecho, sin una explicación detallada de la anatomía hepática. En la actualidad se da una aplicación cada vez mayor de intervenciones guiadas por USE (terapias ablativas, intervenciones vasculares, etc.) y el conocimiento sobre la segmentación y anatomía del hígado por USE es imprescindible para estas intervenciones. Hasta ahora, la segmentación hepática ha sido descrita fundamentalmente con el ecoendoscopio lineal.

Lesiones focales hepáticas. Indicaciones de la USE-PAAF

Las lesiones focales hepáticas han sido tradicionalmente estudiadas con técnicas radiológicas de imagen (ultrasonografía transabdominal, TC o resonancia magnética [RMN]) o técnicas de punción percutánea. Fue en 1999 cuando surgió por primera vez la idea de aplicar la USE para explorar el hígado, tras demostrarse en diferentes estudios la superioridad de la ecografía intraoperatoria sobre la TC y la RMN debido a la proximidad de la sonda ecográfica al parénquima hepático.

Lesiones focales benignas

Incluyen lesiones benignas como quistes hepáticos, hemangiomas, abscesos o adenomas (**Figs. 58-14, 58-15, 58-16 y 58-17**). Las más comunes y que constituyen con frecuencia hallazgos incidentales son los quistes hepáticos simples y los pequeños hemangiomas. Sus características son las mismas que en la ultrasonografía transabdominal.

Los quistes simples no complicados aparecen como lesiones anecogénicas con pared fina y refuerzo acústico posterior, y los hemangiomas, como lesiones redondeadas, con bordes bien definidos, hiperecogénicas y con un patrón de ecos homogéneo. Los casos de mayor tamaño presentan refuerzo acústico posterior y ecogenicidad discretamente heterogénea.

Lesiones focales malignas

La verdadera utilidad de la USE en la exploración del hígado está en la evaluación de lesiones focales malignas y especialmente en la enfermedad metastásica (**Figs. 58-18** y **58-19**) y el carcinoma hepatocelular (CHC) donde los hallazgos endosonográficos pueden modificar el manejo del paciente.

El mayor poder de resolución por la proximidad del transductor al parénquima hepático confiere a la USE una sensibilidad superior para detectar lesiones pequeñas (<10 mm) que las pruebas de imagen radiológicas (ultrasonografía transabdominal, TC, RMN) (**Figs. 58-20** y **58-21**). Esto tiene importantes implicaciones en la estadificación de tumores y en la estrategia terapéutica y ha sido demostrado en diferentes estudios. En un estudio, la USE detectó lesiones adicionales menores de 5 mm en el 28 % de los pacientes con metástasis hepáticas sometidos previamente a exploración con TC

y modificó la estrategia de tratamiento en el 67 %. En un estudio prospectivo reciente sobre 730 pacientes sometidos a USE para estadificación de una neoplasia maligna, la TC y la RMN no detectaron 42 metástasis, que fueron correctamente detectadas y diagnosticadas por USE-PAAF. Una revisión sistemática reciente sobre el papel de la USE en la detección de lesiones focales hepáticas ha mostrado una tasa de precisión diagnóstica del 90 %. Debido al doble suministro de sangre al hígado, los agentes de contraste ecográfico ayudan a examinar

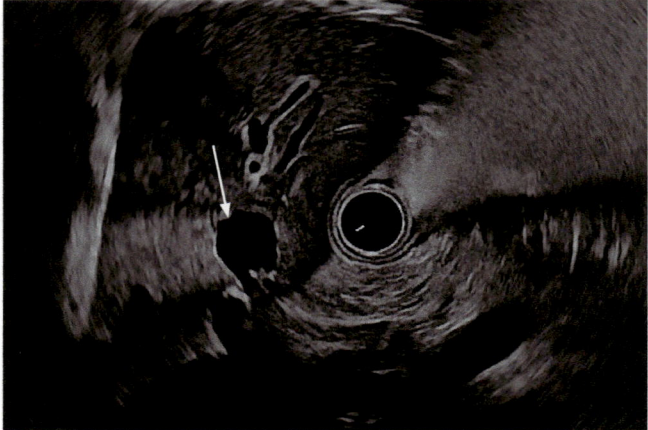

Figura 58-14. Lesión anecoica con importante refuerzo acústico en el lóbulo hepático izquierdo compatible con quiste simple.

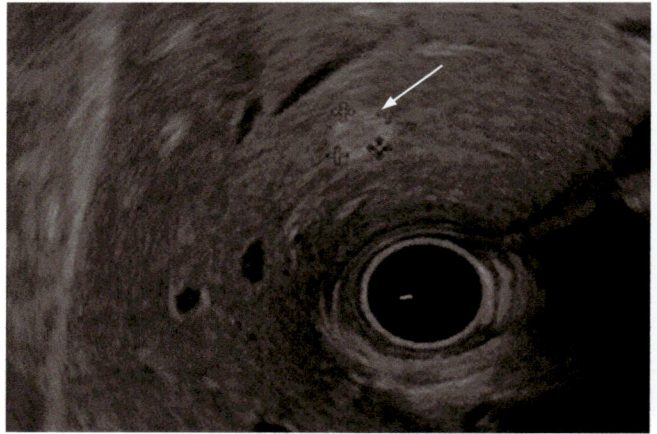

Figura 58-15. Pequeña lesión focal en el lóbulo hepático izquierdo hiperecogénica, homogénea y de bordes regulares, compatible con hemangioma.

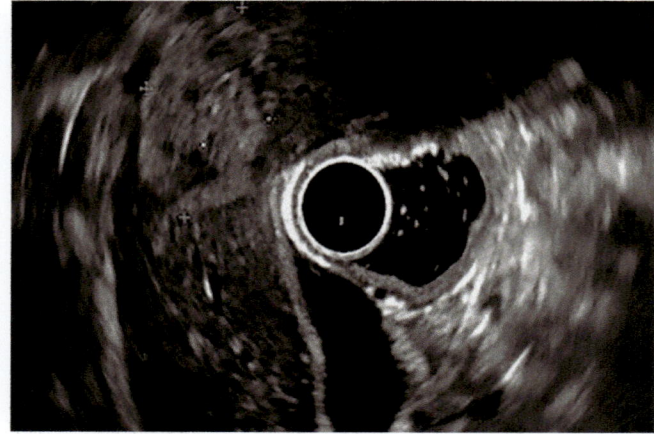

Figura 58-16. Hemangioma de 3 cm en el lóbulo hepático izquierdo. Debido a su mayor tamaño, muestra un aspecto ecogénico más heterogéneo.

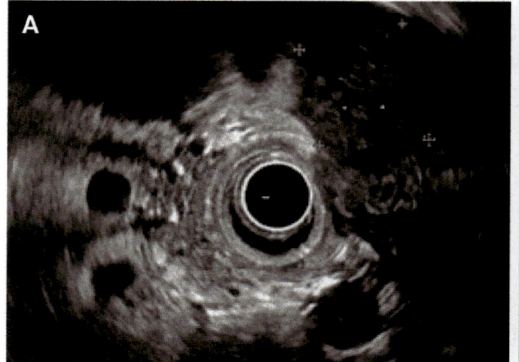

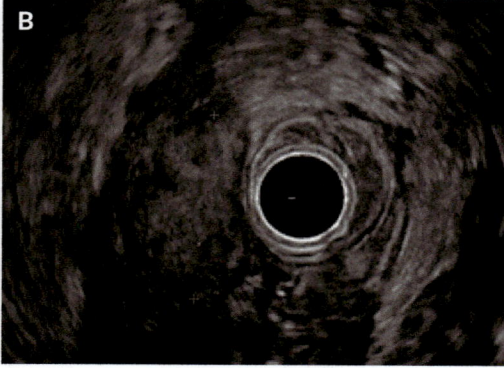

Figura 58-17. A) Absceso en el lóbulo hepático derecho adyacente a la vesícula biliar en paciente con colecistitis. **B)** Absceso en el lóbulo hepático izquierdo en la misma paciente, homogéneo y de bordes regulares.

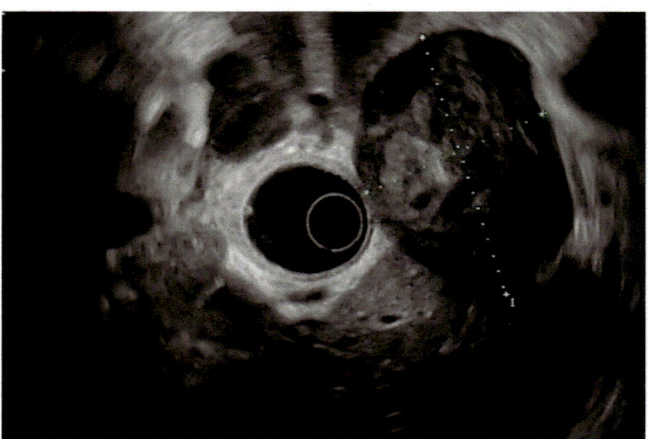

Figura 58-18. Voluminosa masa exofítica en lóbulo hepático izquierdo de 5 × 4 cm. El diagnóstico histológico tras punción aspirativa con aguja fina guiada por ultrasonografía endoscópica fue de leiomiosarcoma hepático.

las lesiones focales hepáticas en fase arterial, portal y venosa con una precisión diagnóstica del 94 % sin complicaciones añadidas.

> ! La proximidad del transductor al parénquima hepático durante la exploración con USE le confiere un mayor poder de resolución y, por tanto, mayor sensibilidad para detectar lesiones de pequeño tamaño comparada con la ultrasonografía transabdominal, la TC y la RMN. Esto tiene una repercusión importante sobre la estadificación y la estrategia terapéutica de neoplasias malignas.

Como ya se ha referido, la exploración del hígado con USE no es completa por la capacidad limitada de alcanzar los segmentos posteriores del lóbulo hepático derecho y, *per se,* no es suficiente para descartar enfermedad metastásica hepática en la estadificación de neoplasias gastrointestinales. No obstante, por su elevada rentabilidad diagnóstica para la detección de lesiones pequeñas, la USE es considerada como técnica complementaria a la TC y la RMN, y la exploración del hígado es obligada durante la estadificación endosonográfica de neoplasias digestivas.

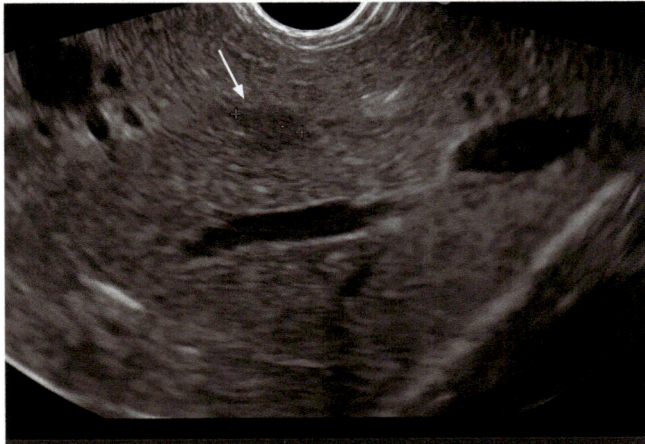

Figura 58-20. Metástasis hepática de 7 mm en paciente con cáncer de páncreas, detectada por ecoendoscopia.

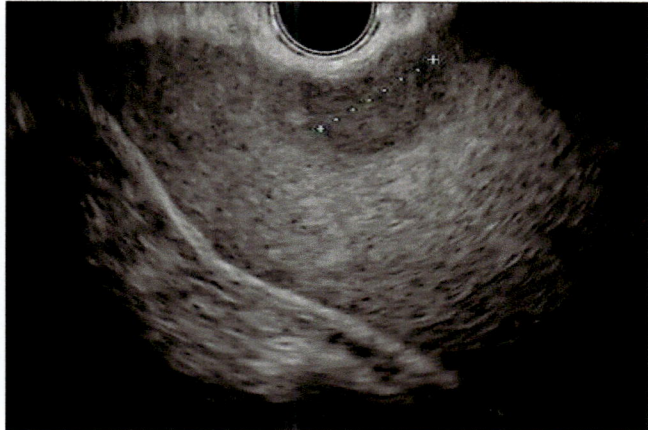

Figura 58-19. Lesión focal sólida hipoecogénica de 11 × 9 mm en el lóbulo hepático izquierdo correspondiente a metástasis hepática de adenocarcinoma de páncreas.

> ! La principal limitación de la exploración hepática por USE es la imposibilidad de explorar de forma completa los segmentos posteriores del lóbulo hepático derecho. Por este motivo, la USE no es una alternativa, sino una prueba complementaria, a la TC o la RMN en la estadificación de neoplasias malignas.

El diagnóstico del CHC difiere del de las lesiones metastásicas del hígado en que a menudo coexiste con nódulos cirróticos y fibrosis, lo que dificulta distinguirlo solo con la obtención de imágenes. En un estudio comparativo de la eficacia de la USE frente a la TC para la detección de CHC, de los 17 pacientes incluidos con alto riesgo de CHC, 9 tenían CHC diagnosticado por citología. La USE fue capaz de detectar CHC en 8 pacientes. La precisión diagnóstica de la ecografía, la TC, la RMN y la USE/USE-PAAF fue del 38 , 69 , 92 y 94 %, respectivamente, aunque la diferencia no fue estadísticamente significativa. La sensibilidad de la USE fue mejor que la de la TC para la detección de lesiones peque-

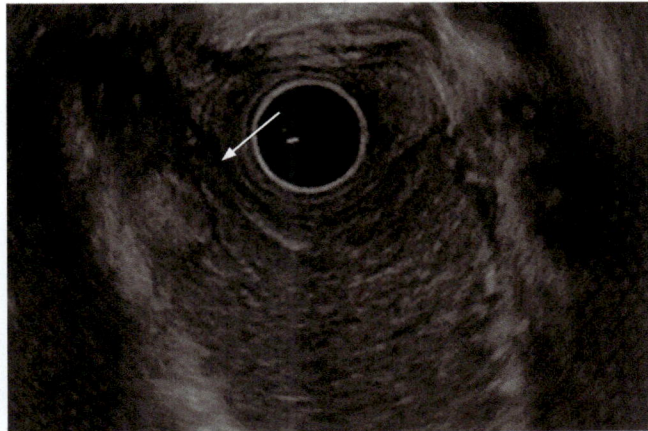

Figura 58-21. Mismo paciente de la **figura 58-15**. Lesión de 10 mm hiperecogénica; nótese la ecogenicidad irregular con respecto a la **figura 58-15** y la presencia de un halo hipoecogénico alrededor. Esta segunda lesión corresponde a una metástasis de adenocarcinoma gástrico no detectada en la tomografía computarizada de estadificación.

ñas, lo que ayudó en la elección de la estrategia terapéutica. Los resultados de este estudio indican un papel potencial de la USE en el diagnóstico de CHC de pequeño tamaño no detectado en otras pruebas de imagen (**Fig. 58-22**).

USE-PAAF en lesiones focales hepáticas

Junto a su elevada capacidad de detección, la USE permite, además, realizar PAAF durante la misma exploración, lo que también la convierte en una prueba con alta especificidad. Múltiples estudios han demostrado la eficacia de la USE-PAAF y de la biopsia guiada por USE para las lesiones hepáticas con precisión diagnóstica del 93,4 y del 98 %, y con una tasa de complicaciones del 2,9 y del 3,8 %, respectivamente, inferior al 3 % de complicaciones descrito para la punción percutánea. No obstante, esta ubicación ocupa el tercer puesto en tasa de morbilidad más alta, superada solo por la ascitis (3,6 %) y las lesiones quísticas del páncreas (2,8 %). Por tanto, las contraindicaciones relativas a la biopsia hepática percutánea deberían respetarse.

Aunque no existe ningún estudio prospectivo que compare la punción percutánea de lesiones focales hepáticas con la punción guiada por USE, un estudio retrospectivo ha demostrado que ambas son equiparables en términos de rentabilidad diagnóstica. Además, la punción guiada por USE puede ser utilizada como estrategia de rescate en caso de punción no diagnóstica guiada por ultrasonografía transabdominal o TC, o cuando la lesión no es accesible por estas técnicas. Así, un estudio reciente ha mostrado una precisión diagnóstica del 90 % para la biopsia guiada por USE en pacientes con hepatocarcinoma y contraindicación para la biopsia percutánea.

> ❗ La USE-PAAF y la biopsia de lesiones focales proporcionan una estrategia de rescate en casos de punción percutánea no diagnóstica o cuando la lesión no es accesible por vía percutánea.

El CHC tiene una gran propensión a propagarse a la vena porta, ya sea por invasión directa o metástasis, lo que ocurre en alrededor de 2/3 de los pacientes. Por otro lado, la cirrosis es una afección protrombótica y la vena porta es uno de los sitios comunes de formación de trombos. La estadificación segura del CHC es determinante no solo desde el punto de vista pronóstico, sino también para establecer la indicación de trasplante hepático. La punción de la vena porta desempeña un papel importante en tales pacientes, al diferenciar el trombo tumoral de un coágulo. La punción de la trombosis portal percutánea guiada por ultrasonografía transabdominal está limitada por frecuentes resultados falsos negativos y el riesgo aumentado de episodios adversos por daño vascular o biliar. En cambio, la proximidad del intestino a los grandes vasos abdominales hace posible la identificación correcta y el acceso seguro a dichos vasos por USE. De esta manera, la USE-PAAF de la trombosis de la vena porta secundaria a invasión tumoral ha demostrado su seguridad y utilidad para evitar resecciones innecesarias o trasplante hepático.

Enfermedad hepática parenquimatosa. Papel de la biopsia guiada por USE

Pese a pruebas no invasivas emergentes debidas a los avances en la resolución de la imagen y la elastografía, la biopsia hepática continúa siendo la referencia para el diagnóstico de las enfermedades hepáticas parenquimatosas y su indicación principal es la evaluación del grado de fibrosis hepática. La biopsia hepática suele hacerse por vía percutánea. Sin embargo, se han observado errores de muestreo de la biopsia hepática percutánea en la evaluación de cirrosis en el 30 % de los casos. Además, las lesiones histológicas de la esteatohepatitis no alcohólica se distribuyen de manera desigual a lo largo del parénquima hepático y, por tanto, el error de muestreo puede dar como resultado un diagnóstico erróneo y una estadificación imprecisa.

Recientemente, la USE ha surgido como un medio alternativo para la obtención de biopsia hepática con bajo perfil de episodios adversos. Aunque este tema será abordado en otro capítulo, como anticipo cabe decir que una ventaja potencial es su capacidad para la biopsia bilobar, que aumenta la precisión diagnóstica en la enfermedad del parénquima hepático. Esto es de particular importancia en la actualidad, dada la incidencia aumentada de esteatohepatitis no alcohólica. La adecuación excelente del espécimen y una elevada precisión diagnóstica se han demostrado con el uso de agujas finas de punción de 19 G o con agujas específicamente diseñadas para biopsia guiada por USE. Un metaanálisis reciente que

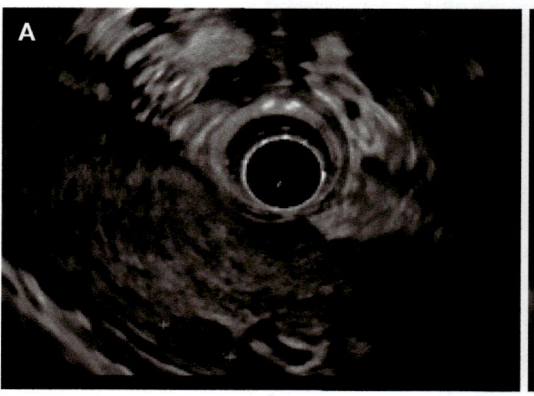
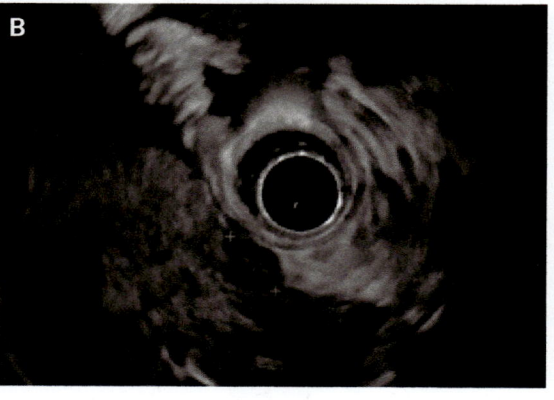

Figura 58-22. A y **B)** Dos nódulos de hepatocarcinoma en paciente con cirrosis hepática durante la ecoendoscopia realizada por sospecha de patología biliar.

evaluó 33 estudios en un total de 2.098 pacientes, reportó una rentabilidad diagnóstica del 95 % y una tasa de episodios adversos del 3 %.

> ! La capacidad para realizar biopsia bilobar mejora la precisión diagnóstica de la biopsia hepática guiada por USE en la enfermedad parenquimatosa parcheada, como la ligera fibrosis y la esteatohepatitis no alcohólica, al reducir los errores de muestreo asociados a la biopsia hepática percutánea.

EXPLORACIÓN ULTRASONOGRÁFICA DE LAS GLÁNDULAS SUPRARRENALES

La USE se utiliza generalmente en la evaluación de glándulas suprarrenales agrandadas o de masas suprarrenales en el contexto de tumores malignos conocidos, aunque las lesiones en las glándulas suprarrenales son observadas incidentalmente en el 5 % de los pacientes.

Las glándulas suprarrenales tienen una apariencia morfológica de «gaviota», con un cuerpo y dos alas largas (longitud de hasta 50 mm; diámetro de hasta 10 mm) (**Fig. 58-23**). Usando equipos modernos de alta resolución, ahora es posible distinguir entre la médula, la corteza y la cápsula de ambas glándulas suprarrenales. Existe evidencia de que la USE de las glándulas suprarrenales puede ser superior a la RMN o la TC para la detección y caracterización de tumores suprarrenales pequeños cuando se utiliza evaluación histológica postoperatoria como estándar de referencia.

La dificultad para acceder a la glándula suprarrenal izquierda con ecografía abdominal queda superada por medio de la USE debido a su proximidad a la pared posterior del cuerpo gástrico superior. La glándula suprarrenal izquierda se puede visualizar en casi todos los casos; en cambio, la identificación y evaluación completa de la glándula suprarrenal derecha desde el antro gástrico o el duodeno es técnicamente difícil y solo es posible en un tercio de las ocasiones. En este caso, sin embargo, es la ecografía transabdominal la técnica que permite una fácil identificación y exploración.

> ! La USE es la mejor técnica de imagen para explorar la glándula suprarrenal izquierda; los puntos de referencia son la cola pancreática, la aorta y el polo superior del riñón izquierdo. La glándula suprarrenal derecha se explora mejor con ecografía transabdominal.

Exploración de las glándulas suprarrenales

La imagen de la glándula suprarrenal izquierda se observa desde la porción superior del cuerpo gástrico a unos 45 cm de la arcada dentaria con el transductor ligeramente angulado y dirigido a la pared posterior del estómago. Cuando aparece la aorta con el origen del tronco celíaco, una combinación de ligera rotación en sentido horario y retracción del ecoendoscopio pone de manifiesto la glándula suprarrenal. El polo superior del riñón, la cola del páncreas y los vasos esplénicos sirven como estructuras de referencia. La glándula suprarrenal es visible directamente dorsal a la pared del estómago (v. **Fig. 58-23A**) o dorsal a la cola del páncreas (v. **Fig. 58-23B**).

En decúbito lateral izquierdo, la glándula suprarrenal derecha se visualiza desde el bulbo duodenal o desde la parte descendente del duodeno. El polo superior del riñón derecho y la vena cava inferior, detrás de la cual se puede identificar la glándula suprarrenal derecha, son puntos anatómicos de referencia útiles para su localización. Otra técnica descrita como más efectiva para explorar la glándula suprarrenal derecha es en posición de decúbito supino y en posición de decúbito lateral derecho, pero contradice las reglas endoscópicas básicas debido al alto riesgo de aspiración, además de a la dificultad para movilizar al paciente bajo sedación.

Lesiones focales

Lesiones focales sólidas hiperecogénicas

Estas lesiones son mioliopomas, lipomas y angiomiolipomas que suelen tener un contorno liso. La ecogenicidad heterogénea y las calcificaciones aparecen en función del tamaño. Se trata de lesiones benignas que en el 5-10 % de los casos constituyen un hallazgo incidental (**Fig. 58-24**).

Lesiones focales sólidas hipoecogénicas

Es un grupo heterogéneo de tumores con relevancia clínica variable. No existen criterios ecográficos fiables para diferenciar entre los tumores hipoecogénicos benignos y los malignos de la glándula suprarrenal. La historia del paciente y el contexto clínico son decisivos para establecer un diagnóstico diferencial y determinar el enfoque terapéutico. Desde el

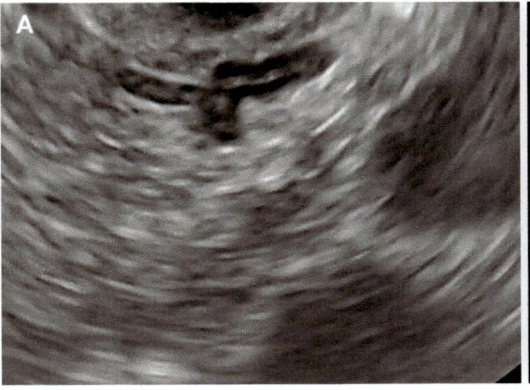
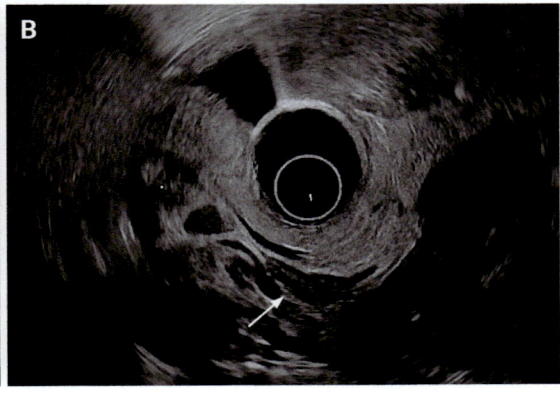

Figura 58-23. Apariencia de la glándula suprarrenal izquierda normal en localización próxima a la pared gástrica **(A)** y por detrás de la cola del páncreas **(B)**.

punto de vista práctico, lo más importante es distinguir entre adenoma y metástatasis, porque otros tumores como el carcinoma adrenal, el feocromocitoma y el linfoma son raros.

Adenomas suprarrenales. Son los tumores sólidos hipoecogénicos más frecuentes y normalmente son homogéneos, redondos u ovalados y de contorno liso (**Fig. 58-25**). Suelen ser hallazgos incidentales y el 70 % de ellos son hormonalmente inactivos.

Feocromocitomas. Son un tipo de tumor infrecuente. Suelen ser más grandes que los adenomas de las glándulas suprarrenales y tienen inhomogeneidades estructurales relacionadas con el tamaño debido a cambios regresivos (sangrado, degeneración quística, calcificaciones). Solo raras veces se muestran hiperecogénicos (**Fig. 58-26**). Aunque lo habitual es que sean hipervasculares, también pueden tener grandes áreas avasculares que corresponden a zonas de degeneración quística que se producen cuando el tumor crece.

Carcinomas suprarrenales. Son muy raros y pueden alcanzar tamaños significativos. La ecogenicidad varía según el tamaño, pero generalmente es heterogénea. La infiltración en la vena cava inferior no es inusual.

Metástasis. Después de los adenomas, las metástasis son el grupo más común de tumores hipoecogénicos de las glándulas suprarrenales. Las características típicas son contornos irregulares, heterogeneidad, pérdida de la anatomía de la glándula suprarrenal normal e infiltración en órganos adyacentes (**Fig. 58-27**). Las glándulas suprarrenales son un sitio de predilección para la diseminación metastásica en pacientes con cáncer de pulmón. También el cáncer gastrointestinal y pancreatobiliar, cáncer de mama, cáncer renal y melanoma metastatizan en las glándulas suprarrenales.

Otros tumores sólidos. Son muy raros e incluyen neuroblastomas (raros en adultos), oncocitomas, neoplasias mesenquimales (leiomiosarcoma, ganglioneuroma, schwannoma), linfomas suprarrenales primarios y hemangiomas.

Un agrandamiento seudotumoral de la glándula suprarrenal es posible en el caso de hemorragias, abscesos o tuberculosis.

Lesiones suprarrenales quísticas

Otro hallazgo raro son los quistes de las glándulas suprarrenales, que tienen forma ovalada y se disponen a lo largo del eje longitudinal del órgano. Pueden ser difíciles de diferenciar de los seudoquistes en la cola del páncreas o de los

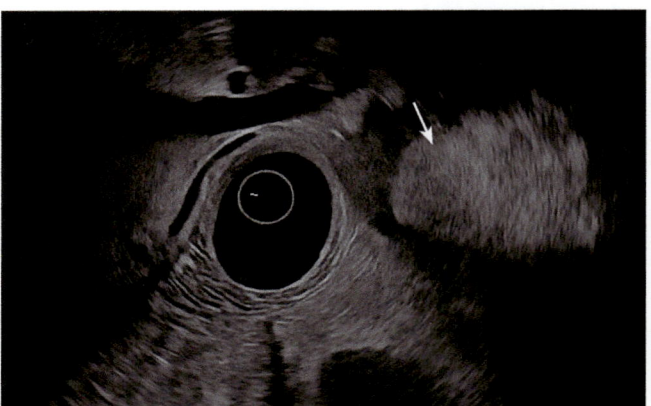

Figura 58-24. Voluminoso angiomiolipoma de 5 cm en la glándula suprarrenal derecha.

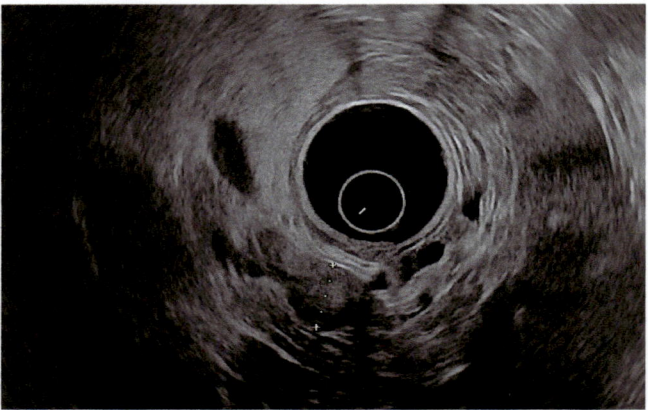

Figura 58-25. Lesión hipoecogénica de 14 mm en el cuerpo de la glándula suprarrenal izquierda correspondiente a un adenoma.

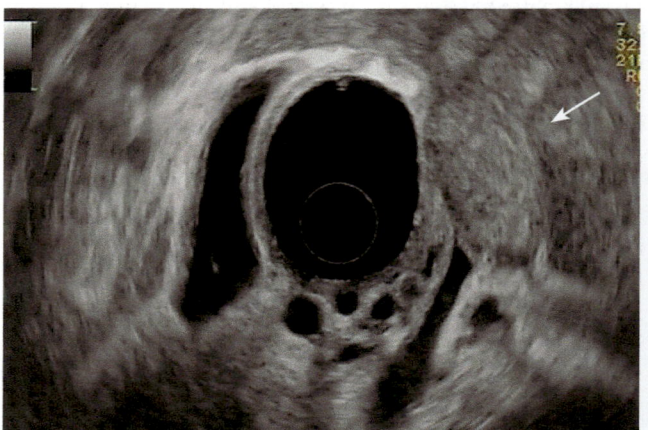

Figura 58-26. Lesión hipoecogénica en la glándula suprarrenal derecha de 2 cm. El estudio hormonal confirmó el diagnóstico de feocromocitoma y el paciente fue intervenido sin punción aspirativa con aguja fina guiada por ultrasonografía endoscópica.

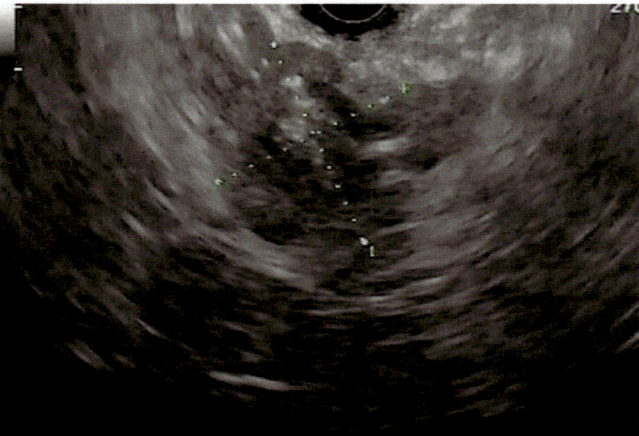

Figura 58-27. Lesión hipoecogénica y heterogénea en el cuerpo de la glándula suprarrenal izquierda. La punción aspirativa con aguja fina guiada por ultrasonografía endoscópica demostró infiltración por carcinoma epidermioide de pulmón.

quistes renales. Los quistes de las glándulas suprarrenales cumplen con los criterios conocidos: contorno externo hiperecogénico, anecoicos y refuerzo acústico posterior. Es importante tener en cuenta que, además de quistes benignos, pueden existir tumores quísticos poco frecuentes (feocromocitoma quístico, linfangioma quístico) y quistes hidatídicos suprarrenales.

> **!** En las glándulas suprarrenales, las lesiones hipoecogénicas, especialmente los adenomas y las metástasis, son significativamente más comunes que las lesiones sólidas hiperecogénicas y que las lesiones quísticas.

USE-PAAF de lesiones en las glándulas suprarrenales

La USE-PAAF de lesiones suprarrenales no es un procedimiento frecuente, en parte debido a avances en otras técnicas de imagen. Su principal indicación es la sospecha de metástasis en las glándulas suprarrenales en el contexto de un cáncer previo o actual, y siempre y cuando el diagnóstico de metástasis modifique la actitud terapéutica. Alrededor del 5 % de los pacientes con CPNM, por lo demás resecable, presentan una masa suprarrenal unilateral, y de estos, el 50 % son metástasis (el otro 50 % suele corresponder a adenomas). El tamaño y las características por imagen de las lesiones focales suprarrenales no son suficientes para establecer su naturaleza benigna o maligna y, por tanto, ante la sospecha de metástasis es necesaria la confirmación histológica. Cuando en este contexto se plantea la necesidad de USE-PAAF, es preciso descartar en primer lugar un feocromocitoma, ya que en este escenario particular podría estar contraindicada la USE-PAAF, debido no solo al mayor riesgo de sangrado que dificulta la cirugía posterior, sino al riesgo de crisis hipertensivas graves que, aunque raras, son muy peligrosas. Para ello se solicitará, antes de la USE-PAAF, un perfil hormonal en orina de 24 horas con determinación de catecolaminas, ácido vanilmandélico y metanefrinas.

> **!** • Las metástasis suprarrenales solitarias a menudo son difíciles de distinguir de los tumores suprarrenales benignos con base en las características morfológicas.
> • La USE-PAAF de una lesión focal en la glándula suprarrenal en pacientes con cáncer conocido o sospechado tiene un impacto significativo en la estadificación TNM.
> • Antes de realizar una USE-PAAF de una lesión focal en la glándula suprarrenal es recomendable un estudio hormonal para descartar la posibilidad de feocromocitoma.

Los datos sobre la utilidad de USE-PAAF en el diagnóstico de masas suprarrenales son limitados. La mayoría de los estudios publicados han incluido un pequeño número de pacientes o carecen de estándares de referencia estrictos para evaluar la precisión diagnóstica de esta técnica. Una revisión sistemática de 19 estudios incluyó a 1.712 pacientes con cáncer de pulmón sometidos a evaluación de metástasis

suprarrenales por ecoendoscopia. La USE-PAAF fue posible siempre que la glándula suprarrenal izquierda fue visualizada (el 96 % de las ocasiones). La tasa de malignidad fue del 42 %, con una probabilidad de malignidad residual del 7 % en caso de resultado negativo de la USE-PAAF. No se observaron complicaciones relacionadas con la USE-PAAF.

> **!** La USE-PAAF es una alternativa fiable y segura a la adrenalectomía o biopsia percutánea guiada por otras pruebas de imagen en el diagnóstico de lesiones focales suprarrenales.

OTRAS LESIONES EXTRADIGESTIVAS COMUNES

Se trata de lesiones sin clara organodependencia que asientan en los diferentes espacios anatómicos del abdomen, así como patologías benignas o malignas en otros órganos que rara vez son la indicación primaria de la USE y que, por tanto, constituyen hallazgos incidentales.

Peritoneo

Carcinomatosis peritoneal. El peritoneo y el epiplón pueden estar afectados por metástasis de una variedad de cánceres (carcinomatosis peritoneal por cánceres gastrointestinales, pancreáticos y ováricos), por tumores primarios (mesotelioma) o por procesos benignos infecciosos (tuberculosis) e inflamatorios (pancreatitis aguda). Para la mayoría de los cánceres, la carcinomatosis peritoneal indica un estadio metastásico no curativo y un pronóstico desfavorable. El desafío para el médico es diagnosticar con precisión la presencia y el alcance de la carcinomatosis a tiempo para evitar procedimientos quirúrgicos mórbidos innecesarios.

La carcinomatosis se manifiesta de manera variable por la presencia de engrosamiento, masas o pequeños depósitos tumorales en la superficie peritoneal o del epiplón. La ascitis está presente solo en alrededor de un tercio de los pacientes. Las patologías peritoneales y omentales son a menudo difíciles de detectar y diagnosticar con precisión mediante el uso de TC y RMN debido a las características de imagen inespecíficas y superpuestas. Este dilema diagnóstico se hace más complejo en países con una alta prevalencia de tuberculosis, en los que la ascitis tuberculosa se presenta con depósitos peritoneales que imitan la ascitis maligna. Por tanto, una modalidad de imagen ideal para la detección de carcinomatosis peritoneal es aquella con una alta resolución para detectar pequeños depósitos peritoneales y con la capacidad de permitir el muestreo para la confirmación histológica.

Con la USE, el peritoneo y el epiplón no son claramente perceptibles en ausencia de enfermedad por ser isoecoicos con respecto a las estructuras circundantes; sin embargo, gracias a su poder de resolución, la USE es capaz de mostrar engrosamientos peritoneales o implantes tumorales, especialmente cuando están acompañados por ascitis, que proporciona un contraste de ecogenicidad entre la ascitis anecoica y los implantes relativamente más ecogénicos (**Fig. 58-28**). En un estudio reciente, la sensibilidad, especificidad y precisión de

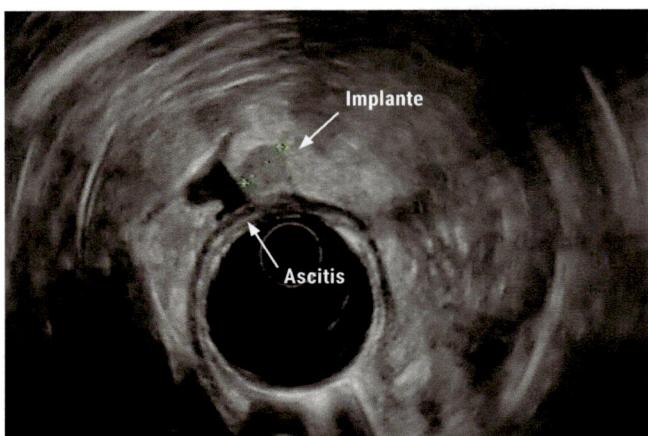

Figura 58-28. Implante peritoneal perigástrico de 1 cm en una paciente con cáncer de ovario. Nótese la presencia de una mínima cantidad de ascitis adyacente.

la USE-PAAF frente a TC/RMN en la detección de carcinomatosis peritoneal fue del 91 frente al 28 %; del 100 frente al 85 %, y del 94 frente al 47 %, respectivamente. Entre los 32 pacientes que fueron considerados resecables por TC/RMN, la USE convirtió a 21 (65,6 %) en irresecables, lo que refleja el importante impacto de la USE sobre la estadificación y la resecabilidad.

> La USE-PAAF es más sensible y específica que la RMN y la TC en el diagnóstico de carcinomatosis peritoneal, con un impacto significativo en la estadificación y la determinación de resecabilidad de los tumores.

Patología de los ligamentos peritoneales. Los ligamentos peritoneales son pliegues con una doble capa peritoneal que conectan los órganos intraperitoneales a la pared abdominal. Estos ligamentos no solo actúan como conductos para el paso de los vasos sanguíneos y linfáticos desde el retroperitoneo hasta los órganos intraperitoneales, sino que también proporcionan una vía para la propagación de los procesos patológicos. Dos de ellos, el ligamento gastrohepático y el ligamento hepatoduodenal, son de especial relevancia por ser asiento frecuente de adenopatías en diversos procesos infecciosos, inflamatorios y neoplásicos (**Figs. 58-29** y **58-30**).

El ligamento gastrohepático ocupa el área comprendida entre el estómago y la superficie visceral del hígado. El ligamento hepatoduodenal encierra la vena porta, la arteria hepática y el conducto biliar común en la superficie visceral del hígado. Este ligamento actúa como una vía para la propagación de enfermedades hacia el hígado y desde él. A través del ligamento hepatoduodenal, los tumores del páncreas, el duodeno y el estómago se pueden diseminar a los ganglios periportales y al hígado, y los tumores del hígado se pueden diseminar a los ganglios periportales y del tronco celíaco.

Las metástasis en estos ligamentos tienen una importancia clínica significativa, pues representan enfermedad en estadio III. La exploración endosonográfica de los ligamentos es, por tanto, útil en la estadificación de neoplasias y la punción de adenopatías para la toma de decisiones con respecto a la terapia neoadyuvante. No obstante, también son detectables adenopatías benignas en el ligamento hepatoduodenal en pacientes con hepatitis aguda, hepatitis víricas crónicas, afecciones inflamatorias de la vía biliar, sarcoidosis, etc.

Retroperitoneo

Los tumores retroperitoneales primarios incluyen un grupo diverso, y con frecuencia raro, de tumores que surgen dentro del retroperitoneo, pero que no se originan en ningún órgano retroperitoneal.

Se clasifican en función de su aspecto predominante en sólidos o quísticos. Las masas retroperitoneales sólidas incluyen entidades neoplásicas como linfomas (**Fig. 58-31**), tumores mesenquimatosos y tumores de células germinales. Las masas retroperitoneales primarias quísticas son infrecuentes e incluyen tumores como teratomas maduros, cistoadenomas mucinosos y mesoteliomas quísticos (**Fig. 58-32**). Los ganglios linfáticos metastásicos causados por tumores primarios de otras localizaciones también pueden observarse en el espacio retroperitoneal.

Son pocas las características de imagen distintivas de los tumores retroperitoneales primarios que presentan una apariencia en las pruebas de imagen superponible, lo que puede plantear un desafío diagnóstico. La mayoría de las lesiones

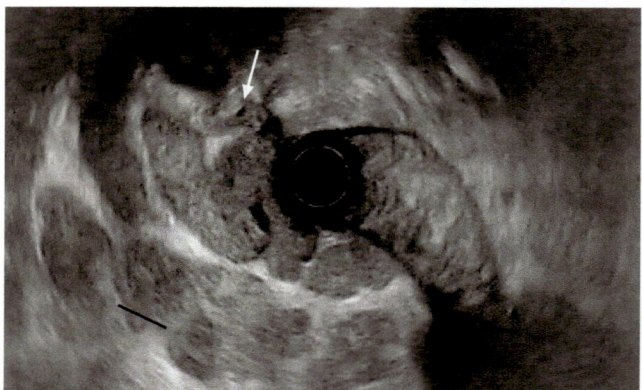

Figura 58-29. Voluminosas adenopatías inflamatorias en el ligamento hepatoduodenal en un paciente con colecistitis aguda.

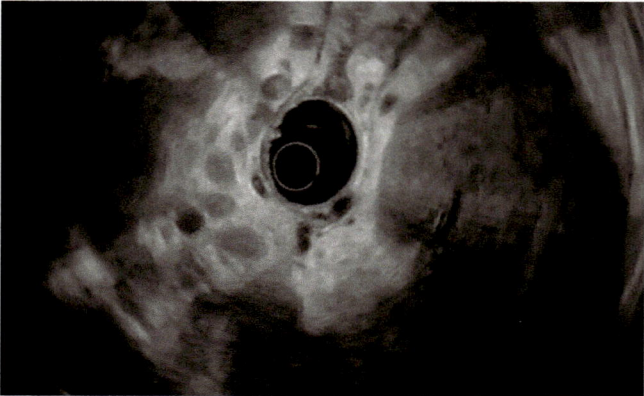

Figura 58-30. Adenopatías de pequeño tamaño, redondeadas e hipoecogénicas en el ligamento gastrohepático. Se trata de adenopatías metastásicas en paciente con cáncer gástrico (no aparece en la imagen por localización más distal en zona antral).

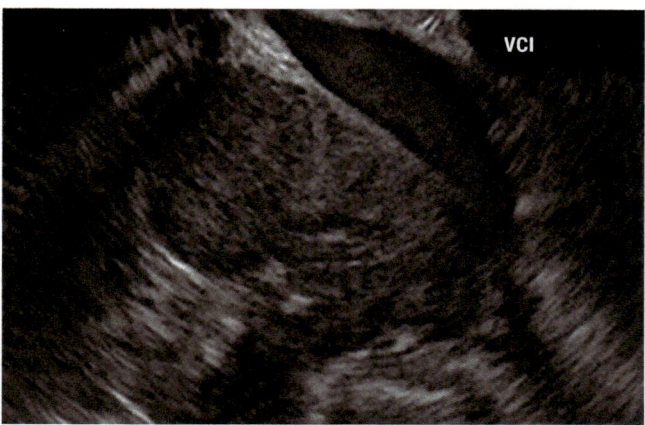

Figura 58-31. Linfoma retroperitoneal. VCI: vena cava inferior.

retroperitoneales se encuentran en estrecha proximidad a otros tejidos y órganos, como el hígado, el bazo, los riñones y los vasos sanguíneos principales, por lo que los intentos de punción percutánea para obtener un diagnóstico tisular pueden causar complicaciones de sangrado y lesiones viscerales. En cambio, la proximidad de estas lesiones a la pared gastrointestinal hace que sean más fácilmente accesibles y con menos complicaciones por vía endosonográfica. Con la USE-PAAF se ha demostrado una sensibilidad superior al 92 %. Cuando se plantea usar la USE-PAAF en una masa retroperitoneal, se debe siempre considerar la posibilidad, aunque infrecuente, de paranglioma y, al igual que con los feocromocitomas de las glándulas suprarrenales, solicitar la determinación previa de ácido vanilmandélico y metanefrinas en orina de 24 horas por el riesgo de crisis hipertensivas graves durante la punción.

> La proximidad de las lesiones retroperitoneales a la pared gastrointestinal hace que sean más fácilmente accesibles a la punción por vía endosonográfica y con menos complicaciones.

Tiroides

El tiroides, aunque no es explorado de forma rutinaria por los endoscopistas, debido a su proximidad a la pared esofágica, habitualmente es observado durante la retirada del ecoendoscopio justo por debajo del cartílago cricoides, a unos 18 cm de la arcada dentaria. Diferentes lesiones como nódulos, quistes e incluso cánceres no detectados en estudios radiológicos previos pueden ser diagnosticados durante la exploración endosonográfica, aunque es más común que constituyan hallazgos incidentales (**Fig. 58-33**). No obstante, en la mayoría de los casos, el lóbulo derecho del tiroides se visualiza más fácilmente que el lóbulo izquierdo y no es posible visualizar los lóbulos superiores de la glándula tiroides. Para lograr un buen examen de las porciones superiores de la glándula tiroidea, el ecoendoscopio debería estar posicionado en la faringe o muy cerca de la parte superior del esófago. Esta posición es inestable y suele producir náuseas y malestar en el paciente. Por este motivo, la USE no sustituye a la ecografía percutánea convencional, aunque puede ser la única alternativa en pacientes con una masa tiroidea retrosternal que no es susceptible de PAAF convencional percutánea. Además, la USE es más sensible para detectar la invasión esofágica por cáncer de tiroides que la endoscopia y la RMN, especialmente en tumores que afectan a los lóbulos medio e inferior.

Riñones

El riñón derecho se visualiza fácilmente ubicando el transductor en la segunda porción del duodeno y girando el ecoendoscopio de forma lateral. El riñón izquierdo se visualiza cuando el transductor se enfrenta de forma posterolateral al cuerpo del estómago. Las referencias para su correcta identificación son la aorta, la cola del páncreas, los vasos esplénicos y la glándula suprarrenal izquierda. Tienen una ecogenicidad compleja, con un parénquima hipoecogénico y áreas hiperecogénicas que representan el sistema calicial. Las lesiones más frecuentes en los riñones son los quistes parenquimatosos (**Fig. 58-34**) y la dilatación del sistema excretor.

La biopsia de tumores renales se hace tradicionalmente mediante PAAF percutánea guiada por ecografía o TC. Existen pocos estudios sobre el uso de la USE-PAAF en este contexto, que indican que es una técnica factible y segura. En la mayoría de los casos, el tratamiento de las lesiones renales se basa en las características de las lesiones por imagen, por lo que la PAAF estaría solo indicada en aquellos casos en los que el resultado pueda modificar la actitud terapéutica. Además, la imposibilidad para explorar de forma completa ambos riñones hace que no todas las lesiones sean accesibles por USE.

La USE-PAAF, quizás, esté mejor indicada en las lesiones renales centrales y anteriores, mientras que en los tumores de la parte posterior del riñón el acceso percutáneo sea proba-

Figura 58-32. A y **B)** Lesión abigarrada de aspecto sólido-quístico, tabicada, de localización pararrenal derecha en un paciente de 26 años. El estudio anatomopatológico del espécimen quirúrgico fue compatible con quiste mesotelial retroperitoneal infectado.

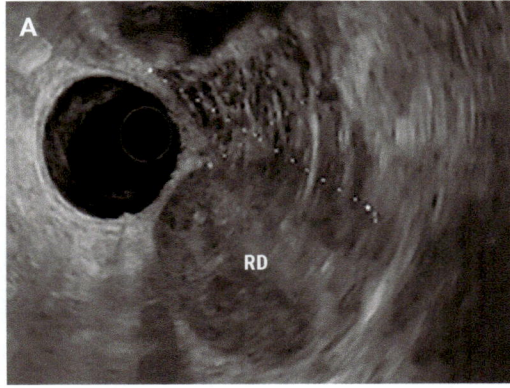

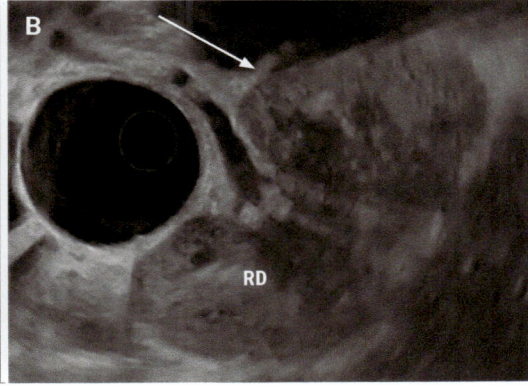

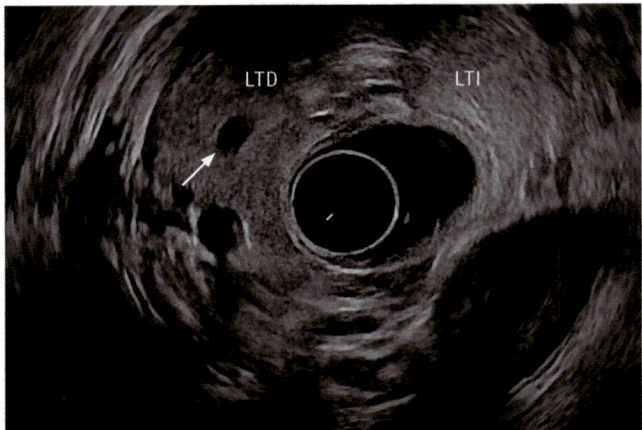

Figura 58-33. Apariencia de ambos lóbulos tiroideos por ultrasonografía endoscópica con pequeño quiste incidental en el lóbulo derecho. LTD: lóbulo tiroideo derecho; LTI: lóbulo tiroideo izquierdo.

blemente superior. Estas limitaciones restringen la aplicación generalizada de la USE en esta indicación (**Fig. 58-35**).

Bazo

El bazo aparece como una estructura homogénea, vista junto a la cola del páncreas, el riñón izquierdo y la pared gástrica. Es similar al hígado en ecogenicidad, excepto que carece de conductos y vasos.

El bazo accesorio es una anomalía congénita frecuente y es el hallazgo más común relacionado con el bazo durante una exploración endosonográfica de dicho órgano. Está situado adyacente al hilio esplénico en alrededor del 80 % de los pacientes y en la cola del páncreas en el 20 % restante. Ocasionalmente, se sitúa a lo largo de la arteria esplénica o en cualquier lugar de la cavidad abdominal. Es solitario en la mayoría de los casos, pero puede ser múltiple en un pequeño porcentaje. Por lo general, es redondo u ovalado, con un margen externo regular y bien delimitado. Es siempre homogéneo y generalmente tiene una ecogenicidad similar a la del bazo adyacente (**Fig. 58-36**).

Es importante conocer las características endosonográficas que indican un bazo accesorio, porque es una anomalía

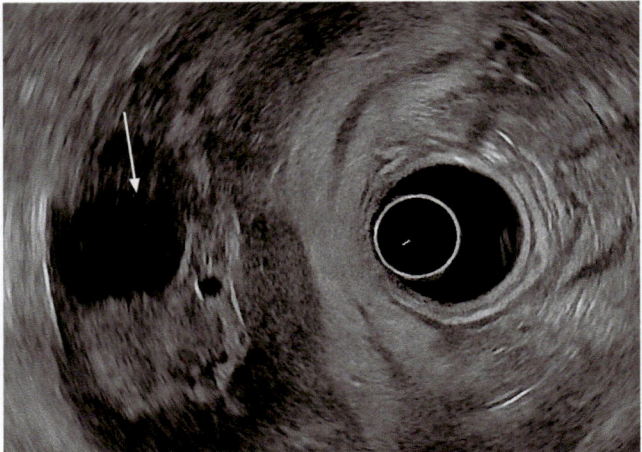

Figura 58-34. Quiste simple en riñón izquierdo.

congénita común que puede llevar a un diagnóstico erróneo de tumor o adenopatía. No obstante, en los casos en que se sospecha una neoplasia maligna y no está claro si la lesión es en realidad un bazo accesorio, una neoplasia o una adenopatía, la USE-PAAF puede confirmar el diagnóstico.

> ! El bazo accesorio es un hallazgo muy frecuente que se debe conocer para evitar diagnósticos erróneos de neoplasia o adenopatía.

El hemangioma es la neoplasia primaria más frecuente del bazo. El patrón ecográfico más común no difiere del angioma hepático. En los hemangiomas mayores de 2 cm, en general, se aprecia una masa heterogénea e hiperecogénica con múltiples áreas hipoecogénicas de pequeño tamaño (**Fig. 58-37**).

El linfoma constituye la enfermedad neoplásica maligna más frecuente en el bazo. Habitualmente se trata de linfomas secundarios. Puede adoptar tres patrones: infiltración difusa microscópica sin esplenomegalia (indetectable por ecografía), esplenomegalia con infiltración difusa microscópica y una o varias lesiones de diferente tamaño (**Fig. 58-38**). Las lesiones focales típicas de los linfomas son hipoecogénicas. Por lo general, las lesiones quísticas y las metástasis esplénicas son muy infrecuentes.

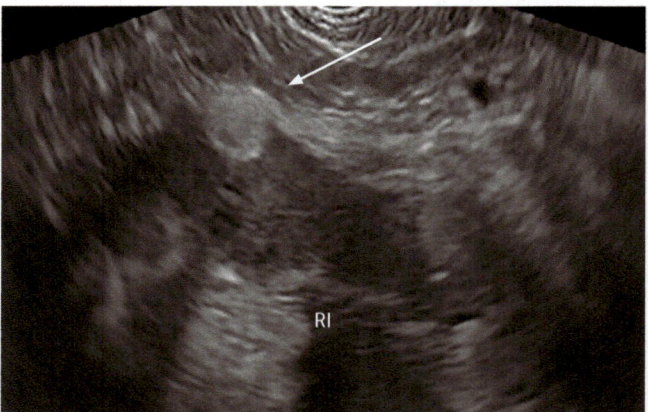

Figura 58-35. Pequeño angiomiolipoma en riñón izquierdo. RI: riñón izquierdo.

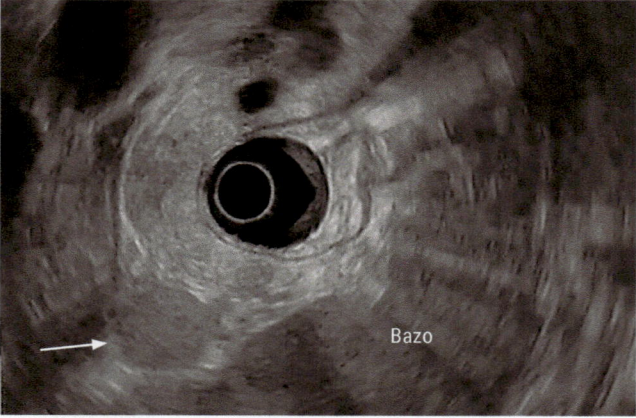

Figura 58-36. Bazo accesorio en el hilio esplénico con ecogenicidad idéntica al parénquima del bazo adyacente.

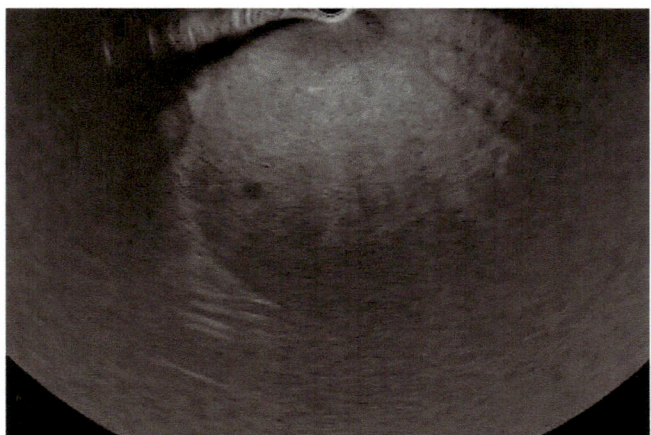

Figura 58-37. Lesión sólida de gran tamaño, discretamente hiperecogénica y con algún espacio microquístico correspondiente a hemangioma esplénico.

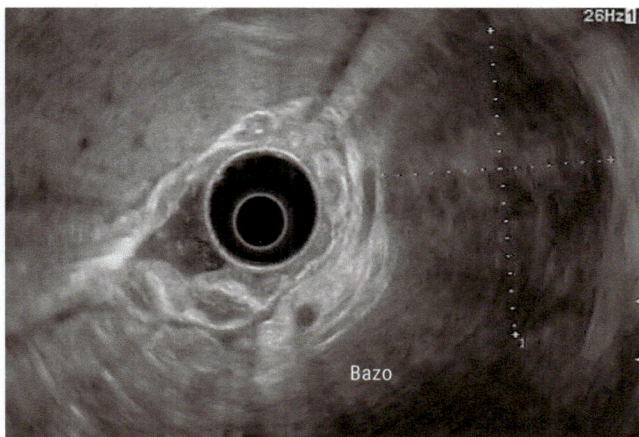

Figura 58-38. Lesión focal esplénica hipoecogénica en paciente con linfoma no hodgkiniano de tipo B.

Endometriosis

La USE es un examen de segunda línea en el estudio de la endometriosis pélvica, para las que la RMN pélvica y la ecografía transvaginal son las exploraciones fundamentales. La USE es preferible a la ecografía endorrectal con sonda rígida porque la afectación digestiva pélvica asienta con mayor frecuencia en el recto alto, se extiende hacia la transición rectosigmoidea en el 30 % de los casos y se acompaña de una segunda ubicación en sigma en alrededor del 15 % de los casos. En la actualidad se considera el examen más fiable para diagnosticar la infiltración de la pared digestiva. Es un examen esencial cuando se planea un tratamiento quirúrgico para no ignorar una afectación digestiva cuando se sospecha, y para especificar su extensión en altura y profundidad cuando la afectación digestiva es conocida, debido a su implicación en el tipo de cirugía idónea.

La afectación del aparato digestivo se reconoce en presencia de un engrosamiento de la muscular propia en continuidad con un nódulo peridigestivo hipoecogénico (**Fig. 58-39**), con mayor frecuencia de origen ginecológico: afectación de la transición recto-sigma en caso de endometrioma ovárico, recto alto si el origen es el cérvix uterino y afectación de recto medio-alto si el origen está en el tercio superior de la vagina. Cuando el diagnóstico de endometriosis no es conocido, el

hallazgo de este tipo de lesión planteará dudas sobre un posible tumor submucoso o un proceso neoplásico infiltrativo extrínseco. La USE-PAAF en estos casos es un procedimiento mínimamente invasivo para descartar el diagnóstico de neoplasia.

> **!** La USE es la técnica más sensible para detectar infiltración de la pared digestiva en la endometriosis pélvica y, por tanto, de gran valor antes de planear el tratamiento quirúrgico.

Tumores retrorrectales

Los tumores retrorrectales son un grupo de tumores raros y diversos que se desarrollan dentro del espacio retrorrectal. Suelen ser benignos y congénitos, con un claro predominio femenino. El hamartoma quístico o quiste del intestino caudal es el tumor más común, la mayoría de las veces benigno, pero es posible una transformación maligna en adenocarcinoma o tumor carcinoide. Además, estos quistes pueden fistulizar al recto e infectarse (**Fig. 58-40**). El cordoma es el tumor maligno más frecuente. La RMN es el examen de referencia para el diagnóstico y evaluación de tumores retrorrectales. No obstante, la USE rectal es un examen útil para evaluar las relaciones entre el tumor, la pared del recto y el esfínter, más

Figura 58-39. **A** y **B)** Lesión de aspecto infiltrativo en la pared del recto que causa estenosis relativa (v. **Fig. 58-37**) en paciente histerectomizada por endometriosis. Con ultrasonografía endoscópica se objetivó un engrosamiento hipoecogénico de la muscular propia extendido fuera de la pared rectal compatible con endometriosis residual (v. **Fig. 58-38**).

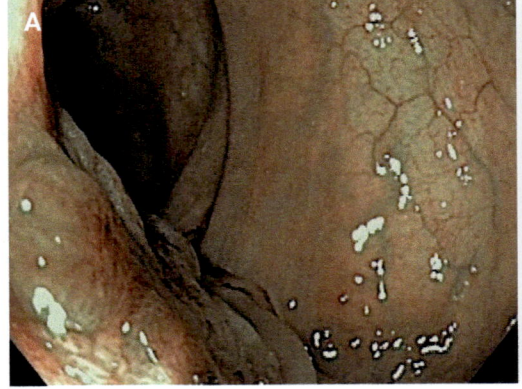
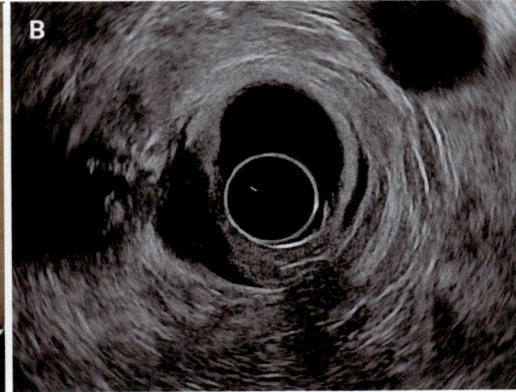

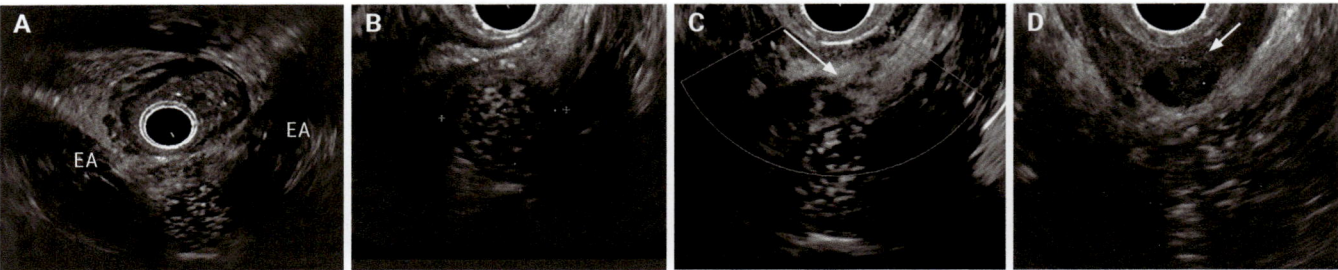

Figura 58-40. A y **B)** Hamartoma quístico retrorrectal. **C** y **D)** Con fístula recto-anal. Hallazgo incidental asintomático en mujer de 81 años en la tomografía computarizada de estadificación por cáncer colorrectal en colon derecho. EA: músculo elevador del ano.

difíciles de ver en la RMN en este espacio tan limitado. La ecoendoscopia combinada con la TC permite, para lesiones pequeñas, visualizar la extensión, la infiltración de órganos vecinos, diferenciar entre lesiones sólidas y líquidas, únicas o multiquísticas, y si hay invasión de la muscular rectal. Esto permite una orientación diagnóstica sobre la naturaleza histológica de la lesión y la estadificación TNM.

En la práctica, se deben evitar las biopsias de tumores quísticos típicos porque suelen ser benignos y el riesgo de complicaciones, fundamentalmente infecciosas, es alto. Sin embargo, en el caso de un tumor sólido, la biopsia puede ser útil. El tipo histológico es un dato preoperatorio importante, susceptible de modificar el manejo quirúrgico y la indicación de tratamiento neoadyuvante (linfoma, GIST, tumor de Ewing, osteosarcoma, neurofibrosarcoma, tumor desmoide). Siempre se debe descartar un meningocele antes de la biopsia porque entonces existe riesgo de meningitis.

> ! En el estudio de los tumores retrorrectales, la USE rectal es un examen útil para evaluar las relaciones entre el tumor, la pared del recto y el esfínter.

Patología cardiovascular

Debido a la proximidad del ecoendoscopio a las estructuras cardíacas y los grandes vasos del mediastino y el abdomen, así como a su imagen de alta resolución, la USE permite una evaluación en tiempo real de la anatomía cardiovascular. Por este motivo, es importante que el endoscopista tenga conciencia de posibles hallazgos incidentales en el territorio cardiovas-

cular que puedan guardar relación con el proceso clínico del paciente o permitir la detección temprana de patología silente y la optimización de las estrategias terapéuticas. Además de la presencia de circulación colateral, varices, trombosis del eje esplenoportal y aneurismas de la arteria esplénica y hepática, hallazgos familiares para el gastroenterólogo, se han descrito en la literatura médica otros hallazgos incidentales, pero relevantes, durante procedimientos rutinarios que deben alertar al gastroenterólogo, como embolia pulmonar, vegetaciones en válvulas cardíacas, trombos o tumores auriculares, disección aórtica, etc. (**Fig. 58-41**).

COMPRESIONES EXTRÍNSECAS

Debido a que la USE ayuda a visualizar con detalle las capas de la pared del aparato digestivo, puede diferenciarse fácilmente la naturaleza intramural o extramural de las protrusiones luminales que simulan lesiones submucosas de tipo masa. Cuando la USE demuestra la integridad de todas las capas de la pared del aparato digestivo, entre la luz y la lesión, se puede decir con seguridad que la lesión es una compresión causada por una estructura extramural. Su precisión para distinguir un tumor submucoso de una compresión extraluminal es casi del 100 %, superior a la de la endoscopia, la ecografía y la TC.

Con la USE, el área sospechosa de la impresión gástrica debe observarse mediante un método de dos pasos. Primero, a una frecuencia baja de 7,5 MHz, se valorará la relación grosera entre la estructura extramural y la pared intestinal. Luego, a una frecuencia mayor de 12 MHz, debe evaluarse cuidadosamente la capa serosa hiperecogénica externa para determinar si

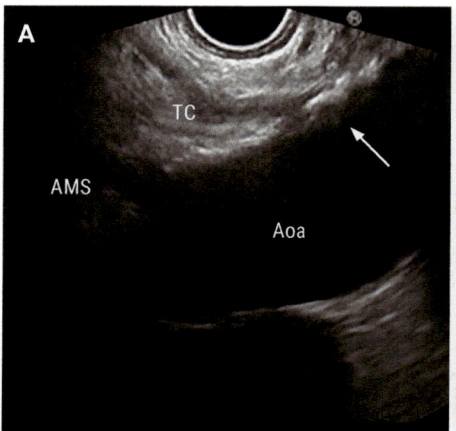

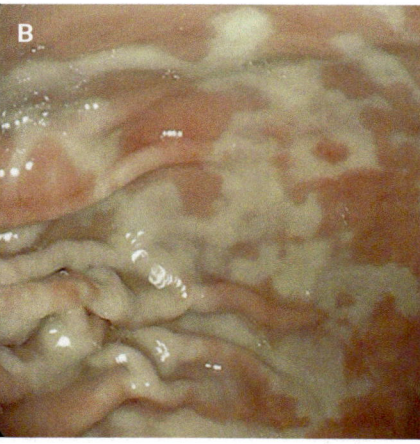

Figura 58-41. Ultrasonografía endoscópica realizada para exploración pancreática por dolor abdominal y síndrome constitucional en mujer de 67 años con tomografía computarizada abdominal sin hallazgos de interés. **A)** Tronco celíaco con luz de calibre reducido y presencia de calcificaciones en su origen en la aorta. **B)** Blanqueamiento espontáneo de la mucosa gástrica al finalizar el procedimiento y tras la insuflación (signo sugestivo de potencial isquemia mesentérica). La revisión retrospectiva de la tomografía computarizada confirmó la presencia de ateromatosis en el origen del tronco celíaco que había pasado inadvertida. Se colocó endoprótesis vascular con mejoría evidente del cuadro clínico. AMS: arteria mesentérica superior; Aoa: aorta; TC: tronco cefálico.

se encuentra intacta o no. Este método sirve para diferenciar entre la impresión de la pared gástrica y la infiltración de la pared gástrica causada por un tumor extragástrico.

Aunque las estructuras extramurales que comprimen la pared del aparato digestivo son en ocasiones masas patológicas, es más probable que estos hallazgos representen estructuras anatómicas normales. El bazo normal suele causar una impronta en el fundus gástrico (**Fig. 58-42**) y en la parte superior del cuerpo gástrico; en cambio, la vesícula biliar puede comprimir el antro o el bulbo duodenal (**Fig. 58-43**). Una compresión gástrica transitoria, a menudo, es causada por asas intestinales. Otras causas de impresión gástrica son los vasos esplénicos, la cola del páncreas y el lóbulo izquierdo del hígado. Estructuras patológicas como los seudoquistes pancreáticos, aneurismas de la arteria esplénica, aneurismas aórticos, tumores quísticos del páncreas o del hígado (**Figs. 58-44** y **58-45**), hemangiomas hepáticos, tumores de colon y los linfomas también pueden

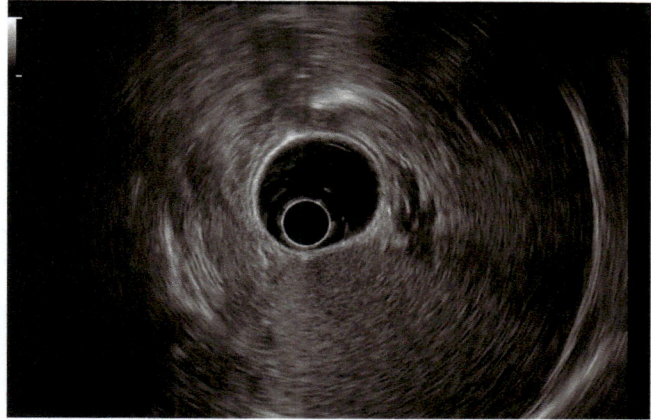

Figura 58-42. Compresión gástrica por el bazo en un paciente con esplenomegalia.

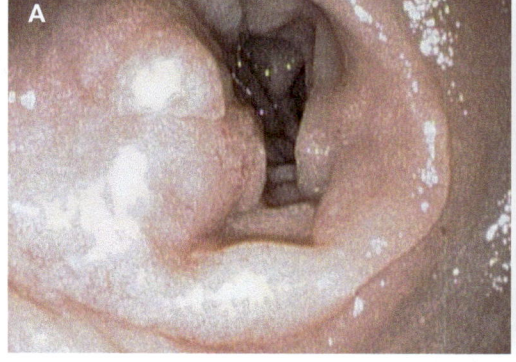
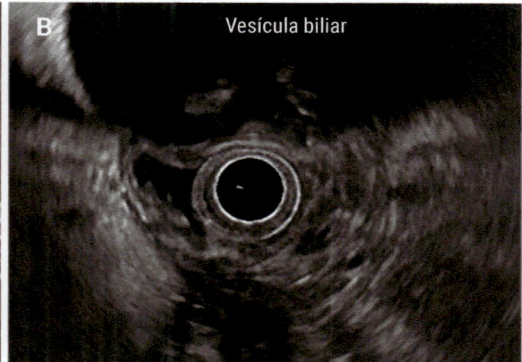

Figura 58-43. A) Compresión extrínseca en la cara anterior del bulbo duodenal. **B)** La ultrasonografía endoscópica confirmó compresión extrínseca por la vesícula biliar distendida en paciente con ictericia obstructiva por coledocolitiasis.

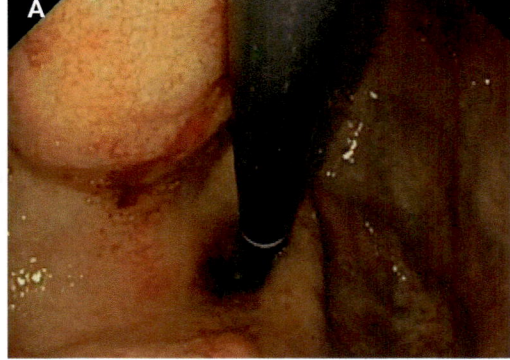
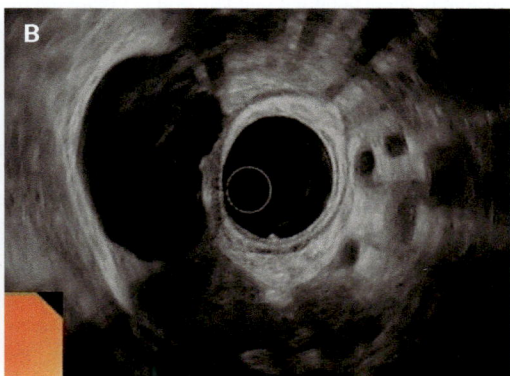

Figura 58-44. A y **B)** Lesión en cuerpo gástrico con impronta en la luz y mucosa de aspecto normal. Con la sospecha de tumor submucoso, se realizó ultrasonografía endoscópica y se confirmó compresión extrínseca por quiste en lóbulo hepático izquierdo exofítico de 4 × 3 cm.

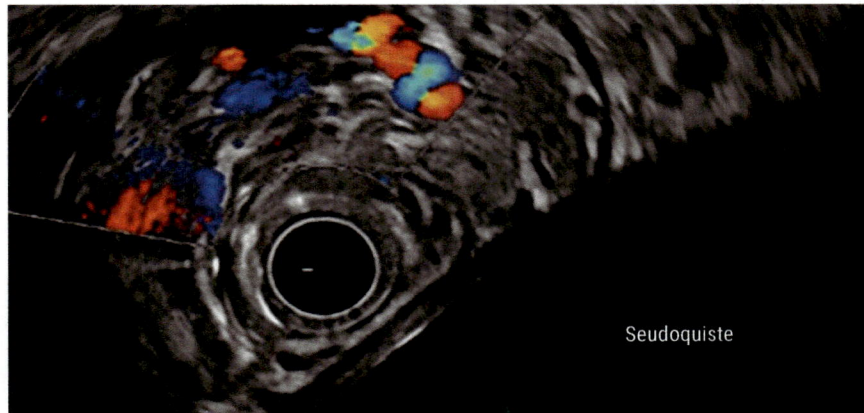

Figura 58-45. Compresión extrínseca del cuerpo gástrico por seudoquiste de 18 cm en paciente con pancreatitis aguda. Obsérvese también la existencia de varices gástricas por trombosis de la vena esplénica en el curso de la pancreatitis aguda.

producir compresiones endoscópicamente visibles en la pared gástrica.

Estructuras adyacentes, como el arco aórtico y las vértebras, también pueden comprimir el esófago. Otras causas potenciales de la compresión esofágica son las anomalías vasculares, como un arco aórtico descendente derecho, ramas anómalas del arco aórtico (por ejemplo, una arteria subclavia lusoria), aneurismas y dilatación de la aurícula izquierda (**Fig. 58-46**). Las adenopatías mediastínicas o los tumores mediastínicos,

el cáncer de pulmón y los linfomas son también causa de compresión esofágica.

- La USE es la técnica de elección para distinguir entre tumor submucoso y compresión extraluminal.
- La mayoría de las compresiones extrínsecas del aparato digestivo son provocadas por estructuras anatómicas y órganos normales.

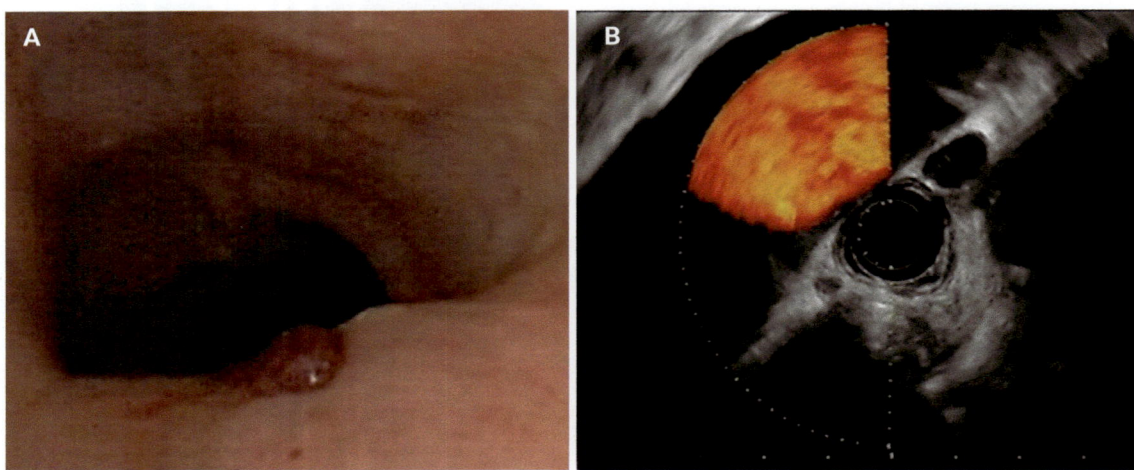

Figura 58-46. A y **B)** Gastroscopia por sangrado digestivo alto autolimitado que demuestra un pequeño coágulo adherido a la mucosa esofágica sobre una zona abombada con aspecto de compresión extrínseca frente a tumor submucoso (v. **Fig. 58-42**). La ultrasonografía endoscópica puso de manifiesto la aposición inmediata con una dilatación aneurismática del cayado aórtico (v. **Fig. 58-43**). La tomografía computarizada confirmó la existencia de ateromas ulcerados en el cayado aórtico y un aumento de partes blandas en la grasa mediastínica adyacente con borrosidad del plano graso con la pared posterior izquierda del esófago proximal, compatible con fístula aortoesofágica. Se procedió a colocar una prótesis aórtica con carácter urgente y se observó resolución completa en la evolución posterior.

PUNTOS CLAVE

- En la práctica clínica diaria, la actividad cada vez más sobrecargada de las agendas de ecoendoscopia puede hacer que los endoscopistas sean propensos a limitar la exploración al área objetivo de estudio, sin hacer un examen completo. Esta actitud puede impedir la detección de patologías clínicamente relevantes.
- Un aspecto fundamental de la exploración con USE es que un examen ecoendoscópico no debe limitarse a un área única,

sino que también debe incluir un examen sistemático y detallado.
- Otro aspecto fundamental es el papel potencial de la USE en el diagnóstico de patologías no digestivas. Puede parecer extraño que un ecoendoscopista diagnostique un aneurisma aórtico o un cáncer de tiroides; sin embargo, esta información es clínicamente relevante y contribuye a la gestión global de un caso clínico.

BIBLIOGRAFÍA

American Joint Committee on Cancer. Cancer staging manual. 8ª edición. Estados Unidos: Springer; 2018. p. 431-56.

Annema JT, van Meerbeeck JP, Rintoul RC, Dooms C, Deschepper E, Dekkers OM et al. Mediastinoscopy vs endosonography for mediastinal nodal staging of lung cancer: a randomized trial. JAMA. 2010;304(20):2245-52.

Annema JT, Veseliç M, Rabe KF. EUS-guided FNA of centrally located lung tumours following a non-diagnostic bronchoscopy. Lung Cancer. 2005;48:357-61.

Barawi M, Bekal P, Gress F. Accessory spleen: a potential cause of misdiagnosis at EUS. Gastrointest Endosc. 2000;52(6):769-72.

Barraqué M, Filippello A, Brek A, Baccot S, Porcheron J, Barabino G. Surgical management of retro-rectal tumors in the adult. J Visc Surg. 2019;156(3):229-37.

Chen F, Bao H, Deng Z, Zhao Q, Tian G, Jiang TA. Endoscopic ultrasound-guided sampling using core biopsy needle for diagnosis of left-lobe

hepatocellular carcinoma in patients with underlying cirrhosis. J Cancer Res Ther. 2020;16(5):1100-05.

De Leyn P, Dooms C, Kuzdzal J, Lardinois D, Passlick B, Rami-Porta R et al. Revised ESTS guidelines for preoperative mediastinal lymph node staging for non-small-cell lung cancer. Eur J Cardiothorac Surg. 2014;45(5):787-98.

Desplats V, Vitte RL, du Cheyron J, Roseau G, Fauconnier A, Moryoussef F. Preoperative rectosigmoid endoscopic ultrasonography predicts the need for bowel resection in endometriosis. World J Gastroenterol. 2019;25(6):696-706.

DeWitt J, Gress FG, Levy MJ, Hernandez LV, Eloubeidi MA, Mishra G et al. EUS-guided FNA aspiration of kidney masses: a multicenter U.S. experience. Gastrointest Endosc. 2009;70(3):573-8.

Elhakim A, Karkour K, Sauter P, Rode M, Elhakim M, Radke PW et al. The role of endosonography in cardiology: case series and literature review. Eur Heart J Imaging Meth Pract. 2023;1(1):qyad002.

Erickson RA, Tretjak Z. Clinical utility of endoscopic ultrasound and endoscopic ultrasound-guided fine needle aspiration in retroperitoneal neoplasms. Am J Gastroenterol. 2000;95(5):1188-94.

Fritscher-Ravens A, Mylonaki M, Pantes A, Topalidis T, Thonke F, Swain P. Endoscopic ultrasound-guided biopsy for the diagnosis of focal lesions of the spleen. Am J Gastroenterol. 2003;98(5):1022-107.

Gadour E, Awad A, Hassan Z, Shrwani KJ, Miutescu B, Okasha HH. Diagnostic and therapeutic role of endoscopic ultrasound in liver diseases: A systematic review and meta-analysis. World J Gastroenterol. 2024;30(7):742-58.

Hirdes MM, Schwartz MP, Tytgat KM, Schlösser NJ, Sie-Go DM, Brink MA et al. Performance of EUS-FNA for mediastinal lymphadenopathy: impact on patient management and costs in low-volume EUS centers. Surg Endosc. 2010;24(9):2260-7.

James TW, Fan YC, Schiff LD, Gangarosa LM. Lower endoscopic ultrasound in preoperative evaluation of rectosigmoid endometriosis. Endosc Int Open. 2019;7(6):E837-40.

Koike E, Yamashita H, Noguchi S, Ohshima A, Yamashita H, Watanabe S et al. Endoscopic ultrasonography in patients with thyroid cancer: its usefulness and limitations for evaluating esophagopharyngeal invasion. Endoscopy. 2002;34(6):457-60.

Kuijvenhoven JC, Crombag L, Breen DP, van den Berk I, Versteegh MIM, Braun J et al. Esophageal ultrasound (EUS) assessment of T4 status in NS-CLC patients. Lung Cancer. 2017;114:50-5.

Larsen SS, Krasnik M, Vilmann P. Endoscopic ultrasound guided biopsy of mediastinal lesions has a major impact on patient management. Thorax. 2002;57:98-103.

Lee YN, Moon JH, Kim HK, Choi HJ, Choi MH, Kim DC et al. Usefulness of endoscopic ultrasound-guided sampling using core biopsy needle as a percutaneous biopsy rescue for diagnosis of solid liver mass: Combined histological-cytological analysis. J Gastroenterol Hepatol. 2015;30(7):1161-6.

Levy MJ, Abu Dayyeh BK, Fujii LL, Clayton AC, Reynolds JP, Lopes TL et al. Detection of peritoneal carcinomatosis by EUS fine-needle aspiration: impact on staging and resectability (with videos). Gastrointest Endosc. 2015;81(5):1215-24.

Lisotti A, Crinò SF, Mangiavillano B, Cominardi A, Ofosu A, Brighi N et al. Diagnostic performance of endoscopic ultrasound-guided tissue acquisition of splenic lesions: systematic review with pooled analysis. Gastroenterol Rep (Oxf). 2022;10:goac022.

Liu X, Yang K, Guo W, Ye M, Liu S. Mediastinal nodal staging performance of combined endobronchial and esophageal endosonography in lung cancer cases: a systematic review and meta-analysis. Front Surg. 2022;9:890993.

Minaga K, Kitano M, Nakai A, Omoto S, Kamata K, Yamao K et al. Improved detection of liver metastasis using Kupffer-phase imaging in contrast-enhanced harmonic EUS in patients with pancreatic cancer (with video). Gastrointest Endosc. 2021;93(2):433-41.

Moretti A, Kovacevic B, Vilmann P, Annema JT, Korevaar DA. Performance of EUS-FNA and EUS-B-FNA for the diagnosis of left adrenal glands metastases in patients with lung cancer: A systematic review and meta-analysis. Lung Cancer. 2023;186:107391.

Motoo Y, Okai T, Ohta H, Satomura Y, Watanabe H, Yamakawa O et al. Endoscopic ultrasonography in the diagnosis of extraluminal compressions mimicking gastric submucosal tumors. Endoscopy. 1994;26(2):239-42.

Mountain CF, Dresler CM. Regional lymph node classification for lung cancer staging. Chest. 1997;111:1718-23.

Moura RN, Lopes RI, Srougi M, Dall'oglio MF, Sakai P, Artifon EL. Initial experience with endoscopic ultrasound-guided fine needle aspiration of renal masses: indications, applications and limitations. Arq Gastroenterol. 2014;51(4):337-40.

Nguyen P, Feng JC, Chang KJ. Endoscopic ultrasound (EUS) and EUS-guided fine-needle aspiration (FNA) of liver lesions. Gastrointest Endosc. 1999;50:357-61.

Ohshima A, Yamashita H, Noguchi S, Uchino S, Watanabe S, Toda M et al. Usefulness of endoscopic ultrasonography (EUS) in diagnosing esophageal infiltration of thyroid cancer. J Endocrinol Invest. 2001;24(8):564-9.

Okasha HH, Wifi MN, Awad A, Abdelfatah Y, Abdelfatah D, El-Sawy S et al. Role of EUS in detection of liver metastasis not seen by computed tomography or magnetic resonance imaging during staging of pancreatic, gastrointestinal, and thoracic malignancies. Endosc Ultrasound. 2021;10(5):344-54.

Orzechowski S, Gnass M, Wojtacha J, Filarecka A, Czyżewski D, Pankowski J et al. Endosonography and endosonography guided needle aspiration for left adrenal gland assessment in lung cancer patients -10 years' experience. Adv Respir Med. 2022;90(3):157-63.

Oztas E, Oguz D, Kurt M, Etik DO, Cicek B, Kekilli M et al. Endosonographic evaluation of patients with suspected extraluminal compression or subepithelial lesions during upper gastrointestinal endoscopy. Eur J Gastroenterol Hepatol. 2011;23(7):586-92.

Puli SR, Batapati Krishna Reddy J, Bechtold ML, Ibdah JA, Antillon D, Singh S et al. Endoscopic ultrasound: it's accuracy in evaluating mediastinal lymphadenopathy? A meta-analysis and systematic review. World J Gastroenterol. 2008;14(19):3028-37.

Rustagi T, Gleeson FC, Chari ST, Abu Dayyeh BK, Farnell MB, Iyer PG et al. Remote malignant intravascular thrombi: EUS-guided FNA diagnosis and impact on cancer staging. Gastrointest Endosc. 2017;86(1):150-5.

Sánchez de Cos J, Hernández Hernández J, Jiménez López MJ, Padrones Sánchez S, Rosell Gratacós A, Rami Porta R. Normativa SEPAR sobre estadificación de cáncer de pulmón. Arch Bronconeumol. 2011;47:454-65.

Singh P, Erickson RA, Mukhopadhyay P, Gopal S, Kiss A, Khan A et al. EUS for detection of the hepatocellular carcinoma: results of a prospective study. Gastrointest Endosc. 2007;66(2):265-73.

Singh P, Mukhopadhyay P, Bhatt B, Patel T, Kiss A, Gupta R et al. Endoscopic ultrasound versus CT scan for detection of the metastases to the liver: results of a prospective comparative study. J Clin Gastroenterol. 2009;43(4):367-73.

Tamanini G, Cominardi A, Brighi N, Fusaroli P, Lisotti A. Endoscopic ultrasound assessment and tissue acquisition of mediastinal and abdominal lymph nodes. World J Gastrointest Oncol. 2021;13(10):1475-14-91.

Vázquez-Sequeiros E, Levy MJ, Van Domselaar M, González-Panizo F, Foruny-Olcina JR, Boixeda-Miquel D et al. Diagnostic yield and safety of endoscopic ultrasound guided fine needle aspiration of central mediastinal lung masses. Diagn Ther Endosc. 2013;2013:150492.

Vilmann P, Clementsen PF, Colella S, Siemsen M, De Leyn P, Dumonceau JM et al. Combined endobronchial and esophageal endosonography for the diagnosis and staging of lung cancer: European Society of Gastrointestinal Endoscopy (ESGE) Guideline, in cooperation with the European Respiratory Society (ERS) and the European Society of Thoracic Surgeons (ESTS). Endoscopy. 2015;47(6):545-59.

Von Bartheld MB, van Breda A, Annema JT. Complication rate of endosonography (endobronchial and endoscopic ultrasound): a systematic review. Respiration. 2014;87(4):343-51.

Wallace MB, Fritscher-Ravens A, Savides TJ. Endoscopic ultrasound for the staging of non-small-cell lung cancer. Endoscopy. 2003;35:606-10.

Zeng K, Jiang Z, Yang J, Chen K, Lu Q. Role of endoscopic ultrasound-guided liver biopsy: a meta-analysis. Scand J Gastroenterol. 2022;57(5):545-57.

Patología biliar y pancreática benigna

59

Á. *Terán Lantarón y M. Morís Felgueroso*

OBJETIVOS

- Conocer la utilidad de la ecoendoscopia en el diagnóstico de las principales patologías benignas biliares y pancreáticas.
- Reconocer el papel fundamental de la ecoendoscopia en el manejo de las lesiones quísticas pancreáticas, una de las patologías más relevantes en esta área.
- Comprender el papel de la ecoendoscopia dentro del conjunto de pruebas diagnósticas para el estudio de la patología biliopancreática.

INTRODUCCIÓN

Desde su aparición en 1980, la ultrasonografía endoscópica (USE) ha ido haciéndose un hueco entre las pruebas diagnósticas disponibles y más útiles para el estudio de la patología biliopancreática. Es de destacar que esta patología resulta, en ocasiones, difícil de estudiar con precisión y que supone un reto para el clínico el diagnóstico diferencial entre patología benigna y maligna. Establecer un diagnóstico correcto en este contexto permitirá, por un lado, evitar cirugías, habitualmente complejas (a excepción de la colecistectomía) e innecesarias en el caso de muchas patologías benignas y, por otro lado, no retrasar los tratamientos oportunos con resultados inconcluyentes en los casos de patología maligna.

La USE desempeña un papel destacado en el estudio de estas patologías junto con otras pruebas diagnósticas, como la colangiorresonancia magnética nuclear (CRMN), la tomografía computarizada (TC), la ecografía abdominal y, en menor grado actualmente, la colangiopancreatografía retrógrada endoscópica (CPRE).

Esto es debido a dos características diferenciales que la hacen especialmente útil en este contexto:

- En primer lugar, el íntimo contacto de los órganos en estudio con el aparato digestivo superior, donde se sitúa el ecoendoscopio, aporta una precisión mayor que, por ejemplo, la ecografía abdominal, a menudo penalizada para determinadas localizaciones de estos órganos por la presencia de gas. Debe tenerse en cuenta también que una exploración biliopancreática completa será posible por USE siempre que exista integridad del aparato digestivo superior, situación que puede verse alterada en pacientes con cirugía gastroduodenal, biliar o pancreática previas. Así, aunque la vía biliar y el páncreas estén intactos en un paciente con gastrectomía parcial en Y de Roux o *bypass* gástrico, las

relaciones anatómicas entre el aparato digestivo accesible al ecoendoscopio y la vía biliar y el páncreas habrán cambiado, por lo que pueden quedar zonas alejadas e inexplorables. Otra situación que impide un estudio completo son las estenosis del aparato digestivo superior, benignas o malignas.
- En segundo lugar, este íntimo contacto con los órganos de interés permite realizar punción-biopsia (ultrasonido endoscópico [USE], punción aspirativa con aguja fina [PAAF], punción con aguja gruesa [PAB]) de ciertas lesiones, difícilmente accesibles para las técnicas percutáneas, algo muy relevante para el diagnóstico diferencial entre patología benigna y maligna.

> La proximidad a los órganos de interés y la posibilidad de realizar PAAF/PAB convierten a la USE en una de las principales pruebas diagnósticas para el estudio de la patología biliopancreática.

Uno de los puntos débiles de la USE es depender del profesional que haga la exploración. No obstante, estudios como resonancia magnética nuclear (RMN) y TC también pueden considerarse dependientes del explorador, dado que están sujetos a la interpretación del radiólogo, si bien presentan el hecho diferencial de que las imágenes se obtienen de una forma estandarizada y están siempre disponibles para su posterior reevaluación. Aunque el principal factor que influirá en el resultado de la exploración USE es la propia experiencia del ecoendoscopista, existen otros que también afectan y que pueden variar en la práctica clínica habitual entre los diferentes centros, como pueden ser el equipo de ecoendoscopio o ecógrafo disponible, el tipo de aguja en el caso de USE-PAAF/PAB o la experiencia del patólogo en la evaluación de las muestras obtenidas.

Por último, cabe reconocer que, en líneas generales, no hay diferencias entre la capacidad para explorar la región bilio-

665

pancreática mediante ecoendoscopio radial y lineal, y que el empleo de uno u otro para el estudio de esta área dependerá sobre todo de la disponibilidad y de las preferencias del ecoendoscopista.

VESÍCULA BILIAR

Como se ha señalado, la vesícula biliar (VcB) se explora tanto con ecoendoscopio radial como lineal. El bulbo duodenal es la posición más habitual para su localización, aunque en ocasiones resulta más accesible desde el antro gástrico. Se trata de un órgano con pared fina compuesta por dos capas (una interna, correspondiente a mucosa y *muscularis propria*, y una externa, que corresponde a una capa grasa subserosa y la serosa), que presenta un espesor máximo de 3 mm en condiciones normales. Su interior se encuentra repleto de líquido (anecoico), como es la bilis, especialmente si el paciente se encuentra en ayunas. Estas características ecogénicas y el hecho de situarse bajo el borde hepático la convierten en una diana adecuada para el estudio por ecografía abdominal. Así, el papel de la USE para el estudio de la VcB suele quedar relegado a situaciones concretas en que se requiera una mayor precisión diagnóstica o incluso al caso de masas que puedan requerir de USE-PAAF/PAB. Sin embargo, la VcB es un órgano que debe ser explorado de forma sistemática en cualquier estudio de USE biliopancreática y cuya patología, fundamentalmente litiásica y parietal, es frecuente.

Colelitiasis

La colelitiasis se define por la presencia de contenido sólido libre en la luz vesicular como resultado de una bilis con alto contenido en colesterol o bilirrubina. Se trata de una condición muy prevalente en la población general adulta (hasta el 10-20 %), aunque se calcula que solo el 20 % presentará complicaciones a lo largo de la vida. Como se ha dicho antes, la prueba más habitual para el diagnóstico de colelitiasis es la ecografía abdominal, que goza de elevada sensibilidad y especificidad (97 y 95 %, respectivamente). Su accesibilidad y no invasividad suelen dejar a la USE un papel residual en el estudio de la colelitiasis. Sin embargo, el peso de la USE para el estudio de la litiasis vesicular cobra mayor importancia en el contexto de pacientes con sospecha de coledocolitiasis o en el estudio etiológico de la pancreatitis aguda. Existen también algunos estudios que han demostrado un papel de la ultrasonografía endoscópica, ya que aumenta el diagnóstico de colelitiasis en pacientes con clínica compatible y ecografía abdominal negativa. Incluso hay trabajos que proponen su utilidad como primera prueba diagnóstica para patología biliar (y pancreática) en pacientes con dolor abdominal superior en vez de la estrategia habitual de realizar ecografía abdominal más endoscopia digestiva alta: ambas tienen un rendimiento similar para el diagnóstico de colelitiasis.

Los cálculos biliares se suelen mostrar como focos hiperecogénicos en el interior de la VcB (entre 5 y 20 mm), con sombra acústica posterior (**Figs. 59-1** y **59-2**). Habitualmente presentan forma de semiluna y no redondeada, pues solo

resulta visible la superficie del cálculo más cercana al transductor, a la que llegan los ultrasonidos y contra la que rebotan por completo, sin llegar a atravesarlo. Esto es lo habitual cuando el tamaño de la litiasis supera los 5 mm, mientras que en tamaños inferiores puede no aparecer sombra acústica.

Mención especial merece la presencia de microlitiasis (focos hiperecogénicos inferiores a 3 mm, en general múltiples y sin sombra acústica [**Fig. 59-3**]) o el barro biliar, que aparece

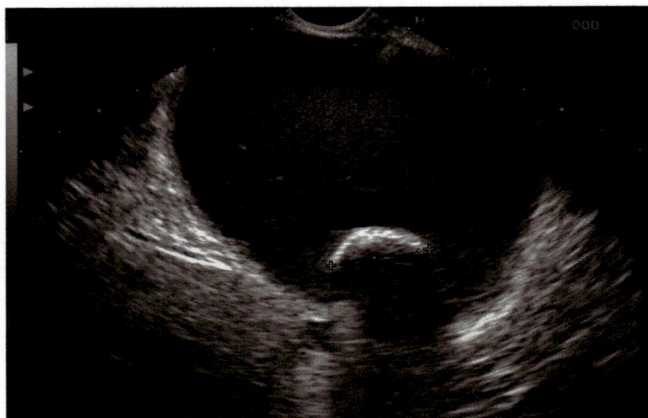

Figura 59-1. Colelitiasis única de 22 mm. Ecoendoscopio lineal, posición bulbar.

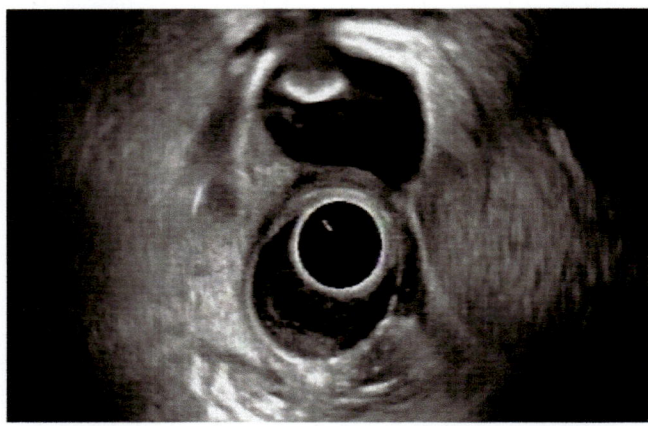

Figura 59-2. Colelitiasis única de 12 mm. Ecoendoscopio radial, posición bulbar.

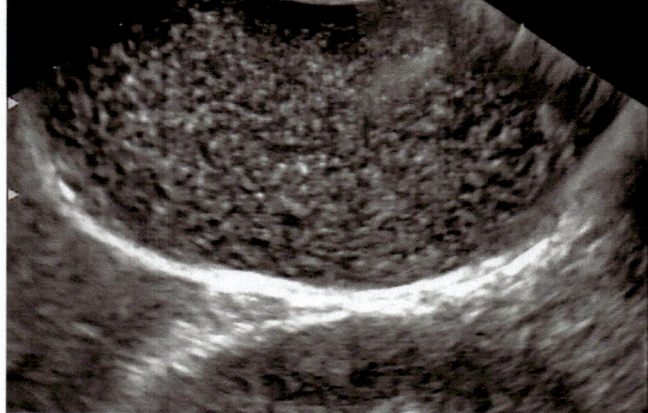

Figura 59-3. Microlitiasis o barro en vesícula biliar. Ecoendoscopio lineal, posición bulbar.

como un contenido hiperecogénico en el interior de la VcB, en ocasiones con un nivel en relación con la bilis anecoica (**Fig. 59-4**). Cabe destacar que todos los hallazgos descritos, tanto la litiasis, la microlitiasis como el barro, son defectos móviles, algo comprobable movilizando al paciente o comprimiendo el hipocondrio derecho con el ecoendoscopio situado en posición. Esta maniobra resulta útil para diferenciarlos de pólipos o engrosamientos parietales.

> **!**
> - Un recurso útil para diferenciar litiasis pequeñas o cúmulos focales de barro de otras lesiones parietales, como los pólipos, también hiperecogénicos pero sin sombra acústica, es la movilidad de las primeras con los cambios posturales o la compresión externa en el hipocondrio derecho.
> - La litiasis es una lesión focal hiperecogénica con sombra acústica; la microlitiasis es una lesión focal más pequeña y sin sombra, mientras que el barro biliar es un contenido ecogénico homogéneo que puede formar un nivel en el interior.

Pólipos vesiculares

Los pólipos vesiculares son una patología frecuente que llega a estar presente en el 5 % de la población general y que suele presentarse como un hallazgo casual en otras pruebas de imagen, habitualmente en la ecografía abdominal.

Los pólipos vesiculares benignos se clasifican como neoplásicos (adenomatosos) y no neoplásicos o seudopólipos (inflamatorios, fibrosos o colesterolósicos). Los primeros están relacionados con el desarrollo de adenocarcinoma vesicular, teóricamente a través de una secuencia adenoma-adenocarcinoma similar a otras neoplasias del aparato digestivo, por lo que deberían ser extirpados (mediante colecistectomía). Aunque la ecografía abdominal se considera la prueba de elección para el diagnóstico y seguimiento de los pólipos vesiculares, existen estudios que han demostrado una mayor precisión diagnóstica de la USE para discriminar entre pólipos neoplásicos y no neoplásicos (97 vs. 76 %), por lo que cabe recomendar su empleo en el estudio de casos seleccionados, quizá entre 5 y 10 mm o en pacientes de elevado riesgo quirúrgico para la colecistectomía. No obstante, las guías clínicas

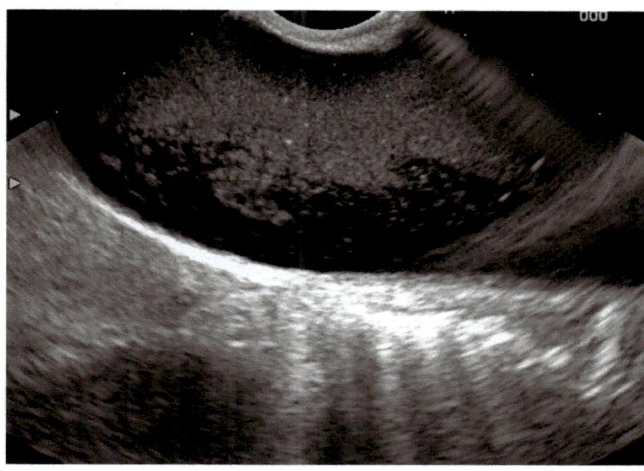

Figura 59-4. Barro en vesícula biliar. Ecoendoscopio lineal, posición bulbar.

actuales siguen recomendando la colecistectomía profiláctica en caso de pólipos > 10 mm.

Los pólipos vesiculares se ven como una lesión ecogénica adherida a la pared vesicular y sin sombra acústica (**Figs. 59-5 y 59-6**). El tamaño se considera el elemento predictivo independiente más importante para diferenciar los adenomas de los pólipos no neoplásicos. En un estudio realizado en 132 pacientes sometidos a USE y posteriormente a colecistectomía, se objetivó que ninguno de los pólipos ≤ 5 mm era neoplásico, mientras que el 94 % de aquellos > 15 mm eran adenomatosos. En este mismo estudio se recogieron otras características ecográficas de los pólipos para distinguir los neoplásicos de los no neoplásicos. Entre aquellas que se asociaron significativamente con la presencia de pólipos neoplásicos se encuentran las lesiones únicas, la pérdida de la estructura de capas de la pared vesicular, un patrón isoecogénico respecto al parénquima hepático y normalmente heterogéneo, un borde lobulado y la morfología sésil.

Se propone una clasificación basada en estas características, para aplicarla en los pólipos entre 5 y 15 mm, en los que un valor ≥ 6 puntos presenta una capacidad de identificar los pólipos neoplásicos con una sensibilidad y especificidad del 81 y 86 %, respectivamente. Esto parece más preciso que el mero dato de un tamaño ≥ 10 mm.

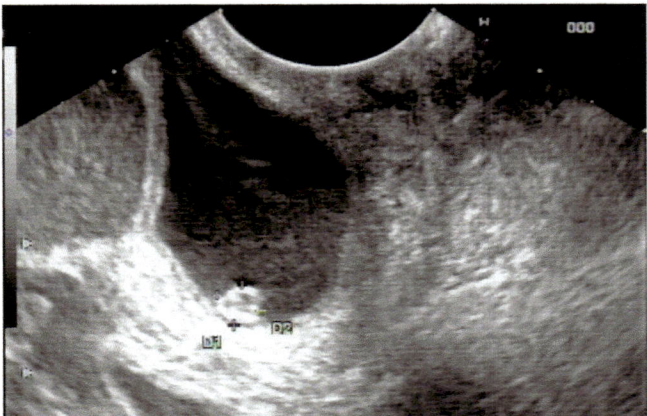

Figura 59-5. Pólipo vesicular de 4 mm, probablemente no neoplásico. Ecoendoscopio lineal, posición bulbar.

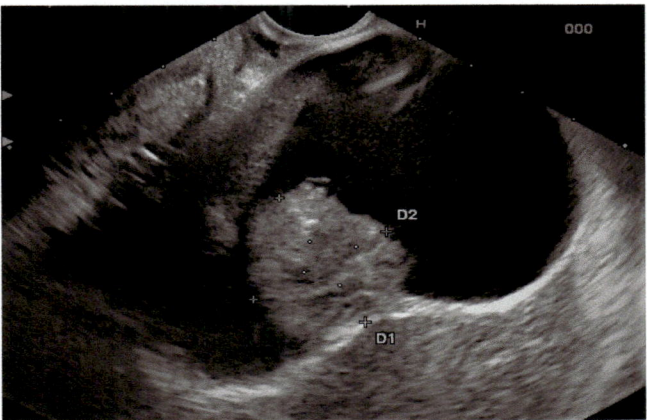

Figura 59-6. Pólipo vesicular de 20 mm, adenocarcinoma. Ecoendoscopio lineal, posición bulbar.

Más recientemente, el uso de nuevas herramientas como la USE con contraste intravenoso ha mostrado una ligera superioridad respecto a la USE convencional para discriminar entre pólipos malignos (adenocarcinoma), pólipos no malignos (adenomas y otros no neoplásicos) y los cúmulos de barro biliar con forma polipoide. Los primeros presentan un patrón vascular irregular y defectos de perfusión, frente a un patrón vascular homogéneo y realce difuso en el caso de los adenomas y pólipos no neoplásicos, o la ausencia de patrón vascular y realce en el caso del barro biliar. Aunque estos datos resultan útiles para indicar la colecistectomía en pólipos < 10 mm, su aplicación para evitar la cirugía en pólipos ≥ 10 mm requiere de más estudios antes de recomendarla.

La **tabla 59-1** recoge un resumen de las características ecográficas de las lesiones polipoides vesiculares más frecuentes.

> El estudio mediante USE aporta información adicional sobre las características de los pólipos vesiculares. Sin embargo, las guías clínicas actuales recomiendan la colecistectomía siempre que el tamaño del pólipo supere los 10 mm.

> Además de la ecografía abdominal, la USE es útil en el diagnóstico diferencial de los pólipos vesiculares:
>
> - Pólipo falso (cúmulo focal de barro): móvil, sin señal Doppler ni realce vascular con contraste intravenoso.
> - No neoplásicos (inflamatorios, fibrosos, colesterolosis): normalmente <10 mm, con patrón vascular homogéneo y estructura de capas normal.
> - Neoplásico benigno (adenomas): habitualmente >10 mm, de bordes lisos, lobulado, con patrón vascular homogéneo y estructura de capas normal.
> - Neoplásico maligno (adenocarcinoma): >10-15 mm, de borde irregular, con patrón vascular heterogéneo y pérdida de la estructura de capas.

Engrosamiento de la pared vesicular

Existen numerosas patologías que cursan con engrosamiento en la pared vesicular en las pruebas de imagen. Al igual que sucede con la colelitiasis, la ecografía abdominal es la prueba diagnóstica más realizada en este contexto o, al menos, la inicial, en la que se identifica el engrosamiento parietal. El principal diagnóstico diferencial de algunas de estas entidades es con el carcinoma de VcB, por lo que, ante la duda clínica

y sin signos de irresecabilidad por imagen, deberá indicarse la colecistectomía. La USE resultará de utilidad en alguna de estas patologías para precisar el tipo de engrosamiento parietal y sus características y, en casos seleccionados, realizar también USE-PAAF/PAB. Sin embargo, a diferencia de otras situaciones, la USE-PAAF/PAB debe quedar reservada solo a aquellos casos con diagnóstico no claro, elevado riesgo quirúrgico para colecistectomía y ausencia de otras lesiones diana accesibles, como adenopatías o metástasis hepáticas. Deberá, además, evitarse la punción del lumen vesicular por el riesgo de colecistitis y fuga biliar.

La **tabla 59-2** recoge un resumen de las patologías que cursan con engrosamiento de la pared de laVcB y su diagnóstico diferencial según las características ecográficas.

> Aunque la USE no es una prueba habitual en el estudio de los engrosamientos de la pared vesicular, debe saberse interpretar en caso de encontrarlos en exploraciones por otros motivos.

Colecistitis aguda

Como se ha señalado ya, la ecografía abdominal es la prueba diagnóstica de elección para la patología vesicular, en especial en el caso de patología urgente, como es la colecistitis aguda. No obstante, los ecoendoscopistas deben reconocer los signos ecográficos de la colecistitis aguda, pues distinguirlos en determinados pacientes durante la exploración con USE, como en algunos casos de pancreatitis aguda asociada a colecistitis aguda, a veces clínicamente no sospechada, o para confirmarlos en el caso de un paciente remitido para drenaje terapéutico guiado por USE.

Es habitual la presencia de litiasis, normalmente enclavada en el infundíbulo vesicular, o de barro biliar en el caso de la colecistitis aguda litiásica (85-90 % de las colecistitis agudas), junto con el característico engrosamiento de la pared vesicular (>3 mm), que puede ser focal o difuso, pero con preservación de la estructura de capas (**Fig. 59-7**), dato diferencial con el carcinoma vesicular que, además, suele presentar un engrosamiento parietal más significativo (>10 mm) e irregular (**Fig. 59-8**).

Otro dato característico en la colecistitis aguda suele ser la presencia de líquido de localización perivesicular, anecoico que deberá diferenciarse de la ascitis. Suele ser característica la distensión vesicular (> 4-5 cm de diámetro transversal),

Tabla 59-1. Diagnóstico diferencial ecográfico de las lesiones polipoides vesiculares

Patología	Morfología	Protrusión	Superficie	Ecogenicidad
Pólipo de colesterol	Oval, morular	Pediculado	Granular	Puntos hiperecoicos, granular
Pólipo hiperplásico	Papilar, lobulado	Pediculado	Lisa	Hipoecoico homogéneo
Adenoma	Oval	Pediculado, semipediculado	Lisa, nodular	Isoecoico homogéneo, áreas microquísticas
Carcinoma	Oval, irregular	Sésil	Lisa, nodular	Ecoheterogéneo, áreas hiperecoicas e hipoecoicas

aunque este dato no específico puede aparecer en cualquier situación de obstrucción biliar.

La presencia de membranas hiperecogénicas o de artefactos hiperecogénicos con sombra en el interior de la pared (burbuja de gas) son signos de colecistitis aguda gangrenosa.

Colecistitis crónica

La pared vesicular en ocasiones está algo engrosada y es normalmente hiperecogénica. A diferencia de la colecistitis aguda, no suele presentar líquido perivesicular. La presencia de colelitiasis o barro biliar es casi la norma en esta condición.

La *colecistitis xantogranulomatosa* puede considerarse una forma de colecistitis crónica. Es poco frecuente (< 2 % de las colecistectomías) y se caracteriza por la presencia de macrófagos repletos de lípidos en la pared vesicular. Desde

el punto de vista ecográfico se aprecia un engrosamiento parietal hiperecogénico focal o difuso con nódulos hipoecogénicos, que puede resultar difícil de diferenciar del carcinoma vesicular.

Adenomiosis

La adenomiosis o adenomiomatosis es una patología relativamente frecuente (9 % de las colecistectomías) en la que se produce una hiperplasia de las capas mucosa y *muscularis propria* de la pared vesicular, con pequeñas invaginaciones diverticulares epiteliales intramurales (senos de Rokitansky-Aschoff). Esto confiere a la pared vesicular su aspecto ecográfico típico: engrosamiento parietal (difuso, focal o segmentario), con dilataciones quísticas intramurales y, en ocasiones, asociado a puntos hiperecogénicos parietales con artefacto en «cola de

Tabla 59-2. Diagnóstico diferencial ecográfico de los engrosamientos parietales de la vesícula biliar en ecoendoscopia

Patología	Engrosamiento	Ecogenicidad	Estructura de capas	Otras características
Colecistitis aguda	Difuso	Hipoecogénico, hiperecogénico	Conservada	Líquido perivesicular Colelitiasis
Colecistitis crónica	Localizado/difuso	Hiperecogénico	Conservada	Colelitiasis
Carcinoma vesicular	Localizado	Hipoecogénico, heterogéneo	Irregular	Masa o pólipo
Adenomiosis	Localizado/difuso	Punteado hiperecogénico	Conservada	Artefacto en «cola de cometa»
Colecistitis xantogranulomatosa	Localizado/difuso	Hiperecogénico con nódulos hipoecogénicos en la pared	Irregular	
Hepatitis aguda vírica, HTP, ascitis	Difuso	Hipoecogénico	Conservada	Ascitis libre
HTP prehepática, trombosis portal	Localizado	Hipoecogénico	Conservada	Varices en la pared vesicular
Colangitis esclerosante primaria	Difuso	Hiperecogénico	Conservada	Engrosamiento irregular
Papilomatosis difusa	Localizado/difuso	Hiperecogénico	Irregular	Pólipos en la vía biliar

HTP: hipertensión portal.

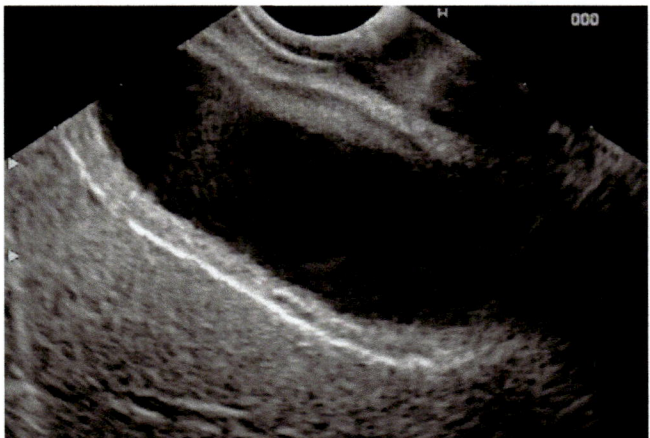

Figura 59-7. Engrosamiento difuso de pared vesicular (5-6 mm), compatible con colecistitis aguda. Ecoendoscopio lineal, posición bulbar.

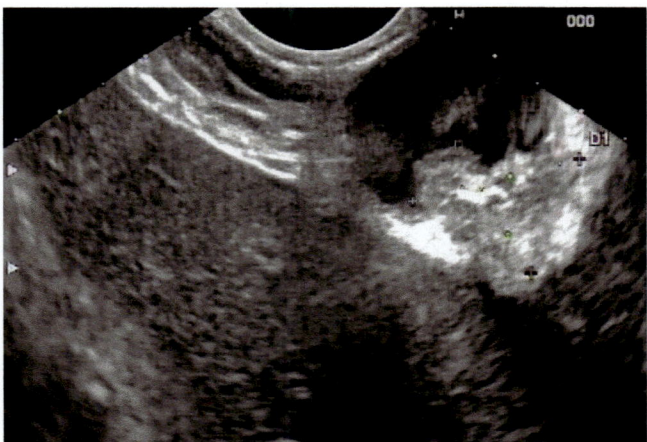

Figura 59-8. Engrosamiento focal e irregular de pared vesicular (14 mm) secundario a carcinoma vesicular. Ecoendoscopio lineal, posición bulbar.

cometa» debido al cúmulo de cristales de colesterol en dichas dilataciones (**Fig. 59-9**). En ocasiones, resulta también difícil el diagnóstico diferencial con el carcinoma vesicular.

El uso de contrastes también ha sido analizado como complemento a la imagen USE en el estudio de los engrosamientos parietales de la VcB, sobre todo en el diagnóstico diferencial entre malignos (realce heterogéneo) y benignos (realce homogéneo). En un estudio se encontró un mejor rendimiento diagnóstico (sensibilidad: 89,6 vs. 83,3 %; especificidad: 98 vs. 65 %), con una mejor concordancia interobservador para los criterios USE con contraste respecto a la USE convencional.

Miscelánea

La *vesícula en porcelana* es una forma poco frecuente de colecistitis crónica (≤1 % de las colecistectomías), que suele ir asociada con colelitiasis y en la que se produce calcificación de la pared vesicular. Se ha relacionado con el cáncer de VcB, por lo que su hallazgo suele establecer la indicación de colecistectomía. Sin embargo, estudios más recientes muestran una relación más controvertida, con solo un pequeño porcentaje de casos con carcinoma (6 % en series más recientes frente a 13-61 % en las más antiguas). Esta relación con el cáncer de VcB parece más clara para un patrón de calcificación mucoso focal o parcheado, respecto a la calcificación difusa intramural. Aunque desde el punto de vista ecográfico resulta fácil establecer su diagnóstico, la evaluación completa de la VcB suele resultar insatisfactoria por la sombra acústica generada por la calcificación.

La presencia de una *fístula colecistoentérica* es una complicación poco frecuente de la colelitiasis, normalmente tras colecistitis aguda. Aunque no sería la primera prueba diagnóstica ante esta sospecha (suele ser una TC abdominal), los hallazgos de la USE concordantes con este diagnóstico serían: la presencia de litiasis y gas en el interior de la VcB, la propia visualización endoscópica del orificio fistuloso en la pared duodenal o el paso de líquido o de burbujas de gas por el aparato desde el duodeno o introducidos por el propio ecoendoscopio.

En ocasiones se visualiza el extremo de un catéter de colecistostomía percutánea en el interior de la VcB. Este *cuerpo extraño* muestra una imagen ecográfica con dos líneas hiperecogénicas paralelas con un centro hipoecogénico y forma típica de cola de cerdo (*pigtail*) en su extremo intravesicular.

VÍA BILIAR

El estudio de la vía biliar es uno de los principales motivos de solicitud de USE diagnóstica por su elevado rendimiento en el diagnóstico de la litiasis y, aunque ligeramente menor, también es útil en el difícil diagnóstico diferencial de las estenosis biliares indeterminadas.

Litiasis

Coledocolitiasis

Es la litiasis situada en el interior de la vía biliar extrahepática principal, sea en el conducto hepático común o en el colédoco propiamente dicho. La imagen ecográfica típica es igual a la litiasis vesicular: lesión hiperecogénica con sombra acústica, aunque esta última puede estar ausente en el caso de cálculos de pequeño tamaño (< 5 mm) (**Fig. 59-10**).

En el caso de la coledocolitiasis suele coexistir también una dilatación secundaria de la vía biliar «aguas arriba» como consecuencia del componente obstructivo (presente hasta en el 70 % de los casos) (**Fig. 59-11**). Hay que tener en cuenta que, en ocasiones, la litiasis y la dilatación proximal son secundarias a una estenosis más distal que provoca estasis biliar (p. ej., estenosis de anastomosis postrasplante hepático). La coledocolitiasis puede asociarse, además, con un engrosamiento inflamatorio segmentario y regular de la pared ductal secundario al propio cálculo.

Al igual que en la VcB, también en la vía biliar cabe encontrar microlitiasis o barro biliar con su misma apariencia. Como se ha señalado, existen ciertas situaciones que dificultan la exploración ecoendoscópica completa de la vía biliar principal. La presencia de un divertículo duodenal periampular,

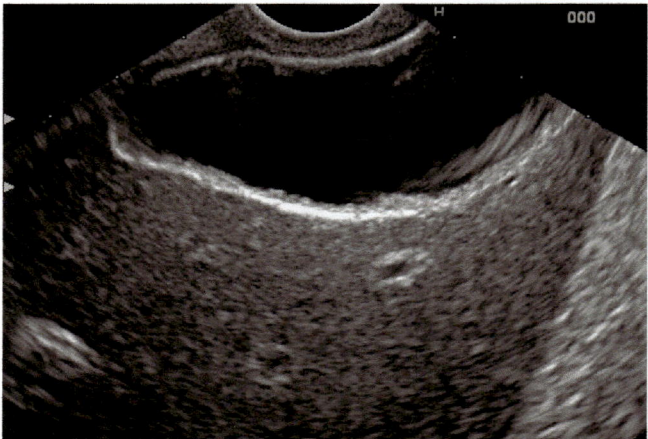

Figura 59-9. Mínimo engrosamiento de pared vesicular, adenomiosis. Ecoendoscopio lineal, posición bulbar.

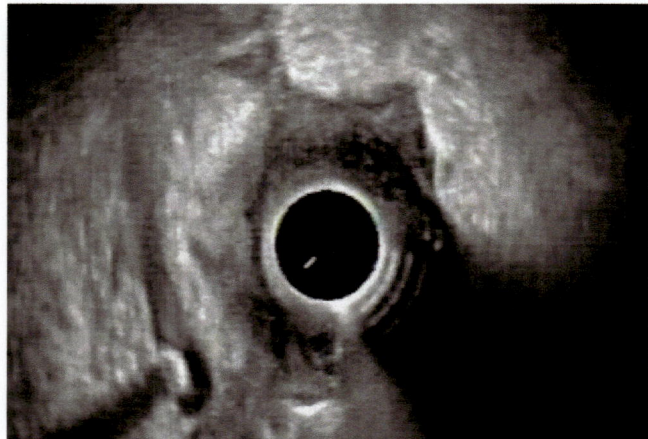

Figura 59-10. Coledocolitiasis distal de 5 mm. Ecoendoscopio radial, posición bulbar.

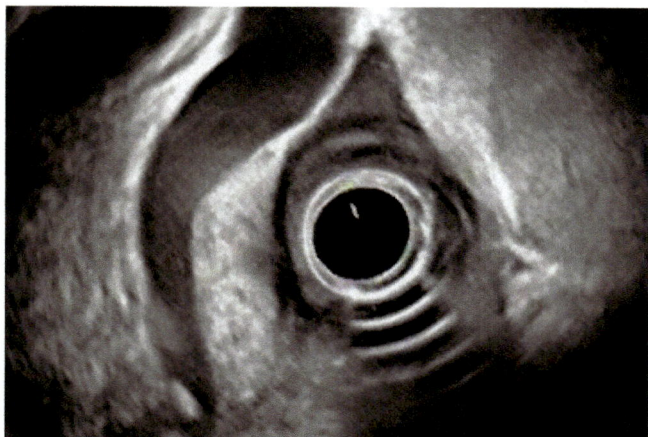

Figura 59-11. Coledocolitiasis distal de 6 mm, dilatación de vía biliar proximal. Ecoendoscopio radial, posición bulbar.

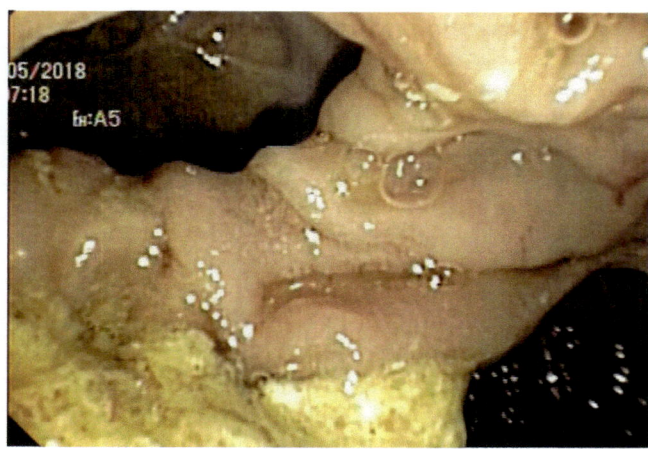

Figura 59-12. Divertículo duodenal periampular, restos alimenticios. Visión endoscópica, segunda porción duodenal.

condición relativamente frecuente en la práctica clínica (hasta el 7,5 % de la población general) y que además se ha relacionado con una mayor incidencia de coledocolitiasis, dificulta la visualización ecográfica del colédoco distal y del área papilar por la presencia de aire o restos alimenticios en su interior (**Figs. 59-12** y **59-13**). En este contexto suele resultar útil explorar con el balón del ecoendoscopio hinchado o rellenar con agua la luz duodenal y del divertículo.

En el diagnóstico diferencial de las imágenes hiperecogénicas intraductales debe considerarse, además de la coledocolitiasis, la aerobilia (habitual en pacientes con papilotomía previa o fístulas biliares, y cuyo artefacto por reverberación hay que diferenciar de la sombra acústica propia de la litiasis), las prótesis endoscópicas o drenajes (en general, fáciles de reconocer) y los parásitos (poco frecuentes en nuestro medio, sin sombra acústica y que pueden ser móviles).

> **!** La aerobilia, habitual en pacientes con CPRE y esfinterotomía previas, dificulta la identificación de coledocolitiasis.

La USE es, junto con la CRMN, la prueba más útil para el diagnóstico de la coledocolitiasis, con elevadas sensibilidad y especificidad: 95 % (intervalo de confianza al 95 % [IC 95 %]: 91-97 %) y 97 % (IC 95 %: 94-99 %), respectivamente, en una revisión de la Cochrane Library. En dicha revisión, ambas pruebas diagnósticas presentaban unos resultados similares, si bien un metaanálisis más reciente, que solo tenía en cuenta cinco estudios en que se compararon ambas de forma directa, mostró unos resultados algo superiores para la USE, con una mayor sensibilidad (97 vs. 87 %). La sensibilidad de la USE es también significativamente superior a la de la CRMN para litiasis de pequeño tamaño (<5 mm) y para el barro biliar.

No hay estudios que hayan analizado si existen diferencias en la exploración con ecoendoscopio radial y con ecoendoscopio lineal. Teniendo en cuenta los resultados de ambas, la elección entre USE y CRMN en la práctica habitual resulta variable entre unos centros y otros, en función de su disponibilidad y de la experiencia de los exploradores, el carácter invasivo de la USE o una posible contraindicación o mala tolerancia para la CRMN, por ejemplo, en pacientes portadores de injertos metálicos o con claustrofobia.

> **!** El rendimiento diagnóstico de USE y CRMN es similar para la coledocolitiasis en conjunto, si bien la USE parece superior para microlitiasis y barro biliar.

En la **tabla 59-3** se muestra una comparativa del rendimiento diagnóstico de las pruebas de imagen habituales en el diagnóstico de la coledocolitiasis.

Tabla 59-3. Precisión diagnóstica de las diferentes pruebas de imagen para coledocolitiasis

Prueba	Sensibilidad	Especificidad
Ecoendoscopia	91-97 %	94-99 %
CRMN	87-96 %	89-98 %
Tomografía computarizada	60-87 %	97-100 %
Ecografía abdominal	50-80 %	90-95 %

CRMN: colangiorresonancia magnética nuclear.

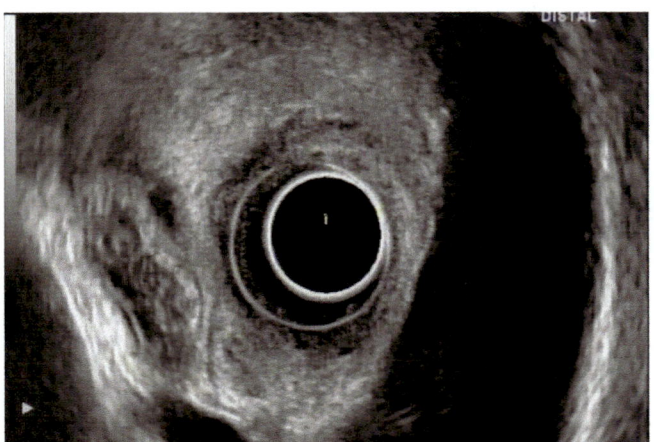

Figura 59-13. Divertículo duodenal periampular. Ecoendoscopio radial, rodilla duodenal.

La ultrasonografía intraductal (USID) con minisondas de 20 MHz ha mostrado resultados que podrían ser algo superiores a la USE convencional; sin embargo, esta exploración precisa de la realización de una CPRE para introducir la sonda en el interior del colédoco, con el consiguiente riesgo de complicaciones secundarias a la manipulación de la papila duodenal. Esta estrategia no permitiría evitar CPRE en caso de un resultado negativo, aunque sí podría evitar algunos de los procedimientos asociados como la esfinterotomía endoscópica y la instrumentación de la vía biliar con cesta de Dormia o balón.

Otro escenario propuesto ha sido su empleo en caso de dificultad en la extracción completa de la coledocolitiasis o sospecha de que haya resultado incompleta. La USID, por otro lado, no es una técnica muy extendida ni disponible en la práctica clínica habitual.

Desde un punto de vista clínico, y también económico, el objetivo último de las diferentes pruebas diagnósticas en el contexto de la coledocolitiasis debería ser precisamente ese, evitar CPRE (o exploraciones de la vía biliar durante la colecistectomía) para minimizar así la yatrogenia y los costes asociados en casos innecesarios. Se ha estudiado el empleo de una estrategia basada en USE que ha demostrado su utilidad para evitar hasta el 67 % de las CPRE, con una reducción del riesgo de complicaciones derivadas de ellas (riesgo relativo [RR]: 0,35; IC 95 %: 0,20-0,62). No obstante, la necesidad de USE previa a la CPRE dependerá de la probabilidad previa de presentar coledocolitiasis. En una serie de 300 pacientes, aquellos clasificados como de riesgo intermedio (pancreatitis aguda biliar o cólico biliar, o colestasis analítica o dilatación de vía biliar en ecografía o en TC) presentaron coledocolitiasis en el 19 frente al 78 % en el grupo de alto riesgo (pancreati-

tis aguda biliar con colangitis aguda asociada o presencia de coledocolitiasis en ecografía o en TC < 48 horas antes). Por tanto, es en los pacientes de riesgo intermedio en los que dicha estrategia presenta un mayor rendimiento, ya que se puede evitar la CPRE hasta en el 81 % de los casos.

Por último, en los pacientes de bajo riesgo (colelitiasis asintomática sin dilatación de vía biliar ni alteración analítica) podría hacerse seguimiento o colecistectomía, si está indicada, pero sin necesidad de USE (ni CPRE) previas. En la **figura 59-14** se muestra un algoritmo basado en clínica, analítica y USE para seleccionar las indicaciones de CPRE.

Litiasis intrahepática

La litiasis intrahepática se define como aquella situada en ramas segmentarias, por encima de la confluencia de los conductos hepáticos derecho e izquierdo. El papel diagnóstico de la USE en esta patología es menos relevante que en la litiasis extrahepática: son más utilizadas para su estudio otras pruebas de imagen, como la ecografía abdominal, RMN y la TC. Su apariencia será igual al resto de las litiasis, con una superficie hiperecogénica con sombra acústica posterior (**Fig. 59-15**). Debe tenerse en cuenta también aquí la dificultad para diferenciarla en ocasiones de la aerobilia.

En el caso de la litiasis intrahepática resulta importante, además, establecer su localización anatómica de cara a la estrategia terapéutica. La definición anatómica de los segmentos hepáticos resulta factible con USE, aunque para ello el ecoendoscopista deberá estar familiarizado con la exploración hepática.

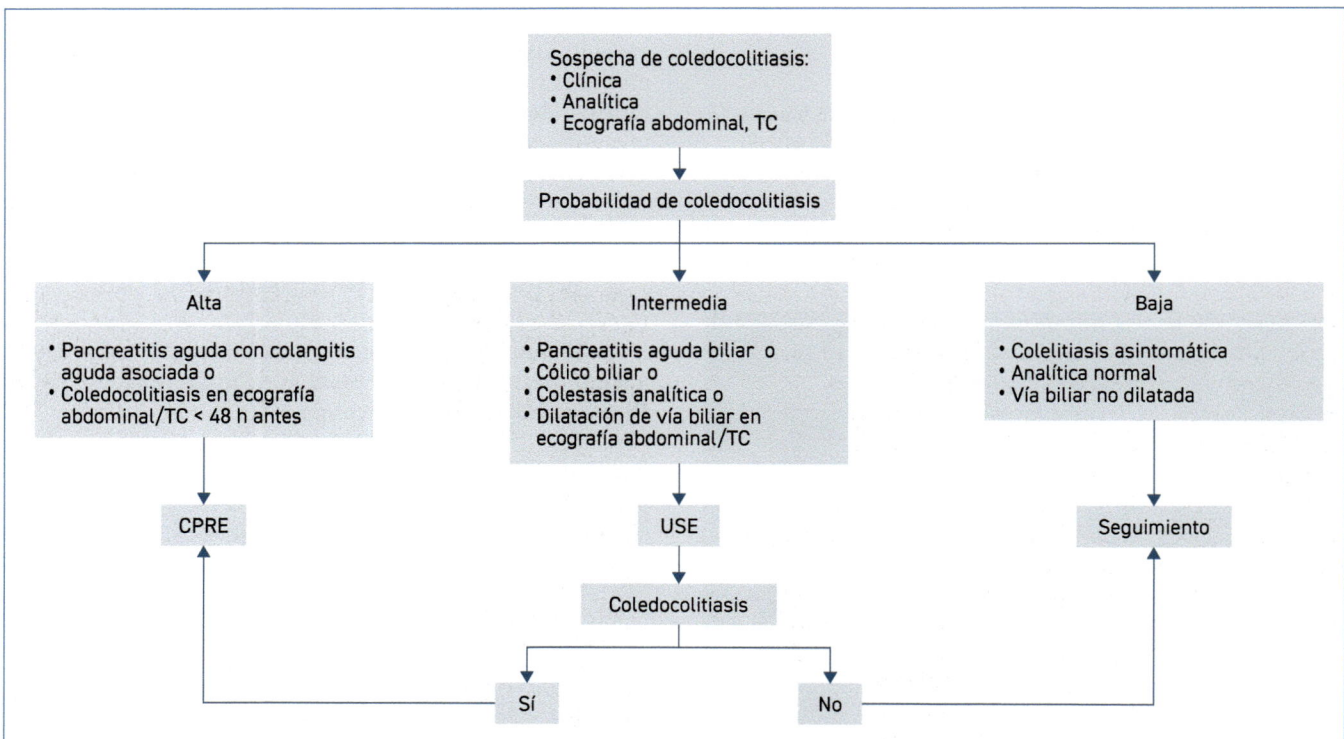

Figura 59-14. Papel de la ecoendoscopia en el algoritmo diagnóstico-terapéutico de la coledocolitiasis en función de la probabilidad pretest. CPRE: colangiopancreatografía retrógrada endoscópica; TC: tomografía computarizada; USE: ultrasonografía endoscópica.

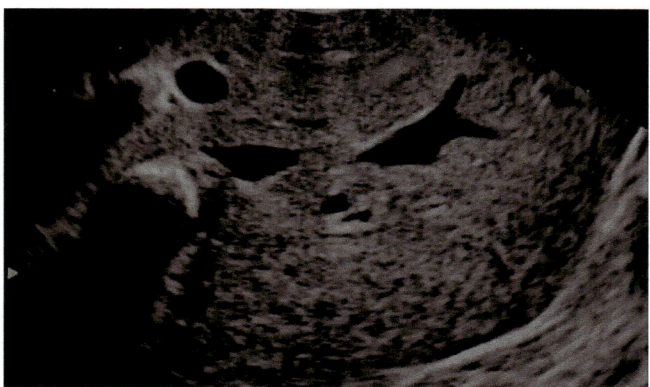

Figura 59-15. Litiasis intrahepáticas en segmento III. Ecoendoscopio lineal, posición gástrica.

- Tanto la USE como la CRMN tienen una precisión diagnóstica para la coledocolitiasis similar a la de la CPRE y sin el riesgo de yatrogenia, por lo que han desplazado a esta última a un plano puramente terapéutico.
- Su utilidad real en la práctica clínica se asienta en aquellos pacientes con sospecha intermedia de coledocolitiasis (pancreatitis aguda biliar, cólico biliar, colestasis o dilatación de vía biliar en pruebas previas).
- Cuando la probabilidad previa de presentar coledocolitiasis es muy elevada (p. ej., pancreatitis aguda biliar y colangitis aguda asociada), podrá evitarse una prueba confirmatoria, como USE (o CRMN) e ir directamente a la CPRE.
- En el caso de una probabilidad previa muy baja (colelitiasis asintomática y sin dilatación de vía biliar) tampoco es una prueba rentable.

Estenosis benignas de la vía biliar principal

El diagnóstico diferencial de las estenosis biliares supone siempre un reto clínico, con el objetivo fundamental de diferenciar la patología maligna de la benigna. En este contexto, la USE se posiciona como una de las pruebas diagnósticas más útiles para su estudio. Las pruebas radiológicas, como la ecografía abdominal o la TC, suelen identificar el punto de la estenosis y la dilatación biliar «aguas arriba», si bien la CRMN se presenta como la más completa para conocer la anatomía de la vía biliar (grado de dilatación, localización y longitud de la estenosis o el número de ellas). Además, ofrece una buena capacidad diferencial entre estenosis benignas (sensibilidad del 91,7 % y especificidad del 96,1 %) y malignas (sensibilidad del 85,7 % y especificidad del 96,3 %).

El interés añadido de la USE estriba en un elevado valor predictivo positivo cuando encuentra hallazgos sugestivos de malignidad, por ejemplo, engrosamiento irregular de la pared ductal biliar, masa periductal asociada o adenopatías patológicas locorregionales y, sobre todo, en la posibilidad de emplear la USE-PAAF/PAB en dichas lesiones, en caso de que estén presentes. En un estudio prospectivo se demostró que la combinación de CRMN y USE es superior a ambas pruebas por separado, al igual que en la CPRE y TC.

Debe tenerse en cuenta que, al igual que para el resto de las pruebas de imagen, el estudio USE debe hacerse antes de colocar una prótesis biliar, para lograr un mayor rendimiento diagnóstico debido a la mejor localización de la propia estenosis y a la presencia del artefacto de la propia prótesis o la aerobilia.

La CPRE, tradicionalmente considerada como método de referencia para el estudio de las estenosis biliares, es una exploración invasiva y con un riesgo no despreciable de complicaciones que debería quedar reservada para el tratamiento necesario (colocación de prótesis o dilatación) o como complementario, en caso de no obtener resultados concluyentes con las anteriores. Aunque la CPRE permite la toma de citología y biopsia intraductales, estas presentan resultados subóptimos para el diagnóstico de las estenosis malignas. Si bien aportan una especificidad superior al 99 %, su baja sensibilidad (45 y 48 %, respectivamente; 59 % si se combinan) no permite descartar la etiología maligna en caso de un resultado negativo. Un metaanálisis reciente concluye que la USE-PAAF presenta una mayor sensibilidad para el diagnóstico de las estenosis malignas que la propia CPRE (75 vs. 49 %). En otro estudio se demostró que, en caso de sospecha de estenosis biliar, un estudio USE normal permitiría evitar la CPRE en el 100 % de los casos.

Más recientemente, el uso de la colangioscopia peroral mejora también los resultados de la CPRE y eleva la sensibilidad hasta el 80-90 %. Aunque su uso ha ido en aumento en los últimos años, es una técnica menos disponible y se emplea asociada a una CPRE, por lo que resulta, al menos, igual de invasiva y con un mayor coste asociado.

La USID ha mostrado también mejores resultados que la CPRE para la caracterización de las estenosis biliares indeterminadas, si bien los problemas para su estandarización son mayores que para la colangioscopia, con una menor disponibilidad y, a diferencia de la USE, con la imposibilidad para hacer PAAF-biopsia. Se han descrito determinados criterios endosonográficos con USID para el diagnóstico diferencial entre estenosis benignas (preservación de la estructura de capas, bordes lisos, masa hiperecogénica o ausencia de masa) y malignas (lesión polipoide, >10 mm, disrupción de la estructura normal en tres capas de la pared de la vía biliar y la presencia de una masa hipoecogénica de bordes irregulares o infiltrativa) (**Figs. 59-16** y **59-17**).

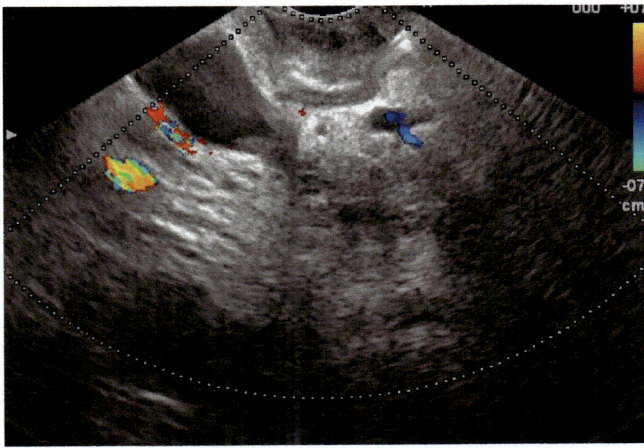

Figura 59-16. Estenosis benigna de colédoco distal con dilatación proximal de vía biliar (10 mm), bordes lisos y ausencia de masa asociada. Ecoendoscopio lineal, posición bulbar.

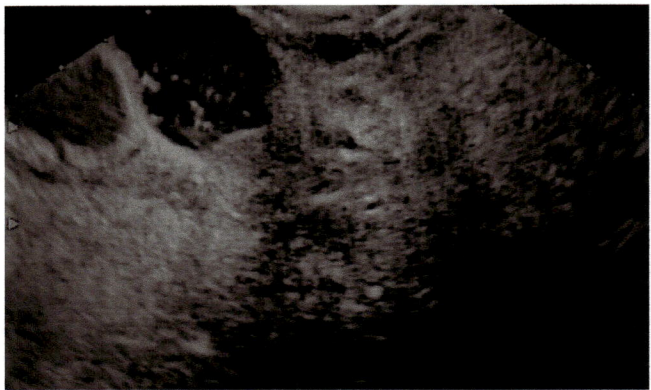

Figura 59-17. Estenosis maligna de colédoco distal con dilatación proximal de vía biliar (12 mm), borde irregular y masa hipoecogénica de 18 × 15 mm asociada; colangiocarcinoma. Ecoendoscopio lineal, posición bulbar.

> !
> • La USE presenta un mejor rendimiento diagnóstico en las estenosis biliares distales que en las hiliares.
> • Existe un riesgo de diseminación tumoral en el trayecto de punción de USE-PAAF y, aunque bajo, su empleo estaría contraindicado en el caso de lesiones hiliares en pacientes candidatos a trasplante hepático o cirugía radical con intención curativa.

Cabe destacar que los resultados de la USE son mejores en el estudio de las estenosis distales por la estrecha proximidad de estas con la posición de la sonda en el duodeno (sensibilidad del 84-91 %; especificidad del 71-100 %), mientras que son más limitados en las estenosis proximales o hiliares, ligeramente más alejadas (sensibilidad del 45-89 %; especificidad del 79-100 %).

El riesgo de complicaciones inmediatas de la punción de una lesión parietal, como fuga biliar, colangitis o hemorragia, parece poco frecuente, según lo reportado en la literatura médica, si bien hay expertos que recomiendan realizar CPRE y colocar una prótesis biliar para reducir su impacto clínico. Las agujas de USE-PAAF más empleadas para este fin son de 22 y 25 G, sobre todo estas últimas, en caso de necesitar puncionar el colédoco distal.

Existe también un riesgo de diseminación tumoral en el trayecto de la punción, con una incidencia desconocida, aunque baja, y que según un estudio no parece suponer un impacto negativo en la supervivencia global de los pacientes con colangiocarcinoma hiliar o extrahepático, si bien se considera contraindicada en pacientes candidatos a trasplante hepático.

En la **figura 59-18** se propone un algoritmo diagnóstico para las estenosis biliares indeterminadas.

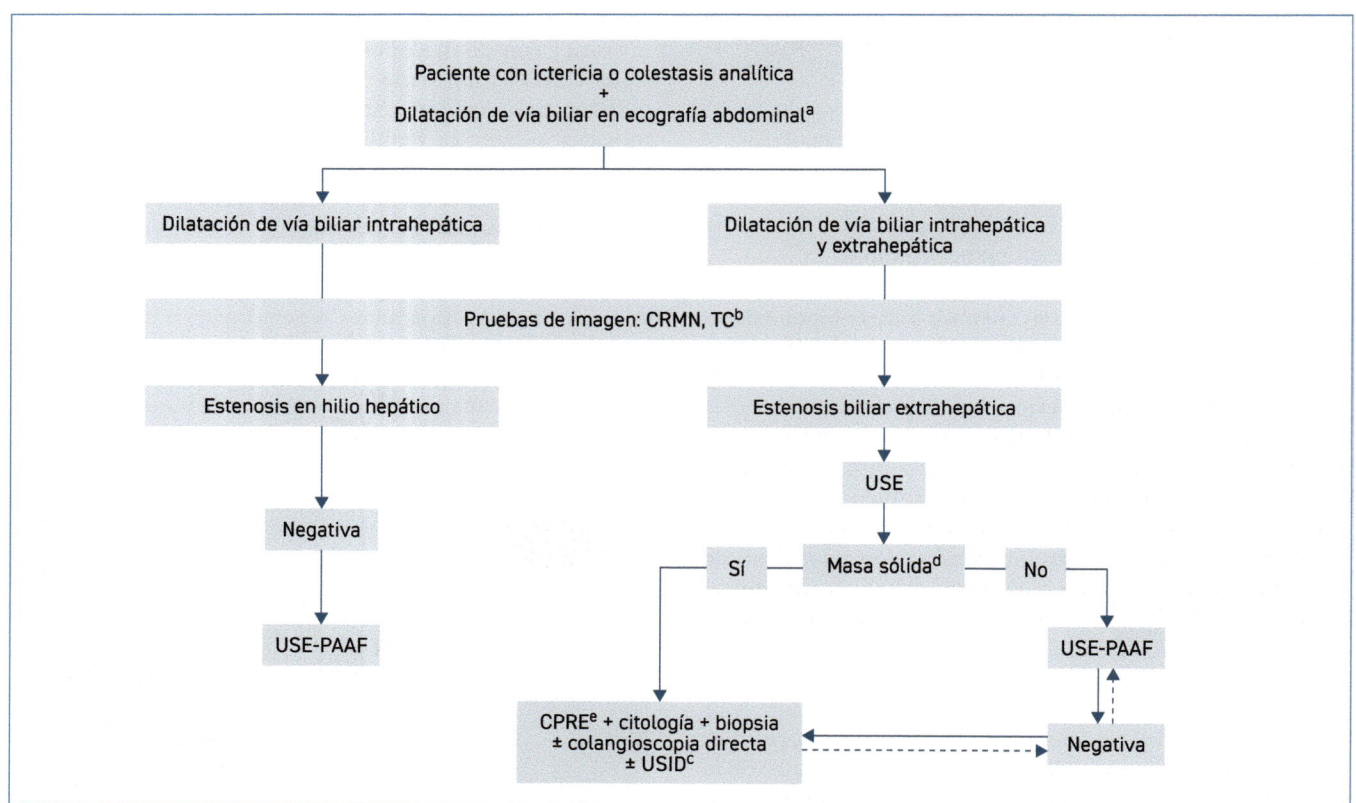

Figura 59-18. Algoritmo diagnóstico en la estenosis biliar indeterminada. CPRE: colangiopancreatografía retrógrada endoscópica; CRMN: colangiorresonancia magnética nuclear; PAAF: punción aspirativa con aguja fina; TC: tomografía computarizada; USE: ecoendoscopia; USID: ultrasonografía intraductal. [a]La ecografía abdominal no es imprescindible, pero suele ser la primera prueba en los pacientes con ictericia o colestasis. [b]TC abdominal puede ser de elección en el caso de dilatación de la vía biliar intrahepática y extrahepática, dada la elevada posibilidad diagnóstica de cáncer de páncreas. [c]En caso de disponibilidad. [d]En caso de masa sólida pancreática sospechosa de adenocarcinoma del páncreas, la USE-PAAF no estaría indicada en pacientes candidatos a cirugía y tumor localizado resecable en las pruebas de imagen. [e]En pacientes con indicación de drenaje biliar (por ejemplo, colangitis aguda) debe considerarse la CPRE como primera opción en las estenosis extrahepáticas. En las hiliares, puede considerarse CPRE o bien el drenaje transhepático percutáneo.

> ! • Una exploración biliar normal mediante USE permite descartar la presencia de una estenosis con mucha seguridad.
> • La USE combinada con PAAF tiene mayor sensibilidad diagnóstica en las estenosis malignas de la vía biliar que la CPRE con citología y biopsia, especialmente cuando hay masa o adenopatías asociadas.

A continuación, se detallan algunas patologías que cursan con estenosis benignas de la vía biliar extrahepática y que muestran hallazgos particulares en el estudio por USE.

Síndrome de Mirizzi

Se conoce como síndrome de Mirizzi a la impactación de un cálculo en el infundíbulo vesicular o conducto cístico que provoca una obstrucción secundaria de la vía biliar principal (hepático común o colédoco). Aunque la USE no suele ser la primera técnica de imagen, esta exploración sirve para confirmar la presencia de un cálculo como la causa de la obstrucción biliar. Se clasifica en varios subtipos según exista o no fistulización colecistobiliar o colecistoentérica asociadas.

En la **figura 59-19** se ilustra una clasificación simplificada. En el tipo III, además de confirmar la obstrucción biliar con dilatación proximal secundaria, se observará la presencia de aerobilia en vía biliar o VcB en forma de puntos hiperecogénicos con artefacto de reverberación.

Lesiones biliares posquirúrgicas

Las estenosis posquirúrgicas de la vía biliar extrahepática suceden en alrededor del 0,5 % de las colecistectomías laparoscópicas y hasta en el 33 % de los pacientes con trasplante hepático. Este contexto clínico resulta fundamental para orientar el diagnóstico. No suele ser la USE una herramienta habitual en su estudio, pero, en ocasiones, ayuda a la CPRE, estrategia terapéutica de primera línea en estos pacientes.

Además del punto de estenosis y de la dilatación biliar proximal secundaria, en ocasiones se identifica un engrosamiento focal y regular en el caso de una estenosis postisquémica en el paciente trasplantado, material hiperecogénico en el entorno de la estenosis propio de los clips quirúrgicos en las lesiones poscolecistectomía o una colección anecoica adyacente, como un biloma, cuando existe fuga biliar asociada.

Colangitis esclerosante primaria

La colangitis esclerosante primaria (CEP) es una entidad que suele cursar con estenosis múltiples en cualquier área del árbol biliar intrahepático y extrahepático. La exploración mediante USE se ha mostrado útil en el diagnóstico de pacientes con sospecha clínica-analítica de CEP con afectación extrahepática.

En un estudio se establecieron como criterios diagnósticos la presencia de engrosamiento parietal ≥ 1,5 mm, la irregularidad o los cambios en el grosor parietal de escasa longitud (<5 mm), irregularidad o cambios en el diámetro de la vía biliar principal de escasa longitud (<5 mm) y adenopatías perihiliares ≥ 10 mm. La presencia de dos o más criterios consiguió una sensibilidad y especificidad del 76,4 y 100 %, respectivamente.

También se ha propuesto la elastografía de la vía biliar principal como método asociado para diferenciar un patrón de CEP (duro/fibroso, azul-mixto) y una vía biliar normal (blando, amarillo-rojo). Sin embargo, la situación clínica más relevante en los pacientes con CEP supone el diagnóstico diferencial entre estenosis benigna y maligna cuando se trata de una estenosis dominante (45 % de casos), ya que el riesgo de colangiocarcinoma en esta patología es de un 8-14 %. La USE convencional puede ayudar, pero la USID ha demostrado en un estudio una capacidad diagnóstica superior a la CPRE con citología o biopsia.

Colangitis autoinmune asociada a la inmunoglobulina G4

La colangitis autoinmune asociada a la inmunoglobulina G4 (IgG4) es una colangiopatía benigna que plantea el diagnóstico diferencial clínicamente y por imagen con la CEP, aunque también con el colangiocarcinoma. En ocasiones se asocia con pancreatitis autoinmune (PAI), cuyos hallazgos en la USE se discutirán más adelante en este capítulo.

Los cambios ductales descritos con USID para la colangitis autoinmune son engrosamiento parietal simétrico circular y de bordes lisos, normalmente sin estenosis aparente en la colangiografía obtenida por CPRE. Suele extenderse desde el segmento intrapancreático hasta la vía biliar extrahepática proximal. También se ha descrito el realce del engrosamiento parietal con contraste intravascular.

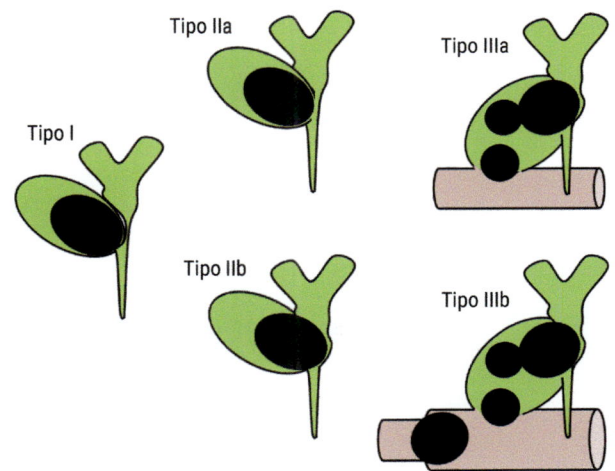

Figura 59-19. Clasificación simplificada del síndrome de Mirizzi, según Beltrán. Tipo I: litiasis impactada en infundíbulo vesicular o conducto cístico, sin otra alteración asociada. Tipo IIa: fístula colecistobiliar < 50 % del diámetro de la vía biliar. Tipo IIb: fístula colecistobiliar > 50 % del diámetro de la vía biliar. Tipo IIIa: fístulas colecistobiliar y colecistoentérica, sin íleo biliar asociado. Tipo IIIb: fístulas colecistobiliar y colecistoentérica, con íleo biliar asociado.

Colangiopatía asociada a hipertensión portal

La colangiopatía asociada a hipertensión portal (HTP) ocurre casi exclusivamente en pacientes con trombosis portal crónica y presencia de cavernomatosis portal (red venosa en torno al hilio hepático, característica en la imagen ecográfica) y, con mucha menor frecuencia, en otros tipos de HTP, como la cirrosis hepática sin trombosis asociada. Suele cursar de manera asintomática en la mayor parte de los casos y se debe a la aparición de vascularización colateral peribiliar, que ocasiona una compresión extrínseca.

La exploración con USE permitirá evaluar la dilatación de la vía biliar, útil en el diagnóstico diferencial de la ictericia intrahepática o extrahepática en un paciente con HTP, excluir otras causas, como coledocolitiasis, y confirmar la presencia de vascularización varicosa peribiliar o parietal coledocal o vesicular mediante la señal Doppler. Esta vascularización varicosa puede condicionar irregularidad, indentaciones y estenosis ductales únicas o múltiples. Se ha indicado que también sirve para estimar el riesgo de sangrado en una eventual CPRE terapéutica.

Por otro lado, en pacientes sin trombosis portal conocida ni historia previa de HTP, la USE permite el diagnóstico de masas del confluente biliopancreático causantes, en ocasiones, de la propia trombosis portal.

> **!**
> - USE y USID resultan de interés en el diagnóstico diferencial de las estenosis biliares inflamatorias o autoinmunes, como CEP y colangitis asociada a IgG4.
> - La colangiopatía asociada a HTP debe sospecharse en caso de obstrucción biliar extrahepática en un paciente con trombosis y cavernomatosis portal. La USE será útil tanto para confirmar esta entidad como para descartar neoplasias biliopancreáticas asociadas.

Papilomatosis biliar

La papilomatosis biliar es una enfermedad rara, de etiología incierta y que cursa con la formación de múltiples proyec-

ciones papilares del epitelio ductal biliar, las cuales se presentan en cualquier parte de la vía biliar o en la VcB. Aunque benigna, tiene un elevado riesgo de malignización. Estas lesiones se visualizan en la ecografía como nódulos/pólipos ecogénicos y sin sombra acústica, que pueden resultar difíciles de diferenciar de cúmulos de moco o barro, frecuentes en esta patología. Se ha descrito que el uso de contrastes y elastografía ayuda a diferenciar estos hallazgos.

>
> - La sensibilidad de citología ± biopsia intraductal guiadas por CPRE se sitúa en torno al 50-60 % en las estenosis biliares malignas. Con USE ± PAAF la sensibilidad puede llegar al 75 %.
> - La presencia de aerobilia en un paciente con síndrome de Mirizzi debe hacer pensar en la presencia de una fístula bilioentérica asociada (tipo III).
> - La CEP con afectación extrahepática suele presentar engrosamiento de la pared biliar, con estenosis cortas y frecuentes adenopatías perihiliares.
> - La colangitis autoinmune asociada a IgG4 suele presentar engrosamiento parietal de la vía biliar extrahepática y, en ocasiones, signos pancreáticos de PAI.
> - La colangiopatía por HTP aparece en pacientes con trombosis portal crónica con cavernomatosis y puede cursar con verdaderas varices coledocales, vesiculares y peribiliares.
> - La papilomatosis biliar presenta numerosos pólipos hiperecogénicos en VcB o vía biliar.

Dilatación de la vía biliar sin estenosis asociada

Vía biliar dilatada sin causa aparente

La coledocolitiasis y las estenosis benignas y malignas de origen biliar, pancreático o ampular, son las causantes de la gran mayoría de los casos de vía biliar dilatada en nuestro medio y cursan normalmente con sintomatología asociada. Sin embargo, debido al aumento del número de exploraciones radiológicas realizadas en la actualidad, no resulta infrecuente encontrar sujetos asintomáticos, e incluso sin alteración analítica compatible con colestasis, que presentan una dilatación de vía biliar sin causa aparente en dichas pruebas de imagen (**Fig. 59-20**).

Se acepta por consenso que 7 mm corresponde al límite superior de la normalidad para el diámetro de la vía biliar extrahepática. No obstante, existe variabilidad en la estimación de dicho diámetro entre unas técnicas de imagen y otras.

Hay algunas circunstancias no patológicas que cursan con una vía biliar de un diámetro superior al límite de la normalidad. Entre ellas, las más frecuentes son la colecistectomía previa (posible dilatación acomodativa al flujo biliar variable ante la ausencia de VcB) o la edad avanzada (posibles hipotonía muscular o fibrosis distal asociadas a la edad).

Entre las causas farmacológicas asociadas con dilatación de vía biliar se encuentran el consumo crónico de opioides (posible aumento de la presión en el esfínter de Oddi), calcioantagonistas y nitratos (hipotonía ductal). Por otro lado, cuando se ha analizado el impacto clínico de la USE en el grupo de pacientes con vía biliar dilatada sin causa evidente

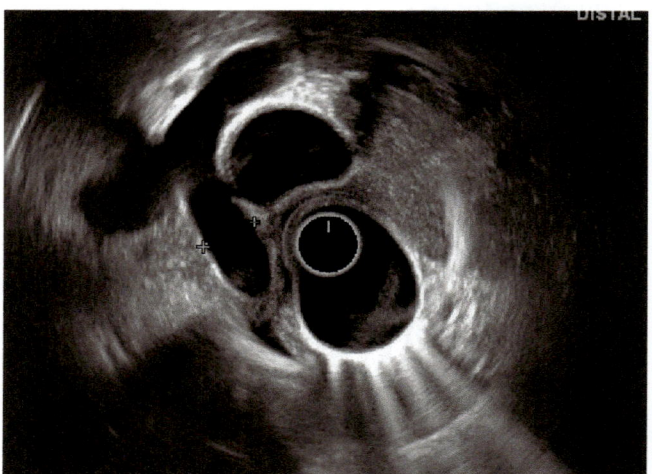

Figura 59-20. Vía biliar extrahepática dilatada (11 mm) sin causa aparente. Ecoendoscopio radial, posición bulbar.

en pruebas radiológicas y sin alteración analítica que indique obstrucción, la USE puede llegar a encontrar alteraciones biliopancreáticas hasta en el 20 % de los casos.

 La colecistectomía previa, la edad avanzada y algunos fármacos como los opioides o los calcioantagonistas pueden ser causa de dilatación de la vía biliar sin estenosis asociada.

Quistes de colédoco

Los quistes de colédoco son una patología congénita que cursa con dilataciones de la vía biliar, normalmente diagnosticada durante la infancia, aunque en ocasiones pasa desapercibida hasta la edad adulta.

Se clasifican por su localización y morfología, según la clasificación de Todani (**Fig. 59-21**). Aunque la USE no suele ser la prueba diagnóstica más utilizada, hay que tener en cuenta esta patología en el diagnóstico diferencial de una vía biliar dilatada. Por otro lado, la característica más importante de los quistes de colédoco estriba en su riesgo de colangiocarcinoma, especialmente los tipos I y IV. En estos casos, la USE resulta de utilidad para identificar una masa asociada que lo haga sospechar, emplear PAAF, etc. Hay que tener en cuenta, además, que a veces los quistes distales de tipo II se confunden con una lesión quística pancreática (LQP), tanto en la USE como en otras pruebas de imagen.

 Los quistes de colédoco se encuentran de forma asintomática en adultos y su principal complicación es el desarrollo de colangiocarcinoma.

Miscelánea

La *colangitis aguda* no suele mostrar imágenes características *per se*, salvo, en ocasiones, un realce hiperecogénico de la vía biliar. En la exploración USE es frecuente identificar, sin embargo, su causa: coledocolitiasis, estenosis, etc.

La *aerobilia* se define como la presencia de burbujas de gas en el interior de la vía biliar. Las causas más frecuentes son la papilotomía endoscópica tras CPRE y la cirugía con anastomosis bilioentérica. También puede aparecer en fístulas bilioentéricas como complicación de la litiasis biliar o en casos de colecistitis enfisematosa. En la imagen ecográfica aparece como contenido hiperecogénico intraductal, con artefacto de reverberación, habitualmente intrahepático y extrahepático, que puede impedir una valoración adecuada de la vía biliar y estructuras vecinas (**Fig. 59-22**).

La *hemobilia* es la hemorragia libre hacia el interior de la vía biliar. Las causas más frecuentes son traumáticas y yatrogénicas, pero también puede ser secundaria a neoplasias biliopancreáticas o malformaciones vasculares. Cuando el sangrado es reciente, el contenido intraductal será hiperecogénico, sin sombra acústica, y si es activo, se observará el relleno intraductal, incluso el punto de origen con la señal Doppler en caso de presentar un débito suficiente. La visualización en tiempo real a veces se presenta durante la realización de PAAF de lesiones

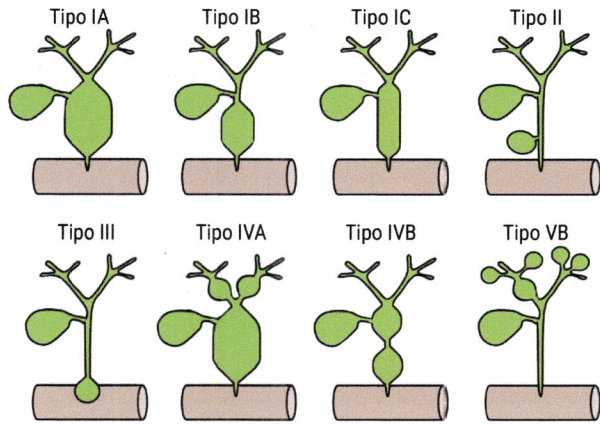

Figura 59-21. Clasificación de los quistes de la vía biliar según Todani. Tipo IA: dilatación quística de toda la vía biliar extrahepática. Tipo IB: dilatación segmentaria de la vía biliar extrahepática. Tipo IC: dilatación cilíndrica de toda la vía biliar extrahepática. Tipo II: divertículo coledocal. Tipo III: dilatación de colédoco intraduodenal (coledococele). Tipo IVA: dilataciones quísticas múltiples tanto intrahepáticas como extrahepáticas. Tipo IVB: dilataciones quísticas múltiples extrahepáticas. Tipo V: dilataciones quísticas intrahepáticas, única o múltiples (enfermedad de Caroli).

coledocales o pancreáticas (o en la USE intervencionista sobre la vía biliar), por lo que hay que aprender a reconocerla. Los casos secundarios a PAAF suelen ser sangrados autolimitados y sin repercusión hemodinámica significativa, aunque pueden empeorar el componente obstructivo biliar (**Figs. 59-23**, **59-24** y **59-25**).

Con relativa frecuencia se hacen estudios biliopancreáticos por USE a pacientes con *cuerpos extraños* en el interior de la vía biliar, como catéteres de drenaje transhepático o tubos de Kehr (tubo en T), o prótesis endoscópicas plásticas o metálicas colocadas por CPRE. Los drenajes radiológicos y las prótesis plásticas se visualizan como dos líneas hiperecogénicas paralelas con el centro hipoecogénico (**Fig. 59-26**). En el caso de las metálicas se visualiza la malla completa o su morfolo-

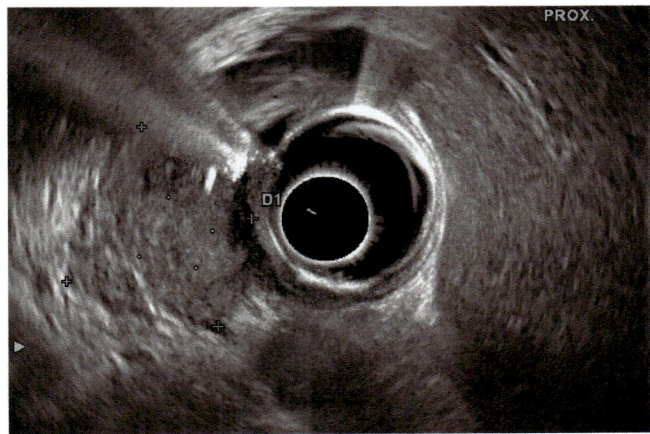

Figura 59-22. Aerobilia en colédoco tras colangiopancreatografía retrógrada endoscópica previa con colocación de prótesis biliar plástica por adenocarcinoma del páncreas. Ecoendoscopio radial, posición bulbar.

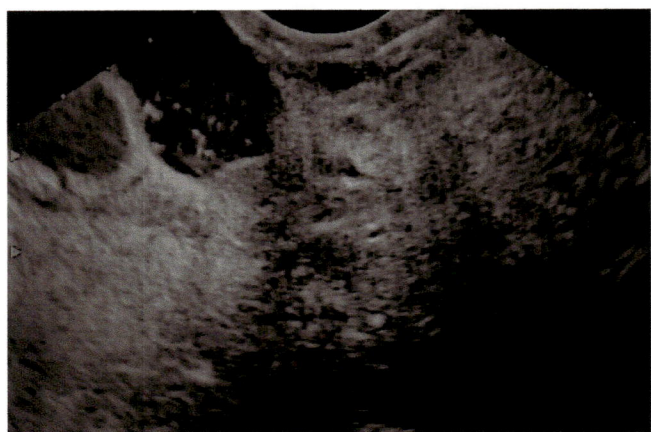

Figura 59-23. Neoplasia pancreática vs. colangiocarcinoma distal, colédoco dilatado (12 mm) con contenido biliar anecoico. Ecoendoscopio lineal, posición bulbar.

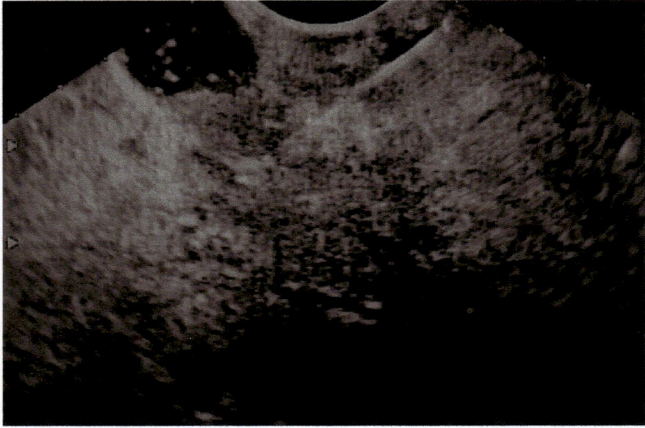

Figura 59-24. Neoplasia pancreática vs. colangiocarcinoma distal, colédoco dilatado (12 mm) con contenido biliar anecoico, punción con aguja de 22 G. Ecoendoscopio lineal, posición bulbar.

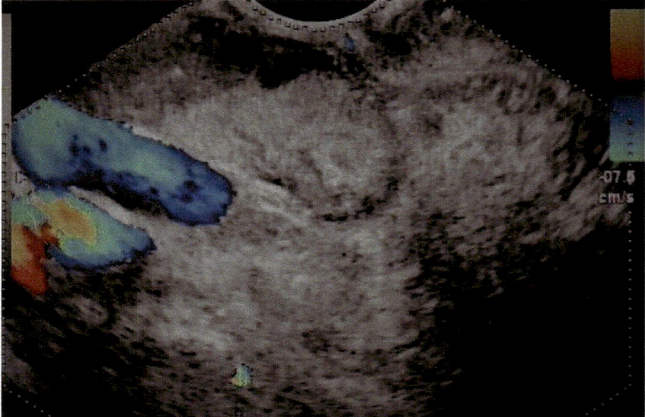

Figura 59-25. Relleno biliar inmediato de contenido hiperecogénico tras retirada de la aguja, hemobilia. Ecoendoscopio lineal, posición bulbar.

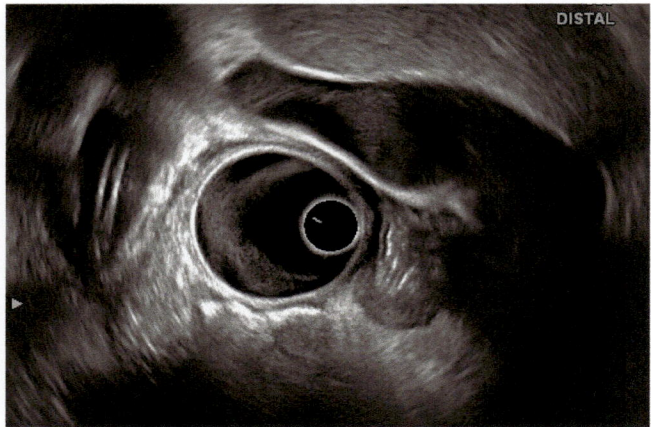

Figura 59-26. Prótesis plástica en colédoco. Ecoendoscopio radial, posición bulbar.

gía tubular con paredes como un punteado hiperrefringente (**Fig. 59-27**).

Todas ellas, pero especialmente las metálicas, dificultan la identificación precisa de las relaciones anatómicas, por ejemplo, de una masa biliopancreática, si bien esto puede estar más en relación con la habitual aerobilia que con las propiedades del material protésico. En este sentido, y siempre que la situación clínica del paciente lo permita, la recomendación será el estudio con USE antes que el drenaje biliar por CPRE.

Los *parásitos biliares* son poco frecuentes en nuestro medio, pero se diagnostican por USE en el estudio de la obstrucción biliar o la pancreatitis aguda. Se muestran como estructuras hiperecogénicas en el interior de la vía biliar, sin sombra acústica, únicas o múltiples, que pueden resultar móviles. La forma y tamaño son muy variables según el tipo de parásito (por ejemplo: forma de hoja y unos 2-5 cm en el caso de *Fasciola hepatica* o tubular de unos 15-20 cm en el caso de *Ascaris lumbricoides*). En la hidatidosis (*Echinococcus granulosus*), los quistes hidatídicos hepáticos llegan a romperse hacia la vía biliar. En este caso es posible encontrar la lesión hepática, normalmente un quiste de gran tamaño, en ocasiones tabicado o poliquístico, redondeado, con pared laminada, anecoico o con contenido ecogénico correspondiente a membranas

desprendidas, comunicado con el árbol biliar. En la vía biliar se encontrará contenido hiperecogénico intraductal de forma irregular correspondiente a las vesículas hijas.

El *síndrome del sumidero* aparece en pacientes con coledocoduodenostomía posquirúrgica o endoscópica y se debe al

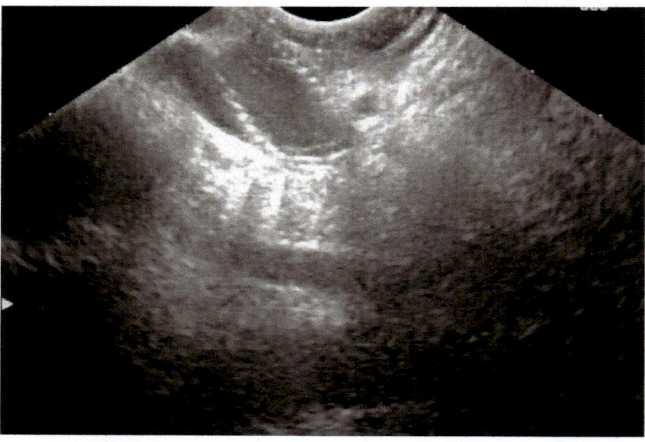

Figura 59-27. Prótesis metálica en colédoco. Ecoendoscopio lineal, posición bulbar.

cúmulo de material litiásico o alimentario en el interior del segmento de la vía biliar situado entre la fístula (proximal) y la papila duodenal (distal). El tratamiento de primera línea es mediante CPRE. En la exploración USE se identificará contenido hiperecogénico ecoheterogéneo con o sin sombra acústica y, habitualmente, una vía biliar dilatada. La presencia de aerobilia dificulta la exploración. En la visión endoscópica, además, puede identificarse el orificio fistuloso coledocoduodenal.

La presencia de *bilomas* secundarios a fístula biliar u otras *colecciones posquirúrgicas* suele estudiarse mediante ecografía abdominal o TC, pero también se evalúa mediante USE, aunque esta posibilidad suele quedar restringida a los casos en que se plantee un drenaje guiado por USE. Pueden aparecer como una colección líquida anecoica con pared fina o bien como colecciones complejas multitabicadas y con contenido ecogénico en su interior, datos estos últimos que harán sospechar la posibilidad de infección o de abscesificación.

> ⚠
> - La presencia de aerobilia posterior a una esfinterotomía endoscópica ± colocación de prótesis biliar puede dificultar el estudio posterior de la vía biliar mediante USE.
> - La hemobilia aparece como material hiperecogénico cuando es inmediata o reciente, por lo que hay que prestar atención a esta posibilidad en caso de PAAF de la pared coledocal.
> - Los parásitos biliares son raros en España y deben sospecharse en un contexto epidemiológico de susceptibilidad. La USE puede ayudar al diagnóstico.

PÁNCREAS

La USE es una herramienta de primer nivel en el estudio de la patología estructural pancreática, dado que es un órgano muy accesible a esta exploración por su situación anatómica retrogástrica y paraduodenal. En patologías como pancreatitis crónica o LQP, es una de las mejores opciones para su caracterización, mientras que en el caso de la pancreatitis aguda resulta de interés para su estudio tanto etiológico como de algunas de sus complicaciones.

Lesiones quísticas de páncreas

Diagnóstico morfológico de las lesiones quísticas más relevantes

El estudio y seguimiento de las LQP supone uno de los motivos de solicitud de USE más frecuentes. Esto se debe, por un lado, a la elevada prevalencia global de LQP en la población general, en torno al 15 % (0,5-37 %, según edad y tamaño considerados) y, por otro, a la creciente realización de pruebas de imagen por otros motivos (ecografía abdominal, TC, RMN e incluso USE), donde aparecen como hallazgo casual.

Otro hecho que favorece la frecuente indicación de USE para el estudio de LQP es el potencial maligno de algunas de ellas, lo que supone un motivo de preocupación para pacientes y médicos. En la **tabla 59-4** se recoge el listado de todas las lesiones quísticas posibles en el páncreas.

En los últimos años se han publicado varias guías clínicas sobre el manejo de las LQP, especialmente orientadas a aquellas con riesgo de transformación maligna, como las neoplasias mucinosas (NQM). Aunque con algunas diferencias entre sí, en todas ellas se definen unos criterios de riesgo clínicos y de imagen para sospechar la transformación maligna (presencia de displasia de alto grado o adenocarcinoma) y para establecer la indicación del tratamiento quirúrgico, frente a la posibilidad de hacer seguimiento en ausencia de riesgo.

En general, las guías clínicas actuales colocan la USE en un segundo escalón respecto a las pruebas radiológicas, en especial la RMN, debido a su carácter invasivo. Con una precisión diagnóstica similar, la USE quedaría relegada a aquellos casos en que sea necesaria una PAAF, bien para clasificar el tipo de LQP o bien por la presencia de criterios de riesgo.

Las LQP se identifican en la exploración USE como lesiones anecoicas de tamaño y forma variable, con pared bien definida y refuerzo posterior. Otras características asociadas (contenido ecogénico, septos, pared fina o con presencia de nódulos murales, comunicación con el conducto pancreático principal, etc.) resultan importantes para definir los diferentes tipos de LQP y su riesgo de transformación maligna. En la **tabla 59-5** se muestra un resumen de las características clínicas, la morfológicas y del análisis del líquido intraquístico propias de cada una de las LQP más relevantes en la práctica

Tabla 59-4. Listado de lesiones quísticas del páncreas según la clasificación de la Organización Mundial de la Salud

	Neoplásicas	No neoplásicas
Epitelial	• Tumor papilar mucinoso intraductal, cistoadenoma mucinoso, cistoadenoma seroso, neoplasia sólida seudopapilar, tumor neuroendocrino quístico • Cistoadenoma de células acinares • Hamartoma quístico • Teratoma quístico • Adenocarcinoma ductal quístico • Cistoadenocarcinoma quístico de células acinares • Cistoadenocarcinoma seroso • Pancreatoblastoma quístico • Metástasis quística de neoplasia epitelial	• Quiste linfoepitelial • Quiste mucinoso no neoplásico • Quiste enterogénico • Quiste de retención • Quiste periampular de pared duodenal • Quistes congénitos • Quiste endometrial
No epitelial	• Linfangioma • Sarcoma	• Seudoquiste asociado a pancreatitis • Quiste parasitario

Tabla 59-5. Características clínicas, morfológicas y del líquido intraquístico de las lesiones quísticas de páncreas más relevantes en la práctica clínica

Pruebas diagnósticas útiles	Variables		TPMI CPP	TPMI Rama secundaria	Cistoadenoma mucinoso	Cistoadenoma seroso	Neoplasia sólida seudopapilar	Tumor neuroendocrino quístico	Seudoquiste
	Edad (años)		60-70		40-50	50-70	20-40	20-50	40-80
	Sexo		Varones (60 %)		Mujeres (>90 %)	Mujeres (75 %)	Mujeres (>90 %)	Varón = mujer	Varón = mujer (Hª de PA/PC)
USE, RMN, TC	Localización típica		Indiferente		Distal (cuerpo-cola)	Indiferente	Distal (cuerpo-cola)	Distal (cuerpo-cola)	Indiferente
RMN ≥ USE > TC	Comunicación con CPP		Dilatación fusiforme del CPP	Presente	No	No	No	No	Indiferente
USE, RMN > TC	Apariencia típica		«Boca de pez» (endoscopia)[a]	Macroquística	Oligoquística / macroquística	• Microquística: 45 % • Macroquística: 32 % • Mixta: 18 % • Sólida: 5 %	Macroquística, componente sólido	Masa sólida asociada	Macroquística
USE-PAAF	Análisis del líquido[b]	CEA	Elevado (>192)		Elevado (>192)	Muy bajo (<5)	Bajo (<192)	Muy bajo (<5)	Muy bajo (<5)
		Amilasa	Variable		Baja/Variable	Baja/variable	Baja/Variable	Baja	Elevada (> 250)
		Viscosidad	Positiva		Positiva	Negativa	Negativa	Negativa	Negativa
		Glucosa	Baja (<50)		Baja (<50)	Elevada (>50)	Elevada (>50)	Elevada (>50)	Elevada (>50)
		KRAS/GNAS	Positiva	Positiva	Positiva/negativa	Negativa	Negativa	Negativa	Negativa
USE-PAAF	Citología		Células columnares, mucina +		Células columnares, mucina +, estroma ovárico	Células cuboidales, glucógeno +	Papilas ramificadas, estroma mixoide, vimentina y α1AT +	Células neuroendocrinas, sinaptofisina y cromogranina +	Células inflamatorias
	Potencial maligno		Muy alto (62 %)	Alto (22 %)	Alto (15 %)	Negligible (0,01 %)	Alto (15 %)	Bajo (8 %)	Nulo
USE, RMN ≥ TC	Criterios predictores de malignidad		Tamaño > 3 cm, CPP > 6 mm, Nódulo mural, Pared engrosada e irregular, Septos, Crecimiento > 5 mm/año		Tamaño > 3-4 cm, Nódulo mural, Calcificación periférica, Pared irregular	-	Tamaño > 5 cm, Cápsula incompleta o no bien definida, Mayor % del componente sólido	Tamaño > 2 cm, Dilatación del CPP, Calcificaciones, Poliquístico, Borde impreciso	-

[a]Boca de pez: visión endoscópica del orificio papilar, dilatado por la salida de moco hacia duodeno. Característico de TPMI de CPP.
[b]Los estudios de marcadores bioquímicos incluyen pocos casos de TNE y NSP y generalmente englobados como no mucinosos, por lo que las conclusiones son menos generalizables para estos.
α1AT: alfa1-antitripsina; CEA: antígeno carcinoembrionario; CPP: conducto pancreático principal; Hª: historia previa; KRAS/GNAS: presencia de mutaciones en KRAS o GNAS; PA: pancreatitis aguda; PC: pancreatitis crónica; RMN: resonancia magnética nuclear; TC: tomografía computarizada; TPMI: tumor papilar mucinoso intraductal; USE-PAAF: punción aspirativa guiada por USE; USE: ultrasonografía endoscópica.

clínica: tumor mucinoso papilar intraductal (TPMI) de conducto pancreático principal (CPP) y de rama secundaria, cistoadenoma mucinoso, cistoadenoma seroso, neoplasia sólida seudopapilar (NSP), tumores neuroendocrinos (TNE) quísticos y seudoquiste pancreático (**Figs. 59-28**, **59-29**, **59-30**, **59-31**, **59-32**, **59-33**, **59-34**, **59-35**, **59-36** y **59-37**).

Desde un punto de vista práctico y ante una LQP determinada, la USE deberá responder a dos preguntas funda-

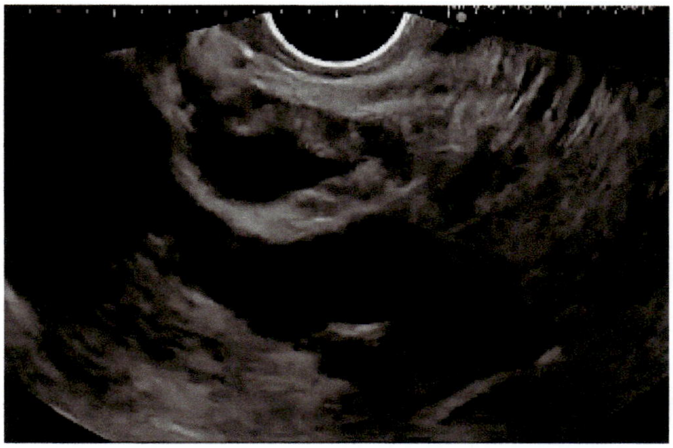

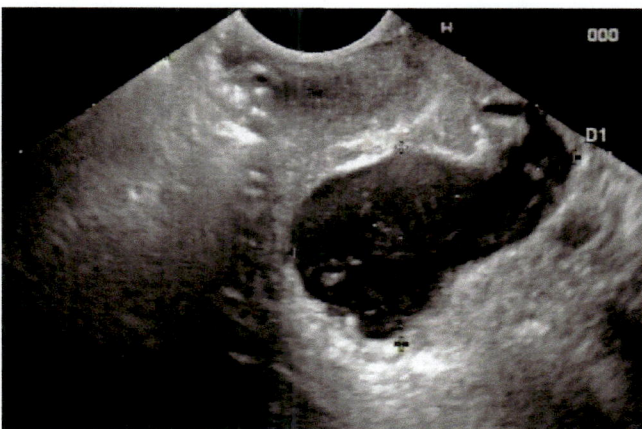

Figura 59-28. Tumor papilar mucinoso intraductal de conducto principal, dilatación del conducto pancreático principal (12 mm) con pared irregular con nódulos murales, cabeza del páncreas. Ecoendoscopio lineal, posición duodenal.

Figura 59-29. Tumor papilar mucinoso intraductal de rama secundaria (34 × 22 mm), comunicación con el conducto pancreático principal, cabeza del páncreas. Ecoendoscopio lineal, posición segunda porción duodenal.

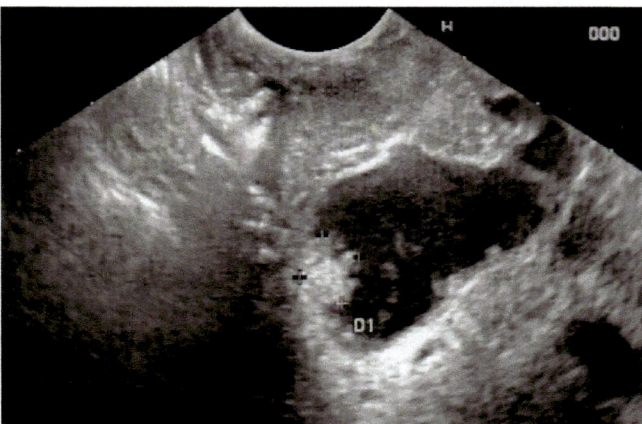

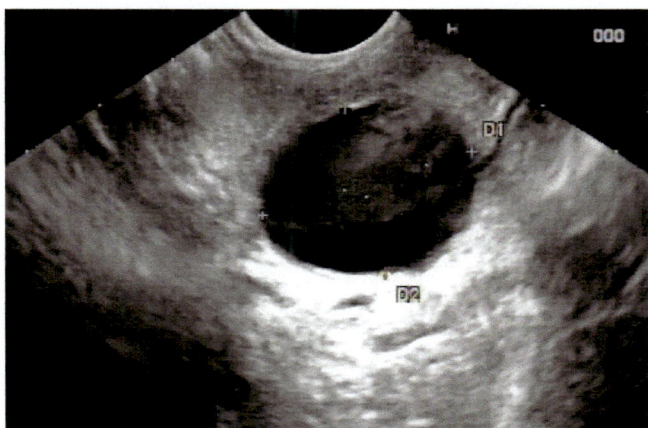

Figura 59-30. Nódulo mural (8 × 7 mm) en tumor papilar mucinoso intraductal de rama secundaria, cabeza del páncreas. Ecoendoscopio lineal, posición segunda porción duodenal.

Figura 59-31. Cistoadenoma mucinoso (26 × 18 mm), cuerpo del páncreas. Ecoendoscopio lineal, posición gástrica.

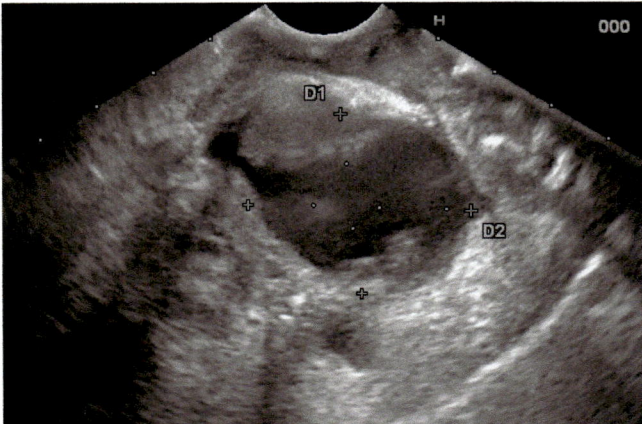

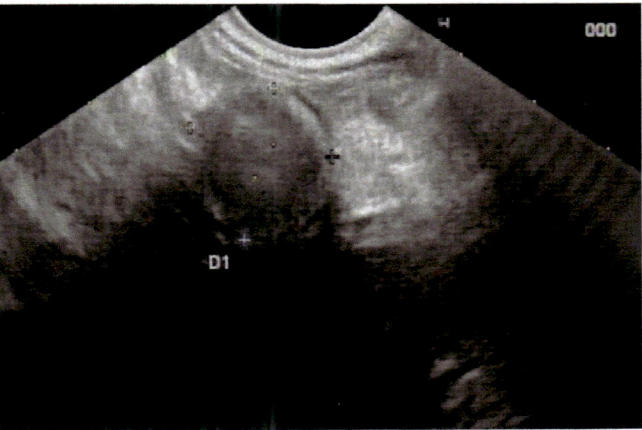

Figura 59-32. Cistoadenoma mucinoso (34 × 28 mm), engrosamiento parietal irregular, cuerpo del páncreas. Ecoendoscopio lineal, posición gástrica.

Figura 59-33. Cistoadenoma mucinoso (17 × 17 mm), paredes calcificadas y sombra acústica, cola del páncreas. Ecoendoscopio lineal, posición gástrica.

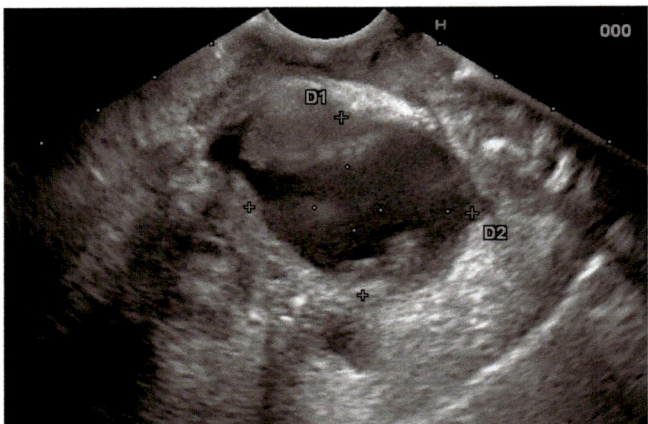

Figura 59-34. Cistoadenoma seroso microquístico (36 × 20 mm), proceso uncinado. Ecoendoscopio lineal, posición segunda porción duodenal.

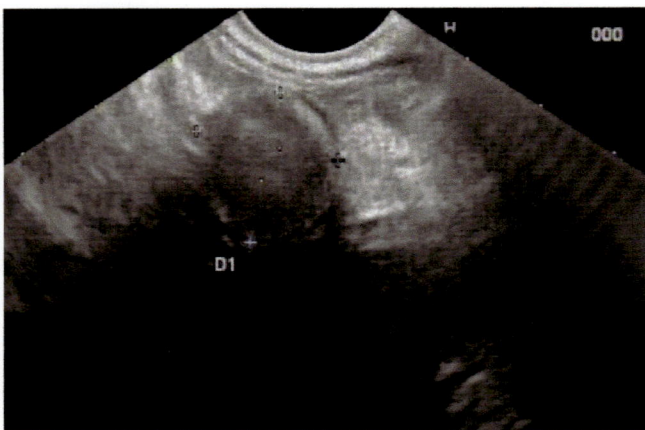

Figura 59-35. Cistoadenoma seroso mixto macroquístico y microquístico (38 × 33 mm), cabeza del páncreas. Ecoendoscopio lineal, posición bulbar.

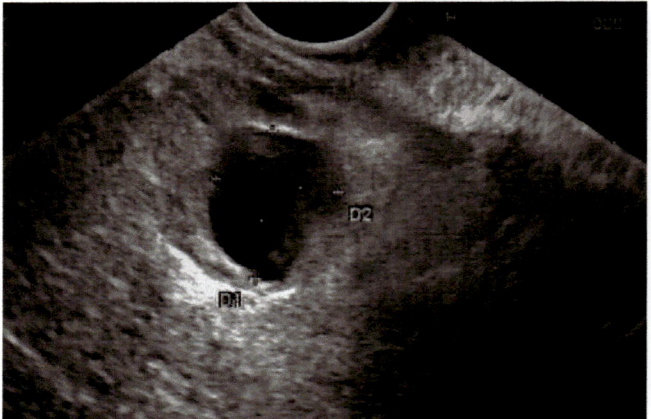

Figura 59-36. Tumor neuroendocrino quístico (16 × 14 mm), componente sólido periférico, cuerpo del páncreas. Ecoendoscopio lineal, posición gástrica.

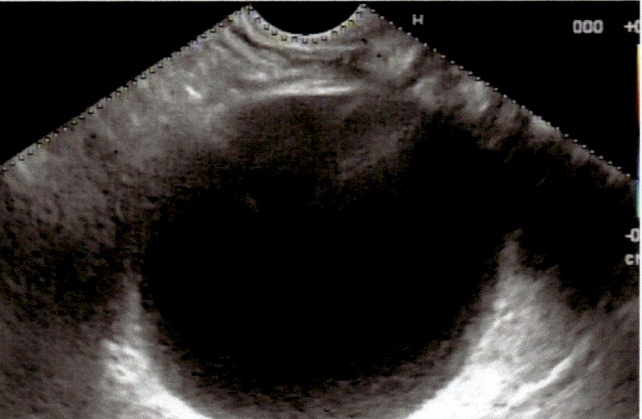

Figura 59-37. Seudoquiste pancreático (48 × 43 mm), cuerpo del páncreas. Ecoendoscopio lineal, posición gástrica.

mentales: *a)* ¿qué tipo de LQP es? y *b)* en cursiva ¿presenta signos de riesgo que hagan sospechar la transformación maligna? Respecto a la primera pregunta, el diagnóstico diferencial se basa en las características morfológicas de las lesiones (v. **Tabla 59-5**). Cabe destacar que la precisión diagnóstica de cualquiera de las pruebas habituales, incluida la USE, y basándose en dichas características, resulta subóptima para determinar el tipo de LQP, principalmente debido a una baja especificidad. En un estudio que analizaba los resultados preoperatorios de TC, RMN y USE en una serie de pacientes operados por LQP, se encontró que la RMN presentaba un mejor rendimiento (precisión diagnóstica global para el tipo de LQP: 80,5 %; sensibilidad: 94,7 % y especificidad: 58,7 % para distinguir neoplásico de no neoplásico) que la USE (precisión diagnóstica global para el tipo de LQP: 70,4 %; sensibilidad: 88,5 % y especificidad: 72,9 % para distinguir neoplásico de no neoplásico) y que la TC multidetector (precisión diagnóstica global para el tipo de LQP: 61,4 %; sensibilidad: 83,1 % y especificidad: 70,0 % para distinguir neoplásico de no neoplásico). En otro estudio que comparaba directamente RMN y USE, no se encontraron diferencias significativas entre ambas respecto a la capacidad de diferenciar entre lesión quística

y sólida (90-98 vs. 88 %) y la sensibilidad para detectar nódulo mural (66,7 vs. 58,3 %), septos intraquísticos (94,4 vs. 78 %), comunicación con el CPP (100 vs. 88,9 %) o dilatación del CPP (92,9 vs. 85,7 %).

> **!**
> - Las pruebas diagnósticas en el contexto de las LQP deben ir orientadas a servir de ayuda para confirmar el tipo de LQP y su posible transformación maligna.
> - Tanto USE como RMN son las dos pruebas diagnósticas más precisas para el estudio de las LQP y, en ocasiones, aportan información complementaria. Ambas son superiores a TC y ecografía para su caracterización.
> - La USE, además, permite realizar PAAF en casos seleccionados.

El uso de contrastes intravenosos supone un valor añadido a la USE. Se ha descrito su utilidad para diferenciar seudoquiste pancreático de verdaderas LQP por su patrón de realce parietal, con hipocaptación en la mayoría de los primeros frente a hipercaptación en el caso de NQM y cistoadenoma seroso, aunque sin diferencias que permitan distinguir entre estos dos últimos. No obstante, la principal utilidad clínica del uso de contrastes en el estudio de las LQP proviene de la capacidad para discriminar entre nódulos murales verdaderos en las NQM (lesión hiperecogénica parietal con realce), que suponen uno de los criterios de mayor peso para la presencia de displasia de alto grado o adenocarcinoma cuando supera los 5 mm y, por tanto, indicación de cirugía frente a cúmulos de moco (lesión hiperecogénica parietal sin realce, pues es avascular). Esta capacidad discriminativa de la USE con contraste ha demostrado ser superior, en diferentes estudios, a la de la USE convencional (sensibilidad: 100 vs. 100 %; especificidad: 97 vs. 61 %), TC (sensibilidad: 100 vs. 71 %) y RMN (sensibilidad: 100 vs. 71 %).

En los últimos años, también en el campo de la USE aplicada al diagnóstico y evaluación de las LQP, se está estudiando el papel de la inteligencia artificial. Aunque aún hay escasos datos, algunos estudios basados en aprendizaje profundo (*deep learning*) y redes neuronales convolucionales mostrarían una buena precisión diagnóstica a la hora de clasificar correctamente los TPMI con potencial maligno (94 %) o aquellos con presencia de alto vs. bajo grado de displasia (82-99 %). Del mismo modo, también se están desarrollando algunos estudios de inteligencia artificial basados en la imagen de endomicroscopia láser confocal (ELC) o el análisis del líquido intraquístico.

Utilidad de la punción guiada por ecoendoscopia

Como se ha señalado anteriormente, la USE, además de ofrecer información morfológica, ofrece la posibilidad de realizar PAAF de la LQP para el análisis del líquido intraquístico (**Fig. 59-38**). Esto mejora el rendimiento de la USE para clasificar una determinada LQP y también para demostrar su transformación maligna. Sin embargo, hay que considerar que la USE-PAAF estará indicada siempre y cuando su resultado signifique un cambio en el diagnóstico de la LQP o en el manejo del paciente. Se calcula que esto sucede en un 39 y 21 %, respectivamente, frente al empleo solo de técnicas de imagen.

En general, las guías clínicas suelen reservar la USE-PAAF para el estudio de las LQP que presentan signos de riesgo (v. **Tabla 59-5**), pero no cuando estos ya supongan una indicación de cirugía. No obstante, cabe encontrar varias diferencias entre unas guías y otras. En la más reciente guía de la Asociación Internacional de Pancreatología para el manejo de los TPMI de 2024, por ejemplo, se señalan una serie de criterios, denominados *signos de riesgo* (*worrisome features*), dado que implican una mayor probabilidad de transformación maligna en la LQP y que podrían servir como indicación de USE-PAAF. Algunos son hallazgos de imagen radiológica previa o en la propia exploración USE: 1) tamaño ≥3 cm; 2) ritmo de crecimiento ≥2,5 mm/año; 3) engrosamiento o realce parietal; 4) conducto pancreático principal (CPP) moderadamente dilatado (6-10 mm); 5) cambio abrupto en el CPP; 6) presencia de un nódulo mural pequeño (<5 mm) o 7) adenopatías locorregionales. Mientras que otros hallazgos son clínico-analíticos: 8) pancreatitis aguda previa; 9) diabetes mellitus de inicio menos de 1 año antes, y 10) CA 19-9 elevado. Debe tenerse en cuenta

también que la suma de varios factores de riesgo aumenta la probabilidad de transformación maligna (22 % para un único criterio; 34 % para dos; 56 % para tres, y 100 % para cuatro o más, según un estudio).

Por otro lado, existen otros criterios con un mayor peso para sospechar la presencia de DAG/adenocarcinoma y, por tanto, suficientes por sí solos para indicar una cirugía (*high-risk stigmata*), uno de ellos clínico: 1) ictericia obstructiva secundaria a la propia LQP (sensibilidad: 75-83 %; especificidad: 61-65 %) y dos de imagen: 2) dilatación del CPP ≥ 10 mm (OR: 1,06-1,76) y 3) un nódulo mural con realce vascular ≥ 5 mm (sensibilidad: 73-100 %; especificidad: 73-85 %), en cuyo caso no se recomienda la USE-PAAF, por innecesaria. Por último, en esta última guía se considera también como *high-risk stigmata* un cuarto criterio: 4) resultado positivo o sospechoso en la citología obtenida mediante USE-PAAF en caso de haberse realizado (RA: 100 y 91-100 %, respectivamente) (**Fig. 59-39**).

> ! La PAAF de las LQP puede aumentar el rendimiento diagnóstico de la USE en una LQP dada; sin embargo, debe reservarse para situaciones en las que el resultado obtenido pueda modificar la actuación posterior, como, por ejemplo, indicar una cirugía en caso de citología positiva.

La USE-PAAF es una técnica habitual, fácil en la mayoría de los casos y con un bajo riesgo de complicaciones (≤3 %), habitualmente leves y relacionadas con pancreatitis aguda, sangrado e infección intraquísticos. No obstante, tanto la Sociedad Americana como la Sociedad Europea de Endoscopia Digestiva (ASGE y ESGE) la clasifican dentro de los procedimientos endoscópicos de alto riesgo de sangrado, por lo que recomiendan suspender de forma previa los fármacos antiagregantes y anticoagulantes, siempre que el riesgo tromboembólico del paciente lo permita.

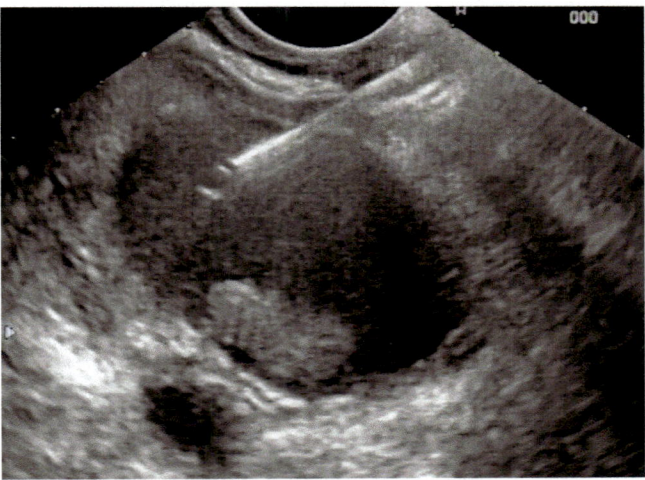

Figura 59-38. Tumor papilar mucinoso intraductal (25 × 18 mm), nódulo mural vs. acúmulo de moco (9 × 4 mm), cuerpo del páncreas, punción aspirativa con aguja fina. Ecoendoscopio lineal, posición gástrica.

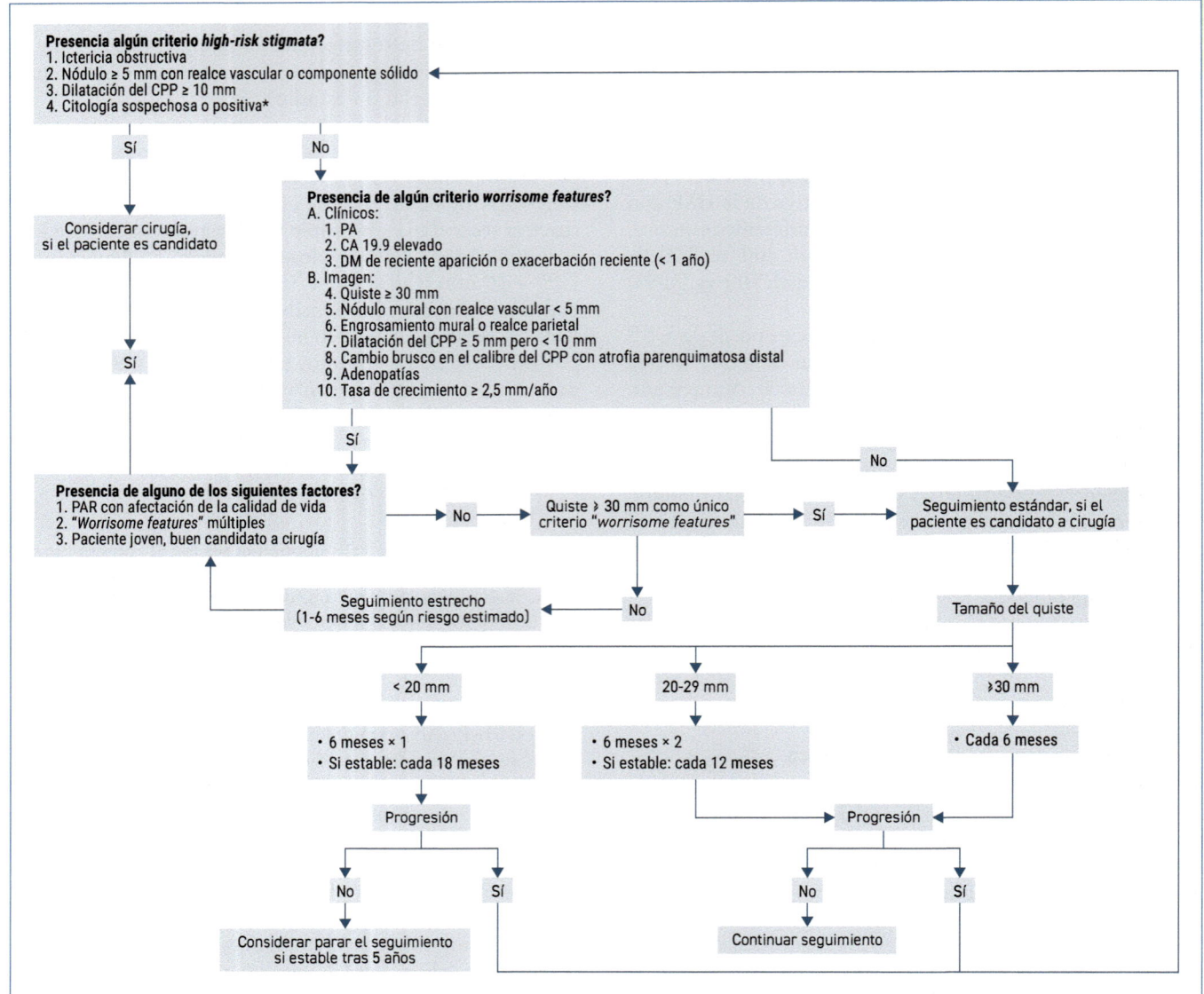

Figura 59-39. Algoritmo de seguimiento de los tumores papilares mucinosos intraductales, según la guía clínica de la Asociación Internacional de Pancreatología de 2024. CPP: conducto pancreático principal; DM: diabetes mellitus; PA: pancreatitis aguda; PAR: pancreatitis aguda recurrente. *Citología positiva o sospechosa en caso de haberse realizado USE-PAAF y según criterios de la Organización Mundial de la Salud para el informe de anatomía patológica.

La profilaxis antibiótica previa y peri-USE-PAAF para prevención de episodios infecciosos, recomendaba por la ESGE y ASGE en sus guías clínicas aún vigentes, es una medida que ha sido recientemente refutada en estudios con mayor nivel de evidencia. Así, un ensayo clínico aleatorizado y multicéntrico español con 205 pacientes ha demostrado que la administración de dicha profilaxis (ciprofloxacino) no es superior al placebo a la hora de reducir la incidencia de complicaciones infecciosas (0 vs. 0,87 %) o fiebre (1,78 vs. 1,76 %), bajas en ambos grupos. Un resultado similar se obtuvo en un metaanálisis con 1.706 pacientes tras sumar los resultados de otros cinco estudios retrospectivos al antes mencionado.

En general, se debe utilizar la aguja más gruesa posible (19 G o, en su defecto, 22 G), preferiblemente mediante un solo pase. En las NQM, el líquido rico en mucina presenta una gran viscosidad y suele resultar imposible de aspirar con 25 G e incluso con 22 G. Otra recomendación clásica es la aspiración completa de todo el contenido intraquístico, controlando su vaciado y desaparición en la imagen de USE no solo para obtener una muestra suficiente, sino también para minimizar el riesgo de sobreinfección. Tras la punción de la LQP, se retirará el estilete de la aguja y se conectará la jeringa con vacío (habitualmente a 5-10 mL de presión negativa). El volumen total intraquístico que se puede extraer se calcula mediante la fórmula del volumen de una esfera ($V = \pi \, r^3$). En caso de lesiones pequeñas, con escaso volumen, conviene recordar que el interior de la propia aguja de punción contiene unos 2 mL de líquido en todo su recorrido, recuperable para su análisis.

Desafortunadamente, la PAAF de las lesiones no es siempre factible o no permite obtener una muestra suficiente. Un estudio prospectivo permitió reconocer algunos factores, como una localización alejada (>10 mm), la presencia de vascularización interpuesta, un tamaño muy pequeño o incluso fallos técnicos, que impedían la PAAF o la obtención de líquido en el 13,3 % de los casos. En ese mismo estudio, la muestra obtenida resultaba suficiente para el análisis bioquímico, además de la citología, en solo el 43,5 % de las PAAF.

> ! • La USE-PAAF de las LQP es una técnica generalmente sencilla y con bajo riesgo de complicaciones.
> • Las complicaciones más frecuentes son pancreatitis aguda, infección y hemorragia intraquísticas.
> • Las guías clínicas actuales recomiendan la suspensión previa temporal de antiagregantes y anticoagulantes, igual que en otros procesos endoscópicos de alto riesgo hemorrágico.
> • La profilaxis antibiótica, sin embargo, no se recomienda de forma habitual en la actualidad.

Se han publicado numerosos estudios sobre el valor de la citología, el aspecto del líquido, de diferentes marcadores bioquímicos y moleculares en el diagnóstico diferencial entre los diferentes tipos de LQP o la presencia de malignidad. También se dispone de otras herramientas o técnicas que emplean una aguja de punción para aumentar el rendimiento diagnóstico, como son el minicepillo de citología, la minipinza de biopsia o la ELC. No todas están implantadas en la práctica habitual y, teniendo en cuenta que ninguna de ellas resulta perfecta, lo habitual es combinar varias de ellas, junto con los propios hallazgos de imagen, para obtener la mayor precisión diagnóstica posible. En este caso, hay que considerar que, cuando la muestra de líquido es escasa, se priorizará aquel estudio que resulte más útil para modificar el manejo clínico en cada caso. Así, si el objetivo es el diagnóstico diferencial entre NQM y LQP no mucinosa, las determinaciones más rentables serán las bioquímicas (CEA y glucosa), mientras que si el objetivo es confirmar la transformación maligna, lo más útil será la anatomía patológica (citología vs. otros, véase más adelante).

> ! En el caso de obtener un volumen escaso con la USE-PAAF, se priorizará el tipo de estudio:
> • Bioquímico (CEA, glucosa): si interesa más el diagnóstico diferencial entre NQM y LQP no mucinosa.
> • Citología: si se sospecha TNE o NSP, o si interesa valorar la presencia de atipia o células neoplásicas ante la sospecha de DAG o carcinoma en una NQM ya conocida.

Aspecto macroscópico del líquido

Se ha descrito la estimación de la viscosidad del líquido mediante el «signo del hilo» (*string sign*). Consiste en colocar una gota del líquido obtenido entre los dedos pulgar e índice. Si, al separarlos, permanece un «hilo» mucoide ≥ 1 cm durante ≥ 1 segundo, la prueba se considera positiva. Se ha descrito una elevada especificidad para NQM (95 %), aunque con una baja sensibilidad (54 %) y una concordancia interobservador moderada.

Se ha investigado el análisis sistematizado de la viscoelasticidad del líquido mediante un reómetro para reducir la subjetividad del observador, aunque se necesitan más estudios para conocer su rendimiento diagnóstico real.

Marcadores bioquímicos y moleculares

Se usan los siguientes:

• Amilasa. Su utilidad solo ha podido ser establecida para excluir el diagnóstico de seudoquiste pancreático con un valor <250 U/L (sensibilidad del 44 % y especificidad del 98 %).
• CEA. Es el marcador bioquímico más estudiado. Su concentración tiene utilidad para discriminar entre NQM y LQP no mucinosas. Conviene recordar que, aunque se trate de un marcador tumoral, el valor de CEA intraquístico no tiene relación con la presencia de displasia de alto grado (DAG) ni carcinoma invasivo. El punto de corte inicialmente establecido (192 ng/mL) presenta una especificidad adecuada para el diagnóstico de NQM (89 %), pero con una sensibilidad subóptima (64 %). Cuando este valor se eleva hasta 800 ng/mL, la especificidad aumenta hasta el 98 %, aunque a costa de un descenso en la sensibilidad (48 %). Por otro lado, un valor < 5 ng/mL presenta una alta especificidad (95 %) para cistoadenoma seroso, con una sensibilidad del 50 %.
• CA 19-9. Se ha estudiado también en el diagnóstico diferencial entre NQM y LQP no mucinosas. Un valor < 37 ng/mL presenta también una buena especificidad (98 %) para distinguir una LQP no mucinosa (cistoadenoma seroso o seudoquiste pancreático) frente a una NQM; sin embargo, su sensibilidad (19 %) resulta mucho menor que la del CEA < 5 ng/mL, por lo que no suele emplearse en la práctica clínica.
• Glucosa. Su utilidad en las LQP ha sido descrita más recientemente que el CEA y parece presentar una buena correlación con este. En una revisión sistemática y metaanálisis reciente de 8 estudios con más de 600 pacientes se ha visto que el valor de glucosa < 50 mg/dL presenta una mejor sensibilidad que el CEA > 192 ng/mL para NQM (91 vs. 56 %), sin diferencias estadísticamente significativas en cuanto a la especificidad (86 vs. 96 %). La determinación de glucosa, bien mediante análisis estándar en el laboratorio o bien mediante una tira de glucómetro, puede reducir además los costes globales del estudio respecto al coste del análisis del CEA (1 vs. 100 €, aunque con diferencias entre centros).
• Patrón de expresión de mucinas. Aunque el estudio de la presencia de mucina y el patrón de expresión de los diferentes subtipos pudiera parecer el más deseable para la caracterización de las NQM, no está disponible en la práctica clínica. Se ha publicado su análisis mediante espectrometría con buenos resultados para la diferenciación entre NQM (expresión de MUC5A o MUC2) y no mucinosas (sensibilidad: 97,3 %; especificidad: 97,6 %) e incluso para diferenciar NQM con DAG o carcinoma invasivo (expresión de MUC1, sensibilidad del 87,5 % y especificidad del 92,3 %). Otro estudio también demuestra que el patrón de expresión de mucinas podría obte-

nerse mediante extracción de ARN del líquido y posterior transcripción inversa.

- Mutaciones genéticas. Se trata de pruebas basadas en la secuenciación genómica y están poco extendidas en la práctica habitual en la actualidad. En un estudio, la presencia de mutaciones en *KRAS* o *GNAS* presentó una sensibilidad del 80 % y una especificidad del 88 % para el diagnóstico de NQM. En este estudio, además, la presencia de mutaciones en otros marcadores, como TP53, SMAD4, CDKN2A, presentó una especificidad del 100 % para el diagnóstico de NQM maligna, aunque con una baja sensibilidad (46 %). La presencia de mutaciones en *VHL* se ha asociado con cistoadenoma seroso.

> ❗ • CEA y glucosa son los parámetros del líquido de mayor utilidad en la práctica clínica para la diferenciación entre NQM y LQP no mucinosa.
> • Otros parámetros útiles, pero poco habituales en la práctica clínica, son la presencia de mutaciones en *KRAS* o *GNAS*.
> • El «signo del hilo» resulta muy específico para el diagnóstico de NQM.

Estudio anatomopatológico

Se analiza lo siguiente:

- Citología del líquido. La citología del líquido intraquístico es una técnica frecuente y cabe considerarla el estándar habitual dentro de este apartado. Presenta una elevada especificidad (97 %) para el diagnóstico de lesiones con potencial maligno (TPMI, cistoadenoma mucinoso, NSP, TNE quístico), pero también una baja sensibilidad (52 %). Similares resultados se consiguen para el diagnóstico de lesiones malignas en el momento del estudio (adenocarcinoma o DAG), con una especificidad del 94 % y una sensibilidad del 51 %. Esta baja sensibilidad se debe sobre todo a una baja capacidad para obtener suficiente celularidad del líquido que pueda resultar representativa del epitelio de la LQP (alrededor del 31 % de los casos). Estos resultados mejoran significativamente cuando existe un nódulo mural, situación en la que, además del aspirado del líquido, se recomienda emplear una técnica de PAAF sobre el nódulo similar a la usada en otras lesiones sólidas.
  Se ha descrito la obtención de material de la pared atravesándola con la propia aguja de PAAF/PAB mediante pases repetidos, tras haber vaciado el contenido quístico. Sin embargo, esta estrategia presenta solo una modesta mejoría de los resultados respecto a la citología del líquido, con una mayor frecuencia de complicaciones descritas, por lo que no suele recomendarse.
- Otros. La propia identificación de *mucina* extracelular tras la tinción de la muestra obtenida para citología también ha sido evaluada por su potencial para diferenciar NQM de LQP no mucinosa, aunque con resultados muy variables en la literatura médica. Así, en un estudio de 43 pacientes, se obtuvieron una sensibilidad del 78 % y una especificidad del 100 %, mientras que en otro con 121 pacientes

las cifras fueron del 80 y 40 %, respectivamente. No obstante, debe tenerse en cuenta que algunas muestras pueden obtener material insuficiente para este análisis y que, además, es posible la contaminación con moco del propio epitelio gastrointestinal del punto de punción.

Debido a los resultados subóptimos de la citología tras aspirado simple del líquido, se han diseñado y comercializado algunos accesorios que intentan obtener una muestra de la pared o del epitelio de la LQP más representativa y que pueden ser introducidos a través de la propia aguja de USE-PAAF de 19 G. El primero de ellos fue un *minicepillo de citología* de 1 mm de diámetro y 5 mm de longitud. Sin embargo, a pesar de conseguir una cierta mejora en el rendimiento diagnóstico respecto a la citología estándar, la aparición de un 8-10 % de efectos adversos (hemorragia y pancreatitis) hace que no pueda recomendarse su uso.

Más recientemente apareció una *minipinza de biopsia* de 4,3 mm de apertura y 0,8 mm de diámetro estando cerrada. Esta minibiopsia mejora los resultados de la citología del líquido, al permitir el diagnóstico del tipo de LQP basado en la muestra del epitelio hasta en el 74 %, con una concordancia con la pieza quirúrgica del 90 %. Algunos de los estudios publicados también han descrito una mayor proporción de efectos adversos, aunque no ha sido así en todos los casos (0-22 %). En opinión de algunos expertos, sería recomendable no hacer más de dos mordiscos de la pared quística para intentar evitar dichas complicaciones.

> ❗ • Aunque el estudio anatomopatológico de la lesión permitiría el diagnóstico de certeza, la citología obtenida por USE-PAAF es un método con baja sensibilidad.
> • La PAAF de nódulos murales puede mejorar el resultado de la citología del líquido.
> • La aparición de minipinzas de biopsia introducidas por una aguja estándar USE-PAAF de 19 G permite el estudio del epitelio de la LQP o de nódulos murales.

Endomicroscopia láser confocal

El último avance en la caracterización de las lesiones ha venido de la mano de la ELC. Esta se basa en la obtención de imágenes del epitelio de la LQP a gran aumento (320 mm) y en tiempo real, gracias a la introducción de una minisonda de 0,85 mm a través de una aguja de USE-PAAF de 19 G, previa administración de fluoresceína intravenosa. Se han definido diferentes patrones de imagen para reconocer los diferentes tipos de LQP mediante lo que cabe considerar una biopsia virtual *in vivo*.

Los hallazgos característicos descritos con la técnica de ELC son los siguientes: proyecciones papilares digitiformes en los TPMI; una banda epitelial solitaria en los cistoadenomas mucinosos; una red vascular subepitelial en forma típica de helecho en los cistoadenomas serosos; agregados oscuros de células con bandas blancas estromales formando seudopapilas en las NSP; agregados oscuros celulares rodeados de áreas grisáceas estromales en los TNE, o un campo de visión sucio con partículas brillantes y fondo oscuro en los seudoquistes pancreáticos.

Dos de los estudios más relevantes, uno multicéntrico francés y uno unicéntrico estadounidense, han demostrado un rendimiento diagnóstico muy elevado (sensibilidad y especificidad ≥ 95 %) para diferenciar NQM vs. LQP no mucinosa, LQP premalignas vs. benignas (SCA y seudoquiste pancreático) e incluso los diferentes tipos de LQP incluidos en el estudio. En ambos estudios, la ELC fue superior a la USE convencional ± CEA intraquístico.

Ambos estudios recogen también algunas consideraciones técnicas que tener en cuenta, como algunos casos de imposibilidad para la PAAF (1-4,6 %), una buena capacidad para obtener imágenes concluyentes (84-91 % de los casos), un tiempo corto necesario para obtenerlo (solo una media de 5-7 minutos adicionales respecto a la USE-PAAF) y una tasa de complicaciones ligeramente superior a la propia USE-PAAF (2,6-4,9 %). No obstante, el principal inconveniente de la ELC es que se trata de una técnica cara y por ello poco difundida en la actualidad.

Seguimiento de pacientes con lesión quística pancreática

Habitualmente, los pacientes con LQP considerados buenos candidatos para una eventual cirugía resectiva en caso necesario requerirán controles de seguimiento mediante pruebas de imagen, especialmente aquellos con TPMI (v. **Fig. 59-39**). Aunque la RMN/CRMN es la prueba más recomendada, en ocasiones, la USE tiene un papel también aquí en pacientes no candidatos a RMN o como complemento a esta en caso de cambios significativos.

Cabe recordar también la necesidad de seguimiento del remanente pancreático en pacientes sometidos a pancreatectomía parcial previa por TPMI, no solo para descartar lesión residual, sino por el riesgo inherente de desarrollar lesiones metacrónicas, como TPMI o adenocarcinoma ductal de páncreas (ADP) *de novo*. El seguimiento posquirúrgico recomendado será anual o semestral en caso de presencia de factores de riesgo (DAG o carcinoma en la pieza o antecedente familiar de ADP).

La imagen característica de las LQP más frecuentes es:

- TPMI del conducto pancreático principal: dilatación ductal con o sin engrosamiento parietal.
- TPMI de rama secundaria: macroquística con comunicación con el CPP.
- TPMI mixto: características compartidas con los anteriores.
- Cistoadenomas mucinosos: macroquística u oligoquística no comunicada con CPP.
- Cistoadenoma seroso: microquística (45 %), macroquística (32 %), mixta (8 %), sólido (5 %).
- NSP: macroquística, componente sólido.
- TNE quístico: masa sólida asociada.
- Seudoquiste pancreático: macroquístico.

Los signos ecoendoscópicos predictivos de malignidad para cada una de ellas son:

- TPMI del conducto pancreático principal: nódulo mural, engrosamiento parietal.

- TPMI de rama secundaria: tamaño >3 cm, CPP > 6 mm, septos, nódulo mural > 5 mm, pared engrosada e irregular, crecimiento > 2,5 mm/año.
- Cistoadenomas mucinosos: tamaño ≥ 3-4 cm, nódulo mural, pared irregular, calcificación periférica.
- NSP: tamaño >5 cm, cápsula incompleta o no bien definida, mayor porcentaje del componente sólido.
- TNE quístico: tamaño > 2 cm, dilatación del CPP, calcificaciones, poliquístico, bordes imprecisos.

Pancreatitis aguda

Estudio etiológico

La principal aportación de la USE en la pancreatitis aguda reside en su utilidad para el estudio etiológico. Como ya se ha discutido, la USE es una de las exploraciones más precisas para el diagnóstico de coledocolitiasis y colelitiasis no solo para la identificación de cálculos, sino también de barro o microlitiasis. Asimismo, la USE ayuda a identificar la presencia de patología ampular o pancreática causante de pancreatitis aguda, como LQP (especialmente TPMI), pancreatolitiasis obstructiva o hallazgos sugestivos de pancreatitis crónica, masas pancreáticas sólidas o páncreas *divisum*.

La exploración USE puede considerarse de elección en el estudio de la pancreatitis aguda idiopática (20-30 %), definida como aquella sin diagnóstico etiológico con base en historia clínica, estudios analíticos y pruebas de imagen iniciales como ecografía abdominal y TC. En este contexto, un metaanálisis reciente ha encontrado un rendimiento diagnóstico superior para la USE (60-64 % de casos) frente a la CRMN (24-43 %) para todas las situaciones anteriores, excepto para el caso del páncreas *divisum*, en el que la CRMN con secretina sería superior. La USE posee, además, la ventaja añadida, frente a la CRMN, de poder realizarse en la propia cabecera de un enfermo grave ingresado en UCI, para confirmar la presencia de coledocolitiasis que precise una CPRE precoz.

No se conoce, sin embargo, cuál es el mejor momento para el estudio de USE en la evolución de la pancreatitis aguda. En la mayor parte de los estudios publicados fue realizada ≥ 4 semanas desde el inicio de la enfermedad. Con esto se consigue una resolución de los cambios parenquimatosos agudos y evitar malinterpretarlos como secundarios a pancreatitis crónica, pero también evitar falsos positivos por barro biliar en la VcB, inducidos, en ocasiones, por la dieta absoluta que suelen seguir los pacientes en los primeros días de evolución. Una exploración ≥ 4 semanas permitirá identificar también las colecciones peripancreáticas con mayor probabilidad de persistir y presentar relevancia clínica.

> **!** En el estudio etiológico de una pancreatitis aguda mediante USE se buscarán litiasis y microlitiasis en vesícula o colédoco, así como lesiones pancreáticas, como pancreatitis crónica, LQP, masas o páncreas *divisum*.

Tabla 59-6. Clasificación de Atlanta modificada, de 2012, de las colecciones peripancreáticas pospancreatitis aguda			
Líquido		Contenido	
		Componente sólido	
Tiempo de evolución	<4 semanas (no cápsula)	Colección líquida aguda	Colección necrótica aguda
	> 4 semanas (cápsula definida)	Seudoquiste	Necrosis encapsulada

Complicaciones locales

Algunas de ellas se muestran a continuación.

Colecciones pancreáticas y peripancreáticas

Las complicaciones locales más frecuentes en la pancreatitis aguda son las colecciones pancreáticas o peripancreáticas, que aparecen en el 50 % de las pancreatitis agudas. Estas se dividen en agudas (< 4 semanas) y organizadas o encapsuladas (> 4 semanas), líquidas o con contenido sólido, según la clasificación de Atlanta modificada (**Tabla 59-6**, y **Figs. 59-40** y **59-41**).

En el contexto clínico habitual, la TC suele ser la primera prueba de imagen recomendada para el diagnóstico de colecciones peripancreáticas y de la necrosis parenquimatosa. Aunque no suele emplearse con este objetivo, la USE presenta también una buena sensibilidad para el diagnóstico de las colecciones que, dada su localización más habitual, resultan generalmente visibles desde las ventanas gástrica o duodenal, salvo en casos de alteración anatómica posquirúrgica o localización alejada de las colecciones (pararrenal o pélvica).

Debe tenerse en cuenta que no solo identificar la colección resultará importante, sino también confirmar la presencia o ausencia de encapsulamiento, así como el tipo de contenido en su interior, algo que, además de permitir la correcta clasificación del tipo de colección (v. **Tabla 59-6**), puede tener implicaciones en la estrategia de drenaje en caso de indicación clínica. La USE resulta superior a la TC para detectar el componente sólido en las colecciones y clasificarlas correctamente como seudoquiste pancreático o necrosis encapsulada (92 vs.

32 %). En este contexto, la RMN presenta resultados similares a la USE y la ecografía abdominal es inferior a ambas, pues algunas colecciones resultan no evaluables debido al gas interpuesto. Sin embargo, un punto en el que la USE es inferior a la TC y la RMN es en el reconocimiento de la presencia de pared organizada.

La USE también permite la realización de PAAF para obtener muestras para cultivo y confirmar la infección de la colección. Sin embargo, esta medida no se recomienda en la actualidad por el riesgo de sobreinfección secundaria. En caso de sospecha clínica o radiológica de infección, se recomienda su drenaje sin necesidad de confirmación microbiológica previa.

 La USE es más precisa que la TC para conocer el tipo de contenido (líquido o sólido) de una colección tras una pancreatitis aguda.

Necrosis parenquimatosa y síndrome de desconexión ductal pancreático

Como ya se ha señalado, la TC es la técnica de elección para el diagnóstico de la necrosis pancreática. La USE no suele usarse con este objetivo por su carácter invasivo y porque, a pesar de su elevado valor predictivo negativo (permite excluir la necrosis en caso de visualizar todo el parénquima pancreático en la exploración), esto suele resultar complicado en presencia de colecciones, frecuentemente interpuestas entre el transductor y partes del páncreas.

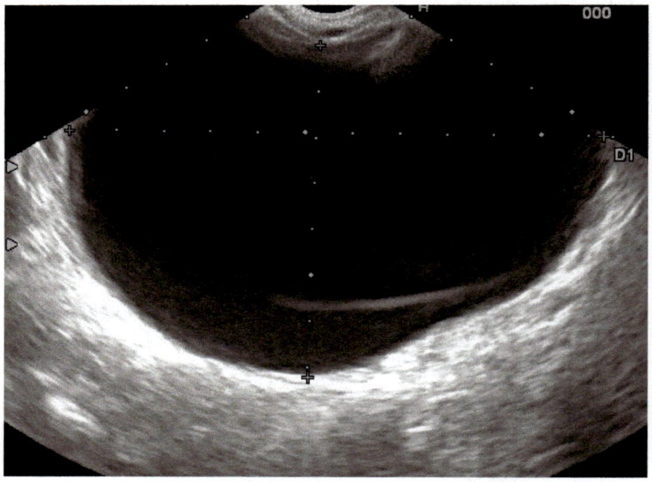

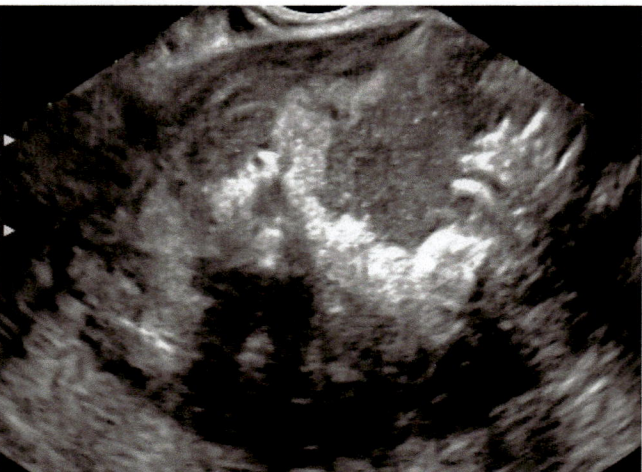

Figura 59-40. Seudoquiste pancreático (110 × 75 mm), encapsulado y con contenido totalmente anecoico, cuerpo-cola del páncreas. Ecoendoscopio lineal, posición gástrica.

Figura 59-41. Colección necrótica encapsulada (65 × 53 mm), paredes bien definidas y con contenido ecoheterogéneo sólido y líquido, cuerpo-cola del páncreas. Ecoendoscopio lineal, posición gástrica.

El síndrome de desconexión ductal pancreático es la consecuencia de una pancreatitis aguda con necrosis parenquimatosa central que resulta en una parte del cuerpo o cola viable, pero desconectados de la cabeza pancreática (20-30 % de pancreatitis aguda necrosantes). Se sospecha mediante criterios de imagen como un área de necrosis ≥ 2 cm con colección asociada y parénquima pancreático viable distal (cuerpo-cola), y se confirma por la extravasación de contraste o la interrupción abrupta del pancreatograma.

Otros hallazgos son una dilatación variable del conducto pancreático excluido y su desembocadura directa en la colección asociada. Típicamente sospechado con TC, las pruebas diagnósticas más útiles son CRMN, especialmente con secretina, y CPRE. Sin embargo, teniendo en cuenta el papel fundamental de la USE en la terapéutica de las colecciones pancreáticas, habrá que saber reconocer estos hallazgos característicos del síndrome de desconexión ductal pancreático.

Se ha descrito la posibilidad de identificar dichos hallazgos radiológicos mediante USE (**Fig. 59-42**) en el momento del drenaje transmural de una colección e, incluso, la posibilidad de realizar una pancreatografía guiada por ecoendoscopia confirmatoria del segmento excluido.

Complicaciones vasculares

La trombosis venosa esplenoportal sucede en el 16 % de las pancreatitis agudas y alcanza el 30-40 % en aquellas graves y con colecciones locales compresivas. En ocasiones resulta visible la ausencia de señal Doppler en las venas porta o esplénica, pero la presencia de colecciones peripancreáticas puede impedir explorar correctamente todo su recorrido. No obstante, aunque no es posible confirmar su presencia mediante USE, sí que cabe identificar con facilidad su principal consecuencia, como es la circulación colateral secundaria a HTP, habitualmente en forma de varices perigástricas o gástricas. Las varices gástricas pueden ser mejor identificadas con USE que con visión endoscópica convencional (**Fig. 59-43**).

Los seudoaneurismas de la arteria esplénica (u otras arterias peripancreáticas, como la gastroduodenal o hepática) son una complicación poco frecuente de la pancreatitis aguda (alcanzan el 8 % en la pancreatitis crónica), pero pueden estar en íntimo contacto con colecciones pancreáticas. Habitualmente bien caracterizados mediante TC con contraste, habrá que excluir su presencia mediante señal Doppler en USE, especialmente cuando se plantea hacer un drenaje endoscópico transmural.

- La USE es la prueba diagnóstica más rentable en el estudio etiológico de la pancreatitis aguda por su capacidad para identificar litiasis y microlitiasis en vesícula o colédoco, así como lesiones pancreáticas como pancreatitis crónica, LQP, masas o páncreas *divisum*.
- Las colecciones pancreáticas deben clasificarse según la clasificación de Atlanta revisada en 2012. La USE tiene una buena capacidad para diferenciar el contenido de las ya organizadas o maduras (puramente líquido en los seudoquistes pancreáticos y con componente sólido variable en la necrosis encapsulada).
- En un paciente con necrosis pancreática parenquimatosa se identificarán signos compatibles con el síndrome de desconexión del conducto pancreático mediante USE en el momento del drenaje endoscópico de una colección o al retirar las prótesis, una vez realizado.
- La probabilidad de trombosis esplenoportal en un paciente con pancreatitis aguda y colecciones encapsuladas es frecuente (30 %). Aunque difícil de valorar mediante USE en este contexto, sí es posible identificar fácilmente su consecuencia, como es la aparición de varices gástricas.

Pancreatitis crónica

Diagnóstico

La pancreatitis crónica es una patología determinada por la sustitución progresiva del parénquima pancreático por tejido fibroso a causa de fenómenos inflamatorios crónicos o recu-

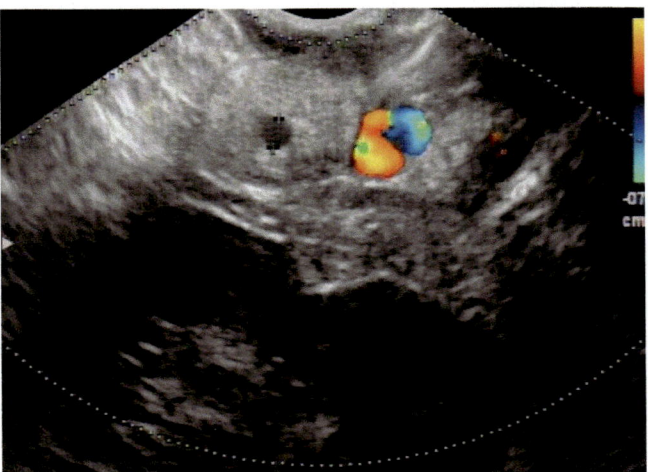

Figura 59-42. Síndrome de desconexión ductal pancreática, cola del páncreas desconectada con dilatación del conducto pancreático principal (3,4 mm). Ecoendoscopio lineal, posición gástrica.

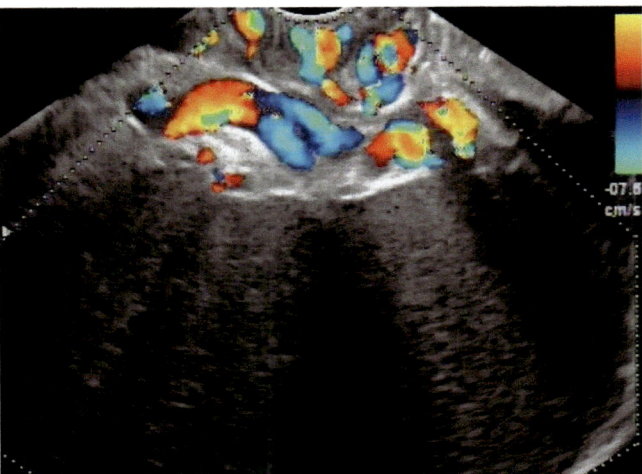

Figura 59-43. Varices en hilio esplénico y pared gástrica secundarias a trombosis de vena esplénica. Ecoendoscopio lineal, posición gástrica.

rrentes. Las pruebas de imagen permiten identificar cambios morfológicos relacionados con dicho proceso para establecer el diagnóstico de pancreatitis crónica, teniendo en cuenta que no existen signos patognomónicos de la enfermedad y que todas las pruebas se basan en la suma de diferentes criterios.

La CPRE fue considerada durante mucho tiempo como el método de referencia para el diagnóstico de pancreatitis crónica (sensibilidad: 82 %; especificidad: 94 %); sin embargo, debido a su invasividad y riesgo de yatrogenia, no se recomienda en la actualidad como método diagnóstico.

Así, la USE es actualmente la prueba diagnóstica con mayor rendimiento global para dicho diagnóstico (sensibilidad: 82 %; especificidad: 91 %), seguida de la RMN (sensibilidad: 78 %; especificidad: 96 %), si bien la sensibilidad de esta última puede alcanzar el 89 % con el uso de secretina intravenosa. Ambas, USE y RMN, son globalmente superiores a laTC (sensibilidad: 75 %; especificidad: 91 %) y ecografía abdominal (sensibilidad: 67 %; especificidad: 98 %), si bien la TC es la prueba más sensible para la detección de calcificaciones.

Es importante conocer que el rendimiento diagnóstico de la USE (y del resto de las pruebas de imagen) disminuye significativamente en fases precoces de la enfermedad (ausencia de calcificaciones): según un estudio en esas etapas, la sensibilidad es del 61 % y la especificidad del 75 %. Por otro lado, en fases muy avanzadas con numerosos focos de calcificación, parenquimatosos o ductales, la calidad del estudio USE se verá reducida significativamente, no para diagnosticar la enfermedad, sino para detectar complicaciones o lesiones asociadas debido a la ocultación de las estructuras tras la calcificación por el fenómeno de sombra acústica.

> ! • La USE es la prueba más sensible para el diagnóstico de pancreatitis crónica.
> • El rendimiento de la USE y del resto de las pruebas diagnósticas disminuye significativamente en las fases más precoces de la enfermedad.

Desde sus inicios, la USE ha sido utilizada en el estudio de la patología pancreática y, ya desde 1993, fueron apareciendo varios estudios en los que se definían diferentes hallazgos en pacientes con pancreatitis crónica que, a su vez, se han relacionado con cambios morfológicos en CPRE e incluso histológicos. Estos hallazgos se dividen en: *a)* parenquimatosos: focos hiperecogénicos, bandas hiperecogénicas, focos hipoecogénicos, lobularidad marcada, bordes irregulares, aumento del tamaño y presencia de quistes; y *b)* ductales: contorno ductal irregular, dilatación del conducto pancreático principal, visibilidad de ramas secundarias, bordes ductales hiperecogénicos y presencia de litiasis intraductal. Todos ellos se basan en la USE convencional en modo B y debe tenerse en cuenta que algunos estarán presentes en sujetos ancianos sin que exista una verdadera patología subyacente.

Resulta intuitivo pensar que, a mayor número de criterios presentes, mayor probabilidad de pancreatitis crónica, pero el punto de corte empleado para el diagnóstico de pancreatitis crónica ha sido variable entre los diferentes estudios (≥ 3 a ≥ 5). En 2008 tuvo lugar una conferencia de consenso en Rosemont para intentar estandarizar los criterios y definir la terminología (por ejemplo, dilatación ductal y punto de corte para considerarlo positivo). Además, en dicho consenso se otorga un peso diferente a los criterios más específicos, como las calcificaciones parenquimatosas o la litiasis intraductal y, finalmente, con la suma de los diferentes criterios, se establece una probabilidad de padecer la enfermedad (consistente, sugestiva, indeterminada o páncreas normal) (**Tabla 59-7**, y **Figs. 59-44**, **59-45**, **59-46**, **59-47**, **59-48**, **59-49**, **59-50** y **59-51**). La principal crítica recibida por esta clasificación de consenso, y que resulta aplicable también a los criterios convencionales, es una concordancia interobservador subóptima (κ: 0,65). Por otro lado, esta concordancia no resulta igual para unos criterios que para otros. Así, la dilatación del conducto pancreático, la lobularidad en «panal de abeja» y las calcificaciones parecen ser las que mayor concordancia presentaban. Un estudio más reciente demostró, además, que la presencia de un mayor número de criterios de Rosemont no solo se asocia con una mayor probabilidad de padecer pancreatitis crónica, sino también a una mayor probabilidad de insuficiencia pancreática exocrina.

> ! • En el estudio pancreático mediante USE es posible identificar cambios tanto parenquimatosos como ductales relacionados con la pancreatitis crónica.
> • La probabilidad de padecer realmente la enfermedad aumenta con la presencia de un mayor número de dichos cambios.

Más recientemente, en Japón, se ha desarrollado otro sistema de clasificación también basado en la ponderación de los hallazgos de imagen descritos en Rosemont y que podría ser algo más específico para el diagnóstico de pancreatitis crónica establecida y precoz.

Resulta destacable que la atrofia glandular no aparece entre los criterios diagnósticos en USE, mientras que suele considerarse entre los criterios parenquimatosos en TC y RMN. En fases avanzadas de la enfermedad y en casos con importante componente obstructivo se verá una atrofia parenquimatosa distal, aunque esto también se aprecia en otras situaciones obstructivas como, por ejemplo, en el cáncer de cabeza del páncreas (**Fig. 59-52**).

Algunos estudios han intentado ir un poco más allá de la USE convencional en el diagnóstico de pancreatitis crónica. Uno de ellos probó un mayor rendimiento de la USE en los cambios ductales tras estimulación con secretina intravenosa, del mismo modo que en la CRMN, si bien es una estrategia poco utilizada en la práctica habitual y con dificultades en su estandarización por la imposibilidad, a diferencia de la CRMN, de visualizar el CPP completo de forma simultánea.

La elastografía pancreática, muy estudiada en el diagnóstico diferencial de las masas pancreáticas, ha mostrado también utilidad en el estudio de la pancreatitis crónica difusa. El páncreas con pancreatitis crónica presenta un patrón característico heterogéneo verde-azul, mientras que el páncreas normal es homogéneo verde-amarillo. Según los resultados de un grupo español, el promedio de los valores de *strain ratio* (valor numérico objetivo de la elasticidad del parénquima pancreático) obtenidos en cabeza, cuerpo y cola se

Tabla 59-7. Criterios ecoendoscópicos de Rosemont para el diagnóstico de pancreatitis crónica

Hallazgo	Definición	Correlación histológica		Peso del criterio
Criterios parenquimatosos				
Focos hiperecogénicos con sombra acústica	Estructuras ≥ 2 × 2 mm con sombra acústica	Calcificaciones parenquimatosas		Mayor A
Lobularidad: • En panal de abeja • Sin panal de abeja	Áreas bien definidas ≥ 5 mm con anillo periférico hiperecogénico y centro relativamente hipoecogénico • ≥ 3 lóbulos contiguos • Lóbulos no contiguos	?		Mayor B Menor
Focos hiperecogénicos sin sombra acústica	Estructuras ≥ 2 × 2 mm sin sombra acústica	?		Menor
Quistes	Estructuras anecoicas redondeadas con o sin septos	Seudoquistes		Menor
Bandas hiperecogénicas	Líneas hiperecogénicas ≥ 3 mm en al menos dos direcciones	?		Menor
Criterios ductales				
Litiasis en CPP	Estructura hiperecogénica dentro del CPP, con sombra acústica	Litiasis intraductal	Mayor A	
Contorno del CPP irregular	Bordes irregulares, desnivelados o ectásicos	Fibrosis periductal	Menor	
Dilatación del CPP	≥ 3,5 mm en cuerpo o ≥ 1,5 mm en cola	Dilatación de CPP	Menor	
Dilatación de ramas secundarias	≥ 3 estructuras anecoicas tubulares ≥ 1 mm cada una y que parten del CPP	Dilatación de ramas secundarias	Menor	
Bordes del CPP hiperecogénicos	Borde del CCP claramente ecogénico en ≥ 50 % del total en cuerpo-cola	Fibrosis ductal	Menor	
Probabilidad diagnóstica de pancreatitis crónica según el número de criterios presentes				
Consistente con pancreatitis crónica		• 2 criterios mayores A o B • 1 criterio mayor A y ≥ 3 criterios menores		
Sugestivo de pancreatitis crónica		• 1 criterio mayor A y < 3 criterios menores • 1 criterio mayor B y ≥ 3 criterios menores • ≥ 5 criterios menores		
Hallazgos indeterminados para pancreatitis crónica		• 1 criterio mayor B y < 3 criterios menores • 3-4 criterios menores		
Páncreas normal		• ≤ 2 criterios menores		

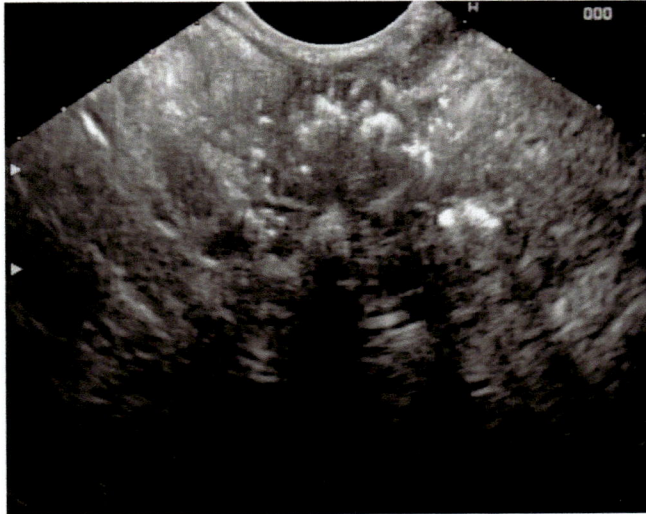

Figura 59-44. Pancreatitis crónica. Focos hiperecogénicos con y sin sombra acústica, cabeza del páncreas. Ecoendoscopio lineal, posición bulbar.

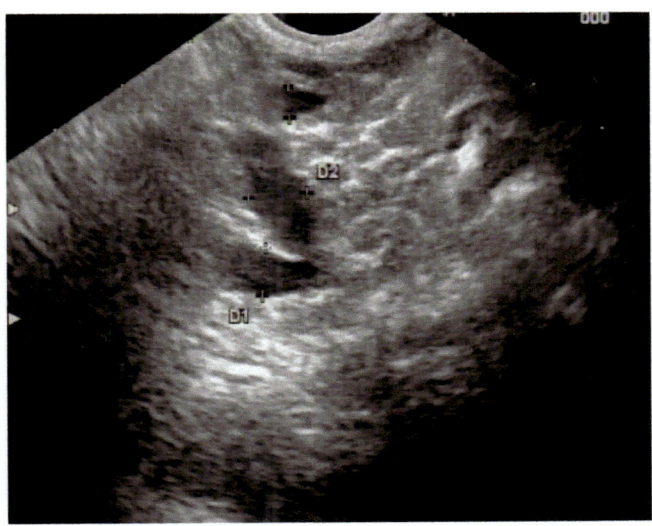

Figura 59-45. Pancreatitis crónica. Lobularidad parenquimatosa y dilatación ductal (6-7 mm), cuello del páncreas. Ecoendoscopio lineal, posición gástrica.

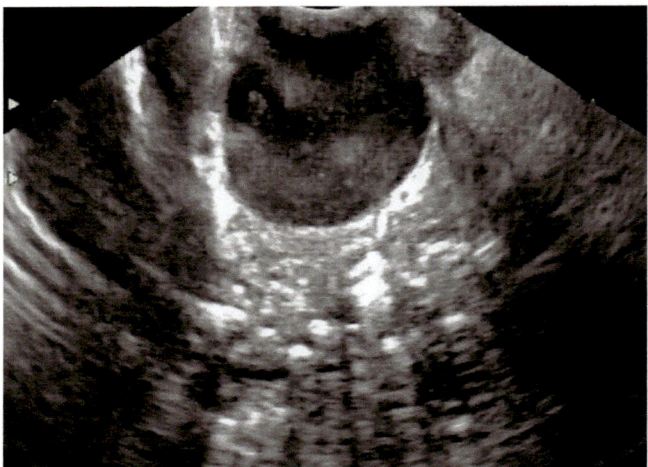

Figura 59-46. Pancreatitis crónica. Seudoquiste (32 × 25 mm) y calcificaciones parenquimatosas, cabeza del páncreas. Ecoendoscopio lineal, posición bulbar.

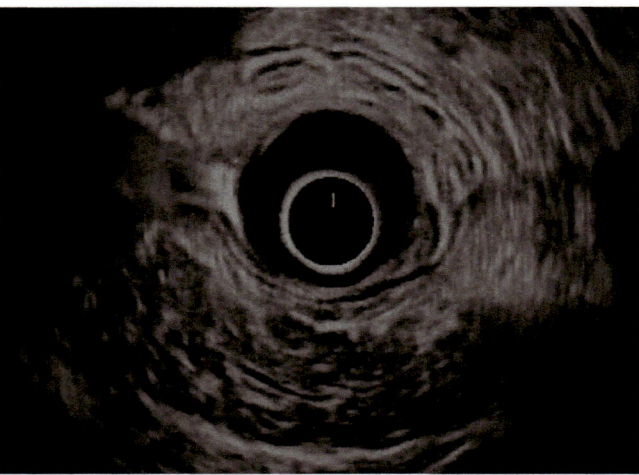

Figura 59-47. Pancreatitis crónica. Bandas hiperecogénicas y pared ductal hiperecogénica, cuerpo del páncreas. Ecoendoscopio radial, posición gástrica.

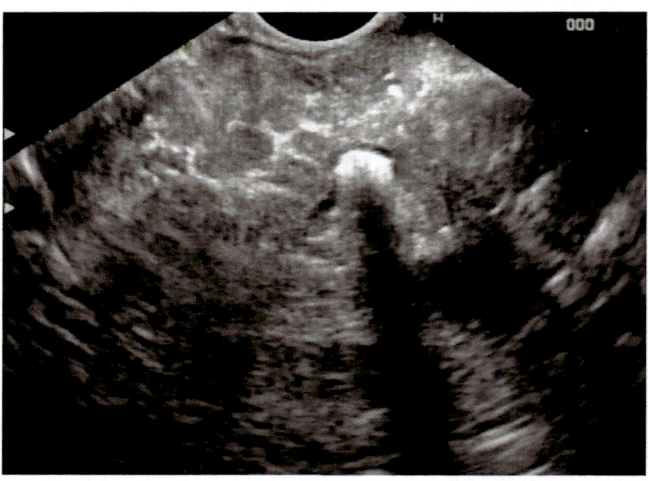

Figura 59-48. Pancreatitis crónica. Litiasis intraductal (5 mm) y lobularidad parenquimatosa, cuerpo del páncreas. Ecoendoscopio lineal, posición gástrica.

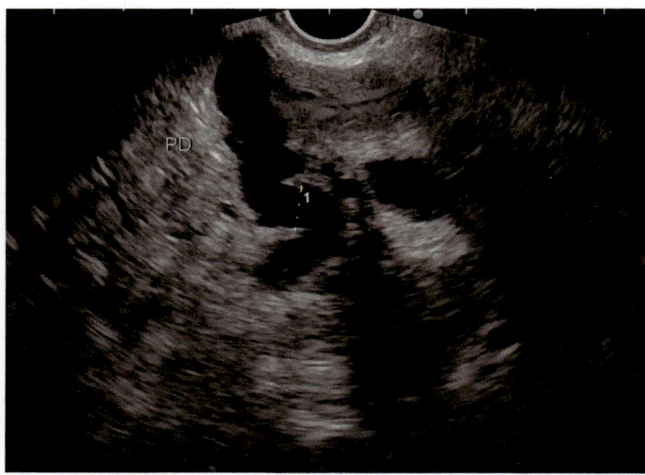

Figura 59-49. Pancreatitis crónica. Dilatación irregular ductal (6-7 mm), cuello del páncreas. Ecoendoscopio lineal, posición gástrica.

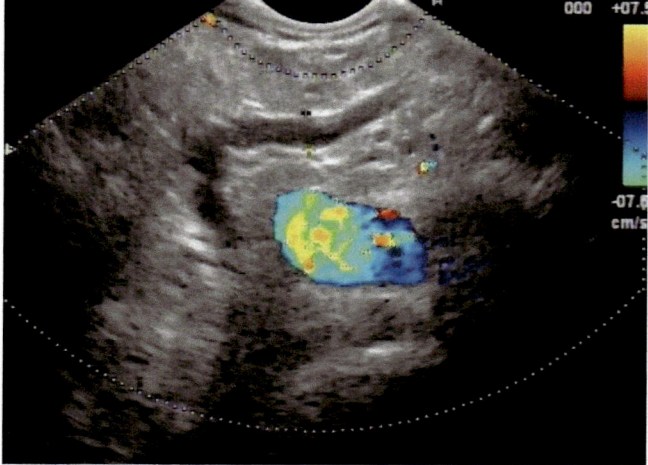

Figura 59-50. Pancreatitis crónica. Pared ductal hiperecogénica, ligera dilatación (4 mm) e irregularidad, cuello del páncreas. Ecoendoscopio lineal, posición gástrica.

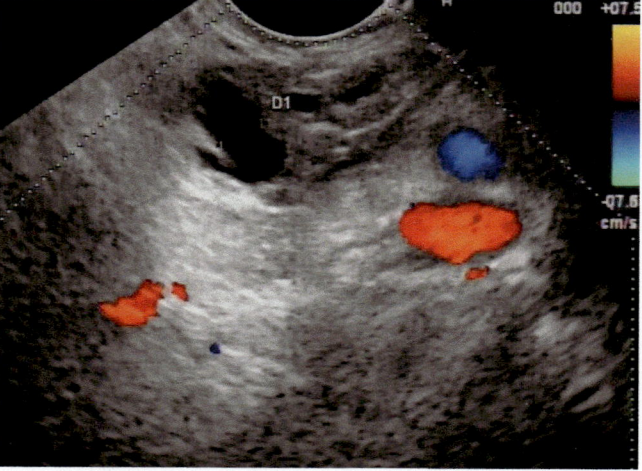

Figura 59-51. Pancreatitis crónica. Dilatación del conducto pancreático principal (4,5 mm) y de ramas secundarias, cuerpo del páncreas. Ecoendoscopio lineal, posición gástrica.

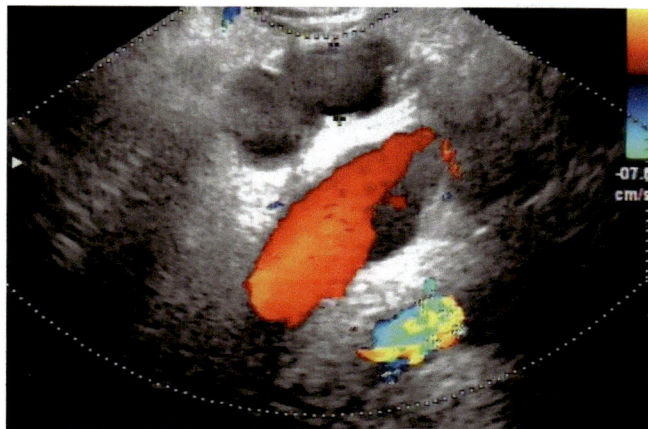

Figura 59-52. Dilatación ductal (9,2 mm) y atrofia parenquimatosa en cuerpo-cola del páncreas sin otros signos de pancreatitis crónica; paciente con adenocarcinoma de cabeza del páncreas. Ecoendoscopio lineal, posición gástrica.

correlaciona tanto con el número de criterios morfológicos y categorías de la clasificación de Rosemont, como con la probabilidad de insuficiencia pancreática exocrina.

Por último, cabría pensar que la USE-PAAF aportaría un diagnóstico anatomopatológico de pancreatitis crónica, al ser esta una técnica habitualmente sencilla en manos de cualquier ecoendoscopista con moderada experiencia. Hay pocos datos en la literatura médica acerca de la USE-PAAF en el contexto del diagnóstico de la pancreatitis crónica difusa. En un estudio de 2001 con 37 pacientes, se analizó el valor de la USE-PAAF con base en unos criterios citológicos previamente descritos (según celularidad inflamatoria, destrucción tisular y calcificaciones), comparada con USE convencional y tomando CPRE como método de referencia. Se vio que la citología permitía mejorar el valor predictivo negativo de la USE convencional (100 vs. 75 %) en caso de una citología sin celularidad inflamatoria. Sin embargo, esta estrategia no puede ser recomendada en el diagnóstico de pancreatitis crónica. Un estudio de 2018 dirigido a probar dicha estrategia fue suspendido de forma temprana tras el reclutamiento de 11 pacientes con hallazgos indeterminados para pancreatitis crónica según criterios de Rosemont en USE convencional, debido a unos resultados intermedios negativos: baja (55 %) o nula (45 %) calidad de la muestra obtenida, así como un caso de pancreatitis aguda (9 %).

Diagnóstico diferencial de masa focal inflamatoria

En ocasiones, la pancreatitis crónica se presenta como una masa focal, de forma aislada o en un parénquima con otros criterios de pancreatitis crónica. Por otro lado, los pacientes con pancreatitis crónica tienen mayor riesgo de ADP que la población general y el propio ADP presenta con frecuencia cambios inflamatorios crónicos asociados. Todo esto plantea el reto del diagnóstico diferencial de las masas pancreáticas benignas frente al ADP.

Se calcula que, aproximadamente, el 10-15 % de las pancreatectomías realizadas por sospecha de ADP se deben a masas benignas, de las que la pancreatitis crónica es la más frecuente, junto con la PAI, que se discutirá más adelante.

La USE convencional en modo B no posee suficiente capacidad discriminativa entre masas benignas y malignas. Se han descrito algunas características para orientar hacia la naturaleza de la masa: las malignas son con más frecuencia ecoheterogéneas e hipoecogénicas, y las benignas son más frecuentemente homogéneas, con señal Doppler positiva y con un parénquima con bandas hiperecogénicas y lobularidad. No obstante, estos criterios presentan un amplio solapamiento entre ambas entidades, por lo que tienen una baja especificidad (33 %).

En este contexto, la USE-PAAF/PAB se plantea como la primera posibilidad diagnóstica para ayudar en este diagnóstico diferencial (**Fig. 59-53**). Aunque permite confirmar la presencia de una lesión maligna (especificidad cercana al 100 %), su sensibilidad desciende significativamente cuando dicho ADP se halla en un páncreas con pancreatitis crónica asociada (54 %) respecto a un páncreas circundante sano (89 %). En la literatura médica se recoge que los centros con mucha experiencia tanto en USE como en el estudio del material obtenido por USE-PAAF consiguen estudios citológicos o histológicos que permitirían el diagnóstico de pancreatitis crónica. Se ha reportado incluso que la USE-PAAF mejora significativamente la especificidad del diagnóstico de las masas benignas. Sin embargo, el escenario más común en la USE-PAAF de masas benignas asociadas a pancreatitis crónica suele ser de muestras insuficientes para confirmar su naturaleza e informes del tipo «ausencia de» o «negativo para malignidad». En general, si la sospecha clínica de ADP persiste, debe recomendarse una segunda USE-PAAF antes de concluir que se trata de una masa lesión benigna y decidir seguimiento clínico, que, además, deberá ser muy estrecho en los primeros meses.

Debido a las tasas de muestra insuficiente y falsos negativos de la USE-PAAF, se han desarrollado y estudiado nuevas herramientas asociadas a la USE para intentar aumentar su precisión diagnóstica en el estudio de las masas pancreáticas sólidas indeterminadas, como la elastografía y el uso de contrastes intravenosos.

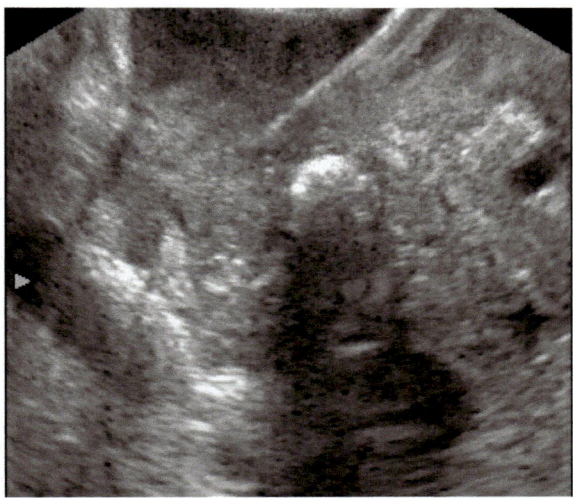

Figura 59-53. Masa focal en paciente con pancreatitis crónica, calcificación parenquimatosa, ultrasonografía endoscópica-punción aspirativa con aguja fina. Ecoendoscopio lineal, posición bulbar.

Tabla 59-8. Diagnóstico diferencial de las masas pancreáticas basado en elastografía y contrastes

	Páncreas normal	Masa inflamatoria	Adenocarcinoma	Tumor neuroendocrino
Elastografía cualitativa	Verde-amarillo	Heterogénea de predominio verde	Heterogéneo de predominio azul	Homogéneo azul
Elastografía cuantitativa: • *Strain ratio* promedio • Punto de corte (benigno vs. maligno)	1,68 <6,05	3,28 <6,05	18,12 >6,05	52,34 >6,05
Contraste	Referencia	Isovascular	Hipovascular	Hipervascular

La elastografía permite estudiar la elasticidad del tejido y, mediante un código de colores (rojo-amarillo-verde-azul, de menor a mayor dureza), interpretar la consistencia de una masa. En este estudio, las masas benignas inflamatorias se muestran heterogéneas de predominio verde, frente al patrón heterogéneo de predominio azul del ADP o el homogéneo azul de los TNE. Sin embargo, esta aproximación de la elastografía cualitativa presenta un evidente problema de subjetividad. Para solventarlo, los nuevos ecógrafos cuentan con un programa informático que ofrece, además de los colores en la imagen, unos valores numéricos objetivos (*strain ratio* o + análisis del histograma de tonalidades) y que han sido estudiados en el diagnóstico diferencial de las masas pancreáticas (**Tabla 59-8**, y **Figs. 59-54**, **59-55** y **59-56**). En un estudio español inicial, se obtuvo una sensibilidad del 100 % y una especificidad del 92,9 % para diferenciar masas malignas y benignas para un punto de corte de *strain ratio* de 6,05. Más adelante, un estudio multicéntrico europeo mostró unos resultados ligeramente inferiores, en este caso para un valor medio de histograma de 175 como punto de corte, con una sensibilidad del 93,4 % y una especificidad del 66 % para las masas malignas. Un metaanálisis reciente de 19 estudios con 1.687 pacientes muestra unos resultados similares para ambas, elastografía cualitativa y cuantitativa, con una sensibilidad del 98 y 95 % y una especificidad del 63 y 61 %, respectivamente. También se ha desarrollado una nueva tecnología elastográfica (*shear wave elastography*) con la que se obtiene un valor de la velocidad de propagación de la onda por el tejido (Vs), si bien en la experiencia inicial publicada no parece superior a la elastografía convencional.

Por otro lado, el estudio USE con contraste en modo armónico muestra el realce de las masas pancreáticas según su patrón de vascularización. Este patrón también ha demostrado tener capacidad discriminativa entre las masas pancreáticas más frecuentes: la masa inflamatoria benigna aparece isovascular respecto al parénquima circundante, mientras que el ADP presenta un patrón hipovascular y los TNE se muestran hipervasculares. En un estudio inicial con contrastes y USE armónicos se mostró que un patrón hipovascular presentaba una sensibilidad del 96 % y una especificidad del 64 % como predictivo de ADP, mientras que un patrón de hiperrealce vascular tiene una sensibilidad del 39 % y una especificidad del 98 % para excluir esta posibilidad (v. **Tabla 59-8**). Un metaanálisis con 12 estudios y 1.139 pacientes sitúa la sensibilidad y especificidad de la USE con contrastes en el 94 y 89 %, respectivamente, para el diagnóstico de ADP.

También se ha propuesto el realce vascular con el uso de contraste como ayuda para dirigir la PAAF hacia la zona de la lesión teóricamente más rentable y reducir así el número de pases.

En la actualidad ninguna de las dos técnicas puede concebirse como sustituta de la USE-PAAF; sin embargo, sí que pueden ofrecer una información adicional útil para el clínico, especialmente en el caso de una masa con USE-PAAF previa negativa o no informativa y patrones sugestivos de benignidad en ambas, elastografía y contrastes, lo que quizá evitaría una segunda USE-PAAF y remitiría a seguimiento. No obstante, esta estrategia no ha sido probada en estudios prospectivos, ni tampoco ha sido explorada con el objetivo de evitar cirugías

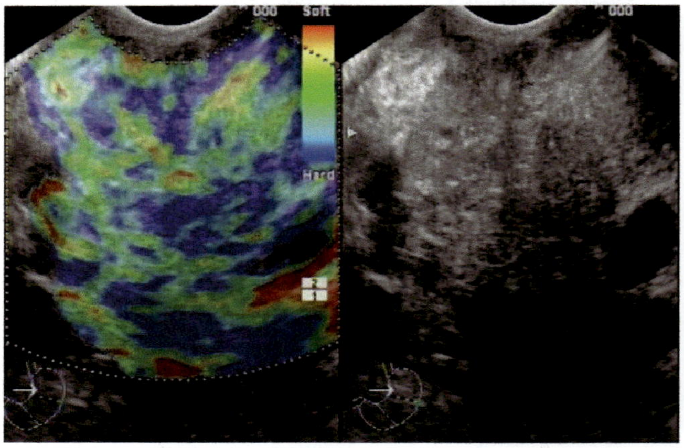

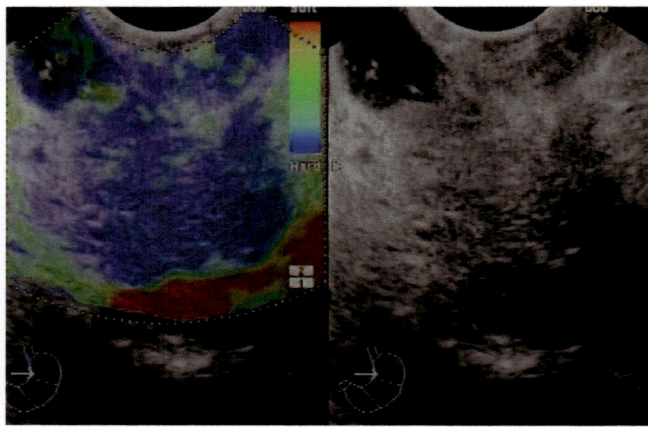

Figura 59-54. Masa inflamatoria en cuerpo del páncreas (36 × 28 mm). Elastografía cualitativa: patrón heterogéneo verde. Ecoendoscopio lineal, posición gástrica.

Figura 59-55. Adenocarcinoma de cabeza del páncreas (22 × 19 mm). Elastografía cualitativa: patrón heterogéneo de predominio azul. Ecoendoscopio lineal, posición bulbar.

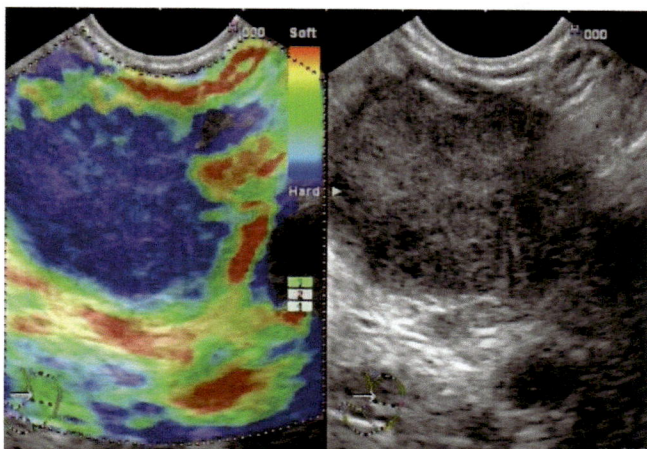

Figura 59-56. Tumor neuroendocrino de cuerpo del páncreas (23 × 22 mm). Elastografía cualitativa: patrón homogéneo azul. Ecoendoscopio lineal, posición gástrica.

innecesarias (10-15 %) en pacientes con masas resecables por imagen, pero que cumplan dichos patrones de benignidad.

> **!**
> - El uso de elastografía y contrastes con armónicos asociados a la exploración USE convencional resulta de utilidad en el diagnóstico diferencial de las masas pancreáticas indeterminadas.
> - El diagnóstico definitivo debe basarse, sin embargo, en la muestra histológica obtenida mediante USE-PAAF.

Los criterios de Rosemont recogen los cambios pancreáticos detectables por USE relacionados con la inflamación crónica de la pancreatitis crónica:

- Criterios parenquimatosos: focos hiperecogénicos con sombra acústica (criterio mayor A), focos hiperecogénicos sin sombra acústica, lobularidad «en panal de abeja» (criterio mayor B), lobularidad «sin panal de abeja», quistes y bandas hiperecogénicas.
- Criterios ductales: litiasis en CPP (criterio mayor A), contorno irregular, dilatación y bordes del CPP hiperecogénicos y dilatación de ramas secundarias.

La pancreatitis crónica se presenta de forma focal como una masa inflamatoria, en ocasiones muy difícil de distinguir del cáncer de páncreas por imagen y clínica. En este caso, la elastografía por USE y los contrastes son de ayuda en el diagnóstico diferencial:

- Masa inflamatoria (pancreatitis crónica, PAI): patrón elastográfico de predominio verde, heterogéneo, *strain ratio* < 6,05; patrón vascular isorrealzado respecto al parénquima circundante.
- Adenocarcinoma de páncreas: patrón elastográfico de predominio azul, heterogéneo, *strain ratio* > 6,05; patrón vascular hiporrealzado respecto al parénquima circundante.
- Tumor neuroendocrino: patrón elastográfico azul homogéneo, *strain ratio* > 6,05; patrón vascular hiperrealzado respecto al parénquima circundante.

Pancreatitis autoinmune

La PAI es una enfermedad poco frecuente dentro de la que se agrupan dos entidades bien diferenciadas: la pancreatitis esclerosante linfoplasmocítica o PAI tipo 1 (manifestación pancreática de la enfermedad relacionada con IgG4) y la pancreatitis ductocéntrica idiopática o PAI tipo 2. Ambos tipos, en ocasiones, presentan igual clínica y hallazgos en pruebas de imagen. El diagnóstico del tipo 1 se establece sin necesidad de estudio histológico (con base en criterios de imagen, serológicos y respuesta al tratamiento con corticoides), mientras que en el caso del tipo 2 es necesaria siempre la histología.

No existen signos patognomónicos de PAI en el estudio con USE; incluso cabe encontrar un páncreas aparentemente normal. Los hallazgos más característicos en la USE son un aumento difuso del tamaño glandular («páncreas en salchicha»), hipoecogénico, heterogéneo y parcheado, con un CPP ligeramente ectásico e irregular, datos presentes hasta en el 57 % de los pacientes. En ocasiones, coexisten algunos signos propios de la pancreatitis crónica que dificultan su diagnóstico diferencial, aunque la presencia de calcificaciones no es habitual en la PAI (**Fig. 59-57**).

La PAI puede manifestarse también como una masa sólida hipoecogénica, frecuentemente en cabeza de páncreas, lo que plantea el diagnóstico diferencial con el ADP. Se ha descrito que la presencia de áreas hipoecogénicas difusas, aumento difuso del tamaño pancreático y un borde peripancreático hipoecogénico orientan hacia el diagnóstico de PAI.

Un hallazgo común en el cáncer de páncreas es la dilatación marcada del conducto pancreático proximal a la masa, mientras que en la PAI esta dilatación suele ser ligera (<3-5 mm) o incluso estar ausente. Algunos casos de PAI de tipo 1 también presentan alteraciones en la vía biliar compatibles con colangiopatía asociada a IgG4, como un engrosamiento hipoecogénico parietal simétrico y difuso.

Por otro lado, en la PAI se han estudiado la elastografía y los contrastes intravenosos, aunque con menor evidencia que lo expuesto en el apartado *Diagnóstico diferencial de masa focal inflamatoria*, en una serie de 2009 se describió un patrón elastográfico azul homogéneo en todo el páncreas de 5 pacien-

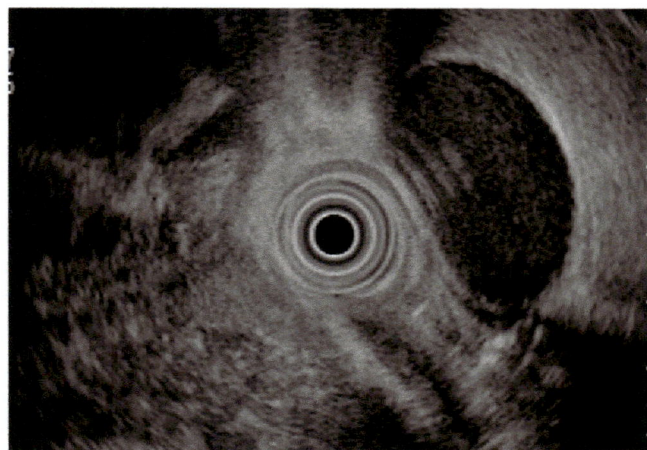

Figura 59-57. Engrosamiento pancreático hipoecogénico difuso, pancreatitis autoinmune de tipo 1, cabeza del páncreas. Ecoendoscopio radial, posición bulbar.

tes con PAI. En cuanto al contraste con armónicos, en un estudio con 27 pacientes con PAI focal se demostró que las masas de estos pacientes presentan patrones isovasculares o hipervasculares y con realce homogéneo, mientras que el ADP presenta un patrón hipovascular, con realce heterogéneo y vasos irregulares en su interior.

Del mismo modo que en el apartado *Diagnóstico diferencial de masa focal inflamatoria*, la USE-PAAF/PAB será, también en la PAI, la principal herramienta en el diagnóstico diferencial con otros tipos de masas pancreáticas y ayudará tanto a descartar el ADP como a confirmar el diagnóstico de los subtipos de PAI. Según un estudio, la USE-PAAF con aguja de 22 G permitiría obtener cilindros de material histológico adecuado hasta en el 80 % de los casos, lo que facilitaría el diagnóstico histológico de PAI en el 57,7 %. No obstante, hay que tener en cuenta que, si solo se obtiene material para citología, esta solo permitirá el estudio inmunohistoquímico de células IgG4+, sin utilidad en el tipo 2. Más recientemente comercializadas, las nuevas agujas de USE-PAB podrían proporcionar una mayor capacidad en la obtención de material histológico de calidad, necesario para el diagnóstico de PAI.

Por último, hay que saber que, durante la exploración con USE de un paciente con sospecha de PAI, también se podrán tomar biopsias endoscópicas de la papila duodenal, que ayudarán al diagnóstico de PAI tipo 1 en el 53-80 % de los casos gracias a una inmunohistoquímica positiva para células IgG4+.

> ❗ No existen signos específicos de PAI en la exploración con USE; sin embargo, un parénquima aumentado de tamaño de forma global, una masa focal de cabeza del páncreas con escasa dilatación del CPP en cuerpo-cola o un engrosamiento difuso y homogéneo de la pared coledocal (colangiopatía asociada a la enfermedad por IgG4) son datos que deben hacer sospechar la posibilidad de una PAI.

Miscelánea

La *pancreatitis del surco*, también llamada *groove pancreatitis*, *pancreatitis paraduodenal* o *distrofia quística duodenal*, se caracteriza por una inflamación crónica del surco pancreático-duodenal (pura) o del surco y la porción dorsocraneal de la cabeza del páncreas con estenosis del CPP (segmentaria). En la imagen USE se observa una imagen frecuentemente quística en el surco pancreático-duodenal, pero que también se presenta a veces como una masa hipoecogénica. Otros hallazgos posibles son engrosamiento parietal y estenosis de la segunda porción duodenal, o estenosis y dilatación de los conductos biliar o pancreático. En la forma segmentaria, se ven signos de pancreatitis crónica en la cabeza del páncreas. Los casos que presentan una masa hipoecogénica plantean el diagnóstico diferencial con el cáncer pancreático-duodenal. La USE-PAAF puede apoyar el diagnóstico con una citología con células inflamatorias o confirmar la presencia de cáncer en tal caso (**Figs. 59-58** y **59-59**).

La USE resulta útil en el estudio de las anomalías congénitas pancreáticas. Entre ellas, el páncreas *divisum* es la más prevalente (5-15 %) y, aunque controvertido, se ha relacionado con pancreatitis aguda recurrente, dolor abdominal recurrente y pancreatitis crónica. Se clasifica en tres tipos: tipo 1 o clásico (fallo completo en la fusión de ambos ductos ventral y dorsal), tipo 2 (ausencia del Wirsung) y tipo 3 o incompleto (ambos visibles y comunicados por una fina rama) (**Fig. 59-60**). Dada la capacidad de visualización del conducto pancreático en la USE, es posible el diagnóstico de esta u otras alteraciones ductales, como el ansa pancreática. Para ello se seguirá el conducto pancreático desde el cuerpo del páncreas hacia las papilas duodenales mayor o menor y a la inversa. Cabe observar algunos hallazgos característicos del páncreas *divisum*: el «signo del cruce» (cruce del conducto pancreático sobre el colédoco hacia la pared duodenal, en lugar de discurrir paralelos en la cabeza del páncreas) y ausencia del «signo de la pila» (ausencia del conducto de Wirsung en la «pila» de estructuras que forman el colédoco, él mismo y la vena porta en la exploración normal desde bulbo duodenal). Aunque en la literatura médica se recogen especificidades muy elevadas para ambas pruebas diagnósticas (USE: 97 %; CRMN: 99 %), la CRMN con secretina resulta la prueba diagnóstica más precisa para el diagnóstico de estas anomalías (**Figs. 59-61** y **59-62**).

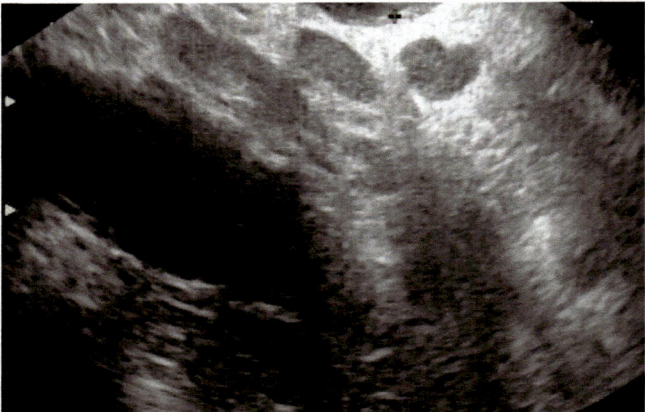

Figura 59-58. Lesión anecoica quística en pared duodenal (18 × 9 mm), pancreatitis del surco. Ecoendoscopio lineal, posición segunda porción duodenal.

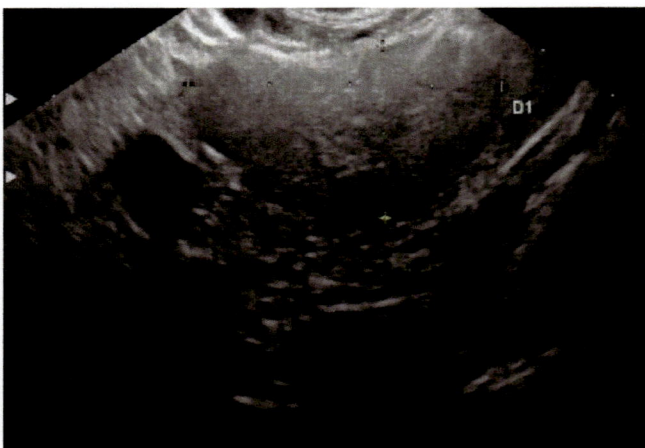

Figura 59-59. Lesión hipoecogénica y de aspecto sólido (38 × 22 mm), pancreatitis del surco sospechosa de malignidad. Ecoendoscopio lineal, posición segunda porción duodenal.

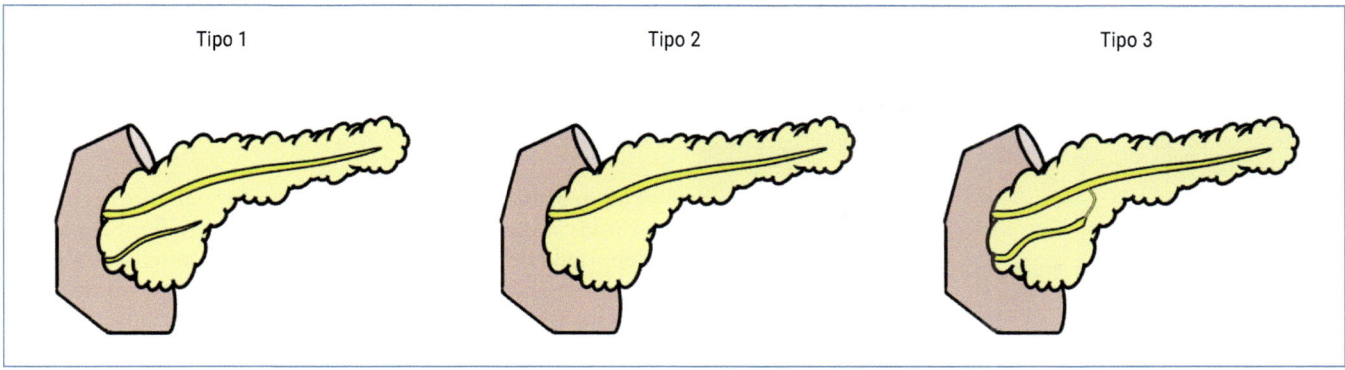

Tipo 1   Tipo 2   Tipo 3

Figura 59-60. Clasificación del páncreas *divisum* según Warshaw *et al*. Tipo 1: ambos conductos, dorsal y ventral, presentes y no comunicados (páncreas *divisum* clásico). Tipo 2: conducto dorsal causante de todo el drenaje pancreático, conducto de Wirsung ausente. Tipo 3: ambos conductos, dorsal y ventral, presentes y comunicados por una rama de fino calibre (páncreas *divisum* incompleto).

Algunas personas presentan un parénquima pancreático hiperecogénico respecto al parénquima esplénico (páncreas graso) (**Fig. 59-63**). En la actualidad no puede considerarse una entidad patológica en sí misma y se desconoce si tiene relación con fenómenos de inflamación crónica que pudieran llevar al desarrollo de pancreatitis crónica. Resulta típico de pacientes con esteatosis hepática ecográfica y síndrome metabólico, y es más frecuente cuantos más componentes del síndrome (IMC ≥ 30, diabetes mellitus, hipertensión arterial, dislipidemia) estén presentes en un determinado paciente. El páncreas graso puede dificultar la identificación de lesiones focales, la correcta caracterización del CPP u otros criterios de pancreatitis crónica por la atenuación de ecos en profundidad secundaria a la grasa. En ocasiones el área hiperecogénica será focal y constituirá un verdadero lipoma.

La presencia de bazos accesorios es elevada (10-20 % de la población general); de ellos el 11 % pueden ser bazos accesorios intrapancreáticos. Suelen aparecer como lesiones redondeadas, bien definidas, hipoecogénicas respecto al páncreas e isoecogénicas respecto al bazo, localizadas en la cola del páncreas y habitualmente < 20 mm (**Fig. 59-64**). El diagnóstico diferencial se planteará con otras lesiones pancreáticas, normalmente con los TNE. Esto resulta importante, pues puede llevar a pancreatectomías distales innecesarias (3 %). La USE con contraste mostrará una imagen hiperrealzada, pero, a diferencia

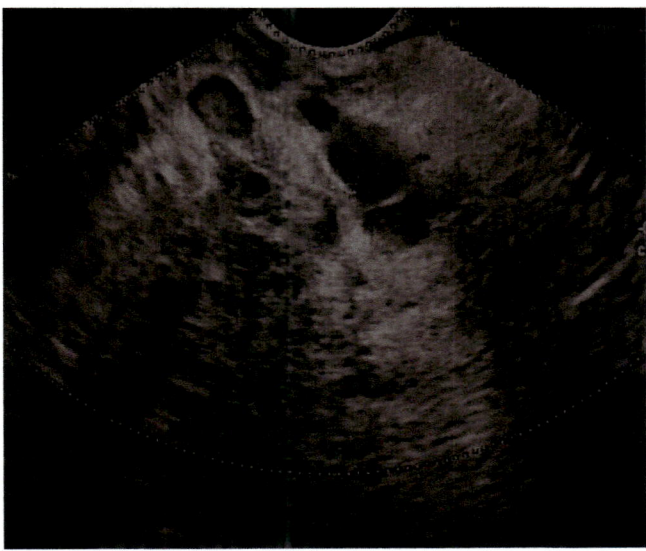

Figura 59-61. Páncreas *divisum*, conducto de Santorini dilatado (7 mm). Ecoendoscopio lineal, posición bulbar.

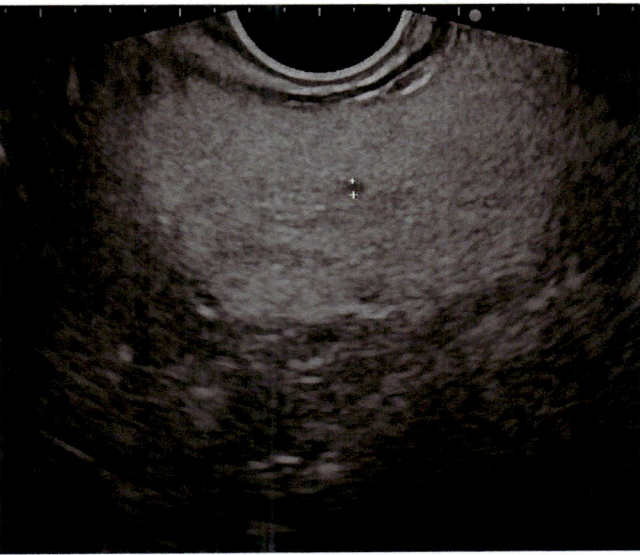

Figura 59-63. Páncreas hiperecogénico por infiltración grasa. Ecoendoscopio lineal, posición gástrica.

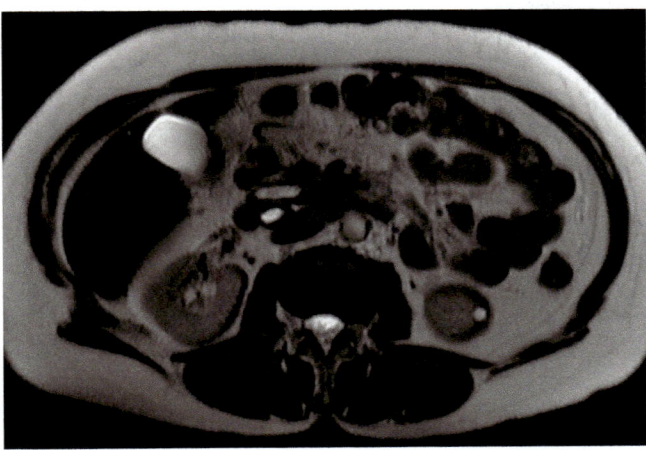

Figura 59-62. Páncreas *divisum*, conducto de Santorini dilatado (7 mm). Resonancia magnética nuclear.

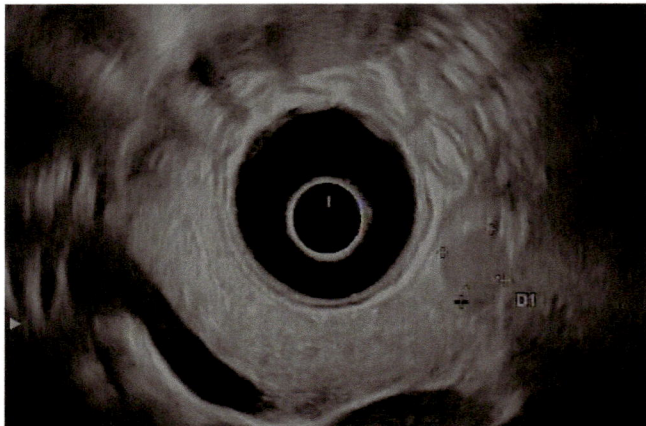

Figura 59-64. Bazo accesorio intrapancreático, cola del páncreas. Ecoendoscopio radial, posición gástrica.

de los TNE, la elastografía mostrará una imagen normalmente elástica-verde. La USE-PAAF ayudará en el diagnóstico, con hallazgos normalmente esplénicos, como células hematopoyéticas, pulpa roja e inmunohistoquímica CD8+.

Al igual que en la vía biliar, en la exploración USE pancreática también es posible identificar cuerpos extraños en el interior del conducto pancreático, como prótesis o parásitos. Aparecen como una estructura tubular de paredes hiperecogénicas y sin sombra acústica, que puede ser móvil en el segundo caso.

Se ha descrito que la tuberculosis pancreática puede presentarse como una masa hipoecogénica bien definida y de tamaños variables, de forma similar al ADP. Puede presentar heterogeneidad y áreas quísticas en su interior. La USE-PAAF permite excluir la malignidad y el diagnóstico microbiológico, para lo que habrá que tener un alto nivel de sospecha en el contexto clínico adecuado. Es típico encontrar adenopatías peripancreáticas o en otras zonas.

> ⚠ • La pancreatitis del surco plantea dificultades diagnósticas con el cáncer en dicha localización, por lo que la USE y USE-PAAF son de mucha utilidad.
> • La exploración cuidadosa del páncreas con USE permite detectar la presencia de un páncreas *divisum* en muchos casos, aunque la prueba con mayor rentabilidad diagnóstica es la CRMN con secretina.
> • La presencia de un parénquima pancreático hiperecogénico de forma difusa (páncreas graso) es frecuente en pacientes con síndrome metabólico.
> • Ante una lesión de la cola del páncreas <2 cm, redondeada, bien definida, hipoecogénica respecto al páncreas e isoecogénica respecto al bazo se pensará en la posibilidad de un bazo accesorio, aunque puede ser difícil su diagnóstico diferencial con un TNE no funcionante.

PAPILA DUODENAL

La USE presenta utilidad en la patología ampular, fundamentalmente en casos con aumento del tamaño de la papila duodenal mayor, en los que ayuda en el diagnóstico diferencial entre tumores benignos y malignos, y entre estos y otras

patologías benignas no tumorales, como una coledocolitiasis impactada, el coledococele o un TPMI.

Tumores benignos

Las neoplasias epiteliales (adenomas y adenocarcinoma) son los tumores ampulares más frecuentes. También se han reportado diferentes tipos de tumores subepiteliales, algunos malignos, como TNE y tumores del estroma gastrointestinal, y otros muchos benignos, como lipomas, fibromas, leiomiomas, linfangiomas o hemangiomas.

Se ha descrito una sensibilidad y una especificidad del 92,3 y del 75 % para la USE en el diagnóstico de neoplasias papilares frente a otras condiciones inflamatorias. Un estudio prospectivo más reciente analizó el valor de la USE con minisonda desde la luz duodenal en patología ampular y obtuvo una precisión diagnóstica superior al 91 % para el diagnóstico diferencial de litiasis, tumores y papilitis inflamatoria.

La USE resulta útil en la diferenciación entre adenoma y adenocarcinoma, en ocasiones difícil mediante las biopsias endoscópicas. Se ha descrito que identificar la invasividad mediante USE predice la presencia de malignidad con una especificidad del 88 %, mientras que un tamaño < 6,5 mm predice la ausencia de lesión invasiva con una sensibilidad del 100 %. Toda esta información resulta relevante para decidir entre el tratamiento endoscópico y el quirúrgico de estas lesiones.

En un pequeño estudio con 10 pacientes, se vio que la USE-PAAF es útil en el análisis de las lesiones estrictamente intraampulares para diferenciar la papilitis inflamatoria del adenocarcinoma, y que resulta, además, superior a las biopsias y a la citología tras esfinterotomía de la CPRE.

Los tumores subepiteliales ampulares presentarán las mismas características ecoendoscópicas descritas en otras localizaciones: lesión hiperecogénica de la capa submucosa en el caso de un lipoma, lesión hipoecogénica dependiente en mucosa profunda en el caso de un TNE, lesión hipoecogénica de capa *muscularis mucosae* en un tumor del estroma gastrointestinal, etc.

> ⚠ La USE es una prueba útil en el estudio de una papila duodenal aumentada de tamaño, para diferenciar patología neoplásica y no neoplásica, así como la patología neoplásica invasiva y no invasiva.

Disfunción del esfínter de Oddi

Como se ha descrito, la USE es una prueba de primera línea para el estudio de pacientes con dolor de perfil biliopancreático, algunos de los cuales pueden presentar disfunción del esfínter de Oddi. La USE no permite un diagnóstico de confirmación (en principio, solo la manometría puede hacerlo), aunque puede sugerirlo en el contexto clínico adecuado. En el caso de la disfunción del esfínter de Oddi de tipo 1, y en algunos casos de tipo 2, se encontrará dilatación biliar o pancreática en ausencia de otras alteraciones. Además, la USE permitirá descartar otras causas del dolor biliopancreático típico, como coledocolitiasis, LQP o pancreatitis crónica desapercibidas.

PUNTOS CLAVE

- La ecoendoscopia es una herramienta fundamental en el estudio de la patología biliopancreática debido a la proximidad a los órganos de interés por su estrecha relación con el estómago y duodeno.
- La ecoendoscopia presenta un rendimiento diagnóstico igual o superior a otras pruebas de imagen, como RMN o TC, en algunas de las patologías biliopancreáticas benignas más frecuentes: coledocolitiasis, estudio etiológico de la pancreatitis aguda, pancreatitis crónica, neoplasias quísticas de páncreas o diagnóstico diferencial de las estenosis indeterminadas de la vía biliar extrahepática.
- Los equipos actuales permiten realizar, además de la exploración convencional en modo B, elastografía y estudio con

contrastes en modo armónicos, que aportan información adicional relevante en situaciones como las masas pancreáticas indeterminadas, los engrosamientos de pared vesicular o el diagnóstico diferencial de los nódulos murales en las neoplasias quísticas de páncreas.
- La punción guiada por ecoendoscopia es una técnica de bajo riesgo que desempeña un papel clave en el diagnóstico diferencial de muchas enfermedades biliopancreáticas, al aportar un buen rendimiento global en el caso de la patología maligna. En las lesiones quísticas pancreáticas permite el estudio del líquido para diferenciar el tipo de lesión y también para confirmar su transformación maligna.

BIBLIOGRAFÍA

Banks PA, Bollen TL, Dervenis C, Gooszen HG, Johnson CD, Sarr MG et al. Classification of acute pancreatitis-2012: revision of the Atlanta classification and definitions by international consensus. Gut. 2013;62:102-11.

Barresi L, Tacelli M, Ligresti D, Traina M, Tarantino I. Tissue acquisition in pancreatic cystic lesions. Dig Liver Dis. 2019;51:286-92.

Berdah SV, Orsoni P, Bege T, Barthet M, Grimaud JC, Picaud R. Follow-up of selective endoscopic ultrasonography and/or endoscopic retrograde cholangiography prior to laparoscopic cholecystectomy: a prospective study of 300 patients. Endoscopy. 2001;33:216-20.

Catalano MF, Sahai A, Levy M, Romagnuolo J, Wiersema M, Brugge W et al. EUS-based criteria for the diagnosis of chronic pancreatitis: the Rosemont classification. Gastrointest Endosc. 2009;69:1251-61.

Colán-Hernández J, Sendino O, Loras C, Pardo A, Gornals JB, Concepción M et al. Antibiotic prophylaxis is not required for endoscopic ultrasonography-guided fine-needle aspiration of pancreatic cystic lesions, based on a randomized trial. Gastroenterology. 2020;158:1642-9.

De Moura DTH, Moura EGH, Bernardo WM, De Moura ETH, Baraca FI, Kondo A et al. Endoscopic retrograde cholangiopancreatography versus endoscopic ultrasound for tissue diagnosis of malignant biliary stricture: Systematic review and meta-analysis. Endosc Ultrasound. 2018;7:10-9.

Domínguez-Muñoz JE, Iglesias-García J, Castiñeira Alvariño M, Luaces Regueira M, Lariño-Noia J. EUS elastography to predict pancreatic exocrine insufficiency in patients with chronic pancreatitis. Gastrointest Endosc. 2015;81:136-42.

European Study Group on Cystic Tumours of the Pancreas. European evidence-based guidelines on pancreatic cystic neoplasms. Gut. 2018;67:789-804.

Fritscher-Ravens A, Brand L, Knöfel WT, Bobrowski C, Topalidis T, Thonke F et al. Comparison of endoscopic ultrasound-guided fine needle aspiration for focal pancreatic lesions in patients with normal parenchyma and chronic pancreatitis. Am J Gastroenterol. 2002;97:2768-75.

Fusaroli P, Manta R, Fedeli P, Maltoni S, Grillo A, Giovannini E et al. The influence of endoscopic biliary stents on the accuracy of endoscopic ultrasound for pancreatic head cancer staging. Endoscopy. 2007;39:813-7.

Fusaroli P, Serrani M, De Giorgio R, D'Ercole MC, Ceroni L, Lisotti A et al. Contrast harmonic-endoscopic ultrasound is useful to identify neoplastic features of pancreatic cysts (with videos). Pancreas. 2016;45:265-8.

Giljaca V, Gurusamy KS, Takwoingi Y, Higgie D, Poropat G, Štimac D et al. Endoscopic ultrasound versus magnetic resonance cholangiopancreatography for common bile duct stones. Cochrane Database Syst Rev. 2015;26:CD011549.

Gong TT, Hu DM, Zhu Q. Contrast-enhanced EUS for differential diagnosis of pancreatic mass lesions: a meta-analysis. Gastrointest Endosc. 2012;76:301-9.

Issa Y, Kempeneers MA, van Santvoort HC, Bollen TL, Bipat S, Boermeester MA. Diagnostic performance of imaging modalities in chronic pancreatitis: a systematic review and meta-analysis. Eur Radiol. 2017;27:3820-44.

Jang DK, Song BJ, Ryu JK, Chung KH, Lee BS, Park JK et al. Preoperative diagnosis of pancreatic cystic lesions: the accuracy of endoscopic ultrasound and cross-sectional imaging. Pancreas. 2015;44:1329-33.

Kim HJ, Park JH, Park DI, Cho YK, Sohn CI, Jeon WK et al. Clinical usefulness of endoscopic ultrasonography in the differential diagnosis of gallbladder wall thickening. Dig Dis Sci. 2012;57:508-15.

Krishna SG, Hart PA, Malli A, Kruger A, McCarthy ST, El-Dika S et al. Endoscopic ultrasound-guided confocal laser endomicroscopy increases accuracy of differentiation of pancreatic cystic lesions. Clin Gastroenterol Hepatol. 2020;18(2):432-40.e6.

McCarty TR, Garg R, Rustagi T. Pancreatic cyst fluid glucose in differentiating mucinous from nonmucinous pancreatic cysts: a systematic review and meta-analysis. Gastrointest Endosc. 2021;94:698-712.

Meeralam Y, Al-Shammari K, Yaghoobi M. Diagnostic accuracy of EUS compared with MRCP in detecting choledocholithiasis: a meta-analysis of diagnostic test accuracy in head-to-head studies. Gastrointest Endosc. 2017;86:986-93.

Ohtsuka T, Fernández-del Castillo C, Furukawa T, Hijioka S, Jang JY, Lennon AM et al. International evidence-based Kyoto guidelines for the management of intraductal papillary mucinous neoplasm of the pancreas. Pancreatology. 2024;24:255-70.

Onda S, Ogura T, Kurisu Y, Masuda D, Sano T, Takagi W et al. EUS-guided FNA for biliary disease as first-line modality to obtain histological evidence. Therap Adv Gastroenterol. 2016;9:302-12.

Rodríguez-D'Jesús A, Fernández-Esparrach G, Boadas J, Busquets J, Fernández-Cruz L, Ferrer J et al. Impact of endoscopic ultrasonography (EUS) and EUS-guided fine-needle aspiration on the management of pancreatic cystic lesions. Eur J Gastroenterol Hepatol. 2016;28:1094-9.

Rösch T, Meining A, Frühmorgen S, Zillinger C, Schusdziarra V, Hellerhoff K et al. A prospective comparison of the diagnostic accuracy of ERCP, MRCP, CT, and EUS in biliary strictures. Gastrointest Endosc. 2002;55:870-6.

Şurlin V, Săftoiu A, Dumitrescu D. Imaging tests for accurate diagnosis of acute biliary pancreatitis. World J Gastroenterol. 2014;20:16544-9.

Takahashi K, Ozawa E, Shimakura A, Mori T, Miyaaki H, Nakao K. Recent advances in endoscopic ultrasound for gallbladder disease diagnosis. Diagnostics (Basel). 2024;14:374.

Trikudanathan G, Vega-Peralta J, Malli A, Munigala S, Han Y, Bellin M et al. Diagnostic performance of endoscopic ultrasound (EUS) for non-calcific chronic pancreatitis (nccp) based on histopathology. Am J Gastroenterol. 2016;111:568-74.

Van der Waaij LA, van Dullemen HM, Porte RJ. Cyst fluid analysis in the differential diagnosis of pancreatic cystic lesions: a pooled analysis. Gastrointest Endosc. 2005;62:383-9.

Wan J, Ouyang Y, Yu C, Yang X, Xia L, Lu N. Comparison of EUS with MRCP in idiopathic acute pancreatitis: a systematic review and meta-analysis. Gastrointest Endosc. 2018;87:1180-8.

Will U, Bosseckert H, Meyer F. Correlation of endoscopic ultrasonography (EUS) for differential diagnostics between inflammatory and neoplastic lesions of the papilla of Vater and the peripapillary region with results of histologic investigation. Ultraschall Med. 2008;29:275-80.

Zhang B, Zhu F, Li P, Yu S, Zhao Y, Li M. Endoscopic ultrasound elastography in the diagnosis of pancreatic masses: A meta-analysis. Pancreatology. 2018;18:833-40.

Ecoendoscopia en el cáncer de recto

60

A. Repiso Ortega y D. Muñoz López

OBJETIVOS

- Conocer la técnica para el estudio por ecoendoscopia del cáncer de recto.
- Aprender las indicaciones de la técnica en el estudio de los pacientes con neoplasias rectales.
- Conocer las limitaciones de la ecoendoscopia en esta indicación.
- Saber el resultado de los estudios que han comparado ésta con otras técnicas radiológicas, como la resonancia magnética pélvica, en la estadificación preoperatoria de los pacientes con cáncer de recto.
- Conocer las aplicaciones futuras de la ecoendoscopia en el diagnóstico y tratamiento de los pacientes con neoplasia rectal.

INTRODUCCIÓN

El cáncer colorrectal es una de las neoplasias más prevalentes en los países occidentales. En nuestro país representa la segunda causa más frecuente de cáncer en hombres y mujeres detrás del cáncer de pulmón y de mama, respectivamente. En España, su incidencia se estima en 25.000 nuevos casos/año y constituye la segunda causa de muerte por cáncer.

En el momento actual, en los pacientes con cáncer de recto sólo el tratamiento quirúrgico es potencialmente curativo y la supervivencia tras la cirugía dependerá en gran medida del estadio en el momento de la operación. Por lo tanto, la precisión en la estadificación preoperatoria es el factor pronóstico más importante en la predicción de los resultados quirúrgicos y en la supervivencia, y será esencial cuando se plantea un tratamiento individualizado del cáncer de recto según el estadio tumoral.

En este sentido y en pacientes con neoplasias rectales precoces y ausencia de adenopatías, la resección local por vía endoscópica o microcirugía transanal puede ser suficiente. Sin embargo, los pacientes con estadios más avanzados (T2-4) precisarán de una cirugía más agresiva con escisión total mesorrectal. En un subgrupo de estos pacientes, el tratamiento neoadyuvante preoperatorio ha pasado a convertirse en la pauta de actuación habitual y sólo aquellos con un estadio T3-4 sin metástasis a distancia o con afectación ganglionar locorregional se beneficiarían de este tratamiento.

Por lo tanto, una precisa estadificación preoperatoria será esencial en el manejo terapéutico de los pacientes con cáncer de recto, y la ecoendoscopia, a pesar de sus limitaciones, desempeña un papel importante en esta decisión.

TÉCNICA PARA EL ESTUDIO POR ECOENDOSCOPIA DEL CÁNCER DE RECTO

Es posible obtener por ecoendoscopia imágenes de calidad de la pared rectal y estructuras anatómicas perirrectales, por lo que ha sido utilizada en la estadificación locorregional del cáncer rectal. Sin embargo, no existen datos ecográficos que permitan distinguir con fiabilidad suficiente las lesiones rectales benignas de las malignas, especialmente si existen ulceraciones. Por lo tanto, la ecoendoscopia debe realizarse, siempre que sea posible, después de la confirmación histológica de la neoplasia. Además, la realización de una ecoendoscopia no exime en el diagnóstico de extensión de la realización de otra técnica de imagen (tomografía computarizada, TC) para descartar la existencia de metástasis a distancia.

El endoscopio utilizado habitualmente en estas exploraciones es un ecoendoscopio radial, que permite obtener imágenes ecográficas en un plano perpendicular al eje longitudinal del ecoendoscopio. Aunque en series clásicas se describieron buenos resultados en el estadiaje locorregional de los tumores del tubo digestivo utilizando ecoendoscopios lineales, la práctica totalidad de los estudios realizados y lo que se viene haciendo en la práctica clínica habitual es utilizar ecoendoscopios radiales en esta indicación, más maniobrables y que permiten una valoración completa de toda la circunferencia rectal, reservando el ecoendoscopio lineal para aquellos casos en los que es necesario realizar punción para estudio citohistológico.

La correcta preparación del recto para realizar esta técnica puede hacerse con dieta exenta de residuos e ingesta de solución laxante oral, si bien suele ser suficiente con enemas de limpieza la noche anterior y la mañana de la exploración.

La ecoendoscopia rectal se inicia con el paciente en decúbito lateral izquierdo y, aunque normalmente se tolera bien sin sedación, pues la unión rectosigmoidea no se suele progresar, habitualmente se utiliza sedación con midazolam o propofol.

Se inicia la exploración identificando endoscópicamente la lesión y haciendo una evaluación de sus características, superficie, límites y lavando la ampolla rectal en caso de persistir algún resto fecal.

El ecoendoscopio se progresa proximal al tumor y, para conseguir una mejor evaluación ecográfica de la pared y su estructura en capas, se instila agua, se aspira el contenido aéreo y así se repleciona completamente la ampolla rectal con líquido. En lesiones laterales que no ocupan toda la circunferencia, puede ser útil cambiar al paciente de posición para conseguir, de este modo, sumergir completamente el tumor. Ha de intentarse conseguir cortes ecográficos perpendiculares a la pared rectal, pues los cortes oblicuos serán causa de errores diagnósticos y sobreestadificación parietal. Esto puede ser especialmente dificultoso en tumores que asientan sobre válvulas rectales o a nivel de la unión rectosigmoidea.

Para la evaluación por ecoendoscopia de las adenopatías perirrectales se progresa hasta la unión rectosigmoidea a 20-25 cm del margen anal. Desde allí, se han de identificar los vasos ilíacos que pueden ser localización de adenopatías tumorales. Posteriormente, se va retirando lentamente el endoscopio evaluando minuciosamente las estructuras anatómicas perirretales intentando identificar adenopatías patológicas o afectación de órganos en vecindad.

Finalmente, se deben valorar los esfínteres anales y su relación con el tumor en neoplasias localizadas en el recto bajo.

PRECISIÓN EN LA ESTADIFICACIÓN LOCORREGIONAL

Estadificación parietal. Estadio T

La posibilidad de obtener imágenes de calidad de la pared rectal permite determinar de un modo preciso la invasión en profundidad del tumor. Ecográficamente, el cáncer de recto se suele identificar como una masa hipoecogénica con disrupción de la estructura normal de las capas. En el estadio T1 con afectación exclusiva mucosa-submucosa, en el estadio T2 el engrosamiento contacta con la capa hipoecogénica correspondiente a muscular propia, en el estadio T3 el tumor sobrepasa la muscular propia y afecta a la grasa perirrectal, provocando irregularidad o digitaciones en el perímetro externo del tumor, y en el estadio T4 existe afectación de los órganos en vecindad (**Fig. 60-1**).

Será importante la invasión en profundidad, pero también se debe valorar la altura de la lesión y su localización en el recto bajo (desde el margen anal hasta los 5 cm), medio (desde los 5 a los 10 cm) o alto (desde los 10 cm hasta la unión rectosigmoidea). Además, en lesiones que no ocupan toda la circunferencia se debe informar de su localización anterior, posterior, derecha o izquierda. En este sentido, se ha de prestar especial atención a la vejiga urinaria, que será un buen marcador ecográfico que puede orientar espacialmente para determinar la localización de una lesión rectal.

Clásicamente, la utilidad de la ecoendoscopia en el diagnóstico de extensión locorregional de esta neoplasia ha sido demostrada en múltiples estudios. Así, la precisión diagnóstica para el estadio T varía entre el 63 y el 96 % según las series y en función del tipo de las frecuencias ecográficas y la localización del tumor (**Tabla 60-1**).

En el mayor metaanálisis publicado hasta la fecha en el que se haya analizado el rendimiento diagnóstico de la ecoendoscopia en la estadificación preoperatoria del cáncer de recto, se incluyen 42 estudios (n = 5309). Los autores calculan una sensibilidad y especificidad global del 87,8 % (intervalo de confianza [IC] del 95 %: 85,3-90,0 %) y 98,3 % (IC 95 %: 97,8 - 98,7 %), respectivamente.

Sin embargo, en alguna serie multicéntrica alemana, sus autores plantean dudas sobre la utilidad de la ecoendoscopia en esta indicación. Describen, en 7.096 pacientes, una concordancia entre ecoendoscopia y análisis histológico de la pieza de resección quirúrgica de tan solo el 64,7 %. En el 35,5 % de los casos, no hubo concordancia.

La mayor parte de los errores diagnósticos en la estadificación en profundidad son debidos a un incorrecto diagnóstico de los tumores en estadio T2, en la mayoría de las ocasiones debido a sobreestadificación. Los factores técnicos e histológicos que se han relacionado con estos errores diagnósticos

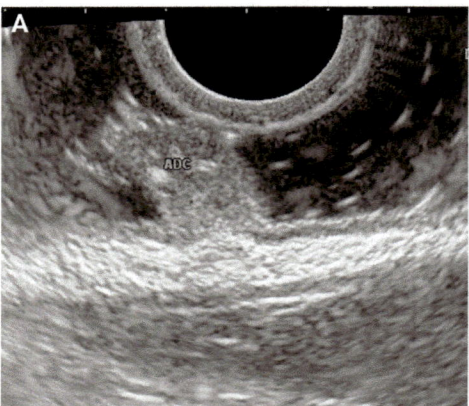
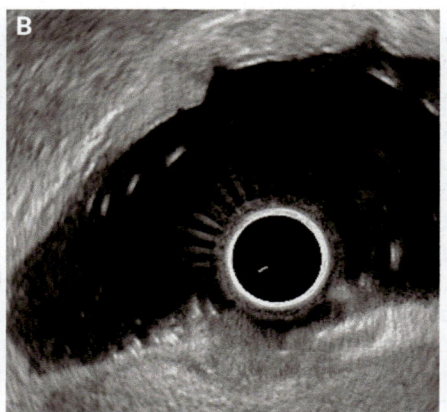
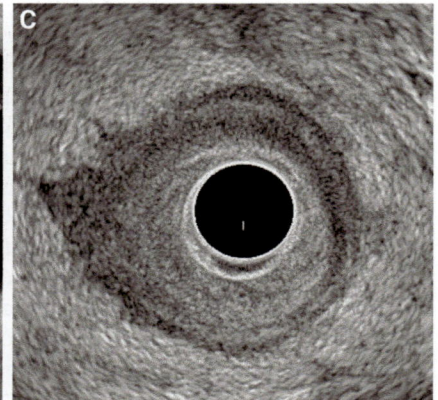

Figura 60-1. Aspecto ecoendoscópico del cáncer de recto. **A)** Estadio con afectación exclusiva mucosa. **B)** Estadio T2, el engrosamiento contacta con la capa hipoecogénica correspondiente a la muscular propia. **C)** Estadio T3, el tumor sobrepasa la muscular propia y afecta a la grasa perirrectal, provocando irregularidad o digitaciones en el perímetro externo del tumor.

Tabla 60-1. Precisión diagnóstica de la ecoendoscopia en la estadificación locorregional del cáncer de recto

	N	Estadio T (%)	Estadio N (%)
Romano *et al.*, 1985	29	87	---
Akasu *et al.*, 2000	154	96	64
Ramana *et al.*, 1997	10	100	83
Garcia-Aguilar *et al.*, 2002	545	69	64
Marusch *et al.*, 2002	422	63	---
Gualdi *et al.*, 2000	26	77	76
Kim *et al.*, 2001	89	90	54
Osti *et al.*, 1997	63	83	66
Shami *et al.*, 2004	48	89	85
Norton *et al.*, 1999	121	92	65

incluyen en el caso de sobreestadificación la inflamación, necrosis y fibrosis peritumoral que suele existir en lesiones tumorales ulceradas o la obtención de cortes ecográficos tangenciales a la pared rectal, sobre todo en tumores localizados en la unión rectosigmoidea. En los errores debidos a infraestadificación pueden deberse a la invasión microscópica en profundidad no detectable por la técnica y a artefactos ecográficos en relación con contenido aéreo o fecal.

Estadificación ganglionar. Estadio N

La precisión diagnóstica de la ecoendoscopia en la estadificación ganglionar del cáncer de recto es menor que en la estadificación T y varía del 54 al 83 % en las series publicadas. La proporción de adenopatías malignas detectadas es alta en los ganglios perirrectales, pero menor en otras localizaciones (**Fig. 60-2**; v. **Tabla 60-1**).

En un metaanálisis en el que se analizó el rendimiento diagnóstico de la ecoendoscopia en la estadificación ganglionar preoperatoria del cáncer de recto (*n* = 2.732), se describe una sensibilidad y especificidad global del 73,2 % (IC 95 %: 70,6-75,6 %) y 75,8 % (IC 95 %: 73,5-78 %), respectivamente.

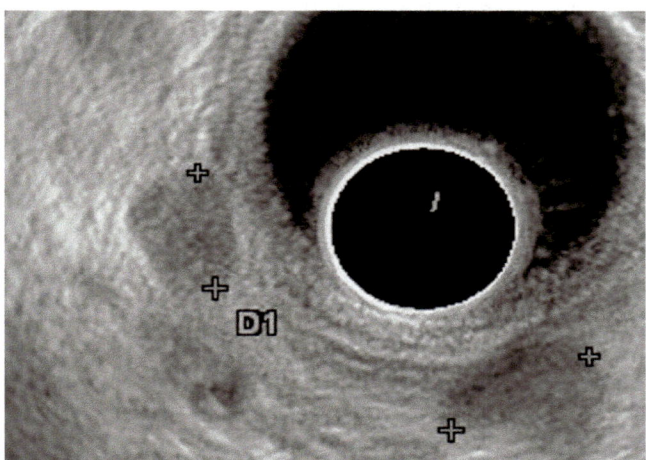

Figura 60-2. Adenopatías perirrectales de aspecto ecográfico maligno. Hipoecogénicas, bien delimitadas, redondeadas y homogéneas.

Los errores diagnósticos descritos en la estadificación ganglionar se han relacionado con la falta de precisión diagnóstica de las características ecográficas que deberían permitir la distinción entre adenopatías metastásicas (hipoecogénicas, bien delimitadas, redondeadas y mayores de 1 cm) y reactivas-inflamatorias, la frecuencia y profundidad de penetración de los transductores utilizados en ecoendoscopia, la existencia de micrometástasis a nivel ganglionar o la extensión de la linfadenectomía quirúrgica. Así, cuantos más ganglios se resequen, más adenopatías metastásicas se identifican y, en consecuencia, se darán más casos de infraestadificación con las técnicas de imagen.

Son importantes las características ecográficas de las adenopatías locorregionales, pero también el número. Así, se distingue un estadio N1a cuando sólo hay una adenopatía; N1b, 2 o 3; N2a, de 4 a 6; y N2b, 7 o más adenopatías.

La punción guiada por ecoendoscopia de adenopatías sospechosas ha permitido establecer un diagnóstico citohistopatológico de certeza de una manera mínimamente invasiva. Sin embargo, el valor de la punción en esta indicación es limitado. En primer lugar, el resultado de la punción sólo modificará el manejo terapéutico en un pequeño grupo de pacientes, como aquellos con neoplasias precoces (estadios T1/T2) y adenopatías sospechosas. En segundo lugar, habitualmente no se ven adenopatías perirrectales en personas sanas, y en contraste con otras localizaciones anatómicas (como la periesofágica, donde con frecuencia existen adenopatías de naturaleza inflamatoria-reactiva), la presencia de una adenopatía perirrectal en el contexto de una estadificación tumoral siempre se ha de considerar como sospechosa. Y en tercer lugar, con cierta frecuencia, para alcanzar la adenopatía es necesario atravesar el tumor rectal. Con ello, un resultado positivo para células malignas debe ser interpretado con cautela por la posibilidad de que se trate de un resultado falso positivo y, lo más importante, el riesgo de siembra peritoneal y ganglionar al encontrarse el tumor en el trayecto de la aguja.

COMPARACIÓN CON TÉCNICAS RADIOLÓGICAS

Con el desarrollo de las técnicas radiológicas, quirúrgicas y endoscópicas, se dispone en el momento actual de un amplio arsenal diagnóstico sin quedar claramente establecidas, en la práctica clínica, las posibilidades reales de cada técnica ni el lugar que han de ocupar en la estadificación preoperatoria del cáncer de recto.

Tomografía computarizada

La precisión diagnóstica de la TC para el estadio T del cáncer colorrectal varía del 60 al 70 %, y para la afectación ganglionar, del 40 al 70 %. La sensibilidad diagnóstica en la diagnosis de metástasis hepáticas es del 85 %.

Los estudios en los que se comparó TC y ecoendoscopia en la estadificación preoperatoria del cáncer de recto describen la técnica endoscópica como más precisa en la evaluación de la invasión parietal en profundidad, pero no superior en la estadificación ganglionar, debido a la infraestadificación descrita con la ecoendoscopia. En el momento actual, la TC debe continuar siendo la exploración inicial en la estadificación del cáncer de recto. A pesar de que la ecoendoscopia es superior en la evaluación de la afectación parietal, no es útil en el estudio de la afectación ganglionar a distancia ni en la valoración de la existencia de metástasis a distancia.

Resonancia magnética nuclear

Múltiples estudios clásicos, puede que obsoletos debido a la mejora en la técnica radiológica, han descrito la superioridad de la ecoendoscopia con respecto a la resonancia magnética nuclear (RMN) en el diagnóstico de la extensión locorregional del cáncer de recto. Sin embargo, recientes estudios en los que se comparan la RMN de alta resolución y la ecoendoscopia en esta indicación han demostrado similar precisión diagnóstica entre ambas técnicas, a pesar de lo cual se observan mejores resultados para la ecoendoscopia en los estadios precoces y en lesiones con morfología polipoide. Es por tanto preferible la técnica endoscópica en estos casos.

En este sentido, en un reciente metaanálisis ($n = 2.475$) se describe una sensibilidad y especificidad global para el estadio T del 79 y 89 % para la ecoendoscopia y del 79 y 85 % para la RMN, respectivamente. Una sensibilidad y especificidad global para el estadio N del 81 y 88 % para la ecoendoscopia y del 83 y 90 % para la RMN, respectivamente. Estos autores concluyen que la realización de una u otra técnica dependerá de la experiencia y disponibilidad en cada centro.

Ventajas adicionales que podría tener la RMN en la estadificación del cáncer de recto respecto a la ecoendoscopia serían la posibilidad de evaluar metástasis a distancia, la evaluación de lesiones estenosantes por las que no es posible progresar un ecoendoscopio o la posibilidad de identificar la fascia mesorrectal. Concretamente, la RMN ha demostrado ser la técnica más precisa para evaluar la fascia mesorrectal que envuelve la grasa del mesorrecto y el recto. Es esta fascia la que determina el margen circunferencial de resección. Se considera compromiso del margen de resección circunferencial cuando el tumor primario, ganglios linfáticos, invasión venosa/linfática o depósito tumoral se localiza en íntimo contacto o se extiende a través de dicha fascia mesorrectal. La presencia de un tumor a menos de 1 mm del margen de resección circunferencial es el factor de riesgo de recidiva local más importante tras la resección quirúrgica del tumor. Por lo tanto, la RMN es preferible a la ecoendoscopia en estas neoplasias localmente avanzadas (T3/T4) cuando se precisa una minuciosa evaluación del plano de resección y del margen de resección circunferencial.

Tomografía por emisión de positrones

En la estadificación del cáncer de recto, la información que aporta la tomografía por emisión de positrones es limitada. Debido a la baja resolución espacial de la técnica, no es útil para determinar la afectación parietal ni la invasión de órganos adyacentes. Aunque la tomografía por emisión de positrones es una técnica más específica que la TC en la detección de adenopatías metastásicas y lesiones peritoneales, su sensibilidad y su precisión diagnóstica son menores. Por lo tanto, y aunque podría ser útil en determinadas situaciones clínicas complejas o dudosas, de forma general no se recomienda en el estudio preoperatorio del cáncer de recto.

SITUACIONES ESPECIALES

Diagnóstico del cáncer de recto

La técnica diagnóstica de elección ante la sospecha de cáncer de recto es la colonoscopia, que permite establecer la localización exacta de la lesión y la toma de biopsias para diagnóstico histológico. En este sentido, es importante resaltar la necesidad de toma de biopsias ante cualquier lesión sospechosa.

En la forma infiltrante del cáncer de recto o linitis plástica rectal, con frecuencia el diagnóstico es complejo debido a la falta de lesión mucosa y a la infiltración tumoral, fundamentalmente a nivel de mucosa y submucosa, lo que ocasiona que hasta en un 50 % de los casos las biopsias endoscópicas convencionales resulten negativas. La ecoendoscopia aporta en estos casos información adicional y permite observar un engrosamiento de la pared rectal, sobre todo debido al mayor grosor de capas profundas (submucosa y muscular propia). Además, la ecoendoscopia permite la punción aspirativa con aguja fina (PAAF) sobre la pared infiltrada; sin embargo, dado que en la pared afectada se produce una reacción fibrótica y proliferación de tejido conectivo, con frecuencia con la PAAF no se obtiene material suficiente para realizar un diagnóstico citológico. La biopsia con agujas de histología guiada por ecoendoscopia permite obtener muestras de mayor tamaño, pudiendo disminuir el número de pases comparado con la PAAF (**Fig. 60-3**).

Cáncer precoz de recto

En el cáncer rectal superficial, la ecoendoscopia podría ser útil para confirmar los casos de neoplasias con afectación únicamente de la mucosa y ausencia de adenopatías, en las que la resección local por vía endoscópica puede ser suficiente.

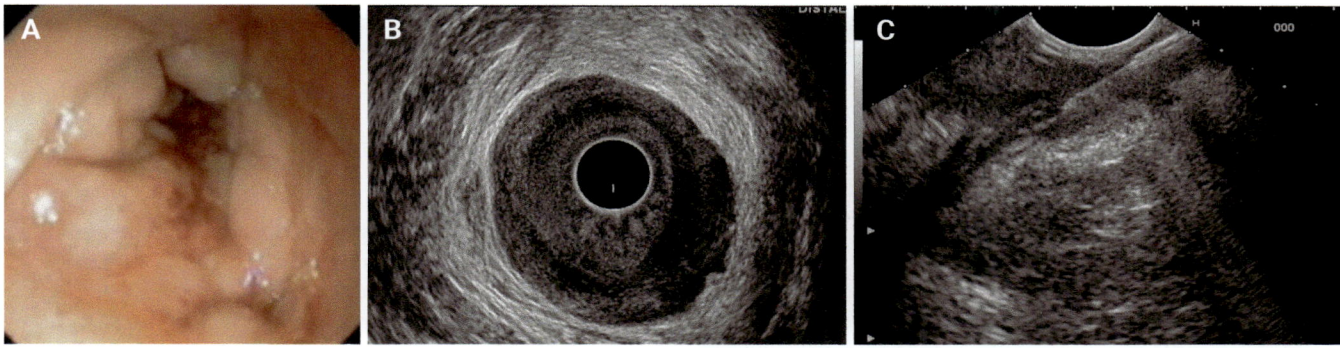

Figura 60-3. Linitis plástica rectal. **A)** Aspecto endoscópico con pliegues rígidos y engrosados que no distienden con la insuflación. **B)** Aspecto ecoendoscópico con engrosamiento parietal debido al mayor grosor de capas profundas. **C)** Punción guiada por ecoendoscopia de la pared rectal engrosada.

Por ecoendoscopia convencional es difícil detectar el cáncer rectal superficial, pues ecográficamente suele corresponder con una irregularidad o elevación polipoide de la primera capa y un leve engrosamiento de la segunda, y con frecuencia no es posible distinguir entre la afectación mucosa y submucosa (v. **Fig. 60-1A**). Sin embargo, la utilización de sondas ecográficas de alta frecuencia (20-30 MHz) puede ser útil en esta distinción y permite observar hasta nueve capas en la pared rectal y distinguir ecográficamente los tumores con afectación exclusiva de mucosa de aquellos con afectación de mucosa-submucosa. Esto tiene importancia, pues en aquellos tumores con afectación submucosa la existencia de adenopatías metastásicas se describe en un 15 % de los casos, mientras que en los tumores con afectación exclusiva de mucosa la afectación ganglionar es excepcional.

En los estudios en los que se ha evaluado la rentabilidad diagnóstica de la ecoendoscopia en la distinción de afectación mucosa y submucosa se describe una sensibilidad del 97 % y especificidad del 96 %. Por lo tanto, esta técnica puede ser útil en la selección de los tumores rectales que se puedan tratar endoscópicamente.

Neoplasia rectal estenosante

En torno al 30 % de las neoplasias colorrectales se presentan al diagnóstico como estenosis colónicas que impiden la progresión de un endoscopio. En estas circunstancias, la estadificación por ecoendoscopia quedaría limitada a los segmentos preestenóticos y, por lo tanto, sería una exploración incompleta que puede no identificar hasta el 20 % de las adenopatías metastásicas, sólo valorables en segmentos proximales a la estenosis. Además, aunque la mayoría de estas lesiones estenóticas corresponden a estadios T3, hasta el 10 % de los casos corresponden a estadios en los que la resección quirúrgica sería un tratamiento incompleto.

Algunos autores han propuesto la utilización de las minisondas ecográficas en estos casos. Sin embargo, al utilizar altas frecuencias, aunque pueden ser útiles en el estudio de lesiones superficiales, no permiten una correcta evaluación de la profundidad de la lesión ni de las adenopatías locorregionales. Por lo tanto, no parece una buena indicación de la ecoendoscopia, y en estos pacientes con neoplasias estenosantes es preferible un estadiaje locorregional mediante RMN.

Evaluación de la respuesta al tratamiento con quimiorradioterapia

El tratamiento preoperatorio con quimiorradioterapia del cáncer de recto localmente avanzado ha demostrado disminuir el tamaño del tumor, permitir tratamientos que preserven los esfínteres, disminuir las recurrencias locales y aumentar la supervivencia a largo plazo.

La ecoendoscopia tiene un valor limitado en la estadificación tras el tratamiento neoadyuvante y en múltiples series se describe una precisión diagnóstica inferior al 60 % para la afectación parietal, siendo el error más frecuente la sobreestadificación debido a que los cambios inflamatorios y fibróticos producidos por el tratamiento pueden ser ecográficamente indistinguibles de la afectación tumoral.

La precisión diagnóstica descrita en la reestadificación ganglionar es aún peor e inferior al 50 %. En estos casos, el error más frecuente es la infraestadificación debida a la disminución de las adenopatías por el efecto de la quimiorradioterapia o al cambio de las características ecográficas de estos ganglios, que pasan a ser indistinguibles de la grasa perirrectal.

Por lo tanto, los resultados de la ecoendoscopia en la reestadificación postratamiento con quimiorradioterapia del cáncer de recto deben interpretarse con cautela, sobre todo si de ello se deriva una decisión terapéutica.

Seguimiento posquirúrgico

La tasa de recurrencia del cáncer de recto es de aproximadamente el 20 % e incluso mayor en tumores en estadios avanzados al diagnóstico. Estas recurrencias con frecuencia son extraluminares y difícilmente diagnosticadas por técnicas endoscópicas convencionales.

La ecoendoscopia ha demostrado ser útil en el diagnóstico precoz de estas recurrencias locales (**Fig. 60-4**). Sin embargo, de forma general no se utiliza en el seguimiento de los pacientes tras ser operados de una neoplasia rectal.

Puede ser útil en situaciones clínicas concretas, como la confirmación citohistológica de recurrencias paraanastomóticas o extraluminales en aquellos pacientes con datos dudosos o sospechosos en otras técnicas endoscópicas o radiológicas, o en el seguimiento de aquellos otros pacientes con alto riego

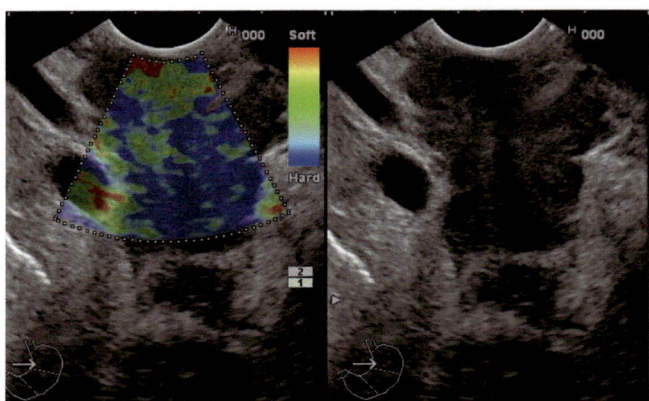

Figura 60-4. Estudio elastográfico guiado por ecoendoscopia de recidiva posquirúrgica de cáncer colorrectal.

de recurrencia local, como aquellos con estadios localmente avanzados al diagnóstico.

MÉTODOS PARA MEJORAR EL DIAGNÓSTICO ULTRASONOGRÁFICO

Con el desarrollo de los ecógrafos, se ha presenciado la llegada de nuevas herramientas que mejoran la eficacia diagnóstica de la ecoendoscopia, como los contrastes, la elastografía o la ecoendoscopia en 3D.

Contrastes

Históricamente, la utilización de contrastes ecográficos intravenosos ha tenido un mayor desarrollo en el campo de la ecografía convencional aplicados principalmente al estudio del hepatocarcinoma. Con el paso de los años y el desarrollo de la ecoendoscopia, se ha utilizado el contraste de forma habitual para caracterizar lesiones pancreáticas o subepiteliales.

La técnica consiste en inyectar en el torrente sanguíneo un contraste basado en microburbujas de un gas inerte, poco soluble en agua, y contenido en una cápsula de pequeño diámetro para atravesar la pared capilar pulmonar y resistir a la presión antes de explotar o disolverse. El producto de contraste más utilizado en nuestro medio se denomina *SonoVue®*. Un mililitro contiene 8 µL de microburbujas de hexafluoruro de azufre. La aplicación de contraste permite caracterizar las lesiones en función de su captación vascular, y existen patrones bien definidos en función de la benignidad o malignidad de la lesión.

En el caso del carcinoma rectal, la experiencia es menor y la literatura médica muestra menos evidencia, si bien existen líneas de investigación de la ultrasonografía endoscópica con contraste principalmente como técnica para valorar la respuesta a determinados tratamientos antitumorales. Un ejemplo es que con la ayuda de un *software* especial de procesamiento de imagen se puede valorar la microperfusión de las lesiones y, por tanto, detectar los cambios precoces en la microvasculatura que ocurren tras el tratamiento con agentes antiangiogénicos y antitumorales. Si bien la valora-

ción de dicha respuesta podría ser de utilidad clínica, existe poca experiencia y todavía no está estandarizada en la práctica clínica habitual.

Elastografía

Es un complemento al diagnóstico mediante ecoendoscopia. Se basa en la medición de la elasticidad o la dureza de los diferentes tejidos, confiriendo mediante un *software* específico una gama de colores que representa los diferentes grados de dureza. En teoría, podría ayudar a la determinación de si una lesión es benigna (tejido más blando) o maligna (tejido más duro).

Con el *software* actual se pueden cuantificar los datos obtenidos en una exploración en tiempo real para formar un histograma con los colores o calcular el *strain ratio* comparando la elasticidad de la región que se quiere estudiar con un tejido referencia. El empleo de la elastografía en las lesiones pancreáticas ha sido bien estudiado, siendo más difícil su aplicación en el tracto gastrointestinal, debido a la delgadez de la pared del tubo digestivo y a los movimientos peristálticos; no obstante, existen artículos publicados en los que la utilización de elastografía convencional y *shear-wave* mejora sensiblemente la eficacia diagnóstica comparando con ecoendoscopia solo. Está por definir si la elastografía podría jugar algún papel en la evaluación de la recidiva precoz o postratamiento neoadyuvante (v. **Fig. 60-4**).

Ecoendoscopia en 3D

La ecoendoscopia con reconstrucción 3D es una herramienta útil en el estudio de la patología anorrectal. Dicha tecnología permite la visión en múltiples planos de la anatomía de la región rectal y perianal, permitiendo establecer una mejor relación del tumor con las estructuras vecinas, los vasos o la presencia de adenopatías locorregionales. Varios estudios han demostrado que la utilización de reconstrucciones 3D en el estadiaje del cáncer rectal mejora la sensibilidad y especificidad en el diagnóstico de T y N en comparación con la ecoendoscopia convencional y la TC.

La aplicación de la reconstrucción 3D podría mejorar la eficacia diagnóstica de la ecoendoscopia convencional en lo que hoy día es su punto débil, la visión o caracterización de la fascia mesorrectal, pero son necesarios más estudios y un mejor desarrollo tecnológico a este respecto. Además, esta técnica presenta una importante variabilidad interobservador, por lo que también sería necesaria una adecuada formación en la interpretación de las imágenes obtenidas.

TRATAMIENTOS GUIADOS POR ECOENDOSCOPIA

Con el desarrollo de la ecoendoscopia terapéutica se pueden dar soluciones poco invasivas a problemas que antes requerían cirugía, en ocasiones muy agresivas.

Asimismo, dada la posibilidad de acceso a la localización exacta del tumor, se puede marcar la zona para eventual radioterapia, minimizando sus efectos secundarios locorregionales, o incluso se pueden inyectar medicamentos quimioterápicos directamente en el tumor y reducir los efectos secundarios sistémicos.

En el caso de la región rectal, son varias las opciones de terapéutica endoscópica de que se dispone hoy en día.

Marcadores fiduciales

La experiencia con los *fiduciales* en el recto se ha basado en la adquirida en los últimos años en el cáncer de páncreas, donde la ecoendoscopia se ha utilizado para colocar dichos marcadores en el tejido enfermo con vistas a poder realizar sesiones de radioterapia de forma precisa y con menos efectos secundarios.

En el recto, existe un reciente estudio prospectivo multicéntrico, de valor limitado por los pocos pacientes incluidos, que compara dos estrategias de colocación de marcadores fiduciales: intratumorales o en la grasa del mesorrecto, encontrando una mayor tasa de retención de los fiduciales cuando se colocan en esta última localización, sin diferencia entre el tipo de marcador fiducial utilizado, con excelente éxito técnico y con pocos efectos secundarios de gravedad.

Tratamiento del tumor

Existe la posibilidad de inyectar determinados tratamientos en el tumor o su vaso nutricio que permitirían la llegada de fármacos a altas concentraciones y minimizarían sus efectos secundarios sistémicos, o bien se podría intentar la ablación del tumor inyectando sustancias como el alcohol o mediante el empleo de láser, radiofrecuencia o fototerapia. Todas estas técnicas se están empezando a utilizar en los tumores del tracto gastrointestinal superior, aunque existe poca experiencia en el cáncer de recto.

La braquiterapia se ha utilizado en el cáncer de páncreas no resecable, pero no existe experiencia en el de recto.

Más prometedora parece la idea de la utilización de microburbujas de agentes de contraste ultrasonográfico con diversos componentes en el interior de la microburbuja o adheridos a su membrana. Dichos contrastes podrían inyectarse mediante ecoendoscopia y posteriormente interactuar con las ondas ultrasonográficas, lo cual sería el desencadenante para su captación celular al desestabilizar la membrana de la microburbuja y, a su vez, aumentando la permeabilidad tisular. Se han realizado estudios en modelos animales con microburbujas que contienen antiangiogénicos como la endostatina con resultados esperanzadores en la reducción de carga tumoral y vascularización de los tumores colónicos.

PUNTOS CLAVE

- La estadificación preoperatoria precisa es fundamental en el tratamiento del cáncer de recto, ya que determina el tipo de intervención a realizar lo cual influye directamente en la supervivencia del paciente. Se recomienda realizar la técnica tras confirmación histológica.
- La ecoendoscopia es precisa para la estadificación parietal (T) del cáncer de recto, aunque con ciertas limitaciones, sobretodo en tumores T2 o lesiones ulceradas o con fibrosis, con riesgo de sobre o infraestadificación.
- La estadificación ganglionar (estadio N) presenta mayores limitaciones diagnósticas debido a factores técnicos e histológicos y la punción, aunque útil para cambiar el manejo terapéutico en un pequeño grupo de pacientes (T1/T2), presenta riesgo de siembra peritoneal.

- Aunque la ecoendoscopia es superior a la TC y comparable a la RMN en la estadificación local precoz del cáncer de recto, la RMN es preferible en tumores localmente avanzados (T3/T4) por su mejor evaluación del margen de resección circunferencial, mientras que la PET no tiene un papel relevante en la estadificación inicial.
- Existen situaciones especiales donde la ecoendoscopia rectal tiene utilidad, como la linitis rectal donde se puede obtener material de la pared infiltrada mediante aguja de histología. Sin embargo tiene limitaciones específicas, sobre todo tras quimio-radioterapia o en casos de neoplasias estenosantes. En estos casos la utilización de sondas especiales o nuevas tecnologías como los contrastes o la elastografía podrían mejorar la precisión diagnóstica.

BIBLIOGRAFÍA

Amin MB, Edge S, Greene F, Byrd DR, Brookland RK, Washington MK, et al. AJCC Cancer Staging Manual. 8ª ed. New York (NY): Springer; 2016.

Asociación Española de Gastroenterología, Sociedad Española de Medicina de Familia y Comunitaria, y Centro Cochrane Iberoamericano. Guía de práctica clínica. Diagnóstico y prevención del cáncer colorrectal [Internet]. Disponible en: https://www.aegastro.es/sites/default/files/archivos/guia-clinica/actualizacion_prevencion_cancer_colorrectal.pdf

Bipat S, Glas AS, Slors FJ, Zwinderman AH, Bossuyt PMM, Stoker J. Rectal cancer: Local staging and assessment of lymph node involvement with endoluminal US, CT, and MR imaging - A meta-analysis. Radiology. 2004;232:773-83.

Chan BPH, Patel R, Mbuagbaw L, Thabane L, Yaghoobi M. EUS versus Magnetic Resonance Imaging in Staging Rectal Adenocarcinoma: A Diagnostic Test Accuracy Meta-Analysis. Gastrointest Endosc. 2019;90(2):196-203.

Deans GT, Krukowski ZH, Irwin ST. Malignant obstruction of the left colon. Br J Surg. 1994;81:1270-6.

Fernandez-Esparrach G, Ayuso-Colella JR, Sendino O, Pagés M, Cuatrecasas M, Pellisé M, et al. EUS and magnetic resonance imaging in the staging of rectal cancer: A prospective and comparative study. Gastrointest Endosc. 2011;74:347-54.

Giovannini M, Seitz JF, Thomas P, Houvenaeghel G, Delpero JR, Giudicelli R, et al. Electronic sectorial ultrasound endoscopy in benign and malignant tumoral pathology of the stomach. Results in 30 patients. Gastroenterol Clin Biol. 1993;17:26-32.

Gleeson FC, Clain JE, Papachristou GI, Rajan E, Topazian MD, Wang KK, et al. Prospective assessment of EUS criteria for lymphadenopathy associated with rectal cancer. Gastrointest Endosc. 2009;69:896-903.

Gómez-Moreno AZ, Repiso A, Lombera MM, Guardiola A, Gómez-Rodríguez R, Carrolbes JM. Hallazgos endoscópicos y ecoendoscópicos en la linitis plástica rectal secundaria. Gastroenterol Hepatol. 2011;34:535-8.

Ibsen S, Schutt CE, Esener S. Microbubble-mediated ultrasound therapy: a review of its potential in cancer treatment. Drug Des Devel Ther. 2013;7:375-88.

Iglesias-Garcia J, Lindkvist B, Lariño-Noia J, Domínguez-Muñoz JE. Endoscopic ultrasound elastography. Endosc Ultrasound. 2012;1:8-16.

Kim JC, Cho YK, Kim SY, Park SK, Lee MG. Comparative study of threedimensional and conventional endorectal ultrasonography used in rectal cancer staging. Surg Endosc. 2002;16:1280-5.

Kim MJ. Transrectal ultrasonography of anorectal diseases: advantages and disadvantages. Ultrasonography. 2015;34(1):19-31.

Lassau N, Chebil M, Chami L, Bidault S, Girard E, Roche A. Dynamic contrast-enhanced ultrasonography (DCE-US): a new tool for the early evaluation of antiangiogenic treatment. Target Oncol. 2010;5:53-8.

Marusch F, Ptok H, Sahm M, Schmidt U, Ridwelski K, Gastinger I, et al. Endorectal ultrasound in rectal carcinoma - do the literature results really correspond to the realities of routine clinical care? Endoscopy. 2011;43:425-31.

McClave A, Jones W, Woolfolk G, Schrodt GR, Wiersema MJ. Errors in EUS staging of colorectal carcinoma. Gastrointest Endosc. 2000;51:682-9.

Moningi S, Walker AJ, Malayeri AA, Rosati LM, Gearhart SL, Efron JE, et al. Analysis of fiducials implanted during EUS for patients with localized rectal cancer receiving high-dose rate endorectal brachytherapy. Gastrointest Endosc. 2015;81(3):765-9.

Napoleon B, Pujol B, Berger F, Valette PJ, Gerard JP, Souquet JC. Accuracy of endosonography in the staging of rectal cancer treated by radiotherapy. Br J Surg. 1991;78:785-8.

Novell F, Pascual S, Viella P, Trias M. Endorectal ultrasonography in the follow-up of rectal cancer. Is it a better way to detect early local recurrence? Int J Colorectal Dis.1997;12(2):78-81.

Puli SR, Bechtold ML, Reddy JB, Choudhary A, Antillon MR. Can endoscopic ultrasound predict early rectal cancers that can be resected endoscopically? A meta-analysis and systematic review.Dig Dis Sci.2010;55:1221-9.

Puli SR, Bechtold ML, Reddy JB, Choudhary A, Antillon MR, Brugge WR. How good is endoscopic ultrasound in differentiating various T stages of rectal cancer? Meta-analysis and systematic review. Ann Surg Oncol. 2009;16:254-65.

Rau B, Hünerbein M, Barth C, Wust P, Haensch W, Riess H, et al. Accuracy of endorectal ultrasound after preoperative radiochemotherapy in locally advanced rectal cancer. Surg Endosc. 1999;13:980-4.

Shao H,Ma X,Gao Y,Wang J, Wu J, Wang B, et al. Comparison of the diagnostic efficiency for local recurrence ofrectal cancerusing CT, MRI,PETandPET-CT: A systematic review protocol. Medicine. 2018;97(48):e12900.

Uberoi AS,Bhutani MS. Has the role ofEUSinrectal cancerstaging changed in the last decade? Endosc Ultrasound. 2018;7:366-70.

Valls C,Andía E,Sánchez A,Gumà A, Figueras J, Torras J, et al. Hepatic Metastases from Colorectal Cancer: Preoperative Detection and Assessment of Resectability with Helical CT. Radiology. 2001;218:55-60.

Varas MJ, Miquel JM. Mucosectomía y tumorectomía guiada por ultrasonografía endoscópica. Ultrasonografía Endoscópica. 2008;99(3):237-52.

Vogel JD, Eskicioglu C, Weisner MR, Feingold DL, Steele SR. The American Society of Colon and Rectal Surgeons Clinical Practice guidelines for the treatment of Colon Cancer. Dis Colon Rectum. 2017;60(10):999-1017.

Waage JE, Leh S, Røsler C, Pfeffer F, Bach SP, Havre RF, et al. Endorectal ultrasonography, strain elastography and MRI differentiation of rectal adenomas and adenocarcinomas. Colorectal Dis. 2015;17:124-31.

Zhang X, Yang G, Zhang Y, Huang P, Qiu J, Sun Y, et al. An experimental research into endostatin microbubble combined with focused ultrasound for anti-tumor angiogenesis in colon cancer. Gastroenterol Rep (Oxf). 2014;2(1):44-53.

Zhuang H, Yang ZG, Chen HJ, Peng YL, Li L. Time-intensity curve parameters in colorectal tumours measured using double contrast-enhanced ultrasound: Correlations with tumour angiogenesis. Colorectal Dis. 2012;14:181-7.

Punción diagnóstica. Utilización de contraste en la ultrasonografía endoscópica

61

J. Iglesias-García, Y. Domínguez-Novoa, J. Lariño Noia y J. E. Domínguez-Muñoz

 OBJETIVOS

- Determinar la efectividad de la ultrasonografía endoscópica (USE) en combinación con la elastografía y agentes de contraste intravenosos en la caracterización y diferenciación de las lesiones pancreáticas.
- Comparar la precisión y ventajas de la USE con elastografía y contrastes intravenosos con otras técnicas de imagen.
- Establecer protocolos optimizados para el empleo de la USE con elastografía y contrastes intravenosos en la práctica clínica, con el fin de mejorar la detección y caracterización de lesiones pancreáticas.
- Investigar cómo la incorporación de elastografía y contrastes intravenosos en la USE disminuye la tasa de falsos negativos en la detección de neoplasias pancreáticas y mejora la sensibilidad y especificidad del diagnóstico.
- Analizar cómo los resultados obtenidos mediante la USE con elastografía y contrastes intravenosos influyen en las decisiones terapéuticas y en la planificación del tratamiento para pacientes con patologías pancreáticas en busca de mejorar los resultados clínicos.

INTRODUCCIÓN

El empleo de la ecoendoscopia en la práctica clínica ha supuesto un gran avance en el tratamiento de múltiples enfermedades, con claras indicaciones clínicas. La ecoendoscopia ha cambiado el tratamiento del 50 % de los pacientes; sin embargo, no siempre es posible establecer un diagnóstico utilizando únicamente imágenes convencionales de ecoendoscopia en modo B. Aunque los nuevos sistemas de ecografía asociados a la ecoendoscopia proporcionan imágenes de gran precisión en casi cualquier indicación (biliopancreáticas, estudio de adenopatías, estudio de enfermedades hepáticas o evaluación de lesiones gastrointestinales, por ejemplo), distinguir entre distintas enfermedades puede ser un verdadero reto. De hecho, en muchos casos es necesaria una biopsia guiada por ecoendoscopia para alcanzar el diagnóstico.

En la actualidad, la eficacia diagnóstica de la biopsia guiada por ecoendoscopia es muy alta, con sensibilidades que oscilan entre el 80 y el 85 % y especificidades cercanas al 100 %, sobre todo relacionadas con el desarrollo de dispositivos específicos para ecoendoscopia, entre ellos, las agujas disponibles en la actualidad. Ha habido una gran evolución desde las agujas citológicas estándares hasta las nuevas histológicas, que son capaces de proporcionar más y mejores muestras. De hecho, es posible obtener no solo un diagnóstico citohistológico, sino también información específica sobre el tipo de lesión, basada en la inmunohistoquímica: el perfil molecular.

Por otro lado, la biopsia guiada por ecoendoscopia es exigente desde el punto de vista técnico y en ciertas ocasiones son necesarias múltiples punciones para obtener el diagnóstico; e incluso después de repetidos intentos, la evaluación citohistológica puede no ser concluyente, en especial en casos de tumores sólidos de páncreas en pacientes con pancreatitis crónica calcificante. De ahí que hayan surgido nuevos métodos asociados a la ecoendoscopia que permiten una caracterización más precisa y no invasiva de los diferentes tipos de lesiones y que reducen la necesidad de realizar una biopsia o ayudan guiando la biopsia a las zonas con mayor sospecha de malignidad.

ECOENDOSCOPIA CON IMAGEN AVANZADA

En los últimos años han surgido diferentes técnicas para aumentar la capacidad diagnóstica de la ecoendoscopia. Entre ellas, la elastografía guiada por ecoendoscopia y la ecoendoscopia con contraste y armónicos de baja frecuencia, que han demostrado su precisión en diferentes escenarios clínicos. En este capítulo se expondrán los detalles de esta técnica, para después analizar las aplicaciones clínicas aceptadas en las que ha aumentado el rendimiento diagnóstico de la ecoendoscopia en modo B.

Ecoendoscopia con elastografía por compresión

La elastografía guiada por ecoendoscopia es una técnica no invasiva que mide la elasticidad en tiempo real mediante el registro de las diferencias de distorsión de la imagen ecoendoscópica tras la aplicación de una ligera presión con la sonda ecográfica. El módulo de elasticidad se calcula a partir de la deformación y la tensión de las estructuras evaluadas. Además, se ha diseñado un método de autocorrelación combinada ampliado que permite reconstruir la elasticidad tisular de las distintas estructuras a partir de un modelo tridimensional de elementos finitos. Con ello se logra una estimación muy precisa de la distribución de la elasticidad tisular y una compensación adecuada de los deslizamientos laterales.

La elastografía se basa en el hecho de que diferentes procesos patológicos, como la inflamación, la fibrosis y el cáncer, inducen alteraciones de la rigidez tisular. El análisis de la elastografía por compresión puede evaluarse de forma cualitativa, a partir de la distribución del mapa de colores, o cuantitativa, evaluando la relación de deformación o *strain ratio* (SR) y el histograma de deformación o *strain histogram* (SH).

Elastografía cualitativa

Para el análisis elastográfico, se selecciona manualmente una región de interés (ROI) que incluya toda la lesión que se está evaluando, cuando sea posible, así como los tejidos circundantes. Se recomienda la máxima sensibilidad para el registro elastográfico.

La elasticidad (en una escala de 1 a 255) se representa mediante un mapa de colores (rojo-verde-azul), en el que el tejido duro se muestra en azul, el tejido de dureza media en cian, el tejido de dureza intermedia en verde, el tejido de dureza baja en amarillo y el tejido blando en rojo. El patrón de elastografía se demuestra superponiendo el patrón de color a una imagen convencional en modo B. Normalmente, se utiliza una imagen de dos paneles para la presentación, con la imagen convencional en modo B en escala de grises a la derecha y la imagen elastográfica a la izquierda. El programa elastográfico, para evitar sesgos en la selección manual de la imagen, facilita una evaluación del promedio de fotogramas. El sistema también selecciona los fotogramas óptimos para

analizar. En la **tabla 61-1** se resumen los patrones elastográficos y su significado.

Elastografía cuantitativa

Existen dos opciones para la evaluación cuantitativa de la elastografía: el histograma de deformación y la relación de deformación. En ambos casos, el primer paso es obtener unas imágenes elastográficas estables, como se ha descrito anteriormente.

Histograma de deformación o *strain histogram*

El histograma de deformación es una representación gráfica de la distribución del color en un campo de imagen seleccionado. Los histogramas de deformación se basan en los datos cualitativos de la elastografía guiada por ecoendoscopia para un ROI seleccionado manualmente dentro de la imagen de elastografía estándar. El eje X representa la elasticidad del tejido, de 0 (más duro) a 255 (más blando). El eje Y representa el número de píxeles en cada nivel de elasticidad en la ROI. El valor medio del histograma corresponde a la dureza o elasticidad global de la lesión. En la **tabla 61-1** se resumen los valores del histograma de deformación y su correlación.

Relación de deformación o *strain ratio*

El cálculo de la *ratio* de deformación analiza la imagen elastográfica de la lesión diana en relación con los tejidos circundantes. Su cálculo se basa en los datos cualitativos estándares de la elastografía guiada por ecoendoscopia.

Se seleccionan dos zonas diferentes (A y B) para el análisis elastográfico cuantitativo. El área A se selecciona para incluir la mayor parte posible de la lesión diana, sin incluir los tejidos circundantes. El área B se selecciona dentro de un área de referencia blanda (roja) fuera de la lesión diana, preferi-

Tabla 61-1. Clasificación o significación de los hallazgos mediante elastografía guiada por ecoendoscopia		
	Dureza	**Malignidad**
Elastografía cualitativa		
Patrón homogéneo de predominio azul	Duro	Sí
Patrón heterogéneo de predominio azul	Duro	Sí
Patrón heterogéneo de predominio verde	Intermedio	No
Patrón homogéneo de predominio verde	Intermedio-blando	No
Patrón heterogéneo azul y verde sin predominio	Intermedio-duro	Indeterminado
Elastografía cuantitativa		
SR > 10	Duro	Sí
SR < 10	Intermedio	No
SH > 150	Intermedio-blando	No
SH 50-150	Intermedio	No
SH < 50	Duro	Sí

SH: histograma de deformación (*strain histogram*); SR: *ratio* o relación de deformación (*strain ratio*).

blemente, la pared intestinal. La relación de deformación se calcula como el cociente de B/A. La base de este método es que la lesión en estudio no altera significativamente la dureza de los tejidos conjuntivo o adiposo de referencia. Véase la **tabla 61-1**, donde se resumen los valores de la relación de deformación y su correlación.

Ecoendoscopia con elastografía de ondas de cizallamiento

La elastografía de ondas de cizallamiento (SWE) guiada por ecoendoscopia está disponible desde 2019 y utiliza valores absolutos para calcular objetivamente la elasticidad de los tejidos.

Esta modalidad implica una técnica de ultrasonido de tipo Doppler para controlar la propagación de la onda de cizallamiento y medir su velocidad. En teoría, una mayor elasticidad del tejido se corresponde con una propagación más rápida de la onda de cizallamiento. Como módulo elástico, se mide la velocidad de la onda de cizallamiento (Vs) en una lesión diana. La Vs se muestra en metros por segundo (m/s) o kilopascales (kPa) con el módulo de Young E = 3(Vs2p), donde E es el módulo de Young, Vs es la velocidad de la onda de cizallamiento y p es la densidad del tejido. Un tejido más rígido se asocia a una propagación más rápida de las ondas de cizallamiento. Utilizando el índice de fiabilidad, se calcula el porcentaje de la cantidad neta de velocidad efectiva de la onda de cizallamiento (VsN, %) para determinar si la propagación de la onda de cizallamiento se detecta correctamente y si existen componentes innecesarios distintos de los generados por la propagación de dicha onda en la ROI de acuerdo con las condiciones de rechazo predefinidas. La ROI es de 5 × 10 mm (alto × ancho) y se fija en un lugar cercano al tejido o lesión que se evalúa, evitando en la medida de lo posible estructuras como componentes quísticos, vasos sanguíneos y calcificaciones. La medición se realiza en un momento con la menor fluctuación respiratoria posible para evitar artefactos respiratorios.

Ecoendoscopia con contraste

La ecoendoscopia con contraste y armónicos es otro método para mejorar el diagnóstico diferencial basado en la ecoendoscopia en diferentes indicaciones. El desarrollo de agentes de contraste basados en microburbujas, junto con los avances tecnológicos y el perfeccionamiento de la tecnología de ultrasonidos, ha permitido mejorar la obtención de imágenes de estructuras vasculares finas y la visualización de patrones de microflujo dentro de las lesiones diana.

El principio de las imágenes ecográficas con contraste consiste en representar selectivamente las señales procedentes de microburbujas de agentes de contraste ecográfico que resuenan de forma no lineal cuando se exponen a haces ultrasónicos. En tales condiciones, las señales del tejido de fondo se sustraen automáticamente y solo se realzan las señales de los agentes de contraste. El uso de un índice mecánico bajo, basado en la aplicación de un programa específico de imágenes

armónicas de contraste que representa la macrovasculatura y la microvasculatura de los órganos o lesiones explorados sin los artefactos que se encuentran con los modos Doppler, ha supuesto una gran mejora del método, lo que ha aumentado su utilidad y rendimiento diagnóstico.

Las lesiones de interés deben notificarse y documentarse en función de su realce de contraste específico, observando por separado la fase arterial y la fase venosa a lo largo del tiempo. Tras la inyección intravenosa, la fase arterial se produce en un plazo de 15-30 segundos antes de que comience una fase venosa, unos 30-45 segundos después de la inyección. De este modo, el comportamiento temporal de las señales puede evaluarse y compararse con las señales procedentes de los tejidos circundantes (sin realce, hiporrealce, isorrealce o hiperrealce) y con su distribución de contraste (homogénea o heterogénea).

Además de las descripciones cualitativas, la intensidad de las señales de contraste representadas puede cuantificarse mediante el cálculo de curvas tiempo-intensidad tanto durante la fase de entrada como durante la de lavado. Se pueden calcular varios parámetros para revisiones posteriores, como el realce del pico, el tiempo de subida, la tasa de *wash-in* y *wash-out*, el área bajo la curva y otros.

APLICACIONES CLÍNICAS DE LAS TÉCNICAS DE ECOENDOSCOPIA CON IMAGEN AVANZADA

El diagnóstico por imagen avanzada ha supuesto un claro valor añadido en muchas de las indicaciones. Se resume en este epígrafe su papel más relevante.

Enfermedades del páncreas

Tumores sólidos de páncreas

La elastografía guiada por ecoendoscopia ha demostrado ser muy precisa en el diagnóstico diferencial de los tumores sólidos de páncreas. Un patrón verde homogéneo suele representar el parénquima pancreático normal; un patrón heterogéneo predominantemente verde con ligeras líneas amarillas y rojas está presente en las masas pancreáticas inflamatorias; un patrón heterogéneo predominantemente azul con pequeñas áreas verdes y líneas rojas y un aspecto geográfico está presente sobre todo en los tumores malignos pancreáticos, mientras que un patrón azul homogéneo se encuentra en las lesiones malignas neuroendocrinas pancreáticas (v. **Tabla 61-1**).

Según lo anterior, el cáncer de páncreas muestra un patrón casi inequívocamente muy rígido en comparación con el parénquima pancreático circundante, con un patrón azul típico. El cáncer de páncreas puede excluirse con gran precisión cuando se observa un patrón en su mayoría blando (verde). La pancreatitis crónica se diferencia del cáncer de páncreas por el aspecto de la elastografía en la mayoría de los casos. Es importante destacar el patrón diferente en los casos de pancreatitis autoinmune, ya que esta entidad muestra un patrón de rigidez difuso característico en todo el parénquima pancreático, no solo en la masa focal.

En cuanto a la elastografía cuantitativa, las masas pancreáticas malignas y los tumores neuroendocrinos producen mayor *ratio* de deformación y menor histograma de deformación que las masas inflamatorias y el parénquima normal. Se ha propuesto que una *ratio* de deformación >10 o un valor medio de histograma de deformación <50 se asocien a malignidad (**Fig. 61-1**), mientras que un valor de la *ratio* de deformación <10 o un valor medio de histograma de deformación >50 se asocien a enfermedades benignas (**Fig. 61-2**).

En diferentes metaanálisis se ha evaluado el rendimiento diagnóstico de la elastografía guiada por ecoendoscopia para la caracterización de tumores pancreáticos malignos, con una alta sensibilidad (92-98 %), pero una baja especificidad (67-76 %) en este contexto. En un estudio multicéntrico reciente, el 50 % de las lesiones pancreáticas sólidas ≤15 mm resultaron ser blandas y la probabilidad de que una lesión blanda fuera maligna fue insignificante. Por lo tanto, debido a su altísimo valor predictivo negativo de malignidad, la elastografía guiada por ecoendoscopia puede tener un valor específico para lesiones pancreáticas pequeñas.

Sin embargo, existe una razón para la baja especificidad de esta metodología: la difícil interpretación de los casos con pancreatitis crónica calcificante. Las calcificaciones presentan un patrón azul duro, como es de esperar, por lo que es muy relevante evaluar las áreas en los casos de pancreatitis crónica donde no hay calcificaciones. Esto puede aumentar el rendimiento diagnóstico de la elastografía en esta indicación concreta.

Un valor adicional es el papel de la elastografía en la detección de áreas azules (tejido duro) en el interior de una masa focal en el contexto de pancreatitis crónica y la orientación de la zona de toma de muestras. Sin embargo, estudios recientes no han podido demostrar ninguna repercusión de la biopsia guiada por ecoendoscopia y dirigida por elastografía.

En estudios recientes se ha evaluado la elastografía de ondas de cizallamiento en este contexto clínico. Ohno *et al.* compararon la SWE con el histograma de deformación en tumores sólidos de páncreas. Los valores de Vs fueron de 2,19 m/s para el cáncer de páncreas, de 1,31 m/s para los tumores neuroendocrinos, de 2,56 m/s para las lesiones inflamatorias en el contexto de pancreatitis crónica y de 1,58 m/s para los tumores metastásicos. La Vs no mostró diferencias significativas en

función de las diferentes patologías. Los valores medios de deformación fueron de 45,5 para el cáncer de páncreas, de 47,3 para los tumores neuroendocrinos y de 74,5 para las lesiones inflamatorias. En la comparación de la elasticidad tisular entre el cáncer de páncreas y las lesiones inflamatorias, la Vs no mostró diferencias significativas ($p = 0,5687$); sin embargo, el valor medio de deformación fue significativamente inferior en los casos de cáncer de páncreas (45,4 vs. 74,5; $p = 0,0007$).

En la **tabla 61-2** se recoge la precisión diagnóstica de la elastografía guiada por ecoendoscopia.

La elastografía también ha demostrado tener impacto en la estadificación del cáncer de páncreas. Yamada *et al.* evaluaron la estadificación vascular en 44 pacientes que se sometieron tanto a una tomografía computarizada (TC) dinámica como a una ecoendoscopia convencional en modo B. La sensibilidad, especificidad y eficacia diagnóstica fueron del 0,733, 0,697 y 0,708 en la TC dinámica; y del 0,733, 0,606 y 0,646 en la ecoendoscopia en modo B. Al realizar un análisis elastográfico, estos resultados aumentaron al 0,917, 0,900 y 0,906, respectivamente. En 27 sujetos con un tumor en contacto con un vaso sin obstrucción vascular ni estenosis en la TC dinámica, la sensibilidad, especificidad y eficacia diagnóstica fueron de 0,556, 0,750 y 0,690 en la TC dinámica; de 0,667, 0,700 y 0,690 en la ecoendoscopia en modo B y de 0,889, 0,850 y 0,862 en el estudio mediante elastografía guiada por ecoendoscopia. Estos resultados indican un papel potencialmente clave de la elastografía guiada por ecoendoscopia en la estadificación local del cáncer de páncreas.

La ecoendoscopia con contraste intravenoso puede diferenciar la naturaleza de los tumores sólidos de páncreas, en particular el cáncer de páncreas, que suele presentar un patrón hipovascular (**Fig. 61-3**). En este sentido, el cáncer de páncreas difiere de otros tumores sólidos, como los tumores neuroendocrinos y las metástasis pancreáticas, que suelen presentar un patrón hipervascular (**Fig. 61-4**), o de la pancreatitis crónica focal seudotumoral, que suele presentar un patr isovascular. La ecoendoscopia con contraste y armónicos se utiliza con éxito para la evaluación y diagnóstico de tumores sólidos de páncreas. En la **tabla 61-3** se muestran los diferentes patrones y su correlación con el diagnóstico final.

Algunos metaanálisis han demostrado la eficacia de esta metodología en el diagnóstico diferencial de los tumores sóli-

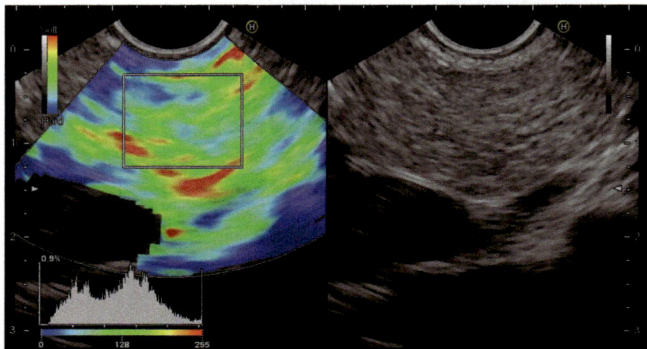

Figura 61-1. Evaluación elastográfica guiada por ecoendoscopia de un tumor pancreático sólido, con un patrón heterogéneo de predominio azul, correspondiente a un adenocarcinoma ductal de páncreas.

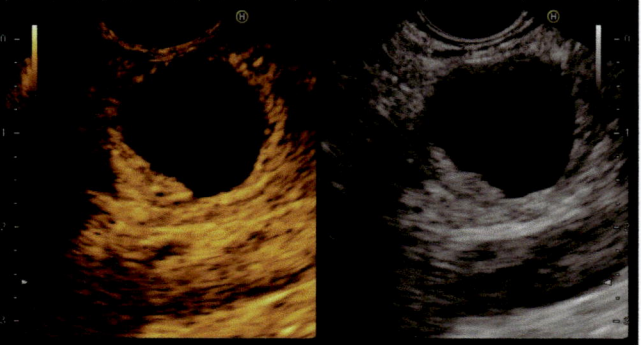

Figura 61-2. Evaluación elastográfica guiada por ecoendoscopia de un tumor sólido de páncreas, con un patrón heterogéneo de predominio verde correspondiente a una masa inflamatoria en el contexto de una pancreatitis crónica.

Tabla 61-2. Resumen de la eficacia de la elastografía guiada por ecoendoscopia en el estudio de los tumores malignos de páncreas

	Sensibilidad	Especificidad
Elastografía cualitativa	80-100 %	43-90 %
Elastografía cuantitativa SR (>10) SH (<50)	67-100 %	25-90 %
Elastografía de onda de cizallamiento	**	**

SH: histograma de deformación (*strain histogram*); SR: ratio o relación de deformación (*strain ratio*).

dos de páncreas, principalmente para la detección del cáncer de páncreas. Las sensibilidades diagnósticas oscilan entre el 85 y el 90 %, y las especificidades entre el 80 y el 90 %. Un ensayo multicéntrico con 167 pacientes indicó que el realce máximo, el área de lavado bajo la curva, la tasa de lavado y el índice de perfusión de lavado diferían significativamente entre los pacientes con cáncer de páncreas y lesiones inflamatorias.

Utilizando un modelo de redes neuronales artificiales, los autores hallaron un aumento de la sensibilidad (94 %) y la especificidad (94 %). En un ensayo multicéntrico con 219 pacientes se ha confirmado el rendimiento diagnóstico del contraste guiado por ecoendoscopia para el diagnóstico de cáncer de páncreas en lesiones inferiores a 15 mm, con una precisión global del 89 %. También se ha utilizado el análisis de la curva de tiempo-intensidad, con una precisión diagnóstica del 91 %.

La ecoendoscopia con contraste también sirve para guiar la biopsia guiada por ecoendoscopia. Un metaanálisis demostró que la biopsia guiada por ecoendoscopia con contraste parece ser superior a la toma de muestra estándar en tumores sólidos de páncreas. Sin embargo, un estudio reciente demostró que las tasas de diagnóstico no eran significativamente diferentes, aunque se necesitaba un menor número de pases de aguja para llegar al diagnóstico.

> ❗ Este método también optimiza la estadificación del cáncer de páncreas, tanto por una mejor valoración de la afectación vascular, como por demostrar la presencia de pequeñas metástasis hepáticas.

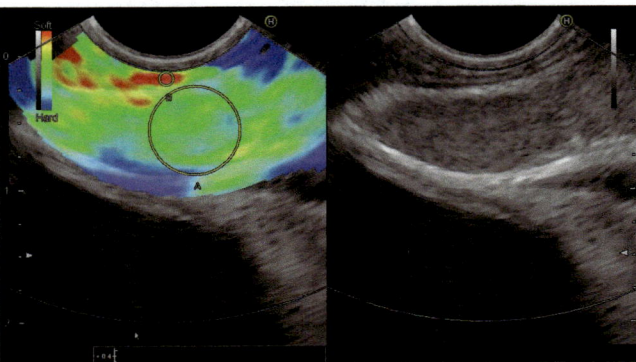

Figura 61-4. Ecoendoscopia con contraste y armónicos de baja frecuencia en un tumor sólido de páncreas, con patrón hipervascular, en un caso de tumor neuroendocrino de páncreas.

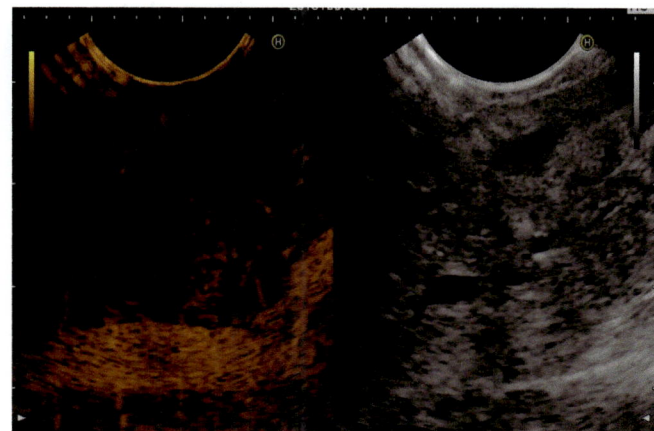

Figura 61-3. Ecoendoscopia con contraste y armónicos de baja frecuencia en un tumor sólido de páncreas, con patrón hipovascular, en un caso de adenocarcinoma ductal de páncreas.

El uso combinado de todas las tecnologías asociadas a la ecoendoscopia ha demostrado incluso mejorar el manejo de pacientes con tumores sólidos de páncreas. Un metaanálisis reciente de 17 estudios mostró una sensibilidad y una especificidad agrupadas para la elastografía cualitativa del 97 y 67 %, respectivamente; para la relación de deformación, del 98 y 62 %; para el realce de contraste, del 90 y 76 %, y para la biopsia, del 84 y 96 %. Iglesias-García *et al.* demostraron que la eficacia global para la determinación de malignidad utilizando elastografía, contrastes, su combinación y la biopsia guiada por ecoendoscopia fueron del 98,4, 85,5, 91,9 y 91,5 %, respectivamente. Es importante destacar que en este estudio la combinación de técnicas de imagen avanzadas proporcionó información clave para establecer el potencial de malignidad de las lesiones.

En el estudio de Costache *et al.*, la elastografía guiada por ecoendoscopia mostró una sensibilidad, especificidad y precisión diagnóstica del 100, 29,63 y 80,41 %, respectivamente. Para la ecoendoscopia con contraste (considerando el patrón hipovascular como maligno) esos valores fueron del 98,57, 77,78 y 92,78 %.

> ❗ Combinando ambas técnicas, la sensibilidad, especificidad y precisión diagnóstica fueron del 98,57, 81,48 y 93,81 %, respectivamente. Los mejores valores se obtuvieron utilizando un algoritmo clínico secuencial basado en el uso inicial de la elastografía, seguida del realce con contraste.

Tabla 61-3. Patrones vasculares tras la administración de contraste y su correlación con el diagnóstico final de los tumores sólidos de páncreas

Patrón vascular con contraste	Tipo de tumor pancreático
Hipovascular	Adenocarcinoma de páncreas
Isovascular	Proceso inflamatorio
Hipervascular	Tumor neuroendocrino Metástasis

Pancreatitis crónica

En la experiencia de los autores de este capítulo, el páncreas normal muestra un patrón verde homogéneo, mientras que en la pancreatitis crónica es típico un patrón heterogéneo de predominio verde. El páncreas normal suele presentar niveles más bajos de *ratio* de deformación que las lesiones inflamatorias y los tumores malignos.

Como medida del grado de fibrosis pancreática en la pancreatitis crónica, Iglesias-García *et al.* encontraron una significativa correlación lineal entre el número de criterios de ultrasonografía endoscópica para la pancreatitis crónica (CP) y la *ratio* de deformación (r = 0,813; *p* < 0,0001). La precisión de la elastografía por ecoendoscopia para el diagnóstico de pancreatitis crónica fue del 91,1 %. El valor de la *ratio* de deformación también varió significativamente entre los diferentes grupos de clasificación de Rosemont (1,80 páncreas normal, 2,40 en el grupo indeterminado para pancreatitis crónica, 2,85 en los pacientes con hallazgos sugestivos para pancreatitis crónica y 3,62 en hallazgos consistentes con pancreatitis crónica; *p* < 0,001). En la **figura 61-5** se muestra una imagen de elastografía en la pancreatitis crónica precoz.

Itoh *et al.* demostraron una alta correlación entre la puntuación histológica de fibrosis y la elastografía guiada por ecoendoscopia, con un área bajo la curva de 0,90 en todos los estadios. La elastografía también es útil para establecer la gravedad de la enfermedad, de forma que cuanto mayor sea la relación de deformidad, mayor es la posibilidad de insuficiencia pancreática exocrina.

El grupo de los autores ha desarrollado un estudio multimodal basado en la ecoendoscopia para la evaluación de la sospecha de pancreatitis crónica. Este método incluye criterios ecoendoscópicos de pancreatitis crónica, el cálculo de la *ratio* de deformación por elastografía y el estudio endoscópico de función pancreática (ePFT) con la distensibilidad del conducto pancreático principal. El valor de la relación de deformación fue anormalmente alto en todos los pacientes. La concentración máxima de bicarbonato estaba disminuida en el 81,1 % y la distensibilidad estaba reducida en el 77,3 %. La presencia de una evaluación morfológica y funcional anormal del páncreas podría apoyar la sospecha clínica de una pancreatitis crónica precoz en el contexto clínico adecuado.

Se ha publicado recientemente que el grado de fibrosis pancreática evaluado mediante elastografía se correlaciona con la ePFT en pacientes con sospecha clínica de pancreatitis crónica y hallazgos ecoendoscópicos no concluyentes (r = 0,715; *p* < 0,0001). Utilizando la ePFT como patrón de referencia, la elastografía presentó una precisión diagnóstica del 93,4 % para la pancreatitis crónica.

La SWE guiada por ecoendoscopia también se ha probado en la pancreatitis crónica. Yamashita *et al.* mostraron una correlación entre la velocidad de la onda de cizallamiento y la clasificación de Rosemont y ciertas características de la ecoendoscopia en la pancreatitis crónica. La velocidad de la onda de cizallamiento era coherente con la pancreatitis crónica (2,98 m/s) e indicaba la presencia de pancreatitis crónica (2,95 m/s). Los resultados fueron significativamente superiores a los encontrados para el tejido normal (1,52 m/s). Esta metodología también mostró una elevada precisión para el diagnóstico de la enfermedad, con un área bajo la curva de 0,97. La velocidad de corte de 2,19 m/s mostró una sensibilidad del 100 % y una especificidad del 94 % para la pancreatitis crónica.

Tumores quísticos de páncreas

Los tumores quísticos pancreáticos son un hallazgo incidental frecuente. La ecoendoscopia con contraste permite distinguir entre seudoquistes y verdaderos tumores quísticos pancreáticos (entre ellos los tumores quísticos mucinosos) basándose en la demostración de la vascularización de los septos de la lesión y los nódulos.

En este contexto, es crucial caracterizar una lesión como benigna, premaligna o maligna. La ecoendoscopia con contraste se presenta como una herramienta muy útil, con capacidad para identificar estigmas de alto riesgo o características preocupantes, al permitir la evaluación de la vascularización de diferentes estructuras como paredes de quistes, septos o nódulos murales. La discriminación de los nódulos murales con realce de contraste de los tapones de mucina sin realce se ha convertido en una de las principales indicaciones de esta técnica en los tumores quísticos pancreáticos (**Fig. 61-6**).

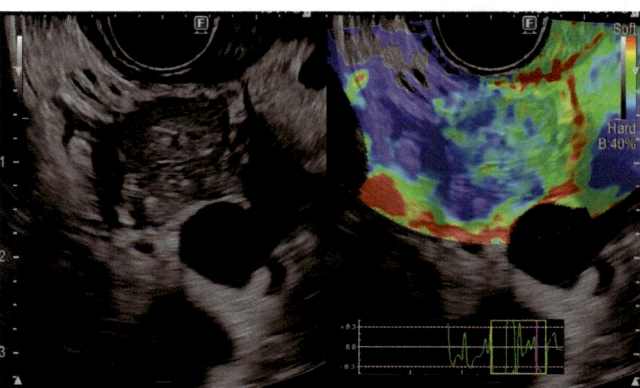

Figura 61-5. Elastografía guiada por ecoendoscopia con el típico patrón heterogéneo verde, con un histograma de deformación de 122,6, en una pancreatitis crónica precoz.

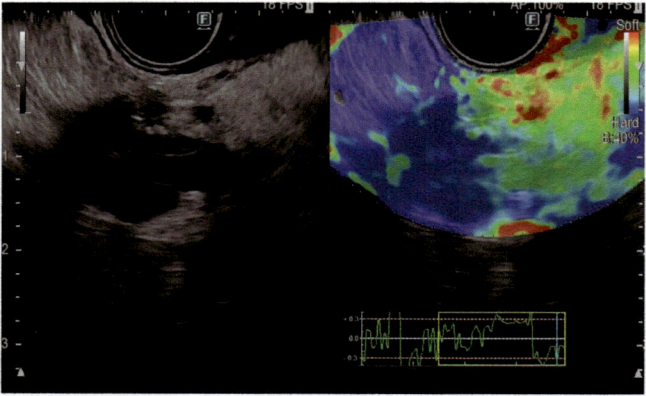

Figura 61-6. Ecoendoscopia con contraste y armónicos de baja frecuencia en un tumor quístico de páncreas, con la sospecha de un engrosamiento de pared en modo B, con captación de contraste que confirma el hallazgo.

Harima *et al.* mostraron una precisión diagnóstica para la evaluación de los nódulos murales del 92 % para la TC, del 72 % para la ecoendoscopia en modo B y del 98 % para la ecoendoscopia con contraste; esta última es claramente superior a la de la TC ($p < 0,05$) y a la de la ecoendoscopia en modo B ($p < 0,01$).

Kamata *et al.* compararon la ecoendoscopia con contraste y en modo B para el diagnóstico diferencial de los tumores quísticos pancreáticos en función de la presencia de nódulos murales. Encontraron una especificidad del 75 % para la ecoendoscopia con contraste, superior al 40 % de la mostrada por el modo B convencional. Fujita *et al.* observaron que la TC, la resonancia magnética y la ecoendoscopia eran capaces de detectar nódulos murales en el 86, 71 y 100 % de los casos, respectivamente. Sin embargo, la ecoendoscopia en modo B no fue capaz de diferenciar los tapones de mucina de los verdaderos nódulos murales. Basándose en la ecoendoscopia con contraste, los autores clasificaron correctamente todos los casos en función del patrón vascular. Fusaroli *et al.* han comunicado resultados similares, mostrando cómo la ecoendoscopia con contraste detecta correctamente los nódulos murales como componentes sólidos con características de hipercaptación.

> ❗ En una reciente revisión sistemática y en un metaanálisis se ha confirmado finalmente cómo aumenta el rendimiento diagnóstico para la identificación y caracterización de los nódulos murales malignos.

Adenopatías

En varios estudios se ha demostrado el papel de la elastografía guiada por ecoendoscopia en la evaluación de las adenopatías, resumidos en una revisión de Dietrich *et al.* Los primeros estudios fueron realizados por Giovannini *et al.* En su primer estudio, la sensibilidad y la especificidad para la malignidad fueron del 100 y el 50 %, respectivamente. En un ensayo multicéntrico posterior se mostró, considerando las pruebas de lesiones benignas como negativas e indeterminadas, y las de lesiones malignas como positivas, una sensibilidad, especificidad y precisión global para malignidad del 91,8, 82,5 y 88,1 %.

En el estudio de Janssen *et al.*, tres exploradores que evaluaron los casos tuvieron precisiones que oscilaron entre el 81,8 y el 87,9 % para las adenopatías benignas, y entre el 84,6 y el 86,4 % para las malignas. La concordancia interobservador arrojó una $k = 0,84$. Puga-Tejada *et al.* evaluaron a 121 pacientes y obtuvieron unos valores de corte de la relación de deformación >14,0 y >155, y la sensibilidad y la especificidad para malignidad fueron del 90,9 y 95,2 %, respectivamente. En otro metaanálisis, que incluía 7 estudios con 368 pacientes y 431 adenopatías, se informó de una sensibilidad conjunta de la elastografía guiada por ecoendoscopia del 88 %, con una especificidad del 85 %. Así pues, la elastografía guiada por ecoendoscopia es un método útil para diferenciar las adenopatías malignas de las benignas, complementando a la biopsia guiada por ecoendoscopia (**Fig. 61-7**).

La ecoendoscopia con contraste también desempeña un papel en este contexto. La combinación de patrones con un análisis cuantitativo mostró una elevada precisión. En el análisis cuantitativo, la velocidad de reducción para lesiones homogéneas mostró una diferencia significativa entre lesiones malignas y benignas ($p = 0,0011$) y el valor de corte curvo ROC de 0,149 dB/s. Lisotti *et al.*, en un metaanálisis en el que analizaban 210 estudios, con 336 pacientes, demostraron una sensibilidad agrupada del 87,7 % y una especificidad agrupada del 0,918 % para determinar el potencial maligno de la adenopatía estudiada.

Lesiones gastrointestinales

Ante una lesión subepitelial, es esencial diferenciar entre un tumor del estroma gastrointestinal (GIST) y otros tumores mesenquimales como el leiomioma o el schwannoma. La biopsia guiada por ecoendoscopia ha demostrado una buena precisión; sin embargo, acceder a lesiones pequeñas es muy complejo. Por lo tanto, la diferenciación por imagen es valiosa para optimizar el manejo de este tipo de lesiones.

Tsuji *et al.* utilizaron la evaluación de la elasticidad para clasificar los patrones de 25 lesiones subepiteliales gástricas. Sus hallazgos indican que los GIST se representan como tejidos duros en comparación con otras lesiones subepiteliales. Por el contrario, Ignee *et al.* informaron de la dificultad para diferenciar los GIST de los leiomiomas benignos. La eventual utilidad de la elastografía guiada por ecoendoscopia en este campo sigue mereciendo nuevos estudios.

Otra función potencial y prometedora de la elastografía es la estadificación del cáncer de esófago y de estómago. Las imágenes elastográficas podrían ayudar a determinar el grado de infiltración del tumor, sobre todo para diferenciar las lesiones T3 de las T4.

La ecoendoscopia con contraste también ha demostrado un papel en las lesiones subepiteliales. Los tumores GIST suelen ser lesiones hipercaptantes, pero con áreas avasculares en su interior, con un patrón diferente al de los leiomiomas.

Ecoendoscopia transrectal

La elastografía guiada por ecoendoscopia ha demostrado su utilidad en determinadas enfermedades que pueden ser

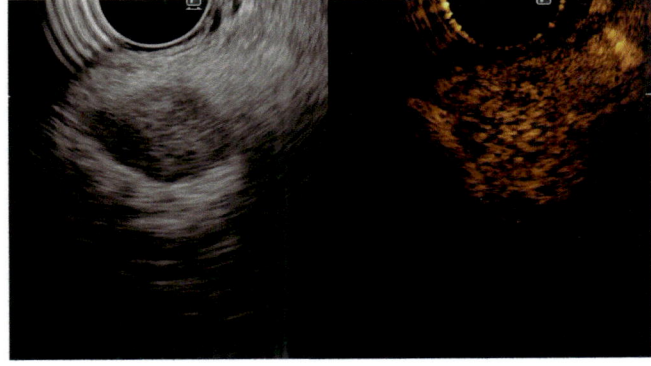

Figura 61-7. Elastografía guiada por ecoendoscopia en la evaluación de una adenopatía. Presenta un patrón heterogéneo de predominio verde, en relación con patología inflamatoria.

evaluadas mediante ecoendoscopia transrectal. Hay estudios sobre la utilidad en la endometriosis pélvica, la incontinencia fecal o en los tumores rectales. Catinean *et al.* demostraron que la elastografía ofrece una mayor sensibilidad y especificidad que la ecoendoscopia en modo B.

OTRAS INDICACIONES POTENCIALES DE LA ECOENDOSCOPIA CON IMAGEN AVANZADA

Dadas las indicaciones actuales de la ecoendoscopia convencional, la ecoendoscopia con imagen avanzada es útil para evaluar lesiones sólidas en glándulas suprarrenales izquierdas y para diferenciar entre adenomas y metástasis. Algunos datos preliminares no publicados apoyan esta hipótesis. Otra posible indicación es la diferenciación entre lesiones hepáticas sólidas benignas y malignas.

Otros estudios evaluarán la utilidad de la ecoendoscopia con imagen avanzada en el diagnóstico de las enfermedades mencionadas y otras nuevas indicaciones.

> **!** En opinión de los autores de este capítulo, tanto la elastografía como el uso de contrastes asociados a la ecoendoscopia formarán parte integral de la evaluación mediante ecoendoscopia de cualquier patología que pueda alterar la rigidez tisular, incluidas la inflamación, la fibrosis y el cáncer.

PUNTOS CLAVE

- La ecoendoscopia con imagen avanzada, tanto la elastografía como el uso de contraste, son técnicas bien establecidas capaces de diferenciar los tejidos fibróticos o inflamatorios de las lesiones malignas.
- Ambas han demostrado diferenciar entre masas pancreáticas sólidas benignas y malignas, quistes pancreáticos y ganglios linfáticos con gran precisión, así como diferenciar tejidos pancreáticos normales de pancreatitis crónica temprana.

- La biopsia guiada por ecoendoscopia seguirá siendo necesaria en muchas situaciones.
- Pueden ser útiles para identificar los casos en los que las biopsias son innecesarias y para dirigir las biopsias a las zonas óptimas en los casos en los que se requiere un diagnóstico histológico.

BIBLIOGRAFÍA

Akahoshi K, Oya M, Koga T, Koga H, Motomura Y, Kubokawa M et al. Clinical usefulness of endoscopic ultrasound-guided fine needle aspiration for gastric subepithelial lesions smaller than 2 cm. J Gastrointestin Liver Dis. 2014;23(4):405-12.

Allgayer H, Ignee A, Zipse S, Crispin A, Dietrich CF. Endorectal ultrasound and real-time elastography in patients with fecal incontinence following anorrectal surgery: a prospective comparison evaluating short- and long-term outcomes in irradiated and non-irradiated patients. Z Gastroenterol. 2012;50(12):1281-6.

Buxbaum J, Ko C, Varghese N, Lee A, Sahakian A, King K et al. Qualitative and quantitative contrast-enhanced endoscopic ultrasound improves evaluation of focal pancreatic lesions. Clin Gastroenterol Hepatol. 2020;18(4):917-25.e4.

Byrne MF, Jowell PS. Gastrointestinal imaging: endoscopic ultrasound. Gastroenterology. 2002;122(6):1631-48.

Catinean A, Balan GG, Mezei A, Botan EC, Mitre AO, Motocu R et al. Endoscopic ultrasound elastography in the assessment of rectal tumors: how well does it work in clinical practice? Diagnostics (Basel). 2021;11(7):1180.

Costache MI, Cazacu IM, Dietrich CF, Petrone MC, Arcidiacono PG, Giovannini M et al. Clinical impact of strain histogram EUS elastography and contrast-enhanced EUS for the differential diagnosis of focal pancreatic masses: A prospective multicentric study. Endosc Ultrasound. 2020;9(2):116-21.

Dawwas MF, Taha H, Leeds JS, Nayar MK, Oppong KW. Diagnostic accuracy of quantitative EUS elastography for discriminating malignant from benign solid pancreatic masses: a prospective, single-center study. Gastrointest Endosc. 2012;76(5):953-61.

Dietrich CF, Bibby E, Jenssen C, Saftoiu A, Iglesias-García J, Havre RF. EUS elastography: How to do it? Endosc Ultrasound. 2018;7(1):20-8.

Dietrich CF, Burmeister S, Hollerbach S, Arcidiacono PG, Braden B, Fusaroli P et al. Do we need elastography for EUS? Endosc Ultrasound. 2020;9(5):284-90.

Dietrich CF, Hirche TO, Ott M, Ignee A. Real-time tissue elastography in the diagnosis of autoimmune pancreatitis. Endoscopy. 2009;41(8):718-20.

Dietrich CF, Jenssen C, Arcidiacono PG, Cui XW, Giovannini M, Hocke M et al. Endoscopic ultrasound: Elastographic lymph node evaluation. Endosc Ultrasound. 2015;4(3):176-90.

Dietrich CF, Sahai AV, D'Onofrio M, Will U, Arcidiacono PG, Petrone MC et al. Differential diagnosis of small solid pancreatic lesions. Gastrointest Endosc. 2016;84(6):933-9-40.

Domínguez-Muñoz JE, Iglesias-García J, Castiñeira Alvariño M, Luaces Regueira M, Lariño-Noia J. EUS elastography to predict pancreatic exocrine insufficiency in patients with chronic pancreatitis. Gastrointest Endosc. 2015;81(1):136-42.

Domínguez-Muñoz JE, Lariño-Noia J, Álvarez-Castro A, Nieto L, Lojo S, Leal S et al. Endoscopic ultrasound-based múltimodal evaluation of the pancreas in patients with suspected early chronic pancreatitis. United European Gastroenterol J. 2020;8(7):790-7.

Dumonceau JM, Polkowski M, Larghi A, Vilmann P, Giovannini M, Frossard JL et al. Indications, results, and clinical impact of endoscopic ultrasound (EUS)-guided sampling in gastroenterology: European Society of Gastrointestinal Endoscopy (ESGE) Clinical Guideline. Endoscopy. 2011;43(10):897-912.

Dye CE, Waxman I. Endoscopic ultrasound. Gastroenterol Clin North Am. 2002;31(3):863-79.

Facciorusso A, Mohan BP, Crinò SF, Ofosu A, Ramai D, Lisotti A et al. Contrast-enhanced harmonic endoscopic ultrasound-guided fine-needle aspiration frente a standard fine-needle aspiration in pancreatic masses: a meta-analysis. Expert Rev Gastroenterol Hepatol. 2021;15(7):821-8.

Ferraioli G, Barr RG, Farrokh A, Radzina M, Cui XW, Dong Y et al. How to perform shear wave elastography. Part II. Med Ultrason. 2022;24(2):196-210.

Figueiredo FAF, da Silva PM, Monges G, Bories E, Pesenti C, Caillol F et al. Yield of contrast-enhanced power Doppler endoscopic ultrasonography and strain ratio obtained by eus-elastography in the diagnosis of focal pancreatic solid lesions. Endosc Ultrasound. 2012;1(3):143-9.

Fujita M, Itoi T, Ikeuchi N, Sofuni A, Tsuchiya T, Ishii K et al. Effectiveness of contrast-enhanced endoscopic ultrasound for detecting mural nodules in intraductal papillary mucinous neoplasm of the pancreas and for making therapeutic decisions. Endosc Ultrasound. 2016;5(6):377-83.

Fusaroli P, Serrani M, De Giorgio R, D'Ercole MC, Ceroni L, Lisotti A et al. Contrast harmonic-endoscopic ultrasound is useful to identify neoplastic features of pancreatic cysts (with videos). Pancreas. 2016;45(2):265-8.

Gheorghiu M, Sparchez Z, Rusu I, Bolboacă SD, Seicean R, Pojoga C et al. direct comparison of elastography endoscopic ultrasound fine-needle aspiration and B-mode endoscopic ultrasound fine-needle aspiration in diagnosing solid pancreatic lesions. Int J Environ Res Public Health. 2022;19(3):1302.

Giannone F, Crippa S, Aleotti F, Palumbo D, Belfiori G, Partelli S et al. Improving diagnostic accuracy and appropriate indications for surgery in pancreatic cystic neoplasms: the role of EUS. Gastrointest Endosc. 2022;96(4):648-56.e2.

Giovannini M, Hookey LC, Bories E, Pesenti C, Monges G, Delpero JR. Endoscopic ultrasound elastography: the first step towards virtual biopsy? Preliminary results in 49 patients. Endoscopy. 2006;38(4):344-8.

Giovannini M, Thomas B, Erwan B, Christian P, Fabrice C, Benjamin E et al. Endoscopic ultrasound elastography for evaluation of lymph nodes and pancreatic masses: a multicenter study. World J Gastroenterol. 2009;15(13):1587-93.

Gkolfakis P, Crinò SF, Tziatzios G, Ramai D, Papaefthymiou A, Papanikolaou IS et al. Comparative diagnostic performance of end-cutting fine-needle biopsy needles for EUS tissue sampling of solid pancreatic masses: a network meta-analysis. Gastrointest Endosc. 2022;95(6):1067-77.e15.

Harima H, Kaino S, Shinoda S, Kawano M, Suenaga S, Sakaida I. Differential diagnosis of benign and malignant branch duct intraductal papillary mucinous neoplasm using contrast-enhanced endoscopic ultrasonography. World J Gastroenterol. 2015;21(20):6252-60.

Havre RF, Ødegaard S, Gilja OH, Nesje LB. Characterization of solid focal pancreatic lesions using endoscopic ultrasonography with real-time elastography. Scand J Gastroenterol. 2014;49(6):742-51.

Iglesias García J, Lariño Noia J, Souto R, Álvarez Castro A, Cigarrán B, Domínguez Muñoz JE. Endoscopic ultrasound (EUS) elastography of the liver. Rev Esp Enferm Dig. 2009;101(10):717-9.

Iglesias-García J, Domínguez-Muñoz JE, Castiñeira-Alvariño M, Luaces-Regueira M, Lariño-Noia J. Quantitative elastography associated with endoscopic ultrasound for the diagnosis of chronic pancreatitis. Endoscopy. 2013;45(10):781-8.

Iglesias-García J, Larino-Noia J, Abdulkader I, Forteza J, Domínguez-Muñoz JE. EUS elastography for the characterization of solid pancreatic masses. Gastrointest Endosc. 2009;70(6):1101-8.

Iglesias-García J, Larino-Noia J, Abdulkader I, Forteza J, Domínguez-Muñoz JE. Quantitative endoscopic ultrasound elastography: an accurate method for the differentiation of solid pancreatic masses. Gastroenterology. 2010;139(4):1172-80.

Iglesias-García J, Lariño-Noia J, Domínguez-Muñoz JE. Contrast harmonic endoscopic ultrasound: Instrumentation, echoprocessors, and echoendoscopes. Endosc Ultrasound. 2017;6(1):37-42.

Iglesias-García J, Lariño-Noia J, Domínguez-Muñoz JE. New imaging techniques: endoscopic ultrasound-guided elastography. Gastrointest Endosc Clin N Am. 2017;27(4):551-67.

Iglesias-García J, Lariño-Noia J, Nieto Bsn L, Alvarez-Castro A, Lojo S, Leal S et al. Pancreatic elastography predicts endoscopic secretin-pancreatic function test result in patients with early changes of chronic pancreatitis: a prospective, cross-sectional, observational study. Am J Gastroenterol. 2022;117(8):1264-8.

Iglesias-García J, Lindkvist B, Lariño-Noia J, Abdulkader-Nallib I, Domínguez-Muñoz JE. Differential diagnosis of solid pancreatic masses: contrast-enhanced harmonic (CEH-EUS), quantitative-elastography (QE-EUS), or both? United European Gastroenterol J. 2017;5(2):236-46.

Iglesias-García J, Lindkvist B, Lariño-Noia J, Domínguez-Muñoz JE. The role of EUS in relation to other imaging modalities in the differential diagnosis between mass forming chronic pancreatitis, autoimmune pancreatitis and ductal pancreatic adenocarcinoma. Rev Esp Enferm Dig. 2012;104(6):315-21.

Ignee A, Jenssen C, Arcidiacono PG, Hocke M, Möller K, Saftoiu A et al. Endoscopic ultrasound elastography of small solid pancreatic lesions: a multicenter study. Endoscopy. 2018;50(11):1071-9.

Ignee A, Jenssen C, Hocke M, Dong Y, Wang WP, Cui XW et al. Contrast-enhanced (endoscopic) ultrasound and endoscopic ultrasound elastography in gastrointestinal stromal tumors. Endosc Ultrasound. 2017;6(1):55-60.

Itoh Y, Itoh A, Kawashima H, Ohno E, Nakamura Y, Hiramatsu T et al. Quantitative analysis of diagnosing pancreatic fibrosis using EUS-elastography (comparison with surgical specimens). J Gastroenterol. 2014;49(7):1183-92.

Janssen J, Dietrich CF, Will U, Greiner L. Endosonographic elastography in the diagnosis of mediastinal lymph nodes. Endoscopy. 2007;39(11):952-957.

Kamata K, Kitano M, Omoto S, Kadosaka K, Miyata T, Yamao K et al. Contrast-enhanced harmonic endoscopic ultrasonography for differential diagnosis of pancreatic cysts. Endoscopy. 2016;48(1):35-41.

Kataoka K, Ishikawa T, Ohno E, Iida T, Suzuki H, Uetsuki K et al. Endoscopic ultrasound elastography for small solid pancreatic lesions with or without main pancreatic duct dilatation. Pancreatology. 2021;21(2):451-8.

Lai JH, Lin CC, Lin HH, Chen MJ. Is contrast-enhanced endoscopic ultrasound-guided fine needle biopsy better than conventional fine needle biopsy? A retrospective study in a medical center. Surg Endosc. 2022;36(8):6138-43.

Li X, Xu W, Shi J, Lin Y, Zeng X. Endoscopic ultrasound elastography for differentiating between pancreatic adenocarcinoma and inflammatory masses: a meta-analysis. World J Gastroenterol. 2013;19(37):6284-91.

Li Y, Jin H, Liao D, Qian B, Zhang Y, Xu M et al. Contrast-enhanced harmonic endoscopic ultrasonography for the differential diagnosis of pancreatic masses: A systematic review and meta-analysis. Mol Clin Oncol. 2019;11(4):425-33.

Lisotti A, Napoleon B, Facciorusso A, Cominardi A, Crinò SF, Brighi N et al. Contrast-enhanced EUS for the characterization of mural nodules within pancreatic cystic neoplasms: systematic review and meta-analysis. Gastrointest Endosc. 2021;94(5):881-9.e5.

Lisotti A, Ricci C, Serrani M, Calvanese C, Sferrazza S, Brighi N et al. Contrast-enhanced endoscopic ultrasound for the differential diagnosis between benign and malignant lymph nodes: a meta-analysis. Endosc Int Open. 2019;7(4):E504-13.

Lu Y, Chen L, Li C, Chen H, Chen J. Diagnostic utility of endoscopic ultrasonography-elastography in the evaluation of solid pancreatic masses: a meta-analysis and systematic review. Med Ultrason. 2017;19(2):150-8.

Mayerle J, Beyer G, Simon P, Dickson EJ, Carter RC, Duthie F et al. Prospective cohort study comparing transient EUS guided elastography to EUS-FNA for the diagnosis of solid pancreatic mass lesions. Pancreatology. 2016;16(1):110-4.

Mejuto-Fernandez R, Iglesias-García J. Contrast harmonic endoscopic ultrasound in pancreatic diseases. Clin Endosc. 2021;54(3):309-13.

Mezzi G, Ferrari S, Arcidiacono PG, Di Puppo F, Candiani M, Testoni PA. Endoscopic rectal ultrasound and elastosonography are useful in flow chart for the diagnosis of deep pelvic endometriosis with rectal involvement. J Obstet Gynaecol Res. 2011;37(6):586-90.

Minaga K, Kitano M, Nakai A, Omoto S, Kamata K, Yamao K et al. Improved detection of liver metástasis using Kupffer-phase imaging in contrast-enhanced harmonic EUS in patients with pancreatic cancer (with video). Gastrointest Endosc. 2021;93(2):433-41.

Mohan BP, Madhu D, Reddy N, Sordi Chara B, Khan SR, Garg G et al. Diagnostic accuracy of endoscopic ultrasound (EUS) guided fine needle biopsy (FNB) by macroscopic on-site evaluation (MOSE): A systematic review and meta-analysis. Gastrointest Endosc. 2022 3;S0016-5107(22)01864-8.

Nakai A, Kamata K, Hyodo T, Chikugo T, Hara A, Otsuka Y et al. Utility of contrast-enhanced harmonic EUS for diagnosis of portal vein invasion by pancreatic cancer. Endosc Ultrasound. 2022;11(5):401-6.

Ohno E, Hirooka Y, Kawashima H, Ishikawa T. Feasibility of EUS-guided shear-wave measurement: A preliminary clinical study. Endosc Ultrasound. 2019;8(3):215-6.

Ohno E, Kawashima H, Ishikawa T, Iida T, Suzuki H, Uetsuki K et al. Diagnostic performance of endoscopic ultrasonography-guided elastography for solid pancreatic lesions: Shear-wave measurements frente a strain elastography with histogram analysis. Dig Endosc. 2021;33(4):629-38.

Ohno E, Kawashima H, Ishikawa T, Mizutani Y, Iida T, Nishio R et al. The role of EUS elastography-guided fine needle biopsy in the histológical diagnosis of solid pancreatic lesions: a prospective exploratory study. Sci Rep. 2022;12(1):16603.

Okasha H, Elkholy S, El-Sayed R, Wifi MN, El-Nady M, El-Nabawi W et al. Real time endoscopic ultrasound elastography and strain ratio in the diagnosis of solid pancreatic lesions. World J Gastroenterol. 2017;23(32):5962-8.

Opačić D, Rustemović N, Kalauz M, Markoš P, Ostojić Z, Majerović M et al. Endoscopic ultrasound elastography strain histograms in the evaluation of patients with pancreatic masses. World J Gastroenterol. 2015;21(13):4014-9.

Polkowski M, Jenssen C, Kaye P, Carrara S, Deprez P, Gines A et al. Technical aspects of endoscopic ultrasound (EUS)-guided sampling in gastroenterology: European Society of Gastrointestinal Endoscopy (ESGE) Technical Guideline - March 2017. Endoscopy. 2017;49(10):989-1006.

Pouw RE, Barret M, Biermann K, Bisschops R, Czakó L, Gecse KB et al. Endoscopic tissue sampling - Part 1):Upper gastrointestinal and hepatopancreatobiliary tracts. European Society of Gastrointestinal Endoscopy (ESGE) Guideline. Endoscopy. 2021;53(11):1174-88.

Puga-Tejada M, del Valle R, Oleas R, Egas-Izquierdo M, Arévalo-Mora M, Baquerizo-Burgos J et al. Endoscopic ultrasound elastography for malignant pancreatic masses and associated lymph nodes: Critical evaluation of strain ratio cutoff value. World J Gastrointest Endosc. 2022;14(9):524-35.

Rustemović N, Kalauz M, Grubelić Ravić K, Iveković H, Bilić B, Ostojić Z et al. Differentiation of Pancreatic Masses vía Endoscopic Ultrasound Strain Ratio Elastography Using Adjacent Pancreatic Tissue as the Reference. Pancreas. 2017;46(3):347-51.

Saftoiu A, Napoleon B, Arcidiacono PG, Braden B, Burmeister S, Carrara S et al. Do we need contrast agents for EUS? Endosc Ultrasound. 2020;9(6):361-368.

Săftoiu A, Vilmann P, Dietrich CF, Iglesias-García J, Hocke M, Seicean A et al. Quantitative contrast-enhanced harmonic EUS in differential diagnosis of focal pancreatic masses (with videos). Gastrointest Endosc. 2015;82(1):59-69.

Săftoiu A, Vilmann P, Gorunescu F, Gheonea DI, Gorunescu M, Ciurea T et al. Neural network analysis of dynamic sequences of EUS elastography used for the differential diagnosis of chronic pancreatitis and pancreatic cancer. Gastrointest Endosc. 2008;68(6):1086-94.

Săftoiu A, Vilmann P, Gorunescu F, Janssen J, Hocke M, Larsen M et al. Accuracy of endoscopic ultrasound elastography used for differential diagnosis of focal pancreatic masses: a multicenter study. Endoscopy. 2011;43(7):596-603.

Seicean A, Mosteanu O, Seicean R. Maximizing the endosonography: The role of contrast harmonics, elastography and confocal endomicroscopy. World J Gastroenterol. 2017;23(1):25-41.

Sidhu PS, Cantisani V, Dietrich CF, Gilja OH, Saftoiu A, Bartels E et al. The EFSUMB guidelines and recommendations for the clinical practice of contrast-enhanced ultrasound (CEUS) in non-hepatic applications: Update 2017 (short version). Ultraschall Med. 2018;39(2):154-80.

Simons-Linares CR, Wander P, Vargo J, Chahal P. Endoscopic ultrasonography: An inside view. Cleve Clin J Med. 2020;87(3):175-83.

Tanaka H, Matsusaki S. The utility of endoscopic-ultrasonography-guided tissue acquisition for solid pancreatic lesions. Diagnostics (Basel). 2022;12(3):753.

Tsuji Y, Kusano C, Gotoda T, Itokawa F, Fukuzawa M, Sofuni A et al. Diagnostic potential of endoscopic ultrasonography-elastography for gastric submucosal tumors: A pilot study. Dig Endosc. 2016;28(2):173-8.

Varadarajulu S, Tamhane A, Eloubeidi MA. Yield of EUS-guided FNA of pancreatic masses in the presence or the absence of chronic pancreatitis. Gastrointest Endosc. 2005;62(5):728-736; quiz 751, 753.

Wani S, Wallace MB, Cohen J, Pike IM, Adler DG, Kochman ML et al. Quality indicators for EUS. Gastrointest Endosc. 2015;81(1):67-80.

Xu W, Shi J, Zeng X, Li X, Xie WF, Guo J et al. EUS elastography for the differentiation of benign and malignant lymph nodes: a meta-analysis. Gastrointest Endosc. 2011;74(5):1001-9; quiz 1115.e1-4.

Yamada K, Kawashima H, Ohno E, Ishikawa T, Tanaka H, Nakamura M et al. Diagnosis of vascular invasion in pancreatic ductal adenocarcinoma using endoscopic ultrasound elastography. BMC Gastroenterol. 2020;20(1):81.

Yamashita Y, Kitano M. Benefits and limitations of each type of endoscopic ultrasonography elastography technology for diagnosis of pancreatic diseases. Dig Endosc. 2021;33(4):554-6.

Yamashita Y, Shimokawa T, Ashida R, Napoléon B, Lisotti A, Fusaroli P et al. Comparison of endoscopic ultrasonography with and without contrast enhancement for characterization of pancreatic tumors: a meta-analysis. Endosc Int Open. 2022;10(4):E369-77.

Yamashita Y, Shimokawa T, Napoléon B, Fusaroli P, Gincul R, Kudo M et al. Value of contrast-enhanced harmonic endoscopic ultrasonography with enhancement pattern for diagnosis of pancreatic cancer: A meta-analysis. Dig Endosc. 2019;31(2):125-33.

Yamashita Y, Yamazaki H, Shimokawa T, Kawaji Y, Tamumra T, Hatamaru K et al. Shear-wave frente a strain elastography in endoscopic ultrasound for the diagnosis of chronic pancreatitis. Pancreatology. 2023;23(1):35-41.

Yoshida K, Iwashita T, Uemura S, Mita N, Iwata K, Mukai T et al. Efficacy of contrast-enhanced EUS for lymphadenopathy: a prospective multicenter pilot study (with videos). Gastrointest Endosc. 2019;90(2):242-50.

Zhang B, Zhu F, Li P, Yu S, Zhao Y, Li M. Endoscopic ultrasound elastography in the diagnosis of pancreatic masses: A meta-analysis. Pancreatology. 2018;18(7):833-40.

Ultrasonografía endoscópica terapéutica

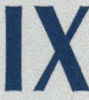

IX

Tratamiento de colecciones. Seudoquistes, necrosis pancreáticas y abscesos

62

A. Sumalla García y J. B. Gornals Soler

OBJETIVOS

- Distinguir las características de los diferentes tipos de colecciones fluidas pancreáticas según la clasificación de Atlanta.
- Conocer las indicaciones de drenaje y el algoritmo de manejo básico según la situación clínica.
- Profundizar en las opciones técnicas de drenaje de colecciones pancreáticas.
- Recordar el *check-list* previo al drenaje transmural de una colección.
- Conocer los diferentes tipos de prótesis disponibles para el drenaje transmural de colecciones pancreáticas, aspectos generales y seguridad.
- Describir de forma detallada la técnica de drenaje transmural guiado por ecoendoscopia y sus variantes técnicas.
- Especificar el papel de la necrosectomía endoscópica y las variantes técnicas descritas.
- Conocer el manejo clínico básico posterior a un drenaje guiado por ecoendoscopia.
- Detallar las complicaciones y efectos adversos del drenaje transmural.
- Reconocer otro tipo de colecciones candidatas a un drenaje guiado por ecoendoscopia.

INTRODUCCIÓN

El tratamiento de las colecciones pancreáticas ha experimentado un gran avance en los últimos años con la aparición de técnicas mínimamente invasivas alternativas al tratamiento quirúrgico tradicional. Entre ellas se encuentra la ecoendoscopia terapéutica. En este capítulo se realiza una revisión detallada del manejo de estas colecciones mediante ecoendoscopia (USE) y se abordan aspectos técnicos, clínicos y de seguridad.

Definición de colecciones pancreáticas. Criterios de Atlanta

Las colecciones pancreáticas son de naturaleza inflamatoria y derivan de un episodio de pancreatitis aguda (PA). Para facilitar la comprensión de una misma terminología, los médicos que tratan este tipo de colecciones (cirujanos, pancreatólogos, endoscopistas, radiólogos, intensivistas) invitan a usar la clasificación de Atlanta revisada de 2012 (Tabla 62-1), la cual describe cuatro tipos de colecciones fluidas pancreáticas (CFP) en función del contenido y el tiempo de evolución:

- Colección peripancreática fluida aguda: se desarrollan en la primera fase (< 4 semanas) de la PA. Están compuestas de fluido peripancreático asociado a pancreatitis edematosa intersticial, sin necrosis. Se trata de colecciones líquidas homogéneas confinadas a planos fasciales en retroperioneo, pueden ser múltiples y carecen de pared.

- Colección necrótica aguda (CNA): se desarrollan en las primeras 4 semanas de evolución de la PA y contienen cantidades variables de líquido y tejido necrótico pancreático o peripancreático. Pueden ser múltiples y loculadas.
- Seudoquiste pancreático (PSQ): colección fluida en el tejido peripancreático, encapsulada por una pared madura sin necrosis en su interior. La madurez mural se adquiere en la evolución de una PA, habitualmente a partir de 4 semanas. El contenido del PSQ contiene un líquido rico en enzimas pancreáticas, consecuencia de la disrupción del conducto pancreático o de sus ramas secundarias. La aparición de PSQ tras un episodio PA se estima en torno al 6-16 % y en la pancreatitis crónica es del 32-40 %. También pueden aparecer en el contexto de un síndrome del ducto desconectado tras una pancreatitis necrotizante en cuerpo o cola.
- Necrosis encapsulada (NE) o *walled-off necrosis* (WON): consiste en una cantidad variable de tejido necrótico encapsulado dentro de una pared madura de tejido reactivo y surge como consecuencia de la encapsulación de una CNA. En las pruebas de imagen, se observa una pared bien definida alrededor de la colección, cuya formación completa ocurre sobre las 4 semanas del inicio de la PA (Fig. 62-1).

Definición de colección pancreática infectada

Las colecciones previamente descritas pueden permanecer estériles o infectarse. En la práctica clínica habitual, el diagnóstico de colección sobreinfectada se realiza por:

Tabla 62-1. Clasificación de las colecciones pancreáticas según Atlanta 2012

	Etiología	Tiempo de evolución	Pared madura	Contenido necrótico
Colección peripancreática fluida aguda (CPFA)	Pancreatitis intersticial edematosa	< 4 semanas	No	No
Seudoquiste (PSQ)	Pancreatitis intersticial edematosa	> 4 semanas	Sí	No
Colección necrótica aguda (CNA)	Pancreatitis necrotizante	< 4 semanas	No	Sí
Necrosis encapsulada (NE o WON)	Pancreatitis necrotizante	> 4 semanas	Sí	Sí

WON: *walled-off necrosis*.

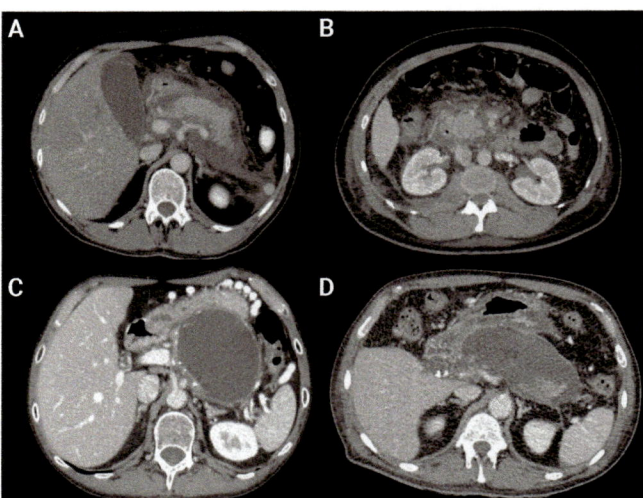

Figura 62-1. Ejemplos de colecciones pancreáticas. Imágenes de tomografía computarizada. **A)** Colección peripancreática fluida aguda. **B)** Colección necrótica aguda. **C)** Seudoquiste pancreático. **D)** Necrosis encapsulada o *walled-off necrosis*.

- Cultivo: resultado microbiológico positivo de una muestra del fluido obtenido mediante punción, que no debe realizarse de forma rutinaria en todos los pacientes, sino que se debe reservar a aquellos con signos clínicos que sugieran infección (p. ej., fiebre, proteína C-reactiva, procalcitonina, leucocitosis). Esta punción puede realizarse guiada por prueba de imagen (tomografía computarizada [TC], USE) y no está exenta de falsos negativos (20-29 %).
- Imagen: presencia de burbujas de gas en las colecciones objetivada en pruebas de imagen (TC con contraste). La presencia de burbujas de gas dentro de una colección es altamente indicativa de infección, pero este hallazgo está presente en menos del 40 % de los pacientes con necrosis infectada. En casos de fistulización al tracto gastrointestinal pueden observarse burbujas, por lo tanto, no es un hallazgo específico de WON infectada (**Fig. 62-2**).

 La clasificación de Atlanta permite diferenciar las colecciones fluidas pancreáticas en función de la presencia de necrosis y de su tiempo de evolución (mayor o menor a 4 semanas).
El diagnóstico de colección pancreática infectada se confirma con el aislamiento microbiológico en una muestra obtenida por punción o por la presencia de burbujas de gas en la colección objetivadas en pruebas de imagen.

DRENAJE DE COLECCIONES PANCREÁTICAS

Indicación de drenaje de colecciones pancreáticas

Existe el consenso general de drenar solamente aquellas colecciones sintomáticas o infectadas. La nueva clasificación de Atlanta revisada desaconseja drenar una CFP basándose únicamente en el tamaño, la duración o la cantidad de necrosis existente. Un estudio prospectivo observacional y multicéntrico reveló que el 70 % de las colecciones peripancreáticas fluidas agudas se resolvían espontáneamente y que sólo el 10 % de todos los PSQ requieren intervencionismo. Este estudio pone de manifiesto que el requerimiento de drenaje es mayor en las NE, llegando hasta el 21 %. Así pues, el factor determinante para indicar un drenaje es la aparición de sintomatología como dolor abdominal persistente, obstrucción digestiva alta por compresión extrínseca, saciedad precoz, anorexia, pérdida de peso, distensión abdominal, vómitos de repetición, empeoramiento del reflujo, icteria por obstrucción biliar, signos de sepsis con microbiología positiva en la colección, erosiones o compresiones significativas de estructuras vasculares.

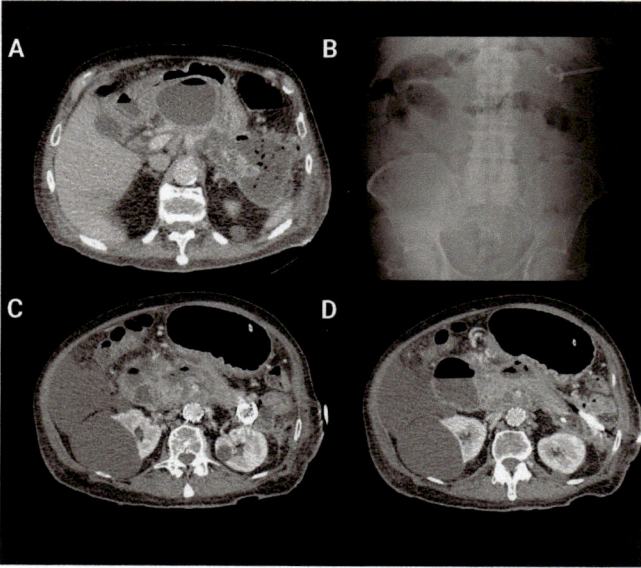

Figura 62-2. Imagen de tomografía computarizada con multidetectores. **A)** Colección pancreática infectada. **B)** Drenaje percutáneo en colección visto en radiografía simple de abdomen. **C** y **D)** Drenaje percutáneo usando prótesis *pigtail* vista en tomografía axial computarizada de abdomen.

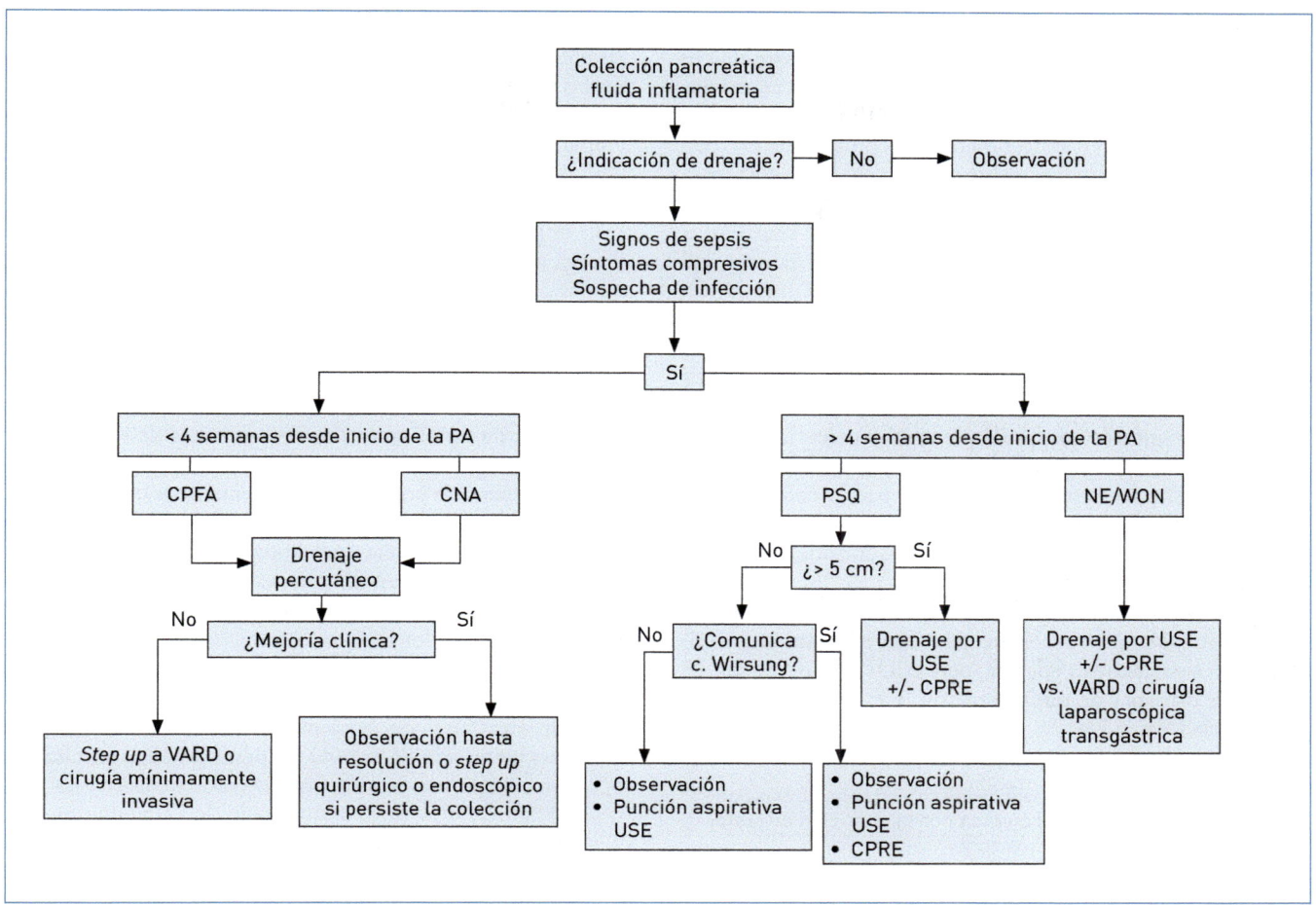

Figura 62-3. Algoritmo que detalla el manejo de las colecciones fluidas peripancreáticas, condicionado por tres factores: la indicación de tratamiento, que dependerá de si la colección fluida pancreática produce sintomatología o está infectada, de la madurez de la pared y de la presencia de material necrótico en el interior de ésta. CNA: colección necrótica aguda; CPFA: colección peripancreática fluida aguda; CPRE: colangiopancreatografía retrógrada endoscópica; NE: necrosis encapsulada; PA: pancreatitis aguda; PSQ: seudoquiste; USE: ecoendoscopia; VARD: *video-assisted debridement of pancreatic necrosis*; WON: *walled-off necrosis*.

En la **figura 62-3** se detalla el manejo de las colecciones fluidas peripancreáticas, condicionado por tres factores: la indicación y manejo dependerá de si la CFP produce sintomatología o está infectada, de la madurez de la pared y de la presencia de material necrótico en el interior de ésta.

- Momento óptimo de un drenaje: para un drenaje transmural guiado por USE se requiere una pared madura que encapsule la colección. Habitualmente, pasadas 4 semanas desde el inicio de los síntomas de pancreatitis aguda se conforma una pared adherida al estómago o duodeno con la consistencia suficiente para ser manipulada. Un estudio holandés publicado en 2011 por Van Santvoort *et al.* demostraba, en una cohorte de 242 casos de pancreatitis necrotizante, que la mortalidad posprocedimiento se reducía conforme aumentaban los días entre el ingreso y la intervención. En su serie, la mortalidad total fue del 27 %, pero disminuía de forma estadísticamente significativa a partir del día 29 (0-14 días: 56 %; a partir del día 29: 15 %; $p = 0,01$). Estudios recientes reflejan que a partir de los 21 días del inicio del cuadro clínico, y sólo en aquellos casos en que se objetive pared madura en TC abdominal, el drenaje transmural es seguro.

! Indicación de drenaje de colección en pancreatitis aguda según la guía de la European Society of Gastrointestinal Endoscopy (ESGE):

1. Infección de la colección confirmada.
2. Sospecha clínica de infección: en ausencia de confirmación definitiva, la presencia de fallo orgánico de nueva aparición o ausencia de mejoría clínica con el tratamiento médico habitual.
3. Sintomatología secundaria a la compresión de órganos colindantes, como pueden ser la obstrucción del vaciado gastrointestinal, obstrucción biliar o dolor abdominal debido al efecto masa.
4. Síndrome compartimental abdominal.

- Manejo en colecciones inmaduras: si se diagnostica la presencia de una CFP en las primeras 4 semanas desde el debut clínico de una pancreatitis aguda, el manejo inicial recomendado es la terapia de soporte (p. ej., analgesia, nutrición enteral) con la idea de retrasar la manipulación de la colección. La causa más frecuente de fracaso del tratamiento conservador en la fase inicial de una PA es la infección refractaria. En este caso, el drenaje de elección es el drenaje percutáneo (DP), indicado tanto para CFPA como para CNA, aunque la distinción entre ellas es importante dado que las colecciones no necróticas presentan mejor evolución únicamente con DP, y en cambio, en pacientes con CNA es recomendable colocar una DP con trayecto retroperitoneal, sobre todo en cuerpo y cola, para permitir el desbridamiento videoasistido si fuese necesario.

- Papel de la USE terapéutica: a partir de las 3-4 semanas, el drenaje transmural guiado por USE desempeña un papel principal en el manejo de colecciones maduras (PSQ, NPE). No obstante, aunque han aparecido experiencias satisfactorias del drenaje de CNA infectadas, en pacientes con clínica grave, antes de las 4 semanas, en los últimos años, es preferible, si es posible, esperar a que la colección presente signos de encapsulamiento. En colecciones alejadas del tracto gastrointestinal (>1 cm) y presencia de seudoaneurismas vasculares, debe valorarse la combinación con radiología intervencionista. La presencia de neovascularización por hipertensión portal se considera una contraindicación relativa.
- La literatura médica reciente comparativa entre el DP y la USE objetiva que ambos métodos son clínicamente comparables en cuanto a eficacia, pero el DP se asocia a mayor tasa de fístulas y de reintervención, y mayor estancia hospitalaria (Fig. 62-4).

> 💡 La indicación de drenaje de las colecciones fluidas pancreáticas viene determinada por la aparición de sintomatología o la infección confirmada.
> El drenaje transmural guiado por USE debe demorarse hasta objetivar una colección encapsulada por una pared madura, habitualmente a partir de las 4 semanas desde el inicio de los síntomas.
> La recomendación de contar con una pared madura restringe el uso de la USE al drenaje de necrosis encapsulada y seudoquistes.

Drenaje de seudoquistes pancreáticos

Son el tipo más común entre las CFP. La mayoría de los PSQ se originan en las fases tardías de una PA. Conocer la presentación clínica de cada caso es esencial para el diagnóstico diferencial de estas colecciones y las neoplasias o tumoraciones quísticas. Desde el punto de vista ecográfico, se caracterizan

por ser colecciones en el tejido peripancreático de tamaño variable, anecoicas, uniloculadas y habitualmente no septadas. En las fases iniciales presentan una pared fina de material fibrótico o de granulación, ya que no poseen capa epitelial propia, que puede engrosarse con la evolución. Estos hallazgos USE pueden ir modificándose con el tiempo por la presencia de detrito o infección del líquido. El jugo contenido en los PSQ es poco viscoso, de aspecto serohemático o parduzco y alberga alto contenido en amilasa, CEA bajo y macrófagos, células de inflamación o detrito.

- Manejo conservador: la historia natural de los PSQ tiende a la mejoría espontánea hasta en el 60-80 % de los casos. Clásicamente se afirmaba que un seudoquiste de >6 cm sin mejoría espontánea tras 4-6 semanas de evolución, a pesar de ser asintomático, era tributario de tratamiento intervencionista por el riesgo aumentado de complicación. La evidencia científica actual ha conllevado un cambio de paradigma y considera que el tamaño de 6 cm resulta una arbitrariedad y hoy en día conviene tratar solamente aquellos PSQ sintomáticos.
- Tratamiento de los PSQ:
  - Cirugía: históricamente, el abordaje quirúrgico de los PSQ mediante quistogastrostomía fue el *standard of care*, con altas tasas de éxito clínico y bajas de recurrencia postoperatoria (2,5-5 %). A pesar de ello, las tasas de complicaciones posquirúrgicas eran considerables (16-30 %). En un ensayo aleatorizado de Varadarajulu *et al.* se compararon los resultados de las quistogastrostomías realizadas por vía quirúrgica frente a endoscópica, donde ambas técnicas obtenían un éxito técnico similar (100 frente al 95 %), sin diferencias en las complicaciones o tasa de reintervención. A pesar de ello, los pacientes tratados por vía endoscópica presentaban menor estancia hospitalaria, mejor puntuación en escalas de estado físico y mental, y menor coste.
  - Radiología: el drenaje radiológico implica la colocación de un catéter de inserción percutánea hasta la colección, guiada por imagen *real-time,* ya sea por ultrasonografía o TC. Un estudio retrospectivo reciente que comparaba el DP de PSQ con el drenaje endoscópico reveló que, a pesar de tener igual tasa de éxito técnico y de efectos adversos, el manejo endoscópico aportaba una menor estancia hospitalaria, menor número de reintervenciones y menor número de pruebas de imagen.

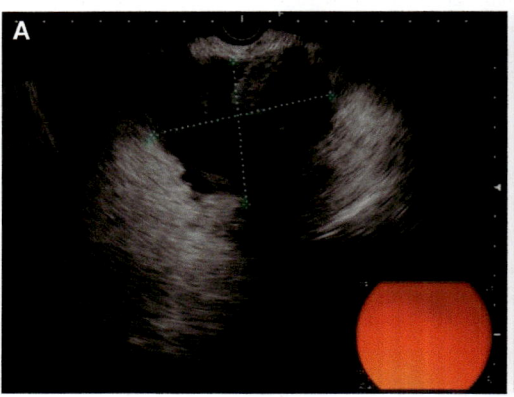
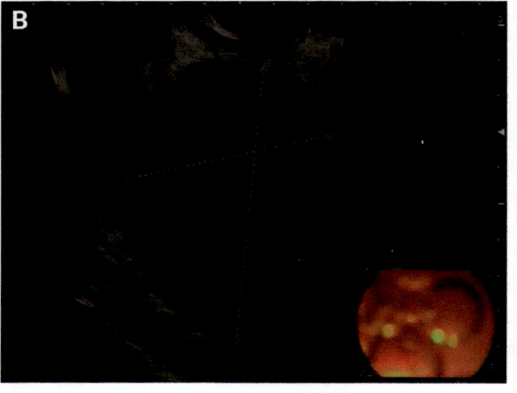

Figura 62-4. Imagen ecoendoscópica de necrosis encapsulada **(A)** y seudoquiste **(B)**.

No existen diferencias en el éxito clínico entre las distintas opciones técnicas disponibles para el drenaje de seudoquistes. Sin embargo, el drenaje por USE presenta mejores resultados en estancia hospitalaria y costes que la opción quirúrgica, y menor estancia hospitalaria, reintervenciones y número de exploraciones radiológicas que el drenaje percutáneo.

- Drenaje transmural endoscópico: en la etapa más inicial del manejo de colecciones pancreáticas por endoscopia se describió, en 1975, el drenaje transmural. Este procedimiento consistía en la directa visión por endoscopia de una colección que abombaba por compresión extrínseca la pared gástrica. Mediante la técnica de Seldinger se puncionaba la colección y se avanzaba una guía que permitía colocar prótesis plásticas (PP). A principios de la década de 2000 se publicaron series donde se describía un éxito técnico del 80-100 %, recurrencia del 11-21 % con baja tasa de complicaciones (2-11 %). El mayor inconveniente de esta técnica es que un 42-48 % de las CPF no provocan compresión extrínseca significativa sobre la pared gástrica. Este hecho se ha solventado con la aparición de la USE. Se han publicado múltiples estudios que comparan los resultados de ambas técnicas endoscópicas, y los resultados revelan un mayor éxito técnico del drenaje por guiado por USE y una tendencia a menor tasa de complicaciones.
- Drenaje transmural guiado por USE de PSQ: la USE permite identificar estructuras vasculares interpuestas entre la pared de la colección y la pared digestiva, acceder a colecciones no protuyentes, medir la distancia, estudio sonográfico de la colección y ver en tiempo real las diferentes etapas del drenaje transmural. Esta técnica fue descrita por primera vez en 1992 por Grimm *et al.* Desde ese momento, de forma progresiva se ha ido abandonando el drenaje endoscópico por visión directa hasta ser un recurso anecdótico. La evidencia científica reporta unas tasas de éxito técnico altas (83-100 %), recurrencia baja (5-16 %) y complicaciones alrededor del 10 %. Estudios recientes han puesto de manifiesto diferencias en la evolución clínica de los PSQ drenados en función de si están infectados o no. El grupo de Sadik *et al.* reportó, en 26 casos, un éxito clínico del 94 % con un 5 % de complicaciones en los PSQ no infectados (o PSQ simples) en comparación con el 80 % de éxito con un 30 % de complicaciones en los PSQ infectados. En la misma línea, en un estudio retrospectivo con 221 pacientes con PSQ drenados por vía endoscópica, se describieron una tasa de éxito clínico significativamente mayor en los PSQ no infectados (93,5 frente al 63,2 %; $p < 0,0001$) y una tasa de complicaciones menor (15,8 frente al 5,2 %; $p = 0,02$). Además, presentaban de forma significativa mayor requerimiento de reintervención y mayor estancia hospitalaria.

Papel del drenaje transpapilar en el manejo del seudoquiste

A pesar de su frecuencia, el manejo endoscópico de la disrupción del conducto pancreático es un tema poco estudiado y la evidencia científica está basada en series de casos o estudios retrospectivos. El drenaje transmural guiado por USE permite drenar el segmento desconectado pancreático mediante un *bypass* enteral. En un estudio aleatorizado con 46 pacientes a los que se les implantaba de forma exitosa un drenaje transmural para drenar un PSQ, se observaron tasas de recurrencias significativamente mayores en aquel grupo en el que se objetivaba disrupción del ducto pancreático.

El drenaje transpapilar (DTP) implica la colocación de una prótesis a través de la papila mayor o menor, habitualmente plástica, en el conducto pancreático mediante colangiopancreatoscopia retrógrada endoscópica (CPRE), para crear una conexión de menor resistencia que drene los fluidos pancreáticos hacia la ruta fisiológica, en lugar de abocarlos en la colección. En el caso de los PSQ, sólo se debe valorar la realización de un DTP cuando se haya demostrado una comunicación entre conducto pancreático principal y PSQ. Su principal riesgo es la infección secundaria a la manipulación y al contraste, y por este motivo se recomienda la profilaxis antibiótica. Algunos expertos creen que este riesgo puede reducirse mediante la aspiración con aguja fina guiada por USE del PSQ para colapsarlo durante el mismo procedimiento. Este enfoque tiene los beneficios adicionales de eliminar el líquido infectado si está presente y aliviar los síntomas de manera más rápida. Inicialmente, la evidencia científica respaldaba el uso del DTP de forma única en casos de PSQ comunicantes de pequeño tamaño (<5-6 cm). Posteriormente, en un metaanálisis que comparaba el drenaje de PSQ por vía transmural frente a transpapilar, se objetivó una tendencia a la menor recurrencia en el drenaje transmural sin diferencias en cuando a éxito técnico, clínico ni complicaciones.

La combinación de drenaje transmural y DTP en el manejo de los PSQ ha estado evaluada en múltiples publicaciones con conclusiones contradictorias. Un estudio retrospectivo de un solo centro sugirió que un DTP como tratamiento a la disrupción ductal tiene un efecto favorable sobre la recurrencia en pacientes sometidos a un drenaje transmural (97,5 frente al 80 %). Por otro lado, en otro estudio retrospectivo comparativo (sólo transmural [n = 95] frente a transmural y DTP [n = 79]) de 174 PSQ drenados por USE, los resultados revelaron que el DTP concomitante a un drenaje transmural no aporta beneficios a largo plazo en cuanto a mejoría clínica (69 frente al 62 %; $p = 0,61$) y además se asocia significativamente a peor tasa de resolución radiológica de la colección. Los autores hipotetizaron que la colocación de una prótesis pancreática obstaculiza la maduración de la fístula quistoentérica. Por ello, se concluye que la colocación de prótesis pancreáticas asociadas al drenaje transmural de PSQ no aporta ningún beneficio, por lo que no está recomendada de forma rutinaria. Merece la pena recordar que la colocación de prótesis plásticas pancreáticas aumenta el riesgo de complicaciones derivadas de la CPRE y la posibilidad de sobreinfección de la colección.

A pesar de la poca evidencia, pero por su plausibilidad fisiopatológica, la última guía ESGE sobre manejo de seudoquistes recomienda el drenaje transpapilar en seudoquistes pequeños (< 5 cm) que comuniquen con conducto pancreático principal en la cabeza o cuerpo del páncreas.

La evidencia acerca de la combinación de drenaje transmural guiado por USE y transpapilar es controvertida. Los últimos estudios indican que el drenaje transpapilar no aporta ningún beneficio en términos de recidiva. Se recomienda el drenaje transpapilar como terapia única en seudoquistes pequeños (< 5 cm) que comuniquen directamente con el conducto pancreático principal, situados en la cabeza o cuerpo del páncreas.

Drenaje de necrosis encapsuladas (*walled-off necrosis*)

La NE se produce cuando una CNA madura desarrolla una pared después de 4 semanas. Estas colecciones pueden estar presentes dentro del parénquima pancreático, adyacentes a él o en ambos; pueden ser estériles o infectadas. Mientras que la necrosis estéril se asocia con una tasa de mortalidad del 5 al 10 %, la tasa de mortalidad aumenta al 20-30 % cuando la necrosis se infecta. Por lo tanto, el reconocimiento temprano y la institución de la terapia apropiada son prioritarios en estos casos. Se estima que el 20-40 % de las PA desarrolla colecciones necróticas agudas, y de éstas un 1-9 % evoluciona a NE.

- Imagen y necrosis encapsuladas: en la mayoría de los casos, el diagnóstico de NE es radiológico mediante TC con contraste. Existen signos radiológicos sutiles que orientan hacia NE como el aspecto heterogéneo del contenido, presentando densidad líquida y sólida en la misma colección, pared madura y diferentes grados de loculación. Sin embargo, la resonancia magnética (RM) o la USE tienen mejor precisión diagnóstica, ya que tienen una mejor capacidad de diagnóstico para diferenciar entre residuos necróticos sólidos y líquidos.
- La literatura médica reporta que el 50 % de las WON son sintomáticas, aunque hasta el 60 % puede presentar resolución espontánea. Estos datos, añadidos al hecho de que las necrosis tienden a sobreinfectarse, provocan una alta tasa de requerimiento de intervención en este tipo de colecciones.
- Cirugía y NE: el abordaje quirúrgico mediante necrosectomía abierta fue considerado el principal tratamiento durante décadas. Este procedimiento se asociaba a una morbilidad (9-34 %) y mortalidad (13-39 %) elevadas. Con la intención de mejorar las cifras de seguridad, en los últimos 20 años se han desarrollado técnicas quirúrgicas mínimamente invasivas como son el abordaje laparoscópico, el acceso retroperitoneal, la necrosectomía percutánea y el desbridamiento videoasistido (*video-assisted debridement of pancreatic necrosis*, VARD). A pesar de reducir claramente la mortalidad, estos procedimientos se siguen acompañando de altas tasas de morbilidad, sobre todo a expensas de fístulas entéricas (45 %), hemorragia (40 %) y necrosis colónica (15 %). La localización de la colección desempeña un papel decisivo en la elección. Así pues, las localizadas en la transcavidad de los epiplones son accesibles por laparoscopia transgástrica y las localizadas en canales parietocólicos podrían ser abordadas mediante VARD.
- Radiología percutánea y NE: implica la colocación de uno o varios catéteres de drenaje (entre 8 y 28 Fr) guiados por

TC o ecografía, a través del retroperitoneo izquierdo y que, en caso necesario, puedan ser utilizados para VARD. Una limitación es la escasa capacidad para drenar material necrótico sólido debido al calibre de los catéteres. A pesar de ello, permite evacuar el contenido fluido que rodea la necrosis pancreática, disminuyendo la presión intraabdominal. El éxito de este tipo de drenaje radica en el volumen, la localización de la lesión y el estado del paciente. La incapacidad para revertir la sepsis tras una semana de drenaje percutáneo, puntuación APACHE II en el momento del primer drenaje y fallo orgánico dentro de la primera semana desde el inicio de la enfermedad han demostrado predecir la necesidad de cirugía adicional. Se asocia con un mayor riesgo de formación de fístulas externas, reintervenciones, incomodidad para el paciente, pérdida accidental del catéter y mayor estancia hospitalaria, en comparación con el drenaje endoscópico. A pesar de estas limitaciones, es una técnica rápida y segura. Es el procedimiento de drenaje menos invasivo de todos los disponibles, por lo que se puede utilizar como terapia puente antes de procedimientos definitivos como el drenaje endoscópico o quirúrgico.

- Concepto del manejo *step-up*: la introducción del concepto *step-up* en el manejo de las colecciones pancreáticas necróticas tipo NE se basa en una publicación en el *New England Journal of Medicine* (2010) por un grupo de cirujanos holandeses, que compararon la necrosectomía abierta quirúrgica con el llamado *step-up approach*, que consiste en utilizar inicialmente métodos no quirúrgicos para drenar las colecciones infectadas, reservando la necrosectomía abierta para casos refractarios. En dicho estudio se objetivó que el esquema *step-up*, a pesar de no haber diferencias en cuanto a mortalidad, reducía significativamente el número de complicaciones mayores (69 frente al 40 %; $p = 0,006$) y disminuía la aparición de fracasos orgánicos, con menor tasa de hernias y diabetes *de novo*. Este *trial* comportó un antes y un después en el manejo de las NE, y por tanto, el abordaje mínimamente invasivo percutáneo o endoscópico de las colecciones necrotizantes infectadas se ha convertido en el *standard of care*. El mismo grupo publicó poco después los resultados del estudio PENGUIN, en el que se comparó por primera vez en un ensayo aleatorizado la necrosectomía endoscópica (NED) frente a la necrosectomía quirúrgica en 22 pacientes. Los resultados reflejaron que el abordaje endoscópico disminuía los efectos adversos (20 frente al 80 %; $p = 0,03$), la respuesta inflamatoria sistémica medida con niveles de IL-6 no provocaba fracaso multiorgánico en ningún caso (0 frente al 50 %; $p = 0,03$) y el número de fístulas pancreáticas (10 frente al 70 %; $p = 0,02$). En la misma línea se diseñó el estudio TENSION, cuyos resultados fueron publicados en 2017, en el que se comparó, de forma aleatorizada, el *step-up* quirúrgico frente al *step-up* endoscópico en 98 pacientes con pancreatitis necrotizante infectada. Los resultados revelaron que el *step-up* endoscópico no fue superior en términos de mortalidad ni morbilidad, pero sí se objetivó menor estancia hospitalaria, menor tasa de fístulas pancreáticas y menores costes sanitarios. Finalmente, el estudio más robusto en este campo es el estudio

MICER, publicado en 2019 por Bang *et al.* En este estudio se comparaban de forma aleatorizada los resultados clínicos y de costes entre el abordaje transmural guiado por USE y la cirugía mínimamente invasiva (VARD o laparoscopia) en NE infectadas. El *endpoint* primario fueron complicaciones mayores y mortalidad a los 6 meses. Esto ocurría en el grupo de endoscopia en el 11,8 frente al 40 % en el grupo de cirugía (*p* = 0,007). Además del perfil de seguridad, se demostró que el grupo de endoscopia presentaba menores costes, aunque sin diferencias en cuanto a tasas de mortalidad.

- Por todo lo previamente expuesto se puede concluir que el abordaje endoscópico de las NE es una técnica de elección. Por un lado, al ser una técnica mínimamente invasiva, implica menor tasa de complicaciones sistémicas y locales que la cirugía, sin necesidad de diseccionar barreras naturales como el omento y el retroperitoneo. Por otro lado, los avances recientes han dotado a las unidades de endoscopia intervencionista de instrumental específico y diverso que permite múltiples accesos y drenajes de mayor tamaño que los catéteres percutáneos, permitiendo así no ceñirse puramente al drenaje de componente líquido, sino a evacuar componente sólido e incluso realizar NED.

Las necrosis encapsuladas (WON) presentan mayor tendencia a ser sintomáticas y a sobreinfectarse que el resto de las colecciones fluidas pancreáticas, por lo que precisan de drenaje con frecuencia.

Se han desarrollado múltiples técnicas quirúrgicas mínimamente invasivas que han sustituido la necrosectomía abierta. A pesar de ello, siguen presentando una alta tasa de morbimortalidad a expensas de complicaciones posquirúrgicas inmediatas, fracaso multiorgánico y fístulas.

El drenaje percutáneo es una técnica segura y ampliamente utilizada, pero que presenta como limitación principal la dificultad para drenar material necrótico sólido debido al calibre de los catéteres. Se puede usar como terapia puente hasta la maduración de la pared, siendo en ocasiones suficiente.

El drenaje transmural guiado por USE de necrosis encapsuladas ha demostrado tener mejor perfil de seguridad y de costes respecto al drenaje quirúrgico, por lo que, hoy en día, se puede considerar la técnica de elección en el drenaje de este tipo de colecciones.

ASPECTOS TÉCNICOS DEL DRENAJE DE COLECCIONES PANCREÁTICAS GUIADO POR ECOENDOSCOPIA

Check-list previo al procedimiento

Es fundamental la revisión previa del caso clínico, anotando las características y antecedentes del paciente mediante la historia clínica. Revisión de constantes vitales y exploración física para confirmar que el estado clínico basal permite someterse a dicho procedimiento. Es de vital importancia revisar la última prueba radiológica (RM o TC) para confirmar la presencia de pared madura, valorar la localización de la colección, evaluar el mejor acceso y detectar posibles complicaciones, como puede ser la presencia de un seudoaneurisma. Con todo lo

previamente descrito es fundamental asegurar que el drenaje esté justificado. En este sentido, se recomienda una valoración multidisciplinar de cada caso.

A nivel analítico, el procedimiento debe realizarse con óptimos parámetros de coagulación (índice internacional normalizado <1,5, plaquetas >50.000), así como correctos parámetros nutricionales en la medida de lo posible. En caso de intolerancia oral, la colocación de nutrición enteral vía nasoyeyunal o percutánea puede ser de ayuda. La administración de antibióticos de amplio espectro intravenosos (quinolonas, cefalosporinas, piperacilina-tazobactam y carbapenémicos) suele indicarse en todos los casos en que se realice intervencionismo. A pesar de la poca evidencia científica, deben mantenerse 5 días posdrenaje en los casos de no infección. Un tema controvertido es el papel de los inhibidores de la bomba de protones (IBP). Según estudios recientes, la utilización de IBP concomitantes al procedimiento aumenta el riesgo de sobreinfección de la PFC debido a que la inhibición de la hiperclorhidria incrementa el número de bacterias en el jugo gástrico. Además, al retirar los IBP, la existencia de suficiente ayuda a la digestión del material necrótico no viable facilita su salida a través de la ostomía.

Finalmente, una vez iniciado el procedimiento es básico realizar un examen USE minucioso de toda la región, incluyendo la colección pancreática a drenar, estudio de los vasos interpuestos y estudio pancreático, con especial importancia en la morfología del conducto pancreático principal. Un estudio demostró que un examen USE completo modificaba la actitud terapéutica programada hasta en el 37,5 %. La evidencia actual permite afirmar que la USE posee mayor capacidad para tipificar lesiones quísticas pancreáticas. Tanto la neoplasia quística mucinosa como el tumor mucinoso papilar intraductal pueden mimetizar una CFP. Está descrito que hasta el 5 % de los seudoquistes derivados para drenaje acaban catalogados como lesiones quísticas pancreáticas, y hasta en un 1,25 % se objetivaron criterios de malignidad.

Check-list preprocedimiento:
- Revisar la historia clínica, el examen físico y las constantes vitales del paciente.
- Revisar las últimas analíticas y pruebas de imagen (TC o resonancia magnética nuclear).
- Comprobar la indicación de drenaje en equipo multidisciplinar.
- Asegurar una coagulación óptima (índice internacional normalizado <1,50, plaquetas > 50.000) y un estado nutricional adecuado.
- Antibioterapia de amplio espectro.

Antes de cualquier procedimiento intervencionista se debe asegurar la indicación, morfología de la colección por pruebas de imagen, condición física del paciente y valorar la necesidad de tratamiento médico concomitante.

Es fundamental realizar un estudio USE completo previo al drenaje, que ha demostrado tener mejor perfil de seguridad y de costes respecto al drenaje quirúrgico, por lo que, hoy en día, se puede considerar la técnica de elección en el drenaje de este tipo de colecciones.

Tipos de prótesis utilizadas en el drenaje de colecciones fluidas pancreáticas

Prótesis plásticas

Son endoprótesis tubulares de polietileno, poliuretano o teflón, con tamaños que oscilan de 7 a 11 Fr y una longitud de 3-15 cm. Tienen diversas formas: rectas o con extremos en forma de cola de cerdo (*pigtail*). Las prótesis rectas se anclan por una o dos alas (*flaps*) situadas en los extremos, que evitan la migración, mientras que las de tipo *pigtail* lo hacen por una sección curva en uno o en los dos extremos. Todos los *stents* plásticos son radioopacos y algunos tienen marcadores proximal y distal.

La duración de la permeabilidad de la prótesis es un proceso multifactorial que se ve influenciada por las bacterias, proteínas, viscosidad de la bilis y las propiedades del *stent*. La longitud y el calibre influyen en la permeabilidad. Los ensayos comparativos muestran que la permeabilidad se prolonga significativamente por el uso de *stents* de calibres más grandes (10 y 11,5 Fr) frente a los *stents* de calibres más pequeños (5, 7 y 8,5 Fr).

Prótesis metálicas tubulares

La necesidad de disponer de prótesis de mayor calibre, menor tasa de obstrucción y menor requerimiento de reintervención condujo al diseño de prótesis metálicas (PM) tubulares recubiertas y dotadas de mecanismo autoexpansible. La mayoría de las PM están construidas con nitinol, una aleación de níquel y titanio muy elástica que se expande, recupera su estructura mediante el calor y no se deforma. En el caso concreto del drenaje de colecciones, es imprescindible la cobertura de la prótesis con una malla para evitar la fuga de fluido. Al liberarse, se produce una autoexpansión y acortamiento, que es variable y depende del material metálico del que está hecha la prótesis y la presión mural. El mayor diámetro que adquiere al expandirse permite alargar la permeabilidad. Por el contrario, la necesidad de cobertura interna en el drenaje de colecciones aumenta el riesgo de migración.

Prótesis de aposición luminal

La última novedad en cuanto a prótesis para drenaje de colecciones pancreáticas es la aparición de prótesis de aposición luminal (LAMS, *lumen-apposing metal stent*). De hecho, estos utensilios nacieron específicamente para el drenaje de colecciones pancreáticas. La primera se realizó en 2011 y posteriormente su uso se ha expandido a otras indicaciones. Son prótesis metálicas autoexpandibles, compuestas de nitinol y totalmente recubiertas de silicona, con un diseño especial que tiene como objetivo aposicionar dos estructuras tras realizar una ostomía entre ellas. Se compone de dos solapas, una interna y otra externa, y un lumen ancho que puede llegar hasta 20 mm. Estas solapas están diseñadas para distribuir la presión de manera uniforme en la pared luminal. Los modelos más recientes disponen de un sistema de electrocauterio inte-

grado (introductor cistotomo) que permite realizar la ostomía sin tener que cambiar de utensilios (**Figs. 62-5**, **62-6** y **62-7**, y **Tabla 62-2**). Existe un tipo de prótesis, denominadas *bi-flanged*, que, aunque se suelen encasillar dentro de las prótesis de aposición luminal, realmente no generan aposición, y simplemente presentan un diseño de longitud corta con solapas anchas. Un ejemplo son las prótesis NAGI™.

> Existen tres tipos de prótesis para el drenaje de colecciones fluidas pancreáticas: prótesis plásticas, prótesis metálicas tubulares y prótesis de aposición luminal. Las prótesis plásticas presentan un diámetro limitado, un bajo coste y la necesidad de recambio por mayor riesgo de obstrucción protésica. Las prótesis metálicas tubulares deben estar recubiertas para evitar la fuga de contenido fluido y ofrecen un mayor calibre para el drenaje.
> Las prótesis de aposición luminal ofrecen amplios diámetros de drenaje, con sistema de doble solapa como medida antimigratoria y en algunos modelos electrocauterio precargado.

Elección de la prótesis. Revisión de la literatura médica

El drenaje guiado por USE de CFP implica crear un trayecto fistuloso entre la luz gastrointestinal y la colección. El éxito clínico de este tipo de intervenciones radica en la permeabilidad de la fístula, y para ello se debe colocar una prótesis. Tradicionalmente, las prótesis plásticas tipo doble *pigtail* se han utilizado para el drenaje de colecciones, pero el diámetro reducido de la luz protésica conlleva mayor tasa de obstrucción y pérdida del beneficio clínico del drenaje transmural. Este hecho es especialmente relevante en el manejo de las NE, ya que la presencia de material sólido en la colección dificulta la evacuación a través de prótesis plásticas (PP). Siguiendo el concepto anglosajón *the bigger, the better*, se ha extendido el uso de prótesis metálicas, ya sean PM tubulares o LAMS, para manejar CFP. A través de estas prótesis, debido a su mayor diámetro (hasta 20 mm), se puede drenar con mayor facilidad tejido desvitalizado y detrito continente en las WON, y además ofrece la posibilidad, en caso de ser necesario, de NED.

El contenido de los seudoquistes es fluido y poco viscoso, por lo que el diámetro de la prótesis tiene menor relevancia. En un estudio con 117 pacientes con PSQ drenados mediante USE insertando únicamente PP, se objetivó una alta tasa de éxito clínico (98 %) con baja tasa de reintervención (13 %). En los resultados destacaba que no existían diferencias significativas en cuando a éxito clínico entre los pacientes portadores de PP de 7 o 10 Fr ni con múltiples *stents*. Con la aparición de las PM tubulares y las LAMS, múltiples grupos han intentado demostrar diferencias entre los diferentes utensilios, pero dado que la tasa de éxito clínico en el manejo de PSQ con PP es tan elevada (>90 %), todavía no existe evidencia científica suficiente al respecto. Un metaanálisis con 881 pacientes no encontró diferencias significativas en cuanto a éxito clínico entre los PSQ tratados con PP (81 %) frente a PM (83 %), y tampoco en cuanto a la recurrencia ni en la tasa de efectos adversos. El único dato estadísticamente significativo fue la

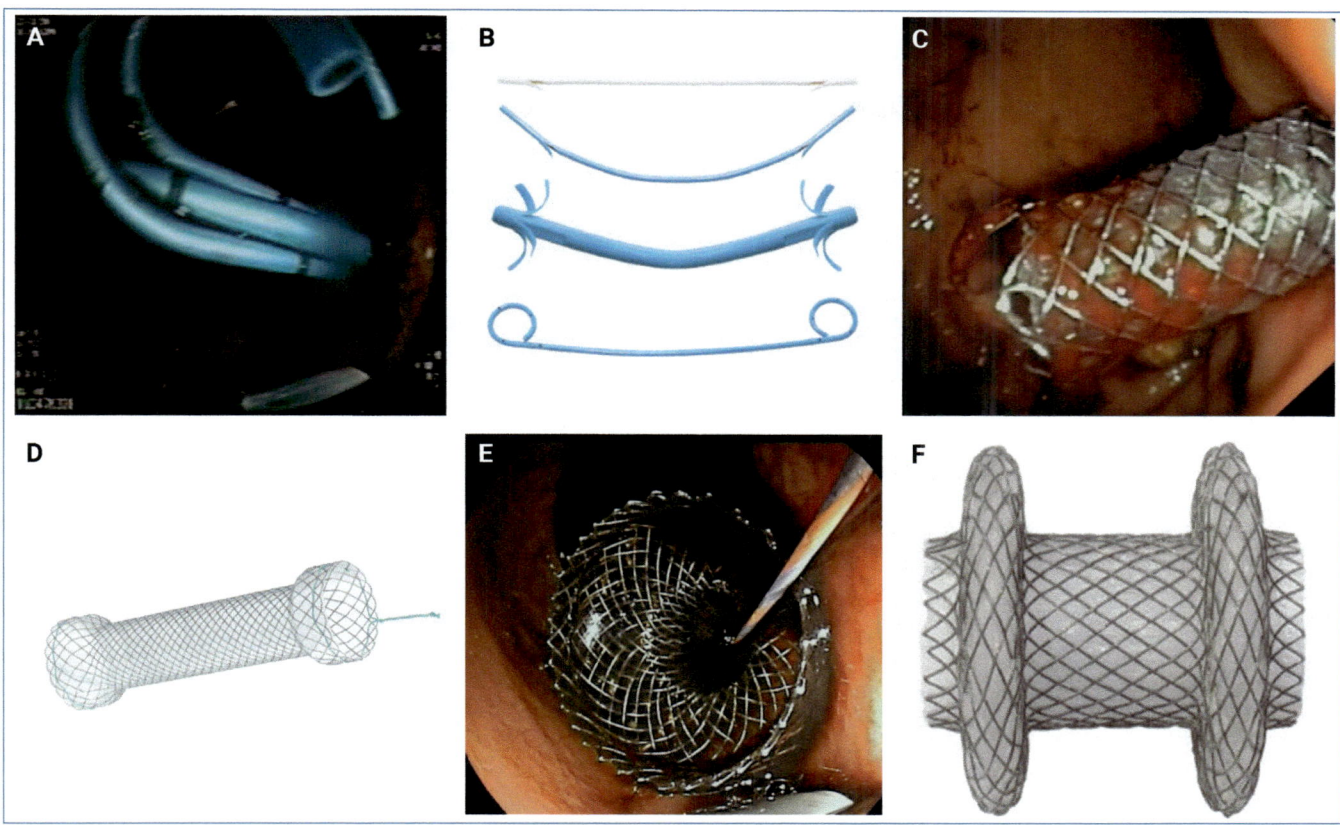

Figura 62-5. Prótesis utilizadas en drenaje transmural de colecciones. **A)** Visión endoscópica de prótesis plástica doble *pigtail*. **B)** Diferentes tipos de prótesis plásticas. **C)** Visión endoscópica de una prótesis tubular metálica creando un trayecto transmural (quistogastrostomía). **D)** Prótesis metálica autoexpandible tubular. **E** y **F)** Prótesis de aposición luminal (Hot-Axios, Boston Sci.).

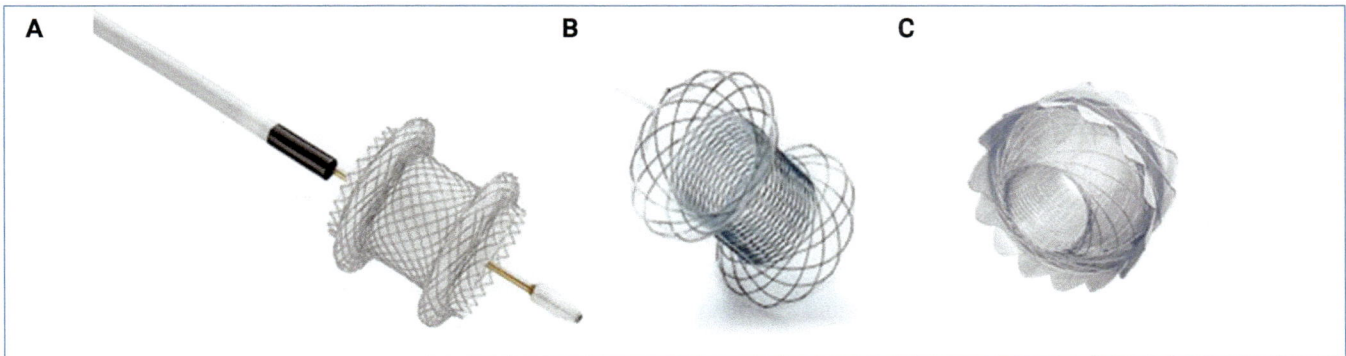

Figura 62-6. Diferentes prótesis de aposición luminal y prótesis *bi-flanged* (de extremos anchos). **A)** Hot-Axios, Boston Scientific. **B)** NAGI, Taewoong. **C)** SPAXUS, Taewoong.

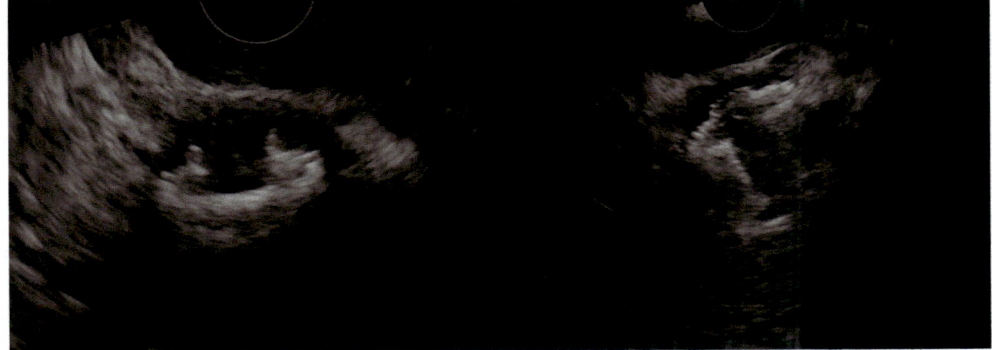

Figura 62-7. Imagen ecoendoscópica de colección pancreática drenada con prótesis de aposición luminal.

Tabla 62-2. Comparación entre las diferentes prótesis para un drenaje transmural de colecciones

	Diámetro	Ventajas	Inconvenientes	Imágenes
Prótesis plásticas (PP)	7-10 Fr (2-3,3 mm)	• Fácil de retirar • Bajo coste • Mayor casuística en literatura médica científica • Pueden mantenerse a largo plazo o de forma indefinida (si sospecha disrupción ductal)	• Difícil de liberar • Diámetro reducido (alto riesgo de oclusión)	
Prótesis metálica tubular o recta (FCSEMS)	6-10 mm	• Fácil liberación • Diámetro ancho • Necrosectomía a través	• Alto riesgo de migración • Riesgo de sangrado diferido • Precio moderado	
Prótesis de aposición luminal (LAMS) y prótesis *bi-flanged*		• Fácil liberación • Diámetro ancho • Capacidad para necrosectomía • Riesgo bajo de migración • Menor requerimiento de fluoroscopia • HOT-Axios electrocauterio incluido	• Alto coste • Carencia de datos de seguridad a largo plazo • Obligatoria su retirada	
AXIOS (Boston Sci.)	6, 8, 10, 15 y 20 mm			
NAGI (Taewoong)	10-16 mm			
SPAXUS (Taewoong)	8-16 mm			
Aixstent (Leufen Med.)	10-14 mm			

menor duración del procedimiento cuando se usaron PM. Por todo lo explicado, en la actualidad no existe evidencia científica suficiente para recomendar el uso rutinario de las PM en el drenaje de PSQ.

 El drenaje de seudoquistes pancreáticos por USE presenta una alta tasa de éxito técnico y clínico. Actualmente no se han evidenciado diferencias entre los diferentes tipos de prótesis.

En el caso de las NE, el escenario es diferente debido al material sólido contenido en las colecciones. En 2017 se publicó el primer estudio comparativo entre los tres tipos de prótesis en el drenaje de NE con 331 pacientes. Los resultados revelaron que tanto PM como LAMS eran superiores a PP en términos de eficacia clínica a largo plazo. Además, demostró que el uso de LAMS disminuía el requerimiento de reintervención. Entre PM y LAMS no existían diferencias en cuando al éxito clínico. Finalmente, se describió que PM presentaba mejor perfil de seguridad respecto a PP y LAMS. Estos prometedores resultados fueron puestos en duda después de la publicación del primer ensayo aleatorizado entre LAMS y PP. Este estudio reveló que no existían diferencias significativas en el éxito clínico, técnico, efectos adversos, reingresos ni costes sanitarios. Únicamente demostró que el procedimiento usando LAMS era más corto. Por lo tanto, a la espera de ensayos con mayor tamaño muestral, parece razonable ser cautos en cuanto a las recomendaciones de uso.

Tras los resultados de un estudio en que se describía una alta tasa de efectos adversos de las NE tratadas con LAMS frente a PP (50 frente al 0 %; $p \leq 0,05$) y que todos ellos se produjeron durante el seguimiento, el papel del seguimiento estricto posprocedimiento ha tomado especial relevancia. Estudios posteriores han rebajado esta preocupación del sangrado relacionado con las LAMS, pero sí se recomienda hacer hincapié en que su retirada es obligatoria en un período entre 4 y 8 semanas cuando la colección esté resuelta. Un *state of art* reciente propone usar LAMS en aquellos pacientes frágiles que se beneficien de un procedimiento corto y evitarlas en pacientes en los que no se puede asegurar seguimiento clínico estricto, pacientes con síndrome del ducto desconectado o seudoaneurismas en la proximidad de NE.

 La literatura médica que compara los diferentes tipos de prótesis en el manejo de las necrosis encapsuladas es, a día de hoy, no concluyente en lo que respecta a eficacia y seguridad. Parece haber suficiente evidencia para afirmar que los procedimientos realizados con prótesis de aposición luminal presentan menor duración respecto a las demás prótesis.

Descripción de la técnica de drenaje transmural

El enfoque inicial del drenaje de PSQ y NE es similar. Debe establecerse un trayecto fistuloso entre el tracto gastrointestinal y la CFP. Para ello se utiliza un ecoendoscopio lineal terapéutico. Se recomienda intubación orotraqueal en todos los drenaje transmurales, especialmente en colecciones de alto volumen. El uso de fluoroscopia, aunque no es imprescindible, es recomendable. Estos disponen de un canal de trabajo ancho (igual o mayor a 3,7 mm) que permite el paso de los utensilios necesarios.

- Identificación del punto óptimo: estudio de la colección, valorar sus dimensiones y características anatómicas, y en función de todo esto decidir el punto de punción. El punto donde se realizará el trayecto transmural debe estar desprovisto de estructuras críticas interpuestas e idealmente se debe localizar a una distancia menor de 1 cm. En los pacientes con NE, en los que la NED puede ser requerida en un futuro, se debería evitar crear tractos fistulosos en la región cardial y fundus, ya que pueden hacer muy complicada o incluso imposible la NED.

! Utensilios para drenaje CFP guiado por USE:

- Ecoendoscopio lineal terapéutico.
- Fluoroscopia.
- Aguja de 19 G para punción aspirativa con aguja fina.
- Guía de 0,035 o 0,025 in.
- Cánulas CPRE, cistotomo.
- Balón dilatador.
- Prótesis plásticas o metálicas.

- Punción: con una aguja de punción aspirativa con aguja fina (19 G). Para ello, es importante una correcta rectificación del ecoendoscopio y dirección perpendicular a la pared luminal. Se recomienda obtener una muestra del líquido para estudio microbiológico o anatomopatológico según requiera, aspiración de líquido para inspeccionar su aspecto (purulento, estéril, hemático, mucinoso, etc.) y remitir a estudio microbiológico, si hay sospecha de infección, o a AP si existen dudas de etiología. Una vez que la aguja se encuentra dentro de la colección, se retira el estilete y se conecta la jeringa. Seguidamente, se avanza una guía metálica hacia la cavidad hasta quedar enrollado (*coiling*) dentro de la colección. Por

lo general, se utilizan las guías de 0,025 in. De forma opcional, en colecciones pequeñas se puede inyectar contraste en la colección para evaluar, mediante la imagen de fluoroscopia, las dimensiones, morfología y si existe comunicación con el conducto pancreático.

- Creación de ostomía: la fístula creada hasta el momento con la punción con aguja de 19 G y avance de guía es menor de 1 mm, por lo que el drenaje no es posible. Así pues, se deben usar técnicas que dilaten de forma segura el trayecto fistuloso con el objetivo de conseguir un diámetro suficiente que permita insertar una prótesis o realizar necrosectomía endoscópica. La dilatación del tracto fistuloso se puede efectuar de dos modos: dilatación mecánica o mediante electrocauterio. El primero consiste en avanzar cánulas de CPRE tipo bujías de calibre progresivamente mayor (desde 4,4 hasta 7 Fr). El empleo del electrocauterio consiste en usar aparatajes capaces de establecer y dilatar el trayecto mediante diatermia. Es recomendable el uso del cistotomo en lugar de un *needle-knife*, ya que está especialmente diseñado para esta indicación. La elección de la técnica de dilatación inicial es operador dependiente y la literatura médica al respecto es escasa. El único artículo específico que compara la dilatación mecánica con el electrocauterio no refleja diferencias en la tasa de éxito, pero describe significativamente más complicaciones en forma de sangrado en el grupo de diatermia.
- Dilatación: se aumentará progresivamente el tamaño de la fístula hasta permitir la colocación de prótesis. Se usan balones dilatadores convencionales en CPRE, dilatando de forma secuencial bajo control fluoroscópico y sobre la guía previamente insertada. En el caso de requerir necrosectomía endoscópica, es recomendable dilatar hasta 15-18 mm.
- Prótesis: en función de las características de la CFP y de la predilección del endoscopista, se puede insertar PP, PM o LAMS. El control de la liberación se realiza tanto a nivel radiológico como por visión directa endoscópica a través de marcas radioopacas en la superficie de los extremos de las prótesis que indican la posición (**Fig. 62-8**).

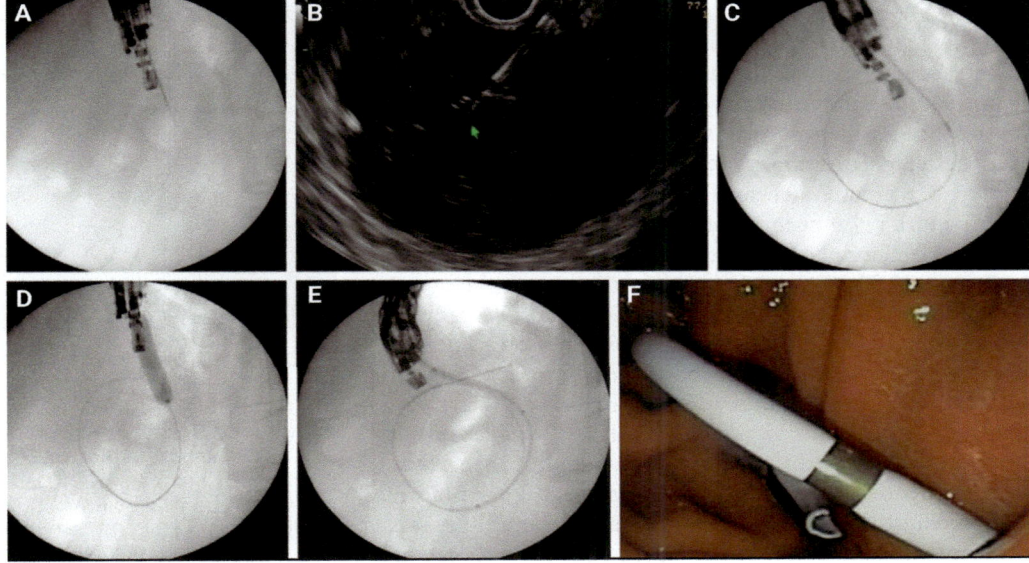

Figura 62-8. Diferentes pasos de un drenaje transmural guiado por ecoendoscopia (USE) de colección pancreática, en este caso, mediante prótesis plástica. **A)** Punción con aguja guiada por USE. **B)** Visión USE de la punta de la aguja dentro de la colección y guía. **C)** Visión fluoroscópica del cistotomo. **D)** Dilatación del trayecto de la ostomía con balón. **E)** Visión fluoroscópica del avance de la prótesis plástica. **F)** Visión endoscópica de la prótesis plástica.

> **!** Resumen de la técnica de drenaje transmural guiado por ecoendoscopia:
>
> 1. Estudio ultrasonográfico completo de la colección y de las relaciones vasculares mediante Doppler. Decidir punto de punción óptimo.
> 2. Punción con aguja de 19 G. Aspiración de la muestra del contenido para estudio si precisa.
> 3. Avanzar guía metálica hasta enrollarla en la cavidad.
> 4. Creación del trayecto transmural mediante dilatación mecánica o sistema de electrocauterio.
> 5. Dilatación progresiva con balón según necesidades.
> 6. Inserción de prótesis según indicación.

Técnica de prótesis de aposición luminal

La técnica para inserción de prótesis de aposición luminal con punta de electrocauterio ha supuesto una auténtica revolución, simplificando los pasos y acortando la duración del procedimiento. El endoscopista puede decidir si quiere usar el dispositivo a través de una guía metálica (*over-the-wire*, previamente requiere de punción con aguja) o puncionar directamente con el utensilio precargado (*free hand*). Para realizar un drenaje transmural usando LAMS tipo Hot, se punciona la CFP mediante control USE utilizando la punta de electrocauterio. Una vez en el interior de la colección, se libera la solapa distal y se aposiciona hasta la pared de la colección en contacto con la luz gastrointestinal. Posteriormente, se libera la solapa proximal bajo control endoscópico o ecoendoscópico (liberación inicial en el canal de trabajo), creándose así una ostomía contenida entre las dos solapas de la prótesis (**Fig. 62-9**).

Otras variantes técnicas

- **Doble guía** (*double-wire technique*): comprende la inserción de dos guías metálicas en el tracto transmural, en lugar de uno, después de la dilatación con balón, mediante el uso de un catéter que permita el paso de dos guías. En nuestra experiencia diaria, solemos usar el catéter de cepillado biliar. Después de avanzarlo sobre una guía dentro de la cavidad, permite la retirada del cepillo y, en la luz que deja libre, se puede avanzar una segunda guía. Es aconsejable que las dos guías sean de menor grosor (p. ej., −0,025 in) para generar menos fricción al avance de las prótesis. Un aspecto técnico importante para tener en cuenta es que, debido al tamaño del canal de trabajo del ecoendoscopio (3,7 mm), no se puede pasar un *stent* de plástico de 10 Fr a través del canal de trabajo con dos guías.
- **Técnica multipuerto** (*multi-gate technique*): definida como la creación de más de un tracto transmural para el drenaje de CFP. Esta técnica rara vez es necesaria en pacientes con PSQ. Sin embargo, la técnica de múltiples puertos es usada por algunos endoscopistas en ciertos pacientes con NE ≥12 cm o NE <12 cm que no responden a la técnica de prótesis única. La técnica de puerta múltiple se puede realizar con éxito usando sólo *stents* plásticos, *stents* metálicos o una combinación de ambos. Al crear múltiples vías transmurales, se recomienda comenzar con la creación de

vías desde el estómago distal o el duodeno y proceder a la proximidad del estómago, para evitar el desplazamiento accidental del *stent* durante la creación de vías múltiples. Además, es importante no aspirar vigorosamente una vez que se crea el tramo inicial, de modo que la cavidad de PFC no se colapse completamente, lo que impide el acceso subsiguiente a la colección.

- **Técnica de modalidad dual** (*dual modality technique*): combinación de drenaje transmural endoscópico con inserción de drenaje percutáneo. Esta técnica se realiza en pacientes con NE muy grande o cuando la NE es inaccesible para el drenaje transmural endoscópico (por ejemplo, extensión en el canal paracólico).

Punción aspirativa simple de seudoquistes

Como se ha descrito anteriormente, el método más común de tratamiento de seudoquistes que requieren drenaje es la colo-

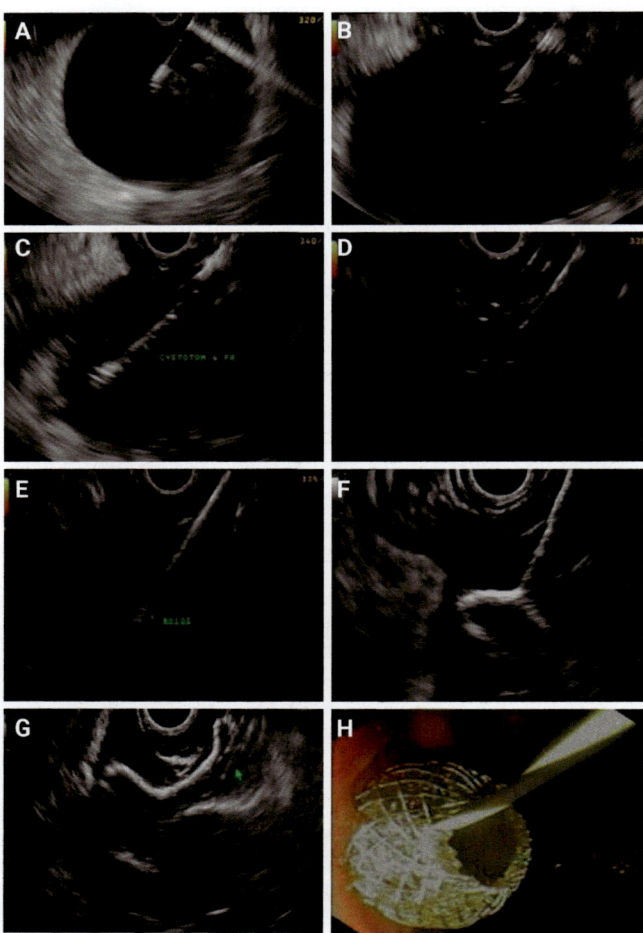

Figura 62-9. Imágenes de los diferentes pasos de un drenaje transmural guiado por ecoendoscopia de colección pancreática mediante prótesis de aposición luminal (Axios, véase que no dispone de electrocauterio incorporado). **A)** Punción con aguja de 19 G. **B)** Inserción de guía de 0,035 in dentro de la colección. **C)** Avance del cistotomo. **D)** Dilatación con balón. **E)** Inserción de la prótesis de aposición luminal. **F)** Liberación de la solapa distal dentro de la cavidad. **G)** Prótesis de aposición luminal completamente liberada. **H)** Visión endoscópica del *stent* Axios.

cación de prótesis guiadas por ecoendoscopia dependiendo de diversos factores como el tamaño, número, localización, etc. Al ser un procedimiento no exento de complicaciones, hace 2 décadas se describió la punción aspirativa de seudoquistes estériles como alternativa con un mejor perfil de seguridad. El principal inconveniente de esta técnica es la elevada tasa de recurrencia reportada (hasta el 20 %). Hoy en día, la punción aspirativa simple queda reservada a seudoquistes estériles, de pequeño tamaño, en pacientes con comorbilidades en que se prefiere no asumir los riesgos inherentes del drenaje mediante colocación de prótesis.

Necrosectomía directa endoscópica

A pesar de los avances en el manejo de las NE mediante las técnicas de drenaje transmural, en ocasiones es necesario realizar NED para conseguir la resolución de la colección. Actualmente, las guías clínicas recomiendan emplear la NED como técnica de rescate en los casos en que el drenaje transmural no ha sido efectivo (7-32 % de los casos). Algunos autores ponen en duda este *timing* y un artículo reciente recomienda proceder a NED en el mismo procedimiento en el que se realiza el drenaje transmural porque reduce el número de sesiones de necrosectomía necesarias para la resolución de la colección. La cantidad de sesiones es variable en cada caso, pero la media descrita está en torno a las cuatro sesiones. Se han descrito factores predictivos para la necesidad de necrosectomía, como son el tamaño de la colección, extensión paracólica, diabetes y la cantidad de detrito medida por USE. No existe evidencia acerca de los intervalos entre sesiones, que varían desde frecuencia diaria hasta varios días.

Recomendaciones generales:

- Uso de insuflación de CO_2 para reducir la tasa de embolismo aéreo. Con el uso de aire ambiente se ha descrito una tasa del 0,9-2 % de embolias aéreas y ninguna con CO_2.
- Suspender la administración de los IBP. Sólo existen dos estudios al respecto, pero ambos concluyen que se requieren menos sesiones de NED en los pacientes en los que se discontinuaron los IBP. Parece plausible hipotetizar que el pH ácido de los jugos gástricos que penetran a través de la fístula transmural contribuye al proceso de licuefacción de la necrosis.
- Procedimiento: sedación profunda o anestesia con intubación orotraqueal y cobertura antibiótica de amplio espectro. Estudio ultrasonográfico exhaustivo y tratar de cuantificar el volumen necrótico contenido en la cavidad.
- Drenaje transmural: punción con aguja de 19 G, avance de guía metálica, creación del trayecto fistuloso y dilatación con balón. El diámetro de la ostomía debe permitir el paso del videogastroscopio hacia la cavidad, por lo que la dilatación se realizará con balones de gran tamaño con expansión radial controlada. En el caso de usar prótesis de aposición luminal, puede ser necesario dilatar con balón si se decide realizar una NED en la misma sesión.
- Una vez realizada la ostomía, existen tres opciones técnicas para realizar NED:

1. Técnica ablativa, mecánica: múltiples dispositivos de uso común para cuerpos extraños (cestas de Dormia o Roth, asas de polipectomía, pinzas de pala larga) para retirar restos necróticos. Extracción mecánica de los restos de detrito, retirándolos hasta el tubo digestivo. Se considera que la necrosectomía es efectiva cuando se ha extraído todo el tejido desvitalizado y se observa la totalidad de la pared de la colección, de aspecto rosado. Esta técnica está asociada a mayor tasa de complicaciones (36 %), sobre todo a expensas del sangrado.

2. Técnica de irrigación: consiste en realizar lavados de la cavidad mediante la instilación de un alto volumen de suero salino fisiológico (250-1.500 mL). Se han descrito series de casos con sesiones repetidas cada 2-5 días y se ha obtenido un alto éxito clínico con un menor riesgo de complicaciones. Posterior a la instilación se debe aspirar todo el contenido líquido para evitar el riesgo de broncoaspiración.

3. Técnica mixta:
   - Instilación con peróxido de hidrógeno (H_2O_2): método químico en el que la degradación de H_2O_2 contribuye a la licuefacción del detrito. Existen cuatro estudios al respecto, con un total de 108 pacientes y tasas reportadas de éxito clínico alrededor de entre el 79 y 100 %. A pesar de ello, la seguridad es cuestionable, ya que se ha descrito con episodios embólicos. Por ello, actualmente es una práctica no recomendada.
   - Irrigación de la colección mediante catéter nasocístico: una vez que se establece el drenaje transmural guiado por USE de una NE, se puede colocar un catéter nasal que conecta, a través de la fístula, con la colección necrótica para proporcionar irrigación dentro de la cavidad. El suero fisiológico o agua estéril se instila con el objetivo de reblandecer el material necrótico para ser eliminado con mayor facilidad. Esto puede ser particularmente útil cuando la colección está infectada o llena con una cantidad significativa de desechos necróticos. En un estudio retrospectivo, se demostró que el uso de un drenaje nasocístico junto con PP en pacientes con NE resulta en un mayor éxito a corto plazo, disminución de las tasas de oclusión del *stent* y menor estancia hospitalaria en comparación con el uso de PP solo. Sin embargo, es un método incómodo para el paciente y no está claro si un tubo nasocístico continuará ofreciendo alguna ventaja cuando se usa junto con los LAMS más nuevos. Cabe destacar que no existen ensayos prospectivos aleatorizados que hayan evaluado la duración, el tipo y el volumen de irrigación. Tampoco se han encontrado diferencias significativas en términos de éxito clínico con o sin la colocación de un catéter nasocístico en un estudio multicéntrico. A pesar de ser una maniobra bastante inocua, resulta incómodo para el paciente, de modo que hoy en día tampoco se puede recomendar de forma generalizada.
   - Sistema de cierre *vacuum*: consiste en la aplicación de sistemas de presión negativa sobre la fístula transmural creada. Está descrito en un número muy pequeño de casos. Su principal inconveniente es que requiere de múltiples recambios (**Fig. 62-10**).

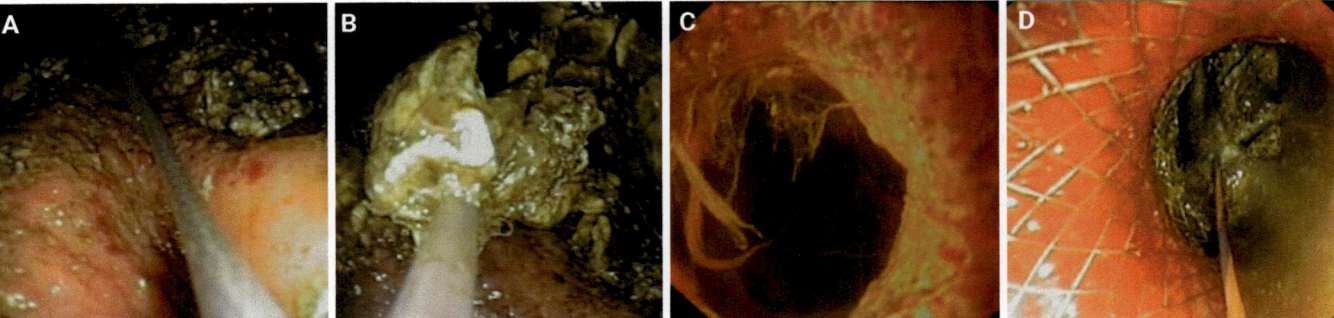

Figura 62-10. Imagen endoscópica de necrosectomía. **A)** Interior de la colección pancreática. **B)** Técnica mecánica. **C** y **D)** Técnica de irrigación.

 El requerimiento de NED dependerá de cada caso, dado que no existe un consenso sobre el método o las sesiones necesarias.
Se recomienda el uso de CO_2, suspender siempre que sea posible la administración de IBP, realizar el procedimiento bajo sedación profunda o intubación orotraqueal y cobertura antibiótica.

ASPECTOS CLÍNICOS DEL DRENAJE GUIADO POR ECOENDOSCOPIA DE COLECCIONES PANCREÁTICAS

Seguimiento clínico-radiológico

El drenaje de CPF no es una técnica estandarizada. La monitorización de los pacientes sometidos a drenajes transmurales de CFP variará enormemente en función de cada caso. Existen múltiples factores que determinarán la actitud terapéutica. Algunos de ellos son el tipo de colección drenada, presencia de infección, estado clínico del paciente o tipo de prótesis. No existe una guía que describa un esquema que seguir dada la variabilidad interindividual, disponibilidad de recursos y preferencias de los médicos.

Habitualmente, el control de los PSQ es más laxo que en el caso de los drenajes de NE por ser un tipo de colección asociada a mejores resultados clínicos del drenaje y suponer menor riesgo para el paciente. Se suele realizar un control radiológico a las 5-6 semanas de la inserción de PP y a las 4 semanas en caso de usar una LAMS o PM. En caso de objetivar resolución radiológica (colección residual de < 2 cm), se puede proceder a retirar la prótesis.

En los pacientes con drenajes transmurales por NE es recomendable realizar una prueba de imagen precoz, entre el tercer y quinto día tras el drenaje. En pacientes con una evolución insuficiente se debe adoptar una estrategia terapéutica activa siguiendo el esquema *step-up approach*. Una vez comprobada la eficacia radiológica, se deben retirar las prótesis a las 4-8 semanas, siendo más conservadores en el caso de las WON.

Retirada de las prótesis de drenaje

Antes de retirar una prótesis transmural está recomendado por las últimas guías realizar una prueba de imagen con la inten-

ción de valorar tanto la resolución de la colección drenada como el estado del conducto pancreático principal. La guía ESGE recomienda este punto específicamente y sugiere que es preferible realizar la evaluación radiológica previa a la retirada mediante colangiopancreatorresonancia con secretina. En caso de no ser posible, se recomienda la TC abdominal con contraste.

El tiempo que debe permanecer una prótesis de drenaje transmural en las colecciones pancreáticas sigue suponiendo un enigma aún no resuelto. La literatura médica describe una tasa de recurrencia al primer año de retirar el drenaje entre el 10 y 38 %. En teoría, mantener la prótesis *in situ* permite conservar la permeabilidad de la fístula cistoentérica y evitar la recurrencia. El problema es que no hay datos suficientes de seguridad a largo plazo. Existen múltiples casos de efectos adversos reportados a medio-largo plazo en pacientes portadores de drenajes transmurales (sangrados, oclusión, infección por obstrucción), pero no existe un consenso sobre el manejo al respecto.

- En un ensayo en que se aleatorizaba retirar la PP a las 2 semanas de la resolución frente a mantenerla a largo plazo en pacientes con NE, se objetivó una recurrencia a los 14 meses del 38 % en el grupo de retirada y en ningún caso en el grupo que mantenía la prótesis, sin ninguna complicación en ambos grupos.
- Otro estudio en que se retiraban PM tubulares por NE a las 3,5 semanas constató una tasa de recurrencia a los 2 años del 9,1 %.
- En el caso de las LAMS, su retirada es obligatoria, y ésta debe realizarse, según avalan estudios recientes, cuando la evolución clínica del paciente es favorable y se han finalizado las sesiones de necrosectomía y utilidad de las PAL. El período puede alargarse hasta las 6 e, incluso, 8 semanas (y no hasta las 4 semanas como se recalcaba antes).

Cuando al diagnóstico de NE se le asocia un síndrome del conducto pancreático desconectado, las guías recomiendan mantener el drenaje a largo plazo con PP. Está publicado que se asocia de forma significativa en mayor proporción a NE que al resto de CFP, lo que implica un aumento de necesidad de reintervención, cirugía y estancia hospitalaria. El tratamiento combinado mejora los resultados clínicos. En el caso de que una NE se haya drenado mediante LAMS y presente el síndrome de desconexión ductal, la actitud recomendada es controvertida. Aunque inicialmente se aconsejaba la colocación de prótesis plásticas al retirar las LAMS, un estudio aleatorizado, realizado en 2022, en NE con síndrome de desconexión ductal, en el que se comparaba colocación o no de dichas prótesis plásticas después de retirar las LAMS, no evidenció una reducción significativa del número de recurrencias al colocar plásticas.

SEGURIDAD: COMPLICACIONES Y EFECTOS ADVERSOS

En una revisión sistemática de 2014 con 455 pacientes, la tasa de complicaciones relacionadas con el procedimiento fue del 36 %, siendo la hemorragia la más frecuente, seguida de la perforación y la migración. Múltiples estudios demuestran que el número de complicaciones es mayor en el drenaje de NE (15-40 %) en comparación con el drenaje de PSQ (5-20 %). Hoy en día, uno de los objetos de debate más intensos es la seguridad relacionada con el tipo de prótesis. Existen múltiples estudios que comparan la tasa de efectos adversos entre las PP y las PM o LAMS, y presentan resultados contradictorios entre ellos. Las PM tubulares parecen presentar menos complicaciones tempranas en comparación con LAMS y PP doble *pigtail* (1,6, 9,3 y 7,5 %; *p* ≤ 0,01). Sin embargo, y a diferencia de lo esperado inicialmente, las complicaciones tardías son más frecuentes en las prótesis metálicas, sobre todo el sangrado diferido en pacientes drenados con LAMS.

- Hemorragia: es la complicación más frecuente (13-27 %) y puede ser inmediata o diferida. La hemorragia inmediata se suele relacionar con la confección del trayecto transmural por lesión de vasos contiguos. Por tanto, es de vital importancia asegurar una correcta coagulación y el uso del Doppler para detectar vasos interpuestos. Se planteó que el uso de diatermia reduciría la tasa de sangrado, pero estudios recientes han publicado justo lo contrario. Aparte de los métodos hemostáticos convencionales en endoscopia, el sangrado en el punto de ostomía se puede controlar empleando balones de dilatación o prótesis que ejerzan fuerza radial para efectuar taponamiento. De forma menos frecuente, pero asociados a mayor riesgo para el paciente, se han descrito sangrados venosos secundarios a varices secundarias a pancreatitis, sangrados de la porta y vena esplénica. El sangrado diferido suele causarse por la laceración de un seudoaneurisma o de la pared de la colección causado por la prótesis. Este acontecimiento adverso se relaciona en mayor medida con las prótesis metálicas, especialmente en LAMS, donde está bien documentado hasta en el 19 % de los casos. El fundamento teórico que justifica el sangrado es que el mayor diámetro de las prótesis metálicas produce mayor resolución y, en consecuencia, un colapso rápido de las paredes de la colección, que entran en contacto con la prótesis provocando erosiones y formación de seudoaneurismas. Las PP son blandas, moldeables y flexibles, por lo que es menos probable que esto ocurra. Este es el motivo por el que se recomienda la retirada de LAMS a las 4 semanas.
- Ante un sangrado con compromiso hemodinámico se debe solicitar una TC con contraste intravenoso. Excepto en el caso de los seudoaneurismas, que son más típicos del sangrado diferido, el resto son sangrado venoso, por lo que las opciones que ofrece la radiología intervencionista son limitadas, requiriendo en muchos casos un tratamiento quirúrgico urgente. Está descrito el uso de Hemospray®, efectivo en caso de sangrado intracolección.
- Perforación: sucede en torno al 5 % de los casos. Peritonitis o neumoperitoneo causados por la separación de la pared de la colección y el tubo digestivo. Si bien los LAMS están diseñados para hacer que el acceso endoscópico a los PFC sea más fácil y potencialmente más seguro, los datos iniciales no sugieren que el uso de LAMS elimine el riesgo de perforación. En un estudio que comparó PP, PM y LAMS, se informaron 3 casos de perforación en el grupo de LAMS (*n* = 86), todos resultantes de una liberación incorrecta. En los grupos de PP y PM (*n* = 227) sólo hubo dos perforaciones de este tipo.
Tras un drenaje transmural, el clínico debe estar alerta a los signos de alarma que sugieran perforación. Ante la sospecha se debe realizar una TC abdominal y adoptar medidas básicas. En ciertos casos, el paciente puede ser tratado de forma conservadora, pero en otras ocasiones requerirá intervención quirúrgica. En el caso de detectar la perforación durante el procedimiento, se pueden intentar maniobras de sellado endoscópico si la solución de continuidad es menor de 1 cm, con el uso de un OTSC (*over-the-scope-clip*).
- Migración de la prótesis: ocurre en un 0,67-6 % de los casos. Existen múltiples estudios que comparan las tasas de migración en función del tipo de prótesis, y según la última evidencia no hay diferencias entre PP y metálicas. A pesar de su diseño ideado para disminuir la migración, se ha reportado hasta un 19 % de migraciones con LAMS. La migración endoluminal consiste en el desplazamiento hacia la cavidad digestiva con un posible riesgo de oclusión mecánica. En caso de objetivar esta complicación el tratamiento endoscópico, debe valorarse la extracción endoscópica. Cuando la migración es hacia colección o hacia la cavidad peritoneal, asocia una mayor complejidad técnica. Como maniobra de rescate, puede introducirse el videogastroscopio por la ostomía en caso de que sea de diámetro suficiente y emplear pinzas o asas. También está reportada la técnica *stent-in-stent*. Por regla general, si fracasa el tratamiento endoscópico inicial, el manejo debe ser quirúrgico.
- *Buried stent*: descrito en LAMS y hace referencia al crecimiento de la mucosa circundante a la prótesis hasta recubrirla o incluso enterrarla por completo. La hipertrofia mucosa es reactiva a inflamación por la colocación de la prótesis en los casos de drenaje de CFP. Las series describen una alta tasa de aparición de este efecto adverso (8-17 %), pero muchas de las series incluyen patología neoplásica en las que el mecanismo es el crecimiento tumoral. Se ha descrito que la colocación de LAMS de diámetro reducido (8-10 mm) en el antro gástrico puede aumentar el riesgo de este fenómeno por ser una zona de aumento de la motilidad. Si la prótesis está totalmente enterrada, una opción técnica es usar aguja-bisturí o argón plasma para desenterrarla y posteriormente traccionar con utensilios.

También se puede repermeabilizar el tracto guiado por USE (avanzar una guía con rigidez suficiente para atravesar el tejido reactivo y proceder a dilatar con balón).

- Oclusión de la prótesis: es un efecto adverso relativamente infrecuente, asociado al tiempo de colocación de la prótesis y con complicaciones potencialmente graves en los casos de infección. Se han reportado tasas entre el 10 y 18 % de obstrucción en PP, aunque la mayoría de los estudios incluyen PP colocadas por otras indicaciones aparte del drenaje de CFP. El aumento del diámetro, las prótesis con orificios en los laterales, el tipo de material y el recambio periódico han supuesto una mejoría en la tasa de permeabilidad. En el caso de las LAMS, se han descrito hasta un 1,9-4 % de casos, condicionando infección en el 2,9 %. Se puede repermeabilizar una LAMS obstruida colocando una prótesis doble *pigtail* a través de ella; de hecho, algunos autores prefieren colocar directamente una PP a través de la LAMS (**Fig. 62-11**). Un reciente ensayo clínico (Vanek, 2022) avala el uso del *pigtail* coaxial a LAMS, con resultados significativos, para disminuir el riesgo de oclusión/sobreinfección.

DRENAJE GUIADO POR ECOENDOSCOPIA DE ABSCESOS

El drenaje de colecciones peripancreáticas guiadas por USE se ha convertido en el *gold standard* y existe un sinfín de bibliografía al respecto. Exceptuando estas dos localizaciones anatómicas, la evidencia acerca del drenaje de abscesos se resume a casos clínicos, series de casos cortas o estudios retrospectivos. A modo de resumen, se ha descrito la utilización de la ecoendoscopia en:

- Abscesos hepáticos: la mayoría de los casos se limitan al drenaje de los segmentos II, III y caudado correspondientes al hígado izquierdo, al ser los más accesibles por ecoendoscopia.
- Abscesos pélvicos: el abordaje puede ser transrectal o transcolónico, con una tendencia a menor éxito clínico y mayor tasa de reintervención en este último acceso.
- Abscesos pararrenales.
- Abscesos perigástricos.
- Abscesos subfrénicos.
- Abscesos mediastínicos.

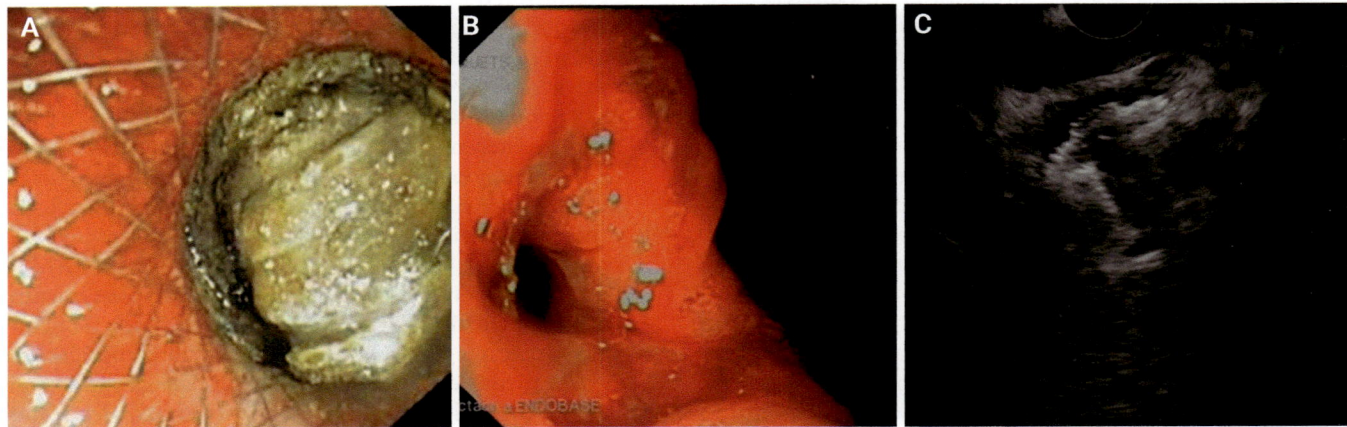

Figura 62-11. Complicaciones de las prótesis de aposición luminal. **A)** Oclusión de prótesis de aposición luminal por detrito en una necrosis encapsulada. **B)** *Buried stent* por visión endoscópica. **C)** *Buried stent* por ecoendoscopia.

PUNTOS CLAVE

- El manejo endoscópico de las colecciones pancreáticas dependerá del tipo de colección según la clasificación de Atlanta.
- La indicación clínica (infección o sospecha de infección, obstrucción gastrointestinal o biliar, dolor, compresión vascular significativa) debe ser clara, rigurosa y consensuada en comité. Esta indicación puede cambiar según la evolución clínica del paciente.
- Existen tres opciones de drenaje endoscópico de colecciones: aspiración simple, transpapilar y/o transmural.

- Existen dos técnicas de drenaje transmural de colecciones: tipo Seldinger (punción + guía + dilatación + prótesis) o directa (punción-acceso directo con sistema de electrocauterio y prótesis).
- Existen tres tipos de prótesis para drenaje de colecciones: prótesis plásticas (doble *pigtail*), prótesis metálicas tubulares y prótesis de aposición luminal.
- Aunque no existe una evidencia científica significativa que favorezca a un tipo de prótesis, en las necrosis pancreáticas encapsuladas se suele utilizar prótesis de aposición luminal.

BIBLIOGRAFÍA

Aburajab M, Smith Z, Khan A, Dua K. Safety and efficacy of lumen-apposing metal stents with and without simultaneous double-pigtail plastic stents for draining pancreatic pseudocyst. Gastrointest Endosc. 2018;87(5):1248-55.

Aghdassi A, Simon P, Pickartz T, Budde C, Skube ME, Lerch MM. Endoscopic management of complications of acute pancreatitis: an update on the field. Expert Rev Gastroenterol Hepatol. 2018; 12(12): 1207-18.

Alali A, Mosko J, May G, Teshima C. Endoscopic ultrasound-guided management of pancreatic fluid collections: Update and review of the literature. Clin Endosc. 2017; 50(2): 117-25.

Andalib I, Dawod E, Kahaleh. Modern Management of Pancreatic Fluid Collections. J Clin Gastroenterol. 2018; 52(2): 97-104.

Arvanitakis M, Dumonceau JM, Albert J, Badaoui A, Bali MA, Barthet M, et al. Endoscopic management of acute necrotizing pancreatitis: European Society of Gastrointestinal Endoscopy (ESGE) evidence-based multidisciplinary guidelines. Endoscopy. 2018 May;50(5):524-46.

Bang JY, Arnoletti JP, Holt BA, Sutton B, Hasan MK, Navaneethan U, et al. An Endoscopic Transluminal Approach, Compared With Minimally Invasive Surgery, Reduces Complications and Costs for Patients With Necrotizing Pancreatitis. Gastroenterology. 2019; 156(4): 1027-40.e3.

Bang JY, Navaneethan U, Hassan M, Sutton B, Hawes R, Varadarajulu S. Non-superiority of lumen-apposing metal stents over plastic stents for drainage of walled-off necrosis in a randomised trial. Gut. 2019;68(7):1200-9.

Baron TH, DiMaio CJ, Wang AY, Morgan KA. American Gastroenterological Association Clinical Practice Update: Management of Pancreatic Necrosis. Gastroenterology. 2020 Jan;158(1):67-75.e1.

Boxhoorn L, Verdonk RC, Besselink MG, Boermeester M, Bollen TL, Bouwense SA, et al.; Dutch Pancreatitis Study Group. Comparison of lumen-apposing metal stents versus double-pigtail plastic stents for infected necrotizing pancreatitis. Gut. 2023 Jan;72(1):66-72.

Chavan R, Nabi Z, Lakhtakia S, Gupta R, Jahangeer B, Talukdar R, et al. Impact of transmural plastic stent on recurrence of pancreatic fluid collection after metal stent removal in disconnected pancreatic duct: a randomized controlled trial. Endoscopy. 2022 Sep;54(9):861-8.

Consiglieri CF, Gornals JB, Busquets J, Peláez N, Secanella L, De-La-Hera M, et al. Fluoroscopy-assisted vs fluoroless endoscopic ultrasound-guided transmural drainage of pancreatic fluid collections: A comparative study. Gastroenterol Hepatol. 2018;41(1):12-21.

Gornals JB, Perez-Miranda M, Vazquez-Sequeiros E, Vila J, Esteban JM, Gonzalez-Huix F, et al.; Spanish Working Group on Pancreatic Collection Therapy. Multicenter study of plastic vs. self-expanding metal stents in endoscopic ultrasound-guided drainage of walled-off pancreatic necrosis - PROMETHEUS: a randomized controlled trial protocol. Trials. 2019;20(1):791.

Guzmán-Calderón E, Chacaltana A, Díaz R, Li B, Martinez-Moreno B, Aparicio JR. Head-to-head comparison between endoscopic ultrasound guided lumen apposing metal stent and plastic stents for the treatment of pancreatic fluid collections: A systematic review and meta-analysis. J Hepatobiliary Pancreat Sci. 2022 Feb;29(2):198-211.

Hammad T, Khan MA, Alastal Y, Lee W, Nawras A, Ismail MK, et al. Efficacy and Safety of Lumen-Apposing Metal Stents in Management of Pancreatic Fluid Collections: Are They Better Than Plastic Stents? A Systematic Review and Meta-Analysis. Dig Dis Sci. 2018; 63(2): 289-301.

Ho KY, Jin ZD, Seo DW, Teoh AYB, Dhir V, Kida M. Systematic review comparing endoscopic, percutaneous and surgical pancreatic pseudocyst drainage. World J Gastrointest Endosc. 2016; 8(6): 310-8.

Holt BA, Varadarajulu S. The endoscopic management of pancreatic pseudocysts. Gastrointest Endosc. 2015; 81(4): 804-12.

Izquierdo-Romero M, Bas-Cutrina F, Gornals JB. Endoscopic ultrasound-guided ostomy repermeabilization as a rescue technique to resolve a deeply buried lumen-apposing stent. Dig Endosc. 2020 Jul;32(5):e84-5.

Kadiyala V, Suleiman SL, McNabb-Baltar J, Wu BU, Banks PA, Singh VK. The Atlanta Classification, Revised Atlanta Classification, and Determinant-Based Classification of Acute Pancreatitis: Which Is Best at Stratifying Outcomes? Pancreas. 2016 Apr;45(4):510-5.

Karstensen JG, Novovic S, Hansen EF, Jensen AB, Joergensen HL, Lauritsen ML, et al. EUS-guided drainage of large walled-off pancreatic necroses using plastic versus lumen-apposing metal stents: a single-centre randomised controlled trial. Gut. 2023 Jun;72(6):1167-73.

Nabi Z, Basha J, Reddy DN. Endoscopic management of pancreatic fluid collections-revisited. World J Gastroenterol. 2017; 23(15): 2660-72.

Nayar M, Leeds JS; UK & Ireland LAMS Colloborative, Oppong K. Lumen-apposing metal stents for drainage of pancreatic fluid collections: does timing of removal matter? Gut. 2022 May;71(5):850-3.

Puga M, Consiglieri CF, Busquets J, Pallarès N, Secanella L, Peláez N, et al. Safety of lumen-apposing stent with or without coaxial plastic stent for endoscopic ultrasound-guided drainage of pancreatic fluid collections: a retrospective study. Endoscopy. 2018; 50(10): 1022-6.

Saunders R, Ramesh J, Cicconi C, Evans J, Yip VS, Raraty M, et al. A systematic review and meta-analysis of metal versus plastic stents for drainage of pancreatic fluid collections: metal stents are advantageous. Surg Endosc. Other Interv Tech. 2019; 33(5): 1412-25.

Shin HC, Cho CM, Jung MK, Yeo SJ. Comparison of Clinical Outcomes between Plastic Stent and Novel Lumen-apposing Metal Stent for Endoscopic Ultrasound-Guided Drainage of Peripancreatic Fluid Collections. Clin Endosc. 2019; 52(4): 353-9.

Siddiqui AA, Kowalski TE, Loren DE, Khalid A, Soomro A, Mazhar SM, et al. Fully covered self-expanding metal stents versus lumen-apposing fully covered self-expanding metal stent versus plastic stents for endoscopic drainage of pancreatic walled-off necrosis: clinical outcomes and success. Gastrointest Endosc. 2017; 85(4): 758-65.

Tada M, Ishigaki K, Takeda T, Isayama H, Saito T, Chantarojanasiri T, et al. Comparison of early and delayed EUS-guided drainage of pancreatic fluid collection. Endosc Int Open. 2018; 06(12): E1398-405.

Teoh AYB, Dhir V, Kida M, Yasuda I, Jin ZD, Seo DW, et al. Consensus guidelines on the optimal management in interventional EUS procedures: results from the Asian EUS group RAND/UCLA expert panel. Gut. 2018; 67(7): 1209-28.

Van Brunschot S, Van Grinsven J, Van Santvoort HC, Bakker OJ, Besselink MG, Boermeester MA, et al. Endoscopic or surgical step-up approach for infected necrotising pancreatitis: a multicentre randomised trial. Lancet. 2018; 391(10115): 51-8.

Van der Harst E, Wahab PJ, Manusama ER, Dejong CH, Nieuwenhuijs VB, Bakker OJ, et al. A Conservative and Minimally Invasive Approach to Necrotizing Pancreatitis Improves Outcome. Gastroenterology. 2011; 141(4): 1254-63.

Van Santvoort HC, Besselink MG, Bakker OJ, Hofker HS, Boermeester MA, Dejong CH, et al. A Step-up Approach or Open Necrosectomy for Necrotizing Pancreatitis. N Engl J Med. 2010; 362(16): 1491-502.

Vanek P, Falt P, Vitek P, Zoundjiekpon V, Horinkova M, Zapletalova J, et al. EUS-guided transluminal drainage using lumen-apposing metal stents with or without coaxial plastic stents for treatment of walled-off necrotizing pancreatitis: a prospective bicentric randomized controlled trial. Gastrointest Endosc. 2023 Jun;97(6):1070-80.

Vazquez-Sequeiros E, Baron TH, Pérez-Miranda M, Sánchez-Yagüe A, Gornals J, Gonzalez-Huix F, et al. Spanish Group for FCSEMS in Pancreas Collections. Evaluation of the short- and long-term effectiveness and safety of fully covered self-expandable metal stents for drainage of pancreatic fluid collections: results of a Spanish nationwide registry. Gastrointest Endosc. 2016;84(3):450-7.

Verdonk RC, Besselink MGH, Bruno MJ, Fockens P, Van Hooft JE, Voermans RP, et al. Endoscopic Management of Infected Necrotizing Pancreatitis: an Evidence-Based Approach. Curr Treat Options Gastroenterol. 2018; 16(3): 333-44.

Voermans R, Delhaye M, Gyökeres T, Papanikolaou I, Van Lienden K, Hritz I, et al. Endoscopic management of acute necrotizing pancreatitis: European Society of Gastrointestinal Endoscopy (ESGE) evidence-based multidisciplinary guidelines. Endoscopy. 2018; 50(05): 524-46.

Wang Z, Zhao S, Meng Q, Wang S, Chen Y, Wang F, et al. Comparison of three different stents for endoscopic ultrasound-guided drainage of pancreatic fluid collection: A large retrospective study. Journal of Gastroenterology and Hepatology (Australia). 2019; 34(4): 791-8.

Working group IAP/APA Acture Pancreatitis Guidelines. IAP/APA evidence-based guidelines for the management of acute pancreatitis. Pancreatology. 2013; 13(4 Suppl 2): e1-15.

Yang D, Amin S, Gonzalez S, Mullady D, Hasak S, Gaddam S, et al. Transpapillary drainage has no added benefit on treatment outcomes in patients undergoing EUS-guided transmural drainage of pancreatic pseudocysts: A large multicenter study. Gastrointest Endosc. 2016; 83(4): 720-9.

Yip HC, Teoh AYB. Endoscopic Management of Peri-Pancreatic Fluid Collections. Gut Liver. 2017; 11(5): 604-11.

Tratamiento de la hemorragia digestiva guiado por ultrasonografía endoscópica

63

R. Romero Castro y Á. Caunedo Álvarez

OBJETIVOS

- Describir el estado actual del tratamiento guiado por ecoendoscopia en la hemorragia digestiva a partir de la bibliografía médica disponible en habla inglesa, dividido en hemorragia digestiva de origen no varicoso y secundaria a hipertensión portal.
- Exponer diferentes aspectos hemodinámicos esenciales de las varices gástricas para comprender mejor las bases de su tratamiento guiado por ecoendoscopia y sus posibles riesgos en función del método empleado para erradicarlas.
- Enumerar unos consejos prácticos para una angioterapia guiada por ecoendoscopia lo más segura y eficaz posible.
- Listar unas recomendaciones sobre la elección de un tratamiento específico basadas en la evidencia científica actual.

INTRODUCCIÓN

La ultrasonografía endoscópica (USE) o ecoendoscopia combina la endoscopia con la toma de imágenes ecográficas de alta resolución de la pared del tracto gastrointestinal y del mediastino posterior o retroperitoneo que no pueden ser obtenidas por otras técnicas de imagen actualmente disponibles. A principios de la década de 1990 se introdujeron los ecoendoscopios sectoriales con Doppler, que facilitaban la toma de punciones guiadas por USE en tiempo real. Desde entonces, la punción guiada por USE se ha expandido por todo el mundo debido a su precisión diagnóstica y perfil de seguridad. Es una técnica certera, al mostrar en tiempo real la aguja en todo momento, y segura, gracias a la capacidad del Doppler para detectar y evitar los vasos sanguíneos y otras estructuras vasculares durante la punción. Además de la punción de lesiones mediastínicas, retroperitoneales o pararrectales, se ha desarrollado una amplia variedad de técnicas guiadas por USE, como la inyección de diversas sustancias (neurólisis, inyección de agentes antitumorales, etc.), drenaje de colecciones pancreáticas, abdominales, pélvicas o mediastínicas, y drenaje de la vía biliar o pancreática.

Sin embargo, no se ha observado un desarrollo similar en el campo de la terapéutica guiada por USE en el sistema vascular o angioterapia (USE-gA) motivado por diversos factores:

- Temor a acontecimientos adversos graves, principalmente sangrado e infecciones.
- Los datos aportados por los escasos estudios, tanto en modelos animales como en pacientes, no permiten establecer directrices basadas en un nivel de evidencia con una calidad adecuada. La mayoría de las publicaciones son casos aislados o series de casos y estudios retrospectivos, con pocos estudios prospectivos aleatorizados. Esto

se debe a la relativa baja frecuencia de las diversas lesiones que afectan al sistema vascular.
- Escaso apoyo de la industria para desarrollar nuevos materiales y accesorios específicamente diseñados.
- Existencia de procedimientos previamente establecidos, como la radiología intervencionista, que se consideran de primera línea, aunque algunos de estos procedimientos tampoco estén basados en una evidencia científica suficiente.
- Conocimiento incompleto de la naturaleza de determinadas patologías, como la anatomía y hemodinámica de las varices gástricas.
- Limitaciones técnicas de los ecoendoscopios y del utillaje disponibles en la actualidad.
- Elevada capacitación necesaria en ecoendoscopia y en diferentes técnicas endoscópicas intervencionistas, como la colangiopancreatografía retrógrada endoscópica, y de manejo de prótesis, además de personal auxiliar entrenado requeridos para la USE-gA.
- Necesidad de salas de endoscopia totalmente equipadas, incluyendo equipo de radiología.

Sin embargo, a pesar de estas limitaciones, se observa un progresivo aumento en la comunicación de estudios relacionados con la USE-gA que pueden suponer una alternativa terapéutica eficaz y segura a los tratamientos endoscópicos convencionales, la radiología intervencionista o la cirugía.

Debido a la proximidad de los grandes y pequeños vasos al tracto gastrointestinal y a la capacidad del Doppler para detectarlos y evitarlos, la USE ha desplazado a otras técnicas radiológicas para efectuar punciones y otros procedimientos terapéuticos en el mediastino y el retroperitoneo. Además, gracias a la proximidad de los diferentes vasos sanguíneos, estos pueden puncionarse deliberadamente en determinados procedimientos diagnósticos y terapéuticos guiados por USE.

Se han comunicado casos y series de casos en los que se ha realizado punción de diferentes estructuras vasculares como la aorta, arterias y venas con un excelente perfil de seguridad y rendimiento diagnóstico en el estudio de extensión de neoplasias. La vena porta es uno de los vasos más inaccesibles de la anatomía y puede abordarse fácilmente por USE para diversas actuaciones diagnósticas, como la toma de muestras para analizar la concentración de células tumorales circulantes o la toma de biopsias para descartar malignidad, y su punción permite medir las presiones de forma directa. Se ha observado eficacia y seguridad en las punciones del bazo. También el corazón ha sido objeto de diversas intervenciones guiadas por USE.

TRATAMIENTO DE LA HEMORRAGIA DIGESTIVA NO VARICOSA GUIADO POR ECOENDOSCOPIA

La hemorragia gastrointestinal es una de las situaciones más frecuentes que debe tratar el endoscopista. Generalmente, se consigue la hemostasia empleando diversas técnicas mediante un endoscopio convencional. Sin embargo, se observa sangrado refractario a estas medidas hasta en el 25 % de los casos y es entonces cuando la USE-gA está desempeñando un papel emergente.

La hemorragia digestiva de origen no varicoso es una causa frecuente de hospitalización que suele manejarse con diversos métodos mediante endoscopia convencional. No obstante, en el 5-12 % de los casos el sangrado no se controla y precisa tratamientos más invasivos y costosos, como la radiología intervencionista o la cirugía, y se incrementan la morbilidad y mortalidad. La USE ayuda a identificar el vaso causante del sangrado y a guiar el tratamiento de los casos sin un diagnóstico concluyente o en los que el tratamiento endoscópico convencional no sea resolutivo.

La USE-gA se ha mostrado eficaz y segura en el tratamiento de lesiones sangrantes no varicosas, como la enfermedad de Dieulafoy, úlceras pépticas, seudoaneurismas y tumores sangrantes.

En una serie de 17 pacientes con sangrado no variceal refractario, la USE-gA permitió un diagnóstico y tratamiento seguro y se obtuvo la hemostasia en 15 de los 17 casos durante un seguimiento medio de 12 meses. Un paciente con Dieulafoy resangró y fue tratado con éxito de nuevo por USE, aunque otro con una neoplasia prostática continuó sangrando. Antes del tratamiento por USE, se realizaron una media de 2,5 endoscopias, 4 procedimientos radiológicos y 3 intervenciones quirúrgicas, y en 10 pacientes con datos de transfusiones se transfundió una media de 11 concentrados de hematíes. No se observaron acontecimientos adversos.

Se revisan a continuación las principales indicaciones relacionadas con la hemorragia digestiva no varicosa para las que se ha propuesto el uso de la USE-gA.

Úlceras pépticas

Algunos estudios observacionales establecían hace unos años la utilidad de las minisondas empleadas a través del canal de trabajo de los endoscopios convencionales para demostrar la presencia de flujo arterial en el fondo de úlceras pépticas, lo que se correlacionaba con estigmas endoscópicos de elevado riesgo de sangrado. Sin embargo, en un posterior estudio aleatorizado en 80 pacientes con úlcera sangrante no se halló un beneficio adicional de la información proporcionada por las minisondas comparada con la obtenida con la clasificación de Forrest.

Del mismo modo, se han descrito casos aislados de inyección de cianoacrilato (CYA) por USE en la arteria de úlceras sangrantes y se ha obtenido hemostasia; se observó en un caso de embolia en una rama de la arteria gastroduodenal. Jensen *et al.*, en un estudio aleatorizado, compararon en 148 pacientes (125 úlceras pépticas, 19 Dieulafoy y 4 Mallory-Weiss) la tasa de resangrado a los 30 días, la mortalidad, las necesidades transfusionales y si precisaron cirugía o tratamiento vascular radiológico. Se empleó una sonda Doppler para comprobar el posible flujo patente y dirigir el tratamiento (72 pacientes) frente al grupo de control con endoscopia convencional (76 pacientes). Se observó que la utilización de sondas Doppler reducía de manera significativa las tasas de resangrado, cirugía y los episodios adversos graves. Los autores concluyeron que el estudio de la hemorragia digestiva de origen no varicoso debe incluir el empleo de sondas Doppler y que deben modificarse las actuales guías clínicas para incluirlas en los protocolos.

Lesiones de Dieulafoy

La hemorragia por lesión de Dieulafoy es una circunstancia muy difícil de diagnosticar si no hay un sangrado activo, puede ser recurrente y grave y afecta generalmente a pacientes pluripatológicos. La USE sirve para diferenciar un caso de Dieulafoy de un seudoaneurisma, permite identificar el vaso causante y ayuda a dirigir el tratamiento. Fockens publicó en 1996 el primer estudio sobre USE-gA, tanto en humanos como en modelos animales, y demostró la utilidad de la USE en la angioterapia. Por USE identificó el vaso con minisondas en 4 pacientes e inyectó agentes hemostáticos directamente guiado por USE en 3 casos de lesiones de Dieulafoy. Ribeiro, Levy y Vila describieron, respectivamente, un caso de Dieulafoy, y González, 2 casos.

Así pues, los datos de eficacia y seguridad del tratamiento guiado por USE en el sangrado por Dieulafoy son limitados. Se precisarían estudios comparativos amplios que, por la escasa prevalencia de esta patología, no son factibles. Sin embargo, esta técnica debe considerarse en casos de sospecha de Dieulafoy, ya que ayuda a diagnosticar certeramente el vaso causante y posibilita una terapia segura y eficaz en casos refractarios al tratamiento endoscópico convencional. En la **figura 63-1** se observa la precisión diagnóstica de la USE-gA respecto al tratamiento endoscópico convencional, en el que los clips implantados por endoscopia convencional no estaban implantados donde estaba el vaso aberrante, que fue tratado con la liberación de *coils* e inyección.

Seudoanaeurismas viscerales

Los seudoaneurismas viscerales son muy infrecuentes, pero presentan una elevada morbimortalidad. La radiología vascu-

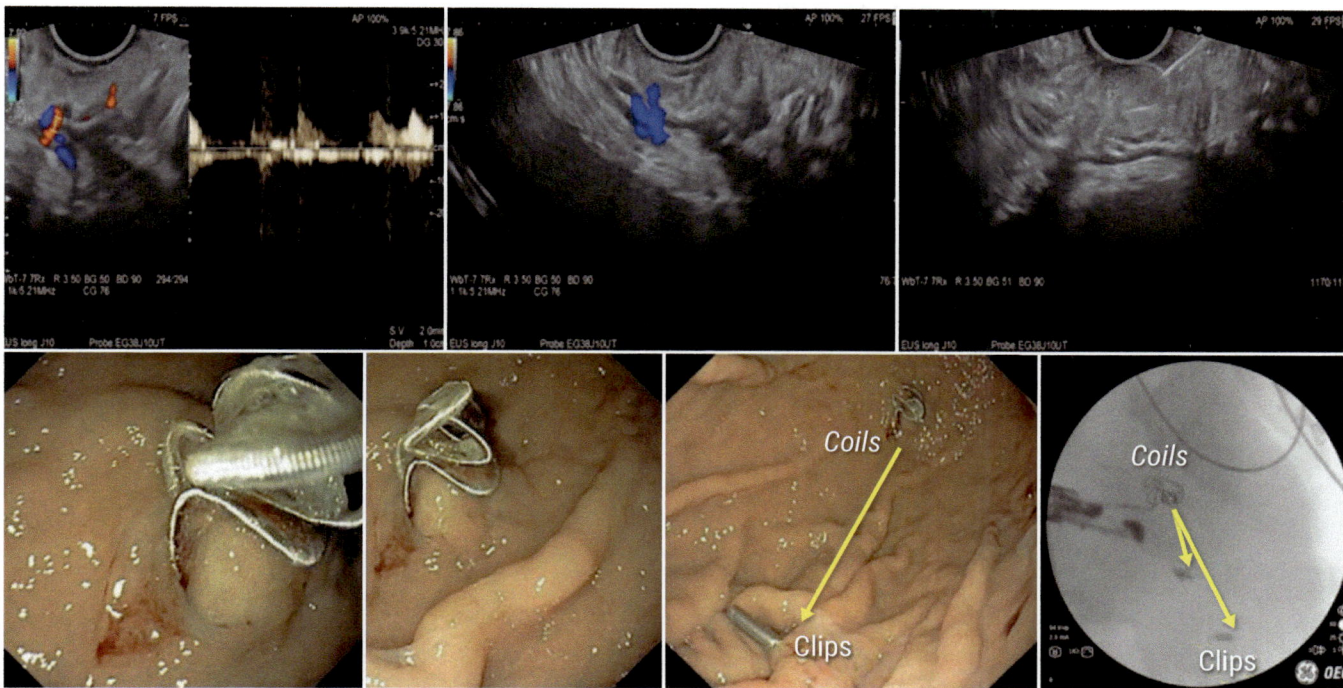

Figura 63-1. Vaso aberrante gástrico de 6 mm en paciente pluripatológico diagnosticado y tratado por USE tras tres ingresos hospitalarios y transfusión de 10 concentrados de hematíes. En la imagen se advierte la precisión diagnóstica de la USE con la liberación de *coils*.

lar intervencionista es la primera línea de tratamiento. Sin embargo, dependiendo de su localización y características, puede ser necesario un tratamiento combinado, vascular y percutáneo cuando el vaso aferente no es abordable por vía vascular.

La USE sirve para detectar y tratar el seudoaneurisma eficazmente. González describe un caso de inyección de CYA y lipiodol con una aguja de 19 G en un seudoaneurisma de la arteria esplénica lesionado durante el drenaje de un seudoquiste pancreático. El mismo grupo describió posteriormente 3 casos más. Levy obliteró inyectando alcohol con una aguja de 22 G un seudoaneurisma de 5 cm que no era accesible al tratamiento vascular.

Más recientemente, una serie publicada por Samanta *et al.* incluía a 15 pacientes con seudoaneurismas viscerales con un tamaño medio de 2,8 cm tratados con inyección de una media de 2 mL de CYA y 2 *coils*. Reportaron la obliteración completa del seudoaneurisma en el 94 % de los casos tras una sesión.

Jhajharia ha publicado una serie de 20 pacientes con seudoaneurismas pancreáticos no susceptibles de angioembolización convencional en los que logró la obliteración completa en todos los casos con la inyección de trombina mediante USE-gA.

Estos casos reportados muestran la posibilidad del tratamiento guiado por USE de los seudoaneurismas, incluidos aquellos casos no tratables por vía endovascular. No obstante, sus posibles acontecimientos adversos pueden ser, entre otros, rotura del seudoaneurisma, tromboembolia e infección. Se han descrito también otros menos frecuentes relacionados con el procedimiento, como el infarto esplénico o la aparición de ictericia obstructiva y hemobilia tras la inyección de trombina en un seudoaneurisma de la arteria cística.

Son necesarios más estudios sobre aplicabilidad y seguridad para recomendar la USE antes que el tratamiento endovascular establecido.

Tumores *GIST* sangrantes

El tratamiento endoscópico de los tumores del estroma gastrointestinal (GIST) sangrantes antes de la terapia quirúrgica definitiva puede ser difícil. Se ha obtenido hemostasia tras inyectar CYA guiado por USE en algunos casos de GIST sangrantes. Nuestro grupo reportó 2 casos de GIST sangrantes tratados por USE mediante liberación de *coils* e inyección de CYA. Se consiguió la hemostasia hasta las intervenciones regladas efectuadas 4 semanas después de los procedimientos terapéuticos guiados por USE. En la **figura 63-2** se muestra un ejemplo de tratamiento guiado por USE implantando un *coil* e inyectando CYA en un GIST sangrante.

Se puede concluir que, en la hemorragia digestiva de origen no varicoso, la USE-gA tiene una serie de ventajas sobre la endoscopia convencional, como la visión transmural de los vasos origen del sangrado, lo que permite un tratamiento guiado eficaz en tiempo real, así como la confirmación inmediata de la eficacia terapéutica, si el vaso está trombosado o necesita un procedimiento terapéutico adicional. Así, se evita o minimiza la posibilidad de recidivas hemorrágicas y el deterioro clínico de los pacientes. Sus limitaciones son la falta de estudios controlados, la necesidad de material accesorio específico y el diseño de los ecoendoscopios actualmente disponibles.

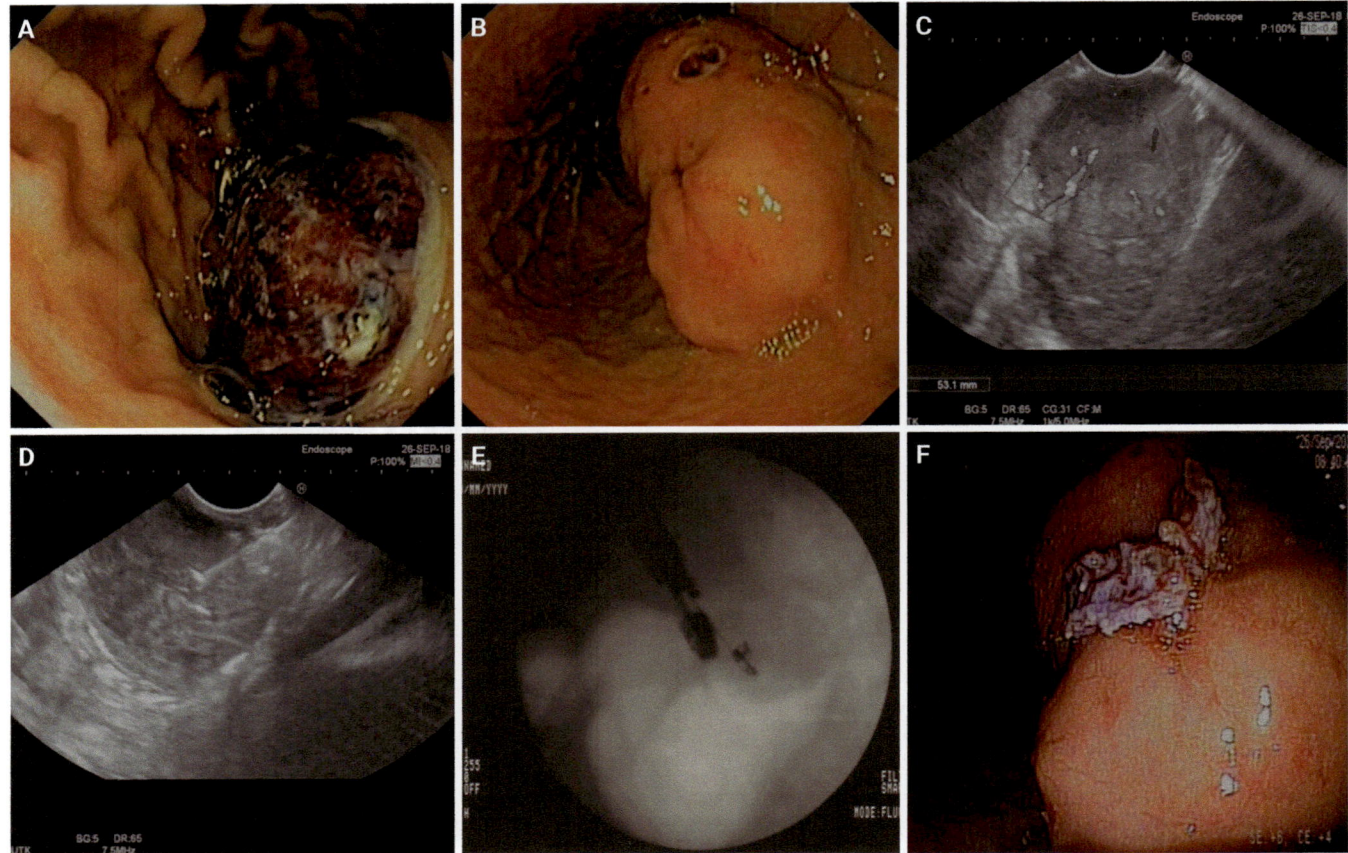

Figura 63-2. USE-gA mediante liberación de un *coil* e inyección de cianoacrilato (CYA) en un tumor del estroma gastrointestinal sangrante. **A)** Tumor del estroma gastrointestinal sangrante. **B)** Otra imagen endoscópica del tumor del estroma gastrointestinal sangrante. **C)** Imagen ecoendoscópica del tumor del estroma gastrointestinal sangrante y su arteria nutricia. **D)** Punción del tumor del estroma gastrointestinal con aguja de 19 G para liberar un *coil* e inyectar CYA. **E)** Imagen fluoroscópica del *coil* liberado. **F)** Imagen endoscópica en la que se aprecia la salida del cianoacrilato por la zona ulcerada del tumor que había sangrado.

TRATAMIENTO DE LA HEMORRAGIA DIGESTIVA ASOCIADA A HIPERTENSIÓN PORTAL

La USE tiene un papel de importancia creciente, y crucial en opinión de los autores, en el manejo diagnóstico y terapéutico de los pacientes con hipertensión portal (v. **Caps. 68** y **69**).

Se trata de la técnica más precisa para diagnosticar varices gástricas. Detecta los vasos colaterales y predice el riesgo de recurrencia y de resangrado en las varices esofágicas cuando las venas perforantes aferentes están permeables. La USE predice el riesgo de resangrado en las varices gástricas tratadas con inyección de CYA, si hay flujo patente y, por tanto, indica la conveniencia de un tratamiento endoscópico adicional. También ayuda a detectar *shunt*s gastrorrenales.

La USE posibilita, además, la toma de presiones portales de manera rápida y fiable, así como la toma de biopsia hepática bilobar en un mismo acto, entre otras técnicas guiadas por USE, y permite un abordaje seguro, eficaz y sin demoras de pacientes con hepatopatías, lo que se ha denominado *endohepatología*.

Es importante resaltar que es en la faceta terapéutica de las complicaciones derivadas de la hipertensión portal, principalmente en el tratamiento de las varices gástricas, donde la USE-gA tiene una casuística mayor con un excelente perfil de eficacia y seguridad.

Varices esofágicas

En una serie de casos en 5 pacientes con varices esofágicas, Lahoti *et al.* inyectaron morruato sódico en las venas perforantes de las varices esofágicas, guiado por USE con una aguja convencional de escleroterapia. Se necesitaron dos sesiones para la obliteración de las varices sin resangrado en el seguimiento de 15 meses y se observó una estenosis que precisó dilataciones endoscópicas.

De Paulo *et al.* observaron en 2006, en un estudio aleatorizado en el que se comparaban en 50 pacientes la eficacia y seguridad en dos grupos, uno tratado con la inyección guiada por USE en las colaterales de las varices esofágicas de hasta 20 mL de oleato de etanolamina mediante agujas de 19 o 21 G, y otro grupo tratado por escleroterapia convencional. No se observaron diferencias estadísticamente significativas en las tasas de erradicación, recurrencia y acontecimientos adversos (todos leves), pero sí una tendencia a menor recurrencia en el grupo tratado por USE relacionado con la presencia de vasos colaterales ($p = 0,003$).

Nuestro grupo describió un caso de varices esofágicas con sangrado masivo que impedía el tratamiento endoscópico convencional, en el que se obtuvo la hemostasia tras inyección de CYA guiada por USE en las perforantes que nutrían las varices esofágicas. En consecuencia, ese abordaje puede ser una alternativa terapéutica en sangrado masivo a la implantación de prótesis autoexpandibles esofágicas.

Varices gástricas y ectópicas

Ventajas de la aplicación de la USE-gA e; el tratamiento de las varices gástricas

El manejo de las varices gástricas sangrantes ha supuesto un reto por su morbilidad y mortalidad. La inyección endoscópica de CYA es la primera línea de tratamiento propuesta, con unas tasas de hemostasia del 90 %, de recidiva hemorrágica del 22 al 37 % y de mortalidad del 10 al 30 %. Sin embargo, el tratamiento endoscópico con inyección de CYA no está consensuado a nivel mundial debido a sus tasas de resangrado y sus posibles acontecimientos adversos. Estos acontecimientos adversos pueden ser sistémicos (principalmente embolias e infecciones) y locales (sangrado refractario en varices gástricas con flujo patente, originado por úlceras causadas por la inyección inadvertida del pegamento en la pared gástrica). Además, la inyección endoscópica de CYA es problemática por mala visión endoscópica del fundus en caso de sangrado importante y puede inyectarse el pegamento inadvertidamente en la pared de la variz, lo que podría causar un sangrado masivo por ulceración posterior. Además, a mayor cantida; de CYA inyectado, mayor es la probabilidad de complicaciones. Por otra parte, la técnica de la inyección endoscópica de CYA debe ser cuidadosa y en ocasiones no es fácil disponer de personal entrenado en situaciones de urgencias.

La USE diagnostica certeramente las varices gástricas y monitoriza los tratamientos empleados. Lee *et al.,* en un estudio aleatorizado, emplearon la USE tras la inyección endoscópica convencional de CYA y monitorizaron la respuesta al tratamiento comparando con un grupo de control sin evaluación por USE. Se observó una significativa menor tasa de resangrado y una tendencia a una menor mortalidad en el grupo monitorizado por USE que en el grupo de control.

Es muy importante conocer la anatomía de las varices gástricas y su hemodinámica. Existe una relación proporcional directa entre tamaño y flujo. A mayor tamaño, mayor volumen de flujo con una relación proporcional directa entre su tamaño y su volumen de flujo y el grosor de la pared gástrica e; las varices gástricas sangrantes.

La clasificación topográfica de las varices gástricas de Sarin (Tabla 63-1) es necesaria para adecuar el tratamiento. Así, las de tipo GOV1 deben tratarse como las esofágicas, mientras que en el resto de los subtipos (GOV2, IGV1 y IGV2) deben tratarse de forma específica. Las GOV1 deben excluirse de los estudios de tratamiento de las varices gástricas para poderobtener unos resultados homogéneos. La clasificación morfológica de Arakawa es práctica para establecer el pronóstico de las varices gástricas y su respuesta a su tratamiento específico (Tabla 63-2). Las varices gástricas difusas tienen menor respuesta a la inyección endoscópica de CYA y, en la experiencia de los autores, también al tratamiento guiado por USE, con mayor resangrado y menor supervivencia comparada con las varices localizadas.

Tipos de abordaje y técnicas de obliteración de las varices gástricas guiadas por USE

Se clasifican según el vaso diana de la punción (vaso perforante aferente o la propia variz gástrica) y de la técnica empleada para obliterar las varices (Fig. 63-3 y Tabla 63-3).

Inyección de cianoacrilato guiada por USE

El primer estudio de tratamiento de las varices gástricas guiado por USE fue publicado por el grupo de los autores en 2007. Fueron tratados 5 pacientes con varices gástricas inyectando con agujas de 22 G una mezcla de CYA y lipiodol en la vena perforante, y se consiguió la obliteración con una media de 1,5 mL y 1,2 sesiones sin acontecimientos adversos ni resangrado en el seguimiento de 10 meses.

Una serie posterior incluyó pacientes tratados con inyección de CYA en las venas perforantes de las varices gástricas en 38 casos y liberación de *coils* en 2, y obtuvo similares resultados. La media de sesiones fue de 1,4 (1-7) y en 6/40 pacientes (15 %) se necesitó un tratamiento adicional. La hemostasia se consiguió en todos los casos en los que hubo sangrado activo (32,5 % del total). La mortalidad fue del 15 % (6/40) y no se relacionó con la técnica. Se observaron dos acontecimientos adversos leves (5 %), un episodio de bacteriemia y un sangrado autolimitado por una erosión gástrica.

Tabla 63-1. Clasificación topográfica de las varices gástricas de Sarin

GOV1: *gastroesophageal varices type 1*	Varices gástricas localizadas en la curvatura menor. Se continúan con varices esofágicas
GOV2: *gastroesophageal varices type 2*	Varices gástricas que se extienden por el fundus, por la curvatura mayor. Se continúan con varices esofágicas
IGV1: *isolated gastric varices type 1*	Varices gástricas aisladas localizadas en el fundus
IGV2: *isolated gastric varices type 2*	Varices gástricas aisladas situadas en otras localizaciones que no son el fundus gástrico

La clasificación de Sarin de las varices gástricas se basa en la presencia o no de varices esofágicas concomitantes y en la localización topográfica de las varices gástricas en el estómago.

Tabla 63-2. Clasificación morfológica de las varices gástricas de Arakawa

Localizadas tipo I	Las varices gástricas están formadas por un único vaso, nutrido por una vena aferente que penetra en la pared gástrica y adopta una morfología tortuosa. Este vaso sale de la pared formado por un único vaso eferente. Generalmente, establece un *shunt* gastrorrenal
Difusas tipo II	Varices formadas por una red de vasos con múltiples interconexiones entre ellos

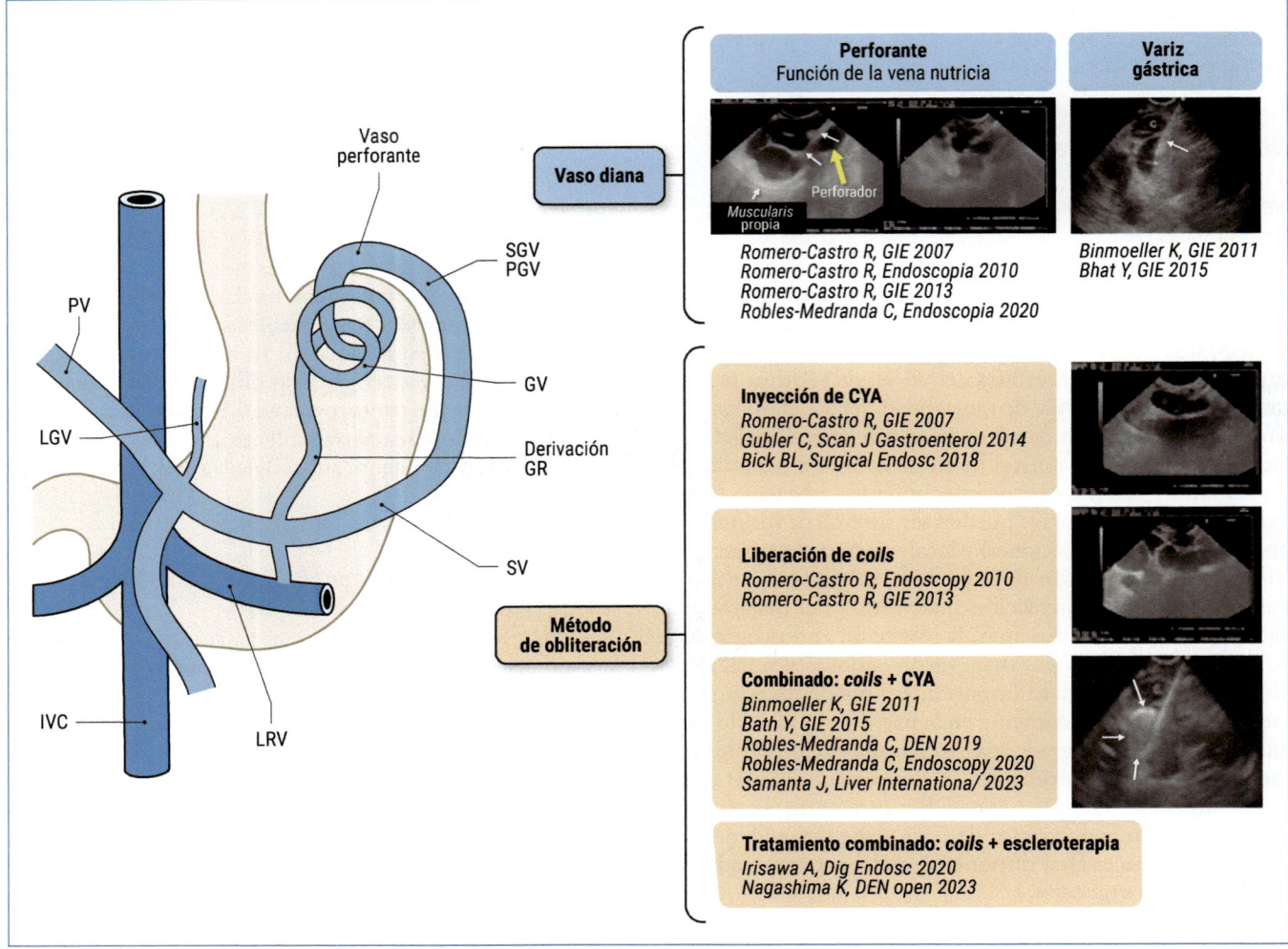

Figura 63-3. Tipos de abordaje guiados por USE y técnicas de obliteración de las varices gástricas, así como sus respectivos primeros estudios publicados. GRS: *shunt* gastrorrenal; GV: varices gástricas; IVC: vena cava inferior; LGV: vena gástrica izquierda; PGV: vena gástrica posterior; PV: vena porta; SGV: vena gástrica corta; SV: vena esplénica.

En un estudio de 2019, Bick *et al.* compararon la tasa de resangrado y de acontecimientos adversos en una cohorte retrospectiva de 40 pacientes con sangrado activo o reciente, o con varices con elevado riesgo de sangrado, tratados con inyección endoscópica de CYA con una cohorte prospectiva de 64 pacientes tratados con inyección de CYA guiada por USE. En el grupo tratado con USE observaron una menor tasa de resangrado por cualquier causa (8,8 frente al 23,7 %; $p = 0,045$) y de sangrado por otras causas no relacionadas con las varices (10,9 frente al 27,5 %; $p = 0,030$), con una menor cantidad de CYA (2 frente a 3,3 mL), incluso teniendo más varices del tipo IGV1 y siendo tratadas más en el grupo tratado por USE. No se observaron diferencias significativas entre ambos grupos en la aparición de episodios adversos (20,3 frente al 17,5 %).

La superioridad de la inyección de CYA guiada por USE frente a la inyección mediante endoscopia convencional quedó claramente establecida en un metaanálisis de Mohan *et al.* en 2020, en el que revisaron 851 pacientes incluidos en 23 estudios y obtuvieron tasas de obliteración de las varices gástricas del 84 %, así como porcentajes de resangrado precoz y tardío del 7 y 11,6 %.

La mayoría de los pacientes incluidos en estas series presentaban varices gástricas aisladas tipo 1 (IGV1) o esofagogástricas de tipo 2 (GOV2) . Sin embargo, Wang *et al.* han publicado recientemente un estudio en 89 pacientes con varices esofagogástricas de tipo 1 (GOV1). Un grupo fue tratado con inyección de CYA guiada por USE y en el otro se utilizó la inyección de CYA con visión endoscópica directa. El grupo de USE tuvo tasas de erradicación más elevadas, menores complicaciones y resangrado, sin empeoramiento de la función hepática.

Liberación de coils guiada por USE

En 2008 se publicó un caso de varices ectópicas, localizadas en una anastomosis gastroyeyunal, tratadas con liberación de tres *coils* con una aguja de 22 G. Se observó un episodio de resangrado y se implantaron dos *coils* más sin nuevo sangrado al mes de seguimiento.

Otro paso fue evaluar la eficacia y seguridad liberando *coils* en la vena perforante de las varices gástricas (**Fig. 63-4**). En 2010, el grupo de los autores publicó los primeros casos de varices gástricas tratadas con liberación de *coils* guiada

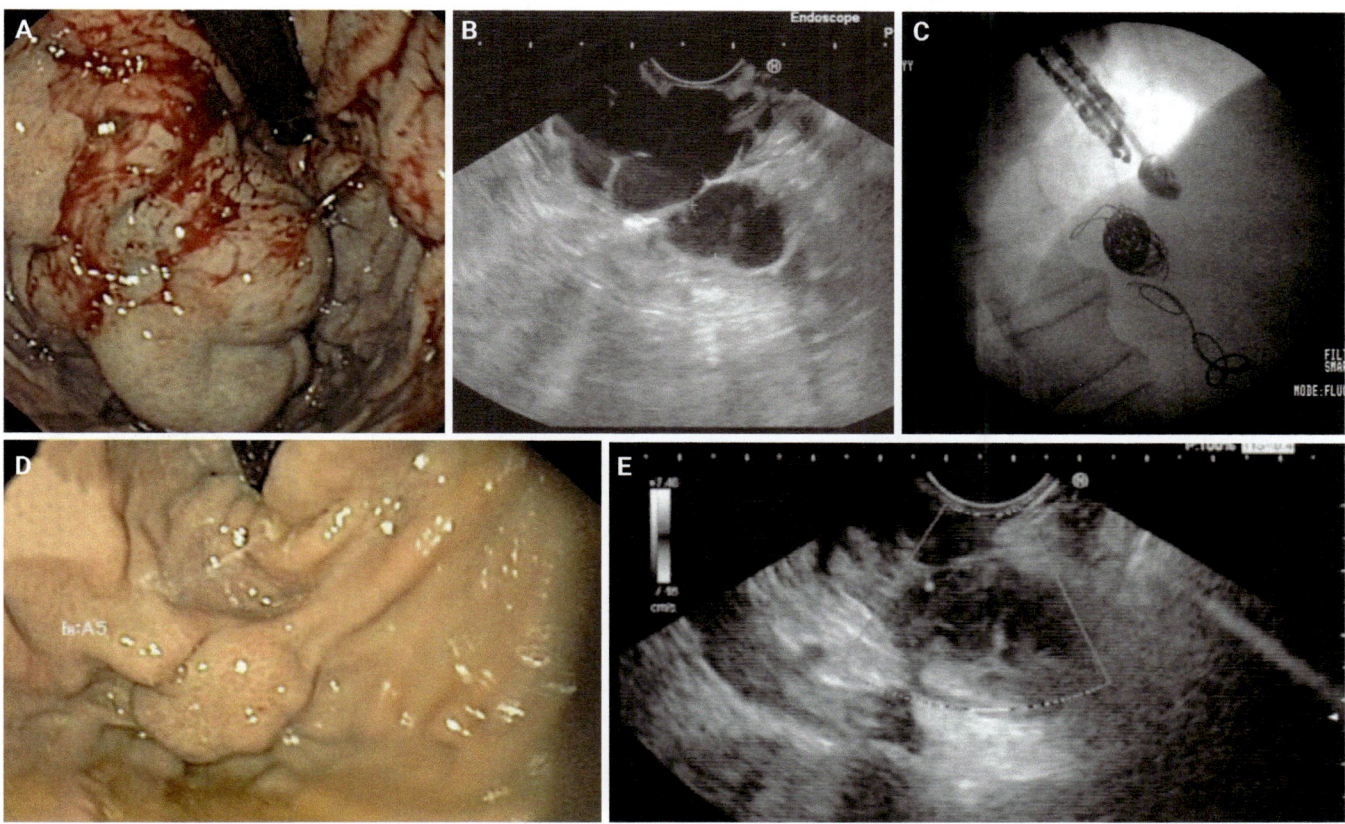

Figura 63-4. Tratamiento de varices gástricas mediante USE-gA con liberación exclusiva de *coils*. **A)** Imagen endoscópica de una variz gástrica sangrante, IGV1 de la clasificación topográfica de Sarin. **B)** Imagen endoscópica de la misma variz. Se trata de una variz del tipo I, localizada, de la clasificación morfológica de Arakawa. **C)** Imagen fluoroscópica en la que se observa un tupido ovillo de *coils*. **D)** Imagen endoscópica en la que se observa la erradicación de la variz gástrica. **E)** Imagen ecoendoscópica en la que se aprecia la total trombosis de la variz gástrica sin flujo y un molde de *coils*.

por USE mediante agujas de 19 G en 4 pacientes. Temiendo una posible migración de los *coils* por el *shunt* gastrorrenal existente, en el primer paciente se liberaron 13 *coils* directamente en la variz sin conseguir su trombosis total, por lo que en una nueva sesión se liberaron los *coils* en la vena perforante aferente. Así se hizo también en los otros 3 pacientes. La obliteración se obtuvo en el 75 % de los pacientes sin acontecimientos adversos ni resangrado en los 5 meses de seguimiento de media. Hubo un fallecimiento no relacionado con el procedimiento.

En 2013, un estudio multicéntrico realizado en 8 hospitales, no aleatorizado, comparó la eficacia y seguridad en 30 pacientes con varices gástricas tratados mediante USE con inyección de CYA o liberación de *coils*. El CYA fue inyectado con agujas de 22 G en 19 pacientes, y los *coils*, implantados con agujas de 19 G en 11 pacientes. No se observaron diferencias significativas en las tasas de erradicación de las varices (94,7 frente al 90,9 %), con una tasa global del 96,7 % (29/30). En los 10 casos (33,3 %) en los que se realizaron con sangrado activo, se obtuvo la hemostasia en todos ellos (100 %). La media de CYA-lipiodol empleado fue de 1,5 mL (1-3 mL), mientras que la media de *coils* implantados fue de 5,8 (2-13 *coils*). La mortalidad fue del 20 % (6/30) y no se relacionó con el procedimiento ni con resangrado. La importancia de este trabajo fue demostrar una tasa de acontecimientos adversos estadísticamente superior en el grupo tratado con CYA (11/19; 58 %) que en el de *coils* (1/11; 9 %). En la tomografía axial computarizada (TAC) de control, se observaron 9 embolias pulmonares, aunque asintomáticas. Estas embolias pulmonares hubieran pasado desapercibidas si no se hubiera mezclado el CYA con lipiodol y realizado una TAC posterior. Un paciente tratado con *coils* presentó un sangrado por varices esofágicas que se resolvió ligando las varices.

Terapia combinada guiada por USE

En 2011 se publicó una variante de estas dos técnicas terapéuticas guiadas por USE consistente en liberar con agujas de 19 G en la propia variz gástrica uno o dos *coils*, seguido de la inyección de 1 mL de CYA sin añadir lipiodol en una serie de 30 pacientes con varices gástricas. Se obtuvo trombosis en el 100 % con una media de 1,3 sesiones con sangrado en 4 de los 24 pacientes seguidos; en 2 casos se produjo en el sitio de la punción por varices esofágicas y fue tratado satisfactoriamente con bandas elásticas. Un paciente falleció por causas no relacionadas con el procedimiento.

En 2016 se publicó la mayor serie de pacientes con varices gástricas tratados por USE. Se trató a 152 pacientes combinando la liberación de una media de 1,4 *coils* (1-4) con la inyección media de 2 mL (0,5-6 mL) de CYA, sin añadir lipiodol, con agujas de 19 G. Se obtuvo la erradicación en 93/100 pacientes (93 %) de los que completaron el seguimiento medio de 436 días (30-2.043). Se obtuvo la hemostasia en todos los casos que se presentaron con hemorragia activa (7/152). Se observaron 9 episodios adversos en 125 pacientes seguidos (7 %): dolor abdominal en 4, sangrado por extrusión del molde de *coils*-CYA en otros4 y una embolia pulmonar sintomática. En el seguimiento se observó sangrado en 20 casos de 125 (16 %); 10 por varices gástricas, 4 por varices esofágicas y un caso por una malformación arteriovenosa.

Se han descrito tasas similares de hemostasia (88,7 %), resangrado (14 %) y episodios adversos (6,5 %) en un estudio multicéntrico retrospectivo de 106 pacientes.

Un estudio aleatorizado en 32 pacientes comparó la eficacia y seguridad del tratamiento guiado por USE mediante *coils* más CYA mezclado con lipiodol con la inyección endoscópica convencional de CYA. A todos los pacientes se les realizó una TAC de control. No se observaron diferencias significativas en ambos grupos en la tasa de obliteración de las varices gástricas (73,3 frente al 80 %) ni en la tasa de embolia pulmonar 4 (25 %) frente a 8 (50 %), probablemente por muestra insuficiente, aunque sí una tendencia a una mayor tasa de acontecimientos adversos en el grupo tratado de forma convencional. Todas las embolias pulmonares fueron asintomáticas.

En un estudio prospectivo y aleatorizado llevado a cabo en 60 pacientes con varices gástricas se comparó el tratamiento guiado por USE con *coils* exclusivamente en 30 pacientes con otro grupo tratado con *coils* y CYA. La tasa de erradicación de las varices gástricas fue del 90 % en el grupo tratado con *coils* y del 100 % en el grupo con tratamiento combinado. También se observaron diferencias estadísticamente significativas entre ambos grupos con una menor tasa de reintervenciones (83 vs. 60 %) y de resangrado (3,3 vs. 20 %) en el grupo con tratamiento combinado. Este trabajo es importante por ser de los pocos estudios prospectivos y aleatorizados en el campo de la USE-gA. Sin embargo, en opinión de los autores, los dos grupos no son comparables, ya que en ambos se emplearon un número arbitrario y similar de *coils*, y se añadió un tratamiento adicional al grupo de terapia combinada con *coils* y CYA, por lo que este grupo estaba sobretratado frente al de *coils* exclusivamente, en el que no se implantaron el número de *coils* suficientes para obliterar las varices.

Existen pocos datos sobre los aspectos de coste-efectividad del tratamiento combinado de *coils* y CYA guiado por USE frente a la inyección de CYA por endoscopia con visión directa. En un estudio con 30 pacientes repartidos en dos grupos, se observó que la inyección de CYA y *coils* guiada por USE (3.007 $) resultó más coste-efectiva que la inyección directa de CYA (11.060 $) cuando se tiene en cuenta el gasto total, incluyendo los días de estancia hospitalaria. En el estudio multicéntrico del equipo de los autores, también se observó una diferencia estadísticamente significativa en el aumento de costes en el grupo tratado con CYA frente al de *coils* al computarse los días de observación hospitalaria en los pacientes con embolias pulmonares asintomáticas.

Un metaanálisis reciente incluía 604 pacientes de 18 estudios en los que se estudiaba la seguridad y eficacia de las terapias guiadas por USE (CYA, *coils* y terapia combinada) en profilaxis primaria y secundaria de sangrado por varices

gástricas. En ambos escenarios, la tasa de obliteración de las varices gástricas fue superior al 90 %, con cifras de sangrado tras el procedimiento del 4,9 % y de resangrado del 18,1 %.

Del mismo modo, la publicación de casos aislados o series de casos muestran que la USE-gA es eficaz como técnica de rescate en el sangrado activo de las varices gástricas. A la luz de estas publicaciones, la USE-gA permite diagnosticar y tratar eficazmente el sangrado refractario secundario a una úlcera en una variz gástrica parcialmente trombosada tras la inyección endoscópica convencional de CYA inyectando la sustancia en la variz residual localizada en el fondo de la úlcera, no visible en la endoscopia convencional. Lo mismo puede decirse de los casos de hemorragia masiva en los que la abundancia de sangre y coágulos impide lograr la hemostasia primaria mediante la inyección de CYA por endoscopia convencional.

Otras técnicas de obliteración guiadas por USE

Se ha descrito la inyección de trombina, pero hay una elevada tasa de recidiva de las varices al recanalizarse el trombo inicial. Otro método descrito es emplear gelfoam o combinar el tratamiento por USE con la oclusión con balón del *shunt* gastrorrenal, lo que alarga el tiempo de exploración y hace más compleja la técnica. El grupo de Irisawa ha descrito la combinación de *coils* con esclerosantes, además del empleo de *coils* más largos que se liberan eléctricamente.

Riesgo de embolia pulmonar asociado a la técnica

Algunos autores argumentan que el tratamiento combinado con 1-2 *coils* seguido de la inyección de CYA simplifica el procedimiento al no tener que identificar el vaso perforante y liberar menos *coils*, los cuales actuarían como punto de anclaje del CYA y evitarían su migración. Sin embargo, el riesgo de embolia del CYA no se anula a pesar de emplear distintas medidas para minimizarlo, como son la liberación de *coils*, su inyección con un ritmo adecuado, ni muy rápido ni muy lento, y no mezclarlo con lipiodol, que enlentecería su polimerización.

Sin embargo, cuando se hace inyección de contraste guiada por USE en el territorio de las varices gástricas, se aprecia su anatomía con el grueso calibre de los vasos aferentes, de las propias varices y vasos eferentes y *shunt*s, así como el alto volumen de flujo existente. El grupo de los autores ha publicado en un atlas de USE y en *Endoscopy* 5 casos que demuestran la elevada velocidad del flujo de las varices gástricas y cómo al inyectar contraste este pasa al *shunt* gastrorrenal y a la vena cava inferior, a pesar de tener ya implantados hasta cinco *coils*. Por otra parte, ya se ha demostrado en varios estudios la elevada incidencia de embolias pulmonares que, aunque asintomáticas, suponen un acontecimiento adverso potencialmente grave y que no puede descartarse si no se emplea lipiodol y se hace una TAC posterior al procedimiento. En el estudio multicéntrico de los autores, la tasa de embolias pulmonares fue del 47 % en el grupo tratado con inyección de CYA guiada por USE. En el estudio de Lobo *et al.*, fue del 25 % en el grupo tratado por USE con *coils* y CYA (lo que

Tabla 63-3. Tratamiento de las varices gástricas guiado por USE: vías de abordaje y métodos de obliteración empleados

Autor	Pacientes (n)	Vía de abordaje	Calibre de aguja y material	Lipiodol	Erradicación (%)	Resangrado por VG	Otros acontecimientos adversos
Romero et al. (2007)	5	Perforante	22 G CYA	Sí	5/5 (100 %)	No	No
Levy (2008)	1	Variz	22 G Microcoils	—	1/1 (100 %)	1/1 (100 %)	No
Romero (2010)	4	Perforante	19 G Coils	—	3/4 (75 %)	No	No
Binmoeller (2011)	30	Variz	19 G Coils + CYA	No	23/24 (96 %)	No	Resangrado 4/24 (16 %)
González (2009)	3	Variz	19 G CYA	Sí	3/3 (100 %)	No	Embolia en la arteria hepática 1/3 (33 %)
Romero (2013)	30	Perforante	22 G (19) CYA	Sí	29/30 (97 %)	No	CYA: 11/19 (58 %) Embolia pulmonar 9/19 (47 %) p < 0,01
			19 G (11) Coils	No		No	Sangrado por VE 1/11 (9 %)
Gubler (2014)	40	Perforante	22 y 19 G CYA	Sí	No reportada	6/40 (15 %)	Bacteriemia 1/40 (2,5 %) Erosión gástrica sangrante 1/40 (2,5 %)
Fujii-Lau (2016)	14	Variz	22 G Microcoils con o sin CYA	Sí	5/6 (83 %)	4/14 (28,6 %)	Migración al hígado 1/6 (16,6 %)
Bhat (2016)	152	Variz	19 G Coils + CYA	No	93/100 (93 %)	10/125 (8 %)	Dolor abdominal 4/152 (3 %) Extrusión del coil con sangrado 4/152 (3 %) Resangrado 4/152 (3 %) Embolia pulmonar 1/152 (0,8 %)
Bick (2019)	40	Variz	22 G Endoscopia + CYA	No	30/40 (75 %)	9/40 (23,7 %)	Sangrado leve/moderado 7/40 (17, %)
	64		22 G USE + CYA		49/64 (79 %)	5/64 (8,8 %)	Dolor abdominal 5/64 (7,8 %) Fiebre 3/64 (4,6 %) Hipoxia 1/64 (1,5 %) Encefalopatía hepática 1/64 (1,5 %) Infarto esplénico 1/64 (1,5 %) Embolismo pulmonar 1/64 (1,5 %) Bacteriemia 1/64 (1,5 %)
Frost (2018)	8	Variz	22 G Trombina	No	6/8 (75 %)	1/8 (12,5 %)	No
Khoury (2019)	10	Variz	19 G 6 Coils 4 Coils + CYA	No	2/10 (20 %)*	No	Sangrado persistente 1/10 (10 %) Sangrado autolimitado 5/10 (50 %)
Lobo** (2019)	32	Variz	19 G (16) Coils + CYA	Sí	12/13 (93 %)		Embolia pulmonar 4/16 (25 %) Epigastralgia 7/16 (48 %) Sangrado leve 2/16 (12,5 %)
			23G (16) Endoscopia + CYA		12/16 (75 %)		Embolia pulmonar 8/16 (50 %) Epigastralgia 1/16 (6 %) Sangrado leve 1/16 (6 %) Confusión mental 1/16 (6 %) Fallecimiento (1 sangrado y 1 sepsis): 2/16 (12,5 %)
Bazarbashi (2020)	40	Perforante	19-22 G (10) Coils	No	10/10 (100 %)	A los 9 meses: 10 %	Complicaciones: 10 % • Dolor abdominal leve (1)
			22 G (30) CYA	Sí	9/10 (96,7 %)	A los 9 meses: 38 %	Complicaciones: 20 % • Dolor abdominal leve (1) • Sangrado (2) • Embolia pulmonar (1)
Robles-Medranda (2020)	60	Perforante	19 G (30) CYA + Coils	No	30/30 (100 %)	3,3 %	Complicaciones: 6,7 % • Dolor abdominal (1) • Fiebre (1)
			19 G (30) Coils	No	27/30 (90 %)	20 %	Complicaciones: 3,3 % • Dolor abdominal 31

(Continúa)

Tabla 63-3. Tratamiento de las varices gástricas guiado por USE: vías de abordaje y métodos de obliteración empleados (*Cont.*)

Autor	Pacientes (n)	Vía de abordaje	Calibre de aguja y material	Lipiodol	Erradicación (%)	Resangrado por VG	Otros acontecimientos adversos
Kouanda (2021)	80	Perforante	19 G (80) CYA + *Coils*	No	77/80 (96,25 %)	2,5 %	Complicaciones: 4/80 (4,9 %)
Jamwal (2023)	80	(40) Variz	23 G (40) Endoscopia + CYA	No	35/40 (87,5 %)	12,5 %	Complicaciones: 30 % • Dolor abdominal (2) • Fiebre (2) • Encefalopatía (3) • Resangrado (5)
		(20) Variz	22 G (40) CYA + *Coils*	No	20/20 (100 %)	0 %	Complicaciones: 10 % • Dolor abdominal (2)
		(20) Colaterales Paragástricas			20/20 (100 %)	12,5 %	Complicaciones: 15 % • Dolor abdominal (1) • Fiebre (2)
Bazarbashi (2024)	106	Variz/ perforante	19-22 G (106) CYA + *Coils*	No	94/106 (88,7 %)	14,2 %	Complicaciones: 5/106 (4,7 %) • Dolor abdominal (1) • Fiebre (3) • Embolización (1)

CYA: cianoacrilato; USE: ecoendoscopia; VE: varices esofágicas; VG: varices gástricas.
* Los autores reportan una tasa de trombosis completa en 2/10 y de trombosis casi completa en 5/10 pacientes, mientras que en 2/10 se programaron nuevas sesiones, respectivamente.
** Estudio aleatorizado que compara la liberación de *coils* más CYA más lipiodol guiado por USE frente a CYA más lipiodol inyectado por endoscopia convencional.

confirma que el CYA migra a pesar de los *coils*) y del 50 % en el grupo de inyección directa de CYA por endoscopia convencional. También en el estudio de Bick *et al.* se observó en el grupo tratado con inyección endoscópica directa de CYA mayor número de episodios adversos, que podrían explicarse por la fuga del CYA: dolor abdominal, fiebre, infarto esplénico, bacteriemia y embolia pulmonar.

Estos datos apoyan la hipótesis de los autores acerca del riesgo de emplear CYA, incluso implantando previamente *coils*. En una publicación reciente en *Gastrointestinal Endoscopy* (GIE), se ha informado un caso de migración al pulmón derecho de dos *coils* de 10 mm de calibre interno, junto con 2 mL de CYA inyectados entre los *coils*; el diámetro de las varices gástricas era de 2 cm y produjo insuficiencia respiratoria aguda. Este caso pone de manifiesto el posible riesgo de embolia pulmonar de los *coils* si su calibre interno no es superior al 20 % del calibre del vaso diana y, por supuesto, el del CYA, a pesar de los *coils*.

Limitaciones del tratamiento guiado por USE

Una limitación de la USE-gA es que se necesita personal y equipo especializados que no están disponibles las 24 horas ni en todos los centros. Sin embargo, la técnica de inyección endoscópica directa de CYA también puede ser problemática en situaciones de urgencia por falta de personal entrenado. En la mayoría de las ocasiones, el paciente puede estabilizarse y esperar al día siguiente, para plantear un tratamiento guiado por USE, como sucede cuando se indica una técnica radiológica como un *transjugular intrahepatic portosystemic shunt* (TIPS) que, por lo general, tampoco están disponibles inmediatamente y que en el caso de las varices gástricas su efectividad suele estar limitada por el tipo de hipertensión portal.

Los estudios referentes al tratamiento de las varices gástricas guiado por USE muestran una marcada heterogenicidad

metodológica que hace difícil compararlos. Salvo excepciones, no son estudios aleatorizados, los criterios de inclusión son diferentes en cuanto a profilaxis primaria o secundaria, tratamiento inicial o de rescate, vía de abordaje empleada (vaso perforante o directamente en la variz), material empleado, CYA, mezclado o no con lipiodol, *coils* exclusivamente o una combinación de *coils* y CYA, con o sin lipiodol, número de sesiones necesarias, definición de erradicación (total o flujo parcial remanente), duración del seguimiento y registro de acontecimientos adversos. Es importante tener en cuenta que una variz tratada, con independencia del método empleado, y que presente flujo patente tiene riesgo de recidiva de sangrado, que puede ser grave, por lo que el éxito del tratamiento debe definirse por la total erradicación de la variz. Así, se necesitan estudios aleatorizados que evalúen de manera estandarizada estas variables citadas.

Sin embargo, a pesar de todas las limitaciones mencionadas, el tratamiento de las varices gástricas guiado por USE está generalizándose, gracias a su eficacia y perfil de seguridad, y a la disponibilidad de ecoendoscopistas expertos. Es la indicación relacionada con el sangrado digestivo en la que mayor número de series de casos y de estudios prospectivos se van publicando; series que se van ampliando por los mismos grupos, lo que es un dato que orienta hacia la eficacia y seguridad del procedimiento.

Otra ventaja única de la USE es su eficacia en diagnosticar y tratar el vaso causante durante el sangrado activo, sin que la presencia de coágulos en el fundus gástrico suponga un obstáculo. La USE permite un tratamiento de las varices gástricas en tiempo real y evita la inyección inadvertida del CYA en la pared de la variz gástrica con hemorragia masiva posterior. Está descrito el tratamiento de rescate con USE cuando se produce una hemorragia masiva tras inyección endoscópica de CYA.

En la última actualización del consenso europeo sobre hipertensión portal (Baveno VII) se sigue insistiendo en que la primera línea de tratamiento de las varices gástricas es la inyección endoscópica de CYA o trombina y como segunda línea de actuación implantar un TIPS. Sin embargo, en las varices gástricas, por su especial hemodinámica, los TIPS pueden no ser efectivos y en un metaanálisis de 2022, Weichselbaum *et al.* concluyeron que un tercio de los pacientes con sangrado refractario por varices mueren en las siguientes 6 semanas tras implantar un TIPS.

En la actualidad, las guías aún siguen sin recomendar específicamente el uso de la USE-gA en las varices gástricas como primera línea de tratamiento, si bien se incluye el papel de la terapia guiada por USE (inyección de pegamentos o *coils*) en la agenda de actuaciones a estudio.

Tampoco se recomienda el tratamiento de profilaxis primaria de las varices gástricas, aunque existen dos estudios de los grupos de Sarin y de Binmoeller en los que se demuestra una disminución significativa en las tasas de sangrado y de mortalidad, en el grupo tratado con inyección endoscópica de CYA (Sarin) y en el guiado por USE combinado (Binmoeller), respectivamente, en comparación con el tratamiento farmacológico y el de observar la evolución.

La experiencia acumulada hasta la fecha es suficientemente amplia e indica que la angioterapia guiada por USE es una técnica segura y eficaz, y debería valorarse en aquellos casos de sangrado refractario o recidivante no debido a hipertensión portal. En la hemorragia causada por hipertensión portal, la USE-gA debería considerarse como la primera línea de tratamiento de las varices gástricas sangrantes para evitar tratamientos con mayor riesgo de episodios adversos, de resangrado y retrasos innecesarios en pacientes frágiles que empeoren su función hepática y su estado general.

CONSEJOS PRÁCTICOS EN ANGIOTERAPIA

Algunos consejos prácticos son los siguientes:

- La indicación apropiada y la valoración por un equipo multidisciplinar competente y sin demoras.

- El ecoendoscopio debe estar en una posición lo más estable posible y evitar los movimientos de *up and down*, de rotación y retroversión, para minimizar el riesgo de rasgado del vaso diana.
- La punción debe realizarse con un ángulo recto de la aguja, retirando 1-2 mm el estilete, con un golpe decidido y seco para penetrar la pared del vaso.
- A veces, incluso con agujas de 19 G la punción es difícil por no ser lo suficientemente afiladas y la punta de la aguja puede quedar en la pared de la variz. Para asegurarse de que se está en el interior del vaso, se debe aspirar, y cuando se obtenga sangre, lavar con suero; si se inyecta contraste, antes de inyectar CYA o implantar *coils*, habrá que volver a limpiar con suero el canal de la aguja.
- El objetivo del tratamiento con *coils* es obtener un ovillo lo más tupido posible que bloquee el flujo. El número de *coils* necesario dependerá del tamaño del vaso. Si los *coils* se liberan con dificultad, es porque ese ovillo tupido se ha producido; se confirmará por fluoroscopia y se finalizará el procedimiento.
- El calibre interno del *coil* debe ser alrededor de un 20 % mayor al del vaso diana (perforante o la propia variz) para minimizar el riesgo de migración y no mayor para evitar la rotura del vaso. La longitud del *coil* debe ser la máxima disponible para lograr un ovillo lo más tupido posible y emplear el menor número de *coils*.
- Salvo situaciones de emergencia fuera de la sala de endoscopia, se debe contar con la ayuda de la fluoroscopia y del equipo de radiología en la sala.
- Es aconsejable que el endoscopista conozca técnicas intervencionistas como las empleadas en la colangiopancreatografía retrógrada endoscópica y contar con personal auxiliar entrenado e, idealmente, con la colaboración de otros servicios como los de cirugía, radiología intervencionista y anestesia. No se debe ahorrar en el material que sea necesario.
- La sedación debe ser profunda y administrada por el profesional más capacitado, y nunca por el médico que realiza el procedimiento.

 PUNTOS CLAVE

- La angioterapia guiada por USE en sus diversas facetas es una técnica segura, certera y eficaz. Permite diagnosticar y tratar simultáneamente, en tiempo real, una amplia serie de lesiones causantes de hemorragia digestiva y evitar repetidos procedimientos no concluyentes y más complejos e invasivos, como los radiológicos y quirúrgicos. Permite un manejo de los pacientes más eficaz con menor morbilidad y mortalidad y con un menor consumo de recursos sanitarios.
- Debido a los problemas metodológicos que hacen difícil establecer guías clínicas útiles en la práctica clínica real, habrá que disponer de un adecuado juicio clínico y de una cuidadosa selección de los casos, máxime al no existir en la actualidad directrices que reflejen adecuadamente las ventajas de la USE, por lo que la decisión terapéutica debería ser tomada sin demoras en el contexto de un equipo multidisciplinar conocedor de las técnicas disponibles.
- Es aconsejable estar capacitado en otras técnicas intervencionistas, como la colangiopancreatografía retrógrada endoscópica, contar con las salas de endoscopia adecua-

das con equipo de radiología, personal auxiliar entrenado y utilizar racionalmente todo el material accesorio disponible sin escatimar en medios, como se procede en radiología intervencionista.
- La angioterapia guiada por USE supone avanzar en una nueva frontera en la endoscopia, superando los límites de la pared del tubo digestivo, como lo hizo la aparición de la colangiopancreatografía retrógrada endoscópica con la incorporación de las imágenes radiológicas a un procedimiento endoscópico.
- Es posible que el futuro campo de expansión de la terapéutica guiada por USE en el sistema vascular sea el desarrollo de diversos fármacos y sustancias cuya liberación guiada por USE en el vaso escogido permita el tratamiento de una lesión a distancia del tubo digestivo, como sería la inyección de agentes quimioterápicos para tratar metástasis.
- Las distintas técnicas guiadas por USE comprendidas en el témino *endohepatología* supondrán un nuevo paradigma en el manejo integral y simultáneo del paciente hepatópata.

BIBLIOGRAFÍA

Arakawa M, Masuzaki T, Okuda K. Pathomorphology of esophageal and gastric varices. Semin Liver Dis. 2002;22(1):73-82.

Bazarbashi AN, Aby ES, Mallery JS, El Chafic AH, Wang TJ, Kouanda A et al. EUS-guided coil injection therapy in the management of gastric varices: the first U.S. multicenter experience (with video). Gastrointest Endosc. 2024;99(1):31-7.

Bhat YM, Weilert F, Fredrick RT, Kane SD, Shah JN, Hamerski CM et al. EUS-guided treatment of gastric fundal varices with combined injection of coils and cyanoacrylate glue: a large U.S. experience over 6 years (with video). Gastrointest Endosc. 2016;83(6):1164-72.

Bick BL, Al-Haddad M, Liangpunsakul S, Ghabril MS, DeWitt JM. EUS-guided fine needle injection is superior to direct endoscopic injection of 2-octyl cyanoacrylate for the treatment of gastric variceal bleeding. Surg Endosc. 2019;33(6):1837-45.

Binmoeller KF, Weilert F, Shah JN, Kim J. EUS-guided transesophageal treatment of gastric fundal varices with combined coiling and cyanoacrylate glue injection (with videos). Gastrointest Endosc. 2011;74:1019-25.

De Paulo GA, Ardengh JC, Nakao FS, Ferrari AP. Treatment of esophageal varices: a randomized controlled trial comparing endoscopic sclerotherapy and EUS-guided sclerotherapy of esophageal collateral veins. Gastrointest Endosc. 2006;63(3):396-402.

Fockens P, Meenan J, Van Dullemen HM, Bolwerk CJ, Tytgat GN. Dieulafoy's disease: endosonographic detection and endosonography-guided treatment. Gastrointest Endosc. 1996;44(4):437-42.

Irisawa A, Obara K, Sato Y, Saito A, Takiguchi F, Shishido H et al. EUS analysis of collateral veins inside and outside the esophageal wall in portal hypertension. Gastrointest Endosc. 1999;50(3):374-80.

Iwase H, Suga S, Morise K, Kuroiwa A, Yamaguchi T, Horiuchi Y. Color Doppler endoscopic ultrasonography for the evaluation of gastric varices and endoscopic obliteration with cyanoacrylate glue. Gastrointest Endosc. 1995;41(2):150-4.

Jensen DM, Kovacs TO, Ohning GV, Ghassemi K, Machicado GA, Dulai GS et al. Doppler endoscopic probe monitoring of blood flow improves risk stratification and outcomes of patients with severe nonvariceal upper gastrointestinal hemorrhage. Gastroenterology. 2017;152(6):1310-8.

Lahoti S, Catalano MF, Alcocer E, Hogan WJ, Geenen JE. Obliteration of esophageal varices using EUS-guided sclerotherapy with color Doppler. Gastrointest Endosc. 2000;51(3):331-3.

Law R, Fujii-Lau L, Wong Kee Song LM, Gostout CJ, Kamath PS, Abu Dayyeh BK et al. Efficacy of endoscopic ultrasound-guided hemostatic interventions for resistant nonvariceal bleeding. Clin Gastroenterol Hepatol. 2015;13(4):808-12.

Lobo MR, Chaves DM, De Moura DT, Ribeiro IB, Ikari E, De Moura EG. Safety and efficacy of eus-guided coil plus cyanoacrylate versus conventional cyanoacrylate technique in the treatment of gastric varices: a randomized controlled trial. Arq Gastroenterol. 2019;56(1):99-105.

McCarty TR, Bazarbashi AN, Hathorn KE, Thompson CC, Ryou M. Combination therapy versus monotherapy for EUS-guided management of gastric varices: a systematic review and meta-analysis. Endosc Ultrasound. 2020;9:6-15.

Mohan BP, Chandan S, Khan SR, Kassab LL, Trakroo S, Ponnada S et al. Efficacy and safety of endoscopic ultrasound-guided therapy versus direct endoscopic glue injection therapy for gastric varices: systematic review and meta-analysis. Endoscopy. 2020;52(4):259-267.

Nagashima K, Kashima K, Kunogi Y, Sakuma F, Fukushi K, Yamamiya A et al. Treatment of endoscopic ultrasound-guided coil deployment for isolated gastric varices using 0.035-inch hydrocoil: Experience of three cases. DEN Open. 2023;4(1):e252.

Patel K. Top tips for EUS-guided embolization of gastric varices (with videos). Gastrointest Endosc. 2024;99(2):254-6.

Robles-Medranda C, Oleas R, Valero M, Puga-Tejada M, Baquerizo-Burgos J, Ospina J et al. Endoscopic ultrasonography-guided deployment of embolization coils and cyanoacrylate injection in gastric varices versus coiling alone: a randomized trial. Endoscopy. 2020;52(4):268-75.

Romero-Castro R, Caunedo-Álvarez A. Atlas of Interventional EUS. Case-based strategies. (Editors: AYB Teoh, Mouen Khashab, Marc Giovaninni, Takao Itoi). Springer Nature. Singapore Pte Ltd 2022 https://doi.org/10.1007/978-981-16-9340-3. Chapter 54: 281-4. EUS-guided esophageal ablation with cyanoacrylate.

Romero-Castro R, Ellrichman M, Jiménez-García VA. Endoscopic ultrasound-guided therapy of gastric varices with coils plus cyanoacrylate injection versus coiling alone: getting evidence-based data but are they comparable? Endoscopy. 2021;53(1):101.

Romero-Castro R, Ellrichmann M, Ortiz-Moyano C, Subtil-Íñigo JC, Junquera-Flórez F, Gornals JB et al. EUS- guided coil versus cyanoacrylate therapy for the treatment of gastric varices: a multicenter study (with videos). Gastrointest Endosc. 2013;78(5):711-21.

Romero-Castro R, Jiménez-García VA, Irisawa A, Carmona-Soria I, Caunedo-Álvarez A, Teoh AYB et al. Anatomic and hemodynamic findings during endoscopic ultrasound-guided angiography of gastric varices: a note of caution for endoscopic ultrasound-guided therapy. Endoscopy. 2022;54(S02):E966-7.

Romero-Castro R, Jiménez-García VA, Irisawa A, Hergueta-Delgado P, Garrido-Serrano A, Aparcero-López R et al. Endoscopic ultrasound-guided angiotherapy in bleeding gastrointestinal stromal tumors with coil deployment and cyanoacrylate injection. Endoscopy. 2021;53:E124-E125.

Romero-Castro R, Jiménez-García VA. Atlas of Interventional EUS. Case-based strategies. (Editors: AYB Teoh, Mouen Khashab, Marc Giovaninni, Takao Itoi). Springer Nature. Singapore Pte Ltd 2022 https://doi.org/10.1007/978-981-16-9340-3. Chapter 55: 285-292. EUS-guided angiography in gastric varices: anatomic and hemodynamic aspects.

Romero-Castro R, Pellicer-Bautista F, Giovannini M, Marcos-Sánchez F, Caparrós-Escudero C, Jiménez-Sáenz M et al. Endoscopic ultrasound (EUS)-guided coil embolization therapy in gastric varices. Endoscopy. 2010;42(Suppl 2):E35-6.

Romero-Castro R, Pellicer-Bautista FJ, Jiménez-Sáenz M, Marcos-Sánchez F, Caunedo-Álvarez A, Ortiz-Moyano C et al. EUS-guided injection of cyanoacrylate in perforating feeding veins in gastric varices: results in 5 cases. Gastrointest Endosc. 2007;66(2):40240-7.

Sarin SK, Kumar A. Gastric varices: profile classification and management. Am J Gastroenterol. 1989;84(10):1244-9.

Sharma M, Goyal A. Bleeding after glue injection in gastric varices. Rebleeding from a glue ulcer. Gastroenterology. 2012;142(7): e1-e2.

Tepox-Padron A, Mohamed R, Li S. Coil migration into the pulmonary artery after gastric variceal. EUS-guided coil embolization. Gastrointest Endosc. 2024;100:330-2.

Wang X, Yu S, Chen X, Duan L. Endoscopic ultrasound-guided injection of coils and cyanoacrylate glue for the treatment of gastric fundal varices with abnormal shunts: a series of case reports. J Int Med Res. 2019;47(4):1802-9.

Weichselbaum L, Lepida A, Marot A, Trépo E, Moreno C, Deltenre P. Salvage transjugular intrahepatic portosystemic shunt in patients with cirrhosis and refractory variceal bleeding: A systematic review with meta-analysis. United European Gastroenterol J. 2022;10(8):874-87.

Gastroenteroanastomosis guiada por ecoendoscopia

64

J. C. Súbtil Íñigo

 OBJETIVOS

- Obtener unos conocimientos teóricos de una técnica emergente como es la realización de gastroenteroanastomosis guiadas por ecoendoscopia.
- Adquirir la capacidad crítica de tomar decisiones sobre las indicaciones de la gastroenteroanastomosis guiada por ecoendoscopia en cada caso concreto.
- Conocer cómo surge la gastroenteroanastomosis guiada por ecoendoscopia, los precedentes históricos, sus indicaciones, el material necesario, la preparación del paciente, la realización del procedimiento paso a paso, los puntos clave para el éxito técnico, las posibles complicaciones, las medidas para evitarlas y cómo resolverlas.

ESCENARIO

Los problemas del vaciamiento gástrico y del tránsito antropiloroduodenal pueden deberse a diferentes causas, unas funcionales y otras obstructivas. En este capítulo se va a hacer referencia a las causas obstructivas. Dentro de estas, las puede haber de origen benigno o maligno.

En adultos, las de origen benigno más frecuentes suelen ser consecuencia de estenosis por pancreatitis tanto aguda como crónica o de causa péptica. Otras causas benignas de estenosis, asociadas o no a las anteriores, son la colecistitis con plastrón peripilórico, la distrofia quística del páncreas ectópico duodenal, el páncreas anular, la pinza aortomesentérica, los quistes de duplicación, las malposiciones o malrotaciones duodenales, entre otras.

Las causas malignas más frecuentes son las neoplasias pancreáticas, las gástricas, las hepatobiliares, el cáncer de duodeno, el ampuloma, el linfoma gastroduodenal y otros tumores que afecten al piso abdominal superior, bien primarios o secundarios, que condicionen estenosis de este segmento intestinal.

Hasta la fecha, la solución a estos problemas pasaba por diferentes posibilidades según la naturaleza de la estenosis, según el estado y pronóstico del paciente, y según la experiencia de cada centro. En algunos casos, sobre todo en estenosis cortas de origen benigno, se puede recurrir a la dilatación hidrostática endoscópica con balones de distintos calibres. En otras más complejas o malignas, a la colocación de sondas de nutrición, a la colocación de prótesis metálicas autoexpandibles gastroduodenales o duodenales, o a la realización de gastroenteroanastomosis quirúrgicas, abiertas o laparoscópicas.

Cada uno de estos métodos tiene sus indicaciones, sus limitaciones, sus riesgos y sus tasas de fracaso inmediato o diferido. La dilatación hidrostática se utiliza sobre todo en estenosis pilóricas de origen péptico, con unos resultados no del todo satisfactorios. Esta técnica precisa con frecuencia varias sesiones, con un riesgo bajo, pero no despreciable, de complicaciones, como la perforación o el sangrado. Al final, no es raro que algunos de estos pacientes terminen en una cirugía de tipo piloroplastia, Billroth I, II o III. Los pacientes con estenosis por pancreatitis pueden alimentarse mediante sonda nasoduodenal o yeyunal de forma transitoria, con las molestias que les suponen y, en casos cronificados, tratarse mediante gastroenteroanastomosis quirúrgicas. Los casos malignos se tratan con cirugía con intención curativa o paliativa derivativa, o con prótesis metálicas autoexpandibles intraluminales con intención paliativa.

Las prótesis metálicas autoexpandibles intraluminales, aunque solucionan el problema de forma transitoria, tienen muchos inconvenientes. Dejan un segmento de intestino prácticamente aperistáltico, el vaciamiento gástrico se ve modificado por la copa proximal del *stent* que, a veces, queda muy redundante en el antro gástrico, terminan por obstruirse con restos alimentarios o por la penetración a través de la malla por la mucosa o el tumor, pueden condicionar perforación o sangrado, y suelen dificultar mucho el acceso a la papila duodenal si hiciera falta. En algunos casos también condicionan dolor y no es infrecuente que, con el tiempo, lleguen a ser un problema más que una solución, ya que, en ocasiones, generan complicaciones que pueden llegar a ser una causa directa de mortalidad.

La cirugía derivativa, aunque pueda ser la solución definitiva, en algunos casos no es posible por diversas razones: porque dicha zona se encuentre embebida en un proceso inflamatorio o tumoral, como sucede en la pancreatitis aguda con inflamación periduodenal o en la infiltración tumoral difusa, o porque el estado del paciente no lo permita. Además, supone

751

un trastorno para el paciente y añade días de ingreso, hecho importante sobre todo en pacientes con una esperanza de vida corta. En algunas situaciones también falla de forma transitoria o permanente, por edema de la boca anastomótica, torsión del asa, efecto valvular con el llenado gástrico, por íleo, etc. Además, por su disposición, condiciona un circuito de reentrada continua de bilis al estómago, que en algunos casos podría causar molestias.

> ! En los últimos años, las prótesis de aposición luminal metálicas (PALM) se vienen utilizando para hacer cistogastrostomías y colecistogastrostomías, entre otros usos, con buenos resultados. Esto, unido al desarrollo de prótesis de hasta 20 mm de calibre, montadas en un dispositivo de liberación controlada específico para la guía ecoendoscópica que, además, cuenta con una punta con un anillo metálico conectado a un electrobisturí (sistema Hot), está permitiendo hacer gastroenteroanastomosis perorales guiadas por ecoendoscopia con unos resultados muy prometedores.

DESARROLLO HISTÓRICO

Desde hace casi dos décadas, con la introducción de las técnicas NOTES (*natural orifice translumenal endoscopic surgery*), una de las posibilidades que se intentó implementar fue la gastroenteroanastomosis, básicamente con dos finalidades. La primera, dar una solución más eficaz que las existentes y menos invasiva a los pacientes con obstrucción del vaciamiento gástrico y, la segunda, más teórica por el momento, aportar un posible tratamiento de tipo *bypass* a los pacientes con obesidad mórbida sin necesidad de recurrir a procedimientos puramente quirúrgicos. Para ello, se comenzó en modelos animales a realizar, por vía oral y exclusivamente endoscópica, un orificio en el estómago por el que trabajar en la cavidad peritoneal y, atrapando un asa de intestino delgado, intentar por diversos métodos anastomosarla al orificio creado. Hoy en día, técnicas basadas en ésta han quedado reservadas casi de forma exclusiva como rescate en casos de fracaso de un procedimiento guiado por ultrasonografía endoscópica (USE) por migración del *stent* durante su liberación.

Con la aparición de las prótesis de aposición luminal metálicas (PALM), se pensó que podrían ofrecer una alternativa al NOTES. Para ello había que solventar diversos problemas técnicos: conseguir un diseño y calibre de prótesis adecuado cuyo sistema de liberación cupiera por el canal de trabajo de un ecoendoscopio terapéutico, aproximar el asa seleccionada al estómago y mantenerla próxima a él durante el procedimiento, conseguir que el asa se mantuviera distendida y rellena de líquido visible para la ecoendoscopia, desarrollar un sistema de penetración en la pared gástrica e intestinal rápido y seguro que no desplazara el asa, conseguir que el procedimiento de

abordaje del asa y liberación del *stent* fuera muy controlado y sencillo a la vez, que todos los pasos pudieran ser realizados prácticamente por el mismo operador, etc. Diversos adminículos se han ideado desde entonces: sistemas de acceso, aproximación y dilatación como el NAVIX (Xlumena®, Mountain View, California, EE. UU.) ideado para el acceso a seudoquistes, catéteres de doble balón para el relleno de líquido de segmentos seleccionados del duodeno-yeyuno, etc.

Detenerse en estos aspectos alargaría en exceso este apartado. La idea que se pretende transmitir es que el desarrollo de esta técnica ha sido una labor de años, de mucha investigación en diferentes partes del mundo, de experimentación animal que dio paso a la aplicación clínica, de la importante implicación de la industria de instrumental médico, del desarrollo y mejora del material disponible, etc. En la bibliografía del capítulo está reflejado directa o indirectamente este proceso. No se ha llegado hasta aquí de un salto, ni se está aún al final del camino. Con toda seguridad, la técnica expuesta en este capítulo, que en opinión de los autores es la más sencilla, rápida y segura, aún mejorará, tanto por su perfeccionamiento y depuración, como por el desarrollo de material todavía más específico. No es posible adivinar lo que harán las futuras generaciones de especialistas, pero lo que está claro es que ya está en marcha la capacidad de hacer, a través de orificios naturales y de forma mínimamente invasiva, procedimientos que hasta no hace mucho precisaban de una cirugía mayor, lo que reduce la morbilidad, los costes, los días de ingreso, etc.

INDICACIONES

Al tratarse de un procedimiento novedoso, las indicaciones en sentido amplio están aún por consensuar. No obstante, en un sentido más restrictivo hay indicaciones que cabe considerar como emergentes. Un dato añadido que ayudará en la decisión es que, cuando está involucrado el estómago, este tipo de anastomosis es con frecuencia reversible cuando está ya madura y, tras retirar la prótesis con una pinza de cuerpos extraños o un asa de polipectomía, en aproximadamente un mes, suelen cerrar solas sin dejar secuelas significativas.

Es posible clasificar las indicaciones en cuatro grandes grupos combinables entre sí. Los dos primeros grupos son patología benigna o maligna. Los dos segundos son con intención temporal o definitiva (Tabla 64-1).

Lo lógico es pensar que en patología benigna la mayoría de las indicaciones serán temporales, pero podría darse el caso de que fuera necesario perpetuar la anastomosis por diferentes causas, como la edad del paciente, la no resolución del proceso primario, la contraindicación quirúrgica, el pronóstico de la enfermedad de base, etc.

En la patología maligna se usará esta técnica como paliación definitiva o como puente a un tratamiento con intención

Tabla 64-1. Indicaciones teóricas de la gastroenteroanastomosis guiada por ecoendoscopia

	Intención definitiva	Intención temporal
Obstrucción maligna	Paliación	Puente a tratamiento
Obstrucción benigna	Pacientes sin otra opción	Resolución del problema o respuesta al tratamiento

curativa, sobre todo si se va a realizar una neoadyuvancia previa a una posible cirugía o se quiere nutrir al paciente antes de enfrentarlo a un abordaje intensivo más definitivo.

No se profundizará más, dado que como ya se ha comentado, se trata de una técnica emergente y las indicaciones hoy por hoy deben ajustarse a la experiencia de cada equipo endoscópico, a las características de cada paciente y a los protocolos y peculiaridades de cada centro. Es bueno, además, estar apoyado por el equipo de cirugía digestiva del hospital, ya que es una técnica no exenta de riesgos y que, además, puede tener connotaciones de cara a posibles abordajes quirúrgicos posteriores. Para aquilatar unas indicaciones más concretas hacen falta más estudios en las diferentes situaciones y más experiencia acumulada en la práctica clínica y en la bibliografía médica.

MATERIAL NECESARIO

Se enumeran a continuación los recursos necesarios y se comentan algunos puntos que parecen clave:

- Un ecoendoscopio convexo lineal con canal de trabajo terapéutico (≥3,7 mm de diámetro).
- Un gastroscopio también terapéutico, con canal de trabajo de similares características a las del ecoendoscopio. En algún caso, puede ser útil un endoscopio ultrafino.
- Un arco de rayos X con escopia continua o pulsada que permita hacer una exploración en tiempo real.
- Un electrobisturí de los habituales en las unidades de endoscopia.
- Una prótesis de aposición luminal metálica cubierta autoexpandible de 20 mm de calibre en su cintura y 10 mm de longitud entre copas, premontada en un sistema de liberación controlada diseñado para la liberación con control ecoendoscópico, que cuente con una punta con cauterio conectable a un electrobisturí. Aunque es factible usar prótesis de 15 o 16 mm de calibre con este fin y con resultados satisfactorios, el autor de este capítulo opina que la opción óptima en los casos estándar son las prótesis de 20 mm de calibre, pues permiten una dieta con mayor consistencia. Aunque se está a la espera de la aparición de nuevos modelos de 20 mm con sistema Hot, actualmente en el mercado solo se dispone de la Hot-Axios 20-10 (Boston Scientific®, Natick MA, EE. UU.).
- Un alambre guía hidrofílico radioopaco de 0,035 pulgadas (o de 0,025 suficientemente rígido) y 450 cm de longitud.
- Un catéter de colangiopancreatografía retrógrada endoscópica (CPRE) recto de 200 cm de largo para guía de 0,035, de una o, mejor, de doble luz.
- Un catéter nasobiliar radioopaco de 8,5 Fr, de 240 cm o más, con su extremo en *pigtail* (catéter irrigador). El extremo en *pigtail* de este catéter se puede dejar o cortar para hacerlo recto, según las preferencias del operador o las características de cada caso.
- Una fuente de agua o suero a presión para conseguir el llenado intestinal suficiente. Algunos autores añaden un medio de contraste o un colorante vital para un mayor control del fluido tanto radiológico como endoscópico en las diversas fases del procedimiento. En la experiencia del autor, se emplea el mismo grifo de agua de la instalación de agua del hospital, a una temperatura de 35 a 40 °C, con un sistema de adaptación al catéter nasobiliar. La presión del grifo y la temperatura mantienen el asa intestinal diana suficientemente distendida y sin contracciones. El buen llenado del asa diana aporta un punto de seguridad, por ello, para minimizar fallos, se recomienda un caudal en la punta del catéter igual o superior a 500 mL/min.
- Jeringas de *luer-lock* cargadas unas con suero fisiológico y otras con contraste yodado (tipo contraste de CPRE).
- Una pinza tipo mosquito y un trozo de esparadrapo.
- En ocasiones es útil usar una o dos ampollas de butilbromuro de escopolamina (Buscapina®) o glucagón intravenoso.

PREPARACIÓN DEL PACIENTE

Lo ideal es trabajar sobre un estómago vacío. Según la dificultad de tránsito puede indicarse al paciente una dieta líquida los días previos al procedimiento y tratamiento procinético. En algunos casos será necesario el ingreso hospitalario y la aspiración con sonda nasogástrica o realizar un lavado gástrico. En otros, será imposible vaciar el estómago por completo y habrá que realizar el procedimiento tomando las precauciones adecuadas.

Sobre todo al principio, cuando se carece de experiencia, y siempre que haya un estómago ocupado, el procedimiento se hará bajo intubación orotraqueal controlada por anestesista o personal cualificado.

Aunque el procedimiento puede hacerse en decúbito prono o supino según la preferencia o costumbre de cada centro, la posición óptima para hacer esta técnica, por varias razones, es en decúbito lateral izquierdo o sus variantes más o menos oblicuas. Este autor ha observado que en decúbito lateral izquierdo el agua tiende a remansarse en la zona intestinal más declive, que es el ángulo de Treitz, sin bolsas de aire atrapadas en ese segmento (que dificultarían la visualización ecográfica). Por otro lado, esta postura es la habitual para las ecoendoscopias y las gastroscopias, por lo que se está más familiarizado con los movimientos de los endoscopios y con las imágenes ecoendoscópicas. Además, añade un plus de protección de la vía aérea. Es verdad que esta postura dificulta algo la interpretación de las imágenes radiológicas, problema solventable con la inyección de contraste en caso de duda y con la progresiva experiencia.

Hay que optimizar las posibles alteraciones de la coagulación si las hubiera. En opinión del autor, la antiagregación y las alteraciones de la coagulación leves o moderadas no constituyen una contraindicación absoluta si no son corregibles. Por otro lado el autor, para la realización de las gastroenteroanastomosis, no ha utilizado profilaxis antibiótica y, por ello, no ha tenido ningún caso de complicación de tipo infeccioso hasta la fecha. No obstante, otros autores con mayor casuística la recomiendan. En cambio, sí ha utilizado profilaxis antibiótica en pacientes con ascitis, con un antibiótico de amplio espectro con buena difusión en líquidos biológicos. Seguro que en un futuro se realizarán estudios de coste-eficacia sobre este punto.

Tras el procedimiento, aunque podría ser ambulatorio, se recomienda un período de ingreso hospitalario mínimo de 24 horas. Si todo ha ido correctamente, el paciente puede comenzar con una dieta líquida el mismo día del procedimiento e ir aumentando la consistencia hasta llegar a una dieta normal en unos 3 o 4 días.

PROCEDIMIENTO PASO A PASO

Estos son los distintos pasos del procedimiento:

- Revisar previamente las imágenes tomográficas, si las hay, bien de una tomografía computarizada o una resonancia magnética, para ver si el procedimiento es posible o existe alguna alteración anatómica o quirúrgica que lo imposibilite. Habrá también que tener en cuenta que no existan otras estenosis más distales, que harían fracasar el objetivo clínico, o más proximales, que impidan el paso de los endoscopios.
- El paciente estará intubado en decúbito lateral izquierdo, bien fijado sobre la camilla radiológica para evitar cambios de postura y caídas accidentales.
- El procedimiento comenzará con un gastroscopio de canal terapéutico. Con él, en la medida de lo posible, se aspirará el contenido gástrico si aún quedaran secreciones o restos. Algunos endoscopistas utilizan para todo el procedimiento el mismo ecoendoscopio lineal terapéutico con la intención de reducir el número de cambios de aparataje.
- Con el gastroscopio de canal terapéutico se enfrentará el segmento estenótico. Si este resulta infranqueable, el catéter de CPRE se introducirá con el alambre guía. Manejando ambos y, con la ayuda de la imagen radiológica y contraste, se hará llegar la guía más allá del ángulo de Treitz (muy recomendable). Si no se llegara al Treitz, por lo menos habrá que asegurarse de que la guía ha pasado el segmento estenótico y se encuentra introducida distal a él. En algunos casos, pude servir de ayuda el uso de un gastroscopio ultrafino para lograr pasar la guía.
- Se retirará el catéter de CPRE sin arrastrar la guía.
- Se hidratará bien el catéter nasobiliar (irrigador) de 8,5 Fr con su punta en *pigtail* ya retirada (opcional), y se introducirá sobre la guía por el canal de trabajo del gastroscopio terapéutico.
- De nuevo, se manejarán la guía y el catéter hasta asegurarse de que la punta del catéter ha pasado distalmente al ángulo de Treitz o, por lo menos, ha pasado profundamente más allá del segmento postestenótico.
- Mediante control radiológico, se retirará con sumo cuidado el gastroscopio evitando que el catéter con la guía se venga con él y que la punta del catéter se desplace. La guía no se retirará aún, ya que proporciona más rigidez al conjunto y dificulta que el catéter se desplace, haga bucles o se acode.
- Una vez que todo el gastroscopio está fuera y la punta del catéter permanece en su sitio, se fija el catéter a la boquilla de plástico del paciente. Para ello, el catéter se abraza

a la altura de la boquilla con un esparadrapo y se fija a la boquilla con un mosquito.

- El ecoendoscopio lineal terapéutico se introduce hasta la cámara gástrica en paralelo con el catéter y su guía, comprobando que el catéter no sufre desplazamientos.
- Se busca la arteria mesentérica superior desde la cara posterior del estómago. Una vez detectada, se gira el ecoendoscopio en sentido horario siguiendo desde el estómago la imagen de la tercera a la cuarta porción duodenal. Esta se suele encontrar inmediatamente debajo del cuerpo-cola del páncreas. Al recorrer con lentitud hacia la izquierda la 4ª porción del duodeno, se suele observar un cambio de dirección del asa de 90°, alineándose longitudinalmente con el ecoendoscopio. Esa asa longitudinal corresponde con la primera asa yeyunal, y el codo, con el ángulo de Treitz. Si el catéter irrigador ha sido colocado lo suficientemente distal, muchas veces se logra identificar dentro del asa una imagen en doble raíl que corresponde con él. Esta identificación del catéter irrigador es muy recomendable, pues garantiza que no se está visualizando un asa excesivamente distal e, incluso, el colon.
- En este momento se retirará la guía del interior del catéter con cuidado para que no modifique su posición.
- El catéter se conecta a la fuente de suero o agua a presión.
- Comienza el llenado del duodeno con el líquido y, al poco tiempo, se distenderán el Treitz y la primera asa yeyunal. Esto se identifica mediante la imagen ecográfica. Debe inyectarse agua hasta la completa liberación de la prótesis, para evitar el colapso del asa o perder la imagen, o tener alguna otra complicación.
- El sistema de liberación Hot-Axios® 20-10 se introduce por el canal del ecoendoscopio y se fija a la boca del canal de trabajo del endoscopio con la palomilla *luer-lock* que trae el propio sistema. Al fijarlo, hay que tomar la precaución de que los mandos del sistema queden hacia el operador para manejarlos cómodamente.
- El borne del sistema de liberación se conecta al cable del electrobisturí y se coloca la placa en el abdomen del paciente.
- Si el asa no se distiende lo suficiente o muestra peristaltismo, se pueden administrar una o dos ampollas de butilbromuro de escopolamina o glucagón intravenoso.
- Para minimizar los riesgos o el fallo de la punción, se recomienda tomar las tres precauciones siguientes:
  - Seleccionar el punto en que la luz del intestino se alinea con la dirección del canal de trabajo del ecoendoscopio. Esto ayudará a no dañar la pared contralateral del asa, permitirá meter todo el sistema introductor para evitar liberaciones en peritoneo y, además, minimizará el riesgo de empujar el asa, dado que en ese punto está fijada por el ligamento de Treitz.
  - Comprobar con el Doppler color que no hay vasos de la pared intestinal o del mesocolon transverso susceptibles de ser dañados.
  - Calibrar el electrobisturí con corte puro a 120 W de potencia con efecto 8 o equivalente, según marcas. Debe entrar fulgurando con suma facilidad sin empujar el asa. Las recomendaciones de la casa comercial son otras que, en experiencia del autor, resultan muy justas para este

tipo de procedimiento. El material aguanta varios disparos a esta potencia sin fundirse.

- El *stent* se colocará de forma directa, sin usar una guía sobre la que pasar el sistema de liberación, mediante la técnica descrita como *one step* o *free hands*. El uso de una guía sobre la que trabajar, además de complicar y encarecer el procedimiento, se ha descrito como perjudicial, pues tiende a desplazar el asa diana al hacer avanzar el sistema de liberación y hace fracasar el procedimiento.
- Una vez seleccionado el punto de punción, se desbloquea el seguro negro que tiene dibujados unos candados sobre la parte gris del sistema introductor del *stent* (paso 1).
- Se hace avanzar el sistema introductor hasta que entre en contacto con la mucosa gástrica sin empujarla. Se alinea todo para que se alcance bien el asa en su eje longitudinal, buscando la mínima distancia entre la luz gástrica y la luz del Treitz.
- A la vez, se intenta que el sistema de liberación incida lo más perpendicular posible sobre la pared del asa intestinal diana, para evitar que ésta resbale y se cree una falsa vía; además, se busca el punto de mayor proximidad.
- Pisando el pedal de corte se hará avanzar con decisión y profundamente el sistema de liberación dentro del asa de yeyuno. La fulguración de los tejidos puede generar un poco de enfisema que dificulte transitoriamente la visión ecográfica, aunque en unos segundos suele aclararse la imagen. Una señal de seguridad es ver hervir el agua dentro del asa al contactar con la punta del sistema liberador mientras fulgura. Al verla, inmediatamente se dejará de pisar el pedal de corte.
- El sistema de liberación se introducirá lo más profundo posible dentro del asa diana, ya sin usar corriente. Con frecuencia entra todo el recorrido que da, ya que el asa se habrá enhebrado en dirección longitudinal.
- El pestillo negro de los candados se bloquea en posición de candado cerrado.
- En este punto, puede ser recomendable retirar el cable eléctrico del electrobisturí del conector del sistema de liberación para evitar pulsos de corriente accidentales, que podrían tener consecuencias peligrosas.
- El seguro amarillo que bloquea el sistema liberador de la prótesis se retira; se libera la copa distal de la prótesis tirando de la otra parte gris (más pequeña) del dispositivo de liberación hasta que haga clic, lo que en el dispositivo aparece como paso 2. Desde el punto de vista ecográfico, se verá la total apertura de la copa distal dentro del asa intestinal, que se identifica con una forma como de paraguas convexo. En este punto hay que tener paciencia, pues la apertura de la copa distal puede no ser inmediata.
- A continuación se desbloquea el pestillo negro del candado (del paso 1) y se tira con cuidado de todo en bloque hasta que la copa liberada sujete el asa intestinal contra la pared gástrica y contra el ecoendoscopio (paso 3). La tracción debe ser tal que la copa, por visión ecográfica, adquiera la forma de un balón de *rugby* o copa de champán. Si se tira en exceso, podría perderse el abordaje o liberarse precozmente la prótesis, pero hay que tirar generando cierta tensión.

- En este punto hay que volver a bloquear el seguro negro del candado y asegurarse de que la prótesis sigue traccionando sin perder la forma de balón de *rugby*. Ahora todo estará sujeto: asa de intestino, estómago y ecoendoscopio.
- El pestillo negro que tiene dibujada una flecha transversal se desbloqueará en el sentido de la flecha para permitir el paso 4. Este paso se hace traccionando de ese mando hacia arriba hasta finalizar su recorrido.
- La copa proximal habrá quedado liberada cerca de la superficie de la mucosa gástrica, pero aún dentro del canal de trabajo del ecoendoscopio (*intra-scope channel stent release technique*). Con la técnica de liberación de la copa proximal dentro del canal del ecoendoscopio, se logra que la prótesis no migre de forma distal, lo cual podría ser un problema importante.
- Antes de empujar la prótesis fuera del canal de trabajo, es recomendable distender algo el estómago con el CO_2 o el aire del ecoendoscopio. Así se aumenta el espacio entre el orificio de salida del canal de trabajo y la superficie mucosa gástrica, y se gana espacio de visión.
- Liberando previamente el pestillo de los candados (paso 1), se empuja con el sistema introductor la prótesis fuera del canal de trabajo. Para esto, a veces, hay que dar varios empujones. La copa proximal se expandirá en el hueco que queda entre el ecoendoscopio y la superficie mucosa.
- Casi a la vez se distancia el ecoendoscopio de la pared, con sumo cuidado de no llevarse también la prótesis (es fácil atrapar la prótesis con la uña elevadora). Inmediatamente comenzará a salir agua a presión por la luz de la prótesis. En el caso de haber utilizado algún colorante vital, el líquido que manará por la luz de la prótesis estará teñido. Esto es un dato de éxito técnico del procedimiento. Entonces se cortará la inyección de agua.
- Se retirará del ecoendoscopio con cuidado todo el sistema de liberación de la prótesis, desenroscando la palomilla del canal de trabajo. Hay que tener la precaución de que el extremo más distal del sistema introductor de la prótesis (con forma como de oliva) no se enrede en ella y la desaloje.
- Se aspirará el agua profusamente para reducir el riesgo de broncoaspiración tras la extubación del paciente y para impedir complicaciones por exceso de agua en la luz intestinal (hiponatremia).
- No parece necesaria una dilatación forzada del *stent* con ningún método, ya que podría favorecer su desplazamiento y un aumento del riesgo de hemorragia y fuga. Por ser de nitinol y tener memoria térmica, el *stent* se expandirá por completo en 24-48 horas sin causar problemas. Además, la forma en doble embudo, con los conos opuestos por su vértice que adquiere la prótesis antes de su total expansión, facilita el contacto de la serosa gástrica con la serosa duodenal y la fusión serosa-serosa posterior, evitando el riesgo de fugas.
- El catéter de 8,5 Fr y el ecoendoscopio se retiran. En caso de dudas, antes de retirar el endoscopio y el catéter, si no ha sido usado ningún colorante vital, se pude introducir alguno por el catéter para verlo salir al estómago a través de la prótesis, lo que confirmará su correcto posicionamiento.
- En este momento se dará por finalizada la intervención.

RECOMENDACIONES PARA EL ÉXITO TÉCNICO

Como se ha podido ver, a excepción de la necesidad de llenado del asa, el procedimiento es prácticamente idéntico al drenaje con *stents* tipo PALM de cualquier otra estructura. Solo se recuerdan aquí algunos puntos clave para el éxito técnico:

- Colocar al paciente en decúbito lateral izquierdo (o sus variantes oblicuas según preferencia o costumbre del operador) para facilitar el llenado del asa intestinal diana y evitar la formación de bolsas de aire.
- Pasar el catéter irrigador de 8,5 Fr por lo menos hasta el Treitz, para que luego sea identificado ecoendoscópicamente.
- Buscar el Treitz como punto de punción, pues está muy próximo al estómago, es fijo (por lo que no se escapará al puncionarlo) y permite un acceso según el eje longitudinal de la primera asa de yeyuno, para no dañar la pared contralateral con el cauterio.
- Llenar el asa con un caudal de líquido adecuado. En la experiencia del autor, la opción óptima es la presión a la que sale el agua del grifo (hecho que puede ser variable según instalaciones y puntos geográficos). Otras opciones de llenado, bomba, jeringa, etc., son igualmente válidas, siempre que el caudal logrado en la punta del catéter sea suficiente.
- Identificar el catéter irrigador dentro del asa diana aporta un plus de seguridad para evitar acceder al colon o a un asa del intestino delgado excesivamente distal.
- Calibrar el electrobisturí con unos parámetros de corte puro mayores que los que recomienda la casa comercial.
- Hacer la incisión con decisión, sin guía, cuando el asa está bien distendida, hasta ver hervir el agua en su interior.
- Liberar la copa proximal dentro del canal de trabajo del ecoendoscopio por el método llamado en la literatura médica *intra-scope channel stent release technique*.

Siguiendo correctamente estos puntos clave, un especialista con experiencia en liberación de este tipo de *stents* en otros territorios no debería tener problemas para realizar el procedimiento con éxito técnico.

No obstante, es una técnica que se debe hacer con precaución y por personal cualificado en ecoendoscopia, con experiencia en punción diagnóstica, con experiencia en CPRE o por lo menos en el manejo de guías, catéteres y colocación de prótesis, y con experiencia en la colocación de prótesis Hot-Axios®.

A algunos cirujanos no les convencen las gastroenteroanastomosis con el Treitz. Esto se debe a que, en caso de complicarse, trabajar sobre la zona del Treitz supone un reto mayor que trabajar sobre un asa de yeyuno libre. Sin embargo, poniendo en una balanza la seguridad que aporta usar el Treitz como diana, tanto para el éxito técnico como clínico, frente al riesgo de fallo que necesite un abordaje quirúrgico usando otra diana, hasta el momento la balanza ha sido favorable para esta opción.

COMPLICACIONES, MEDIDAS PARA EVITARLAS Y CÓMO RESOLVERLAS

Las complicaciones y episodios adversos pueden clasificarse atendiendo a su aparición en el tiempo en relación con el momento del procedimiento o atendiendo a su gravedad. Así, para resultar didácticos, se clasifican en intraprocedimiento o posprocedimiento, inmediatas o diferidas y en menores o mayores.

Las complicaciones intraprocedimiento son las que suceden antes de retirar el último endoscopio del paciente y pueden ser detectadas por las técnicas de imagen usadas para realizarlo o por cambios alarmantes en la monitorización del paciente. Estas complicaciones pasarían a clasificarse como episodios adversos si se resuelven técnicamente con los recursos disponibles en ese momento o como verdaderas complicaciones si precisan otra forma de resolución.

Las complicaciones posprocedimiento son las acontecidas una vez retirado el último endoscopio del paciente. Si se detectan en las primeras 24 horas, podrían clasificarse como inmediatas, y si se detectan más tarde, como diferidas. Esto tiene un interés académico y, sobre todo, práctico, ya que las inmediatas suelen estar relacionadas directamente con la manipulación del procedimiento y las tardías con problemas relacionados con la presencia del material protésico, la evolución de la enfermedad u otros.

Las complicaciones menores son aquellas que se resuelven de forma conservadora, no precisan reintervenciones ni otras actitudes intervencionistas o no alargan por sí mismas el tiempo de hospitalización del paciente.

Las complicaciones mayores son las que no pueden resolverse de forma conservadora, exigen alguna actitud intervencionista o son causa directa de alargar la estancia hospitalaria del paciente.

En la bibliografía médica existen escalas que clasifican con más precisión la gravedad de las complicaciones, que no son el objetivo de esta exposición.

Como es de suponer, algunas complicaciones están relacionadas con la calidad técnica de la ejecución del procedimiento, con la experiencia acumulada, con los recursos para solventarlas, con la indicación y selección del paciente, así como con los recursos del hospital. No se recomienda hacer esta técnica en centros sin los recursos adecuados: un equipo de cirugía que apoye, un equipo de radiología intervencionista y una unidad de cuidados intensivos, ya que, de no disponer de estos recursos, una complicación grave podría tornarse mortal. Hay complicaciones que son impredecibles y que suceden pese a tener una gran experiencia y tomar todas las medidas para evitarlas.

Probablemente, como pasa con casi todas las técnicas, todas las complicaciones habidas en la práctica diaria no están publicadas, por lo que realmente serán más. No obstante, la bibliografía médica recoge aproximadamente un 12 % de complicaciones y episodios adversos, con el 5,6 % de ellos de carácter grave y menos del 2 % mortales.

Como complicación intraprocedimiento más frecuente, se ha descrito la liberación del *stent* de forma incorrecta. El *stent* puede quedar liberado con su copa distal fuera del asa diana sin haberla dañado, con su copa distal fuera del asa diana pero habiéndola dañado, con su copa distal bien posicionada en el asa diana pero su copa proximal más allá de la pared gástrica, incluso puede quedar haciendo una anastomosis con el colon o, de forma poco frecuente, totalmente libre en el espacio peritoneal.

La forma de evitarlo es seguir minuciosamente los pasos del procedimiento, sobre todo los puntos clave descritos. Como ya se ha comentado, aunque mentalmente el uso de un alambre guía pueda parecer de ayuda, en la práctica se vuelve una trampa que facilitará que, al avanzar el sistema introductor, el asa diana se aleje del ecoendoscopio y de la pared gástrica, se pierda la ventana ecográfica, lo que entorpece el recorrido del sistema liberador y, en ocasiones, hace fracasar la técnica.

Como también se ha referido, otra causa que puede generar una complicación de este tipo es una dilatación forzada de la prótesis con un balón hidrostático en un intento de acelerar su distensión y reducir al máximo el tiempo de espera para introducir una dieta sólida. Cuando se produce una colocación inadecuada o un desplazamiento inesperado de la prótesis, se puede recurrir al NOTES intentando reposicionar el *stent*, o retirarlo e intentar colocar otro semejante, o practicar una técnica de *stent in stent*, bien con otra PALM o con una prótesis recta totalmente cubierta de unos 20 o 22 mm de calibre. Si tiene éxito, la complicación pasará a ser un episodio adverso. Si todo esto falla, habrá que recurrir a la cirugía.

Otra colocación inadecuada del *stent* sucede cuando queda anastomosando el estómago con el colon. La mejor forma de evitarlo es reconocer adecuadamente las estructuras en la imagen ecográfica y, sobre todo, identificar el catéter irrigador en el interior del asa diana. En este caso, es muy importante no retirar el *stent* recién colocado y dejar que la fístula gastrocólica madure durante unas cuatro semanas. Después, se puede retirar el *stent* y cerrar el defecto con clips o sutura endoscópica. Retirar el *stent* nada más colocarlo hará que el estómago y el colon queden perforados.

Se ha descrito sangrado intraluminal, intramural e intraperitoneal. El sangrado significativo intraprocedimiento, sobre todo intraluminal o intramural, es relativamente poco frecuente, ya que la propia disposición del *stent* mantiene comprimidos los vasos de la pared intestinal. En una ocasión, utilizando una técnica semejante con cauterio para otro tipo de procedimiento (drenaje de un seudoquiste), se produjo un sangrado arterial importante que se controló ecoendoscópicamente mediante la identificación con la imagen ecográfica y Doppler color del punto de sangrado, y su embolización mediante la inyección de cianoacrilato guiada por USE. También aquí la dilatación forzada del *stent* con balón puede ser una causa desencadenante de sangrado inmediato o diferido.

Una complicación intraprocedimiento en una anastomosis enteroentérica en otro territorio se produjo al perforar con el cauterio la cara contralateral del asa diana. Para evitar esto, lo recomendado es alinear muy bien el eje de la penetración del sistema liberador con el eje longitudinal del asa diana, tenerla suficientemente distendida y pisar el pedal del electrobisturí solo el tiempo necesario. Al ver hervir el agua dentro del asa, hay que soltar el pedal. En caso de que se produzca este accidente, la solución es dilatar la PALM hasta unos 12-13 mm, a través de ella, introducir un gastroscopio y cerrar el defecto con unos clips hemostáticos.

Otras complicaciones que aparecen en la bibliografía médica son las relacionadas con la anestesia o la sedación. La más común es la broncoaspiración de contenido gástrico. Este tipo de complicaciones se minimizan contando con un equipo de anestesiología que mantenga intubado al paciente.

Esto puede ser discutible y opcional según la experiencia y forma de funcionar de cada centro. Probablemente, según se vaya ganando experiencia en el procedimiento, se pueda ir reduciendo la necesidad de intubar a los pacientes, reservando la intubación para aquellos pacientes con estómago ocupado.

Complicaciones posprocedimiento inmediatas son el dolor, el sangrado y la peritonitis. Según distintas fuentes bibliográficas, su incidencia ronda el 3 %. El dolor aislado, que no está relacionado con un fallo técnico o clínico importante, con buena respuesta a una analgesia convencional, debe considerarse una complicación menor. El sangrado significativo es el que no cede espontáneamente y requiere una reintervención endoscópica, tratamiento por radiología intervencionista o cirugía. La peritonitis tras el procedimiento es rara si la colocación de la prótesis se realiza de forma rápida y eficaz. Si la colocación resulta farragosa o con mala visualización del asa diana en algún momento debida a un desplazamiento con salida de contenido gástrico o intestinal al espacio peritoneal, o si la dilatación se hace con balón, el desarrollo de una peritonitis posterior será más fácil.

Si el *stent* queda definitivamente bien colocado, el tratamiento debe ser conservador con dieta absoluta y antibióticos.

Si la prótesis adquiere una forma en diábolo característica, objetivable radiológicamente nada más liberarla, con agua a chorro que sale a su través, significa que ambas serosas (la gástrica y la intestinal) están forzadas a permanecer en contacto durante la expansión espontánea del *stent*, que facilita su fusión y la creación de una verdadera anastomosis. Es una garantía de éxito.

También hay casos publicados de desplazamiento del *stent* posprocedimiento, detectado a las horas e incluso días o semanas por dolor y fiebre. Sin embargo, las complicaciones diferidas más frecuentes son la recurrencia de los síntomas obstructivos, la erosión de la cara contralateral del asa diana con dolor o anemización, el enterramiento mucoso del *stent*, etc. También es posible una miscelánea de complicaciones tardías menos frecuentes. Por ejemplo, peritonitis por microperforación del colon transverso y hemorragia mortal por perforación tardía de la arteria mesentérica superior.

Respecto a la recurrencia de los síntomas obstructivos, estos pueden reaparecer según alguna serie hasta en el 15 % de los casos. Hay que tener en cuenta que los *stents* usados en algunos de estos trabajos tenían de media 15 mm de calibre, y no 20 mm. Dentro de este tipo de complicación diferida hay tres grupos: la verdadera obstrucción del *stent*, la hipomotilidad gástrica y la mixta. La más frecuente es la hipomotilidad gástrica con *stent* permeable, que se da en el 11 %, aproximadamente. La causa parece debida en parte a estómagos previamente distendidos, que han perdido en gran medida su capacidad de contraerse. Parece que los procinéticos pueden ser útiles en algunos de estos pacientes. La obstrucción de la prótesis por alimentos es más rara y sucede, según alguna publicación, en torno al 4 % de los casos. La causa parece ser multifactorial. En la experiencia del autor, colocar la prótesis en un segmento intestinal no alineado longitudinalmente con el eje de la luz facilita esta complicación, ya que la cara contralateral del intestino en contacto con la corona distal de la prótesis ejercerá un efecto valvular intermitente que facilita las suboclusiones o la oclusión permanente del *stent*. Esto, además, puede estar facilitado por la formación de tejido de granulación en la mucosa intestinal por el roce continuo de la corona distal de la prótesis. En este sentido, la hipomotilidad gástrica también puede desempeñar un papel desencadenante de este tipo de complicación, ya que facilitará el que alimentos peor masticados o digeridos no sean propulsados a través de la prótesis, lo que puede condicionar una mayor distensión gástrica y entrar en un círculo vicioso (grupo de causa mixta).

La única forma de prevenir este tipo de complicaciones es colocar el *stent* bien alineado con la luz intestinal, dar procinéticos ante la más mínima sospecha de que esto pudiera suceder y recomendar una dieta adecuada, pobre en residuos

de relativo gran tamaño y bien masticada. Su tratamiento es desobstruir el *stent* endoscópicamente y tomar a partir de ese momento el resto de las medidas descritas. En algún caso puede ser necesario colocar un segundo *stent* un poco más distal o el rescate quirúrgico si el estado y la supervivencia prevista del paciente lo permiten.

La experiencia indica que las prótesis hay que quitarlas en cuanto dejan de hacer su función. Una prótesis colocada que no está cumpliendo ningún cometido se puede transformar en una fuente de problemas que podrían ser graves. Es posible que, con el paso del tiempo, la difusión de la técnica y el aumento de publicaciones relacionadas vayan apareciendo otras complicaciones aún no descritas.

PUNTOS CLAVE

- Se trata de una técnica muy prometedora y con buenos resultados tanto técnicos como clínicos y relativamente sencilla de llevar a cabo, sin bien es posible que hagan falta más estudios para su generalización.
- Seguro que también aparecerán más modelos de *stents*, dispositivos de liberación y material auxiliar específico.
- Las garantías de éxito están en la buena selección de los pacientes, en efectuar una técnica depurada basada en los puntos clave y en la experiencia previa en ecoendoscopia diagnóstica y terapéutica, y en el manejo de este tipo de prótesis.

- Es muy posible que con el tiempo y la experiencia acumulada las indicaciones se definan mejor y que se pongan de manifiesto tipos de complicaciones aún no comunicadas. En cualquier caso, el paso que se ha dado no tiene marcha atrás.
- Poder hacer por la boca, ocasionando mínimas molestias, de una forma relativamente sencilla, eficaz y con una rapidísima recuperación del enfermo, lo que hasta no hace mucho tiempo precisaba de una cirugía en ocasiones abierta o incluso era imposible por las condiciones de la enfermedad o del paciente, es un signo del comienzo de una nueva etapa de la medicina intervencionista, quizás hasta de una nueva era.

BIBLIOGRAFÍA

Bejjani M, Ghandour B, Subtil JC, Martínez-Moreno B, Sharaiha RZ, Watson RR, et al. Clinical and technical outcomes of patients undergoing endoscopic ultrasound-guided gastroenterostomy using 20-mm vs. 15-mm lumen-apposing metal stents. Endoscopy. 2022;54(7):680-7. Erratum in: Endoscopy. 2022 Mar 16.

Betés M, Pérez-Longo P, Peralta S, Bojorquez A, Angós R, Chopitea A, et al. Feasibility and patency of echoendoscopic anastomoses with lumen apposing metal stents depending on the gastrointestinal segment involved. Sci Rep. 2021;11(1):3992.

Binmoeller KF, Shah JN. Endoscopic ultrasound-guided gastroenterostomy using novel tools designed for transluminal therapy: a porcine study. Endoscopy. 2012;44(5):499-503.

Bronswijk M, van Malenstein H, Laleman W, Van der Merwe S, Vanella G, Petrone MC, et al. EUS-guided gastroenterostomy: Less is more! The wireless EUS-guided gastroenterostomy simplified technique. VideoGIE. 2020;5(9):442.

Chen YI, Haito-Chávez Y, Bueno RP, Bukhari M, Gutiérrez OB, Sanaei O, et al. Displaced endoscopic ultrasound-guided gastroenterostomy stent rescued with natural orifice transluminal endoscopic surgery. Gastroenterology. 2017;153(1):15-6.

Chen YI, Itoi T, Baron TH, Nieto J, Haito-Chávez Y, Grimm IS, et al. EUS-guided gastroenterostomy is comparable to enteral stenting with fewer re-interventions in malignant gastric outlet obstruction. Surg Endosc. 2017;31(7):2946-52.

Chen YI, James TW, Agarwal A, Baron TH, Itoi T, Kunda R, et al. EUS-guided gastroenterostomy in management of benign gastric outlet obstruction. Endosc Int Open. 2018;6(3):E363-8.

Chen YI, Kunda R, Storm AC, Aridi HD, Thompson CC, Nieto J, et al. EUS-guided gastroenterostomy: a multicenter study comparing the direct and balloon-assisted techniques. Gastrointest Endosc. 2018;87(5):1215-21.

Ge PS, Young JY, Dong W, Thompson CC. EUS-guided gastroenterostomy versus enteral stent placement for palliation of malignant gastric outlet obstruction. Surg Endosc. 2017;31(7):2946-52.

Ghandour B, Bejjani M, Irani SS, Sharaiha RZ, Kowalski TE, Pleskow DK, et al. Classification, outcomes, and management of misdeployed stents during EUS-guided gastroenterostomy. Gastrointest Endosc. 2022;95(1):80-9.

Iqbal U, Khara HS, Hu Y, Kumar V, Tufail K, Confer B, et al. EUS-guided gastroenterostomy for the management of gastric outlet obstruction: A systematic review and meta-analysis. Endosc Ultrasound. 2020;9(1):16-23.

Itoi T, Itokawa F, Uraoka T, Gotoda T, Horii J, Goto O, et al. Novel EUS-guided gastrojejunostomy technique using a new double-balloon enteric tube and lumen-apposing metal stent. Gastrointest Endosc. 2013;78(6):934-9.

James TW, Baron TH. Endoscopic ultrasound directed gastroenterostomy. Techn Gastrointest Endosc. 2017;19:235-9.

Kerdsirichairat T, Irani S, Yang J, Brewer Gutierrez OI, Moran R, Sanaei O, et al. Durability and long-term outcomes of direct EUS-guided gastroenterostomy using lumen-apposing metal stents for gastric outlet obstruction. Endosc Int Open. 2019;7(2):E144-50.

Khashab MA, Bukhari M, Baron TH, Nieto J, El Zein M, Chen YI, et al. International multicenter comparative trial of endoscopic ultrasonography-guided gastroenterostomy versus surgical gastrojejunostomy for the treatment of malignant gastric outlet obstruction. Endosc Int Open. 2017;5(4):E275-81.

Khashab MA, Kumbhari V, Grimm IS, Ngamruengphong S, Aguila G, El Zein M, et al. EUS-guided gastroenterostomy: the first U.S. clinical experience. Gastrointest Endosc. 2015;82(5):932-8.

Magahis PT, Salgado S, Westerveld D, Dawod E, Carr-Locke DL, Sampath K, et al. Preferred techniques for endoscopic ultrasound-guided gastroenterostomy: a survey of expert endosonographers. Endosc Int Open. 2023;11(11):E1035-45.

Martínez-Ortega A, Marcos-Carrasco N, Villalonga L, Guilabert L, Abril C, Subtil Íñigo JC, et al. Resultados a largo plazo de la gastroentero-anastomosis USE guiada (GE-USE) con prótesis de aposición luminal (PAL) en la obstrucción al vaciamiento gástrico benigna (OVG-B). 45 Congreso Nacional de la Sociedad Española de Endoscopia Digestiva, Hospital Universitario Río Hortega, Valladolid, 2023.

McCarty TR, Garg R, Rustagi T. Efficacy and safety of EUS-guided gastroenterostomy for the treatment of benign and malignant gastric outlet obstruction: a systematic review and meta-analysis. Gastrointest Endosc. 2018;87(6) Supplement: AB330.

McCarty TR, Garg R, Thompson CC, Rustagi T. Efficacy and safety of EUS-guided gastroenterostomy for benign and malignant gastric outlet obstruction: a systematic review and meta-analysis. Endosc Int Open. 2019;7(11):E1474-82.

Miller C, Benchaya JA, Martel M, Barkun A, Wyse JM, Ferri L et al. EUS-guided gastroenterostomy vs. surgical gastrojejunostomy and enteral stenting for malignant gastric outlet obstruction: a meta-analysis. Endosc Int Open. 2023;11(7):E660-72.

Nass KJ, Zwager LW, van der Vlugt M, Dekker E, Bossuyt PMM, Ravindran S, et al. Novel classification for adverse events in GI endoscopy: the AGREE classification. Gastrointest Endosc. 2022;95(6):1078-85.e8.

Olcoz Basarte M, Sánchez de Torres R, Barba Abad, López Fernández P, Valdés Más M, Angós Musgo R et al. Microperforación colónica como complicación tardía de gastroenteroanatomosis guiada por ecoendoscopia. 44 Congreso de la Sociedad Española de Endoscopia Digestiva (publicación online). La Coruña, Septiembre, 2022.

Rimbas M, Larghi A, Costamagna G. Endoscopic ultrasound-guided gastroenterostomy: Are we ready for prime time? Endosc Ultrasound. 2017;6(4):235-40.

Swain P. NOTES and anastomosis. Gastrointest Endosc Clin N Am. 2008;18(2):261-77.

Tyberg A, Xu MM, Sharaiha RZ, Kahaleh M. NOTES Salvation During EUS-guided gastroenterostomy. Gastrointest Endosc. 2017;85(5) Supplement: AB137.

Van der Merwe SW, van Wanrooij RLJ, Bronswijk M, Everett S, Lakhtakia S, Rimbas M, et al. Therapeutic endoscopic ultrasound: European Society of Gastrointestinal Endoscopy (ESGE) Guideline. Endoscopy. 2022;54(2):185-205.

Wang J, Hu JL, Sun SY. Endoscopic ultrasound guided gastroenterostomy: Technical details updates, clinical outcomes, and adverse events. World J Gastrointest Endosc. 2023;15(11):634-40.

Tratamientos oncológicos guiados por ecoendoscopia

65

C. J. Marra-López Valenciano e I. Fernández-Urién Sainz

OBJETIVOS

- Conocer algunas de las nuevas aplicaciones de la ecoendoscopia o ultrasonografía endoscópica (USE), fundamentalmente terapéuticas, en el campo de la oncología digestiva que se han desarrollado en los últimos años.
- Analizar las nuevas aplicaciones terapéuticas de la USE en oncología digestiva, donde se pondrá una especial atención en:
- Indicaciones y contraindicaciones.
- Material necesario para su desempeño.
- Diferentes técnicas de uso y aplicación.
- Principales resultados publicados.
- Perfil de seguridad de las diferentes técnicas.

INTRODUCCIÓN

Tradicionalmente, la USE ha desempeñado un papel importante en la evaluación de algunos tumores gastrointestinales, como a nivel del esófago, estómago, páncreas y recto, gracias, por un lado, a la proximidad de las lesiones al transductor ecográfico y, por otro lado, a la calidad de los instrumentos utilizados. Sin embargo, en los últimos años el estadiaje de este tipo de lesiones mediante USE está teniendo un papel cada vez menos relevante dados los avances experimentados por las técnicas de imagen radiológica.

No obstante, la USE no ha dejado de evolucionar. La aparición de ecoendoscopios sectoriales con canales de trabajo cada vez más amplios ofrece la posibilidad adicional de realizar punción aspirativa con aguja fina (PAAF), bien para la obtención de material citológico o bien para la realización de diferentes procedimientos terapéuticos. En efecto, en las últimas dos décadas se han desarrollado diversas aplicaciones terapéuticas de la USE que han revolucionado el campo de la oncología digestiva, como la neurólisis del plexo celíaco, la esclerosis de lesiones vasculares, el drenaje transgástrico o transduodenal de la vía biliar o las gastroenteroanastomosis, entre otras. Todo lo expuesto anteriormente ha hecho que la USE, tanto en su versión diagnóstica como en su versión terapéutica, se haya convertido en una herramienta imprescindible en las unidades de endoscopia de todo el mundo.

En el presente capítulo se desarrollan algunas de las aplicaciones terapéuticas de la USE en el campo de la oncología digestiva, como son:

- Neurólisis del plexo celíaco.
- Implantación de marcadores fiduciales.
- Etanolización.
- Ablación por radiofrecuencia.

NEURÓLISIS DEL PLEXO CELÍACO

El cáncer de páncreas es uno de los tumores sólidos con peor pronóstico. Desafortunadamente, este tipo de lesiones se suelen diagnosticar en estadios avanzados de la enfermedad y únicamente son resecables entre el 12 y el 20 % de los casos en el momento del diagnóstico. Efectivamente, más de la mitad de los pacientes con cáncer de páncreas fallecen antes del año y la supervivencia media a los 5 años no supera el 10 %. Por otro lado, el dolor abdominal crónico, producto de la invasión perineural de las células tumorales, es un síntoma frecuente en pacientes con cáncer de páncreas avanzado (90 %) y, en ocasiones, un problema de difícil manejo. En efecto, el tratamiento del dolor en el cáncer de páncreas suele comenzar con la administración de analgésicos no opioides seguido de opiáceos en casos refractarios. Estos últimos fármacos no están exentos de efectos adversos como náuseas, estreñimiento, somnolencia o adicción. Por eso, se han ensayado otras alternativas terapéuticas generalmente de forma complementaria, como la infiltración del plexo celíaco con diversas sustancias por vía percutánea o, como es el caso que nos ocupa, por vía transgástrica.

El dolor que se origina en las vísceras abdominales infradiafragmáticas, como en el caso del páncreas, viaja por fibras aferentes hasta el plexo celíaco y de aquí al sistema nervioso central a través de las raíces dorsales de la médula a la altura de T12-L2. Anatómicamente, el plexo celíaco es una red de fibras nerviosas que confluyen en forma de ganglios y que se localizan en el retroperitoneo, concretamente, adyacentes a la pared anterolateral de la aorta a la altura del nacimiento del tronco celíaco. Tradicionalmente, el acceso al plexo celíaco ha sido por vía percutánea, teniendo que sortear las diversas estructuras situadas entre la piel y éste. Sin embargo, a través de la cara posterior del cuerpo gástrico, el transductor ecográfico puede situarse a escasos milímetros del plexo celíaco, lo que permite, en teoría (no existen estudios comparativos), un acceso más seguro y efectivo a la zona.

La neurólisis del plexo celíaco (NPC) guiada por USE (USE-NPC) fue descrita por primera vez en 1996 por Wiersema *et al.*

> ! La USE-NPC consiste en la destrucción o ablación química permanente del plexo celíaco mediante la inyección de un agente neurolítico, habitualmente alcohol absoluto, y un anestésico local, como la bupivacaína o la lidocaína, de tal manera que se interrumpen los impulsos nociceptivos a este nivel, lo que se traduce en una reducción del dolor.

Esta técnica tiene como objetivo reducir los síntomas o bien las necesidades farmacológicas en este tipo de pacientes que, con relativa frecuencia, ocasionan una importante reducción en su calidad de vida e incluso en la supervivencia.

Indicaciones

La USE-NPC está indicada para el tratamiento del dolor en los pacientes con cáncer de páncreas. Sin embargo, para que la técnica sea beneficiosa, deben seleccionarse adecuadamente los casos. Es especialmente útil cuando los pacientes presentan dolor persistente e intratable o cuando la aparición de efectos secundarios del tratamiento opioide limita de forma significativa su calidad de vida. En este escenario clínico, es conveniente descartar otros posibles orígenes del dolor para evitar la realización de procedimientos innecesarios. No es infrecuente que se presenten otras lesiones que puedan condicionar la aparición de dolor abdominal, como la presencia de carcinomatosis peritoneal, metástasis óseas o hepáticas, entre otras, en cuyo caso podrían responder al tratamiento de una forma parcial, transitoria o nula.

> El momento idóneo para realizar la USE-NPC es el momento en el que el paciente tiene un dolor incontrolable o cuando presenta importantes efectos adversos derivados de la analgesia.

Únicamente algún estudio aislado como el de Wyse *et al.,* recomienda realizar la técnica lo más cerca posible al inicio de los síntomas, por ejemplo, en el momento de la PAAF diagnóstica inicial. Según los autores, el mayor beneficio de hacer la USE-NPC de forma temprana radica en evitar la pérdida de efectividad del tratamiento opioide que el paciente pueda estar recibiendo de forma paralela.

Contraindicaciones

Como en cualquier procedimiento endoscópico, para una USE-NPC resulta imprescindible obtener el consentimiento del paciente por escrito. En el consentimiento entregado deben figurar todos los efectos adversos que pueden darse durante y tras el procedimiento, que en ocasiones pueden ser graves.

> ! La USE-NPC se suele realizar en pacientes con enfermedad no operable. Sin embargo, en el supuesto caso de que la enfermedad fuera resecable, es recomendable comentar el caso con la sección de cirugía hepatobiliopancreática, puesto que la USE-NPC puede influir negativamente en una posible cirugía posterior.

Por otro lado, y aunque no existe consenso acerca de ello, deberían ser contraindicaciones absolutas la presencia de coagulopatía (índice internacional normalizado [INR] > 1,5) o una cifra de plaquetas < 50.000 unidades, presencia de varices esofágicas o gástricas, perforación de víscera hueca o inestabilidad hemodinámica. Finalmente, las contraindicaciones relativas son las alteraciones anatómicas (masas de gran tamaño o cirugía gástrica) y las anomalías congénitas (salida del tronco celíaco anómala).

Técnica

A lo largo de los años, la NPC se ha realizado con el empleo de diferentes guías y accesos. Fue descrita por primera vez en 1914 y se realizó como un procedimiento intraoperatorio. Posteriormente, se ha llevado a cabo empleando como guía diferentes técnicas radiológicas como la fluoroscopia, la tomografía axial computarizada y la ultrasonografía transabdominal. Finalmente, en 1996, Wiersema describe por primera vez la NPC por vía transgástrica guiada por USE.

La USE-NPC se debe considerar de elección frente al resto de las técnicas descritas, ya que permite un abordaje más preciso del plexo celíaco, realizar la infiltración en tiempo real y el empleo del Doppler color para evitar las estructuras vasculares que se interponen en el trayecto de punción. La técnica de la USE-NPC se realiza siguiendo los siguientes pasos:

- Comprobar que el consentimiento informado está debidamente cumplimentado por el paciente.
- Revisar la historia clínica del paciente para descartar posibles cirugías previas o anomalías anatómicas, así como las imágenes radiológicas, si las hubiera, para estudiar bien la situación de la lesión, posible infiltración del tronco celíaco, existencia de otras lesiones, etc.
- Colocar al paciente en decúbito lateral izquierdo.
- Se recomienda realizar el procedimiento con sedación bajo control anestésico.
- Monitorización continua de respiración, saturación de O_2, presión arterial y frecuencia cardíaca.
- Antes y durante el procedimiento deben administrarse al menos 500 mL de suero salino o similar con el fin de pre-

venir una posible hipotensión posterior, puesto que es uno de los efectos colaterales más frecuentes tras el procedimiento, presumiblemente por una hipertonía del sistema nervioso parasimpático.

- No está del todo clara la necesidad de administrar profilaxis antibiótica. Las complicaciones infecciosas derivadas de la USE-NPC son excepcionales.

- Puede realizarse previamente una exploración con el ecoendoscopio radial para explorar la zona del tronco celíaco y tomar conciencia de la situación.

- Posteriormente, se introduce el ecoendoscopio lineal hasta el origen del tronco celíaco, que es el primer vaso que sale de la aorta inmediatamente por debajo del diafragma. El diafragma es una estructura que indirectamente se ubica gracias a la presencia del pilar diafragmático izquierdo, que se sitúa a unos 40-45 cm de la arcada dental superior. Inmediatamente por debajo del tronco celíaco se encuentran el nacimiento de la arteria mesentérica superior y el plexo mesentérico (**Fig. 65-1**).

- El plexo celíaco se encuentra en la cara anterior de la aorta, a ambos lados del nacimiento del tronco celíaco, en ocasiones 1 mm en un plano craneal y en ocasiones unos milímetros en un plano algo más caudal (**Fig. 65-2**). Para acceder a esta zona, basta con rotar ligeramente el ecoendoscopio en sentido horario y antihorario.

- Seleccionar la zona de punción y, antes de introducir la aguja, es recomendable utilizar el Doppler color en el teórico trayecto de ésta para descartar la presencia de estructuras vasculares a este nivel.

- Se puede utilizar cualquier tipo de aguja, como queda demostrado en las diversas series publicadas, desde aquellas de pequeño calibre, esto es, de 25 G, hasta aquellas de mayor calibre como las de 19 G. Lógicamente, a mayor calibre, mayor facilidad para la inyección de las sustancias. Existe una aguja especialmente diseñada para la técnica. Se trata de una aguja de 20 G de punta cónica y multiperforada (EchoTip® Ultra Celiac Plexus Neurolysis Needle, Cook Medical, Limerick [Irlanda]) que permite la inyección en espray de manera radial y uniforme, consiguiendo una difusión adecuada de la sustancia en el plexo celíaco (**Fig. 65-3**).

- Una vez seleccionada la zona de punción, se introduce la aguja, que debe estar previamente purgada con la sustancia que se vaya a inyectar en primer lugar, normalmente un anestésico local como la bupivacaína o la lidocaína, para evitar la aparición de aire en la zona de la punción, que reduciría notablemente la calidad de la visión ecográfica.

- Una vez se ha introducido la aguja, se debe realizar una pequeña aspiración para descartar la punción de un vaso antes de inyectar la sustancia. Éste es un paso decisivo, ya que la inyección de este tipo de sustancias en el torrente sanguíneo o en la pared de un vaso es crítica y potencialmente mortal.

 Normalmente, se inyectan 10-20 mL de bupivacaína al 0,25 % seguidos de 10-20 mL de alcohol al 98 %, aunque estas cantidades pueden variar discretamente en función de la fuente consultada.

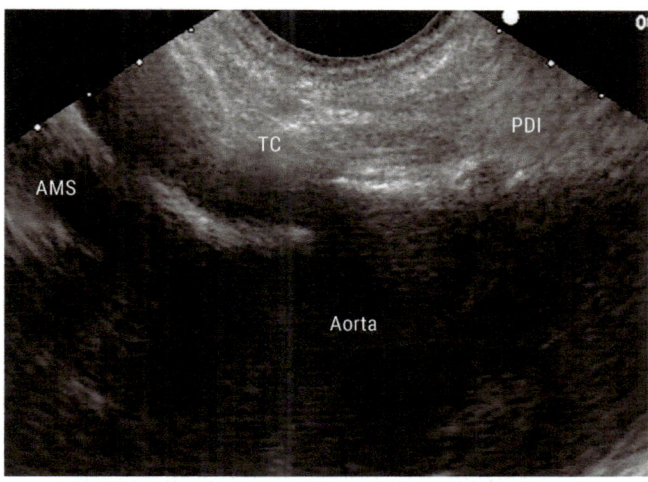

Figura 65-1. Corte sagital de la aorta donde se observan el pilar diafragmático izquierdo (PDI), el tronco celíaco (TC) y la arteria mesentérica superior (AMS). PDI: polineuropatía desmielinizante inflamatoria.

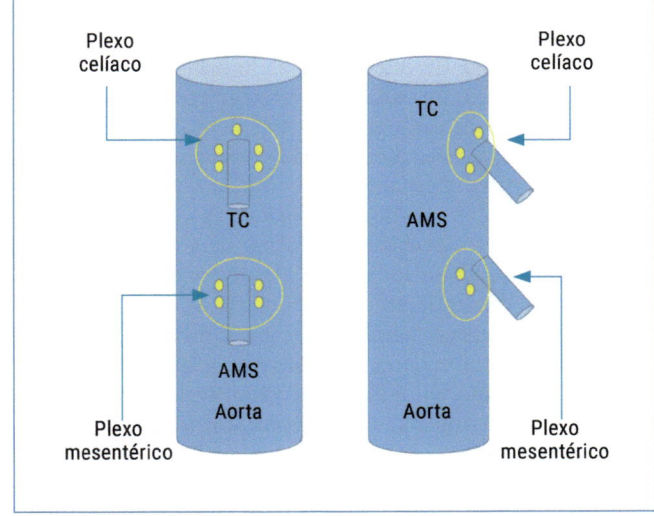

Figura 65-2. Visión esquemática (frontal y lateral) de la situación del plexo celíaco y mesentérico. AMS: arteria mesentérica superior; TC: tronco celíaco.

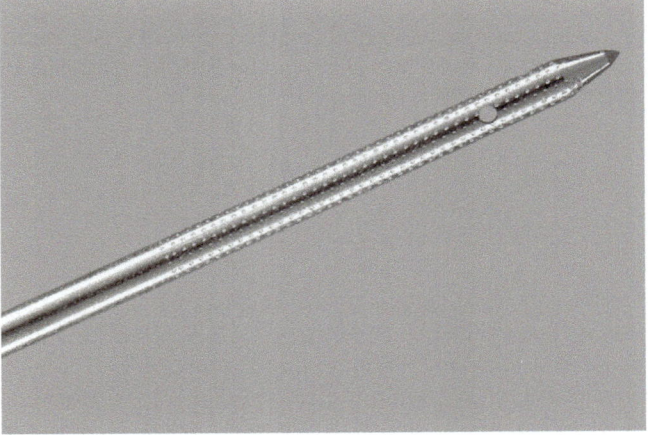

Figura 65-3. Aguja específicamente diseñada para la USE-NPC (Cook Medical, Limerick, Irlanda).

- Opcionalmente, pueden emplearse medios de contraste, aunque no está muy clara su utilidad. En función del lugar de la inyección, se han descrito cuatro abordajes o técnicas (**Fig. 65-4**):
  - Abordaje o técnica bilateral: una vez se ha conseguido localizar el tronco celíaco, el objetivo principalde este abordaje es inyectar las sustancias a ambos lados de éste. Para ello, basta con realizar ligeros movimientos rotatorios en sentido horario sin perder el eje longitudinal de la aorta. Con estos movimientos, se consigue ver las ventanas de inyección, como puede verse en la **figura 65-5**.
  - Abordaje o técnica central: desde la posición de inicio, es decir, situándose en el nacimiento del tronco celíaco y sin perder el eje longitudinal de la aorta, la inyección se realiza en un plano craneal a éste. AMS: arteria mesentérica superior; TC: tronco celíaco. como se observa en la **figura 65-6**.
  - Abordaje o técnica amplia: descrito por primera vez en 2010 por Sakamoto *et al.*, este abordaje se basa en la inyección de las sustancias por encima y a ambos lados del nacimiento de la arteria mesentérica superior, de nuevo, sin perder el eje longitudinal de la aorta, con el fin de buscar una mayor difusión del agente neurolítico (v. **Fig. 65-5**). En este caso, y dado que las agujas alcanzan una mayor profundidad, se recomienda emplear agujas de 25 G de calibre.
  - Abordaje o técnica directa: se basa en la inyección directa en cada ganglio celíaco repartiendo la dosis de alcohol y anestésico. Los ganglios celíacos a veces son visibles como estructuras hipoecoicas, en forma de almendra, de 2 a 20 mm, y suelen localizarse alrededor de la aorta a la altura del nacimiento del tronco celíaco. Normalmente, el ganglio celíaco derecho se localiza 6 mm inferior al origen del tronco celíaco, mientras que el izquierdo se sitúa 9 mm inferior. Durante la inyección en el centro del ganglio se debe observar una «balonización» y aumento del volumen de éste. De lo contrario, significa que la aguja está mal colocada.
- Antes de retirar la aguja, se recomienda purgarla de nuevo con 3 mL de suero salino para prevenir la siembra del trayecto con alcohol, que podría producir dolor tras el procedimiento.

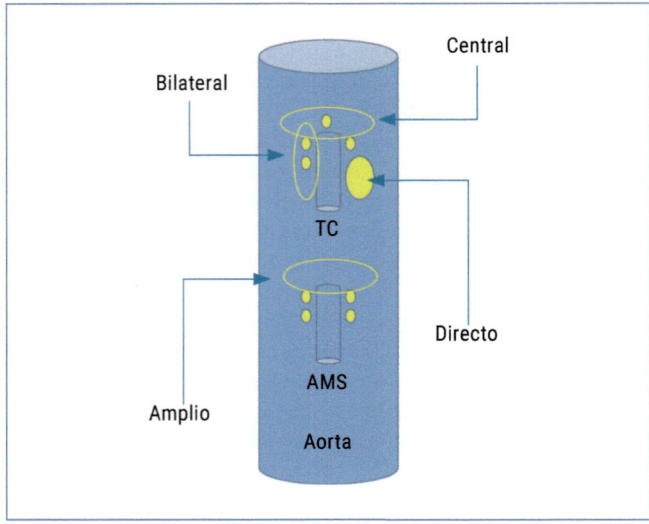

Figura 65-4. Representación esquemática de los diferentes abordajes para la USE-NPC.

- Tras el procedimiento, se recomienda el control de las constantes durante al menos 2 horas poniendo una especial atención a las cifras de tensión arterial.

El procedimiento se puede realizar de manera ambulatoria si las condiciones del paciente lo permiten.

Resultados

La **tabla 65-1** muestra los principales estudios publicados sobre la técnica. Existe una gran variabilidad entre los estudios en términos de técnica de inyección, tipo de sustancia inyectada y volumen y definición de alivio del dolor. Por otro lado, la mayoría de los estudios son de un tamaño muestral reducido, retrospectivos y con un escaso seguimiento, lo que hace difícil poder extraer conclusiones sólidas.

> **!** Los estudios han demostrado una eficacia de la USE-NPC muy variable para el control del dolor en pacientes con cáncer de páncreas que oscila entre el 25 y el 94 %.

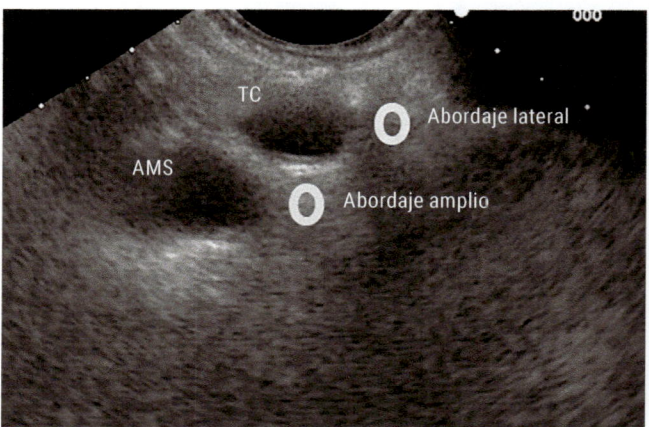

Figura 65-5. Abordajes lateral y amplio para la USE-NPC. AMS: arteria mesentérica superior; TC: tronco celíaco.

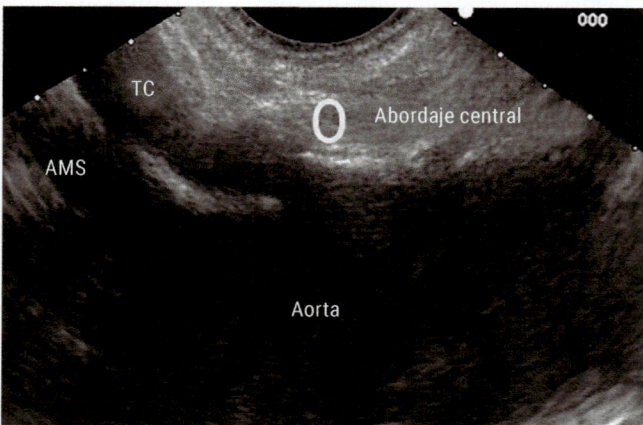

Figura 65-6. Abordaje central para la USE-NPC. AMS: arteria mesentérica superior; TC: tronco celíaco.

Tabla 65-1. Efectividad de la necrólisis del plexo celíaco guiada por ecoendoscopia según las series publicadas

Autor Año	Diseño	N	Técnica	Sustancias	Mejoría del dolor (seguimiento)	Complicaciones
Wiersema 1996	Retrospectivo	30	Bilateral	3 mL bupivacaína (0,25 %) + 10 mL alcohol (98 %)	88 % (10 s)	Diarrea: 13,3 % Dolor: 3,3 %
Gunaratnam 2001	Prospectivo	58	Bilateral	3-6 mL bupivacaína (0,25 %) + 10 mL alcohol (98 %)	78 % (24 s)	Dolor: 8,6 %
Levy 2008	Retrospectivo	17	Directa	8 mL bupivacaína (0,25 %) + 12 mL alcohol (99 %)	94 % (2-4 s)	Hipotensión: 35 % Dolor: 41 % Diarrea: 16 %
Sahai 2009	Prospectivo	160	Central frente a bilateral	10 mL bupivacaína (0,5 %) + 20 mL alcohol	45,9 frente al 70,5 % (7 d) $p < 0,05$	Hemorragia: 0,7 %
Sakamoto 2010	Retrospectivo	67	Bilateral frente a amplia	3 mL lidocaína (1 %) + 9 mL alcohol (98 %)	Reducción EVA 3,9 frente a 2,5 (7 d) + 4,8 frente a 3,4 (30 d) $p < 0,05$	Sin complicaciones mayores
Wyse 2011	Ensayo clínico aleatorizado	48	Bilateral frente a analgesia	10 mL bupivacaína (0,50 %) + 20 mL alcohol	Reducción Likert 28 % (4 s) + 60 % (12 s) $p < 0,05$	–
LeBlanc 2011	Ensayo clínico aleatorizado	50	Central frente a bilateral	20 mL lidocaína (0,75 %) + 10 mL alcohol (98 %)	69 frente al 81 % (14 s) $p = $ ns	Hipotensión: 2 % Dolor: 33 %
Iwata 2011	Retrospectivo	47	Central directa o bilateral	2-3 mL bupivacaína + 20 mL alcohol	68 % (7 d)	Hipotensión: 17 % Diarrea: 23 % Embriaguez: 8 %
Ascunce 2011	Retrospectivo	64	Bilateral	10 mL lidocaína (1 %) + 20 mL alcohol (98 %)	65 frente al 25 % (4 s)	Hipotensión: 2 % Dolor: 2 % Diarrea: 23 %
Wiechowska Kozlowska 2012	Retrospectivo	29	Central frente a bilateral	2 mL lidocaína (2 %) + 20 mL alcohol (98 %)	86 % (1-2 s)	Hipotonía: 3,4 % Dolor: 6,9 % Diarrea: 10,3 %
Téllez-Ávila 2013	Retrospectivo comparativo	53	Central	10 mL lidocaína (1 %) + 10-20 mL alcohol (98 %)	48 frente al 56 % (4 s) $p = $ ns	Dolor transitorio: 0 frente al 3 % $p = $ ns
Seicean 2013	Retrospectivo	32	Directa frente a central	10 mL lidocaína (1 %) + 10-15 mL alcohol	75 % (2 s)	Sin complicaciones mayores
Doi 2013	Ensayo clínico aleatorizado	68	Directa o central	1-2 mL bupivacaína (0,25-0,5 %) + 10-20 mL alcohol	73,5 frente al 45,5 % (7 d) $p < 0,05$	Hipotensión: 2,9 frente al 6 % Dolor: 29,4 frente al 21,2 % Diarrea: 5,9 frente al 9,1 % $p = $ ns
Ishiwatari 2014	Retrospectivo	22	Directa o bilateral	1-2 mL bupivacaína (0,5 %) + 40-60 mL etanol o 20-25 mL fenol	83 % (fenol) 69 % (etanol) (7 d)	Diarrea: 9 % Hipotensión: 4,5 % Dolor: 4,5 % Embriaguez: 4,5 %
Si-Jie 2014	Retrospectivo	41	Amplia +/- directa	10 mL bupivacaína (2 %) + 20 mL alcohol	90 % (1 s) + 61 % (3 s)	Hipotensión: 655,9 %

(Continúa)

Tabla 65-1. Efectividad de la necrólisis del plexo celíaco guiada por ecoendoscopia según las series publicadas (*Cont.*)

Autor Año	Diseño	N	Técnica	Sustancias	Mejoría del dolor (seguimiento)	Complicaciones
Minaga 2016	Retrospectivo observacional	112	Directa frente a bilateral	3 mL lidocaína (1 %) + 9 mL alcohol (98 %)	77,7 % (1 s) + 67,9 % (4 s)	Embriaguez: 8 % Hipotensión: 4,5 % Dolor: 3,6 % Diarrea: 3,6 %
Levy 2019	Ensayo clínico aleatorizado	110	Directa frente a bilateral	4 mL bupivacaína (0,25 %) + 20 mL alcohol (99 %)	46,2 frente al 40,4 % (p = ns)	Hipotensión: 11,7 frente al 20 % (p = ns) Diarrea: 10 frente al 12,2 % (p = ns) Dolor: 8,3 frente al 44,9 % (p < 0,05)

d: días; EVA: escala visual analógica; s: semanas.

En relación con estos valores, hay que decir que el concepto del éxito o mejoría del dolor es muy variable, en tanto en cuanto se ha definido de muy diversas maneras (desaparición del dolor, reducción en un 50 %, reducción de la dosis de opiáceos, etc.). Por otro lado, en dos recientes metaanálisis se ha concluido que la USE-NPC reduce el dolor en más del 50 % de los pacientes y durante un tiempo que oscila entre 4 y 8 semanas. Además, la USE-NPC en combinación con la analgesia ha demostrado ser superior a la analgesia sola, lo que resulta en una reducción de la dosis de analgésicos opioides, como demuestran en su estudio Wyse *et al*. Una revisión sistemática reciente apoya estos resultados y concluye que la USE-NPC consigue controlar el dolor, así como reducir significativamente la carga de analgésicos en estos pacientes, lo que resulta en una mejoría en la calidad de vida.

Por lo tanto, de estos datos podría concluirse que posiblemente la mejor opción en este escenario clínico sería asociar la USE-NPC en pacientes con dolor refractario al tratamiento convencional, pudiendo influir positivamente en su calidad de vida, pero no en la supervivencia.

> ! El efecto en la calidad de vida es controvertido y la supervivencia no se modifica con este tratamiento en dos ensayos clínicos.

En cuanto al abordaje de la USE-NPC, se han publicado varios estudios que comparan las diferentes técnicas entre sí con resultados muy heterogéneos que impiden inclinarse por una u otra. Las dos técnicas clásicas de USE-NPC, la central y la bilateral, ofrecen resultados similares en la mayoría de los estudios comparativos, a excepción del publicado por Sahai *et al*., en 2009. En este estudio, el abordaje bilateral sale reforzado respecto al central (70,5 frente al 45,9 %; p < 0,05), aunque el efecto beneficioso se mantuvo únicamente durante 1 semana. Por otro lado, en un metaanálisis publicado en 2009, los autores realizan un análisis por subgrupos en función del abordaje empleado y llegan a la conclusión de que el abordaje bilateral es más efectivo que el central (84,5 frente al 45,9 %; p < 0,05). Finalmente, el metaanálisis más reciente publicado al respecto, y que incluye un total de 437 pacientes, concluye que, si bien ambos abordajes son similares en cuanto al control del dolor se refiere, el abordaje bilateral permite una reducción significativamente mayor del consumo de analgésicos en comparación con el abordaje central.

La descripción de la variante de inyección amplia comparada con la inyección bilateral convencional mostró un mejor control del dolor a los 7 y 30 días, sin complicaciones mayores. Por otro lado, en otro estudio, el abordaje amplio asociado al abordaje directo se mostró significativamente superior al abordaje directo solo. Este abordaje, aunque prometedor, necesita más referencias en la literatura médica que apoyen su superioridad frente al resto de las técnicas. Por último, el abordaje directo, esto es, la inyección directa de las sustancias en el interior de los ganglios celíacos, se ha mostrado efectivo en el control del dolor de origen pancreático en el cáncer de páncreas avanzado en el 65-94 % de los pacientes, incluso con una cierta influencia en la calidad de vida y en la supervivencia. Además, en un estudio comparativo, el abordaje directo se mostró significativamente superior al abordaje clásico (73,5 frente al 45,5 %). No obstante, esta mejoría sólo se constata en el plazo de 1 semana.

Aunque aparentemente estos resultados son prometedores, también hay publicado un estudio que vuelve a añadir grandes dudas. El estudio, publicado por Levy *et al*., en el año 2019, es un ensayo clínico aleatorizado doble ciego en pacientes con cáncer de páncreas avanzado en el que se comparan los efectos del abordaje directo asociado al ganglionar frente al directo solo. Los resultados permiten concluir que no existen diferencias significativas en el control del dolor, ninguna en calidad de vida y una supervivencia significativamente más corta en pacientes tratados con el abordaje ganglionar (5,6 frente a 10,5 meses).

> ! Al revisar detenidamente estos estudios, se puede concluir que la USE-NPC consigue reducir, por un lado, el dolor en el cáncer de páncreas sin eliminarlo por completo, y por otro, la dosis de analgésicos opiáceos.

Este abordaje en el manejo de los síntomas derivados del cáncer de páncreas sería superior al empleo de analgésicos únicamente.

> ! Sin embargo, el efecto sobre la calidad de vida es controvertido, y nulo sobre la supervivencia.

Posiblemente, pacientes con inicio reciente de los síntomas (al diagnóstico), menor consumo analgésico y escala analógica visual baja ofrezcan mejores resultados que el resto, aunque no existen datos suficientes que avalen esta hipótesis.

Complicaciones

La USE-NPC es un procedimiento muy seguro. Se han reportado complicaciones hasta en un 44 % de los pacientes, aunque la mayoría menores y transitorias. Las complicaciones más típicas son la hipotensión ortostática y la diarrea. Por otro lado, no es infrecuente que el paciente experimente un cierto aumento del dolor abdominal en las primeras horas tras el procedimiento (hasta un 8 %), que estaría en relación con la inyección del alcohol. En pacientes japoneses, se puede observar un cierto estado de embriaguez las siguientes horas al procedimiento, aunque éste es un efecto pasajero. Las complicaciones mayores son muy raras. En efecto, se han reportado en menos del 1 % de los pacientes, e incluyen infecciones y abscesos retroperitoneales, paraplejia, insuficiencia respiratoria e isquemia/infartos. Las complicaciones mayores son generalmente consecuencia de la inyección de las sustancias en el lugar erróneo. La USE-NPC, a pesar de ser un procedimiento relativamente sencillo, puede tener consecuencias fatales si se ejecuta erróneamente, por lo que es recomendable llevarlo a cabo en centros experimentados y con un elevado volumen de casos.

Otras formas de neurólisis del plexo celíaco guiada por ecoendoscopia

Aunque de forma anecdótica, se han descrito otras formas de USE-NPC con resultados prometedores: ablación por radiofrecuencia, braquiterapia con semillas de I^{125} y el uso combinado de USE-NPC y etanolización del tumor primario.

Wang *et al.*, publican en 2012 la USE-NPC mediante la inserción de semillas radiactivas de I^{125} en el interior de los ganglios celíacos. Incluyen un total de 23 pacientes y observan una disminución significativa del dolor, así como una reducción significativa en el consumo de analgésicos. En 2015, Facciorusso sugiere con base en un *case report* que la inyección intratumoral de etanol asociada a la USE-NPC potencia los efectos de ésta y propone la realización de estudios más amplios que confirmen su teoría. Por último, Bang *et al.*, publican en 2019 la USE-NPC mediante ablación por radiofrecuencia de los ganglios celíacos. Este estudio incluye 12 pacientes y compara su efectividad frente a la USE-NPC clásica con resultados favorables a la radiofrecuencia, no sólo en el control del dolor, sino también en una significativa mejoría en la calidad de vida.

MARCADORES FIDUCIALES

La radioterapia estereotáctica corporal es una técnica de irradiación de alta precisión que permite irradiar con dosis ablativas lesiones localizadas fuera del cráneo, como tumores o metástasis pulmonares, hepáticas, suprarrenales, vertebrales,

tumores de páncreas, próstata o de cabeza y cuello. La precisión con la que se dirige la radiación gracias a las técnicas de imagen actuales permite que se puedan administrar grandes dosis de radiación en la lesión evitando las estructuras o tejidos normales circundantes, lo cual resulta en una mayor efectividad y seguridad. De forma paralela a las técnicas de imagen convencionales y para delimitar aún mejor las lesiones a tratar, se han empleado diferentes métodos, como la colocación de marcadores radioopacos como los fiduciales. Los marcadores fiduciales son esferas, espirales o semillas radioopacas que se implantan dentro o cerca de los tumores para servir como puntos de referencia para la radioterapia. Estos marcadores son visibles radiológicamente y se pueden seguir con los movimientos respiratorios durante la radioterapia. Sus principales ventajas son:

- Aumentan la precisión de la radioterapia.
- Permiten la administración de dosis de radiación dirigida y controlada que puede reducir la exposición del paciente a la radiación.
- Proporcionan mejores resultados en los pacientes porque puede dirigirse la terapia a la zona de forma más precisa.
- Conservan el tejido sano al dirigirse únicamente al tejido enfermo.

La colocación de marcadores fiduciales se realizaba tradicionalmente por vía percutánea o a través de un procedimiento quirúrgico. Este tipo de accesos no está exento de problemas. Por un lado, la cirugía es muy efectiva a la hora de implantar el marcador, pero es un procedimiento invasivo. Por otro lado, la vía percutánea o guiada por técnicas radiológicas es menos invasiva, pero sólo efectiva en lesiones relativamente superficiales. Estos inconvenientes abren de nuevo una ventana a la USE, que permite el acceso a órganos profundos a través del tracto digestivo de una forma sencilla, efectiva y escasamente invasiva.

La primera colocación de marcadores fiduciales guiada por USE fue publicada en 2006. Los autores describen en el artículo la colocación de marcadores de 3-5 mm a través de agujas de 19 G en 13 pacientes con tumores mediastínicos o abdominales. La tasa global de éxito fue del 85 %, sin observar complicaciones inmediatas. Desde entonces, varios autores han publicado su experiencia con excelentes resultados, lo que ha resultado en la implantación de la técnica en el campo de la oncología radioterápica.

Indicaciones

La colocación de marcadores fiduciales guiada por USE está indicada en aquellos casos en los que la lesión sea accesible a través del tracto digestivo.

Normalmente, se emplea en casos de lesiones profundas, como en el cáncer de páncreas o de pulmón. Sin embargo, su uso no está contraindicado en lesiones más accesibles, como es el caso del cáncer de recto o próstata. Desde su introducción, se ha descrito la técnica en casos de cáncer de páncreas, esófago, estómago, pulmón, hígado, recto, próstata y adenopatías de diversa localización.

Contraindicaciones

La colocación de marcadores fiduciales guiada por USE es un procedimiento muy seguro y, por lo tanto, no tiene apenas contraindicaciones absolutas. Como en cualquier procedimiento endoscópico, resulta imprescindible obtener el consentimiento del paciente por escrito. En el consentimiento entregado deben figurar todos los efectos adversos que pueden darse durante y tras el procedimiento, aunque rara vez son graves. Por otro lado, y aunque no existe consenso acerca de ello, deberían ser contraindicaciones absolutas la presencia de coagulopatía (INR > 1,5) o una cifra de plaquetas < 50.000 unidades, presencia de varices esofágicas, gástricas o rectales y perforación de víscera hueca. Finalmente, las contraindicaciones relativas son las alteraciones anatómicas (cirugía digestiva) y las lesiones de un tamaño reducido, en cuyo caso hay que estudiar bien el caso en un comité multidisciplinar con el fin de tomar la mejor de las decisiones.

Material y técnica

En estos momentos existen varios tipos de marcadores fiduciales en función del material, tipo de superficie y morfología. En función del material del que están fabricados, los fiduciales pueden ser de oro, carbón o poliméricos. No obstante, actualmente se emplean con mayor frecuencia los elaborados con oro, dado que son los que mayor contraste proporcionan y ofrecen una mejor visión una vez implantados. Miden entre 3 y 5 mm de longitud y entre 0,8 y 1,2 mm de diámetro (**Fig. 65-7**), lo que condiciona el tipo de aguja empleada para su implantación. Efectivamente, para poder implantarlos es necesario utilizar agujas de 19 G de calibre, que son a veces difícilmente manipulables en determinadas situaciones como, por ejemplo, a nivel de la segunda porción duodenal, lo que podría impedir su salida y colocación.

Para resolver estos problemas, se han desarrollado dos nuevos sistemas de implantación de marcadores fiduciales. Por un lado, se han comercializado los marcadores fiduciales

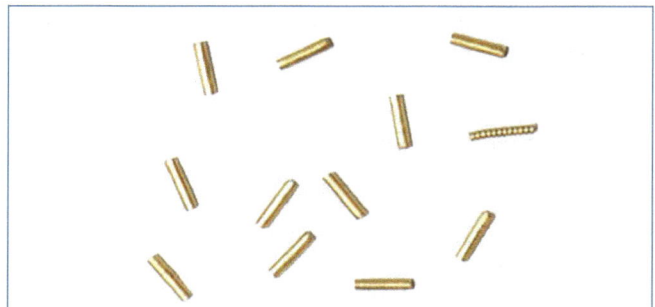

Figura 65-7. Marcadores fiduciales de oro.

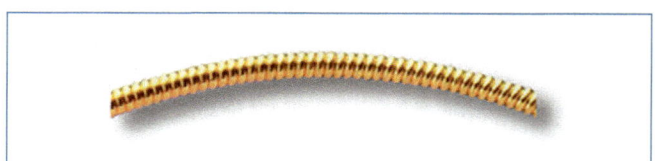

Figura 65-8. Marcadores fiduciales Visicoil®.

Visicoil® (Core Oncology, Santa Bárbara, California), que son de oro, tienen forma de bobina y miden 0,35 mm de ancho con longitudes variables hasta de 10 mm (**Fig. 65-8**). Estos marcadores se pueden colocar con una aguja de 22 G, lo que es técnicamente más fácil en comparación con la colocación de los fiduciales clásicos con agujas de 19 G. Sin embargo, un estudio comparó los dos tipos de fiduciales y, curiosamente, no se encontró ninguna diferencia en las tasas de éxito o migración. Además, la visibilidad de los fiduciales clásicos fue mejor que la de los fiduciales Visicoil®. Por otro lado, existe una aguja de 22 G precargada con cuatro marcadores fiduciales (Cook Medical, Limerick, Irlanda) que permite la colocación precisa y controlada de los marcadores fiduciales sin necesidad de extraer la aguja cada vez que se quiere implantar uno. Los marcadores son de 5 mm de largo y 0,43 mm de ancho (**Fig. 65-9**).

Técnicamente, es un procedimiento relativamente sencillo que podría resumirse en los siguientes pasos:

- Comprobar que el consentimiento informado está debidamente cumplimentado por el paciente.
- Revisar la historia clínica del paciente para descartar posibles cirugías previas, así como las imágenes radiológicas, si las hubiera, para estudiar bien la situación de la lesión.
- Colocar al paciente en decúbito lateral izquierdo.
- Se recomienda realizar el procedimiento con sedación bajo control anestésico.
- Monitorización continua de respiración, saturación de O_2, presión arterial y frecuencia cardíaca.
- No hay evidencia de la necesidad de administrar profilaxis antibiótica. Las complicaciones infecciosas derivadas de la implantación de marcadores fiduciales son excepcionales.
- Puede realizarse previamente una exploración con el ecoendoscopio radial para explorar la lesión y tomar conciencia de su situación.
- Posteriormente, se introduce el ecoendoscopio lineal hasta localizar la lesión donde hay que implantar los marcadores fiduciales. Como se ha comentado anteriormente, los marcadores pueden colocarse con una aguja de 19 o 22 G. La ventaja del sistema de colocación con agujas de 22 G es la facilidad y el éxito del despliegue-colocación, especialmente cuando se trata de ubicaciones técnicamente difíciles, como la cabeza o el proceso uncinado del páncreas. De

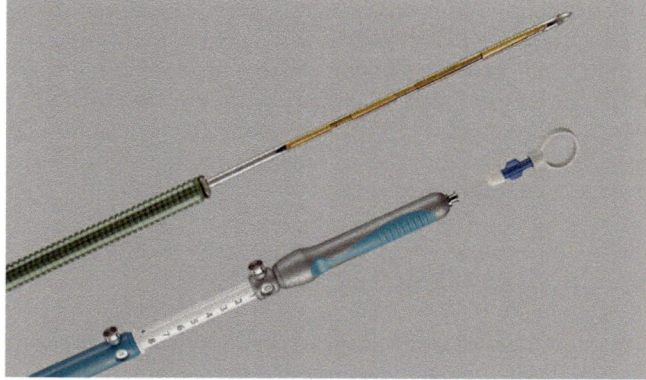

Figura 65-9. Aguja precargada con fiduciales (Cook Medical, Limerick, Irlanda).

hecho, DiMaio *et al.*, publicaron una tasa de éxito técnico del 97 % con el sistema de 22 G en tumores gastrointestinales, y Ammar *et al.*, excepto la coma del 100 % con el mismo sistema en tumores y ganglios linfáticos.

- Para evitar perder tiempo, es recomendable tener preparado todo el material antes de comenzar el procedimiento, especialmente si se van a utilizar fiduciales Visicoil®, ya que estos no vienen precargados de fábrica. En el mercado existen dos modalidades descritas de implantación de marcadores fiduciales:
  - La técnica de carga frontal o anterógrada implica el avance de la punta de la aguja dentro del tumor, la extracción del estilete, la carga manual de los fiduciales en la luz de la aguja, la reinserción del estilete en el canal de la aguja y luego el avance del estilete con el despliegue de fiduciales en el tejido diana.
  - La técnica de carga posterior o retrógrada consiste en insertar los marcadores fiduciales en la punta de la aguja con el estilete ligeramente retirado, seguido de la inserción de cera ósea en la punta para mantenerlas en su lugar. La punta de la aguja se hace avanzar hacia el tumor y el estilete se hace avanzar con el despliegue de marcadores.
- Una vez se ha introducido la aguja en la lesión, antes de liberar cada uno de los fiduciales, es conveniente retirar unos milímetros la aguja para darle el espacio pertinente al marcador. El número de fiduciales colocados depende de la preferencia del oncólogo y del endoscopista, así como del tamaño y la ubicación del tumor. Generalmente, se colocan entre 2 y 6 marcadores en los márgenes del tumor con una separación entre ellos de 1,5-2 cm y una angulación mayor de 15 grados (**Fig. 65-10**).

Resultados, limitaciones técnicas y complicaciones

Tras la descripción inicial en 2006 por Pishvaian *et al.*, varios estudios han confirmado el excelente rendimiento y perfil de seguridad de la técnica en diversos escenarios clínicos, incluyendo patología oncológica a nivel de esófago, estómago, hígado, páncreas, recto, mediastino, retroperitoneo y próstata. En la **tabla 65-2** se pueden observar los estudios publicados al respecto con un resumen de los resultados.

> ! En efecto, en un metaanálisis publicado en 2018 se analizan 14 estudios (9 artículos originales y 5 *abstracts*), que incluyen un total de 1.155 pacientes, y se reporta una efectividad de la técnica de un 98 %, una tasa de migración de los marcadores del 3 % y un 4 % de acontecimientos adversos menores.

El excelente rendimiento de la técnica puede verse influenciado negativamente por la presencia de alteraciones anatómicas, por ejemplo, en casos de cirugía gástrica. En estos casos, la tasa de éxito de la técnica puede descender hasta el 73 %. Los fallos técnicos se deben generalmente a la incapacidad de avanzar con el endoscopio para acceder al tumor, a la falta de una adecuada visión de la lesión, a la presencia de vasos sanguíneos interpuestos, así como a la incapacidad de hacer avanzar la aguja a través de la lesión debido a la consistencia de éste.

> ! Por ello, resulta de vital importancia una adecuada selección del paciente, conocer bien la ubicación y las particularidades de la lesión y, por supuesto, hacer una buena selección tanto del material como de la técnica de uso.

Tras la colocación exitosa de los marcadores fiduciales, la migración puede ocurrir debido al tratamiento con quimioterapia o radioterapia o simplemente a procesos inflamatorios intratumorales hasta en un 16 % de los casos, aunque en la mayoría de las series esta tasa no supera el 3 %. La colocación de los marcadores fiduciales es muy segura y las complicaciones son extremadamente raras. De los casi 850 casos reportados en la literatura médica, menos del 1 % desarrolló complicaciones significativas como infección, colangitis, pancreatitis, mediastinitis o neumotórax. Debido al bajo riesgo de infección de este procedimiento, no se recomienda el uso de antibiótico profiláctico de manera sistemática. En relación con las complicaciones menores, la hemorragia leve es la complicación más común y se ha descrito en aproximadamente el 1 % de los pacientes.

Otras utilidades de la colocación de fiduciales guiada por ecoendoscopia

Aunque de forma anecdótica, se ha publicado que la colocación de fiduciales guiada por USE puede ser de gran utilidad para encontrar pequeños tumores pancreáticos durante el acto quirúrgico. En este estudio, se implantan dos fiduciales en dos tumores neuroendocrinos de páncreas de menos de 10 mm y se consigue localizarlos sin problemas con posterioridad mediante ecografía intraoperatoria. Además, la colocación guiada por USE puede realizarse sin necesidad de fluoroscopia. Sin embargo, es necesario seguir perfeccionando la colocación endoscópica de marcadores; aunque la experiencia con el nuevo sistema dedicado y precargado que incluye cuatro marcadores parece prometedora, son necesarios estudios comparativo.

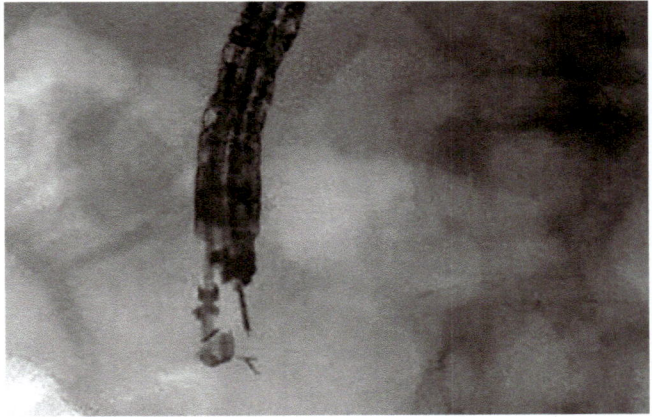

Figura 65-10. Marcadores fiduciales implantados en un cáncer de páncreas.

Tabla 65-2. Efectividad de la colocación de fiduciales guiada por ecoendoscopia según las series publicadas

Autor Año	N	Fiducial	Aguja	Localización	Éxito	Migración
Pishvaian 2006	13	Clásico	19 G Carga anterógrada	Mediastino Pared del tracto gastrointestinal Hígado Retroperitoneo	84,6 %	–
Khashab 2012	39	Clásico frente a Visicoil®	19 frente a 22 G Carga retrógrada	Páncreas	100 % (19 frente a 22 G; ns)	6,5 frente al 3,8 % (p < 0,05)
DiMaio 2008	30	Visicoil®	22 G Carga retrógrada	Esófago Estómago Hígado Vía biliar Páncreas	97 %	–
Ammar 2010	13	Visicoil®	22 G Carga anterógrada	Páncreas Retroperitoneo Hígado Vía biliar	100 %	100 %
Varadarajulu 2010	9	Clásico	19 G Carga retrógrada	Páncreas	100 %	100 %
Park 2010	57	Clásico	19 G Carga retrógrada	Páncreas	94 %	–
Sanders 2010	51	Clásico	19 G Carga retrógrada	Páncreas	90 %	–
Dhadham 2016	514	Clásico + Visicoil®	19 y 22 G Carga retrógrada	Esófago Páncreas Recto Otras	98 %	3 %
Dávila-Fajardo 2014	23	Visicoil®	22 G Carga retrógrada	Páncreas	100 %	9,5 %
Machiels 2015	30	Clásico frente a Visicoil® frente a Hidrogel	22 G Precargada + Carga retrógrada	Esófago	100 %	37 frente al 20 % frente al 89 %
Yang 2011	6	Clásico	19 G	Próstata	100 %	0 %
Moningi 2015	11	Clásico	19 G Carga retrógrada	Recto	100 %	–
Choi 2014	32	Clásico	19 G Carga retrógrada	Páncreas Ganglios	100 %	–
Fernández 2013	60	Clásico + Visicoil®	19 y 22 G Carga retrógrada	Esófago	100 %	–

ETANOLIZACIÓN

El etanol es un agente ablativo que se ha empleado comúnmente en el manejo de diversos tumores dada su gran disponibilidad, escaso coste y elevada eficacia. Desde el punto de vista funcional, el etanol produce la muerte celular debido a sus efectos sobre las proteínas (desnaturalización) y la membrana celular (lisis).

La etanolización se ha empleado de forma satisfactoria por vía percutánea guiándose por técnicas de imagen como la ultrasonografía y la tomografía axial computarizada en el tratamiento de diversos tumores como el hepatocarcinoma, quistes hepáticos, quistes renales o lesiones sólidas suprarrenales, entre otras. Sin embargo, el acceso percutáneo a ciertos órganos o localizaciones se complica cuando hay estructuras interpuestas, como el tracto digestivo o vasos. En este sentido, la USE permite el acceso a los órganos adyacentes al tracto digestivo de una forma escasamente invasiva, muy eficaz y con un control en tiempo real del tratamiento aplicado. Es por ello que la USE se ha convertido en una herramienta teóricamente muy útil en diversos procedimientos en oncología digestiva, como es el caso de la etanolización.

La etanolización guiada por USE fue descrita por primera vez en el año 2005, aunque en el modelo porcino. En este estudio, los autores detallan cómo la inyección de etanol en el páncreas sano del modelo porcino producía una evidente necrosis tisular y concluyen que podría ser de utilidad en lesiones no accesibles mediante técnicas convencionales.

Indicaciones

Por el momento, los casos publicados de etanolización guiada por USE son relativamente escasos. Con base en ello, se puede decir que podría estar indicada en el tratamiento de tumores neuroendocrinos, neoplasias quísticas pancreáticas, lesiones ocupantes de espacio hepáticas, tumores del estroma gastrointestinal y de la glándula suprarrenal.

> **!** No obstante, y dado que es aún una técnica en fase prácticamente experimental, la etanolización guiada por USE no debe ser, por el momento, considerada en primer término, sino que debe indicarse en aquellos pacientes no candidatos a los tratamientos convencionales.

Contraindicaciones

Como toda la terapéutica guiada por USE, la etanolización guiada por USE implica el uso de agujas de punción de diversos calibres, por lo que tener unos parámetros de coagulación correctos resulta de vital importancia. Es decir, la presencia de coagulopatía (INR > 1,5) o una cifra de plaquetas < 50.000 unidades debiera ser una contraindicación para el procedimiento. Otras contraindicaciones para el procedimiento serían la presencia de varices esofágicas o gástricas, o perforación de víscera hueca.

Por otro lado, en caso de que la indicación sea el tratamiento de una lesión pancreática, la inflamación de la glándula (pancreatitis) en el momento del procedimiento también debería considerarse una contraindicación absoluta. El etanol es una sustancia que induce necrosis tisular en ocasiones más allá de la zona infiltrada (por extravasación, por contigüidad, etc.), por lo que aquellas lesiones situadas en la proximidad de estructuras importantes o vitales como, por ejemplo, grandes vasos, serían una contraindicación. Lamentablemente, este margen de seguridad no ha sido aclarado hasta el momento, pero este aspecto debe tenerse en cuenta antes del procedimiento.

Material

Para la etanolización guiada por USE se necesitan, normalmente, agujas de punción y etanol. En cuanto a las agujas de punción, a lo largo de todas las series publicadas se han empleado agujas de diferentes calibres, mayoritariamente de 22 o 25 G, pero también de 19 G e incluso de 20 G, especialmente diseñadas para la USE-NPC. No hay estudios comparativos que demuestren las ventajas de unas sobre otras, aunque sobra decir que, a menor calibre, mayor maniobrabilidad, pero también mayor dificultad para inyectar la sustancia. Posiblemente, la aguja ideal para la etanolización guiada por USE sea la de 22 G salvo en tumores sólidos de gran tamaño, donde la aguja de 20 G para USE-NPC podría tener su papel, ya que, al estar multiperforada, ayudaría a difundir mejor el etanol en la lesión (v. **Fig. 65-3**).

En cuanto al etanol, hay que tener en cuenta tanto su concentración como el volumen a inyectar. En relación con su concentración, se han realizado varios estudios en el modelo porcino que avalan el empleo de concentraciones altas (> 80 %) para conseguir necrosis tisular. En efecto, la mayoría de los estudios publicados hasta la fecha han empleado concentraciones superiores al 80 %, ya que por debajo de estos valores la eficacia del procedimiento es menor. En cuanto al volumen de etanol, lógicamente depende del tamaño y del tipo de lesión. Para el tratamiento de las lesiones quísticas, simplemente se rellena la cavidad con el volumen de líquido aspirado previamente. Por ejemplo, en un estudio publicado en 2009 por DeWitt *et al.*, el volumen medio de etanol inyectado en una serie de neoplasias quísticas de páncreas fue de 2,9 mL. En el caso de las lesiones sólidas, hay grandes variaciones en la literatura médica. Los volúmenes de etanol inyectados varían entre 0,5 y 4,5 mL, aunque en un estudio publicado por Choi en 2018, en el que se incluyen 40 lesiones sólidas de páncreas con un tamaño medio de 11 mm, se inyectó una media de 1,1 mL de etanol, que se acerca mucho a lo reportado en la mayoría de los estudios que se incluyen en una revisión sistemática reciente. Dada la escasa objetividad al respecto, Park *et al.*, sugieren la posibilidad de estimar el volumen tumoral y, por lo tanto, el volumen de etanol a inyectar, empleando un *software* diseñado para ello y que va incluido en la consola ecográfica.

Técnica

Desde el punto de vista técnico, la etanolización guiada por USE es un procedimiento relativamente sencillo, aunque varía ligeramente en función de la lesión a la que haya que enfrentarse. Los pasos serían los siguientes:

- Comprobar que el consentimiento informado está debidamente cumplimentado.
- Revisar la historia clínica del paciente para descartar posibles cirugías previas o anomalías anatómicas, así como las imágenes radiológicas, si las hubiera, para estudiar bien la situación de la lesión y su relación con estructuras vecinas.
- Colocar al paciente en decúbito lateral izquierdo.
- Se recomienda realizar el procedimiento con sedación bajo control anestésico.

- Monitorización de respiración, saturación de O₂, presión arterial y frecuencia cardíaca.
- No está del todo clara la necesidad de administrar profilaxis antibiótica o como prevención de pancreatitis aguda, puesto que se desconoce la incidencia real de las complicaciones. En los diferentes estudios publicados hasta la fecha, la tendencia es poner antibióticos en la etanolización de las lesiones quísticas, mientras que en las sólidas no está definido.
- Puede realizarse previamente una exploración con el ecoendoscopio radial para explorar la lesión para ubicarla y medirla adecuadamente tratando de optimizar el tratamiento posterior.
- Posteriormente, se introduce el ecoendoscopio lineal y se deben tener muy en cuenta las relaciones de la lesión con el resto de las estructuras para evitar complicaciones.
- Seleccionar la zona de punción, y antes de introducir la aguja es recomendable utilizar el Doppler color en el teórico trayecto de ésta para descartar la presencia de estructuras vasculares a este nivel.
- Una vez seleccionada la zona de punción, la técnica varía en función de la consistencia de la lesión.
  - Si es una neoplasia quística pancreática, se recomienda realizar primero una PAAF de ésta aspirando la mayor parte del líquido que contiene para posteriormente inyectar el etanol. Pasados unos 3-5 minutos en función de las series consultadas, se vuelve a aspirar el etanol y se da por finalizado el procedimiento. No conviene rellenar la cavidad con demasiado etanol para evitar, de esta forma, que una parte de éste se extravase y afecte a estructuras vecinas.
  - Si es una lesión sólida, pancreática o en otra localización, se punciona la lesión y posteriormente se inyecta directamente el etanol (**Fig. 65-11**). Debe tenerse en cuenta que la inyección de la sustancia debe realizarse desde el centro de la lesión para conseguir una difusión homogénea del etanol. Por otro lado, si la lesión es de gran tamaño, se puede realizar la inyección en diversas áreas de ésta, con el fin de asegurarse la cobertura de la totalidad del tejido tumoral. La inyección del etanol debe realizarse lentamente para comprobar en todo momento que éste no se difunde por fuera de los límites de la lesión.

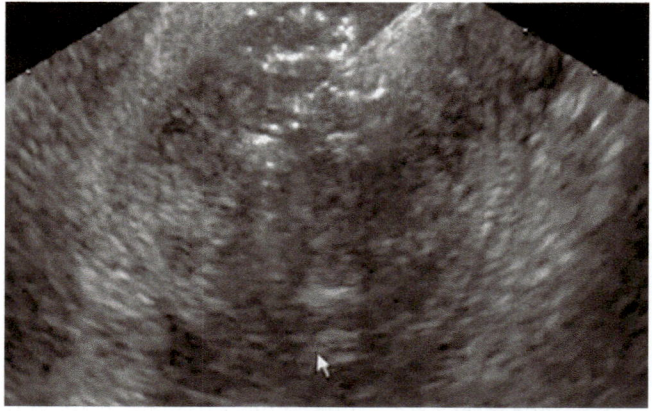

Figura 65-11. Etanolización de tumor del estroma gástrico.

> **!** En ambos casos, es importante tener la aguja purgada con el agente a inyectar para evitar en la medida de lo posible la entrada de aire en la lesión, que empeora la visión y, por lo tanto, dificulta el procedimiento.

Finalmente, Levy *et al.*, en su artículo publicado en 2012, recomiendan no extraer la aguja súbitamente. Una vez se termina de inyectar el etanol, se debe permanecer con la aguja en el interior del tumor durante 1 minuto aproximadamente para evitar que parte del etanol se fugue por el trayecto de ésta.

Resultados y complicaciones

Se hace referencia a los resultados en función de las lesiones tratadas, que se dividirán en tres grandes grupos: neoplasias quísticas pancreáticas, tumores sólidos del páncreas y otras lesiones (**Tabla 65-3**).

En cuanto a las neoplasias quísticas del páncreas, se han publicado varios estudios con resultados favorables. Sin embargo, persiste una cierta controversia acerca de la necesidad de tratar estos tumores, pues su comportamiento biológico es difícilmente predecible y generalmente de curso benigno. Gan *et al.* publican en el año 2005 la primera serie de neoplasias quísticas pancreáticas tratadas con etanolización guiada por USE en 25 pacientes (un 68 % con lesiones de naturaleza mucinosa). Tras un seguimiento de varios meses, los autores observaron una regresión total de las lesiones en el 35 % y parcial en el 13 % de los pacientes, sin complicaciones mayores derivadas del procedimiento. Posteriormente, DeWitt demuestra en un ensayo controlado aleatorizado que la etanolización guiada por USE es superior al lavado con suero salino, sin que existan diferencias en la tasa de complicaciones. En este estudio, se observa una regresión del 35 % de las lesiones. DiMaio *et al.* incluyen en su estudio, en 2011, 11 pacientes afectos de una neoplasia mucinosa papilar intraductal y confirman la regresión de las lesiones en el 38 % de los pacientes. Además, informaron que la regresión completa o la reducción del tamaño de las lesiones fue más frecuente en los pacientes que se sometieron a varias sesiones en comparación con aquellos que se sometieron a una sola. Finalmente, se han ido sucediendo estudios con resultados dispares. Caillol, Gómez y Park reportan una tasa de éxito en sus estudios del 85, 9 y 45 %, respectivamente, con una incidencia muy baja de complicaciones y normalmente relacionadas con la presencia de dolor abdominal o episodios de pancreatitis aguda.

> **!** En conjunto, y como demuestra una revisión sistemática publicada en 2019, la tasa media de resolución completa de las neoplasias quísticas tratadas mediante etanolización guiada por USE es de un 32,8 %, con una tasa de complicaciones, generalmente menores, que oscila entre el 0 y el 23,8 %, siendo el dolor y los episodios de pancreatitis aguda (2,3 %) las más frecuentes.

En 2006 y 2007, se publican los primeros estudios en modelo porcino en los que se ensaya la inyección de un agente quimioterápico, el placlitaxel, en el páncreas. Los autores con-

Tabla 65-3. Efectividad de la etanolización guiada por ecoendoscopia en lesiones pancreáticas

Autor Año	N	Lesiones	Tratamiento	Éxito	Complicaciones
Gan 2005	25	Neoplasias quísticas	Etanol (5-80 %)	35 %	0 %
DeWitt 2009	42	Neoplasias quísticas	Etanol (80 %)	33 %	Dolor: 23,8 % Pancreatitis: 2,4 % Sangrado: 2,4 %
DiMaio 2011	11	Neoplasias quísticas	Etanol (80 %)	38 %	Dolor: 7,6 %
Caillol 2012	13	Neoplasias quísticas	Etanol (99 %)	85 %	0 %
Gómez 2016	23	Neoplasias quísticas	Etanol (80 %)	9 %	Pancreatitis: 4,3 % Dolor: 4,3 %
Park 2016	91	Neoplasias quísticas	Etanol (99 %)	45 %	Dolor: 17 % Pancreatitis: 3 %
Jurgensen 2006	1	Insulinomas sintomáticos	Etanol (95 %)	100 % (asintomáticos)	Pancreatitis: 100 %
Deprez 2008	1	Insulinomas sintomáticos	Etanol (95 %)	100 % (asintomáticos)	0 %
Vleggaar 2011	1	Insulinomas sintomáticos	Etanol (96 %)	100 % (asintomáticos)	0 %
Levy 2011	4	Insulinomas sintomáticos	Etanol (98-99 %)	60 % (asintomáticos)	0 %
Qin 2014	4	Insulinomas sintomáticos	Etanol (95 %)	100 % (asintomáticos)	0 %
Muscatiello 2008	2	Tumores neuroendocrinos	Etanol (40 %)	100 %	Pancreatitis: 50 %
Teoh 2015	1	Tumores neuroendocrinos	Etanol (99 %)	100 %	0 %
Park 2015	14	Tumores neuroendocrinos Insulinoma	Etanol (99 %)	61,5 %	Pancreatitis: 30 %
Paik 2016	8	Tumores neuroendocrinos Insulinomas Gastrinomas Tumores seudopapilares	Etanol (99 %)	75 %	12,5 %

cluyen que la concentración del fármaco se mantiene en rango terapéutico durante un período de tiempo relativamente largo después de la inyección y sugieren su posible utilidad en ciertas neoplasias pancreáticas. Con esto, la técnica de la ablación de las neoplasias quísticas pancreáticas evolucionó hacia el lavado con etanol y placlitaxel o gemcitabina guiado por USE, con resultados superiores al empleo del etanol como único agente terapéutico.

En 2019, Attila *et al.*, publican una revisión sistemática del tema en la que incluyen 8 estudios con un total de 347 pacientes y demuestran una evidente superioridad de la mezcla con placlitaxel en comparación con el empleo de etanol como agente único. La resolución completa de las lesiones ocurrió en 221 pacientes (63,6 %), con una incidencia de complicaciones, mayoritariamente menores, del 15 %. Entre ellas, la pancreatitis aguda fue, de nuevo, la más frecuente y ocurrió en el 15 % de los casos. Dado que, como queda demostrado, el índice de complicaciones es aún elevado con la mezcla del agente quimioterápico y el etanol, posiblemente

debido a la presencia de este último, Moyer *et al.,* se plantean si realmente es necesario emplear el etanol en este procedimiento. Con esta hipótesis, plantean un estudio prospectivo aleatorizado en el que tratan las lesiones con salino y una mezcla de placlitaxel/gemcitabina o con etanol y una mezcla de placlitaxel/gemcitabina. Los resultados no dejan lugar a dudas, puesto que se observó una tasa de regresión tumoral sin diferencias significativas entre ambos grupos. Es decir, desde el punto de vista de la eficacia, podría prescindirse del etanol. Por otro lado, un paciente del grupo de etanol sufrió una pancreatitis aguda, mientras que en el otro grupo no hubo complicaciones. Estos resultados vuelven a repetirse en un estudio publicado por el mismo grupo en 2017. Los autores concluyen que para la ablación de las neoplasias quísticas pancreáticas guiada por USE no es necesario incluir el etanol como agente terapéutico.

Con respecto a los tumores sólidos del páncreas, la etanolización guiada por USE se emplea fundamentalmente en insulinomas y tumores neuroendocrinos no funcionantes. La primera etanolización guiada por USE de tumores sólidos del páncreas data de 2006. Se trató un insulinoma sintomático empleando una aguja de 22 G con la que se inyectó un total de 8 mL de etanol al 95 %. El paciente mejoró clínicamente y desaparecieron los episodios de hipoglucemia, aunque tuvo un episodio de pancreatitis aguda atribuido al gran volumen de etanol inyectado. En el seguimiento no se observó ninguna recidiva tumoral hasta los 34 meses de seguimiento. Posteriormente, Deprez en 2008 y Vleggaar en 2011 trataron mediante etanolización guiada por USE sendos insulinomas sintomáticos y consiguieron la desaparición de los síntomas en ambos casos sin complicaciones mayores. En 2012, Levy trata cinco insulinomas sintomáticos y consigue la resolución total de los síntomas en 3 pacientes, y prácticamente total en los 2 restantes, sin complicaciones mayores. Otra serie de casos más reciente de 4 pacientes con insulinomas sintomáticos demostró una ablación exitosa en una sola sesión con 0,25 y 0,5 mL de etanol al 95 %, sin ninguna complicación relacionada con el procedimiento. La resolución de los síntomas se observó en todos los pacientes, sin recurrencia hasta pasados 6 meses. Dados los excelentes resultados, en términos de efectividad y seguridad, de la técnica de ablación de neoplasias quísticas pancreáticas con una mezcla agentes quimioterápicos sin etanol, Gaballa *et al.*, publican recientemente un caso en el que emplean la misma técnica en un paciente con un insulinoma multifocal sintomático. En el seguimiento, el paciente mejoró significativamente de sus síntomas, por lo que los autores sugieren emplear esta técnica en los tumores sólidos pancreáticos. Hasta la fecha, no se ha publicado ningún otro estudio al respecto, pero parece una alternativa prometedora.

En cuanto a los tumores neuroendocrinos no funcionantes, se han publicado diferentes estudios que incluyen un número muy reducido de pacientes. El primer estudio, publicado en 2008, incluye únicamente 1 paciente con dos lesiones. Ambas se trataron en dos sesiones diferentes con 2 mL de etanol y, aunque se consiguió la desaparición de la lesión, el paciente sufrió una pancreatitis aguda grave que requirió una necrosectomía quirúrgica. En 2015, Teoh *et al.*, tratan un pequeño tumor neuroendocrino no funcionante en el cuello del páncreas empleando 1 mL de etanol y consiguiendo su regresión completa sin complicaciones.

Por último, dos series recientes han evaluado la efectividad de la etanolización guiada por USE en 10 pacientes con pequeñas neoplasias pancreáticas. Se observaron tasas de respuesta del 75 y del 61,5 %, respectivamente. En una minoría de pacientes, los tumores recurrieron, pero se retrataron de forma exitosa todos ellos. Se observaron episodios de pancreatitis aguda en el 10 y el 30 % de los pacientes, respectivamente. Curiosamente, todos estos pacientes habían recibido más de 2 mL de alcohol, lo que de nuevo abre el debate de la necesidad de emplear etanol en este tipo de procedimientos.

Al margen de las lesiones pancreáticas, la etanolización guiada por USE se ha empleado con éxito en pacientes con tumores sólidos en otras localizaciones, como a nivel del hígado, glándula suprarrenal o tumores del estroma gastrointestinal.

ABLACIÓN POR RADIOFRECUENCIA

La radiofrecuencia (RFA) emplea la generación de una corriente eléctrica alterna de alta frecuencia sobre el tejido diana con el fin de inducir agitación iónica y fricción tisular liberando una energía térmica de 50-100 °C, que resulta en una deshidratación celular y coagulación proteica, con la consiguiente necrosis del tejido tratado.

La disponibilidad, seguridad, eficacia y bajo costo de la RFA percutánea guiada por las técnicas de imagen convencionales han facilitado su empleo con éxito en el manejo de una variedad de tumores sólidos, como el carcinoma hepatocelular, el carcinoma de células renales, el cáncer de pulmón de células no pequeñas y el osteoma osteoide. Por otro lado, la RFA también se ha utilizado para tratar el cáncer de páncreas durante la laparotomía o la laparoscopia exploradora. Sin embargo, la fragilidad de la glándula pancreática, así como la complejidad anatómica de la zona, ha hecho que su empleo no se haya popularizado excesivamente dadas las graves complicaciones registradas hasta la fecha. Dada su naturaleza mínimamente invasiva y capacidad para el estudio del páncreas en detalle, la USE proporciona un vehículo ideal para administrar la RFA en el cáncer de páncreas, así como a otros tumores adyacentes al tracto gastrointestinal y que son percutáneamente inaccesibles. De hecho, las primeras USE-RFA datan del año 1999 y se realizaron sobre páncreas sanos en el modelo porcino.

Indicaciones

Actualmente no se puede hablar de una indicación plenamente establecida. La mayor parte de los estudios se han realizado en el modelo animal, y los realizados en humanos incluyen un número muy reducido de casos y se centran en la viabilidad y seguridad de la técnica. Es decir, se trata de una técnica aún en fase experimental. Hipotéticamente, y con base en lo publicado hasta la fecha.

 La USE-RFA podría estar indicada de forma paliativa en el cáncer de páncreas avanzado o no resecable, como alternativa a la cirugía en pacientes con tumores neuroendocrinos del páncreas y neoplasias quísticas pancreáticas, y en lesiones ocupantes de espacio hepáticas no subsidiarias de tratamiento quirúrgico.

Contraindicaciones

Como se podrá comprobar más adelante, la USE-RFA es un procedimiento escasamente invasivo, pero que puede ocasionar complicaciones graves. Las contraindicaciones de la USE-RFA son las habituales para un procedimiento endoscópico terapéutico, teniendo en cuenta que para su desempeño hay que emplear agujas de 19 G, que en determinadas ocasiones pueden producir complicaciones. Es decir, la presencia de coagulopatía (INR > 1,5) o una cifra de plaquetas < 50.000 unidades, presencia de varices esofágicas o gástricas, o perforación de víscera hueca debieran ser contraindicaciones del procedimiento. Por otro lado, y dada la escasa experiencia con la USE-RFA, es recomendable evaluar los posibles casos en un comité multidisciplinar que incluya cirujanos, oncólogos, radiólogos y gastroenterólogos.

Material

Para la USE-RFA es necesario disponer de un ecoendoscopio sectorial, el generador de RFA y la sonda de RFA. Inicialmente, se emplearon en el modelo porcino agujas de 19 G modificadas y adaptadas al procedimiento. Sin embargo, se observaron importantes complicaciones locales, como quemaduras en la pared de tracto digestivo, sangrados duodenales o pancreatitis necrotizantes. Posiblemente, las complicaciones registradas en este estudio tuvieron más relación con la RFA que con el tipo de aguja empleada. No obstante, en un intento por mejorar la eficiencia de la ablación y reducir al mismo tiempo las lesiones térmicas colaterales, se han desarrollado nuevos dispositivos de aplicación de la RFA.

Desde la introducción en 1999 de la USE-RFA, se han probado diferentes sondas, muchas de ellas de fabricación casera. Entre las más populares, se encuentran cuatro sondas, cada una con un diseño y particularidades diferentes. Se podrían clasificar en dos tipos: las sondas tipo aguja y las sondas que se emplean a través de una aguja.

- Electrodo de 19 G para RFA (Radionics Inc., Burlington, Mass. [EE. UU.]). Es una sonda monopolar tipo aguja con zona de emisión distal de RF de 10-15 mm.
- Sonda Habib para RFA (EMcision Ltd., Londres [RU]). Es una sonda monopolar de 1 Fr que se emplea a través de una aguja convencional de 22 G con una zona de emisión distal de RF de 20 mm.
- Sonda híbrida criotérmica (Hybrid-Therm ERBE, Tubingen [Alemania]). Es una sonda bipolar tipo aguja de 14 G con zona de emisión distal de RF de 24 mm. Esta sonda tiene la particularidad de que cuenta con un sistema interno de enfriamiento de la sonda basado en CO_2 y que optimiza la transmisión del calor.
- Electrodo EUSRA RF (STARmed, Seúl [Corea del Sur]). Es una sonda monopolar tipo aguja de 18 o 19 G con zona de emisión distal de RF de longitudes que oscilan entre 5 y 20 mm. Esta sonda tiene la particularidad de que posee también un sistema interno de enfriamiento de la sonda basado en una solución salina que igualmente optimiza la transmisión del calor. Sin duda, es la más empleada en la actualidad (**Fig. 65-12**).

No obstante, hay que decir que únicamente se encuentran comercializadas la sonda EUSRA RF (STARmed, Seúl [Corea del Sur]) y la sonda Habib para RFA (EMcision Ltd., Londres [RU]). Ambas sondas fueron objeto de un minucioso estudio de fiabilidad, seguridad y efectividad en el modelo porcino en 2019. Los autores concluyeron que, si bien ambas son eficaces en la ablación del tejido sobre el cual se aplican, es necesario emplear los *settings* adecuados para cada una de ellas.

Técnica

Dado que se trata de un procedimiento aún en fase prácticamente experimental, no existe un consenso generalizado acerca de la técnica a emplear. En líneas generales, la técnica de la USE-RFA dependerá del tipo de lesión tratada y de la sonda empleada. Los pasos serían los siguientes:

- Comprobar que el consentimiento informado está debidamente cumplimentado.
- Revisar la historia clínica del paciente para descartar posibles cirugías previas o anomalías anatómicas, así como las imágenes radiológicas, si las hubiera, para estudiar bien la situación de la lesión, posible infiltración del tronco celíaco, existencia de otras lesiones, etc.
- Colocar al paciente en decúbito lateral izquierdo.
- Se recomienda realizar el procedimiento con sedación bajo control anestésico.
- Monitorización continua de respiración, saturación de O_2, presión arterial y frecuencia cardíaca.
- No está del todo clara la necesidad de administrar profilaxis antibiótica o como prevención de pancreatitis aguda, puesto que se desconoce la incidencia real de complicaciones.

> **!** En un estudio publicado por Barthet *et al.*, y dadas las complicaciones surgidas en los primeros pacientes incluidos, los autores recomiendan profilaxis antibiótica y el empleo de antiinflamatorios no esteroideos por vía rectal.

- Puede realizarse previamente una exploración con el ecoendoscopio radial para explorar la lesión que vaya a ser tratada, para ubicarla y medirla adecuadamente, y optimizar de esta manera el tratamiento posterior.
- Posteriormente, se introduce el ecoendoscopio lineal y se deben tener muy en cuenta las relaciones de la lesión con el resto de las estructuras para evitar complicaciones.
- Seleccionar la zona de punción y, antes de introducir la sonda de RFA, es recomendable utilizar el Doppler color en el teórico trayecto de ésta para descartar la presencia de estructuras vasculares a este nivel.

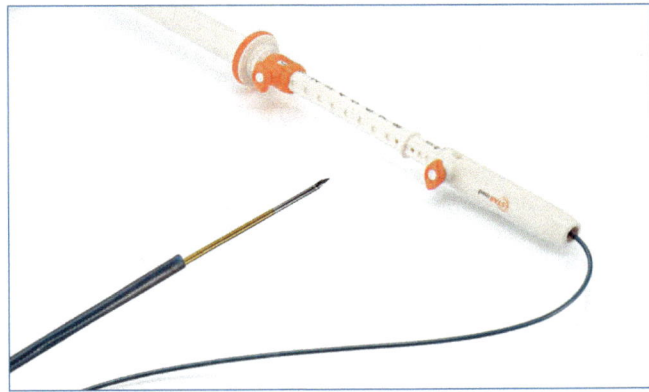

Figura 65-12. Electrodo EUSRA RF (STARmed, Seúl, Corea del Sur).

- Una vez seleccionada la zona de punción, la técnica varía en función de la lesión que se va a tratar y de la sonda de RFA que se va a emplear:
  - Si es una neoplasia quística pancreática, se recomienda realizar primero una PAAF de ésta, aspirando la mayor parte del líquido que contiene para posteriormente introducir la sonda de RFA.
  - Si es una lesión sólida pancreática o en otra localización, se inserta directamente la sonda de RFA.
  - Si se está empleando la sonda EUSRA RF (STARmed, Seúl [Corea del Sur]), se recomienda emplear de 10 a 50 W de potencia hasta alcanzar 100 ohms de impedancia, lo que reflejaría ablación tisular o hasta ver la aparición de burbujas en la zona (normalmente en 5-10 segundos). En cualquier caso, no deben superarse nunca los 500 ohms de impedancia. La potencia a emplear varía en función de las fuentes consultadas. Podría decirse que para el hígado, suprarrenal o ganglios puede ser algo inferior, y para el páncreas algo superior, aunque como se ha comentado anteriormente, no hay un consenso acerca del tema. Por otro lado, puede emplearse una mayor potencia en lesiones grandes y debe ser menor en lesiones pequeñas, según afirman Scopelitti *et al.*, en un estudio reciente que incluye pacientes con cáncer de páncreas irresecable. Por otro lado, esta sonda debe conectarse a una bomba de suero a 0 grados con el fin de evitar su sobrecalentamiento y permitir la transmisión óptima de la energía térmica.
  - Si se está empleando la sonda Habib para RFA (EMcision Ltd., Londres [RU]), la técnica es mucho menos clara, puesto que los casos descritos en la literatura médica con este tipo de sondas son anecdóticos. En cualquier caso, las potencias deben ser menores de 10 W y el tiempo de aplicación mayor que en el caso anterior, rondando los 2 minutos.
- La sonda de RFA debe introducirse hasta alcanzar la parte más distal de la lesión atravesando la mínima cantidad de parénquima sano, así como estructuras circundantes. En función del tamaño de la lesión, se puede repetir el proceso mediante la técnica *fanning* las veces que se considere oportuno hasta completar el tratamiento de toda la lesión. En líneas generales y con base en experiencias previas en el modelo porcino, las sondas EUSRA RF (STARmed, Seúl [Corea del Sur]) con zona activa de 5 mm producen una ablación de un diámetro de 15 mm, y si la zona activa es de 10 mm, 25 mm. Por otro lado, las sondas Habib para RFA (EMcision Ltd., Londres [RU]) producen una necrosis tisular en un área de unos 30 mm con los *settings* anteriormente comentados.
- Una vez finalizado el procedimiento, pueden emplearse medios de contraste o incluso la elastografía para evaluar la respuesta de la lesión al tratamiento, aunque no existe evidencia en la literatura médica que soporte la eficacia de estas medidas.

Resultados y complicaciones

Como se ha comentado a lo largo de este apartado, la mayoría de los estudios de USE-RFA se ha realizado en el modelo animal. Los estudios en humanos son muy escasos e incluyen un número muy reducido de pacientes. La mayoría de los estudios hacen referencia a pacientes con lesiones pancreáticas.

En cuanto al adenocarcinoma de páncreas irresecable, se han publicado cuatro estudios en los últimos años que incluyen un total de 46 pacientes. En tres de los estudios se empleó la sonda EUSRA RF (STARmed, Seúl [Corea del Sur]) y en uno la sonda híbrida criotérmica (Hybrid-Therm ERBE, Tubingen [Alemania]). Los autores reportan un éxito técnico global en torno al 90 % y sin complicaciones mayores derivadas del procedimiento. Sin embargo, no queda claro el impacto de la técnica en la supervivencia de los pacientes, si bien es cierto que son estudios de viabilidad técnica. En cualquier caso, los autores de los cuatro estudios instan a desarrollar nuevos estudios que confirmen sus hallazgos y evalúen el impacto de la técnica en la supervivencia de los pacientes.

Por otro lado, se han realizado varios estudios en pacientes con neoplasias quísticas pancreáticas y tumores neuroendocrinos. Estas lesiones, *a priori* potencialmente malignas, pero de crecimiento lento, pueden beneficiarse de la USE-RFA como alternativa a la cirugía dada la extraordinaria complejidad de ésta y su no despreciable morbilidad. En este sentido, Pai *et al.*, publican en 2014 un estudio en el que incluyen 9 pacientes: 7 con neoplasias quísticas y 2 con tumores neuroendocrinos del páncreas. Los autores emplean la sonda Habib para RFA (EMcision Ltd., Londres [RU]) a través de agujas de 19 G y reportan un éxito técnico del 100 %. En cuanto al éxito clínico, 2 neoplasias quísticas desaparecieron por completo, 4 se redujeron en torno a un 40 % y los tumores neuroendocrinos mostraron cambios en la vascularización y áreas de necrosis central. Lakhtakia *et al.*, publican en 2016 una serie de 3 casos con insulinomas sintomáticos en los que realizan USE-RFA empleando las sondas EUSRA RF (STARmed, Seúl [Corea del Sur]), y reportan un éxito técnico y clínico (ausencia de síntomas) del 100 % y sin complicaciones mayores derivadas del procedimiento. El estudio más reciente en este escenario clínico es un estudio de origen francés y multicéntrico que incluye 31 pacientes: 14 tumores neuroendocrinos y 17 neoplasias quísticas de páncreas con un tamaño medio de 13 y 28 mm, respectivamente. Se emplearon sondas EUSRA RF (STARmed, Seúl [Corea del Sur]). Los autores de este estudio reportan un éxito técnico del 100 %, un éxito clínico del 86 % en los tumores neuroendocrinos y del 71 % en las neoplasias quísticas del páncreas. En 3 de los 30 pacientes (10 %) se observaron complicaciones: hemorragia digestiva, perforación duodenal y estenosis ductal pancreática. Finalmente, hay que mencionar que se han publicado casos aislados de USE-RFA exitosa en localización extrapancreática, como en la glándula suprarrenal y el lóbulo hepático izquierdo.

PUNTOS CLAVE

En los últimos años se han desarrollado diversas aplicaciones terapéuticas de la USE que han revolucionado el campo de la oncología digestiva. Algunas forman parte del arsenal terapéutico habitual y otras se utilizan todavía de forma aislada, siguen todavía en desarrollo y/o precisan de más ensayos clínicos para su validación en la práctica clínica.

• La *neurólisis del plexo celíaco* consiste en la destrucción o ablación química permanente del plexo celíaco mediante la inyección de un agente neurolítico y un anestésico local, que interrumpen los impulsos nociceptivos logrando una reducción del dolor.

  – La USE-NPC está indicada para el tratamiento del dolor en los pacientes con cáncer de páncreas, pero requiere una adecuada selección de los pacientes.

  – El efecto sobre la calidad de vida de los pacientes es controvertido y no mejora la supervivencia en los pacientes con cáncer de páncreas.

• Los *marcadores fiduciales* se pueden implantar mediante USE dentro o cerca de los tumores adyacentes al tracto digestivo como puntos de referencia para el tratamiento de radioterapia.

  – Requiere un adecuado estudio y selección de los pacientes, teniendo en cuenta cirugías previas o alteraciones anatómicas.

  – Resulta una técnica muy efectiva (98 %), aunque existe una tasa de migración de los marcadores de hasta el 3 %.

• La *etanolización guiada por USE* se considera una técnica en fase experimental que debe aplicarse sólo en aquellos pacientes no candidatos a los tratamientos convencionales.

  – Tras una exhaustiva revisión sistemática, las potenciales indicaciones incluyen tumores neuroendocrinos, neoplasias quísticas pancreáticas, LOE hepáticas, tumores del estroma gastrointestinal y de la glándula suprarrenal

• La *radiofrecuencia (RFA) guiada por USE* emplea la generación de una corriente eléctrica alterna de alta frecuencia sobre el tejido para inducir la necrosis del tejido tratado.

  – Se trata de una técnica en fase de desarrollo con gran potencial gracias a la comercialización de dispositivos adaptados para su aplicación mediante USE.

  – Sus potenciales indicaciones incluyen el cáncer de páncreas avanzado o no resecable, en tumores neuroendocrinos del páncreas como alternativa a la cirugía, neoplasias quísticas pancreáticas y en LOE hepáticas no subsidiarias de tratamiento quirúrgico.

BIBLIOGRAFÍA

Ahmed HM, Friedman SE, Henriques HF, Berk BS. End-organ ischemia as an unforeseen complication of endoscopic-ultrasound-guided celiac plexus neurolysis. Endoscopy. 2009; 41: E218-9.

Ammar T, Coté GA, Creach KM, Kohlmeier C, Parikh PJ, Azar RR. Fiducial placement for stereotactic radiation by using EUS: feasibility when using a marker compatible with a standard 22-gauge needle. Gastrointest Endosc. 2010; 71(3): 630-3.

Arcidiacono PG, Calori G, Carrara S, Testoni PA. Celiac plexus block for pancreatic cancer pain in adults. Cochrane Database Syst Rev. 2011; (03): CD007519.

Arcidiacono PG, Carrara S, Reni M, Petrone MC, Cappio S, Balzano G, et al. Feasibility and safety of EUS-guided cryothermal ablation in patients with locally advanced pancreatic cancer. Gastrointest Endosc. 2012; 76: 1142-51.

Artifon EL, Lucon AM, Sakai P, Gerhardt R, Srougi M, Takagaki T, et al. EUS-guided alcohol ablation of left adrenal metastasis from non-small-cell lung carcinoma. Gastrointest Endosc. 2007; 66(6): 1201-5.

Ascunce G, Ribeiro A, Reis I, Rocha-Lima C, Sleeman D, Merchan J, et al. EUS visualization and direct celiac ganglia neurolysis predicts better pain relief in patients with pancreatic malignancy (with video). Gastrointest Endosc. 2011; 73: 267-74.

Aslanian H, Salem RR, Marginean C, Robert M, Lee JH, Topazian M. EUS-guided ethanol injection of normal porcine pancreas: a pilot study. Gastrointest Endosc. 2005; 62(5): 723-7.

Attila T, Adsay V, Faigel DO. The efficacy and safety of endoscopic ultrasound-guided ablation of pancreatic cysts with alcohol and paclitaxel: a systematic review. Eur J Gastroenterol Hepatol. 2019; 31(1): 1-9.

Attili F, Boškoski I, Bove V, Familiari P, Costamgna G. EUS-guided radiofrequency ablation of a hepatocellular carcinoma of the liver. VideoGIE. 2018; 3(5): 149-50.

Atwell TD, Schmit GD, Boorjian SA, Mandrekar J, Kurup AN, Weisbrod AJ, et al. Percutaneous ablation of renal masses measuring 3.0 cm and smaller: comparative local control and complications after radiofrequency ablation and cryoablation. AJR Am J Roentgenol. 2013; 200(2): 461-6.

Bang JY, Sutton B, Hawes RH, Varadarajulu S. EUS-guided celiac ganglion radiofrequency ablation versus celiac plexus neurolysis for palliation of pain in pancreatic cancer: a randomized controlled trial (with videos). Gastrointest Endosc. 2019; 89(1): 58-66.e3.

Barclay RL, Perez-Miranda M, Giovannini M. EUS-guided treatment of a solid hepatic metastasis. Gastrointest Endosc. 2002; 55(2): 266-70.

Barret M, Leblanc S, Rouquette A, Chaussade S, Terris B, Prat F. EUS-guided pancreatic radiofrequency ablation: preclinical comparison of two currently available devices in a pig model. Endosc Int Open. 2019; 7(2): E138-43.

Barthet M, Giovannini M, Lesavre N, Boustiere Ch, Napoleon B, Koch S, et al. Endoscopic ultrasound-guided radiofrequency ablation for pancreatic neuroendocrine tumors and pancreatic cystic neoplasms: a prospective multicenter study. Endoscopy. 2019; 51(9): 836-42.

Bean WJ. Renal cysts: treatment with alcohol. Radiology. 1981; 138: 329-31.

Bilimoria KY, Bentrem DJ, Ko CY, Ritchey J, Stewart AK, Winchester DP, et al. Validation of the 6th edition AJCC Pancreatic Cancer Staging System: Report from the National Cancer Database. Cancer. 2007; 110: 738-44.

Caillol F, Poincloux L, Bories E, Cruzille E, Pesenti C, Darcha C, et al. Ethanol lavage of 14 mucinous cysts of the pancreas: a retrospective study in two tertiary centers. Endosc Ultrasound. 2012; 1: 48-52.

Caraceni A, Portenoy RK. Pain management in patients with pancreatic carcinoma. Cancer. 1996; 78: 639-53.

Carrara S, Arcidiacono PG, Albarello L, Addis A, Enderle MD, Boemo C, et al. Endoscopic ultrasound-guided application of a new hybrid cryotherm probe in porcine pancreas: a preliminary study. Endoscopy. 2008; 40(4): 321-6.

Choi JH, Park DH, Kim MH, Hwang HS, Hong SM, Song TJ, et al. Outcomes after endoscopic ultrasound-guided ethanol-lipiodol ablation of small pancreatic neuroendocrine tumors. Dig Endosc. 2018; 30(5): 652-8.

Choi JH, Seo DW, Park DH, Lee SK, Kim M-H. Fiducial placement for stereotactic body radiation therapy under only endoscopic ultrasonography guidance in pancreatic and hepatic malignancy: practical feasibility and safety. Gut Liver. 2014; 8(1): 88-93.

Choi JH, Seo DW, Song TJ, Park DH, Lee SS, Lee SS, et al. Endoscopic ultrasound-guided radiofrequency ablation for management of benign solid pancreatic tumors. Endoscopy. 2018; 50: 1099-104.

Choi JH, Seo DW, Song TJ, Park DH, Lee SS, Lee SS, et al. Long-term outcomes after endoscopic ultrasound-guided ablation of pancreatic cysts. Endoscopy. 2017; 49(9): 866-73.

Coronel E, Cazacu IM, Sakuraba A. EUS-guided fiducial placement for GI malignancies: a systematic review and meta-analysis. Gastrointest Endosc. 2019; 89(4): 659-70.e18.

Crinò SF, D'Onofrio M, Bernardoni L, Frulloni L, Iannelli M, Malleo G, et al. EUS-guided Radiofrequency Ablation (EUS-RFA) of Solid Pancreatic Neoplasm Using an 18-gauge Needle Electrode: Feasibility, Safety, and Technical Success. J Gastrointestin Liver Dis. 2018; 27(1): 67-72.

Dávila R, Lekkerkerker SJ, Van der Horst A, Lens E, Bergman JJ, Fockens P, et al. EUS-guided fiducial markers placement with a 22-gauge needle for image-guided radiation therapy in pancreatic cancer. Gastrointest Endosc. 2014; 79: 851-55.

Deprez PH, Claessens A, Borbath I, Gigot JF, Maiter D. Successful endoscopic ultrasound-guided ethanol ablation of a sporadic insulinoma. Acta Gastroenterol Belg. 2008; 71: 333-7.

DeWitt J, McGreevy K, Schmidt CM, Brugge WR. EUS-guided ethanol versus saline solution lavage for pancreatic cysts: a randomized, double-blind study. Gastrointest Endosc. 2009; 70(4): 710-23.

Dhadham GC, Hoffe S, Harris CL, Klapman JB. Endoscopic ultrasound-guided fiducial marker placement for image-guided radiation therapy without fluoroscopy: safety and technical feasibility. Endosc Int Open. 2016; 4: E378-82.

DiMaio CJ, Nagula S, Goodman KA, Ho AY, Markowitz AJ, Schattner MA, et al. EUS-guided fiducial placement for image-guided radiation therapy in GI malignancies by using a 22-gauge needle (with videos). Gastrointest Endosc. 2010; 71(7): 1204-10.

DiMaio CJ, DeWitt JM, Brugge WR. Ablation of pancreatic cystic lesions: the use of multiple endoscopic ultrasound-guided ethanol lavage sessions. Pancreas. 2011; 40: 664-8.

Doi S, Yasuda I, Kawakami H, Hayashi T, Hisai H, Irisawa A, et al. Endoscopic ultrasound-guided celiac ganglia neurolysis vs. celiac plexus neurolysis: A randomized multicenter trial. Endoscopy. 2013; 45: 362-9.

Draganov PV, Chavalitdhamrong D, Wagh MS. Evaluation of a new endoscopic ultrasound-guided multi-fiducial delivery system: a prospective non-survival study in a live porcine model. Dig Endosc. 2013; 25: 615-21.

Elias D, Baton O, Sideris L, Lasser P, Pocard M. Necrotizing pancreatitis after radiofrequency destruction of pancreatic tumours. Eur J Surg Oncol. 2004; 30(1): 85-7.

Facciorusso A, Di Maso MD, Barone M, Muscatiello N. Echoendoscopic etanol ablation of tumor combined to celiac plexus neurolysis improved pain control in a patient with pancreatic adenocarcinoma. Endosc Ultrasound. 2015; 4(4): 342-4.

Fegrachi S, Besselink MG, Van Santvoort HC, Van Hillegersberg R, Quintus I. Radiofrequency ablation for unresectable locally advanced pancreatic cancer: a systematic review. HPB (Oxford). 2014; 16: 119-23.

Feng X, Linghu E, Chai N, Li H. New treatment of the pancreatic cystic neoplasm: Endoscopic ultrasonography-guided radiofrequency ablation combined with lauromacrogol ablation. Turk J Gastroenterol. 2018; 29(1): 101-4.

Fernandez DC, Hoffe SE, Barthel JS, Vignesh S, Klapman JB, Harris C, et al. Stability of endoscopic ultrasound-guided fiducial marker placement for esophageal cancer target delineation and image-guided radiation therapy. Pract Radiat Oncol. 2013; 3(1): 32-9.

Fujii L, Clain JE, Morris JM, Levy MJ. Anterior spinal cord infarction with permanent paralysis following endoscopic ultrasound celiac plexus neurolysis. Endoscopy. 2012; 44: E265-6.

Gaballa D, Abendroth CS, Moyer MT. Alcohol-free EUS-guided chemoablation of multiple pancreatic insulinomas. Endosc Int Open. 2019; 7(2): E186-8.

Gan SI, Thompson CC, Lauwers GY, Bounds BC, Brugge WR. Ethanol lavage of pancreatic cystic lesions: initial pilot study. Gastrointest Endosc. 2005; 61: 746-52.

Gimeno-García AZ, Elwassief A, Paquin SC, Sahai AV. Fatal complication after endoscopic ultrasound-guided celiac plexus neurolysis. Endoscopy. 2012; 44: E267.

Girelli R, Frigerio I, Salvia R, Barbi E, Tinazzi P, Bassi C. Feasibility and safety of radiofrequency ablation for locally advanced pancreatic cancer. Br J Surg. 2010; 97(2): 220-5.

Goldberg SN, Mallery S, Gazelle GS, Brugge WR. EUS-guided radiofrequency ablation in the pancreas: results in a porcine model. Gastrointest Endosc. 1999; 50: 392-401.

Gómez V, Takahashi N, Levy MJ, McGee KP, Jones A, Huang Y, et al. EUS-guided ethanol lavage does not reliably ablate pancreatic cystic neoplasms (with video). Gastrointest Endosc. 2016; 83: 914-20.

Gunaratnam NT, Sarma AV, Norton ID, Wiersema MJ. A prospective study of EUS-guided celiac plexus neurolysis for pancreatic cancer pain. Gastrointest Endosc. 2001; 54: 316-24.

Gunter E, Lingenfelser T, Eitelbach F, Müller H, Ell C. EUS-guided ethanol injection for treatment of a GI stromal tumor. Gastrointest Endosc. 2003; 57(1): 113-5.

Handsfield LL, Yue NJ, Zhou J, Chen T, Goyal S. Determination of optimal fiducial marker across image-guided radiation therapy (IGRT) modalities: visibility and artifact analysis of gold, carbon, and polymer fiducial markers. J Appl Clin Med Phys. 2012; 13(5): 3976.

Hernández-Ludeña L, Consiglieri CF, Gornals JB. Rev Esp Enferm Dig. 2018; 110(1): 69-70.

Inderson A, Slingerland M, Farina Sarasqueta A, De Steur WO, Boonstra JJ. EUS-guided radiofrequency ablation for a left adrenal oligometastasis of an esophageal adenocarcinoma. VideoGIE. 2018; 3(5): 159-61.

Ishiwatari H, Hayashi T, Yoshida M, Ono M, Masuko H, Sato T, et al. Phenol-based endoscopic ultrasound-guided celiac plexus neurolysis for East Asian alcohol-intolerant upper gastrointestinal cancer patients: A pilot study. World J Gastroenterol. 2014; 20: 10512-7.

Iwata K, Yasuda I, Enya M, Mukai T, Nakashima M, Doi S, et al. Predictive factors for pain relief after endoscopic ultrasound-guided celiac plexus neurolysis. Dig Endosc. 2011; 23: 140-5.

Jang HY, Cha SW, Lee BH, Jung HE, Choo JW, Cho Y-J, et al. Hepatic and splenic infarction and bowel ischemia following endoscopic ultrasound-guided celiac plexus neurolysis. Clin Endosc. 2013; 46: 306-9.

Jorgo K, Ágoston P, Major T, Takácsi-Nagy Z, Polgár C. Transperineal gold marker implantation for image-guided external beam radiotherapy of prostate cancer: A single institution, prospective study. Strahlenther Onkol. 2017; 193(6): 452-8.

Jürgensen C, Schuppan D, Neser F, Ernstberger J, Junghans U, Stölzel U. EUS-guided alcohol ablation of an insulinoma. Gastrointest Endosc. 2006; 63(7): 1059-62.

Kappis M. Erfahrungen mit Lokalanasthesie bei Bauchoperationen. Verh Dtsch Gesellsch Chir. 1914; 43: 87-9.

Kaufman M, Singh G, Das S, Concha-Parra R, Erber J, Micames C, et al. Efficacy of endoscopic ultrasound-guided celiac plexus block and celiac plexus neurolysis for managing abdominal pain associated with chronic pancreatitis and pancreatic cancer. J Clin Gastroenterol. 2010; 44: 127-34.

Khashab MA, Kim KJ, Tryggestad EJ, Wild AT, Roland T, Singh VK, et al. Comparative analysis of traditional and coiled fiducials implanted during EUS for pancreatic cancer patients receiving stereotactic body radiation therapy. Gastrointest Endosc. 2012; 76(5): 962-71.

Kim HJ, Seo DW, Hassanuddin A, Kim S-H, Chae HJ, Jang JW, et al. EUS-guided radiofrequency ablation of the porcine pancreas. Gastrointest Endosc. 2012; 76: 1039-43.

Kulkarni NM, Hong TS, Kambadakone A, Arellano RS. CT-guided implantation of intrahepatic fiducial markers for proton beam therapy of liver lesions: assessment of success rate and complications. AJR Am J Roentgenol. 2015; 204(2): W207-13.

Lakhtakia S, Ramchandani M, Galasso D, Gupta R, Venugopal S, Kalpala R, et al. EUS-guided radiofrequency ablation for management of pancreatic insulinoma by using a novel needle electrode (with videos). Gastrointest Endosc. 2016; 83: 234-9.

Lakhtakia S. Therapy of Pancreatic Neuroendocrine Tumors: Fine Needle Intervention including Ethanol and Radiofrequency Ablation. Clin Endosc. 2017; 50(6): 546-51.

Larssen TB, Jensen DK, Viste A, Horn A. Single-session alcohol sclerotherapy in symptomatic benign hepatic cysts. Long- term results. Acta Radiol. 1999; 40: 636-8.

Law JK, Singh VK, Khashab MA, Hruban RH, Canto MI, Shin EJ, et al. Endoscopic ultrasound (EUS)-guided fiducial placement allows localization of small neuroendocrine tumors during parenchymal-sparing pancreatic surgery. Surg Endosc. 2013; 27: 3921-6.

LeBlanc JK, Al-Haddad M, McHenry L. A prospective, randomized study of EUS-guided celiac plexus neurolysis for pancreatic cancer: one injection or two? Gastrointest Endosc. 2011; 74: 1300-7.

Levy MJ, Gleeson FC, Topazian MD, Fujii-Lau L, Enders FT, Larson JJ, et al. Combined Celiac Ganglia and Plexus Neurolysis Shortens Survival, Without Benefit, vs Plexus Neurolysis Alone. Clin Gastroenterol Hepatol. 2019; 17(4): 728-38.

Levy MJ, Thompson GB, Topazian MD, Callstrom R, Grant CS, Vella A. US-guided ethanol ablation of insulinomas: a new treatment option. Gastrointest Endosc. 2012; 75: 200-6.

Levy MJ, Topazian MD, Wiersema MJ, Clain JE, Rajan E, Wang KK, et al. Initial evaluation of the efficacy and safety of endoscopic ultrasound-guided direct Ganglia neurolysis and block. Am J Gastroenterol. 2008; 103: 98-103.

Linghu, E, Matthes, K, Mino-Kenudson, M, Brugge WR. Feasibility of endoscopic ultrasound-guided OncoGel (ReGel/paclitaxel) injection into the pancreas in pigs. Endoscopy. 2005; 37: 1140-2.

Livraghi T, Bolondi L, Lazzaroni S, Marin G, Morabito A, Rapaccini GL, et al. Percutaneous ethanol injection in the treatment of hepatocellular carcinoma in cirrhosis. A study on 207 patients. Cancer. 1992; 69: 925-9.

Livraghi T, Festi D, Monti F, Salmi A, Vettori C. US-guided percutaneous alcohol injection of small hepatic and abdominal tumors. Radiology. 1986; 161(2): 309-12.

Lu F, Dong J, Tang Y, Huang H, Liu H, Song L, et al. Bilateral vs unilateral endoscopic ultrasound-guided celiac plexus neurolysis for abdominal pain management in patients with pancreatic malignancy: A systematic review and meta-analysis. Support Care Cancer. 2018; 26(2): 353-9.

Machiels M, Van Hooft J, Jin P, Van Berge MI, Van Laarhoven HM, Alderliesten T, et al. Endoscopy/EUS-guided fiducial marker placement in patients with esophageal cancer: a comparative analysis of 3 types of markers. Gastrointest Endosc. 2015; 82: 641-9.

Matthes K, Mino-Kenudson M, Sahani DV, Holalkere N, Brugge WR. Concentration-dependent ablation of pancreatic tissue by EUS-guided ethanol injection. Gastrointest Endosc. 2007; 65(2): 272-7.

Matthes K, Mino-Kenudson M, Sahani DV, Holalkere N, Fowers KD, Rathi R, et al. EUS-guided injection of paclitaxel (OncoGel) provides therapeutic drug concentrations in the porcine pancreas (with video). Gastrointest Endosc. 2007; 65(3): 448-53.

Mekaroonkamol P, Willingham FF, Chawla S. Endoscopic management of pain in pancreatic cancer. J Oncol Pract. 2015; 16: 33-40.

Minaga K, Kitano M, Imai H, Miyata T, Kudo M. Acute spinal cord infarction after EUS-guided celiac plexus neurolysis. Gastrointest Endosc. 2016; 83: 1039-40.

Minaga K, Kitano M, Sakamoto H, Miyata T, Imai H, Yamao K, et al. Predictors of pain response in patients undergoing endoscopic ultrasound-guided neurolysis for abdominal pain caused by pancreatic cancer. Therap Adv Gastroenterol. 2016; 9: 483-94.

Mittal MK, Rabinstein AA, Wijdicks EF. Acute spinal cord infarction following endoscopic ultrasound-guided celiac plexus neurolysis. Neurology. 2012; 78: e57-9.

Mohan H, Nicholson P, Winter DC, O'Shea D, O'Toole D, Geoghegan J, et al. Radiofrequency ablation for neuroendocrine liver metastases: a systematic review. J Vasc Interv Radiol. 2015; 26(7): 935-42.e1.

Moningi S, Walker AJ, Malayeri AA, Rosati LM, Gearhart SL, Efron JE, et al. Analysis of fiducials implanted during EUS for patients with localized rectal cancer receiving high-dose rate endorectal brachytherapy. Gastrointest Endosc. 2015; 81: 765-9.e1.

Moyer MT, Dye CE, Sharzehi S, Ancrile B, Mathew A, McGarrity TJ, et al. Is alcohol required for effective pancreatic cyst ablation? The prospective randomized CHARM trial pilot study. Endosc Int Open. 2016; 4(5): E603-7.

Moyer MT, Sharzehi S, Mathew A, Levenick JM, Headlee BD, Blandford JT, et al. The Safety and Efficacy of an Alcohol-Free Pancreatic Cyst Ablation Protocol. Gastroenterology. 2017; 153(5): 1295-303.

Muscatiello N, Salcuni A, Macarini L, Cignarelli M, Prencipe S, Di Maso M, et al. Treatment of a pancreatic endocrine tumor by ethanol injection guided by endoscopic ultrasound. Endoscopy. 2008; 40 Suppl 2: E258-9.

Nakaji S, Hirata N, Iwaki K, Shiratori T, Kobayashi K, Inase M. Endoscopic ultrasound (EUS)-guided ethanol injection for hepatocellular carcinoma difficult to treat with percutaneous local treatment. Endoscopy. 2012; 44(Suppl 2 UCTN): E380.

Noble M, Gress FG. Techniques and results of neurolysis for chronic pancreatitis and pancreatic cancer pain. Curr Gastroenterol Rep. 2006; 8(2): 99-103.

Omerović S, Zerem E. Alcohol sclerotherapy in the treatment of symptomatic simple renal cysts. Bosn J Basic Med Sci. 2008; 8: 337-40.

Owens DJ, Savides TJ. EUS placement of metal fiducials by using a backloaded technique with bone wax seal. Gastrointest Endosc. 2009; 69: 972-3.

Pai M, Habib N, Senturk H, Lakhtakia S, Reddy N, Cicinnati VR, et al. Endoscopic ultrasound guided radiofrequency ablation, for pancreatic cystic neoplasms and neuroendocrine tumors. World J Gastrointest Surg. 2015; 7: 52-9.

Paik WH, Seo DW, Dhir V, Wang H-P. Safety and efficacy of EUS-guided ethanol ablation for treating small solid pancreatic neoplasm. Medicine (Baltimore). 2016; 95(4): e2538.

Park DH, Choi JH, Oh D, Lee SS, Seo D-W, Lee SK, et al. Endoscopic ultrasonography-guided ethanol ablation for small pancreatic neuroendocrine tumors: results of a pilot study. Clin Endosc. 2015; 48: 158-64.

Park JK, Song BJ, Ryu JK, Paik WH, Park JM, Kim J, et al. Clinical outcomes of endoscopic ultrasonography-guided pancreatic cyst ablation. Pancreas. 2016; 45: 889-94.

Park SH, Won HJ, Kim SY, Shin YM, Kim PN, Yoon SM, et al. Efficacy and safety of ultrasound-guided implantation of fiducial markers in the liver for stereotactic body radiation therapy. PLoS One. 2017; 12(6): e0179676.

Park WG, Yan BM, Schellenberg D, Kim J, Chang DT, Koong A, et al. EUS-guided gold fiducial insertion for image-guided radiation therapy of pancreatic cancer: 50 successful cases without fluoroscopy. Gastrointest Endosc. 2010; 71: 513-8.

Pishvaian AC, Collins B, Gagnon G, Ahlawat S, Haddad NG. EUS-guided fiducial placement for CyberKnife radiotherapy of mediastinal and abdominal malignancies. Gastrointestinal Endoscopy. 2006; 64(3): 412-7.

Puli SR, Reddy JB, Bechtold ML, Antillon ME, Brugge WR. EUS-guided celiac plexus neurolysis for pain due to chronic pancreatitis or pancreatic cancer pain: a meta-analysis and systematic review. Dig Dis Sci. 2009; 54: 2330-7.

Qin S, Liu Y, Ning H, Tao L, Luo W, Lu D, et al. EUS-guided lauromacrogol ablation of insulinomas: a novel treatment. Scand J Gastroenterol. 2018; 53(5): 616-20.

Qin SY, Lu XP, Jiang HX. EUS-guided ethanol ablation of insulinomas: case series and literature review. Medicine (Baltimore). 2014; 93: e85.

Rossi S, Dore R, Cascina A, Vespro V, Garbagnati F, Rosa L, et al. Percutaneous computed tomography-guided radiofrequency termal ablation of small unresectable lung tumours. Eur Respir J. 2006; 27(3): 556-63.

Rossi S, Ravetta V, Rosa L, Ghittoni G, Torello F, Garbagnati F, et al. Repeated radiofrequency ablation for management of patients with cirrhosis with small hepatocellular carcinomas: a long-term cohort study. Hepatology. 2011; 53(1): 136-47.

Rustagi T, Gleeson FC, Abu Dayyeh BK, Topazian MD, Levy MJ. Evaluation of Effects of Radiofrequency Ablation of Ex vivo Liver Using the 1-Fr Wire Electrode. J Clin Gastroenterol. 2018; 52(2): 168-71.

Sahai AV, Lemelin V, Lam E, Paquin SC. Central vs bilateral endoscopic ultrasound-guided celiac plexus block or neurolysis: a comparative study of short-term effectiveness. Am J Gastroenterol. 2009; 104: 326-9.

Sakamoto H, Kitano M, Kamata K, Komaki T, Imai H, Chikugo T, et al. EUS-guided broad plexus neurolysis over the superior mesenteric artery using a 25-gauge needle. Am J Gastroenterol. 2010; 105: 2599-606.

Sanders MK, Moser AJ, Khalid A, Fasanella KE, Zeh HJ, Burton S, et al. EUS-guided fiducial placement for stereotactic body radiotherapy in locally advanced and recurrent pancreatic cancer. Gastrointest Endos. 2010; 71: 1178-84.

Scopelliti F, Pea A, Conigliaro R, Butturini G, Frigerio I, Regi P, et al. Technique, safety, and feasibility of EUS-guided radiofrequency ablation in unresectable pancreatic cancer. Surg Endosc. 2018; 32(9): 4022-8.

Seicean A, Cainap C, Gulei I, Tantau M, Seicean R. Pain palliation by endoscopic ultrasound-guided celiac plexus neurolysis in patients with unresectable pancreatic cancer. J Gastrointestin Liver Dis. 2013; 22: 59-64.

Si-Jie H, Wei-Jia X, Yang D, Yong-Jian J, Ji L, Chen J, et al. How to improve the efficacy of endoscopic ultrasound-guided celiac plexus neurolysis in pain management in patients with pancreatic cancer: Analysis in a single center. Surg Laparosc Endosc Percutan Tech. 2014 ;24: 31-5.

Sirri E, Castro FA, Kieschke J, Jansen L, Emrich K, Gondos A, et al. Recent trends in survival of patients with pancreatic cancer in Germany and the United States. Pancreas. 2016; 45: 908-14.

Song TJ, Seo DW, Lakhtakia S, Reddy N, Oh DW, Park DH, et al. Initial experience of EUS-guided radiofrequency ablation of unresectable pancreatic cancer. Gastrointest Endosc. 2016; 83: 440-3.

Téllez-Ávila FI, Romano-Munive AF, Herrera-Esquivel JJ, Ramírez-Luna MA. Central is as effective as bilateral endoscopic ultrasound-guided celiac plexus neurolysis in patients with unresectable pancreatic cancer. Endosc Ultrasound. 2013; 2: 153-6.

Teoh AY, Chong CC, Chan AWH, Lau JYW. EUS-guided alcohol injection of pancreatic neuroendocrine tumor. Gastrointest Endosc. 2015; 82(1): 167.

Valdivielso E, Fernández-Urién I, Vila JJ, Jiménez FJ. Endoscopic ultrasound-guided therapy of a gastrointestinal stromal tumor (GIST). Endoscopy. 2015; 47: E262-3.

Varadarajulu S, Trevino JM, Shen S, Jacob R. The use of endoscopic ultrasound-guided gold markers in image-guided radiation therapy of pancreatic cancers: a case series. Endoscopy. 2010; 42(5): 423-5.

Vleggaar FP, Bij de Vaate EA, Valk GD, Leguit RJ, Siersema PD. Endoscopic ultrasound-guided ethanol ablation of a symptomatic sporadic insulinoma. Endoscopy. 2011; 43 Suppl 2 UCTN: E328-9.

Wang KX, Jin ZD, Du YQ, Zhen XB, Zou DW, Liu Y, et al. EUS-guided celiac ganglion irradiation with iodine-125 seeds for pain control in pancreatic carcinoma: a prospective pilot study. Gastrointest Endosc. 2012; 76(5): 945-52.

Wiechowska-Kozłowska A, Boer K, Wójcicki M, Milkiewicz P. The efficacy and safety of endoscopic ultrasound-guided celiac plexus neurolysis for treatment of pain in patients with pancreatic cancer. Gastroenterol Res Pract. 2012; 2012: 503098.

Wiersema MJ, Wiersema LM. Endosonography-guided celiac plexus neurolysis. Gastrointest Endosc. 1996; 44: 656-62.

Wyse JM, Carone M, Paquin SC, Usatii M, Sahai AV. Randomized, double-blind, controlled trial of early endoscopic ultrasound-guided celiac plexus neurolysis to prevent pain progression in patients with newly diagnosed, painful, inoperable pancreatic cancer. J Clin Oncol. 2011; 29: 3541-6.

Xiao YY, Tian JL, Li JK, Yang L, Zhang JS. CT-guided percutaneous chemical ablation of adrenal neoplasms. AJR Am J Roentgenol. 2008; 190: 105-10.

Yang J, Abdel-Wahab M, Ribeiro A. EUS-guided fiducial placement after radical prostatectomy before targeted radiation therapy for prostate cancer recurrence. Gastrointest Endosc. 2011; 73: 1302-5.

Yoon WJ, Daglilar ES, Kamionek M, Mino-Kenudson M, Brugge WR. Evaluation of radiofrequency ablation using the 1-Fr wire electrode in the porcine pancreas, liver, gallbladder, spleen, kidney, stomach, and lymph nodes: A pilot study. Dig Endosc. 2015; 28(4). DOI: 10.1111/den.12575.

Acceso y drenaje de la vía biliar y del páncreas por ultrasonografía endoscópica

66

M. Cobreros del Caz, R. Sánchez-Ocaña Hernández y M. Pérez-Miranda Castillo

OBJETIVOS

- Conocer las diferentes técnicas y procedimientos disponibles para el acceso y drenaje biliopancreático mediante el uso de la ecoendoscopia.
- Diferenciar los conceptos de acceso y drenaje.
- Aprender la técnica general, así como los principales episodios adversos.
- Comprender las indicaciones para integrar un algoritmo de acción ante una colangiopancreatografía retrógrada endoscópica inviable para aplicarlo a la práctica clínica.

INTRODUCCIÓN

La ultrasonografía endoscópica (USE) o ecoendoscopia ha experimentado un gran desarrollo en los últimos 10 años y actualmente ha reemplazado a múltiples intervenciones percutáneas diagnósticas, como, por ejemplo, la adquisición de tejido de los tumores biliopancreáticos. En el plano terapéutico se encuentra en pleno avance. En general, cabe diferenciar cuatro estructuras anatómicas con alcance guiado por USE: la vía biliar, el páncreas, la vesícula y el aparato gastrointestinal.

Respecto al drenaje biliopancreático, la USE se ha convertido en la técnica de elección cuando falla la colangiopancreatografía retrógrada endoscópica (CPRE) convencional o, incluso, es la primera opción en algunos casos.

Las diferentes técnicas para el drenaje biliopancreático reciben el nombre en conjunto de colangiopancreatografía endosonográfica (CPES) (*endosonography cholangiopancreatography*, ESCP). Es un concepto acuñado en 1996 y que incluye tres tipos de procedimientos con múltiples variaciones: *rendez-vous*, transmural y anterógrado. Se verán más adelante.

Por otro lado, la USE terapéutica de la vesícula (drenaje de vesícula guiado por USE) y la del aparato gastrointestinal (gastroenteroanastomosis guiada por USE) también desempeñan un papel y son necesarias para acceder, en un segundo tiempo, a la vía biliar o al páncreas. Por ejemplo, para acceder a la vía biliar en pacientes con una reconstrucción en Y de Roux, una de las opciones disponibles es una gastroenteroanastomosis de acceso al asa biliar para, posteriormente, efectuar una CPRE a través de esta anastomosis.

No obstante, a continuación se exponen las opciones de acceso y drenaje exclusivas a la vía biliar y al páncreas. En concreto, las dos opciones de acceso y drenaje de la vía biliar: la hepaticogastrostomía (HGS) y la coledocoduodenostomía

(CDS) (**Fig. 66-1**), y de la opción de acceso y drenaje del páncreas: la pancreaticogastrostomía (**Fig. 66-2**).

Indicaciones generales

Hasta ahora, la indicación principal del drenaje guiado por USE de la vía biliar era la inviabilidad para realizar una CPRE al uso. Existen diferentes motivos que impiden una CPRE (**Fig. 66-3**).

El primero y más importante que se debe tener en cuenta antes de intentar cualquier tipo de drenaje de la vía biliar o del páncreas es la anatomía del paciente. La CPRE será imposible en los pacientes con una anatomía alterada. En la cirugía

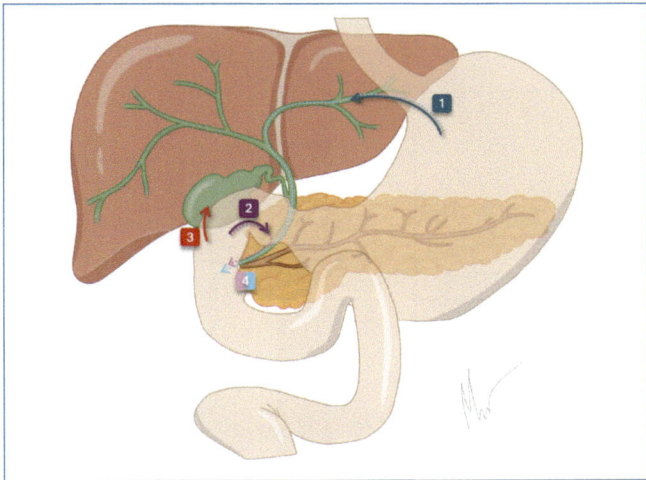

Figura 66-1. Técnicas de drenaje guiado por ecoendoscopia de la vía biliar. 1: hepaticogastrostomía. 2: coledocoduodenostomía. 3: drenaje de vesícula. 4: drenaje anterógrado (variante de 1 y 2).

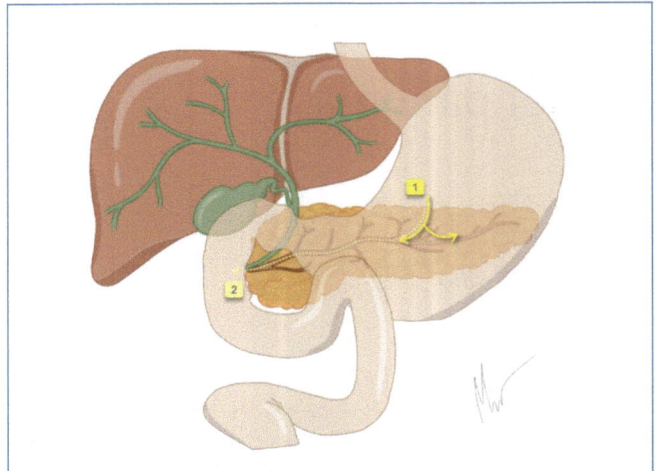

Figura 66-2. Técnicas de drenaje guiado por ecoendoscopia del páncreas. 1: pancreaticogastrostomía (hacia la cabeza o hacia la cola). 2: drenaje anterógrado (variante de 1).

bariátrica y, en concreto, en el *bypass* gástrico, se desconecta el duodeno de la salida del estómago y se anastomosa al yeyuno para crear un asa biliar muy larga a la que es imposible acceder. Por otro lado, aunque cada vez sea menos frecuente su uso, la presencia de un *stent* duodenal (por ejemplo, para el tratamiento de una estenosis maligna en un cáncer de páncreas) embebido en la mucosa bloquea el acceso a la papila.

La CPRE puede ser factible, pero difícil, en otros casos de anatomía alterada. En las gastrectomías con reconstrucción en Y de Roux o en las duodenopancreatectomías cefálicas, el asa biliar es algo más corta y se han reportado casos de acceso retrógrado al asa biliar y, después, a la vía biliar mediante enteroscopia; sin embargo, desde el punto de vista técnico puede resultar muy complejo. Si se tiene experiencia en USE terapéutica, es más abordable el drenaje por esta vía. En los casos en los que exista una estenosis duodenal (por ejemplo, estenosis bulbar benigna por patología péptica), la rigidez del duodenoscopio dificulta el paso hasta la segunda porción duodenal y aumenta el riesgo de perforación. En estos casos también es planteable el drenaje guiado por USE.

Por último, la CPRE puede ser fallida en el 15 % de los casos, dependiendo de la serie estudiada. Hay tres puntos

principales en los que puede fallar una CPRE. El paso más limitante de la CPRE y, por tanto, el fallo más frecuente se da en la canulación, que puede no ser factible por la presencia de divertículo duodenal, infiltración tumoral, papila invisible, etc. Por otro lado, si existe una estenosis muy cerrada en la vía biliar o el páncreas, el fallo puede darse en el paso de la guía o, incluso, una vez sobrepasada la estenosis con la guía, es posible que falle la inserción del *stent*.

En todos estos casos, antes las únicas opciones disponibles eran el drenaje percutáneo o la cirugía. Sin embargo, estas técnicas también se acompañan de una mayor morbilidad y mortalidad. Además, no todos los pacientes son candidatos: hay que tener en cuenta el riesgo quirúrgico (pacientes inoperables en el caso de la cirugía) y las contraindicaciones propias del abordaje percutáneo, como son la ascitis o la ausencia de dilatación de la vía biliar.

> **!** Todas las técnicas de drenaje biliopancreático guiado por ecoendoscopia pueden agruparse bajo el nombre de colangiopancreatografía endosonográfica (CPES) y son una alternativa segura y eficaz al drenaje percutáneo y la cirugía en los casos de CPRE inviable.

Contraindicaciones generales

Cabe diferenciar entre contraindicaciones absolutas y contraindicaciones relativas:

- Contraindicaciones absolutas. Son las que presenta cualquier procedimiento endoscópico y que se comprobarán antes de plantear el drenaje biliar en cualquier paciente:
  - Perforación activa, no controlada.
  - Imposibilidad para la sedación.
  - Coagulopatía no corregible.
- Contraindicaciones relativas. Son las que dependen de la experiencia del centro en el drenaje guiado por USE, y, por supuesto, dependen de cada caso concreto:
  - Ausencia de dilatación del conducto biliar o pancreático. En función de la experiencia del endoscopista y del material disponible. Más adelante se plantearán las recomendaciones generales para cada técnica concreta.

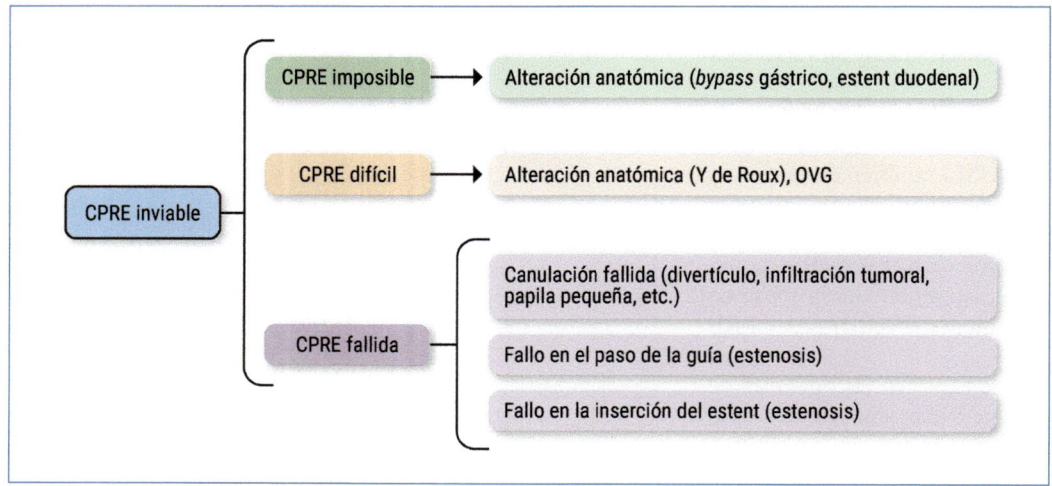

Figura 66-3. Motivos que impiden una CPRE. CPRE: colangiopancreatografía retrógrada endoscópica; OVG: obstrucción de la vía biliar.

– Anatomía biliar o pancreática alterada. Es una contraindicación muy relativa; de hecho, una de las indicaciones es la CPRE fallida por alteración anatómica.
– Cambios inflamatorios transitorios o presencia de ascitis.
– Patología resecable. Este punto es de especial debate, dado que previamente solo se realizaba drenaje guiado por USE en pacientes con patología maligna irresecable. No obstante, gracias a los avances en los últimos años, se ha demostrado la seguridad y reversibilidad de los procedimientos endoscópicos, y cada vez se está empleando en mayor número de pacientes con patología benigna o resecable.

• Existen, además, circunstancias técnicas que contraindican todos los procedimientos endoscópicos de drenaje biliopancreático por ecoendoscopia:
– No disponer del material necesario en el momento del procedimiento.
– Imposibilidad de dirigir la guía adecuadamente dentro de la vía biliar.
– Imposibilidad de un adecuado posicionamiento del ecoendoscopio.

Conceptos y algoritmo de acción

El drenaje biliopancreático comprende múltiples procedimientos, algunos de ellos con pasos en común, pero que permiten varias combinaciones que pueden resultar confusas si no se conocen unas nociones básicas y ordenadas. Por ello, se diferencian aquí varios conceptos: acceso, ruta y drenaje (**Fig. 66-4**).

Acceso: cómo alcanzar la vía biliar. La CPRE es el ejemplo de acceso retrógrado a la vía biliar. Todos los procedimientos expuestos en este capítulo son de acceso anterógrado. El acceso no implica drenaje. La técnica de *rendez-vous* es un procedimiento de acceso a la vía biliar que permite completar un drenaje retrógrado mediante CPRE.

Ruta: en el caso del drenaje biliar, existen múltiples localizaciones desde las que acceder a la vía biliar. En función de la elegida, la ruta para el drenaje biliar será intrahepática o extrahepática.

Drenaje: el objetivo final de estas técnicas es salvar una obstrucción biliopancreática y disminuir la presión ductal. Hay diferentes tipos de drenaje en función del modo de hacerlo. Puede ser transmural (cuando la prótesis se coloca atravesando la pared gastrointestinal) o transpapilar (el acceso será anterógrado, pero el *stent* seguirá la anatomía de la vía biliar a través de la papila, como en una CPRE). Existe también la posibilidad de hacer un drenaje combinado, usando CPRE y CPES. Esta técnica se conoce como *combined endoscopic retrograde and endosonography colangiopancreatography* (CERES) y se emplea en casos muy concretos. Por ejemplo, un caso de obstrucción hiliar compleja en el drenaje de radicales derechos se aborda mediante CPRE, y el de los radicales izquierdos, mediante HGS.

Una vez expuestos los conceptos de acceso y drenaje, se describen las siguientes técnicas:

• El *rendez-vous* es una técnica de acceso anterógrado a la vía biliar guiado por ecoendoscopia que permite el drenaje de la vía biliar retrógrado mediante CPRE.
• La hepaticogastrostomía (HGS) y la coledocoduodenostomía (CDS) son técnicas de acceso y drenaje anterógrado transmural.

Como ya se expuso anteriormente, el principal motivo para realizar un drenaje guiado por ecoendoscopia es la inviabilidad de una colangiopancreatografía retrógrada endoscópica (**Fig. 66-5**). En caso de que no exista una alteración anatómica y la papila sea accesible, puede resultar rentable intentar un *rendez-vous* para acceder a la vía biliar, ya que las complicaciones son mucho menores porque se accede a la vía biliar solo mediante punción, sin necesidad de crear un trayecto o fístula entre el tubo digestivo y la vía biliar,

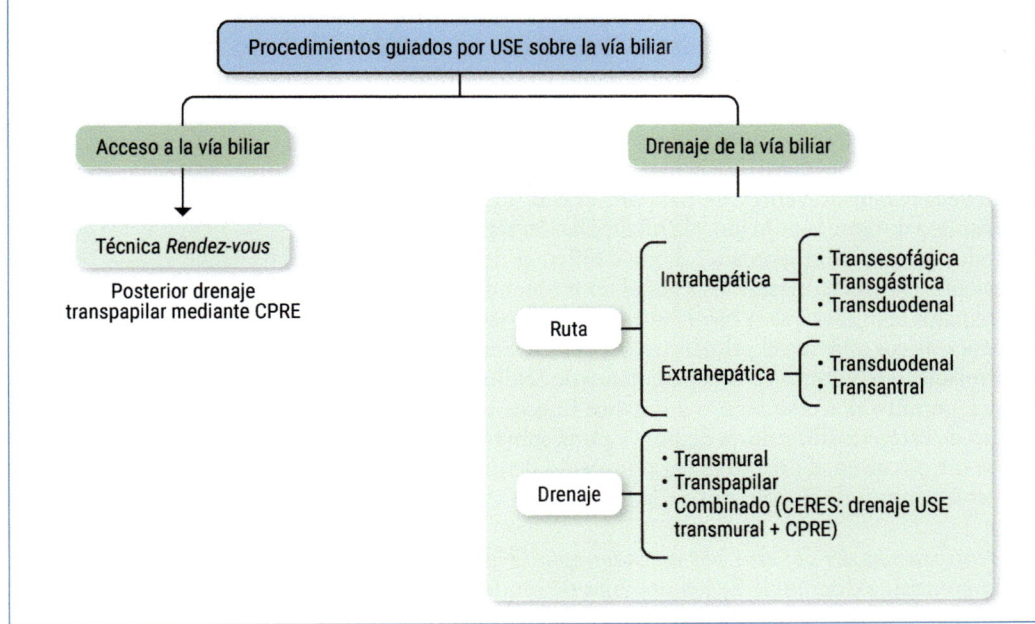

Figura 66-4. Procedimientos guiados por USE sobre la vía biliar. CERES: *combined endoscopic retrograde and endosonography colangiopancreatography*; CPRE: colangiopancreatografía retrógrada endoscópica; USE: ultrasonografía endoscópica.

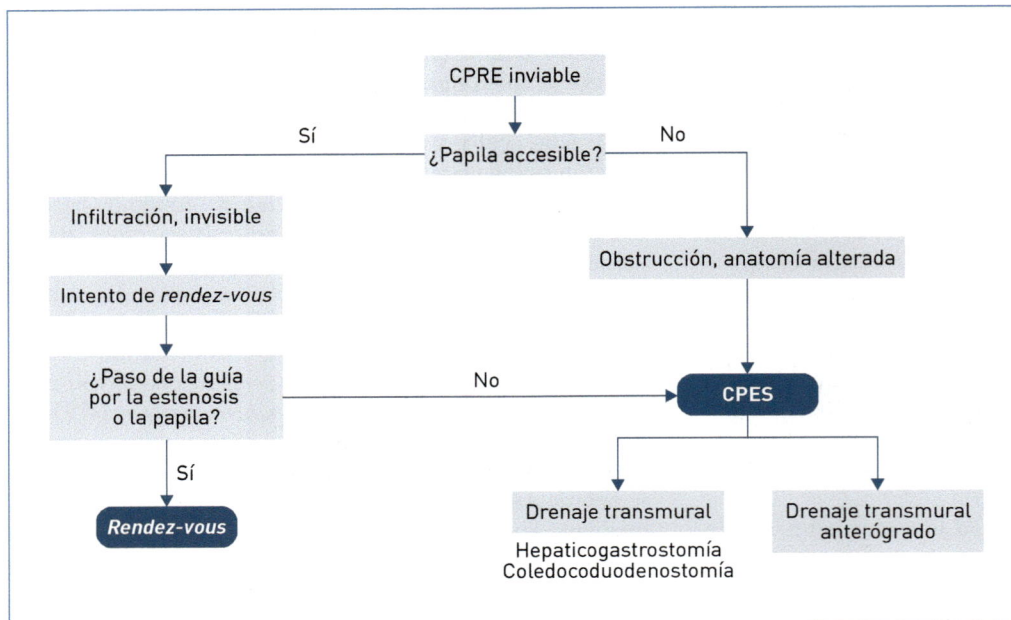

lo que disminuye la posibilidad de fuga biliar. En caso de que el *rendez-vous* no sea posible (anatomía alterada o bulbo duodenal obstruido) o haya fallado, ya que el paso de la guía hacia la papila es limitante y complejo, el drenaje deberá ser guiado por ecoendoscopia. Este drenaje puede ser *transmural*, insertando una prótesis entre el tubo digestivo y la vía biliar en el trayecto fistuloso para configurar una HGS o una CDS, o *anterógrado*, si el drenaje se hace insertando una prótesis a través de la papila desde el trayecto fistuloso creado. Esta es una variante de la CPES que se verá más adelante.

Descripción de la técnica general

Las técnicas descritas deben ser realizadas por un endoscopista experto, con personal entrenado en el uso de los distintos materiales y en el uso de la fluoroscopia. Además, el paciente debe estar óptimamente sedado, bien mediante anestesia general o mediante sedación (normalmente con propofol). El principal endoscopio es el *sectorial* o *lineal*, ya que cuenta con un elevador que permite dirigir la aguja o el material empleado a través del canal de trabajo. Por último, es obligado el uso de la insuflación con CO_2 para prevenir la fuga del aire al peritoneo durante la punción y la manipulación transmural.

Todos los procedimientos (el drenaje biliar, el drenaje de la vesícula y la enteroanastomosis guiada por ecoendoscopia) tienen pasos comunes que se basan en el drenaje de seudoquistes pancreáticos, que fue el primer drenaje por ecoendoscopia desarrollado, y replican la técnica percutánea de Seldinger. Esta técnica permite el acceso seguro a órganos huecos mediante el paso de catéteres dilatadores de punta roma sobre una guía que se introduce en el órgano diana por medio de una aguja. La técnica consta de cinco pasos principales:

1. *Identificación del objetivo por ecoendoscopia* (**Fig. 66-6**). En general, a diferencia de los drenajes de seudoquistes, la identificación y punción de la vía biliar tiene una difi-

cultad incrementada al ser la diana más pequeña y móvil. La mejor aproximación al objetivo es aquella que está a una menor distancia, sin vasos interpuestos, con menor grado de angulación y con una posición del ecoendoscopio estable. También será necesario localizar el endoscopio y algunos puntos de referencia mediante visión fluoroscópica.

2. *Acceso con aguja al órgano diana* (**Fig. 66-7**). Normalmente se emplean agujas de ecoendoscopia de 19 G, que permiten el paso de guías de 0,025 y 0,035 pulgadas. La aguja debe ser de punta roma para evitar el cizallamiento de las guías. Cuando la vía biliar no está dilatada o si el tejido es fibrótico o móvil, puede usarse una aguja de 22 G, pero requerirá el paso de una guía más fina (0,021 o 0,018 pulgadas), que puede resultar demasiado endeble para la

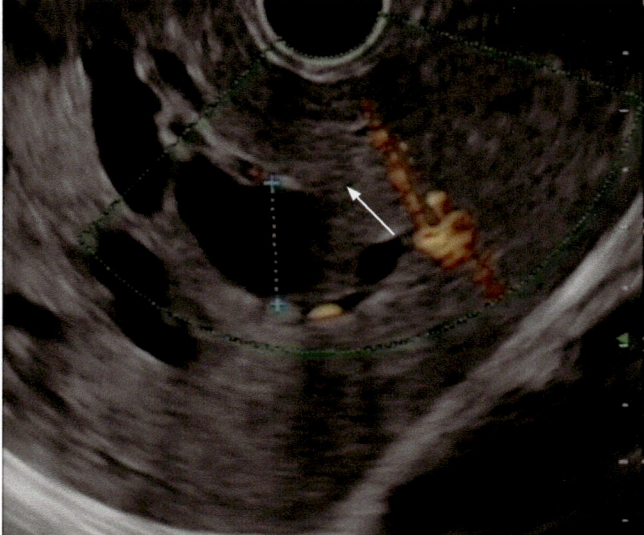

Figura 66-6. Identificación del objetivo. Visión ecoendoscópica de una vía biliar intrahepática dilatada (10 mm), sin vascularización interpuesta y a una distancia adecuada del ecoendoscopio.

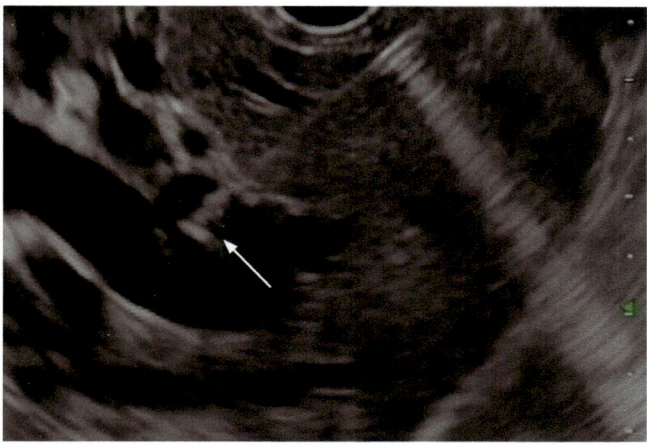

Figura 66-7. Acceso al órgano diana. Punción con aguja de 19 G de la vía biliar.

manipulación transmural. Una vez se ha puncionado el órgano diana (la vía biliar), suele aspirarse el fluido para comprobar que se trata de bilis, y no de sangre.

3. *Inyección de contraste e inserción de la guía* (**Fig. 66-8**). La inyección de contraste bajo visión fluoroscópica permite dibujar la vía biliar o el páncreas y sirve para confirmar el acceso adecuado y proporcionar una mejor orientación a lo largo de todo el procedimiento. Además, permite visualizar la presencia de fuga de contraste, lo que ocurre en mayor o menor medida durante cualquier procedimiento transmural. Si es de pequeña cuantía, no suele suponer una complicación importante.

4. *Dilatación del aparato de punción* (**Fig. 66-9**). La dilatación del trayecto fistuloso es necesaria antes de la inserción del *stent*, que tiene un calibre mayor que el de la aguja. Para ello, hay que intercambiar la aguja con el dilatador y dejar la guía *in situ*. Este paso es el que define la técnica de Seldinger y, en muchas ocasiones, es también el paso limitante del procedimiento. Hay dos tipos de dilatación del aparato, con cauterio y sin cauterio (o mecánica). Existen varios dis-

positivos para la dilatación con cauterio: preferiblemente se usa un cistotomo (un catéter de 6 Fr flexible con cauterio alrededor de la punta), pero también podrían usarse dispositivos de CPRE como el esfinterotomo *needle-knife*. Gran parte de los endoscopistas evitan la dilatación con cauterio, ya que asocia, potencialmente, más complicaciones, como el sangrado. Para la dilatación sin cauterio existen otros dispositivos, como los dilatadores axiales progresivos, los dilatadores de balón o las cánulas de CPRE. Durante la dilatación es importante mantener el plano en la visión ecoendoscópica, ya que esto permite transmitir la fuerza de empuje aplicada al catéter en la dirección adecuada.

5. *Inserción del* stent (**Fig. 66-10**). Pueden usarse *stents* plásticos (rectos o *pigtail*), prótesis metálicas autoexpandibles o prótesis de aposición luminal. La elección del *stent* dependerá de la diana y de la indicación, aunque existe una tendencia al uso de prótesis metálicas, ya que disminuyen la tasa de episodios adversos. La liberación del *stent* debe hacerse bajo visión fluoroscópica y endoscópica. Se pueden insertar *stents* coaxiales de plástico para asegurar la posición y evitar el desalojo.

> **!** Todos los procedimientos de CPES siguen los pasos de la técnica de Seldinger ideada para el drenaje percutáneo. Cuanto más se estandarice una técnica, mayor será la probabilidad de éxito.

> **💡** El uso de prótesis de aposición luminal ha reducido el número de pasos en el drenaje biliar, pues puede hacerse mediante sistema «manos libres» (*free-hand*) y evita el acceso con aguja y guía al órgano diana, así como la dilatación. También es posible hacer la inserción sobre guía, pero en los últimos años se han descrito menos complicaciones al hacerlo sin ella. Aunque es factible emplearla en la coledocoduodenostomía, aumenta las complicaciones en la hepaticogastrostomía y en el drenaje pancreático, por lo que solo se tratará en el apartado correspondiente del uso de estas prótesis.

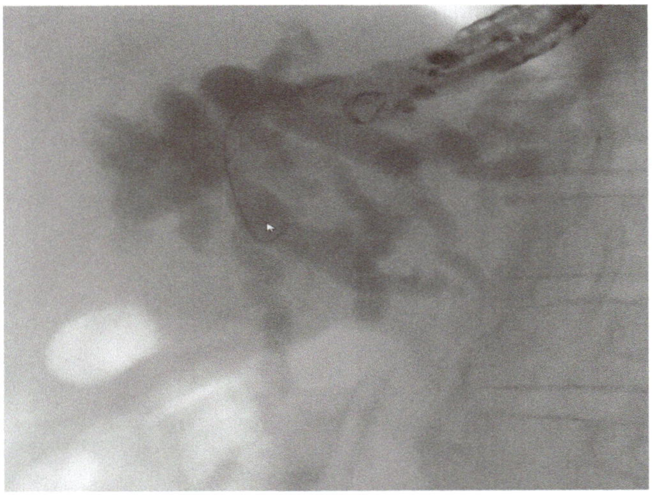

Figura 66-8. Inyección de contraste e inserción de la guía. Por visión fluoroscópica se efectúa colangiografía, que muestra una vía biliar dilatada con una estenosis hiliar. Se inserta seguidamente una guía.

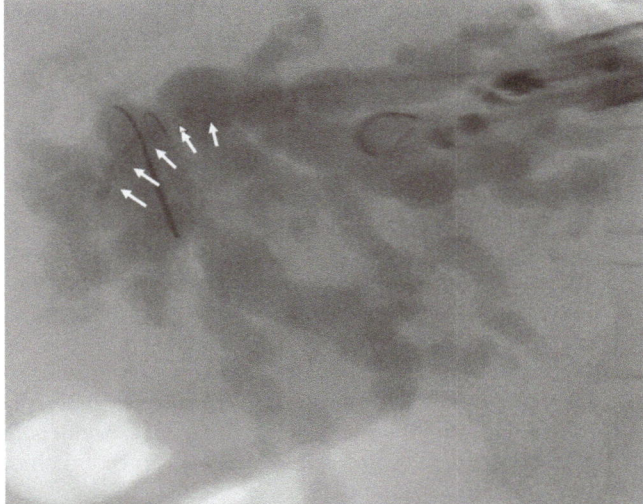

Figura 66-9. Dilatación del tracto de punción. Visión fluoroscópica del paso de un cistotomo (dilatador con cauterio) hacia la vía biliar intrahepática.

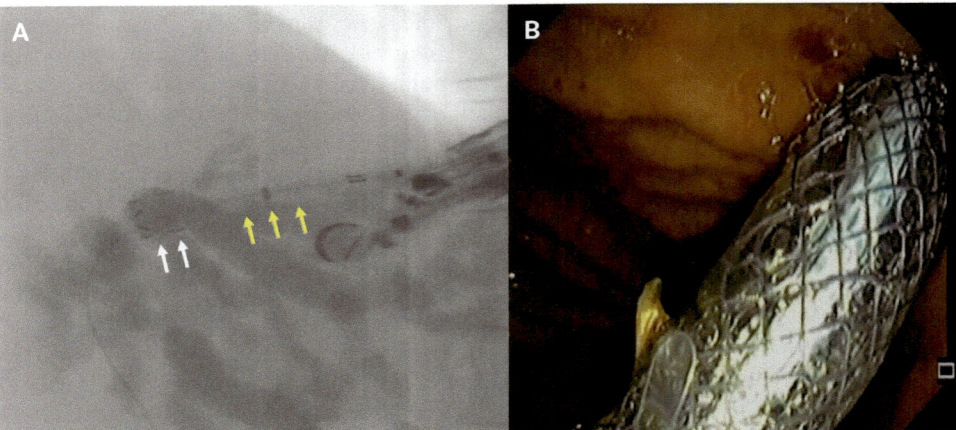

Figura 66-10. Inserción del *stent*. **A)** Visión fluoroscópica de un *stent* metálico desplegándose; las flechas blancas indican la porción distal desplegada y las flechas amarillas indican la porción no desplegada. **B)** Visión endoscópica de la prótesis liberada en el área subcardial.

Episodios adversos generales

Las complicaciones van a venir definidas por el tipo de acceso y procedimiento, y, principalmente, se deben a dos motivos: pérdida de la integridad de la pared del ducto o del aparato gastrointestinal y traumatismo de la papila. En general, la pérdida de integridad de la pared es un riesgo casi único de los procedimientos transmurales; es decir, el *rendez-vous* (en el que solo se accede a la vía biliar mediante punción con aguja) apenas presenta riesgo en este aspecto. El traumatismo de la papila viene definido por la CPRE previa (si se ha intentado) o por los procedimientos anterógrados (por ejemplo, colocación de un *stent* transpapilar a través de una fístula hepatogástrica). La tasa general de episodios adversos depende mucho de la serie estudiada, pero se encuentra entre el 15 y el 23 % de los casos.

Cabe clasificarlos en episodios adversos intraprocedimiento y posprocedimiento:

- Intraprocedimiento:
  - Perforación de la pared ductal o gastrointestinal. Puede producirse por punción fallida, durante la dilatación, por desalojo de la guía durante los intercambios o por fallo en la liberación de la prótesis. Todos estos episodios pueden dar lugar a una fuga de bilis o jugo pancreático intraperitoneal o retroperitoneal, lo cual puede dar lugar a un rango diverso de complicaciones, desde dolor abdominal transitorio, pasando por la formación de una colección o biloma, hasta una peritonitis biliar con líquido libre.
  - Hemorragia. Debida a un mal posicionamiento que deja vasos interpuestos no percibidos inicialmente o a otro factor de riesgo, como la dilatación con cauterio. Normalmente son sangrados leves o moderados controlables con manejo conservador.
  - Neumoperitoneo. En todos los procedimientos transmurales puede existir neumoperitoneo residual, de forma asintomática y sin que requiera un manejo específico. Si se produce en excesiva cuantía durante el procedimiento, se abordará con una neumoparacentesis.
  - Migración del *stent*. Principalmente se da por fallo en la liberación de la prótesis. Se prestará especial atención en este momento, con control continuo bajo visión fluo-

roscópica y tratando de no perder el plano del ecoendoscopio. En ocasiones queda fuera de la vía biliar o se produce una migración de la prótesis a peritoneo, etc.; existen variedad de circunstancias.
- Posprocedimiento:
  - Migración espontánea. Ocasionalmente se da una migración diferida en los días o semanas posteriores. Es una complicación grave si ocurre antes de que la fístula esté madura, que puede requerir cirugía para solucionarla.
  - Obstrucción. Se da principalmente por detritus y puede ocasionar colangitis ascendente o ictericia. Suele requerir recambio de prótesis o desobstrucción mediante la inserción de un *stent* coaxial.
  - Sangrado por decúbito.

DRENAJE BILIAR

Se aborda mediante HGS, CDS o por otras vías.

Hepaticogastrotostomía

La HGS implica la inserción de un *stent* a través de la pared gástrica y parte del parénquima hepático (**Fig. 66-11**).

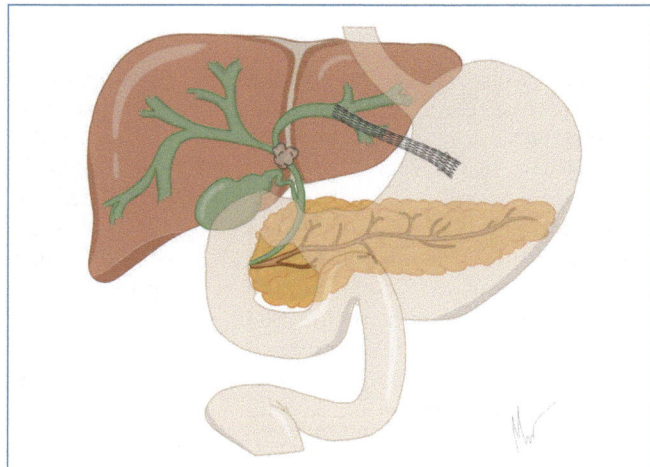

Figura 66-11. Hepaticogastrostomía.

Indicaciones

La HGS está indicada en pacientes con anatomía alterada o CPRE inviable. Como rasgo diferenciador de la CDS, la HGS será la única vía de drenaje biliar directo en los pacientes con una anatomía alterada. Por ejemplo, en el caso de una HGS con reconstrucción en Y de Roux, dado que estos pacientes tienen el colédoco seccionado.

La técnica de la HGS es más compleja que la CDS y se han reportado más casos de episodios adversos (15,5-27 %), si bien esto depende de la experiencia del endoscopista y del centro. La tasa de éxito técnico general es del 92,6 %.

Contraindicaciones

Son contraindicaciones:

- La dilatación insuficiente de la vía biliar intrahepática: no existe una medida estandarizada de la vía biliar, pero la recomendación general es que el ducto que se debe drenar tenga un diámetro mínimo de 4-5 mm, para poder puncionar adecuadamente con la aguja.
- La ascitis puede incrementar el riesgo de episodios adversos.

Material

Se necesitará lo siguiente:

- Ecoendoscopio lineal.
- Aguja de punción (19 G, preferiblemente).
- Guías (preferiblemente de punta curva y 0,025 pulgadas).
- Cistotomo.
- Balón de dilatación biliar de 4-6 mm.
- Prótesis metálica cubierta autoexpandible: de medidas variables, generalmente al menos de 80 mm de longitud. Se han usado hasta ahora prótesis parcialmente cubiertas, aunque también sirven las cubiertas con solapas (*flaps*) antimigración.

Técnica

La diana clásica suele ser la vía biliar intrahepática de los segmentos II o III del lóbulo hepático izquierdo, a los cuales se accede con el ecoendoscopio lineal en posición subcardial o en la curvatura menor. Hay que encontrar una posición en la vía biliar a la menor distancia posible del ecoendoscopio, con una dilatación de la vía biliar de al menos 4-5 mm, formando un ángulo amplio (>135°) entre la aguja y la vía biliar, y sin vasos en la trayectoria. Después, con una aguja de 19 G, preferiblemente, se punciona la vía biliar. En ocasiones, es necesario atravesarla con la aguja y retirar suavemente hasta comprobar que se está dentro. Se aspira con la aguja para comprobar la salida de bilis y confirmar que se está dentro de la vía biliar. Inyectar contraste para dibujar la vía biliar con una colangiografía va a facilitar los siguientes pasos (**Fig. 66-12**).

Tras la colangiografía, se adelanta una guía, preferiblemente de 0,025 pulgadas de punta curva para evitar que rebote en la vía biliar o que se cizalle con la aguja. Se direcciona hacia una posición adecuada en la que exista una buena distancia de la guía en la vía intrahepática. En ocasiones será posible dirigir la guía hacia el hilio hepático y la vía extrahepática, lo cual aporta más seguridad a la hora de dar los siguientes pasos. Siguiendo la técnica de Seldinger, el siguiente paso es la dilatación del trayecto fistuloso, que se efectuará con cauterio o sin cauterio en función de varios factores (rigidez o fibrosis del parénquima hepático, presencia de vasos cercanos al trayecto, etc.). En caso de usar el cistotomo con cauterio, suele ser necesario reforzar esta dilatación.

Una vez dilatado el trayecto, se inserta la prótesis metálica autoexpandible, que puede ser total o parcialmente cubierta, con un diámetro variable entre los 6 y los 10 mm, y una longitud de entre 60 y 80 mm (**Fig. 66-13**). Para reducir el riesgo de migración, existen algunas prótesis con solapas antimigración (**Fig. 66-14**), pero también se puede insertar un *stent* doble *pigtail* coaxial o dilatar la prótesis para anclarla a la pared gástrica.

Episodios adversos específicos

Como episodios adversos específicos, el principal miedo que existe respecto a esta técnica es la migración de la prótesis hacia la cámara gástrica antes de que se forme una fístula madura entre la vía biliar y el estómago. Esto ocurre porque las prótesis metálicas autoexpandibles se acortan unos milímetros durante su expansión completa, horas después de liberarla.

Para prevenirlo, pueden usarse prótesis más largas, usar prótesis con solapas antimigración o usar prótesis no cubiertas en su porción biliar para que se fijen por crecimiento de tejido entre la malla metálica.

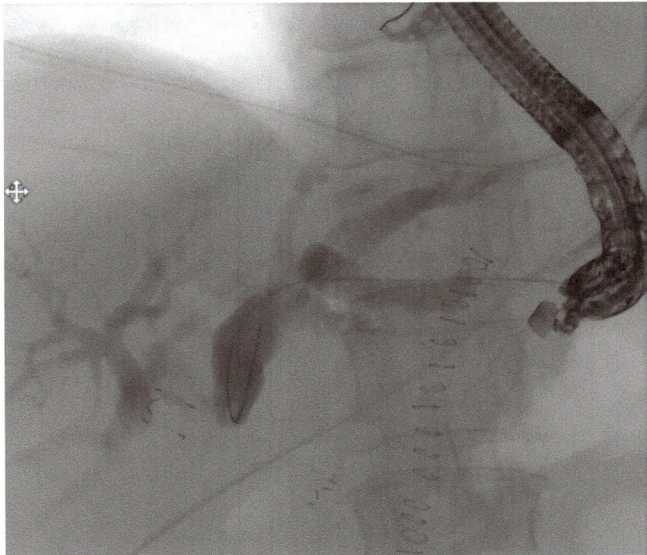

Figura 66-12. Colangiografía por punción transmural de la vía biliar intrahepática. Se visualiza una vía biliar dilatada con estenosis en el hilio. En la imagen también se muestra una prótesis biliar metálica transpapilar (colocada mediante colangiopancreatografía retrógrada endoscópica), que no resultó funcionante.

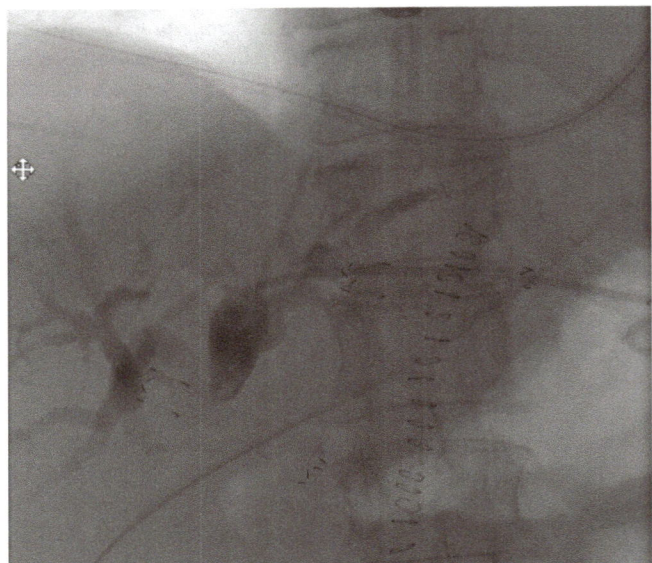

Figura 66-13. Visión fluoroscópica de la liberación de una prótesis metálica autoexpandible.

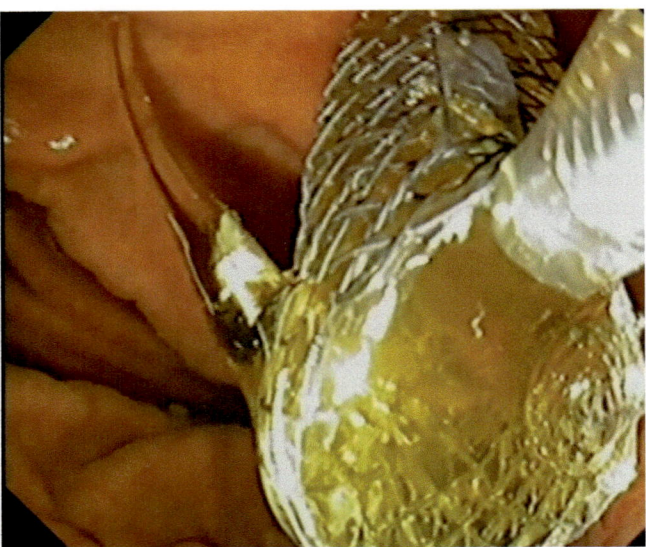

Figura 66-14. Visión endoscópica de una prótesis metálica autoexpandible con solapas antimigración. También se observa contenido bilioso saliendo a su través.

Coledocoduodenostomía

La CDS es la principal técnica de drenaje de la vía biliar extrahepática (**Figs. 66-15** y **66-16**).

Indicaciones

Ya se ha comentado que la CDS está indicada en pacientes con obstrucción de la vía biliar con una CPRE fallida por falta de acceso a la papila. La etiología de la obstrucción en la gran mayoría de los casos va a ser maligna, aunque también puede ser considerada como técnica de rescate en pacientes con una patología benigna (pancreatitis crónica, deformidad duodenal postulcerosa, cambios posquirúrgicos, como el Billroth I, etc.).

La CDS es una técnica más sencilla que la HGS, con una menor tasa de episodios adversos (11,9-19 %) y una tasa de éxito técnico del 97,2 %. Por ello, algunos endoscopistas con

alta experiencia proponen emplear esta técnica prematuramente, aunque exista acceso a la papila con el endoscopio, ya que, si se cumplen las condiciones precisas, es una técnica más rápida y con menor probabilidad de episodios adversos asociados al propio procedimiento (por ejemplo, la pancreatitis post-CPRE). También se puede emplear de forma prematura como paso previo a un *rendez-vous*, dado que la probabilidad de perder la guía durante los intercambios (la principal limitación técnica del *rendez-vous*) es menor.

Contraindicaciones

Existen varias circunstancias anatómicas a las que prestar atención antes de intentar iniciar la CDS:

- Falta de acceso con el ecoendoscopio al bulbo duodenal. Si bien se puede intentar el abordaje desde el antro gástrico, generando en este caso una coledocogastrostomía,

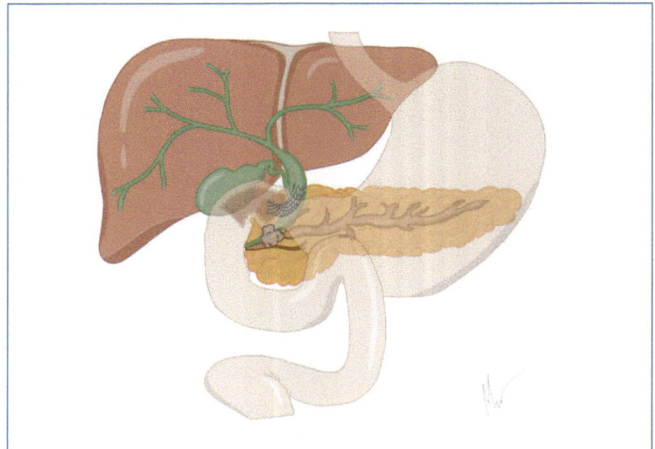

Figura 66-15. Coledocoduodenostomía mediante prótesis metálica autoexpandible.

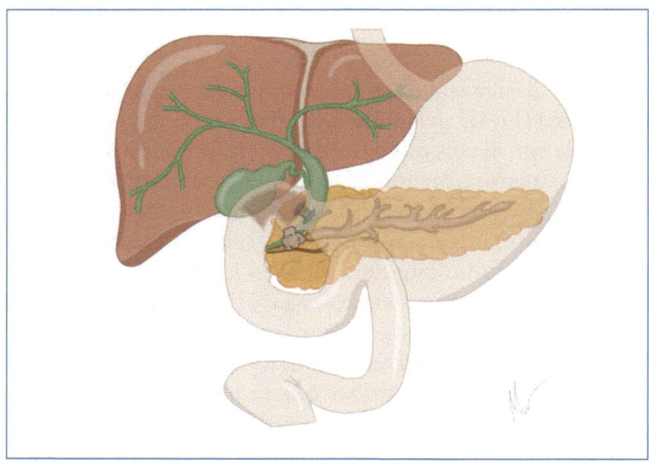

Figura 66-16. Coledocoduodenostomía mediante prótesis de aposición luminal.

es una circunstancia que incrementa el riesgo de fracaso técnico y clínico, por aumento de la distancia al colédoco y por mayor riesgo del paso de comida por la prótesis a la vía biliar, respectivamente.

- Dilatación insuficiente del colédoco. Aunque no se ha establecido con precisión un diámetro mínimo suficiente del colédoco para la CDS, se sabe que con una dilatación inferior a 13-15 mm el riesgo de fracaso técnico o de episodios adversos se incrementa.
- Presencia de ascitis. Esta incrementa el riesgo de episodios adversos asociados al procedimiento.

Material

Se precisa:

- Ecoendoscopio lineal.
- Aguja de punción (19 G, preferiblemente).
- Guías (preferiblemente de punta curva y con buena navegabilidad).
- Cistotomo.
- Balón de dilatación biliar de 4 o 6 mm (opcional).
- Prótesis metálica autoexpandible (total o parcialmente cubierta).
- Otra opción de prótesis: aposición luminal (6 × 80 o 8 × 80 mm, preferiblemente).

Técnica

Con el ecoendoscopio lineal situado en el bulbo duodenal, se localiza el colédoco y se acomoda el endoscopio en una posición estable (a veces, la postura del endoscopista puede no ser la más cómoda). El siguiente paso es utilizar el Doppler para identificar los vasos que se encuentran en la trayectoria entre la pared del duodeno y el colédoco. Si hay vasos interpuestos, se girará levemente el ecoendoscopio hasta conseguir una trayectoria libre de vasos.

Después, con una aguja de 19 G, preferiblemente, se punciona con suavidad el colédoco. Para confirmar que la aguja está dentro, se aspira para ver si sale bilis a través de la aguja. Acto seguido se inyectará contraste para obtener una colangiografía adecuada (**Fig. 66-17**).

Se adelanta una guía: la más adecuada para este paso es una guía de punta curva de 0,025 pulgadas, ya que se maneja una aguja de 19 G que le da una mayor navegabilidad. Direccionar la guía hacia la posición más adecuada es una tarea delicada. En líneas generales, cuanta más guía esté dentro de la vía biliar (generando uno o varios bucles), más seguridad habrá para evitar su desalojo y más soporte dará a la hora de introducir la prótesis. En este sentido, dirigir la guía hacia el hilio hepático será la mejor posición, pero hay que individualizar en cada caso, debido a la gran cantidad de variables que influyen en este punto (posición y estabilidad del endoscopio, anatomía del paciente, etc.). Tras la colocación de la guía, el cistotomo facilitará la introducción de los siguientes dispositivos.

El siguiente paso tras haber posicionado la guía es dilatar el trayecto con un balón. Con una dilatación de 4 mm suele ser suficiente. Hay que tener en cuenta que este paso provoca la salida de bilis al peritoneo, lo que producirá una irritación peritoneal al paciente tras el procedimiento. Por este motivo es importante que el paciente se encuentre con cobertura antibiótica y buena pauta analgésica.

Algunos autores defienden que, con un ángulo adecuado de introducción, es posible ahorrar el paso de dilatación del trayecto y reducir el riesgo de efectos adversos. Este punto depende de la experiencia del operador.

Una vez dilatado el trayecto, se insertará la prótesis metálica autoexpandible, que puede ser total o parcialmente cubierta. El diámetro de la prótesis variará entre los 6 y los 10 mm, y la longitud, entre los 60 y 80 mm, dependiendo de las circunstancias.

La liberación debe hacerse siempre bajo control fluoroscópico y con visión ecoendoscópica.

Para reducir el riesgo de migración, existen algunas prótesis que disponen de solapas antimigración.

Las prótesis de aposición luminal (PAL) tienen un introductor con diatermia que ahorra pasos respecto a las prótesis metálicas autoexpandibles (**Fig. 66-18**). Para la liberación de este tipo de prótesis en el colédoco, se recomienda tener amplia experiencia previa en situaciones menos delicadas, como son las colecciones abdominales drenables.

Cuando se utilice una PAL, es útil llevar una guía cargada en el canal del dispositivo liberador por si en la liberación se produjeran incidencias.

Por último, se ha demostrado que la inserción de un *stent* doble *pigtail* plástico coaxial en la prótesis metálica disminuye el riesgo de disfunción temprana de la CDS.

Episodios adversos específicos

Como episodio adverso específico, puede darse el caso de una perforación de la pared contralateral del colédoco durante la

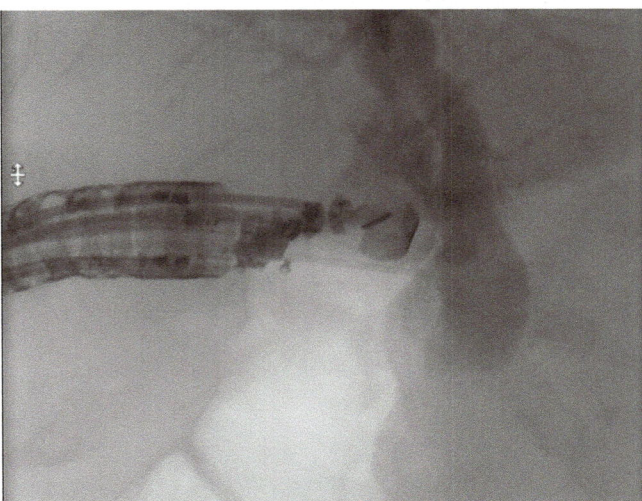

Figura 66-17. Punción del colédoco y colangiografía. Se visualiza una amputación del colédoco intrapancreático. Si el colédoco está muy dilatado y se realiza el drenaje con prótesis de aposición luminal, es posible saltarse este paso, pero solo se recomienda en el caso de contar con amplia experiencia en la colocación de este tipo de prótesis.

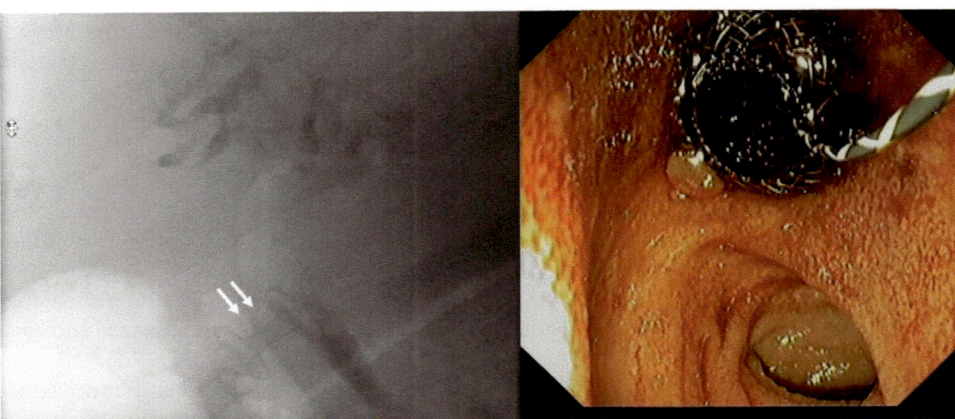

Figura 66-18. Coledocoduodenostomía con prótesis de aposición luminal de 8 × 8 mm (Axios®). Visión fluoroscópica y endoscópica.

punción, al tratarse de la vía biliar extrahepática sin parénquima que contenga una posible fuga.

Otro episodio adverso típico en pacientes con una supervivencia superior a los 12 meses es la obstrucción de la prótesis, sobre todo en los casos en los que exista una obstrucción duodenal concomitante. Esto suele producir colangitis ascendente o «síndrome del sumidero».

Variantes y otras opciones

Drenaje anterógrado transpapilar

De forma parecida a la técnica de *rendez-vous*, puede insertarse un *stent* transpapilar desde un acceso anterógrado (**Fig. 66-19**) a la vía biliar intrahepática o extrahepática desde la pared gástrica o duodenal. A diferencia de en el *rendez-vous*, no hay intercambio por el duodenoscopio y todos los pasos se efectúan desde el trayecto fistuloso entre la pared gastrointestinal y la vía biliar.

El *rendez-vous* ha demostrado ser más exitoso si se realiza desde la vía biliar extrahepática (puncionando el bulbo duodenal), ya que la distancia que tiene que recorrer la guía hasta la papila es menor. No obstante, en los casos de drenaje anterógrado transpapilar, en los que hay que introducir no

solo la guía sino una prótesis más rígida, resulta técnicamente más efectivo hacerlo desde la vía biliar intrahepática en el segmento II, ya que la trayectoria que debe seguir es más recta que desde el segmento III o por la vía extrahepática.

El paso limitante en este procedimiento (al igual que en el *rendez-vous*) es la manipulación de la guía para conseguir que esta sobrepase la papila. Una vez se ha conseguido esto, será necesario dilatar tanto el trayecto fistuloso entre la pared gástrica y la vía biliar como la papila. Una vez insertado el *stent* (plástico o metálico), es necesario sellar el acceso biliar (al contrario que en el *rendez-vous*, ya que en este caso ha sido dilatado) para evitar fugas. No está estandarizado el método, aunque es posible dejar una prótesis plástica o metálica que se retirará en un segundo tiempo cuando la fístula esté madura (al cabo de 1-2 semanas).

Drenaje de vesícula

La guía de la Sociedad Europea de Endoscopia Gastrointestinal (ESGE) propone el drenaje de vesícula como técnica de rescate si el drenaje biliar por CPRE y CPES resulta fallido en pacientes con patología maligna irresecable (**Fig. 66-20**). Esta técnica es más sencilla desde que apareció la PAL.

La principal limitación es la permeabilidad del conducto cístico, que en muchas ocasiones se ve interferida por el crecimiento tumoral. Por este motivo, a pesar de una tasa de éxito técnico próxima al 100 %, la tasa de éxito clínico es más modesta (78 %) y existe el riesgo de una disfunción precoz de la prótesis. El drenaje se puede realizar al antro gástrico (colecistogastrostomía) o al bulbo duodenal (CDS).

Otra posible utilidad de la técnica es el drenaje de rescate en casos de malposición o desalojo precoz de HGS o CDS, ya que disminuye la presión ductal en la vía biliar y, así, reduce el débito de la fuga biliar que se produce durante el desalojo.

DRENAJE PANCREÁTICO: PANCREATICOGASTROSTOMÍA

El drenaje del ducto pancreático es un procedimiento de segunda línea, con un menor número de indicaciones y que entraña una mayor dificultad técnica que los demás drenajes comentados. Por estos motivos, solo deben abordarlo endos-

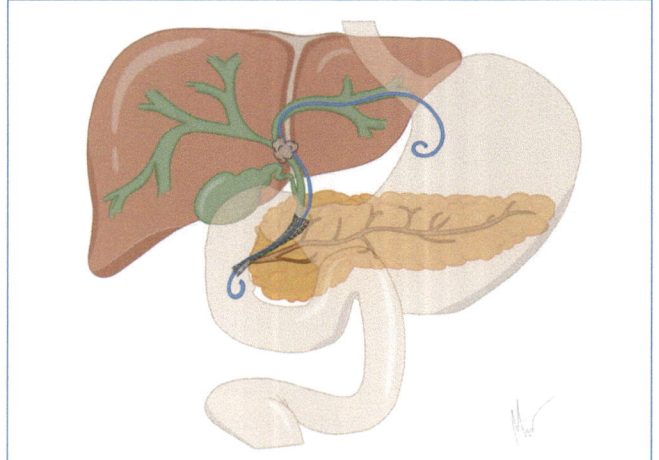

Figura 66-19. Drenaje anterógrado transpapilar. Inserción de prótesis metálica autoexpandible transpapilar y doble *pigtail* gastrohepatoduodenal coaxial.

copistas expertos con amplia experiencia en el drenaje biliar guiado por USE (**Fig. 66-21**).

Indicaciones

Las indicaciones de la pancreaticogastrostomía vienen determinadas por la necesidad de una terapia pancreática combinada con la imposibilidad de realizar CPRE. La CPRE pancreática en términos generales supone una mayor dificultad, tanto por el acceso a través de la papila (mayor o menor) como por el paso de la guía al segmento ductal deseado (por ejemplo, en caso de ducto desconectado o en caso de estenosis del Wirsung). También puede verse limitada por la imposibilidad de acceso en caso de anatomías alteradas, como ya se ha comentado.

En general, las indicaciones para el tratamiento pancreático dependen de tres características que deben ir asociadas: la presencia de manifestaciones clínicas compatibles (dolor abdominal persistente, pancreatitis de repetición, fístula pancreática refractaria), la imagen compatible con obstrucción o disrupción ductal y la patología pancreática subyacente confirmada (pancreatitis crónica, páncreas *divisum*, pancreatitis necrosante, etc.).

Contraindicaciones

Además de las contraindicaciones generales ya presentadas, hay que tener en cuenta las siguientes circunstancias, que, en algunos casos, solamente suponen contraindicaciones relativas:

- Dilatación insuficiente del ducto pancreático (<2 mm).
- Cambios inflamatorios temporales. Por ejemplo, la existencia de un seudoquiste puede interferir con el acceso por ecoendoscopia al ducto pancreático.
- Falta de acceso con el ecoendoscopio. En casos de alteración anatómica.

- Patología maligna resecable. Al tratarse de una técnica menos utilizada, todavía no existen suficientes estudios que avalen su uso en estos casos.

Material

Será necesario el siguiente material:

- Ecoendoscopio lineal.
- Aguja de punción (19 G, preferiblemente, pero en el caso del páncreas suele ser necesaria una de 22 G).
- Guías (preferiblemente de punta curva y con buena navegabilidad).
- Cistotomo.
- Balón de dilatación biliar de 4 o 6 mm (opcional).
- Prótesis plástica. En general, una prótesis biliar o pancreática recta estándar de 7 Fr (sin orificios en los lados), o bien de doble *pigtail*. Normalmente no se emplean prótesis metálicas.

Técnica

El ducto pancreático se localiza por ecoendoscopia desde el cuerpo gástrico (que dará acceso al cuerpo-cola pancreático) o desde el duodeno (que dará acceso a la cabeza y proceso uncinado pancreático). Tanto para un drenaje pancreático como para el acceso para *rendez-vous*, la posición menos inestable es la del cuerpo gástrico con acceso al cuerpo pancreático. El primer paso es puncionar con una aguja de 19 G el ducto pancreático, que entraña una mayor dificultad que la punción de la vía biliar por la localización y tipo de tejido atravesado. Una vez en posición, se inyecta contraste para una pancreatografía que sirva para confirmar el acceso y planificar los siguientes pasos (**Fig. 66-22**). Después se adelanta una guía, preferiblemente de 0,025 pulgadas. La dirección de la guía irá del cuerpo a la cabeza pancreática, incluso, si es posible, atravesará la papilar para mayor estabilidad. Es frecuente que

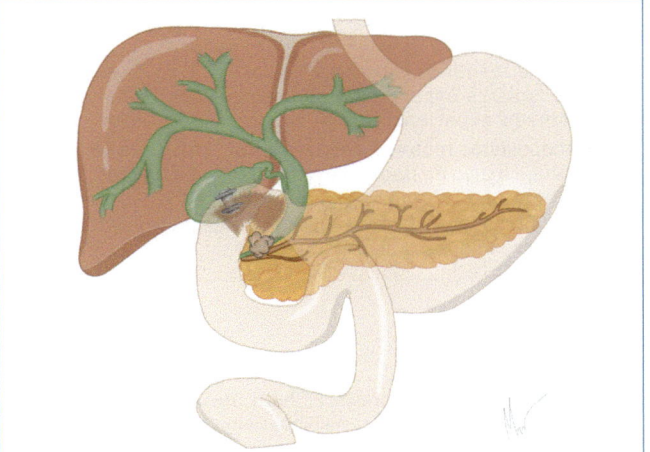

Figura 66-20. Colecistoduodenostomía con prótesis de aposición luminal. Se puede emplear como procedimiento de rescate en caso de que fallen el resto de los intentos de drenaje biliar.

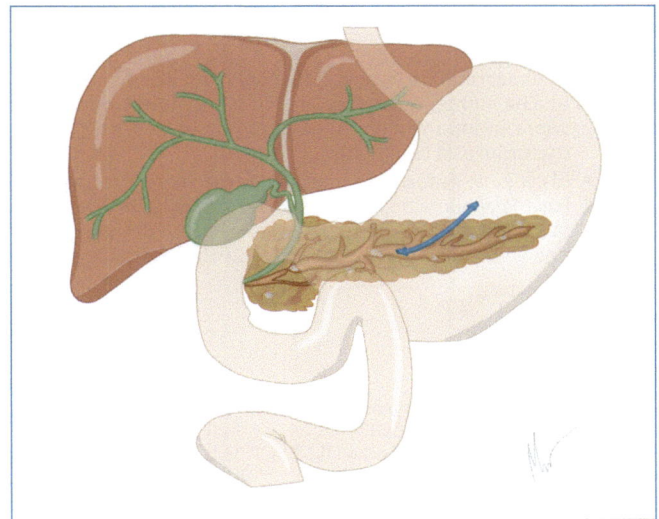

Figura 66-21. Pancreaticogastrostomía con prótesis plástica.

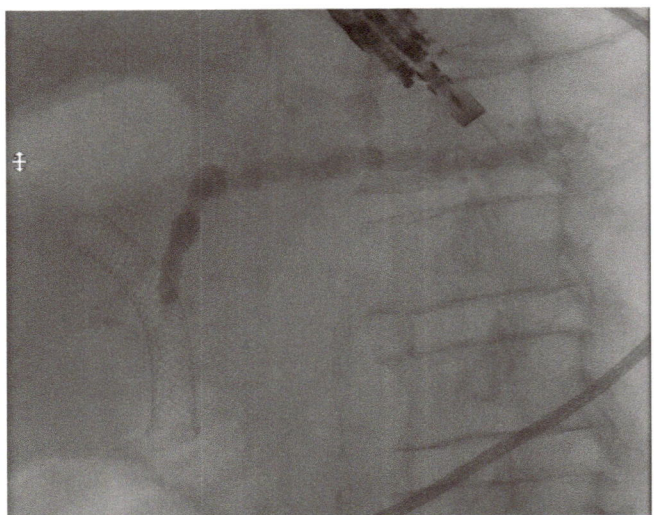

Figura 66-22. Pancreatografía mediante punción con una aguja de 19 G. Se observa Wirsung dilatado y arrosariado con estenosis cefálica dominante.

la guía que no ha sido posible pasar mediante CPRE desde la cabeza al cuerpo atraviese más fácilmente una estenosis en la dirección contraria mediante esta técnica. No obstante, la manipulación de la guía es más compleja técnicamente en el drenaje pancreático que en el drenaje de la vía biliar. Una vez con la guía en posición, se dilatará el trayecto fistuloso, para lo cual es frecuente necesitar métodos con cauterio (cistotomo), seguidos de una dilatación con balón de 4-6 mm adicional, para evitar problemas durante la siguiente inserción del *stent*.

El *stent* de las pancreaticogastrostomías es normalmente de plástico y recto (**Fig. 66-23**), y la inserción se hará manteniendo el plano de visualización en la ecoendoscopia, bajo visión fluoroscópica para asegurar la posición de la porción distal (pancreática) y, finalmente, bajo visión endoscópica para comprobar la posición de la porción proximal (intragástrica).

Episodios adversos específicos

En general, la terapia pancreática implica una mayor tasa de episodios adversos. El más común es el dolor abdominal grave sin perforación o la pancreatitis (en el 20 % de los casos), que normalmente cede con analgesia intravenosa durante 24 horas. La pancreatitis posprocedimiento es relativamente poco frecuente por la patología pancreática subyacente (1 % de tasa de pancreatitis grave).

La complicación tardía más frecuente es la migración del *stent* (10 %), normalmente hacia el estómago; si ocurre de forma tardía, se da de forma asintomática.

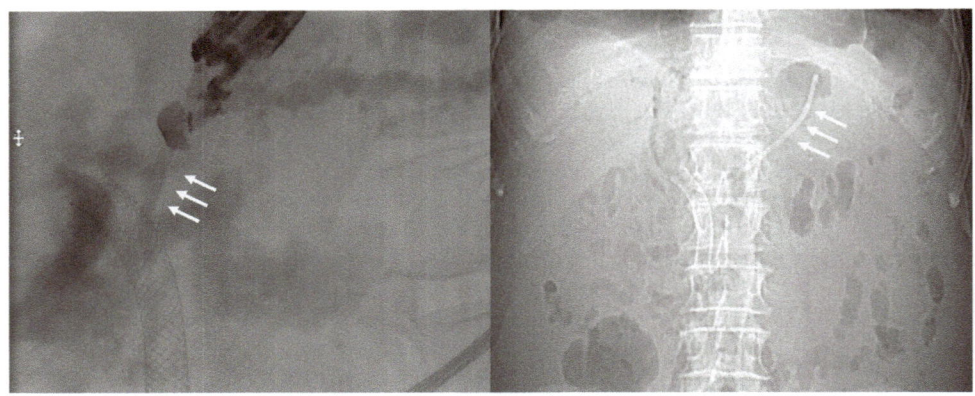

Figura 66-23. Visión fluoroscópica del momento de la inserción de la prótesis pancreatogástrica y de su adecuada posición varios meses después en una radiografía de abdomen.

PUNTOS CLAVE

- El desarrollo de la ecoendoscopia con intención terapéutica ha supuesto una revolución en el mundo de la endoscopia biliopancreática, al permitir el acceso y drenaje transmural a la vía biliar.
- El conjunto de técnicas, englobadas mediante el término *CPES* (*colangiopancreatografía endosonográfica*) son una alternativa cada vez más frecuente a la cirugía o drenaje percutáneo empleados antaño cuando la CPRE resultaba inviable.
- Es una alternativa segura y eficaz cuando la realizan endoscopistas expertos en centros con alto volumen de pacientes y experiencia.
- Por todos estos motivos, debe incluirse esta posibilidad en el manejo diario en pacientes con obstrucción biliar, especialmente de etiología maligna. Ya no supone una contraindicación absoluta la existencia de una anatomía alterada por intervenciones quirúrgicas previas.

BIBLIOGRAFÍA

ASGE Standards of Practice Committee. Adverse events associated with ERCP. Gastrointest Endosc. 2017;85:32-47.

Baron TH, Kozarek RA, Carr-Locke DL. ERCP. Vol. 32. Philadelphia, Pennsylvania: Elsevier; 2019.

Giri S, Mohan BP, Jearth V, Kale A, Angadi S, Afzalpurkar S et al. Adverse events with EUS-guided biliary drainage: a systematic review and meta-analysis. Gastrointest Endosc. 2023;98(4):515-23.e18.

Iwashita T, Nakai Y, Hara K, Isayama H, Itoi T, Park DH. Endoscopic ultrasound-guided antegrade treatment of bile duct stone in patients with surgically altered anatomy: a multicenter retrospective cohort study. J Hepatobiliary Pancreat Sci. 2016;23(4):227-33.

Krishnamoorthi R, Dasari CS, Chandrasekar VT, Priyan H, Jayaraj M, Law JK et al. Effectiveness and safety of EUS-guided choledochoduodenostomy using lumen-apposing metal stents (LAMS): a systematic review and meta-analysis. Surgical Endoscopy and Other Interventional Techniques. 2020;34(7):2866-77.

Ogura T, Nishioka N, Ueno S, Yamada T, Yamada M, Imoto A et al. Effect of echoendoscope angle on success of guidewire manipulation during endoscopic ultrasound-guided hepaticogastrostomy. Endoscopy. 2020;53(04):369-75.

Pérez-Miranda M. Endosonography-guided cholangiopancreatography as a salvage drainage procedure for obstructed biliary and pancreatic ducts. World J Gastrointest Endoscop. 2010;2(6):212.

Teoh A, Dhir V, Kida M, Yasuda I, Jin Z, Seo DW et al. Consensus guidelines on the optimal management in interventional EUS procedures: results from the Asian EUS group RAND/UCLA expert panel. Gut. 2018;67(7):1209-28.

Tessier G, Bories E, Arvanitakis M, Hittelet A, Pesenti C, Le Moine O et al. EUS-guided pancreatogastrostomy and pancreatobulbostomy for the treatment of pain in patients with pancreatic ductal dilatation inaccessible for transpapillary endoscopic therapy. Gastrointest Endosc. 2007;65:233-41.

Van der Merwe SW, van Wanrooij RLJ, Bronswijk M, Everett S, Lakhtakia S, Rimbas M et al. Therapeutic endoscopic ultrasound: European Society of Gastrointestinal Endoscopy (ESGE) Guideline. Endoscopy. 2021;54(02):185-205.

Van Wanrooij RL, Bronswijk M, Kunda R, Everett SM, Lakhtakia S, Rimbas M et al. Therapeutic endoscopic ultrasound: European Society of Gastrointestinal Endoscopy (ESGE) Technical Review. Endoscopy. 2022;54(03):310-32.

Vanella G, Michiel Bronswijk, Dell'Anna G, Voermans RP, Laleman W, Maria Chiara Petrone et al. Classification, risk factors, and management of lumen apposing metal stent dysfunction during follow-up of endoscopic ultrasound-guided choledochoduodenostomy: Multicenter evaluation from the Leuven-Amsterdam-Milan Study Group. Digestive Endoscopy. 2022;35(3):377-88.

Vila JJ, Pérez-Miranda M, Vázquez-Sequeiros E, Abu-Suboh Abadia M, Pérez-Millán A, González-Huix F et al. Initial experience with EUS-guided cholangiopancreatography for biliary and pancreatic duct drainage: a Spanish national survey. Gastrointestinal Endoscopy. 2012;76(6):1133-41.

Yamazaki H, Yamashita Y, Shimokawa T, Kosuke Minaga, Ogura T, Kitano M. Endoscopic ultrasound-guided hepaticogastrostomy versus choledochoduodenostomy for malignant biliary obstruction: A meta-analysis. DEN Open. 2023;4(1):e274.

Drenaje endoscópico de la vesícula biliar

67

J. J. Vila

OBJETIVOS

- Repasar las indicaciones establecidas para el drenaje endoscópico de la vesícula biliar.
- Realizar una descripción detallada de las técnicas endoscópicas de drenaje vesicular.
- Analizar la actualización de los puntos más controvertidos de estas técnicas, a partir de los últimos datos científicos disponibles.

INTRODUCCIÓN

La patología vesicular ha sido considerada de manejo exclusivo quirúrgico, o percutáneo en casos paliativos, hasta los últimos años, en los que, gracias al avance de los tratamientos endoscópicos, la estrategia terapéutica ha cambiado.

El drenaje endoscópico de la vesícula biliar puede ser efectuado mediante dos técnicas: drenaje transpapilar y drenaje transmural.

El drenaje transpapilar consiste en la inserción de una prótesis plástica, normalmente de tipo doble *pigtail*, desde la segunda porción duodenal a través de la papila y del conducto cístico hasta la luz vesicular, que consigue un drenaje vesicular transpapilar mediante una colangiopancreatografía retrógrada endoscópica (CPRE).

El drenaje vesicular transmural se realiza mediante la colocación de una prótesis a través de la pared gástrica o duodenal para comunicar la luz vesicular con la luz gástrica o duodenal. Esta técnica se realiza bajo control por ecoendoscopia (USE).

> **!** Por tanto, aunque ambos drenajes vesiculares se ejecutan por vía endoscópica, difiere la técnica que se utiliza en cada uno de ellos: CPRE o USE. Como no siempre están disponibles las dos técnicas en todos los hospitales, el factor más limitante es el desarrollo de la USE terapéutica en el hospital, dado que la CPRE es una técnica más antigua, con mayor difusión y generalmente más barata que una USE.

INDICACIONES

El drenaje endoscópico de la vesícula biliar se plantea en dos escenarios definidos: *a)* para pacientes con colecistitis aguda y alto riesgo quirúrgico y *b)* como técnica de rescate en pacientes con ictericia maligna de localización distal cuando no es posible el drenaje transpapilar.

De los dos tratamientos endoscópicos disponibles, cuyos detalles técnicos se explican más abajo, la última indicación comentada es válida solo para el drenaje vesicular transmural. En esta indicación, además, hay que asegurarse de que el conducto cístico está permeable, porque en caso contrario lo más probable es que el tratamiento fracase.

Por tanto, hoy por hoy, el drenaje transmural guiado por USE está considerado como la técnica de primera elección para el drenaje de la vesícula biliar en pacientes con alto riesgo quirúrgico y colecistitis aguda moderada o grave, por delante del drenaje vesicular percutáneo. Asimismo, el drenaje transmural guiado por USE también se considera de primera elección, por delante del drenaje endoscópico transpapilar, en este contexto, dados sus mejores resultados en cuanto a éxito técnico y eficacia.

Los resultados descritos en la bibliografía médica para el drenaje vesicular transmural ofrecen un éxito técnico por encima del 95 %, un éxito clínico por encima del 85 % y unos efectos adversos en la mayoría de los estudios publicados en los últimos años, utilizando prótesis metálicas de aposición luminal (PMAL), por debajo del 15 %. La tasa de recurrencia de colecistitis aguda suele estar en torno al 3 %.

Estos resultados son más favorables que los descritos tanto para el drenaje percutáneo como para el drenaje endoscópico transpapilar. Se han publicado varios estudios comparativos entre el drenaje transmural guiado por USE y el drenaje percutáneo, la mayoría de ellos retrospectivos, en los que queda de manifiesto que no hay diferencia entre ambas técnicas en cuanto al éxito técnico ni al clínico. En cuanto a los efectos adversos, aunque en la mayoría de los estudios publicados tampoco se han visto diferencias, en un estudio prospectivo aleatorizado se demostró una tasa de efectos adversos significativamente más baja tras 1 año de seguimiento en el grupo de pacientes tratados mediante drenaje transmural guiado por USE (25,6 vs. 77,5 %), así como una menor tasa de recurrencia de la colecistitis (2,6 vs. 20 %). En un metaanálisis que incluye la mayoría de estos estudios, se demuestra que el drenaje vesicular transmural guiado por USE se asocia a menor tasa de efectos adversos, menor estancia hospitalaria, menor cantidad de reintervenciones y menor tasa de reingreso hospitalario que el drenaje mediante colecistostomía percutánea en este grupo de pacientes con colecistitis aguda moderada o grave no subsidiarios de tratamiento quirúrgico.

Respecto a la comparación entre el drenaje transmural guiado por USE y el drenaje endoscópico transpapilar, en un reciente metaanálisis se ve también que los resultados de la primera técnica son superiores. De esta manera, el éxito técnico (*odds ratio* [OR]: 5,22; intervalo de confianza al 95 % [IC 95%]: 2,03-13,44; $p = 0,0006$; $I^2 = 20$ %) y clínico (OR: 4,16; IC 95 %: 2,00-8,66; $p = 0,0001$; $I^2 = 19$ %) del drenaje transmural guiado por USE demostraron ser superiores a los del drenaje endoscópico transpapilar, sin diferencias en cuanto a efectos adversos (OR: 1,30; IC 95 %: 0,77-2,22; $p = 0,33$; $I^2 = 0$ %).

Según se ha mencionado al inicio de este apartado, la segunda indicación para el drenaje transmural de la vesícula guiado por USE es la ictericia obstructiva por tumores distales con conducto cístico permeable, condición que puede ser valorada con el propio ecoendoscopio (**Fig. 67-1**). En esta situación, el drenaje vesicular ha demostrado ser útil para resolver la ictericia en alrededor del 90 % de los casos, con un éxito técnico cercano al 100 %, dado que se trata de pacientes con una vesícula muy distendida, lo que supone una diana ideal para el drenaje.

En un estudio retrospectivo multicéntrico en el que se comparan el drenaje biliar mediante colecistoenterostomía (41 pacientes) y coledocoduodenostomía (37 pacientes) en pacientes con ictericia obstructiva maligna distal, al realizar el análisis no hubo diferencias en cuanto al éxito técnico (100 vs. 94,6 %; $p = 0,132$), éxito clínico (87,8 vs. 89,2 %; $p = 0,8$), morbilidad en las primeras 24 horas (9,8 vs. 13,5 %; $p = 0,368$) ni posterior (21,6 vs. 7,3 %; $p = 0,042$). Sí se apreció una mayor incidencia de sangrado relacionado con el drenaje vesicular y de perforación relacionado con la cole-

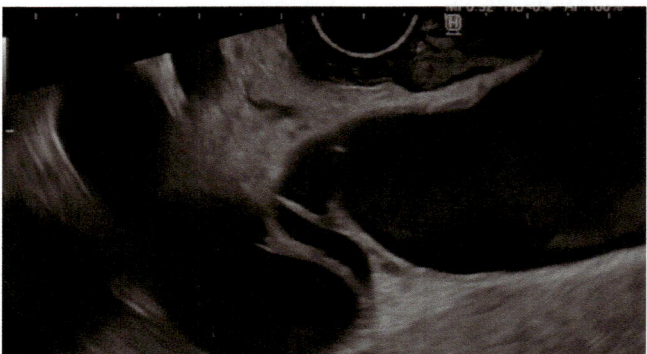

Figura 67-1. Imagen de ecoendoscopia en la que se aprecia la vesícula biliar muy distendida con el conducto cístico muy dilatado y permeable hasta la vía biliar extrahepática. Esta imagen corresponde a un paciente con ictericia obstructiva maligna por tumor distal, en el que se realizó drenaje de la vesícula biliar paliativo para tratar la ictericia.

docoduodenostomía. Tampoco hubo diferencias en el seguimiento en cuanto a disfunción de la PMAL (12,2 vs. 21,2 %; $p = 0,364$).

Por otra parte, se considerará contraindicado el drenaje vesicular transmural guiado por USE cuando haya perforación vesicular, peritonitis biliar, ascitis abundante o coagulopatía. Asimismo, también se considerará contraindicado el drenaje endoscópico cuando no es posible la sedación ni la anestesia. En estos casos en los que el drenaje vesicular transmural está contraindicado, se debe valorar el drenaje endoscópico transpapilar o una colecistostomía percutánea. En el caso del drenaje transmural guiado por USE, en el contexto de ictericia obstructiva maligna, se considerará contraindicación para el drenaje vesicular la oclusión del conducto cístico por afectación tumoral u otra causa.

DESCRIPCIÓN TÉCNICA

Ya se ha comentado que el drenaje vesicular transpapilar fue el primer método de drenaje vesicular en describirse, por lo que se aborda en primer lugar.

Drenaje vesicular transpapilar

Esta técnica de drenaje vesicular se realiza mediante una CPRE, en la que se introduce una prótesis plástica a través de la papila y del conducto cístico hasta la luz duodenal. De esta manera, el drenaje vesicular se realiza a través de esta prótesis hacia la luz duodenal.

En esta técnica, el paso inicial consiste en la canulación papilar durante la CPRE (v. **Cap. 40**, que pasa por ser el proceso más exigente y limitante de la CPRE).

Una vez canulada la papila y ya en la vía biliar, se hará una colangiografía para valorar la patología en el colédoco y para su posterior tratamiento. Es frecuente que los pacientes con colecistitis aguda que requieran un drenaje vesicular transpapilar tengan coledocolitiasis simultánea, que deberá ser también tratada durante la CPRE.

Uno de los objetivos de la colangiografía en este contexto es conseguir contrastar el conducto cístico, al menos su porción final, para localizarlo y canularlo. La canulación del conducto cístico con una guía no es sencilla, no solo porque muchas veces no se encuentra su localización exacta para hacer una canulación dirigida, sino porque los repliegues mucosos del conducto, conocidos como *válvulas de Heister*, dificultan mucho el avance de la guía.

En la experiencia de este autor, hay varios trucos para alcanzar la luz vesicular con una guía e introducir una prótesis:

- La utilización de una guía de punta angulada, en concreto, guías de punta angulada hidrofílicas. La punta angulada consigue una orientación perpendicular al eje longitudinal del colédoco y, de esta manera, se entra en el conducto cístico. Las guías hidrofílicas son especialmente interesantes, dado que su navegabilidad es superior a la de las guías convencionales y, en conductos como el cístico o el pancreático, pueden marcar la diferencia entre conseguir el objetivo propuesto o fracasar. Como contrapartida, las guías hidrofílicas son de manejo más difícil, al ser mucho más resbaladizas. La técnica de manejo de estas guías suele ser una combinación de movimientos de rotación rápida y movimientos de avance y retroceso. Es muy aconsejable que la maneje el propio endoscopista que realiza la CPRE o, en su defecto, un equipo muy bien conjuntado que tenga claro cuáles son los objetivos de la técnica y qué es lo que se quiere conseguir. Es posible localizar y canular el conducto cístico de forma «ciega» sin que se haya contrastado utilizando las guías anguladas con movimientos de rotación, avance y retroceso en el medio de la vía extrahepática, donde se localiza la unión de conducto cístico y hepático común con mayor frecuencia. Pero en el caso de que no sea posible contrastar el conducto cístico ni su canulación ciega, ocasionalmente será necesario contar con un colangioscopio para identificar el conducto cístico y dirigir la guía hacia él.

- Si no se logra avanzar la guía hasta la luz vesicular, una vez canulada la porción distal del conducto cístico, conviene utilizar un balón de Fogarty y hacer una colangiografía con obturación.

Es decir, suponiendo que se ha accedido con la guía al conducto cístico, pero esta no avanza hasta la luz vesicular, bien por obstrucción ductal causante de la colecistitis aguda, o bien por el efecto de las válvulas de Heister, una solución es introducir un balón de Fogarty sobre la guía hasta alojarlo dentro del conducto cístico lo más profundamente posible. Una vez introducido, se hincha el balón para obturar el conducto cístico y se inyecta contraste a presión, que, en un porcentaje importante de los casos, va a desplazar retrógradamente la litiasis que puede estar ocluyendo la luz ductal o distender el conducto cístico haciendo que las válvulas de Heister se separen. De forma simultánea a esta colangiografía con obturación, se introducirá la guía que, por el efecto comentado de la colangiografía, tendrá más fácil el acceso a la luz vesicular.

Una vez que la guía está en luz vesicular, se introducirá sobre ella una prótesis plástica para completar el drenaje vesicular transpapilar. Si se ha utilizado una guía hidrofílica, puede ser recomendable cambiarla por una guía convencional que aporte mayor rigidez y dé más soporte para la introducción de la prótesis.

> ! Las más utilizadas para los drenajes vesiculares transpapilares son las prótesis de tipo doble *pigtail*, con el fin de reducir su migración y evitar el decúbito en la pared vesicular. El calibre que se suele utilizar es de 7 o 5 Fr, con una longitud de 12 o 15 cm.

Normalmente esta prótesis se deja *in situ* sin programar recambios, salvo que el paciente presente nuevos episodios vesiculares.

Drenaje vesicular transmural

El drenaje vesicular transmural se realiza bajo control por USE. Fue descrito en 2007 en un caso clínico, y a partir de

ese año se publicaron varios casos, hasta que en 2014 fue publicada la primera serie con más de 20 casos.

Las primeras prótesis utilizadas para el drenaje transmural fueron plásticas de tipo *pigtail*. También se publicó alguna serie en la que se utilizaron catéteres de lavado nasoquístico. Más adelante se empezaron a utilizar prótesis biliares metálicas cubiertas, y a partir de 2012, cuando fue publicada la primera serie de casos en los que se utilizaron las prótesis metálicas de aposición luminal (PMAL), se ha ido imponiendo la utilización de estas prótesis por las ventajas que ofrece: reducción de complicaciones, como la migración o la hemorragia, y rapidez de drenaje, especialmente tras la aparición de las PMAL con diatermia incorporada. De esta manera, las prótesis de primera elección para el drenaje vesicular endoscópico transmural son las PMAL.

La técnica del drenaje vesicular transmural es totalmente distinta a la del drenaje vesicular transpapilar. En primer lugar, porque se realiza mediante USE, y no mediante CPRE. De esta manera se evitan todas las complicaciones relacionadas con la manipulación papilar, especialmente la pancreatitis aguda tras la CPRE. El tipo de prótesis también es distinto; de hecho, las PMAL han sido diseñadas para su utilización con USE.

Al ser una técnica que se encuadra dentro de la ecoendoscopia terapéutica todavía no está disponible en la gran mayoría de los hospitales. La ecoendoscopia terapéutica requiere una formación más larga y compleja que la CPRE, así como endoscopios y dispositivos más caros. Todo ello provoca que la mayoría de los hospitales no dispongan de los recursos o de la formación necesarios, por lo que la disponibilidad de este método de drenaje es inferior a la del drenaje endoscópico transpapilar.

El equipo del autor efectúa el drenaje transmural con el paciente en decúbito prono, con sedación bajo control por anestesista. Esta es la misma posición que la utilizada para la CPRE, lo que facilita que, en aquellos casos en los que durante el drenaje se detecte la presencia de coledocolitiasis, sea fácil la CPRE.

El procedimiento comienza con la introducción del ecoendoscopio lineal hasta el antro distal o el bulbo duodenal, desde donde se localizará la vesícula biliar. Habitualmente, el cuerpo y el fundus vesicular se localizan orientando la sonda ecográfica del endoscopio hacia la cara posterior del antro prepilórico en vía larga. El cuello y el cuerpo vesicular se suelen enfrentar desde el bulbo duodenal haciendo una extensión forzada de la punta del endoscopio (rueda grande hacia adelante) combinada con una rotación antihoraria, también con el endoscopio en vía larga. Es importante hacer una buena exploración diagnóstica, identificar y valorar bien la vesícula, así como un punto de drenaje óptimo para evitar los posibles efectos adversos (**Figs. 67-2** y **67-3**).

Para decidir si procede un drenaje transmural gástrico o uno duodenal, se tendrán varios factores en cuenta; además, el punto de drenaje va a condicionar el calibre de la prótesis.

En general, se recomienda un drenaje transduodenal, dado que se considera que mantiene una mayor permeabilidad. Además, desde el duodeno se accede al cuello o cuerpo vesicular, estructuras más fijas y con menos posibilidad de moverse durante la inserción de la prótesis, lo que reduce el riesgo de algún tipo de complicación, como la mala posición de la PMAL.

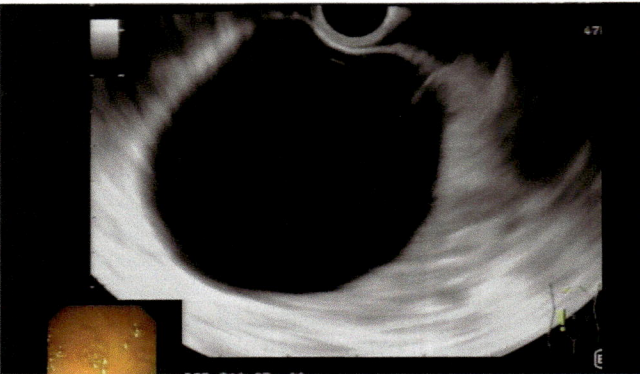

Figura 67-2. Quiste renal visualizado con el ecoendoscopio desde el bulbo duodenal en un paciente con colecistitis aguda con indicación de drenaje vesicular transmural guiado por ecoendoscopia. En la imagen se aprecia que el quiste renal está situado adyacente al parénquima hepático, a su izquierda, fácilmente confundible con la vesícula biliar.

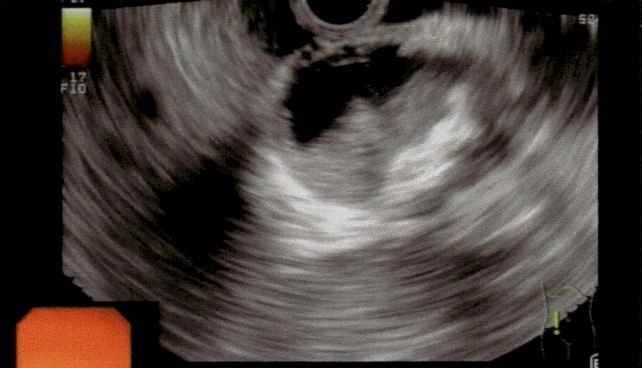

Figura 67-3. En esta imagen se muestra la verdadera vesícula biliar en el paciente descrito en la **figura 67-2**. En la vesícula se aprecian claros signos de colecistitis con engrosamiento parietal y litiasis en su interior. Sirve para diferenciarlo del quiste renal mostrado en la **figura 67-2**.

El drenaje transgástrico, sin embargo, está más indicado cuando no se ha descartado del todo la posibilidad de tratamiento quirúrgico para el paciente. Durante la cirugía hay que reparar la perforación parietal gástrica o duodenal debida a la prótesis, y esto es mucho más sencillo para el cirujano en la pared gástrica, que soporta una sutura directa.

El punto de drenaje también debe condicionar el calibre de la PMAL. Cuando se hace un drenaje transgástrico, que se orienta al cuerpo y al fundus vesicular, se corre el riesgo de que la descompresión de la vesícula, que suele estar más distendida de lo normal, genere una tensión en la PMAL que acabe provocando una migración peritoneal de la prótesis y, como consecuencia, una perforación gástrica abierta al peritoneo, con el cuadro clínico secundario. Por ello, es conveniente utilizar PMAL de mayor calibre (15 mm) cuando el drenaje es transgástrico. Estas prótesis de mayor calibre ofrecen más resistencia al desplazamiento y es más difícil que migren al peritoneo por la tensión que ejerce la vesícula contraída. En realidad, esta migración también puede ocurrir con estas prótesis de 15 mm, pero suelen resistir el tiempo suficiente (al menos 3 semanas), como para que la fístula madure y, si se acaba produciendo la migración, que no tenga ninguna consecuencia clínica, salvo la que pudiera provocar el mal drenaje a través de la prótesis.

Mediante esta técnica, lo que se hace con el endoscopio es localizar el punto ideal para el drenaje: con una distancia entre la luz gástrica o duodenal y la luz vesicular inferior a 1 cm, aunque haya PMAL con hasta 15 mm de longitud que permiten drenajes con distancias mayores; sin vasos interpuestos y con una luz vesicular con calibre suficiente como para permitir la adecuada liberación de la PMAL.

Una vez localizado este punto ideal, la técnica en sí va a depender fundamentalmente de qué tipo de PMAL se utilice y de seguir las recomendaciones de liberación específicas para cada prótesis. La tendencia dominante hoy en día es utilizar PMAL con punta de diatermia incorporada, lo que permite la introducción directa de la prótesis mediante técnica libre, sin necesidad de punción previa, además de la liberación sobre guía, que ofrece peores resultados según los estudios disponibles.

Además de utilizar la técnica libre, sí que es importante que la prótesis incida en la pared enteral de una forma lo más perpendicular posible para evitar las laceraciones en dicha pared o en la pared vesicular que den lugar a complicaciones, como fístula biliar, hemorragia o perforación.

Una vez colocada correctamente la PMAL, una opción es introducir una prótesis doble *pigtail* coaxial con la intención de evitar lesiones por decúbito en la mucosa vesicular o excesivo paso de material alimentario a la vesícula. El equipo del autor no coloca esta prótesis coaxial, dada la poca evidencia existente en cuanto a su eficacia, aunque en los primeros casos sí lo hacía, sin que el cambio de estrategia haya significado un empeoramiento de los resultados.

Es conveniente confirmar y asegurar la correcta colocación de la prótesis, dado que una mala posición detectada en el momento del drenaje podrá resolverse de forma satisfactoria en ese mismo procedimiento. En caso de no detectarla, las consecuencias para el paciente pueden ser graves. Una opción es hacer una colangiografía a través de la PMAL para confirmar la comunicación con la vesícula. Con el paciente en decúbito supino, se verá el paso del contraste al colédoco; esta colangiografía de la vía biliar extrahepática servirá para valorar también la existencia de coledocolitiasis. Cuando el paciente está en decúbito prono, este paso de contraste al colédoco no se va a producir en ningún caso.

> **!** Una vez confirmada la correcta colocación de la prótesis PMAL, el procedimiento está completado. Si fuera necesaria una CPRE a continuación, se podría hacer sin dificultad, aunque habría que hacer un manejo suave del duodenoscopio a su paso por la localización de la prótesis, en el antro o en el bulbo duodenal.

CONTROVERSIAS TÉCNICAS

El drenaje vesicular transpapilar es una técnica que, al estar basada en la CPRE, tiene los pasos mejor definidos. Aparte de algún truco técnico como los ya comentados, no hay grandes controversias a la hora de completarla. Sin embargo, el drenaje vesicular transmural es una técnica más reciente y presenta una serie de detalles técnicos para los que todavía no hay respuestas con soporte científico suficiente.

Es habitual que, al empezar con esta técnica de drenaje transmural guiado por USE, se planteen una serie de dudas para las que todavía no hay disponible una respuesta clara, aparte de alguna recomendación de expertos.

Cuestiones como la necesidad de dejar una prótesis de doble *pigtail* coaxial a través de la PMAL, la conveniencia de retirar la PMAL pasado un tiempo o de hacer limpieza de las litiasis vesiculares, la posibilidad de realizar colecistectomía tras un drenaje transmural y otras cuestiones más todavía no tienen una respuesta basada en datos científicos consistentes. En este apartado se intentará aportar una respuesta a cada una de estas cuestiones teniendo en cuenta la bibliografía disponible hoy en día.

Prótesis coaxial

En algunos estudios sobre el drenaje de colecciones pancreáticas mediante PMAL se detectó una mayor incidencia de hemorragia tras el drenaje con este tipo de prótesis. Con la intención de reducir esta complicación y la obstrucción de la PMAL por material necrótico de la colección, se propone la colocación de una prótesis de doble *pigtail* coaxial a la PMAL en estos drenajes. Se supone que esta maniobra evitará el decúbito de la solapa interna de la PMAL sobre la pared contralateral de la colección o sobre un vaso, lo que podría reducir el sangrado, además de reducir el riesgo de una oclusión completa de la PMAL por material necrótico y de permitir cierto flujo a través de la PMAL.

La colocación de esta prótesis coaxial también se aconseja en el caso de una coledocoduodenostomía guiada por USE mediante una PMAL. Se pretende evitar el taponamiento de la prótesis por la pared contralateral del colédoco y una ictericia o colangitis secundarias. En este caso, sí hay ya algún estudio prospectivo, comparativo y aleatorizado que apoya esta maniobra.

Inicialmente, en la unidad del autor también se colocaba esta prótesis coaxial a través de la PMAL cuando se realizaba un drenaje vesicular transmural. Sin embargo, se ha abandonado esta medida ante la falta de evidencia que la apoye para la vesícula y debido a la experiencia propia, que no ha constatado ventajas clínicas en los pacientes.

Retirada de prótesis metálica de aposición luminal tras la resolución del cuadro agudo

Otro aspecto controvertido es si hacer un seguimiento endoscópico de los pacientes con drenaje vesicular transmural y si, dentro de ese seguimiento endoscópico, se debe incluir la limpieza de litiasis de la vesícula y la retirada y sustitución de la PMAL por prótesis de doble *pigtail*.

En la unidad del autor, inicialmente sí se citaba de forma ambulatoria a los pacientes a los que se les efectuaba el drenaje transmural: unas 6 semanas después del procedimiento, se retiraba la PMAL y se introducía en la vesícula, extrayendo todo su contenido sólido. Esta práctica también fue aban-

donada, dado que en la mayoría de los casos se trataba de pacientes pluripatológicos, en quienes se debe evitar cualquier maniobra que no esté debidamente justificada. En la actualidad, el equipo del autor no hace seguimiento endoscópico a estos pacientes, ni les retira la prótesis, ni les hace limpieza vesicular, salvo que algún nuevo episodio biliar recomiende estas maniobras.

Esta misma actitud se siguió en un estudio retrospectivo nacional italiano publicado en 2024, cuyo objetivo fue evaluar la eficacia y seguridad a largo plazo del drenaje transmural guiado por USE mediante prótesis PMAL en pacientes de alto riesgo quirúrgico con colecistitis aguda en situación de práctica clínica real. En el estudio se incluían centros con diferente volumen de procedimientos y experiencia. Participaron 19 hospitales secundarios y terciarios, y se incluyeron 119 pacientes. El éxito técnico del drenaje transmural fue del 94 %, y el éxito clínico, del 87,1 %, con un porcentaje de efectos adversos del 10,3 %. En el subgrupo de pacientes con un seguimiento superior a 1 año (40 pacientes) se hizo un análisis evolutivo a largo plazo. El tiempo de seguimiento medio en este grupo fue de 692 días, con un rango entre 360 y 2.090, y no se retiró ninguna PMAL durante todo el seguimiento. El éxito técnico y clínico en este subgrupo fue del 95 y del 92,5 %, respectivamente. Se registraron efectos adversos en 5 de estos 40 pacientes (12,5 %); en el seguimiento los efectos adversos solo se dieron en 2, un caso de enterramiento y otro de migración de la PMAL. En ninguno de estos 40 pacientes se retiró la PMAL. Por tanto, según los datos de esta serie, el mantenimiento a largo plazo de la prótesis *in situ* no parece asociarse a peores resultados clínicos.

Otro estudio español retrospectivo monocéntrico publicado en 2023 evaluó los resultados de esta técnica a los 3 años. Se incluyeron 50 pacientes con las mismas características que el estudio ya comentado. En ningún caso se programaron revisiones endoscópicas ni retirada de la PMAL. La incidencia de efectos adversos en el primer año fue del 18 %, del 20 % en el segundo año y del 26 % en el tercero. Estos efectos adversos fueron manejados endoscópicamente en el 50 % de los casos y mediante tratamiento conservador en el otro 50 %. Cabe destacar que encontraron que la localización gástrica de la prótesis se asoció de forma significativa a un mayor porcentaje de efectos adversos (66,7 vs. 12,5 %; $p = 0,03$). La conclusión de los autores de este estudio fue que la realización de drenaje vesicular transmural guiado por USE sin seguimiento endoscópico ni retirada programada de la PMAL es una estrategia eficaz y segura, y que la mayoría de los pacientes no requieren revisión endoscópica ni retirada de la prótesis.

Hay que decir, sin embargo, que la Sociedad Europea de Endoscopia Gastrointestinal (ESGE) sí recomienda en una guía reciente publicada en 2022 la retirada de la PMAL y el intercambio por prótesis de doble *pigtail* tras la limpieza vesicular, con una recomendación débil con evidencia científica baja. Sin embargo, la evidencia comentada y la propia experiencia del autor orientan hacia que no es necesario hacer seguimiento endoscópico ni retirar la PMAL en estos pacientes. Quizá sería planteable en pacientes con muy buena calidad de vida y esperanza de vida larga, aunque, hoy por hoy, estos pacientes no suelen ser tratados mediante endoscopia.

Colecistectomía tras drenaje transmural endoscópico

Este también es un punto controvertido, dado que muchos cirujanos son reacios a un drenaje vesicular transmural guiado por USE en pacientes que puedan ser candidatos a colecistectomía posterior y prefieren una colecistostomía percutánea como puente a la cirugía. Lógicamente, ejecutar este procedimiento cambia el procedimiento quirúrgico, dado que el cirujano tendrá que reparar el orificio fistuloso parietal gástrico o duodenal a través del que se realiza el drenaje endoscópico, salvo que este sea cerrado antes por endoscopia. Pero ¿hay evidencia científica que apoye esta recomendación de evitar el drenaje endoscópico transmural y de favorecer el drenaje percutáneo en estos pacientes?

Lo cierto es que todavía no hay mucha evidencia, pero la que hay va prácticamente toda en el mismo sentido. En un estudio multicéntrico publicado en 2023 se incluyeron 139 pacientes con colecistitis aguda candidatos a cirugía tratados en el momento agudo mediante drenaje transmural endoscópico o drenaje percutáneo. El objetivo principal del estudio fue comparar el éxito técnico de la colecistectomía en ambos grupos. En el grupo de endoscopia, se retiró la PMAL a todos los pacientes antes de la cirugía y el defecto parietal fue cerrado con un clip tipo OVESCO. En el análisis comparativo se vio que el éxito técnico, la duración de la cirugía y la tasa de efectos adversos de la colecistectomía en el grupo endoscópico y en el percutáneo fue del 93,5 vs. 97,8 % ($p = 0,08$), 84,2 vs. 165,4 minutos ($p = 0,00001$) y 19,6 vs. 23,9 % ($p = 0,09$), respectivamente. El éxito clínico se consiguió en el 95,7 % de los casos en ambos grupos, el tiempo hasta alcanzar el éxito clínico fue de 4,2 vs. 6,3 días ($p = 0,005$) y la estancia hospitalaria fue de 5,4 vs. 12,3 días, respectivamente. La evidente conclusión de este estudio fue que el drenaje endoscópico transmural constituye un tratamiento para el momento agudo de la colecistitis en pacientes candidatos a cirugía y que no debería ser considerado como una contraindicación para la colecistectomía posterior.

En otros estudios publicados hace más tiempo se observan hallazgos similares en el sentido de que un drenaje vesicular transmural guiado por USE no impide una colecistectomía posterior laparoscópica o abierta.

Drenaje transmural guiado por ultrasonografía endoscópica tras colecistostomía percutánea

La gran ventaja de la colecistostomía percutánea es su amplia disponibilidad, baja invasividad y excelentes resultados a muy corto plazo. El éxito técnico descrito en la literatura médica varía entre el 82 y el 99 %, mientras que el éxito clínico puede alcanzar el 85 %, con una tasa de efectos adversos del 51 % y una mortalidad del 10 %.

Es una situación relativamente frecuente que los pacientes con colecistitis aguda posibles candidatos a drenaje endoscópico, por ser malos candidatos quirúrgicos, presenten un estado clínico que requiera drenaje vesicular urgente, que rara vez puede ser abordado por vía endoscópica. En estos casos, la colecistostomía percutánea es un tratamiento adecuado, que permite mejorar el estado clínico agudo de gravedad del paciente y plantear un tratamiento más definitivo posterior, bien quirúrgico o endoscópico.

A pesar de que es frecuente la idea de que una vesícula drenada de forma percutánea podría impedir un drenaje posterior endoscópico por colapso vesicular (**Fig. 67-4**), en realidad esto no es así. Según la experiencia del autor, se puede hacer el drenaje endoscópico transmural en la gran mayoría de los pacientes que hayan sido drenados percutáneamente.

Es cierto que estos pacientes tienen la vesícula colapsada con el catéter percutáneo en su interior, pero, a través de este catéter, es posible inyectar suero fisiológico, distender la vesícula (**Fig. 67-5**) y realizar un drenaje transmural (**Fig. 67-6**) según la técnica habitual (**Fig. 67-7**), normalmente sin problemas.

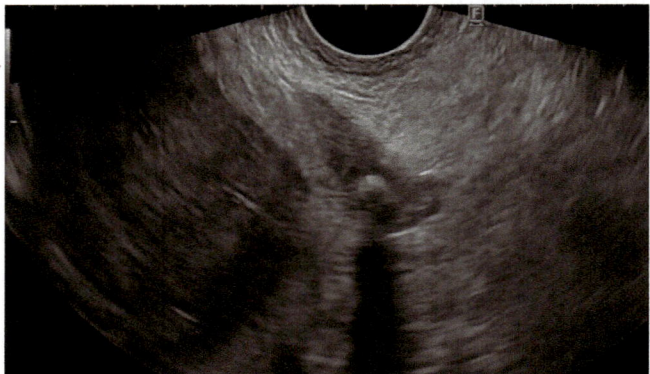

Figura 67-4. Una vesícula biliar colapsada con litiasis en su interior, en paciente con colecistitis aguda que ha sido tratada mediante colecistostomía percutánea.

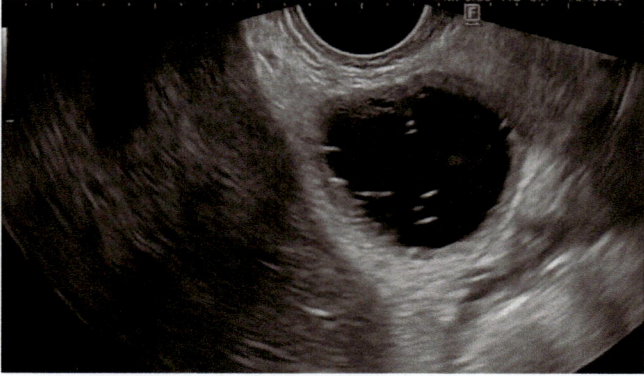

Figura 67-5. Imagen del ecoendoscopio en el mismo paciente y posición que en la **figura 67-4**. Se aprecia la vesícula distendida tras la inyección de suero fisiológico a través del catéter percutáneo.

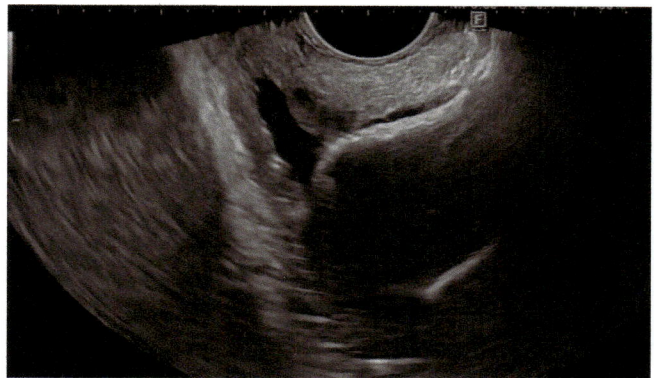

Figura 67-6. Se completa el drenaje transmural guiado por ecoendoscopia en el paciente de las **figuras 67-4** y **67-5** mediante la introducción de una prótesis metálica de aposición luminal (PMAL), según técnica libre, tras la distensión vesicular.

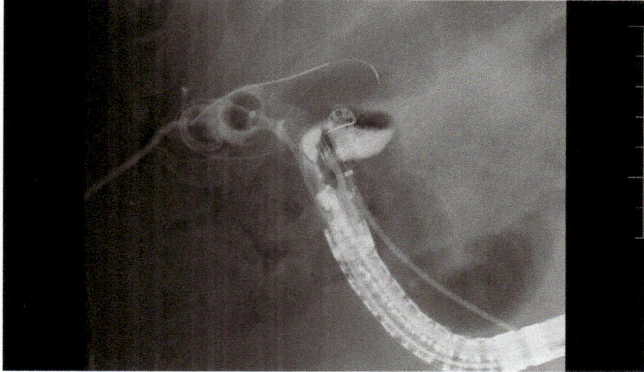

Figura 67-7. Imagen de fluoroscopia en el mismo paciente que en las figuras previas. Se ve el catéter de drenaje percutáneo, la prótesis metálica de aposición luminal (PMAL) con la que se ha realizado el drenaje transmural, a través de la cual se inyecta contraste para confirmar la correcta posición de la prótesis y drenaje de la vesícula.

PUNTOS CLAVE

- El drenaje endoscópico de la vesícula biliar ha demostrado en los últimos años ser un método seguro y eficaz para el tratamiento de la colecistitis aguda en pacientes con elevado riesgo quirúrgico. En el caso de la ictericia maligna de origen distal, como tratamiento paliativo.
- En el contexto de la colecistitis aguda, el drenaje transmural guiado por USE es de primera elección frente al drenaje transpapilar y percutáneo, cuando en el hospital se dispone de la logística y experiencia necesarias.
- Las prótesis de elección para este tratamiento son las PMAL, que permiten un tratamiento rápido y seguro, posible a pesar de que se haya realizado una colecistostomía percutánea previa, ya que no impide el tratamiento quirúrgico posterior.

BIBLIOGRAFÍA

Binda C, Anderloni A, Forti E, Fusaroli P, Macchiarelli R, Manno M et al. EUS-Guided gallbladder drainage using a lumen-apposing metal stent for acute cholecystitis: results of a nationwide study with long-term follow-up. Diagnostics (Basel). 2024;14(4):413.

Debourdeau A, Daniel J, Caillo L, Assenat E, Bertrand M, Bardol T et al. Effectiveness of endoscopic ultrasound (EUS)-guided choledochoduodenostomy vs. EUS-guided gallbladder drainage for jaundice in patients with malignant distal biliary obstruction after failed endoscopic retrograde cholangiopancreatography: Retrospective, multicenter study (GALLBLADEUS Study). Dig Endosc. 2025;37(1):103-14.

Hemerly MC, de Moura DTH, do Monte Junior ES, Proença IM, Ribeiro IB, Yvamoto EY et al. Endoscopic ultrasound (EUS)-guided cholecystostomy versus percutaneous cholecystostomy (PTC) in the management of acute cholecystitis in patients unfit for surgery: a systematic review and meta-analysis. Surg Endosc. 2023;37(4):2421-38.

Irani SS, Sharzehi K, Siddiqui UD. AGA clinical practice update on role of EUS-guided gallbladder drainage in acute cholecystitis: Commentary. Clin Gastroenterol Hepatol. 2023;21(5):1141-7.

Krishnamoorthi R, Jayaraj M, Thoguluva Chandrasekar V, Singh D, Law J, Larsen M et al. EUS-guided versus endoscopic transpapillary gallbladder drainage in high-risk surgical patients with acute cholecystitis: a systematic review and meta-analysis. Surg Endosc. 2020;34(5):1904-13.

Luk SW, Irani S, Krishnamoorthi R, Wong Lau JY, Wai Ng EK, Teoh AY. Endoscopic ultrasound-guided gallbladder drainage versus percutaneous cholecystostomy for high risk surgical patients with acute cholecystitis: a systematic review and meta-analysis. Endoscopy. 2019;51(8):722-32.

Mangiavillano B, Moon JH, Facciorusso A, Vargas-Madrigal J, Di Matteo F, Rizzatti G et al. Endoscopic ultrasound-guided gallbladder drainage as a first approach for jaundice palliation in unresectable malignant distal biliary obstruction: Prospective study. Dig Endosc. 2024;36(3):351-8.

Martínez-Moreno B, López-Roldán G, Martínez-Sempere J, de-Madaria E, Jover R, Aparicio JR. Long-term results after EUS gallbladder drainage in high-surgical-risk patients with acute cholecystitis: A 3-year follow-up registry. Endosc Int Open. 2023;11(11):E1063-8.

Mori Y, Itoi T, Baron TH, Takada T, Strasberg SM, Pitt HA et al. Tokyo guidelines 2018: management strategies for gallbladder drainage in patients with acute cholecystitis (with videos). J Hepatobiliary Pancreat Sci. 2018;25(1):87-95.

Okamoto K, Suzuki K, Takada T, Strasberg SM, Asbun HJ, Endo I et al. Tokyo guidelines 2018: flowchart for the management of acute cholecystitis. J Hepatobiliary Pancreat Sci. 2018;25(1):55-72. Erratum in: J Hepatobiliary Pancreat Sci. 2019;26(11):534.

Teoh AYB, Kitano M, Itoi T, Pérez-Miranda M, Ogura T, Chan SM et al. Endosonography-guided gallbladder drainage versus percutaneous cholecystostomy in very high-risk surgical patients with acute cholecystitis: an international randomised multicentre controlled superiority trial (DRAC 1). Gut. 2020;69(6):1085-91.

Troncone E, Amendola R, Moscardelli A, De Cristofaro E, De Vico P, Paoluzi OA et al. Endoscopic gallbladder drainage: a comprehensive review on indications, techniques, and future perspectives. Medicina (Kaunas). 2024;60(4):633.

Tyberg A, Duarte-Chavez R, Shahid HM, Sarkar A, Simon A, Shah-Khan SM et al. Endoscopic ultrasound-guided gallbladder drainage versus percutaneous drainage in patients with acute cholecystitis undergoing elective cholecystectomy. Clin Transl Gastroenterol. 2023;14(6):e00593.

Van der Merwe SW, van Wanrooij RLJ, Bronswijk M, Everett S, Lakhtakia S, Rimbas M et al. Therapeutic endoscopic ultrasound: European Society of Gastrointestinal Endoscopy (ESGE) Guideline. Endoscopy. 2022;54(2):185-205.

Van Wanrooij RLJ, Bronswijk M, Kunda R, Everett SM, Lakhtakia S, Rimbas M et al. Therapeutic endoscopic ultrasound: European Society of Gastrointestinal Endoscopy (ESGE) Technical Review. Endoscopy. 2022;54(3):310-32.

Vila JJ, Fernández-Urién I, Carrascosa J, Jusué V, Uribarri L. Management of acute calculous cholecystitis in high risk surgical patients. Gastroenterol Hepatol. 2022;45(7):574-8.

Medición del gradiente de presión portal por ultrasonografía endoscópica

68

R. Romero Castro y V. A. Jiménez García

 OBJETIVOS

- Describir la técnica de medición del gradiente de presiones portosistémico o gradiente de presión portal guiado por ultrasonografía endoscópica (GPP-USE) en la hipertensión portal.
- Valorar la seguridad y certeza diagnóstica de la técnica.
- Ofrecer consejos para obtener una técnica segura y fiable.
- Comparar las técnicas de radiología intervencionista preexistentes. Ventajas e inconvenientes de cada procedimiento.
- Conocer la aplicación generalizada en la práctica clínica diaria: diagnóstico precoz de la hipertensión portal y manejo personalizado del paciente en una sesión endoscópica: endohepatología.

INTRODUCCIÓN

La hipertensión portal es un síndrome clínico frecuente caracterizado por la elevación del gradiente de presión portal (GPP), definido por la elevación en más de 5 mmHg en la diferencia de presiones entre el territorio de la vena porta y el de la vena cava inferior. La cirrosis hepática constituye el 90 % de las causas de hipertensión portal en el mundo occidental. La aparición de hipertensión portal es el punto clave en la historia natural en las enfermedades hepáticas crónicas avanzadas compensadas y determina su pronóstico. El aumento de la hipertensión portal está relacionado directamente con un mayor riesgo de aparición de complicaciones evolutivas y de mortalidad (Tabla 68-1). El diagnóstico seguro y fiable de hipertensión portal en estadios iniciales, reversibles, constituye un desafío clínico y un objetivo en la práctica clínica diaria.

La técnica de referencia para cuantificar el grado de la hipertensión portal es el gradiente de presión venosa hepática (GPVH) obtenido por radiología intervencionista. Mediante cateterismo selectivo y control radiológico se determina la presión en la vena hepática y, tras inflar un balón, se obtiene la presión enclavada, que es una medida indirecta de la presión en el territorio de la vena porta. El GPVH se obtiene tras restar a la presión enclavada la presión libre.

El GPVH ha sido la técnica clave en la realización de estudios controlados que han permitido obtener un grado de evidencia científica adecuado, elaborar guías clínicas y cuantificar el grado de hipertensión portal, emitir un pronóstico de la evolución de la enfermedad y monitorizar los efectos de un tratamiento específico.

Sin embargo, el GPVH solo está disponible en pocos centros muy especializados y solo es recomendado por las guías en el ámbito de estudios clínicos concretos, por lo que los beneficios de la información que la técnica depara no pueden aplicarse a todos los pacientes en la práctica clínica diaria. Es una técnica invasiva, no exenta deepisodios adversos, que precisa de una alta capacitación y una correcta ejecución, y que emplea elevadas dosis de radiación.

Tabla 68-1. Escala de riesgo de hipertensión portal			
Hipertensión portal cuantificada por GPVH	GPVH normal	0-5 mmHg	
	Hipertensión portal leve o subclínica	>5-10 mmHg	
		≥10 mmHg	Ausencia de varices Formación de varices
	Hipertensión portal clínicamente significativa	12 mmHg	Descompensación: ascitis Hemorragia variceal Encefalopatía hepática Descompensación posquirúrgica Carcinoma hepatocelular
		16 mmHg	Alto riesgo de hemorragia y muerte

GPVH: gradiente de presión venosa hepática.

Para obviar estos inconvenientes y emitir una estimación del grado de hipertensión portal, se han propuesto diferentes técnicas no invasivas, bioquímicas y de imagen, como la elastografía de transición hepática y, más recientemente, la elastografía de transición esplénica. No obstante, estos métodos no invasivos han sido desarrollados en pacientes con hipertensión portal de origen sinusoidal (alcohol y víricas), son estimativos y tienen una zona gris en la que su precisión no es adecuada, especialmente en pacientes con hipertensión portal con componente presinusoidal y en pacientes con enfermedad por hígado graso no alcohólico, ahora denominada *enfermedad hepática esteatósica asociada a disfunción metabólica* (*metabolic dysfunction-associated steatotic liver disease*, MASLD).

La ultrasonografía endoscópica (USE), por su perfil de seguridad y su capacidad diagnóstica y terapéutica, ha revolucionado el manejo de los pacientes tanto en gastroenterología y hepatología como en otras especialidades. Los ecoendoscopios sectoriales dotados de Doppler permiten realizar una amplia gama de procedimientos terapéuticos al evitar estructuras vasculares (**Fig. 68-1**). Además, esta única capacidad de la USE para visualizar los vasos posibilita actuaciones diagnósticas y terapéuticas sobre ellos (**Fig. 68-2**). Una de estas aportaciones fundamentales de la USE ha sido en hepatología al posibilitar un manejo seguro, eficaz, sin demoras e integral, en lo que el grupo de Chang denominó en 2012 *endohepatología*, en la que se integran diversos procedimientos

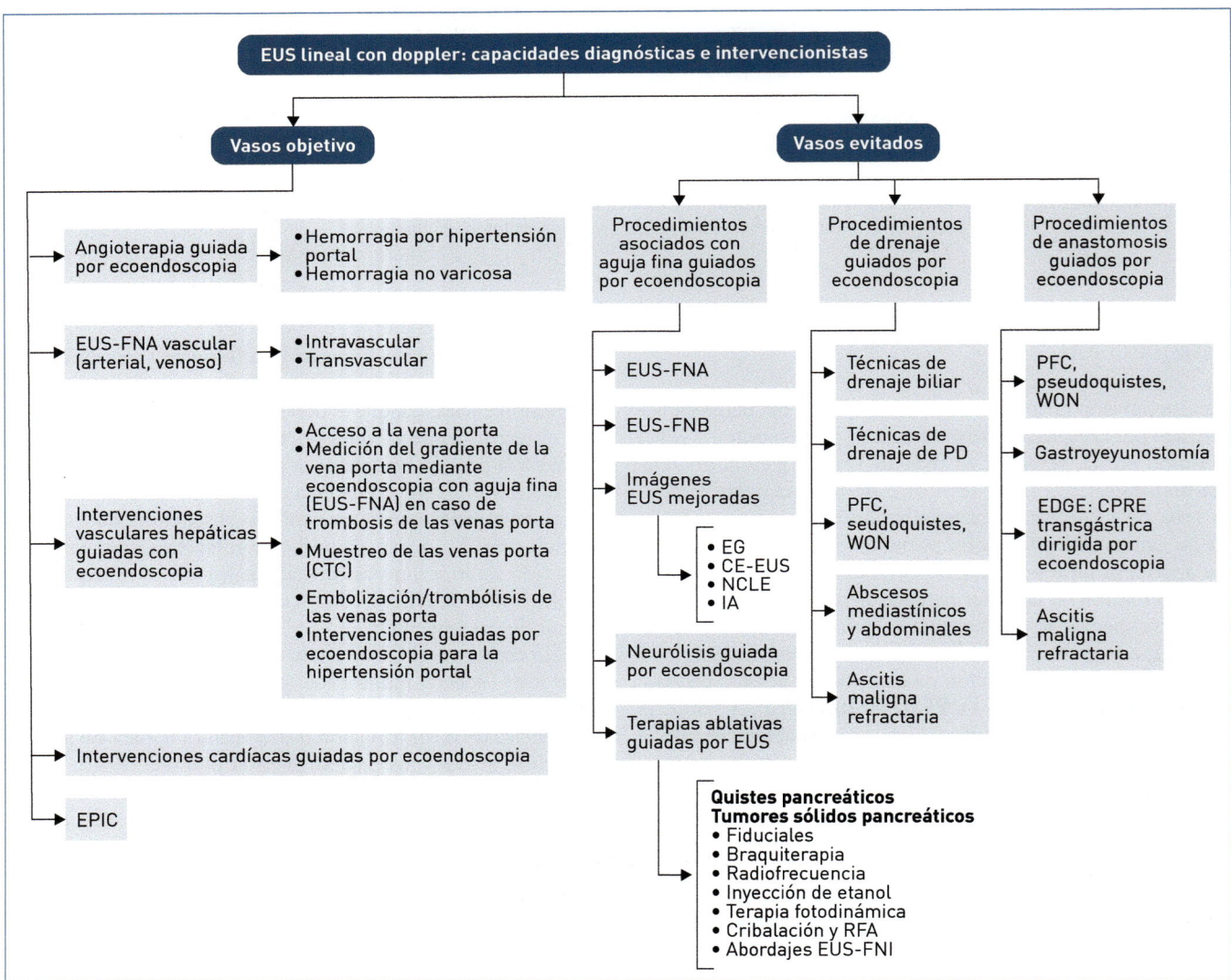

Figura 68-1. Terapia intervencionista guiada por ultrasonografía endoscópica en el sistema vascular.
CE-EUS: ultrasonografía endoscópica con contraste (*contrast-enhanced endoscopic ultrasound*); CPRE: colangiopancreatografía retrógrada endoscópica; CTC: células tumorales circulantes (*circulating tumoral cells*); EDGE: colangiopancreatografía retrógrada endoscópica transgástrica por medio de ultrasonografía endoscópica (*EUS-directed transgastric endoscopic retrograde cholangiopancreatography*); EG: elastografía (*elastography*); EPIC: inyección de quimioterapia en la vena porta por ultrasonografía endoscópica (*EUS-guided portal vein injection chemotherapy*); EUS: ultrasonografía endoscópica (*endoscopic ultrasound*); EUS-FNA: aspirado con aguja fina por ultrasonografía endoscópica (*endoscopic ultrasound guided fine needle aspiration*); EUS-FNB: biopsia con aguja fina por ultrasonografía endoscópica (*endoscopic ultrasound fine needle biopsy*); EUS-FNI: inyección con aguja fina por ultrasonografía endoscópica (*endoscopic ultrasound fine needle injection*); IA: inteligencia artificial; NCLE: endomicroscopía confocal con láser a través de aguja (*needle-based confocal laser endomicroscopy*); PFC: colecciones líquidas pancreáticas (*pancreatic fluid collections*); PD: conducto pancreático (*pancreatic duct*); RFA: ablación por radiofrecuencia (*radio frecuency ablation*); WON: necrosis encapsulada (*walled-off necrosis*).

diagnósticos y terapéuticos (Tabla 68-2). De ellos destaca el tratamiento de la hemorragia digestiva por hipertensión

portal y la medición del gradiente de presión portal guiado por USE (GPP-USE).

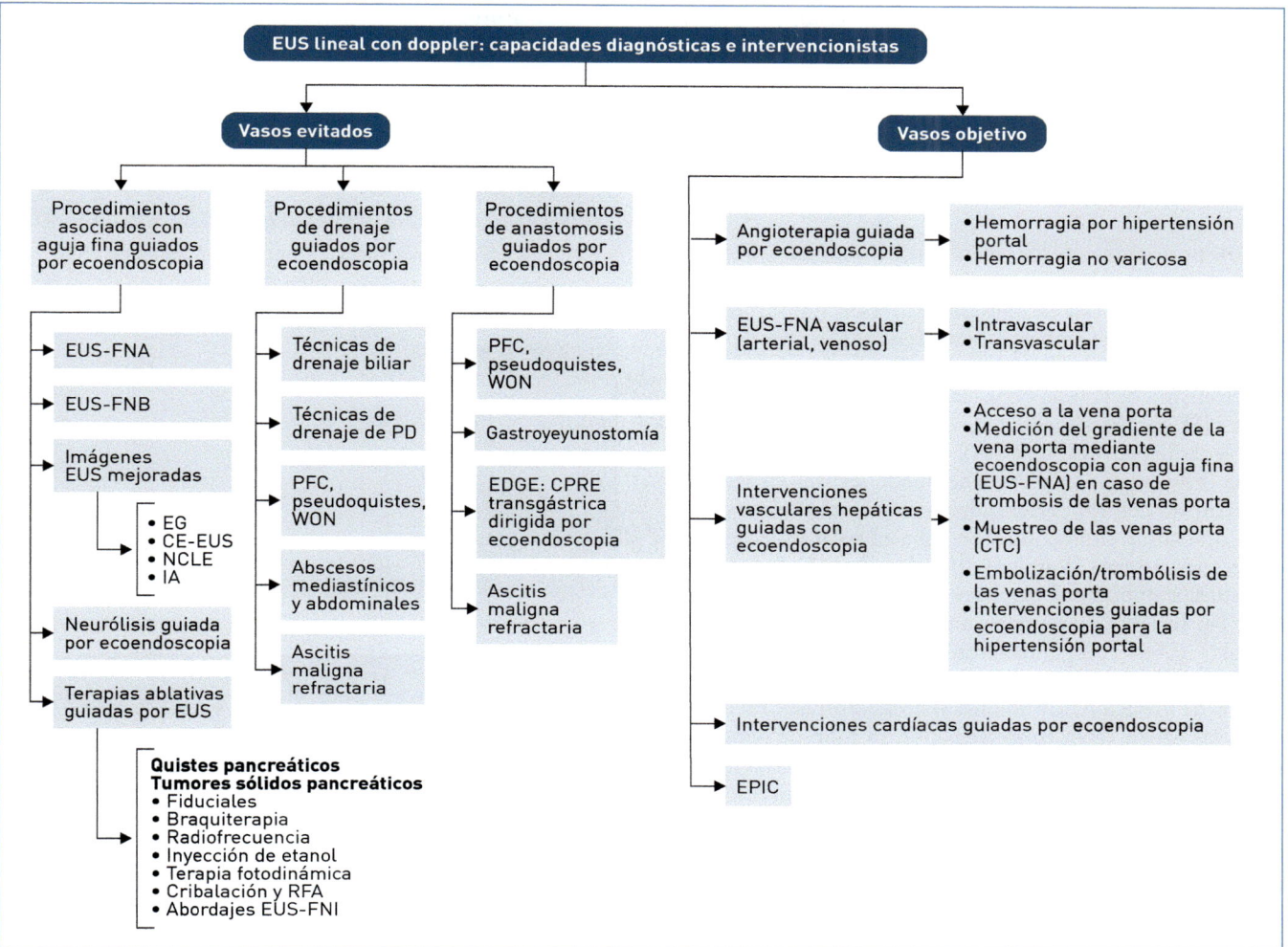

Figura 68-2. Terapia intervencionista guiada por ultrasonografía endoscópica: diferentes procedimientos posibilitados al evitar vasos interpuestos.

Tabla 68-2. Procedimientos endoscópicos empleados en endohepatología

Endoscopia convencional

Detección de varices o gastropatía
Ligadura de varices esofágicas

Ultrasonografía endoscópica

Diagnósticas	Intervencionistas
• Diagnóstico de lesiones causadas por hipertensión portal • Monitorización de lesiones de hipertensión portal tratadas (obliteración de varices, perforantes patentes) • Diagnóstico incidental de otras lesiones (mediastino, páncreas, etc.) • Detección de lesiones hepáticas o perihepáticas (adenopatías, ascitis, trombosis) • Evaluación del parénquima hepático • Palpación con el ecoendoscopio del parénquima hepático • Elastografía	• Tratamiento de varices gástricas: cianoacrilato, *coils*, terapia combinada, otros métodos obliterativos • Biopsia hepática (única o bilobar) • Cuantificación del gradiente de presión portal • Punción de lesiones focales hepáticas o de otras estructuras (adenopatías, ascitis, páncreas, etc.) • Drenaje de abscesos hepáticos • Implante de fiduciales • Punción de la vena porta y cuantificación de células tumorales circulantes • Inyección intrahepática de agentes antitumorales • Inyección en vena porta de agentes antitumorales • Implante de TIPS (modelos animales)

TIPS: implante de derivación portosistémica intrahepática transyugular.

A continuación, se analiza la técnica de medición de la GPP-USE, sus indicaciones, ventajas y limitaciones en relación con otras técnicas de cuantificación de la hipertensión portal, se ofrecen consejos prácticos para aumentar su perfil de seguridad y su certeza diagnóstica, y se dan indicaciones sobre su aplicación generalizada en los pacientes con enfermedad hepática.

MEDICIÓN DEL GRADIENTE DE PRESIÓN PORTOSISTÉMICO O GRADIENTE DE PRESIÓN PORTAL

La vena porta es uno de los órganos más inaccesibles. Se puede determinar su presión por punción percutánea, pero esta técnica tiene una elevada tasa de episodios adversos, o por medición intraoperatoria. Sin embargo, estas técnicas son muy invasivas y, además, no permiten estimar el GPP, ya que sería necesario el cateterismo de la vena hepática.

La USE facilita visualizar la vena cava inferior (Fig. 68-3) y las venas hepáticas (Fig. 68-4), así como la vena porta y sus ramas (Fig. 68-5). La técnica se puede realizar en régimen ambulatorio con un período de varias horas de observación en la unidad de endoscopias. Se debe emplear un ecoendoscopio sectorial con Doppler y uña elevadora. La mayoría de los estudios publicados emplean agujas de 25 G, sin estilete, EchoTip Insight™, conectadas a un manómetro de presiones digital (Fig. 68-6). Algunos autores emplean agujas estándar de 22 G de citología a las que se retira el estilete y se conectan a un sistema de medición de presiones venosas centrales. En ambos casos, las agujas están conectadas por un tubo de plástico al manómetro digital o al sistema de presiones venosas centrales. Todo el sistema, incluidos la aguja, el tubo de plástico y el manómetro, deben purgarse con extremo cuidado con suero salino heparinizado para eliminar todas las burbujas de aire y evitar las medidas erróneas. El manómetro debe quedar a la altura de la aurícula derecha en la línea media axilar y, una vez purgado, se coloca a 0 mmHg.

La exploración se hará con sedación profunda con intubación orotraqueal o sin ella. Una vez introducido el ecoendoscopio, se identifica la vena hepática, habitualmente la vena hepática media con su trazado típico en el Doppler, y se realiza la punción. Se aspira sangre y, una vez confirmado que se está en el interior del vaso, se purga de nuevo el sistema con suero salino y se espera a que la presión se estabilice. Estabilizada la presión, se efectúa una lectura de 1 minuto y se anota su resultado. Se vuelven a tomar otras dos presiones durante 1 minuto cada una y se obtiene la media de presiones. Si en un momento los valores no son congruentes, habrá que descartar que la punta de la aguja esté tocando la pared del vaso, haya entrado aire en el sistema, se esté empleando la uña elevadora con excesiva presión, el ecoendoscopio o la aguja tengan un excesivo acodamiento o se estén tocando o moviendo el manómetro o el cable de plástico. Entonces hay que revisar el sistema y puede ser necesario retirar la aguja para purgar de nuevo el sistema. Después de obtener la media de las presiones en la vena hepática, se punciona la vena porta, habitualmente en su rama izquierda y en su porción umbilical, con la misma técnica. Se obtiene la media de las presiones en tres determinaciones.

El GPP resulta de restar, a la presión media de la vena porta, la presión media de la vena hepática. Generalmente, la unción

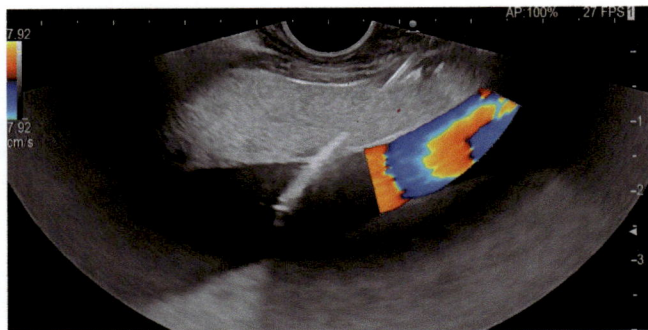

Figura 68-3. Vena cava inferior. Punción con aguja de 25 G.

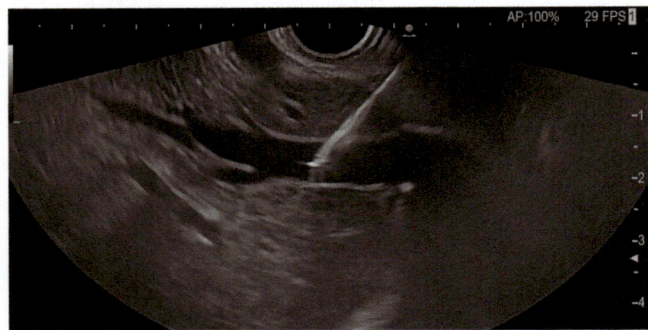

Figura 68-4. Vena hepática. Punción con aguja de 25 G.

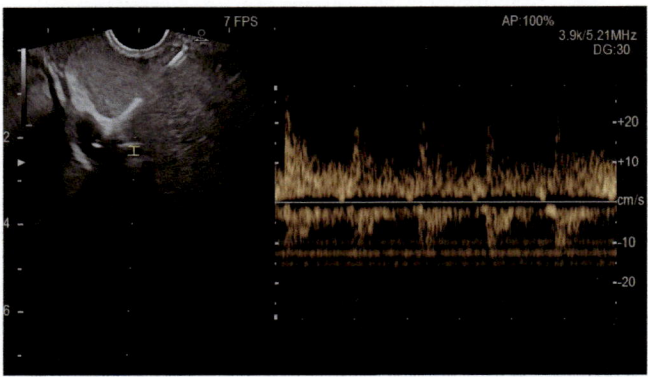

Figura 68-5. Vena porta. Punción con aguja de 25 G. El cursor del Doppler pulsado está colocado en la arteria hepática, situada en la proximidad de la aguja de punción.

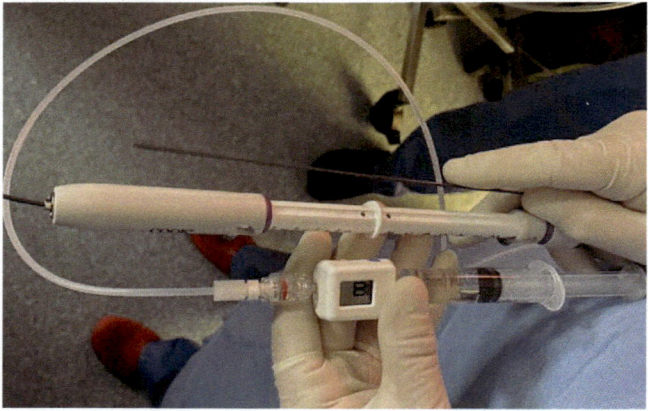

Figura 68-6. Aguja de 25 G diseñada específica y exclusivamente para la obtención del gradiente de presión portal. Está conectada por un tubo de plástico a un manómetro digital con un sistema de *luer-lock* para purgar de burbujas de aire el circuito.

de ambas venas es transgástrica, tras evitar vasos o circulación colateral interpuesta en el trayecto de la aguja. También se ha descrito la punción de la vena porta por vía transduodenal y, en caso de dificultad anatómica por cirrosis avanzada, se tomará la media de las presiones de la vena cava inferior. Se administra profilaxis antibiótica y, antes de las punciones, es recomendable instilar povidona yodada en el canal de trabajo del ecoendoscopio. Una vez realizada cada punción, se retira la aguja lentamente con Doppler color o, preferiblemente, con *e-flow*, para comprobar antes de retirarla completamente que no haya sangrado. Una vez retirada, con modo B se comprueba que no se produce sangrado y se finaliza la exploración, salvo que se asocie con algún otro procedimiento comprendido en el término *endohepatología*.

La medición de la presión de la vena porta fue descrita por primera vez por Lai *et al.* en un modelo animal en 2004. En otros modelos animales, Schulman y Huang midieron el GPP en 2016; Huang empleó una aguja de 25 G conectada a un manómetro digital. Se ha comprobado en modelos animales que la determinación simultánea del GPP mediante radiología intervencionista y guiada por ecoendoscopia obtiene valores equiparables.

El primer estudio de medición de GPP por USE fue un caso clínico publicado por Fuji-Lau *et al.* en 2014. Fue seguido por una serie de casos en 28 pacientes con cirrosis publicada por el grupo de Chang en 2017. Comprobaron su seguridad en estos pacientes, sin episodios adversos, y con la medición de la GPP-USE obtenido para el 100 % de los casos, con altos valores que mostraban una buena correlación con la presencia de varices, trombocitopenia y signos clínicos evidentes de cirrosis. El mismo equipo publicó en 2022 una serie retrospectiva de 83 GPP-USE con un 100 % de éxito técnico y sin complicaciones mayores.

Se ha observado una excelente correlación entre las medidas obtenidas por GPVH y la GPP-USE (coeficiente de correlación de Pearson: 0,923; *p* > 0,001), en un estudio prospectivo de Zhang *et al.* en 12 pacientes con hipertensión portal aguda o subaguda. Se usaron agujas de 22 G conectadas a un equipo de medición de presión venosa central. La USE no obtuvo resultados en 1/12 de los pacientes (8 %) y el GPVH en 2/11 (18 %). Los resultados de las dos técnicas se analizaron en los 9 casos en los que el GPVH fue fiable. No se registraron episodios adversos. En los tres casos en los que se ha podido comparar el GPP medido por ambas técnicas, la coincidencia era total.

En un estudio prospectivo y comparativo, doble ciego, Martínez Moreno *et al.* analizan la correlación entre los valores de la GPP-USE y el GPVH en 33 pacientes con hipertensión portal crónica empleando agujas estándar de 22 G conectadas a un sistema de medición de presiones venosas y con técnica habitual para la medición del GPVH. En esos 33 pacientes estudiados, no encontraron diferencias en el éxito técnico entre ambas pruebas: 31/33 (94 %) para la GPP-USE y 31/33 (94 %) en el GPVH. De los 30 pacientes en los que se completaron ambos procedimientos, la correlación entre los dos procedimientos fue muy buena (intervalo de correlación interclases 0,82: 0,65-0,91), con diferencia de presiones mayor ≥ 5 mmHg en 4/30 pacientes (13 %) entre el GPVH y la GPP-USE; 3 de estos 4 casos tenían MASLD. No se observaron diferencias en los episodios adversos entre ambos grupos: se registraron

2 en el grupo de USE-GPP (sangrado por desgarro en cardias y sangrado en el trayecto intrahepático de la aguja, tratados ambos endoscópicamente, con clips e inyección de solución hemostática guiado por USE, respectivamente) y un dolor en el cuello en el grupo de GPVH (tratado con analgesia).

En la actualidad, hay en curso un estudio en dos hospitales europeos en los que se compara la correlación entre el GPVH y la USE-GPP medido con agujas específicas de 25 G, EchoTip Insight™.

Se ha comunicado en diversas series la seguridad y eficacia diagnóstica de la GPP-USE combinado en la misma sesión endoscópica con biopsias hepáticas guiadas por USE (BH-USE). En el estudio de Choi *et al.* en 83 pacientes a quienes se realizó medición de GPP por USE, efectuaron una BH-USE simultánea en 71 casos (85,5 %) y obtuvieron muestras hepáticas adecuadas en 70/71 (98,6 %). Los autores observaron una excelente correlación, estadísticamente significativa, entre la GPP-USE y el estadio de fibrosis en la biopsia hepática, además de hallazgos clínicos de hipertensión portal, trombocitopenia, esplenomegalia y relación de transaminasa glutámico pirúvica (GPT)/plaquetas superior a 2 y una puntuación de fibrosis-4 superior a 3,25. Se observaron 8 casos (9 %) de dolor abdominal leve. Choi *et al.*, en otra serie de 64 pacientes a los que se les realizó GPP-USE y de 43 pacientes con BH-USE (62 %), obtuvieron un éxito técnico del 100 %, con una excelente correlación con el grado de fibrosis en las biopsias hepáticas. La GPP-USE > 5 mmHg se correlacionó de forma significativa con hipertensión portal clínicamente significativa, descompensación hepática, MELD > 10, cociente internacional normalizado (INR > 1,5; presencia de varices esofágicas, gástricas o gastropatía de la hipertensión portal, estadio de fibrosis hepática en la histología ≥ 3, APRI > 2 y fibrosis-4 > 3,25. Observaron episodios adversos leves en un caso de GPP-USE y en 5 casos con la técnica combinada.

Sharaiha *et al.* publicaron una serie prospectiva de 24 pacientes a los que se les realizaron ambos procedimientos. La GPP-USE fue obtenida en 23/24 pacientes (96 %), y la BH-USE, en 24/24 (100 %). Observaron un episodio adverso leve (dolor que cedió con analgésicos). Hallaron una significativa asociación entre los valores de GPP-USE y la rigidez hepática medida por elastografía de transición (*p* = 0,01) y la puntuación de fibrosis-4 (*p* = 0,026) y con datos clínicos de hipertensión portal. No observaron correlación significativa entre la GPP-USE y el grado de fibrosis observado en la BH-USE.

En un trabajo presentado en la *Digestive Disease Week* en 2023, Wang analizó los resultados de un estudio comparativo en 99 pacientes; se había efectuado GPP-USE y biopsia hepática bilobar por ultrasonografía endoscópica (BHB-USE) en 53 pacientes y a 43 pacientes se les realizó GPVH y biopsia hepática transyugular. No hubo episodios adversos en ningún grupo. Al analizar el coste económico, observó que era mayor si solo se realizaba GPP-USE, pero al incluir las biopsias hepáticas, era significativamente menos costoso y con menos tiempo empleado en el grupo de GPP-USE. Los costes económicos y el tiempo total del procedimiento se reducían más si en la misma exploración endoscópica se efectuaba cualquier otra técnica endoscópica, como cribado o tratamiento de varices, frente al grupo de radiología intervencionista al que se añadía un procedimiento endoscópico.

Samasarena *et al.* presentaron en esa misma *Digestive Disease Week* de 2023 los resultados de un estudio multicéntrico internacional en 7 centros en el que evaluaron la seguridad y eficacia de la GPP-USE en 70 pacientes con cirrosis hepática. La GPP-USE se obtuvo en 66/70 pacientes (94 %) y fue imposible por fallos técnicos en 3 pacientes (4 %). Se observaron 6 episodios adversos (8,5 %), uno grave (sangrado por el sitio de punción transgástrica tratado con clips) y 5 leves. Se realizaron procedimientos adicionales en 50/70 pacientes (71 %), incluyendo biopsias hepáticas en 30, ligadura de varices en 9 y otros procedimientos endoscópicos en 23 pacientes, respectivamente. Los valores incrementados de GPP-USE se asociaron con significación estadística ($p < 0,001$) con la presencia de varices, gastropatía de la hipertensión portal y trombocitopenia.

EXPERIENCIA DE NUESTRO GRUPO

El grupo de los autores presentó en el Congreso Mundial de Endoscopia de 2024 (WEO 2024) los resultados de su experiencia en GPP-USE y BHB-USE. Se evaluaron los resultados en 49 pacientes referidos para GPP-USE. Se emplearon agujas específicas de 25 G (EchoTip Insigth™) y con técnica habitual, con especial énfasis en mejorar los aspectos técnicos que el grupo publicó, para aumentar la seguridad y eficacia del procedimiento (**Fig. 68-7**). La técnica de GPP-USE se realizó en 49 pacientes. La principal indicación fue evaluar el grado de MASLD en pacientes con obesidad mórbida referidos para cirugía bariátrica (38/49; 78 %); hipertensión portal idiopática (8/49; 16 %) y evaluación de hipertensión en pacientes con carcinoma hepatocelular previo a posible tratamiento curativo (3/49; 6 %).

Se usó la técnica de BHB-USE (**Fig. 68-8**) en 39/49 pacientes, todos con obesidad mórbida (79,5 %), con agujas de 19 G de histología o citología, con técnica de *wet-suction*. Se instiló previamente povidona yodada en el canal de trabajo y se administró profilaxis antibiótica. El gradiente se obtuvo en 43/49 pacientes (88 %), en 5 casos por mediciones consideradas no fiables y en un caso por movimientos respiratorios exacerbados. La GPP-USE fue superior a 6 mmHg en 13/38 pacientes con obesidad mórbida (26 %) sin que se encontraran signos de hipertensión portal ni de fibrosis avanzada en la endoscopia ni en la ultrasonografía. Entre los pacientes con obesidad mórbida, presentaron MASLD el 66 %, y en este estudio presentaron esteatohepatitis (MASH) el 50 %. En el grupo de pacientes con obesidad mórbida y GPP-USE > 6 mmHg, el 80 % tenían MASLD.

El análisis univariante demostró diferencias estadísticamente significativas en el grado de esteatosis (*S3 score*) cuantificado por BHB-USE en el subgrupo de pacientes con obesidad mórbida con hipertensión portal comparado con estos pacientes que

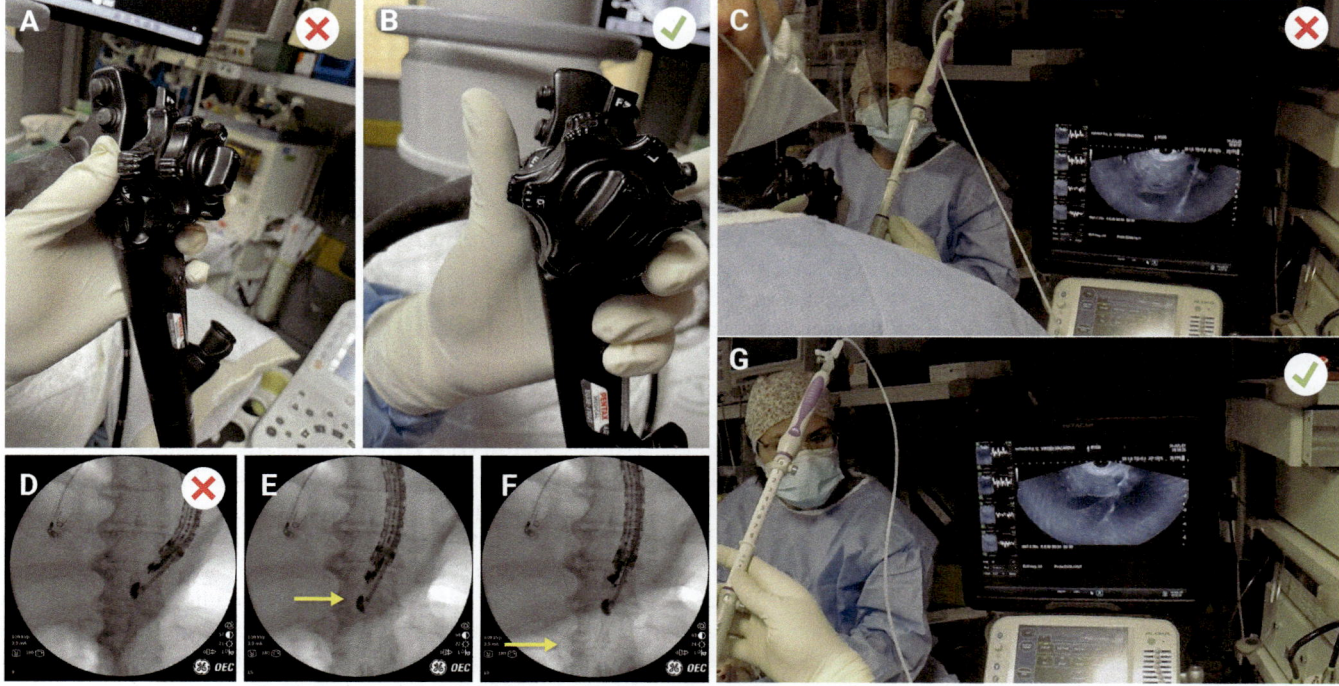

Figura 68-7. Consideraciones técnicas para obtener una medición del gradiente de presión portal por ultrasonografía endoscópica certera. La técnica se emplea sin administrar radiaciones. Las imágenes fluoroscópicas se tomaron exclusivamente con fines didácticos, para demostrar posiciones erróneas del ecoendoscopio (*bending*) y evitar lecturas erróneas de presión, y para no prolongar el tiempo de exploración ni repetir nuevas punciones. **A)** Evitar forzar la uña elevadora del ecoendoscopio, porque ejerce presión sobre la aguja y se pueden obtener medidas no fiables. **B)** Tener la uña elevadora liberada. **C)** En la imagen superior se observa el cable conector de plástico doblado, lo que puede llevar a medidas inexactas. **D)** También puede suceder lo mismo si se toca dicho cable conector durante el registro de presiones. En la imagen inferior se aprecia la correcta posición del cable conector de plástico, no doblado. **E)** Imagen fluoroscópica con una doblez excesiva del ecoendoscopio, que puede ocasionar lecturas de presiones erróneas, al igual que en el caso de doblez excesiva de la aguja. **F)** Correcta posición del ecoendoscopio. La flecha indica la posición de la aguja de 25 G en la vena hepática. **G)** Posición estable del ecoendoscopio. La flecha señala la punta de la aguja de 25 G en la vena porta.

Figura 68-8. Biopsia hepática bilobar guiada por ecoendoscopia. Se aprecia la aguja de 19 G, en este caso de citología, con la técnica de aspiración húmeda (*wet-suction*). Se obtienen cilindros de buena calidad y en la imagen histológica el grado de esteatosis es S3. Fuente: Cortesía del Dr. Félix Conde.

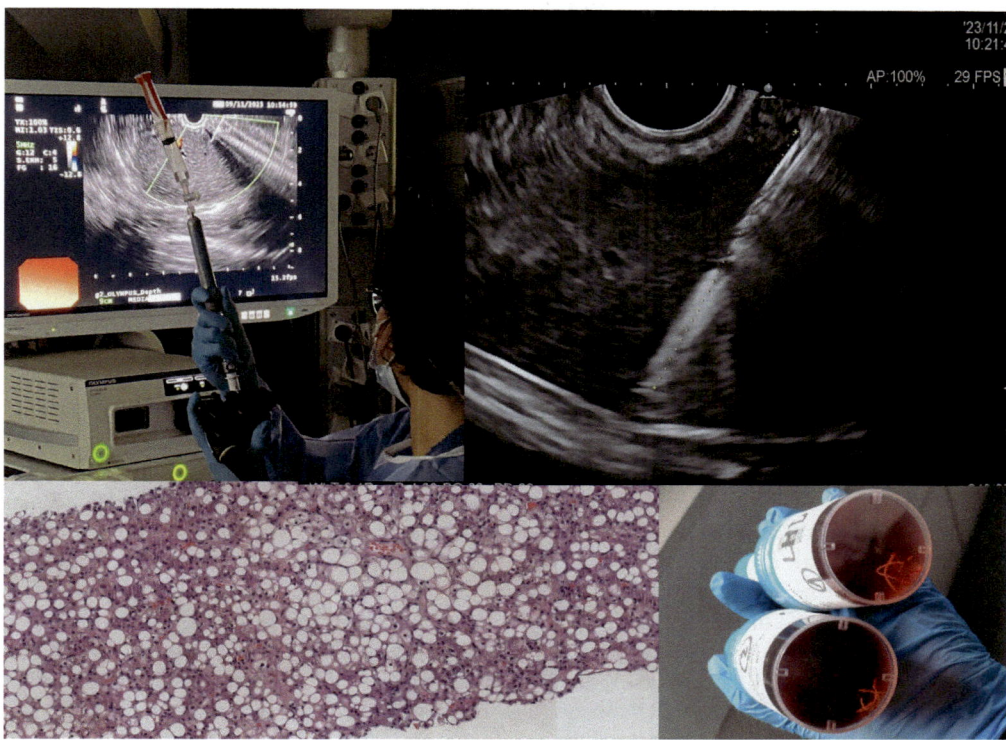

no tenían hipertensión portal (**Fig. 68-9**). La GPP-USE se obtuvo en 22 ± 1 minutos, el BHB-USE en 17 ± 2 minutos y ambos procedimientos combinados en 45 ± 2 minutos. Se observaron tres episodios adversos: una fibrilación auricular, tratada médicamente; un dolor en hipocondrio derecho tras un procedimiento combinado y con BHB-USE realizada con aguja de histología, tratado con analgesia, y un sangrado leve autolimitado en cardias tras punción con aguja de 25 G.

Los pacientes con hipertensión portal idiopática y carcinoma hepatocelular fueron tratados según los resultados de la GPP-USE. En la experiencia de los autores de este capítulo, la GPP-USE, incluso combinado con la BHB-USE tiene un buen perfil de seguridad y eficacia y en el grupo de pacientes con obesidad mórbida diagnostica hipertensión portal en estadIos precoces, lo que tiene especial relevancia en la actual pandemia de obesidad.

VENTAJAS Y LIMITACIONES DEL GPVH Y DE LA GPP-USE

El GPVH es la prueba de referencia para cuantificar el grado de hipertensión portal. Es el procedimiento clave, validado por numerosos estudios controlados con un alto nivel de evidencia científica, que permite emitir el pronóstico de estos pacientes y valorar la respuesta a diversos tratamientos. Sin embargo, tiene importantes limitaciones. Es un procedimiento seguro, pero está asociado a episodios adversos inherentes a la técnica. Emplea contraste y se reciben altas dosis de radiación, equivalentes a 10 tomografías axiales computarizadas, cuando se realiza también biopsia hepática por vía transyugular. Es un método indirecto de estimación de la presión en la vena porta y sus valores no son fiables ni en caso de hipertensión portal presinusoidal (MASLD, enfermedad venosa portosinusoidal, colangiopatía biliar primaria, etc.) ni en hipertensión sinusoidal con componente asociado de hipertensión sinusoidal. Se precisa de alta cualificación y del empleo de una técnica refinada y equipos adecuados para que sus resultados sean fiables. Todo ello hace que el GPVH no se recomiende en la práctica clínica diaria, fuera de estudios controlados, por lo que sus beneficios no pueden aplicarse a la población de pacientes con posible o demostrada enfermedad hepática, especialmente en el caso de la elevada prevalencia de pacientes con MASLD en el contexto de la pandemia de obesidad.

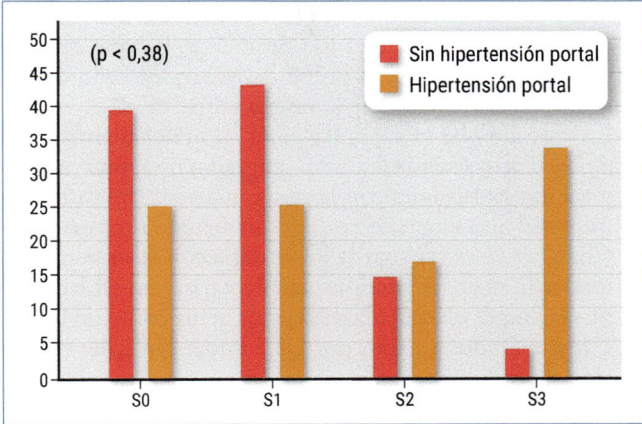

Figura 68-9. En la gráfica se aprecia una diferencia estadísticamente significativa en el grado S3 de esteatosis del grupo de pacientes con hipertensión portal (6-8 mmHg) frente al grupo de pacientes sin hipertensión portal en la biopsia hepática bilobar guiada por ultrasonografía endoscópica en pacientes con obesidad mórbida. En el grupo de hipertensión portal no se observaron varices esofagogástricas, circulación colateral ni fibrosis en las biopsias hepáticas. No fue evaluable la elastografía de transición hepática.

La GPP-USE, al igual que el GPVH, es una técnica invasiva, con los posibles episodios adversos de una exploración endoscópica y los añadidos de la propia técnica. Como episodios adversos específicos están el riesgo de infección, bilioperitoneo y de hemorragia, tanto por la punción hepática como por la hemorragia al realizar la punción en pacientes con circulación colateral. Si tras la GPP-USE se efectúa una BH-USE, única o bilobar, se asocian los riesgos de esta otra técnica (infección y hemorragia y, específicamente, dolor abdominal), aunque se elimina la ansiedad del paciente, al emplearse la sedación profunda para la exploración.

En ocasiones, en pacientes con cirrosis hepática, la punción de la vena hepática resulta difícil por la morfología del hígado y de la vena hepática, debido a la fibrosis, que distorsiona estas estructuras y hace que la vena hepática sea muy fina. Esto puede traducirse en una punción difícil o en que los valores no sean fiables, por tocar la aguja la pared de la vena hepática.

Respecto a administrar sedación profunda, con o sin intubación orotraqueal, durante la GPP-USE, se esgrimen los datos del estudio de Reverter *et al.,* en el que se manifiesta que la sedación profunda altera las medidas del GPVH y puede afectar al diagnóstico del grado de hipertensión portal y, en pacientes intubados, el valor del GPVH fluctúa durante el ciclo respiratorio. Sin embargo, los mismos autores observan que los valores al final de la espiración son más cercanos a los obtenidos con el paciente despierto y sedado exclusivamente con midazolam. Así, los valores del GPVH sin sedación son 16,0 ± 4,2 y con sedación profunda son de 15,3 ± 5,1, al final de la inspiración; son 15,9 ± 4,9 al final de la espiración y 16,0 ± 6,1 a lo largo del ciclo respiratorio completo.

Mandell *et al.* no observan variaciones significativas en el grado de hipertensión portal en pacientes sedados superficialmente comparados con aquellos anestesiados con propofol e incluso intubados. En el estudio comparativo entre GPVH y UE-GPP de Martínez Moreno *et al.,* se observa una variación menor del 1 % entre ambos tipos de sedación.

En la experiencia de los autores de este capítulo, no hay diferencias cuando el paciente está sedado con midazolam y después se le administra propofol. Asimismo, no han observado variaciones en los valores de la GPP-USE cuando el paciente estaba intubado con respiración asistida o en apnea. Se necesitan más datos sobre la influencia de la sedación profunda, con o sin intubación, en los valores de la GPP-USE, por lo que son necesarios estudios controlados que comparen los efectos de las diferentes formas de sedación entre el GPVH y la GPP-USE. También pueden plantearse estudios en los que se obtengan valores de la GPP-USE con los diferentes tipos de sedación para establecer su valor pronóstico y su utilidad en reducir el GPP tras la administración de fármacos para controlar la hipertensión portal, además de obtener los valores propios de la GPP-USE para emitir un valor pronóstico, como se hizo en los estudios clásicos con el GPVH obtenido por radiología intervencionista.

CONSEJOS PRÁCTICOS

Para empezar, deben tenerse en cuenta los consejos generales de cualquier técnica de intervencionismo en el sistema vascular guiado por USE (v. **Capítulo 63** Tratamiento de la hemorragia digestiva guiado por ultrasonografía endoscópica).

Para continuar, deben considerarse también los específicos de la GPP-USE y de la BHB-USE. El equipo de los autores de este capítulo ha publicado cómo solventar algunas dificultades técnicas. Recientemente, Adler ha publicado un artículo sobre trucos y recomendaciones de la GPP-USE.

Otra serie de consejos son los siguientes:

- Evitar una posición angulada del ecoendoscopio durante la punción para impedir que se doble o que la aguja transmita una presión excesiva sobre la aguja.
- Evitar aplicar excesiva fuerza con la uña elevadora, por los mismos motivos expuestos en el párrafo anterior.
- Purgar adecuadamente todas las burbujas del sistema de la aguja y el tubo de plástico que conecta al manómetro de presión, que, preferiblemente, estará situado en una plataforma estable para que no sufra cambios de presión durante las mediciones. En caso de medidas discordantes, purgar de nuevo todo el sistema y asegurarse de que las conexiones *luer-lock* de todo el sistema están adecuadamente conectadas y no estén flojas.
- No tocar el tubo de plástico de conexión durante las mediciones ni tenerlo doblado.
- En caso de advertir resistencia para penetrar la pared de la vena hepática o de la porta, incluso con las agujas específicas de 25 G, dar un golpe seco, atravesar la vena y reposicionar la aguja en el centro del vaso.
- En caso de que la punción de la vena hepática sea difícil por la ventana (interposición de vasos, morfología o distorsión por fibrosis avanzada), una opción es puncionar la vena cava inferior, como se ha descrito previamente en la literatura médica. Asimismo, si no es posible la punción transhepática de la vena porta, puede intentarse su punción por vía transduodenal.
- Confiar en el asistente. Si las medidas de presión son fiables y concordantes, no es necesario mantener la visión de la punta de la aguja en todo momento, porque existe la posibilidad de mover la punta del ecoendoscopio o de la aguja y tocar la pared de la vena o salirse de ella.
- En caso de que el Doppler color o, preferiblemente, el *e-flow* u otro sistema detecten sangrado, no retirar la aguja y valorar hemostasia con la aguja insertada durante unos minutos. Si el sangrado no cede, un método propuesto por Chang *et al.* es intentar la hemostasia con la misma aguja insertada en el parénquima hepático: pasar un estilete para que la sangre acumulada en la aguja actúe como un tapón. Otros métodos guiados por USE puede ser útiles (inyección de trombina, etc.).

COMENTARIOS FINALES

La GPP-USE estima directamente el grado de hipertensión portal y obvia los inconvenientes de la medición indirecta del GPVH por radiología intervencionista y de medidas no invasivas no fiables en un amplio grupo de pacientes, especialmente en el contexto de la pandemia de obesidad.

Los inconvenientes de la GPP-USE son los posibles episodios adversos y las dificultades técnicas en la medición del gradiente, que serán minimizados con una correcta técnica.

El coste económico de la GPP-USE puede compensarse al realizar procedimientos endoscópicos combinados en la misma sesión endoscópica, como BHB-USE o simple, detección endoscópica de varices esofagogástricas y tratamiento específico en un régimen ambulatorio.

Son necesarios más estudios controlados que comparen la seguridad y eficacia diagnóstica de ambos procedimientos (GPP-USE y GPVH), y la influencia de la sedación profunda, evaluación de tratamiento farmacológico y emisión de un pronóstico clínico preciso en función del grado de hipertensión portal obtenido.

Se necesita un instrumental adecuado y ecoendoscopistas y personal asistente entrenados. Existe un amplio número de ecoendoscopistas expertos en otras técnicas invasivas que, con un entrenamiento breve, ejecutarán la técnica adecuadamente. Por tanto, la disponibilidad de ecoendoscopistas hace que la información clínica aportada por la GPP-USE y otras técnicas incluidas bajo el término *endohepatología* pueda generalizarse y aplicarse a todos los pacientes con sospecha de enfermedad hepática, sin privarlos de una información clave para su manejo adecuado y precoz. Esto resulta especialmente importante en la actual pandemia de obesidad, con el incremento de enfermedad metabólica hepática asociada con un importante componente presinusoidal.

Dadas las consideraciones expuestas en este capítulo, la GPP-USE es una técnica segura y precisa. Asociada a otras técnicas de endohepatología, estará ampliamente disponible en un futuro inmediato y permitirá un abordaje integral del paciente con sospecha de enfermedad hepática.

PUNTOS CLAVE

- La hipertensión portal es la base fisiopatológica clave en la evolución de los pacientes con enfermedades hepáticas.
- El grado de hipertensión portal determina el pronóstico y la evolución clínica con la aparición de complicaciones.
- La determinación fiable de la hipertensión portal es clave en el manejo del paciente.
- La medida indirecta del gradiente de presión portal obtenido por radiología intervencionista, el denominado *GPVH*, es la actual técnica de referencia, pero no se aplica en la práctica clínica diaria.
- Estimaciones no invasivas de la hipertensión portal pueden no ser fiables en un número importante de pacientes.

- El gradiente directo, real, de presión portal puede determinarse por USE.
- La estimación directa del grado de hipertensión portal medido por USE puede obviar los inconvenientes de la medición por radiología intervencionista y de medidas no invasivas no fiables.
- La disponibilidad de ecoendoscopistas conlleva que la medida del gradiente portosistémico por USE se generalice, se obtenga el valor de la hipertensión portal en la práctica diaria y se proporcione a todos los pacientes los beneficios que esta información supone.

BIBLIOGRAFÍA

Adler DG. Top tips: EUS-guided portal pressure gradient measurement. Gastrointest Endosc. 2024:S0016-5107(24)03406-0.

Choi AY, Chang KJ, Samarasena JB, Lee JG, Li X, Guo W et al. Endoscopic ultrasound-guided portosystemic pressure gradient measurement correlates with histological hepatic fibrosis. Dig Dis Sci. 2022;67:5685-92.

Choi AY, Kolb J, Shah S, Chahine A, Hashimoto R, Patel A et al. Endoscopic ultrasound-guided portal pressure gradient with liver biopsy: 6 years of endo-hepatology in practice. J Gastroenterol Hepatol. 2022;37:1373-9.

De Franchis R, Bosch J, Garcia-Tsao G, Reiberger T, Ripoll C. Baveno VII - Renewing consensus in portal hypertension. J Hepatol. 2022;76:959-74.

Fujii-Lau LL, Leise MD, Kamath PS, Gleeson FC, Levy MJ. Endoscopic ultrasound-guided portal-systemic pressure gradient measurement. Endoscopy. 2014;46 Suppl 1 UCTN: E654-6.

Hajifathalian K, Westerveld D, Kaplan A, Dawod E, Herr A, Ianelli M et al. Simultaneous EUS-guided portosystemic pressure measurement and liver biopsy sampling correlate with clinically meaningful outcomes. Gastrointest Endosc. 2022;95:703-10.

Huang JY, Samarasena JB, Tsujino T, Lee J, Hu KQ, McLaren CE et al. EUS-guided portal pressure gradient measurement with a simple novel device: a human pilot study. Gastrointest Endosc. 2017;85:996-1001.

Lai L, Poneros J, Santilli J, Brugge W. EUS-guided portal vein catheterization and pressure measurement in an animal model: a pilot study of feasibility. Gastrointest Endosc. 2004;59:280-3.

Mandell MS, Durham J, Kumpe D, Trotter JF, Everson GT, Niemann CU. The effects of desflurane and propofol on portosystemic pressure in patients with portal hypertension. Anesth Analg. 2003;97(6):1573-7.

Martínez Moreno B, Martínez Martínez J, Herrera I, Guilabert L, Rodríguez M, Bellot P et al. Correlation of EUS-guided portal pressure gradient measurements with hepatic venous pressure gradient: a prospective study. Endoscopy. 2025;57(1):62-7.

Reverter E, Blasi A, Abraldes JG, Martínez-Palli G, Seijo S, Turon F et al. Impact of deep sedation on the accuracy of hepatic and portal venous pressure measurements in patients with cirrhosis. Liver Int. 2014;34(1):16-25.

Romero-Castro R, Carmona-Soria I, Jiménez-García VA, Fernández-Álvarez P, Caunedo-Álvarez Á, Giovannini M et al. Endoscopic ultrasound-guided portal pressure gradient measurement: improving safety and overcoming technical difficulties. Endoscopy. 2023;55:E878-80.

Samarasena, Ryou M, Sharaiha R, Teoh A, Shami V, Olyaee M et al. Direct endoscopic ultrasound-guided portosystemicpressure gradient measurements (EUS-GPPM) in patients with cirrhosis: An international prospective multicenter study. Digestive Disease Week, 2023, May 6-9. Chicago, Illinois, Estados Unidos.

Schulman AR, Thompson CC, Ryou M. EUS-guided portal pressure measurement using a digital pressure wire with real-time remote display: a novel, minimally invasive technique for direct measurement in an animal model. Gastrointest Endosc. 2016;83(4):817-20.

Wang T. The cost argument for Endohepatology: comparing cost utility of combined EUS-guided portal pressure gradient measurements and liver biopsy frente a transjugular liver biopsy hepatic venou pressure gradient. Digestive Disease Week, 2023, May 6-9. Chicago, Illinois, Estados Unidos.

Wang TJ, Jirapinyo P, Shah R, Schuster K, Thompson CC, Lautz DB et al. EUS-guided liver palpation as a cribado tool for advanced fibrosis and cirrhosis in patients with suspected metabolic dysfunction-associated steatotic liver disease: a pilot study. Gastrointest Endosc. 2024;100:E317-9.

Zhang W, Peng C, Zhang S, Huang S, Shen S, Xu G et al. EUS-guided portal pressure gradient measurement in patients with acute or subacute portal hypertension. Gastrointest Endosc. 2021;93:565-72.

Biopsia hepática guiada por ultrasonografía endoscópica

69

J. Lariño Noia

OBJETIVOS

- Conocer las indicaciones y ventajas de la técnica frente a los métodos tradicionales de biopsia hepática y sus resultados en la práctica clínica.
- Aprender la técnica del procedimiento, el material necesario y los métodos de obtención y procesamiento de las muestras.
- Conocer la evidencia científica acerca de la calidad de las muestras obtenidas de la biopsia hepática frente a los métodos convencionales.

INTRODUCCIÓN

La biopsia hepática continúa siendo el método de referencia para el diagnóstico y estadificación de una gran variedad de enfermedades hepáticas. Aunque los test no invasivos, como los marcadores serológicos, las escalas de riesgo y los métodos de imagen, como la elastografía de transición, han reducido la necesidad de la biopsia hepática, la evaluación histológica continúa siendo necesaria en una gran variedad de escenarios clínicos. Esto incluye, pero no se limita, al diagnóstico y evaluación de la respuesta a la terapia en hepatitis autoinmune, la colangitis biliar primaria negativa para anticuerpos antimitocondriales (AMA), la colangitis esclerosante de ducto pequeño, la respuesta al tratamiento de la infección por el virus B de la hepatitis crónica, trastornos infiltrativos y distinguir entre una simple esteatosis y la esteatohepatitis no alcohólica.

Los métodos de biopsia hepática han evolucionado a lo largo del último siglo. El abordaje tradicional para la obtención de tejido ha sido la biopsia hepática percutánea, que a menudo incorpora un método de imagen para guiarla, habitualmente la ecografía abdominal, pero también la tomografía axial computarizada. La biopsia hepática percutánea tiene entre sus limitaciones la variabilidad en el muestreo, ya que habitualmente se accede al lóbulo hepático derecho, la ansiedad y la incomodidad del paciente, y el riesgo de hemorragia. La biopsia hepática transyugular supera muchas de estas limitaciones, proporciona una ventana más directa sobre el parénquima hepático y evita puncionar a través de la cápsula hepática. Este abordaje, por lo tanto, disminuye el riesgo de hemorragia, por lo que se prefiere en pacientes con coagulopatía, ascitis u obesidad. Sin embargo, además de presentar complicaciones como el sangrado, el daño vascular y las fístulas arteriovenosas, requiere de radiólogos intervencionistas especializados, a veces no disponibles en muchos centros.

Descrita inicialmente en 2007, la biopsia hepática guiada por ultrasonografía endoscópica (BH-USE) se ha mostrado como una alternativa efectiva a los métodos tradicionales para el diagnóstico y estadificación de las lesiones focales y enfermedades parenquimatosas hepáticas. A lo largo de este capítulo se explicarán las ventajas de este método, su eficacia y seguridad en la práctica clínica diaria y cómo ha ido paulatinamente desplazando en los distintos centros hospitalarios a los métodos tradicionales en la evaluación histológica de las enfermedades parenquimatosas hepáticas.

VENTAJAS DE LA BIOPSIA HEPÁTICA POR ULTRASONOGRAFÍA ENDOSCÓPICA

La ultrasonografía endoscópica (USE), o ecoendoscopia, es una técnica esencial en la evaluación del parénquima hepático. Con la sonda del ecoendoscopio ubicada en la cámara gástrica, es posible explorar los segmentos del lóbulo hepático izquierdo (LHI) (I-IV), mientras que en el bulbo duodenal es posible explorar los segmentos V y VIII del lóbulo hepático derecho (LHD). Los segmentos más laterales del LHD (VI-VII), aunque es posible identificarlos, suelen tener un abordaje más complejo por su ubicación. Por ello, la ecoendoscopia se ha convertido en los últimos años en un método clave en la evaluación de la patología hepática.

La BH-USE proporciona ventajas evidentes sobre los métodos tradicionales de biopsiar el hígado. Por un lado, permite el acceso de ambos lóbulos hepáticos, lo cual aumenta la eficacia en el muestreo y minimiza los errores. Posibilita una evaluación simultánea endoscópica y endosonográfica del aparato gastrointestinal y el área biliopancreática, además de ayudar a excluir datos de hipertensión portal, como las varices esofagogástricas, enfermedades pancreatobiliares y lesiones hepáticas inferiores a los 10 mm que hayan pasado desapercibidas. De forma simultánea, es posible un estudio y medición del gradiente de presión portal. Todo ello conlleva un aumento de la eficiencia y una disminución de los costes y riesgos asociados a la sedación.

Por otra parte, el empleo del Doppler permite en tiempo real percibir la interferencia de vasos sanguíneos en el trayecto de la punción y disminuir el riesgo de hemorragia. Al ofrecer en todo momento la visión de la aguja en el campo de trabajo del endoscopista, la BH-USE está considerada como un método menos invasivo y asociado a menos complicaciones que la vía percutánea y transyugular. Asimismo, el confort del paciente se ve incrementado; en primer lugar, por el empleo de una sedación profunda y, en segundo lugar, por el tiempo de recuperación, que es de 1 hora, frente a las 4-6 horas en la mayoría de los casos de los métodos tradicionales.

Por último, en determinados pacientes, como los obesos, se prefiere la BH-USE como método frente al percutáneo por la mejor visualización.

Como desventajas de la BH-USE, habría que destacar la necesidad de un soporte anestésico adecuado (el paciente debe tolerar una sedación profunda), lo cual incrementa los costes, así como un endoscopista experimentado. Por otro lado, la BH-USE suele estar contraindicada en los pacientes con trastornos de la coagulación (cociente internacional normalizado [INR] >1,5) y alteración en el recuento plaquetario (<50.000/mL); en estos casos, la vía transyugular es la más apropiada.

En la tabla 69-1 se exponen las ventajas e inconvenientes del método de la BH-USE frente a los métodos tradicionales.

BIOPSIA HEPÁTICA GUIADA POR ULTRASONOGRAFÍA ENDOSCÓPICA: MÉTODO

Selección y preparación del paciente

Si bien la BH-USE en sus inicios se reservaba para aquellos pacientes en los que, además de obtener muestras de tejido hepático, se buscaba excluir una patología obstructiva biliar, a día de hoy, a medida que ha aumentado su uso y disponibilidad, presenta las mismas indicaciones que los métodos tradicionales de biopsia hepática.

Antes del procedimiento, el paciente debe ser adecuadamente informado, con explicación detallada de las características de la exploración, de la ecoendoscopia y del proceso que ello conlleva. Es imperativo que el paciente no presente contraindicaciones para el procedimiento, que sea apto para una sedación profunda, que acuda en ayunas y acompañado y que sea advertido de que el período de recuperación será de, al menos, 1 hora. No se le administrarán antibióticos de forma profiláctica.

Calibre y tipo de aguja

La BH-USE suele realizarse con el paciente en decúbito lateral izquierdo y empleando un ecoendoscopio lineal terapéutico. A la hora de la punción, puede abordarse el LHI desde la cámara gástrica, en la zona subcardial, con una leve rotación antihoraria del ecoendoscopio, y, de la misma manera, también el LHD desde posición transduodenal. El grupo del autor ha demostrado que este abordaje combinado aumenta la eficacia

Tabla 69-1. Comparativa de la biopsia hepática por ecoendoscopia y los métodos tradicionales

	Ventajas	Inconvenientes
BH-USE	• Se realiza simultáneamente con otros métodos • Acceso a ambos lóbulos • Imagen en tiempo real, evita punción de estructuras críticas • Ideal en pacientes obesos • Permite medición del gradiente de presión portal • Permite la evaluación de otras lesiones hepáticas • Menor tiempo de recuperación • Comodidad del paciente	• Coste cuando se realiza de forma aislada • Requiere experiencia • Contraindicada si hay estructuras críticas o bajo nivel de plaquetas • Riesgos asociados a la anestesia
Percutánea	• Disponibilidad • Coste-efectiva • No requiere sedación profunda significativa	• Variabilidad en el muestreo • No puede realizarse si ascitis • Obesidad • No mide el gradiente de presión • Mayor riesgo de hemorragia • Contraindicada si hay coagulopatía
Transyugular	• Mide el gradiente de presión venosa • Indicada si existe coagulopatía • No influye la obesidad • No puede realizarse si ascitis significativa • No requiere sedación profunda	• Requiere radiólogos intervencionistas • No atraviesa la cápsula hepática • No sirve para biopsiar lesiones focales hepáticas • Variabilidad en el muestreo • Limitada visión de estructuras vecinas

BH-USE: biospia hepática guiada por ultrasonografía endoscópica.

en la obtención de muestras adecuadas para su evaluación histológica, como se verá más adelante.

En la actualidad, hay disponibles agujas de ecoendoscopia de calibre desde 19 hasta 25 G. Siempre se debe emplear la aguja de mayor calibre, la de 19 G. En múltiples trabajos se ha demostrado que las agujas de 22 G obtienen muestras de menor calidad y con mayor fragmentación. Shah *et al.*, en un estudio prospectivo, demostraron que las agujas de 19 G obtenían mayor longitud de fragmentos, mayor número de espacios porta completos y menor fragmentación que las agujas de 22 G. La excepción radica en un estudio, bastante controvertido, en el que, empleando una aguja de 22 G, se proporcionaban muestras no fragmentadas con un rendimiento diagnóstico del 100 %. Sin embargo, no existe debate a día de hoy sobre este punto: es imperativo el empleo de las agujas de mayor calibre disponibles, las de 19 G, para el diagnóstico y la adecuación de las muestras obtenidas mediante BH-USE.

Para la punción por ecoendoscopia , existen en el mercado dos tipos de aguas:

- Agujas de citología, de aspiración, convencionales, que se emplearon desde el inicio de la técnica de punción guiada por EE. También son conocidas como *agujas de FNA (fine needle aspiration)*.
- Agujas de biopsia, *core*, con diseños especiales, que tratan de optimizar la obtención de material durante la punción. También son conocidas como *agujas de histología* o *FNB (fine needle biopsy)*.

Son muchos los estudios en los que se ha evaluado cuál de los dos tipos de aguja obtendría un material más adecuado para una evaluación histológica. Los datos indican que el empleo de una aguja de 19 G de biopsia (FNB) obtendría las mejores variables de adecuación histológica y la menor fragmentación. En un estudio prospectivo aleatorizado en el que se comparaban agujas de 19 G de biopsia y de 19 G de citología en 40 pacientes, se evidenció que la aguja de biopsia obtenía mayor longitud total del espécimen (TSL, *total specimen length*) (2,0 vs. 1,4 cm; $p = 0,001$) y mayor número de espacios porta completo (CPT, *complete portal tracts*) que las agujas de 19 G de citología (42,6 vs. 18,1; $p = 0,001$). Otros estudios que se mencionan más adelante en este capítulo corroboran lo que parece evidente: siempre que sea posible se empleará una aguja de 19 G de biopsia para la BH-USE.

Dentro de las agujas de biopsia (*core*, FNB) existen diversos diseños, basados en la terminación de la aguja de punción, con la finalidad última de adquirir la mayor cantidad de tejido posible. Así pues, se dispone de las agujas de tipo *procore* (de visel y de visel invertido o *reverse-bevel*) (Cook-Medical®) y más recientemente las de tipo *fork-tip* (conocidas como *shark-core*) (Medtronic®, Minneapolis, Minnesota, EE. UU.) y las de tipo *franseen* (conocidas como *Acquire*) (Boston Scientific, Marlboro, Massa, EE. UU.). Las agujas de tipo *tru-cut*, utilizadas en el pasado, han sido abandonadas por los frecuentes fallos técnicos y la baja eficacia diagnóstica. En múltiples trabajos se han comparado los diferentes diseños de aguja para la BH-USE. Nieto *et al.* compararon en 210 pacientes la aguja de 19 G de tipo *franseen* y la de 19 G *fork-tip,* y obtuvieron

mejores muestras con la *franseen* (TSL 6,5 cm, media de CPT 24; $p < 0,02$). De igual forma, Aggarwal *et al.* compararon el rendimiento diagnóstico de ambas agujas en 108 pacientes. Reportaron un significativo mayor rendimiento diagnóstico para la aguja *franseen* que para la *fork-tip* (97,2 vs. 79,4 %; $p < 0,001$) y diferencias en los parámetros de adecuación de la muestra: mayor número de CPT (9,5 vs. 7; $p < 0,001$), mayor longitud de cilindro (15,8 vs. 13,8 mm; $p < 0,04$) y mayor porcentaje de cilindros íntegros (75,2 vs. 47,6 %; $p < 0,04$). De este último trabajo, cabe señalar que el número de CPT que se alcanza no cumple los requerimientos mínimos de adecuación de muestra que marcan las diferentes sociedades científicas y que se mencionan más adelante.

 Siempre que sea posible, la BH-USE se realizará mediante el empleo de agujas de biopsia (FNB) de 19 G, ya que son las que han demostrado mejor calidad de la muestra obtenida.

Preparación de la aguja de biopsia y método de punción

No existe un gran consenso en la actualidad sobre el método de punción en la BH-USE ni en la forma de obtención del material.

En cuanto a la punción, algunos autores hacen un solo pase transgástrico por su mayor comodidad y otros grupos emplean los dos abordajes: transgástrico y transduodenal. Por otra parte, tampoco está establecido el número concreto de pases máximos que se pueden realizar desde las distintas posiciones de forma segura ni el número de movimientos o actuaciones que se ejecutan por pase. Mientras quealgunos autores defienden que hacer un solo movimiento y un pase proporciona una muestra adecuada para un diagnóstico, Ching *et al.* realizaron un estudio prospectivo aleatorizado en el que comparaban una frente a tres actuaciones en BH-USE con aguja de19 G de tipo *franseen*. En este trabajo se advierte que tres actuaciones por pase proporcionan cilindros de mayor longitud y mayor número de CPT que una sola actuación, con un perfil equivalente de seguridad.

Existen diferentes métodos de preparación de la aguja previa punción y posterior para incrementar las posibilidades de obtención de tejido: aspiración seca, aspiración húmeda (con suero salino o heparina), sin aspiración, *slow-pull technique*. En la experiencia del autor, el mejor método lo constituye la aspiración húmeda (*wet suction*), previa heparinización del canal de trabajo. Basados en el trabajo de Mok *et al.*, se recomiendan los siguientes pasos:

- Preparar la aguja de 19 G extrayendo el estilete.
- Purgar el canal de trabajo mediante el empleo de heparina sódica (100 UI/mL). El uso de heparina se basa en la idea de prevenir la formación de coágulos en el canal de trabajo tras la punción.
- Aspirar 2 mL de agua en la jeringa de aspiración, aplicar vacío máximo y ajustarla al canal de trabajo de la aguja.
- Puncionar, con un pase transduodenal y otro transgástrico, de forma sucesiva y estandarizada.

- Una vez la aguja, con golpe seco, se encuentra en el interior del parénquima hepático, abrir la aspiración en la jeringa y realizar 3-4 movimientos hasta visualizar burbujas en el interior de la jeringa o sangre, tras lo cual se cierra la aspiración y se retira la aguja del canal de trabajo para el preprocesamiento de la muestra.

En caso de que se perciba el material obtenido como insuficiente, se puede repetir la maniobra hasta un máximo de dos pases transduodenales y dos transgástricos.

> ⚠ Se recomienda la técnica de aspiración húmeda heparinizada (*wet suction*) y la realización de abordaje transgástrico y transduodenal para mejorar la calidad de los especímenes.

Método de obtención de la muestra y preprocesamiento

En la misma sala, una vez retirada la aguja del canal de trabajo, se procederá a la evaluación de la muestra obtenida. Para ello, se introduce el estilete por el interior del canal de trabajo y se deposita el material extraído en unos filtros tisulares que se emplean en exclusiva para este procedimiento (**Fig. 69-1**). Para tratar de desprender los coágulos, muy comunes en este tipo de punciones, y exponer los cilindros de tejido, se lava la muestra depositada en los filtros suavemente con suero salino, evitando al máximo su fragmentación. Por último, se cierra el filtro o *cassette* y se deposita en el interior de un bote con formol al 10 %. Las muestras transduodenal y transgástrica se remiten por separado para su evaluación histológica por anatomía patológica. Mediante este método estandarizado y consensuado con dicho servicio, se trata de evitar la excesiva manipulación y fragmentación de las muestras obtenidas.

EFICACIA Y SEGURIDAD DE LA BIOPSIA HEPÁTICA GUIADA POR ULTRASONOGRAFÍA ENDOSCÓPICA

En diversos trabajos se evalúan la eficacia y seguridad de la BH-USE, que se agrupan en dos recientes metaanálisis. En uno de ellos, Mohan *et al.* evalúan en 9 estudios y 437 pacientes la tasa global de éxito en el diagnóstico histológico: la tasa

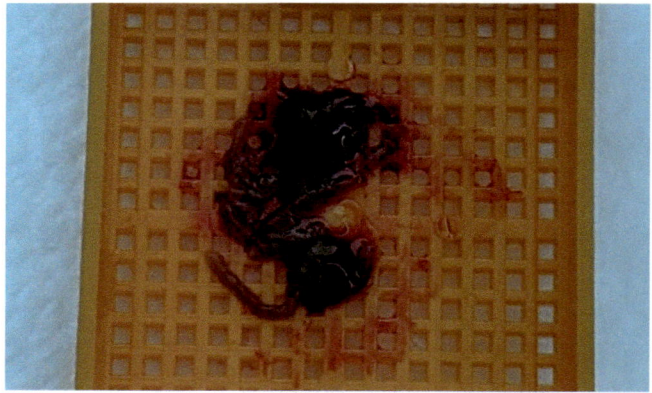

Figura 69-1. Muestra obtenida por biopsia hepática guiada por ultrasonografía endoscópica expuesta en filtro tisular.

de efectos adversos fue del 93,9 % (intervalo de confianza al 95 [IC 95 %]: 84,9-97,7) y 2,3 % (IC 95 %: 1,1-4,8), respectivamente, es decir, la tasa global de rendimiento diagnóstico y efectos adversos es del 93,9 y del 2,3 %, respectivamente. El sangrado menor constituyó la primera complicación en el 1,2 % de los casos (IC 95 %: 0,4-3,7).

Posteriormente, Baran *et al.*, analizaron 23 estudios con 1.326 pacientes y evidenciaron un rendimiento diagnóstico para la BH-USE por encima del 90 %. Tras excluir aquellos estudios en los que se empleaban las agujas tipo *tru-cut* (no comercializadas en la actualidad), esta cifra se incrementaba hasta superar el 95 %. La tasa de complicaciones se estableció en el 9,7 %, la más frecuente de las cuales fue el dolor abdominal, que tuvo lugar en 102 pacientes. Si se considera únicamente la tasa de eventos adversos significativos, esta cifra disminuye hasta el 1,1 %, con 6 pacientes (de un total de 1.326) que desarrollaron hemorragia o hematoma subcapsular, un paciente con fuga biliar y un fallecimiento de causa no aclarada a las 24 horas del procedimiento. En la experiencia del autor, que será comentada posteriormente, la tasa de eventos adversos para la BH-USE se sitúa en el 9,1 %, ninguno de ellos graves, según el lexicón de la American Society for Gastrointestinal Endoscopy (ASGE). De ellos, el dolor abdominal fue el más frecuente, que se producía en el período inmediatamente posterior al procedimiento, con una tasa del 6,8 %, con respuesta en todos los casos a analgesia intravenosa de primer nivel.

Es importante señalar que en la mayoría de los estudios se considera el rendimiento diagnóstico como los especímenes obtenidos mediante BH-USE en los cuales el patólogo puede proporcionar un diagnóstico histológico concreto. Sin embargo, como se detallará posteriormente, no en todos los trabajos se valoran de forma adecuada las variables histológicas ni sus requerimientos específicos para ser consideradas como muestras aptas para una evaluación histológica, según las diferentes sociedades internacionales.

En la **tabla 69-2** aparecen reflejados los principales trabajos incluidos en los metaanálisis comentados, con el tipo y calibre de la aguja, el diseño del estudio y sus resultados en cuanto a eficacia diagnóstica. En esta tabla no se incluyen los estudios comparativos de la BH-USE frente a los métodos tradicionales, que se comentarán a continuación.

COMPARATIVA CON LOS MÉTODOS TRADICIONALES DE BIOPSIA HEPÁTICA

Se ha demostrado en muchos estudios que el rendimiento diagnóstico de la BH-USE es equivalente o incluso superior a los métodos tradicionales percutáneo y transyugular. Pineda *et al.* compararon la BH-USE empleando una aguja de 19 G de citología (FNA) en 110 pacientes y evidenciaron que parámetros histológicos como la TSL y el número de CPT eran similares con los tres métodos, e incluso superiores para la BH-USE cuando se evaluaban los dos lóbulos hepáticos. Shuja *et al.* compararon estos tres mismos métodos en 152 pacientes y reportaron una menor tasa de complicaciones para la BH-USE (p = 0,03) con una mayor TSL (4,6 vs. 3,6 cm; p < 0,01), si bien el número de CPT fue menor para la BH-USE (10,8 vs. 13,6; p < 0,01). Por último, Ali *et al.*

Tabla 69-2. Eficacia y seguridad de la biopsia hepática guiada por ultrasonografía endoscópica, según los estudios publicados

Autor (año)	Tipo de estudio	Pacientes	Tipo de aguja	Diseño de la aguja	Rendimiento diagnóstico (%)
De Witt (2009)	Retrospectivo	21	EUS-TB	*Tru-cut*	90
Diehl (2015)	Cohorte prospectiva	110	EUS-FNA	Expect 19 G	98
Sey (2016)	Retrospectivo	75	TB vs. FNB	QC vs. Procore	83
Shah (2017)	Retrospectivo	24	EUS-FNB	Sharkcore 19 G	96
Ching-Companioni (2018)	Ensayo clínico aleatorizado	40	EUS-FNA	19 G FNB	100
Mok (2018)	Prospectivo cruzado	40	EUS-FNA	Expect flex 19 G	98
Patel (2021)	Retrospectivo	135	TB vs. FNB	QC vs. Acquire/SC	65
Nieto (2020)	Retrospectivo	420	EUS-FNB	Ac 19 G vs. SC 19 G	100
Hashimoto (2021)	Aleatorizado cruzado	22	EUS-FNB	Ac 19 G vs. SC 19 G	100
Sarkar (2022)	Retrospectivo	229	EUS-FNB	Acquire 19 G	99

reportaron menor incomodidad para el paciente en el caso de la BH-USE en comparación con la percutánea.

Más recientemente, Bhogal *et al.* compararon, los tres métodos (135 BH-USE, 287 biopsia hepática percutánea y 91 biopsia hepática transyugular) en 513 pacientes y demostraron que la BH-USE presenta el mismo perfil de seguridad y alcanza el mismo rendimiento diagnóstico que los métodos tradicionales.

Por el contrario, en su estudio retrospectivo, Facciorusso *et al.* demuestran que, si bien el rendimiento diagnóstico de la BH-USE es similar al de la biopsia hepática percutánea, esta última consigue especímenes de mayor longitud. Un metaanálisis de 5 estudios en los que se comparan las tres modalidades, publicado por McCarty *et al.*, viene a confirmar la equivalencia de los tres métodos de biopsia hepática en cuanto a seguridad y rendimiento diagnóstico.

Por lo tanto, de todo lo expuesto se deduce que la BH-USE es un método igual de seguro y que proporciona un rendimiento diagnóstico similar al de los métodos convencionales de biopsia hepática percutánea y transyugular. Si bien esta afirmación es correcta, hay que señalar que los estudios descritos en este apartado presentan grandes limitaciones. En primer lugar, ninguno de ellos tiene un diseño prospectivo y aleatorizado (los dos únicos trabajos hasta la fecha en este sentido se mencionan en el apartado siguiente). En segundo lugar, si bien se evalúan, en algunos de ellos, los parámetros histológicos que rigen la adecuación de la muestra, la mayoría de los estudios se centran en definir el rendimiento o la eficacia diagnóstica como la capacidad del patólogo en proporcionar un diagnóstico histológico, sin importar la calidad de la muestra ni los requerimientos que establecen las guías internacionales para ello, y, en este sentido, la experiencia del patólogo en la interpretación de la muestra es muy relevante. En tercer lugar, en muchas ocasiones los métodos que se comparan no se encuentran estandarizados, se mezclan diferentes tipos y modelos de aguja para la BH-USE, de épocas históricas distintas, lo cual puede artefactar en gran medida los resultados. Por último, en muchos de estos trabajos la aguja percutánea que se emplea para comparar la biopsia hepática percutánea frente a la BH-USE no es la recomendada por las sociedades científicas, como la aguja de 16 G *tru-cut*.

Evaluación de la calidad de las muestras según guías internacionales

Como ya se ha mencionado, en la obtención de muestras por biopsia hepática, más relevante que el concepto de eficacia o rendimiento diagnóstico es el de *adecuación* de la muestra, que refleja la calidad del material obtenido sobre el que se realizará la evaluación histológica. Estos requerimientos de muestra adecuada vienen determinados por las principales sociedades internacionales. Según la American Association for the Study of Liver Diseases y la British Society of Gastroenterology, Royal College of Radiologists y Royal College of Pathologists, se recomienda una biopsia de al menos 20 mm de longitud (TSL) y que contenga al menos 11 espacios porta completos (CPT).

Otros parámetros que hay que tener en cuenta son la longitud máxima del fragmento mayor, el grosor del cilindro y la fragmentación de la muestra (mejor calidad cuanto menos fragmentada). El método estándar para obtener una muestra de tejido adecuada en la práctica clínica, según las guías, es la biopsia percutánea con una aguja *tru-cut* de calibre 16 G. Son pocos los trabajos que se han centrado en evaluar específicamente la idoneidad de las muestras obtenidas por BH-USE según estos criterios y menos aun los que la comparan con una aguja de 16 G por vía percutánea.

> ! De acuerdo a las guías internacionales, se considerará una muestra adecuada para biopsia hepática aquella que cumpla las siguientes características: una longitud total del fragmento (TSL) superior a 20 mm y al menos 11 espacios porta completos (CPT).

Hasta la fecha, solo se han publicado dos ensayos clínicos aleatorizados en los que se comparan la BH-USE y la biopsia hepática percutánea con aguja de 16 G respecto a la adecuación de la muestra. En el primero de ellos, Bang *et al.* aleatorizaron a 40 pacientes para BH-USE o percutánea. El objetivo principal del trabajo era demostrar cuál de las dos técnicas consigue un mejor porcentaje de muestras óptimas, considerando como tales aquellas en las que se obtiene un TSL ≥ 25 mm y un número de CPT ≥ 11. Los resultados de este trabajo son muy favorables a la biopsia hepática percutánea, ya que con este método se obtiene un porcentaje de muestras óptimas del 57,9 % frente a tan solo el 23,8 % de la BH-USE (p = 0,028). El motivo fundamental es que, a pesar de que el número de CPT no es significativamente superior entre los dos métodos, la TSL es de 26 mm en el percutáneo frente a los 16,5 mm de la BH-USE (p = 0,004). No obstante, el diagnóstico definitivo pudo ser proporcionado por el patólogo en todos los casos y la tasa de complicaciones fue similar. Adicionalmente hay que señalar que en este trabajo se realizó un estudio de coste-efectividad que favorece claramente a la biopsia hepática percutánea.

En línea totalmente opuesta, se encuentra el ensayo clínico aleatorizado publicado recientemente por el grupo del autor, en el que se compararon los dos métodos de biopsia hepática en 90 pacientes (44 BH-USE con aguja de 19 G tipo *franseen* y 46 biopsias hepáticas percutáneas con aguja de 16 G tipo *tru-cut*). Se consideró, como especifican las guías, una muestra adecuada aquella que cumple estos dos requisitos: TSL ≥ 20 mm y CPT ≥ 11. Además de considerar como objetivo principal el porcentaje de muestras adecuadas para una evaluación histológica, se analizaban las complicaciones de la técnica y se incluía un cuestionario de satisfacción para ambos procedimientos, incluyendo variables sobre la preocupación, ansiedad y confort acerca de ambos procedimientos. El porcentaje de muestras de tejido adecuadas fue del 68,1 y del 32,6 % para BH-USE y biopsia hepática guiada por aguja (LB) percutánea, respectivamente (p < 0,001). En todos los casos menos en uno se proporcionó un diagnóstico histológico final, correspondiente a un caso de biopsia hepática percutánea. El TSL fue más largo después de la BH-USE (23,5 vs. 17,5 mm; p = 0,01), mientras que el número de CPT fue similar en ambos grupos. La fragmentación de la muestra ocurrió con mayor frecuencia después de la BH-USE (p < 0,001). No se encontraron diferencias en la tasa de complicaciones; el dolor abdominal fue el más frecuente tras la realización de una BH-USE (6,8 %). La satisfacción reportada con ambos procedimientos fue alta y solo hubo diferencias en cuanto al confort del paciente con la BH-USE, atribuida al menor tiempo de estancia hospitalaria posprocedimiento.

El porcentaje inusualmente alto de muestras adecuadas en el grupo de la biopsia hepática percutánea y el abordaje único transgástrico en la mayoría de los casos en el estudio de Bang *et al.* explican, en parte, las diferencias en los resultados. La eficacia de la biopsia hepática percutánea en el estudio del autor está en línea con lo publicado previamente por otros grupos. Por otro lado, el método estandarizado de obtención de muestra y preprocesamiento empleado y explicado en apartados anteriores permite obtener especímenes de calidad similar a los obtenidos por vía percutánea (**Fig. 69-2**). Por último, en dicho trabajo se confirma la necesidad de realizar un doble abordaje bilobular, transgástrico (al LHI) y transduodenal (al LHD). La vía transgástrica suele considerarse más fácil, pero la pared más delgada del duodeno y la menor interferencia de las venas hepáticas hacen que el abordaje transduodenal también sea factible. En el estudio del autor se muestra por primera vez que la BH-USE transgástrica y transduodenal son igualmente efectivas, pero la combinación de ambas vías aumenta de forma significativa la eficacia de la técnica, ya que en muchos casos, cuando la adecuación no se alcanza con la muestra transgástrica, es posible obtenerla mediante la transduodenal y viceversa. De igual forma, también se ha demostrado que este doble abordaje no incrementa el porcentaje de complicaciones de la técnica con pacientes que han recibido hasta un máximo de dos pases desde las dos posiciones. Como cuestión adicional cabe mencionar que en uno de los pacientes incluidos en el grupo de BH-USE se detectó un tumor pancreático incidental, no identificado previamente, que resultó ser un tumor endocrino, tras la punción por ecoendoscopia.

CONCLUSIONES

La BH-USE es una técnica altamente eficaz y segura que debe ser considerada como alternativa actual a los métodos tradicionales de biopsia hepática percutánea y transyugular. Mediante la BH-USE es posible obtener especímenes de calidad similar o superior a los que se obtienen por vía percutánea y adecuados a los requerimientos que especifican las diferentes sociedades internacionales.

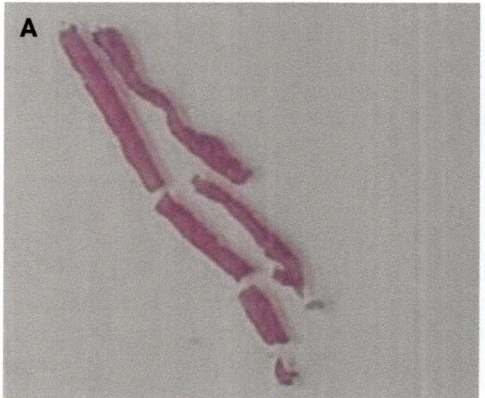 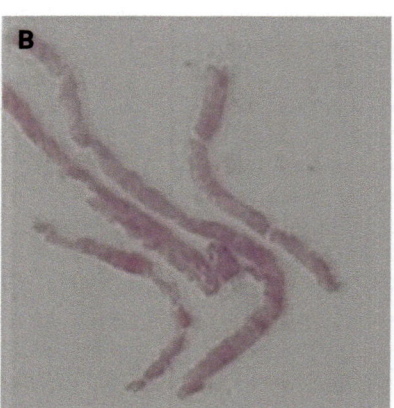 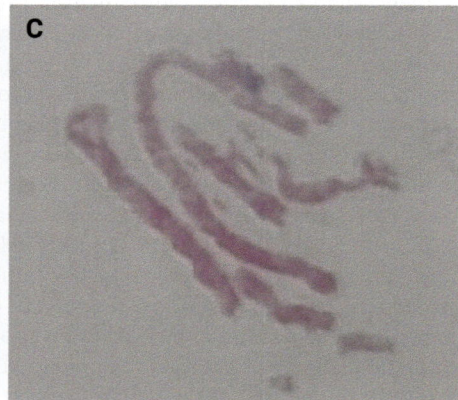

Figura 69-2. Observación microscópica de los especímenes obtenidos por biopsia hepática guiada por ultrasonografía endoscópica y por vía percutánea. **A)** Imagen de biopsia hepática percutánea. **B)** Imagen de biopsia hepática guiada por ultrasonografía endoscópica transduodenal. **C)** Imagen de biopsia hepática guiada por ultrasonografía endoscópica transgástrica.

La BH-USE debe efectuarse mediante el empleo de una aguja de histología de calibre 19 G, preferiblemente mediante la técnica de aspiración húmeda heparinizada, con un manejo cuidadoso de la muestra para evitar su excesiva manipulación. Es recomendable realizar siempre doble abordaje, transgástrico y transduodenal, ya que el muestreo bilobular incrementa el porcentaje de especímenes aptos para una evaluación histológica.

La comodidad del procedimiento, el menor tiempo de recuperación frente al percutáneo y la posibilidad de realizar de forma simultánea una evaluación completa diagnóstica ecoendoscópica (tracto gastrointestinal y biliopancreático), además de la medición del gradiente de presión portal, la convierten en una técnica ideal para el estudio de enfermedades hepáticas en la práctica clínica.

PUNTOS CLAVE

- La ecoendoscopia es una técnica ideal para el estudio de patología hepática.
- La biopsia hepática guiada por ecoendoscopia es un método eficaz y seguro para el estudio de enfermedades del parénquima hepático.
- La posibilidad de evaluar simultáneamente el área pancreatobiliar y gastroduodenal la convierte en la técnica más eficiente en determinados escenarios clínicos.
- Por su acceso transduodenal y transgástrico, permite evaluar ambos lóbulos del parénquima, con gran confort para el paciente y escaso tiempo de recuperación.
- El empleo de agujas de ecoendoscopia de 19 G de histología, la heparinización del canal de trabajo y el adecuado

preprocesamiento de las muestras son elementos clave en la obtención de especímenes adecuados.
- La calidad del espécimen obtenido debe evaluarse mediante los parámetros de adecuación de muestra que especifican las diferentes guías internacionales.
- El porcentaje de muestras aptas para una evaluación histológica de acuerdo a estos parámetros es igual o superior a las obtenidas mediante el método percutáneo.
- Las únicas contraindicaciones de la biopsia hepática por ecoendoscopia son no ser apta para una sedación profunda y los trastornos plaquetarios o de la coagulación.

BIBLIOGRAFÍA

Aggarwal SN, Magdaleno T, Klocksieben F, MacFarlan JE, Goonewardene S, Zator Z et al. A prospective, head-to-head comparison of 2 EUS-guided liver biopsy needles in vivo. Gastrointest Endosc. 2021;93(5):1133-8.

Ali AH, Panchal S, Rao DS, Gan Y, Al-Juboori A, Samiullah S et al. The efficacy and safety of endoscopic ultrasound-guided liver biopsy versus percutaneous liver biopsy in patients with chronic liver disease: a retrospective single-center study. J Ultrasound. 2020;23(2):157-67.

Bang JY, Ward TJ, Guirguis S, Krall K, Contreras F, Jhala N et al. Radiology-guided percutaneous approach is superior to EUS for performing liver biopsies. Gut. 2021;70:2224-6.

Baran B, Kale S, Patil P, Kannadath B, Ramireddy S, Badillo R et al. Endoscopic ultrasound-guided parenchymal liver biopsy: a systematic review and meta-analysis. Surg Endosc. 2021;35:5546-57.

Bhogal N, Lamb B, Arbeiter B, Malik S, Sayles H, Lazenby AJ et al. Safety and adequacy of endoscopic ultrasound-guided random liver biopsy in comparison with transjugular and percutaneous approaches. Endosc Int Open. 2020;8(12):E1850-4.

Ching-Compagnioni RA, Diehl D, Johal AS, Confer BD, Khara HS. 19 G aspiration needle versus 19 G core biopsy needle for endoscopic ultrasound-guided liver biopsy: a prospective randomized trial. Endoscopy. 2019;51(11):1059-65.

Ching-Compagnioni RA, Johal AS, Confer BD, Forster E, Khara HS, Diehl DL. Single-pass 1-needle actuation versus single-pass 3-needle actuation technique for EUS-guided liver biopsy sampling: a randomized prospective trial (with video). Gastrointest Endosc. 2021;94(3):551-8.

Cotton PB, Eisen GM, Aabakken L, Baron TH, Hutter MM, Jacobson BC et al. A lexicon for endoscopic adverse events: report of an ASGE workshop. Gastrointest Endosc. 2010;71:446-54.

Dewitt J, McGreevy K, Cummings O, Sherman S, Leblanc JK, McHenry L et al. Initial experience with EUS-guided Tru-cut biopsy of benign liver disease. Gastrointest Endosc. 2009;69:535-42.

Diehl DL, Johal AS, Khara HS. Endoscopic ultrasound-guided liver biopsy: a multicenter experience. Endosc Int Open. 2015;3:E210-5.

Diehl DL. Endoscopic ultrasound-guided liver biopsy. Gastrointest Endosc Clin N Am. 2019;29(2):173-86.

Eskandari A, Koo P, Bang H, Urayama S. Comparison of endoscopic ultrasound biopsy needles for endoscopic ultrasound-guided liver biopsy. Clin Endosc. 2019;52(4):347-52.

Facciorusso A, Ramai D, Bellocchi C, Bernardoni L, Manfrin E, Muscatiello N et al. Diagnostic yield of endoscopic ultrasound-guided liver biopsy in

comparison to percutaneous liver biopsy: a two-center experience. Cancers (Basel). 2021;13(12):3062.

Fryer E, Wang LM, Verrill C, Fleming K. How often do our liver core biopsies reach current definitions of adequacy? J Clin Pathol. 2013;66:1087-9.

Hall TC, Deakin C, Atwal GS, Singh RK. Adequacy of percutaneous non-targeted liver biopsy under real-time ultrasound guidance when comparing the Biopince™ and Achieve™ biopsy needle. Br J Radiol. 2017;90(1080):20170397.

Hasan MK, Kadkhodayan K, Idrisov E, Ali S, Rafiq E, Ben-Ami Shor D et al. Endoscopic ultrasound-guided liver biopsy using a 22-G fine needle biopsy needle: a prospective study. Endoscopy. 2019;51(9):818-24.

Hashimoto R, Lee DP, Samarasena JB, Chandan VS, Guo W, Lee JG et al. Comparison of two specialized histology needles for endoscopic ultrasound (EUS)-guided liver biopsy: a pilot study. Dig Dis Sci. 2021;66(5):1700-6.

Lariño-Noia J, Fernández-Castroagudín J, de la Iglesia-García D, Lázare H, Nieto L, Porto S et al. Quality of tissue samples obtained by endoscopic ultrasound-guided liver biopsy: a randomized, controlled clinical trial. Am J Gastroenterol. 2023;118(10):1821-8.

Madhok IK, Parsa N, Nieto JM. Endoscopic ultrasound-guided liver biopsy. Clin Liver Dis. 2022;26(1):127-38.

Mathew A. EUS-guided routine liver biopsy in selected patients. Am J Gastroenterol. 2007;102(10):2354-5.

McCarty TR, Bazarbashi AN, Njei B, Ryou M, Aslanian HR, Muniraj T. Endoscopic ultrasound-guided, percutaneous, and transjugular liver biopsy: a comparative systematic review and meta-analysis. Clin Endosc. 2020;53(5):583-93.

Mohan BP, Shakhatreh M, Garg R, Ponnada S, Adler DG. Efficacy and safety of EUS-guided liver biopsy: a systematic review and meta-analysis. Gastrointest Endosc. 2019;89:238-46.e3.

Mok SR, Diehl DL, Johal AS, Khara HS, Confer BD, Mudireddy PR, et al. A prospective pilot comparison of wet and dry heparinized suction for EUS-guided liver biopsy (with videos). Gastrointest Endosc. 2018;88(6):919-25.

Neuberger J, Patel J, Caldwell H, Davies S, Hebditch V, Hollywood C et al. Guidelines on the use of liver biopsy in clinical practice from the British Society of Gastroenterology, the Royal College of Radiologists and the Royal College of Pathology. Gut. 2020;69(8):1382-403.

Nieto J, Dawod E, Deshmukh A, Penn E, Adler D, Saab S. EUS-guided fine-needle core liver biopsy with a modified one-pass, one-actuation wet suction technique comparing two types of EUS core needles. Endosc Int Open. 2020;8(7):E938-43.

Nieto J, Khaleel H, Challita Y, Jiménez M, Baron TH, Walters L et al. EUS-guided fine-needle core liver biopsy sampling using a novel 19-gauge needle with modified 1-pass, 1 actuation wet suction technique. Gastrointest Endosc. 2018;87(2):469-75.

Okasha HH, Farouk M, El Hendawy RI, Mahmoud RM, El-Meligui A, Atalla H et al. Practical approach to linear EUS examination of the liver. Endoscopic Ultrasound. 2021;10:161-7.

Patel HK, Saxena R, Rush N, Patel SK, Dasari CS, Mneimneh W et al. a comparative study of 22g versus 19g needles for eus-guided biopsies for parenchymal liver disease: are thinner needles better? Dig Dis Sci. 2021;66(1):238-46.

Pineda JJ, Diehl DL, Miao CL, Johal AS, Khara HS, Bhanushali A et al. EUS-guided liver biopsy provides diagnostic samples comparable with those via the percutaneous or transjugular route. Gastrointest Endosc. 2016;83:360-5.

Rocky DC, Caldwell SH, Goodman ZD, Nelson RC, Smith AD; American Association for the Study of Liver Diseases. Liver biopsy. Hepatology. 2009;49(3):1017-44.

Sarkar A, Dellatore P, Bhurwal A, Tyberg A, Shahid H, Minacapelli CD et al. Endoscopic ultrasound-guided liver biopsy in clinical practice. Gastro Hep Advances. 2022;1:936-41.

Schulman AR, Thompson CC, Odze R, Chan WW, Ryou M. Optimizing EUS-guided liver biopsy sampling: comprehensive assessment of needle types and tissue acquisition techniques. Gastrointest Endosc. 2017;85(2):419-26.

Sey MS, Al-Haddad M, Imperiale TF, McGreevy K, Lin J, DeWitt JM. EUS-guided liver biopsy for parenchymal disease: a comparison of diagnostic yield between two core biopsy needles. Gastrointest Endosc. 2016;83:347-52.

Shah ND, Sasatomi E, Baron TH. Endoscopic ultrasound-guided parenchymal liver biopsy: single center experience of a new dedicated core needle. Clin Gastroenterol Hepatol. 2017;15(5):784-6.

Shah RM, Schmidt J, John E, Rastegari S, Acharya P, Kedia P. Superior specimen and diagnostic accuracy with endoscopic ultrasound-guided liver biopsies using 19-gauge versus 22-gauge core needles. Clin Endosc. 2021;54(5):739-44.

Shuja A, Alkhasawneh A, Fialho A, Fialho A, Shukri A, Harris C et al. Comparison of EUS-guided versus percutaneous and transjugular approaches for the performance of liver biopsies. Dig Liver Dis. 2019;51(6):826-30.

Tapper EB, Lok AS. Use of liver imaging and biopsy in clinical practice. N Engl J Med. 2017;377:756-68.

Complicaciones de la ultrasonografía endoscópica. Diagnóstico y tratamiento

70

B. Martínez Moreno y J. R. Aparicio Tormo

OBJETIVOS

- Conocer las diferencias mecánicas de los ecoendoscopios en comparación con los endoscopios convencionales.
- Conocer las complicaciones más frecuentes de la ecoendoscopia diagnóstica y terapéutica.
- Identificar las complicaciones específicas con cada procedimiento de ecoendoscopia concreto.
- Reconocer la aparición de las complicaciones.
- Saber las medidas de tratamiento adecuadas en cada circunstancia.

INTRODUCCIÓN

Los ecoendoscopios difieren de los endoscopios de visión frontal o lateral convencionales en la rigidez y diámetro de su extremo debido al transductor ecográfico distal. En comparación con un gastroscopio (9,0-9,8 mm) o duodenoscopio (11,0-13,1 mm), los ecoendoscopios presentan un mayor grosor (11,5-14,6 mm) y menor angulación (**Fig. 70-1** y **Tabla 70-1**). Además, la mayoría de los ecoendoscopios presentan una sección no flexible en su porción distal de aproximadamente unos 4 cm, superior a los endoscopios convencionales, lo que, junto con la visión oblicua de los ecoendoscopios lineales, hace que tanto la intubación como el avance del ecoendoscopio, especialmente en el esófago y paso a la segunda porción duodenal, sean maniobras a ciegas y de mayor dificultad que con la endoscopia convencional. Con

la excepción del ecoendoscopio radial de Pentax y Fujinon y el lineal frontal de Olympus, el resto de los ecoendoscopios son de visión lateral oblicua.

Estas características hacen que las complicaciones de la ecoendoscopia o ultrasonografía endoscópica (USE) difieran respecto a las de la endoscopia convencional.

 Los ecoendoscopios presentan diferencias mecánicas frente a los endoscopios convencionales, lo que repercute en la aparición de complicaciones.

Por otra parte, la USE no es sólo un procedimiento diagnóstico de imagen, sino que permite la obtención de muestras mediante punción aspirativa con aguja fina (PAAF) de diversos órganos y localizaciones. Además, en los últimos años ha pasado a ser un procedimiento terapéutico fundamental en

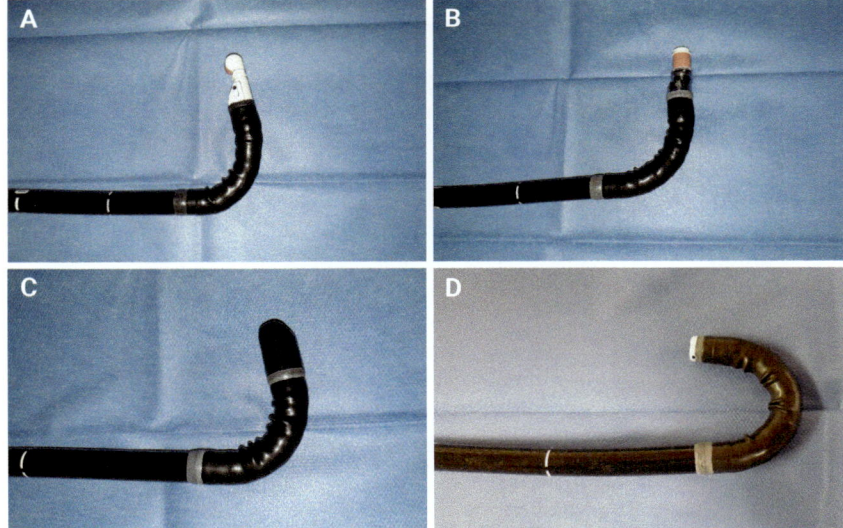

Figura 70-1. Comparación de grosor y angulación entre ecoendoscopio y endoscopios convencionales. **A)** Ecoendoscopio lineal Olympus GF-UCT180 (diámetro: 14,6 mm). **B)** Ecoendoscopio radial Olympus GF-UE160-AL5 (diámetro: 13,8 mm). **C)** Duodenoscopio Olympus TJF Q180V (diámetro: 13,7 mm). **D)** Gastroscopio terapéutico Olympus GIF-1TH190 (diámetro: 10,9 mm).

Tabla 70-1. Características de los ecoendoscopios disponibles

	Diámetro de inserción	Canal	Angulación (grados) (arriba/abajo/izquierda/derecha)	Campo de visión endoscópica frontal/oblicuo	
Olympus					
GF-UCT180	14,6	3,7	130/90/90/90	100/55	Lineal
GF-UC180J	14,6	3,7	180/90/90/90	120/frontal	Lineal
GF-UE160-AL5	11,8	2,2	130/90/90/90	100/55	Radial
GF-UC160P-OL5	14,2	2,8	130/90/90/90	100/55	Lineal
GF-UCT160-OL5	14,6	3,7	130/90/90/90	100/55	Lineal
Pentax					
EG-3870UTK	14,3	3,8	130/130/120/120	45/120	Lineal
EG-3270UK	12	2,8	130/130/120/120	50/120	Lineal
EG-3670URK	12	2,4	130/60/60/60	140/frontal	Radial
EG36-J10UR	10,4	2,4	150/70/70/70	140/frontal	Radial
EG34-J10U	12,9	2,8	160/130/120/120	45/120	Lineal
EG38-j10UT	14,3	4	160/130/120/120	45/120	Lineal
Fujifilm					
EG-580UT	13,9	3,8	150/150/120/120	40/140	Lineal
EG-580UR	11,5	2,8	190/90/100/100	140/Frontal	Radial
EG-740UT	14,5	4	150/100/100/100	40/140	Lineal
SonoScape					
EG-UC5T	13,9	4	130/130/120/120	45/100	Lineal
EG-UR5	11,3	2,2	180/90/100/100	140/frontal	Radial

el manejo de la patología digestiva, con un amplio abanico de posibilidades terapéuticas que incluyen drenaje de colecciones pancreáticas y no pancreáticas, acceso a la vía biliar, tratamiento de lesiones vasculares, neurólisis del plexo celíaco, inyección de sustancias en lesiones tumorales, etc. Cada una de estas indicaciones terapéuticas presenta complicaciones específicas que han de ser reconocidas y tratadas con prontitud. Por este motivo, se han divido las complicaciones de la USE en complicaciones generales asociadas a la punción aspirativa con aguja fina guiada por ecoendoscopia (USE-PAAF) y complicaciones específicas de los principales procedimientos terapéuticos más habituales.

COMPLICACIONES GENERALES DE LA ECOENDOSCOPIA DIAGNÓSTICA Y PUNCIÓN ASPIRATIVA CON AGUJA FINA GUIADA POR ECOENDOSCOPIA

La endoscopia convencional presenta un riesgo de perforación muy bajo, que se cifra entre el 0,0009 y 0,04 %. Debido a las propiedades mecánicas y la visión oblicua de los ecoendoscopios, existe mayor riesgo de perforación que en la endoscopia convencional, especialmente en áreas de angulación (hipofaringe, hernia de hiato, punta de bulbo duodenal o unión rectosigmoidea), en presencia de una alteración anatómica (estenosis, divertículo, cirugía gástrica previa) y en presencia de obstrucción de la luz por un tumor.

Perforación

El riesgo global de perforación de la USE varía del 0,03 al 0,15 %, con una mortalidad del 0,002 % (Tabla 70-2).

La intubación cervical con el ecoendoscopio se realiza a ciegas, lo que, junto con la rigidez del extremo distal y su mayor grosor, aumenta el riesgo de perforación cervical, especialmente en pacientes con divertículo de Zenker. El riesgo de perforación esofágica en un estudio retrospectivo con 85.084 exploraciones fue del 0,009 %, siendo mayor con el uso del ecoendoscopio radial que con el ecoendoscopio lineal. Otra encuesta entre miembros del American Endosonography Club comunicó 16 perforaciones cervicales entre 43.852 USE realizadas con ecoendoscopio radial (0,03 %).

> **!** Los factores de riesgo asociados a la existencia de perforación cervical incluyen edad avanzada, historia previa de dificultad de intubación en gastroscopia previa, realización por personal en formación o menos de 1 año de experiencia, presencia de osteofitos cervicales grandes y realización con ecoendoscopio radial (Tabla 70-3).

Tabla 70-2. Complicaciones de la ecoendoscopia en comparación con otras técnicas endoscópicas (%)

Complicaciones	Total	Sangrado	Perforación
Gastroscopia	0,009-0,2	0,002-0,06	0,0009-0,04
Colonoscopia	0,02-0,25	0-0,03	0,005-0,2
Colonoscopia + polipectomía	0,36-9,7	0,26-8,6	0,06-1,1
CPRE	5,0-9,8	0,49-2,0	0,3-0,8
USE	0,03-0,15	0-0,03	0,03-0,15
USE-PAAF	0,3-6,3	0,15-3,7	0-0,86

CPRE: colangiopancreatografía retrógrada endoscópica; USE: ecoendoscopia; USE-PAAF: punción aspirativa con aguja fina guiada por ecoendoscopia.
Adaptada de: Jenssen C, Faiss S, Nürnberg D. Complications of endoscopic ultrasound and endoscopic ultrasound-guided interventions - results of a survey among German centers. Z Gastroenterol. 2008;46(10):1177-84.

Tabla 70-3. Factores de riesgo asociados a la perforación esofágica

Edad avanzada

Osteofitos cervicales de gran tamaño

Dificultad previa en la intubación durante gastroscopia

Experiencia limitada del explorador

Ecoendoscopio radial

No obstante, varios estudios han mostrado que la edad avanzada no incrementa el riesgo general de la USE y, por tanto, se puede realizar sin restricción de edad.

 La USE no presenta mayor incidencia de complicaciones en pacientes con edad avanzada.

La presencia de una estenosis tumoral en el esófago es otro factor de riesgo reconocido de perforación esofágica. Entre un 20 y 30 % de las USE realizadas para estudio de extensión de una neoplasia de esófago presentan estenosis que impide el paso de éste. En estos casos, la realización de dilatación esofágica previa para realizar la exploración completa comporta un riesgo elevado de perforación que puede alcanzar el 24 %, por lo que la guía de la European Society of Gastrointestinal Endoscopy (ESGE) no recomienda la realización de dilatación previa a la USE, excepto en casos excepcionales en los que el resultado de obtener una muestra afecte significativamente el manejo del paciente.

 En pacientes con neoplasia de esófago estenosante, no está indicada la realización de dilatación esofágica previa a la USE.

Aparte de la perforación esofágica, otro punto de riesgo de perforación con el ecoendoscopio es el duodeno. En un estudio retrospectivo alemán, la perforación duodenal fue significativamente más frecuente (0,022 %) en comparación con la perforación esofágica.

❗ Factores de riesgo asociados a la perforación duodenal incluyen la presencia de divertículo duodenal, estenosis duodenal, úlcera duodenal, cicatriz duodenal y pancreatitis aguda (**Tabla 70-4**). En pacientes con neoplasia de cabeza de páncreas, el riesgo de perforación duodenal es también mayor (0,86 %) (**Fig. 70-2**).

Tabla 70-4. Factores de riesgo asociados a la perforación duodenal

Divertículo duodenal

Estenosis duodenal

Úlcera duodenal

Cicatriz duodenal

Pancreatitis aguda

Neoplasia de cabeza de páncreas

 El punto de perforación más frecuente con el ecoendoscopio es el duodeno.

El riesgo de perforación en otros tramos digestivos como estómago o recto es mucho menor, con sólo unos pocos casos descritos en las series publicadas.

Aunque la presencia de una anatomía gástrica alterada quirúrgicamente incrementa el riesgo de perforación durante la realización de una colangiopancreatografía retrógrada endoscópica (CPRE) (0-18 %), un estudio retrospectivo con 188 USE en pacientes con diversos tipos de cirugía gástrica previa no mostró complicaciones. Sin embargo, la dificultad de avance del ecoendoscopio a través de una anastomosis o un asa aferente, como en pacientes con Billroth II o duodenopancreatectomía cefálica tipo Whipple, es esperable que suponga un mayor riesgo de perforación (**Fig. 70-3**).

Complicaciones asociadas a la punción aspirativa con aguja fina guiada por ecoendoscopia

Una de las grandes ventajas de la USE es la posibilidad de obtener muestras mediante PAAF de órganos de difícil acceso por otras vías. Las agujas de punción disponibles presentan un calibre de 19, 22 y 25 G. También existen agujas que, por su diseño, permiten la obtención de muestras histológicas, como son la aguja SharkCore® (Covidien-Medtronic), Acquire (Boston Scientific) y Procore® (Cook Medical) (**Fig. 70-4**).

 El riesgo relacionado con la realización de la punción depende del órgano diana, de su naturaleza (quística o sólida), del tipo de tumor (vascularizado o no) y de otros factores anatómicos, como la presencia de vasos sanguíneos próximos a la lesión.

El riesgo global de complicaciones de la USE-PAAF oscila entre el 0,98 y el 2,5 %, siendo las complicaciones graves poco frecuentes (0,29 %), con una mortalidad del 0,02 %. La complicación más frecuente es el dolor (34 %), seguido de la pancreatitis aguda (33 %), sangrado (13 %) y fiebre (11 %).

No hay muchos datos disponibles en relación con el calibre de la aguja utilizada en la PAAF y la aparición de complicaciones. Parece que las complicaciones son similares entre

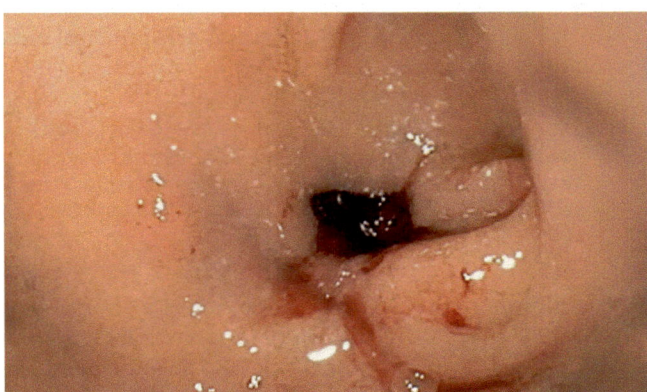

Figura 70-2. Perforación duodenal.

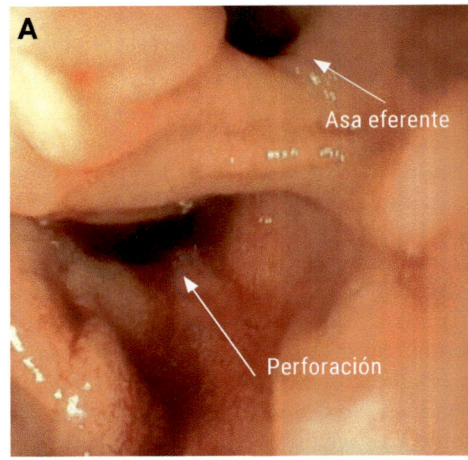
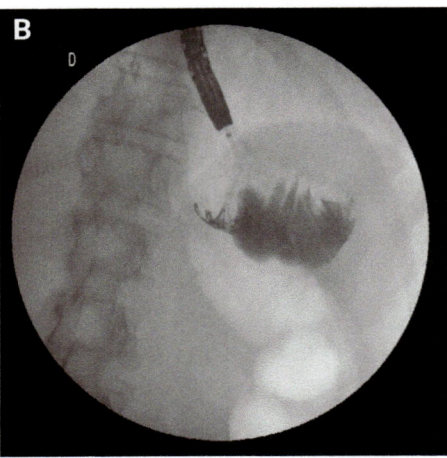

Asa eferente

Perforación

D

Figura 70-3. Perforación durante la realización de ecoendoscopia en paciente con gastrectomía total y anastomosis en Y de Roux. **A)** Imagen endoscópica en la que se identifica la perforación y la luz del asa eferente. **B)** Imagen radiológica tras el cierre de la perforación con clip OTSC® Ovesco. Se comprueba la ausencia de fuga de contraste.

agujas de 22 y 25 G. Sin embargo, en un estudio de 110 pacientes con USE-PAAF con aguja de 19 G, la incidencia de complicaciones fue del 3,6 %, por lo que es probable que las agujas de mayor calibre presenten mayor incidencia de complicaciones. La presencia de hiperamilasemia tras la USE-PAAF también es mayor cuando se pincha con una aguja de 19 G una lesión pancreática.

 La incidencia de complicaciones de la USE-PAAF se cifra entre el 1 y 2,5 %, con un 0,29 % de complicaciones graves y una mortalidad del 0,02 %.

Se han definido pocos factores de riesgo de aparición de complicaciones relacionadas con la USE-PAAF. Únicamente la punción de lesiones menores de 20 mm y la histología de estirpe neuroendocrina son factores predictores independientes de complicaciones.

 La complicación más frecuente secundaria a la USE-PAAF es el dolor.

En cuanto al tipo de aguja, la utilización de agujas histológicas no ha mostrado mayor incidencia de complicaciones en comparación con las agujas de citología, como se ha demostrado en un metaanálisis reciente.

 Las agujas histológicas no comportan mayor riesgo de complicaciones relacionadas con la punción.

La USE-PAAF de lesiones pancreáticas es la principal indicación de la USE actualmente.

! El riesgo de complicaciones relacionadas con la PAAF de lesiones pancreáticas es del 1,03 %, con un riesgo de pancreatitis aguda del 0,44 %, mayoritariamente leves (75 %), y una mortalidad relacionada con la pancreatitis del 2,8 %.

Factores de riesgo de pancreatitis son la realización de CPRE en el mismo día, más de quince movimientos de la aguja dentro de la lesión, número elevado de punciones, historia de pancreatitis aguda reciente, la punción a través del páncreas normal y la punción atravesando el conducto pancreático. Estos dos últimos factores incrementan el riesgo de pancreatitis aguda tras PAAF al 9 %.

La prevalencia de lesiones quísticas pancreática es cada vez más alta. En pacientes a los que se realiza USE por patología no relacionada con el páncreas, se detectan quistes pancreáticos hasta en el 21 % de los casos.

 La punción de un quiste pancreático comporta mayor riesgo de pancreatitis aguda, del 2,6 %, en comparación con una lesión sólida.

Dentro de los diferentes tipos de lesiones quísticas pancreáticas, los tumores mucinosos papilares intraductales de rama lateral presentan mayor riesgo en comparación con otros tipos de quiste, llegando al 8 frente al 1,3 %, *odds ratio* = 6,4 (intervalo de confianza [IC] 95 %: 1,0-40,3; $p = 0,05$) (**Tabla 70-5**). La mayoría de las complicaciones relacionadas con la punción de un quiste de páncreas se producen precozmente, en las primeras 48 horas. Esto es importante con vistas a monitorizar la aparición de complicaciones, extendiendo el plazo de seguimiento en estos pacientes durante este plazo de tiempo.

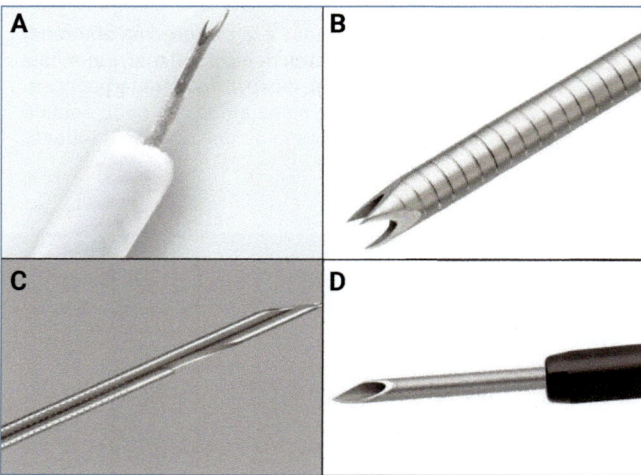

Figura 70-4. Diferentes tipos de aguja de punción por ecoendoscopia. **A)** Aguja SharkCore® (Covidien Medtronic). **B)** Aguja Acquire® (Boston Scientific). **C)** Aguja EchoTip Procore® (Cook Medical). **D)** Aguja Expect® (Boston Scientific).

Tabla 70-5. Factores de riesgo de pancreatitis aguda tras punción aspirativa con aguja fina guiada por ecoendoscopia de lesión pancreática

Realización de colangiopancreatografía retrógrada endoscópica en la misma sesión

Más de 15 movimientos de aguja dentro de la lesión

Número elevado de punciones

Punción a través de parénquima pancreático normal

Punción a través del conducto pancreático

Historia de pancreatitis aguda reciente

Punción de un tumor mucinoso papilar intraductal de rama lateral

- La historia de pancreatitis aguda reciente incrementa el riesgo de pancreatitis aguda post-PAAF.
- El riesgo de pancreatitis aguda secundaria a una USE-PAAF de páncreas es inferior al 0,5 %.
- Las complicaciones después de la punción de una lesión quística pancreática se producen en las primeras 48 horas.
- El mayor riesgo de pancreatitis aguda post-PAAF se observa en los tumores mucinosos papilares intraductales de rama lateral.

Se han descrito varias técnicas para incrementar el rendimiento diagnóstico de la USE-PAAF en el contexto de las lesiones quísticas pancreáticas. Una de ellas consiste en la introducción de un cepillo de citología a través de una aguja de 19 G con la finalidad de realizar raspado de la pared del quiste para citología. Sin embargo, esta técnica se ha abandonado debido al pequeño incremento en la rentabilidad diagnóstica en comparación con la PAAF y el incremento de las complicaciones al 10 %, incluido un caso de muerte por hemorragia retroperitoneal en el contexto de anticoagulación. Otra técnica empleada en el diagnóstico de las lesiones quísticas pancreáticas es la biopsia a través de aguja (**Fig. 70-5**). Sin embargo, el perfil de seguridad de esta técnica no está del todo establecido, y la incidencia de complicaciones oscila entre el 4,8 y el 22 %. Las complicaciones más frecuentes son el sangrado intraquístico (**Fig. 70-6**), dolor abdominal y pancreatitis aguda, complicación esta última que se incrementa del 1,6 % cuando se pincha únicamente con una aguja

de 19 G al 5,3 % cuando además se realiza biopsia, si bien la mayoría de estas complicaciones son leves y el incremento del rendimiento diagnóstico significativo.

Otro de los riesgos asociados a la punción de un quiste de páncreas es su infección. Un metaanálisis identificó 2 casos de infección entre 909 USE-PAAF de lesiones quísticas pancreáticas (0,22 %) en comparación con sólo 3 de 10.032 (0,03 %) USE-PAAF de lesiones sólidas.

Aunque actualmente la guía ESGE recomienda la profilaxis antibiótica con quinolonas o betalactámicos en esta indicación, la evidencia es baja y la recomendación es débil. Estudios aleatorizados recientes no muestran un beneficio de ésta en la prevención de infección. Sí se recomienda vaciar completamente el quiste y realizar sólo un pase.

La profilaxis antibiótica no reduce el riesgo de infección de los quistes pancreáticos tras la punción.

Las complicaciones relacionadas con la exploración del mediastino por USE son infrecuentes, aunque generalmente graves.

En una revisión sistemática con más de 16.000 pacientes se observó una incidencia de efectos adversos del 0,41 %, la mayoría graves, aunque sin mortalidad registrada. Las complicaciones incluyen complicaciones infecciosas graves (mediastinitis, formación de abscesos, pleuropericarditis, sepsis y neumonía por aspiración), perforación, hematomas mediastínicos (**Fig. 70-7**) y complicaciones respiratorias. Las complicaciones infecciosas son más prevalentes en lesiones quísticas mediastínicas, por lo que no se recomienda la PAAF en este contexto. Otro factor de riesgo de complicación infecciosa fue la sospecha de sarcoidosis. El neumotórax no es habitual.

No está indicada la punción de un quiste mediastínico debido al riesgo de infección.

En otras indicaciones, la incidencia de complicaciones puede ser mayor. La USE-PAAF de lesiones hepáticas presenta una incidencia de complicaciones del 2,33 %, fundamentalmente sangrado (1,2 %), y una mortalidad del 0,29 %, relacio-

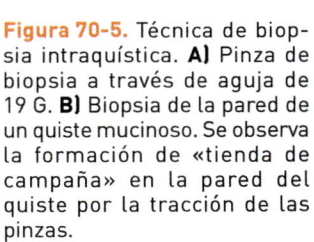

Figura 70-5. Técnica de biopsia intraquística. **A)** Pinza de biopsia a través de aguja de 19 G. **B)** Biopsia de la pared de un quiste mucinoso. Se observa la formación de «tienda de campaña» en la pared del quiste por la tracción de las pinzas.

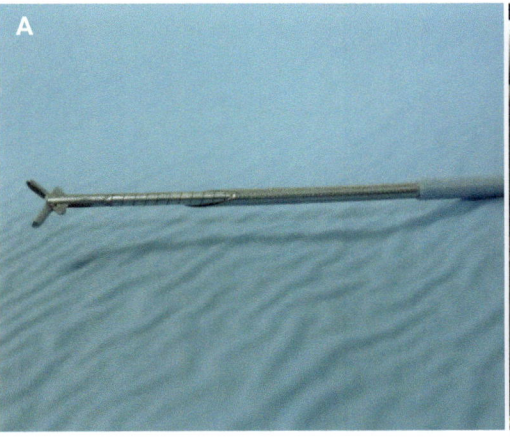

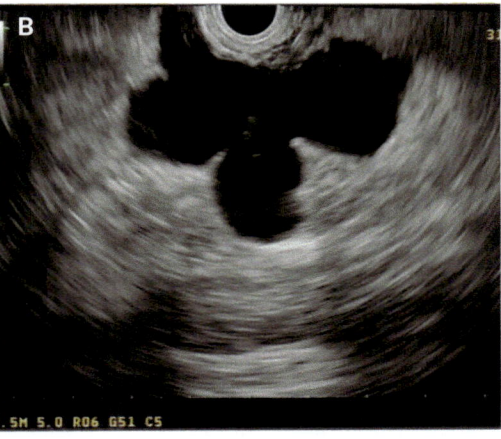

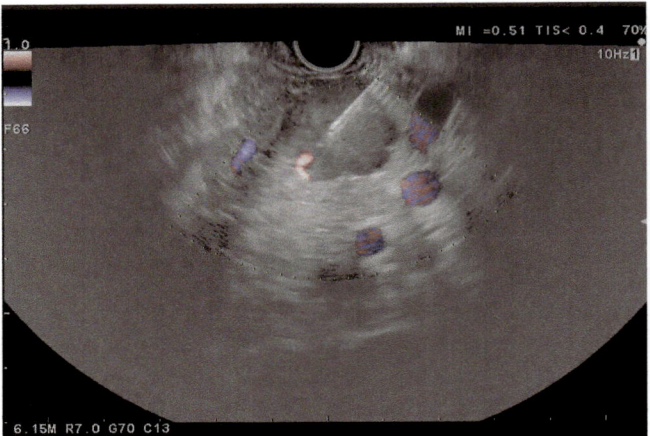

Figura 70-6. Sangrado intraquístico tras toma de biopsia de pared con pinza de biopsia a través de la aguja de punción. Se observa el *jet* de sangrado mediante el Doppler y la luz del quiste con material hemático en su interior.

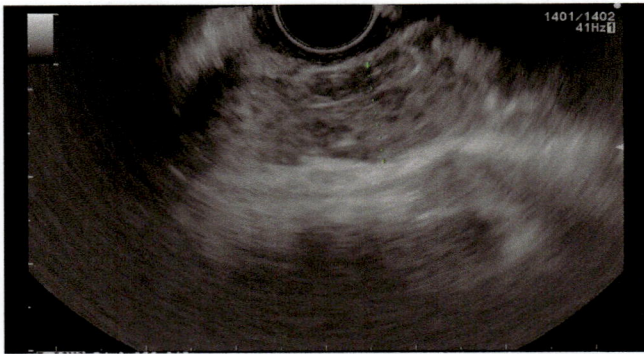

Figura 70-7. Hematoma mediastínico tras punción de adenopatía para estudio de extensión de neoplasia de pulmón.

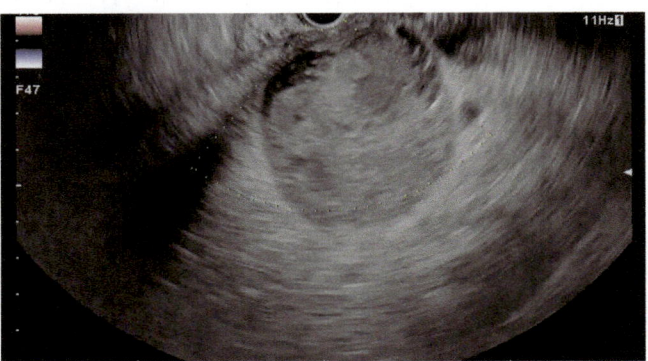

Figura 70-8. Presencia de sangre dentro de una lesión quística pancreática tras punción con aguja.

nada con colangitis grave. Sin embargo, el perfil de seguridad de la biopsia hepática dirigida por USE es superior a la biopsia percutánea o transyugular, por lo que recientemente la biopsia hepática por USE se ha convertido en una indicación cada vez más frecuente. La incidencia de efectos adversos es menor con aguja estándar de 19 G frente a las agujas histológicas.

 La USE-PAAF de hígado se asocia a menor incidencia de complicaciones frente a la biopsia percutánea o transyugular.

La incidencia de hemorragia como efecto adverso de la USE-PAAF no ha sido ampliamente descrita. En pacientes con quistes pancreáticos, es un hallazgo frecuente el sangrado intraquístico (**Fig. 70-8**) hasta en el 12,5 % de los casos; sin embargo, rara vez supone una complicación seria que requiera tratamiento. La presencia de sangrado leve intraluminal se observa hasta en el 4 % de los casos. Excepcionalmente, puede ser lo suficientemente significativo como para precisar tratamiento endoscópico (**Fig. 70-9**). La incidencia de sangrado extraluminal es menor, alrededor del 1,3 % (**Fig. 70-10**). En pacientes en tratamiento con antiagregantes, el riesgo de sangrado se incrementa al 2,4 %, pero generalmente son sangrados leves.

Punción aspirativa con aguja fina guiada por ecoendoscopia y anticoagulación

La ESGE, junto con la British Society of Gastroenterology, publicó en 2016 las guías para el manejo de la anticoagulación y antiagregantes en procedimientos endoscópicos. (La actualización de las guías, en el año 2021, incluye mínimas modificaciones). Estas guías consideran la USE-PAAF un procedimiento de alto riesgo de sangrado. Las recomendaciones con base en esto se muestran en la **tabla 70-6**.

En pacientes con bajo riesgo trombótico se recomienda interrumpir la warfarina 5 días antes y realizar el índice internacional normalizado antes del procedimiento, que ha de ser <1,5. El día del procedimiento se puede reintroducir con la dosis habitual por la noche.

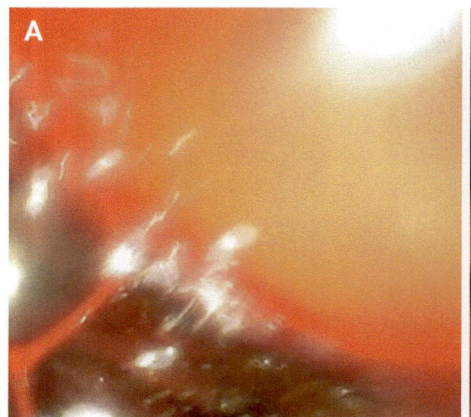
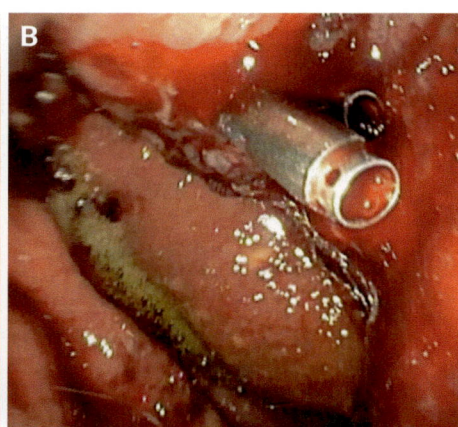

Figura 70-9. Sangrado activo tras punción. **A)** Sangrado intraluminal arterial en *jet* tras punción de adenopatía perigástrica con aguja histológica de 22 G. **B)** Hemostasia tras inyección de adrenalina y colocación de hemoclips.

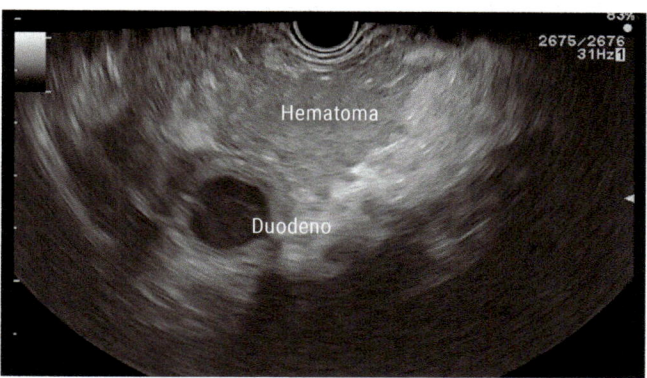

Figura 70-10. Sangrado extraluminal tras punción a través del duodeno de neoplasia en cabeza de páncreas. Nótese la acumulación de sangre alrededor del duodeno.

- En pacientes con alto riesgo trombótico se recomienda la sustitución con heparina de bajo peso molecular, administrando la última dosis 24 horas antes del procedimiento. Evaluar el índice internacional normalizado antes del procedimiento, que ha de ser <1,5. La dosis de heparina se reinicia el día después del procedimiento.
- La aspirina se puede mantener. En pacientes con bajo riesgo trombótico, los fármacos antiagregantes se deben suspender 5 días antes. En pacientes con alto riesgo trombótico se recomienda continuar la aspirina y consultar con el cardiólogo acerca del riesgo/beneficio de interrumpir la antiagregación.
- En los pacientes con anticoagulantes orales directos se recomienda dar la última dosis al menos 48 horas antes del procedimiento. En pacientes en tratamiento con dabigatrán y aclaramiento de creatinina de 30-50 mL/min, la última dosis se debe dar 72 horas antes.

La incidencia de sangrado en USE-PAAF en orden creciente en función del sitio de punción es páncreas 1/1.000 (lesión sólida 0,7/1.000; quiste 3,3/1.000), mediastino 1,5/1.000, lesión perirrectal 5,2/1.000, hígado 8,7/1.000 y ascitis 11,8/1.000. En pacientes que toman aspirina, el riesgo de sangrado es igual al de los controles.

 No es necesaria la suspensión de la antiagregación con ácido acetilsalicílico para la realización de USE-PAAF.

Bacteriemia y fiebre

La incidencia de bacteriemia es alrededor del 2,5 %, siendo los gérmenes más habituales *Streptococcus viridans, Streptococcus* grupo hemolítico F y bacilos gramnegativos. La aparición de fiebre se observa hasta en el 2 % de los pacientes con neoplasia de páncreas a los que se realiza USE-PAAF; sin embargo, la aparición de infección es excepcional.

El riesgo de bacteriemia tras la realización de USE-PAAF rectal es similar.

Diseminación tumoral

Una de las complicaciones más temidas en pacientes oncológicos es la diseminación tumoral en el trayecto de punción. El riesgo en punciones percutáneas es extremadamente bajo y varía entre el 0,003 y 0,009 %. El riesgo de diseminación peritoneal asociado a la USE-PAAF en un estudio previo fue mucho menor en comparación con la punción percutánea. Sin embargo, existe un número creciente de casos reportados de diseminación asociada a la USE-PAAF.

 En caso de tumores biliopancreáticos, varios estudios muestran que la USE-PAAF no incrementa el riesgo de diseminación en el trayecto, diseminación peritoneal o disminución de la supervivencia.

El menor recorrido de la aguja desde el endoscopio hasta la lesión, así como el hecho de que en la mayoría de los casos, como ocurre en las lesiones de cabeza de páncreas, el trayecto de la aguja esté incluido en el campo de resección quirúrgico, hace que los estudios disponibles no hayan mostrado un incremento del riesgo de recurrencia peritoneal o gástrica, así como una influencia en la supervivencia del paciente a largo plazo.

Con respecto a las lesiones quísticas mucinosas, la USE-PAAF tampoco incrementa la frecuencia de recurrencia peritoneal en pacientes sometidos a cirugía, así como tampoco influye en la supervivencia ni en el tiempo libre de enfermedad.

No obstante, en pacientes quirúrgicos, se recomienda que la ruta de punción sea a través del campo de resección quirúrgico en la medida de lo posible.

Tabla 70-6. Recomendaciones de la European Society of Gastrointestinal Endoscopy (ESGE) para el manejo de la anticoagulación en punción aspirativa con aguja fina guiada por ecoendoscopia

En pacientes con bajo riesgo trombótico, se recomienda interrumpir la warfarina 5 días antes y evaluar el índice internacional normalizado antes del procedimiento, que ha de ser < 1,5. El día del procedimiento se puede reintroducir con la dosis habitual por la noche

En pacientes con alto riesgo trombótico, se recomienda la sustitución con heparina de bajo peso molecular, administrando la última dosis 24 horas antes del procedimiento. Evaluar el índice internacional normalizado antes del procedimiento, que ha de ser < 1,5. La dosis de heparina se reinicia el día después del procedimiento

La aspirina se puede mantener. En pacientes con bajo riesgo trombótico, los fármacos antiagregantes se deben suspender 5 días antes. En pacientes con alto riesgo trombótico, se recomienda continuar la aspirina y consultar con el cardiólogo acerca del riesgo/beneficio de interrumpir la anticoagulación

En los pacientes con anticoagulantes orales directos, se recomienda dar la última dosis al menos 48 horas antes del procedimiento. En pacientes en tratamiento con dabigatrán y aclaramiento de creatinina de 30-50 mL/min, la última dosis se debe dar 72 horas antes

No está demostrado que la USE-PAAF incremente el riesgo de diseminación tumoral.

Riesgo de transmisión de infecciones

Hay pocos datos acerca del riesgo de transmisión de infecciones a través de un ecoendoscopio lineal. El hecho de que lleve una pestaña elevadora, al igual que los duodenoscopios, ha hecho que muchos centros adopten las mismas recomendaciones para el reprocesado de los ecoendoscopios lineales que para los duodenoscopios. No obstante, no hay publicaciones de transmisión de infecciones con estos dispositivos. Las recomendaciones para el personal son las mismas que para la manipulación de catéteres o agujas. Tampoco se han mostrado diferencias entre ecoendoscopios lineales y radiales cuando se realizan muestras de estos, por lo que no parece que el ecoendoscopio comporte mayor riesgo de infección que un endoscopio convencional.

 No se ha demostrado mayor riesgo de transmisión de infecciones con el uso de ecoendoscopios lineales.

Otras complicaciones

En ocasiones, se pueden producir complicaciones por mal funcionamiento o rotura del material utilizado (**Fig. 70-11**). En una revisión reciente de la Food and Drug Administration (FDA), se reportaron 244 casos de mal funcionamiento de las agujas, comunicados entre 2012 y 2022. La mayoría de los problemas se debieron a desprendimiento del dispositivo, en 185 casos (53,7 %). En 76 casos (40,8 %), la rotura se produjo durante el procedimiento, y en 89 casos (47,8 %), al retirar la aguja del endoscopio. La indicación más frecuente de biopsia en el momento de la rotura de la aguja fue la biopsia de páncreas, en 44 casos (23,8 %). Los acontecimientos adversos relacionados con el paciente más frecuentes fueron la retención de cuerpo extraño, en un 14,5 %, y la hemorragia en un 4,6 %. En un 3,4 % de los casos se precisó de una segunda intervención para extraer los cuerpos extraños retenidos, incluyendo la necesidad de cirugía en dos casos. La rotura del dispositivo dañó el endoscopio en tres casos y hubo un caso de lesión por punción de aguja en el personal de enfermería. La rotura de la guía, con algún fragmento de ésta retenido en el interior de la vía biliar o de una colección, es otra de las incidencias descritas. También se pueden producir fallos de funcionamiento de las prótesis, con problemas durante la liberación de ésta que pueden dar lugar a complicaciones graves, como perforación o fuga biliar. Es importante estar prevenido de la posibilidad de estos problemas en el material que se utiliza para saber reconocer y solucionar en el momento estas incidencias.

 Pueden producirse complicaciones por mal funcionamiento del material utilizado: agujas de punción, rotura de guías, prótesis, etc.

COMPLICACIONES DE LA ECOENDOSCOPIA TERAPÉUTICA

La USE se ha convertido en los últimos años en una herramienta terapéutica como alternativa a la radiología intervencionista y a la cirugía en un gran número de procedimientos, como son el drenaje de colecciones pancreáticas y no pancreáticas, drenaje de la vesícula, acceso y drenaje de la vía biliar cuando falla la CPRE o ésta no es posible, neurólisis del plexo celíaco, tratamiento de lesiones vasculares y creación de enteroanastomosis, entre otras. Si bien en la mayoría de estas indicaciones las complicaciones son menores que las reportadas por radiología intervencionista o por cirugía, se trata de procedimientos complejos y con una mayor incidencia de complicaciones que la USE-PAAF convencional, algunas de las cuales son específicas de cada procedimiento terapéutico.

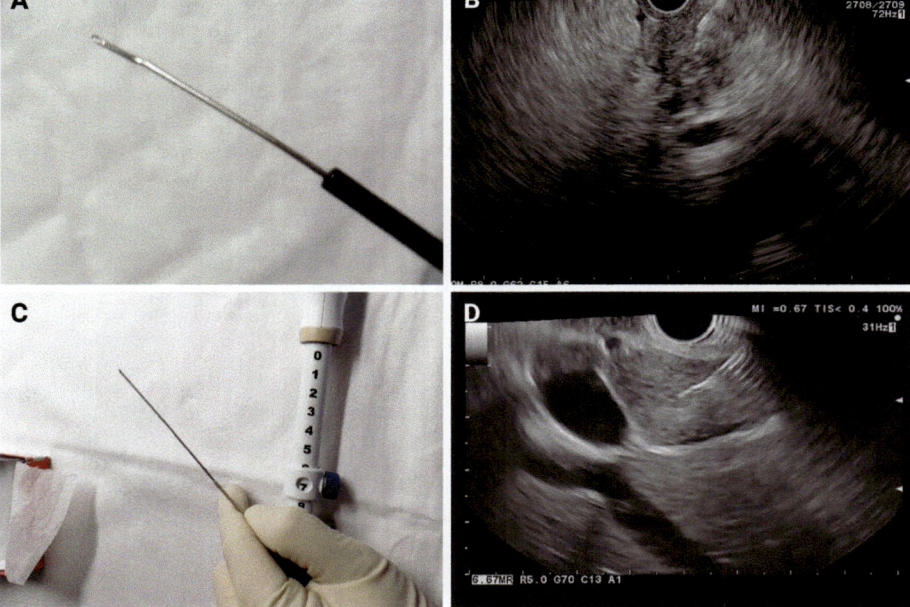

Figura 70-11. Ejemplos de mal funcionamiento de agujas de punción. **A y B)** Aguja de punción de 22 G doblada tras punción de una lesión pancreática. Obsérvese la imagen ecográfica de la aguja dentro de la lesión con un ángulo de 140 grados. Retirar la aguja en esta situación a través del canal de trabajo puede romper el canal de trabajo del endoscopio. **C y D)** Desinserción de la aguja del mango. Tras pinchar la aguja, queda insertada en la lesión y sin posibilidad de movimiento, por su desinserción del mango. Esto puede dar lugar a la retención de la aguja dentro del paciente al retirar la vaina de ésta.

Neurólisis/bloqueo del plexo celíaco

La neurólisis y el bloqueo del plexo celíaco son procedimientos realizados para tratar el dolor asociado a patología benigna, como la pancreatitis crónica (bloqueo), o asociada a patología tumoral pancreática o intraabdominal (neurólisis). La neurólisis implica la destrucción permanente del plexo celíaco mediante la inyección de una sustancia neurolítica (alcohol absoluto) asociada a un agente anestésico (bupivacaína). El bloqueo supone la inyección de un agente anestésico junto con corticoides y, por tanto, es una medida temporal reservada para patología benigna. Tradicionalmente, la neurólisis se ha realizado mediante abordaje anterior o posterior de forma percutánea y bajo control ecográfico, fluoroscópico o por tomografía computarizada. Sin embargo, la USE proporciona una clara ventaja frente a estas técnicas, dada la proximidad del plexo celíaco a la pared gástrica (cardias) (**Fig. 70-12**).

La incidencia de complicaciones es del 7 % en el bloqueo del plexo celíaco y del 21 % en la neurólisis, si bien la mayoría autolimitada en 48 horas.

Las complicaciones más frecuentes derivadas de la destrucción del plexo celíaco son la diarrea (7 %), la hipotensión (4 %) y el incremento temporal del dolor (4 %). Como prevención de la hipotensión se recomienda la expansión de volumen previa al inicio del procedimiento. El dolor generalmente comienza a disminuir en 24-48 horas, por lo que no se recomienda suprimir la analgesia previa del paciente hasta pasados unos días del procedimiento.

- La complicación más frecuente de la neurólisis del plexo celíaco es la diarrea autolimitada.
- Es frecuente el incremento del dolor durante los primeros días tras la neurólisis.

Complicaciones graves pueden aparecer en el 0,2 % de los casos, secundarias al efecto local de la inyección, e incluyen paraplejia secundaria a infarto medular anterior por daño de la arteria de Adamkiewicz, trombosis del tronco celíaco que resultan en úlceras gástricas, infarto hepatoesplénico o isquemia intestinal, absceso peripancreático, sangrado retroperitoneal y parálisis diafragmática bilateral. Todas estas complicaciones aparecen en menor medida que con el abordaje percutáneo.

Complicaciones específicas asociadas al uso de prótesis de aposición luminal

Las complicaciones son:

- Mala posición de la prótesis de aposición luminal (PAL) dentro de la colección/vesícula/colédoco/asa intestinal: las consecuencias de la malposición y la recuperación de la prótesis pueden ser muy diferentes, en función de la diana y la situación clínica del paciente. En algunos casos, como la malposición durante la realización de una gastroyeyunostomía endoscópica, se pueden requerir técnicas de cirugía endoscópica transluminal a través de orificios naturales

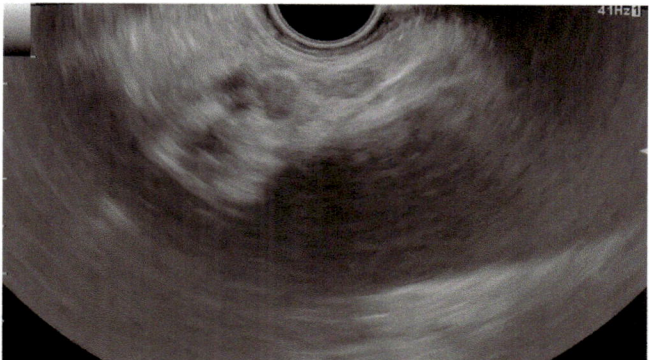

Figura 70-12. Imagen del ganglio celíaco a nivel de la salida del tronco celíaco de la aorta. Nótese la proximidad a la pared gástrica.

(*natural orifice translumenal endoscopic surgery*, NOTES) para acceso a la cavidad peritoneal. Como regla general, en todos casos, asegurar el acceso mediante la colocación de una guía, tan pronto se percibe la malposición, puede facilitar la resolución de la situación sin incidentes para el paciente.

- Recientemente, se han clasificado las malposiciones asociadas a la liberación de una PAL durante la realización de gastroyeyunostomía guiada por USE. En el tipo I, la solapa distal de la prótesis se aloja en la cavidad peritoneal, sin haberse producido perforación del asa. Éste es el tipo más frecuente, y en la mayoría de los casos se resuelve con la retirada de la PAL, cierre de la perforación gástrica endoscópicamente y realización de la gastroyeyunostomía en otro punto. En el tipo II, las solapa distal queda alojada en la cavidad peritoneal, pero se ha producido perforación en el asa yeyunal. En este caso, no es suficiente con el cierre de la perforación gástrica y es necesario realizar el cierre del asa, bien endoscópicamente mediante NOTES o mediante cirugía. En el tipo III, se produce un desalojo de la copa proximal, quedando ésta en la cavidad peritoneal. En este caso, es necesario acceder a la cavidad peritoneal con el endoscopio, preferentemente de doble canal, y recolocar la solapa proximal en la cavidad gástrica, o bien colocar otra prótesis por dentro de la migrada para solucionar la complicación. Por último, el tipo IV se produce cuando la PAL se coloca accidentalmente en el colon, en lugar de en el intestino delgado. En este caso, hay que esperar que madure la fístula antes de proceder a retirar la PAL y cerrar tanto la perforación gástrica como la colónica.
- Mala posición de la PAL en la luz gástrica/duodenal: al igual que en el caso anterior, las consecuencias dependerán del órgano diana y de si éste ha sido o no perforado por el catéter de la prótesis.
- Colocación errónea en otra diana: una colección pancreática puede ser confundida con ascitis, la vesícula, quistes renales, etc. La vesícula puede confundirse con quistes renales. El asa de yeyuno puede confundirse con el colon.
- Obstrucción de la prótesis.
- Hemorragia intraprocedimiento: al analizar datos retrospectivos de 18 unidades del Reino Unido e Irlanda, con un total de 1.018 pacientes, se observó una hemorragia inicial en el 1,1 % de los casos y una hemorragia tardía en

18 de 952 (1,9 %). Antes de aceptar a un paciente para la colocación de un *stent* guiada por USE, deben seguirse los criterios habituales para las intervenciones endoscópicas de alto riesgo. Un recuento de plaquetas > 50.000 y un índice internacional normalizado (INR) <1,5 suelen aceptarse como criterios previos.

• Puede sospecharse una hemorragia en la cavidad de la necrosis si el contenido líquido en modo B se eleva bruscamente. La ecografía Doppler puede mostrar una hemorragia en chorro en la cavidad. En esta situación, es importante mantener la calma y continuar el procedimiento de colocación de endoprótesis rápidamente. Por lo general, la hemorragia en la cavidad de la necrosis es comprimida por las fuerzas radiales de la endoprótesis, y la hemorragia se detiene sin más intervención y solo mediante la implantación de la endoprótesis. Si se produce una hemorragia intraprocedimiento, el tratamiento varía en función de la gravedad y del lugar. Las hemorragias leves en el punto de acceso suelen detenerse espontáneamente o debido a las fuerzas radiales ejercidas por la PAL sobre los tejidos circundantes. Pueden aplicarse técnicas endoscópicas convencionales de hemostasia, como la inyección de adrenalina, la colocación de endoclips, la electrocoagulación o el Hemospray®. La oclusión con balón puede controlar la hemorragia por efecto de taponamiento.

• Hemorragia diferida: dos estudios han expresado su preocupación por las elevadas tasas de hemorragia tardía con la inserción de *lumen-apposing metal stent* (LAMS) para colecciones de líquido peripancreático. Los episodios de hemorragia tardía podrían producirse cuando el *stent* erosiona los vasos adyacentes o induce la formación de seudoaneurismas, tras el colapso de la cavidad. El riesgo de hemorragia parece mayor cuando la PAL se deja colocada durante más tiempo, dado que el colapso de la cavidad tras el drenaje puede hacer que el borde de la PAL roce la pared posterior de la cavidad. En casos de hemorragia grave, puede ser necesaria una angiografía por tomografía computarizada y embolización por radiología intervencionista para lograr la hemostasia. El tratamiento quirúrgico con exploración y ligadura de vasos sanguíneos o taponamiento de la cavidad pancreática debe reservarse como último recurso para situaciones potencialmente mortales en las que hayan fracasado todas las demás medidas. Para evitar estas hemorragias, se ha recomendado la colocación de una endoprótesis coaxial de plástico de doble *pigtail* y la retirada de la PAL o su sustitución por doble *pigtail*, en un plazo de 3-4 semanas desde su colocación. La ESGE recomienda que la PAL se retire en un plazo de 4 semanas desde su colocación para evitar esta complicación. Sin embargo, cada vez hay más pruebas que refutan esta idea, ya que no se observan diferencias en los resultados adversos entre la retirada precoz (< 4 semanas) y tardía (> 4 semanas) de la PAL. Por lo tanto, cada vez se dejan más endoprótesis durante más de 4 semanas con control por imagen si aún no se ha alcanzado el resultado clínico deseado. La hemorragia también es la complicación más frecuente durante la necrosectomía endoscópica, a veces incluso con desenlace fatal. La hemorragia, a menudo leve, que se observa durante e inmediatamente después de la retirada de la endoprótesis suele ser

autolimitada. En caso contrario, pueden aplicarse las técnicas de hemostasia comentadas anteriormente.

• Perforación: esto ocurre con la colocación incorrecta de la endoprótesis, principalmente cuando la cápsula de la colección aún no ha madurado y no está adherida a la pared gástrica o duodenal, lo que puede provocar el despliegue intraperitoneal de la brida distal. En otros casos, la endoprótesis no cierra completamente la brecha.

• Otras complicaciones incluyen la prótesis enterrada, más frecuente cuando se colocan en antro gástrico, debido al peristaltismo, la infección y el embolismo aéreo.

Drenaje de colecciones pancreáticas y no pancreáticas

La USE es actualmente el método de elección para el tratamiento de las colecciones pancreáticas accesibles por esta vía. El drenaje de cualquier colección por USE implica la creación de una comunicación entre la luz del tubo digestivo y la colección a drenar, para lo cual es necesario pinchar la colección con una aguja de 19 G, la inserción de una guía, dilatación del trayecto con cistotomo, dilatación con balón y colocación de una prótesis, ya sea de plástico o metálica totalmente recubierta (**Fig. 70-13**). Desde hace poco tiempo, se dispone de nuevas prótesis, conocidas como *PAL*, que, por su diseño en forma de diábolo o yoyó, facilitan que la colección y la luz del tubo digestivo se mantengan pegadas, lo que disminuye el riesgo de fuga, perforación y migración de la prótesis. Existen además prótesis, como la Hot Axios® (Boston Scientific) (**Fig. 70-14**), que incorporan un catéter con punta electrificada, lo que permite la punción, dilatación y colocación de la prótesis en un solo paso.

> ! Aparecen complicaciones en el 8 % de los drenajes pancreáticos (rango: 0-26 %), siendo la complicación más frecuente la infección en el 4 % (0-26 %), sangrado en un 2 % y perforación en el 1,6 %.

Las complicaciones derivadas del drenaje de una colección no pancreática dependen del tipo de colección, el órgano

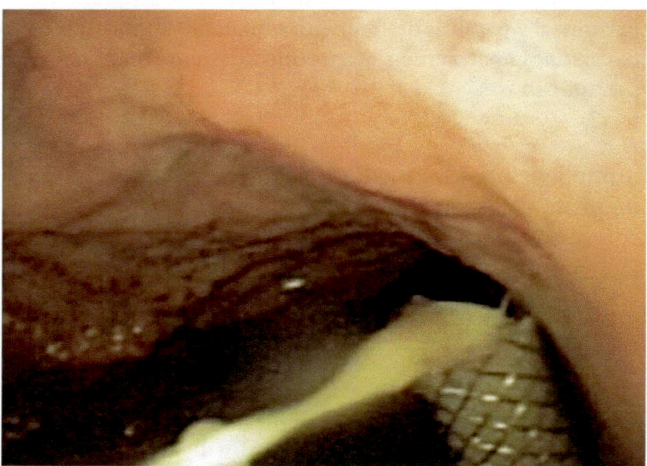

Figura 70-13. Prótesis metálica totalmente recubierta drenando material purulento procedente de una necrosis pancreática infectada.

desde el que se realiza el drenaje (esófago, estómago, duodeno, recto o colon) y el método empleado para éste (prótesis de plástico frente a metálica frente a PAL; técnica de Seldinger frente a colocación en un solo paso). La incidencia de complicaciones en el drenaje de colecciones no pancreáticas oscila entre el 16 y 23 %.

Las prótesis PAL se utilizan cada vez con mayor frecuencia en el drenaje de colecciones pancreáticas, especialmente en necrosis pancreática, ya que permiten un mejor acceso a la colección para realizar necrosectomía endoscópica (**Fig. 70-15**). Por otra parte, en comparación con el resto de las prótesis, supone un ahorro de tiempo considerable y una facilidad de colocación. Sin embargo, su perfil de seguridad no está del todo establecido. En un ensayo clínico reciente que comparaba prótesis de plástico frente a PAL en pacientes con necrosis pancreática, se observó una incidencia de complicaciones elevada en el grupo tratado con PAL (41,9 %) frente a las prótesis de plástico (20,7 %), $p = 0,0077$. En los primeros meses del estudio hubo dos casos de enterramiento de la prótesis en la mucosa gástrica (**Fig. 70-16**), 3 casos de sangrado por seudoaneurisma en relación con el *stent* y 3 casos de estenosis biliar por compresión de la PAL. Todos ellos sucedieron pasadas al menos 3 semanas desde la colocación de la prótesis. Además, hubo un caso de sangrado grave durante la retirada de una prótesis Axios®. La aparición de estos efectos adversos graves motivó un cambio en el protocolo del estudio y se realizó una tomografía computarizada de control a las 3 semanas con retirada de la prótesis en caso de resolución de la colección. Después de este cambio, la incidencia de complicaciones fue similar en ambos grupos: 6,5 frente al 6,9 %. El mecanismo implicado en la aparición de complicaciones, especialmente el sangrado, se debe a la rápida descompresión de la colección facilitada por el diámetro de la prótesis, lo que puede hacer que la copa interna de la prótesis choque contra la pared contralateral de la colección colapsada y acabe erosionando la vascularización o los vasos de la pared (**Fig. 70-17**). Sin embargo, los resultados de este estudio no han sido compartidos por estudios más recientes. Un estudio multicéntrico retrospectivo reciente con un amplio número de pacientes que comparaba PAL ($n = 102$) frente a prótesis de plástico ($n = 87$) no mostró diferencias significativas entre ambos grupos en la aparición de efectos adversos: 9,8 frente al 10,3 %, respectivamente. Los efectos adversos más frecuentes fueron sangrado, peritonitis y perforación. Las complicaciones relacionadas con el mal funcionamiento de la prótesis incluyen la migración de la prótesis y su obstrucción.

Durante la colocación de una prótesis a través de la pared del tubo digestivo, independientemente de la indicación y del tipo de prótesis, existe riesgo de sangrado a nivel de la pared, como consecuencia de la rotura de pequeños vasos durante la punción, dilatación y expansión posterior de la prótesis (**Fig. 70-18**). Esta complicación puede aparecer hasta en un 18 % de los casos. El uso de prótesis metálicas recubiertas, y en especial las PAL, ofrece una ventaja sobre las prótesis plásticas, por el efecto de compresión mecánica y taponamiento sobre la pared. La hemorragia inmediata durante la colocación de la prótesis puede ser también secundaria a la rotura de vasos perforantes dentro de la cavidad.

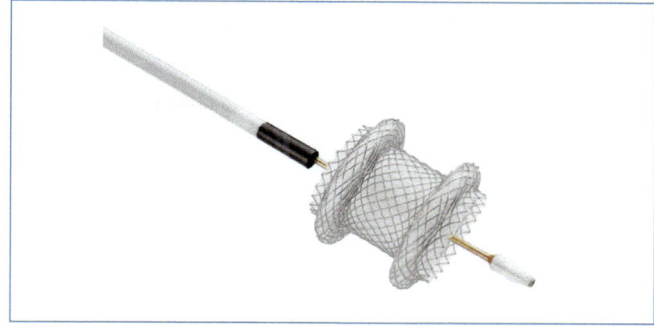

Figura 70-14. Prótesis de aposición luminal tipo Hot Axios® (Boston Scientific).

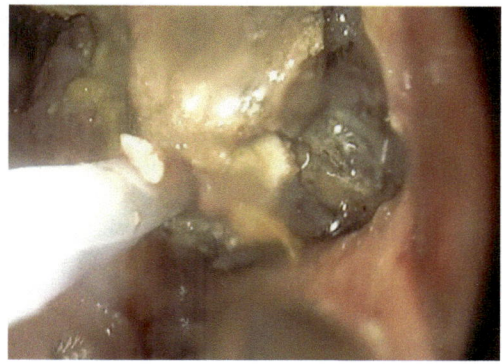

Figura 70-15. Necrosectomía endoscópica directa a través de prótesis Axios®.

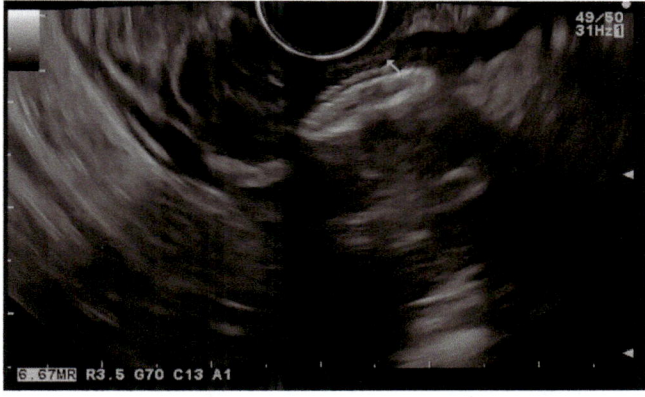

Figura 70-16. Prótesis Axios® enterrada en la mucosa gástrica.

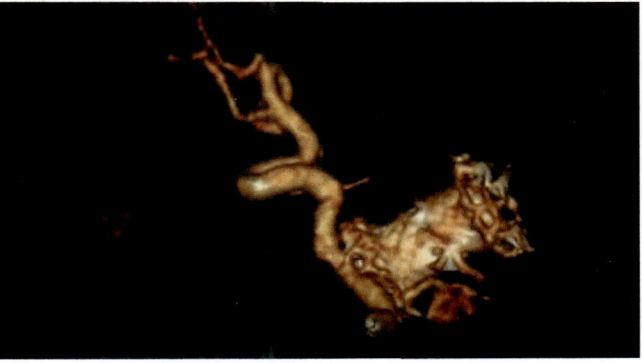

Figura 70-17. Prótesis de aposición luminal apoyada directamente sobre la arteria esplénica, en paciente con hemorragia grave tras resolución de colección pancreática. Permanencia de la prótesis durante 5 meses.

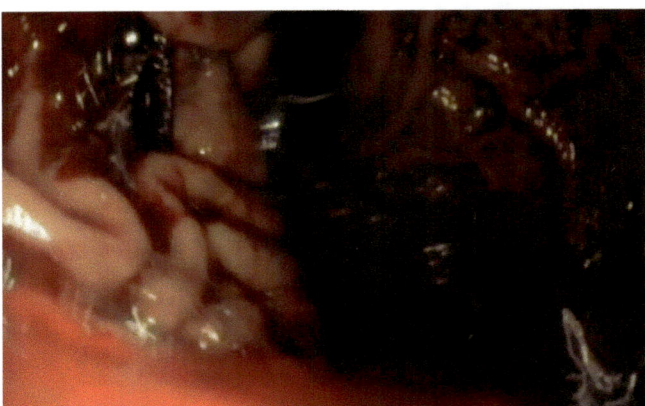

Figura 70-18. Sangrado a nivel de la pared gástrica tras liberación de prótesis Axios®.

 El sangrado en el drenaje de una colección puede ser inmediato, a consecuencia de la rotura de vasos de la pared intestinal, o diferido, por la erosión de vasos del interior de la colección por la prótesis.

Otra de las complicaciones relacionadas con las prótesis PAL es su incorrecta liberación, lo que puede resultar en una liberación inadvertida dentro de la colección o en la luz intestinal. En indicaciones donde no existe una fijación entre la colección y la pared intestinal, como en el caso de drenaje de colecciones no pancreáticas, vesícula, gastroyeyunostomía o colédoco, esta colocación incorrecta dará lugar a complicaciones graves como perforación, peritonitis o fuga biliar. Una distancia mayor de 15 mm desde la pared hasta la colección o estructura a drenar es un factor de riesgo para la incorrecta liberación de las prótesis Axios®, ya que su tamaño entre las copas es sólo de 10 mm. En caso de mayor distancia de 15 mm, se recomienda la utilización de otro tipo de prótesis tipo doble *pigtail* o prótesis metálicas tubulares totalmente recubiertas. La perforación como consecuencia de una colocación inadecuada de la prótesis PAL puede ocurrir hasta en un 4 % de los casos, siendo mayor el riesgo, como se ha comentado, en estructuras que no están fijas a la pared del tubo digestivo.

La utilización de prótesis de doble *pigtail* a través de la PAL disminuye el riesgo de complicaciones como la migración (**Fig. 70-19**), la oclusión de la prótesis y, sobre todo, el sangrado en relación con la erosión de la copa interna de la prótesis metálica sobre la pared de la colección. En un estudio retrospectivo reciente, esta práctica se asoció a una menor incidencia de complicaciones, del 10 % en el grupo de pacientes a los que se colocó un *pigtail* coaxial a través de la Axios® frente al 42,9 % en el grupo sin *pigtail* coaxial.

 La colocación de un doble *pigtail* coaxial por dentro de la prótesis de aposición luminal se asocia a menor incidencia de complicaciones.

Recientemente, se ha realizado un estudio retrospectivo con 179 pacientes a los que se colocó una prótesis Axios® por diversas etiologías, incluyendo colecciones pancreáticas, drenajes de vesícula, gastroyeyunostomía, coledocoduode-

nostomía y otras. Las complicaciones relacionadas con la permanencia de la prótesis aparecieron en un 10,9 %, fundamentalmente obstrucción de la prótesis y sangrado. Hubo un 5,4 % de complicaciones relacionadas con la retirada de la prótesis, tres casos de sangrado y dos perforaciones.

Otras complicaciones menos frecuentes descritas incluyen el embolismo aéreo, especialmente durante la realización de necrosectomía endoscópica. La utilización de CO_2 como fuente de insuflación es fundamental en cualquier procedimiento terapéutico, pero también en endoscopia convencional, incluida la ecoendoscopia diagnóstica. Ante cualquier complicación como una perforación, el CO_2 se reabsorbe 160 veces más rápido que el aire normal, lo que disminuye la probabilidad de complicaciones más graves.

Complicaciones asociadas al drenaje biliar o pancreático guiado por ecoendoscopia

La CPRE es la técnica de elección para el tratamiento de la patología biliopancreática. Sin embargo, aun en manos expertas, el porcentaje de fallo en la canulación se sitúa en el 5 % en patología benigna, y se incrementa hasta el 16 % en caso de patología maligna. Cuando fracasa la CPRE o la vía biliar no es accesible endoscópicamente, una alternativa eficaz es el abordaje a la vía biliar o pancreática por medio de la USE. En centros con experiencia ofrece unos resultados por encima del 90 %, superiores al abordaje percutáneo. Sin embargo, se trata de técnicas complejas con una elevada incidencia de efectos adversos, muy superior a otros procedimientos endoscópicos. La USE permite realizar varios tipos de procedimientos que incluyen el acceso a la vía biliar o pancreática para avanzar una guía a través de la papila (*rendez-vous* guiado por USE), la colocación anterógrada de una prótesis o el drenaje transmural, ya sea accediendo a la vía biliar intrahepática izquierda a través del estómago (hepaticogastrostomía) o al colédoco a través del duodeno (coledocoduodenostomía). En el caso del páncreas se pueden realizar los mismos tipos de procedimientos. Además, la USE permite abordar la vesícula biliar para realizar un drenaje transmural (colecistogastrostomía/duodenostomía). Las complicaciones son variables en función del tipo de procedimiento (*rendez-vous*-drenaje anterógra-

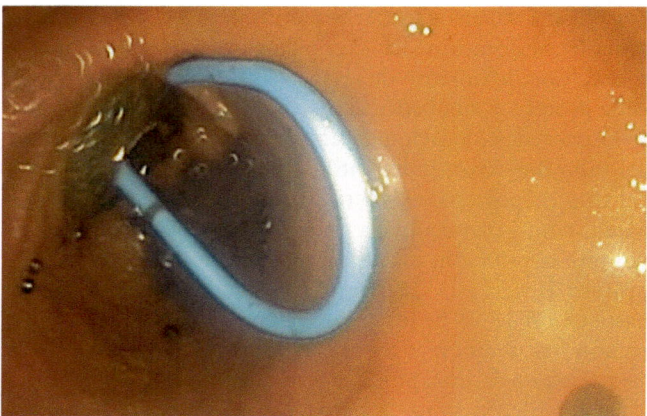

Figura 70-19. Doble *pigtail* coaxial a través de prótesis Axios®. Drenaje de vesícula en paciente con colecistitis aguda.

do-drenaje transmural) y la vía de abordaje (intrahepática-extrahepática-vesícula biliar).

Una revisión sistemática del año 2016 con 42 estudios y 1.192 pacientes mostró una incidencia de efectos adversos global del 23,3 %, siendo los efectos adversos más frecuentes la hemorragia (4 %), fuga biliar (4 %), neumoperitoneo (3 %), migración de la prótesis (2,68 %), dolor abdominal (1,5 %) y peritonitis (1,26 %). Otros efectos adversos menos frecuentes fueron obstrucción de la prótesis, biliomas, pancreatitis, fiebre, bacteriemia, íleo transitorio, rotura de la guía, colección retrogástrica y fístula arteriobiliar. La mortalidad relacionada con el procedimiento se sitúa en el 0,5 %. No obstante, los datos disponibles más recientes muestran una menor incidencia de efectos adversos, inferior al 15 % (**Fig. 70-20**). Probablemente esto esté en relación con un mejor conocimiento de los procedimientos y del material que se debe utilizar.

En un reciente estudio multicéntrico retrospectivo se mostró una incidencia del 9,7 % de eventos adversos en coledocoduodenostomía guiada por USE con PAL, y un 31,8 % de disfunción de la prótesis después de 166 días de media (IC 95 %: 91-241). Se ha propuesto una clasificación de los tipos de disfunción de la prótesis en función de la causa de la misma (**Tabla 70-7**).

La incidencia de complicaciones es variable en función de la técnica de acceso a la vía biliar empleada (**Tabla 70-8**). Así, la incidencia de efectos adversos en *rendez-vous* guiado por USE es del 13 %. Los efectos adversos incluyen sangrado, perforación, fuga biliar, pancreatitis, dolor abdominal y neumoperitoneo. Las complicaciones son mayores cuando se utiliza el acceso intrahepático (17 %) que el extrahepático (8 %). Sin embargo, la mayoría de los pacientes incluidos en las series publicadas son pacientes con patología tumoral. En patología maligna, un estudio reciente mostraba una elevada incidencia de complicaciones durante la realización de *rendez-vous* guiado por USE, del 31,8 %. Por el contrario, en patología benigna, datos recientes muestran tasas menores de complicaciones, del 3,5 %. Esto hace pensar que el *rendez-vous* guiado por ecoendoscopia debe reservarse sólo para pacientes con patología benigna en los que ha fracasado la CPRE. La incidencia de efectos adversos también es mayor en la hepaticogastrostomía (29 % [IC 95 %: 24-34 %]) en comparación con la coledocoduodenostomía (20 % [IC 95 %: 16-25 %]). Las complicaciones más frecuentes en la hepaticogastrostomía son el mal funcionamiento de la prótesis (11 %),

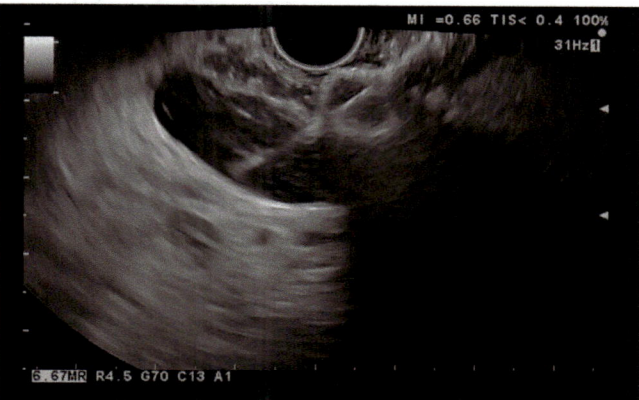

Figura 70-20. Malposición de prótesis Axios® durante la realización de coledocoduodenostomía guiada por ecoendoscopia. Se observa la copa distal de la prótesis Axios® abierta entre colédoco y pared duodenal.

hemobilia (4 %), migración de la prótesis (2,5 %), fuga biliar (2 %), colangitis (2 %), peritonitis (1,9 %), neumoperitoneo (1,9 %) y dolor abdominal (1,3 %). La mortalidad con esta técnica es del 2 %, y la necesidad de cirugía, del 0,8 %. En la coledocoduodenostomía, las complicaciones más frecuentes son mal funcionamiento de la prótesis (4 %), peritonitis (2,8 %), neumoperitoneo (2,4 %), colangitis (2 %), hemobilia (2 %), migración de la prótesis (1,6 %), perforación (1,6 %), fuga biliar (0,8 %), pancreatitis (0,8 %) y dolor abdominal (0,4 %). Las complicaciones de la coledocoduodenostomía parecen ser menores cuando se utilizan prótesis PAL (9,3 %), excepto la perforación.

Tabla 70-8. Complicaciones asociadas al drenaje biliar guiado por ecoendoscopia

Coledocoduodenostomía	13,9 %
Fuga biliar	2,8 %
Migración del *stent*	2,8 %
Sangrado	2,5 %
Perforación	1,4 %
Peritonitis	1,4 %
Hepaticogastrostomía	18,2 %
Sangrado	3,7 %
Fuga biliar	2,8 %
Bilioma	2,6 %
Migración del *stent*	1,6 %
Migración cavidad peritoneal	1,2 %
Hematoma hepático	1,2 %
Rendez-vous	12,4 %
Pancreatitis aguda	2,7 %
Neumoperitoneo	2,2 %
Peritonitis biliar	2,2 %
Dolor abdominal	1,9 %
Fuga biliar	1,4 %
Sangrado	0,5 %

Tabla 70-7. Tipos de disfunción de la prótesis en función de la causa

Tipo	Causa disfunción prótesis aposición luminal	Frecuencia
1	Síndrome de sumidero	3,7 %
2A	Impactación cálculo/barro	33,3 %
2B	Impactación comida	18,5 %
3A	Invasión/compresión extremo biliar	3,7 %
3B	Invasión/compresión extremo duodenal	11,1 %
4	Migración	3,7 %
5	Obstrucción vaciado gástrico	25,9 %

Las PAL reducen todas las complicaciones de la coledocoduodenostomía, excepto la perforación.

El único factor de riesgo descrito para la aparición de complicaciones en relación con el drenaje de la vía biliar guiado por USE es la utilización de un esfinterotomo de punta *(needle-knife)* como método de dilatación de la fístula (**Fig. 70-21**). La utilización de electrocoagulación para dilatar la fístula se asocia a mayor riesgo de sangrado y perforación, por lo que se recomienda su utilización cuando no ha sido posible realizar la dilatación con dilatadores mecánicos. En caso de requerir electrocoagulación, el dispositivo que utilizar ha de ser un cistotomo, que permite la ampliación de la fístula de forma coaxial a la guía.

 El uso del esfinterotomo de punta *(needle-knife)* se asocia a mayor riesgo de complicaciones durante el drenaje de la vía biliar guiado por USE.

! Las complicaciones de este tipo de procedimientos guiado por USE son mayores cuando se carece de la experiencia suficiente, ya que la curva de aprendizaje es larga.

Un estudio multicéntrico español mostró una incidencia de complicaciones elevada, del 23,2 %, y una mortalidad del 4 % durante la realización de los primeros 20 procedimientos de acceso a vía biliar por USE. Esta alta incidencia de com-

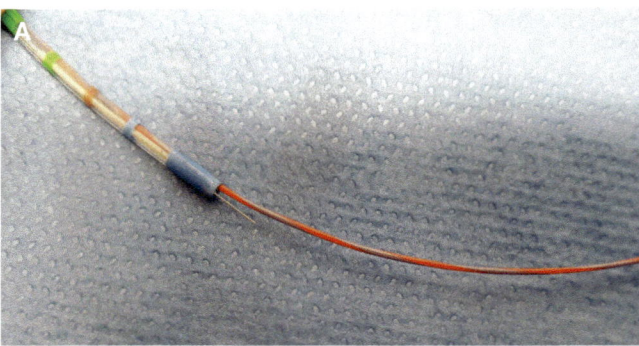

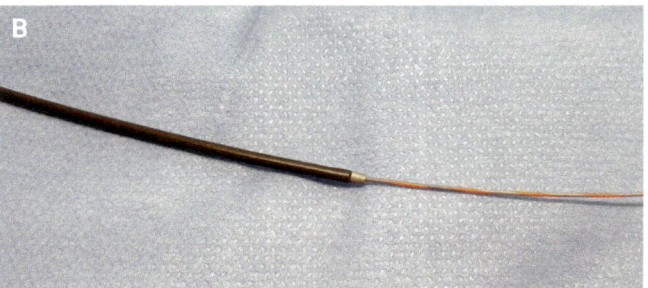

Figura 70-21. Material utilizado para ampliar la fístula durante la realización de terapéutica guiada por USE. **A)** Esfinterotomo de punta *(needle knife)*. Se aprecia cómo la dirección del corte no sigue la dirección de la guía, lo que puede favorecer la aparición de complicaciones. **B)** Cistotomo de 6 Fr sobre guía. Nótese cómo el corte con el cistotomo es coaxial de la guía, lo que disminuye el riesgo de complicaciones.

plicaciones graves durante el aprendizaje de la técnica ha de ser tenida en cuenta a la hora de instaurarla en un centro, y se debe contar con la suficiente formación previa, presencia de radiología intervencionista y cirugía disponible, y un suficiente volumen de casos anuales para mantener un nivel de competencia adecuado.

 La curva de aprendizaje del drenaje biliar guiado por USE es prolongada y se asocia a un aumento y gravedad de las complicaciones.

El drenaje de la vesícula biliar guiado por USE se ha convertido recientemente en una alternativa al drenaje percutáneo en pacientes con colecistitis aguda no candidatos a cirugía. Aporta la ventaja de la mayor comodidad para el paciente, menor estancia hospitalaria, menor recurrencia de la colecistitis y menor necesidad de reintervención. Las prótesis PAL han supuesto una gran ventaja en esta indicación y previenen fundamentalmente complicaciones como la perforación y la fuga biliar. La incidencia de complicaciones es del 18 % (IC 95 % = 13,49-23,68), relacionadas con el *stent* del 8 % (IC 95 % = 4,03-14,96), perforación del 7 % (IC 95 % = 3,65-10,6) y de recurrencia de la colecistitis en el 4 % (IC 95 % = 1,64-7,48).

El acceso al conducto pancreático guiado por USE es técnicamente más difícil y presenta una incidencia de complicaciones que varía según la literatura médica entre el 5 y el 43 %. Las complicaciones incluyen sangrado, pancreatitis, colección/absceso pancreático, perforación y fístula pancreática.

TRATAMIENTO DE LAS COMPLICACIONES ASOCIADAS A LA ECOENDOSCOPIA

Sangrado

La mayoría de los episodios de sangrado en relación con la USE-PAAF suelen ser autolimitados y rara vez clínicamente significativos.

En el caso de hemorragia intraluminal a nivel de la pared del tubo digestivo, son útiles los métodos de hemostasia endoscópica habitual, como la inyección de adrenalina y los hemoclips. La compresión mecánica con el transductor del propio ecoendoscopio a nivel del punto de sangrado puede ser útil en caso de sangrado extraluminal e incluso en caso de sangrado intraquístico tras la punción de un quiste de páncreas. En estos casos, también es útil la inyección de adrenalina intraquística o a nivel del punto de sangrado mediante la visión ecográfica.

Los episodios de sangrado en relación con el drenaje de colecciones pueden ser de origen diverso. Los sangrados a nivel de la pared gástrica o duodenal por la punción inadvertida de pequeños vasos y la rotura de estos durante la dilatación se pueden tratar mediante la inyección de adrenalina en la pared, tanto adyacente al *stent* como directamente en la pared a través de la malla de la prótesis (**Fig. 70-22**). No se recomienda retirar en ningún caso la prótesis, ya que el efecto de compresión mecánica que ejerce la prótesis favorece el control del sangrado. En caso de sangrado intramucoso tras la liberación de la prótesis, no se recomienda realizar dilatación de ésta, ya que su expansión lenta natural evitará un mayor sangrado.

Sangrados procedentes del interior de la cavidad han de ser reconocidos rápidamente, ya que pueden deberse a erosión o formación de seudoaneurismas de vasos de gran calibre, y en la mayoría de los casos van a requerir embolización mediante radiología vascular.

Perforación

La perforación puede producirse de forma inmediata durante la ecoendoscopia, habitualmente durante el avance del ecoendoscopio, pero también durante la realización de procedimientos terapéuticos, como el drenaje de una colección o el acceso a la vía biliar. En estos casos, la perforación puede ser también diferida a consecuencia de la migración precoz de la prótesis, antes de la maduración del trayecto fistuloso.

Las perforaciones inmediatas han de ser rápidamente reconocidas, ya que el tratamiento precoz mejora el pronóstico y evita complicaciones mayores. La perforación puede ser obvia cuando se ven endoscópicamente el peritoneo o estructuras mediastínicas. Otras veces, hay que tener un índice de sospecha elevado, ante una pérdida de visión ecográfica y la presencia de aire extraluminal. En ocasiones, sólo se ponen de manifiesto al finalizar la exploración en la sala de recuperación, por la aparición de dolor abdominal o torácico, inestabilidad hemodinámica o desaturación. El reconocimiento precoz en estos casos permite un rápido inicio del tratamiento para evitar complicaciones más graves, como mediastinitis, peritonitis o sepsis. Las pruebas de imagen son fundamentales en el caso de no ser descubierta la perforación inmediatamente; sin embargo, si la perforación es clara, no se debe retrasar el inicio del tratamiento. Consultar con el equipo quirúrgico de guardia es fundamental para controlar la evolución del paciente. La perforación durante la realización de un procedimiento terapéutico con control radiológico se puede confirmar rápidamente por la presencia de aire extraluminal, o en caso de neumoperitoneo, se evidencia mediante una placa de abdomen con rayo horizontal.

El tratamiento va a depender del lugar de la perforación. La mayoría de las perforaciones duodenales, gástricas o rectales se pueden solucionar rápidamente en el momento con la utilización de endoclips o clips *over-the-scope clip* (OTSC® Ovesco), con muy buenos resultados. En la mayoría de los casos, el cierre inmediato de la perforación no requiere de ninguna otra medida adicional. No obstante, es recomendable iniciar tratamiento antibiótico y mantener una dieta absoluta 24 horas para valorar la evolución. Si el cierre ha sido dificultoso y existe neumoperitoneo importante, se debe mantener al paciente en ayunas e ingresado con cobertura antibiótica hasta la resolución, confirmando el sellado de la perforación con alguna prueba de imagen baritada antes del reinicio de la alimentación. Sistemas de sutura endoscópica como el Overstitch® (Apollo Endosurgery) se pueden emplear también para el cierre de la perforación. El CO_2 extraluminal se reabsorbe con rapidez, por lo que la persistencia de aire en las pruebas de imagen debe hacer sospechar la persistencia de la perforación.

La presencia de neumoperitoneo a tensión es una emergencia médica (**Fig. 70-23**). Causa un síndrome compartimental abdominal con rápida descompensación cardiorrespiratoria, a consecuencia de la elevada presión intraabdominal, que reduce el retorno venoso por compresión de la vena cava inferior y dificulta la ventilación por el desplazamiento de los diafragmas. Exige un tratamiento inmediato mediante la punción con aguja de la pared abdominal, alejada de estructuras vitales.

Las perforaciones de esófago se manifiestan con neumomediastino, neumotórax y con frecuencia enfisema subcutáneo. En caso de perforación cervical, asocian dolor en el cuello. La presencia de fiebre, hipotensión y taquicardia se produce con la aparición de la sepsis. Perforaciones pequeñas, menores de 2 cm, se pueden cerrar con endoclips o clips Ovesco. Sin embargo, perforaciones más grandes suelen precisar de la colocación de una prótesis metálica totalmente recubierta durante 4-6 semanas. El principal inconveniente es la alta tasa de migración en ausencia de estenosis esofágica. Con la finalidad de prevenir la migración, se han descrito varios métodos, como la fijación con endoclips, Ovesco o sutura Overstitch®. También se pueden utilizar prótesis parcialmente recubiertas, aunque se asocian a mayor dificultad en la retirada de éstas. Las perforaciones cervicales a nivel

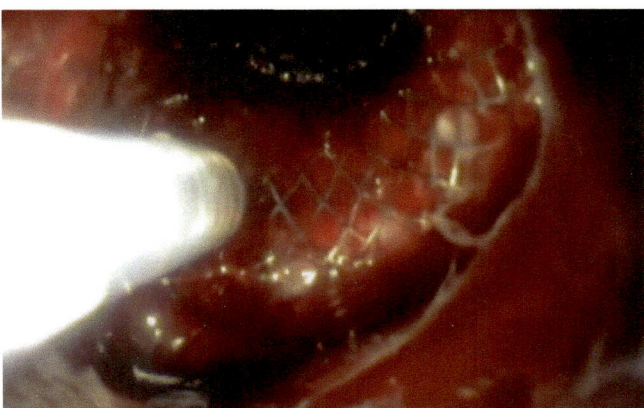

Figura 70-22. Esclerosis con adrenalina a través de la malla de la prótesis en paciente con sangrado a nivel de la pared.

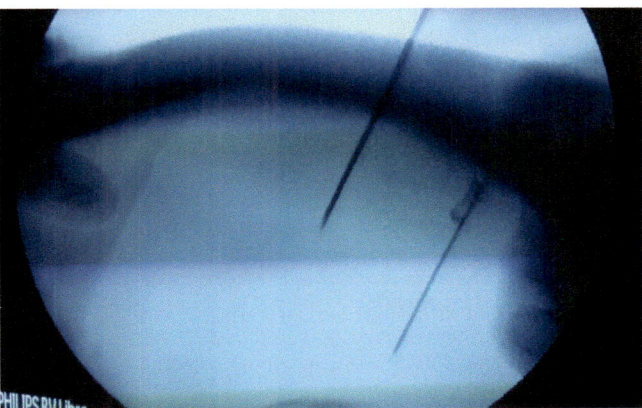

Figura 70-23. Neumoperitoneo a tensión. Agujas a través de la pared abdominal para descompresión.

del seno piriforme son de más difícil manejo y el tratamiento suele ser quirúrgico en caso de signos de infección o conservador en perforaciones pequeñas contenidas que no asocian neumomediastino importante. En algunos casos de perforaciones subagudas con colecciones mediastínicas que no responden al cierre con los métodos descritos anteriormente, se pueden emplear métodos alternativos como los sistemas de vacío, que usan presión negativa continua para absorber las secreciones y promover la cicatrización y la formación de tejido de granulación. Recientemente, se

ha comercializado un sistema de vacío mediante esponja, Eso-SPONGE® (Braun), para su utilización en el esófago. La presencia de neumotórax puede precisar de la colocación de un tubo de drenaje torácico.

Las perforaciones diferidas por migración de la prótesis pueden ser manejadas en ocasiones de forma endoscópica en ausencia de signos de infección, mediante la recolocación de la prótesis. No obstante, el retraso en el diagnóstico se asocia en la mayoría de los casos a complicaciones graves, como peritonitis, que van a requerir un abordaje quirúrgico.

PUNTOS CLAVE

- La USE-PAAF presenta una incidencia baja de complicaciones, aunque superior a la endoscopia convencional.

- Cada procedimiento diagnóstico o terapéutico guiado por USE presenta complicaciones específicas que han de ser conocidas y monitorizadas con la finalidad de instaurar el tratamiento adecuado lo antes posible.

BIBLIOGRAFÍA

Affi A, Vazquez-Sequeiros E, Norton ID, Clain JE, Wiersema MJ. Acute extraluminal hemorhage associated with EUS-guided fine needle aspiration: frequency and clinical significance. Gastrointest Endosc. 2001;53(2):221-5.

Attila T, Faigel DO. Endoscopic ultrasound in patients over 80 years old. Dig Dis Sci. 2011;56(10):3065-71.

Bazaga S, Carbajo AY, García-Alonso FJ, Martí D, Sanchiz-Soler V, Martínez B, et al. A retrospective, multicenter analysis of incidents associated with Axios™ lumen-apposing stents. Rev Esp Enferm Dig. 2019;111(6):419-24.

Braden B, Hocke M, Selvaraj E, Kaushal K, Möller K, Ignee A, et al. Mishaps with EUS-guided lumen-apposing metal stents in therapeutic pancreatic EUS: Management and prevention. Endosc Ultrasound. 2023 Sep-Oct;12(5):393-401.

Calderwood AH, Day LW, Muthusamy VR, Collins J, Hambrick RD, Brock AS, et al. ASEG guidelines for infection control during GI endoscopy. Gastrointest Endosc. 2018;87(5):1167-79.

Chantarojanasiri T, Aswakul P, Prachayakul V. Uncommon complications of therapeutic endoscopic ultrasonography: What, why, and how to prevent. World J Gastrointest Endosc. 2015;7(10):960-8.

Dumonceau JM, Deprez PH, Jenssen C, Iglesias-Garcia J, Larghi A, Vanbiervliet G. Indications, results, and clinical impact of endoscopic ultrasound (EUS)-guided sampling in gastroenterology: European Society of Gastrointestinal Endoscopy (ESGE) Clinical Guideline - Updated January 2017. Endoscopy. 2017;49(7):695-714.

Early D, Acosta RD, Chandrasekhara V, Chathadi KV, Decker GA, Evans JA, et al. Adverse events associated withe EUS and EUS with FNA. Gastrointest Endosc. 2013;77(6):839-43.

Hedjoudfe A, Sportes A, Grabar S, Zhang A, Koch S, Vuitton L, et al. Outcomes of endoscopic ultrasound-guided biliary drainage: A systematic review and meta-analysis. UEG Journal. 2019;7(1):60-8.

Ikezawa K, Uehara H, Sakai A, Fukutake N, Imanaka K, Ohkawa K, et al. Risk of peritoneal carcinomatosis by endoscopic ultrasound-guided fine needle aspiration for pancreatic cancer. J Gastroenterol. 2013;48(8):966-72.

Jenssen C, Alvarez-Sánchez MV, Napoléon B, Faiss S. Diagnostic endoscopic ultrasonography: assessment of safety and prevention of complications. World J Gastroenterol. 2012;18(34):4659-76.

Jenssen C, Faiss S, Nürnberg D. Complications of endoscopic ultrasound and endoscopic ultrasound-guided interventions - results of a survey among German centers. Z Gastroenterol. 2008;46(10):1177-84.

Katanuma A, Maguchi H, Yane K, Hashigo S, Kin T, Kaneko M, et al. Factors predictive of adverse events associated with endoscopic ultrasound-guided fine needle aspiration for pancreatic solid lesions. Dig Dis Sci. 2013;58(7):2093-9.

Liu Y, Wang D, Zahoshen L. Endoscopic closure for EUS and ERCP related duodenal perforations by endoclips. Gastroenterol Res Pract.2016;2016:1051597.

Martínez B, Martínez J, Casellas JA, Aparicio JR. Endoscopic ultrasound-guided rendezvous in benign biliary or pancreatic disorders with a 22-gauge needle and a 0.018-inch NovaGoldTM guidewire. Endoscopy Internat Open. 2019;7(8):E1038-43.

Mohan BP, Shakhtreh M, Garg R, Ponnada S, Adler DG. Efficacy and safety of EUS-guided liver biopsy: a systematic review and meta-analysis. Gastrointest Endosc. 2019;89(2):238-46.

Polkowski, Jenssen C, Kaye P, Carrara S, Deprez P, Gines A, et al. Technical aspects of endoscopic ultrasound (EUS)-guided samplig in gastroenterology: European society of gastrointestinal endoscopy ESGE technical guideline-march 2017. Endoscopy. 2017;49(10):989-1006.

Saumoy M, Kahaleh M. Safety and complications of interventional endoscopic ultrasound. Clin Endosc. 2018;51(3):235-8.

Siddiqui AA, Shahid H, Shah A, Khurana T, Huntington W, Ghumman SS, et al. High risk of acute pancreatitis after endoscopic ultrasound-guided fine needle aspiration of side branch intraductal papillary mucinous neoplasm. Endosc Ultrasound. 2015;4(2):109-14.

Veitch AM, Vanbiervliet G, Gershilick AH, Boustiere C, Baglin TP, Smith LA, et al. Endoscopy in patients on antiplatelet or anticoagulant therapy, including direct oral anticoagulants: British Society of Gastroenterology and European Society of Gastrotintestinal Endoscopy (ESGE) guidelines. Endoscopy. 2016;48(4):385-402.

Vila JJ, Pérez-Miranda M, Vázquez-Sequeiros E, Abadia MAS, Pérez-Millán A, González-Huix F, et al. Initial experience with EUS-guided cholangiopancreatography for biliary or pancreatic duct drainage: a Spanish national survey. Gastrointest Endosc 2012; 76(6):1133-41.

Wang KH, Sun SY, Sheng J, Zhan XB, Yand AM, Yang XJ, et al. Incidence of hyperamylasemia after endoscopic ultrasound-guided fine needle aspiration of pancreatic lesions: a multicenter study from China. Pancreas. 2012;41(5):712-6.

Wilson JA, Hoffman B, Hawes RH, Romagnuolo J. EUS in patients with surgically altered upper GI anatomy. Gastrointest Endosc. 2010;72(5):947-53.

Zhu H, Jiang F, Zhu J, Du Y, Jin Z, Li Z. Assessment of morbidity and mortality associated with endoscopic ultrasound-guided fine needle aspiration for pancreatic cystic lesions: A systematic review and meta-analysis. Dig Endosc. 2017;29(6):667-75.

Índice analítico

Los números de página seguidos de *f* o de *t* indican figura o tabla respectivamente